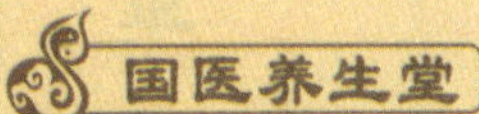

图解 艾灸疗法治百病

本书编委会◎主编

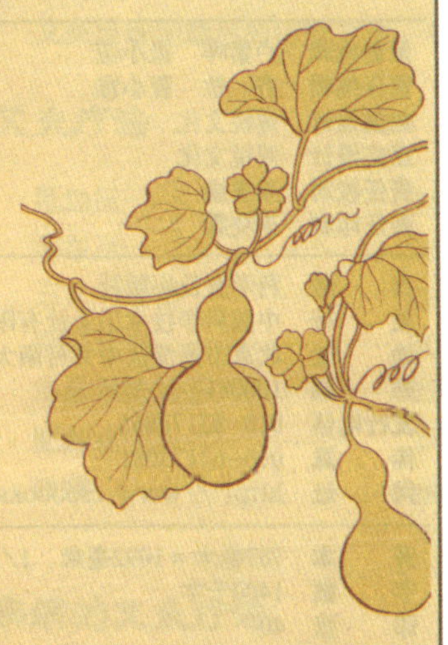

科学普及出版社

·北 京·

第四章 皮肤科疾病的艾灸疗法

神经性皮炎…………………… 54
黄褐斑……………………… 56
痤疮……………………………… 58

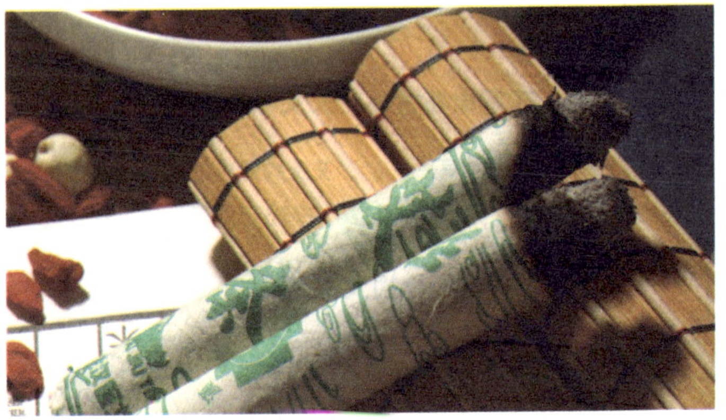

第一章

了解自然古朴的艾灸养生法

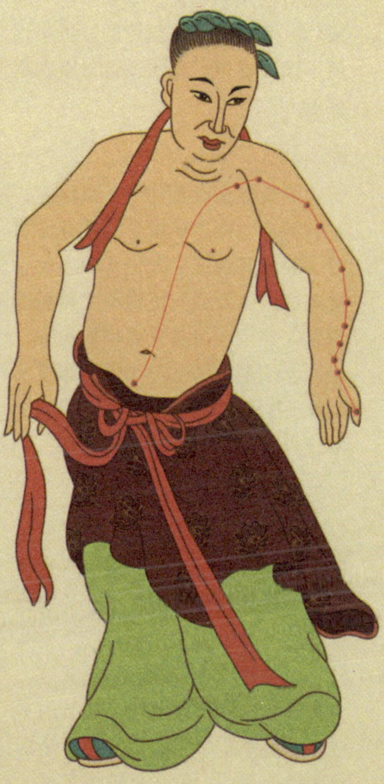

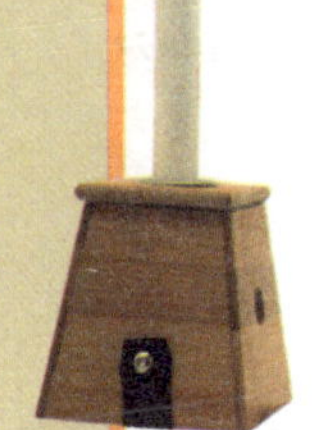

小艾火大效果，调已病防未病

端午时节草萋萋，野艾茸茸淡着衣。无意争颜呈媚态，芳名自有庶民知。

家有三年艾，医生不用来。

艾灸疗法的特点

简便易行

《小品方》云："夫针须师乃行，其灸凡人便施。"

艾灸疗法比较方便，只要有艾绒或艾条就可以直接用来施灸。在施灸过程中，艾条不用消毒，配用物品如姜、蒜等也便于取材。至于艾灸常用工具艾盒、艾筒等也比较容易买到。尤其是那些爱好养生又不愿意去医院的人，更适合在家自疗或互疗。

另外，与需要有较为严格的专业要求的针刺疗法不同，艾灸疗法比较容易学，只要找对艾灸部位，掌握艾灸的时间和方法，不管是隔物灸还是温和灸，都易于学习和操作；而且患者在自疗的过程中也便于调节温度，非常适合日常家庭保健。

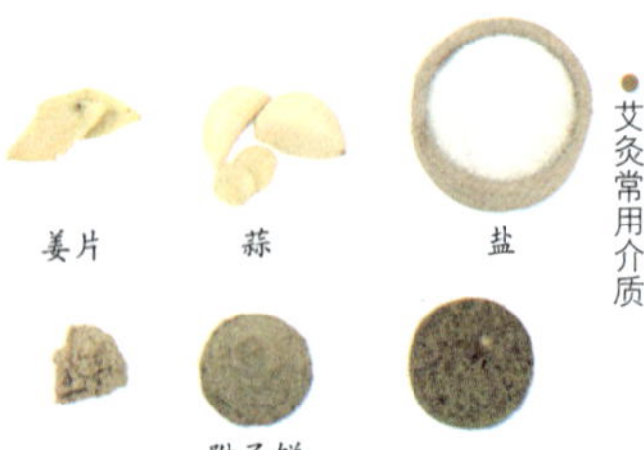

艾灸常用介质

绿色无创

艾灸疗法没有什么不良反应，与针刺疗法相比更安全，不存在弯针、断针等情况。即使初学者对于艾灸的穴位及操作流程不太熟悉，怕影响疗效，但是只要稍加用心，注意选好艾灸的穴位，把握好温度及操作规程和时间的要求，就不会发生事故，是比较绿色无创的疗法。

物美价廉

艾灸的主要原料是艾叶，使用时常用艾叶的加工品艾绒，其价格便宜，取之广泛，而且艾绒的制作工艺较为简单，人人都可以采集艾叶，加工成艾绒，进而制成艾炷、艾条等。这样不仅便捷，还节约了成本。而那些常用的蒜、姜等垫物也能随处买到，价格也较为实惠。相对于昂贵的药物来说，艾灸疗法物美价廉，尤其适合那些医疗条件有限的偏远地区的人们使用。

艾灸疗法的多种效用

回阳固脱

《素问·生气通天论》说："阳气者，若天与日，失其所，则折寿而不彰。"这句话说明了阳气的重要性。阳气足，人才会精血充沛，身体健壮。艾灸具有调节阴阳及补益的作用，凡阳气衰微、阴阳离决等，用大炷重灸，即能祛除阴寒、回阳救脱，这种方法为其他穴位刺激疗法所不及。

因此，出现呕吐、下痢、手足厥冷、脉弱等阳气虚脱的重危患者，如用大艾炷重灸关元、神阙等穴，即可缓解病情。这是因为艾叶有纯阳的性质，再加上火本属阳，两阳相得，所以可以起到扶阳固脱、回阳救逆的作用。

调和气血

气是人的生命之源，血为人的基本物质，气血充足，气机条达，人的生命活动才能正常进行。艾灸可以补气养血、梳理气机，并且能升提中气，使得气血调和，以达到养生保健的目的。

温经散寒

《素问·调经论》说："血气者，喜温而恶寒，寒则泣不能流，温则消而去之。"灸法依其火热之性，可温中散寒，是因为艾火的热性能快速透达肌层，直接作用于病表，因而具有良好的温肌散寒、疏风解表功能，对外感风寒表证及各种寒邪之证能起到良好的治疗作用，如治疗中焦虚寒引起的呕吐、腹痛、泄泻等；艾灸还可以通过经络的传导，温经散寒，治疗寒凝血滞、经络痹阻引起的各种病症，如风寒湿邪所致的痹证等。

无论是调节阴阳、调和气血，还是温通经络、扶正祛邪，艾灸对人体起到了直接或间接的补益作用，尤其对于虚寒证，所起的补益作用尤为明显。正是这种温阳补益、调和气血的作用，帮助人们达到防病治病、保健养生的目的。

扶正祛邪

人的抵抗力强，卫外能力强，疾病就不容易产生，艾灸疗法通过对人体某些穴位（如大椎、足三里、气海、关元等）施灸，可以培扶人的正气，增强人体防病治病的能力，对不同的穴位和部位施行艾灸可以产生不同的补益作用。

预防保健

艾灸除了可辅助治疗一些常见病，还可作为日常保健的手段，通经活血、调和阴阳，从而达到强身健体和抗衰老的目的。

艾灸的体位

坐位

此体位适用于头部、肩背部、上肢、下肢等部位的灸治。

仰卧位

此体位适用于胸腹部、头面部、上肢、下肢等部位的灸治。

俯卧位

此体位适用于肩背部、腰部、臀部、下肢部的灸治。

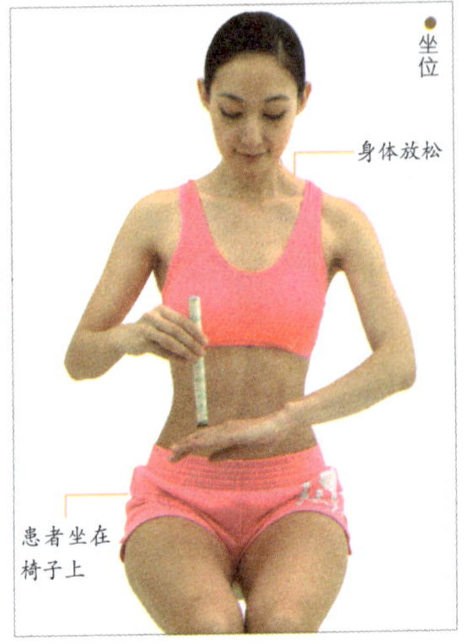

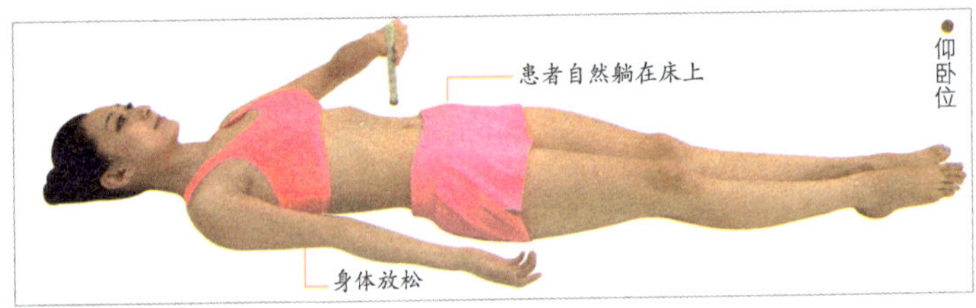

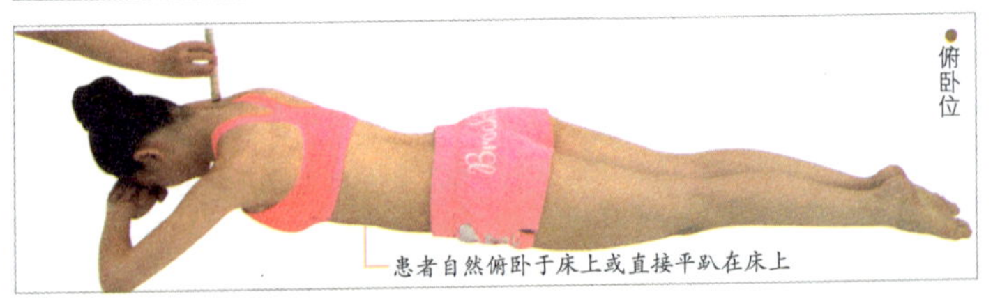

艾灸的适应证和禁忌证

艾灸的适应证

艾灸是通过刺激穴位，激发经络的功能，从而达到调节机体各组织器官功能失调的治疗目的。总体而言，艾灸的适应证非常广泛。不论寒热虚实、表里阴阳，都有灸法的适应证。归纳起来，主要有以下几个方面。

◎**内科病症。**感冒、急性细菌性痢疾、细菌性食物中毒、流行性腹泻、慢性支气管炎、支气管扩张症、支气管哮喘、慢性胃炎、胃下垂、肝硬化、冠心病、高血压、风湿性关节炎等。

◎**外科病症。**急性淋巴管炎、急性乳腺炎、乳腺增生、瘰疬、颈椎病、腰扭伤、狭窄性腱鞘炎、肱骨外上髁炎、骨关节炎、骨结核、慢性前列腺炎、前列腺肥大症、直肠脱垂等。

◎**皮肤科病症。**带状疱疹、斑秃、银屑病、冻疮、神经性皮炎、黄褐斑、鸡眼等。

◎**妇产科病症。**子宫脱垂、习惯性流产、外阴白色病变、胎位不正、功能性子宫出血、痛经、慢性盆腔炎等。

◎**儿科病症。**流行性腮腺炎、小儿腹泻、小儿厌食、小儿遗尿等。

◎**五官科病症。**近视、睑腺炎、青光眼、白内障、过敏性鼻炎、萎缩性鼻炎、急性化脓性中耳炎等。

艾灸的禁忌证

禁忌部位

大血管走行的体表区域、黏膜附近均不宜施灸。皮薄、肌少、筋肉结聚处，妊娠期妇女的腰、骶部，下腹部，乳头，阴部，睾丸等不能施灸。另外，面部、颈部及关节部位不要直接灸。

禁忌体质及病情

◎**器质性病症。**器质性心脏病。

◎**出血倾向性病症。**血友病、血小板减少症。

◎**神经精神性病症。**精神分裂症、狂躁不安、重度神经质等。

◎**妇科病症。**崩漏、经期血量多。

◎**代谢性病症。**糖尿病。

◎**实热证或阴虚发热、邪热内炽等证。**高热、高血压危象、肺结核晚期、大量咯血、呕吐、贫血、皮肤痈疽等。

艾灸出现问题后的应对方法

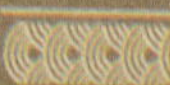

晕灸

艾灸后偶然出现发热、疲倦、口干、头晕、烦躁等现象，不必过于担心，可以尝试活动活动身体，饮适量温开水，或针刺合谷、后溪等穴，可迅速缓解不适症状。

烫伤

实施瘢痕灸者，在灸疮化脓期间，要注意保持局部清洁，并用膏药保护灸疮，每日换药1次，至结痂为止。还要注意适当休息，加强营养，防止受凉。如果灸疮出现流黄绿色脓液或有渗血现象，可涂抹杀菌软膏，至结痂自愈为止。

用瘢痕灸以外的方法施灸后，患者的局部皮肤会有微红灼热的现象，这是正常的，无须特殊处理。如果出现水疱，可用消过毒的毫针将水疱挑破，放出水液，或用注射针具将水液抽出，再涂上甲紫，最后用纱布包敷，数日后即可痊愈。

过敏

若出现局部或全身过敏性皮疹者，一般于停止艾灸后几天内可自然消退。在此期间应服用抗组胺、维生素C等药物，多饮水。如兼有发热、奇痒、口干、烦躁不安等症状时，可适当应用皮质类激素，如泼尼松，每日服用20～30毫克。情况严重者应及时去医院就诊。

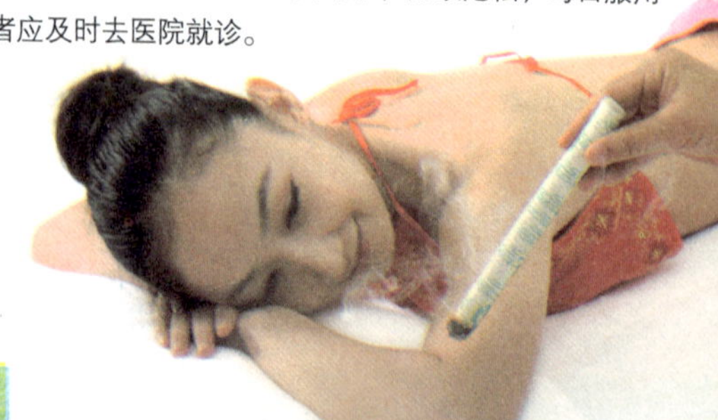

●艾灸后若出现晕灸、烫伤或过敏等状况，一定要冷静处理

第二章

内科疾病的艾灸疗法

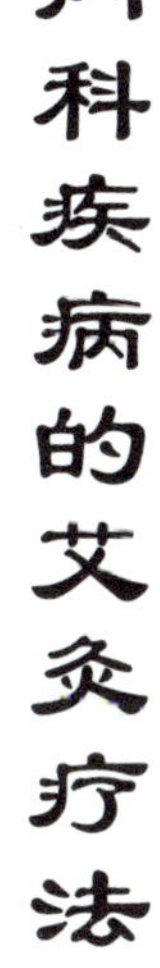

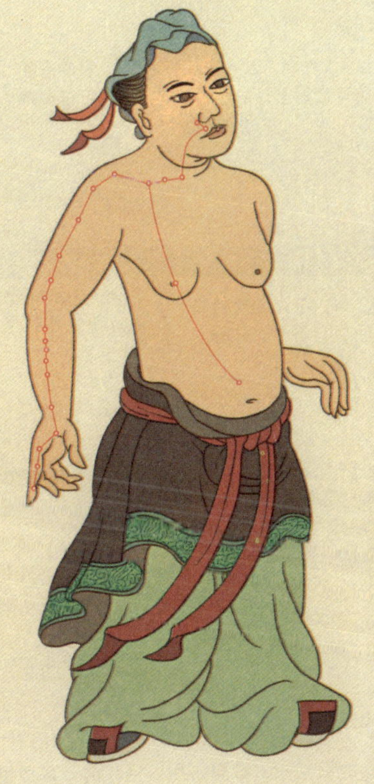

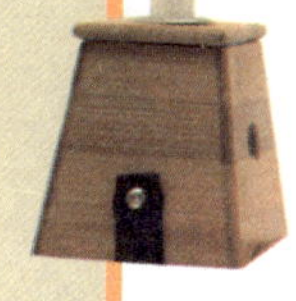

扁桃体炎

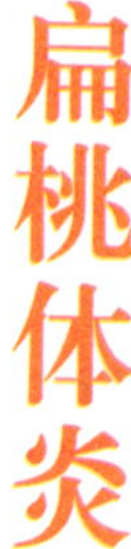

扁桃体炎患者有实热和虚火两种情况。艾灸疗法既可以针对第一种情况祛肺胃的实热，也可以根据第二种情况祛虚火、补肺阴。

症状表现

扁桃体炎在急性发作期，以咽痛为主要症状，吞咽或咳嗽时加重，剧烈者可放射至耳部。本病起病急，可伴有寒战、高热（可达39～40℃），一般持续3～5日。

	灸法	体位	取穴	时间/数量	次数/疗程
疗法一	艾条回旋灸	坐位	合谷、内庭、列缺、大椎	每次每穴施灸15～20分钟	每日1次，5次为1个疗程，每个疗程间休息1日
疗法二	艾条温和灸	坐位	【必灸主穴】合谷、少商 【实火配穴】内庭、鱼际 【虚火配穴】太溪、行间	每次每穴施灸5～10分钟	每日1次，5次为1个疗程

增效简方

敷贴方

原料 生附子20克。

用法 将生附子烘干，研磨成极细末，贮瓶备用。治疗时，取适量加入米醋，调匀成糊状。入睡前，敷贴于涌泉穴，盖上油纸，用胶布固定，次日早晨取下。每日1次，3次为1个疗程。

功效 可用于治疗化脓性扁桃体炎。

定位取穴方法

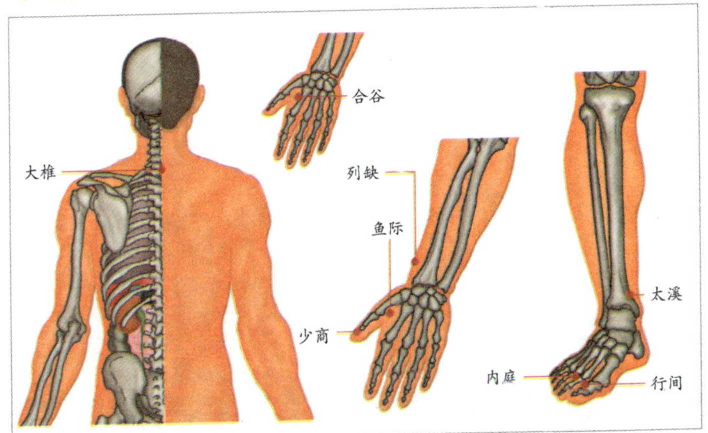

大　椎　在背部脊柱区，后正中线上，第7颈椎棘突下凹陷中。

合　谷　在手背，第1、2掌骨间，当第2掌骨桡侧的中点处。

列　缺　在前臂桡侧缘，桡骨茎突上方，腕横纹上1.5寸处。

鱼　际　第1掌指关节后凹陷处，约在第1掌骨中点桡侧，赤白肉际处。

少　商　在手拇指末节桡侧，距指甲角0.1寸。

太　溪　在踝区，内踝尖与跟腱之间的凹陷中。

内　庭　在足背，第2、3趾间，趾蹼缘后方赤白肉际处。

行　间　在足背，第1、2趾之间，趾蹼缘的后方赤白肉际处。

操作示例

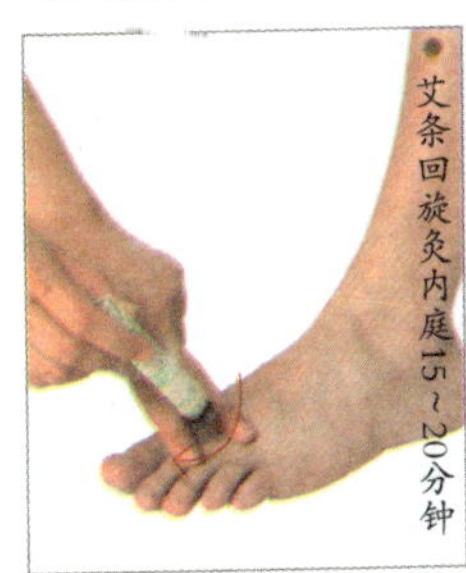

艾条回旋灸内庭15~20分钟

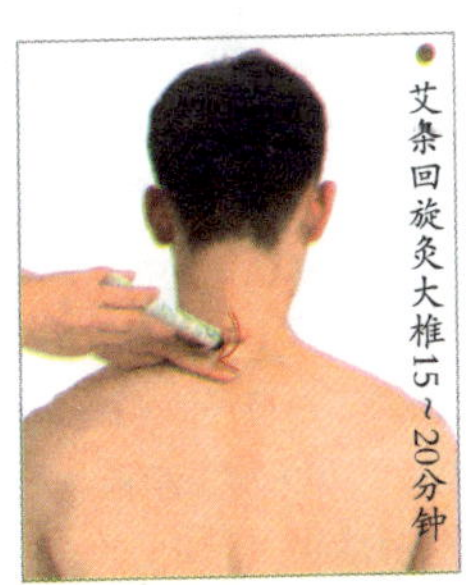

艾条回旋灸大椎15~20分钟

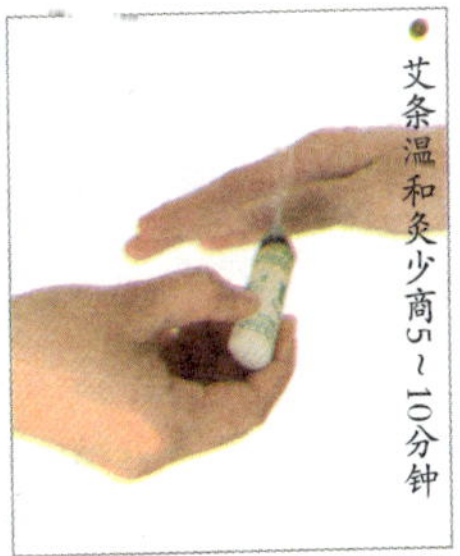

艾条温和灸少商5~10分钟

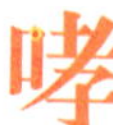

哮喘

哮喘是一种常见的、容易反复发作的过敏性疾病，主要是因支气管痉挛、黏膜水肿、分泌物增多而引起支气管阻塞。哮喘症状可在瞬间突然发作，持续数小时甚至数天。

症状表现

喘息、气促、胸闷、咳嗽，多在夜间或凌晨发生。严重时，患者还会出现端坐呼吸、难以平卧等症状。

	灸法	体位	取穴	时间/数量	次数/疗程
疗法一	艾条回旋灸	坐位	天突、璇玑、膻中、定喘、肺俞	每次选3～5穴，每次每穴施灸5～10分钟	每日1次或隔日1次，5次为1个疗程
疗法二	艾炷隔姜灸或艾炷无瘢痕灸	合适体位	大椎、风门、曲池、定喘、肺俞、外关	每次选2～3穴，每穴3～5分钟	每日1次，5次为1个疗程

增效简方

敷贴疗法

原料 细辛、吴茱萸、白芥子、肉桂、苏子、麻黄各等份，姜汁适量。

用法 将细辛、吴茱萸、白芥子、肉桂、苏子、麻黄研末调匀；取适量加姜汁调成饼状，贴于大椎、肺俞、定喘穴上，每周3次。

功效 可有效缓解哮喘症状。

定位取穴方法

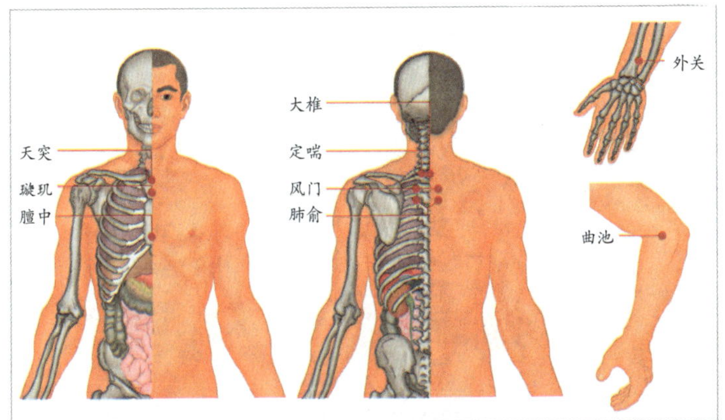

天　突　在颈部，前正中线上，胸骨上窝中央。
璇　玑　在胸部，前正中线上，天突下1寸处。
膻　中　在胸部，前正中线上，平第4肋间，两乳头连线的中点。
大　椎　在背部脊柱区，后正中线上，第7颈椎棘突下凹陷中。
定　喘　在背部脊柱区，横平第7颈椎棘突下，后正中线旁开0.5寸处。
风　门　在背部脊柱区，第2胸椎棘突下，后正中线旁开1.5寸。
肺　俞　在背部脊柱区，第3胸椎棘突下，后正中线旁开1.5寸。
外　关　在前臂后区，腕背侧远端横纹上2寸，尺骨与桡骨之间。
曲　池　在肘横纹外侧端，屈肘，即尺泽与肱骨外上髁连线的中点。

操作示例

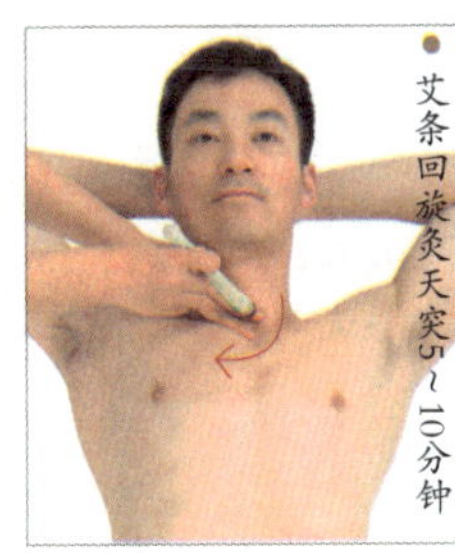
艾条回旋灸天突5~10分钟

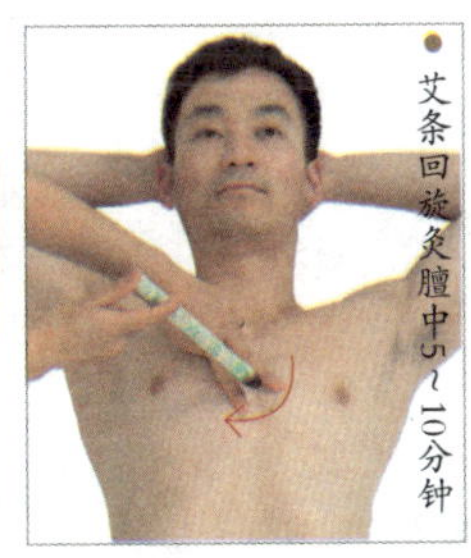
艾条回旋灸膻中5~10分钟

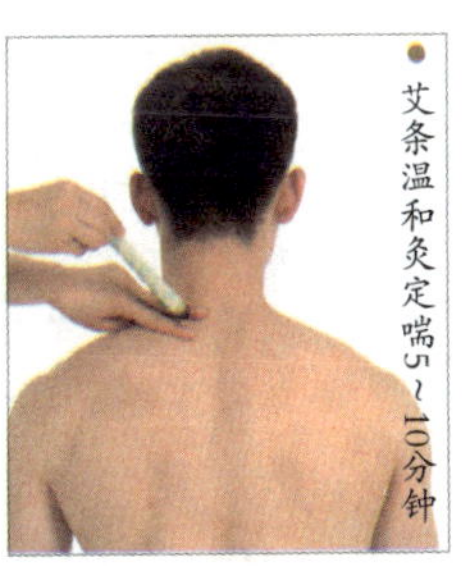
艾条温和灸定喘5~10分钟

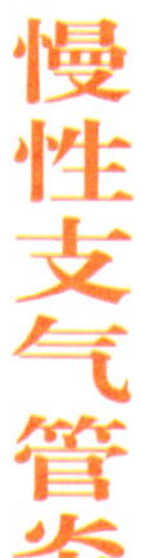

慢性支气管炎

慢性支气管炎是由感染或非感染因素所引起的气管、支气管黏膜及其周围组织的慢性非特异性炎症。此病多发于中老年人，50岁以上发病率可高达13%。

症状表现

主要临床表现为持续3个月以上，甚至2年以上的咳嗽、咳痰或气喘等。早期症状轻微，多在冬季发作；晚期症状加重。

	灸法	体位	取穴	时间/数量	次数/疗程
疗法一	艾条温和灸	合适体位	大椎、风门、大杼、肺俞	每穴灸15～20分钟	每日1～2次，10日为1个疗程
疗法二	艾炷隔姜灸	俯卧位	肺俞	每次灸5～7壮，以局部出现潮红为宜	每日1～2次

增效简方

敷贴法

原料 蜂蜜300克，核桃仁100克，白胡椒、川椒、生姜各50克，冬虫夏草、蛤蚧各30克，香油20克。

用法 将核桃仁单独研成细末；然后将白胡椒、川椒、生姜、冬虫夏草、蛤蚧一起研磨成细末；铁锅中倒入香油加热，加入蜂蜜，放入研磨好的粉末，搅拌均匀，需用时取适量涂在膏药或胶布上，然后贴在肺俞、廉泉、定喘、天突、涌泉穴上。24小时换药1次，7次为1个疗程。

功效 可有效缓解慢性支气管炎症状。

定位取穴方法

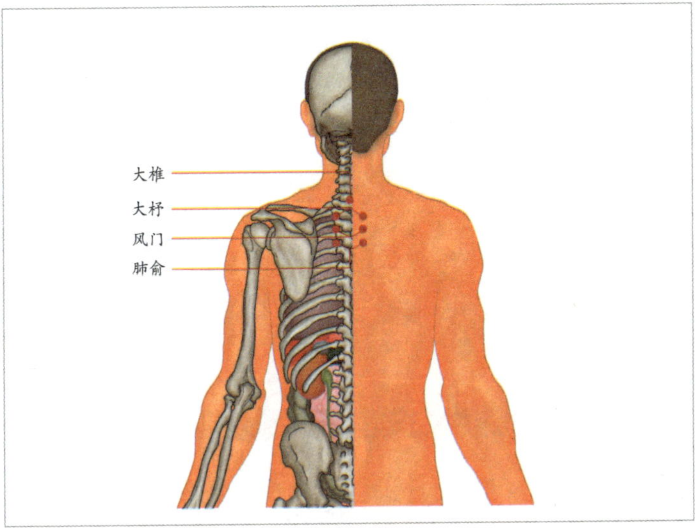

大椎
大杼
风门
肺俞

大　椎　在背部，后正中线上，第7颈椎棘突下凹陷中。

大　杼　在背部脊柱区，第1胸椎棘突下，后正中线旁开1.5寸。

风　门　在背部脊柱区，第2胸椎棘突下，后正中线旁开1.5寸。

肺　俞　在背部脊柱区，第3胸椎棘突下，后正中线旁开1.5寸。

操作示例

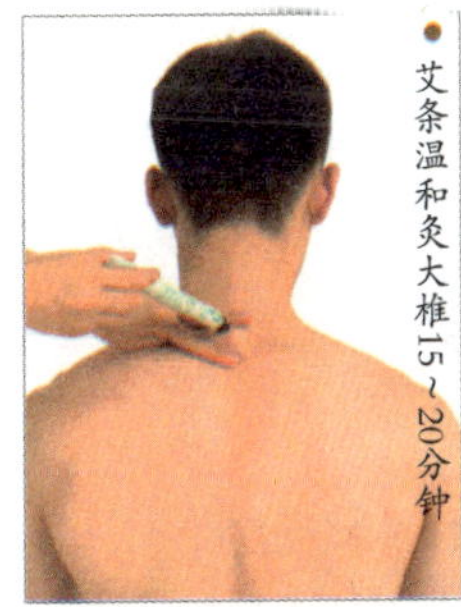

艾条温和灸大椎15~20分钟

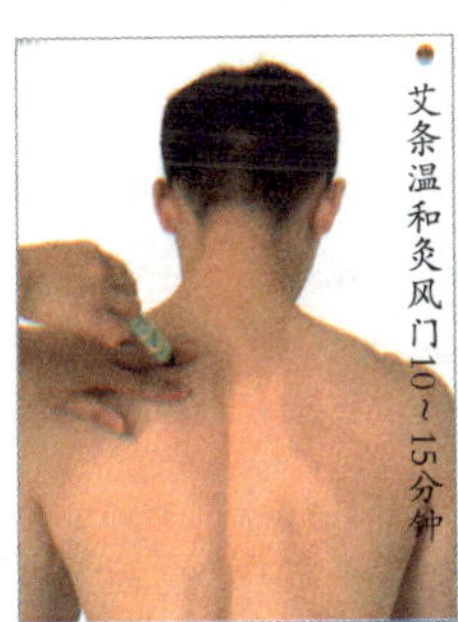

艾条温和灸风门10~15分钟

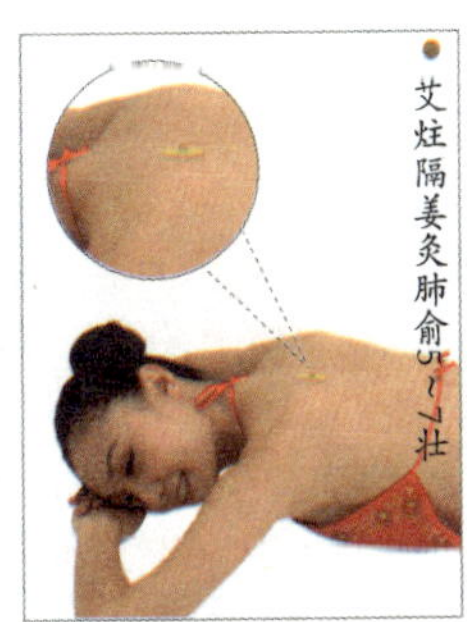

艾炷隔姜灸肺俞5~7壮

慢性咽炎

慢性咽炎是以自觉咽喉中有异物感，但不影响饮食的病症。多因情志不畅、肝气郁结或乘脾犯胃，使津液不得输布，凝结成痰，痰气结于咽喉所致。

症状表现

临床表现为咽部发干、有异物感或轻度疼痛、干咳、恶心，咽部充血呈暗红色、咽后壁可见淋巴滤泡等。

	灸法	体位	取穴	时间/数量	次数/疗程
疗法一	艾条温和灸	坐位	涌泉	施灸时间为15~30分钟，以感觉温热且皮肤潮红为度	1周为1个疗程
疗法二	艾条温和灸	合适体位	大椎、颈夹脊、天突	每次每穴施灸20分钟左右	每日1次，1周为1个疗程

增效简方

拔罐疗法

选穴 尺泽、曲池、膻中。

配穴 太冲、丰隆、内关。

体位 俯卧位。

所需器具 火罐、三棱针。

操作 拔膻中，采用留罐法，以15~20分钟为度，每日1次，曲池穴、尺泽穴可以采用常规拔罐法，而且宜在拔罐后配合针刺。

定位取穴方法

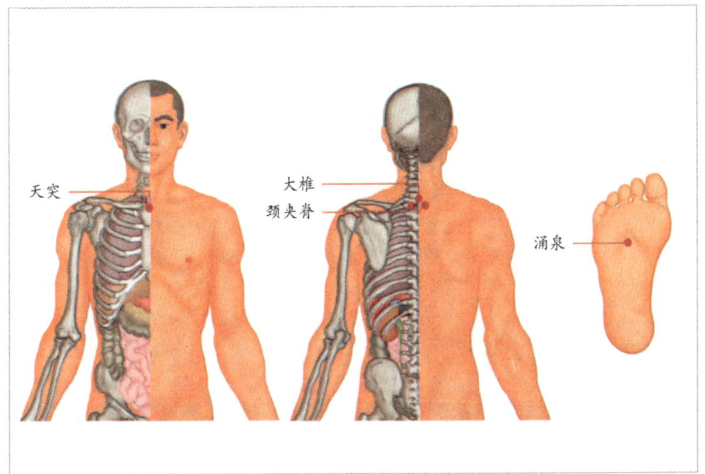

天　突　在颈部，前正中线上，胸骨上窝中央。

大　椎　在背部脊柱区，后正中线上，第7颈椎棘突下凹陷中。

颈夹脊　在颈椎棘突下，后正中线旁开0.5寸。

涌　泉　在足底，屈足卷趾时足心最凹陷中。

操作示例

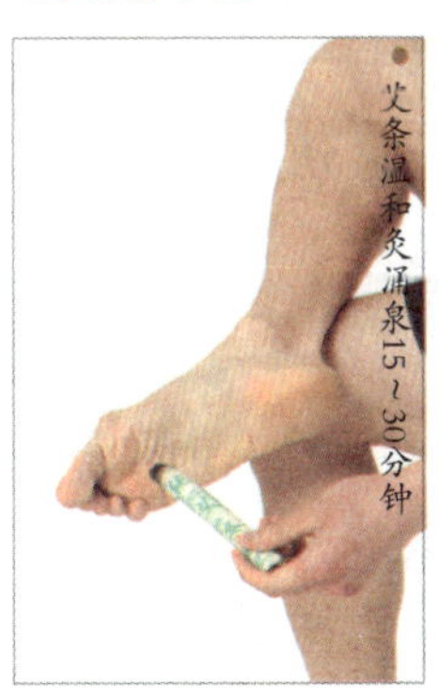

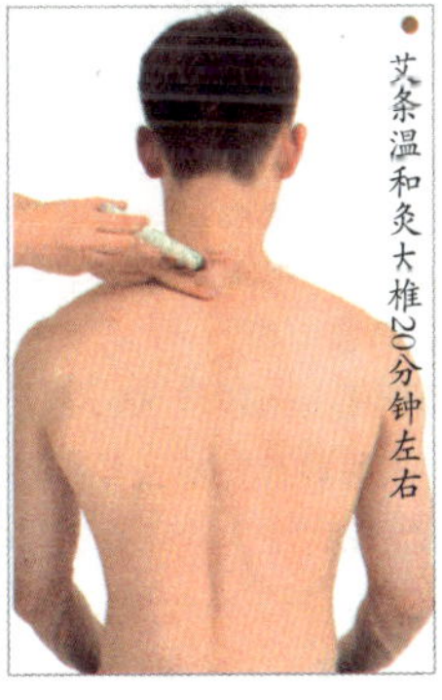

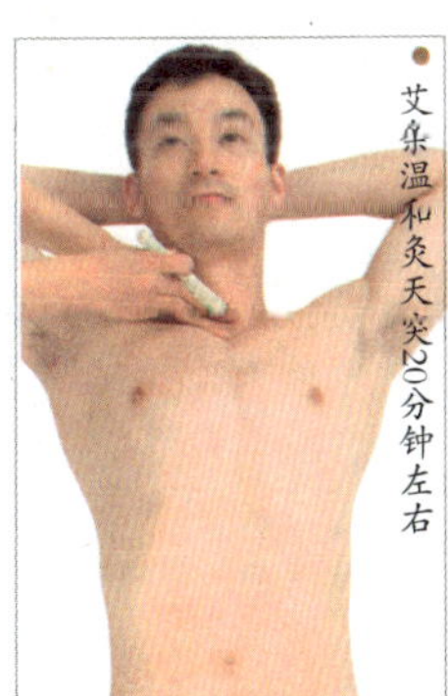

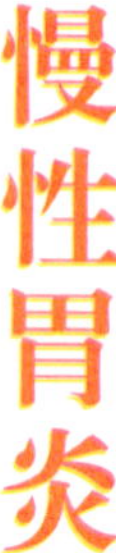

慢性胃炎

慢性胃炎多由脾阳不足、情志不舒、胃阴损伤、肝郁气滞所致。艾灸疗法可温阳暖胃、疏肝理气、滋阴止痛，有助于改善症状。

症状表现

进食后，上腹部多出现无规律的阵发性或持续性疼痛，伴有食欲减退、恶心、呕吐、泛酸、腹胀、消瘦、贫血等。

	灸法	体位	取穴	时间/数量	次数/疗程
疗法一	艾炷无瘢痕灸	合适体位	中脘、足三里、胃俞	每次每穴施灸5壮	每日1次，10次为1个疗程
疗法二	艾炷隔姜灸	合适体位	中脘、脾俞、胃俞、气海、足三里	每次每穴施灸5~7壮	每日1次或隔日1次，10次为1个疗程，每个疗程间休息5日

增效简方

敷贴疗法

原料 白芥子、细辛、延胡索、生附子、生甘遂按4∶3∶1∶1∶1的比例准备，姜汁、蜂蜜适量。

用法 将上述药材研磨成细末，加入姜汁、蜂蜜调匀，做成1厘米×1厘米的饼状；然后将药饼放在胶布上，敷贴于中脘、足三里、脾俞、肾俞等穴位上。每次2~3小时，每10日1次，7次为1个疗程，1个疗程完后停1次，再进行下一疗程。

功效 对治疗慢性胃炎有一定效果。

定位取穴方法

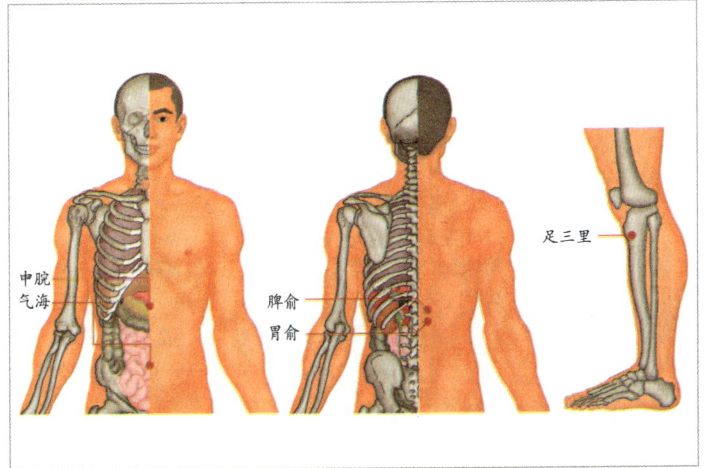

中　脘　在上腹部，前正中线上，脐中上4寸。

气　海　在下腹部，前正中线上，脐中下足三里1.5寸。

脾　俞　在背部脊柱区，第11胸椎棘突下，后正中线旁开1.5寸。

胃　俞　在背部脊柱区，第12胸椎棘突下，后正中线旁开1.5寸。

足三里　在小腿外侧，犊鼻下3寸，犊鼻与解溪连线上。

操作示例

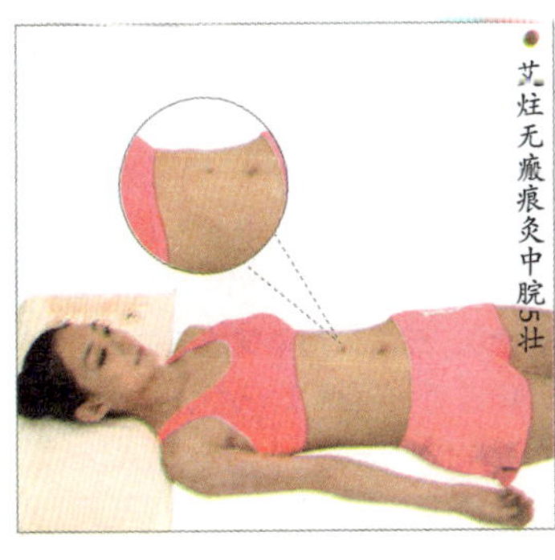

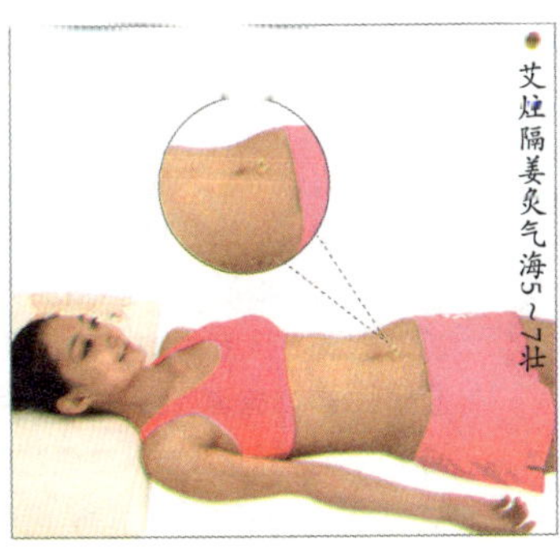

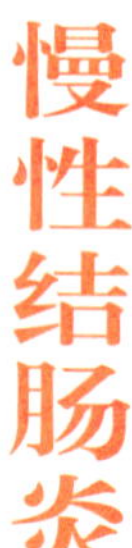

本病是常见的肠道功能紊乱性疾病，其功能障碍表现为左下腹阵发性绞痛，且排便次数增加，伴有腹胀和排便不畅感。多见于20～50岁的青壮年，女性略多于男性。

症状表现

临床表现为腹痛、腹泻、肠鸣、下坠、大便带黏液或脓血。有的患者还会出现消瘦、贫血、乏力甚至虚弱等症状。严重者常并发肠道大出血、肠穿孔，甚至癌变等。

	灸法	体位	取穴	时间/数量	次数/疗程
疗法	艾炷无瘢痕灸	合适体位	上巨虚、气海、中脘、天枢	每次选取3个穴位，每次每穴5壮	每日1次，10次为1个疗程

增效简方

拔罐疗法

选穴 阳陵泉、大肠俞、天枢。

体位 坐位、俯卧位。

所需器具 火罐。

操作 先将大肠俞穴、阳陵泉穴定位，然后采用单纯拔罐的方法，留罐10～15分钟，每日2～3次，10日为1个疗程。天枢穴亦可采用闪罐的方法，直至皮肤变成紫黑色或罐内出现水汽。

特别注意 治疗期间保持心情舒畅。

定位取穴方法

中脘
天枢
气海
上巨虚

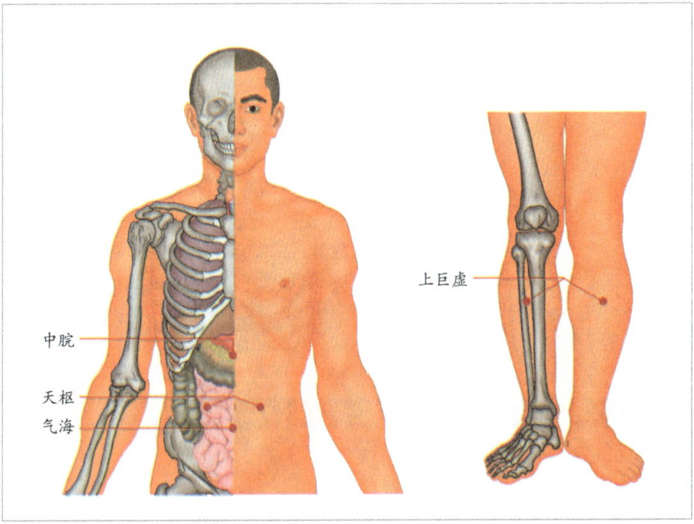

中　脘　在上腹部，前正中线上，脐中上4寸。
天　枢　在腹部，横平脐中，前正中线旁开2寸。
气　海　在下腹部，前正中线上，脐中下1.5寸。
上巨虚　在小腿外侧，犊鼻下6寸，与解溪连线上。

操作示例

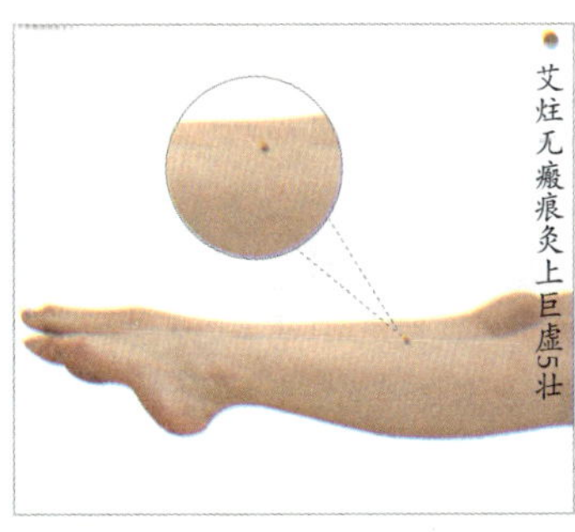

艾炷无瘢痕灸上巨虚5壮

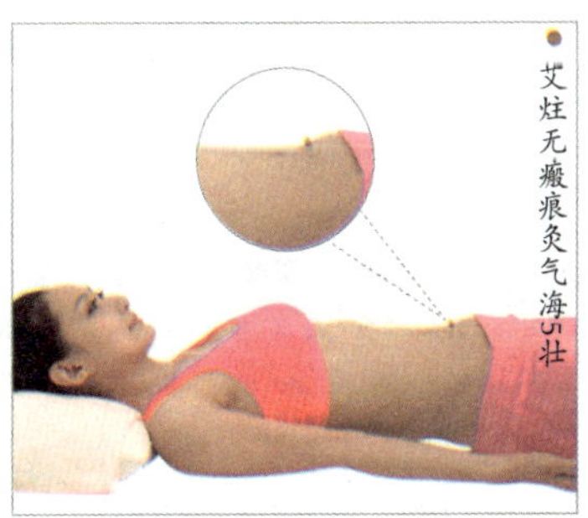

艾炷无瘢痕灸气海5壮

腹泻

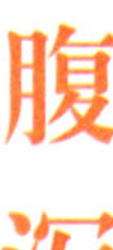

腹泻也称泄泻，是临床上常见的症状。通常腹泻是很多疾病的一种共同表现。中医认为，腹泻主要由湿盛与脾胃功能失调所致。

症状表现

排便次数明显增多、粪质清稀、水分增加，甚至含未消化食物或黏液。腹泻可伴有排便急迫感、失禁、呕吐、发热、腹胀、黏液便、血便等症状。

	灸法	体位	取穴	时间/数量	次数/疗程
疗法一	艾条温和灸	坐位	天枢、神阙、合谷、大横、大肠俞	每次每穴施灸15～30分钟	每日1～2次
疗法二	艾炷隔姜灸	合适体位	脾俞、胃俞、大肠俞、关元俞、中脘、天枢	每次每穴施灸3～7壮	每日1次或隔日1次。10次为1个疗程，每个疗程间隔5日

增效简方

敷贴疗法

原料 吴茱萸、肉桂、丁香、木香、薄荷各适量。

用法 将所有药材研磨成细末；每次取出10克，加入姜汁调匀成糊状；将药糊炒热，敷于中脘、脾俞等穴位上，盖上纱布，用胶布固定。

功效 可改善腹泻症状。

定位取穴方法

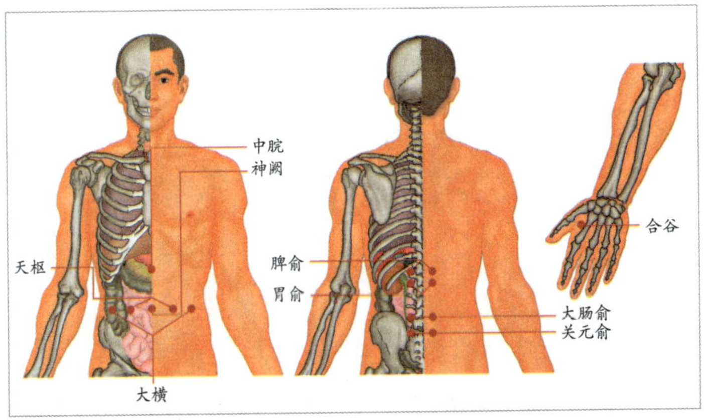

中　脘　在上腹部，前正中线上，脐中上4寸。

神　阙　在腹中部，脐中央。

天　枢　在腹部，横平脐中，前正中线旁开2寸。

大　横　在腹中部，脐中旁开4寸。

脾　俞　在背部脊柱区，第11胸椎棘突下，后正中线旁开1.5寸。

胃　俞　在背部脊柱区，第12胸椎棘突下，后正中线旁开1.5寸。

大肠俞　在第4腰椎棘突下，后正中线旁开1.5寸。

关元俞　在腰部，第5腰椎棘突下，后正中线旁开1.5寸。

合　谷　在手背，第1、2掌骨间，第2掌骨桡侧的中点处。

操作示例

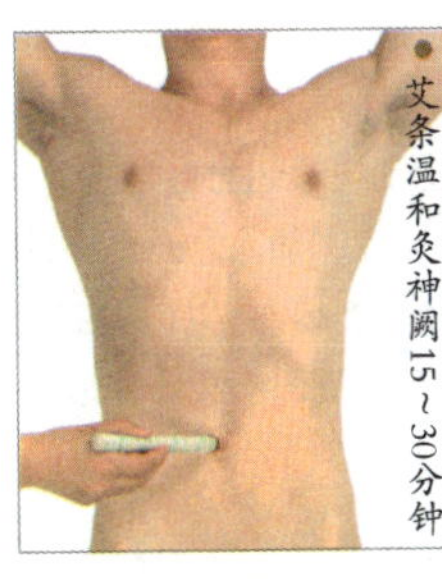

艾条温和灸神阙15～30分钟

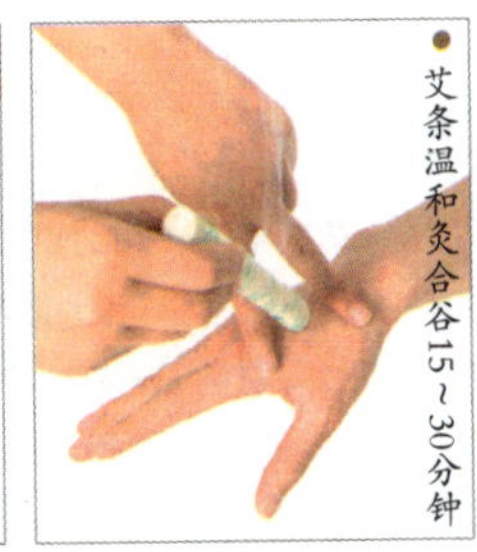

艾条温和灸合谷15～30分钟

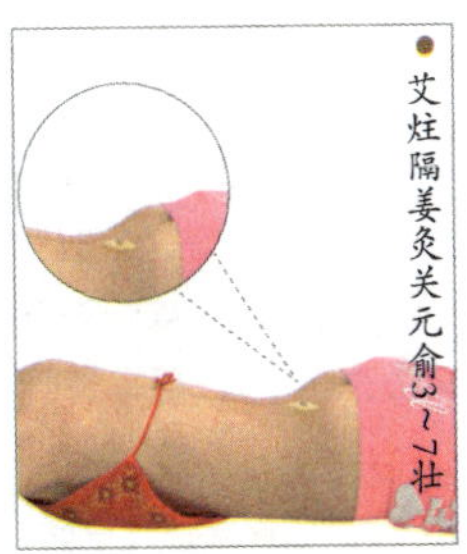

艾炷隔姜灸关元俞3～7壮

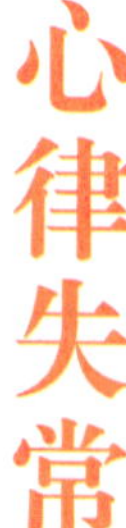

心律失常

中医理论认为，心律失常属于“心悸”“怔忡”的范畴，发病原因与心气运行不畅有关。艾灸疗法可疏通心气，改善心律失常。

症状表现

心悸、胸闷、头晕、低血压、出汗，严重者可能诱发心力衰竭或急性心肌梗死。

	灸法	体位	取穴	时间/数量	次数/疗程
疗法一	艾炷隔姜灸	合适体位	膻中、巨阙、厥阴俞、心俞	每次每穴施灸5～7壮	每日1～2次
疗法二	艾条回旋灸加艾炷隔姜灸	合适体位	心俞、膈俞、脾俞	用艾炷隔姜灸，每次每穴施灸3～5壮	每日1次，10次为1个疗程，每个疗程间休息1日
			神门、内关、足三里	用艾条回旋灸，每次每穴施灸10～15分钟	

增效简方

敷贴疗法

原料 黄精、党参各30克，缬草15克，三七粉、琥珀粉各1克。

用法 将前3味药材研磨成细末，用时取出25克，加入温开水调成糊状，敷贴在膻中穴、右侧心俞穴上，然后盖上纱布，并用胶布固定，每日换药1次。同时，将前3味药材的药末和三七粉、琥珀粉调匀，每次取9克，用温开水送服，每日3次。

功效 对辅助治疗心律失常有明显效果。

定位取穴方法

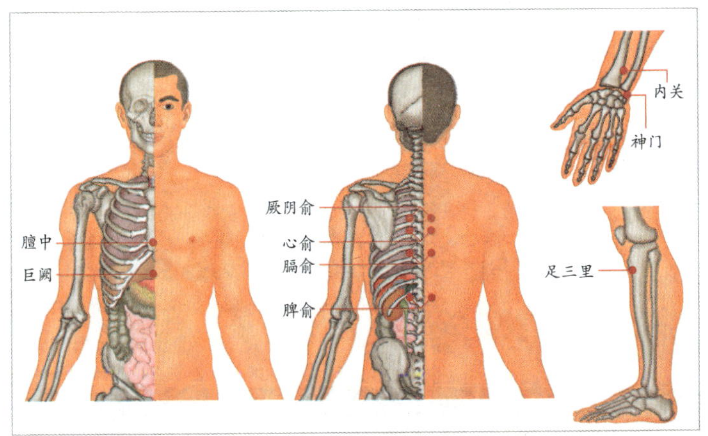

膻　中　在胸部，前正中线上，平第4肋间，两乳头连线的中点。

巨　阙　在上腹部，前正中线上，脐中上6寸。

厥阴俞　在背部脊柱区，第4胸椎棘突下，后正中线旁开1.5寸。

心　俞　在背部脊柱区，第5胸椎棘突下，后正中线旁开1.5寸。

膈　俞　在背部脊柱区，第7胸椎棘突下，后正中线旁开1.5寸。

脾　俞　在背部脊柱区，第11胸椎棘突下，后正中线旁开1.5寸。

内　关　在腕横纹上2寸，掌长肌腱与桡侧腕屈肌腱之间。

神　门　位于腕部，腕掌侧横纹尺侧端，尺侧腕屈肌腱桡侧凹陷处。

足三里　在小腿外侧，犊鼻下3寸，犊鼻与解溪连线上。

操作示例

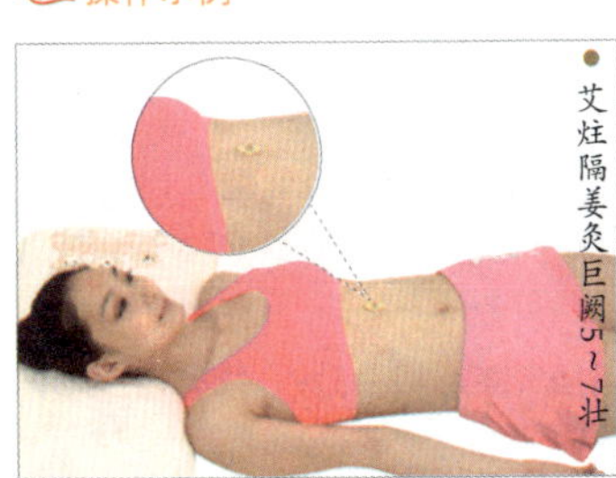
艾炷隔姜灸巨阙5～7壮

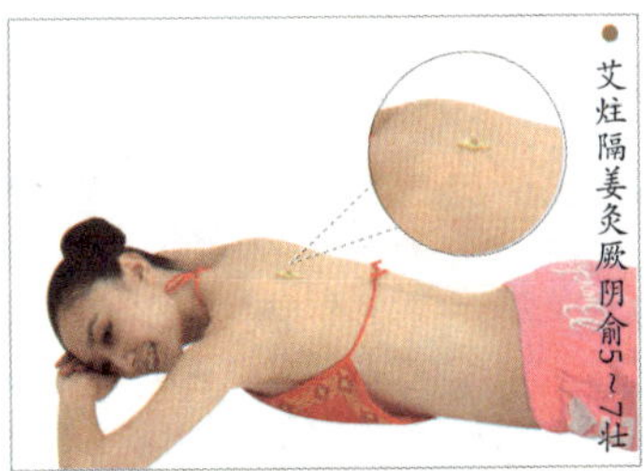
艾炷隔姜灸厥阴俞5～7壮

低血压

低血压是指成年人在安静状态下，上肢动脉血压低于90/60毫米汞柱，常见于体质较弱者。艾灸疗法可提振心阳，使气血通达，从而可改善低血压患者脑供血不足的状况。

症状表现

主要表现为头晕、头痛、食欲不振、耳鸣、脸色苍白、消化不良、易疲劳、足凉等症状。严重者在突然站起时还会出现眼前发黑、头晕欲倒等症状。

	灸法	体位	取穴	时间/数量	次数/疗程
疗法一	艾炷隔姜灸	俯卧位	脾俞、肾俞、督俞、膈俞	每次每穴施灸5～7壮，以患者皮肤发热潮红为度	每日1～2次
疗法二	艾条温和灸	合适体位	气海、关元、百会、肾俞、命门	每次每穴施灸15～20分钟	每日1次，5次为1个疗程，每个疗程间休息1日

增效简方

拔罐疗法

选穴 涌泉、脾俞、膈俞、膻中、中脘、气海、足三里、三阴交。

体位 俯卧位、坐位。

所需器具 火罐、抽气罐。

操作 在涌泉、膈俞等穴位上用抽气罐或火罐吸拔，留罐10～15分钟，每日1次，7～10次为1个疗程。

定位取穴方法

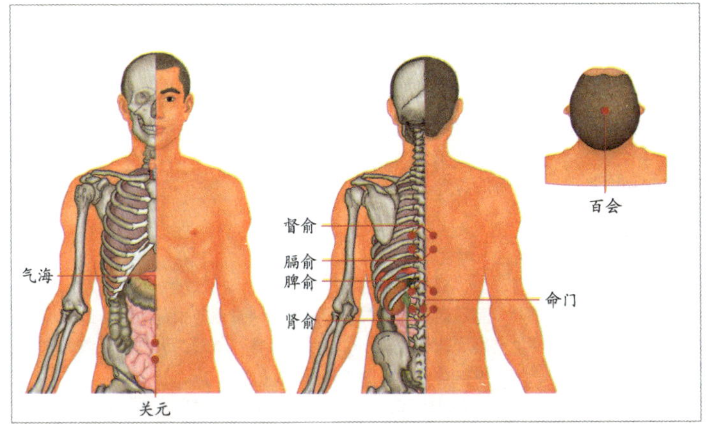

气　海　在下腹部，前正中线上，脐中下1.5寸。

关　元　在下腹部，前正中线上，脐中下3寸。

督　俞　在背部脊柱区，第6胸椎棘突下，后正中线旁开1.5寸。

膈　俞　在背部脊柱区，第7胸椎棘突下，后正中线旁开1.5寸。

脾　俞　在背部脊柱区，第11胸椎棘突下，后正中线旁开1.5寸。

命　门　在腰部，第2腰椎棘突下凹陷中。

肾　俞　在腰部，第2腰椎棘突下，后正中线旁开1.5寸。

百　会　在头部，前发际正中直上5寸。

操作示例

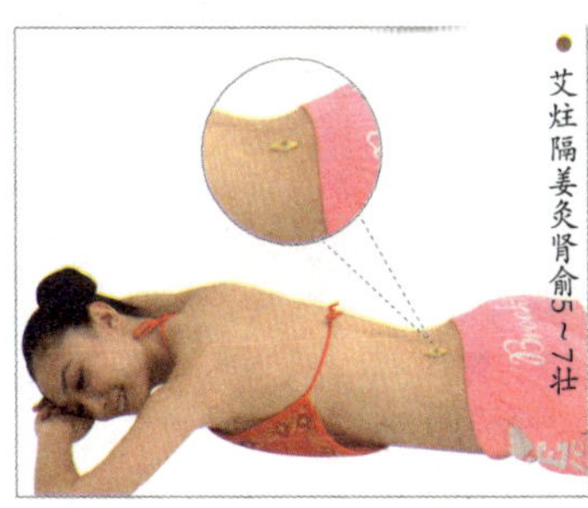

艾炷隔姜灸肾俞5~7壮

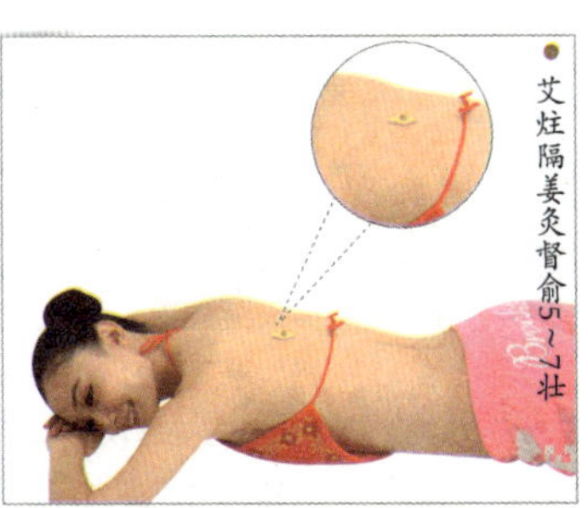

艾炷隔姜灸督俞5~7壮

高血压

高血压是最常见的慢性病，其诊断标准为收缩压≥140毫米汞柱和（或）舒张压≥90毫米汞柱。

中医认为，高血压分为三种类型，即肝火亢盛、痰浊上扰、阴虚阳亢。艾灸疗法具有行气活血、化痰祛湿的作用，可有效调节血压。

症状表现

最初症状多为容易疲劳、记忆力减退、头晕，休息后症状可消失。劳累或情绪激动等引起的血压升高会出现头痛、恶心、呕吐、心悸、气短、失眠、肢体麻木等症状。

	灸法	体位	取穴	时间/数量	次数/疗程
疗法一	艾条温和灸	合适体位	风池、曲池、太冲、涌泉	每次每穴施灸10分钟左右，以皮肤灼热变红为度	每日1次
疗法二	艾条温和灸	合适体位	涌泉、足三里、风池、太冲、悬钟	每次选取2～4个穴位，每次每穴施灸10分钟左右，以皮肤灼热变红为度	每日1次，10次为1个疗程，每个疗程间休息3日

增效简方

敷贴疗法

原料 吴茱萸适量。

用法 将吴茱萸研磨成细末，过筛；需用时取15～30克，加醋调匀，贴于两侧涌泉穴处，次日取下。10日为1个疗程，连用2个疗程。

功效 可辅助治疗高血压。

定位取穴方法

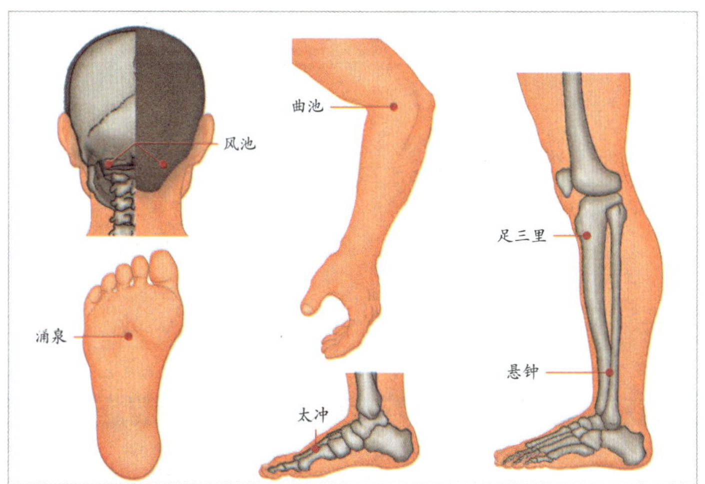

风　池　在项部，枕骨之下，胸锁乳突肌与斜方肌上端之间的凹陷处。

涌　泉　在足底，屈足卷趾时足心最凹陷中。

曲　池　在肘横纹外侧端，屈肘，即尺泽与肱骨外上髁连线的中点。

太　冲　第1、2跖骨之间，跖骨底结合部前方凹陷处，拇长伸肌腱外缘。

足三里　在小腿外侧，犊鼻下3寸，犊鼻与解溪连线上。

悬　钟　在小腿外侧，外踝尖上3寸，腓骨前缘。

操作示例

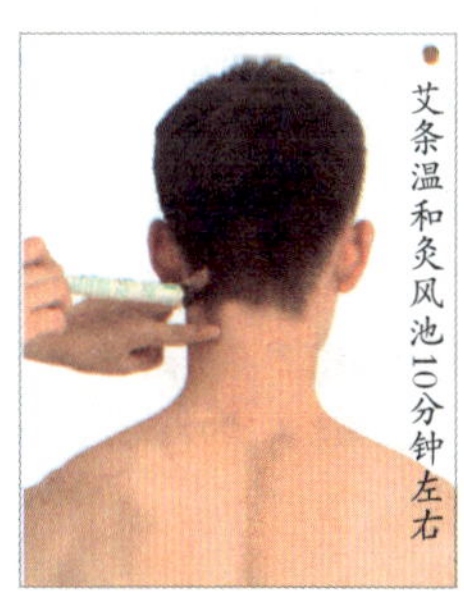

艾条温和灸风池10分钟左右

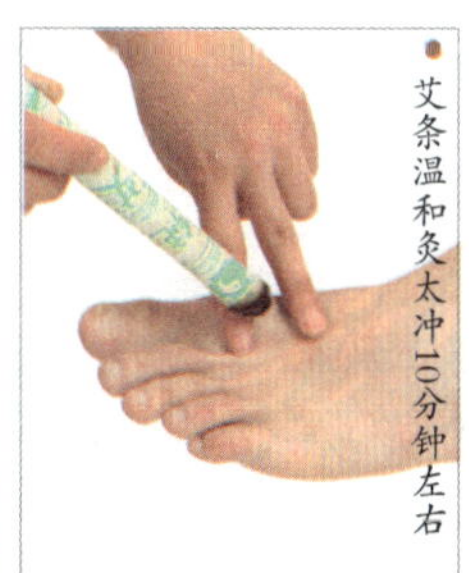

艾条温和灸太冲10分钟左右

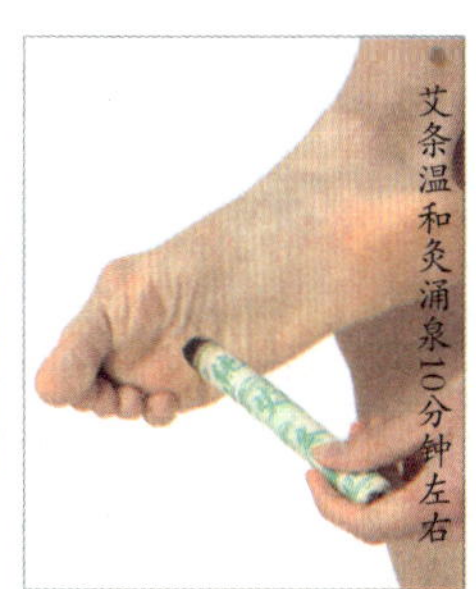

艾条温和灸涌泉10分钟左右

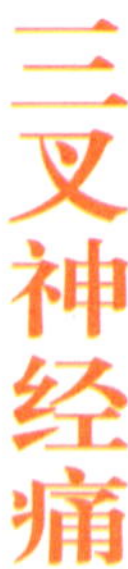

三叉神经痛

三叉神经痛是面部三叉神经分布区内反复发作的阵发性神经痛，多由外邪侵体导致气滞血瘀、经络不通引起。艾灸疗法具有通经活络的作用，可以达到止痛的目的。

症状表现

三叉神经分布区内，出现刀割样、烧灼样、顽固性的剧烈疼痛。

	灸法	体位	取穴	时间/数量	次数/疗程
疗法一	艾条雀啄灸	合适体位	内庭、少府	每次每穴施灸10～15分钟，以皮肤发热潮红为度	每日1次，5次为1个疗程，每个疗程间休息1日
疗法二	艾条雀啄灸	坐位	四白、颧髎	每次每穴施灸15～20分钟，以皮肤潮红并感到温热为度	每日1次或隔日1次，10次为1个疗程

增效简方

拔罐疗法

选穴 风池、翳风、下关、手三里、合谷。

配穴 眼眶、鼻部区域痛者，加太阳、阳白、攒竹、头维；上下颌区域痛者，加太阳、四白、地仓、承浆、迎香。

体位 坐位。

所需器具 三棱针、火罐、抽气罐。

操作 对合谷、手三里等主穴常规消毒后，用酒精消毒后的三棱针点刺放血，再用玻璃罐在点刺部位拔罐，每次吸拔5～10分钟，至出血量为1～2毫升止。下关穴亦可配合用抽气罐吸拔。

特别注意 拔罐前应先明确病因，然后对症治疗。

定位取穴方法

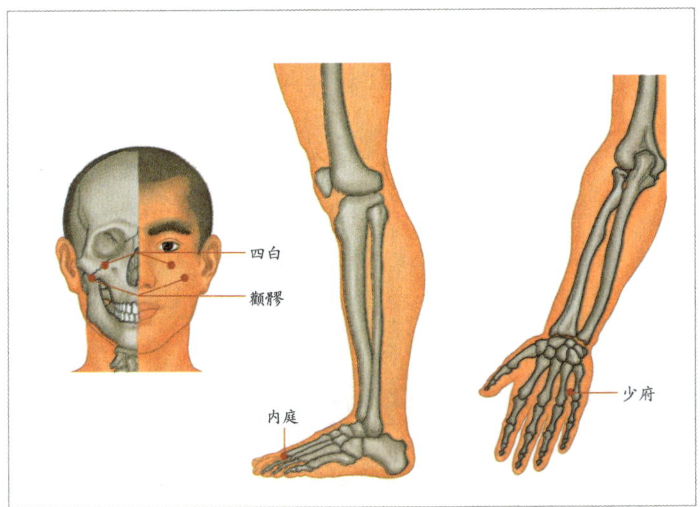

四　白　在面部，瞳孔直下，平鼻翼下缘，眶下孔处。

颧　髎　在面部，目外眦直下，颧骨下缘的凹陷中。

内　庭　在足背，第2、3趾间，趾蹼缘后方赤白肉际处。

少　府　在手掌面，横平第5掌指关节近端，第4、5掌骨之间。

操作示例

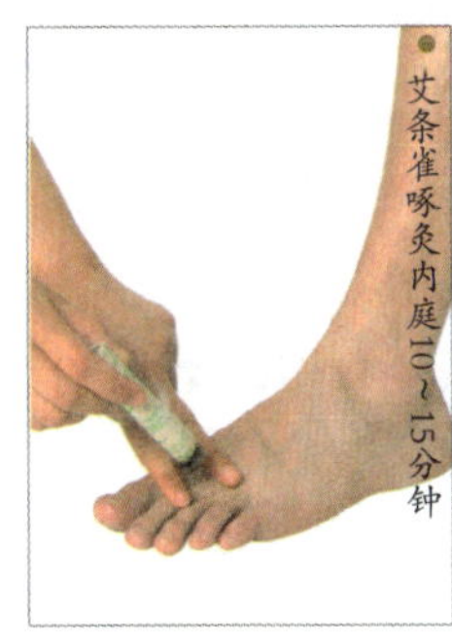
艾条雀啄灸内庭10～15分钟

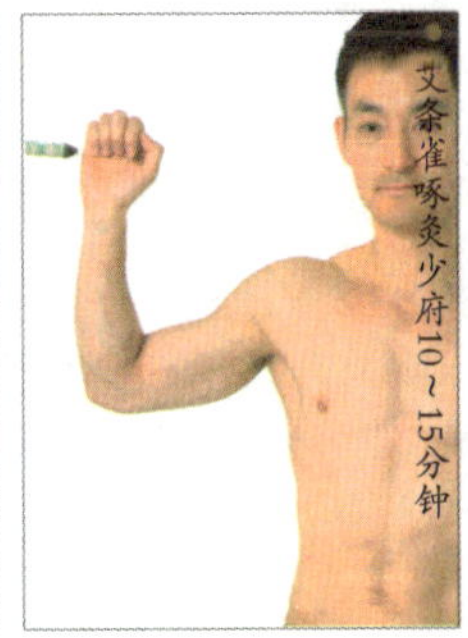
艾条雀啄灸少府10～15分钟

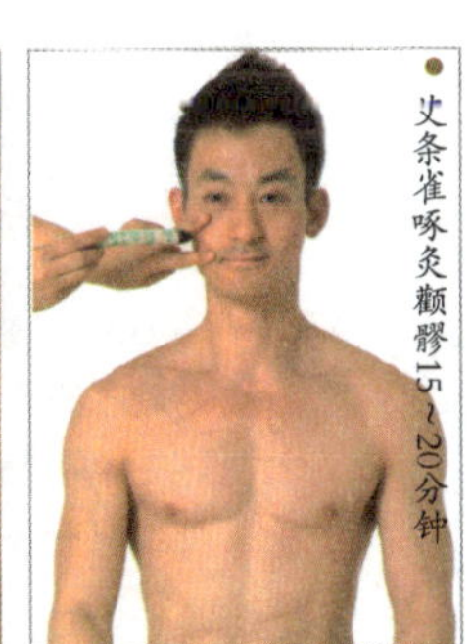
艾条雀啄灸颧髎15～20分钟

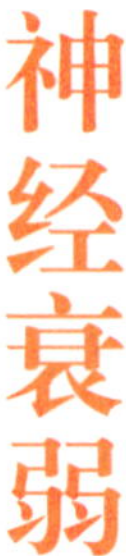

神经衰弱

神经衰弱在中医里属于“郁证”“不寐”“健忘”的范畴。艾灸疗法有疏肝解郁、养心安神的作用，从而达到缓解症状、促进康复的目的。

症状表现

头胀、头昏、头痛、注意力不集中、记忆力减退、失眠多梦。

	灸法	体位	取穴	时间/数量	次数/疗程
疗法一	艾条温和灸	坐位	百会、四神聪	每次每穴施灸20～30分钟	每日1次，10次为1个疗程，每个疗程间休息3日
疗法二	艾条温和灸	合适体位	太溪、内关、百会、心俞、神门	每次选取2～3个穴位，每次每穴施灸10分钟	每日1次，10次为1个疗程

增效简方

敷贴疗法

原料 磁石9克、麝香壮骨膏适量。

用法 每晚临睡前用热水泡脚20分钟，擦干；将磁石放在麝香壮骨膏上，贴在两侧涌泉穴上，次日早晨取下即可。每日换药1次。

功效 此方具有疏肝解郁、养心安神的功效，可有效改善神经衰弱症状。

定位取穴方法

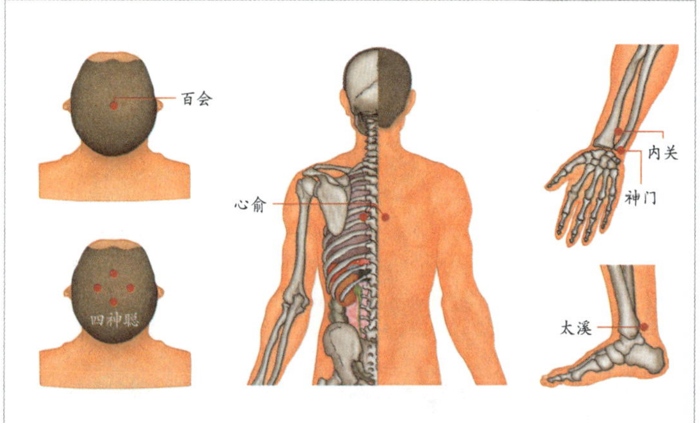

百　会　在头部，前发际正中直上5寸。

四神聪　在头顶部，百会穴前后左右各1寸，共4穴。

心　俞　在背部脊柱区，第5胸椎棘突下，后正中线旁开1.5寸。

内　关　在前臂掌侧，曲泽与大陵的连线上，腕横纹上2寸，掌长肌腱与桡侧腕屈肌腱间。

神　门　位于腕部，腕掌侧横纹尺侧端，尺侧腕屈肌腱桡侧凹陷处。

太　溪　在踝区，内踝尖与跟腱之间的凹陷中。

操作示例

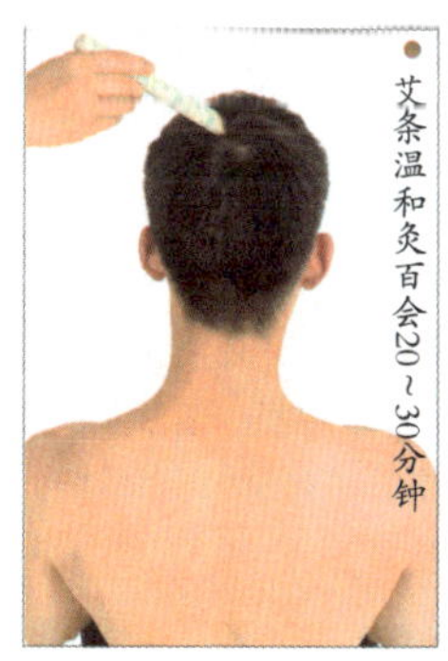
艾条温和灸百会20～30分钟

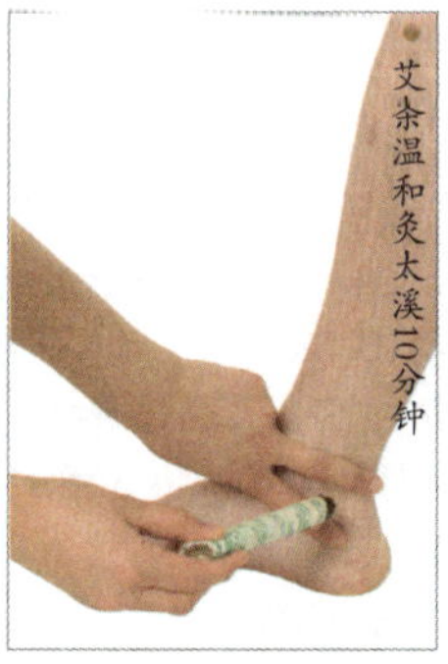
艾条温和灸太溪10分钟

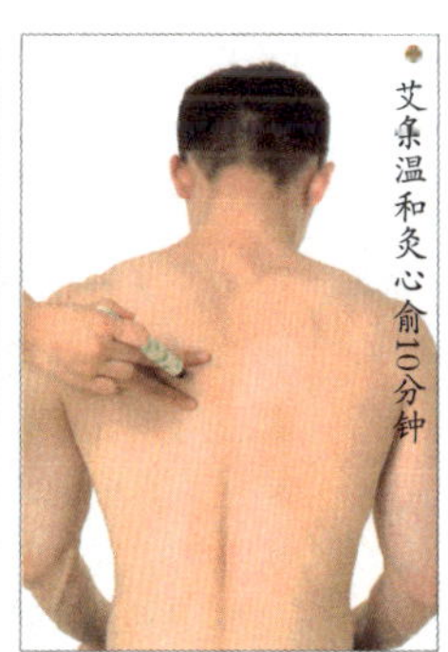
艾条温和灸心俞10分钟

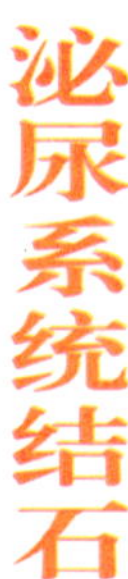

泌尿系统结石

中医认为，泌尿系统结石是由肾脾亏虚、湿热下注、气滞血瘀导致的。艾灸疗法可以健脾强肾、祛热除湿、行气活血，因此可改善其症状。

症状表现

以肾与输尿管结石为常见，临床表现因结石所在部位不同而有异，但常有绞痛、血尿等症状。

	灸法	体位	取穴	时间/数量	次数/疗程
疗法	艾条温和灸	合适体位	三焦俞、阴谷、肾俞、膀胱俞、三阴交、天枢、气海、京门	每次取3～5个穴位，每次每穴施灸10～15分钟	每日1次，10次为1个疗程，每个疗程间休息2～3日

增效简方

敷贴法

原料 大枣10颗，大戟、甘遂、芫花各等份。

用法 将上述药材研磨成细末，加入75%乙醇溶液、蜂蜜调匀成膏状；需用时每次取3～5克，敷贴于肾俞、神阙、中极、阴陵泉、三阴交等穴位上，用胶布固定，48小时后取下，停药6小时后继续外敷。5次为1个疗程。

功效 对泌尿系统结石有效。

定位取穴方法

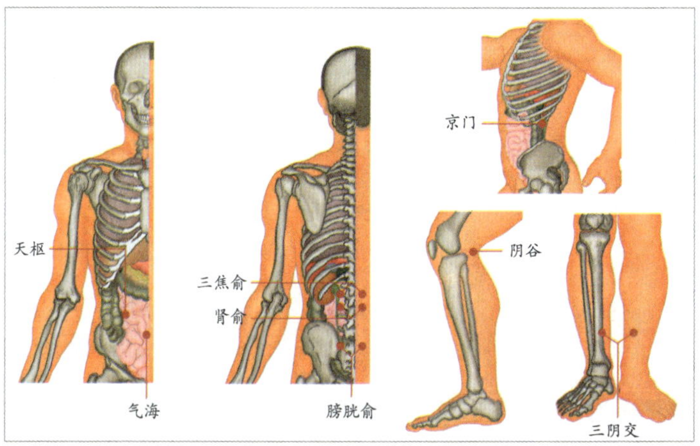

天　枢　在腹部，横平脐中，前正中线旁开2寸。
气　海　在下腹部，前正中线上，脐中下1.5寸。
三焦俞　在腰部，第1腰椎棘突下，后正中线旁开1.5寸。
肾　俞　在腰部，第2腰椎棘突下，后正中线旁开1.5寸。
膀胱俞　在骶部，横平第2骶后孔，骶正中嵴旁开1.5寸。
京　门　在侧腰部，章门后1.8寸，第12肋骨游离端的下方。
阴　谷　在腘窝内侧，腘横纹上，半腱肌肌腱与半膜肌肌腱之间。
三阴交　在小腿内侧，内踝尖上3寸，胫骨内侧缘后际。

操作示例

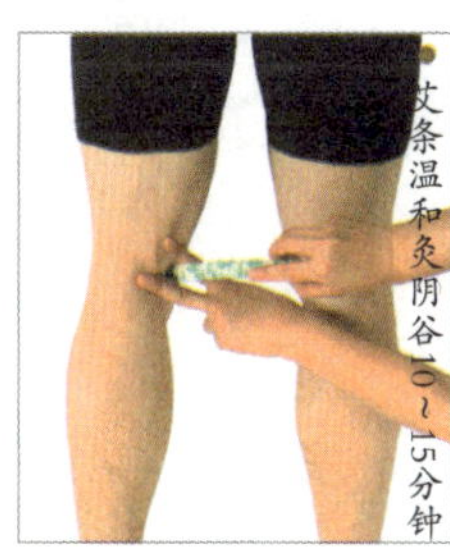
艾条温和灸阴谷10～15分钟

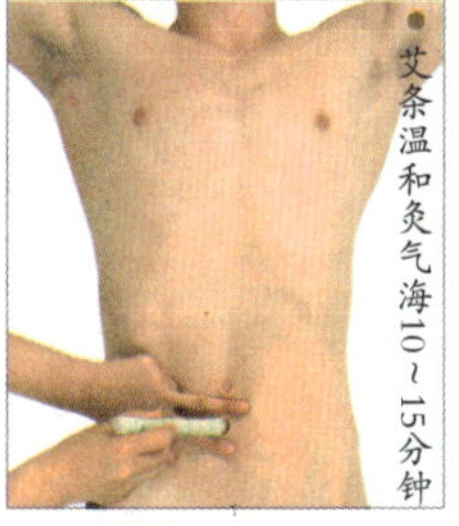
艾条温和灸气海10～15分钟

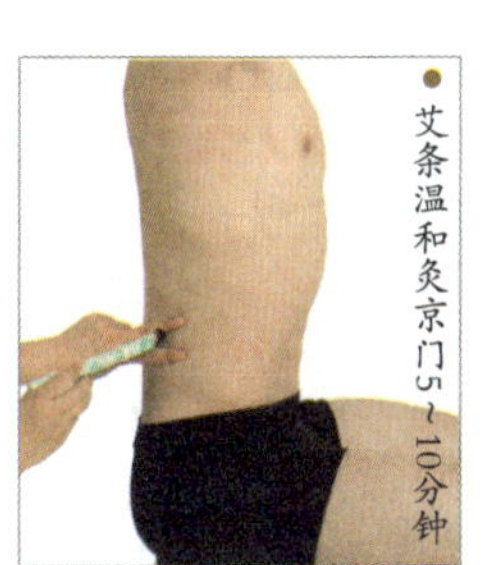
艾条温和灸京门5～10分钟

肥胖症

中医认为，肥胖症多由痰湿壅塞阻碍气机运行，且脾胃的运化功能减弱而引起。艾灸疗法可以改善气虚与痰湿壅塞的状况，辅助治疗肥胖症。

症状表现

将体重（千克）除以身高（米）的平方，数值≥28即为肥胖。

	灸法	体位	取穴	时间/数量	次数/疗程
疗法一	艾条温和灸	合适体位	太冲、公孙	每次每穴施灸15~20分钟	每日1次，10次为1个疗程，每个疗程间休息3日
疗法二	艾条温和灸或艾条回旋灸	合适体位	肺俞、肝俞、肾俞、膈俞、胃俞	每次每穴施灸15~20分钟	每日1次，10次为1个疗程，每个疗程间休息3日
疗法三	艾条温和灸或艾条回旋灸	合适体位	中脘、水分、关元、三阴交、阳陵泉	每次每穴施灸15~20分钟	每日1次，10次为1个疗程，每个疗程间休息3日。与疗法二交替使用

增效简方

魔芋精粉

原料 魔芋精粉适量。

用法 用开水冲服，每次1~2克，每日3次，3个月为1个疗程。

功效 适用于肥胖症。

定位取穴方法

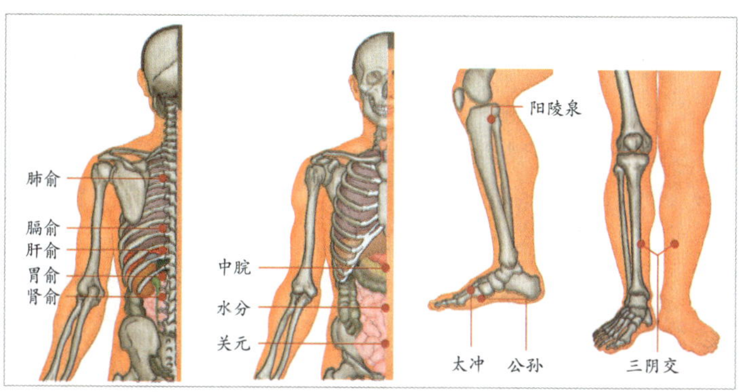

肺　俞　在背部脊柱区，第3胸椎棘突下，后正中线旁开1.5寸。
膈　俞　在背部脊柱区，第7胸椎棘突下，后正中线旁开1.5寸。
肝　俞　在背部脊柱区，第9胸椎棘突下，后正中线旁开1.5寸。
胃　俞　在背部脊柱区，第12胸椎棘突下，后正中线旁开1.5寸。
肾　俞　在腰部，第2腰椎棘突下，后正中线旁开1.5寸。
中　脘　在上腹部，前正中线上，脐中上4寸。
水　分　在上腹部，前正中线上，脐中上1寸。
关　元　在下腹部，前正中线上，脐中下3寸。
阳陵泉　在小腿外侧，位于腓骨头前下方凹陷处。
太　冲　在足背，第1、2跖骨之间，跖骨底结合部前方凹陷处，在踇长伸肌腱外缘处。
公　孙　在跖区，第1跖骨底的前下缘赤白肉际处。
三阴交　在小腿内侧，内踝尖上3寸，胫骨内侧缘后际。

操作示例

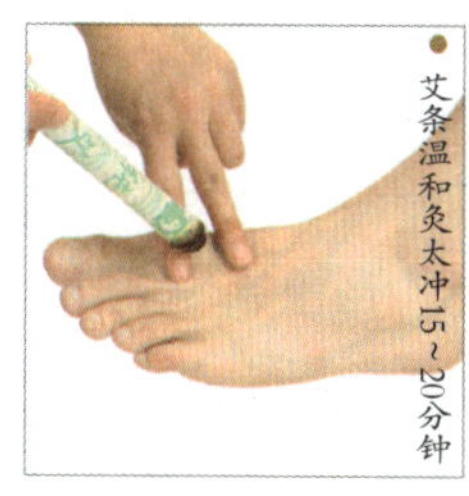
艾条温和灸太冲15~20分钟

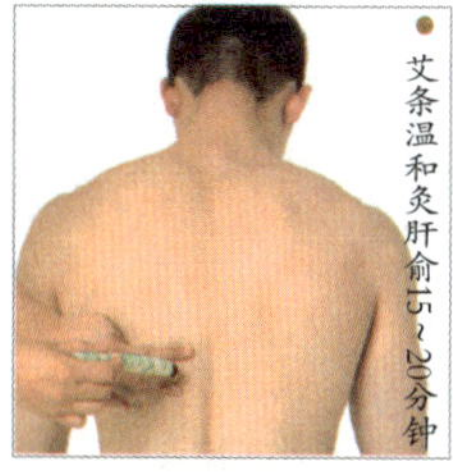
艾条温和灸肝俞15~20分钟

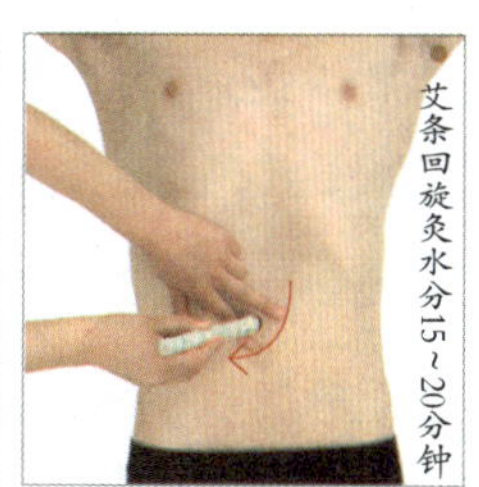
艾条回旋灸水分15~20分钟

咳嗽

中医将咳嗽分为外感咳嗽和内伤咳嗽。外感咳嗽常因气候变化引起；而内伤咳嗽则是由脏腑功能失调影响到肺所致。中医外治疗法可以通过对体表的作用影响深层气血的流通，从而促进邪气的外泄。

症状表现

外感咳嗽常伴有头痛、身痛、鼻塞、流涕、咽干等外感症状；内伤咳嗽往往咳嗽时间较长，而且反复发作。

	灸法	体位	取穴	时间/数量	次数/疗程
疗法一	艾条温和灸或回旋灸	合适体位	肺俞、孔最、太溪	每次每穴施灸15分钟左右	每日1组，2组轮换，每组灸3～4日
疗法二	艾条温和灸	合适体位	足三里、丰隆	每次每穴施灸15分钟左右	

增效简方

刮痧疗法

选穴 天突、膻中、尺泽、肺俞。

配穴 外感邪气所引起者，加风池、风门；内伤咳嗽者，加脾俞、肾俞、三阴交；痰多者，加丰隆、足三里；胸闷者，加内关。

体位 仰卧位、坐位。

所需器具 刮痧板。

操作 用刮痧板的厚缘从天突穴至膻中穴进行刮拭，再刮尺泽穴、肺俞穴，直到皮肤出现痧痕或变成紫红色。

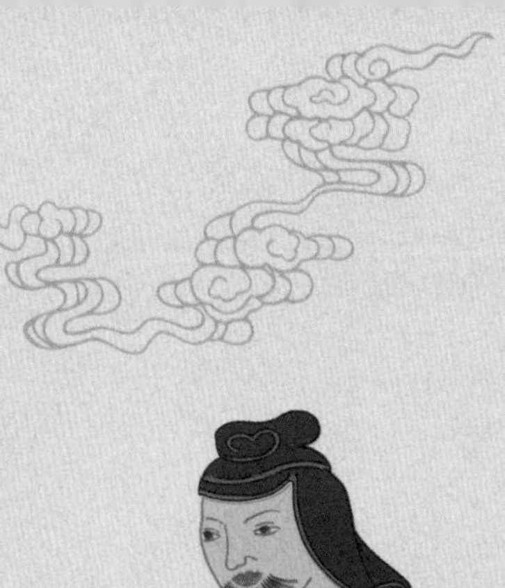
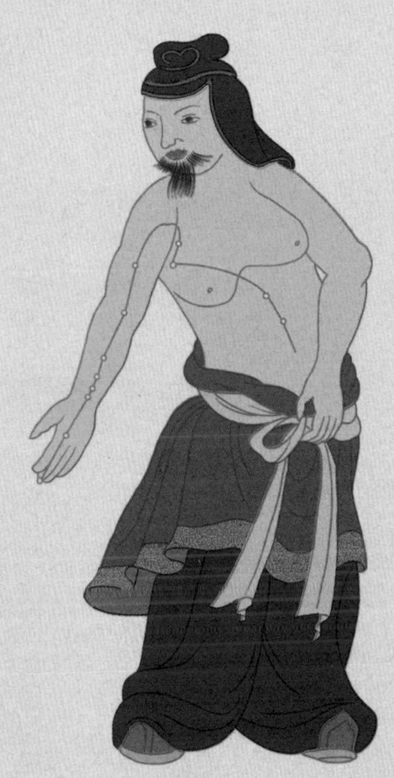

第三章 外科、骨科疾病的艾灸疗法

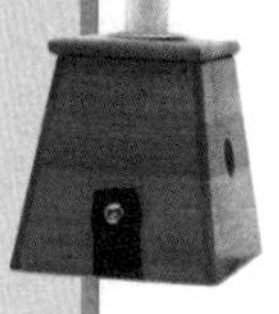

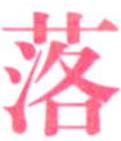

落枕

落枕的疼痛来源于颈项部位的小关节扭错或肌肉因缺血而发生痉挛。艾灸疗法可以疏通经络、畅通气血，从而改善落枕的症状。

症状表现

睡醒后出现急性颈部肌肉痉挛、强直、酸胀、疼痛及转头不便等症状。

	灸法	体位	取穴	时间/数量	次数/疗程
疗法一	艾条回旋灸	坐位或仰卧位	大椎、肩井、大杼	每次每穴灸10～15分钟，以患者感觉舒适、皮肤潮红为度	每日1次，5次为1个疗程
疗法二	艾条温和灸	坐位	阿是穴、大椎、外劳宫、悬钟、外关	每次选3～5个穴位，每穴10～15分钟	每日1次，5次为1个疗程

增效简方

拔罐疗法

选穴 大椎、天柱、肩外俞、悬钟、后溪、列缺。

体位 仰卧位、坐位。

所需器具 抽气罐、三棱针。

操作 首先对肩外俞穴、列缺穴进行吸拔，使用抽气罐，留罐10～20分钟，吸力不宜太强，以局部皮肤变成紫红为度。大椎穴配合三棱针放血治疗，使血由紫黑色变成红色为宜。吸拔后溪穴的时候要选用小号的抽气罐，而且吸拔时间不宜过长，以3～5分钟为宜。而悬钟穴、天柱穴也需要选用小号的抽气罐进行操作。

定位取穴方法

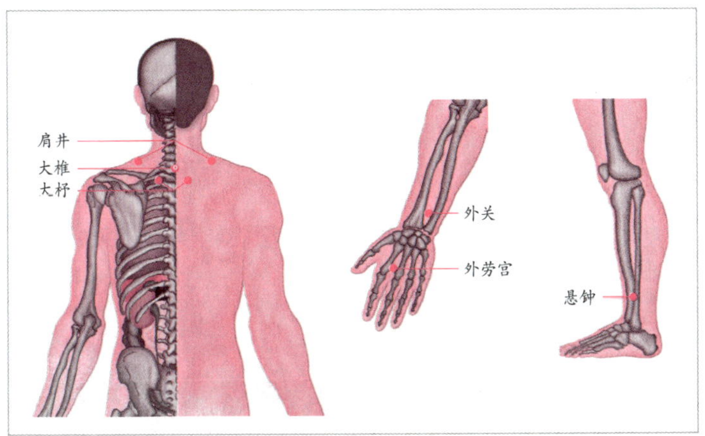

肩　井　在肩上，前直乳中，在大椎与肩峰端连线的中点上。

大　椎　在背部脊柱区，后正中线上，第7颈椎棘突下凹陷中。

大　杼　在背部脊柱区，第1胸椎棘突下，后正中线旁开1.5寸。

外　关　在前臂后区，腕背侧远端横纹上2寸，尺骨与桡骨之间。

外劳宫　在手背部，第2、3掌骨间，掌指关节后大约0.5寸处。

悬　钟　在小腿外侧，外踝尖上3寸，腓骨前缘。

操作示例

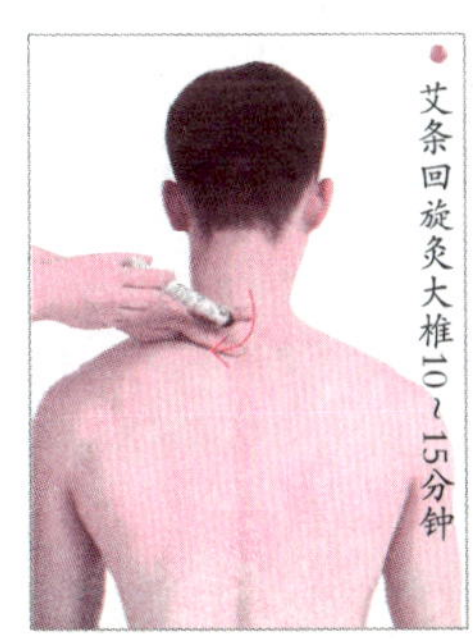
艾条回旋灸大椎10～15分钟

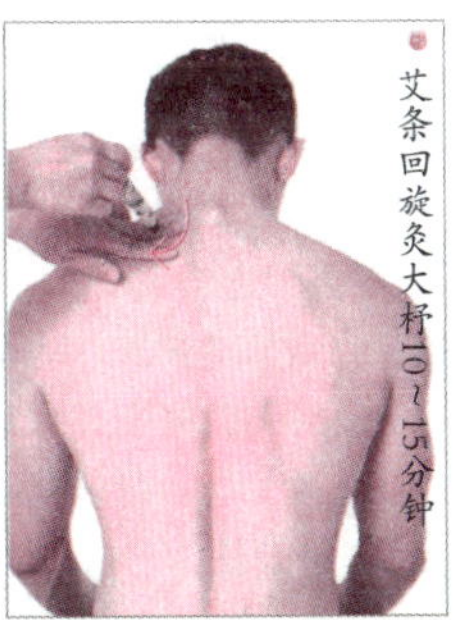
艾条回旋灸大杼10～15分钟

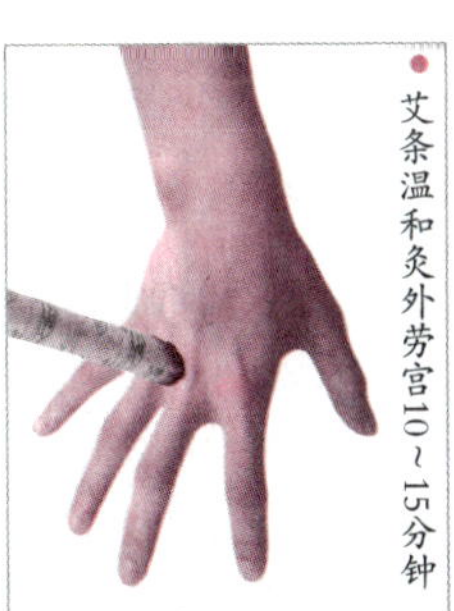
艾条温和灸外劳宫10～15分钟

颈椎病

中医认为，颈椎病多由风寒湿邪或气血不足所致，艾灸疗法可以温经散寒、疏经活络、疏通气血，从而辅助治疗颈椎病。

症状表现

颈肩臂疼痛、僵硬，疼痛可放射至前臂、手指，指尖有麻木感。

	灸法	体位	取穴	时间/数量	次数/疗程
疗法一	艾条回旋灸	坐位或俯卧位	颈百劳、大椎、天柱、大杼	每次每穴施灸10～15分钟	每日1次，10次为1个疗程，每个疗程间休息1日
疗法二	艾炷无瘢痕灸	合适体位	大椎、外关、合谷、天柱、阿是穴、后溪	每次选3～5个穴位，每次每穴施灸3～5壮	每日施灸1～2次

增效简方

附子灸雌鸡

原料 乌雌鸡1只，生附子30克。

用法 将生附子去皮尖，研磨成细末；乌雌鸡宰杀，清洗干净；把生附子末撒于乌雌鸡上，用火灸黄焦，捣为散。空腹时用酒送服，每次5～10克（用量可逐渐增加），每日2～3次。

功效 适用于颈椎病寒湿痹阻证。

定位取穴方法

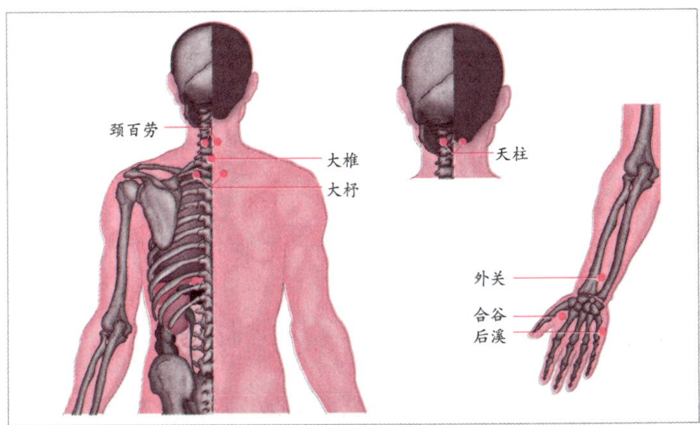

颈百劳 第7颈椎棘突直上2寸，后正中线旁开1寸。

大　椎 在背部脊柱区，后正中线上，第7颈椎棘突下凹陷中。

大　杼 在背部脊柱区，第1胸椎棘突下，后正中线旁开1.5寸。

天　柱 在项部，位于斜方肌外缘之后发际凹陷中，约后发际正中旁开1.3寸。

外　关 在前臂后区，腕背侧远端横纹上2寸，尺骨与桡骨之间。

合　谷 在手背，第1、2掌骨间，第2掌骨桡侧的中点处。

后　溪 在第5掌指关节尺侧后的掌指横纹头赤白肉际凹陷中。

操作示例

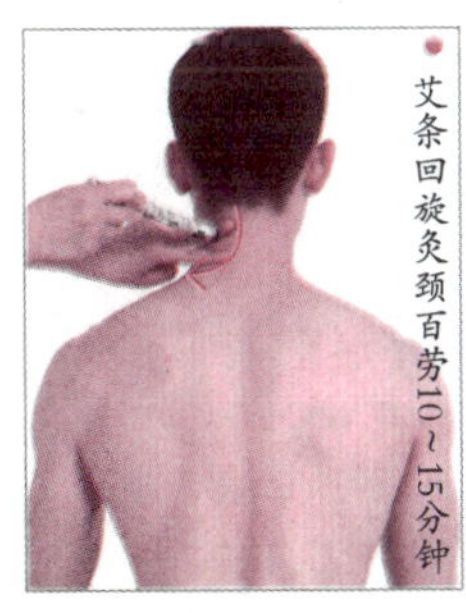
艾条回旋灸颈百劳10～15分钟

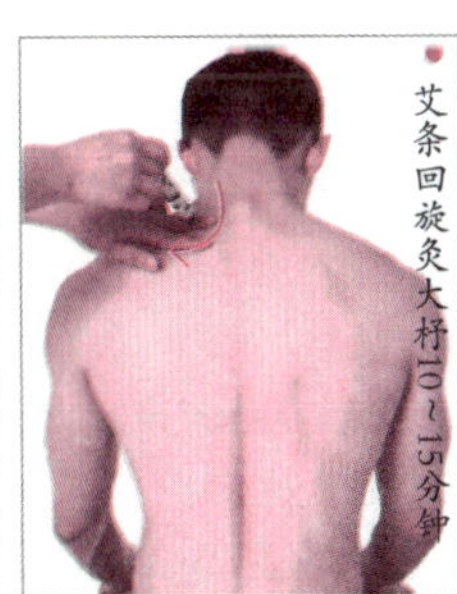
艾条回旋灸大杼10～15分钟

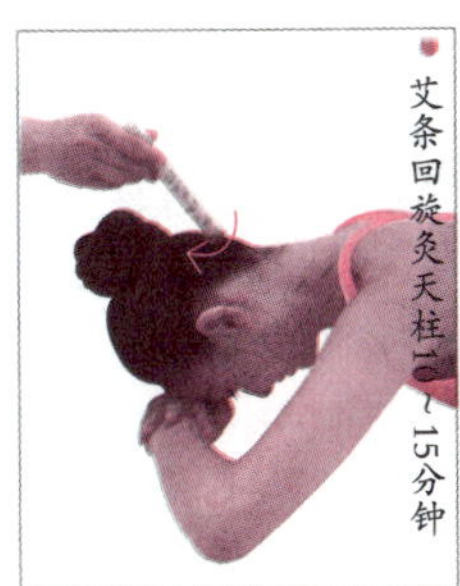
艾条回旋灸天柱10～15分钟

强直性脊柱炎

中医认为，此病由肝肾两虚、气血不足、气滞血瘀引起。艾灸疗法可温肾补阳、活血化瘀、疏通经络，因此对本病有效。

症状表现

颈部到髋部疼痛，不能伸展，骨痛，身体沉重，有麻痹感，活动受限。

	灸法	体位	取穴	时间/数量	次数/疗程
疗法一	艾条回旋灸	合适体位	三阴交、足三里	每次每穴施灸15～30分钟	每日1～2次，灸至症状减退或消失
疗法二	艾条温和灸	合适体位	肝俞、脾俞、肾俞、夹脊	每次每穴施灸15～30分钟，以患者局部皮肤潮红灼热为度	每日1～2次，灸至症状消失

增效简方

拔罐疗法

选穴 大椎、陶道、身柱、至阳至命门、肾俞、气海俞、环跳、承山。

体位 俯卧位。

所需器具 火罐、三棱针。

操作 首先对穴位进行消毒，然后用消毒后的三棱针对各穴位点刺，放血1～2毫升，再在穴位上拔火罐，留罐5～10分钟。在局部吸拔出较多瘀血后起罐。如果未愈，隔2～3日可重复进行。

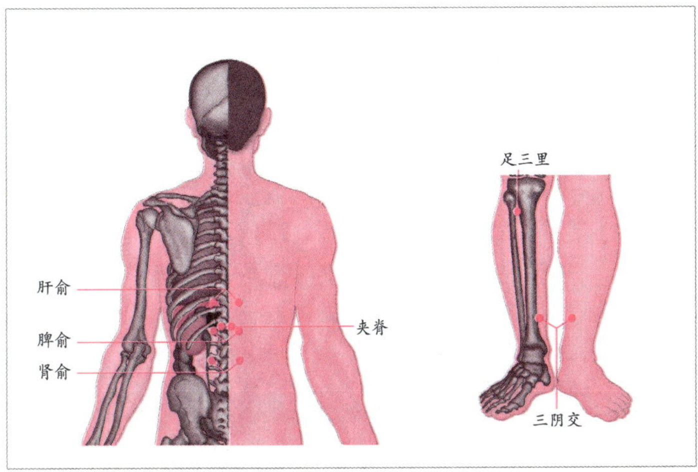

肝　俞　在背部脊柱区，第9胸椎棘突下，后正中线旁开1.5寸。
夹　脊　在背部脊柱区，第1胸椎至第5腰椎棘突下，后正中线旁开0.5寸。
脾　俞　在背部脊柱区，第11胸椎棘突下，后正中线旁开1.5寸。
肾　俞　在腰部，第2腰椎棘突下后正中线旁开1.5寸。
足三里　在小腿外侧，犊鼻下3寸，犊鼻与解溪连线上。
三阴交　在小腿内侧，内踝尖上3寸，胫骨内侧缘后际。

操作示例

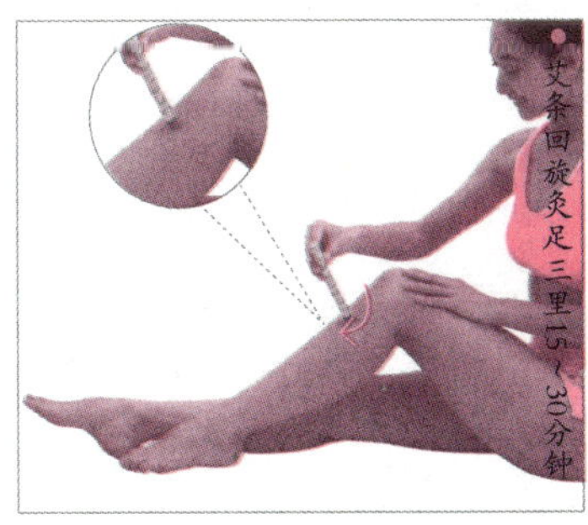
艾条回旋灸足三里15～30分钟

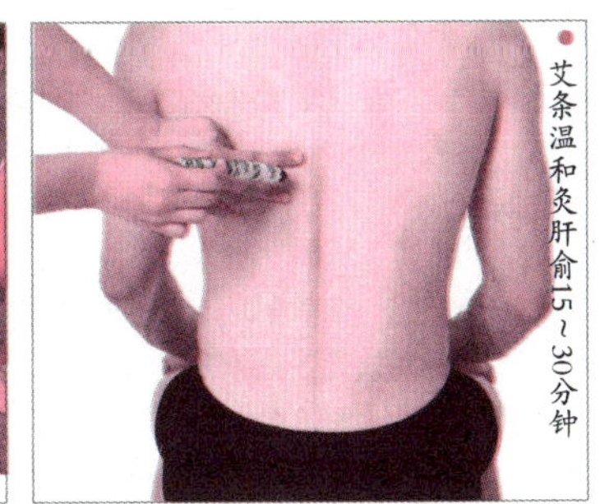
艾条温和灸肝俞15～30分钟

腰肌劳损

中医认为，腰肌劳损多由寒湿入侵、年老肾虚、劳欲过度引起。艾灸疗法可以通经活络，有效治疗腰肌劳损。

症状表现

腰部酸痛或冷痛，劳累后加重，休息时减轻。

	灸法	体位	取穴	时间/数量	次数/疗程
疗法一	艾炷无瘢痕灸	俯卧位	志室、阿是穴、肾俞、大肠俞	每次每穴施灸5~7壮，以局部皮肤潮红温热为度	每日1次，6次为1个疗程
疗法二	艾条回旋灸	合适体位	命门、肾俞、阿是穴、夹脊	每次每穴施灸15~20分钟，以局部皮肤潮红灼热为度	每日1~2次

增效简方

敷贴法

原料 生姜120克，吴茱萸90克，花椒60克，肉桂、葱头各30克。

用法 将上述药材一起炒热，取适量，放入纱布袋中，敷于腰部。每日1次，5次为1个疗程。

功效 止痛，可缓解腰部不适。

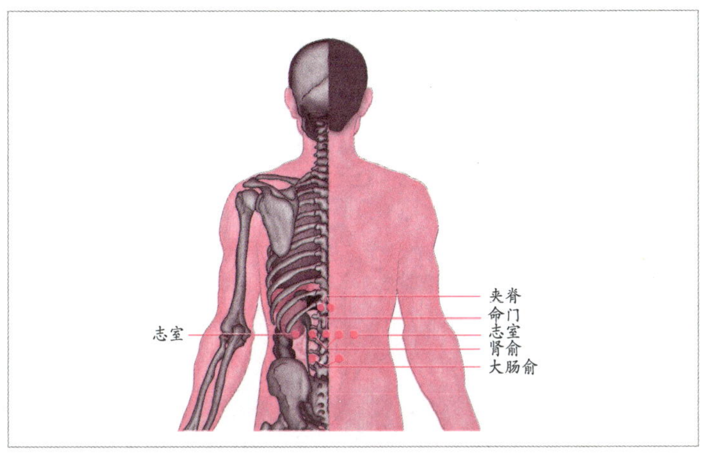

夹　脊　在脊柱区，第1胸椎至第5腰椎棘突下，后正中线旁开0.5寸。
志　室　在第2腰椎棘突下，后正中线旁开3寸。
肾　俞　在腰部，第2腰椎棘突下，后正中线旁开1.5寸。
命　门　在腰部，后正中线上，第2腰椎棘突下凹陷中。
大肠俞　第4腰椎棘突下，旁开1.5寸。

操作示例

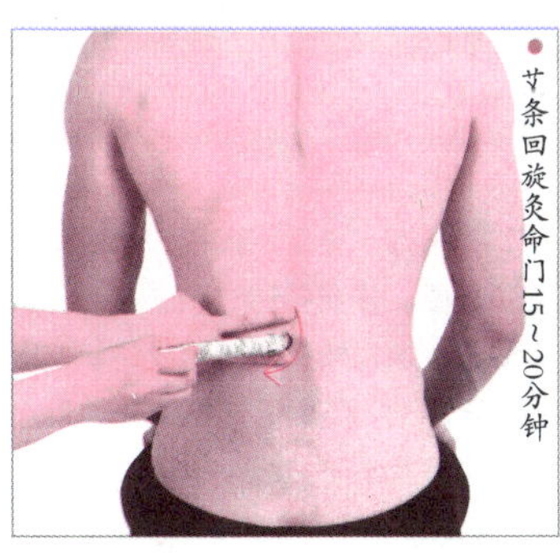
艾条回旋灸命门15~20分钟

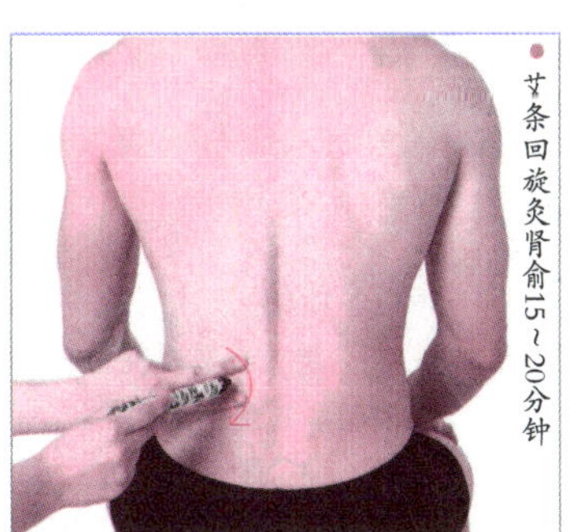
艾条回旋灸肾俞15~20分钟

腰椎间盘突出症

中医认为，腰椎间盘突出症主要是由风寒湿邪引起的，艾灸疗法可以散风祛湿、舒筋活络，从而改善其症状。

症状表现

下肢放射痛、腰背酸痛、神经痛、感觉障碍、步态不稳、间歇性跛行。

	灸法	体位	取穴	时间/数量	次数/疗程
疗法一	艾炷隔姜灸	俯卧位	大肠俞、腰眼、肾俞、腰阳关	每次每穴施灸5～7壮，以局部皮肤潮红灼热为度	每日1～2次，灸至症状减轻或消失
疗法二	艾条回旋灸	合适体位	肾俞、阿是穴、承山、殷门、大肠俞、环跳、阳陵泉、悬钟	每次选取4～5个穴位，每次每穴施灸10～15分钟	每日1次，10次为1个疗程，每个疗程间休息1日

增效简方

敷贴法

原料 当归、丹参、海风藤各15克，独活、羌活、桑枝、荆三棱、木瓜各12克，川芎10克，桂枝6克，乳香、没药各5克。

用法 将上述药材共研细末，取适量，加入醋调匀，制成饼状，敷贴于患侧的悬钟、委中、阳陵泉、环跳、大肠俞等穴位上，外用追风膏固定。每2日换药1次，10次为1个疗程。

功效 对于治疗腰椎间盘突出症效果显著。

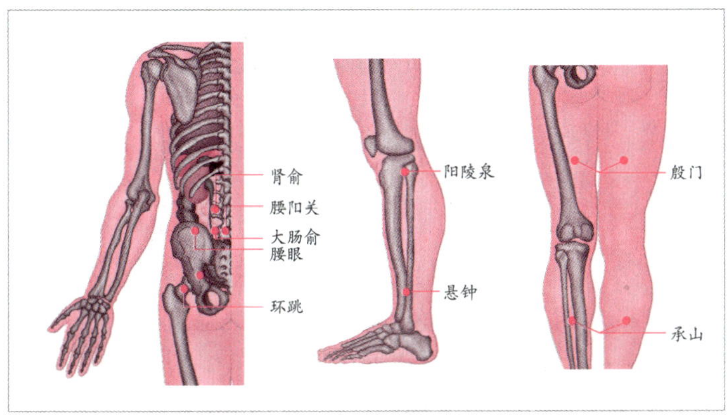

肾　俞　在腰部，第2腰椎棘突下，后正中线旁开1.5寸。

腰阳关　在腰部，后正中线上，第4腰椎棘突下凹陷中。

大肠俞　第4腰椎棘突下，旁开1.5寸。

腰　眼　横平第4腰椎棘突下，后正中线上，旁开3.5寸凹陷处。

环　跳　侧卧屈股，在股骨大转子最凸点与骶管裂孔连线的外1/3与中1/3交点处。

阳陵泉　在小腿外侧，位于腓骨头前下方凹陷处。

悬　钟　在小腿外侧，外踝尖上3寸，腓骨前缘。

殷　门　在股后区，臀沟下6寸，股二头肌与半腱肌之间。

承　山　在小腿后面正中，委中与昆仑之间，伸直小腿，腓肠肌肌腹下出现尖角凹陷处。

操作示例

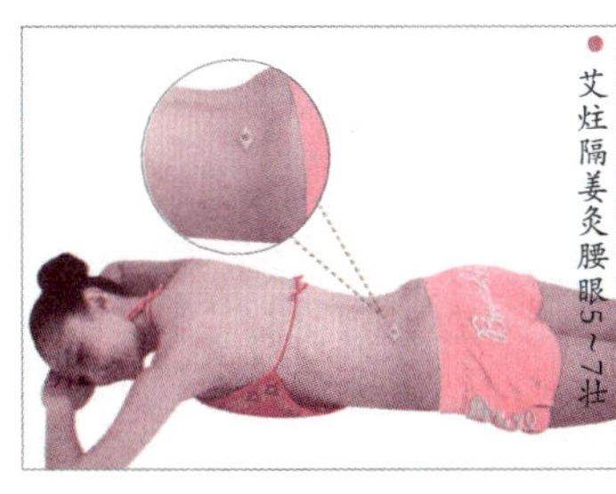

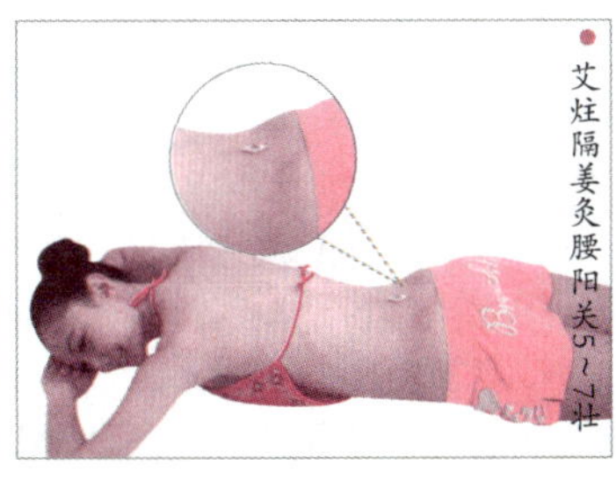

肩周炎

中医认为，肩周炎多为风寒侵体所致。艾灸疗法可以祛风散寒、舒筋活络，改善肩周炎的症状。

症状表现

初起为阵发性肩部隐痛或刺痛，疼痛可放射到颈部或上臂，逐渐发展到持续性疼痛，并伴有肩关节疼痛、活动功能障碍。

	灸法	体位	取穴	时间/数量	次数/疗程
疗法一	艾条回旋灸	合适体位	肩髎、肩贞、肩髃、肩前	每次每穴施灸15～30分钟	每日1次，7次为1个疗程，灸至症状改善
疗法二	艾炷隔姜灸	合适体位	肩髎、肩贞、天宗、阳陵泉、肩髃、阿是、曲池	每次每穴施灸7～10壮	每日或隔日1次，10次为1个疗程

增效简方

敷贴法

原料 仙人掌适量。

用法 仙人掌去刺，捣成泥状，然后贴在患侧肩关节周围，外包一层塑料薄膜，用胶布固定。

功效 舒筋活络，可缓解肩周炎症状。

定位取穴方法

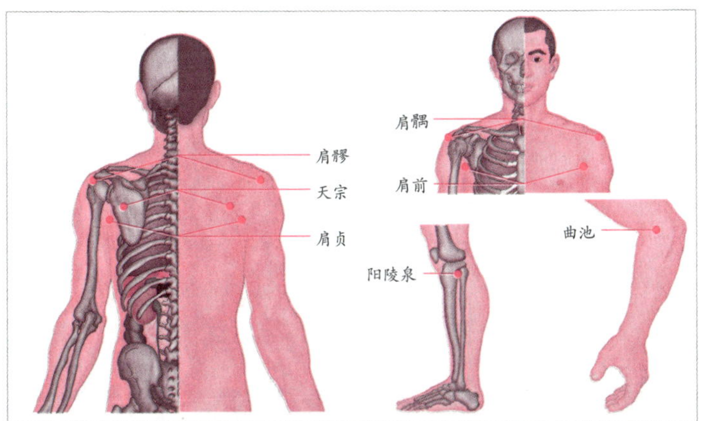

肩　髎　在三角肌区，肩峰角与肱骨大结节两骨间凹陷中。
天　宗　在肩胛区，冈下窝中央凹陷处，与第4胸椎平齐。
肩　贞　在肩胛区肩关节后下方，臂内收时，腋后纹头直上1寸。
肩　髃　在肩部三角肌上，臂外展或向前平伸时，肩峰前下方凹陷处。
肩　前　在肩部，腋前皱襞顶端与肩髃连线中点。
曲　池　在肘横纹外侧端，屈肘，即尺泽与肱骨外上髁连线的中点。
阳陵泉　在小腿外侧，位于腓骨头前下方凹陷处。

操作示例

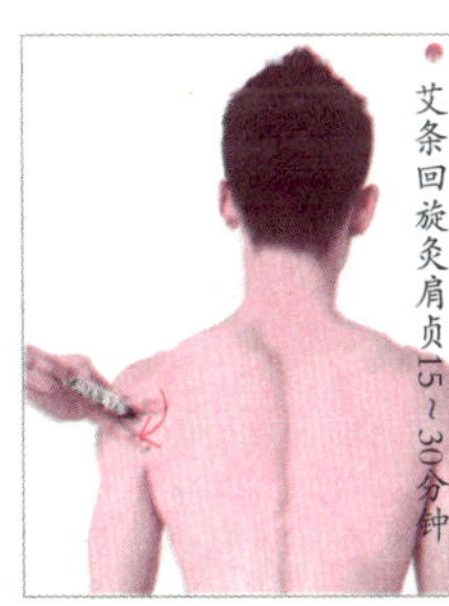
艾条回旋灸肩贞15～30分钟

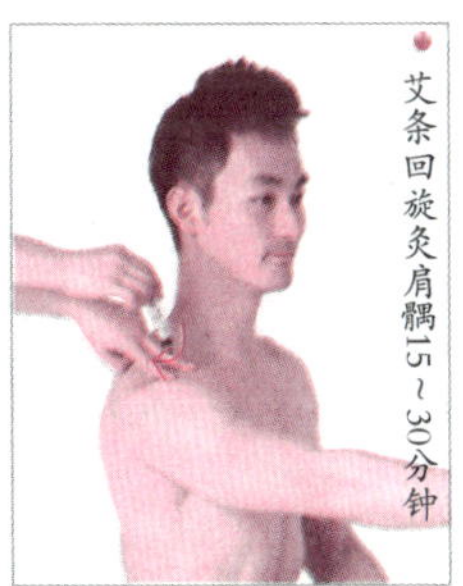
艾条回旋灸肩髃15～30分钟

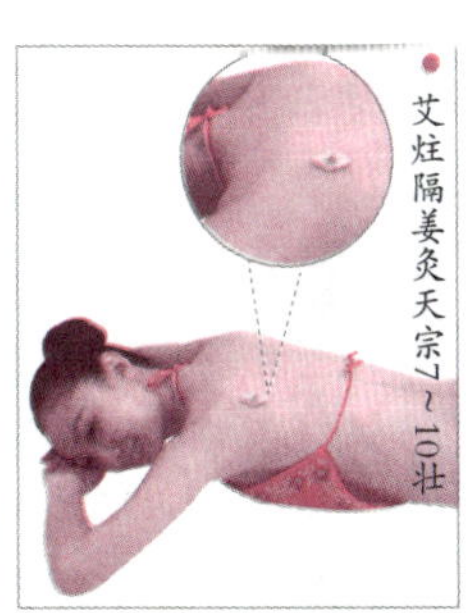
艾炷隔姜灸天宗7～10壮

风湿性关节炎

寒湿热邪阻滞经络，就会导致气血运行不畅，引起关节疼痛。艾灸疗法可以祛风除湿、温经散寒、疏经活络，改善此病的症状。

症状表现

关节部位肿胀、疼痛，关节活动障碍，晨起感觉手指僵硬，手脚麻痹不能屈伸。

	灸法	体位	取穴	时间/数量	次数/疗程
疗法	艾条回旋灸	合适体位	内关、神门、外关、阳溪	选取患侧穴位，每次每穴施灸10分钟	每日1次，10次为1个疗程，每个疗程间休息1日
			尺泽、少海、曲池、手三里		
			肩井、肩贞、肩髃、大椎、风门、命门		
			风市、殷门、环跳、承扶		
			阿是、阳陵泉、梁丘、血海、阴陵泉		
			太溪、三阴交、昆仑、解溪		

增效简方

秦艽方

原料 秦艽100克。

用法 将秦艽水煎，用其清洗红肿关节。每日2次，每次洗约30分钟，7日为1个疗程。

功效 适用于风湿性关节炎。

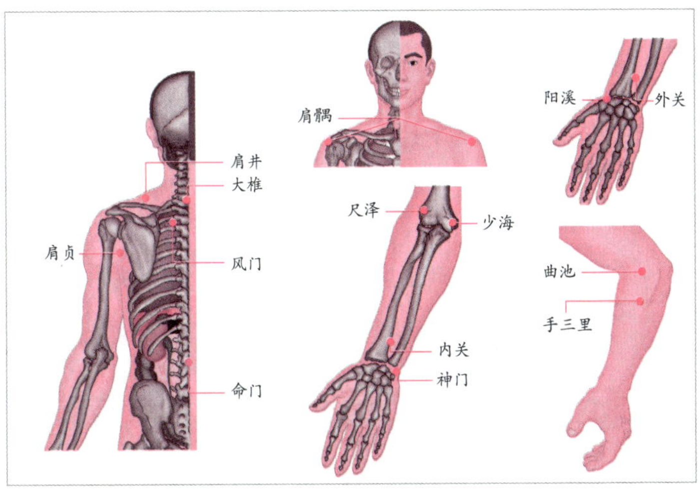

肩　井　在肩上，前直乳中，大椎与肩峰端连线的中点上。

大　椎　在背部，后正中线上，第7颈椎棘突下凹陷中。

肩　贞　在肩胛区肩关节后下方，臂内收时，腋后纹头直上1寸。

风　门　在背部脊柱区，第2胸椎棘突下，后正中线旁开1.5寸。

命　门　在腰部，后正中线上，第2腰椎棘突下凹陷中。

肩　髃　在肩部三角肌上，臂外展或向前平伸时，肩峰前下方凹陷处。

尺　泽　在肘区，位于肘横纹上，肱二头肌腱桡侧缘凹陷中。

少　海　在肘前区，肘横纹内侧端与肱骨内上髁连线的中点处。

内　关　在腕横纹上2寸，掌长肌腱与桡侧腕屈肌腱之间。

神　门　位于腕部，腕掌侧横纹尺侧端，尺侧腕屈肌腱桡侧凹陷处。

外　关　在前臂后区，腕背侧远端横纹上2寸，尺骨与桡骨之间。

阳　溪　在腕背横纹桡侧，当拇指上翘时，在拇短伸肌腱与拇长伸肌腱间凹陷处。

曲　池　在肘横纹外侧端，屈肘，即尺泽与肱骨外上髁连线的中点。

手三里　在前臂背面桡侧，阳溪与曲池连线上，肘横纹下2寸。

承　扶　大腿后面，臀横纹中点处。

殷　门　在股后区，臀沟下6寸，股二头肌与半腱肌之间。

昆　仑　在踝区，外踝尖与脚腕后的大筋（跟腱）之间的凹陷中。

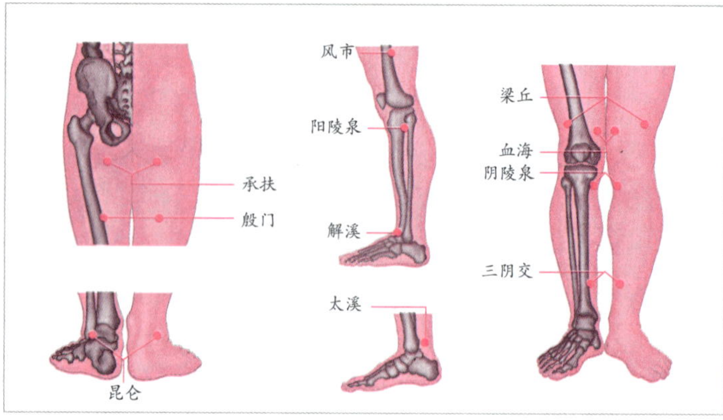

风　市　在大腿外侧部中线上，腘横纹上7寸，股外侧肌与股二头肌之间。

阳陵泉　在小腿外侧，位于腓骨头前下方凹陷处。

解　溪　在足背与小腿交界处横纹中央凹陷处，踇长伸肌腱与趾长伸肌腱间。

太　溪　在踝区，内踝尖与跟腱之间的凹陷中。

梁　丘　在股前区，髌底上2寸，股外侧肌与股直肌肌腱之间。

血　海　在股前区，髌底内侧端上2寸，股内侧肌隆起处。

阴陵泉　在小腿内侧，胫骨内侧髁下缘与胫骨内侧缘之间的凹陷中。

三阴交　在小腿内侧，内踝尖上3寸，胫骨内侧缘后际。

操作示例

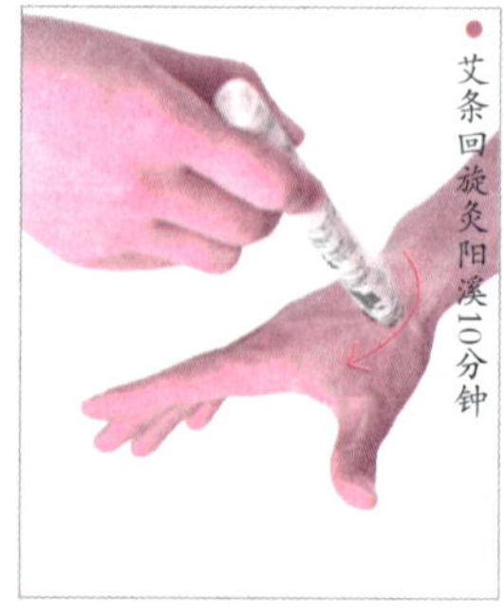

艾条回旋灸阳溪10分钟

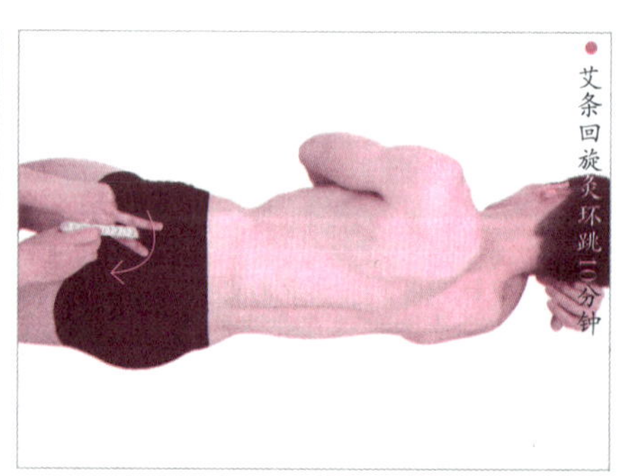

艾条回旋灸环跳10分钟

第四章 皮肤科疾病的艾灸疗法

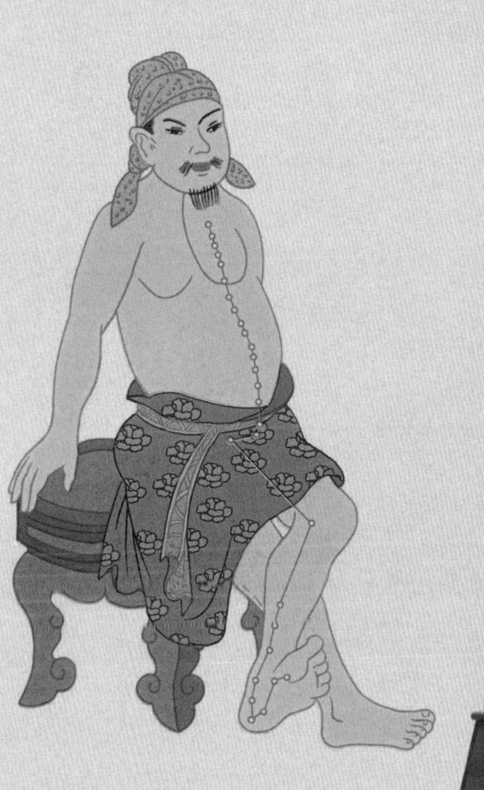

神经性皮炎

神经性皮炎也叫慢性单纯性苔藓，是以阵发性皮肤瘙痒和皮肤苔藓化为特征的慢性皮肤病。此病多由经络不通、风湿郁于肌肤所致。艾灸疗法可祛风除湿、通络止痒，因此可以用来治疗此病。

症状表现

本病初发时，仅有瘙痒感，而无原发皮损，如果搔抓或摩擦，皮肤逐渐会出现粟粒至绿豆大小的扁平丘疹。患者有时可自觉阵发性剧痒，夜晚瘙痒更加严重。

	灸法	体位	取穴	时间/数量	次数/疗程
疗法一	艾条温和灸	坐位	三阴交、血海	每次每穴施灸15～20分钟	每日1次，10次为1个疗程，每个疗程间休息3日，灸至症状消失
疗法二	艾炷无瘢痕灸	合适体位	曲池、风池、足三里、百虫窝	先取蒜汁涂于皮损处，再用麦粒大小的艾炷进行艾炷无瘢痕灸，每次每穴施灸1～3壮	每日1次，7次为1个疗程

增效简方

野芹菜方

原料 野芹菜适量。

用法 将野芹菜揉搓成团。每日早、晚各1次，反复揉擦患处，每次2～3分钟。病发期不宜揉擦，可将茎、叶捣汁外涂。

功效 适用于神经性皮炎。

定位取穴方法

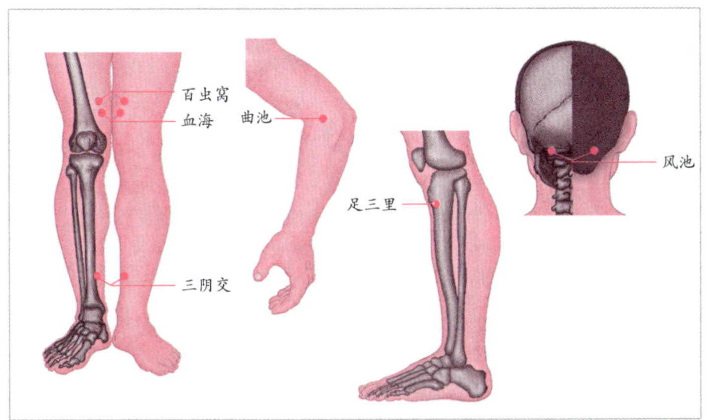

百虫窝 在股前区，髌底内侧端上3寸。
血　海 在股前区，髌底内侧端上2寸，股内侧肌隆起处。
三阴交 在小腿内侧，内踝尖上3寸，胫骨内侧缘后际。
曲　池 在肘横纹外侧端，屈肘，即尺泽与肱骨外上髁连线的中点。
足三里 在小腿外侧，犊鼻下3寸，犊鼻与解溪连线上。
风　池 在项部，枕骨之下，胸锁乳突肌与斜方肌上端之间的凹陷处。

操作示例

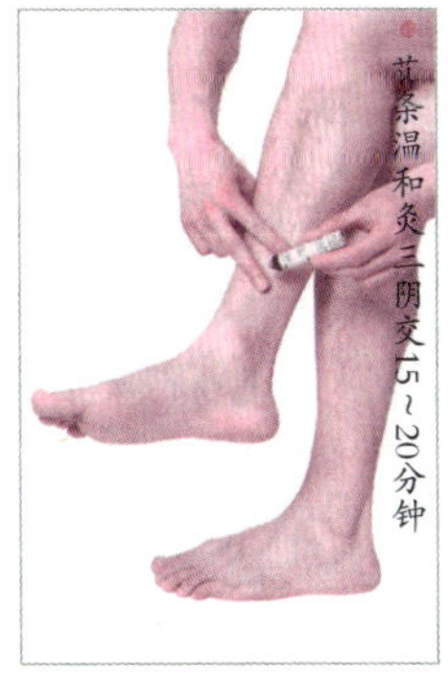
艾条温和灸三阴交15～20分钟

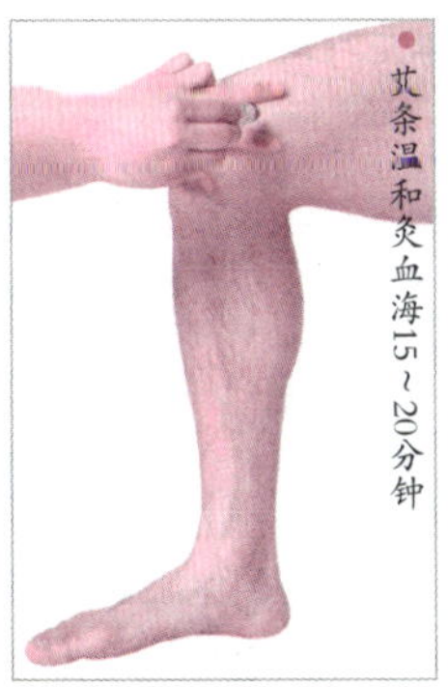
艾条温和灸血海15～20分钟

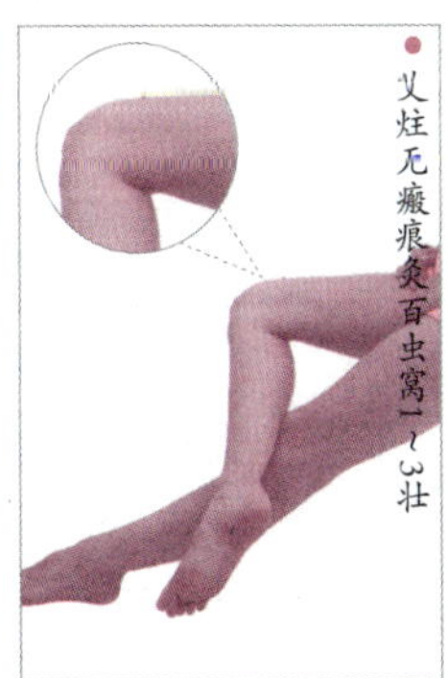
艾炷无瘢痕灸百虫窝1～3壮

黄褐斑

黄褐斑主要与肝气郁结和肝肾两虚有关。艾灸可以疏通肝气、滋肝养肾，对改善黄褐斑有良好效果。

症状表现

黄褐斑临床表现为皮损为淡褐色或黄褐色斑，边界较清，形状不规则，对称分布于眼眶附近、额部、眉弓、鼻部、两颊、唇及口周等处，无自觉症状。

	灸法	体位	取穴	时间/数量	次数/疗程
疗法	艾条雀啄灸	合适体位	肝俞、脾俞、肾俞、神阙、关元、曲池	每次每穴施灸10~15分钟，以局部皮肤潮红灼热为度	每日1次或隔日1次

增效简方

拔罐疗法

选穴 膈俞、气海、关元、肾俞、血海、足三里、太冲。

配穴 肝郁型，加肝俞；脾虚型，加胃俞、脾俞；肾虚型，加照海。

体位 坐位。

所需器具 火罐。

操作 首先选用主穴进行操作，用闪火法吸拔穴位，然后留罐10~15分钟，以皮肤变成紫红色或罐内有水汽为度。对于血海穴、太冲穴、足三里穴可以用排罐的方法，血海穴、足三里穴用中号火罐进行吸拔。

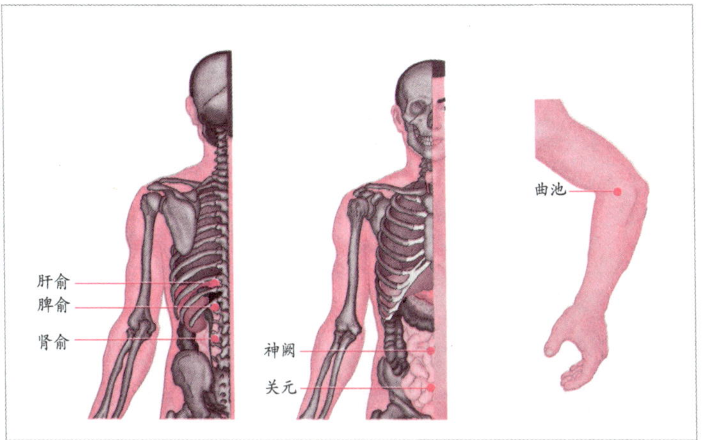

肝　俞　在背部脊柱区，第9胸椎棘突下，后正中线旁开1.5寸。

脾　俞　在背部脊柱区，第11胸椎棘突下，后正中线旁开1.5寸。

肾　俞　在腰部，第2腰椎棘突下，后正中线旁开1.5寸。

神　阙　在腹中部，脐中央。

关　元　在下腹部，前正中线上，脐中下3寸。

曲　池　在肘横纹外侧端，屈肘，即尺泽与肱骨外上髁连线的中点。

操作示例

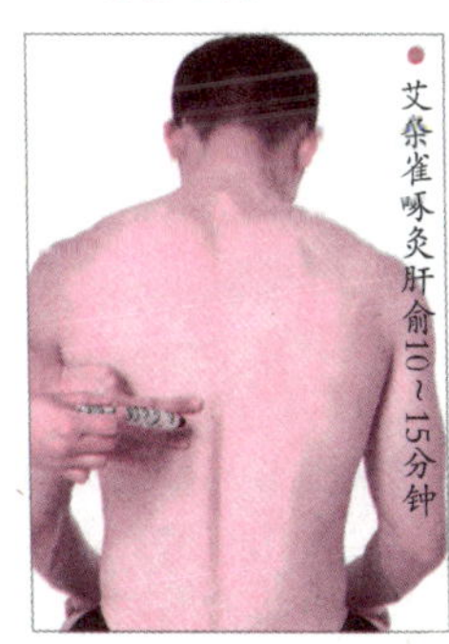

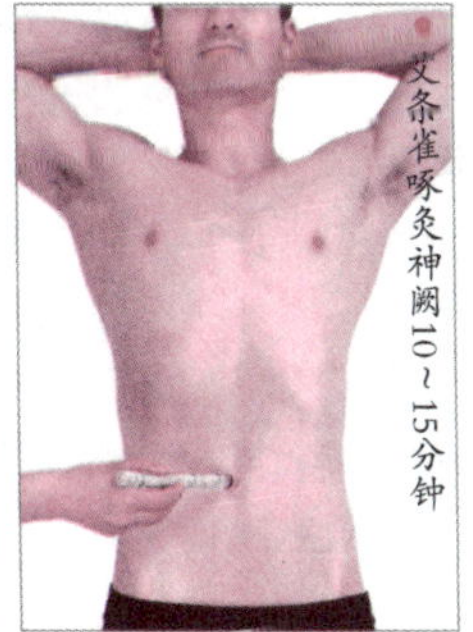

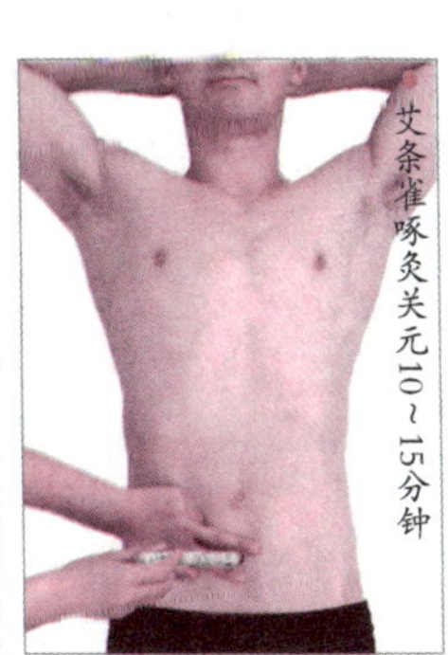

痤疮

痤疮即青春痘，俗称粉刺，是青春期常见的皮肤病，多见于15～24岁的青年男女。中医认为，脾胃湿热、肺经蕴热、血热蕴结都会导致痤疮。艾灸疗法可通过清热凉血、祛风解毒的方法改善痤疮。

症状表现

痤疮初起损害多为黑头粉刺，挤压时有头部为黑色、体部呈黄白色的半透明脂栓排出，皮疹顶端可有小脓疱，破溃或吸收后遗留暂时性色素沉着或小凹状疤痕。

	灸法	体位	取穴	时间/数量	次数/疗程
疗法	艾炷隔姜灸	合适体位	足三里、曲池、血海、三阴交、合谷	每次每穴施灸5～7壮	每日1～2次，灸至痤疮减轻或消失

增效简方

芦荟叶方

原料 鲜芦荟叶3～5片，凡士林适量。

用法 芦荟叶洗净，捣烂，绞汁，加凡士林配成7%软膏。每日早、晚揉擦患部各1次。

功效 适用于痤疮。

白果方

原料 白果适量。

用法 白果去掉外壳，种仁用刀切成平面。每晚睡觉前，用温水洗净患处（不要用肥皂），用白果频搽患处。一般7～14日为1个疗程。

功效 适用于痤疮。

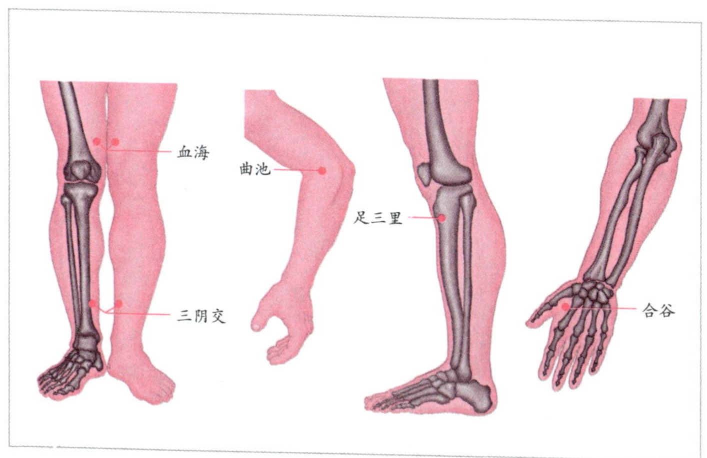

血　海　在股前区，髌底内侧端上2寸，股内侧肌隆起处。

三阴交　在小腿内侧，内踝尖上3寸，胫骨内侧缘后际。

曲　池　在肘横纹外侧端，屈肘，即尺泽与肱骨外上髁连线的中点。

足三里　在小腿外侧，犊鼻下3寸，犊鼻与解溪连线上。

合　谷　在手背，第1、2掌骨间，第2掌骨桡侧的中点处。

操作示例

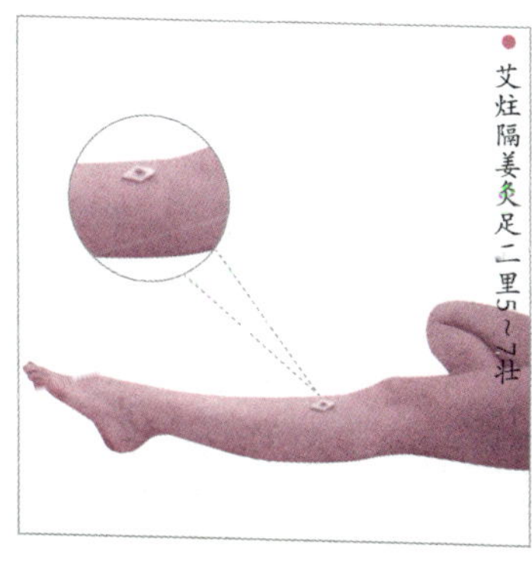

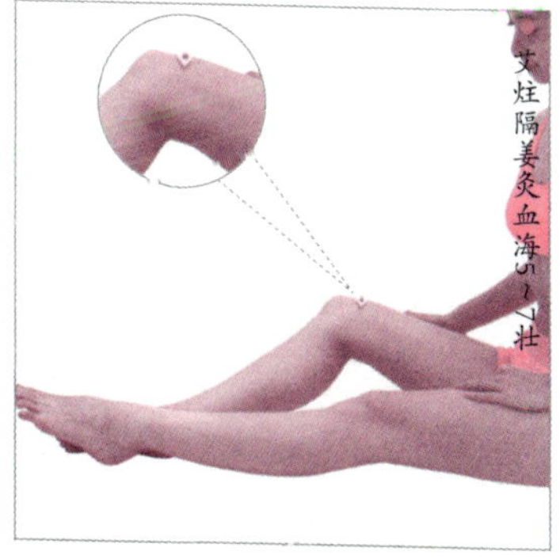

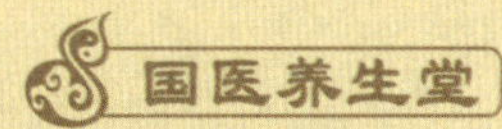

图解 姜葱蒜蜜妙养生

本书编委会◎主编

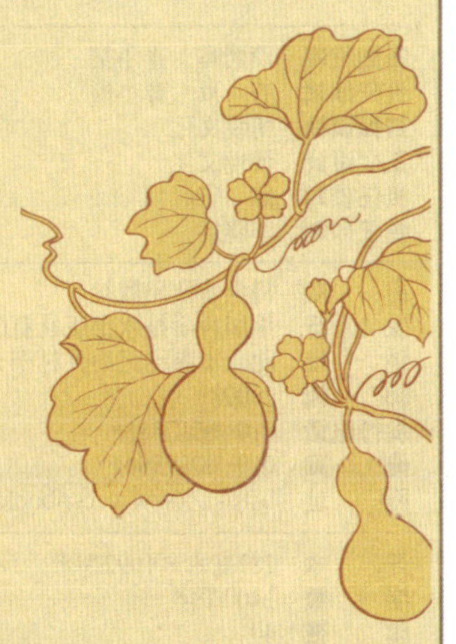

科学普及出版社

·北 京·

图书在版编目（CIP）数据

图解姜葱蒜蜜妙养生 / 本书编委会主编. -- 北京：科学普及出版社, 2025. 5. --（国医养生堂）. --
ISBN 978-7-110-10953-3
Ⅰ. R212-64；R247.1-64

中国国家版本馆CIP数据核字第2025B9604U号

策划编辑　卢紫晔　崔小荣
责任编辑　齐　放　曹小雅
封面设计　博悦文化
正文设计　博悦文化
责任校对　焦　宁
责任印制　李晓霖

出　　版　科学普及出版社
发　　行　中国科学技术出版社有限公司
地　　址　北京市海淀区中关村南大街16号
邮　　编　100081
发行电话　010-62173865
传　　真　010-62173081
网　　址　http：//www.cspbooks.com.cn

开　　本　787毫米×1092毫米　1/32
字　　数　1400千字
印　　张　40
版　　次　2025年5月第1版
印　　次　2025年5月第1次印刷
印　　刷　小森印刷（天津）有限公司
书　　号　ISBN 978-7-110-10953-3 / R · 941
定　　价　300.00元（全20册）

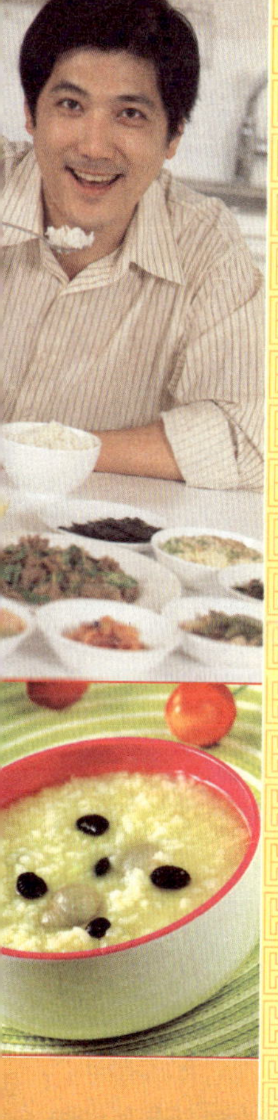

【目录】

第一章 认识治病又养生的姜葱蒜蜜

第一节　认识神奇的大葱……2
第二节　认识神奇的生姜……5
第三节　认识神奇的大蒜……8
第四节　认识神奇的蜂蜜……12

第二章 姜葱蒜蜜美容实用便方

第一节　亮眼明眸……18
第二节　美白淡斑……19
第三节　祛皱抗老化……21
第四节　排毒祛痘……23
第五节　生发乌发……25

第三章 姜葱蒜蜜养生实用便方

第一节　滋阴壮阳……28
第二节　活血化瘀……30
第三节　益气补血……32
第四节　健胃消食……34

第五节　生津止渴……36
第六节　补心安神……38
第七节　舒筋活络……40
第八节　延年益寿……42
第九节　增强免疫力……44

第四章 姜葱蒜蜜祛病实用便方

第一节　感冒……47
第二节　慢性支气管炎……49
第三节　咳嗽……51
第四节　哮喘……53
第五节　肺炎……55
第六节　消化不良……56
第七节　呕吐……57
第八节　腹泻……58

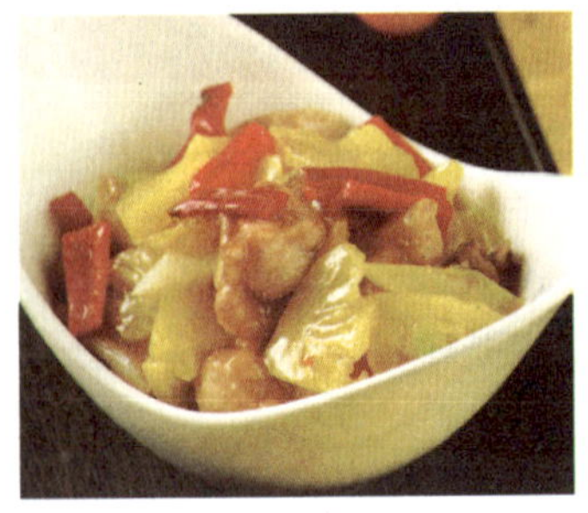

第一章

认识治病又养生的姜葱蒜蜜

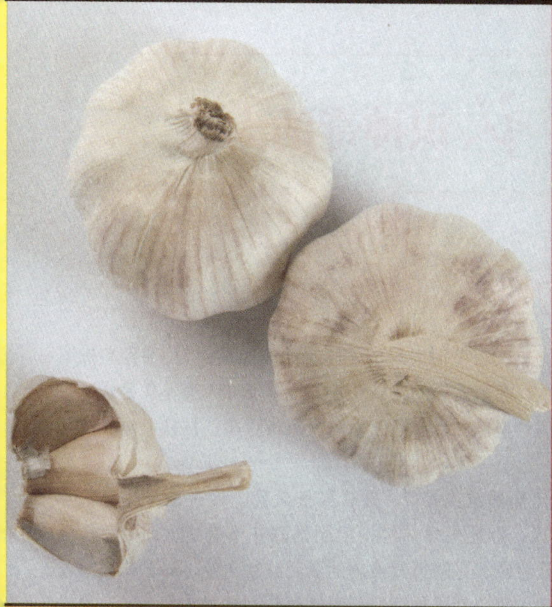

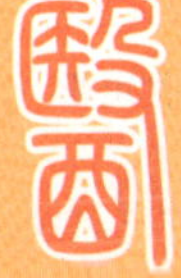

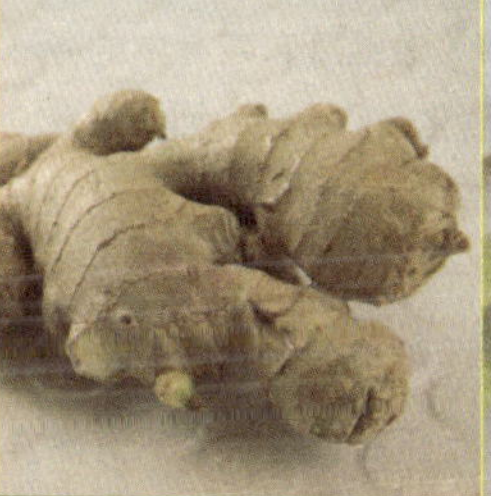

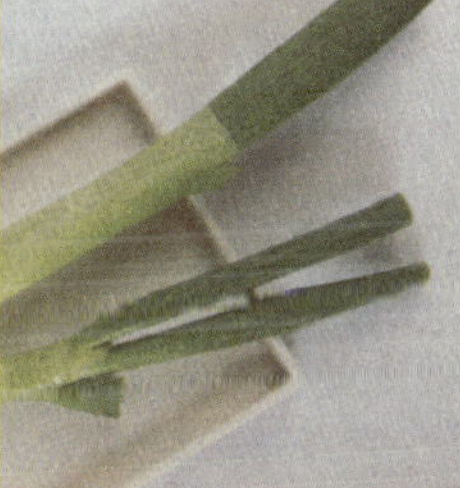

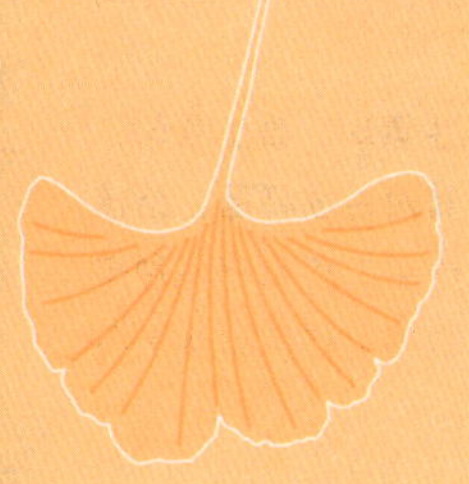

姜葱蒜蜜自古就有解毒、排毒疗效，春秋时期的孔子更以“不撤姜食”为养生之道。如今，姜葱蒜蜜更是被赋予了“最疗人间病”的美誉。姜葱蒜蜜取材简便、使用便捷、价格低廉、疗效显著，非常适合人们日常养生保健、防病治病之用。

第一节 认识神奇的大葱

认识大葱的食用、药用价值

传说大葱是在神农尝百草时发现的，早在战国时期，《山海经》就有“北单之山，无草木，多葱韭”的记载。古人很早便知大葱不仅是调味佳蔬，而且是防治疾病的良药，具有通阳发表、解毒止痛、祛痰利尿、增强食欲之功效。

大葱中含有一定量的维生素C，具有舒张血管、促进血液循环的作用。经常吃大葱的人，即便脂多体胖，但胆固醇并不偏高，而且体质强壮。它所含的微量元素硒，可降低胃液内的亚硝酸盐含量，对预防胃癌及其他多种癌症有一定作用。其所具有的刺激性气味为挥发油和辣素，可产生特殊香气，以去除腥膻等油腻厚味菜肴中的异味，并有较强的杀菌作用。另外，它还可以刺激消化液的分泌，增进食欲。

大葱的葱白、葱叶、葱须、葱子、葱衣、葱涕等均具有强大的食用和药用价值。具体表现如下。

葱白的食用和药用价值

葱白自古就被人们视为良药，性温，具有除湿驱寒、活络止痛的功效，对治疗伤寒、感冒、头痛、目眩、风湿疼痛、乳痛、耳鸣、中毒等病症均有显著疗效。

葱白的主要成分为蒜素、维生素A、维生素C、维生素B_1、维生素B_2、脂肪油等。其中，蒜素具有挥发性，可杀菌排毒，尤其对白喉杆菌、结核杆菌、痢疾杆菌、葡萄球菌及链球菌等有强大的抑制作用，可治疗多种皮肤问题；而维生素则对增强身体抵抗力、防止风寒感冒、治疗脾胃肠道不适有极大的功用。

葱叶的食用和药用价值

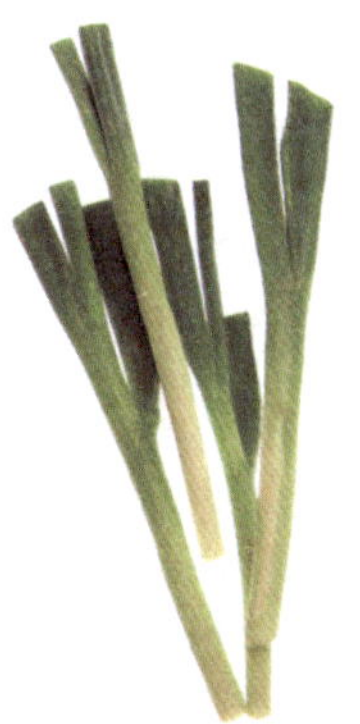
葱的全身都是宝，可根据不同病症选择不同的部位食疗

葱叶味辛、性温，具有通阳理气、祛风发汗、解毒消肿、散寒除湿的功效。葱叶不仅含有葡萄糖、果糖、蔗糖、麦芽糖及多种低果聚糖，还含有少量淀粉、半纤维素、α-纤维素和木质素等，能补五脏、杀百毒，可有效治疗风寒感冒、头痛、鼻出血、中风、水肿、脚气、癃闭、阴茎肿大、跌打损伤、疮痈肿痛等病症。

葱须的食用和药用价值

因葱须性平，具有消肿止痛、活血化瘀、理气发汗等功效，临床上多用于治疗风寒感冒、咽喉肿痛、冻伤、便血、痔疮、脱肛、子宫脱垂等病症。

葱子的食用和药用价值

葱子性温，具有强大的温肾壮阳、明目亮睛的功效，在临床上常用于治疗肾虚、阳痿、早泄、性功能障碍、不孕不育、目眩、目视模糊、视力低下等病症。

葱衣的食用和药用价值

葱衣就是葱白的表皮，性平，具有驱寒除湿的功效，对于寒证和湿证均具有显著疗效，可治疗腹痛、痢疾、疝气、阴囊坠痛、湿疹等病症。

葱涕的食用和药用价值

葱涕味辛性温，无毒，具有活血化瘀、消肿止痛、排毒驱虫等功效，在临床上常用于治疗感冒、鼻出血、便血、跌打损伤、痈肿、外痔、耳聋、乳痈、丹毒、小儿蛔虫性不全肠梗阻等病症。

优质大葱的选购及居家贮存小秘诀

大葱选购指南

◎**优质大葱**：看上去青绿且富有光泽，没有枯叶、烂叶和黄叶；葱茎比较粗壮且硬实，没有断折；葱白则比较长，管状叶较短，根部没有腐烂的迹象等；闻上去散发着清香味和辛辣味。

◎**劣质大葱**：葱茎较细小，粗细和高矮不均；葱白较短；葱叶有枯、焦、烂和发黄的迹象；葱心则空而不充实；根部有明显腐烂、折断或损伤的痕迹；闻上去有腐烂味，几乎没有辛辣味或很淡。

大葱贮存指南

◎贮存大葱应极力避免潮湿环境，可将其捆绑成束，根朝下放在背阳面，以免其沾水而腐烂；也可将大葱栽种在自家不太暖和的地方，任其慢慢生长。

◎俗话说："大葱不怕冻，就怕动。"大葱在贮存过程中应禁止搬动，即便冬天较冷，也不应该随意搬动，因为大葱受冻只会让细胞间的水分结冰，并不会损伤细胞壁。待气温上升后，大葱自然就会复苏，而且复苏后也不会影响大葱原本的味道。但如果搬动大葱，则会使大葱受到严重挤压，导致细胞壁受损、细胞液溢出，从而易使大葱腐烂变质。

使用大葱时的注意事项

大葱的营养价值高且功效好，在日常饮食中，只需要稍加注意，就可以通过食用大葱，对病症起到一定的预防和治疗作用。

◎葱对汗腺刺激比较强，有腋臭的人在夏季应慎食，多汗的人应忌食。

◎葱叶中含有丰富的胡萝卜素、维生素 A，烹调时不要轻易丢弃。

◎根据烹饪的主料，大葱的切法可以不同，如炖汤大多用葱段，而汤面多用葱末，但均不宜长时间煎、炸等。

◎大葱含有一定的烯丙基硫醚，该物质具有挥发性，因此大葱不适宜在水里浸泡或熬煮太长时间，以免大葱中的营养成分流失。

◎一般熄火后在菜肴中加入葱花，其香味会更浓，口感也会更美味，同时还可以最大限度地发挥烯丙基硫醚的作用。

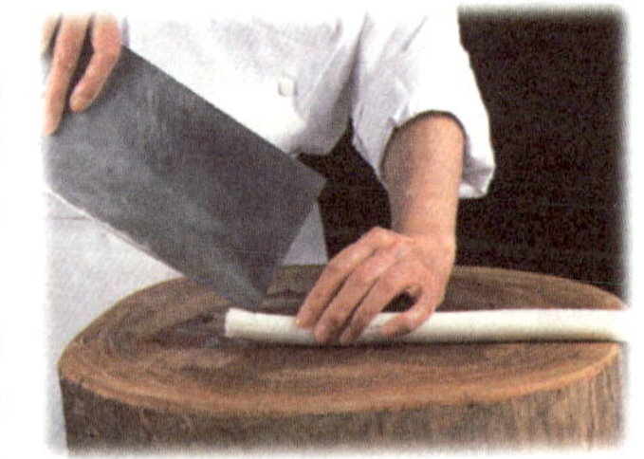

根据不同的材料及烹饪方法，应选择不同的切葱方法

第二节 认识神奇的生姜

认识生姜的食用、药用价值

生姜味辛，主要成分有姜醇、姜烯、水芹烯、柠檬醛、芳樟醇、姜辣素、天门冬素、谷氨酸、丝氨酸、甘氨酸及淀粉等；具有温中健脾、驱寒散瘀、活血止痛等功效；专治风寒感冒、头痛、咳嗽、哮喘、胃寒、呕吐、疝气、月经不调、痢疾、腰痛等。

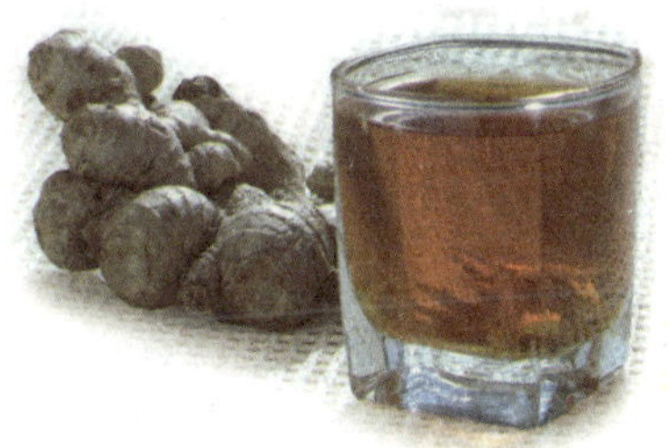

生姜对防治感冒十分有效，尤其是姜茶效果更为显著

现代医学研究表明，生姜不仅能够刺激胃液分泌、促进肠道蠕动、激发消化系统功能，还能够促进血液循环、增强中枢神经系统功能，对心脏、神经等有直接兴奋作用，更能够抑制细菌的滋生，起到杀菌抗病毒的作用。

另外，生姜含有大量的姜辣素，当其进入体内，能产生一种抗氧化酶，能够有效对付氧自由基，其效力远远强于维生素E，所以在一定程度上，食用生姜有利于抵抗衰老。

生姜的食用和药用价值很高，不仅不同种类的生姜所具有的功效不同，生姜的不同部位所具有的功用价值也有很大的不同。下面我们就将姜的具体功效介绍给大家。

从生姜的部位看价值

◎**生姜皮**：别名姜片或姜衣，因其性凉而具有消肿功效。临床上常用生姜皮治疗水肿、癃闭等病症。

◎**生姜汁**：性温，有驱寒温经的功效，对于一些急症有显著疗效，如中暑、中风、中毒等；也可以治疗诸多寒证，如胃寒导致的反胃、风湿疼痛，风寒引起的咳嗽、哮喘等。

□从生姜的种类看价值

◎**干姜**：干姜含有姜烯、水芹烯、姜烯酮、姜辣素、姜酮等挥发油，具有温中散寒、通经活络、止血止痛、止呕回阳等功效，又因其直接入胃、肾、肺等经脉，可有效治疗胃痛、腹胀、咳喘、风湿、痢疾、便血、泄泻、痛经、阳痿等病症。

◎**炮姜**：炮姜与干姜的作用相近，有温经止血的功效，常与干姜同炒，适用于虚寒型出血（吐血、便血）、脾胃虚寒（痢疾、泄泻、腹痛、腹胀等）。

◎**煨姜**：煨姜性热味辛，专治寒证，如胃寒疼痛、腹痛、腹胀、泄泻等。

利用生姜祛病养生的技巧

□干姜巧炮制

生姜的最佳加工时间应在每年的冬季，因为此时的生姜茎叶正值枯萎期。挖出生姜后，先将生姜的茎叶、须根和泥沙等去除，然后用水浸泡3~6个小时，捞出沥干水分，切成片或小块，再风干、晒干或烘干。

□烹调时生姜需拍碎

烹调时拍碎生姜主要是为了给菜肴赋予独特的风味，使菜肴飘逸出诱人的香气，起到祛毒、化湿功效，保障人体健康。

优质生姜的选购及居家贮存小秘诀

□生姜的选购不可贪“色”

购买时，一定要仔细辨别生姜的颜色。凡是外表微黄、切开时里面比较白嫩，并且表皮已经脱落的生姜，大多是被硫黄熏烤过的，其内含有铅、硫、砷等有毒物质，食用后会对呼吸系统产生危害，严重时甚至会伤害肝脏和肾脏。

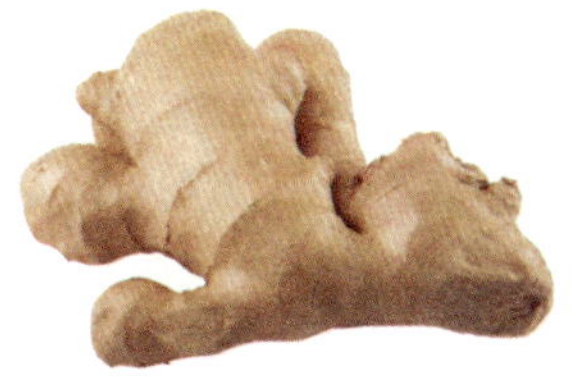
购买和贮存生姜都应该以新鲜为第一原则

保存生姜需有道

生姜贮存不当多半会发酵变质，因此贮存生姜时要尤其注意保持适宜的湿度。具体方法是：在花盆或脸盆底部，垫上一层半干的沙子，放上一层生姜后再铺上一层半干的沙子。在整个贮存过程中还要经常洒上点水，以保证适宜的湿度，防止生姜变干或烂掉。以这种方式保存生姜，基本可以维持半年以上，效果非常明显。

使用生姜时的注意事项

姜的吃法很多，例如，喝姜汤和姜粥，炒菜时放点姜丝，炖肉、煎鱼加姜片，制作水饺馅时加点姜末，既能使味道鲜美，又有助于开胃健脾、提神醒脑、增进食欲、促进胃肠对营养成分的吸收。不过，姜有一定的药理作用，我们应该注意它的一些用法和禁忌。

◎一次吃姜不宜过多，以免吸收大量姜辣素，在排泄过程中会刺激肾脏，产生口干、咽痛、便秘等上火病症。

◎不要吃腐烂的生姜，因为此时的姜会产生一种毒性很强的物质——黄樟素。即使人吃得很少，它也会很快进入肝脏，从而引起肝细胞中毒、变性、坏死，不仅会对肝功能造成一定损害，还会诱发肝癌、食管癌等。因此，“烂姜不烂味”的说法是错误的。

◎夏季天气炎热，人们容易口干、烦渴、咽痛、汗多，而姜性温味辛，属热性食物，根据“热者寒之”原则，不宜多吃，在做菜或做汤的时候放几片即可。

◎肝炎患者食用生姜，不利于病情的恢复。因为生姜的主要成分姜辣素及腐烂变质生姜中的黄樟素，都能使肝炎患者的肝细胞发生变性、坏死及间质组织增生、炎症浸润、肝功能异常等。因此，肝炎患者忌吃生姜。

第三节 认识神奇的大蒜

认识大蒜的食用、药用价值

大蒜又称胡蒜，味道辛辣，有强烈的刺激性气味，是烹饪中不可缺少的调味品，被人们誉为“天然抗生素”。

防癌显奇效

大蒜含有丰富的蛋白质、维生素及矿物质等，对致癌物质“亚硝胺”有抑制作用，能够有效阻止胃内硝酸盐还原菌的生长，增强人体免疫系统的功能，从而加强对癌细胞的控制；大蒜还含有一些活性物质，如二烯丙三硫、乙烷硫代磺酸乙酯等，能够阻止癌细胞突变，甚至直接杀死癌细胞，延缓癌症病情的恶化；另外，大蒜还含有大量的硒元素，能够促进癌细胞的分解，起到延缓或抑制癌变发生的作用。

降“三高”有特效

大蒜含有蛋白质、维生素C等，能够明显地减缓心率，增加心脏收缩能力，从而促进血液的正常循环，防止动脉粥样硬化，起到一定降压作用；而大蒜精油对分解胆固醇、抑制胆固醇附着在血管壁上也有极大的作用，从而可以降低高脂血症患者体内胆固醇和三酰甘油的含量。另外，近年来，由于人们的膳食结构不够合理，人体中硒的摄入减少，使得胰岛素合成功能下降。而大蒜中含硒较多，对人体中胰岛素的合成起到一定作

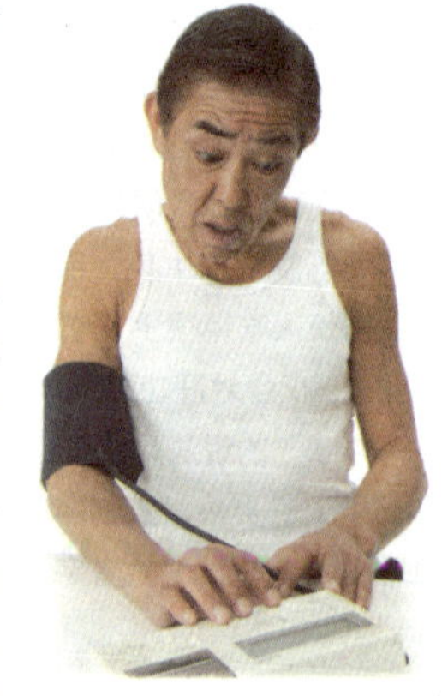

“三高”患者如果平时能够多吃大蒜，血压会明显下降，血糖、血脂也会有所下降

用，所以糖尿病患者多食大蒜有助于减轻病情。

□抗菌消炎有显效

大蒜含有一种叫“硫化丙烯”的辣素，其杀菌能力可达到青霉素的十分之一，对病原菌和寄生虫都有良好的杀灭作用，可以起到预防流感、防止伤口感染、治疗感染性疾病和驱虫的功效。另外，大蒜所含的挥发性物质，如大蒜汁，对粪肠球菌、伤寒杆菌等致病菌也有明显的抑制作用。

□美容养颜有功用

大蒜中所含的多数刺激成分，对于面部皮肤的血管收缩有明显的功效，能够促进血液循环，加强皮肤的新陈代谢，进一步恢复面部皮肤的光泽、弹性，从而抑制黑色素的沉淀，并软化角质层、消除细纹、祛除雀斑，使肌肤变得更加白皙、细腻和富有光泽。

利用大蒜祛病养生的技巧

□生吃大蒜好处多

大蒜素不耐高热，煮熟或煎炸均会破坏大蒜素的有效元素，极易降低大蒜的杀毒、抗菌、防癌的功效，因此大蒜更适合生吃。

但是，对于不习惯或不喜欢大蒜辛辣刺激味道的人，最好将大蒜捣成蒜泥，然后加入适量芝麻油和酱油，将其与凉菜一同搅拌均匀再食用，以便于能够适应蒜味，养成生吃大蒜的习惯。

□自制糖蒜去辛辣

将新鲜的大蒜去除根和须，然后用清水浸泡，不得少于5日，每天最好换1次水；再撒入适量盐腌制，每日拨翻1次，4日后即可捞出来晒干，再放入适量白糖，数日后即成。糖蒜可以去除大蒜的辛辣味，老少皆宜。

糖蒜制作简单，可居家自制

制作大蒜糖浆巧祛病

准备紫皮大蒜50克，捣碎后浸泡于100毫升的开水中，2个小时后用搅拌机搅拌，取汁，最后加入适量糖浆调匀即可。每日2次，每次服用20毫升，具有止咳、化痰、驱寒、降压等功效，可治疗痢疾、肠炎、肺结核和高血压等病症。

优质大蒜的选购及居家贮存小秘诀

挑选优质大蒜的小窍门

实践证明，优质好蒜在药效上比不新鲜的大蒜要高出一筹。挑选优质大蒜对保证身体健康、防治疾病很重要。

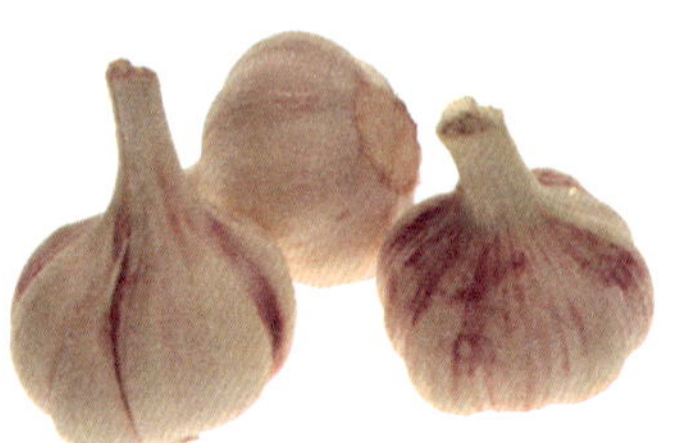

选购大蒜时，可以从外形上区分大蒜的品质。一般情况下，蒜瓣大小均匀者为佳

一般情况下，优质大蒜的主要特征为：蒜秸呈枯黄色；蒜皮为紫红色或白色，清洁而有光泽；蒜根多为灰黄色，带土少；蒜头不裂瓣。而蒜秸、蒜皮、蒜根呈灰黑色或灰黄色，有黑色霉点，蒜根带土多则多半为捂过的大蒜。

◎**从外形上看**：优质大蒜一般蒜皮呈紫红色或白色，蒜瓣饱满，沉甸甸的；蒜朵呈圆形，根基部略微凹陷；蒜瓣大小均匀。

◎**从触感上看**：摸上去硬实，而不是软绵绵的，且用手捏似乎有蒜汁溢出，则通常为新鲜的优质蒜。

保存大蒜的小窍门

◎**用电冰箱保存大蒜的妙招**：大蒜若长时间暴露于空气中，会逐渐变干，营养自然也会跟着流失。因此，可以把大蒜一瓣一瓣剥开，并放入塑料袋中，再一起放入电冰箱保存，其温度最好保持在0℃左右。需要提醒的是，在剥大蒜的时候，千万不要将瓣膜也剥掉，以免造成大量的蒜味散发到整个冰箱里。

◎**放于阴凉通风处保存**：大蒜的水分若不是很多，就不应该放在阳光下暴晒，最好将其放在阴凉干燥通风处晾晒，也不要用纸包起来或用盒子、袋子装起来。

使用大蒜时的注意事项

◎大蒜虽然宜生吃，但不宜空腹食用。因为大蒜所含的大蒜素对胃黏膜有比较大的刺激性，容易对胃肠黏膜造成伤害，以致引发胃痛、上腹部灼烧感等。

◎中医认为，凡阴虚火旺者应忌服大蒜。因为大蒜直接刺激胃部，且所含的大蒜素具有很强的脂溶性，容易引起溶血症，导致贫血。

◎大蒜比较辛辣，吃多了容易伤耗体内的气血，引起气血不足，甚至会影响视力。因此，大蒜不宜多吃，每日食用量不宜超过 100 克。

◎大蒜的杀菌能力很强，很有可能杀死肠内一些有益的细菌，造成体内某种维生素的缺乏，如维生素 B_2，使之患上口角炎、舌炎、口唇炎等。

◎大蒜虽然用处很多，但是异味比较重，在日常生活中，可以把大蒜与鸡蛋和牛奶搭配食用，也可以刷牙、饭后喝茶或咖啡、嚼荷兰芹等，以有效去除吃完大蒜后产生的口腔异味。

◎吃大蒜以后最好不要立即喝热汤或热茶，哪怕是热水也不能喝，否则，极易损伤肠胃功能。

◎若要把大蒜涂抹在皮肤上，则一定要先经过试验，以免发生皮肤过敏，有皮肤过敏史的人一定要格外小心使用。

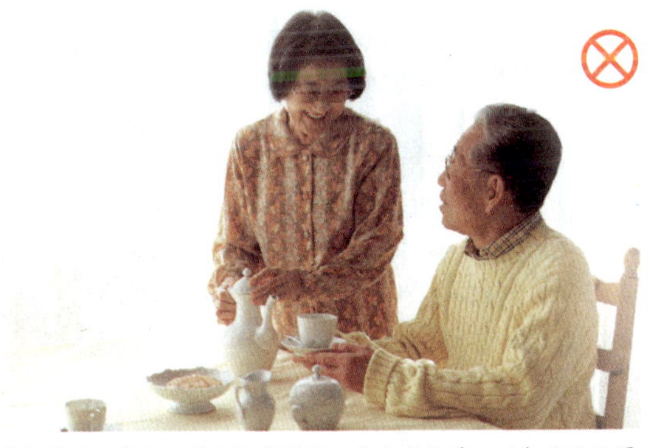

吃大蒜后，最好不要立即喝热汤、热水或热茶，以免伤及肠胃

第四节 认识神奇的蜂蜜

认识蜂蜜的食用、药用价值

美容、养颜、护肤

中医认为，蜂蜜是天然的美容剂。蜂蜜中含有大量的葡萄糖、果糖及多种维生素、微量元素和酶类等，是有益于皮肤的“护肤因子”，可以为细胞提供充足的养分，促进皮肤细胞的分裂、生长，从而改善皮肤的新陈代谢，有效减少色素的沉积，给肌肤水润般的呵护。另外，蜂蜜还含有蛋白质，能够积极促进皮下组织细胞的活动、增强皮肤的弹性、消除面部皱纹等。

降血脂

血脂是血浆中所含脂类的统称，包括总胆固醇、甘油三酯、磷脂和游离脂肪酸等。血脂过高多半会导致高脂血症。而蜂蜜含有多种维生素，能够促进肝脏脂肪代谢，有效防止胆固醇附着在血管壁上。

除此之外，蜂蜜还有抗疲劳、保肝护肝、抗击肿瘤、活化脏腑器官功能、增进食欲、调节免疫功能、修复细胞损伤等作用。可见，蜂蜜不仅对一些小病小痛有防治作用，对一些大的疾病也有一定的缓解和改善作用。

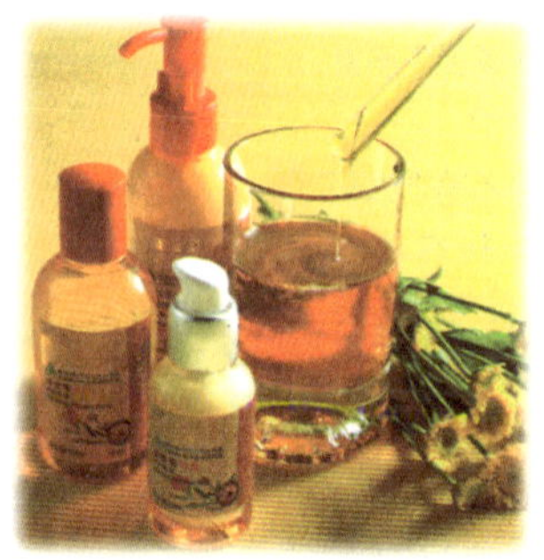

蜂蜜具有排毒养颜的作用，爱美的女性应该适度食用

蜂蜜的等级划分

根据蜜蜂采集的蜜源植物、蜂蜜质量、气味不同，蜂蜜一般分为3个等级，分别为一等蜂蜜、二等蜂蜜、三等蜂蜜。其中一等蜂蜜多呈水白色或浅琥珀色，液体较为黏稠且味道甜而不腻，不容易结晶；二等、三等蜂蜜，其气味、液体黏稠状态、味道与一等蜂蜜有一定差距。

下面就来介绍几种最常见的蜂蜜的色、香、味情况，以帮助您精确地区分（见表1）。

表1　常见蜂蜜的品质鉴别

等级划分	蜂蜜名称	色泽	香味	味道	结晶状况
一等蜂蜜	荔枝蜜	浅琥珀色	浓烈的荔枝花香	甘甜润口	结晶后细腻
	紫云英蜜	浅琥珀色且微带青色	清香爽口	味鲜甜润而不腻	不易结晶
	刺槐蜜	水白色或白色	槐花香味	甜而不腻	一般纯槐花蜜不结晶
	荆条蜜	浅琥珀色	荆条花香味	甘甜爽口	不易结晶
	柑橘蜜	白色或浅琥珀色	柑橘芳香味	清新爽口	结晶粒细，呈油脂状
	党参蜜	浅琥珀色	淡淡的党参味	味浓细滑	不易结晶
二等蜂蜜	葵花蜜	浅琥珀色	气味芳香	甜度较高	易结晶，结晶后颜色呈乳白色或浅黄色
	油菜蜜	浅琥珀色，略混浊	油菜花香味	味甜润	易结晶，结晶后呈乳白色细粒或油脂状
	枣花蜜	琥珀色，透明	枣的清香	甜味较浓	结晶后为粗粒状
	棉花蜜	浅琥珀色，透明	有乳酸和蔗糖味	甜味浓重	易结晶，呈白色粗粒状
	紫苜蓿蜜	白色或琥珀色	蔗糖含量偏高	甜润适口	易结晶，呈乳白色粒状
三等蜂蜜	芝麻蜜	浅琥珀色	气味淡香	甜味较淡	易结晶，呈乳白色或淡黄色
	乌桕蜜	浅琥珀色	气味浓香，有轻微的酵酸味	回味较重	易结晶，粒粗，色黄略暗
	龙眼蜜	琥珀色	有甘甜且微酸味，还有龙眼的香气	甜味较淡	容易结晶，结晶后粒细

优质蜂蜜的选购及居家贮存小秘诀

巧选优质蜂蜜

◎**色泽辨优劣**：一般情况下，将蜂蜜放入一个玻璃杯中，其颜色若呈浅淡色、光亮透明、黏稠且无杂质，即为纯正的蜂蜜。另外，晃动玻璃杯时蜂蜜的颤动比较小，停止晃动后，挂在杯壁上的蜂蜜缓缓往下流也属于品质较好的蜂蜜，否则即为劣质的蜂蜜，很有可能掺入了白糖或化学染料。

◎**味道识品质**：纯正的蜂蜜味道往往比较甜和浓郁，且口感细腻滑绵，喉部略感麻辣，回味无穷。而掺杂了白糖的蜂蜜，香味差且后味短；掺杂了淀粉的蜂蜜则甜味不足、香味减弱。

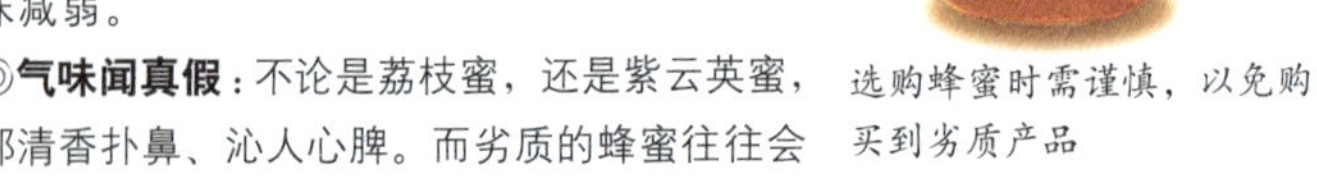

选购蜂蜜时需谨慎，以免购买到劣质产品

◎**气味闻真假**：不论是荔枝蜜，还是紫云英蜜，都清香扑鼻、沁人心脾。而劣质的蜂蜜往往会带有酸味或酒味，甚至有些蜂蜜会因为放置时间比较久而伴有浓重的陈腐味。

◎**含水量看好坏**：质量好的蜂蜜含水量往往较低，可将其滴一滴在纸上，若水滴凝结成水珠，且不易浸透和扩散，则为优质蜂蜜；若水滴呈点滴状，且散开的速度较快，则多半掺有蔗糖或水。

◎**手指捻判真伪**：用一手拇指和食指搓捻少许蜂蜜，若手感细腻柔滑且很快搓化，则多半是优质蜂蜜；若是掺糖的蜂蜜则手感粗糙、难以搓化且坚硬如沙砾。

◎**用筷子和吸水纸鉴质量**：用筷子尖端轻轻将蜂蜜挑起，其挂丝越长，表示蜂蜜的质量越好；也可以将少许蜂蜜涂抹于吸水性较强的软纸上，其浸润的范围越小，则说明蜂蜜的质量越好。

妙存蜂蜜

◎**成熟的蜂蜜为首选**：成熟的蜂蜜所含水分较少，易于保存；而不成熟的蜂蜜，含水量较高，易于发酵变质，不便于保存。

◎**控制温度以防发酵**：蜂蜜的最佳贮存温度应为10℃以下，因为这样的温度不易使蜂蜜发酵；而温度一旦超过13℃，蜂蜜就会非常容易结晶，结晶后的蜂蜜则更加容易发酵变质。而夏天因为室内外温度较高，冰箱的冷藏室就成了最好的贮存蜂蜜的地方。

◎**玻璃或陶瓷器皿为最佳存放容器**：为了防止蜂蜜中的酸类物质腐蚀容器，以致造成重金属污染蜂蜜，盛放蜂蜜的容器最好是玻璃或陶瓷材质的，而不是铁、铅等金属容器。这是因为蜂蜜含有有机酸和糖类，在酶的作用下，这些物质会转化为乙酸，能腐蚀铁、铅等金属容器，导致有毒物质的生成。有毒物质不仅会使蜂蜜变质，人食用后更会引发中毒。

◎**存放器皿应拧紧盖子**：蜂蜜具有从空气中吸收水分的能力，而吸收过多的水分其浓度就会降低，容易发酵变质。因此，存放蜂蜜的器皿应拧紧、盖紧，以免蜂蜜接触空气而影响存放的时间。

◎**冒泡蜂蜜不应久放**：蜂蜜表面一旦出现许多小的气泡，可能会引起中毒，因此不适宜继续存放。另外，蜂蜜因为含有大量的葡萄糖而具有较强的吸水性，一旦蜂蜜起泡，则意味着蜂蜜的吸水性下降了，极易引发蜂蜜变质。

使用蜂蜜时的注意事项

□婴幼儿和孕妇慎食蜂乳（即蜂王浆）

虽然蜂乳含有丰富的糖类、维生素等，对人体大有好处，但是它还含有激素类物质，会使细胞变异，导致性器官发育不正常。婴幼儿不宜食用。

□生蜂蜜不宜食用

蜜蜂在酿制蜂蜜的过程中，因为不辨有无毒性，难免会采集到一些有毒的花粉，尤其在花粉短缺的季节。花粉的毒素往往也会随着酿造过程进入蜂蜜中，因此人吃了生蜂蜜容易发生中毒的危险。除此之外，蜂蜜在收获、运输和保管等诸多环节总会受到一定的细菌入侵，某些细菌的毒性也是很大的，严重时会致人死亡。而相比之下，人食用熟蜂蜜会更加安全可靠。

□冲服蜂蜜忌用热开水

现代医学表明，蜂蜜中含有多种营养素，包括糖类、多种维生素和酶类等。这些营养成分对人体的新陈代谢、神经系统和免疫系统均有积极作用。而用热水冲服蜂蜜，往往会使酶类先去活性，降低蜂蜜的营养价值；而蜂蜜中的糖类在高温下可能发生美拉德反应，产生羟甲基糠醛，对人体健康造成极大的损害。另外，用热水冲服蜂蜜也会改变蜂蜜的口感，失去蜂蜜原有的甜味，产生一股酸味。

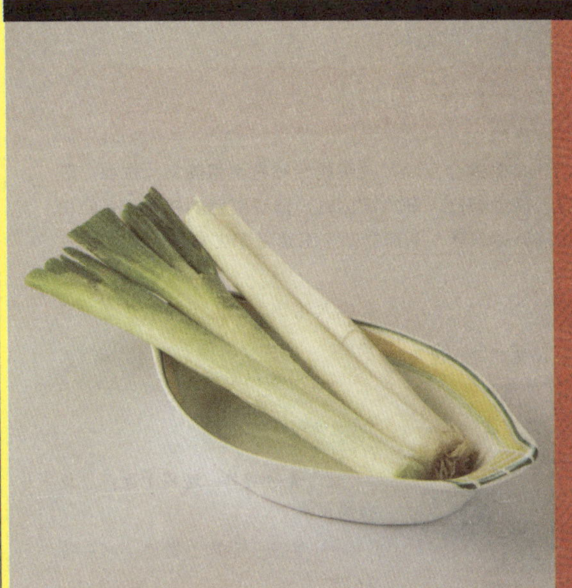

第二章

姜葱蒜蜜

美容实用便方

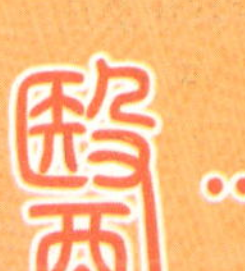

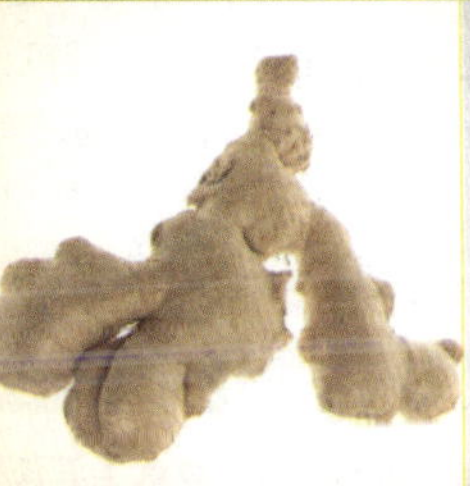

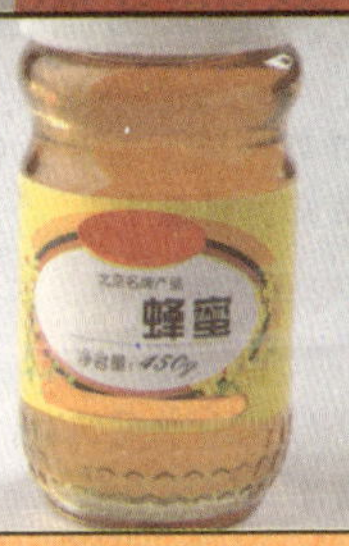

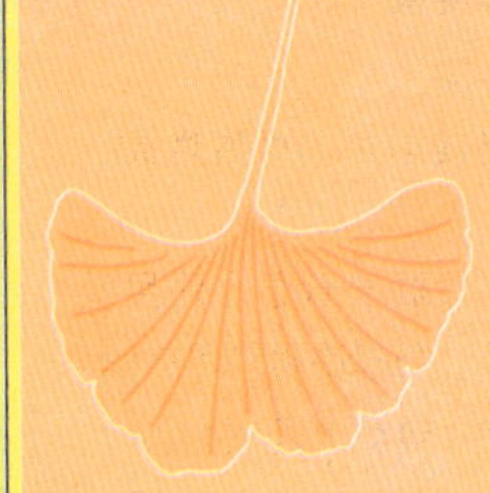

爱美之人对姜葱蒜蜜情有独钟，这主要是基于其强大的美容养颜功效。因它们能活血通络、排毒解毒、发汗宣表，并具有调节五脏六腑的生理功能。只要对症调配出适宜的便方、妙方，养生、美容、美发和美体等将不再是一件难事。

第一节　亮眼明眸

眼睛是人体精气神的综合反映，与脏腑经络密切相关。心主血，肝藏血。当心血充足、肝血畅旺、肝气顺达时，肾脏所藏的精气，就能借助脾肺之气的传输而到达眼部，从而有助于眼睛发挥正常的生理功能。

桑椹蜜饮

〔功效〕**滋补双目，祛热明目。适用于两眼昏花、刺痛等病症。**

【材料】桑椹50克，蜂蜜适量。

【做法】将桑椹去杂洗净，放入锅中，加水适量，熬煮1小时，滤渣取汁，继续煎煮，待常温后加入蜂蜜即成。

【用法】代茶饮，每日1剂。

羊肝大米粥

〔功效〕**羊肝和葱同煮，具有养肝明目的功效。适用于角膜软化症、夜盲症、弱视等。**

【材料】葱3根，羊肝60克，大米100克。

【做法】1. 将葱洗净，切段；羊肝去膜、洗净、切片；大米淘洗干净，备用。

2. 将大米煮成稀粥。

3. 炒锅烧热，倒入食用油至六成热，爆香葱段，立即放入羊肝片，快速翻炒几下。

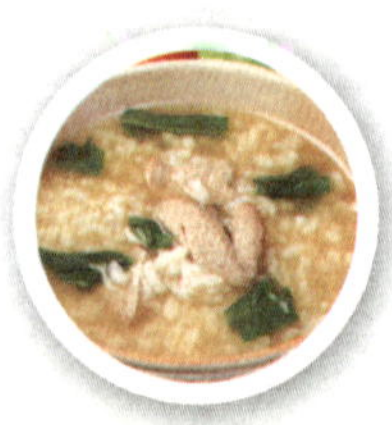

4. 倒入稀粥，改小火熬煮，至羊肝熟透。

【用法】分数日服用。

中药生姜泥

〔功效〕**清热明目。适用于近视、视物模糊等。**

【材料】生姜、明矾、黄连、冰片各0.6克。

【做法】将生姜洗净去皮，再捣烂成泥状；明矾、黄连、冰片均研磨成细末。将所有材料混合拌匀即成。

【用法】外用，每日1次，5～7日为1个疗程。

姜泥贴

〔功效〕**温经明目。可治疗视神经萎缩。适用于眼球萎缩入内。**

【材料】老姜30克。

【做法】先将老姜泡热，再捣烂成泥状。

【用法】外用，贴附于眉心，外用纱布、胶布固定。每日临睡前用药，次日晨起时洗净，每日1次。

第二节 美白淡斑

根据斑点的形成原因、形状及颜色的深浅等，可将色斑分为黄褐斑、雀斑和老年斑等类型。导致皮肤产生色斑的原因较多，主要包括内脏功能失调、内分泌失调、遗传因素、药物因素、紫外线照射、精神压力过大、营养不足、妊娠或哺乳因素等。

黄瓜生姜粥

【功效】健脾养胃，清热利湿，润肤祛斑。适用于肌肤不仁、面部黑斑等症。

【材料】鲜嫩黄瓜 300 克，粳米 100 克，生姜 10 克，盐适量。

【做法】将黄瓜洗净，去皮、去心，切成薄片；生姜洗净拍碎，与淘洗干净的粳米一同入锅，加水 1000 毫升，先用大火烧开，再改用小火熬煮成稀粥，加入黄瓜片和盐，稍煮即成。

【用法】温热食用，日服 2 次。

核桃芝麻豆浆蜜饮

【功效】补肝肾，润五脏。适用于面部黄褐斑。

【材料】核桃仁、黑芝麻各 30 克，牛乳、豆浆各 200 毫升，蜂蜜适量。

【做法】将核桃仁、黑芝麻放入小石磨中，边倒边磨，磨好后与牛乳、豆浆一同倒入锅中煎煮，煮沸晾至常温后加入蜂蜜，调匀即成。

【用法】日服 1 剂，分早、晚 2 次服用。

杨妃玉容方

【功效】化褐斑，增玉容，祛皱纹。适用于面部黄褐斑、面色萎黄等。

【材料】密陀僧、牛乳各 30 克，蜂蜜 60 克。

【做法】将密陀僧研磨成细粉，把蜂蜜和牛乳调成糊状，装入瓷瓶，密封备用。

【用法】外用，晚间搽面，次日晨起洗去。

姜片蜂蜜水

【功效】强化表皮细胞的活性，有效对抗自由基，消除或减轻脸部和手背部的老年斑。适用于患有皮肤疾病的老年人。

【材料】姜片适量，蜂蜜少量，开水 200 ～ 300 毫升。

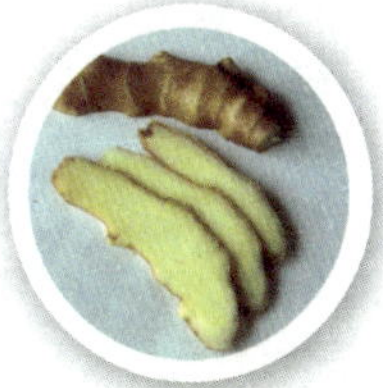

【做法】1. 取适量新鲜的姜片置于水杯中，用开

水浸泡 5 ~ 10 分钟。

2. 待姜片泡出味儿后，加入蜂蜜搅拌均匀即成。

【用法】当水饮，每日 1 剂，早餐半小时后服用。

大蒜绿豆洁肤膜

〔功效〕**大蒜具有抗菌消炎、刺激血液循环的作用；绿豆具有祛热解毒的作用。因此，此面膜可有效去除角质、软化皮肤、祛斑增白、防止黑色素沉淀、改善色斑等。**

【材料】大蒜、绿豆粉各适量，洁净的面膜贴 1 块。

【做法】1. 大蒜剥皮，置于微波炉中，用小火去味，需 2 ~ 3 分钟。

2. 将蒜捣烂，过滤取汁。

3. 将适量绿豆粉倒入大蒜汁液中，调匀。

4. 将绿豆泥液涂抹在面膜贴上。

【用法】外用，10 ~ 15 分钟，隔日 1 次。

珍珠美白蜜茶

〔功效〕**具有润肤悦颜功效，可淡化色斑、改善颜面无光泽和皮肤干燥等问题。适用于长有老年斑的人及日照所致的皮肤黑斑者。**

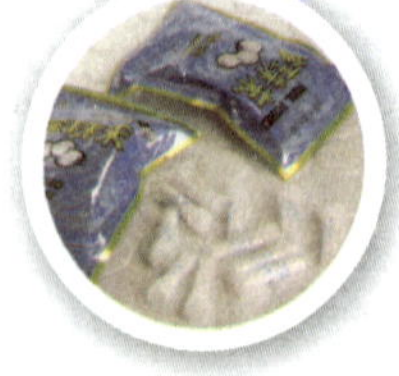

【材料】珍珠 2 克，蜂蜜 30 克。

【做法】将珍珠研磨成细粉末，与蜂蜜一起置于茶杯中，用沸水冲泡即成。

【用法】代茶饮，每日 1 剂，每 15 剂为 1 个疗程。

葱姜蒜香蹄花

〔功效〕**美白皮肤，促进其光洁嫩滑，有效消除雀斑和蝴蝶斑等。适用于皮肤老化人群。**

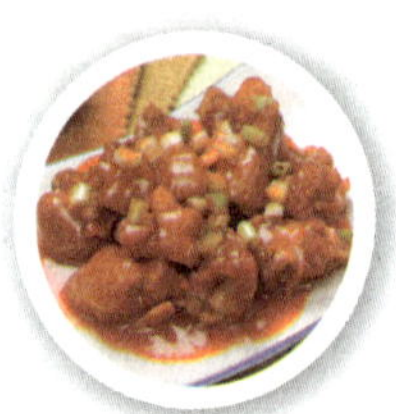

【材料】猪蹄膀 1 个，葱 3 根，姜 3 片，八角 1 粒，蒜末适量，酱油 1 大匙，料酒 2 大匙，香辣豆瓣酱 3 小匙，糖、醋各半大匙，香油 1 小匙，水淀粉 2 小匙，热油 2 大匙。

【做法】1. 猪蹄膀洗净，连皮切大块，入油锅炸黄，捞出泡冷水并晾干；葱 2 根切小段，1 根切碎备用。

2. 猪蹄膀放回锅内，加入酱油、葱段、姜片、八角、料酒及适量水，用小火烧煮 1.5 小时，至熟烂且汤汁仅剩 1 小碗为止。

3. 热油 2 大匙炒香辣豆瓣酱及蒜末，倒入煮猪蹄膀的汤汁，加糖、醋煮滚后，淋水淀粉勾芡，撒葱花，淋香油，即可浇到盘中的猪蹄膀上。

【用法】日常饮食，分数次任意食用。

第三节　祛皱抗老化

皱纹是指皮肤表面因收缩而形成的一凸一凹的条纹，是皮肤老化的最初征兆。25 岁以后，皮肤开始老化，皱纹渐渐出现。出现的顺序一般是前额、上下眼睑、眼外眦、耳前区、颊、颈部、下颏、口周。

草莓蜂蜜方

〔功效〕**补肝养血，祛皱养颜。适用于皮肤干燥所致的皱纹。**

【材料】草莓 3 ~ 5 个，鲜奶油适量，蜂蜜 15 克。

【做法】将草莓弄碎，加入适量鲜奶油和蜂蜜，搅成糊状。洗净脸后涂于面部，20 分钟后再用浸有鲜奶的脱脂棉拭净。

【用法】外用，每日 1 次。

面粉蜜蛋方

〔功效〕**滋润皮肤，消除皱纹。**

【材料】面粉、蜂蜜各少许，鸡蛋 2 个，橄榄油适量。

【做法】1. 先将鸡蛋黄打入容器内，加少许蜂蜜和面粉，若皮肤干燥，可加入数滴橄榄油，充分搅拌即成蛋黄糊。

2. 将鸡蛋清加少许蜂蜜和面粉，搅匀即成蛋清糊，备用。

【用法】外用，第一天用蛋黄糊敷面，第二天不用，第三天用蛋清糊敷面，第四天不用。如此交替使用，效果明显，大约 3 个月可使皱纹减轻。

柠檬蜜膜

〔功效〕**具有抗老化、祛皱纹的作用，可有效保证皮肤细嫩和光滑。**

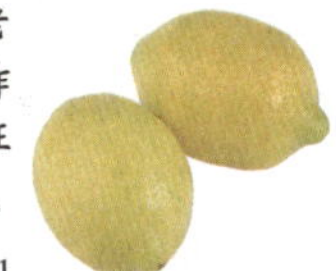

【材料】柠檬汁 1 克，蜂蜜 20 克。

【做法】将柠檬汁和蜂蜜混合调匀。

【用法】外用，将混合液涂抹在脸上，10 ~ 15 分钟后洗去，每日 1 次。

奶粉蜜膜

〔功效〕**补脾和胃益气，能够改善皮肤粗糙，消除皱纹。适用于油性皮肤且长皱纹者。**

【材料】奶粉 10 克，蜂蜜 20 克，面粉适量。

【做法】先将奶粉和蜂蜜混合调匀，再加入适量面粉搅拌均匀。

【用法】外用，将混合液涂抹在脸上，待 10 ~ 15 分钟后洗净，每日 1 次。

蛋黄蜜膜

〔功效〕**增强皮肤的弹性，防止皮肤出现干裂、老化现象，有助于养颜、嫩肤。**

【材料】蛋黄1个，蜂蜜20克。

【做法】将上述材料混合调匀即成。

【用法】外用，将混合液涂抹在脸上。

白羊脂蜜膏

〔功效〕**可激发细胞活力、抗击衰老、消除皱纹等，对于中老年人面色衰败、须发斑白有显著缓解功效。**

【材料】麻子仁30克，白羊脂210克，蜜蜡150克，白蜜3克。

【做法】1. 将上述材料混合，一边捣烂一边调和均匀。

2. 捣烂调匀后放入蒸笼里蒸熟。

【用法】每日1次，分多次服用。

蒜泥白肉

〔功效〕**对皮肤有比较强的镇定作用，能够保证皮肤的润泽和细嫩。适用于皮肤粗糙、黝黑且略有皱纹的人群。**

【材料】带皮猪五花肉500克，蒜末辣椒油、料酒各2大匙，葱段适量，姜数片，葱花、香油、八角各少许，盐半大匙，白醋、白糖、酱油、鸡精、葱油各1小匙。

【做法】1. 带皮猪五花肉洗净；锅中水烧开，加葱段、姜片、料酒，将猪肉氽烫，捞出血水；重入净水锅中，加入葱段、姜片、料酒和八角煮熟，取出晾凉，均匀切薄皮摆盘。

2. 将剩余调料加入蒜末中拌匀，淋在肉片上，撒上葱花。

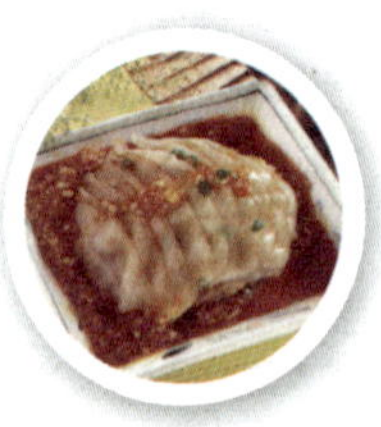

【用法】日常饮食，任意食用。

猪皮米粉蜂蜜膏

〔功效〕**有效滋润肌肤，延缓皮肤衰老，减少皱纹。适用于皮肤粗糙、面部有皱纹者。**

【材料】猪皮60克，米粉15克，蜂蜜30克。

【做法】1. 将鲜猪皮去毛，洗净，放入砂锅，用小火煨炖成浓汁。

2. 在猪皮浓汁中加入蜂蜜、米粉，待其熬成膏状。

【用法】空腹服用，每日3～4次。

蛋清蜂蜜方

〔功效〕**给肌肤补充充足的水分，保证皮肤的细滑光泽。适用于消除皱纹。**

【材料】蜂蜜10克，鸡蛋清2个。

【做法】将蛋清搅动起泡，再加入蜂蜜，搅匀备用。

【用法】涂于面部，次晨用温水洗净。

第四节 排毒祛痘

体内的有毒物质会不同程度地残留在皮肤上，痤疮、青春痘就是体内毒素影响皮肤的具体体现。进入青春期后，很多人的脸上逐渐冒出很多青春痘，有时还伴有痒痛及黑头粉刺。这些青春痘破溃后会出现暂时性的色素沉着或凹状瘢痕，少数严重者还可能出现软囊肿。

紫苏芦根绿豆粥

【功效】此粥品具有清热解毒的功效，能够有效地帮助人体排出体内毒素、最大限度地消除青春痘，并具有一定的消炎作用，有利于消除痘瘢。适用于内分泌失调、爱长青春痘的年轻人群。

【材料】绿豆、芦根各100克，姜10克，紫苏叶15克。

【做法】1. 将芦根、姜、紫苏叶放入锅中，加适量水煎汤，去渣取汁。

2. 绿豆洗净，与做法1中的药汁一同放入锅中煮成粥。

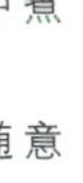

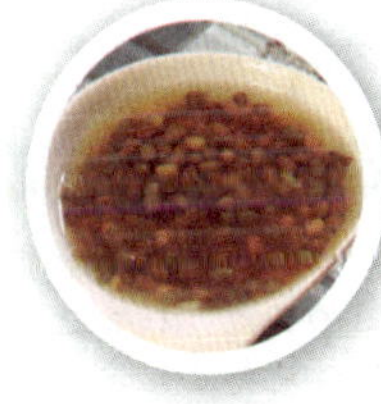

【用法】随意服用。

醋蒜膏

【功效】大蒜和食醋均有杀菌消炎、解毒消肿作用，可有效消除青春痘，并防止产生炎症。

【材料】新鲜大蒜、食醋各适量。

【做法】1. 将大蒜剥瓣、去皮，洗净，捣烂成泥状，取汁液。

2. 大蒜汁加入适量的食醋调和均匀，用小火熬煮至膏状即成。

【用法】外用，在患处贴敷，外用纱布和胶布固定，每日1次。

大蒜绿豆肉汤

【功效】大蒜和绿豆具有解毒、消炎、退肿的功效，有助于体内排毒。适用于脸部长痘、红肿的青年。

【材料】大蒜2个，绿豆50克，甘草10克，五花肉适量。

【做法】1. 大蒜剥皮、洗净，绿豆洗净，五花肉切块。

2. 所有材料一起下锅，炖至熟烂。

【用法】喝汤吃肉，每日1次。

葱白蘸香油

【功效】解毒消炎、消肿止痛，可有效消除面部因长痘而出现的红肿现象。适用于体内毒素淤积不出所致的青春痘。

【材料】葱白、香油各适量。

【做法】1. 将葱白洗净、晾干。

2. 烧热炒锅，倒入香油，煮至起泡冒烟，关火，待冷却后即成。

【用法】外用，即葱白蘸香油涂抹于患处，每次 20 ~ 30 分钟，每日 1 次。

葱蜜泥

【功效】**促进肠胃蠕动，及时排出体内毒素，消除面部青春痘，并消炎止痛。适用于肠胃功能失常、大便秘结者。**

【材料】葱 30 克，蜂蜜 15 克。

【做法】将葱捣烂成泥状，再调入蜂蜜，搅拌均匀。

【用法】外用，贴敷于患处，外用纱布和胶布固定，每日 1 次。

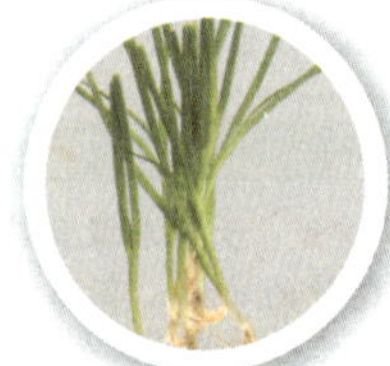

生姜蜜泥

【功效】**杀菌消炎、排毒润肠，有助于排出毒素、消除青春痘。**

【材料】生姜、蜂蜜各适量。

【做法】将生姜洗净，捣烂成泥，调入蜂蜜拌匀即成。

【用法】外用，每日 1 次。

葡萄蜂蜜膜

【功效】**促进皮肤的解毒功能，维系皮肤的水润，抑制油脂分泌，起到一定的祛痘作用。**

【材料】葡萄汁 1 大匙，蜂蜜 1 小匙，面粉适量。

【做法】葡萄汁、蜂蜜、面粉倒入碗中，调匀。

【用法】外用，敷面 10 ~ 15 分钟后用清水洗净，每日 1 次。

苦瓜蛋清蜂蜜汁

【功效】**促进肌肤排毒，使肌肤光洁，富有弹性。适用于痤疮性皮肤病患者。**

【材料】苦瓜 1 根，鸡蛋 1 个，蜂蜜适量。

【做法】1. 苦瓜捣烂成汁，鸡蛋取蛋清。

2. 将苦瓜汁、蛋清和蜂蜜倒入一个容器内，搅拌均匀。

【用法】外用，直接涂抹于脸上，10 分钟后洗净。

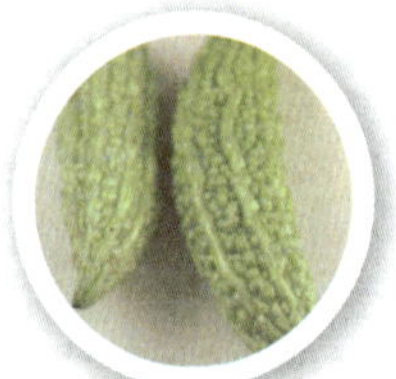

蒲公英葱蜜泥

【功效】**葱白具有消肿解毒、除痘杀菌的功效，在蜂蜜的作用下，又可及时地排出体内毒素。适用于中老年者排毒祛热。**

【材料】葱白、蒲公英、蜂蜜各等量。

【做法】将葱白、蒲公英分别洗净，捣成泥状；再加入蜂蜜调匀即成。

【用法】外用，隔日 1 次。

第五节　生发乌发

头发是人体健康的标志，因此，未老发色灰白、发质枯焦稀疏、脱发等则为病态的表现。中医认为，发为血之余，头发与脏腑的关系十分密切，头发的美丽与否能直接反映出人体脏腑气血的盛衰。一般而言，头发由黑变灰、变白的过程，就是机体精气由盛转衰的过程。

芝麻何首乌炼蜜丸

【功效】**何首乌和黑芝麻均有乌发功效，可滋养毛发、防脱治秃。适用于脱发、斑秃等。**

【材料】黑芝麻、何首乌各50克，蜂蜜120克。

【做法】将黑芝麻和何首乌装入钵中，研磨成粉末；加入蜂蜜炼成丸即成。

【用法】代药服，每丸重约6克，每次服1～2丸，每日2次。

核桃蜂蜜方

【功效】**补肾养血，润肺平喘，润肤美容，润肠通便，益寿延年。适用于肾不纳气、肺虚气喘、老年性便秘、体虚、耳鸣、须发早白、腰膝酸软、四肢无力等，也可作健康人保健强身、护肤美容之用。**

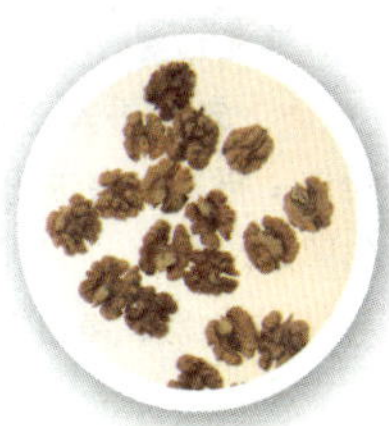

【材料】核桃仁、蜂蜜各1000克。

【做法】先将核桃仁捣烂，再加入蜂蜜调匀，装瓶备用。

【用法】开水送服，每次服用10克，日服2次。外感肺热、脾虚泄泻者不宜服用。

大蒜蜂蜜方

【功效】**补肾虚，促生发。适用于脱发、少年白等。**

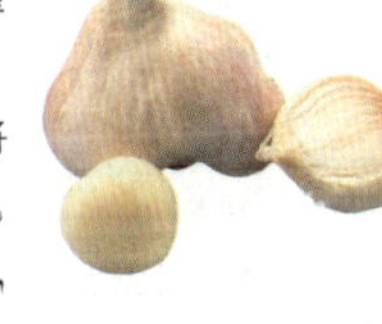

【材料】大蒜头2个，蜂蜜30克。

【做法】先将大蒜头捣烂，再倒入蜂蜜，调成糊状。

【用法】外用，涂抹于脱发处头皮上，每日1～2次。

大蒜甘油液

【功效】**大蒜和甘油中含有能促进生发的有效成分，能够生发，并使得头发乌黑亮丽，对治疗斑秃效果显著。适用于严重脱发患者。**

【材料】红皮蒜、甘油各适量。

【做法】先将红皮蒜捣烂取汁，然后将蒜汁和甘油按照 3：2 的比例混合调匀。

【用法】外用，涂抹于头发处，每日 3 ~ 4 次。

干姜药酒

〔功效〕**促进血液循环，催生毛发，使头发乌黑亮泽。适用于脱发、秃顶等。**

【材料】干姜 90 克，红花 60 克，当归、生地、侧柏叶、赤芍各 100 克，浓度为 75% 的酒精 3000 毫升。

【做法】1. 将上述中药材均捣碎，一起放入瓶内。

2. 倒入约 3000 毫升酒精，密封保存 15 天即成。

【用法】外用，每日 3 ~ 5 次，15 ~ 30 天为 1 个疗程。

生姜片蘸人参姜皮粉

〔功效〕**益气补血，滋养毛发，并促进新发的滋生。适用于气血不足导致的脱发、毛发粗糙、干燥、无光泽等。**

【材料】干的生姜皮、人参各 30 克，生姜适量。

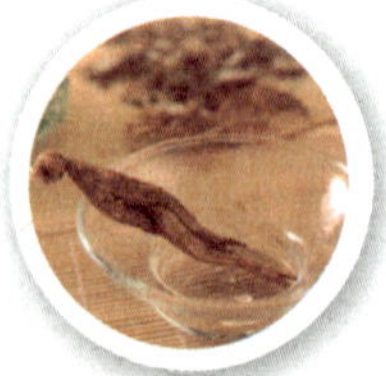

【做法】干的生姜皮和人参研磨成细末；生姜切片，蘸粉末。

【用法】外用，涂抹于落发处，隔日 1 次，5 ~ 7 次为 1 个疗程。

芝麻蜂蜜粥

〔功效〕**芝麻可使头发乌黑、富有光泽、营养充足；蜂蜜则能促使头发变得更浓密。适用于脱发、头发稀疏、头发毛糙等。**

【材料】芝麻 50 克，小米 100 克，蜂蜜 50 毫升。

【做法】将芝麻和小米洗净，一起放入锅内，加适量水，煮成粥，再加入蜂蜜。

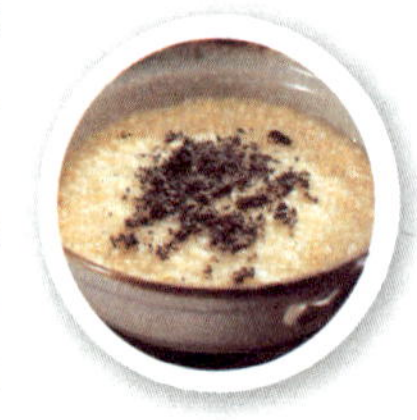

【用法】趁热内服，每日 1 次，分数次服用。

芝麻海带蜜粉

〔功效〕**使头发变黑变密，滋养头皮。适用于头发易断、易分叉的中年女性。**

【材料】黑芝麻 500 克，海带粉 250 克，蜂蜜适量。

【做法】先炒香黑芝麻，并研磨成粉末；再加入海带粉和蜂蜜搅拌均匀即成。

【用法】内服，每日 1 ~ 2 汤匙。

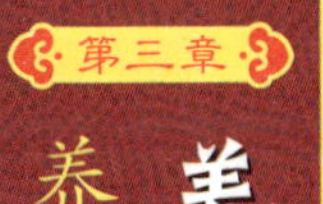

第三章

姜葱蒜蜜

养生实用便方

医……

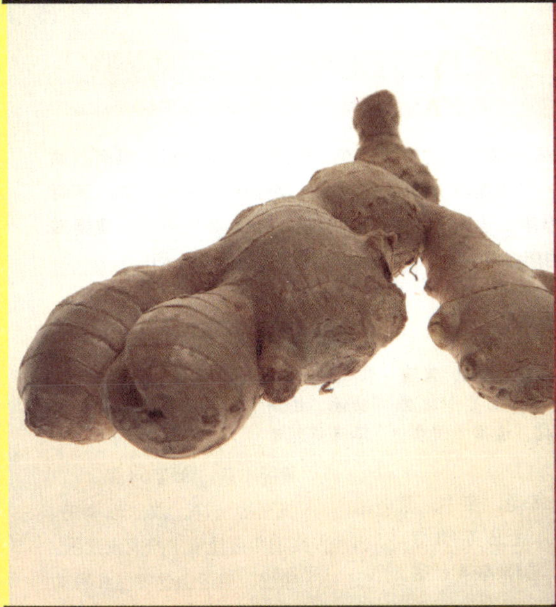

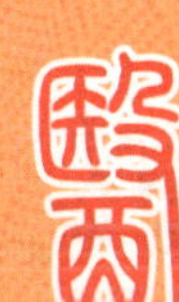

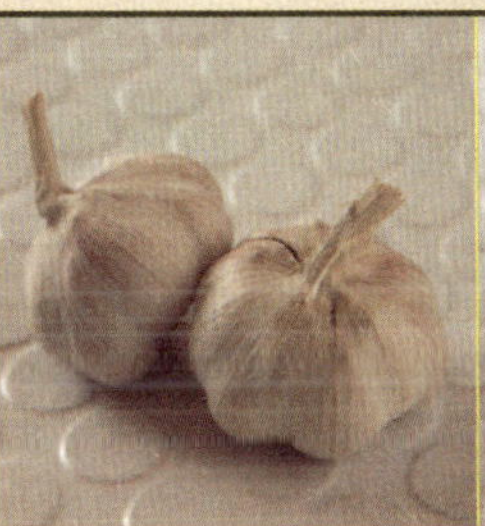

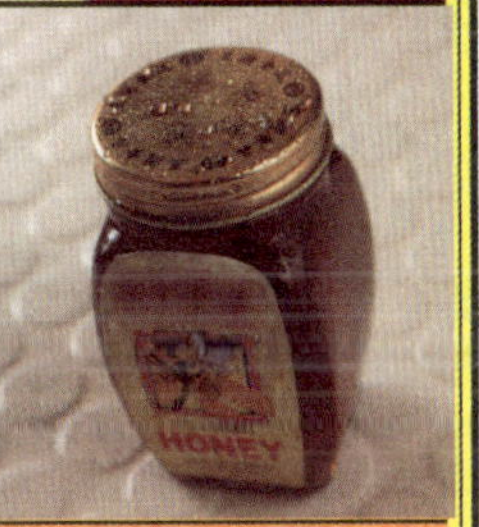

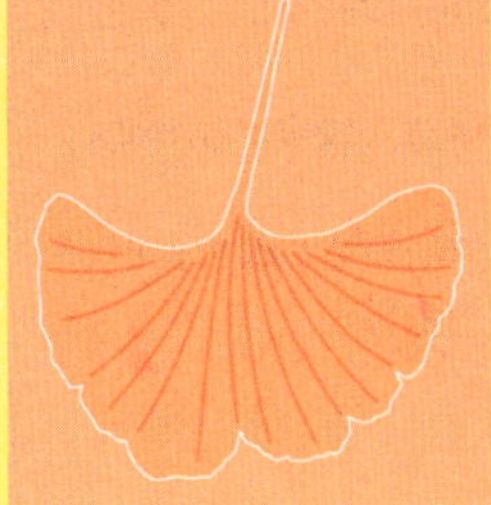

近年来，经络养生备受关注。而姜葱蒜蜜能利用自身的特殊营养成分打通十四条经络、疏通气血，达到延年益寿、补血益气等目的。日常生活中，只要运用姜葱蒜蜜，并配以其他材料，即可配制出不同的食方。而每一个食方就是一副药方，按照一定的做法，遵循精确的剂量，就可以达到养生保健的功效。

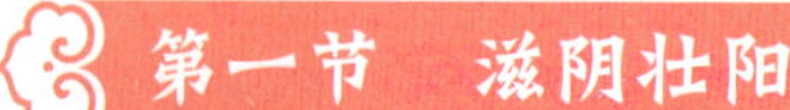

第一节　滋阴壮阳

“阴阳”最初是中国古代的哲学思想。阴是指具有消极、退缩、柔弱的事物和现象；阳是指具有积极、进取、刚强的事物和现象。两者相互依存、相互为用。当人体内的阳多于阴时，会发生阳证，需要滋阴；而当人体内的阴多于阳时，会发生阴证，需要补肾壮阳。

葱姜豆豉鸭

【功效】滋补阴气，调理气血，促进气血充盈、阴阳平衡，改善体质虚弱、内火旺盛等病症。适用于阴虚、气血不足的女性。

【材料】生鸭 1 只，蒜泥、姜片、葱段共 30 克，洋葱、豆豉各 50 克，料酒 2 大匙，盐、味精各半大匙，水淀粉 1 大匙。

【做法】1. 鸭宰好洗净后切块，加入葱段、姜片、料酒、盐腌渍；洋葱剥去皮，切丁炒香。

2. 油锅烧热，放入姜片、蒜泥、葱段煸香，再放入洋葱丁、豆豉、鸭块一起炒，加入料酒、水、盐、味精，用小火煮 20 分钟，并用水淀粉勾芡，撒上葱花。

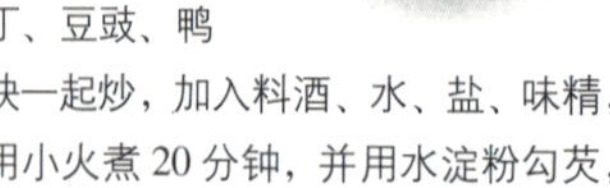

【用法】内服，每日 1 次，任意服用，7 ~ 10 次为 1 个疗程。

猪胆蜜膏

【功效】具有补肾固涩、强身健体的功效。适用于遗精、早泄、性功能障碍等患者。

【材料】猪胆 1 只，蜂蜜 60 克。

【做法】将猪胆洗净，放入砂锅中，再加入蜂蜜和适量清水煎煮或蒸服。

【用法】顿服，患溶血性黄疸和肾功能衰竭者不宜服用。

人参蜂蜜饮

【功效】补气提神，壮阳兴性，延年益寿。适用于精神萎顿、短气懒言、体虚易感冒、性欲减退、阳痿、早泄等。

【材料】人参 3 克，蜂蜜 15 克。

【做法】1. 将人参用小火煎煮 30 分钟，得煎液 150 ~ 200 克，人参渣可嚼服。

2. 在人参煎液中加入蜂蜜，搅拌均匀即成。

【用法】空腹饮用，每日分数次饮用。感冒发热时不宜服用。

一味蜂王浆

【功效】**滋补心肾，益气养血。适用于心肾亏虚、前列腺炎、阳痿、精少不育、身体虚弱、心悸乏力、腰膝酸软、久病不愈、病后体虚等。**

【材料】蜂乳（王浆和蜂蜜按 1∶100 的比例配制而成的液体）20 克，温开水 50 克。

【做法】将蜂乳倒入杯内，再加进温开水，搅匀即成。

【用法】每日饮用 2 次，每次服用量以 20 ～ 30 克为宜。

热敷葱姜胡椒硫黄

【功效】**补肾壮阳、改善手脚冰凉等症。适用于肾阳衰微、面色惨白、四肢厥冷等。**

【材料】大葱 250 克，生姜 40 克，胡椒 15 克，硫黄 30 克。

【做法】大葱切碎，生姜、胡椒、硫黄研磨成细末，再加入碎大葱捣烂即成。

【用法】外用，贴敷于神阙及丹田穴处，每日 1 剂。

五谷炒白姜

【功效】**补肾固本，益气悦颜，延缓衰老。适用于中年人精力不足、未老先衰等。**

【材料】泡干白姜 10 克，黄豆、绿豆、粳米、赤豆、黄粟米各 250 克，芝麻 125 克，花椒 15 克，细茶 75 克，茴香 50 克，炒白盐 10 克，麦面适量。

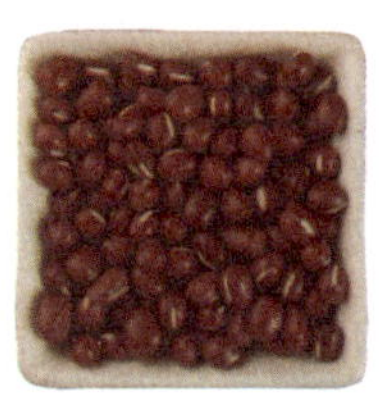

【做法】1. 将黄豆、绿豆、粳米、赤豆、黄粟米洗净，炒香炒熟。

2. 将做法 1 中的所有材料与芝麻、花椒、细茶、茴香、泡干白姜、炒白盐均研磨成细末，混合调匀。

3. 加入适量麦面，放入炒锅中，用小火炒至熟黄，装瓶密封保存。

【用法】内服，每次 3 大匙，每日 1 ～ 2 次。

槟榔蒜鳖汤

【功效】**行气补血、滋阴养颜。适用于腹部胀大、四肢肿痛、肝脾损伤、气血瘀滞、水湿不运等症。**

【材料】大蒜、槟榔各 20 克，鳖 1 只。

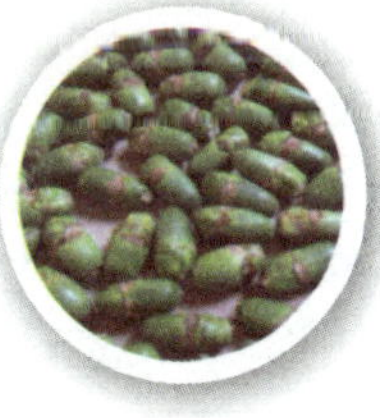

【做法】1. 大蒜、槟榔洗净，鳖去肠杂、洗净。

2. 3 种材料一起放入碗内，隔水蒸至熟酥即成。

【用法】喝汤吃肉，每日 1 次，分数次食完，5 次为 1 个疗程。

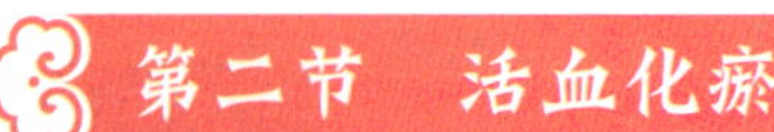

第二节 活血化瘀

虽然脉络不通、气血瘀滞会导致如疼痛、麻木、发凉、肿胀甚或溃烂、坏疽等一系列的病理变化和临床病症，但各种血管疾病又有着不同的致病原因。因此，在应用活血化瘀这一总治原则时，还应考虑到疾病的病因、病程及患者的生活环境。

葱白药酒

〔功效〕**葱白和中药调酒，可促进血液循环、活络散瘀。适用于软组织溃烂、手脚冰凉等。**

【材料】葱白12克，桑枝20克，透骨草、伸筋草各30克，白酒少许。

【做法】将上述材料捣烂，加入少许白酒调匀即成。

【用法】外用，用纱布包好贴敷，隔日1次，3～5次为1个疗程。

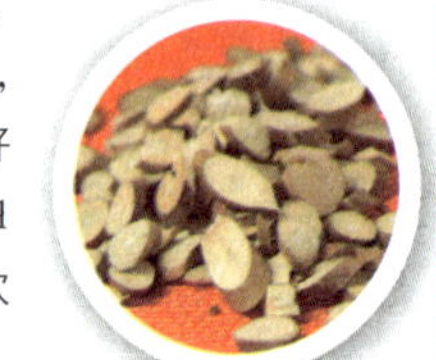

生姜两叶糊

〔功效〕**促进血液循环，起到极大的散瘀消肿、活化细胞组织的作用。适用于肢体软组织挫伤及急性关节扭伤。**

【材料】生姜3片，榕树叶、蓖麻叶各适量，浓度为75%的酒精少许。

【做法】将生姜片、榕树叶、蓖麻叶捣烂成泥，加入少许酒精调匀至糊状。

【用法】外用，贴敷于患处，外用纱布和胶布固定，每日1次，3～5次为1个疗程。

葱姜大黄泥

〔功效〕**促进血液循环、帮助消肿止痛，并活血化瘀、排出瘀毒。适用于四肢肌肉、关节扭伤或挫伤后无骨折及皮肤损伤，而局部肿痛甚至青紫者。**

【材料】姜汁9克，葱白5根，生大黄末3克，面粉适量，白酒少许。

【做法】葱白洗净，捣烂成泥；加入生大黄末、姜汁、白酒、面粉调匀。

【用法】外用，每日1次。

葱姜叶藤泥

〔功效〕**活血化瘀、消肿止痛，有助于迅速恢复软组织损伤。**

【材料】老姜6克，葱白、韭菜叶、丝瓜藤各20克。

【做法】将上述4种材料捣成泥状。

【用法】贴敷外用，隔日1次。

槟榔韭菜蒜泥

〔功效〕**通络行气、理气和胃、化瘀降逆，可治疗腹部挫伤、腹部胀满疼痛、腹内脏器破裂等严重病症。**

【材料】韭菜 30 克，胡椒 6 克，大蒜、槟榔各 12 克，白酒适量。

【做法】将上述材料混合，并一起捣烂成泥，加入白酒调匀即成。

【用法】外用，隔日 1 次，5 ~ 7 次为 1 个疗程。

干姜中药膏

〔功效〕**疏导气血、活血散瘀、消肿止痛。适用于新生儿硬肿症。**

【材料】干姜、乳香、没药、川草乌各 15 克，肉桂 12 克，丁香 6 克，当归、红花各 30 克，凡士林适量。

【做法】将上述材料一起研磨成细末，加入凡士林调制成 50% 的药膏即成。

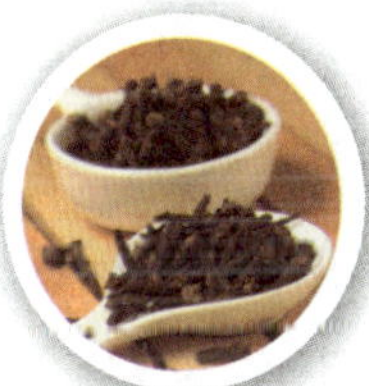

【用法】外用，每日 1 次。

蜂蜜维C橙汁

〔功效〕**尽管柑橘类的水果里 90% 都是水分，但仍然富含维生素 C、叶酸和大量的纤维，再加上蜂蜜的保健功效，能帮助体虚者保持体力，防止因气血不足而产生身体和精神上的疲劳。**

【材料】橙子 2 个，橘子、红肉葡萄柚各 1 个，柠檬半个，蜂蜜 1 小匙。

【做法】1. 将橙子、橘子洗净，各横切成 2 个半圆状，分别放入榨汁器中榨成果汁。葡萄柚洗净去皮，切成小瓣状。

2. 冰块放入玻璃杯中，倒入果汁并加入蜂蜜，调匀后饮用。

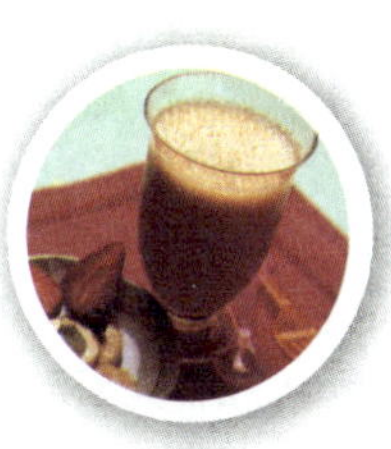

【用法】当饮料饮用，隔日 1 次。

人参蜂蜜蛋羹

〔功效〕**具有益气养血，滋阴补肾的功效。适用于阳虚、气血虚亏、手足冰凉、体质较弱者。**

【材料】枸杞子、人参各 8 克，蜂蜜 15 克，鹌鹑蛋 8 个，味精、鸡汤各适量。

【做法】1. 将人参研磨成粉末，枸杞子洗净。

2. 将鹌鹑蛋打入蒸碗内，加入鸡汤，用竹筷搅散；再加入人参粉末、味精、蜂蜜，搅拌均匀，最后撒上枸杞子，放入蒸锅，用中火蒸 10 分钟左右即成。

【用法】日服 1 剂，切忌服用过量。

第三节　益气补血

中医认为，气为人体提供了活力和能量，血在人体中负责运输养分。因此，益气养血历来就是养生保健的根本，其针对病症包括气虚、血虚和气血两虚。气虚表现为面色泛白、舌白嫩胖；血虚表现为健忘、失眠、贫血等；气血两虚则表现为心悸气短、腹中胀满作痛等。

花生赤豆枣蒜汤

【功效】**可益气养血、除湿解毒。适用于轻微中毒、寒气重、气血不足等病症。**

【材料】带衣花生米90克，红豆、大枣各60克，大蒜30克。

【做法】上述材料加适量水一起煮汤。

【用法】早、晚分服，每日1次。

姜参牛乳膏

【功效】**健脾开胃，补气养血，益寿延年。适用于脾胃功能失常、面色泛黄、骨瘦如柴、气血亏虚等。**

【材料】生姜汁120克，黄牛乳250克，人参、白茯苓各25克，红椒末0.3克。

【做法】将人参、白茯苓研磨成细末，再将生姜汁和黄牛乳一起煮。煮沸后调入人参末、白茯苓末、红椒末。用小火煮至膏状即成。

【用法】饭前服用，每日2次，每次2大匙。

隔姜艾灸

【功效】**培元固本，益气补阳，健运脾胃，提升气血，可有效缓解衰老、预防早衰等。适用于早衰、面色苍老等症。**

【材料】生姜1片，艾绒适量。

【做法】先用针在生姜上扎几个孔，放在肚脐上；然后点燃艾绒，艾灸肚脐，至局部感到舒适温热为宜，以皮肤泛红为限。

【用法】晚上9点艾灸最佳，每次3～5壮，隔日1次。

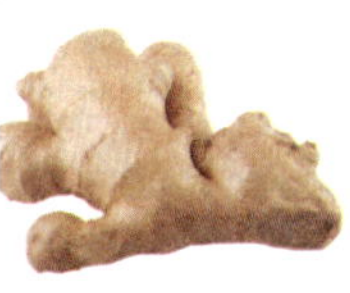

水煎五皮

【功效】**促进气血循环，消积散瘀，补充气血，使得气血充盈。适用于胸满胀痛、气血瘀滞等。**

【材料】生姜皮 3 克，刺五加、地骨皮、大腹皮、茯苓皮各 9 克。

【做法】将上述中药一起水煎即成。

【用法】代茶饮，趁热服用，每日 1 剂，5 ~ 7 日为 1 个疗程。

葱白川芎粉

〔功效〕**活气血、止疼痛、排毒素。适用于因气虚导致的头痛、精力不足、耳鸣气短、手足无力等。**

【材料】葱白 15 克，白附子 1 个，川芎 3 克。

【做法】将葱白捣烂，白附子、川芎研磨成细末，3 种材料一起调匀即成。

【用法】外用，敷于面部两侧的太阳穴，每次贴敷 3 ~ 5 分钟，每天至少 1 次。

九珍炼蜜膏

〔功效〕**大补气血。适用于年迈体弱者及患者大病后的调养。**

【材料】党参、黄芪、麦冬、枸杞子、当归、天冬各 400 克，白术 750 克，北五味子 200 克，生地、炼蜜各 500 克。

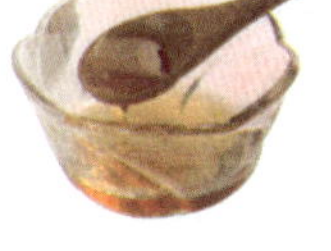

【做法】将上述材料中的前 9 味切片，洗净，水煎 3 次，过滤取汁；加入炼蜜熬煮至膏状。

【用法】白开水送服，每次 10 克，每日 2 次。

黑枣蜜饮

〔功效〕**润燥生津，养颜嫩肤。适用于消渴、烦热、食欲不振、消化不良等症；食之还可以润泽皮肤，增强体质，抵抗皮肤衰老。**

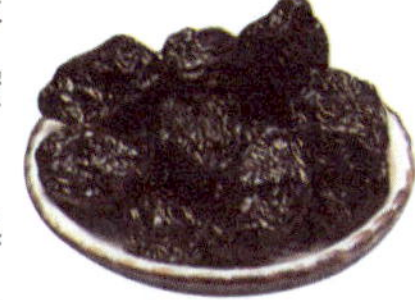

【材料】黑枣 250 克，蜂蜜适量。

【做法】将黑枣去渣洗净，放入锅中，加适量水，煮沸 15 分钟，再加入适量蜂蜜，稍煮即成。

【用法】日服 1 剂，5 ~ 7 日为 1 个疗程。

人参韭菜蜜粥

〔功效〕**具有调中补气、补血调养的功效。适用于因气血不足而导致的面色苍白无华者。**

【材料】人参 3 克，韭菜汁、生姜汁各 5 毫升，蜂蜜 50 克，粳米 100 克。

【做法】1. 将人参切片，置于清水中浸泡一整晚。

2. 将人参片连同泡参水与粳米一起放入砂锅中，大火煮开后改用小火煨，即将煮熟时，放入蜂蜜、生姜汁和韭菜汁调匀，再煮一会儿即可。

【用法】趁热服用，每日 1 剂，可分数次服用。

第四节 健胃消食

胃是对人体每天摄入的食物进行收纳、消化的器官。如果胃的消化功能减退，不仅会影响食欲，还会出现口臭等现象。其主要病症包括：断断续续有上腹部不适或疼痛、饱胀、胃灼热（反酸）、嗳气等。

菠萝嫩姜炒鸭片

【功效】健脾胃，促消化。适用于食欲不振、消化不良患者长期食用。

【材料】菠萝400克，嫩鸭肉250克，嫩姜150克，红辣椒2个，生抽、料酒、盐、味精、糖、水淀粉各适量。

【做法】1. 嫩鸭肉洗净切片，加生抽、料酒、部分水淀粉拌匀，腌一会儿。

2. 菠萝肉切片，用盐水浸过，捞出后冲净，加糖拌一下；红辣椒切小段；生抽、糖、盐、味精、水淀粉放入碗内，调成味汁；嫩姜洗净，切片。

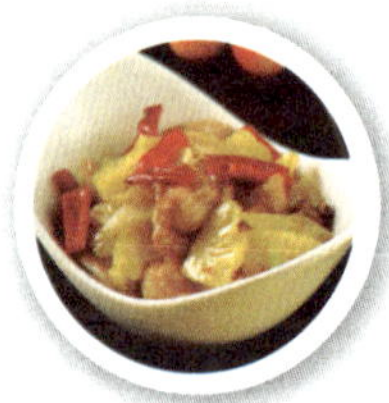

3. 鸭片下温油中滑散，捞出；锅内留少许油烧热，先下姜片炒香，再下鸭片同炒，倒入调好的味汁，放入菠萝片、辣椒炒匀即成。

【用法】日常饮食食用，随时食用。

葱醋粥

【功效】葱白和白酒有活血化瘀、散寒取暖之功效，可有效改善胃寒所致的消化不良、食欲不振等症。

【材料】葱白15～20根，香醋5～10毫升，米适量。

【做法】将葱白洗净，切小段；把米淘洗干净，放入锅内，加水煮沸；然后加入葱段，煮成稀粥，粥将熟时，加入香醋，搅匀即可。

【用法】当早餐食用，每日1次。

大葱枣汤

【功效】此汤具有开胃安神的功效，可辅助治疗神经衰弱所致的食欲不振、消化不良等病症。

【材料】葱白20根，大枣20颗，白糖适量。

【做法】葱白洗净切段，大枣洗净切半。二者一起加入水中煎煮，起锅前加适量白糖。

【用法】任意食用，每日1次，可分数次食用。

姜葱米粥拌醋

〔功效〕**开胃健脾、理气和胃、促进消化。适用于因消化不良导致的面色蜡黄无华者。**

【材料】生姜5克，带根葱白7根，糯米100克，食醋15克。

【做法】将生姜、葱白洗净切片，糯米洗净后，与生姜一起放入锅内，倒入适量清水，用大火煮沸，1分钟后，加入葱白，用小火熬成稀粥，再倒入食醋拌匀，略煮即成。

【用法】趁热服用，每日1次。

姜醋红糖水

〔功效〕**具有排毒驱寒、开胃消食的功效。适用于胃寒、胃痛、厌食等病症。**

【材料】生姜、食醋各25克，红糖少许。

【做法】将生姜洗净、切片，倒入食醋中，浸泡一夜即成。

【用法】代茶饮，每日1次。每次取5片生姜，加少许红糖，沸水冲泡后趁热饮用。

白术桂心姜丸

〔功效〕**具有调理脾胃、通利肠道、化瘀排毒的功效。适用于积食不化、胃脘疼痛、消化不良等症。**

【材料】炮姜、桂心各250克，白术500克，蜂蜜适量。

【做法】将上述材料一起研磨成细末，再加入蜂蜜，搅拌均匀，并制成丸药即成。

【用法】温水送服，每次20～30丸。

花生大枣蛋花粥

〔功效〕**此粥具有健脾和胃的功效。其中花生具有扶正补虚、悦脾和胃的作用；大枣具有健脾胃、养气血的功效；糯米可缓解脾胃虚寒病症。**

【材料】花生3大匙，大枣5颗，糯米半杯，鸡蛋2个，蜂蜜半杯。

【做法】1. 鸡蛋打入碗内，搅匀。

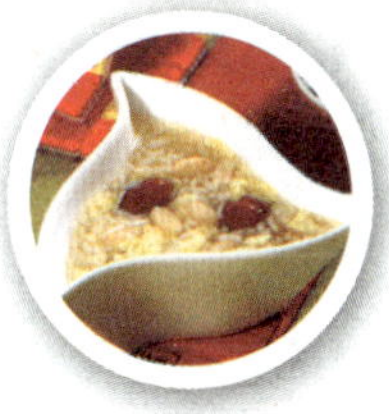

2. 花生去衣，与大枣、糯米一起下锅，并煮成稀粥，然后加入蜂蜜，随即打入蛋液，煮熟。

【用法】空腹温热服食此粥。

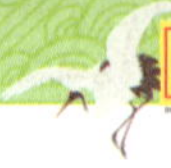

第五节　生津止渴

中医认为，津是人体阴液的一种，具有润滑、消渴之功效。当人体思虑过度、睡眠不足、说话过多时，往往会导致阴虚火旺，以致出现津液缺乏的后果，从而产生各种病症，如口干、眼干、鼻干、便秘、脱发、皮肤缺水等。

生地黄姜粥

【功效】**清热生津，凉血止血。适用于热病后期阴液耗伤、低热不退、劳热骨蒸、高热心烦、口干作渴、口鼻出血等症。**

【材料】生地黄汁 50 克，生姜 2 片，粳米 100 克。

【做法】将淘洗干净的粳米入锅煮粥，煮沸后加入生地黄汁和生姜片，用小火熬煮成粥即成。

【用法】日服 1 剂，分数次食用。不宜长期服用。

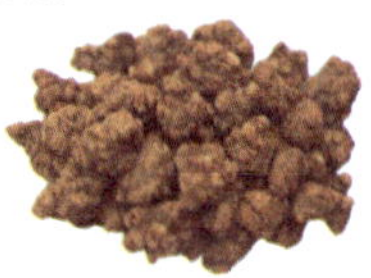

山楂蜂蜜汁拌黄瓜

【功效】**本品具有清热解毒、利水润咽的功效。适用于因口渴而出现的咽喉肿痛、口干舌燥等病症。**

【材料】嫩黄瓜 5 条，山楂 30 克，白糖、蜂蜜各 50 克。

【做法】1. 将嫩黄瓜洗净，去皮和瓤，切成细条，放入沸水中汆烫至熟。

2. 山楂洗净，加入适量水熬煮成浓汁，取汁备用。

3. 锅内倒入山楂汁，加入白糖，用小火慢熬至糖化净时，再加入蜂蜜收汁，倒入黄瓜条上，拌匀。

【用法】每日 1 次，随意食用。

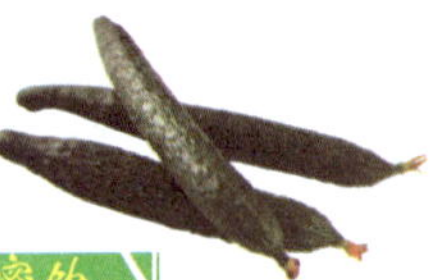

五味子蜜饮

【功效】**补气和胃、生津止渴。适用于口干舌燥、体内津液不足、气血不足等病症。**

【材料】五味子 60 克，蜂蜜 500 克。

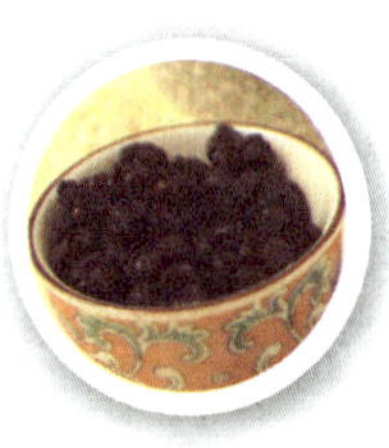

【做法】将上述材料放入炖盅内，加少许水，慢炖 1 小时即成。

【用法】温水稀释服用，每日 2 ~ 3 次，每日 10 ~ 20 克。

葡萄蜜汁

【功效】**消渴祛热、解毒除烦。适用于因热证引起的烦渴、消化不良、食欲不振、中暑、舌燥等症。**

【材料】葡萄汁500毫升，蜂蜜适量。

【做法】锅炒热，加葡萄汁，用小火熬煮至黏稠，加入蜂蜜，加热煮沸，待其冷却后即可装瓶。

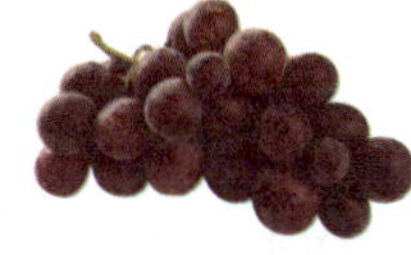

【用法】代茶饮，以热水冲泡，每次1大匙。

萝卜明矾蜜膏

【功效】**有助于健脾开胃、恢复肠胃的消化吸收功能，并改善咽干、鼻干、眼干等病症。适用于各种热证患者。**

【材料】红皮白心萝卜1000克，明矾10克（以水溶化），蜂蜜100克。

【做法】萝卜洗净，用榨汁机取汁，用大火煮开，再改用小火煎煮，至黏稠，立即加明矾水调匀，加入蜂蜜，煮沸后关火冷却。

【用法】空腹食用，每次1大匙，每日3次。

葡萄姜蜜茶

【功效】**绿茶配上姜和蜂蜜，具有消渴祛火的强大功效。适用于因烦渴导致的失眠、心悸、腹胀、口干、咽痛等病症。**

【材料】葡萄、生姜各50克，蜂蜜、绿茶适量。

【做法】1. 葡萄、生姜洗净，用榨汁机取汁备用。
2. 以沸水冲浸浓绿茶1杯，兑入葡萄汁、姜汁和蜂蜜即成。

【用法】趁热服用，每日1次，7～10次为1个疗程。

蜂蜜西红柿粥

【功效】**西红柿和蜂蜜均性凉，有利于生津止渴、祛热降火。适用于内火旺导致的津液不足病症，如口干咽肿、鼻干出血等。**

【材料】新鲜西红柿50克，葡萄干1大匙，薏米、糯米各3大匙，蜂蜜适量。

【做法】1. 将薏米泡水约4小时；糯米泡水约2小时。
2. 将浸泡好的薏米和糯米放入锅中，加入适量水，以小火熬煮至熟软成粥。

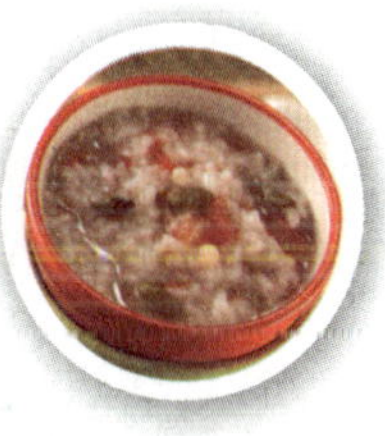

3. 新鲜西红柿洗净去蒂，切成块状，放入粥里，加入葡萄干和适量蜂蜜调匀，再焖10分钟。

【用法】早、晚服用效果最佳，每日1～2次，趁热服用。

第六节　补心安神

中医认为，“心”为神之居、血之主、脉之宗。养心安神是中医学上用以治疗神志不安的一种方法，指安定神志、蓄养精神。而神志不安就需要养心，这主要是因为神志与心、肝有着密切的关系。因此，心肝血虚或心阴不足可导致心悸、怔忡、失眠、多梦等病症。

藕蜜浓汁

〔功效〕**具有补心益肝，健脾强肾的功效。适用于心脾两虚、气血不足、肾亏所致的心悸、失眠、多梦等症。**

【材料】鲜藕 1500 克，蜂蜜适量。

【做法】将鲜藕洗净，刮去外皮，用榨汁机榨取藕汁；再加入适量蜂蜜，放入锅内，并加入少许水，用小火慢炖，熬成浓汁，冷却后装瓶。

【用法】温水调服，每日 2 次，每次 20 克。

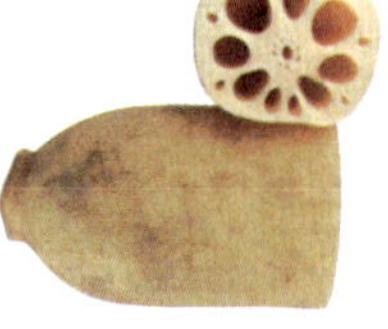

桂圆大枣甜点

〔功效〕**补肾壮阳、健脾安神，可改善和缓解肾虚遗精、女性带下、注意力涣散、面色无华、心神不宁等病症。适用于神经衰弱、失眠健忘的患者。**

【材料】芡实 50 克，桂圆肉 20 克，大枣 15 克，白果、蜂蜜各适量。

【做法】1. 将芡实用热水浸泡洗净；白果去壳，用清水浸泡后剥去外衣；大枣洗净，剔去果核。

2. 锅内放入清水和芡实，用小火煮软；加入白果、大枣，继续煮至熟透；加入桂圆肉、蜂蜜，略煮即成。

【用法】当点心任意食用。

百合蜜茶

〔功效〕**润肺止咳，宁心安神。适用于肺结核、精神恍惚的患者。**

【材料】百合 30 克，蜂蜜 20 克。

【做法】以上材料共放碗内蒸熟。

【用法】代茶饮，每日 2 次。

橘蜜花粉乳

〔功效〕**补血益气，宁心安神，促进睡眠。适用于肾亏、气血不足所致的阳痿、健忘、失眠、心悸、眩晕等症。**

【材料】鲜橘汁 500 克，花粉、蜂蜜各 30 克。

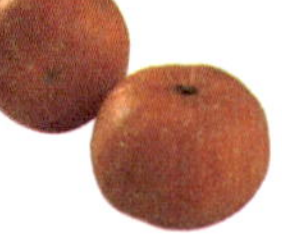

【做法】1. 将花粉放入冰箱，24 小时后取出，迅速放入 80℃的热水中，立即搅拌，再静置 24 小时，这期间搅拌多次。用棉细布过滤，制成花粉乳。
2. 加入蜂蜜，搅匀，再与橘汁混合，搅拌均匀即成。

【用法】用温水冲服，每日 2 次，每次 20 克。

二米葱姜粥

〔功效〕**此粥具有益肺宁心、调中和胃的功效。适用于失眠健忘、心烦气短、胸胁胀痛等。**

【材料】玉米粉 80 克，葱、姜共 10 克，粳米 100 克，白糖 2 大匙。

【做法】1. 将粳米用清水淘洗干净，除去杂质后放入铝锅内；玉米粉放入大碗中，加冷水融合调稀，然后倒入锅内，再加适量水。

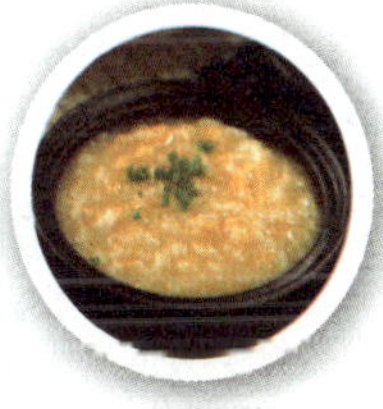

2. 将葱、姜分别洗净，葱切碎，姜切末，备用。
3. 盛有粳米和玉米粉的铝锅置于旺火上熬煮，边煮边搅动，防止煳锅，至快熟时加姜末、葱花碎、白糖调味即成。

【用法】早上服用，每日 1 次，以 10 ~ 15 次为 1 个疗程。

葱枣靓汤

〔功效〕**安神补脑，增强记忆力，镇定心绪。适用于神经衰弱、病后体虚、胸闷、失眠、记忆力低下等症。**

【材料】大枣 20 颗，带根葱白 7 根。

【做法】大枣洗净，用热水泡发；葱白洗净。大枣入锅大火煎煮 20 分钟，加入葱白，然后改用小火煎煮 10 分钟即成。

【用法】吃枣喝汤，每日 1 次，分数次食用。

百合二仁大枣蜜

〔功效〕**具有清心安神、养心润燥的功效，可以达到安神助眠的作用，对失眠伴有心烦、出汗、心悸、健忘者疗效好。**

【材料】干百合 25 克，柏子仁 10 克，酸枣仁 20 克，大枣 10 颗，蜂蜜 2 大匙。

【做法】将干百合、柏子仁、酸枣仁放入砂锅中，水煎 2 次，去渣；再加入大枣和适量的水，用小火煎煮 30 分钟，关火后再加入蜂蜜，搅拌均匀即成。

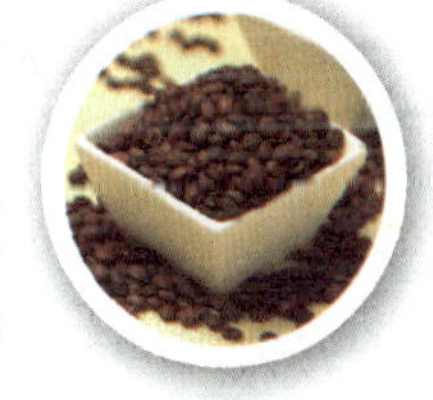

【用法】午后服用，每日服用 1 次，7 ~ 10 次为 1 个疗程。

第七节 舒筋活络

中医认为：经络的功能正常与否直接关系着气血的运行。经络不畅易诱发关节、肢体等处出现酸、痛、麻等。通经活络的目的就是打通体内瘀阻部位，确保血液畅通运行，及时为脏腑器官输送养分，保证身体的各项功能正常运行，阻止外邪进入机体，从而有效祛除疾病。

干姜红糖粥

【功效】**干姜能够驱寒活血，促进血液循环；红糖、大枣有补铁、补血功效。干姜与大枣搭配可使气血充足且通畅，从而达到通经活络的目的。**

【材料】干姜 100 克，大枣 6 颗，大米 1 杯，红糖 2 小匙。

【做法】1. 干姜洗净，切片；大枣洗净，去核，备用；大米洗净后用水浸泡 30 分钟。

2. 锅置火上，放入清水、干姜片，大火煮开后转小火，熬煮 20 分钟。

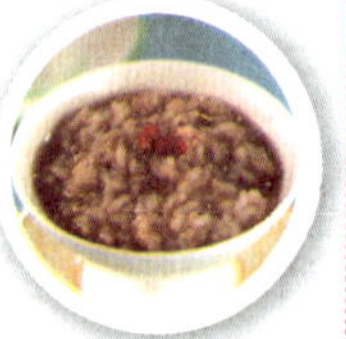

3. 将大米、大枣肉放入姜汤中，大火煮开后转小火熬煮 20 分钟，加入红糖即可。

【用法】趁热服用，每日 1 ~ 2 次。

浮小麦牡蛎蜜方

【功效】**清热解毒化瘀，促进气血循环。适用于四肢关节麻木冷痛等病症。**

【材料】浮小麦、煅牡蛎各 500 克，蜂蜜 1000 克，白糖 50 克。

【做法】将浮小麦浸泡片刻，洗净后与煅牡蛎一同倒入大瓦罐中，加冷水浸泡 30 分钟，然后用小火煎 60 分钟，滤取药液，加水复煎，合并两次药液，倒入砂锅中，加入蜂蜜和白糖，继续用小火慢熬 30 分钟，离火，待冷却后装瓶，备用。

【用法】日服 3 次，每次服 10 克，开水冲服，10 天为 1 个疗程。

韭菜仙根姜蒜糊

【功效】**通络化瘀、通利关节、舒筋活血。适用于肩周炎、腰膝疼痛、髋关节肿痛等病症。**

【材料】生姜汁 10 克，大蒜 8 克，白凤仙根 30 克，韭菜、臭梧桐各 20 克，蛋清适量。

【做法】将大蒜、白凤仙根、韭菜、臭梧桐分别捣烂，再调入生姜汁、蛋清，搅拌至糊状。

【用法】外用，隔日1次。

葱白中药煎

〔功效〕**通络散瘀、利关节，有效促进血液循环。适用于右胁痛、肝部按痛、胸胁胀满、下咽不利等。**

【材料】葱白6根，茜草9克，枳壳6克，旋复花12克，黄玉金5克。

【做法】将上述材料一起水煎，共煎2次。

【用法】内服，每隔4小时服用1次。

山药蒜姜泥

〔功效〕**通络止痛，活血化瘀，对于四肢麻痹、关节活动不利等有显著疗效。适用于胸痛实证，如气滞心胸导致的胸胁胀痛、瘀血痹闭导致的四肢酸麻胀痛等。**

【材料】大蒜2个，生姜8克，芋头、山药各60克。

【做法】将上述材料分别捣烂，并混合搅匀即成。

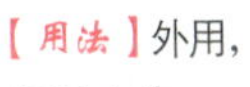

【用法】外用，隔日1次。

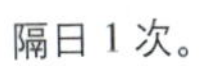

苍术黄柏姜汁

〔功效〕**温经通络，止痛除痹。适用于小儿麻痹症后期，症见患儿全身不适、四肢肌肉疼痛、肢体瘫痪、骨骼变形、肌肉萎缩等。**

【材料】生姜3片，苍术、黄柏各6克。

【做法】将上述材料水煎2次。

【用法】内服，每日1剂。

水胶姜膏

〔功效〕**水胶在生姜的作用下，具有活血温经的作用，止痛化瘀功效显著。适用于关节疼痛、屈伸不利。**

【材料】水胶30克，生姜适量。

【做法】生姜捣烂绞汁，加入水胶水煎成膏即成。

【用法】外用，每日1次。

羊骨草果姜粥

〔功效〕**活血散瘀，补肾壮阳，缓解关节疼痛，疏通气血循环，使经脉通畅。适用于肾虚腰痛、四肢酸软乏力等。**

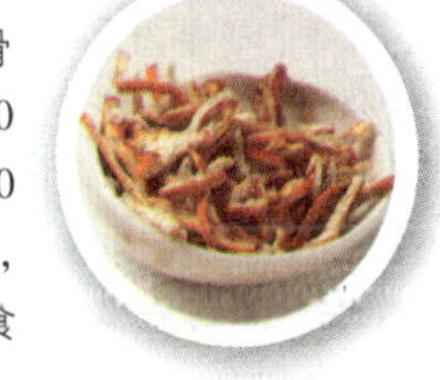

【材料】羊骨适量，生姜20克，粟米100克，陈皮5克，草果2个，食盐适量。

【做法】1. 将生姜洗净、切片，粟米洗净，羊骨洗净、捣碎，陈皮去白。2. 将生姜、粟米、羊骨、陈皮、草果放入锅内，倒入适量水，用大火煮沸后，改用小火熬成稀粥。

【用法】随意食用，可加盐调味食用。

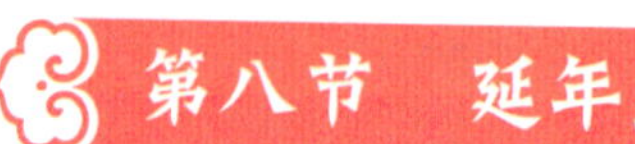

第八节 延年益寿

医学专家认为，人的正常寿命可以达到120岁，但真能活到这个年龄的人却很罕见，大部分人都因疾病而未能达到。衰老的主要原因是核酸不足，进而导致细胞染色体改变。因此，如果人们能够科学地安排饮食、锻炼身体，延年益寿的目的也是不难达到的。

核桃枣蜜酒方

〔功效〕**补肾强腰，延年益寿。适用于肾虚腰痛、膝软无力。**

【材料】核桃仁、大枣、蜂蜜各60克，杏仁、酥油各30克，白酒1500毫升。

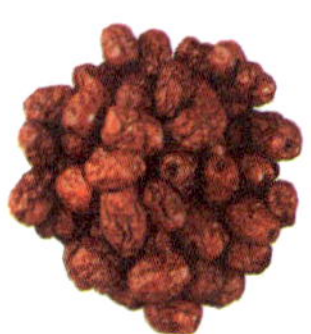

【做法】将核桃仁、大枣、杏仁洗净，干燥后研碎备用；将白酒盛入坛内，蜂蜜和酥油溶化后倒入酒坛中，调匀；再将核桃仁碎、大枣碎、杏仁碎放入酒中，密封，每日振摇1次，7天后改为每周振摇1次，浸泡21天后即成。

【用法】日服2次，每服15克，阴虚火旺者不宜服用。

牛奶蛋蜜汁

〔功效〕**滋阴润燥，养血补血，健脑。适用于养生保健，增强体力，延年益寿。**

【材料】牛奶100克，苹果2个，胡萝卜1根，蜂蜜35克，鸡蛋黄1个。

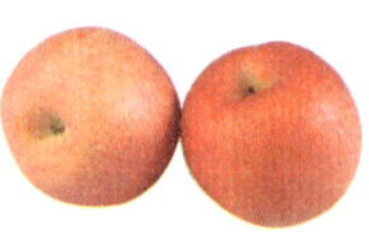

【做法】将胡萝卜、苹果洗净，苹果去核切成小块，胡萝卜切成小片，与鸡蛋黄、牛奶一同放入榨汁机中搅成果蔬汁，如果太浓可加适量凉白开调稀。蜂蜜放入杯中，倒入果蔬汁搅溶搅匀即成。

【用法】随意饮用。

黑枣姜糖酒

〔功效〕**健脾和胃，补气养颜，防止衰老。适用于脾胃虚寒、食欲不振、面色泛黄、气血虚亏、未老先衰等病症。**

【材料】生姜300克，黑枣1000克，红糖200克，黄酒1500克。

【做法】生姜洗净切片，黑枣洗净，与红糖一起放入瓶内，倒入黄酒，加盖密封，浸泡15天即成。

【用法】空腹服用，每日2次，阴虚火旺者慎服。

补精蜜膏

【功效】**补中益气，润肺健肾。适用于内环境平衡失调和适应功能不全的中老年人。**

【材料】牛髓、核桃仁、杏仁泥各120克，山药250克，炼蜜500克。

【做法】将核桃仁、杏仁泥、山药同捣成膏，加入炼蜜，与牛髓搅匀，入砂锅内沸汤熬煮成膏。

【用法】空腹服用，每次10克。

姜乳饼

【功效】**具有补肾的功效，以此抗击衰老，达到延年益寿的目的。适用于肾亏乏力、未老先衰者。**

【材料】鲜生姜1000克，面粉适量。

【做法】1. 将生姜捣烂绞汁，静置澄清，倒去上层黄色液体，留用下层白色姜乳，风干后，刮取其粉，贮瓶备用。

2. 用少许姜乳粉和适量面粉搅拌均匀，制成饼蒸熟即成。

【用法】空腹食用，每日2～3个。

海参姜汤

【功效】**滋阴养颜，强肾壮阳，润燥除湿。适用于因肾虚引起的早衰、阳痿、早泄、再生障碍性贫血等。**

【材料】生姜25克，水发海参150克，小茴香6克。

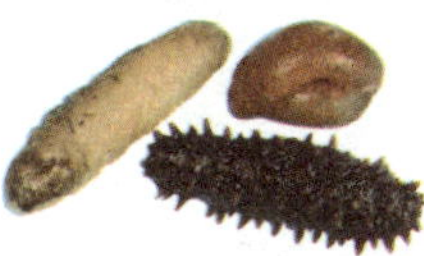

【做法】将生姜洗净，绞汁。海参洗净，加入适量清水、小茴香同煮至熟软，倒入生姜汁拌匀即成。

【用法】喝汤吃海参，隔日1次。

腰肝葱姜煲

【功效】**可助精神焕发，延年益寿，增强脑力，滋补五脏。适用于肝肾阴虚导致的头晕目花、须发早白、劳伤之症等。**

【材料】猪腰2个，猪肝200克，姜片25克，葱2根，姜汁、料酒各半大匙，盐1/4小匙，淀粉1小匙，胡椒粉少许。

【做法】1. 猪肝洗净，切成片；葱去皮洗净，切成段。

2. 猪腰剖开去白筋，用清水浸至没有异味，洗净，划上花纹切件，和猪肝同放入姜汁、料酒、盐、淀粉、胡椒粉调料中拌匀略腌一下，汆烫至熟，捞出，过冷水，沥干水分备用。

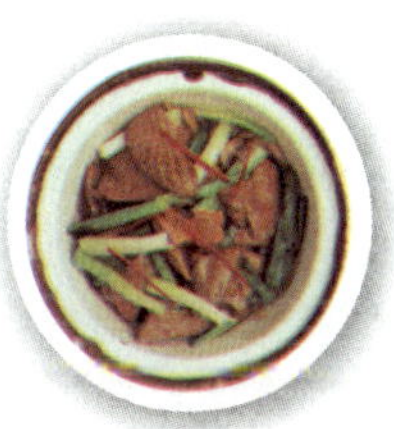

3. 烧热2汤匙油，爆香姜片和葱段，放入猪腰和猪肝爆炒，淋酒炒匀，再放入砂锅内。

4. 加入适量水，以中火盖煮片刻即可出锅食用。

【用法】日常饮食，任意食用。

第九节　增强免疫力

免疫力低下是人们生病内在的、根本的原因，是亚健康状态的表现。人体的免疫力大多取决于遗传基因，但是饮食、睡眠、运动、压力等影响也很大。免疫力低下大多会出现以下病症：身体虚弱、经常生病；生病后治疗效果不佳，疾病长期不愈。

炖蜂蜜木瓜汤

〔功效〕**补充体力，缓解疲劳，增强机体抗病能力。适用于脾虚、体弱等病症。**

【材料】木瓜300克，蜂蜜少许。

【做法】将木瓜去皮、籽，切成块状。煲锅中加水，将木瓜块与蜂蜜一起煮20分钟。

【用法】空腹趁热饮用。

芹菜蜜汁

〔功效〕**强身健体，补肾养血，益寿延年，增强免疫力。适用于健康人日常养生保健、防病强体。**

【材料】蜂王浆1克，芹菜250克，蜂蜜15克。

【做法】将蜂王浆放入洁净的玻璃杯中；芹菜洗净沥干水分，切成小段放入榨汁机中，加入少量凉开水搅拌成汁，过滤取汁，放入玻璃杯中，再加入蜂蜜调匀即成。

【用法】代茶饮，每日1次。

京糕蜜汁山药

〔功效〕**健脾补肺，固肾益精，助消化，降血糖，从而增强身体的抗病能力。适用于久病体虚、脾胃虚弱、倦怠乏力、腰痛酸软、下肢痿弱、消渴尿频、遗精早泄等。**

【材料】山药500克，京糕、蜂蜜各50克，白糖、水淀粉各适量。

【做法】1. 将山药洗净去皮，切成长2厘米的墩，沸水中汆半熟捞出，投凉后晾干。

2. 京糕切片；山药墩加适量水，先用大火烧沸，后用小火炖烂，捞出摆在碗内，上面放京糕片。

3. 锅内加蜂蜜、白糖溶成糖汁，并用水淀粉勾芡，浇在山药上即成。

【用法】当点心食用。

葱姜蒜梅粥

〔功效〕**增强抗病能力，抑制癌细胞繁殖，有助于增强免疫系统功能。适**

用于体虚、食欲不振、脾胃虚寒等症。

【材料】青葱 3 根，老姜 2 片，蒜头 2 瓣，梅干 6 个，糙米 80 克，香油少许。

【做法】1. 将青葱洗净切末，老姜洗净切丝，蒜头去膜切碎。

2. 梅干、姜丝与糙米加适量水熬煮成稀粥。

3. 在稀粥中加入葱末、蒜末与香油，搅拌均匀。

【用法】每日 1 次，分数次食用。

苍术葱姜糯米粥

【功效】**葱和姜有利于预防感冒和风寒，可起到增强抵抗力的作用。适用于鼻塞、声重、流清涕、喉痒、咳嗽、痰多稀薄等病症。**

【材料】苍术、生姜、葱白各 10 克，白糖 20 克，糯米 50 克。

【做法】1. 先将苍术、生姜一起水煎 2 次，去渣取汁。

2. 糯米煮粥，将熟时加入葱白和药汁，稍煮，加白糖调味。

【用法】温服，每日 1 次，分数次食用。

葱白豆豉汤

【功效】**祛湿散寒，提高身体的抗病能力。适用于多种寒证，如风寒感冒引起的体虚等。**

【材料】葱白 3 根，豆豉 1 小匙，大米 1 杯，盐适量。

【做法】1. 大米淘净，加 6 杯水以大火煮沸，转小火煮至米粒软透。

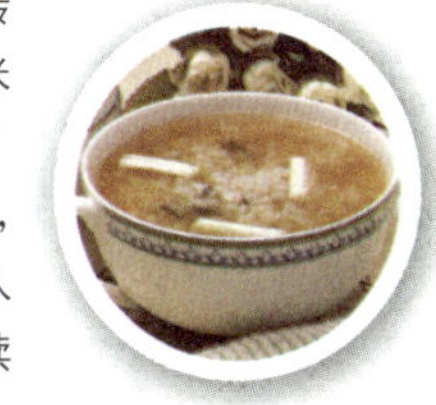

2. 葱白洗净，和豆豉加入粥中，继续煮 10 分钟，加盐调味。

【用法】温服，每日 2 次，早晚各 1 次。

全蒜苋菜汤

【功效】**强身健体，防寒取暖，提高自身的抗病能力。适用于易感冒、伤寒的体虚者。**

【材料】大蒜 8 瓣，苋菜 500 克，盐适量，枸杞子少许。

【做法】1. 苋菜洗净，切成段；大蒜洗净，去皮，备用。

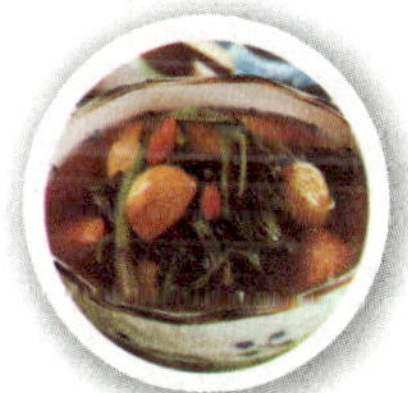

2. 锅中倒入少许油烧热，放入蒜瓣，以小火煎黄。

3. 在煎蒜的锅中加入清水，煮滚后加入苋菜。

4. 待汤再次煮滚后，撒上枸杞子，加盐调味。

【用法】趁热服用，每日 1 次，5 ~ 7 次为 1 个疗程。

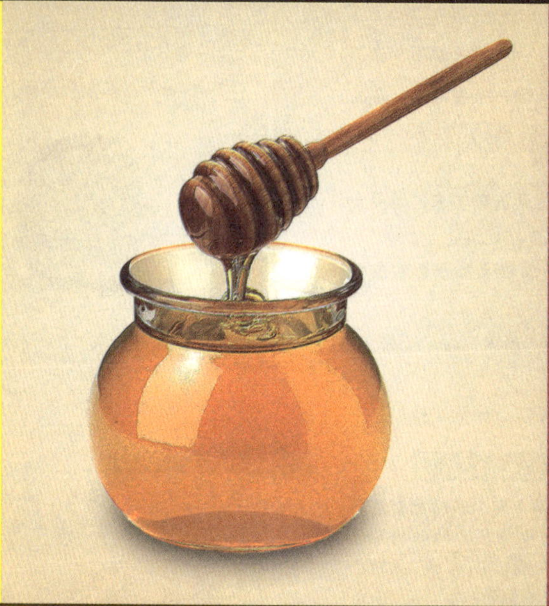

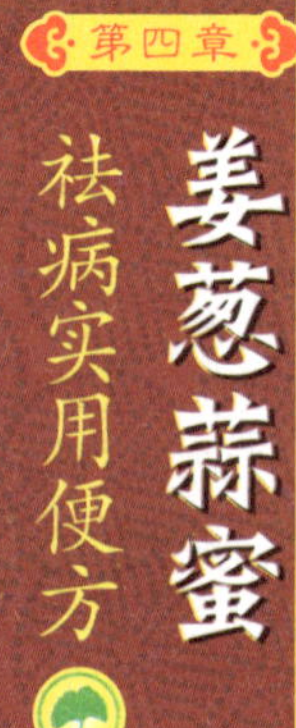

第四章

姜葱蒜蜜祛病实用便方

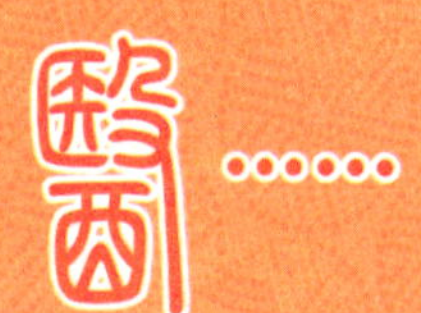

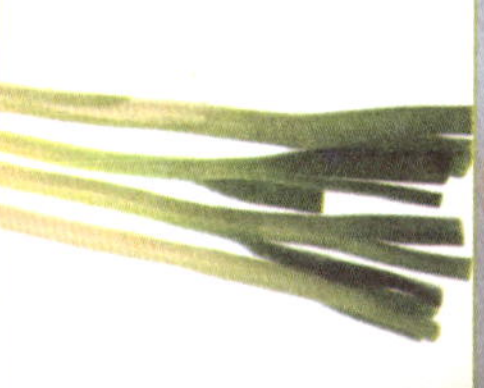

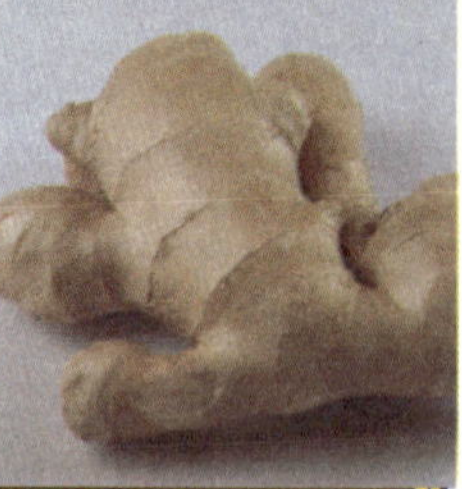

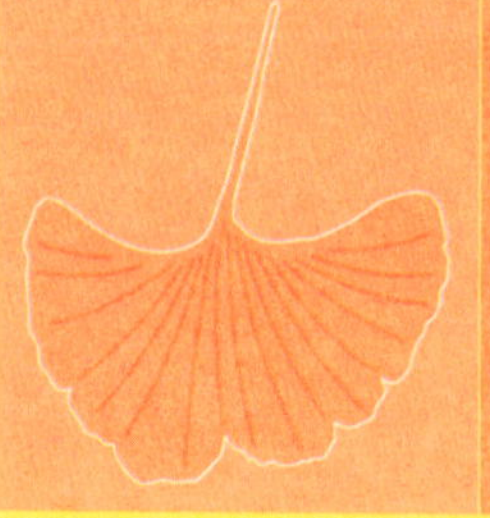

处于一定的社会和自然环境中，人体难免会出现身体和精神上的某些病痛。医院固然是疗疾首选，但是姜葱蒜蜜在大多数时候对于治疗和缓解一些小病小痛疗效显著。利用姜葱蒜蜜制成实用小便方，采用内服或外用的方式，无论是寒证、热证，还是风证、急证，都可以缓解、改善病情，甚至快速治愈。

第一节　感冒

感冒是常见疾病，由病毒或外感风寒等引起，儿童较成人发病率高，体质弱者发病率高，在寒冷季节易流行。感冒本身并无多大危险性，但感冒会降低身体的抵抗力，从而引起身体的其他问题，所以应积极防治。

姜枣红糖汤

【功效】具有温中逐寒、养血温经的功效。适用于风寒感冒初期血虚寒凝所致的女性面色无华、唇指淡白、月经量少、产后恶露不尽等症。

【材料】干姜、大枣、红糖各30克。

【做法】将干姜洗净切片，大枣洗净去核，一同入锅，加适量水，先用大火煮沸，再转用小火煮熬40分钟左右，至大枣熟烂时加入红糖，再煮几分钟即成。

【用法】饮汤吃大枣。

生姜芥菜汤

【功效】除肺气，祛痰涎。适用于风寒感冒引起的头痛、咳嗽、痰白难出、筋骨疼痛等症。

【材料】鲜芥菜500克，生姜10克，盐适量。

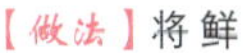

【做法】将鲜芥菜洗净切片，生姜洗净切片，一同入锅，加水1200克，煮至剩余800克，加盐调味即成。

【用法】饮汤，芥菜可吃可不吃，日服1剂，分2次服完。

神仙粥

【功效】具有发散风寒、开胃养肝、补中益气、消积解毒的功效。适用于感冒初起所致的头痛发热、怕冷、浑身酸痛、鼻塞、流涕、咳嗽、喷嚏，以及胃寒呕恶、不思饮食等症。

【材料】带须葱白7～8根，生姜、食醋各10克，糯米50克。

【做法】将葱白洗净拍破，再与淘洗干净的糯米、生姜一同加水1000克煮粥，煮至米烂加入食醋即成。

【用法】日服2次，每服1剂。喜食甜食者可加糖服用。

刺梨蜜饮

【功效】具有祛风、散寒、润燥的功效。适用于感冒引起的口渴、风寒及肺燥咳嗽等病症。

【材料】刺梨200克，蜂蜜50克。

【做法】将刺梨洗净，入锅，加适量水，煮沸，20分钟后去渣，并加入蜂蜜略煮即成。

【用法】代茶饮，每日1次，脾胃虚寒者慎食。

草鱼姜酒

【功效】**可驱寒疏风、止痛理气、通窍利咽等。适用于风寒感冒及其相关病症，如鼻塞、全身发冷、头痛、咽痛、体虚等。**

【材料】生姜25克、草鱼150克、米酒100克，盐适量。

【做法】1. 将生姜和草鱼分别洗净、切片。

2. 将250毫升清水加入锅中煮沸后放入生姜片、草鱼片和米酒，大火煮开，改用小火煮半小时，加入食盐调味即可出锅。

【用法】趁热服用，食肉喝汤，每日2次，2～3日病情即可好转。

姜蒜柠檬蜜酒方

【功效】**祛风散寒解表。适用于风寒感冒的防治。**

【材料】生姜100克，大蒜400克，柠檬3~4个，蜂蜜70克，白酒800克。

【做法】将大蒜蒸5分钟后切片，柠檬去皮后切片，生姜切片，与蜂蜜共浸泡于白酒中3个月，过滤后即可饮用。

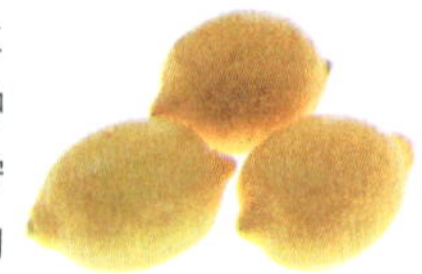

【用法】每日30克，不可过量饮用。

葱姜豆豉豆腐汤

【功效】**春季的天气变化容易引发感冒，使用姜、葱等辛温发散的食材，可以很快驱寒发汗而使感冒得到缓解和痊愈。**

【材料】豆腐1块，淡豆豉半大匙，葱白5根，生姜数片，盐适量。

【做法】1. 淡豆豉、葱分别洗净，葱白切段。

2. 油锅烧热，放入豆腐煎至表面微黄，移入汤锅，加入淡豆豉、生姜片和适量清水，用中火煲30分钟。再加入葱白段，待汤煮滚，加盐调味。

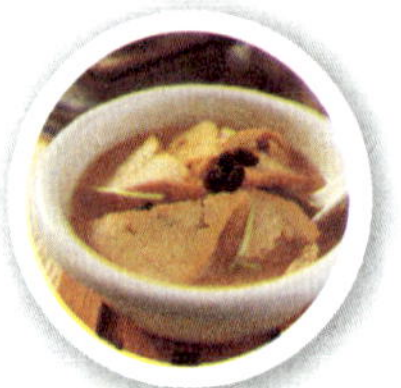

【用法】趁热饮用，每日1次。

葱豉汤

【功效】**此汤具有发散风寒的功效。适用于外感风寒、头痛、鼻塞者。**

【材料】葱30克，淡豆豉10克，姜3片，黄酒30毫升。

【做法】将葱、淡豆豉、姜片和适量水一同煎煮，煮沸后倒入黄酒煮沸2次。

【用法】喝汤，每日1次。

第二节 慢性支气管炎

慢性支气管炎是因长期的物理、化学性刺激，反复遭受病毒、细菌感染等综合因素引起的气管、支气管黏膜及其周围组织的慢性炎症。表现为经常咳嗽、咳痰或伴有喘息，每年累计3个月，连续2年以上，且有冬重夏轻的特点。中老年人较为常见。

葱姜猪肺双米粥

【功效】**猪肺与薏米搭配煮粥，具有清热利湿、补肺虚、止咳嗽的功效。适用于慢性支气管炎患者。**

【材料】猪肺500克，大米半杯，薏米3大匙，葱花、姜末、料酒各适量，盐少许。

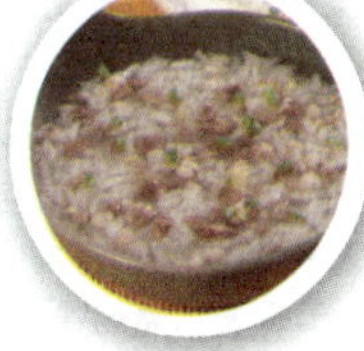

【做法】1. 猪肺洗净，放入锅中，加适量水、料酒，煮至七成熟时捞出，切成丁。

2. 大米、薏米淘洗干净，与猪肺丁、适量水一起放入锅中，并放入葱花、姜末、盐、料酒，先置于大火上煮滚，再用小火熬煮，米熟烂即可。

【用法】温服，当作早餐服用，每日1次。

蜜烤萝卜干

【功效】**消滞散瘀，益中补气。适用于肺热型慢性支气管炎。**

【材料】白萝卜1000克，蜂蜜100克，淡盐汤适量。

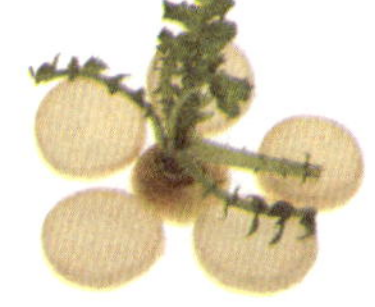

【做法】1. 白萝卜洗净切成两段，再切成手指粗的条状，浸入蜂蜜内，拌匀，1天后取出。

2. 将白萝卜条倒入平底铁锅内，摊开，用小火慢慢烤干，约烤30分钟，此间每隔3～4分钟翻动1次，防止焦底。

3. 烤干后再淋上适量蜂蜜，继续烘烤，如此反复数次，直至蜂蜜用完为止。

【用法】日服2次，每次食用2～3条，宜饭前嚼食，用淡盐汤半小碗送服，1个月为1个疗程。

茶树根姜蜜饮

【功效】**具有润肺排毒、消炎止咳的功效。适用于因感冒导致的咳喘、咽喉肿痛、支气管炎等病症。**

【材料】生姜50克，茶树根100克，蜂蜜适量。

【做法】将生姜、茶树根放入锅中，加入适量水煎煮，过滤去渣取汁，最后加入适量蜂蜜调匀。

【用法】内服，每日2次，每次20毫升。

姜参五灵脂液

〔功效〕**具有宣肺排毒、化痰消炎的功效。适用于支气管炎、咳喘不止、肺结核、痰多等病症。**

【材料】生姜、苍术、党参、五灵脂各10克，砂糖适量。

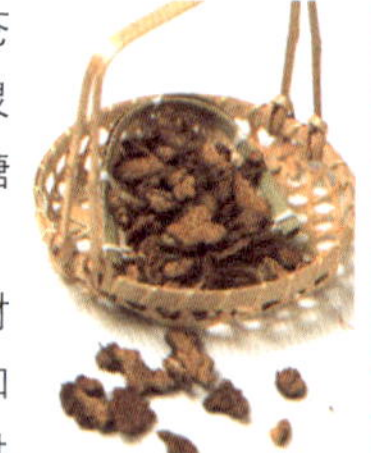

【做法】将上述材料中的前4味加水煎煮2次，过滤取汁，加入砂糖，用小火煮至浓汁。

【用法】每日3次，每次10～20毫升，1～2个月为1个疗程。

糯米川贝梨蜜

〔功效〕**川贝和蜂蜜均可清热润肺、止咳化痰。蜂蜜作为镇咳祛痰的药物，主要用于无痰或少痰的咳嗽，但川贝既能祛痰，又有抑制痰涎分泌之效，故痰多者也适用。**

【材料】水梨2个，川贝5克，糯米100克，蜂蜜、植物油适量。

【做法】1. 将水梨洗干净，去皮与核，切成小块状。

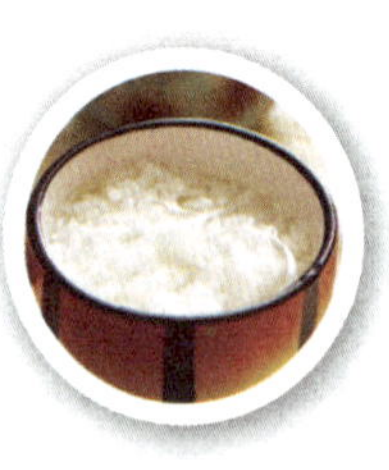

2. 将川贝与水梨块一起放入大碗中备用。

3. 将糯米洗干净，另取一个碗加入糯米与清水，放入蒸锅中蒸熟。

4. 蒸好后加入部分蜂蜜与植物油拌匀。

5. 倒入盛放水梨和川贝的大碗中，加入些许清水与剩余蜂蜜搅拌均匀。

【用法】趁热服用，每日1次，每次以20～30毫升为宜。

枇杷叶枣梨膏

〔功效〕**润肺化痰，止咳平喘，散热祛燥。适用于因肺热引发的咳嗽、支气管炎、哮喘等病症。**

【材料】枇杷叶50片，大枣250克，梨2个，莲子肉120克，蜂蜜150克。

【做法】1. 将枇杷叶加10倍的水煮沸1小时，过滤药汁，再加6倍量的水再煮30分钟，过滤药汁，除净混悬在药汁中的枇杷叶毛。

2. 将梨去皮、核，切碎，与大枣、莲子肉、蜂蜜一同放入锅内，倒入药汁，煮30分钟后翻转，再煮30分钟，用瓷罐保存即成。

【用法】趁热服用，每日1～2次，5～7日为1个疗程。

第三节 咳嗽

咳嗽是人体的一种保护性呼吸反射动作。咳嗽是异物、刺激性气体、呼吸道内分泌物等刺激呼吸道黏膜里的感受器，冲动通过传入神经纤维传到延髓咳嗽中枢引起的。咳嗽有助于排出自外界侵入呼吸道的异物或分泌物，消除呼吸道刺激因子。

萝卜橘子汁

〔功效〕**具有降气、化痰、止咳的功效。适用于咳嗽、咽喉肿痛。**

【材料】胡萝卜160克，橘子100～200克，苹果400克，蜂蜜适量。

【做法】以上前3味材料均洗净切细，放入榨汁机中榨汁，然后加入适量蜂蜜，调匀即成。

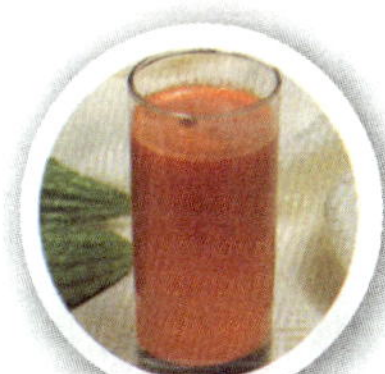

【用法】日服数次，5～7日为1个疗程。

生姜百部汁

〔功效〕**具有宣肺散寒、排毒止咳、温肾纳气的功效。适用于咳喘不止、呛咳等。**

【材料】生姜、百部各适量。

【做法】将上述材料分别捣烂取汁，取等份，煎服2次。

【用法】每日1剂，10日为1个疗程。

葱糖蛋清液

〔功效〕**具有宣表解毒、滋阴润肺的功效。适用于感冒引起的咳嗽、喑哑、咽喉肿痛等。**

【材料】葱白4根，饴糖50克，鸭蛋清2个。

【做法】将葱白和饴糖一起加水煎煮，煮沸后，倒入鸭蛋清调匀。

【用法】每日1剂，分2次温服，服后忌食酸辣。

萝卜葱姜汁

〔功效〕**本品具有温中散寒、排毒止咳的功效。适用于风寒感冒引起的咳嗽、痰多、痰湿等症。**

【材料】生姜15克，葱白6根，白萝卜1个。

【做法】1. 将白萝卜洗净、切块；生姜洗净、切碎；葱白洗净、切段。2. 白萝卜块加入适量清水煎煮；放入生姜碎、葱白段继续煎煮。

【用法】喝汤吃菜，趁热服用，每日1剂。

花生壳葱梨汁

【功效】葱白具有排毒散寒功效，有助于缓解咳嗽病症；而鸭梨具有止咳平喘功效，有利于改善和治疗感冒引起的咳嗽病症。适用于风寒感冒及其引发的咳嗽、咽喉肿痛等症。

【材料】带根葱白2根，鸭梨半个，花生壳12个。

【做法】将上述材料分别洗净，加水煎煮，煮沸10分钟后，去渣取汁。

【用法】喝汤，趁热服用，每日2次。

芥菜姜汁

【功效】具有疏风散寒、排毒止咳功效。适用于风寒引发的咳嗽、头痛、鼻塞、四肢酸痛等病症。

【材料】生姜10克，芥菜80克。

【做法】将上述材料洗净、切碎，加水煎煮。

【用法】温服，每日1剂，分2次服用，3日为1个疗程。

梨藕姜蜜汁

【功效】秋梨有清火功效，冰糖和蜂蜜有排毒泻火功效，生姜则具有滋阴功效。因此，该方能够止咳化痰、去湿败火、滋阴补肾。适用于虚劳咳嗽等。

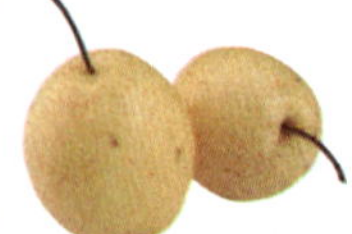

【材料】生姜100克，秋梨7个，藕500克，大枣350克，冰糖150克，蜂蜜适量。

【做法】将生姜、大枣、秋梨、藕一起捣烂取汁，将汁液下锅煮至黏稠成膏状，立即放入冰糖；待冰糖溶化后，再调入蜂蜜收汁即成。

【用法】温水送服，每日早、晚各1次，每次1～2大匙。

蒜泥蜜汁

【功效】具有驱寒止咳、平喘安神的功效。适用于小儿久咳不止等症。

【材料】大蒜头20克，蜂蜜15克。

【做法】大蒜去皮捣烂成泥，浸泡于一杯开水中，冷却后再煮1小时，调入蜂蜜搅拌均匀。

【用法】趁热服用，每日1次，5日为1个疗程。

蒜饼敷穴

【功效】具有止咳化痰、祛热除烦的功效。适用于因热证引发的剧烈咳嗽、胸膈烦闷等。

【材料】大蒜1头。

【做法】1. 将大蒜去皮，捣烂，用油类纱布包裹，压成饼状。

2. 将蒜饼敷于脚心，并选大椎、肺俞、膻中等穴位贴敷，至局部产生刺痛灼热感为宜。

【用法】外用，连敷数日，外用纱布和胶布固定。

第四节　哮喘

哮喘是一种慢性呼吸道疾病，类似于支气管炎和肺气肿，可引起胸部紧闭感和呼吸困难。但患者的这些病症并非一直存在，可因各种环境或精神因素而发作，如接触花粉、毛发、灰尘或精神紧张等。偶尔的轻度发作不要紧，但频繁、严重地发作则需要送急诊治疗。

核桃杏仁汤

【功效】具有补肾润肺、止咳定喘的功效。适用于久患哮喘、体质虚弱、气短喘促等。

【材料】核桃仁 25 克，杏仁、生姜各 10 克，蜂蜜适量。

【做法】将生姜洗净，与核桃仁、杏仁分别捣碎，一同入锅，加水 400 克，煮沸加蜂蜜，再煮沸，改用小火焖 10 分钟。

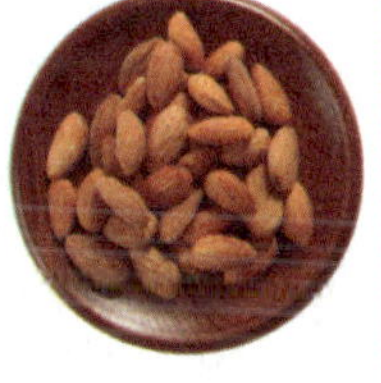

【用法】日服 1 剂，分 2 次服用，连服数月。

生姜大枣糯米粥

【功效】具有祛寒解表、化痰行水、益气调营、补脾和胃的功效。适用于寒喘患者，症见喘促气短、喉中痰鸣、痰液稀白、恶寒无汗、头痛身酸、舌苔白薄等。

【材料】鲜生姜 9 克，大枣 2 颗，糯米 150 克。

【做法】将生姜洗净、切末，再将大枣、糯米淘洗干净，与生姜末一同煮成稀粥。

【用法】日服 1 剂，分数次食用。此方适用于老年人。

荞麦蜜茶

【功效】具有润肺止喘、降气宽肠的功效。适用于各种原因引起的咳喘不止、哮喘等病症。

【材料】荞麦面 120 克，茶叶 6 克，蜂蜜 60 克。

【做法】将茶叶碾成细末，与荞麦面、蜂蜜混匀，备用。

【用法】每次取 20 克，沸水冲泡，代茶频饮。

芝麻姜蜜方

【功效】具有补肺、降气、定喘的功效。适用于哮喘病症。

【材料】炒黑芝麻 250 克，生姜、冰糖、蜂蜜各 125 克。

【做法】将生姜捣汁去渣，与黑芝麻浸拌再炒一下，冷却后与溶化混合均匀的冰糖、蜂蜜拌匀，放入容器中，备用。

【用法】日服2次，早、晚各服10克。

蜂蜜蒸金瓜

〔功效〕**可补中、润肺、生津、补血。适用于支气管哮喘、肺阴虚咳嗽、消渴等病症。**

【材料】金瓜（又名桃南瓜）500克，蜂蜜50克，冰糖适量。

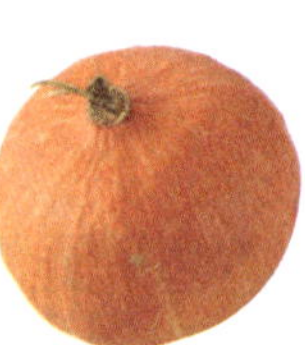

【做法】将金瓜洗净切成小块，放入大碗中，加入蜂蜜和冰糖，放蒸笼内蒸约1小时，取出即成。

【用法】趁热食用。

杏仁甘草蜜膏

〔功效〕**可清热润肺、止咳平喘。适用于肺燥热喘、肺气虚者。**

【材料】杏仁（去皮尖）30克，甘草10克，生蜂蜜120克。

【做法】将杏仁与200克水一起下锅煎煮取汁，然后加入生蜂蜜和甘草，放砂锅内慢慢熬成稀膏。

【用法】饭后服用，每次服10克，日服2次。

人参核桃汤

〔功效〕**可补肺肾，定喘逆。适用于肺肾两虚之咳嗽喘促、喘息型慢性支气管炎、慢性支气管哮喘、肺气肿等虚寒患者。**

【材料】人参6克，核桃仁25克，生姜10克。

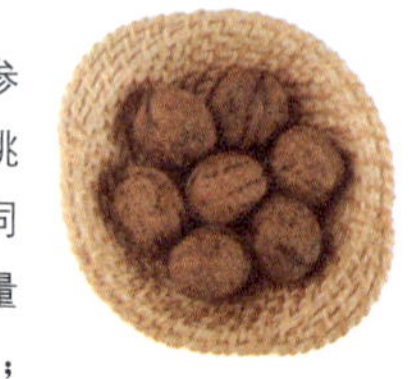

【做法】将人参洗净，与核桃仁、生姜一同入锅，加适量水，去渣取汁；药渣再加水煎煮取药汁，合并2次药汁，即成。

【用法】日服1剂，分早、晚2次温服。

蒜蛋钙粉丸

〔功效〕**具有止咳平喘的功效，可有效缓解哮喘病症，并改善过敏性体质。适用于咳喘不止的患者。**

【材料】大蒜500克，鸡蛋4个，钙粉20克。

【做法】1. 大蒜洗净切细，放入平底锅，加少许水，边煮边搅动，2小时后搅成泥状。

2. 取蛋黄，加入蒜泥中，用小火慢煮。

3. 最后加入钙粉，捏成梧桐子（7毫米）大小的丸子。

【用法】当药丸服用，每日1粒，10日为1个疗程。

第五节　肺炎

各种常见的病毒都可以引起肺炎，细菌性肺炎最常见的致病菌是肺炎链球菌。较轻的肺炎患者可以在家里治疗，保证足够的休息并食用下面的食疗方即可；重症患者则必须住院治疗。所以，请医生作出明确的诊断是治疗的前提。

百合梨蜜方

〔功效〕可润肺止咳、清热宁心。

【材料】百合60克，白梨300克，冰糖30克，蜂蜜、芡实粉各50克，豌豆10克。

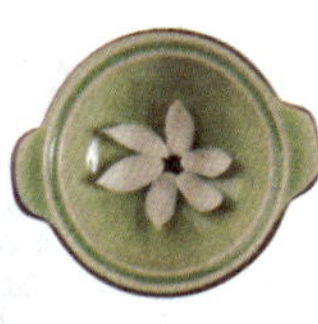

【做法】1. 将百合冲洗干净，放在小碟上加蜂蜜拌匀，上屉蒸熟取出。

2. 白梨去皮、核，切成橘瓣状。

3. 冰糖放入锅内加开水500克，使冰糖熬煮化开，再加入白梨块、豌豆，倒入蒸好的百合，开锅后用水芡实粉勾芡即成。

【用法】当点心食用，每日1次，5～7次为1个疗程。

葱姜麦子小热布袋

〔功效〕可排毒疏邪、宣肺消炎。适用于肺炎、发热、咳嗽、胸疼、呼吸困难等病症。

【材料】葱根3克，生姜、川军、枳实各9克，侧叶1把，麦子1碗，白萝卜3块，黄酒250克。

【做法】将上述材料一起压碎，并放入锅内炒热，再放入布袋。

【用法】外用，热敷于胸部，每日2～3次。

山药雪梨糯米粥

〔功效〕可消炎止痛、理气和中、止咳化痰等。适用于大叶性肺炎、肺结核、咳喘痰多、肺部疼痛、胸痛等。

【材料】干雪梨50克，山药片30克，糯米3大匙，枸杞子、蜂蜜各适量。

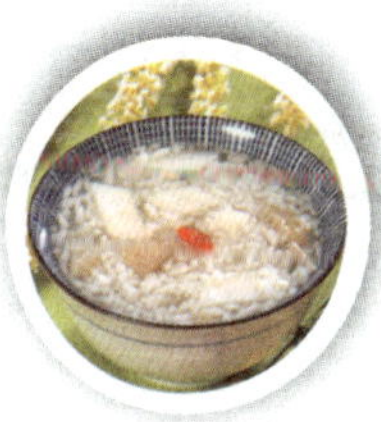

【做法】1. 山药片、糯米均洗净；干雪梨洗净，切块。

2. 山药片、糯米、雪梨块一同放入砂锅内，加适量水，煮成稀粥，放入枸杞子、蜂蜜，稍煮即成。

【用法】当作早餐食用，每日1次。

第六节　消化不良

消化不良实际上是胃部不适的表现之一，消化不良病症提示消化过程受到某些因素的干扰，比如过饱、饮酒过量、服用某种药物等。消化不良可能是偶然的，也可能是慢性持续的。消化不良本身不会致命，但其可能是由某种严重疾病引起的，因此不能忽视该病。

苹果梅酒蜜方

【功效】可健脾胃、助消化、治腹泻等。适用于因食用海鲜、生冷食物导致的消化不良，如腹泻、腹胀等。

【材料】苹果 1 个，梅酒、蜂蜜各 10 克。

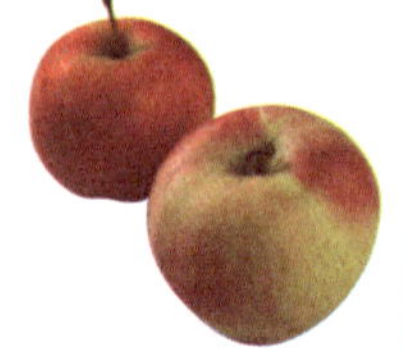

【做法】将苹果洗净去皮，榨汁，再与梅酒、蜂蜜混匀。

【用法】日服 1 剂，分早、晚 2 次服用。

金橘蜜酒方

【功效】可理气解郁、开胃消食。适用于食欲不振、食滞胃脘、咳嗽、痰稀白等。

【材料】金橘 600 克，蜂蜜 120 克，白酒 1500 克。

【做法】将金橘洗净，晾干，拍松或切瓣，与蜂蜜一同放在白酒中，密封浸泡 2 个月即成。

【用法】日服 2 次，每服 15 ~ 20 克。

蒸鲢鱼干姜

【功效】可理气和胃、健脾开胃、排毒消炎。适用于脾胃虚寒患者，如消化不良、腹泻、腹痛、痢疾等。

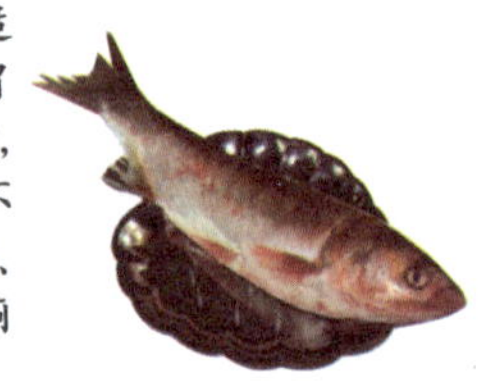

【材料】干姜 10 克，鲢鱼 1 条，盐少许。

【做法】将干姜切片，鲢鱼去肠杂、洗净、切块，撒上少许食盐腌制 20 分钟，再放入蒸锅蒸熟即成。

【用法】趁热食用，每日 1 次。

葱姜吴茱萸茶

【功效】可活血理气、健脾和胃、促进消化系统功能。适用于腹胀引起的消化不良、积食、食欲不振等。

【材料】生姜、葱白各 10 克，茶叶、吴茱萸各 5 克。

【做法】将上述材料加水煎煮 2 次即成。

【用法】口服，每日 1 剂。

第七节　呕吐

呕吐是自身的某些状况（比如患病）或外界某些因素（比如乘车）引起的，呕吐不是疾病，如咳嗽一样，是身体的保护性反射。因而，要想缓解呕吐病症，辨明引起呕吐的原因至关重要。

藤叶葱姜布袋

【功效】可排毒平肝、和胃降逆。适用于呕吐实证，多因肝胃不和、痰饮内阻、积食不化、外邪入侵所致胃部不适，如呕吐、脘腹胀满等。

【材料】带须葱白60克，老姜20克，艾叶、丝瓜藤各30克，盐适量。

【做法】将上述材料全部切碎，一起加入食盐炒热，再用布包裹起来即成。

【用法】外用，熨温中脘腹部，冷却后再炒、再熨。每次半小时。

花椒粳米葱末粥

【功效】可健脾胃、止呕吐。适用于消化不良、风寒引起的呕吐。

【材料】花椒粉、粳米各适量，葱、盐、味精少许。

【做法】将粳米淘洗干净，加水熬煮成粥。将葱切末，并将其与盐、味精加入粥中，调匀稍煮，趁热撒入花椒粉食用。

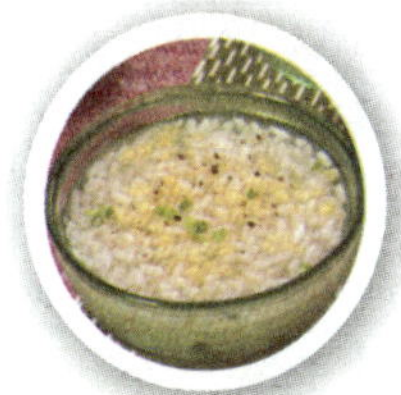

【用法】口服，每日2次。

吴茱萸蒜贴

【功效】和胃理气，止吐消食。适用于顽固性呕吐病症，如呕吐不止。

【材料】吴茱萸10克，大蒜5瓣。

【做法】将大蒜去衣捣烂；吴茱萸研磨成细末，与大蒜拌匀，揉成5分钱硬币大小的药饼即成。

【用法】外用，贴敷于两足心。

紫苏芦根粥

【功效】可清热解毒、和胃止吐。适用于湿热呕吐及胃寒导致的呕吐等。

【材料】绿豆、芦根各100克，姜10克，紫苏叶15克，蜂蜜适量。

【做法】1. 芦根洗净，切段，姜去皮，洗净，切片。

2. 把芦根段、姜片与紫苏叶一同放入锅中，加适量水煎汤，去渣取汁。

3. 绿豆洗净，与做法1中的药汁一同放入锅中煮成粥，并加入适量蜂蜜。

【用法】趁热服用。

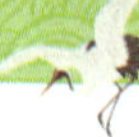

第八节　腹泻

腹泻又称为泄泻，是指排便次数增多，粪便稀薄，或泻出如水样。古人将大便溏薄者称为“泄”，大便如水注者称为“泻”。本病一年四季均可发作，但以夏秋两季多见。本病可由多种疾病引起，临床上可分为急性泄泻和慢性泄泻两类。

榛子蜜粥

【功效】**可益气血、宽肠胃。适用于脾胃虚、气血弱、泄泻等症。**

【材料】榛子、粳米各 50 克，蜂蜜 20 克。

【做法】将榛子沉水去皮，水磨取其浆汁，与淘洗干净的粳米一同入锅，加适量水，用大火烧开，再转用小火熬煮成稀粥，加入蜂蜜。

【用法】日服 1 剂，分数次食用。

木瓜蜜饮

【功效】**可滋润五脏、祛湿舒筋。适用于吐泻转筋、胃及十二指肠溃疡等症。**

【材料】木瓜 1 个，蜂蜜 50 克。

【做法】将木瓜洗净，去皮、去籽后切成小块，放入锅中加入适量水，烧煮至熟后加入适量蜂蜜，改用小火煮 20 分钟左右，即可出锅。

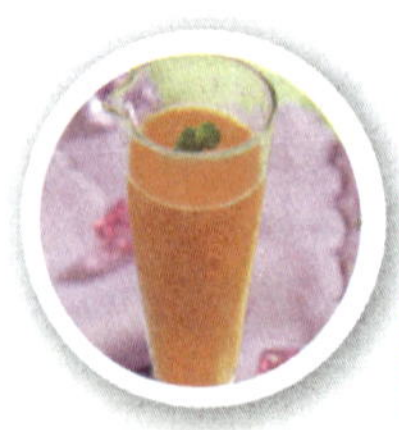

【用法】趁热服用，每日 1 次，可分数次服用。

姜茶末

【功效】**可温中解毒，止痛止泻。适用于诸多寒证，如胃寒、腹痛、泄泻等。**

【材料】干姜 60 克，茶叶 120 克。

【做法】将上述材料晒干，研磨成细末，贮瓶备用。

【用法】每日 2 ~ 3 次，每次 3 克。

葱白两叶泡脚

【功效】**可调理肠胃、解毒止泻。适用于寒证、湿证和急证等，如暴泻、肠鸣、腹痛等。**

【材料】葱白、艾叶、食盐各 20 克，臭椿树叶 60 克。

【做法】将上述材料全部放入锅中，用水煎煮即成。

【用法】趁热洗双脚，每日 2 次，早、晚各 1 次。

伏龙肝姜蒜灸

【功效】**具有温中和胃、解毒化瘀、止泻止痛等功效。适用于久泻不止。**

【材料】大蒜、大枣各12克，生姜6克，伏龙肝30克。

【做法】将上述材料一起捣烂成泥，贴敷于肚脐或腹部，再用艾绒温灸。

【用法】外用，每日2次，早、晚各1次。

蒜糖烤薯

【功效】**可健脾胃、止泄泻、促消化等。适用于因脾虚、肾虚或水饮留肠而导致的泄泻不止，也可以治疗腹痛、肠鸣、完谷不化等病症。**

【材料】独头蒜3个，红糖30克，红薯1个。

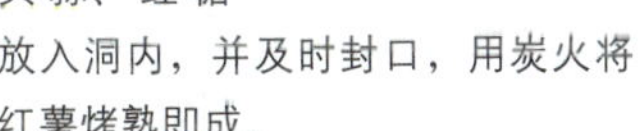

【做法】先将红薯挖个小洞，再将独头蒜、红糖放入洞内，并及时封口，用炭火将红薯烤熟即成。

【用法】每日1剂，分2次服用。

生姜醋蛋方

【功效】**可健脾温中。适用于风寒引起的腹泻。**

【材料】生姜15克，鸡蛋3个，米醋15克，盐、葱各适量。

【做法】先将鸡蛋打入碗中，生姜切碎，加适量的盐、葱等调味品，混合搅匀，用油煎炒成鸡蛋饼，将熟时加入米醋即成。

【用法】当点心吃，随意食用。

生姜大枣茶

【功效】**可温中散寒，益气补中。适用于寒证引发的泄泻。**

【材料】生姜30克，大枣10克。

【做法】将上述材料炒至微焦，加水煎汤。

【用法】代茶饮，每日1剂。

益母草姜蜜汁粥

【功效】**具有健胃、发汗、去湿、杀毒等功效。适用于寒性体质者及遭受寒湿引起的肠鸣腹泻者。**

【材料】益母草汁、蜂蜜各半大匙，生地黄汁、藕汁各40克，粳米半杯，生姜汁少许。

【做法】1. 粳米淘洗干净，与适量水一同放入锅中煮粥。

2. 待粥熟时，加入益母草汁、生地黄汁、藕汁、生姜汁、蜂蜜，煮成稀粥。

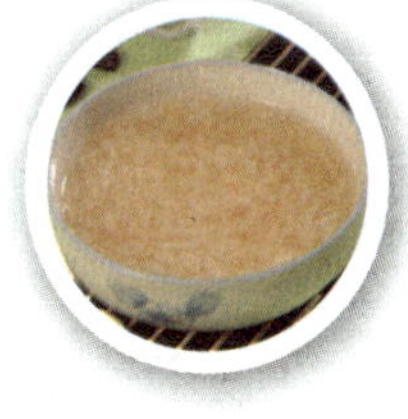

【用法】温服，每日1次，早上或晚上服用效果最佳。

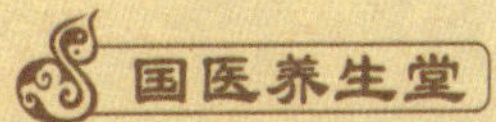

图解 刮痧拔罐祛百病

本书编委会◎主编

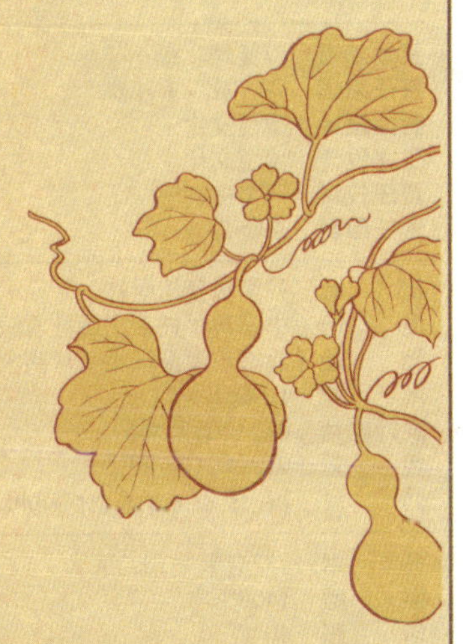

科学普及出版社

·北 京·

图书在版编目（CIP）数据

图解刮痧拔罐祛百病 / 本书编委会主编. -- 北京：科学普及出版社, 2025. 5. --（国医养生堂）. --
ISBN 978-7-110-10953-3
Ⅰ. R244-64

中国国家版本馆CIP数据核字第2025SZ7016号

策划编辑　卢紫晔　崔小荣
责任编辑　齐　放　曹小雅
封面设计　博悦文化
正文设计　博悦文化
责任校对　邓雪梅
责任印制　李晓霖

出　　版　科学普及出版社
发　　行　中国科学技术出版社有限公司
地　　址　北京市海淀区中关村南大街16号
邮　　编　100081
发行电话　010-62173865
传　　真　010-62173081
网　　址　http：//www.cspbooks.com.cn

开　　本　787毫米×1092毫米　1/32
字　　数　1400千字
印　　张　40
版　　次　2025年5月第1版
印　　次　2025年5月第1次印刷
印　　刷　小森印刷（天津）有限公司
书　　号　ISBN 978-7-110-10953-3 / R · 941
定　　价　300.00元（全20册）

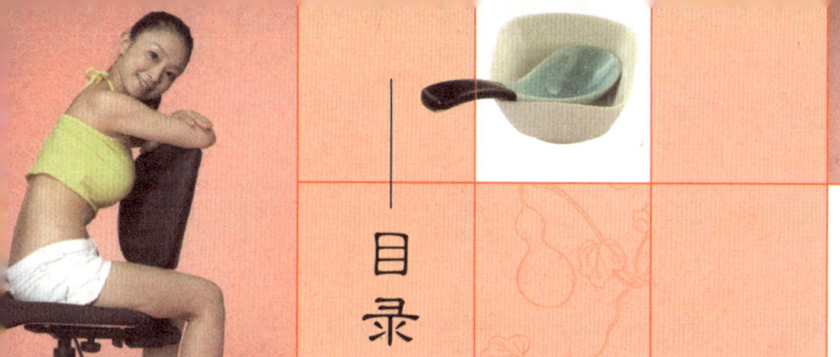
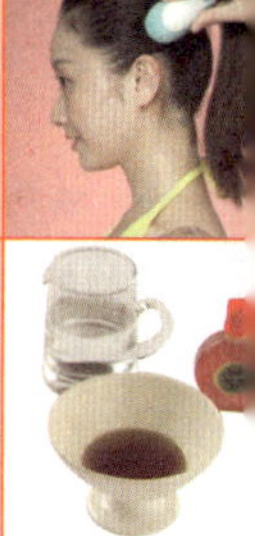

目录

第一章 了解刮痧与拔罐

第一节 源远流长、经济实用的自然疗法......2
第二节 刮痧的常用工具及介质......4
第三节 拔罐常用罐具及其他辅助用具......7
第四节 刮痧的操作方法......11
第五节 拔罐的操作方法......15
第六节 刮痧的操作步骤......19
第七节 刮痧的常用体位和部位......21
第八节 拔罐的常用体位和部位......23
第九节 刮痧的禁忌和注意事项......25
第十节 拔罐的禁忌和注意事项......27

第二章 刮痧、拔罐祛百病

第一节 感冒......29
第二节 支气管哮喘......31
第三节 支气管炎......32
第四节 肺炎......34

第五节　咳嗽............................35
第六节　慢性胃炎...................37
第七节　消化性溃疡..............38
第八节　胃下垂......................40
第九节　便秘...........................41
第十节　细菌性痢疾..............43
第十一节　胆囊炎、胆石症....44
第十二节　慢性肝炎..............46

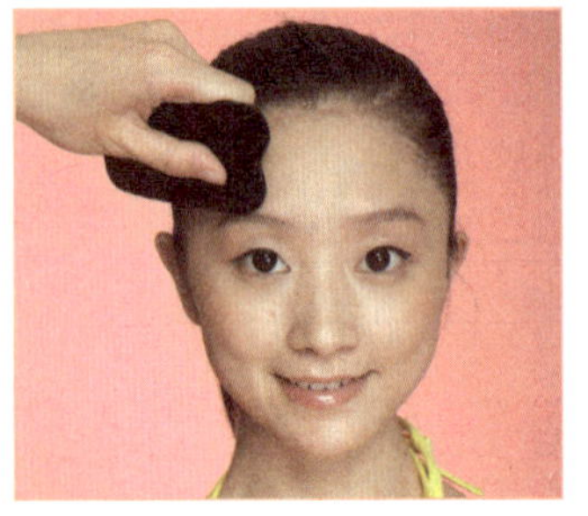

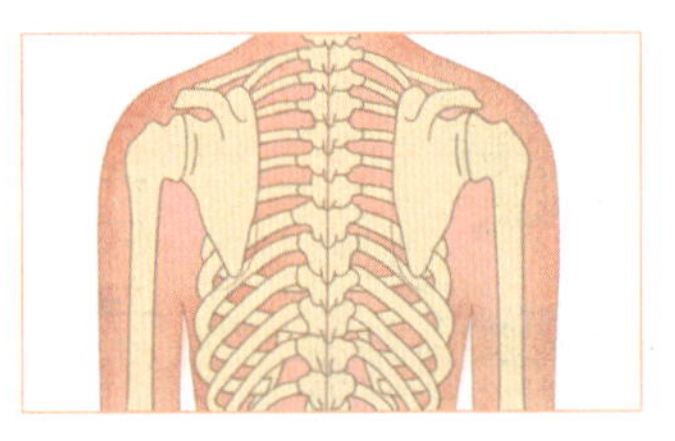

第十三节　肥胖症..................47
第十四节　糖尿病..................49
第十五节　高血压..................50
第十六节　心绞痛..................52
第十七节　慢性肾炎..............54
第十八节　偏头痛..................55
第十九节　神经衰弱..............57
第二十节　癫痫......................58

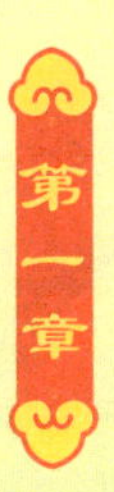

了解刮痧与拔罐

刮痧和拔罐是一种传统又经济实用的自然疗法，备受广大群众青睐。本章对刮痧和拔罐的历史渊源、常用的工具和介质、基本操作方法和步骤、常用的体位和部位、禁忌和注意事项等做了系统的概括和介绍，可以帮助读者科学地掌握刮痧和拔罐的常识，从而为自己和家人的健康保驾护航。

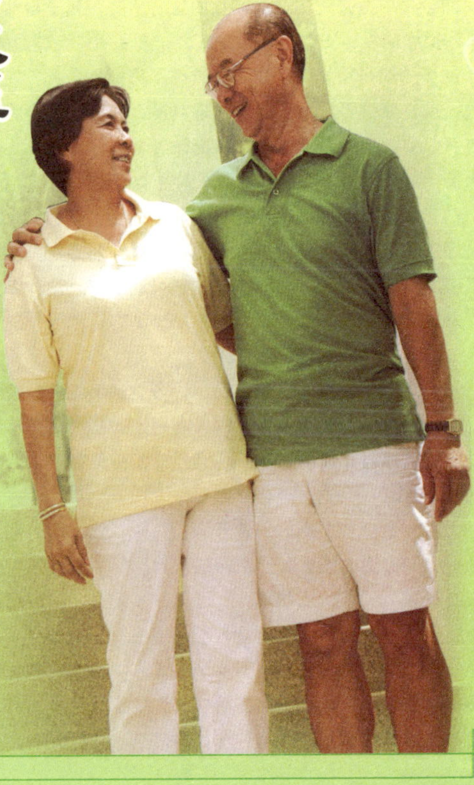

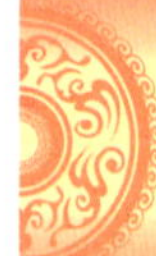

第一节 源远流长、经济实用的自然疗法

刮痧——源远流长的宝贵遗产

刮痧是中医文化中源远流长的宝贵遗产，属于自然疗法，其具有历史悠久、操作简便、安全可靠等特点，一直受到广大群众的青睐。

刮痧一般是用光滑的硬物器具或刮痧板等工具，在人体皮肤的特定部位进行反复摩擦等一系列良性物理刺激，通过刮拭经络，使皮肤表面出现瘀血点、瘀血斑或点状出血，从而改善局部气血循环，达到祛除邪气、活血化瘀、舒筋理气、清热解毒、开窍益神等功效。

刮痧的历史可以追溯到远古时期。远古人类在用火取暖时，偶然发现被火烤到的身体某些部位，有气血循环舒畅的感觉。渐渐地，人们又发现用烤热的石器刺激身体的某些部位，可以治疗风湿、瘀青、肿毒等病症，且效果显著。于是，当时的人们就把这种方法称为“砭石治病”。这就是刮痧法的最初存在形式和萌芽阶段。

到了青铜器时代，人们制作出许多更加精细的针灸和刮痧器具，如钱币、针、铁棒、铜钱等。当时的人利用这些器具在患者皮肤表面的相关经络部位反复摩擦，直到皮下出现红色或紫色瘀斑，以达到驱邪祛病、理顺经气等目的。

之后，刮痧就广泛地流传开来。在宋、元、明时期的中医经典著作里就有不少刮痧治病的记载。刮痧法在当时的中医典籍中被称为“戛掠”，古人注解说：“戛，历刮也。”可见，戛就是刮的意思。到了清代，对于刮痧的描述则更为详细。例如，郭志邃在《痧胀玉衡》中说：“刮痧法，背脊颈骨上下，又胸前胁肋两背肩、臂痧，用铜钱蘸油刮之或用刮舌抿子脚蘸香油刮之；头额、腿上痧用棉纱线或麻线蘸香油刮之。”另外，当时人们对刮痧的作用和疗效也有了具体研究，在当时的许多医学书籍中都可以找到相关文字。

如今，刮痧得到了更好的推广和发展，许多医学专家对刮痧进行了系统的分析和科学的研究。他们从传统刮痧中受到启发，不断探索和实践，将刮痧方法和中医经络腧穴知识结合起来，同时对传统的刮痧器具和方法进行改进和完善，制作了更加精美耐用的刮痧板等刮痧工具，在刮痧操作的同时，采用了水、润滑油等具有疏经活络、消炎镇痛的刮痧介质，使传统刮痧发展成为现代循经走穴的经络刮痧。中医根据不同患者的病情刮拭经络腧穴，可起到调血行气、疏通经络、祛瘀活血的功效。

拔罐——广为流传的妙方

拔罐是我国广为流传的治病防病妙方。拔罐以罐为主要工具，利用火焰燃烧、蒸汽、抽气等造成罐内负压，使罐吸附于人体穴位，同时通过热力和外力在身体部位上的刺激，使其产生瘀血，从而贯通全身经络，促进气血循环，达到治疗目的。

拔罐一直颇受广大患者的欢迎。古人用兽角做罐治病，所以拔罐在当时被称为“角法”。

随着医疗技术的不断发展，拔罐的种类、用具及操作方法等也在不断创新。例如，拔罐的用具从古老的兽角、竹筒演变为如今的陶瓷罐、玻璃罐、抽气罐、电磁罐等；操作方法也从单一的留罐法发展为走罐法、闪罐法、针罐法、药罐法等。另外，拔罐的治疗范围也逐渐扩大，已经可以用来治疗上百种疾病。

拔罐以其简单实用、疗效显著等特点，在民间广为流传，是治疗疾病的妙方。

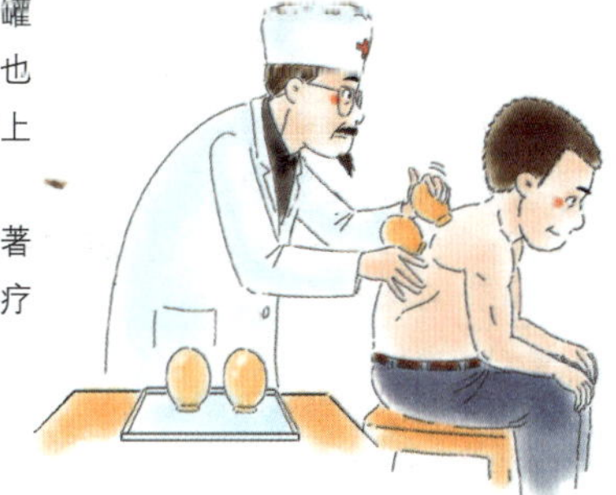

拔罐是治疗疾病的妙方

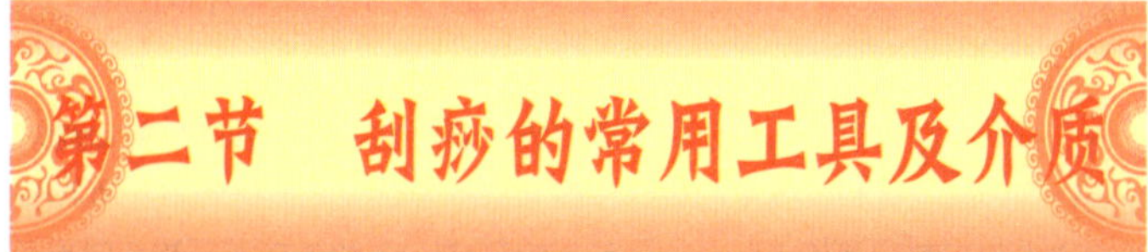

第二节　刮痧的常用工具及介质

刮痧的常用工具

在日常刮痧过程中，我们离不开刮痧工具。中医刮痧器具是在中医气血、经络学说的指导下，通过对人体穴位及经络的局部刺激，利用经络的传导功能和双向调节作用来扶助正气，驱除体内的风、寒、湿、热、毒等病邪，达到祛瘀活血、疏通经络、扶正祛邪的保健功效。常用的刮痧工具主要有后文几种。

□特制刮痧板——水牛角

水牛角刮痧板是刮痧的主要工具，其形状各异，集多种功能于一体。水牛角本身是一种中药，具有行气、活血和润养等作用。水牛角制成的刮痧板常做成不同形状及不同厚薄。将其施于人体，不但具有显著的治疗效果，还避免了金属类器具所造成的疼痛、皮肤损伤、静电等不良反应，深受患者喜爱。

□硬币

硬币取材方便快捷，可分为铜质、铝质两种。铜质的铜钱、铜板，是常用的刮痧工具，一般要选取边缘较厚且没有残缺的大铜钱或铜板。铝质硬币因边缘有齿痕，因此刮痧时力度要特别轻，以防刮破皮肤。

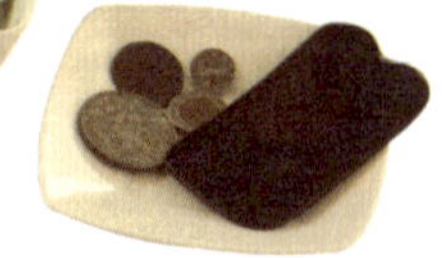

刮痧板、硬币、药匙常用的刮痧工具

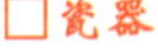

□瓷器

一般选用边缘较厚且光

滑无破损的瓷碗、瓷酒杯、瓷汤匙等作为刮痧工具。用其边缘，边蘸水或植物油，边在患者身体的特定部位上刮抹，以刮出紫黑色的痧点为宜。

□药匙

此用具在医院的药房里最常见，也是较理想的刮痧工具。

□有机玻璃纽扣

有机玻璃纽扣是现代较常用的一种刮痧工具。它取材方便、清洁消毒处理容易。一般情况下，应该选用边缘光滑、较大的纽扣，便于拿捏。

□棉纱线、头发

将适量的棉纱线或头发捏成一团，蘸取适量的植物油或润滑剂从上至下刮擦。此用具常用于刮拭头面部和婴幼儿皮肤。婴幼儿的皮肤，尤其是头面部的皮肤较柔嫩，操作时力度要适当。

□蚌壳

蚌壳为沿海或湖泊地区渔民常用的一种刮痧工具。一般选取边缘光滑或磨成钝缘的小蚌壳，使用时，施术者持蚌壳边蘸水或植物油，边在患者身体的特定部位上刮抹，以刮出紫黑色的痧点为宜。

国医小课堂

怎样挑选合适的刮痧板

现在市面上的刮痧板多为长方形，其边缘光滑，四角钝圆。刮板的两长边，一边稍厚，一边稍薄。薄面用于人体平坦部位的治疗刮痧，厚面适宜于按摩保健刮痧，刮板的角适合人体凹陷部位的刮拭。例如，适合经络和全息两种刮拭方法的刮痧板，一侧短边为对称的圆角，其两角除适用于人体凹陷部位刮拭外，也适合用于脊椎部位及头部全息穴区的刮拭。

刮痧的常用介质

刮痧介质作为刮痧工具与人体表面之间的润滑剂，可减少刮痧的阻力，增强刮痧的疗效。刮痧时使用刮痧介质还可以方便刮拭，保护皮肤免受工具擦伤。如果在介质中添加某些成分，还可增强治疗效果。所以，刮痧介质的应用越来越广。常用的刮痧介质有以下几种。

□水剂

家用凉开水是刮痧的常用介质，如果患者在发热，也可用温开水或白酒。白酒具有活血祛寒、散瘀消积、通经疏络之效，可以增加刮痧的疗效。

□油剂

油剂主要指常用的香油或其他植物油。天然植物油经提炼、浓缩调配而成，具有活血化瘀、促进血液循环、扩张毛细血管、促进出痧等功效。如果运用某些对症的药物作为介质（如红花油等）进行刮痧治疗，则更能充分发挥刮痧的疗效。

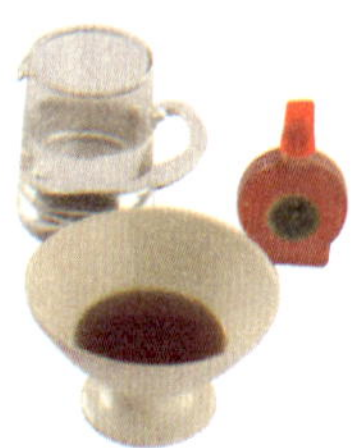
水剂、油剂为刮痧的常用介质

此外，液体石蜡、滑石粉等也是常见的刮痧介质，其主要起润滑作用。

国医小课堂

选择安全有效的润滑剂

如果在刮痧介质中添加一些中草药成分，对病症的治疗效果会更明显。如在菜油中添加白芷、红花、麝香、白术等，具有消毒杀菌、活血止痛等功效。

如果有条件，最好选择具有清热解毒、活血化瘀、消炎镇痛作用的专用润滑剂，这样刮痧会更安全有效。

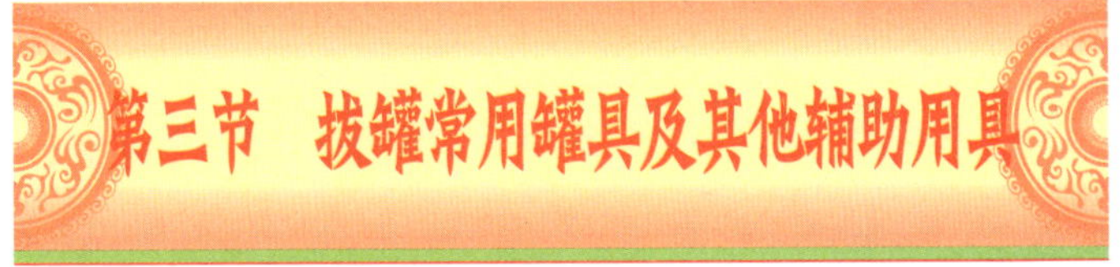

第三节　拔罐常用罐具及其他辅助用具

五种拔罐常用的罐具

传统中医常用拔罐治疗各种疾病，拔罐不仅可以疏通经络、祛瘀活血、消肿止痛、排毒泻火，还可以调整人体的阴阳平衡，同时有消除疲劳、增强体质的功效。如今，拔罐越来越普及，越来越多的人喜欢通过拔罐治疗各种疾病。

采用拔罐防病治病首先离不开罐具。罐有很多种，比如玻璃罐、陶罐、竹罐、橡胶罐等，甚至家中常用的罐头瓶也可用于拔罐。但科学的治疗还是应该使用陶罐、玻璃罐、竹罐、抽气罐、多功能罐等。

□陶罐

陶罐一般用陶土烧制而成，罐的两端比较小，中间略大，形如鼓状，底比较平，依据口径大小，其型号也有不同。这种罐的特点是吸力大，但因为罐体较重，所以携带很不方便，而且易碎。

□玻璃罐

玻璃罐是用耐热玻璃加工制作而成的，形状如球，罐口平滑，包括大、中、小三种型号。玻璃罐的优点是质地透明，使用时可以直接、清楚地观察到罐内皮肤的充血、瘀血等变化，医生可以更好地掌握拔罐治疗的程度。但是使用时要格外小心，以免罐体破碎。

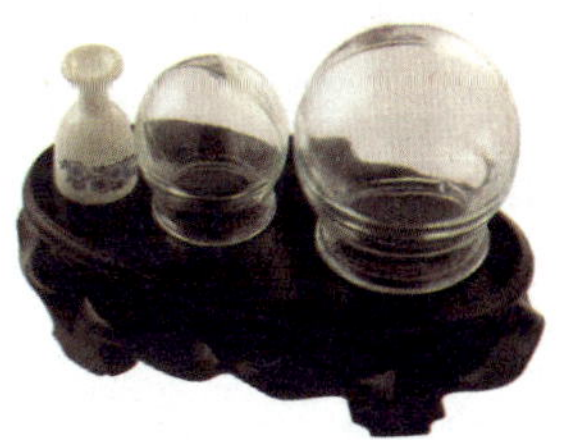

玻璃罐是常用的拔罐工具，日常用的陶瓷酒杯也是好用的拔罐工具

□竹罐

竹罐多用直径3～5厘米且坚固无损的

竹子制成。制作时，先将竹子截成6～10厘米的竹筒，一端留节作底，另一端制作成罐口。随后进行去皮、取圆、锉底、作细、见光、磨口、水煮、取膜等工艺，制成管壁厚度为2～3毫米、中间呈腰鼓形状的竹罐。其优点是取材方便、制作简单、价格低廉、不易摔碎，适宜药煮；缺点是易燥裂、易漏气、吸着力小。

□抽气罐

抽气罐的优点是可以避免患者烫伤，操作方法简单，但缺乏火罐的温热刺激。抽气罐一般分为连体式与分体式两种，按照功用分，则可分为注射器抽气罐、橡皮排气球抽气罐、电动抽气罐、空气唧筒抽气罐等。

空气唧筒抽气罐多为带活塞嘴的透明塑料罐，分为大、中、小3种型号。配有外接抽气唧筒，使用时需将抽气唧筒与罐嘴对接，将罐扣于施治部位，同时根据患者需要随时调整罐内负压。这种罐具有轻巧透明、可以时刻观察罐内情况、负压可随时调节、不易破碎等优点。

电动抽气罐就是将罐与电动吸引器连接，如“经穴电动拔罐治疗仪”等。这种罐的优点是可以避免烫伤、操作方法简单易学、负压的大小可以随时调整等。使用者将罐具连接到测压仪器，就可以随时观察负压情况。

空气唧筒抽气罐一般有多种型号，可以根据不同需要进行选用

□多功能罐

相比之下，多功能罐的设计结构不同，功能和种类也各不相同。有些多功能罐附有凹斗，可以依据治疗需要放入所需的药液或药末，施治时药物可慢慢敷布于治疗部位，从而提高疗效。这种多功能罐罐口厚圆，并有特殊设计的罐嘴，附着于皮肤时可不吸肉，特别适合走罐法，容易吸着于不易着罐的部位，如颈下、腋下等特殊部位。有些多功能罐，主要结构是用橡胶压制而成，具有一定的弹性，同时罐内顶部有一个与罐体连为一体的圆形小杯，杯内装有一块特别的永磁体。治疗时，将其吸着于腧穴处，使罐内的磁体贴聚或悬浮在腧穴上，在负压、磁场的共同作用下，达到镇

痛、平喘、消炎、镇静、降压、减肥和强身的功效。

多功能罐的优点是操作十分简便，只需用手挤压罐体即可使其吸附于施术部位，缺点是吸附力不强。

拔罐的四大辅助用品

拔罐除了单纯的用罐进行治疗，还可以准备一些常用的辅助用品，如燃料、消毒清洁用品、润滑剂、针具等。

□燃料

酒精是拔罐过程中经常要用的燃料。拔罐时，一般要选用浓度75%～95%的酒精，如果身边没有酒精，可用度数稍高的白酒代替。酒精作为燃料的优点是热能高，火力旺，能迅速消耗罐内空气，增强拔罐的吸附能力，而且盖罐后火能迅速熄灭，不易烫伤皮肤。

纸片也是拔罐中较为常用的一种燃料，一般要选择薄的易燃纸，不宜选用厚、硬及带颜色的纸，这是因为其燃点低，热力不够，容易影响排气。用纸片做燃料的缺点是如果不小心把没有燃烧完全的纸灰溢出，容易烫伤皮肤，所以要谨慎使用。

□消毒清洁用品

拔罐前，要对器具和拔罐部位进行消毒，特别是在刺络拔罐时必须对针具和穴区进行严格消毒，以防细菌感染。所以，拔罐前要准备一些消毒清洁用品，比如棉签或酒精脱脂棉球，这些用具在拔罐时还可用以燃火、排气。另外，拔罐前还需准备一些纱布、医用胶布、烫伤药膏等，以应对操作失误导致的皮肤烫伤。

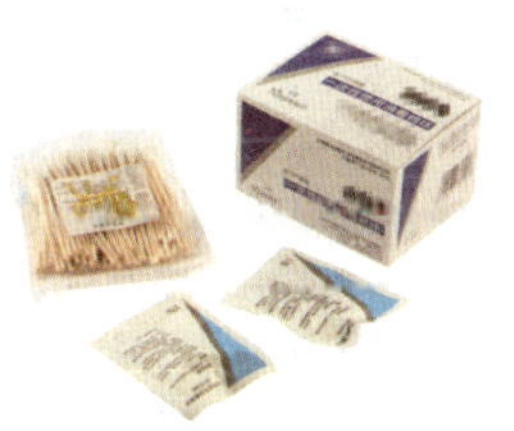

棉签和酒精脱脂棉球是拔罐常用的清洁用品，用以清洁皮肤和罐具

□润滑剂

润滑剂可以润滑皮肤，增加吸力。常用的润滑剂包括凡士林、植物油、液状石蜡等。还有一些润滑剂有药用疗效，如红花油、松节油、按

摩乳等，具有活血止痛、消毒杀菌的功效。润滑剂不仅可以提高治疗效果，还有保护皮肤免受烫伤的作用。

□针具

在拔罐治疗过程中，有时会用到针罐、刺血罐、抽气罐，所以，操作者还需要准备三棱针、皮肤针、注射器、针头小眉刀、粗毫针、陶瓷片、滚刺筒等针具。其中，最常用的就是三棱针和皮肤针。

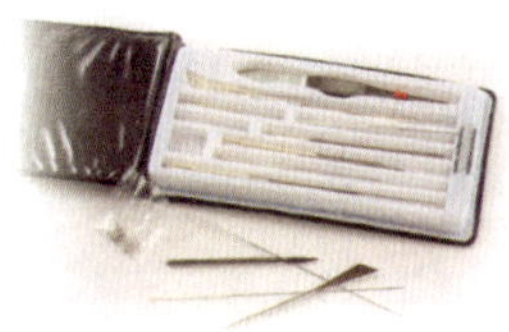

三棱针、皮肤针等是刺络拔罐的常用器具，用前要注意消毒

国医小课堂

家庭拔罐的注意事项

随着科技的发展，罐具配用治疗仪越来越多。如罐内安装刺血器，可在拔罐时接通电源，增加拔罐的温热效应，称为电热罐。另外，还可将红外线治疗仪、紫外线灯管、磁铁等装入罐内，形成红外线罐、紫外线罐、磁疗罐等。

如果在家中治疗，身边又没有特制罐时，可选用代用罐。家中最为常用的代用罐就是玻璃罐头瓶，还有杯子、小口碗等。橡胶罐在家庭中用的较多，它使用方便，用手一捏，即可吸附。但由于它没有用火，治疗效果要差一些。

罐有许多种，但无论用哪一种，一定要注意选用瓶口光滑、无破损的罐，以免伤及皮肤。拔罐前，如果要走罐，就需准备润滑剂等；使用药罐时，应当备好需用的药品；在刺络拔罐时必须对针具和穴区进行严格消毒，以防感染。

拔罐具有操作简便、易于掌握、器具经济、疗效迅速、使用安全、无副作用等优点。但在使用之前，一定要做好准备工作，备好需要的罐具和辅助用品，做到有备无患。

第四节　刮痧的操作方法

刮痧就是用蘸有刮痧油的刮痧工具在患者皮肤上来回摩擦，以达到防病治病的目的。刮痧的操作方法主要分为持具操作和徒手操作两大类。

持具操作

持具操作主要包括刮痧法、挑痧法和放痧法等。

□刮痧法

刮痧法根据应用不同，分为直接刮法和间接刮法两种。

直接刮法是用刮具直接接触患者皮肤，在体表的特定部位反复进行刮拭，直至皮下呈现紫红色痧痕或痧点为止。该法是刮痧疗法中最常用的一种方法。一般情况下，患者取坐位或俯卧位，操作者先用热毛巾擦洗患者被刮部位的皮肤，然后均匀地涂上刮痧介质，最后操作者持刮痧工具，在需要刮拭的部位进行刮拭，直到刮出出血点为止。

间接刮法是先在患者将要刮拭的部位放一层薄布，再用刮痧工具在布上刮拭。间接刮法可以保护皮肤，适用于儿童及年老体弱、高热、中枢神经系统感染、抽搐等患者。操作时，操作者先用热毛巾擦洗患者需要刮拭部位的皮肤，并均匀地涂上刮痧介质，再在患者的刮痧部位放上干净的薄布或手绢，最后右手持刮痧工具，在手绢或薄布上朝一个方向快速刮拭，每处可刮拭20～40次。一般刮10次左右，掀开手绢或薄布检查一下，一旦皮肤呈现暗紫色即可

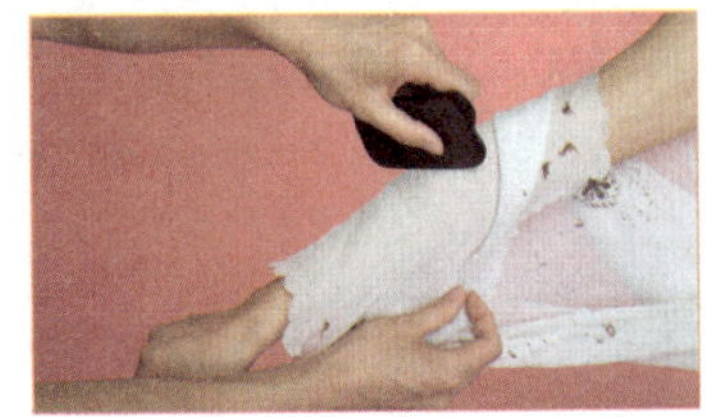

间接刮痧法

停止刮拭，然后再换另一处继续刮拭。如果患者闭眼不睁、轻度昏迷或高热不退，可加刮两手心、两足心及第七颈椎上下左右四处，每处加刮50次左右即可。

挑痧法

挑痧法也称挑痧疗法，是指用针刺挑病人体表的一定部位，以达到治疗疾病的方法，通常用于治疗暗痧、宿痧、郁痧、闷痧等病症。操作时，先用酒精棉球消毒针具和要被挑刺的部位；然后在挑刺的部位上，用左手捏起皮肉，右手持针，对准皮下有青筋的地方，轻快地刺入并向外挑，挑破皮肤0.2～0.3厘米后，再深入皮下，挑断皮下白色纤维组织或青筋。每个部位挑3次后，随即用双手挤出暗紫色的瘀血，反复5～6次；最后用消毒棉球擦净瘀血，敷上纱布，最好用胶布固定。

放痧法

放痧法又称刺络疗法或刺血疗法，它与挑痧法基本相似，但此法刺激性更强烈，多用于发热患者及重症急救。本法主要用于治疗各种重症痧病和痧毒淤积阻滞经脉的病症。其操作方法是用消毒好的三棱针、皮肤针等快速点刺皮肤血脉，放出毒痧以治疗疾病。

通常情况下，本法可分为速刺法与缓刺法。速刺法是操作者迅速地刺入0.2～0.3厘米深，然后挤出少量暗血，主要用于人中、金津、玉液等穴位。缓刺法是操作者缓缓刺入0.2～0.3厘米深，然后缓缓退出，挤出少量暗血，适用于肘窝、腘窝及头面等部位。

国医小课堂

刮痧操作方法的注意事项

挑痧法和放痧法在针刺前要用酒精棉球局部消毒，以防感染；针刺时患者不可过于紧张，出血也不可过多，放血后治疗部位要按压止血；过饥、过饱及出血后不易止血的患者一般应禁针；血虚、低血压患者及孕妇均应慎用。

放痧法具有清泄痧毒、通脉开窍、急救复苏等功效。放痧可使血流加速，瘀血和痧毒从血液里被放出，病情会迅速好转。

徒手操作

徒手操作主要包括揪痧法、扯痧法、挤痧法、拍痧法、点揉法等。

□揪痧法

揪痧法的具体方法如下：操作者五指屈曲，用食、中指的第二指节对准揪痧部位（也可用拇指、食指对捏揪痧部位），把皮肤与肌肉挟起，然后瞬间用力向外滑动再松开，这样一挟一放，反复进行，并连连发出“叭叭”的声响。同一部位可连续操作6～7遍，至被挟起部位的皮肤出现痧痕为宜。

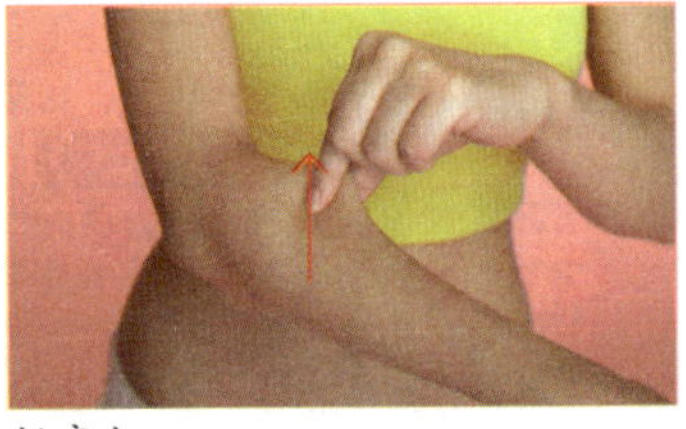

揪痧法

□扯痧法

扯痧法是指操作者用大拇指与食指用力扯提患者需要扯痧的部位，使小血管破裂，至出现暗紫色的痧点为止的手法。其主要应用部位有头部、颈项、背部及面部的太阳穴和印堂穴等。

□挤痧法

挤痧法指的是操作者用两手食指、拇指或单手食指、拇指，在治疗部位用力挤压，至出现紫红色的痧斑为止。此法也可与放痧法、挑痧法配合使用，效果更好。

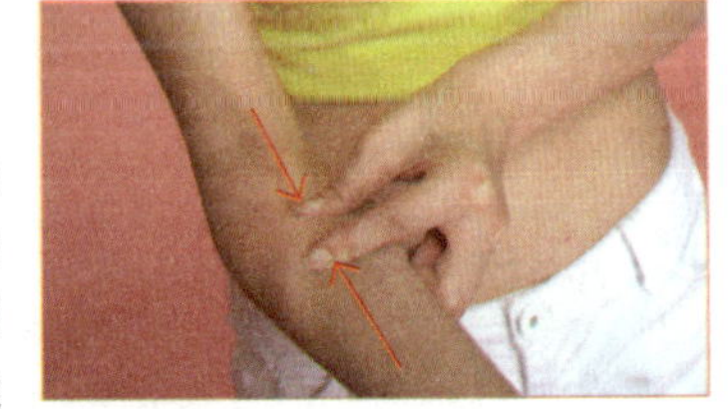

挤痧法

□拍痧法

拍痧法是用虚掌拍打或用刮痧板拍打体表需要治疗的部位，适用于痛痒、胀麻的部位。进行拍痧时，首先手持刮痧板，蘸上润滑剂，然后在患者体表的特定部位进行拍打，至皮下出现痧痕为止。拍痧时要求用力均匀，一般采用腕力，同时要根据患者病情和反应调整拍动的力度。

□点揉法

点揉法是用手指在人体需要治疗的部位或穴位上进行点压，同时做画圈或旋转式的揉动，此法主要用于头面部、腹部、肢体关节部及手足部等。操作时，操作者用拇指、食指、中指指端按压在施治穴位或部位上，用力施压在人体皮肤和穴位上，由轻到重，动作要灵活，持续3～5分钟，以患者感觉酸胀和皮肤微红为度。点揉法常与刮痧法配合使用，一方面可以弥补刮痧疗法的不足，另一方面可起到增强疗效的作用。

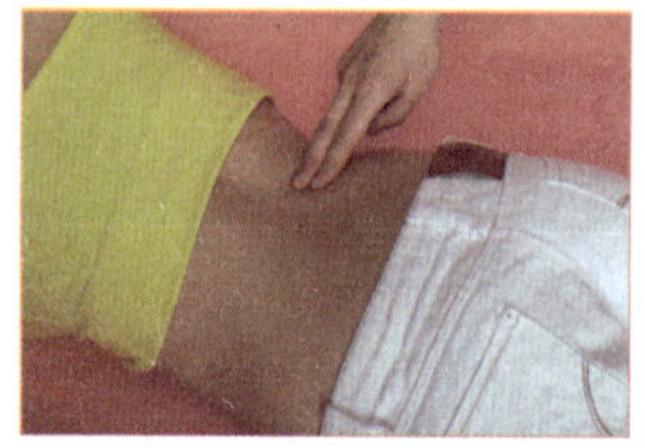

点揉法

国医小课堂

刮痧的补泻手法

刮痧可以分为补法、泻法和平补平泻法。

补法、泻法、平补平泻法是根据刮痧的力度和速度来区分的。一般来说，补法的刮拭力度小，速度慢，能激发人体的正气，舒缓血气。此法多用于年老体弱、久病重病的患者。泻法的刮拭力度大，速度快，能疏泄病邪、去火平气。此法多用于年轻体壮的人或急病患者。平补平泻法则介于补法和泻法之间。不同手法的运用要根据患者的病情和体质进行。

通常情况下，刮痧补泻手法的应用要由机体的状态、穴位的特性等因素决定，其中机体的状态是手法运用的首要决定因素，同时，穴位的选择也会对刮痧效果产生影响。如刮拭足三里、关元穴，可以补虚；刮拭肩井、曲池穴，可以泻实。

第五节　拔罐的操作方法

拔罐的操作方法，是指待罐体吸附于皮肤之后，根据患者体质和病情的需要，对于特定皮肤部位采取不同的操作手法，以改变罐体对机体部位的刺激力度和范围，从而达到养生保健、强身祛病的功效。拔罐的方法多种多样，按照排出罐内空气的介质，可分为火罐法、水罐法、抽气罐法等；按照拔罐的方式，可以分为走罐法、闪罐法、留罐法、刺络拔罐法、药罐法等。治疗时可以根据病情选择拔罐的具体方法。

按排出罐内的空气介质分类

□火罐法

火罐法又叫拔火罐，是拔罐操作方法中较为常见的一种，其利用燃烧时火焰的热力排出罐内空气，从而形成负压，然后将罐吸附在皮肤上。其中常用的排气方法有闪火法、投火法、贴棉法、架火法、滴酒法等。

◎闪火法

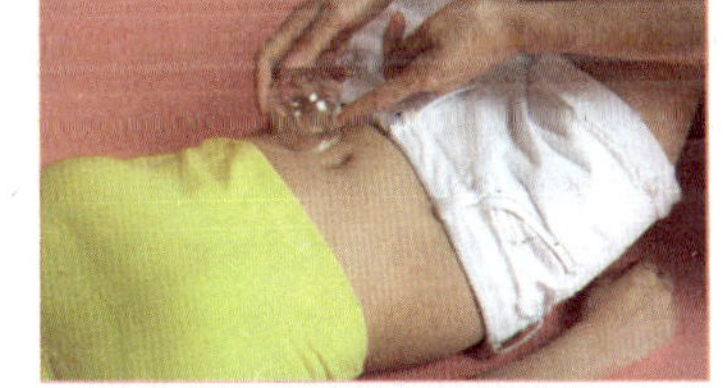

闪火法是一种常用的拔罐方法

本法特别经济实用，深受患者喜爱。一般先用稍粗的铁丝，一头缠绕石棉绳或线带，做好酒精棒。用酒精棒蘸取95%的酒精，用酒精灯或蜡烛燃着，将带有火焰的酒精棒一头，往罐底一闪，使罐内产生负压，马上撤出，并且迅速将火罐扣在拔罐的部位上，即可吸住。此种方法罐内无燃烧物，可避免烫伤，且适用于各种体位。所以，闪火法是常用的一种拔罐方法。

◎**投火法**

本法适用于侧面横拔部位。操作者先将酒精棉球或纸片点燃，燃着后投入罐内，趁火力达到最旺时，迅速将火罐扣在拔罐的部位上。这种方法吸附力很强，但由于罐内有燃烧物质，火球一旦落下很容易烫伤皮肤。通常情况下，为了避免烫伤，应将薄纸卷成纸卷、纸条，燃烧到1/3时投入罐里，然后将火罐迅速扣在选定的治疗部位上。

投火时，不论使用纸卷，还是纸条，都必须高出罐口3厘米，这样等到燃烧3厘米左右后，纸卷和纸条仍能斜立罐内一边，火焰便不会烧伤皮肤。另外，初学者最好在患者拔罐部位涂点水，让其吸收热量，以保护皮肤。

◎**贴棉法**

本法适用于侧面横拔部位。首先取0.5～1厘米长的脱脂棉一小块，将其四周拉薄，然后蘸取少量酒精，将脱脂棉压平贴在罐内壁中下段或罐底，最后用火柴点燃，将罐子迅速扣在选定的部位上就可以了。该法操作比较简单，但用此法需要注意棉花蘸取酒精不宜过多，否则燃烧的乙醇滴下，容易烫伤皮肤。

◎**架火法**

本法适用于仰卧、俯卧姿态，施用于大面积部位和四肢肌肉的平坦处。首先，准备一个不易燃烧且能传热的块状物，直径2～3厘米，如瓶盖、小酒盅等(其直径要小于罐口)，放在拔罐的部位上，然后在上面放置一小块酒精棉球，点燃后将罐子扣上就可以了。这种方法的吸附力也较强，但操作时要注意避免将瓶盖或小酒盅打翻，以防皮肤烫伤。

◎**滴酒法**

本法适用于各种体位。首先，在火罐内滴入1～3滴酒精，将罐子转动一周，使其均匀地布于罐壁上。然后，点燃罐内的酒精，并且迅速将罐子扣在拔罐的部位上。使用这种方法时，一定要注意滴入的酒精应适量，如过少则不易燃，过多则会滴下灼伤皮肤。

□水罐法

水罐法是利用热水使罐内温度升高，形成负压，从而使罐吸附在皮肤上的拔罐治疗方法。根据用水的方式不同，该法可以分为贮水罐、水煮罐和水蒸气罐。贮水罐可采用火罐罐具或抽气罐罐具，水煮罐或水蒸气罐宜用竹制罐罐具。水罐法常与走罐法、药罐法等配合使用。水罐罐具的操作方法一般分水煮法和蒸汽法。

◎水煮法

首先，将竹罐放在沸水中煮1～3分钟，然后用消毒筷子或镊子将罐口朝下夹出，口向下把水甩干净，迅速投入另一手所持的毛巾中，把水吸干，立即扣在需要治疗的部位上，即可吸附于皮肤上。扣罐之后，要把竹罐扣压在皮肤上约半分钟，待其吸牢。

◎蒸汽法

蒸汽法是利用水蒸气熏蒸竹罐，将其内部气体排出的方法。首先，要先将水壶内的水煮沸，水最好不要太多，通常不宜超过半壶。同时在壶嘴处用硬质橡胶管连接，使水蒸气从壶嘴喷出。然后将竹罐口对准喷气口1～2分钟，随即扣在需要治疗的部位上，用手扣压半分钟，待其吸牢即可。本法操作既简便又安全，但在使用时要注意不能使罐口在喷气口待太久，以免因温度过高而烫伤皮肤。

□抽气罐法

抽气罐法是指直接抽出罐内空气，使罐内形成负压的拔罐方法。操作时，先将罐紧扣在需要治疗的穴位上，将注射器从橡皮塞处刺入罐内，抽出罐内的空气，产生负压，从而使抽气罐吸附在皮肤上。也可以用橡皮囊排气罐，只要将罐安放在需要吸拔的部位上，并用手握紧装在罐子上的橡皮囊，排出囊内空气，然后松手，使罐内空气吸入囊内，便能将罐子牢牢吸附在皮肤上。该法多以留罐方式为主，一般留罐时间宜控制在10～15分钟。该法的优点是可以避免烫伤，操作方法便于掌握，负压的大小可以自行调整。

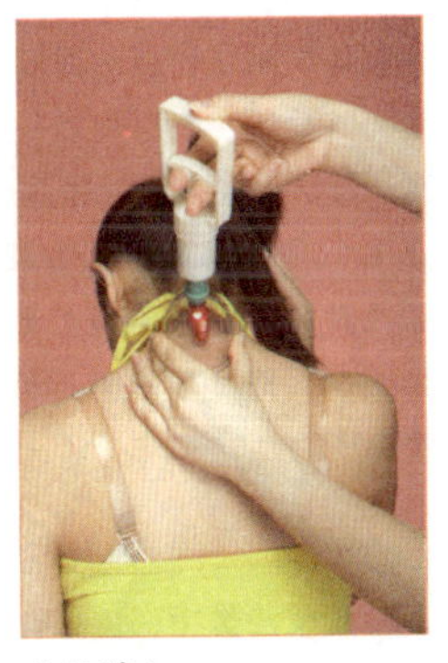

抽气罐法

抽气罐法常与水罐、刺络罐、药罐等拔罐法配合应用，治疗效果显著。利用抽气罐法治疗一定要按照操作步骤认真进行，否则很容易失去疗效。

按拔罐的方式分类

走罐法

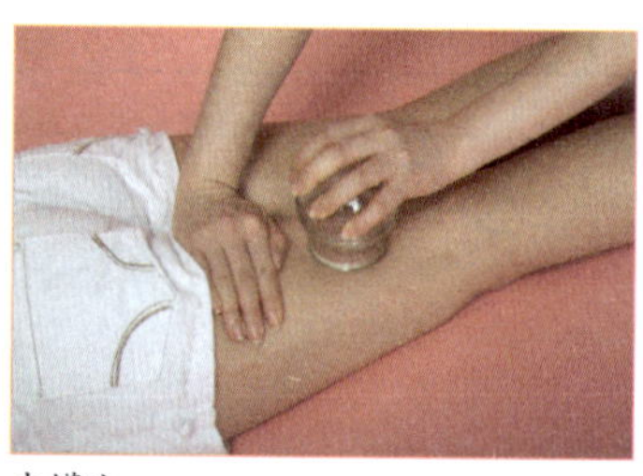
走罐法

走罐法通常又称为推罐法、拉罐法、行罐法，是指在罐吸附于皮肤之后，在皮肤上涂有介质而且光滑的条件下反复推拉移动罐具，以扩大施治面积的拔罐方法。走罐法所用罐具的罐口必须十分光滑，同时在操作前要先在所拔部位的皮肤或罐口上，涂上一层凡士林、润滑油等介质，以免拉伤皮肤。另外，走罐法宜选用质地较好的玻璃罐，以方便推拉。为了提高疗效，走罐法常与水罐、针罐、药罐等拔罐法配合应用。

刺络罐法

刺络罐法是指用三棱针或梅花针等针头刺破穴位或患病表皮皮肤显露的小血管，当其出血后，立刻拔罐，也可采用先拔罐后刺血的方式。这种方法常用于发病时间较短，病情较重且顽固的病症。常用的刺络罐方式有先针后罐、先罐后针、针罐行针、行罐针罐、浅刺留罐、深针走罐、挑罐、皮肤针罐、火针罐等。

为了防止意外或突发事故，本法不适用于心脏衰竭、恶性肿瘤、活动性肺结核、精神病、出血性疾患、急性传染病等患者及年老体弱者和孕妇，同时还要注意，取罐后，要用消毒棉球擦净血渍，罐内血块也要清洗干净。

药罐法

药罐法是指在拔罐前或拔罐后配合外用药物的一种拔罐方法。根据用药途径的不同，该法可分为药煮罐法、药蒸汽罐法、药酒火罐法、贮药罐法、涂药罐法、药面垫罐法及药走罐法等。本法根据实际需要，可以选用不同的排气方法及罐具，也可与刺络罐、走罐、火罐等拔罐法配合运用。

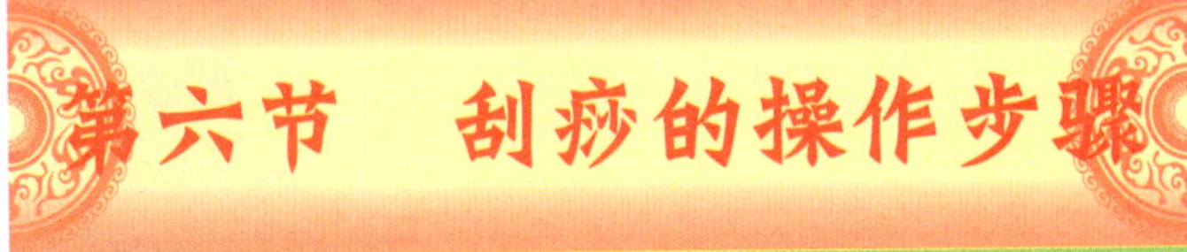

第六节　刮痧的操作步骤

1.刮痧前，操作者要和患者进行交流沟通，向患者介绍刮痧的基本常识，以消除其紧张恐惧等情绪。还要事先做好安抚工作，以取得患者的信任和配合。这些对刮痧操作有重要作用。

2.准备好刮痧所需要的工具和用品。通常情况下，刮痧要选择边缘光滑、边角钝圆、薄厚适中的刮痧板。应仔细检查其边缘有无裂纹及粗糙处，以免伤及患者皮肤。在条件允许的情况下，可做到一人一板，以避免交叉感染。

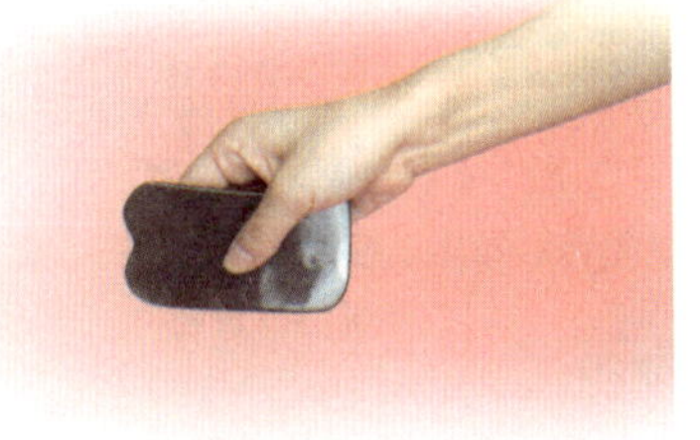

刮痧时要选择边缘光滑、边角钝圆、薄厚适中的刮痧板

3.刮痧操作者要做好个人消毒和清洁工作。用香皂清洁或用医用酒精消毒，并检查自己的指甲是否过长，以避免刮伤患者皮肤。同时，要想取得满意的治疗效果，刮痧操作者还要准确地掌握治疗部位各个反射区的位置，以便刮痧顺利完成。

4.让患者自己选择一个合适的刮痧体位，并使患者和操作者的位置能相互配合，便于刮痧操作的进行。一般来说，刮痧适宜选取坐位，要用有靠背的椅子。对于腰背部的刮痧，男士要面向椅背骑坐，女士要侧坐，使其身体有所依靠；对于胸腹部的刮痧、上肢及下肢前侧的刮痧操作，就要取正坐位；如果是刮下肢后侧，就要采取双手扶靠椅背的站立姿势；对于病情严重或体力衰弱的虚证患者可采取卧位，也可根据刮拭部位的需要取仰卧、俯卧或侧卧位。同时，在刮痧前，要使患者充分暴露其施治部位，保持肌肉放松，这样有利于进行刮痧操作。

5.涂抹刮痧润滑剂。患者暴露需要刮拭的部位，操作者可在刮拭的经络穴位处涂上刮痧润滑剂。使用活血润肤脂时，可从管中挤出少量，涂抹在被刮拭部位，用刮痧板涂匀即可。如果直接使用刮痧润滑剂，应使刮痧润滑剂从小孔中自行缓慢滴出，注意用量不要过多。在挤压润滑剂时，不要太用力，以免刮痧润滑剂过多，不利于刮拭，而且还会弄脏衣物。

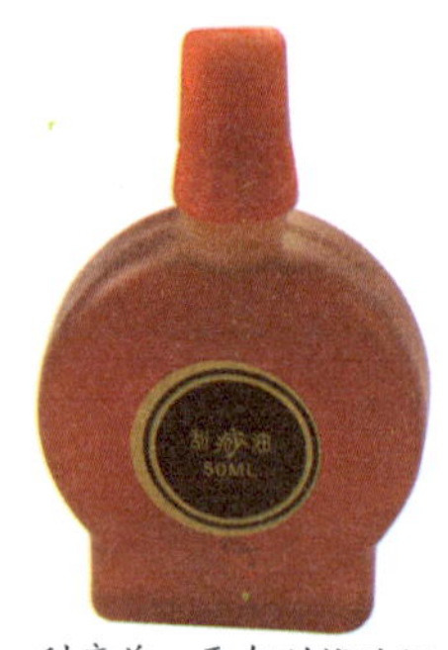

刮痧前，要在刮拭的经络穴位处涂刮痧油

6.刮拭时要注意，先用刮痧板边缘将滴在皮肤上的刮痧润滑剂自下向上涂匀，再用刮板薄面约3厘米宽的边缘，沿经络部位自上向下，或由内向外多次向同一方向刮拭。千万注意不要来回刮，当皮肤出现微紫红或紫黑色的瘀血点时即可。刮痧力度要根据患者的体质和病情酌情进行增强或减弱。

7.刮痧的顺序一般是先刮头颈部、背部，再刮胸腹部，最后刮拭四肢和关节等部位，关节部位按照结构，采用点揉和挤压的方法。刮拭的方向一般是按自上而下、由内而外的顺序进行刮拭。

8.刮痧完毕之后，要擦干患者身上的水渍和油渍，并嘱咐患者穿好衣服、适当休息，并且补充一些糖水或白开水，使患者身心得到彻底的治疗和放松。

国医小课堂

要注意刮痧的力度和步骤

刮痧是深受群众喜爱的一种治疗方法。刮痧后，患者常感到局部或周身轻松、舒适，胸腹开畅，不良症状消失。但要注意的是，每次刮拭开始至结束力量要均匀一致。同时，不少人在刮痧时，不注意刮痧治疗的步骤，总以为刮的时间越长效果越好。其实不然，刮痧的时间以10～20分钟为宜，具体操作时还要注意患者的病情和体质。

第七节 刮痧的常用体位和部位

刮痧操作前，应让患者选好刮痧体位，以便刮痧的顺利进行。刮痧体位的选择既要充分暴露刮痧的部位，同时又要让患者感觉舒适。常见的刮痧体位有俯卧位、侧卧位、仰卧位、俯坐位。

俯卧位

患者俯卧于床上，颌下垫一薄枕。 采用俯卧位，有利于背部、腰部、臀部、双下肢后侧、颈部等处的刮痧。

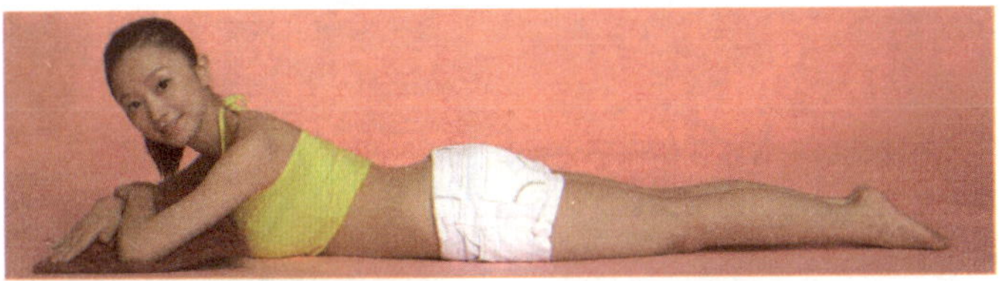

俯卧位

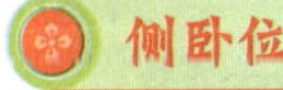

侧卧位

患者侧卧于床上，同侧的下肢屈曲，对侧的腿自然伸直（如取左侧卧

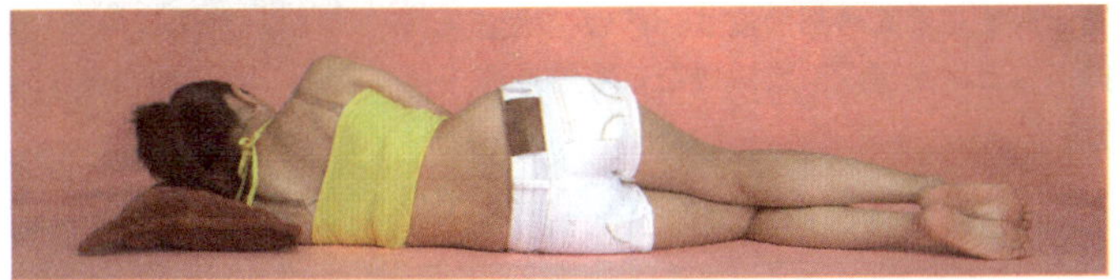

侧卧位

位，则左侧腿屈曲、右侧腿自然伸直），双上肢屈曲放于身体的前侧，此体位有利于刮拭肩、臂、下肢外侧等部位。

仰卧位

让患者自然平躺于床上，双上肢平摆于身体两侧。采用仰卧位，有利于刮拭胸、腹、双侧上肢、双下肢前侧及头面部和胁肋部等处。

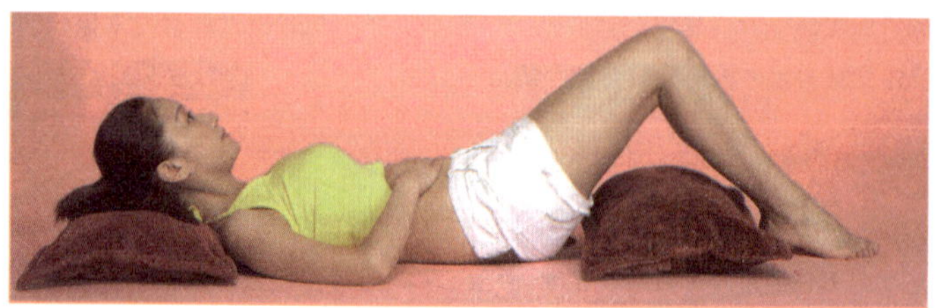

仰卧位

俯坐位

患者倒骑于带靠背的椅子或木凳上，双上肢自然重叠，抱于椅背上，暴露后颈及背部。

此体位有利于刮拭颈、肩、背、双上肢和双下肢等处，更便于操作者刮拭颈后或背部等凹陷处及脊椎两旁。

刮拭时，患者要充分暴露刮痧部位，如刮拭颈部需要先暴露颈部的皮肤、刮拭腰部需要先暴露腰部的皮肤，然后在相应的部位上涂抹润滑剂或活血剂，最后再进行刮拭。

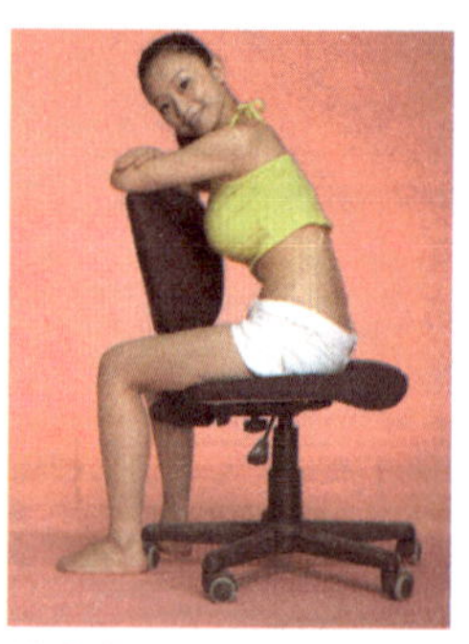

俯坐位

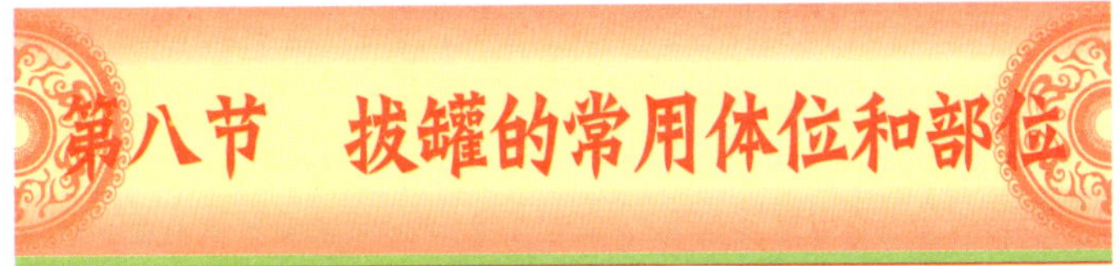

第八节 拔罐的常用体位和部位

常用的拔罐体位

拔罐时应根据不同部位的疾病来选择不同的体位，拔罐体位的正确与否，会直接关系到拔罐的治疗效果。正确的体位应该使患者感到舒适，并能充分暴露治疗部位。同时要使患者易于持久保持拔罐需要的姿势，便于上罐操作。一般情况下，每次拔罐治疗时间以10～30分钟为宜，时间虽不长，但要求患者相对保持某种姿势，不能大范围活动，否则易发生漏气掉罐的现象。常见的拔罐体位有以下几种：

□俯卧位

患者俯卧于床上，颌下垫一薄枕。采用俯卧位，有利于拔治背部、腰部、臀部、双下肢后侧、颈部等处。

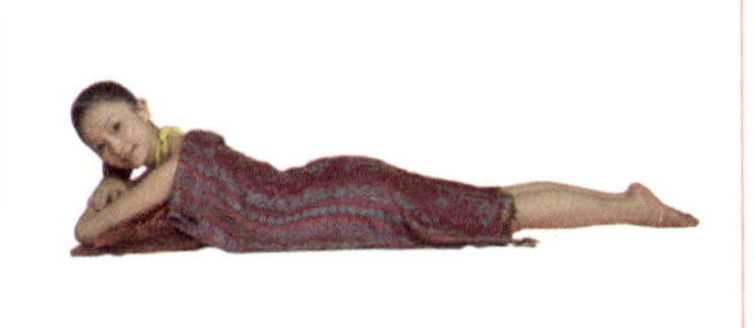

俯卧位

□侧卧位

患者侧卧于床上，同侧的下肢屈曲，对侧的腿自然伸直（如取左侧卧位，则左侧腿屈曲、右侧腿自然伸直），双上肢屈曲放于身体的前侧。此体位有利于拔治肩、臂、下肢外侧等部位的病症。

□仰卧位

让患者自然平躺于床上，双上肢平摆于身体两侧。采用仰卧位，有利于拔治胸、腹、双侧上肢、双下肢前侧及

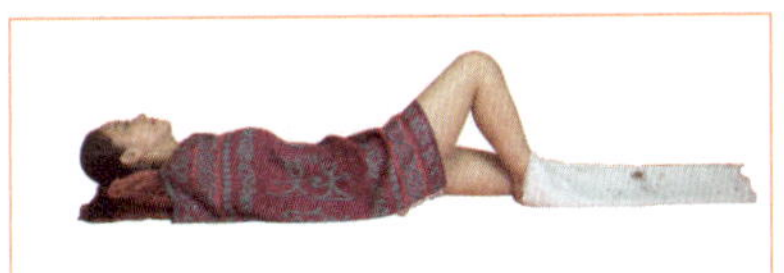

仰卧位

头面部和胁肋部等处的病症。

□坐位

患者倒骑于带靠背的椅子或木凳上，双上肢自然重叠，抱于椅背上，暴露后颈及背部。此体位有利于吸拔颈、肩、背、双上肢和双下肢等处。

选择正确的拔罐部位

拔罐常用于治疗腰背痛、颈肩痛、风湿痛、落枕、感冒、消化不良、失眠和更年期综合征等症状。拔罐时，除了注意体位，还要选择正确的拔罐部位。一般来说，疼痛的局部部位往往就是风邪湿毒的所在。所以，在局部拔罐可起到拔除病理产物的作用，让患者感觉疗效显著，身心受益。

□就近拔罐

此法是在患者发病的病痛之处拔罐治疗。通常情况下，病痛之处就是邪毒聚集的地方，内在的邪毒使经络功能失调，导致气血不通、筋脉阻滞，从而产生病症。因此，在病痛处拔罐，可以调整经络功能，使经气通畅，通则不痛，从而达到治疗疾病的目的。

□远端拔罐

此法是在远离病痛的地方进行拔罐。选择远端部位进行拔罐治疗，是以经络循环为依据，刺激经过病变部位经络的远端或疼痛所属内脏的经络的远端，从而达到调整气血、疏通经脉、治疗疾病的目的。

□特殊部位拔罐

在人体上某些特殊穴位进行拔罐具有显著的治疗效果和作用，所以可以根据病变特点来选择吸拔部位。例如，大椎、曲池、外关等穴位有退热除病的功效，因此在治疗发热病症时，可以在大椎、曲池、外关等特效穴位进行拔罐操作；内关穴对心脏有双向调节作用，如心跳过缓或过急，都可以选择内关穴进行治疗，以收到良好的治疗效果。

第九节　刮痧的禁忌和注意事项

刮痧的禁忌

刮痧虽然广泛应用于各种疾病，受到广大患者的青睐，但是在治疗疾病方面，它仍然存在局限和禁忌，了解刮痧的禁忌和日常注意事项，对于正确进行刮痧具有重大意义。常见的刮痧禁忌有以下几条。

◎有重度心脏病、急性传染疾病的患者，在救助的时候，尽量送去医院进行紧急观察治疗。如果确实在无条件施救的情况下，可用本法救急，以争取更多的时间和治疗机会。

◎有经常性出血、皮肤层较薄的患者，如患有血小板减少、白血病等病症，禁用刮痧治疗。

◎有传染性皮肤病，如疖肿、痈疮、溃烂、性传染性皮肤病及皮肤有不明原因包块的患者，忌用刮痧法直接在病痛部位刮拭。

◎年老体弱者、体质较差者，妊娠女性的腹部、女性的面部，忌大面积强力刮拭。

◎对于孕妇，忌刮下腹部及三阴交、足三里等穴位。同时，如果给孕妇进行刮痧治疗，一定要注意力度，宜轻不宜重。

◎禁止在患者空腹、过饥、过饱的情况下施行刮痧，以免造成患者身体不适或晕厥。

◎对刮痧极度紧张和恐惧，并且在医师的指导下也不能调整心理的患者，忌用刮痧法进行治疗。

◎婴幼儿皮肤娇嫩，即使间接刮痧，用力也要轻巧，不可用力过猛。

刮痧的注意事项

◎刮痧操作的环境要良好，室内要宽敞明亮，空气流通新鲜，注意保暖，注意避风，夏季最好不要在空调和有风的地方刮痧，勿使患者感受风寒外邪，导致病情加重。因刮痧时皮肤毛孔开放，如遇风寒邪气可直接入里，不但影响疗效，还有可能引发新的疾病。

◎刮痧用具一定要注意清洁消毒，防止交叉感染。检查刮痧工具，避免不光滑的用具划伤皮肤。操作者也要进行个人卫生清理，双手保持干净。患者要充分暴露刮痧部位，并对刮痧部位进行消毒。

◎刮痧时，患者要选择自然舒适的体位。操作者还要适时变换患者体位，避免患者因疲劳而中断治疗。一旦患者感到疲劳，可让其做完一种体位刮痧后，休息数分钟再进行刮拭。

◎刮痧的力度要适当，不能过轻过重，要根据患者的体质和病情调节刮痧的力度。掌握手法轻重，按顺序刮拭，治疗时应用刮痧介质，以免损伤皮肤。

◎刮痧的时间要根据情况掌握得当，不可片面追求皮肤表面出痧而延长刮痧时间或加重刺激手法。要知道是否出痧不是治疗的目的所在，同时患者的体质不同，出痧的情况也各不相同。

◎刮痧过程中，如果患者出现晕厥、面色发白、心慌、四肢发冷、恶心、呕吐等症状，应立即停止刮痧，让患者平卧休息，补充适量的糖水或姜汤水，症状会很快消失。如不能缓解，可以刮拭百会、内关、涌泉等穴位进行急救。

◎刮痧后，患者需休息片刻，适量饮用温开水或姜汤水。要在3小时后，皮肤毛孔闭合并恢复原状后，才可洗浴。治疗期间注意不能急躁动怒、忧思沉郁，并忌食生冷、油腻、荤腥食物。如果经过正确的刮拭治疗之后，病情并无好转反而加重，应去医院做进一步检查和治疗。

◎刮痧的间隔时间不宜过短，不宜每天都进行刮拭。前一次刮痧部位的痧斑未退之前，不宜在原处进行再次刮拭。

◎如果是在足部刮痧，最好在刮痧前，用温热中药汤或温水泡脚，使足部温暖，一般浸泡15分钟左右，以促进足部血液循环，畅通经络。此时再进行刮痧按摩，效果会更好。

足部刮痧前，最好先用温水泡脚，再进行刮痧按摩

第十节　拔罐的禁忌和注意事项

拔罐的禁忌

◎重度心脏病、全身性水肿、血友病、咯血、白血病、发热、全身剧烈抽搐或痉挛、高度神经质、肺结核等患者禁用拔罐疗法。

◎女性月经期、妊娠期禁止拔罐，孕妇的腰骶部和腹部也应禁用或慎用拔罐疗法。

◎醉酒、过度疲劳、空腹、过饱、皮肤病患者，以及吸拔部位有静脉曲张、癌变、皮肤破损、溃疡或外伤骨折等患者禁用拔罐疗法。

◎年老体弱、身体不适、极度恐慌紧张等患者禁用拔罐疗法。

拔罐的注意事项

◎拔罐治疗时，室内须保持温暖，避开风口。拔罐的基本手法要求是稳、准、快，吸拔力的大小与扣罐的时机、速度、罐具大小、罐内温度等因素有关。

◎拔罐之前，要准确选好施治的部位。拔罐部位以肌肉丰满，皮下脂肪组织丰富及毛发较少部位为宜。而血管浅显处、皮肤细嫩处、溃疡瘢痕处和鼻、眼等处，以及皮肤松弛、有较大皱纹处，均不宜拔罐。

◎拔罐过程中要时刻观察和询问患者的感觉和情况，注意患者的局部和全身反应。当患者出现头晕、恶心、面色苍白、四肢发冷、呼吸急促、脉细数等症状时，应及时取下罐具，让患者平卧，使其头低脚高，并适量地补充温开水，静卧片刻便可恢复正常。

◎拔罐时，要叮嘱患者不要移动体位，以免罐具脱落造成烫伤碰伤。拔罐数目较多者，每次施罐的距离不宜太近，以免罐具牵拉皮肤而产生疼痛或因拔罐部位重叠导致皮肤破损，甚至出现罐具互相挤压而脱落的状况。

第二章

刮痧、拔罐祛百病

刮痧和拔罐简单易学、安全实用、疗效显著。如果每个家庭都有刮痧和拔罐这两个手到病除的“家庭医生”，不仅能解除病痛、强身健体，还能节省不少医药费。所以，了解和学习一些刮痧和拔罐的常识是非常必要的。

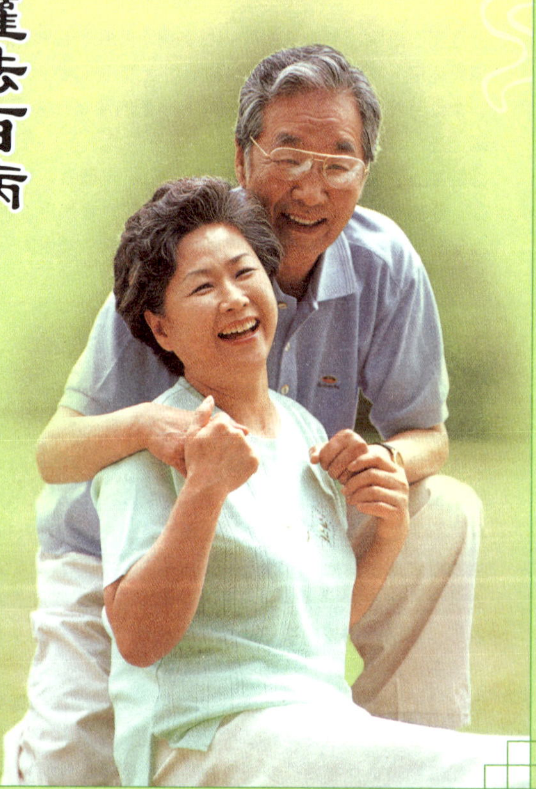

第一节 感冒

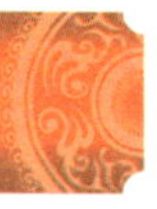

感冒是由病毒引起的上呼吸道感染，一年四季均可发生，以春、冬季多见。其主要症状有头痛、鼻塞、流涕、咽痛、发热、全身酸痛、怕冷等。

感冒易在气候骤变时发生，如遭受寒冷、淋雨、自然天气变化等均可诱发。本病归属于中医的“伤风”“感冒”范畴。中医根据人体感受的邪气的不同，将感冒分为风寒、风热两种类型。风寒主要表现为寒气重、发热轻、流鼻涕；风热则表现为发热重、咽痛、汗出、口渴等。不管哪个年龄段的人，一旦免疫力低下，均易患感冒。如发现感冒应及时治疗，否则会诱发其他疾病，如气管炎、肺炎、心肌炎等。

刮痧疗法

【刮痧配穴】

风池、风门、印堂、太阳、足三里、外关、合谷等穴。

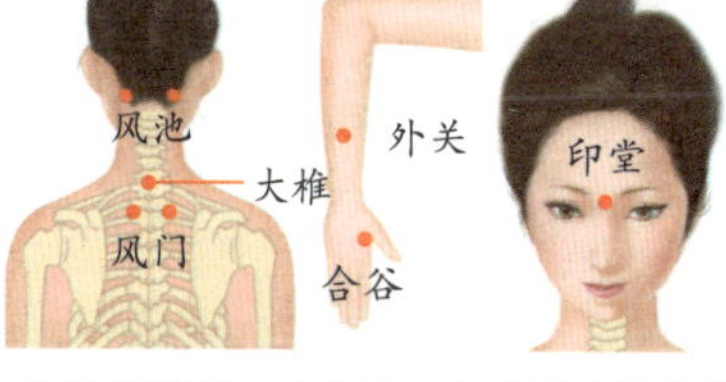

【刮痧操作】

首先刮拭风池、风门等穴位所在的部位，风门位于督脉上，督脉掌管着一身阳经，有助于疏通其他经脉。再刮胸部，最后刮上肢。同时可用平补平泻法刮拭足三里，点揉外关、合谷，每日一次，可有效预防感冒（见图①②）。

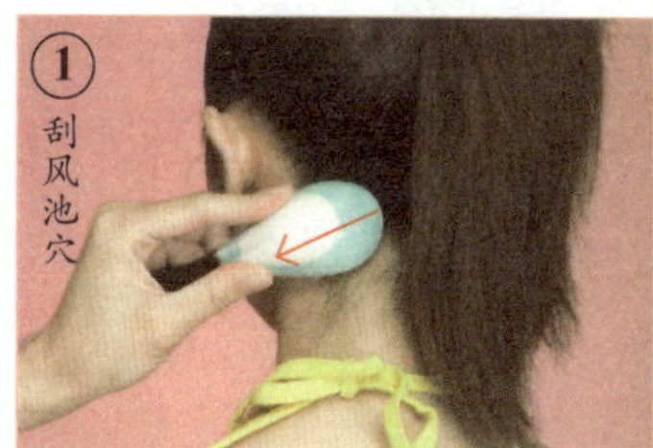

① 刮风池穴

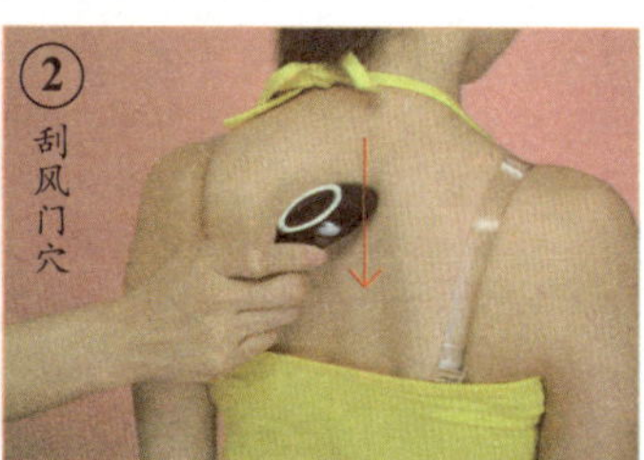

② 刮风门穴

拔罐疗法

【拔罐配穴】

大椎、风门、列缺、外关、风池、印堂、天突、鱼际、照海等穴。

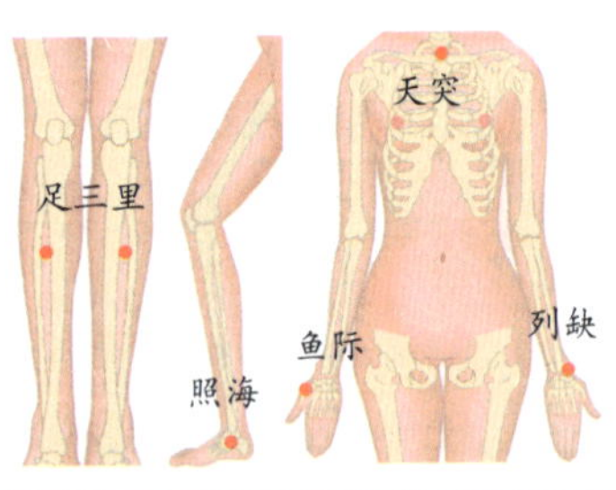

【拔罐操作】

风寒感冒操作方法：在大椎处进行拔罐操作，留罐5～10分钟起罐。根据患者自觉症状消除程度决定拔罐次数。如病情不减，可在原部位连续拔罐1～2次，直到症状消失（见图③）。

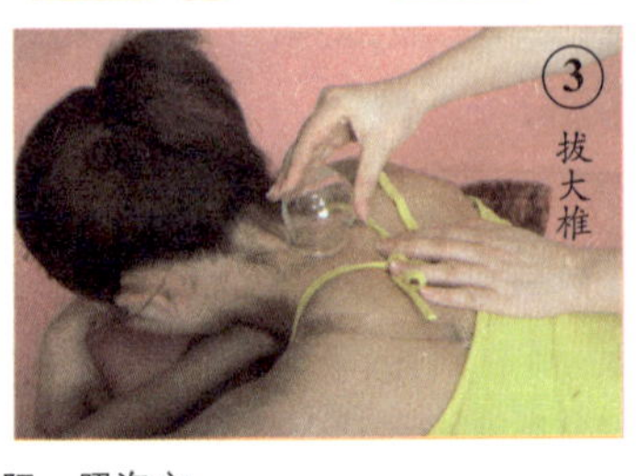
③拔大椎

流行性感冒操作方法：单纯使用火罐法，留罐10～15分钟，每日1次。根据不同症状进行施罐，如头痛拔风池、印堂穴，声哑拔天突、鱼际、照海穴。

国医小课堂

走罐法治疗感冒

患者取俯卧位或坐位，露出背部，在膀胱经穴沿线上涂抹些凡士林，这样可以起到润滑作用。然后取中号玻璃拔火罐，用投火法把罐吸在背部，沿背上的太阳膀胱经循行线，上、下来回走罐几次，直到皮肤出现紫红色为止。走罐期间，经过肺俞穴时，可让罐稍停留一会儿，最后把罐移到大椎穴上，待其皮肤出现潮红时再取下。每日1次，直到病愈。用以上方法可治疗感冒，但要注意拔罐的时间。

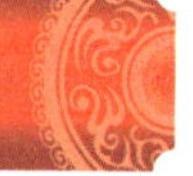

第二节 支气管哮喘

支气管哮喘是一种常见疾病，患者主要受某些致敏性因素的作用，导致气道的敏感性增强，以致气道病变、分泌物增加、黏膜肿胀、气道狭窄，最终出现呼气性通气障碍。其主要症状表现为呼吸困难、缺氧、喘鸣等。严重哮喘患者要及时就医，否则会有生命危险。本病好发于秋、冬季节，患者要格外注意。

刮痧疗法

【刮痧配穴】

肺俞、身柱、天突、膻中、中府、天府、尺泽、列缺、太冲等穴。

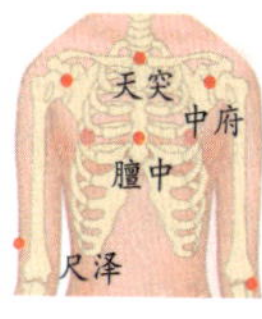

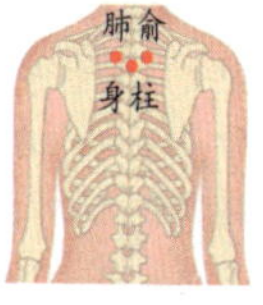

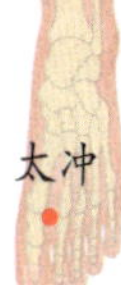

【刮痧操作】

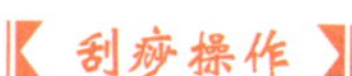

患者先取仰卧位，后取坐位，背部露出。操作者先刮背部肺俞、身柱（见图①），然后刮胸部穴位，最后刮足背部太冲穴。

刮痧的力度应由轻到重，根据患者的病情和体质酌情处理手法力度。

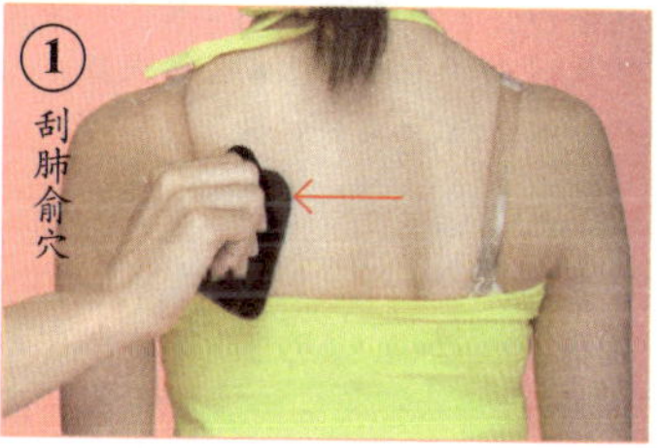

拔罐疗法

【拔罐配穴】

大椎、肺俞、膏肓、定喘、足三里等穴。

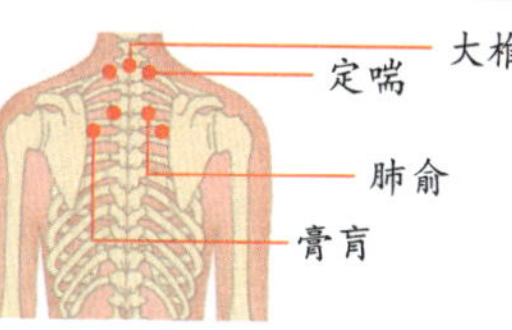

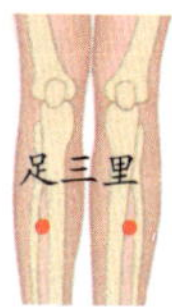

【拔罐操作】

患者先取俯卧位吸拔背部穴位，而后取仰卧位，事先准备好中、小型玻璃火罐，用浓度75%的酒精棉球常规消毒穴位皮肤，再用镊子夹浓度95%的酒精棉球，点燃后在罐内绕1～3圈后抽出，并迅速将罐子扣在足三里穴位对应的部位上，切勿将罐口烧热，以免烫伤皮肤（见图②）。持续5～10分钟，至患者皮肤穴位出现紫红充血为宜。

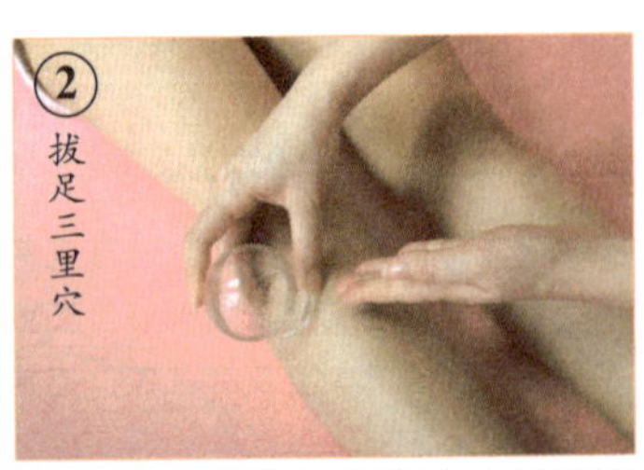
②拔足三里穴

第三节　支气管炎

支气管炎是由病毒或细菌感染所致，或因为其他刺激及过敏等引起的炎症性疾病。其主要症状是长期咳嗽、鼻塞、头痛、伴有喘息，并且反复发作。支气管炎分为急性和慢性，慢性支气管炎主要症状为咳嗽、咳痰伴有喘息，咳嗽伴胸骨后疼痛，每年发作持续3个月，连续2年或以上，如果不及时治疗，部分患者会引发阻塞性肺气肿、慢性肺源性心脏病。急性支气管炎主要症状表现为咳嗽、咳痰，患者要及时治疗。除用药物治疗外，支气管炎也可以用刮痧、拔罐疗法进行长期治疗。

刮痧疗法

【刮痧配穴】

大椎、风门、肺俞、身柱、尺泽、肾俞等穴。

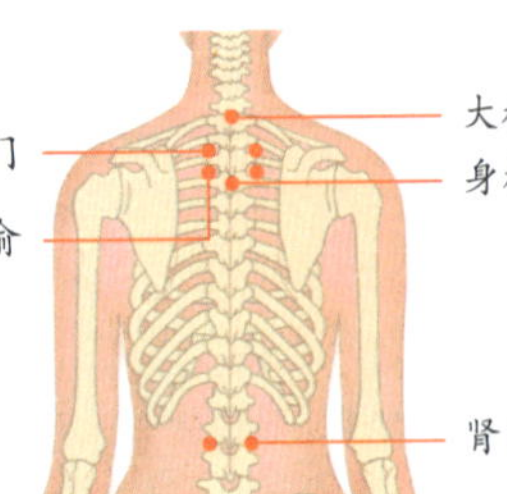

【刮痧操作】

患者先取仰卧位而后取俯卧位或坐位，背部向上。操作者先刮背部肺俞、风门、身柱、大椎等穴，然后刮胸部（见图①②）。

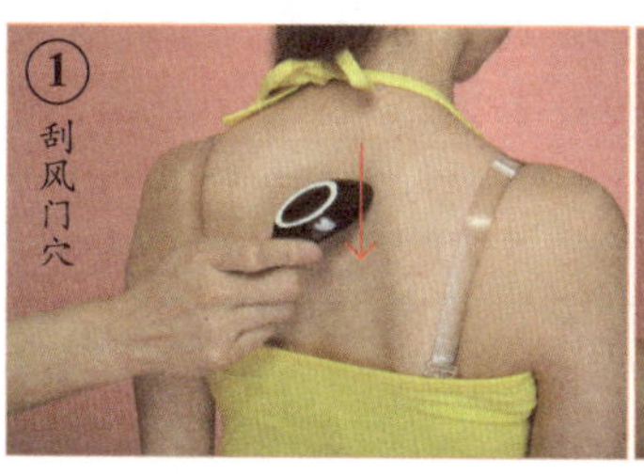

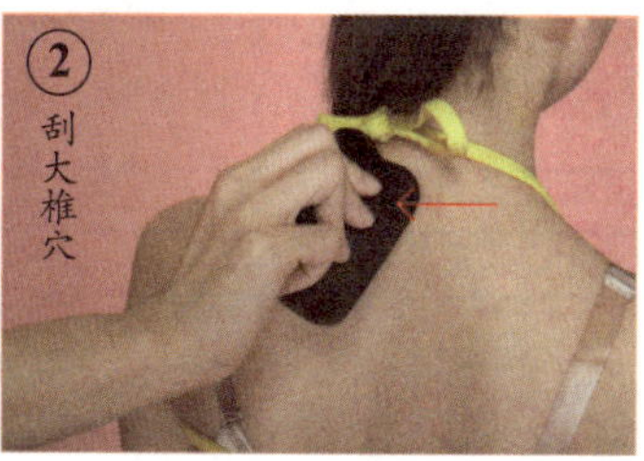

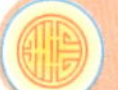

拔罐疗法

【拔罐配穴】

大椎、身柱、大杼、风门、肺俞、膈俞、膏肓、曲池、尺泽、合谷等穴。

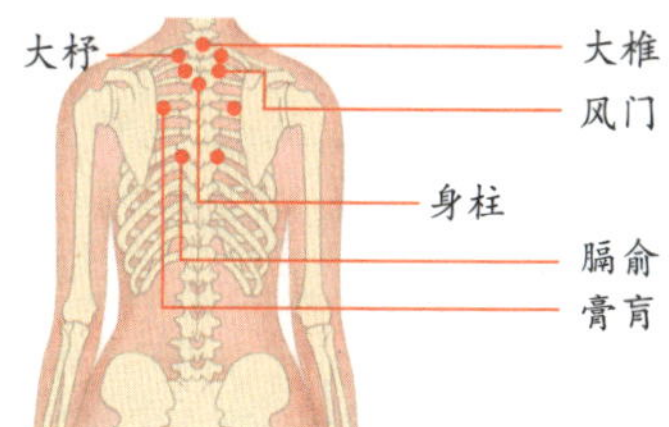

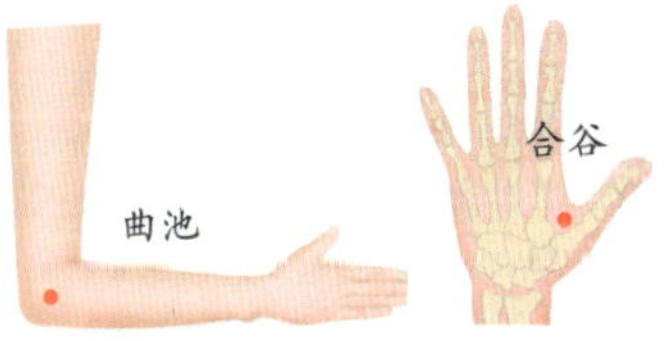

【拔罐操作】

取口径4～6厘米的玻璃火罐，将浓度95%的酒精棉球撕松散贴在罐底，点燃棉球后待罐中空气燃烧将尽，立即将罐扣在选用的治疗部位上，比如颈部、脊柱两侧、上肢的曲池穴、肩胛上区等（见图③），使其紧吸在皮肤上，一般留罐10～15分钟。每日1次，7次为1个疗程，此法具有促进炎症消退的作用。

操作时，注意不可将罐口烧得过热，点燃黏在罐底的酒精棉球时，一定要避免脱落，防止烫伤皮肤。

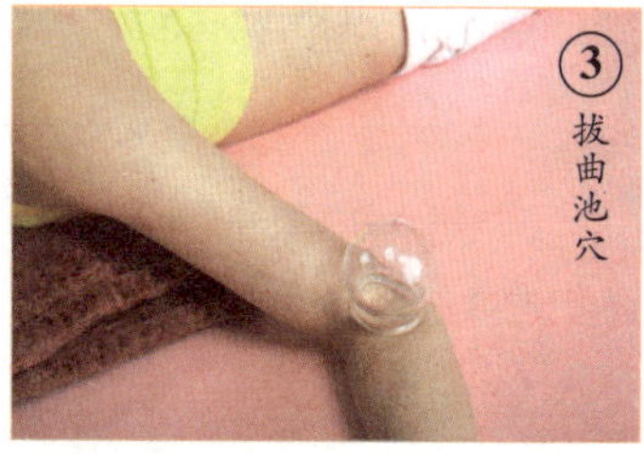

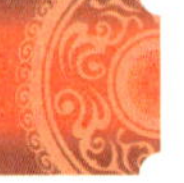

第四节　肺炎

肺炎是由细菌、真菌、病毒、寄生虫等多种病原体或由其他化学或物理变化引起的肺部炎症。一年四季皆可发病，多发于冬、春季。

该病主要症状有起病急骤、寒战、高热、咳嗽、胸痛、气急、呼吸困难、食欲不振、恶心、呕吐等。同时也可能出现心率加快等症状，患者应格外注意。

刮痧疗法

【刮痧配穴】

大椎、身柱、肺俞、心俞、膻中、中府、尺泽、孔最等穴。

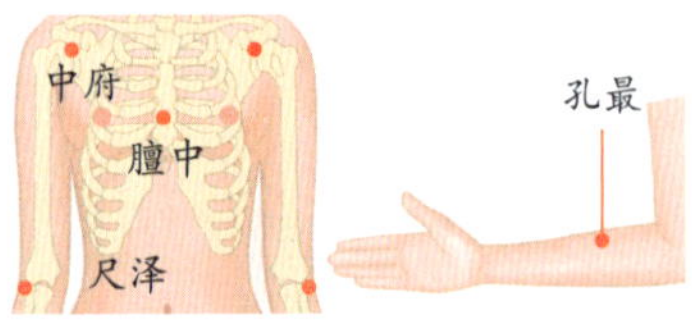

【刮痧操作】

患者先取俯卧位而后取仰卧位或坐位。操作者先刮患者背部肺俞、身柱等穴，然后刮胸部中府和膻中等穴，最后刮足部及手部的尺泽等穴（见图①）。

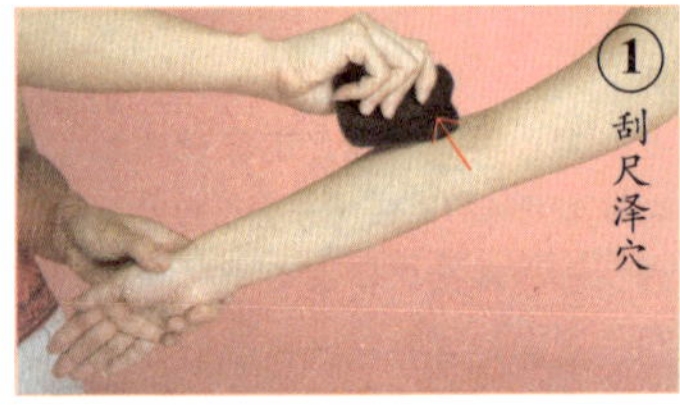

国医小课堂

肺炎治疗的注意事项

肺炎治疗期间要注意休息，避免受凉，注意饮食搭配，适当锻炼身体，同时配合中西药物辅助治疗。

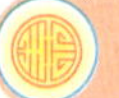

拔罐疗法

【拔罐配穴】

大椎、身柱、肺俞等穴。

大椎
身柱
肺俞
心俞

【拔罐操作】

单纯火罐法1：患者取俯卧位，选用中号玻璃火罐，用闪火法将罐吸拔在大椎、身柱、肺俞等穴位上，留罐10～15分钟，以穴区皮肤呈现紫红为度。每日1次，连续拔3次。

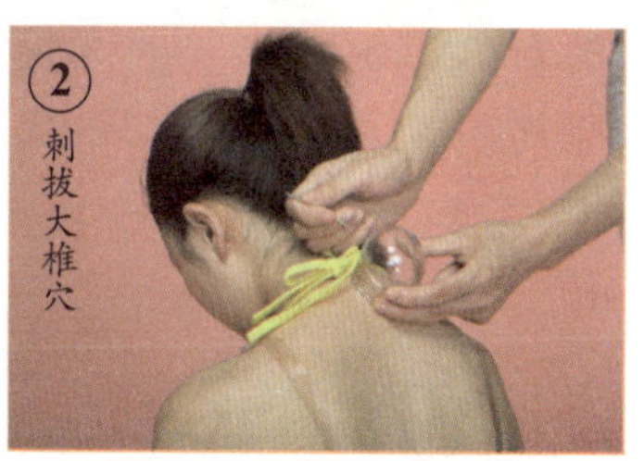

② 刺拔大椎穴

单纯火罐法2：患者取坐位，用闪火法将罐吸拔在相应区域内，留罐10分钟。每日1次，此法具有改善临床症状、促进炎症消退的效应。

刺络罐法：患者取俯卧位，常规消毒穴位皮肤后，用三棱针点刺或用梅花针刺大椎穴周围皮肤至微出血，然后用闪火法将火罐吸拔在穴位上（见图②），留罐10～15分钟，拔出血1毫升左右，每日1次。

第五节　咳嗽

咳嗽是呼吸道疾病最常见的症状。它是呼吸道黏膜上皮受到物理、化学物质或炎症刺激而产生的一种防卫性反射动作。本病分外感、内伤两大类。外感咳嗽，也称急性咳嗽，除咳嗽这一主要症状外还可能有其他症状，若调治失当可转为慢性咳嗽。内伤咳嗽是肺系多种疾病迁延不愈而导致肺脏虚损、气阴两伤的病症，经久难愈，若感受外邪也可急性发作。

刮痧疗法

【刮痧配穴】

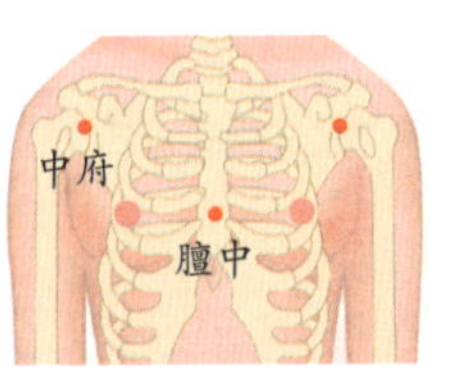

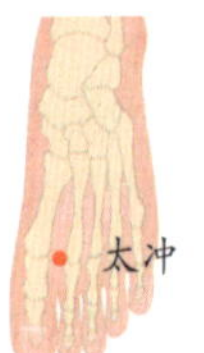

大椎、风门、肺俞、身柱、膻中、中府、太冲等穴。

【刮痧操作】

先刮颈部大椎穴，再刮背部风门、肺俞、身柱穴，然后刮胸部中府、膻中穴，最后刮足背部太冲穴（见图①）。刮拭方法可用泻法，太冲、肺俞可放痧。

刮痧的力度应由轻到重，具体应根据患者的病情和体质酌情处理手法力度。

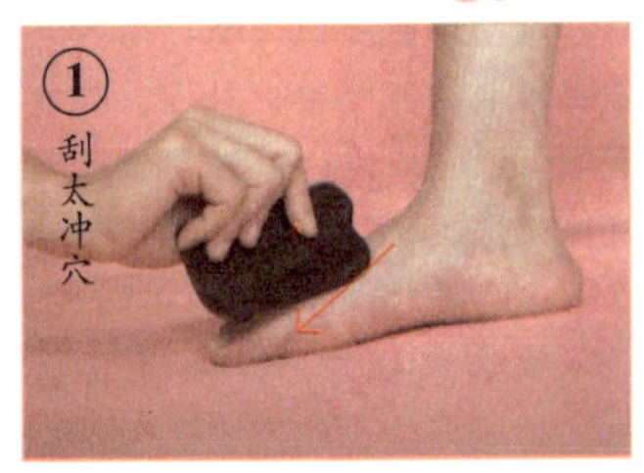

拔罐疗法

【拔罐配穴】

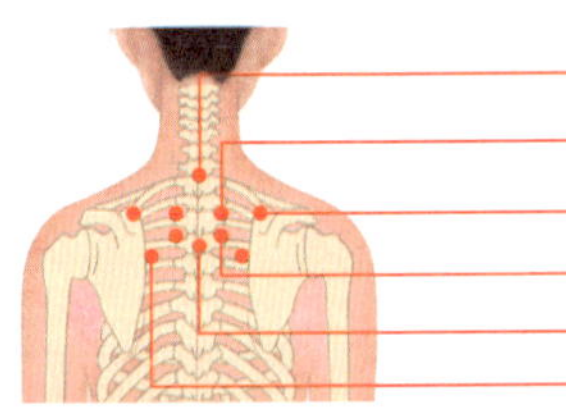

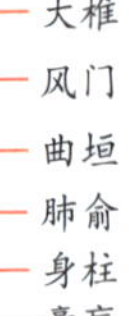

大椎、风门、身柱、肺俞、膏肓、曲垣等穴。

【拔罐操作】

患者采用俯坐位或俯卧位，将大小适宜的火罐用闪火法或投火法吸附在身柱穴对应的部位上（见图②）。留罐10～15分钟，3～4天治疗1次，也可视皮肤反应、患者体质和病情而定，5次为1个疗程。运用此法可以有效缓解咳嗽引发的各种症状，长期坚持治疗，效果更佳。

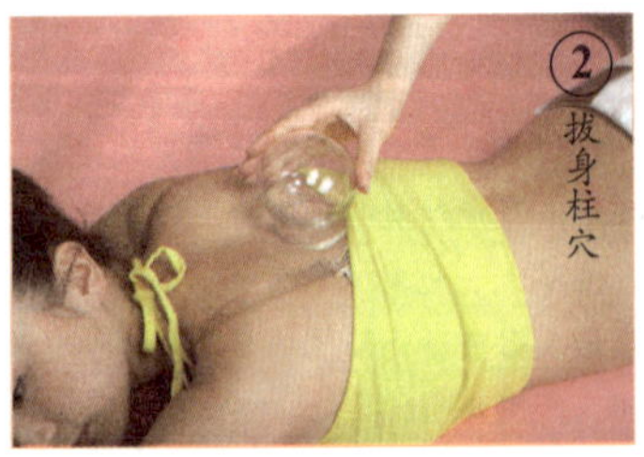

第六节　慢性胃炎

慢性胃炎是以胃黏膜的非特异性慢性炎症为主要病理变化的慢性疾病。根据胃黏膜的病理变化，慢性胃炎可以分为3种类型，分别是浅表性胃炎、萎缩性胃炎、肥厚性胃炎。其主要症状是上腹部疼痛、上腹部不适及胀闷。此病多与不良的饮食习惯，烟酒过度，口腔、鼻腔和咽部的慢性感染有关。

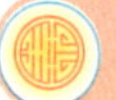

刮痧疗法

【刮痧配穴】

脾俞、胃俞、中脘、章门、气海、足三里、太冲等穴。

【刮痧操作】

患者采用合适的体位，操作者用刮痧板在以上特定穴位处进行刮拭，先刮脾俞、胃俞穴，然后点揉或刮拭中脘、章门、气海、足三里穴（见图①②）。中脘、太冲穴可放痧。

刮痧的力度应由轻到重，同时应根据患者的病情和体质酌情处理手法力度。采用刮痧治疗慢性胃炎应长期坚持，手法应以补法为主。

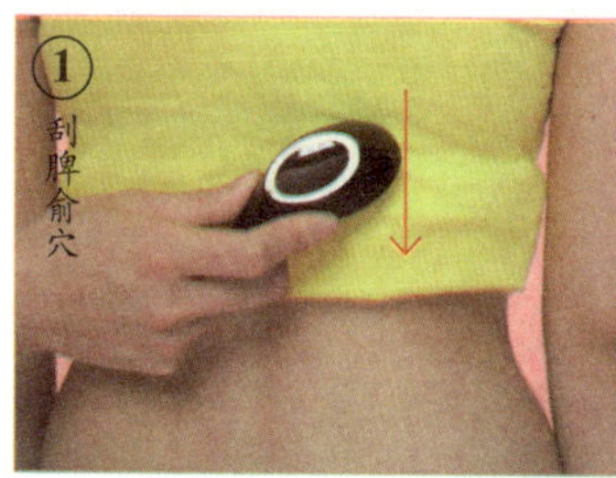

① 刮脾俞穴

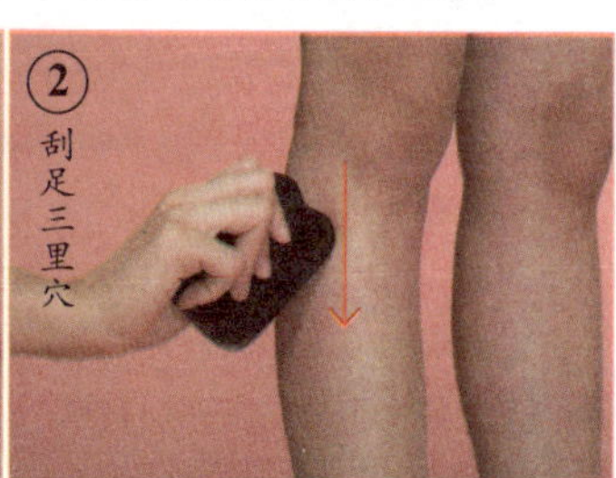

② 刮足三里穴

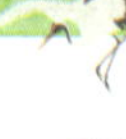

拔罐疗法

【拔罐配穴】

胆俞、肝俞、脾俞、膈俞、胃俞、三焦俞、内关、足三里、大椎、身柱、中脘、天枢、关元等穴。

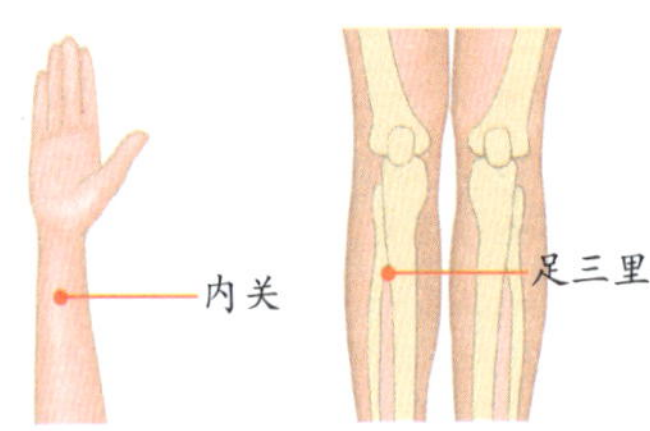

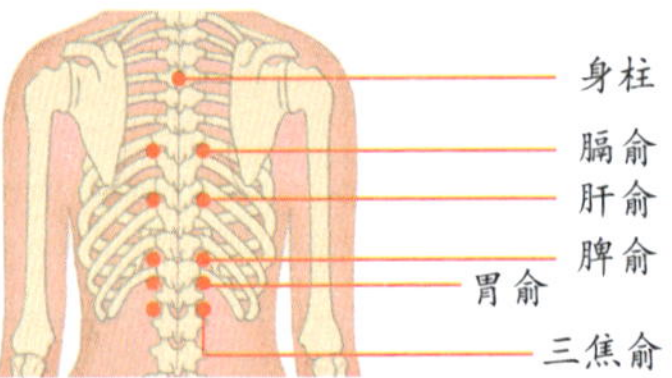

【拔罐操作】

刺络罐法：患者采取俯卧位或坐位，常规消毒穴位皮肤后，先用三棱针点刺身柱等穴位直到微微出血，然后用闪火法将罐吸拔在点刺穴位上（见图③）。每次1组穴，留罐10分钟，隔日1次。

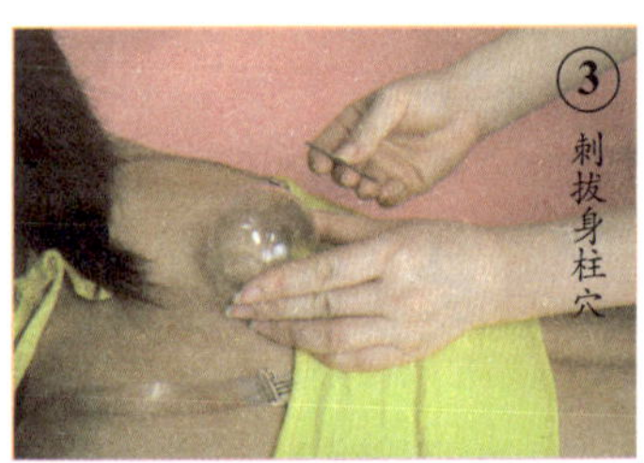

③刺拔身柱穴

闪罐法：患者取仰卧位，露出腹部，用闪火法将玻璃罐吸拔在穴位上，在上面所说的每个穴位施行闪罐20～30下，拔罐需留在穴位上10分钟。每日1次，在症状缓解后，可以改为隔日1次。

第七节　消化性溃疡

消化性溃疡是指胃肠道与胃液接触部位的慢性溃疡，主要发生在胃和十二指肠，故又称胃溃疡、十二指肠溃疡。

其病因主要是胃酸和胃蛋白酶分泌过多或幽门螺杆菌感染等。主要症状有反酸、恶心、呕吐、食欲不振、上腹部胀闷等，溃疡出血时会出现黑便。

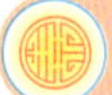

刮痧疗法

【刮痧配穴】

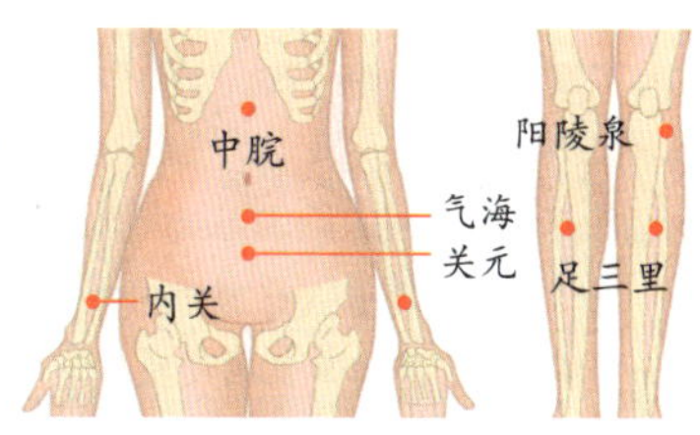

肝俞、脾俞、胃俞、胃仓、中脘、气海、关元、内关、太冲、梁丘、阳陵泉、足三里等穴。

【刮痧操作】

患者采用合适的体位，操作者用刮痧板进行刮拭，先刮肝俞、脾俞、胃俞、胃仓穴（见图①），再点揉中脘、气海、关元穴，最后点揉内关、太冲穴，刮足三里、梁丘、阳陵泉穴。其中太冲、足三里为放痧穴。

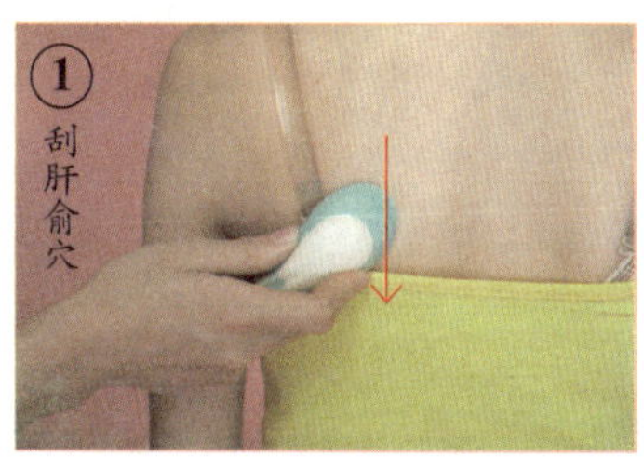

拔罐疗法

【拔罐配穴】

肝俞、脾俞、胃俞、中脘、梁丘、足三里等穴。

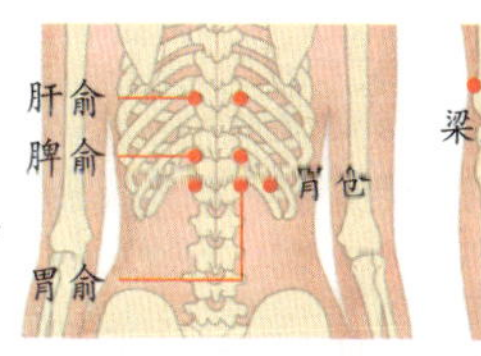

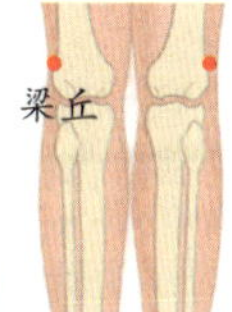

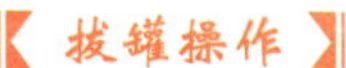

【拔罐操作】

单纯火罐法：患者取俯位，用闪火法将罐吸拔在肝俞等穴位上（见图②），留罐10分钟。每日1次，7次为1个疗程。

刺络罐法：患者取坐位，常规消毒穴位皮肤后，先以三棱针点刺

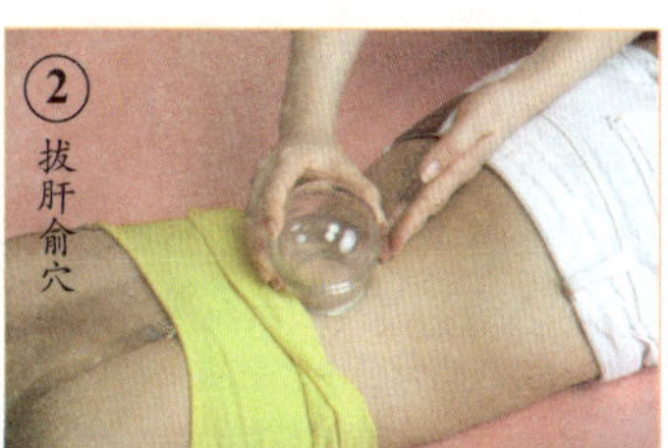

穴位，然后用闪火法将罐吸拔在点刺穴位上，留罐5分钟。每日1次，7次为1个疗程。

第八节　胃下垂

胃下垂指的是站立时胃的位置低于正常位置，即胃的下缘到达盆腔，胃小弯弧线最低点降到髂嵴连线以下。此病常伴有腹胀、上腹部疼痛、食欲不振、消化不良等一系列消化系统症状。

刮痧疗法

【刮痧配穴】

百会、脾俞、胃俞、中脘、大横、气海、关元、内关等穴。

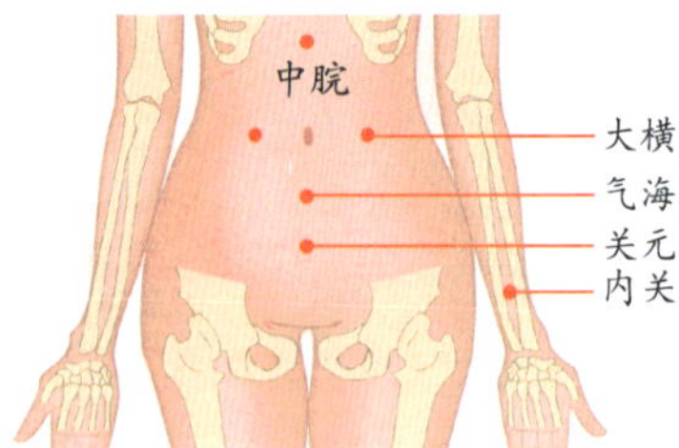

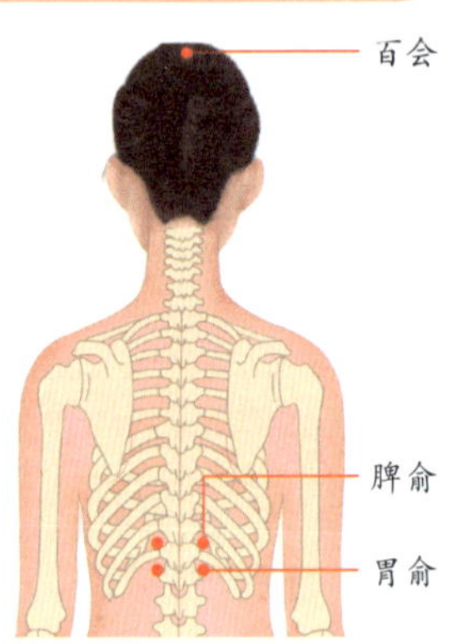

【刮痧操作】

患者采用合适的体位，操作者用刮痧板进行刮拭。先点揉百会；再刮脾俞、胃俞穴，最后点揉或刮拭中脘、大横、气海、关元穴（见图①）。刮痧的力度由轻到重，具体应根据患者的病情酌情处理手法力度。

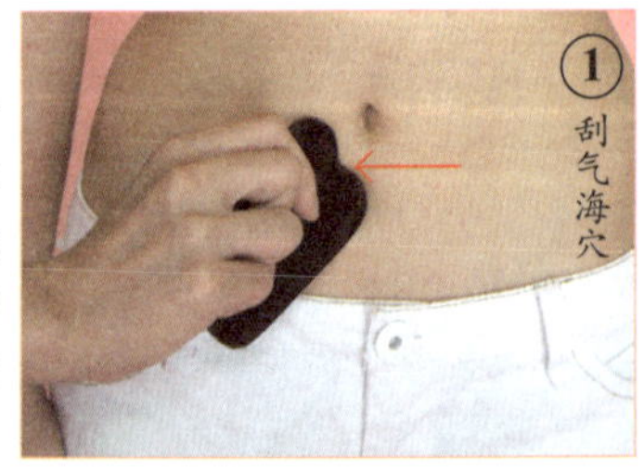

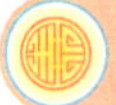

拔罐疗法

【拔罐配穴】

脾俞、胃俞、中脘、气海、百会、天枢穴及胃区等。

【拔罐操作】

抽气罐法： 患者取坐位或站位，常规消毒穴位皮肤后，将抽气罐吸拔于胃区上，留罐15分钟，隔日1次，10次为1个疗程（见图②）。

艾灸加抽气罐法： 患者取仰卧位，先用艾条灸百会穴5分钟，灸后将小号抽气罐置于百会穴上，紧贴皮肤，将小号抽气罐中的空气抽出，使罐紧紧吸附于皮肤上，留罐10分钟。每日1次，10次为1个疗程。

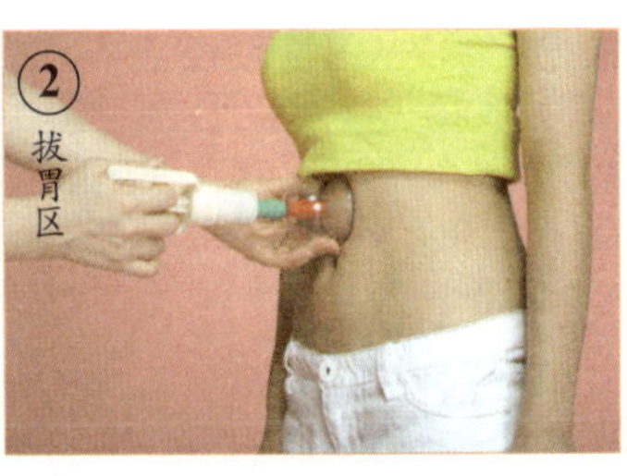

刺络罐法： 患者取仰卧位，常规消毒穴位皮肤后，用梅花针刺上述各穴，得气后留针15分钟。起针后用闪火法迅速将罐吸拔在各穴上，留罐15～20分钟。起罐后再将艾条点燃悬灸各穴，至皮肤红润为止。每日或隔日1次，10次为1个疗程。

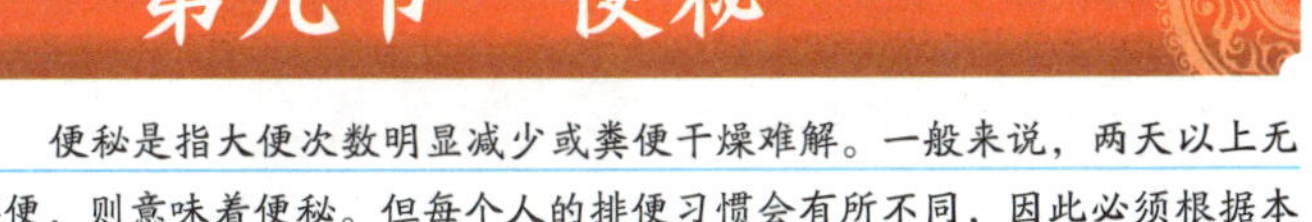

第九节 便秘

便秘是指大便次数明显减少或粪便干燥难解。一般来说，两天以上无排便，则意味着便秘。但每个人的排便习惯会有所不同，因此必须根据本人平时排便习惯和排便是否困难等具体情况判断是否便秘。精神因素、饮食规律改变、滥用强泻药等，都是形成便秘的原因。

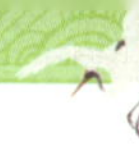

刮痧疗法

【刮痧配穴】

肺俞、膏肓、神堂、上巨虚等穴。

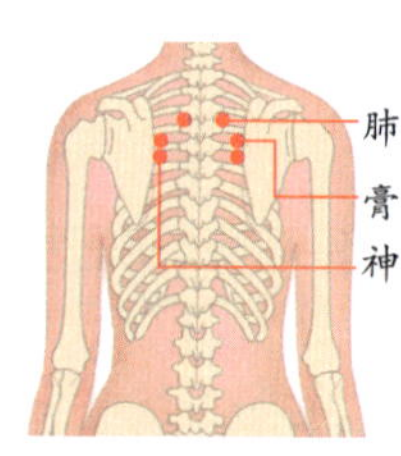

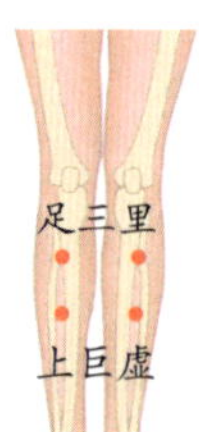

【刮痧操作】

患者取站位或坐位，用浓度75%的乙醇溶液消毒。操作者用清水或植物油将刮痧工具蘸湿，在膏肓穴对应的部位刮抹（见图①），以刮出一道长形紫黑色痧点为宜。一般每处刮20次左右即可，刮时要始终沿一个方向刮，切不可来回刮，而且用力要均匀适当，不可忽轻忽重。

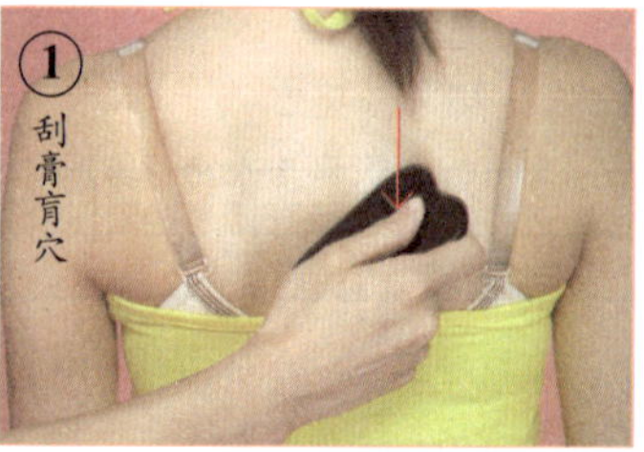

拔罐疗法

【拔罐配穴】

天枢、足三里、神阙、脾俞、大肠俞、气海、大巨、支沟等穴。

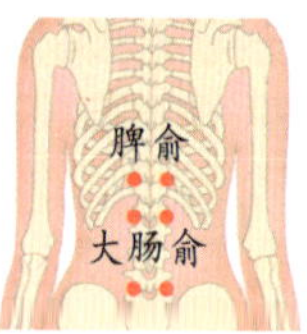

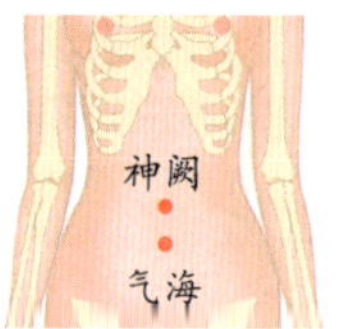

【拔罐操作】

单纯火罐法：患者取合适体位，用闪火法将罐吸拔在神阙穴对应的部位（见图②），留罐10～15分钟，每日1次。

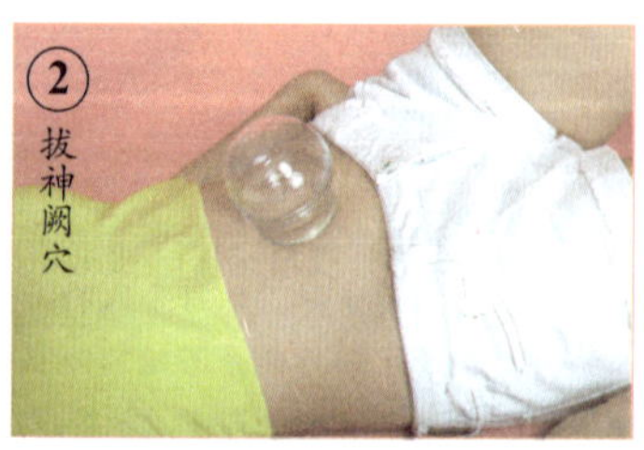

留针罐法：患者取仰卧位，宽衣露肤。常规消毒穴位皮肤后，先

用毫针针刺足三里、脾俞、大肠俞等穴位，待得气后留针，用闪火法将罐吸拔在针刺部位，留罐10～15分钟，每日1次。

艾灸罐法：患者取仰卧位，先用艾条熏灸上述各穴20～30分钟，然后用闪火法将罐吸拔在熏灸的穴位上，留罐10～20分钟，每日1次。

第十节　细菌性痢疾

细菌性痢疾简称菌痢，是由痢疾杆菌引起的消化道传染疾病。它以结肠化脓性炎症为主要病理改变，是夏、秋季比较常见的疾患。这种病症大多是因饮食生冷、不洁瓜果及蔬菜等食物所致。其主要症状为腹痛、腹泻、脓血便等。病程超过2个月者，即称为慢性菌痢。

刮痧疗法

【刮痧配穴】

脾俞、大肠俞、天枢、气海、合谷、上巨虚、下巨虚、二间等。

【刮痧操作】

患者采用合适的休位，操作者用刮痧板或刮痧药匙在特定的穴位上进行刮拭。先刮脾俞、大肠俞穴，然后点揉天枢、气海穴，再刮二间、

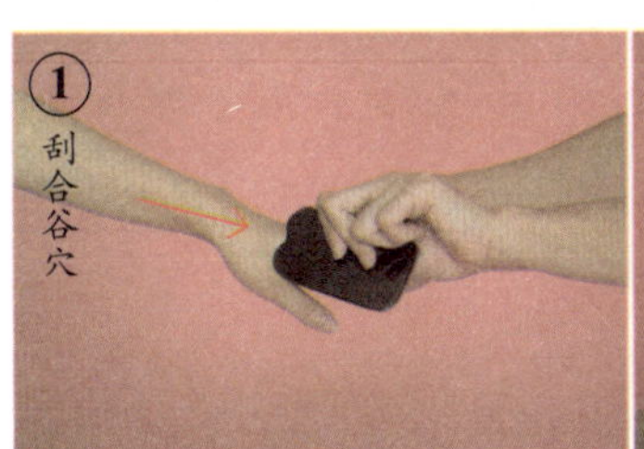

① 刮合谷穴

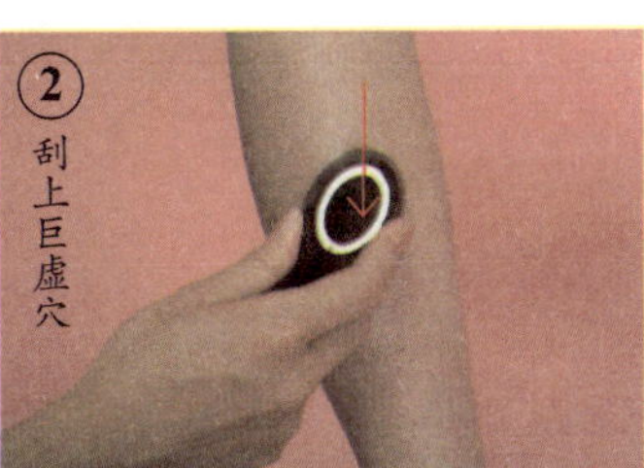

② 刮上巨虚穴

合谷穴，最后刮阴陵泉、上巨虚、下巨虚穴（见图①②）。力度由轻到重，具体应根据患者的病情和体质酌情处理手法力度。

拔罐疗法

【拔罐配穴】

脐中区、前胃下区、左右肠区、气海穴等。

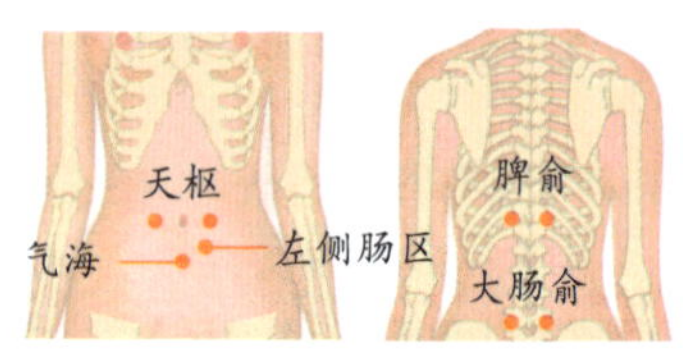

【拔罐操作】

患者采用合适的体位，操作者用抽气罐进行拔罐，在左侧肠区、前胃下区、脐中区、气海穴等部位上罐（见图③）。急性痢疾每天上罐2次，缓解后每日1次，5次为一个疗程。慢性痢疾每日上罐1次，症状消失后也应巩固治疗几天。

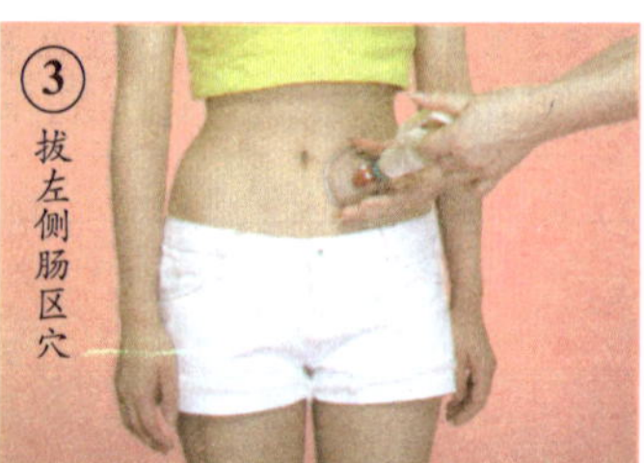
③ 拔左侧肠区穴

第十一节 胆囊炎、胆石症

胆绞痛是胆管系统疾病的常见病症，常发生在胆囊炎、胆石症的急性发作期间。其主要症状有上腹闷胀、食欲不振、嗳气、恶心、呕吐、黄疸等。结石刺激或胆管阻塞，会造成胆囊收缩时胆汁排出受阻，其中的胆盐刺激胆囊黏膜会使患者感受到剧烈疼痛。

刮痧疗法

【刮痧配穴】

天宗、胆俞、期门、日月、梁门、阳陵泉、光明、丘墟穴及肩胛部、腹上区、小腿外侧等。

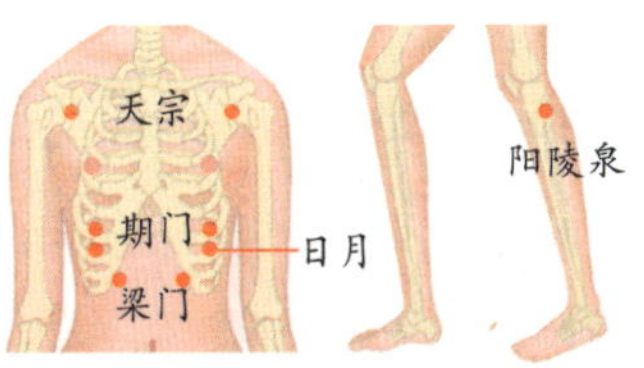

【刮痧操作】

患者采用合适的体位，操作者用刮痧板在以上特定穴位处进行刮拭。病患发作时可以刮天宗、胆俞穴及肩胛部，同时刮期门、日月、梁门穴等对应部位。缓解期，可刮胆俞、日月穴及腹上区，以及阳陵泉、光明、丘墟穴及小腿外侧等部位（见图①）。刮痧操作的力度由轻到重，应根据患者的病情和体质酌情处理手法力度。

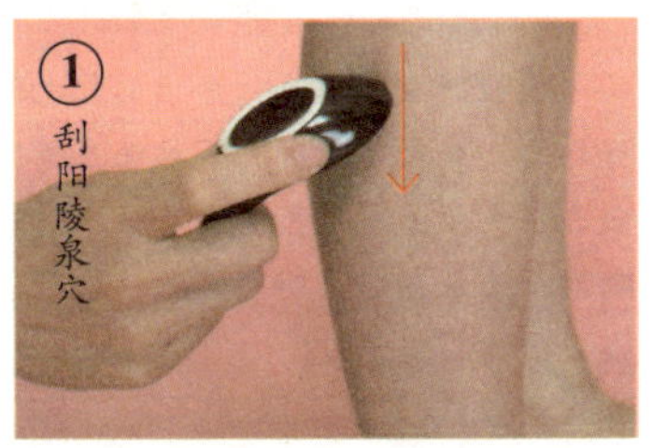
①刮阳陵泉穴

拔罐疗法

【拔罐配穴】

天宗、胆俞、膈俞、肾俞、肝俞、胃俞等穴。

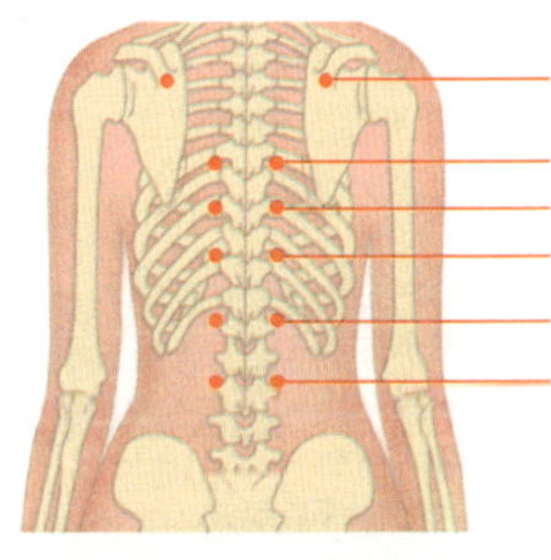

【拔罐操作】

抽气罐法：患者取站位，暴露背部，先将润滑剂涂在膈俞至肾俞段的皮肤上，将罐吸拔在膈俞穴上（见图②），然后进行走罐，以皮肤潮红出现痧点为宜。或常规消毒穴位皮肤后，用三棱针挑刺明显的痧点，再在针挑部位用抽气罐施拔5~6次。隔日1次。

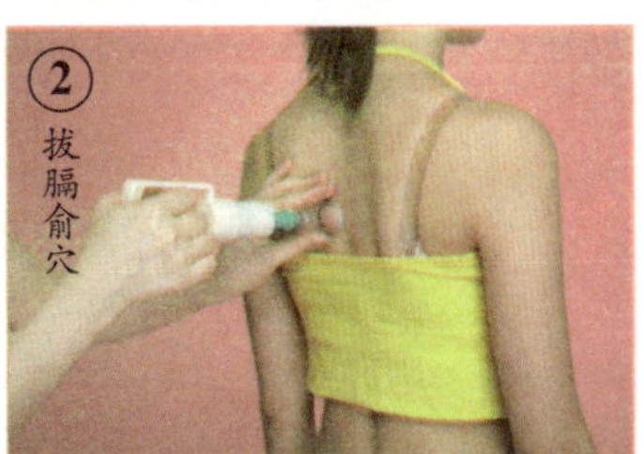
②拔膈俞穴

留针罐法：患者取俯卧位，消毒穴位皮肤后，将5厘米长的毫针刺入上述穴位中，得气后留针，用闪火法将中号玻璃火罐扣在留针的穴位上，留罐10～20分钟，每日1次。

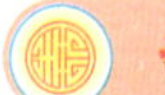

第十二节 慢性肝炎

慢性肝炎是由多种原因引起的肝脏慢性炎症。此病的主要症状是全身乏力、食欲不振、肝区闷胀且隐隐作痛、病情时好时坏等。其病程一般在半年以上，多数是由急性肝炎误诊、误治或由病毒感染、自身免疫功能紊乱及某些药物的作用，使肝炎迁延不愈而导致疾病，最常见的病症为慢性乙型肝炎。

刮痧疗法

【刮痧配穴】

膻中、肝俞、胆俞、脾俞、下脘、期门、阳陵泉、阴陵泉、太冲等穴。

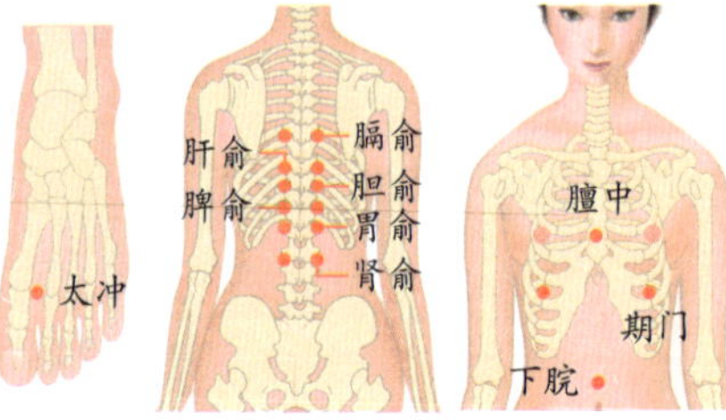

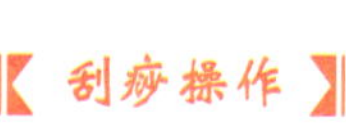

【刮痧操作】

患者采用合适的体位，操作者用刮痧药匙在以上特定穴位处进行刮拭，先刮肝俞、胆俞、脾俞穴（见图①），然后刮膻中、期门、下脘等穴（见图②），再刮阳陵泉穴、阴陵泉穴，最后点揉太冲

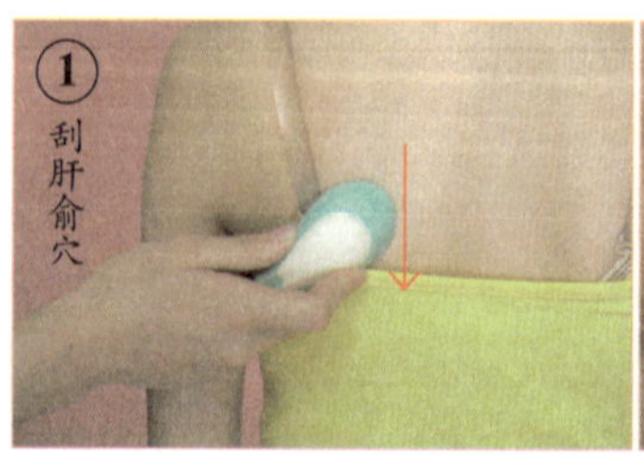

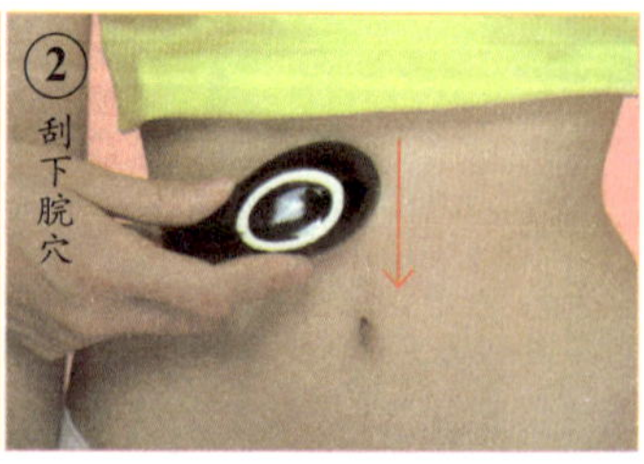

穴。刮痧的力度由轻到重，具体应根据患者的病情和体质酌情处理手法力度。

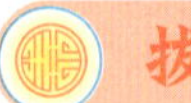

拔罐疗法

【拔罐配穴】

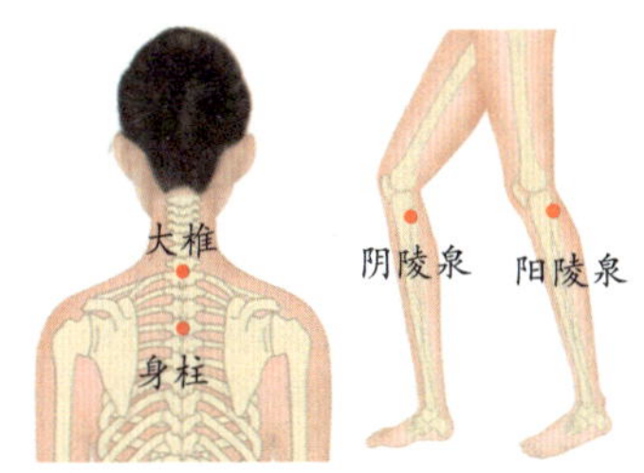

大椎、肝俞、胃俞、身柱、胆俞、脾俞、膈俞、肾俞等穴。

【拔罐操作】

抽气罐法：患者站立，暴露背部肾俞穴，在肾俞穴部位用抽气罐进行拔罐操作（见图③），力度适中，慢慢吸拔至微红，隔日1次。

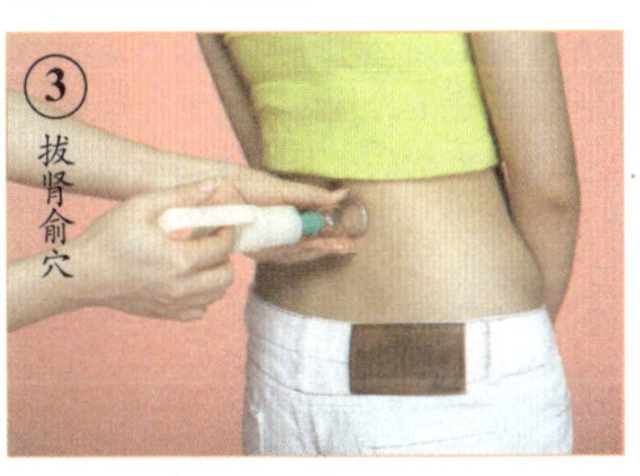

留针罐法：患者取适宜体位，对穴位皮肤进行消毒处理后，用5厘米长的毫针刺入穴中，得气后留针，然后用闪火法将玻璃罐吸拔在留针穴位上，留罐10分钟，每日1次。

刺络罐法：患者取俯卧位，常规消毒穴位皮肤后，先用三棱针点刺上述各穴，然后用闪火法将罐吸拔在点刺的穴上，留罐5～10分钟，隔日1次。

第十三节　肥胖症

肥胖症是因过量的脂肪储存，使体重超过正常体重标准20%以上的营养过剩性疾病。肥胖症会引发多种疾病，如高血脂、高血压、冠心病、脑血栓、糖尿病等。一般来说，体重超过标准体重20%者为肥胖，超过10%者为超重。也可根据身高，按身体质量指数：体重（千克）除以身高（米）的平方，衡量体重是否超标，亚洲人身体质量指数标准范围为18.5～23.9，大于23.9属于超重，大于27.9属于肥胖。世界卫生组织的标准为男性该指数>27为超重，女性该指数>25为超重。

刮痧疗法

【刮痧配穴】

脾俞、胃俞、肾俞、中脘、关元、列缺、丰隆、梁丘、三阴交等穴。

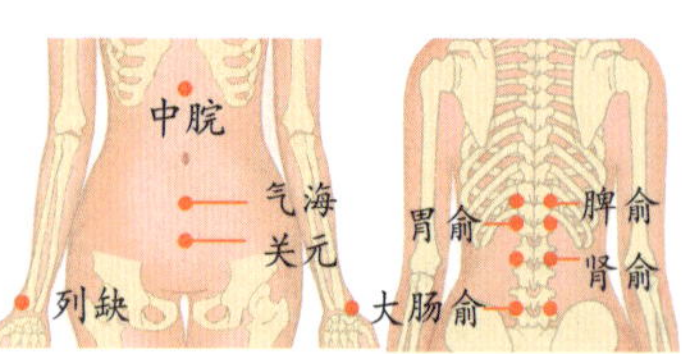

【刮痧操作】

患者采用合适的体位，操作者用刮痧板在以上特定穴位处进行刮拭。先刮脾俞、胃俞、肾俞穴，再点揉中脘、关元、列缺穴，最后刮丰隆、梁丘、三阴交穴（见图①）。刮痧的力度由轻到重，具体应根据患者的病情和体质酌情处理手法力度。

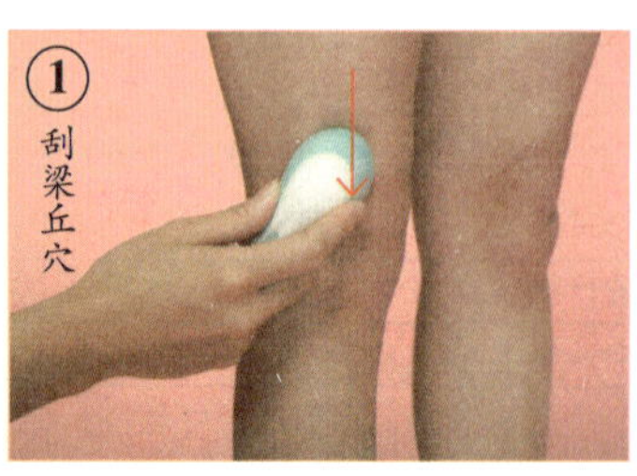

拔罐疗法

【拔罐配穴】

胃俞、大肠俞、神阙、气海、足三里、丰隆、三阴交等穴。

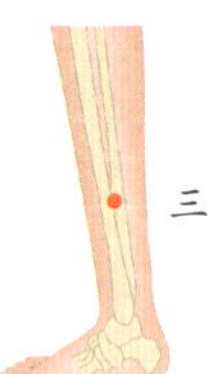

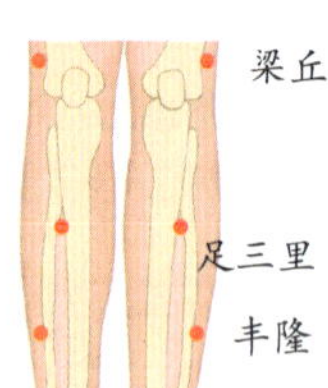

【拔罐操作】

用抽气罐在胃俞、大肠俞、神阙、气海、足三里、丰隆、三阴交穴等部位拔罐（见图②），直到皮肤出现红紫色痧点为止，拔罐30～40分钟即可。如果用背部排罐疗法，选取背腰部脊柱两侧从上至下拔罐，留罐30～40分钟。

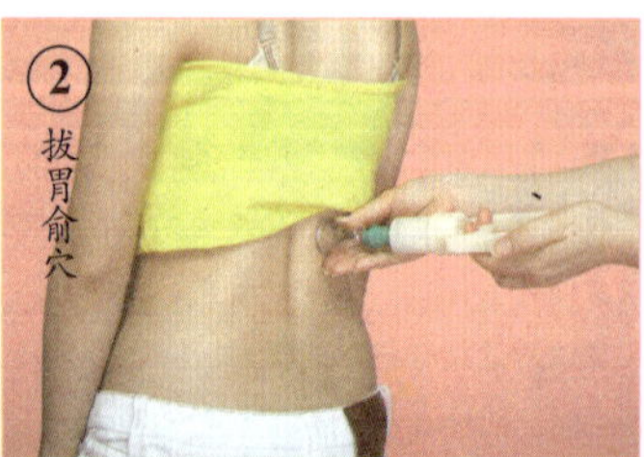

第十四节　糖尿病

糖尿病是一种慢性内分泌代谢性疾病，以糖代谢紊乱为主要诱因，人体内胰岛素的相对或绝对不足会引起碳水化合物、脂肪和蛋白质的代谢紊乱。各年龄段均可患此病，发病高峰在50～70岁。该病早期可能没有症状，但发展到症状出现期，临床上就会出现多尿、多饮、多食、疲乏消瘦，即“三多一少”症状，同时患者空腹时血糖高于正常值且尿糖阳性。病症严重时，可见神经衰弱、继发的急性感染、肺结核、高血压、肾及视网膜等微血管病变，还可能出现酮症酸中毒、昏迷，甚至死亡。

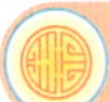

刮痧疗法

【刮痧配穴】

肺俞、胰俞、脾俞、命门、三焦俞、肾俞、阳池、中脘、关元、足三里、三阴交、水泉等穴。

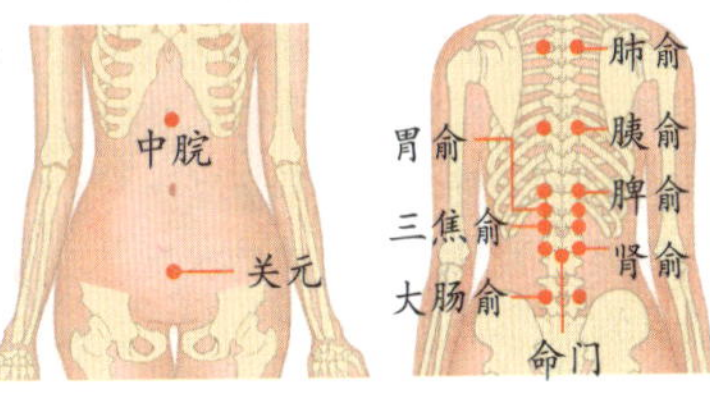

【刮痧操作】

患者采用合适的体位，操作者用刮痧板或刮痧药匙在以上特定穴位处进行刮拭，先刮肺俞、胰俞、脾俞、命门、三焦俞、肾俞穴（见图①），然后点揉阳池、中脘、关元穴，最后刮足三里、三阴交、水泉穴（见图②）。力度由轻到重，具体应根据患者的病情和体质酌情处理手法力度。

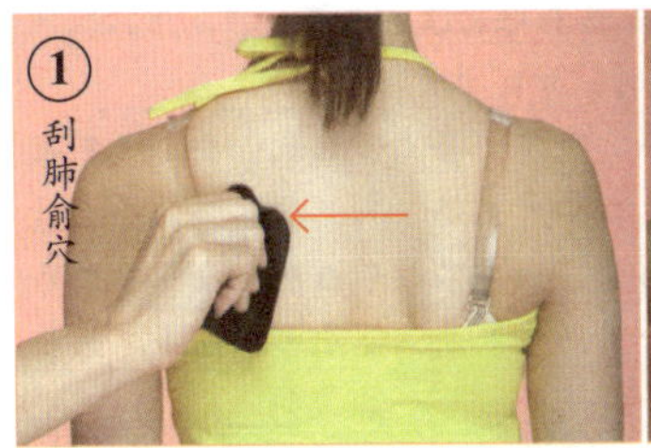

① 刮肺俞穴

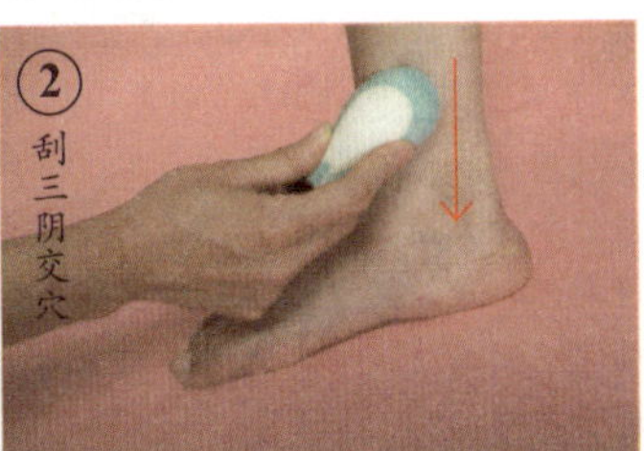

② 刮三阴交穴

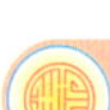

拔罐疗法

【拔罐配穴】

肺俞、脾俞、三焦俞、肾俞、足三里、三阴交、太溪、胃俞、大肠俞、阳池等穴。

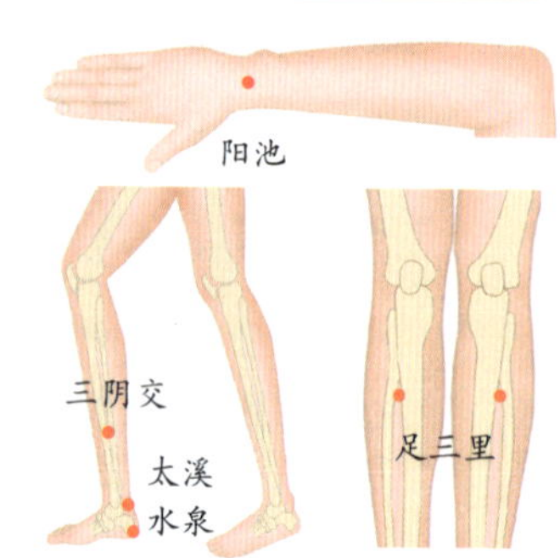

【拔罐操作】

单纯火罐法：患者取俯卧位，暴露背部。用闪火法将罐吸拔在穴位上，留罐15～20分钟。每次选一侧穴，每日1次，10次为1个疗程。

走罐法：患者取俯卧位，暴露背部，先在肺俞穴至肾俞穴段涂抹润滑剂，然后将玻璃罐吸拔于肺俞穴（见图③），从上至下推拉走罐，至皮肤潮红或皮肤出现瘀点为止，隔日1次。

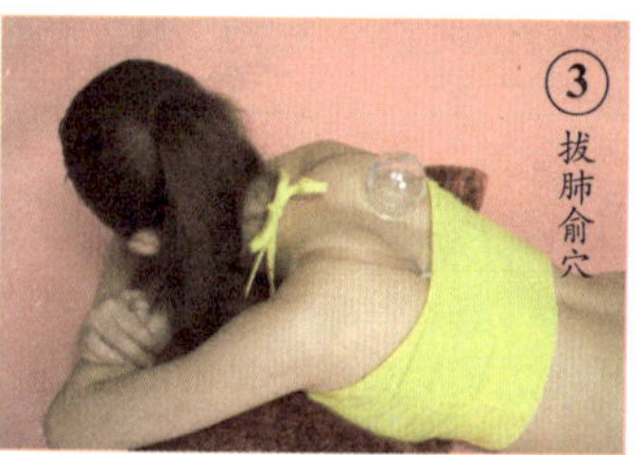

③拔肺俞穴

第十五节　高血压

高血压作为常见的心血管疾病，是一种以体循环动脉血压持续性增高为主要表现的临床综合征，其分为原发性和继发性两大类。当血压收缩压≥140毫米汞柱或舒张压≥90毫米汞柱时，即可诊断为高血压。

高血压的主要症状是头晕、头痛、眼花、耳鸣、烦躁、失眠、眼底动脉病变、左室肥大，严重者可发生左心室衰竭。而且这些症状会在精神紧张、情绪激动或劳累后发作或加重，如果不测量血压，很容易造成误诊。高血压是一种严重危害身体健康的多发病，发病率也随着年龄的增长而增高。

刮痧疗法

【刮痧配穴】

百会、天柱、风池、肩井、曲池、足三里等穴。

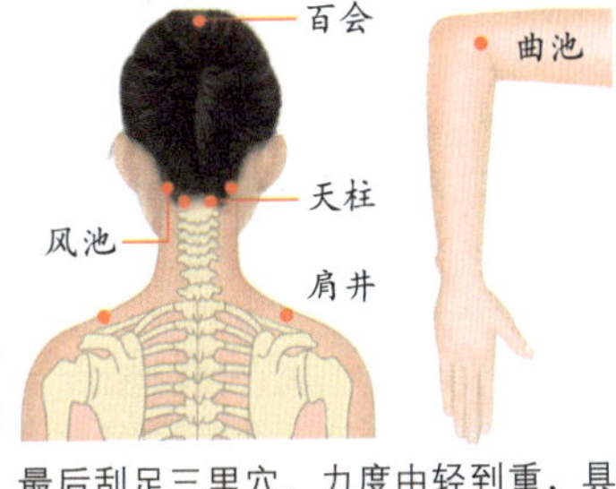

【刮痧操作】

患者取坐位或俯卧位。操作者先刮头顶部百会穴（见图①），再刮肩井穴（见图②）、肩胛骨等处，最后刮足三里穴。力度由轻到重，具体应根据患者的病情和体质酌情处理手法力度。

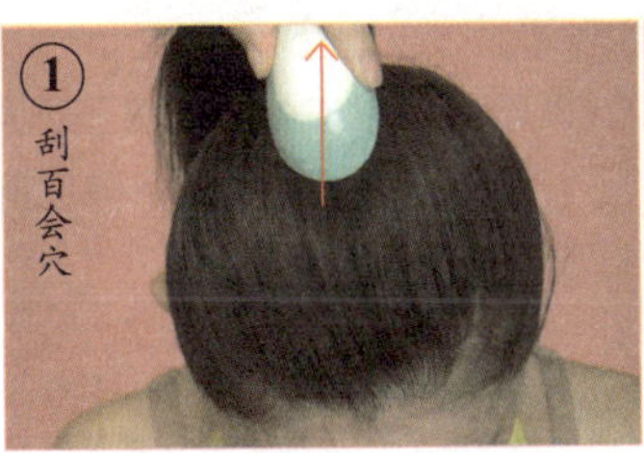

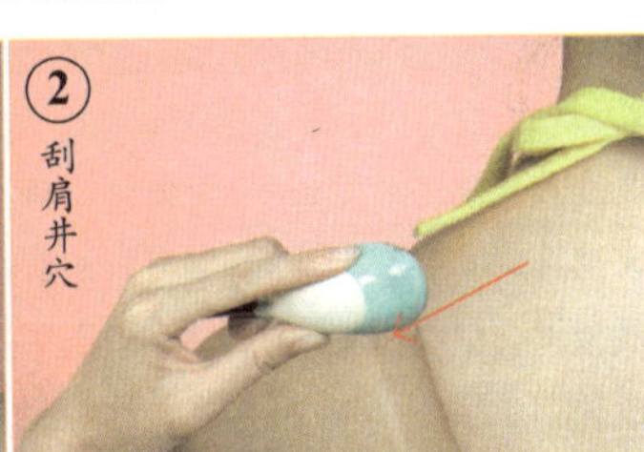

拔罐疗法

【拔罐配穴】

大椎、肝俞、心俞、肾俞、曲池、足三里等穴。

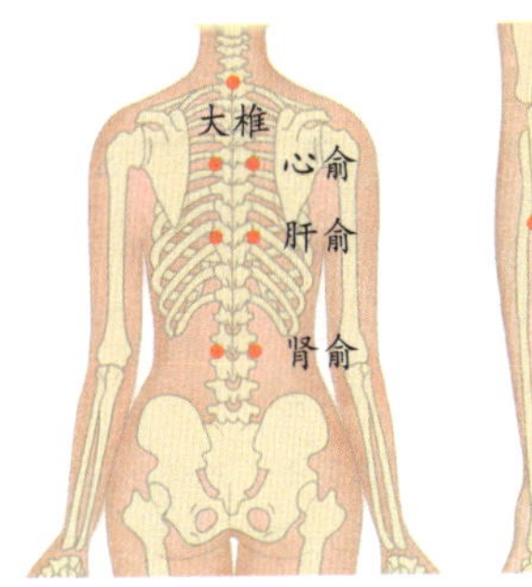

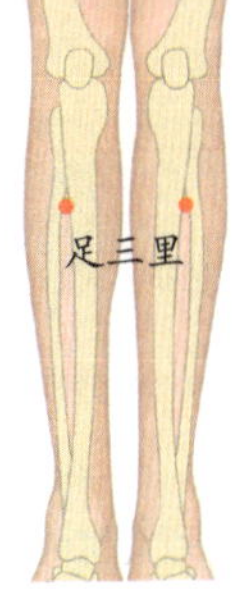

【拔罐操作】

先用镊子夹住一小团棉球，蘸上浓度95%的酒精（不能太多，以湿润为度），左手握住罐体，罐口朝右下方，之后把点燃的棉球伸入罐内燃烧1～2秒，快速取出，左手迅速把罐体吸附在足三里等穴位上（见图③）。

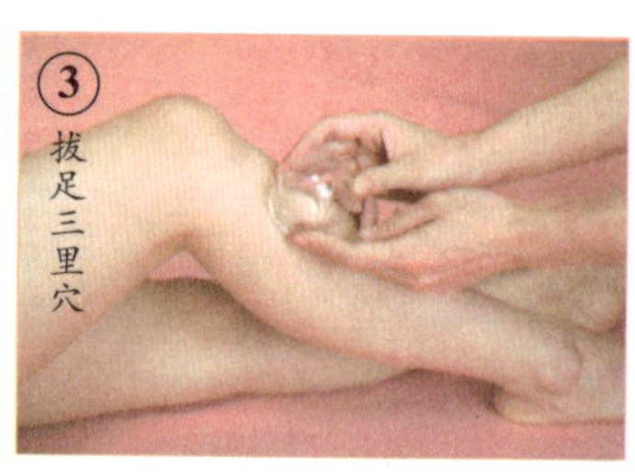

此外，还有一种方法：取面粉10克，用水搅和成面团，捏成比罐口大的圆薄饼，贴到皮肤上。然后，将一团燃烧正旺盛的纸迅速丢进罐内，立即把罐盖在面饼上，这样罐的吸附力更大，第一次拔罐者可以尝试此法，以防烧伤。

第十六节　心绞痛

心绞痛一般会在劳动或兴奋时、受寒或饱餐后突然发生，疼痛位于胸骨上段或中段之后，有时也可波及大部分心前区，放射至肩、上腰、颈或背等部位，以左肩或左上肢由前臂内侧直达小指与无名指处较多见。发作时的疼痛感因人而异，多为窒息性或闷胀性，有时伴有濒死的恐惧感觉，每次发作历时几分钟，偶尔可持续15分钟，休息后或用西药硝酸盐制剂治疗可以有所缓解。有些患者会在夜间发生疼痛，发作时面色苍白，表情焦虑，严重的会出冷汗，多种心脏疾病都会出现心绞痛症状。

刮痧疗法

【刮痧配穴】

天柱、至阳、心俞、厥阴俞、内关等穴。

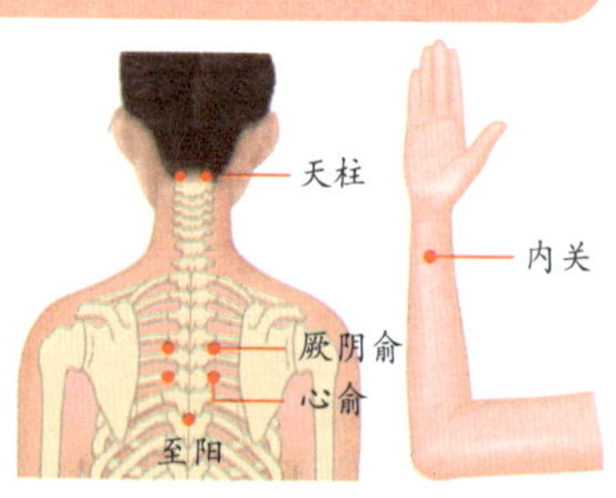

【刮痧操作】

患者取坐位或俯卧位，操作者重点刮拭天柱、至阳、双侧心俞、

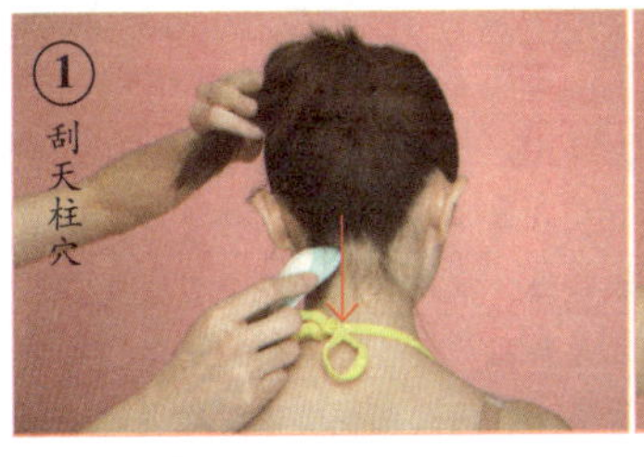

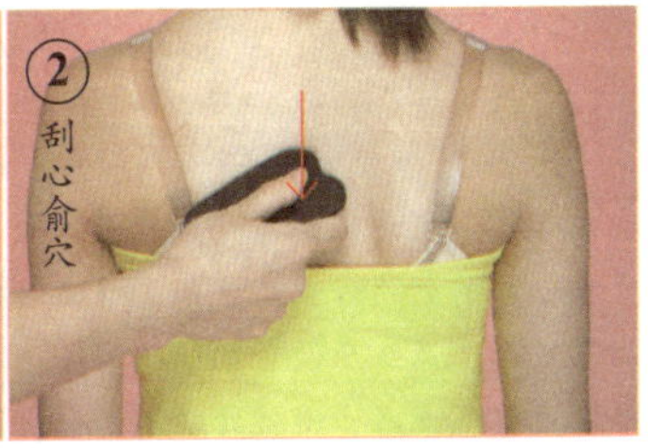

膻中、双侧内关穴等部位（见图①②）。力度由轻到重，具体应根据患者的病情和体质酌情处理手法力度。

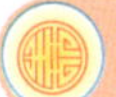

拔罐疗法

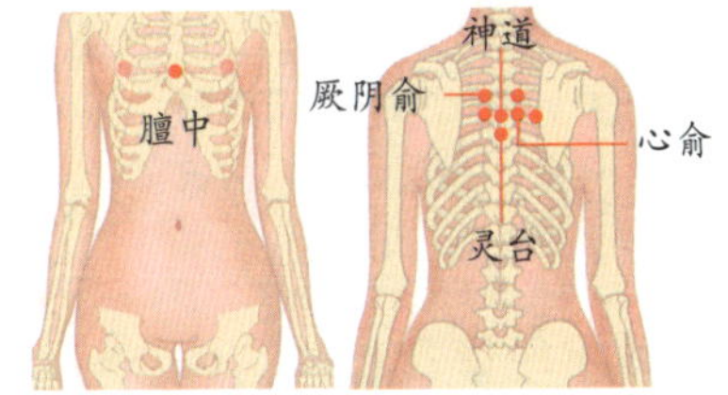

【拔罐配穴】

厥阴俞、心俞、督俞、至阳、灵台、神道穴。

【拔罐操作】

用负压抽气罐，取双侧厥阴俞、心俞、督俞、至阳、灵台、神道穴进行拔罐操作（见图③）。或者采用火罐法，用镊子夹住一小团棉球，蘸上浓度95%的酒精（不能太多，以湿润为度），右手握住罐体，罐口朝右下方，之后把点燃的棉球伸入罐内燃烧1～2秒，快速取出，左手迅速把罐体吸附在相应部位上，同时可配合针刺疗法，如刺拔厥阴俞穴（见图④）。

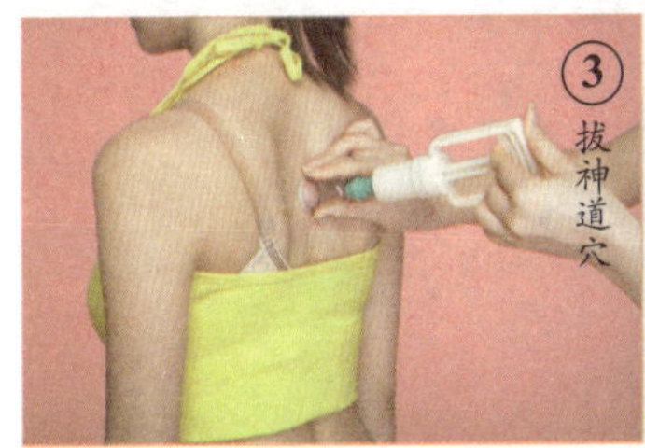

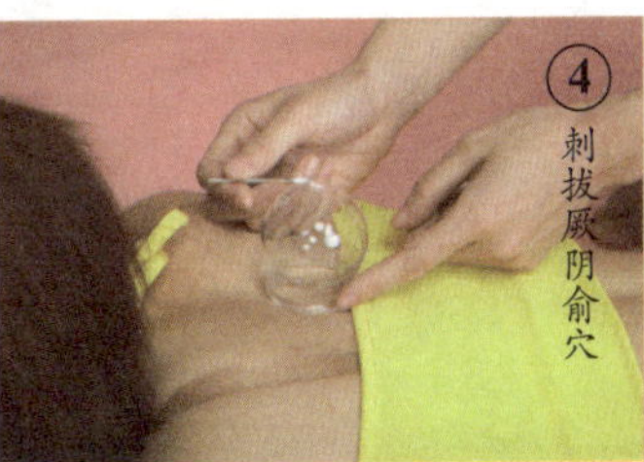

第十七节　慢性肾炎

慢性肾炎是慢性肾小球肾炎的简称，这是一种病因和病情复杂、原发于肾小球的免疫性炎症疾病。该病起病缓慢、病程长，以尿异常改变、水肿、贫血、高血压及肾功能损害等为主要特征。慢性肾炎病程迁延，可能导致严重高血压、慢性肾功能不全或肾衰竭，同时可伴有不同程度的腰部酸痛、尿短少、乏力等症状。本病可发生在不同年龄，尤以青壮年为多，男性发病率较高于女性。

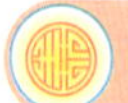

刮痧疗法

【刮痧配穴】

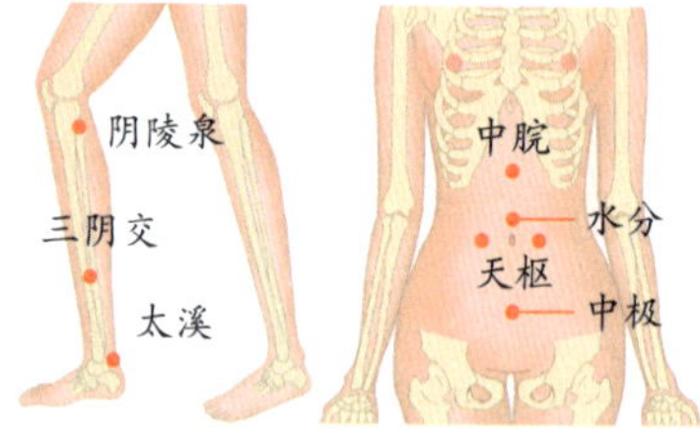

肝俞、脾俞、命门、三焦俞、肓门、肾俞、中脘、水分、中极、阴陵泉、三阴交、太溪等穴。

【刮痧操作】

患者采用合适的体位，操作者用刮痧药匙进行刮拭，先刮肝俞、脾俞、命门、三焦俞、肓门、肾俞穴（见图①），再点揉中脘、水分、中极穴，最后刮阴陵泉、三阴交、太溪穴（见图②），力度由轻到重，具体应根据患者的病情和体质酌情处理手法力度。

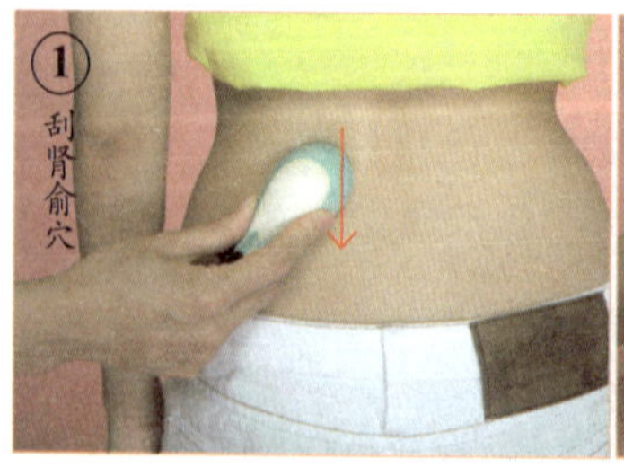

①刮肾俞穴

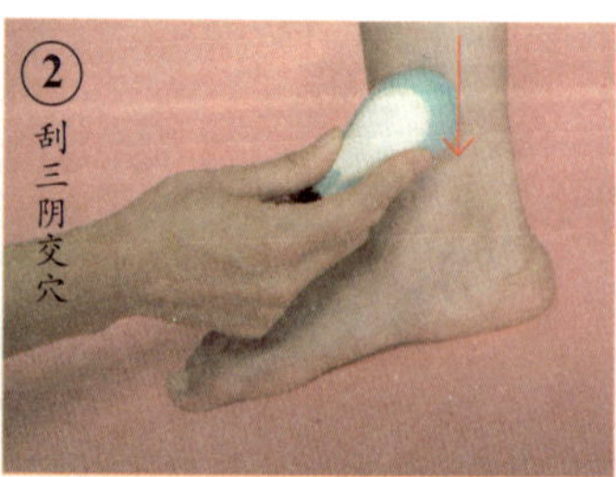

②刮三阴交穴

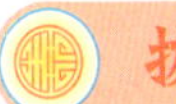

拔罐疗法

【拔罐配穴】

志室、京门、天枢、气海、腰阳关、足三里、三阴交等穴。

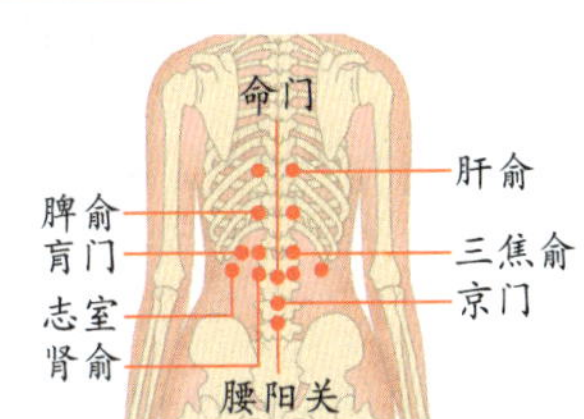

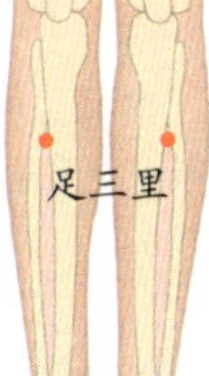

【拔罐操作】

患者取合适的体位，用闪火法将罐吸拔在京门穴上（见图③），留罐10分钟，每日1次。也可以选择志室等穴位所在的部位，先施行挑刺拔罐法（见图④），然后在其余穴位上施以单纯火罐法，留罐10～15分钟，每隔2～3日1次。

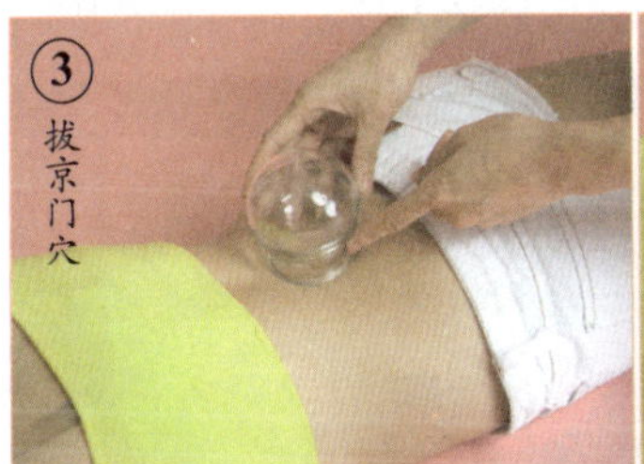

③ 拔京门穴

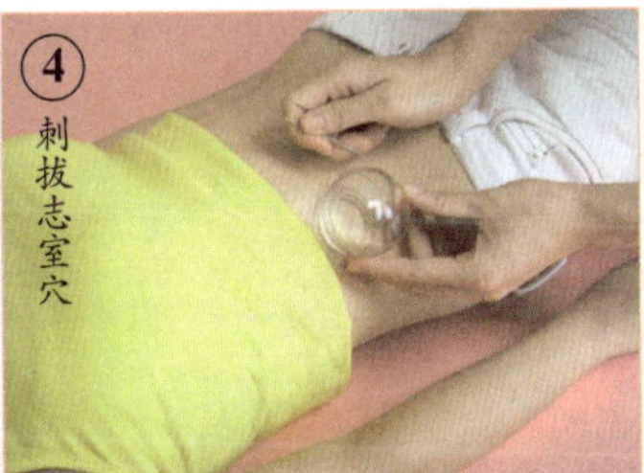

④ 刺拔志室穴

第十八节 偏头痛

偏头痛是最常见的头痛病，表现为额、颞、眼眶部局限于一侧反复疼痛。偏头痛在女性中较多见，通常表现为突发的、单侧的、严重头痛，患者往往感觉这种头痛来自眼后或眼周，且持续时间长。偏头痛疼痛剧烈，钻痛、胀裂痛持续发作，发作时多有恶心、呕吐、腹胀、腹泻、多汗、心率加快等伴随症状。导致本病的原因很多，但往往与疲劳、情绪紧张、焦虑、急躁、睡眠不佳、月经来潮等有关。

刮痧疗法

【刮痧配穴】

翳风、角孙、太阳、合谷、阳陵泉、足三里、血海等穴。

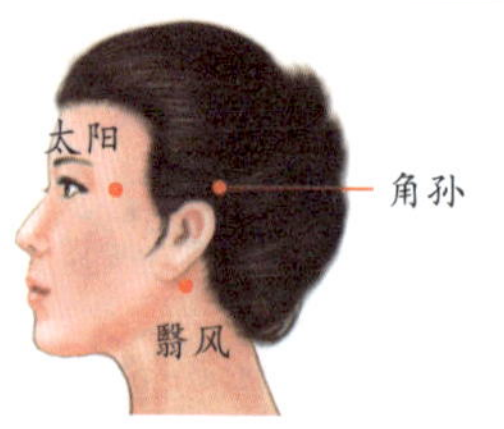

【刮痧操作】

患者采用合适的体位，操作者用消毒过的刮痧工具进行刮拭。先点揉翳风、太阳穴，接着刮角孙穴（见图①），然后刮上肢合谷及下肢阳陵泉和足三里穴，最后刮血海穴。补泻兼施，力度由轻到重，具体应根据患者的病情和体质酌情处理手法力度。

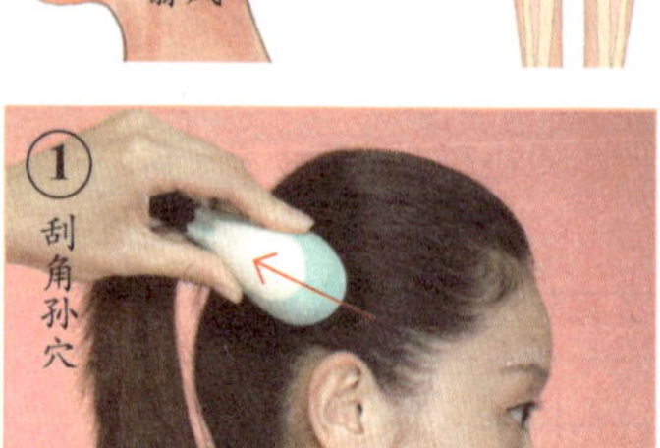
① 刮角孙穴

拔罐疗法

【拔罐配穴】

合谷、大椎、太阳等穴。

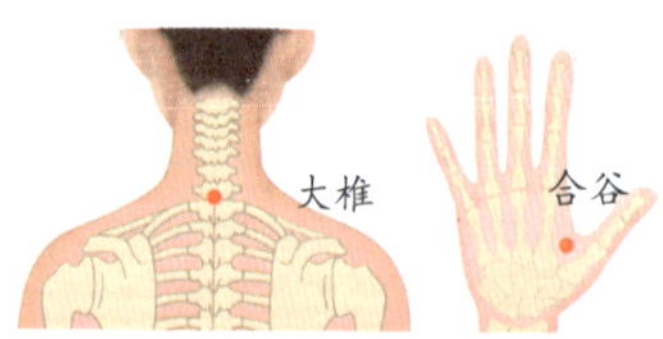

【拔罐操作】

患者取合适体位，用消过毒的玻璃罐进行拔罐操作，用镊子夹住一小团棉球，蘸上浓度95%的酒精，左手握住罐体，罐口朝右下方，把点燃的棉球伸入罐内燃烧1～2秒，快速取出，左手快速把罐体吸附在太阳穴对应部位（见图②），每日或隔日1次。

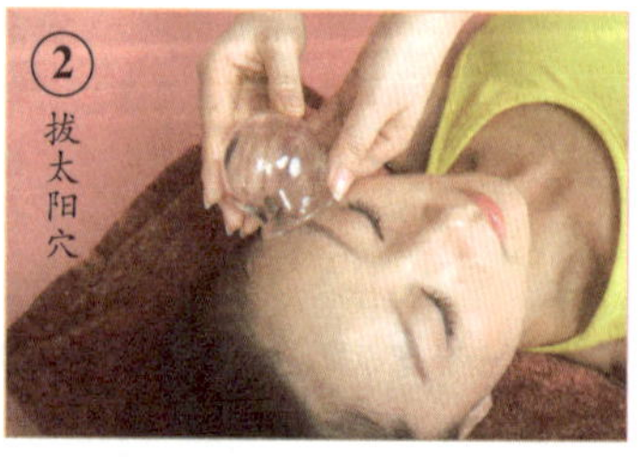
② 拔太阳穴

第十九节　神经衰弱

神经衰弱属于神经官能症的一个类型，是一种常见的慢性疾病，多见于青壮年。其主要症状有失眠、多梦、头痛、头昏、记忆力减退、注意力不集中、自控能力减弱、易激动，同时还可能伴有心慌气短、易出汗、食欲不振、情绪低沉、精神萎靡、性情急躁、情绪不稳等症状。部分患者还会出现阳痿、遗精、月经不调等严重病症。本病多因精神过度紧张、思虑过度、起居失常，导致大脑皮质兴奋过程增强和抑制过程减弱。

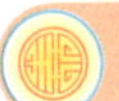

刮痧疗法

【刮痧配穴】

风池、心俞、脾俞、神门、合谷、内关、足三里、三阴交、太冲等穴。

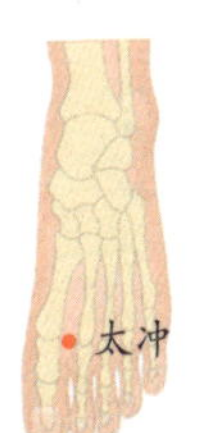

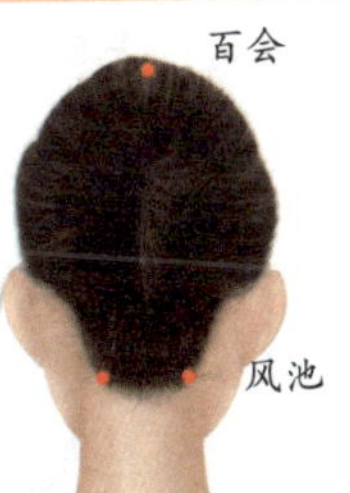

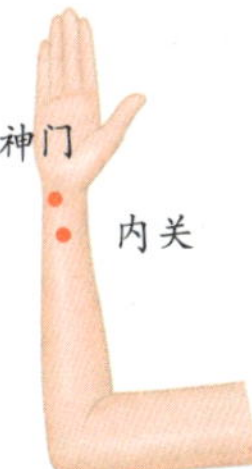

【刮痧操作】

患者取合适体位，操作者用刮痧板进行刮拭。先刮风池、心俞、脾俞穴（见图①），再刮合谷、内关、神门穴（见图②），最后刮足三里、三阴交、太冲穴。力度由轻到重，根据患者的病情和体质酌情处理手法力度。

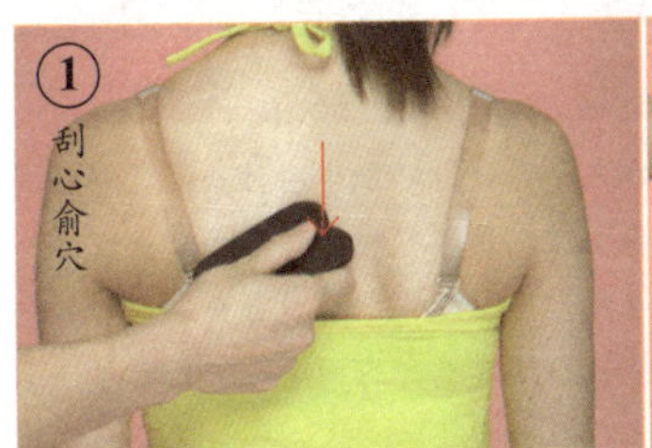

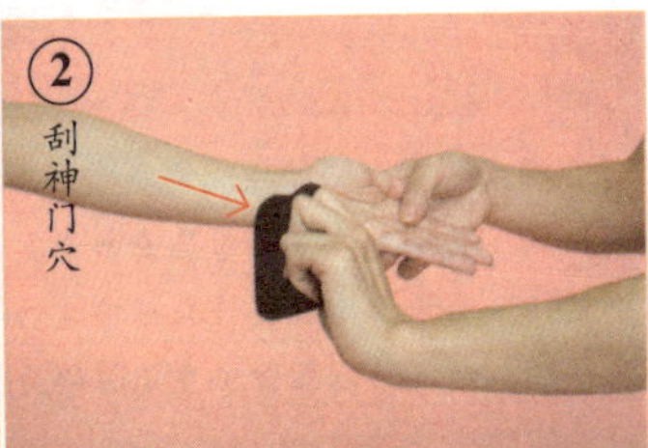

拔罐疗法

【拔罐配穴】

百会、风池、足三里、三阴交等穴。

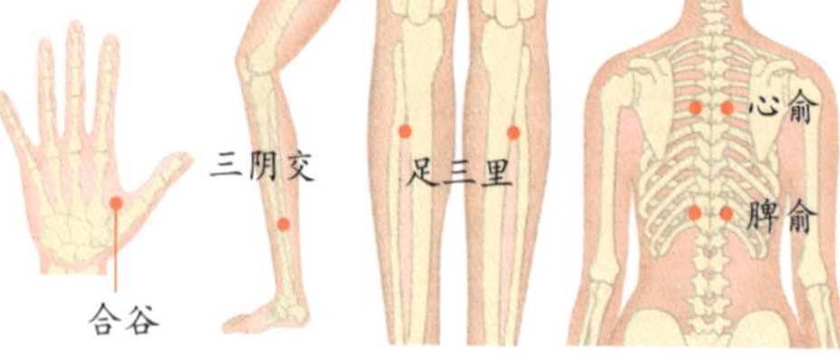

【拔罐操作】

患者取舒适体位，选择抽气罐具，取百会、风池等穴位进行拔罐操作（见图③），力度适中，每日或隔日1次，5次为1个疗程。

也可采用火罐法，用镊子夹住一小团棉球，蘸上浓度75%的酒精，左手握住罐体，罐口朝右下方，把点燃的棉球伸入罐内燃烧1～2秒，快速取出，左手迅速把罐体吸附于足三里穴上（见图④）。

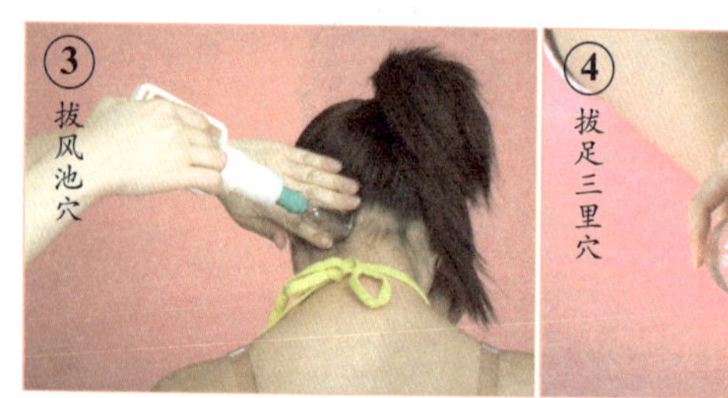

③ 拔风池穴

④ 拔足三里穴

第二十节　癫痫

癫痫是因大脑神经元突发性异常放电，导致脑功能暂时性紊乱的一种慢性疾病，发病人群多见于儿童和青少年。该病最常见的发作形式有大发作、小发作、局限性癫痫发作和精神运动性发作。大发作以意识丧失和全身抽搐为特征，小发作以短暂性意识障碍为特征，两者都具有间歇性、短时性和刻板性的特点。

刮痧疗法

【刮痧配穴】

百会、肾俞、肝俞、神门、长强、鸠尾、阳陵泉、筋缩、丰隆、行间等穴。

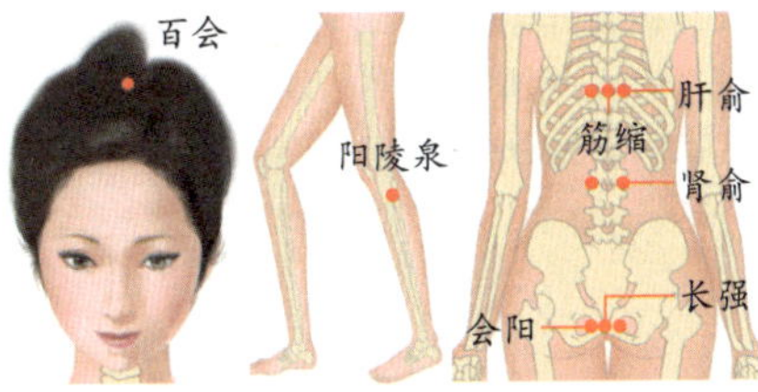

【刮痧操作】

先刮背部筋缩穴，然后刮前胸鸠尾、长强穴，接着刮下肢阳陵泉穴至丰隆穴，最后重刮行间穴。或者先点按头部百会穴，然后刮肾俞穴，再刮前臂神门穴（见图①）。刮拭方法为补法，力度由轻到重，具体应根据患者的病情和体质酌情处理手法力度。

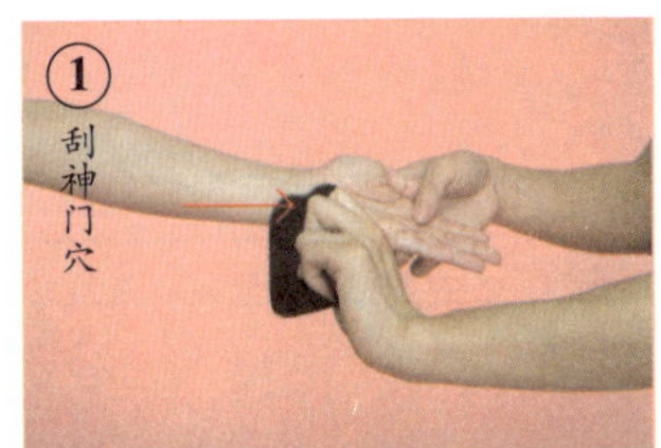

拔罐疗法

【拔罐配穴】

会阳、长强、丰隆等穴。

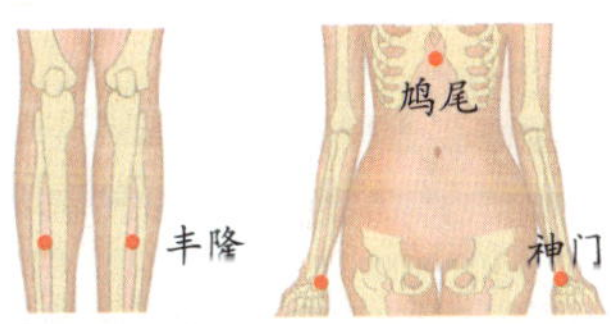

【拔罐操作】

先对穴位进行严密消毒。操作者将一手的中指置于患者督脉上，食指与无名指置于两侧膀胱经大椎穴与大杼穴至长强、会阳穴与白环俞穴处，从上而下推按三遍。取三棱针对准会阳、长强穴，迅速点刺，然后立即用抽气罐吸拔（见图②），留罐3

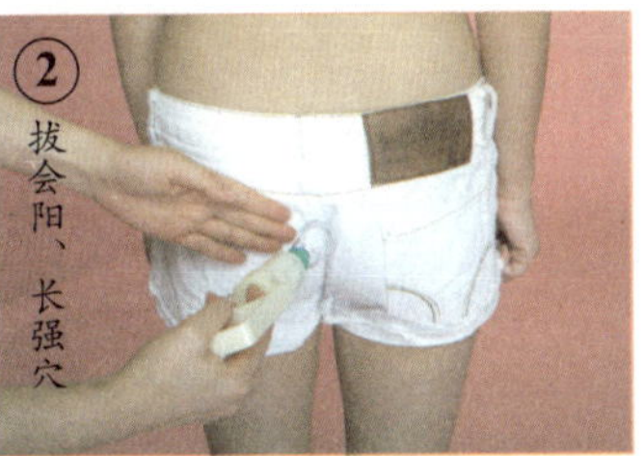

分钟后起罐。如此重复上法方法继续推按、拔罐3～5遍即可。

吸拔物应为血液和淡黄色黏液，一般开始时量较多，拔2～3次后逐渐减少，以黏液出尽为止。每周通常治疗2次，癫痫发作频繁者，可隔日1次。10次为1个疗程，间隔5天，再行第2个疗程。若作巩固治疗，可每周1次，不计疗程。治疗前长期服用抗癫痫药者，可视效果嘱其逐渐减量。

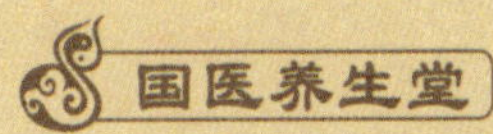

图解 妙用药膳保健康

本书编委会◎主编

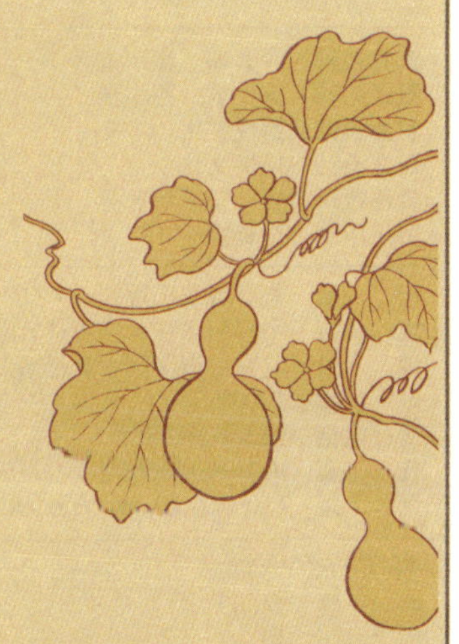

科学普及出版社
· 北 京 ·

图书在版编目（CIP）数据

图解妙用药膳保健康 / 本书编委会主编. -- 北京：科学普及出版社, 2025. 5. --（国医养生堂）. --
ISBN 978-7-110-10953-3
Ⅰ. R247.1-64

中国国家版本馆CIP数据核字第2025W177M3号

策划编辑　卢紫晔　崔小荣
责任编辑　齐　放　曹小雅
封面设计　博悦文化
正文设计　博悦文化
责任校对　焦　宁
责任印制　李晓霖

出　　版　科学普及出版社
发　　行　中国科学技术出版社有限公司
地　　址　北京市海淀区中关村南大街16号
邮　　编　100081
发行电话　010-62173865
传　　真　010-62173081
网　　址　http://www.cspbooks.com.cn

开　　本　787毫米×1092毫米　1/32
字　　数　1400千字
印　　张　40
版　　次　2025年5月第1版
印　　次　2025年5月第1次印刷
印　　刷　小森印刷（天津）有限公司
书　　号　ISBN 978-7-110-10953-3 / R·941
定　　价　300.00元（全20册）

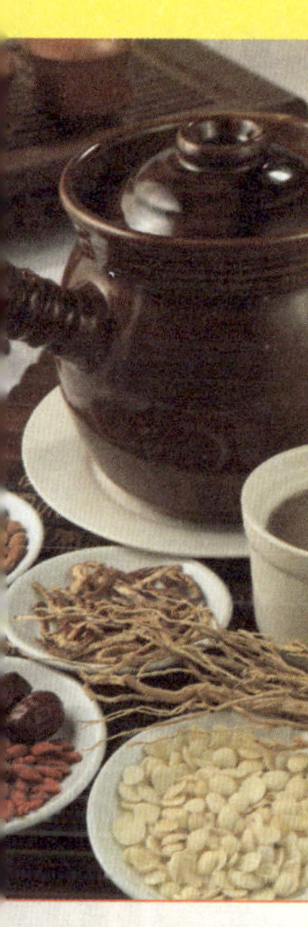

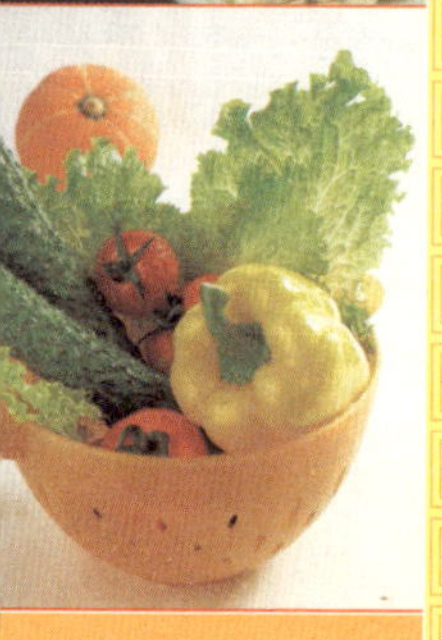

目录

第一章 中药食疗面面观

中药食疗的特点与优势……2
中药食疗的内容与分类……3
中药食疗的相关禁忌……5

第二章 常见病的药膳食疗方

药膳的养生功效和应用原则……8
高血压……10
心脏病……11
慢性支气管炎……12
感冒……13
便秘……14
骨质疏松……15
外阴瘙痒……16
神经衰弱……17
耳鸣……18
头痛……19
食欲不振……20
鼻窦炎……21
口腔溃疡……22
肺结核……23

尿道炎……24
高血脂……25
牙痛……26
更年期综合征……27
崩漏带下……28
乳腺增生……29
乳房发育不良……30
阳痿、早泄……31
前列腺炎……32
糖尿病……33
冠心病……34

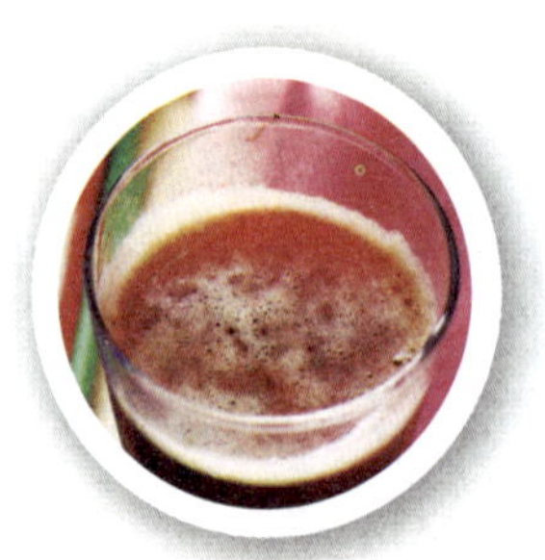

第三章 养生、美容、祛病的必备中药

煎煮、服用中药有诀窍……36
阿胶……38
艾叶……39
板蓝根……40
薄荷……41
柴胡……42
车前子……43
沉香……44
当归……45
冬虫夏草……46
甘草……47
葛根……48
何首乌……49
红花……50
黄连……51
鸡内金……52
金银花……53
荆芥……54
菊花……55
决明子……56
苦丁茶……57
灵芝……58
芦荟……59
鹿茸……60

第一章

中药食疗面面观

医……

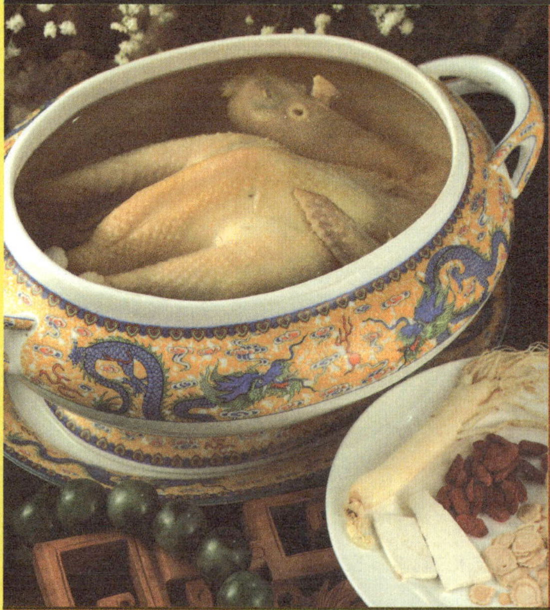

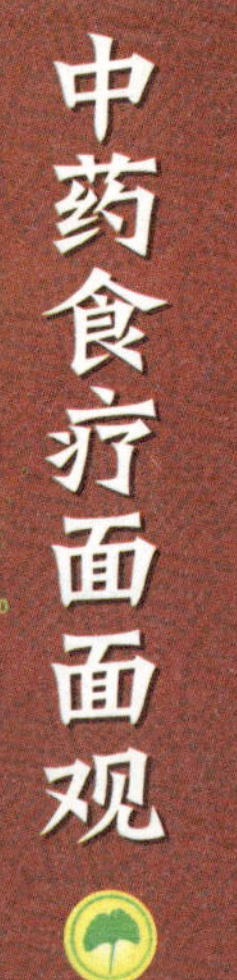

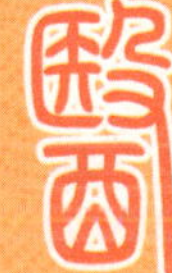

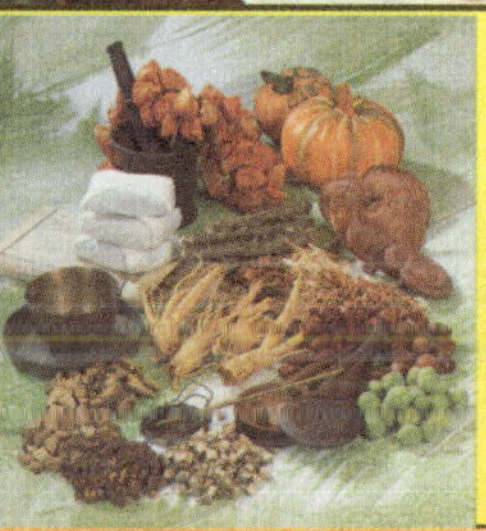

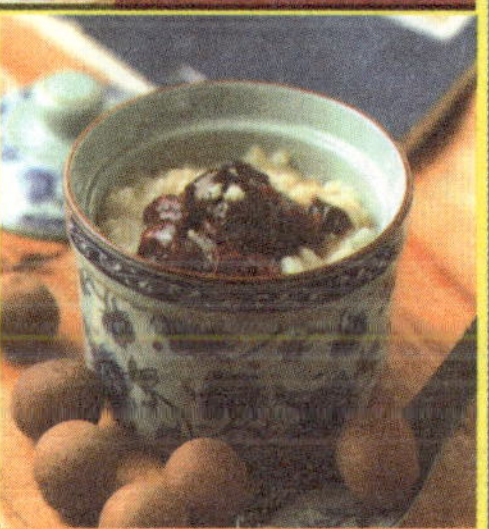

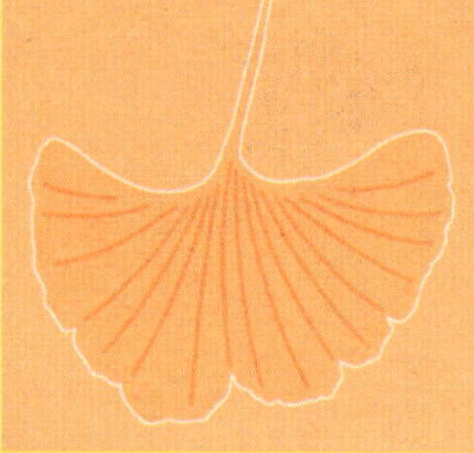

中药食疗源远流长，具有美味可口、服食方便等多种优势，是人们在日常生活中强身健体、防病治病的首要选择。

中药食疗的特点与优势

中药食疗源远流长，“神农尝百草”的传说反映了早在远古时期，中华民族就已经开始探索食物和药物的功用了，也因此有了“药食同源”之说。我国现存最早的药学专著《神农本草经》就记载了许多既是药物又是食物的品种，如大枣、生姜、薏苡仁等，为中药食疗奠定了丰富的理论基础。

中药食疗的特点

中医汉方食疗是在中医理论指导下，单纯将各种食物或药物和食物相结合，采用传统的饮食烹饪技术或现代加工方法，制成一种既美味，又可以防病治病、强身益寿的特殊食品。

中药食疗的优势

◎**良药可口，服食方便**。由于中药汤剂多有苦味，故民间有“良药苦口”之说。而药膳使用的材料多为药、食两用之品，因为拥有了食品的色、香、味等特性，所以即使加入了部分药材，也可通过与食物的调配及精细的烹调，制成美味可口的佳品。

◎**防治兼宜，效果显著**。中药食疗既可治病，又可强身防病，这是其有别于药物治疗的特点之一。药膳多是平和之品，但其防治疾病和健身养生的功效却非常显著。

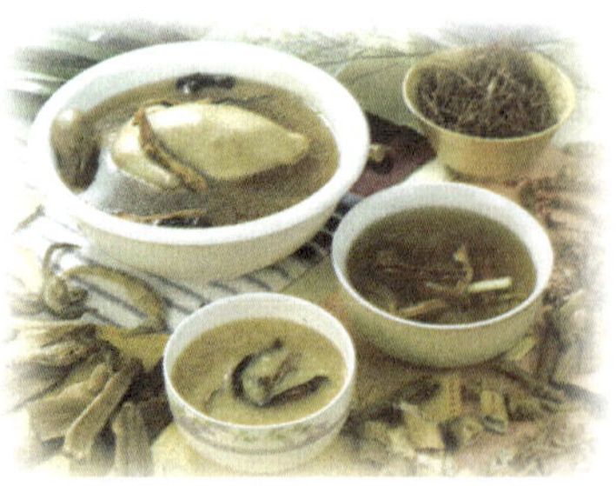

药膳不仅美味可口，而且服食方便

中药食疗的内容与分类

中药食疗是指以适当的中药为载体，在中医理论的指导下，通过单方或辨证配方，选择合适的中药和食物一起烹调加工，从而起到保健或治疗疾病的一种方法。中药食疗方主要包括食疗中药和食疗药膳两部分。

食疗中药

食疗中药是指具有防治疾病或保健康复作用的饮食，又称为“食用中药”“食疗本草”或“食物中药”等。这类食疗中药包括谷物、水果、蔬菜、调料、肉类、水产等。根据使用特性，又可分为单方独味、中药复方、中药经方、中药验方、民间偏方等。

食疗药膳

药膳是由具有治疗作用的药物、食物和调料配制而成的膳食。它既可以单独由食疗中药加工制成，又可以中药材和食物为原料，按照一定的配方加工烹调而成。根据其加工制作方法及形态，可分为以下十类。

◎**饮品**。饮品是一种液体食疗剂型，一般是用食疗中药或与部分药材一起加水略煎煮、去渣取汁而成，可作为饮料日常服用。如有助于治疗肝硬化腹水的复方玉米须饮。

◎**汤品**。汤品是将食疗中药、药材和溶媒（一般用水，也可用酒、蜜等）混合煎煮而得的液体，又称汤剂药膳。如《伤寒论》中介绍的当归生姜羊肉汤。

◎**鲜汁**。鲜汁是指将新鲜水果等食疗中药或与某些新鲜中药材一起洗净、压榨成汁。如五汁饮中的荸荠汁、鲜芦根汁、鲜藕汁、梨汁及鲜麦冬汁。

◎**药茶**。药茶又称“代茶饮”，将含有茶叶或不含茶叶的药物经粉碎、混

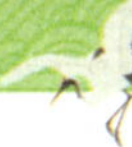

合后制成的粗末制品（有些药物饮片不经粉碎亦可），用开水沏后或加水煎煮后即可像日常饮茶一样频饮。药茶中常含有瓜果蔬菜类食疗中药，一般不用味道过苦的药材。如治疗风寒感冒的姜糖茶是由生姜、红糖组成的。

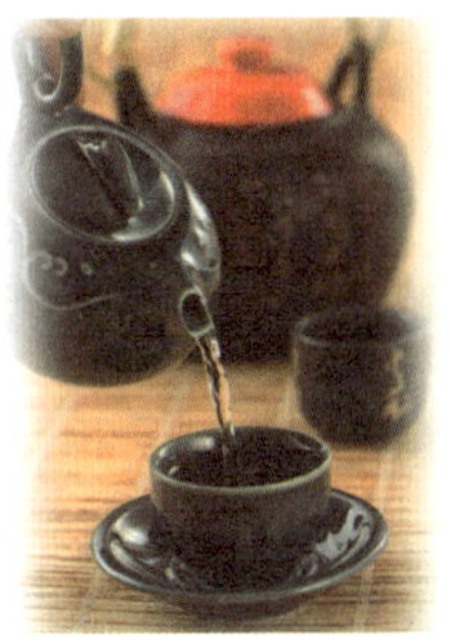
药茶是一种很好的食疗药膳

◎**药酒**。药酒是将中药与酒相结合的一种液体剂型，可用浸泡法或酿制法制剂。其中的药物常选用食疗中药。如用于支气管哮喘缓解期的参蛤虫草酒等。

◎**药粥**。药粥是由药物或药汁与米同煮而成的、具有治疗或保健作用的粥。如百合、薏苡仁、桂圆、红小豆、白扁豆、大枣之类的食疗中药，可与米一起淘洗干净后同煮；若用其他药材煮粥，可先将药材加水煎煮、去渣取汁，再与米同煮成粥；也可在粥将熟时加入药物细末或药汁，再稍煮即可服食。

◎**蜜膏**。蜜膏亦称膏滋或煎剂，是将食疗中药或与中药材一起加水煎煮、去渣、取汁、浓缩后，加入蜂蜜或蔗糖而制成的稠厚状半流体制剂。如用于支气管哮喘的贝母梨膏。

◎**药糕**。药糕是将具有治疗或保健作用的食疗中药或与有关中药材一起研为细粉，与米粉、麦粉或豆粉混合，或加适量白糖、食用油做成糕，再蒸熟或烘制而成的熟食。如用于治疗慢性肠炎的八珍糕。

◎**药饼**。药饼是将具有治疗或保健作用的食疗中药或有关药物一起研为细粉，与麦粉、米粉或豆粉混合，或加适量枣泥、白糖、食用油等做成饼状，经蒸、烙、烘烤或煎等方法而制成的熟食。如治疗虚寒型慢性胃炎、消化性溃疡的温中健胃饼。

◎**菜肴**。菜肴是药膳的一个大类，包括各种具有治疗或保健作用的荤素菜肴，是由鸡、鸭、鱼、蔬菜等与药物及调料烹调而成。其烹调加工方法有炖、焖、煨、蒸、煮、熬、炒、烧等。

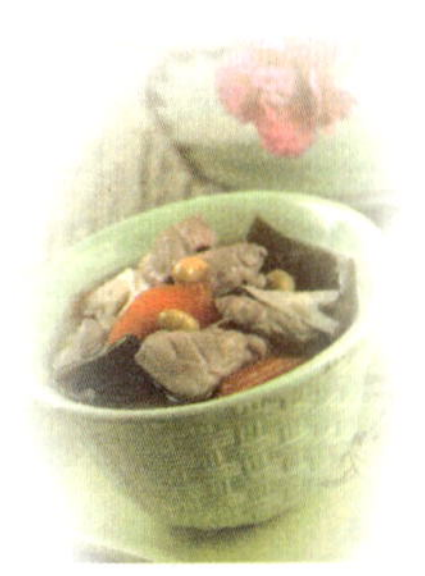
菜肴不但美味，更是一种可以疗疾的药膳

中药食疗的相关禁忌

中药食疗虽然有很多优点，但是在服用时，特别是与其他中药搭配服用的过程中，还是要注意一些禁忌。这是因为有些中药药性相克，不能搭配服用，否则轻则会破坏各种中药本身的功效，重则会引发其他不适症状。

此外，并非只有中药与中药之间才存在搭配禁忌，中药与食物、食物与疾病之间也存在着这一关系。所以，本节将详细讲述常见中药、食物及疾病之间的用药法则，以帮助您科学用药，促进病情好转。

中药之间的配伍禁忌

俗话说："是药三分毒"。所以，我们选用药材时应当谨慎再谨慎，更不可随意胡乱搭配中药。我们的先人经过千百年的摸索，逐渐探索出一些中药搭配禁忌，并编成了歌诀，称为"十八反歌"和"十九畏歌"。

十八反歌诀

本草明言十八反，半蒌贝蔹芨攻乌。

藻戟遂芫俱战草，诸参辛芍叛藜芦。

具体来说，就是乌头反贝母、瓜蒌、半夏、白蔹、白及；甘草反甘遂、大戟、海藻、芫花；藜芦反人参、沙参、丹参、玄参、细辛、芍药。

十九畏歌诀

硫黄原是火中精，朴硝一见便相争。

水银莫与砒霜见，狼毒最怕密陀僧。

巴豆性烈最为上，偏与牵牛不顺情。

丁香莫与郁金见，牙硝难合京三棱。

川乌草乌不顺犀，人参最怕五灵脂。

官桂善能调冷气，若逢石脂便相欺。

大凡修合看顺逆，炮爁炙煿总相依。

具体来说，就是硫黄畏朴硝，水银畏砒霜，狼毒畏密陀僧，巴豆畏牵牛，丁香畏郁金，牙硝畏三棱，川乌、草乌畏犀角，人参畏五灵脂，官桂畏石脂。这些都是临床用药需要注意的一些禁忌。

中药和食物之间的禁忌

◎**茯苓忌香蕉、橘子**：茯苓的主要功效是利尿，在服用期间，钾会在血液中滞留，如果食用富含钾的香蕉、橘子，会导致体内钾蓄积过量，易诱发与心脏、血压相关的并发症。

◎**双黄连忌大蒜**：双黄连是清热解毒、治疗外感风热的常见中药，性凉。而大蒜性热，若服用双黄连的同时食用大蒜，就会降低药效。

◎**五味子忌牛奶**：五味子是有名的止泻中药，而牛奶不仅可以降低五味子的药效，其含有的乳糖还会加重腹泻症状。

◎**板蓝根忌冷饮**：板蓝根性凉，服用前后如果再吃冰激凌之类的冷饮，就会凉上加凉，如果肠胃难以承受便会发生腹泻。同样，绿豆、香蕉、黄瓜等凉性食物都不宜与板蓝根同食。

疾病和食物之间的禁忌

◎肠胃功能弱者忌食黏滑、油腻的食物。

◎患有红肿热痛的外科疮疡者忌食牛肉、羊肉、鱼、蟹等食物。

◎头昏失眠、性情急躁者忌食胡椒等辛辣食物。

◎伤寒、温湿等症者忌食油腻厚味的食物。

◎水肿患者忌食坚硬、油煎及生冷性食物。

◎肝阳抽风、肝风癫痫、过敏的患者忌食带鱼、羊肉等发物。

◎热性病患者忌食辛辣、油炸食物。

◎痰湿阻滞、消化不良、泄泻、腹痛患者忌食生冷食物。

第二章

常见病的药膳食疗方

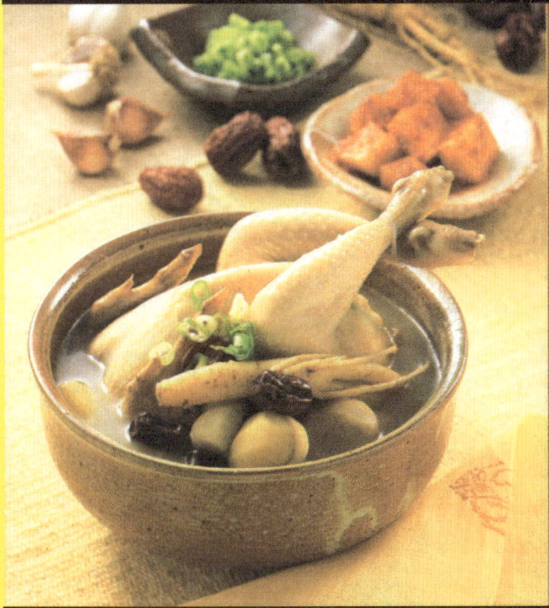

医……

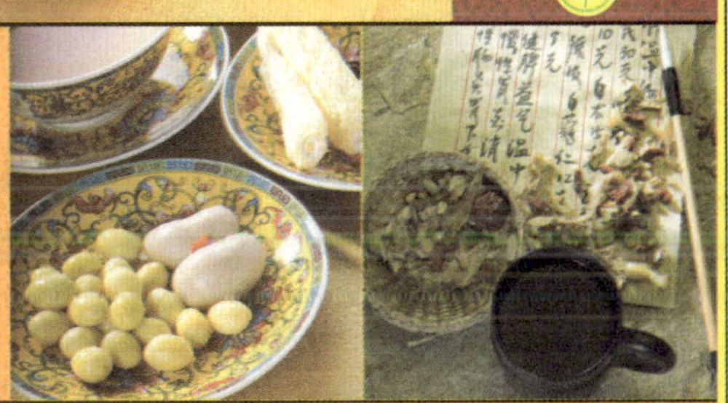

药膳不仅能预防疾病，还能配合药物帮助改善某些病症。因此，当患上一些常见疾病时，如感冒、头痛、高血压等，可尽量用药膳进行有针对性的调理。

药膳的养生功效和应用原则

药膳的养生功效

增强体质

制作药膳的原料不同，其功效也会有所区别，但总体而言，药膳是一种温和的调理性食物，能增强体质，保持人体的健康。

预防疾病

人体在不同季节易患不同疾病，如果每个季节都能做到合理膳食，就能起到预防疾病的目的。

例如：春季常食菠菜粥、菊花粥可以起到养护肝脏的作用；夏季吃荷叶莲子粥、绿豆粥可清热解暑；秋季吃沙参粥、玉竹粥可以利脾养胃、生津液；冬季吃生姜粥、苁蓉羊肉粥可提高抗寒能力等。

改善病症

药膳不仅能预防疾病，还能配合药物帮助缓解某些病症。据资料记载，药膳粥适用的病症有30多种，其中咳喘、水肿、感冒、食积、胃病、便秘、泄泻、痢疾、胎动不安、呕吐、发热等疾病较为常见。因此，当患有上述疾病时，可尽量用药膳进行调理。制作此类药膳常用的食材有萝卜、葱白、冬瓜、莲子、乌鸡、绿豆等。

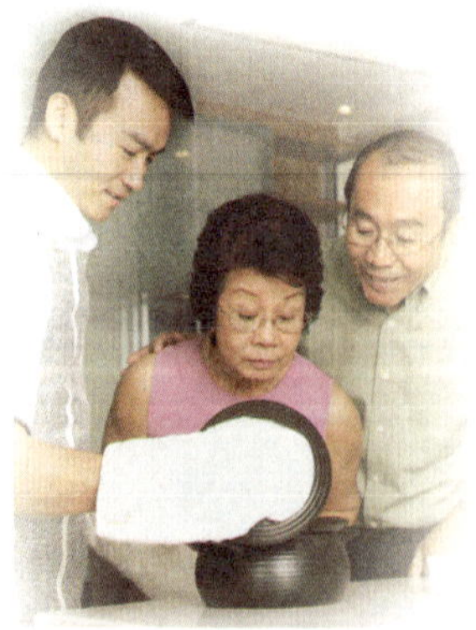

药膳可以调理气血、滋补养生，全家均可食用

□滋补保健

人们食用药膳，重在滋补与调理，所以儿童、中老年人、孕产妇及体弱多病者可以经常食用。在进行药膳调理时，可以根据这些人群的年龄特点、体质特征及身体各个器官的具体状况来制定具体的方案，从而达到保健与养生的目的。

□延年益寿

具有延年益寿作用的药膳多需与一些中草药配合制作成药粥或菜品，以达到提高免疫力、抵抗衰老、健康长寿的目的。人参、枸杞子等是不错的选择。

□美容养颜

中医认为，人的外在容貌与人体的五脏六腑、气、血、津液等都有着密切的联系。因此，要想达到美容养颜的目的，就必须从内部调理入手。而具有养生功效的药膳，恰好可以调五脏、润六腑，间接起到美容养颜的功效。

药膳的应用原则

□处理好药物治疗与药膳的关系

虽说无病者不必用药，但适当食用某些保健养生药膳，可以对禀赋不足、身体虚弱或年老者起到意想不到的功效。而对于患病者，特别是一些急重疑难患者，如果在治疗期间能配合药膳治疗，更能提高疗效。当然，药膳也适用于处于疾病康复期或患某些慢性病的患者。需要指出的是，药膳的治疗范围虽比药物治疗广泛，但其针对性和特效性远比药物治疗差。若两者配合应用，相辅相成，可能会取得更好的效果。

□适量有恒

“饮食有节”是中医重要的养生保健原则，药膳食疗同样应适量、有节制，短期内不宜进食过多，不可急于求成。一般而言，1日适合食用1次，或是根据自身状况经常小量服食，持之以恒，久之定能收效。

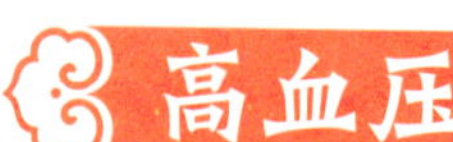

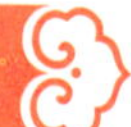

高血压

高血压是指在静息状态下，动脉收缩压和（或）舒张压增高，常伴有脂肪和糖代谢紊乱等代谢病变，以器官重塑为特征的全身性疾病。头疼、眩晕、耳鸣、心悸气短、肢体麻木等都是高血压的危险症状。

单方独味

莲子心茶：莲子心2～3克，开水冲泡，代茶饮。

罗布麻叶茶：罗布麻叶15～20克，开水冲泡，代茶饮。

地骨皮煎汁：地骨皮50克，水煎服，每日1剂。

中药验方

补阴止晕方：生牡蛎（先煎）30克，元参、白芍、钩藤（后下）各15克，怀牛膝10～12克，甘草3克。水煎服，每日1剂。适用于高血压阴虚阳亢者。

民间偏方

醋浸花生米：花生米、醋各适量，将花生米放在醋中浸泡7天。每日早、晚各吃10颗花生米。此方可清热、活血。

柿子牛奶：柿漆（即未成熟柿子榨汁）30毫升，牛奶500毫升。牛奶热沸，倒入柿漆，每日分3次服用。此方可清热降压，适用于有中风倾向者。

美味药膳

决明子菊花粥

炒决明子12克，白菊花9克，粳米半杯，冰糖少许。将决明子、白菊花共煎汤，去渣取汁；粳米淘洗干净，与决明子菊花汁一同煮粥，即将熟时加入冰糖调味。每周服用2次。

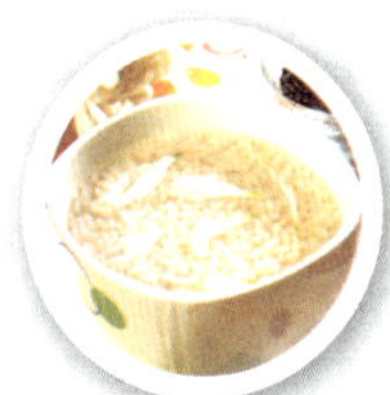

皮蛋紫菜粥

皮蛋1个，粳米半杯，紫菜、葱花各适量。将紫菜洗净，撕成小块，皮蛋剥好、切好；将粳米加清水煮粥，待粥熬煮软烂时，将皮蛋块、葱花、紫菜一起放入锅中，稍煮片刻。此粥可以作为晚餐经常食用。

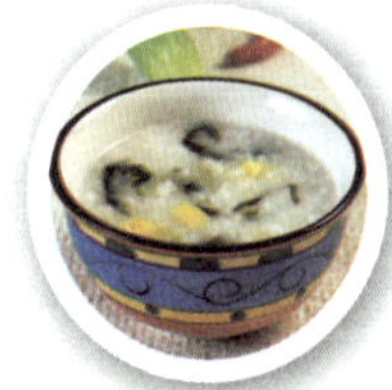

心脏病

心脏病是一种慢性病，是心脏疾病的总称，其包括风湿性心脏病、先天性心脏病、高血压心脏病等多种类型。其高发人群包括吸烟者、高血压患者、糖尿病患者、有家族遗传病史者、肥胖者等。

中药验方

益气活血汤：炙黄芪50克，淮小麦、毛冬青、丹参、益母草各30克，当归、川芎、桃仁各9克，桂枝、炙甘草各6克。水煎服，每日1剂。

民间偏方

莪术猪心饮：莪术25克，猪心1个。将莪术洗净切片，与洗净的猪心一起放入锅中，加适量清水煮熟，放少许盐、味精调味。

三七红花蒸鸽蛋：三七10克，红花5克，鸽蛋5个，鸡汤200毫升，盐适量。将三七研成细末，红花洗净，鸽蛋煮熟去壳。将鸡汤放入锅内，再倒入所有材料同煮25分钟即成。

美味药膳

芦笋薏苡仁粥

芦笋4根，薏苡仁半杯，大米1碗，盐少许。将薏苡仁洗净后，用清水浸泡一夜，备用；芦笋洗净，切成段，备用；大米加适量水煮成粥，再将泡软的薏苡仁放入锅中同煮，起锅前3分钟放入芦笋段稍煮，最后加入少许盐调味即可起锅。

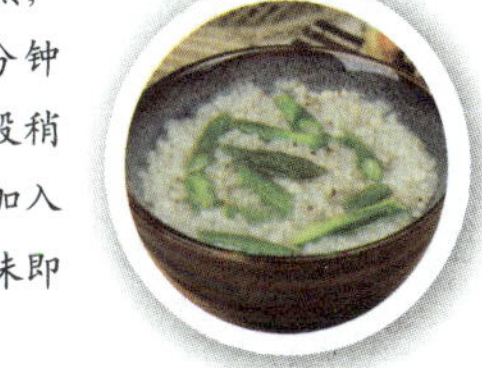

桂圆甜荞粥

荞麦半杯，桂圆肉4大匙，红糖适量。先将荞麦淘洗干净，加水煮粥，待粥熟软后加入桂圆肉、红糖再煮约5分钟，搅匀，离火后再焖盖10分钟。

什锦蔬菜粥

粳米半杯，西蓝花、洋菇、香菇、胡萝卜丝各50克，高汤适量，将其一起放入锅中煮粥，最后加调料调味。

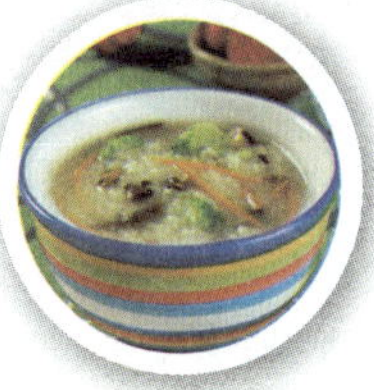

慢性支气管炎

慢性支气管炎是一种多在秋冬季发作的慢性疾病，早期症状较轻，容易被人们忽视。随着病情的不断发展，肺功能不断遭受损害，对健康的影响也会越来越大。中医认为，慢性支气管炎属于咳嗽、咳喘的范畴，与肺、脾、肾三脏的功能失调密切相关，因此，不抽烟、加强锻炼、远离刺激性的环境可以预防慢性支气管炎。

中药验方

清肺化痰健脾汤：鱼腥草、败酱草、薏苡仁各25克，黄芩、贝母、杏仁各9克，桑白皮15克，茯苓、炒白术各12克，桔梗、炙甘草各6克。水煎服。

民间偏方

扁柏冬瓜汤：扁柏、冬瓜皮各10克，豆腐1块。水煎服，每日1剂。

佛手半夏汤：佛手、法半夏各6克，白糖适量。水煎服，用于慢性支气管炎引起的湿痰咳嗽。

美味药膳

燕麦薏苡仁白果粥

燕麦、薏苡仁各120克，白果15克，豆浆750克，将燕麦、薏苡仁分别洗净，泡水约1小时，备用。锅内放入适量清水、豆浆、燕麦、薏苡仁、白果慢慢炖煮至浓稠。此粥适用于慢性支气管炎引起的湿痰咳嗽。

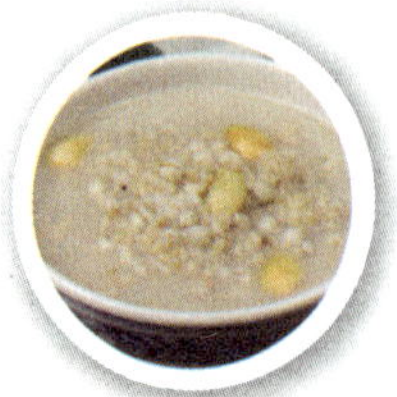

半夏小米粥

小米半杯，半夏适量。先将小米淘洗干净，半夏洗净，备用；然后将小米、半夏与适量水一同放入锅中煮成粥。可作晚餐食用。

莱菔子粳米粥

莱菔子2大匙，粳米半杯。将莱菔子与适量水一同放入锅中煎取汁液，去渣留汁；粳米淘洗干净，放入莱菔子汁中一同煮成粥。可坚持服用。

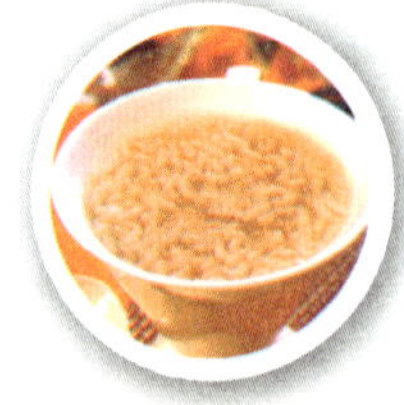

感冒

感冒是一种呼吸道常见病。通常，普通感冒是由受凉或暑热引起的，流行性感冒则是由感冒病毒或细菌引起的传染病症，通常在秋冬季多发。

单方独味

黄芪茶： 黄芪2～3克，用开水冲泡，代茶饮。

中药验方

气血双补方： 黄芪25克，当归9克，大枣10颗，水煎服，每日1剂。适用于气虚贫血、免疫力降低者。

益气健脾方： 人参（去芦）、白术、茯苓（去皮）各9克，炙甘草6克，水煎服。适用于有面色苍白、气短乏力、食欲不振等症状的感冒患者。

民间偏方

藿香粳米粥： 鲜藿香30克，粳米2大匙。将粳米淘洗干净，与适量水一同放入锅中煮粥。粥将熟时，放入鲜藿香，搅拌均匀，再煮片刻，煮出香味即可关火。每日服用1次。

刺五加酒： 刺五加200克，浸泡到1000毫升白酒中，泡10日后服用，每次服用15～35毫升，每日1次。此方尤其适合中老年人等免疫力降低者。

美味药膳

莴笋粳米粥

莴笋100克，粳米半杯，猪肉末3大匙，盐2小匙。将莴笋去根，洗净，切小块；粳米淘洗干净，加水煮熟后放入盐、猪肉末煮至粥将熟时加入莴笋，熬煮成粥。

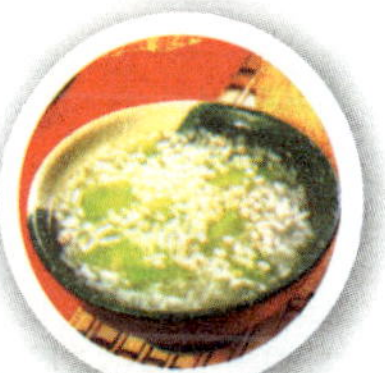

葱白豆豉粥

葱白3根，豆豉1小匙，粳米1杯，盐适量。将粳米洗净，加入适量水以大火煮沸后转小火煮至半熟；葱白洗净切段，和豆豉一同加入粥中，续煮10分钟，加盐调味。

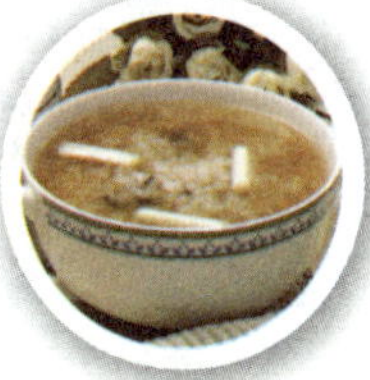

便秘

便秘是指排便次数明显减少，每2～3天或更长时间一次，且排便无规律，粪质干硬，还常伴有排便困难等。便秘并不是一种具体的疾病，而是多种疾病都会导致的一种症状。中医认为，便秘主要是由贪吃辛辣刺激性食物、忧愁思虑、久坐久病等原因造成的。

中药验方

白术散：生白术适量，粉碎成细末，温水送服，每次10克，每天3次。用于体虚性便秘。一般情况下，用药3～5天大便即可恢复正常。大便正常后，每周服药2～3天。

民间偏方

蜂蜜甘蔗汁：蜂蜜和甘蔗汁各1杯，混匀，每日早、晚空腹饮用。适用于热结便秘。

美味药膳

松仁粳米粥

松仁1大匙，粳米3大匙。将粳米洗净，加适量水煮粥；松仁加水研末做膏，加入粥内，煮沸2～3次即可。

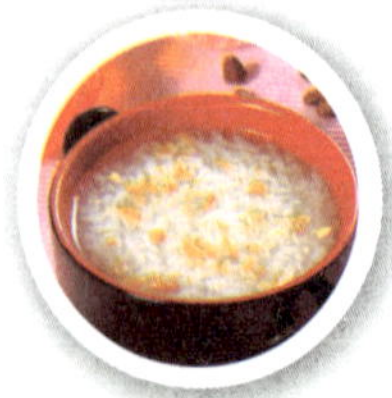

胡萝卜菠菜粥

胡萝卜100克，菠菜50克，粳米半杯。胡萝卜切成小丁；菠菜用开水氽烫后切成碎末；将胡萝卜、菠菜与洗净的粳米一起煮粥。

空心菜粳米粥

空心菜200克，粳米半杯，盐适量。将空心菜洗净、切碎，粳米淘洗干净。锅内加入适量清水，放入粳米煮至快熟时，放入空心菜，加盐，再煮10分钟即可。

芦根紫苏粥

绿豆、芦根各100克，生姜10克，紫苏叶15克。将芦根、生姜、紫苏叶分别洗净、切成小片，加水煎汤，去渣取汁；再将绿豆与药汁共煮成粥。

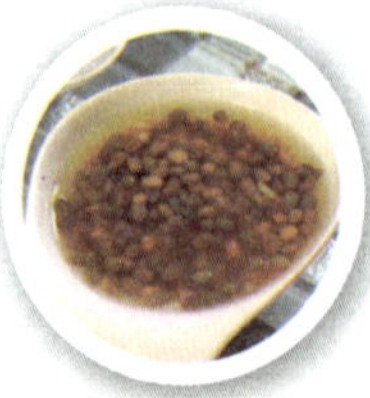

骨质疏松

骨质疏松是骨质疏松症的简称，是以骨量减少、骨脆性增加和骨折危险性增加为特征的一种系统性、全身性骨骼疾病，以中老年人较为常见。根据致病原因的不同，该病可分为三类：原发性骨质疏松症、继发性骨质疏松症及原因不明的特发性骨质疏松症。

中药经方

六味地黄汤：熟地黄24克，山萸肉、淮山各12克，泽泻、牡丹皮、茯苓各9克。水煎服，每日1剂。

民间偏方

补蚀散：桃仁、莪术、水蛭、牛膝、鸡血藤、大黄各等量。将其研成细末，装袋，每袋40克。每次用1袋涂敷患处，3日换药1次，10次为一个疗程。

美味药膳

海鲜豆腐粥

大米半碗，嫩豆腐1盒，虾仁或鱼肉200克，葱1根，姜2片，芹菜1棵，水淀粉适量，料酒1小匙，胡椒粉、盐各少许。先将大米淘洗干净，加适量水熬煮成粥；芹菜切末，嫩豆腐切成条状，葱切成段，姜切成片；油锅烧热，将葱段、姜片放入油锅中爆香后，加入虾仁或鱼肉，淋上料酒继续爆炒片刻，再放入豆腐、粥一起熬煮至入味；最后将水淀粉、盐加入锅中搅拌均匀后关火，起锅前撒上胡椒粉及芹菜末点缀、提味即可食用。

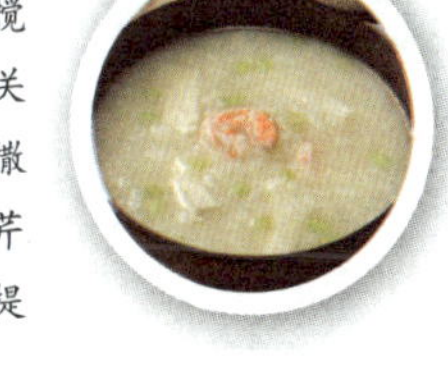

红豆核桃糙米粥

红小豆半杯，核桃仁适量，糙米1杯，红糖1大匙。将糙米、红小豆淘洗干净，沥干，加适量水以大火煮沸后，转小火煮约30分钟，加入核桃仁以大火煮沸，再转小火煮至核桃仁熟软，最后加入红糖续煮5分钟。

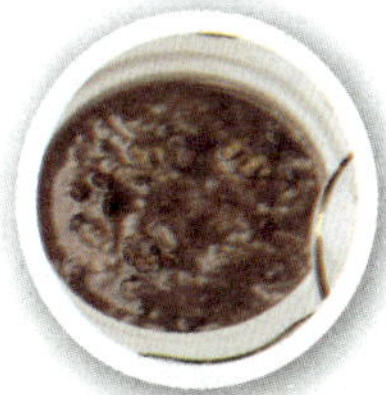

外阴瘙痒

外阴瘙痒属中医“阴痒”“阴门瘙痒”的范畴，一般多见于中年女性。瘙痒加重时，患者会坐卧不安，影响正常的生活和工作。该病多由脾虚生湿、肝经湿热下注、肝肾不足、精亏血虚或生风化燥等所致。

单方独味

青葙茎叶水： 青葙茎叶90～120克，水煎后熏洗患处。

中药验方

加味四物汤： 当归、炒白芍、制首乌、土茯苓各12克，川芎、黄檗各6克，熟地黄15克，龟板、麦冬、知母、花粉各10克。水煎服，每日1剂，早、晚分服。

萆薢渗湿汤合龙胆泻肝汤： 粉萆薢、生山栀、赤芍各12克，地肤子、白鲜皮、知母、黄檗、苦参各10克，龙胆草、黄芩、木通各9克，泽泻15克。水煎服，每日1剂。此方有清热泻肝、利湿止痒的功效。

民间偏方

狼牙草蛇床子熏洗法： 狼牙草60克，蛇床子90克。将其水煎后热洗外阴部，每日1次。

鲜桃叶熏洗法： 鲜桃叶500克。加水煎汤后熏洗患部，每日2次，连用1周。

地龙石榴皮服洗两用方： 地龙30克，马齿苋20克，石榴皮20克，土茯苓12克。水煎服，或水煎后用其熏洗外阴部。

美味药膳

薏苡仁鸡汤

鸡1只，薏苡仁50克，姜、葱段、党参、盐、胡椒粉、料酒、味精各适量。将鸡去爪洗净，入沸水锅中汆烫去血水，再次洗净；党参、薏苡仁分别洗净。砂锅加水放入除味精外所有材料，大火烧开，撇去浮沫，改用小火炖3小时，挑出姜、葱，放入味精即可。

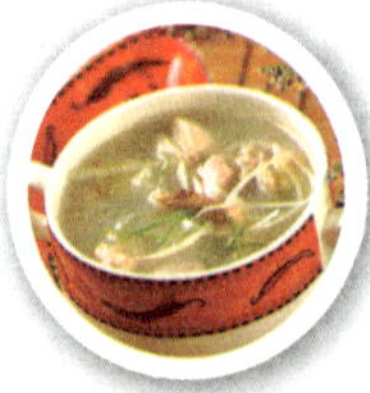

神经衰弱

神经衰弱是一种功能障碍性病症，是亚健康的一种常见症状。此病症的表现多种多样，如经常感到萎靡不振、记忆力减退、反应迟钝、注意力不集中、工作效率下降、情绪波动大、喜怒无常等，与中医所说的惊悸、健忘、失眠等症颇为相似。多数患者发病于16～40岁。

单方独味

菟丝子饮：菟丝子10～15克，水煎服。

中药验方

蝉蜕饮：蝉蜕10克，加水500毫升，大火煮沸后，改用小火煎煮10分钟。去渣取汁，每天早、晚分2次服用。2周为一个疗程。

民间偏方

天麻炖鸡：母鸡1只，天麻15克，水发冬菇 50克，鸡汤约 500毫升，鸡油、盐、葱、姜、味精各适量。天麻洗净切片，放入碗中，上笼蒸10分钟取出备用。母鸡去骨切成小块，用油炸一下捞出。葱、姜放入锅中煸香，加入鸡汤和盐、味精，倒入鸡块，小火焖约40分钟后加入天麻片、水发冬菇，再焖5分钟淋上鸡油即可食用。

美味药膳

银花山楂蜂蜜汤

银花50克，山楂、蜂蜜各20克。将山楂洗净、去蒂、去籽，与银花一起放入锅内，加入适量清水，先用大火煮沸，后用小火煮30分钟左右，然后去渣取汁，加入蜂蜜调味。

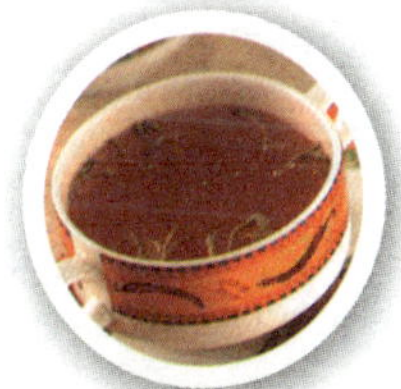

南瓜百合粥

粳米、百合各半杯，南瓜块150克，枸杞子适量，盐1小匙。将粳米放入锅中，加适量水，以大火烧沸，再下入南瓜块、百合、枸杞子及盐煮至粥黏稠。

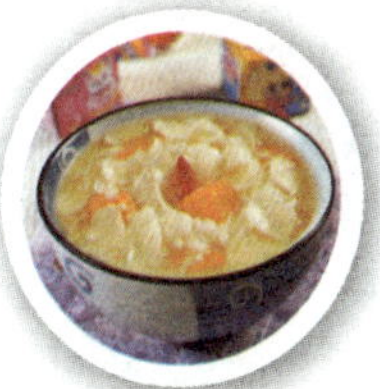

耳鸣

耳鸣是指人们在没有任何外界刺激下所产生的异常声音感觉，是人体的一种主观感觉，这种感觉有时很短暂，有时持续时间很长。如果是由耳部病变引起的耳鸣，通常伴有头晕、目眩等症状。

中药验方

止鸣汤：钩藤、生地黄各25克，竹茹5克，菊花、法半夏、茯苓、白术各10克，怀牛膝15克，车前子、珍珠母各30克，夏枯草、枸杞子各12克。水煎服，每日1剂。此方不但可以止耳鸣，还有平肝潜阳、化痰止眩的功效。

民间偏方

芝麻核桃蜜：黑芝麻、核桃仁、桑椹各100克，蜂蜜适量。将黑芝麻、核桃仁炒熟，捣烂研末；桑椹研末，与黑芝麻、核桃仁末混合，加入蜂蜜调匀即成。每次空腹服用20～30克，日服3次。本方适用于肝肾阴虚所致的耳鸣。

黄芪炖羊脑：黄芪40克，羊脑1副，黄酒、葱、姜各适量。黄芪放入砂锅内水煎取浓汁，再放入洗净的羊脑，大火烧开后倒入黄酒，最后放入葱、姜，炖煮至全部材料烂熟。可佐餐食用。

美味药膳

牡蛎瘦肉汤

牡蛎250克，猪瘦肉片200克，花生仁30克，姜片、盐各适量。油锅烧热，下入姜片、牡蛎肉爆炒至微黄，加入适量清水，用大火煮沸，放入花生仁和瘦肉片，滚沸后，改用小火煮熟，加盐调味。本方可缓解惊悸失眠、眩晕耳鸣等症状。

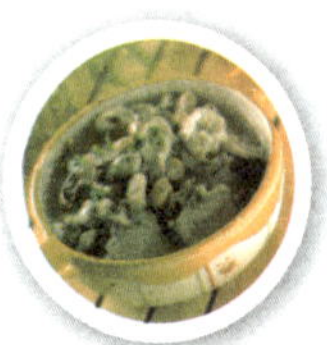

麦冬竹参粥

西洋参3克，麦冬10克，淡竹叶6克，粳米50克。先将粳米淘洗干净，再与其他材料一起放入锅中，加入适量的清水，共煮成粥。可作晚餐食用。

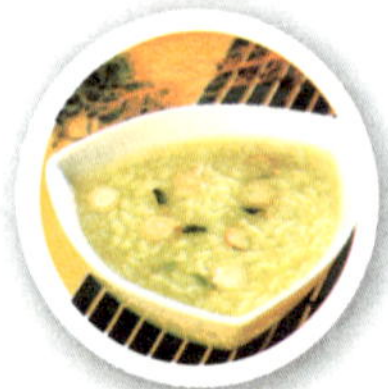

头痛

头痛指头部发生疼痛，是临床上最常见的症状之一。其类型及产生的原因多种多样，根据原发病因，可将头痛分为肌肉收缩或紧张而引起的头痛、血管性头痛、鼻窦疾病引起的头痛等。

单方独味

桑葚汁：桑椹150克，水煎服，每日1剂。

民间偏方

神清益智茶：西洋参、麦冬各10克，大枣3颗，白果50克。大枣去核，洗净，备用；白果去皮，备用；西洋参和麦冬分别用清水冲洗干净，备用。将西洋参、麦冬、大枣、白果一起放入锅中，加1000毫升清水，用小火煮20分钟，取汁当茶饮用，可频饮。

刺梨蜜膏：鲜刺梨500克，蜂蜜适量。将鲜刺梨去芒刺及核，洗净，放入锅中，加水适量，煮沸30分钟，滤取药汁，加水复煎，反复3次，合并滤液，放入锅中，小火煎熬至黏稠时加入等量的蜂蜜，搅拌均匀，小火收膏即成。日服3次，每次服10～20克，温开水送服。此方适用于热病后期的头痛、头晕等症。

美味药膳

川贝百合安神汤

川贝20克，百合30克，猪瘦肉块250克，鸡爪、胡萝卜块各100克，蜜枣、姜片各适量。将所有材料分别洗净；锅中水烧开，放入猪瘦肉、鸡爪汆烫，捞出洗净，再将全部材料放入煲内，大火煲滚后转至小火煲1小时。

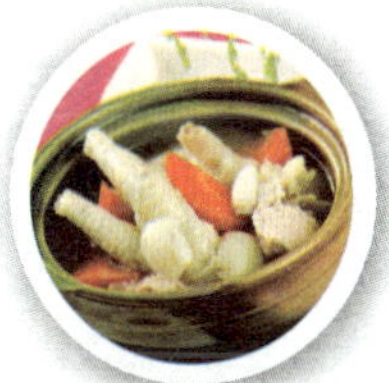

芋头薄荷粳米粥

芋头块90克，粳米100克，薄荷叶、白糖各适量。将芋头块、粳米、白糖一同放入锅中加适量水煮粥，粥将熟时，再加入薄荷叶继续煮片刻，直至全部材料熟透即可食用。

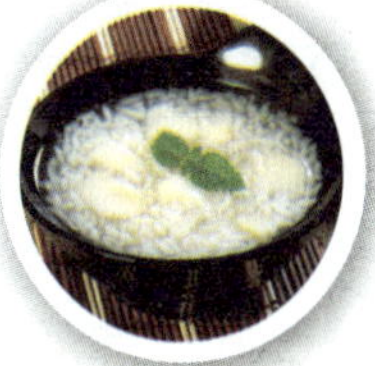

食欲不振

食欲不振通常是指缺乏食欲。造成食欲不振的原因较多，一般来说，由过量的工作和运动及生活不规律造成的身心疲惫，以及对未来过分担心而造成的精神紧张等均可能导致暂时性食欲不振。

中药验方

消食健脾汤： 炒薏苡仁、白扁豆、茯苓、白术各9克，藿香、陈皮、建曲各6克，白蔻仁、姜半夏各5克。水煎服，每日1剂。

民间偏方

葱白胡椒粥： 粳米半杯，葱3根，黑胡椒粒1小匙。葱洗净，取葱白部分，切成约3厘米长的丝；粳米淘洗干净，用清水浸泡1小时。锅内放入粳米和适量水，用大火煮开后改用小火煮，片刻后加入葱白及黑胡椒粒，煮至粥稠及香味飘出即可。空腹趁热食用效果最佳。此方具有温中散寒、促进消化液分泌、健胃增食的功效。

美味药膳

荸荠粳米粥

荸荠150克，粳米100克，白糖少许。将荸荠洗干净，去尖，去皮，切成小块，放入沸水锅内氽烫片刻，捞出备用；粳米淘洗干净，加适量清水放入锅中，用大火煮沸后，加入荸荠块，再用小火煮成粥，加入白糖调味。此方可化湿祛痰、消食除胀。

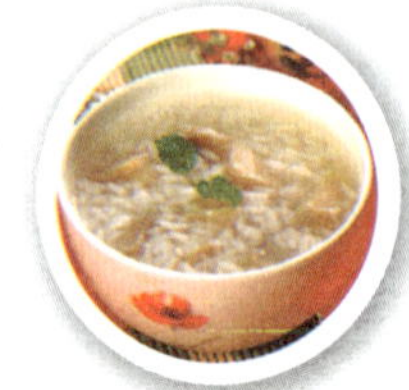

黑木耳瘦肉汤

猪瘦肉300克，黑木耳30克，大枣20颗，酱油、料酒、淀粉、盐、味精各适量。黑木耳用温水泡开、去蒂、洗净；大枣去核、切片；猪瘦肉切片，用酱油、料酒、淀粉腌10分钟。将黑木耳、大枣放入锅中，加水小火煲煮20分钟后放入瘦肉，煲至瘦肉熟透，最后加盐、味精调味。

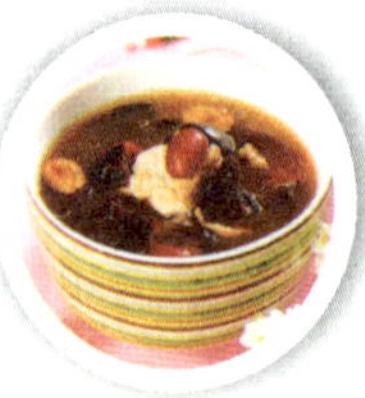

鼻窦炎

鼻窦炎属中医“鼻渊”“脑漏”范畴。中医认为，鼻乃清窍，为肺之门户，其呼吸之畅通、嗅觉之灵敏全赖清阳充养。鼻窦炎多因气虚不固、外邪侵袭、邪入化热、灼腐生脓、窍隙闭塞所致。因此，清除痰浊脓液是治愈本病的关键。

中药经方

柴胡桂枝汤：桂枝（去皮）、黄芩、人参、芍药、生姜各4.5克，炙甘草3克，半夏7.5克，大枣6颗，柴胡1.2克。将以上药材放入锅里，加入700毫升水，先用大火煮沸，然后改用小火煮，煮至剩下300毫升水时关火，然后除去渣即可。此方不仅能缓解鼻窦炎的症状，对头痛、发热、盗汗、恶心等症状也有很好的疗效。

中药验方

通窍鼻炎饮：前胡、牛蒡子、元参、桑白皮、瓜蒌皮各9克，蔓荆子6克，甘草2.5克，辛夷花、射干、白桔梗各4.5克，海蛤壳10克。水煎服，每日1剂。

民间偏方

通窍汤：麦冬、石膏各5克，知母、黄芩、栀子、百合、辛夷、枇杷叶各2克，升麻1克。水煎服，每日2次。

白术苏叶猪肚汤：白术30克，苏叶10克，猪肚100克，生姜2片。将白术、苏叶熬煮后取汁，猪肚洗净切片，放入药汁中熬汤，最后加入生姜熬煮片刻即可服用。

葱白汁：葱白10克，捣烂，绞汁，涂于鼻唇之间，每日2次。

姜汁饮：姜适量。往锅里（不要用铝锅）倒入1杯水，将切好的大片生姜放入水中，盖上锅盖，大火煮，水开后，小火继续煮10～15分钟，然后去渣取汁，晾一会儿再喝。此方能减轻鼻子发炎和鼻塞的症状。

美味药膳

苍耳子茶

苍耳子、茶叶各6克。一起放入杯中，用开水冲泡，代茶饮。

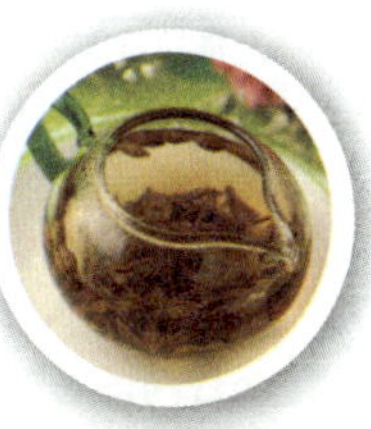

口腔溃疡

口腔溃疡也称“口疮”，是口腔黏膜反复出现的圆形或椭圆形小溃疡面，可单发也可多发于口腔黏膜的任何部位，有剧烈的烧灼样疼痛，遇到冷、热、酸、咸等刺激时症状会加重，而且有周期性复发的特点。中医认为，口腔溃疡大多是因心脾积热、阴虚火旺引起的。

中药验方

山栀三黄汤： 山栀、黄芩、连翘各12克，大黄、黄连、竹叶各10克，芒硝3克，薄荷、甘草各6克，将其用水共煎服，每天早、晚服用。此方适用于脾胃炽热引起的口腔溃疡。

益气平胃饮： 黄芪20克，党参、藿香、白术各15克，当归、陈皮、茯苓各10克，柴胡、升麻、甘草各6克。用水煎服，早、晚服用。此方适用于脾胃虚弱引发的口腔溃疡。

民间偏方

溃疡饮： 白菜根60克，蒜苗15克，大枣10颗。将白菜根洗净、切成小块；蒜苗洗净、切段；大枣洗净、去核。将所有材料加水煎煮，去渣取汁即可，可每日频服。

生地青梅饮： 生地黄15克，石斛10克，甘草2克，青梅30克。将所有材料加水适量，同煮20分钟，去渣取汁。每日1剂，分2～3次饮服。

美味药膳

红茶粥

红茶包1袋，粳米1杯。将粳米淘洗干净，加适量水用大火煮开，再转小火慢煮至米粒熟软。将红茶袋置入稍煮，片刻后将茶袋取出，趁热进食。

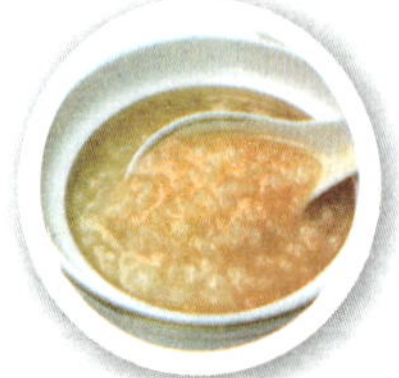

五倍子绿茶饮

五倍子10克，绿茶1克，蜂蜜25克。五倍子加适量水，大火煮沸，加入绿茶、蜂蜜，5分钟即可饮用。

绿豆蒲公英饮

绿豆50克，蒲公英15克，冰糖适量。绿豆煮至熟烂；蒲公英用水煎取汁；蒲公英汁倒于粥内，加入冰糖调味。

肺结核

肺结核是由结核杆菌引起的肺部感染性疾病，一般表现为低热、盗汗、咳嗽、咯血、胸痛，可分为活动性和非活动性两类。

单方独味

百合汁： 百合10～20克，加水煎汁，可频饮。

中药验方

养阴清肺饮： 生地黄6克，麦冬3.6克，甘草1.2克，元参4.5克，贝母（去心）、丹皮各2.5克，薄荷1.5克，炒白芍2.4克 。将以上所有药材一起加水煎汁。

民间偏方

养肺汤： 黑豆10颗，核桃仁3个，大枣3颗，鸡蛋1～2个。上述材料加水500毫升一起放入锅中，小火煮半个小时。每日1剂。

白果蜂蜜汤： 白果仁100克，蜂蜜适量。将白果仁放入锅中，加水适量炖烂，加入蜂蜜即成。早、晚服用，每日1剂。此方适用于肺结核引起的咳喘。

绿茶鸡蛋蜜方： 绿茶1克，蜂蜜25克，鸡蛋2个。将其加300毫升沸水煮至蛋熟。早餐后服用。

美味药膳

百合荸荠雪梨羹

百合、荸荠各30克，雪梨1个，冰糖、藕粉各适量。百合洗净，荸荠捣烂，雪梨去核切小块，将其一起煮熟后加入冰糖、藕粉调味，每日1次，连服2周。

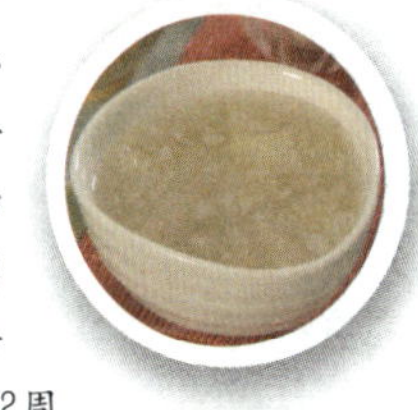

淮山雪梨糯米粥

雪梨50克，淮山片30克，糯米3大匙，枸杞子、冰糖各适量。淮山片、糯米洗净；雪梨洗净，切块。将淮山片、糯米、雪梨一同放入砂锅内，加水煮成稀粥，加入枸杞子、冰糖稍煮即成。此方对肺结核、气管炎等皆有益。

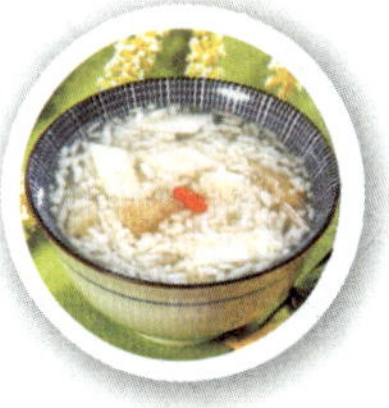

尿道炎

尿道炎是一种常见病，其症状为排尿时尿道有烧灼痛，并伴有尿频和尿急等症状，严重者可发展为尿道痉挛。此病的外部症状为外阴瘙痒、尿道口不适，女性患者还会出现白带增多、月经紊乱等症状。

单方独味

猪鬃草饮： 猪鬃草10～20克，水煎服。

中药经方

四逆汤： 附子30克，干姜15克，炙甘草20克。水煎服，早、晚分服。

附子汤方： 附子30克，茯苓、白术、白芍各20克，红参15克。水煎服。

中药验方

利水排毒汤： 萹蓄、木通、石苇、黄芩各6克，冬葵子、车前子、滑石、瞿麦各10克，桃仁5克，生地黄12克，山栀5克。水煎服，每日1剂。

温阳降浊汤： 茯苓、猪苓、泽泻各15克，白术、生姜、白芍各10克，附片、苏叶各9克，西洋参6克，黄连4.5克。水煎服，早、晚分服。

民间偏方

糯米黄芪茶： 糯米60克，生黄芪15克，淡竹叶30克。水煎服。

美味药膳

神仙粥

粳米100克，淮山60克，芡实25克，韭菜子15克，白糖适量。先将淮山去皮、切片；芡实捣成渣。再将两者入锅煮粥，五成熟时再加入淮山片煮至粥稠，最后加入白糖调味。

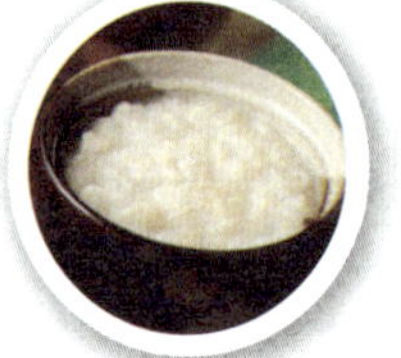

鲤鱼冬瓜汤

鲤鱼、冬瓜各500克，盐、味精、料酒各适量。先将冬瓜切片，再将鲤鱼、冬瓜片、料酒加水，先用大火煮沸，然后转小火煲汤，最后放入盐、味精。

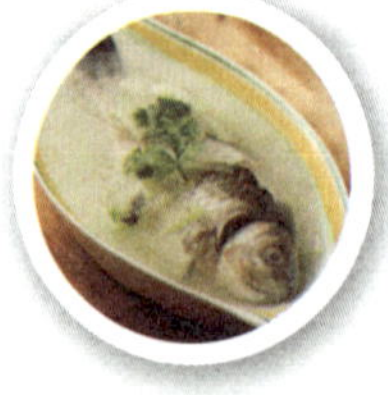

高血脂

高血脂是中老年人常见疾病之一，是指血浆胆固醇及甘油三酯浓度超出正常浓度所致的一种疾病。高血脂的发病原因有遗传和先天因素，也有环境、饮食营养等因素。

单方独味

决明子汁： 决明子50克，水煎服，每日1剂。

中药验方

健脾降脂汤： 党参、黄芪、薏苡仁、泽泻、生山楂各15克，茯苓、白术、扁豆、淮山各12克，半夏10克，陈皮6克，荷叶9克。水煎服。

通便减脂饮： 黄连3克，黄芩9克，大黄6克（后下），槟榔9克，决明子15克，莱菔子12克。水煎服。

民间偏方

降脂汤： 山楂15克，生何首乌、槐米各10克。水煎后，早、中、晚分服。

美味药膳

玉米虾仁汤

玉米粒150克，油菜200克，虾仁50克，洋葱半个，黄油2大匙，浓缩鸡汁半小匙，盐、清汤各适量。油菜洗净去根；洋葱去皮、洗净、切末。锅置于火上，先加入黄油烧化，然后放入洋葱末炒香，倒入清汤，再倒入玉米粒、虾仁，最后加入盐、鸡汁调味，汤汁滚沸时下入油菜，煮至翠绿。

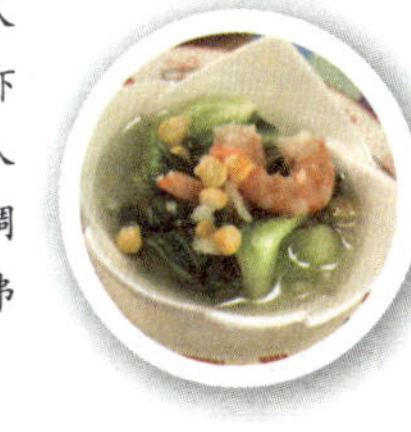

麦片苦瓜肉粥

牛腩150克，苦瓜100克，粳米200克，燕麦片30克，姜片少许。将牛腩洗净，用开水汆烫，除去血污；苦瓜洗净，去瓤，切块，汆烫；粳米洗净，浸泡30分钟；燕麦片洗净，浸泡8小时。将所有材料一起放入锅中加水煮粥。

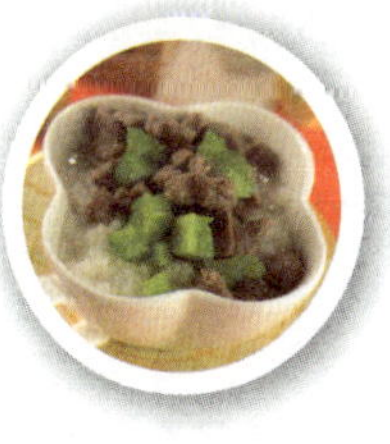

牙痛

牙痛是口腔科牙齿疾病常见症状之一。很多牙病都会引起牙痛，如龋齿、急性牙髓炎、慢性牙髓炎、牙周炎、牙龈炎等。牙痛多与上火有关，所以容易患牙疾者一定要多食下火食物。

单方独味

丝瓜饮： 丝瓜2根，去皮、切碎、水煎。温服，每日1剂。

中药验方

阴虚牙痛方： 生地黄、熟地黄各30克，元参、二花各15克，骨碎补9克，细辛3克。加水共煎。

民间偏方

胖大海蜜饮： 胖大海2颗，蜂蜜适量。将胖大海洗净，然后放入杯内，加开水冲泡，盖上盖焖3～5分钟，再加入蜂蜜调匀即成。可代茶饮，具有清热解毒、润燥止痛的功效。

美味药膳

萝卜白菜汤

大白菜、白萝卜、嫩豆腐块各200克，黄瓜片50克，西红柿片、葱花、盐、味精、香油、豆瓣酱各适量。先将大白菜、白萝卜切块，用开水汆一下，备用。油锅烧热，放入豆瓣酱炒香，接着放入味精、葱花，捞起做成蘸料备用。在油锅中放入白萝卜块、大白菜块同炒，片刻后加入水、豆腐、黄瓜片、西红柿，加盐用小火炖烂，最后滴入香油即可蘸料食用。

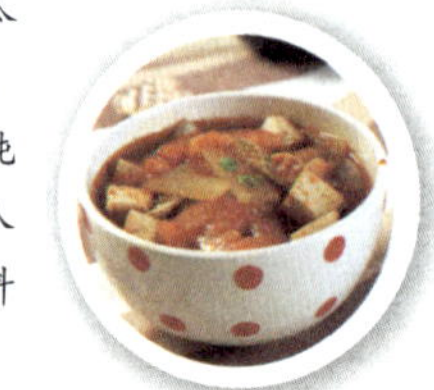

荸荠甘蔗胡萝卜汤

荸荠、胡萝卜各200克，甘蔗300克，冰糖适量。先将甘蔗洗净，去皮，切成小块；胡萝卜洗净，去皮，切成块状；荸荠洗净，切块。然后将所有材料一起放入煲中，加水炖1小时左右，最后加入冰糖调味。

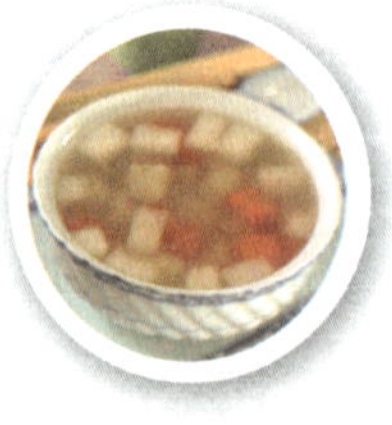

更年期综合征

更年期综合征是指卵巢功能衰退、雌激素分泌水平下降而引起自主神经系统功能失调的综合征，多发生在46～50岁的中年女性身上，宜常用滋补肝肾、滋阴降火、疏肝理气等方法治疗。另外，心理调适也十分重要。

中药验方

酸枣柏子仁煎： 炒酸枣仁12克，柏子仁5克，珍珠母15克。先将珍珠母煎20分钟，再加入前2味药，水煎，每日1剂，早、晚分服。此方适用于失眠、多汗的更年期综合征患者。

民间偏方

丹参红糖饮： 丹参30克，红糖15克。水煎服，每日2次。

韭菜蜜饮： 鲜韭菜适量，蜂蜜10克。将韭菜洗净，放入榨汁机中榨取汁液，临服时加点蜂蜜调味。此方可代茶饮，每次5～10克，每日2次，适用于更年期综合征症见形寒肢冷、面色苍白、精神萎靡者。

美味药膳

栗子猪腰粳米粥

栗子50克，猪腰1个，粳米100克，葱、姜末各少许，料酒2大匙，盐适量。将栗子去皮、切碎；猪腰洗净、切块，放入沸水中，加料酒氽烫一下，捞出备用；粳米用清水淘洗干净，除去杂质，与栗子、猪腰一起放入砂锅中，加适量清水煮沸后再加入葱、姜末继续煮至材料熟软，出锅前加盐调味即成。此方适用于肾虚热的更年期女性。

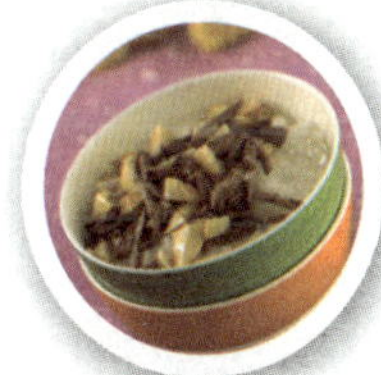

枸杞子冬笋炒肉丝

枸杞子、笋丝各50克，猪瘦肉丝100克，猪油、盐、味精、酱油各适量。将猪油放入热锅内，猪油化后放入肉丝和笋丝炒熟，最后依次放入枸杞子、盐、味精、酱油进行调味。

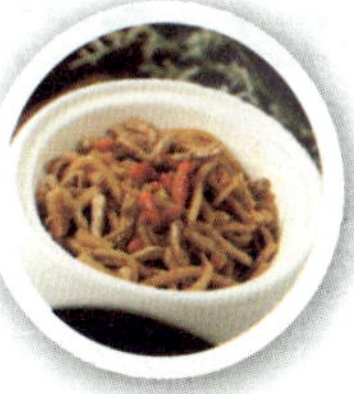

崩漏带下

崩漏是指女性不在行经期间，阴道却大量出血或持续出血，或出现淋漓不断出血的现象，以青春期和更年期女性较为多见；带下是以白带量增多或色、质、气味发生异常为主要表现的妇科常见病。

中药经方

知母地黄汤： 茯苓、山萸肉、淮山各20克，熟地黄25克，泽泻、丹皮、黄檗、制首乌各15克，知母、当归、荆芥、防风各10克。水煎服，每日1剂，早、晚分服。

中药验方

栀子白果汤： 生地黄、车前草、白果、芡实、地骨皮、茯苓、泽泻各12克，黄檗、栀子各6克，丹皮、旱莲草各15克。水煎服，每日1剂。

茯苓合剂： 猪苓、茯苓、车前子（包煎）各10克，茵陈、赤芍、丹皮、芡实、黄檗、栀子各9克，椿根皮12克。水煎服，每日1剂。

民间偏方

复方桃仙合剂： 鲜桃树叶120克（干桃树叶70克），仙鹤草、枯矾各6克，蛇床子、黄檗各20克，苦参30克。加水煎汤后清洗外阴，每日2次。

美味药膳

香浓鸡味粳米粥

老母鸡1只，粳米100克，葱、姜、盐各少许。鸡切碎，煮烂取汁；粳米淘洗干净，备用。取适量汤汁与粳米一同放入锅中，再加入清水、葱、姜、盐煮熟。

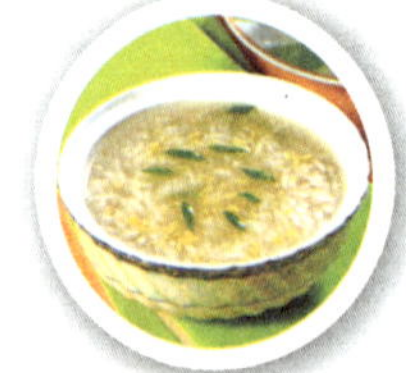

大枣枸杞子鸡汤

鸡腿1个，黄芪4片，大枣8颗，米酒1大匙，枸杞子、盐各适量。将鸡腿清洗干净，剁成数块，放入沸水中略汆烫后捞出，与黄芪、大枣、枸杞子、米酒、盐一起放入炖盅内密封，再放入蒸笼蒸炖1小时。

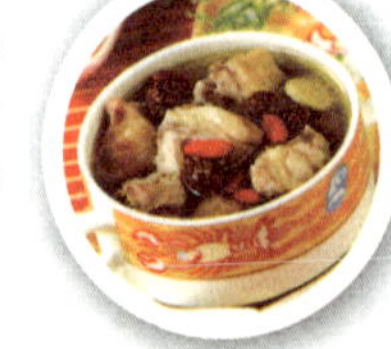

乳腺增生

女性的乳房是由15~20个乳腺小叶组成的，这些组织较脆弱，常会发生各种乳腺疾病，乳腺增生即为其中一种。此病初期表现为弥漫性胀痛、触痛，每次月经前加剧。严重者经前、经后均会呈持续性疼痛。

中药验方

乳核饮： 柴胡、白芍、香附、郁金各12克，青皮、丹参、三棱各9克，生牡蛎（先煎）、夏枯草各25克，白花蛇舌草、黄芪各15克。加水共煎服，每日可服用1剂，早、晚分服。

乳块消汤： 瓜蒌、生牡蛎、夏枯草、昆布、海藻、丹参各15克，柴胡、天冬、三棱、莪术、橘叶、橘核、半夏各9克。加水共煎服，每日可服用1剂，早、晚分服。

民间偏方

蒲公英粥： 蒲公英60克，金银花30克，粳米50~100克。先将蒲公英、金银花加水共煎，去渣取汁，再将药汁倒入粳米中煮成粥。

天合大枣茶： 天冬15克，合欢花9克，大枣5颗，蜂蜜少许。将所有材料加适量开水进行冲泡，可代茶饮。

美味药膳

毛豆浓汤

毛豆200克，鲜奶200毫升，盐适量。将毛豆去皮，去薄膜、杂质，洗净滤干后倒入榨汁机中，加牛奶榨汁，去渣取汁，将汁液倒入锅中，以中火煮，边煮边搅拌，待沸后加盐调味即成。

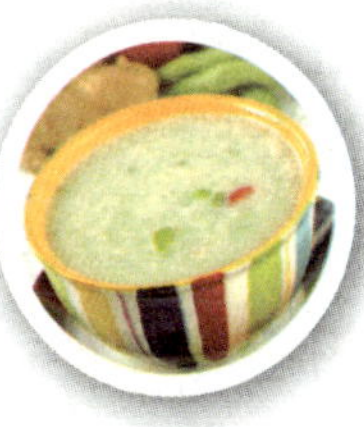

丝瓜炒鸡蛋

丝瓜250克，鸡蛋2个，葱段、盐、香油各适量。将鸡蛋加盐搅拌均匀，丝瓜削皮、切块，锅内加油烧热，依次放入葱段、丝瓜炒熟，再倒入蛋液翻炒，最后加盐，淋香油。

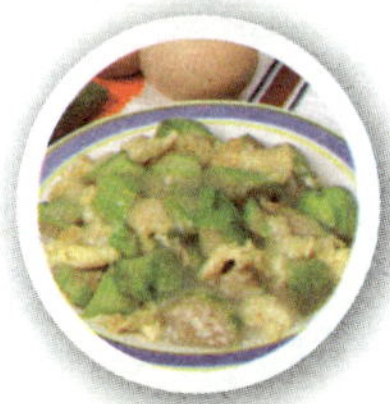

乳房发育不良

中医认为：肾主生殖发育。如女性乳房发育不良，多由肝肾之虚所致。中医丰胸是从补肝益肾、健脾养胃入手，全面调节机体内分泌功能，提高雌激素分泌水平，以达到促进乳房丰满的目的。

中药经方

六君子汤：党参15克，白术10克，茯苓12克，陈皮、半夏、炙甘草各3克。水煎服，每日1剂，早、晚分服。

大建中汤：花椒6克，党参、干姜各10克，饴糖100克。先将前三味药加适量水煎取药汁，再将饴糖蒸化，放入药汁中冲服。早、中、晚分服。

民间偏方

蔷薇茶：蔷薇9克，香附3克。将两者用开水冲泡，代茶饮。

鲫鱼五味汤：鲫鱼500克，五味子10克。将五味子洗净，煎煮去渣，再将鲫鱼放入五味子汤中，煮熟即可食用。

美味药膳

花生猪蹄粥

猪蹄1个，粳米100克，花生20颗，葱花、盐、味精各适量。猪蹄洗净后剁成小块，入沸水汆烫后洗净，再加水煮至汤浓；将粳米放入锅中煮开，加入花生、煮好的猪蹄和浓汤，煮至粥烂熟后，加葱花和盐、味精调味。

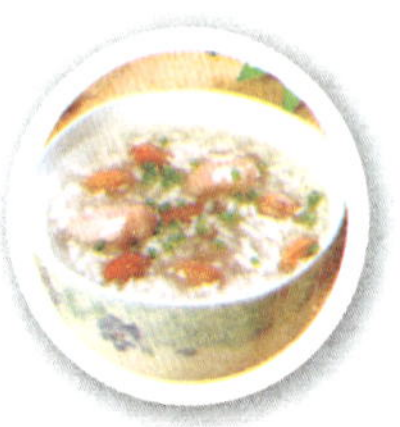

木瓜鸡爪煲

木瓜1个，鸡爪300克，花生仁50克，大枣5颗，高汤、盐各适量，熟鸡油、白糖、胡椒粉、料酒各少许。将花生仁、大枣泡透；木瓜去皮、去籽、切块；鸡爪洗净。锅中加入鸡爪、花生仁、大枣、料酒、高汤，加盖，小火煲40分钟后加入木瓜块，调入盐、白糖、胡椒粉、熟鸡油，再煲15分钟至熟即可食用。

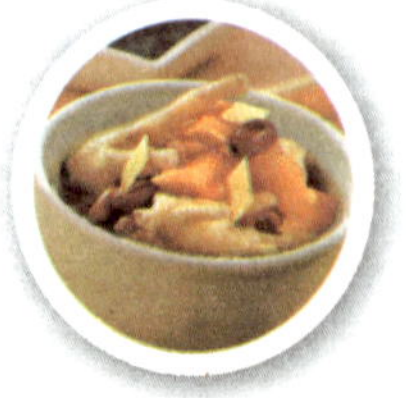

阳痿、早泄

阳痿、早泄是男性最为常见的性功能障碍疾病。中医认为，肾气不足、心脾不足、肝气郁结、湿热下注等都是造成阳痿、早泄的主要原因。阳痿、早泄患者平时还要学会调节紧张的心态。

中药验方

金蒿汤： 金樱子、萹蓄各30克，放入砂锅内，加水煎汁，每日1剂，饭后温服。此方适用于肾精亏虚所致的遗精、早泄。

凤眼寄奴汤： 凤眼草、刘寄奴各20克，放入砂锅内，水煎服，每日1剂，饭后温服。

苁蓉锁阳蜂蜜膏： 肉苁蓉、锁阳各500克，水煎浓汁，过滤留汁，再加入蜂蜜250克，熬成膏，放入瓷器中储藏。饭前温水送服，每日2次，每次4汤匙。本方适用于肾阳虚弱引起的滑精、阳痿、腰膝酸软等症。

民间偏方

炒白果： 白果10克，带壳炒熟后去壳食用，每日2次，连服2周。此方可缓解遗精过多。

木瓜酒： 木瓜250克，切片后放入适量米酒或低度白酒中，浸泡2周后服用，每次15毫升，每日2次，连服2周。此方可缓解肾虚阳举不坚和早泄。

美味药膳

枸杞子羊肉粥

枸杞子25克，羊肾1个，羊肉100克，粳米150克，葱白、盐各少许。将羊肾切细，羊肉切碎，放入锅中，加适量水与枸杞子、葱白、粳米一起煮粥，粥熟后加盐调味。可作为早餐或晚餐食用。

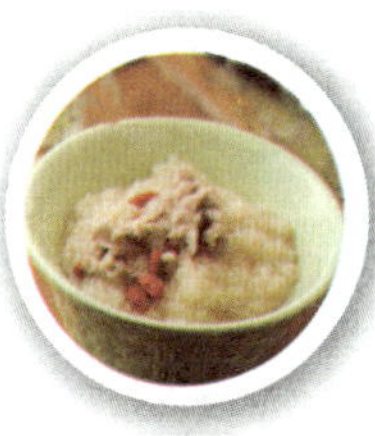

茯苓芡实粥

芡实15克，茯苓10克，粳米适量，枸杞子少许。将芡实、茯苓捣碎，放入锅中，加适量水，煮至软烂时加入粳米、枸杞子，继续煮成粥。

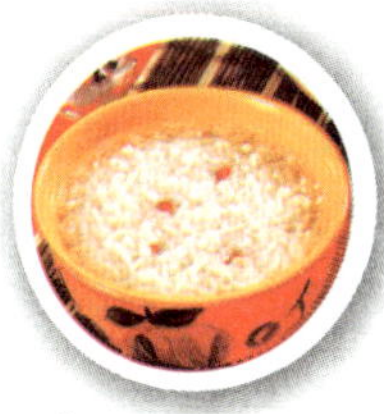

前列腺炎

前列腺炎是成年男性的常见病，多见于20～40岁。致病菌多为葡萄球菌、链球菌、大肠杆菌及变形杆菌。诱发因素与受凉、性欲过度及饮酒引起的前列腺充血、尿路机械性刺激及上行感染有关。常见症状为明显的尿急、尿频、尿痛、排尿烧灼感或尿不尽感等。

单方独味

生水蛭粉：生水蛭50克，研成细末，温水送服，每次1克，每日2次，20天为一个疗程，间隔7天后再进行第二个疗程。

中药验方

金银连翘汤：金银花50克，连翘30克，丹皮、猪苓、瞿麦、通草、萆薢、萹蓄、灯芯草、淡竹叶、车前子各15克，茯苓、当归、延胡索各20克，焦栀10克，益母草30克。水煎服，每日1剂，早、晚分服。

民间偏方

贝母二参饮：浙贝母、苦参、党参各25克。水煎服，每日1剂，早、晚分服。

参芪冬瓜汤：党参15克，黄芪20克，冬瓜50克，调料适量。党参、黄芪置于砂锅内加水煎煮20分钟后去渣留汁，再加入冬瓜煮至烂熟，最后加调料进行调味。

美味药膳

莲须芡实粥

莲须8克，芡实16克，粳米50克。先将粳米淘洗干净，莲须、芡实放入锅中，加适量水煎取药汁，去渣。然后将粳米与药汁一同放入锅中，煮成粥即可。

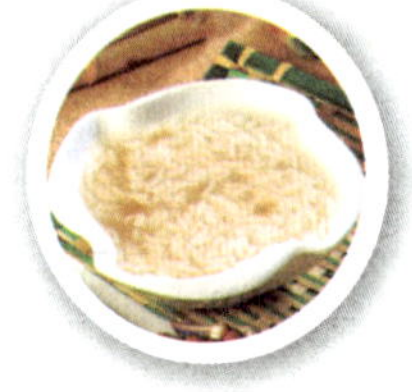

南瓜汤

南瓜500克，大枣、红糖各适量。先将南瓜洗净，去皮，切成块状；大枣去核后洗净。将南瓜块与大枣一起放入锅中，加适量水煮烂，最后加入红糖调味。

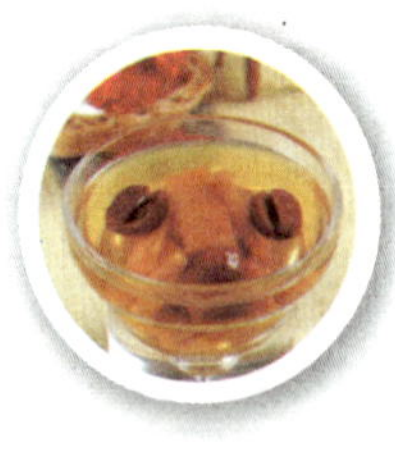

糖尿病

中医认为，糖尿病主要是由于机体阴虚、五脏柔弱，加上饮食不节、过食肥甘、情志失调、劳欲过度，从而引起肾阴亏虚、肺胃燥热。应采用培养元气的方式改善患者体征、缓解消渴。

单方独味

地骨皮茶： 地骨皮10克，用开水冲泡，代茶饮。

枸杞子茶： 枸杞子15克，开水冲泡，代茶饮。适用于四肢无力、阳痿的糖尿病患者。

中药经方

白虎加人参汤： 知母、粳米、人参各9克，石膏30克，炙甘草3克。水煎服，每日3次。

中药验方

黄芪淮山麦冬汤： 黄芪40克，淮山、麦冬各25克。水煎服，每日1剂。

民间偏方

菠菜玉米汁： 菠菜梗100克，玉米须20克。水煎、去渣、取汁，代茶常服。

黑木耳扁豆粉： 黑木耳（干品）、扁豆各50克。两者研成细粉，温水送服，每次服9克，每日2～3次。

美味药膳

碧绿莴笋丝

莴笋500克，辣椒少许，花椒、清汤、白糖、醋、香油、盐各适量。莴笋去皮、切丝，入沸水汆烫，取出沥干；辣椒切段；将清汤、白糖、醋、盐拌匀调成汁；油锅烧热，放入花椒炸香，下辣椒段，炸至棕红色后淋在莴笋丝上，再将调好的汁倒入，最后淋上香油拌匀。

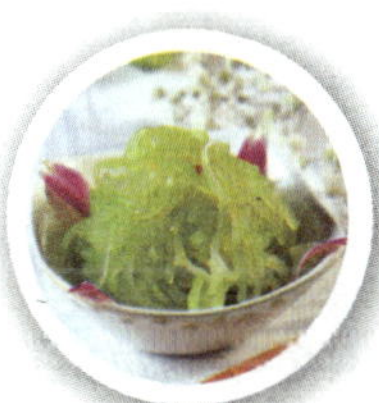

清炒苦瓜

苦瓜1根，辣椒、盐、味精各适量。苦瓜切片，辣椒切段。煸炒辣椒段、苦瓜片，加盐、味精调味。

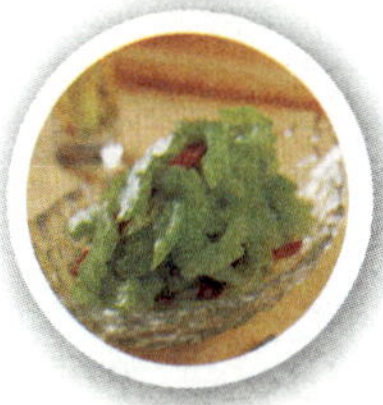

冠心病

冠心病是冠状动脉粥样硬化性心脏病的简称，属于中医的“胸痹”（心痛）及“厥症”，是一种最常见的心脏病。正气亏虚、阴阳气血失调、七情内伤、饮食不节、寒冷刺激、劳逸失度等原因导致冠状动脉狭窄、供血不足，从而引起心肌功能障碍和（或）器质性病变。

单方独味

三七饮： 三七研成细粉，每次6克，早、晚各1次温水送服。

中药经方

栝蒌薤白半夏汤： 栝蒌15克，薤白、半夏各9克，黄酒适量。先将前三味药物加水煎煮，约10分钟后加入黄酒续煮约20分钟，每日2次分服。

养心理气汤： 柴胡、赤芍、白芍、郁金、半夏、黄芩、白术、太子参各10克，丹参30克，青皮、陈皮各10克，甘草、砂仁各6克，麦冬、茯苓各15克。水煎服。

中药验方

仙人舒心汤： 淫羊藿、丹参、川芎、檀香各15克，山萸肉12克，肉桂5克，黄芪25克，红人参（另煎）、桃仁各10克，三七粉3克。水煎服，每日1剂，早、晚分服。

美味药膳

胡萝卜芹菜汁

胡萝卜80克，芹菜30克，苹果100克，柠檬少许。将苹果、柠檬洗净、去籽、去皮，切成小块；芹菜、胡萝卜分别洗净，切块。将所有材料一起放入榨汁机中搅打成汁。

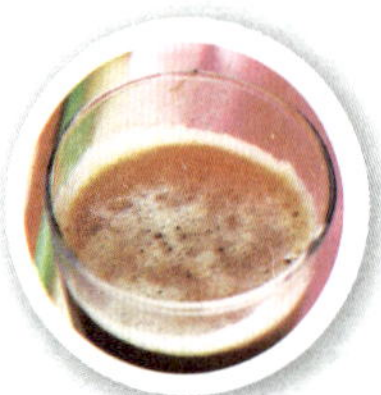

玉米粉粥

玉米粉80克，粳米100克，葱花、姜末各适量。先将玉米粉用冷水调稀，与粳米一起放入锅内，加适量清水煮粥，快熟时再加入姜末、葱花进行调味食用。

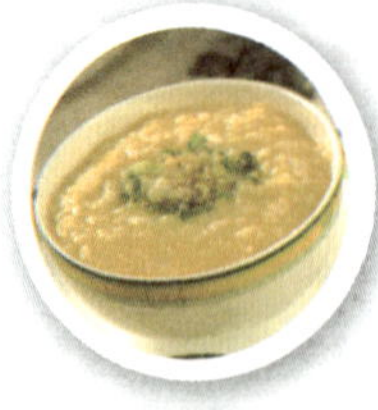

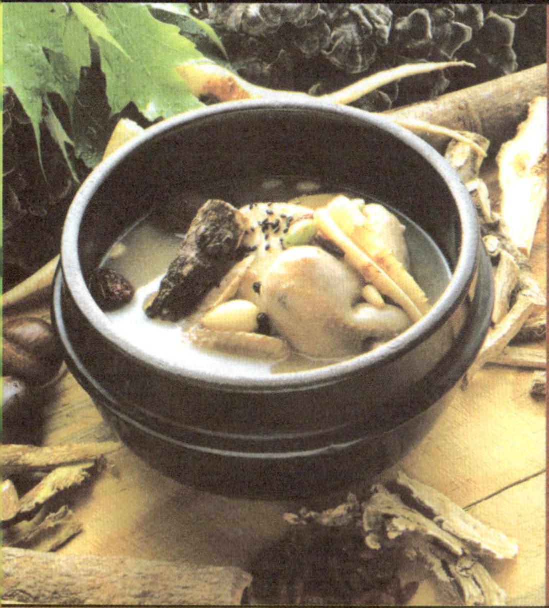

第三章

养生、美容、祛病的必备中药

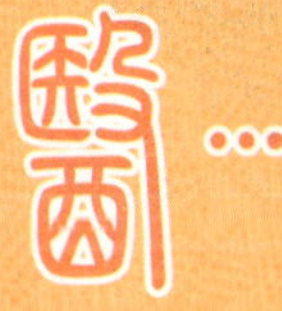

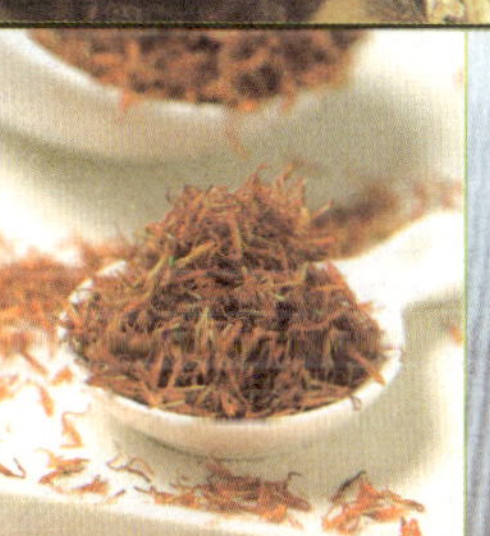

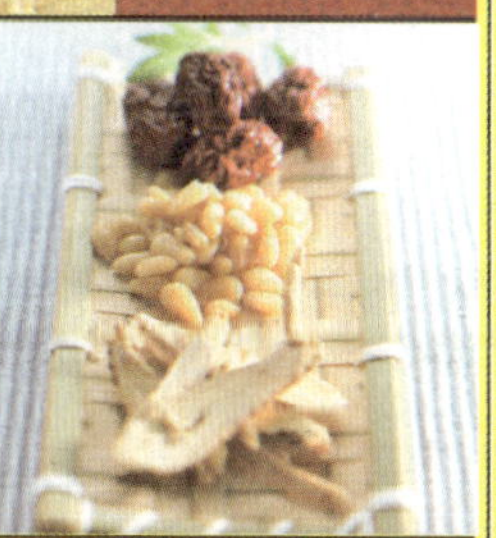

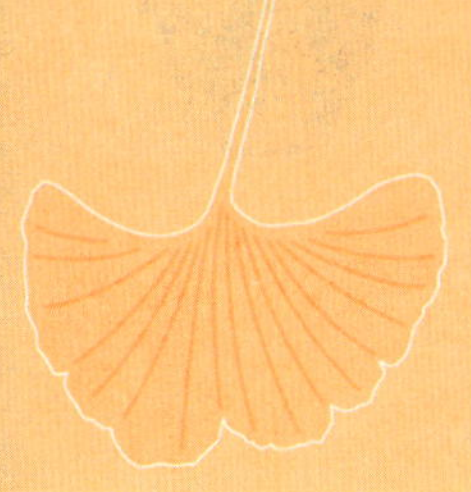

在制作药膳之前，我们需要了解中药的各种功效特性，以便充分利用身边这些俯拾可用的药材制作药膳，达到养生、美容、祛病的目的。

煎煮、服用中药有诀窍

煎煮中药的诀窍

要想将中药的药效发挥到极致，不仅需要掌握煎煮中药的方法，还要了解其中的一些小诀窍。

容器选择有技巧

煎煮中药时，在容器的选择上，一定要使用砂锅。这是因为砂锅的传热慢，在慢慢煎煮的过程中不会导致药物煳在锅内壁，而且砂锅可以避免药物在煎煮过程中与金属产生化学反应。

添加水量有标准

水量过多或过少都会直接影响到煎煮药物的药效。一般情况下，煎煮时水量要高出药面2～3厘米。另外，为了使药物的有效成分更易于溶出，在煎煮前要先将药物用冷水浸泡30分钟。

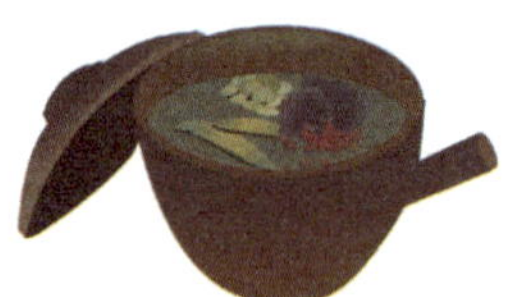

煎药前要先将药物用冷水浸泡30分钟

火候大小很重要

一般来说，煎煮中药时要先用凉水下药，然后用大火煮开，最后再用小火慢慢煎煮。有些滋补药甚至要用小火煎煮几个小时才可以。

先用大火煮开，然后再用小火慢慢煎煮

煎药时间控制好

通常情况下，每服中药都需煎煮2次，分别称为头煎和二煎。此外，还有先煎、后下之说。现在我们就来了解一下煎药的具体时间。

◎**普通药** 头煎煮沸后再煎30分钟滤出，添水二煎煮沸后再煎15分钟。
◎**滋补药** 头煎煮沸后再煎60分钟，二煎煮沸后再煎30分钟。
◎**解表药** 头煎煮沸后再煎10分钟，二煎煮沸后再煎5分钟。

服用中药的诀窍

服用中药有讲究

◎将药煎好后，不是先喝头煎药再喝二煎药，而是要将头煎药和二煎药加以混合，再均分成2份，先趁热服用一份，下次再将另一份加热服用。

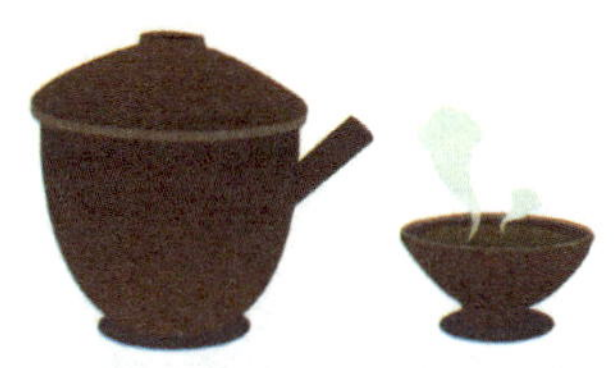

大多数中药都需要趁热服用，有的中药冷却后可以加热再服。但清凉药及其他一些少数中药宜凉后服用

◎在服用中药的时候，避免吃生冷、油腻、腥味重、不易消化及刺激性强的食物。
◎患寒性疾病的人在服药期间尤为忌食生冷瓜果、忌喝饮料。
◎患热性疾病的人在服药期间尤为忌食辛辣、油炸、煎烤等食物。
◎补益健脾的中药液要在饭前服用，安神药则要在睡前服用。

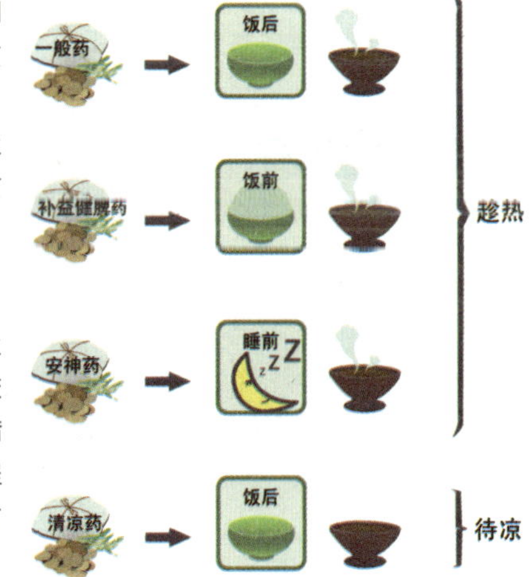

汤剂服用时间说明

服用疗程各不同

中药和西药相比，最大的特点是疗程较长、疗效较缓，不是一剂便能药到病除。所以，中药在服用疗程上并没有严格的规定，有的人服用几天即可见效，有的人则需服用数月。

阿胶

别名

驴胶、驴皮胶、盆覆胶、傅致胶。

性味归经

味甘、性平；归肺、肝、肾经。

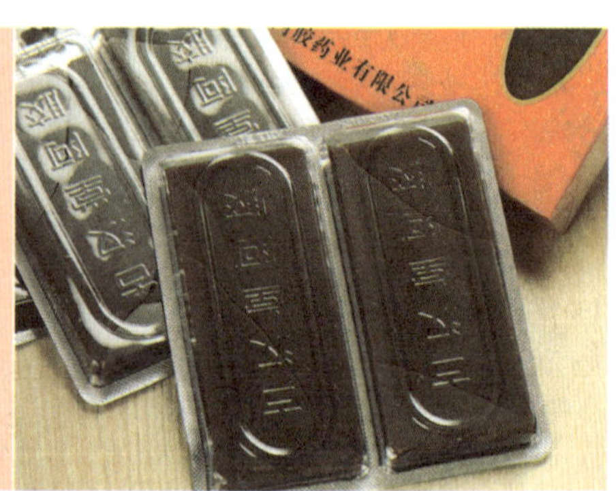

阿胶的原料为驴皮，是将洗净的驴皮经过熬制、过滤、沉淀等一系列程序加工而成的一味中药。它的作用非常广泛，而且已经被科学研究和临床使用所证明。

功效与主治

补血止血，滋阴润肺。主治因血虚而致的面色萎黄、指甲苍白、心悸失眠及咯血、吐血等。

用法与用量

5～10克，开水或黄酒融化后服。

食用禁忌

阿胶质地黏腻，故消化能力弱的人不宜食用；内热较重、口干舌燥、潮热盗汗时也不适宜服用。

药膳推荐

清燥救肺汤

阿胶、霜桑叶、杏仁（炒）、枇杷叶、胡麻仁（炒研）各9克，石膏12克，人参2克，甘草3克，麦冬（去心）10克。先将枇杷叶刷去毛，涂蜜炙黄，备用；将所有药材放入砂锅中，水煎服。此方适用于肺阴虚热者。

国医小课堂

阿胶性味十分滋腻，容易引起消化不良，因此服用阿胶时（尤其是脾胃功能不足的人），最好配以调理脾胃的药物，这样能促进阿胶消化吸收，使其治疗效果加倍。

另外，最好在饭后服用阿胶，这样就不会引起恶心、反胃等不适。

艾叶

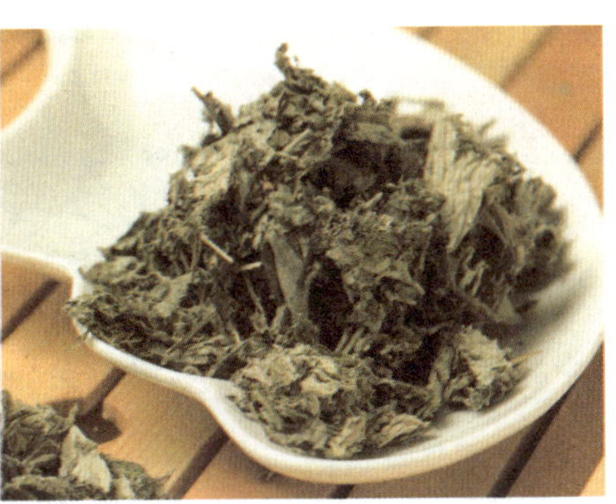

别名

艾蒿、大艾叶、萎蒿、医草、灸草、香艾。

性味归经

味苦、辛，性温；归脾、肝、肾经。

艾叶为菊科植物艾的干燥叶。艾为多年生草本植物，高45～120厘米，茎部直立，圆形，质硬，被灰白色软毛，从中部以上分枝。其一般生长在路旁、草地及荒野等处。

功效与主治

散寒止痛，温经止血，理气安胎。主治心腹冷痛、月经不调、崩漏带下、胎动不安、宫冷不孕、吐血衄血、妊娠下血、皮肤瘙痒等。

用法与用量

内服：3～9克，入丸、散或捣汁。

外用：适量，供灸治或熏洗。

食用禁忌

阴虚血热者慎用。

药膳推荐

艾叶薏苡仁粥

艾叶6克，鸡蛋1个，薏苡仁50克。先将薏苡仁煮成粥；艾叶与鸡蛋同煮至鸡蛋熟后，取汁加入薏苡仁粥内，鸡蛋去壳，蘸花椒和细盐，与薏苡仁粥同食。日服2次。此粥可温经、止血、安胎、散寒。

国医小课堂

当年黄巢造反，兵临邓州城下时，见逃难者中有一女子怀抱邻居家的孩子而手牵自己的孩子。黄巢大为感动，当即拔起艾草对女子说："有艾（爱）不杀。"女子回城后，将此事告之全城百姓，因此家家门上都插上艾。次日正是端午节，端午插艾由此而来。

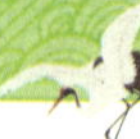

板蓝根

别名

菘蓝、马蓝、蓝靛根。

性味归经

味苦，性寒；归肝、胃、肾、膀胱经。

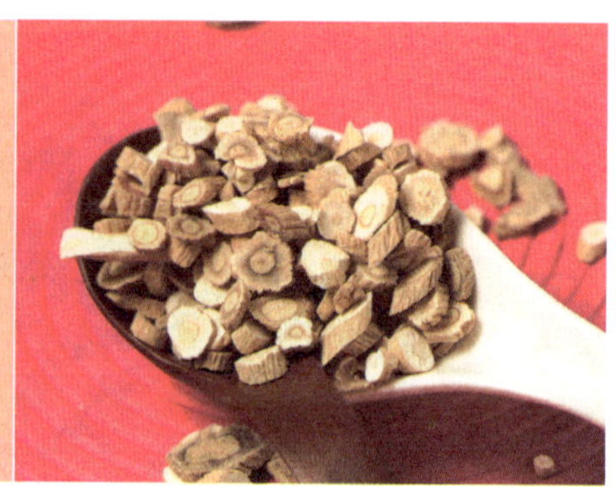

板蓝根是两年生草本植物，由十字花科植物菘蓝的根制成，也可用爵床科植物马蓝的根茎及根制成，还可用草大青的干燥根制成，我国各地均有种植。

功效与主治

清热解毒，凉血利咽。主治温毒发斑、高热头痛、大头瘟疫、舌绛紫暗、烂喉丹痧、痄腮、喉痹、疮肿、痈肿、水痘、麻疹、肝炎等症。

用法与用量

煎汤，15～30克，大剂量可用60～120克；或入丸、散。

食用禁忌

体虚而无实火热毒者忌服。

药膳推荐

感冒预防茶

板蓝根、大青叶各20克，白菊花、金银花各10克。将所有材料加水先用大火煮沸，再用小火煎煮20分钟。此方适用于季节交替时预防感冒。

国医小课堂

虽然板蓝根治疗感冒的效果较佳，但是在服用过程中也有注意事项。尤其是少年儿童，应该避免大剂量、长时间服用。另外，虽然板蓝根毒副作用很小，但是服用时间过长，毒素也会累积，从而影响少年儿童的健康。

薄荷

别名

夜息香、鱼香菜、狗肉香、接骨草、人丹草。

性味归经

味辛，性凉；归肺、肝经。

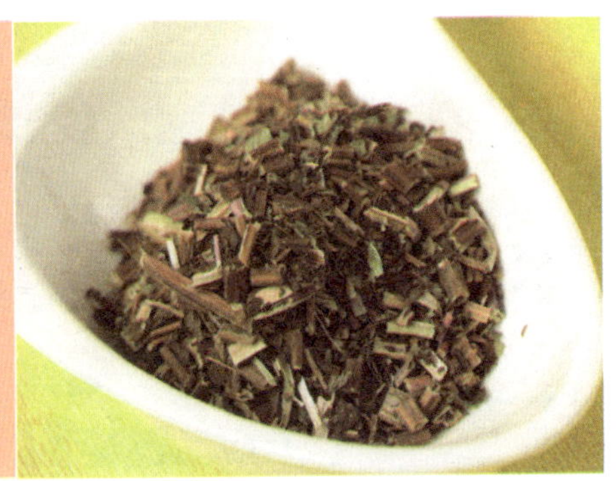

薄荷是中医常用中药之一，全株青气芳香，为芳香植物的代表，品种很多，每种都有清凉的香味。多生于山野湿地河旁，根茎横生地下。叶对生，花小呈淡紫色，唇形，结暗紫棕色的小粒果。

功效与主治

发散风热，利咽止痒，透疹解毒，疏肝解郁。主治外感风热、头痛目赤、咽喉肿痛、食滞气胀等症。

用法与用量

3～6克煎服；也可泡茶或研末制成糖果等。

食用禁忌

体虚多汗、阴虚阳亢、表虚汗多者忌服。

药膳推荐

薄荷柠檬茶

将薄荷、洋甘菊、柠檬、荆芥、薰衣草花、玫瑰花瓣、肉豆蔻混合在一起，然后取适量混合物加入一杯沸水，浸泡5分钟后服用。此方可以预防和缓解感冒症状。

国医小课堂

薄荷具有医用和食用双重功用，主要食用部位为茎和叶。在饮食中，薄荷既可作为调味剂，又可作为香料，还可配酒、冲茶或是榨汁服用。另外，将鲜薄荷叶贴于被蜂叮后的肿胀处，见效很快。如果水不慎进入耳朵引起疼痛，还可以将薄荷汁滴入耳中，可以很快治愈。

柴胡

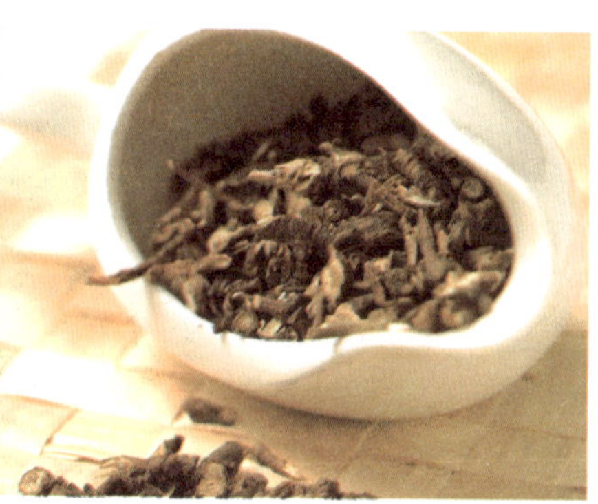

别名

硬苗柴胡、竹叶柴胡、香柴胡、北柴胡。

性味归经

味苦，性微寒；归肝、胆经。

柴胡喜欢温暖湿润的气候，野生于较干燥的山坡。其经常与多种中药一起配伍使用。例如，与黄芩、半夏等同用，可用于治疗寒热往来型感冒；与葛根、石膏、黄芩配伍，有助于排解潮热。

功效与主治

和解表里，疏肝，升阳。主治感冒发热、寒热往来、胸胁胀痛等症。

用法与用量

煎服，日服3～9克。

食用禁忌

肝阳上亢、肝风内动、阴虚火旺及气机上逆者忌用或慎用；忌水浸。

药膳推荐

十全饮

柴胡、黄芩、当归各9克，浮小麦25克，煅龙骨、煅牡蛎各15克，白芍、淫羊藿、钩藤各12克，桂枝、五味子、黄檗、甘草各6克。水煎服，每日1剂。此方用于潮热出汗等症。

国医小课堂

关于柴胡名字的由来有个传说。从前，在一个地主家有两个长工，一个姓柴，一个姓胡。有一天胡病了，地主要把胡赶出去，柴一气之下也跟着走了。他们到了一座山中，胡觉得浑身酸疼，实在走不动了，柴看着四周杂草丛生，就挖了一些草根给胡吃。其中有一种根的叶子形状和竹叶很相似，胡吃后病就好了。为纪念他们之间的友谊，二人便给此草起名为“柴胡”。

车前子

别名

车前实、凤眼前仁、车轱辘草子。

性味归经

味甘、淡，性微寒；归肺、肝、肾、膀胱经。

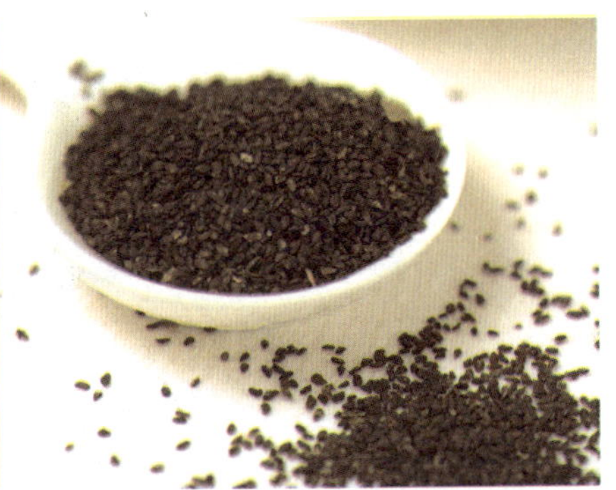

车前子为车前科植物车前或平车前的干燥成熟种子。呈椭圆形、不规则长圆形或三角状长圆形，略扁，颗粒饱满均匀，长约2毫米，宽约1毫米，质硬。表面呈黄棕色或黑褐色，有细纹。

功效与主治

清热利尿，渗湿止泻，明目祛痰。主治小便不利、淋浊带下、水肿胀满、暑湿泻痢等症。

用法与用量

9～15克，包煎；或入丸、散。

食用禁忌

内伤劳倦、阳气下陷、肾虚精滑及内无湿热者慎服。

药膳推荐

车前子淮山饮

车前子、芋肉、泽泻、肉苁蓉、旱莲草各15克，熟地黄、金银花、益母草各25克，淮山、茯苓、连翘各20克，肉桂、香附各10克。水煎服，每日1剂，分3次服用。此方可保养前列腺。

国医小课堂

相传古代有一位叫心诚的青年，自幼与瞎眼老母相依为命。有一天，心诚背柴下山时觉得劳累困乏，就在半山腰睡着了。他梦见一位老翁，告诉他山里长着一种带着紫色露珠的“车前子”，可以让他母亲重见光明。心诚醒来，苦苦寻找，终于找到了车前子，最终他母亲的眼睛得以复明。

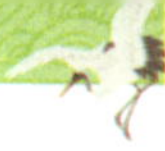

沉香

别名

土沉香、白木香、牙香树、女儿香。

性味归经

味辛，性微温，无毒；归肾、脾、胃经。

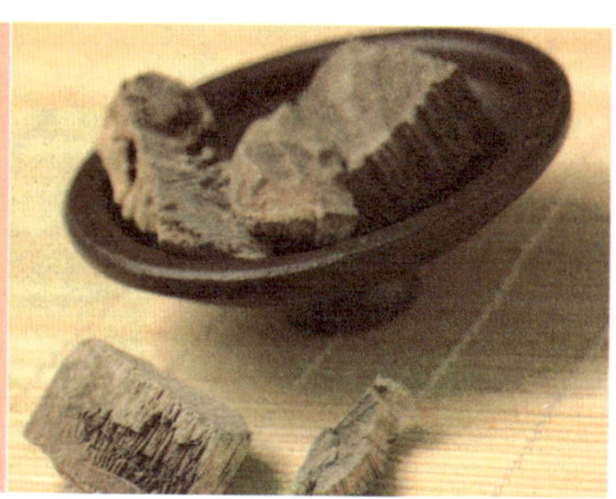

沉香是我国使用历史久远的珍贵中药之一，最早见于南北朝时期陶弘景的《名医别录》，被列为“上品”。沉香药用价值极高，千百年来，作为治疗多种疾病的药物，一直发挥着重要作用。

功效与主治

行气止痛，温中止呕，纳气平喘。对治疗腹胀、胃寒、肾虚、气喘等症有明显疗效。

用法与用量

煎汤，磨汁或入丸、散，每次1～3克。

食用禁忌

阴亏火旺、气虚下陷者慎服。

药膳推荐

熟地枸杞沉香酒

熟地黄、枸杞子各60克，沉香6克，白酒1000毫升。将前三味捣碎，置于容器中，加入白酒，密封。浸泡10天后，过滤去渣即成。口服，每次服10毫升，每日3次。此酒补肝肾、益精血，可用于肝肾精血不足所致的脱发、白发、健忘，甚至斑秃。

国医小课堂

沉香的香味独特，像是龙涎香与檀香的混合体，融合了动物与植物、海洋与陆地的精华。关于沉香，在南方流传着一个美丽的传说。由于沉香的洗晒由姑娘们负责，她们通常会把最好的沉香块藏起来，以换取胭脂水粉，因此也被称为“女儿香”。

当归

别名

秦归、云归、西当归、岷当归。

性味归经

味甘、辛，性温；归肝、心、脾经。

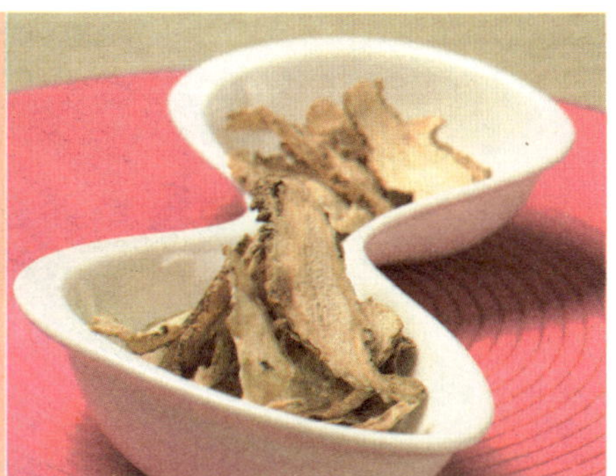

当归是甘肃特产，我国名药，素有药王之称，又有“十药九归”之说。中药方剂的配伍都离不了当归，尤其是治疗妇科病的药剂，李时珍在《本草纲目》中写道：“当归调血为女人要药。”

功效与主治

补血活血，调经止痛，润肠通便。适用于治疗面色萎黄、眩晕心悸、血虚或兼有瘀滞的月经不调等。

用法与用量

5～15克，煎汤、浸酒、入菜皆可。

食用禁忌

月经过多、有出血倾向、阴虚内热、大便溏泄者均不宜服用。

药膳推荐

四物汤

熟地黄21克，当归、白芍各12克，川芎9克，桃仁6克，红花3克。水煎服，每日1剂，可随症加减，具有预防股骨头坏死的功效。

国医小课堂

◎**除皱面膜**：将白芷、茯苓、当归、白及、杏仁等量磨成粉，再将其混合在一起，然后加适量的水，调成糊状，最后再加入一点蜂蜜混合均匀制成面膜。洁面后敷20分钟。

◎**治疗脱发**：将50克当归加水煎煮2次，共过滤出1000毫升溶液，倒入搪瓷、陶瓷或玻璃容器中，每次洗完头后把液体涂到头皮上搓揉几分钟。

冬虫夏草

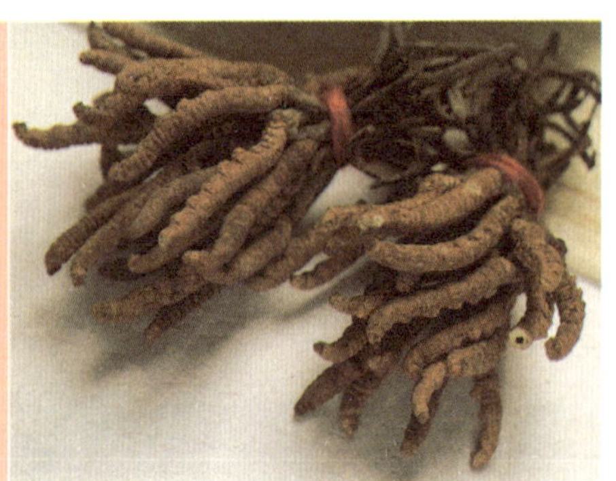

别名

冬虫草、虫草。

性味归经

味甘，性温；归肺、肾经。

冬虫夏草是我国传统名贵滋补药材，与天然人参、鹿茸并列为三大滋补品。它药性温和，药用价值非常广泛。现代医学研究表明，冬虫夏草能对人体起到全面的保健作用，其拥有“仙草”的美称。

功效与主治

保肺益肾，补精髓，止血化痰。主治肾虚、阳痿遗精、腰膝酸痛等症。

用法与用量

日用5～10克。研末、浸酒、煎汤、入菜肴均可。

食用禁忌

食冬虫夏草的同时忌吃萝卜。

药膳推荐

冬虫夏草炖猪脑

冬虫夏草5克，猪脑1副，盐、黄酒各适量。将冬虫夏草洗净放入砂锅内水煎后去渣留汁，汤汁中加猪脑、黄酒、清水各适量，盐少许，上笼蒸2个小时即可食用。此方可增强免疫力。

国医小课堂

冬虫夏草是虫草菌与蝙蝠蛾幼虫在特殊生态条件下形成的菌虫结合体，是自然界中动物与植物的绝佳组合。一般的中草药只具有一种本质，如补阳的草药只能补阳，益阴的也只能益阴，而冬虫夏草却具有阴阳两补的属性，是唯一能同时平衡、调节阴阳的中药。

甘草

别名

密甘、密草、国老、粉草、甜草、棒草。

性味归经

味甘，性平；归心、肺、脾、胃经。

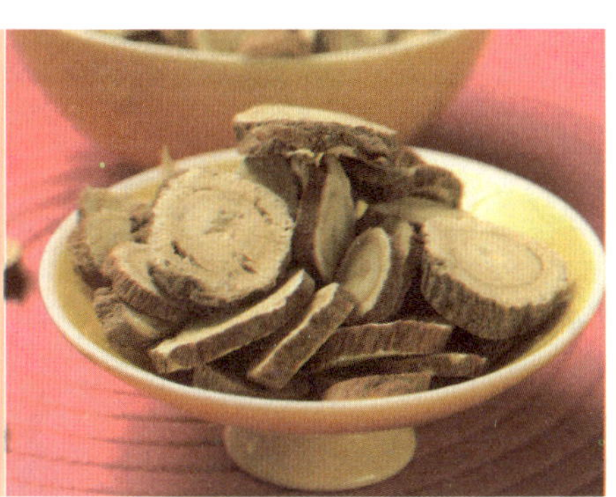

在浩如烟海的中药王国里，甘草是本草国里的“国老”。我国现今临床常用的700余种中药中，使用频率最高的就是甘草。李时珍在《本草纲目》中所释：“诸药中甘草为君，治七十二种乳石毒。”

功效与主治

补脾益气，清热解毒，调和诸药。主治脾胃虚弱、心悸气短等症。

用法与用量

内服：煎服，3~9克。

外用：研末敷。

食用禁忌

湿阻中满、呕恶及水肿胀满者禁服；不宜与京大戟、芫花、甘遂、海藻同用；不可与鲤鱼同食。

药膳推荐

小麦甘草大枣汤

小麦60克，甘草6克，大枣30克。将小麦去壳，大枣泡水去核，两者与甘草一同入锅，加水适量，先用大火煮沸，再用小火煎煮60分钟左右，取汁；药渣再加水适量，煎煮50分钟左右，去渣取汁。合并2次药汁即成。日服1剂，分2次温服。此汤可滋养心肝、安神定志。

国医小课堂

古时候，人们在野外进食时会先尝试性吃一点食物，然后再取点甘草嚼汁，如果经试验后仍然不吐，那么就证明食物是安全的，便可以放心大胆地慢慢享用了。

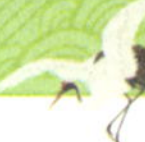

葛根

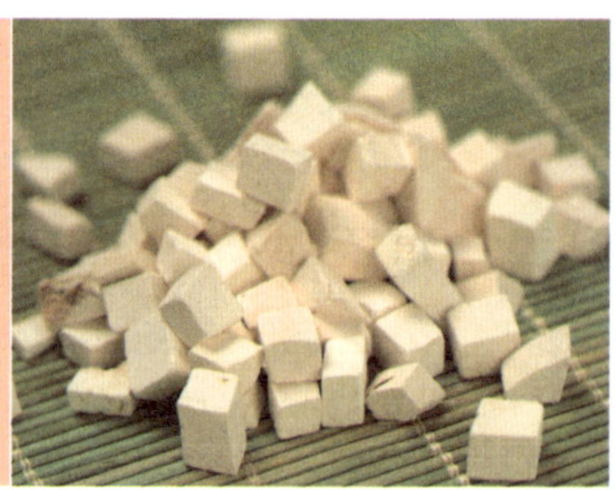

别名

葛条、粉葛、甘葛、葛藤、葛麻。

性味归经

味甘、辛，性凉；归脾、胃经。

葛根全身是宝，在我国有悠久的应用历史。它营养丰富，产量高，具有极高的药用价值，素有“北有人参，南有葛根”之称，又有“亚洲人参”的美誉。

功效与主治

解表退热，生津透疹，升阳止泻。主治外感发热、头痛、高血压、颈项强痛、口渴、消渴、麻疹不透、热痢、泄泻等症。

用法与用量

内服：煎汤，5～10克；或捣汁。

外用：捣敷。

食用禁忌

气虚胃寒、食少泄泻者慎服。

药膳推荐

葛根黄精消渴汤

葛根、知母各15克，枳壳、黄连、生大黄各10克，黄精、生地黄、元参、丹参各30克，甘草6克。水煎服，每日1剂。此方可预防糖尿病。

国医小课堂

民间流传着这样一个说法：当年神农遍尝百草，发现这种植物既能充饥又能解毒，就采了它的种子传播四海，后人称这种药材为葛根。每年深秋时节，葛藤像其他植物一样枝枯叶落，与此同时，它的所有营养聚集在根块的浆液中，此时人们把它从土里刨出来制成葛粉，以发挥良好的药效。

何首乌

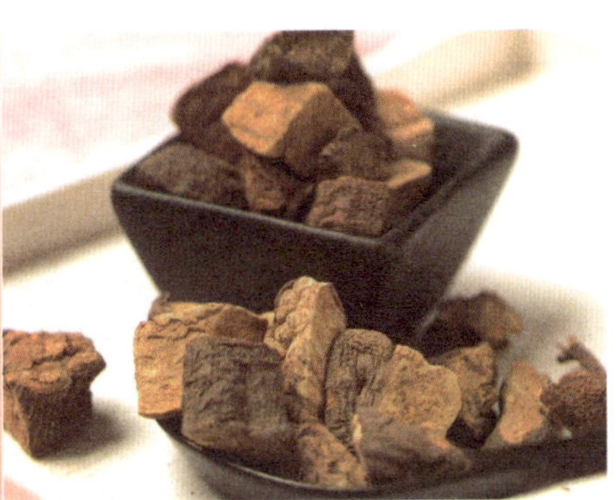

别名

野苗、交藤、夜合、地精、首乌、赤首乌。

性味归经

味苦、甘、涩，性微温；归肝、肾经。

何首乌主产于我国河南、湖北、安徽、四川一带。立秋之后采挖，切厚片，干燥；或用黑豆煮汁拌何首乌，再蒸至内外均呈棕黄色，晒干。前者称为生首乌，后者称为制首乌，二者功效不同，服用时需区分。

功效与主治

补肝益肾，养血祛风，润肠通便。主治肝肾阴亏、须发早白等症。

用法与用量

日用10～15克。煎汤、煎膏、浸酒、入菜肴等。

食用禁忌

大便溏泄及湿痰较重者不宜食用；忌铁器、葱、蒜、猪肉、无鳞鱼；恶萝卜。

药膳推荐

何首乌粥

何首乌粉25克，大枣2颗，白糖适量，粳米50克。将淘洗干净的粳米、大枣一同入锅，加水适量，先用大火烧开，再转用小火熬煮，待粥半熟时加入何首乌粉，煮至粥黏稠时加入白糖调味即成。日服1剂。此方可补肝肾、益精血、通便。

国医小课堂

何首乌除了有上述功效，还具有强壮神经的作用，可健脑益智，促进血细胞的生长和发育，有显著的抗衰老作用。因此，中年人经常食用何首乌，可减缓衰老。

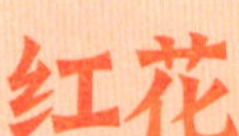

红花

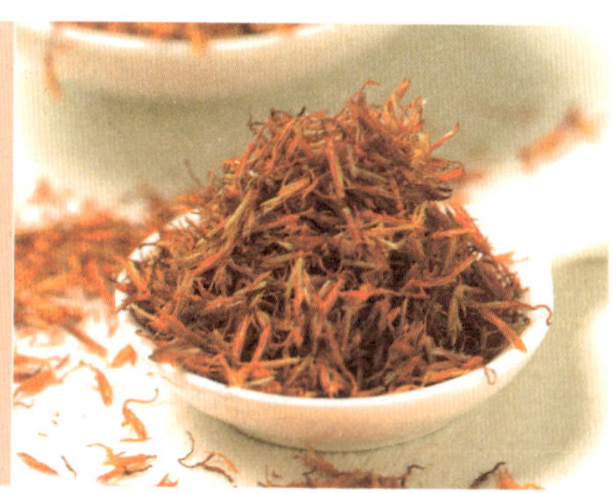

别名

杜红花、红蓝草。

性味归经

味辛，性温；归心、肝经。

红花具有良好的药用价值，其药用部位主要为管状花，此外，其种子还可以榨油，被称为“亚油酸之王”。此药多在夏季花橙红时采摘，之后阴干、晒干或烘干。

功效与主治

活血通经，散瘀止痛。主治经闭、痛经、产后血晕、瘀滞腹痛、胸痹心痛、跌打损伤、关节疼痛等症。

用法与用量

煎汤，3～10克。养血和血时宜少用，活血祛瘀时宜多用。

食用禁忌

孕妇及月经过多者慎用。

药膳推荐

通瘀煎

红花、当归、桃仁各9克，山楂、丹参、泽泻、泽兰、海藻、昆布各15克，蒲黄20克（包煎），三棱、莪术各12克。水煎服。此方适用于降血脂。

国医小课堂

红花不但有很强的药效和保健功效，还可以用来染色，而且染出来的颜色很鲜艳，古时人们喜欢用它做染料。所以，红花在古代的红色染料中有极为重要的地位。

红色曾是隋唐时期的流行色，唐代李中的诗句“红花颜色掩千花”就形象地描述了红花非同凡响的艳丽。

黄连

别名

川连、姜连、尾连。

性味归经

味苦，性寒；归心、脾、胃、肝、胆、大肠经。

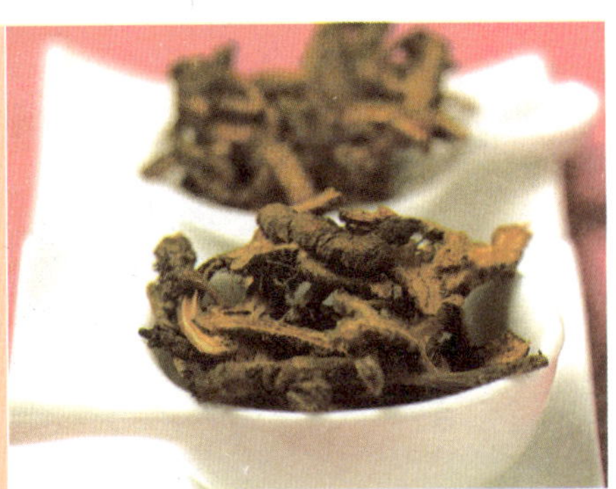

黄连采取的炮制方法不同，所起到的功效也不同。酒黄连善清上焦火热，用于目赤、口疮；姜黄连清胃、和胃、止呕，用于寒热互结、湿热中阻、痞满呕吐；萸黄连舒肝、和胃、止呕，用于肝胃不和。

功效与主治

清热燥湿，泻火解毒。主治湿热痞满、呕吐吞酸、泻痢、黄疸、高热神昏等症。

用法与用量

煎服，日服2～5克。外用适量。

食用禁忌

本品大苦大寒，过服、久服易伤脾胃。所以有胃虚呕恶、脾虚泄泻、五更肾泻等症状者均应慎服。

药膳推荐

黄连清热汤

黄连10克，白花蛇舌草、马齿苋各25克，土茯苓、苦参、白鲜皮、瞿麦、石菖蒲、川牛膝各15克，木通、甘草各6克。水煎服，每日1剂。

乌梅黄连丸

乌梅480克，黄连、附子、桂枝、人参各180克，蜀椒120克，干姜300克。乌梅用苦酒浸一夜，去核，蒸熟，与其他药物一起捣烂研粉，加蜂蜜调匀制成黄豆大小的药丸。每日3次，每次10丸。此方适用于糖尿病患者。

黄连栀子汤

黄连、栀子各9克，黄芩、黄檗各6克。将全部药物用纱布包扎好，加入600毫升水，煮至剩200毫升水时即可。此方有助于增强食欲。

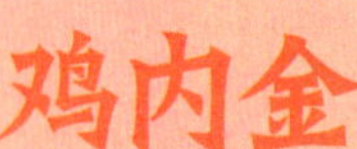

鸡内金

别名

鸡黄皮、鸡合子、鸡中金、鸡肶皮。

性味归经

味甘，性寒；归脾、胃、小肠、膀胱经。

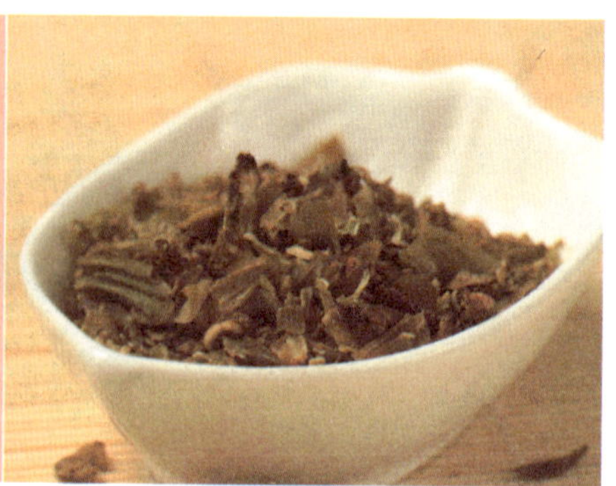

鸡内金是雉科动物家鸡的砂囊内壁。杀鸡后，取出鸡肫，立即取下内壁，洗净，晒干。生用或炒用。鸡内金既可单独入药，也可与其他药材搭配使用，广泛用于米面、薯芋、肉食等引起的各种食滞证。

功效与主治

消食健胃，涩精止遗。主治饮食积滞，小儿疳积，肾虚遗精、遗尿，胆、肾、尿道结石等症。

用法与用量

煎服，8~10克；研末服，1.5~8克。研末服用的效果比煎剂好。

食用禁忌

服用鸡内金期间忌吃肝脏、肥肉、蛋黄。

药膳推荐

理脾化滞汤

鸡内金、木香、川朴、川连、砂仁各3克，茯苓、藿香、焦谷、稻芽、焦曲各10克，栀子6克。水煎服，每日1剂，分3次温服。此方对消化不良、胃胀有缓解作用。

国医小课堂

鸡内金的炮制方法不同，其功效也不同。生鸡内金化石作用很强，多用来治疗各种结石；醋炒鸡内金偏于消食化积，治疗消化不良；焦鸡内金与醋炒鸡内金的作用比较相似，但焦制法的作用更强些，两者皆可以消食导滞，改善和缓解食滞胃脘、脘腹胀满，常与焦三仙同用。

金银花

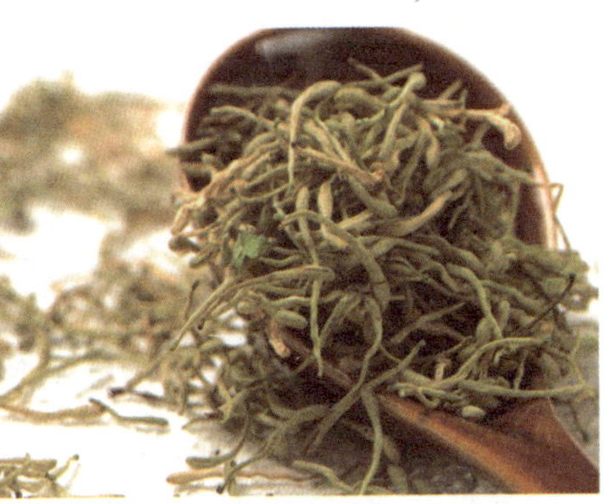

别名

忍冬、金银藤、双花、二花、二道花。

性味归经

味甘，性寒；归肺、心、胃经。

金银花为忍冬科多年生半常绿缠绕性木质藤本植物忍冬的花蕾和初开的花，呈棒状，上粗下细，略弯曲。由于其花初开为白色，后转为黄色，因此得名金银花。金银花经常与其他中药配伍，用于多种疾病的防治。

功效与主治

清热解毒，凉散风热。主治外感风热，温病初起，暑热烦渴，咽喉肿痛或痱子瘙痒、灼热，痈肿，红肿热痛，热毒泻痢。

用法与用量

日服6～15克，水煎或入丸、散。

食用禁忌

脾胃虚寒、气虚体弱、气虚、疮疡者忌用。

药膳推荐

五苍饮

金银花、野菊花、蒲公英、地丁各12克，天葵子、白芷、辛夷花、薄荷、川芎、赤芍、黄芩、甘草各10克，苍耳子15克。水煎服，每日1剂，早、晚分服。适用于慢性鼻窦炎。

国医小课堂

崇宁年间，平江府天平山白云寺的几位僧人从山上采回一篮野草煮食。不料野草有毒，僧人们饱餐之后便开始上吐下泻。其中三位僧人由于及时服用金银花鲜品，结果平安无事，而另外几位僧人因没有及时服用金银花，全都枉死。可见，金银花的解毒功效非同一般。

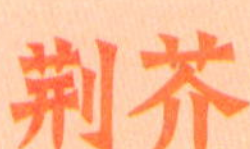

荆芥

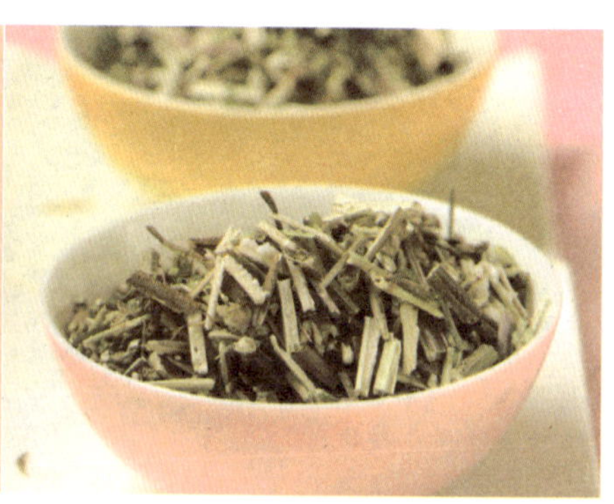

别名

香荆荠、线荠、假苏、猫薄荷、姜芥。

性味归经

味辛，性微温；归肺、肝经。

平常所说的荆芥通常是指生荆芥，是未经炒制的带花序的全草；炒荆芥是指将荆芥切段后用小火微炒后入药。另外，还有炒芥穗，是将芥穗切段后用小火微炒后入药。

功效与主治

解表散风，透疹消疮，止血。主治感冒头痛、麻疹透发不畅、风疹疮疡初起、目痒、咳嗽、咽痛等症。

用法与用量

内服：煎服，日服6～10克。

外用：适量，煎水熏洗；也可捣敷或研末调散。

食用禁忌

表虚自汗、阴虚头痛者忌服。

药膳推荐

三叉汤

生石膏24克，葛根18克，赤芍、钩藤、苍耳子、柴胡、蔓荆子各12克，黄芩、荆芥、薄荷、甘草各9克，全蝎6克，蜈蚣3条。水煎服，每日1剂，早、晚分服。此方可清热泻火、平肝止痉。

国医小课堂

荆芥与荆芥穗都有发汗的作用，只是荆芥穗的作用更强一些。另外，如果肚子不舒服，受凉拉肚子，或是受惊且久治不愈，可以取鲜荆芥嫩草1棵、薄荷2棵、车前草3棵，将其与2个鸡蛋黄加水共炖，连汤喝下，很快就会康复。

菊花

别名

秋菊、九月菊、日精、九华、黄花。

性味归经

味辛、甘、苦，性微寒；归肺、肝经。

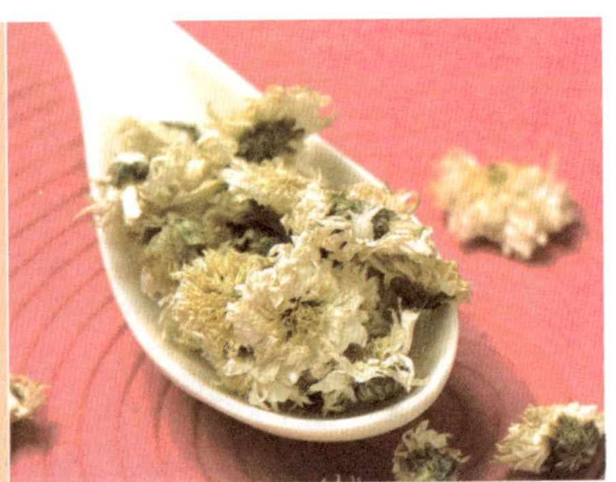

菊花在中国已有3000多年的栽培历史，是我国传统名花。在我国，不少地方都有食菊的风俗，这是因为其气味芬芳，绵软爽口，是入菜的佳品。另外，菊花茶还是老少皆宜的饮品，可以延年益寿。

功效与主治

散风清热，平肝明目。主治风热感冒、头痛眩晕、目赤肿痛、眼目昏花、多泪等症。

用法与用量

内服10～15克，煎汤。也可泡茶、浸酒或入丸、散。

食用禁忌

气虚胃寒、食少泄泻者慎服；忌与鸡肉、猪肉、芹菜同食。

药膳推荐

松子杭菊汤

海松子、黑芝麻、枸杞子、杭菊花各10克。将上述中药分别洗净一同入锅，加水适量，煎煮40分钟，取汤；将药渣再加水煎煮30分钟，去渣取汤。最后合并2次汤液即成。分2次服用。此方可滋养肝肾、清利头目，可长期服用。

杜仲菊花汤

生杜仲12克，桑寄生15克，生牡蛎18克，菊花、枸杞子各9克。水煎服，每日1剂。此方可预防高血压。

玄参菊花钩藤汤

元参21克，白芍12克，麦冬、菊花、泽泻、山楂、木香各10克，夏枯草、钩藤、生地黄、丹参各15克。水煎服。此方可预防高血压。

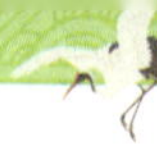

决明子

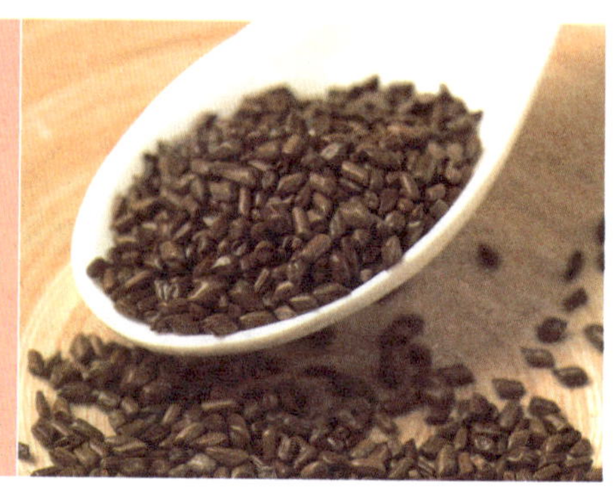

别名

草决明、假绿豆、还瞳子、马蹄子、千里光。

性味归经

味微苦、甘，性平、微凉；归肝、肾、大肠经。

决明子为豆科一年生草本植物，秋、冬季节采收，取其成熟果实，晒干之后，再打下种子，除去杂质以备用。决明子中含有大黄酚、大黄素等多种有效成分，具有良好的保健功效。

功效与主治

清肝，明目，排毒通便。主治头痛眩晕、目赤昏花、大便秘结等症。

用法与用量

9～15克。煎汤或研末。

食用禁忌

脾胃虚弱、低血压者不可久服；妊娠和经期女性禁服；恶大麻子。

药膳推荐

山楂决明茶

决明子10克，山楂12克。将二者混合以开水冲泡，代茶饮。可预防高血压，还可明目、保护视力。

决明子苁蓉粥

决明子15克，肉苁蓉10克，粳米200克。将决明子、肉苁蓉水煎取汁，再与粳米煮成粥即可。此粥适用于气虚性便秘者。

国医小课堂

用决明子泡茶是一个不错的减肥方法。因为决明子有降脂、通便的作用，只要每天用10克左右泡茶喝，就可以有效抑制全身脂肪的形成，对已有的脂肪也有很好的分解作用。因此，坚持服用决明子茶可以起到全身去脂的效果，达到减肥的目的。

苦丁茶

别名

大叶冬青、枸骨叶、角刺茶、菠萝叶。

性味归经

味苦、甘，性大寒；归肝、肺、胃经。

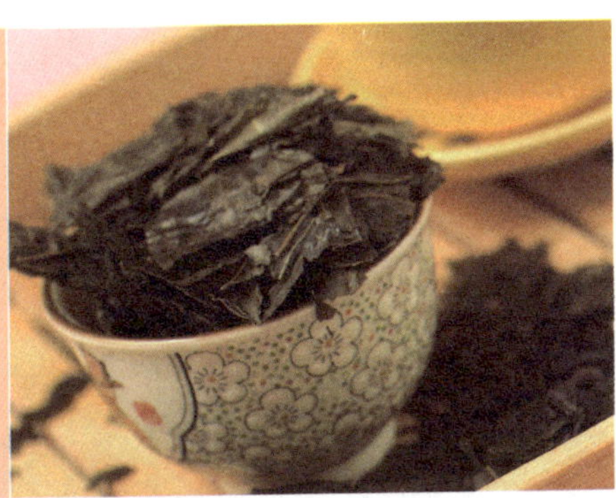

苦丁茶名为茶实为药，是我国一种传统纯天然保健佳品，被人们誉称为“绿色黄金”。它外形绿润均匀，汤色清绿明亮，口感微苦滑爽，饮后令人神清气爽，可消乏解渴。

功效与主治

清热消暑、明目益智、生津止渴。主治头痛、热病烦渴、耳鸣耳聋等症。

用法与用量

内服： 3~9克，煎汤或入丸剂。
外用： 适量，涂搽。

食用禁忌

风寒感冒、虚寒体质、慢性胃肠炎患者、经期女性和新产妇慎服。

药膳推荐

苦丁茶

苦丁茶10克，绿茶12克。将二者用开水冲泡，代茶饮。可预防感冒、清热解毒、明目、降血压。

国医小课堂

苦丁茶素有“茶胆”的美誉。无论什么茶，它在味道上都能与之相配，而且搭配后的苦丁茶更是别有一番风味，所以人们常把苦丁茶当作“茶中味精”来使用。比如当苦丁茶与乌龙茶、绿茶、龙井、毛尖、花茶等混合冲泡时，既有这些茶的香味，又有苦丁茶回甘和润喉的优点。当然，将苦丁茶单独冲泡，原汁原味、清甜爽口，也不失为一种享受。

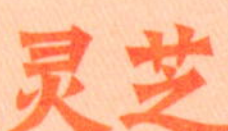

灵芝

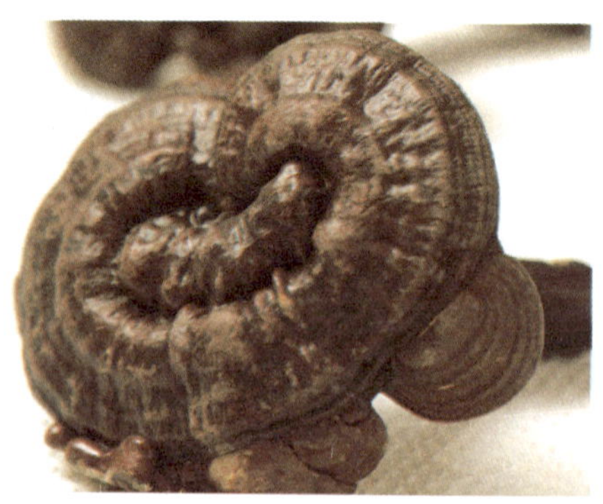

别名

灵芝草、菌灵芝、木灵芝、三秀、瑞草。

性味归经

味甘、微苦，性平；归心、肺、肝、肾经。

灵芝自古以来就有“仙草”“瑞草”之称，中华传统医学长期以来一直将其视为滋补强壮、固本扶正的珍贵中草药。经典医书《神农本草经》和《本草纲目》中都对灵芝的功效有详细记载。

功效与主治

补气养血，养心安神，止咳平喘。主治虚劳头昏、咳嗽气喘、消化不良、体虚乏力、饮食减少、失眠健忘、高血压、高血脂、冠心病、慢性肝炎、恶性肿瘤等疾病。

用法与用量

日用6～12克，可泡茶、浸酒。

食用禁忌

不能与茶、海鲜同食。

药膳推荐

灵芝糯米粥

灵芝50克，小麦60克，白糖30克，糯米50克。将灵芝洗净切成块，用纱布包好，与淘洗干净的糯米和小麦一同放入砂锅中，加水1000毫升，用大火烧开，再转用小火熬煮成稀粥，加白糖调味。日服1剂，分数次食用。可养心、益肾、补虚。

国医小课堂

《白蛇传·盗仙草》中所讲述的“仙草”其实就是灵芝。灵芝的功效是一般草药不能相比的，是人世间不可多得的仙草。从古至今，灵芝养生、治病的功效也在被不断验证。

芦荟

别名

卢会、讷会、象胆、奴会、劳伟、龙爪。

性味归经

味苦，性寒；归肝、胃、大肠经。

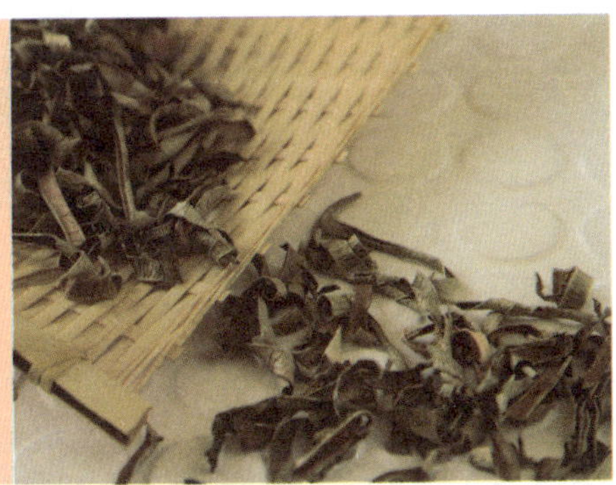

芦荟的品种有300种以上，栽培上各有特性，深受人们喜爱。芦荟的水分很多，具有很好的保湿作用，但其最怕积水，在阴雨潮湿的季节或排水不好的情况下很容易叶片萎缩、枝根腐烂。

功效与主治

泻下，清肝。主治热结便秘、肝火头痛、目赤惊风、虫积腹痛等症。

用法与用量

内服：入丸、散或研末入胶囊。

外用：研末敷。

食用禁忌

脾胃虚寒作泻及不思食者禁用；孕妇和经期中的女性忌服；皮肤过敏者不宜外敷。

药膳推荐

芦荟汁蜂蜜饮

食用芦荟20克，蜂蜜50克。将食用芦荟榨汁，然后加入蜂蜜调匀即可饮用。分早、晚2次服用，能够有效缓解哮喘症状。

国医小课堂

在我国民间，芦荟早就被作为美容、护发和治疗皮肤疾病的天然药物。到目前为止，还没有发现哪一种植物能够像芦荟这样同时具有美白、保湿、防晒、祛斑、排毒、镇静、消炎、杀菌、护发养发、防止断发及促进伤口愈合等全方位的美容美发功效。正因如此，芦荟也被誉为“神奇的天然美容师”。

鹿茸

别名

斑龙珠。

性味归经

味甘、咸，性温；归肝、肾经。

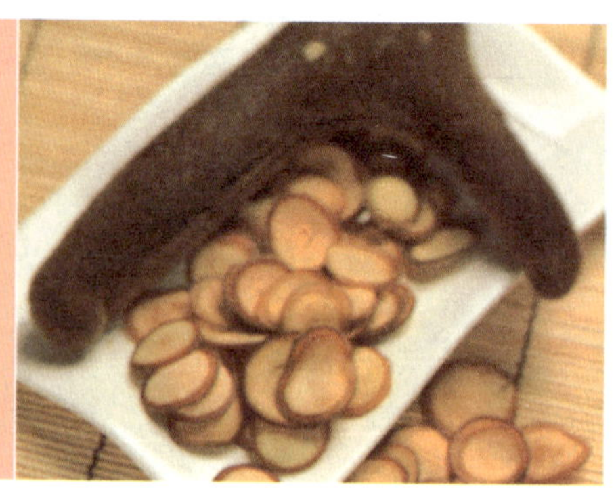

鹿茸是名贵的中药材，为鹿科动物梅花鹿或马鹿的雄鹿嫩角。8～10月龄的雄性小鹿，额部开始长出鹿茸，足岁后鹿茸分岔，以长3～6年为佳。鹿茸含有多种营养成分，其中氨基酸占总成分的一半以上。

功效与主治

补肾壮阳、生精益血、补髓健骨，还可以托疮毒。主治肾阳不足、精血虚亏、阳痿早泄、头晕耳鸣、腰膝酸软、四肢冰冷、神疲体倦、肝肾不足、筋骨痿软等症。

用法与用量

日用2～3克，可分2～3次用。研末冲服，或入丸、散，亦可浸酒。

食用禁忌

食用时应从小量开始，缓缓增加，不宜骤用大量；阴虚阳亢、胃火炽盛、血分有热、高血压、肾炎、肝炎患者忌服。

药膳推荐

鹿茸淮山炖鸡汤

鹿茸4克，淮山40克，鸡肉120克。鹿茸、淮山洗净；鸡肉洗净切块，放入开水中煮5分钟，取出过凉。把所有材料放入炖盅内，加适量开水，隔水慢火炖2～3小时。此汤可温壮肾阳、收敛止带。

国医小课堂

真鹿茸体轻，质硬而脆，气微腥，味咸。通常有一或两个分支，外皮红棕色、多光润，表面密生红黄或棕黄色细茸毛。

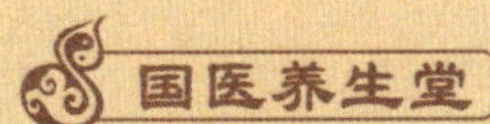

图解 常见病饮食宜忌

本书编委会◎主编

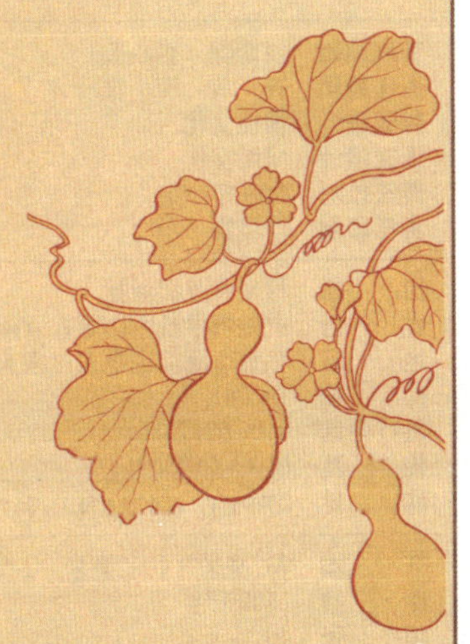

科学普及出版社
·北 京·

图书在版编目（CIP）数据

图解常见病饮食宜忌 / 本书编委会主编. -- 北京：科学普及出版社, 2025. 5. --（国医养生堂）. --
ISBN 978-7-110-10953-3
Ⅰ. R247.1-64

中国国家版本馆CIP数据核字第2025SH5509号

策划编辑 卢紫晔 崔小荣
责任编辑 齐 放 曹小雅
封面设计 博悦文化
正文设计 博悦文化
责任校对 焦 宁
责任印制 李晓霖

出 版 科学普及出版社
发 行 中国科学技术出版社有限公司
地 址 北京市海淀区中关村南大街16号
邮 编 100081
发行电话 010-62173865
传 真 010-62173081
网 址 http://www.cspbooks.com.cn

开 本 787毫米×1092毫米 1/32
字 数 1400千字
印 张 40
版 次 2025年5月第1版
印 次 2025年5月第1次印刷
印 刷 小森印刷（天津）有限公司
书 号 ISBN 978-7-110-10953-3 / R · 941
定 价 300.00元（全20册）

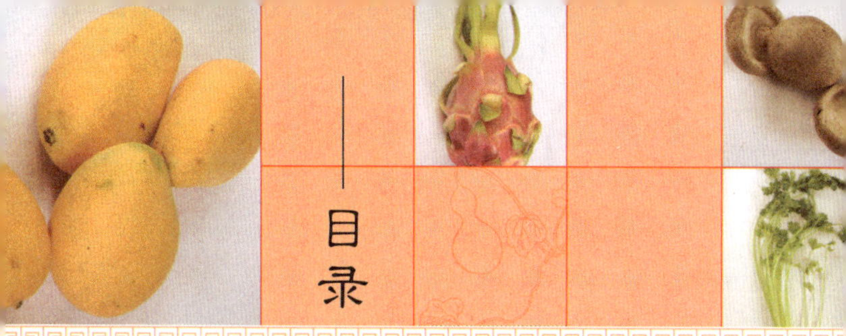

第一章　呼吸系统疾病……1

感冒……1

哮喘……2

肺炎……3

支气管炎……4

第二章　消化系统疾病……5

便秘……5

胃炎……6

胀气……6

腹泻……7

肠胃溃疡……8

结肠炎……9

细菌性痢疾……10

第三章　心血管疾病……11

高血压……11

高血脂……12

低血压……13

冠心病……14

心肌梗死……15

脑梗……16

心肌炎……17

第四章　肝胆疾病……18

脂肪肝……18

胆结石……19

胆囊炎……20

乙肝……21

肝硬化……21

第五章　泌尿系统疾病……22

尿毒症……22

肾炎……23

肾结石……24

尿路感染……25

膀胱结石……25

第六章　甲状腺疾病……26

甲状腺功能亢进症……26

甲状腺功能减退症……27

甲状腺肿瘤……28

第七章　骨关节疾病……29

骨刺、肌腱炎……29

骨质疏松症……30

第八章　风湿免疫系统疾病……31

类风湿性关节炎……31

痛风性关节炎……32

强直性脊柱炎……32

第九章　神经系统疾病……33

失眠……33

中风……34

偏头痛……35

神经衰弱……36

三叉神经痛……37

坐骨神经痛……38

帕金森病……39
阿尔兹海默病……40

第十章　代谢系统疾病……41

贫血……41
糖尿病……42
痛风……43
肥胖……44

第十一章　男科疾病……45

阳痿……45
前列腺增生/前列腺炎/前列腺癌……46
性功能障碍……47

第十二章　妇科疾病……48

经前期综合征……48
月经不调/痛经……49
流产……50
阴道炎……51
子宫内膜异位症……52
更年期综合征……53
白带增多……54
盆腔炎……55
宫颈炎……56
子宫肌瘤……57

第十三章　眼科疾病……58

近视……58
老花眼……59
结膜炎……60

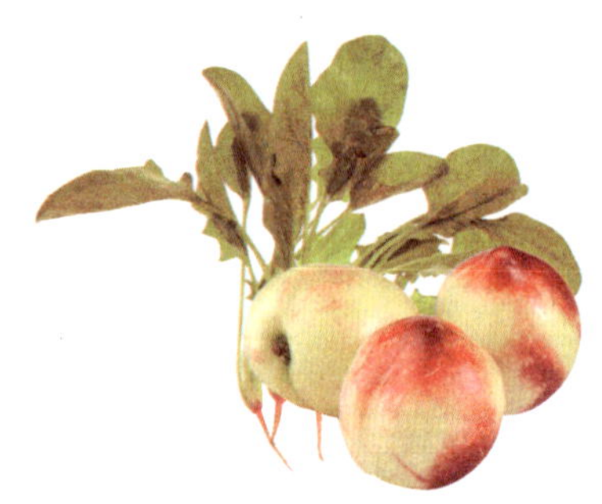

第一章　呼吸系统疾病

感冒

宜吃食物	**蔬菜类**：西红柿、豆芽菜、西蓝花、黄瓜 **水果类**：梨、西瓜、荔枝、菠萝 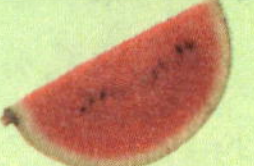
忌吃食物	**水果类**：柿子 **水产类**：甲鱼、蚌 **肉类**：鸭肉、猪肉、羊肉、狗肉 **饮品类**：酒精饮料 **甜品类**：冰激凌 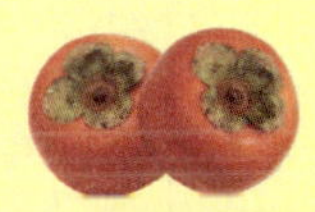
饮食改善	◎以清淡的饮食为主，适当补充热量，且需要补充大量水分 ◎感冒时不能食用过多含蛋白质的食物，这样会增加肝、肾的负担，不利于恢复 ◎感冒患者在吃一些粥或汤面时，也可以再加点蔬菜和水果
推荐营养素	维生素A、B族维生素、维生素C、维生素E、蛋白质、胡萝卜素、锌

哮喘

宜吃食物	**蔬菜类：**苋菜、芹菜、西红柿、南瓜 **水果类：**菠萝、草莓、橙子、猕猴桃、枇杷、樱桃、火龙果、橘子、柚子 **五谷类：**黄豆、黑豆 **肉类：**羊肺等 **菌类：**银耳 **中药类：**百合、莲子、杏仁 **其他类：**燕窝、豆腐、豆浆 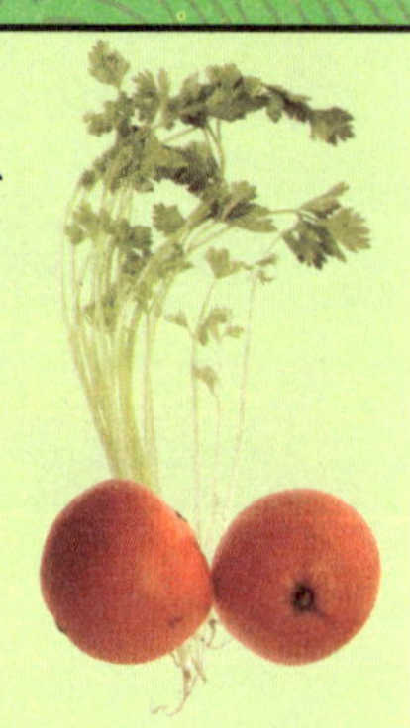
忌吃食物	**水产类：**带鱼、蛏子、黑鲷、虾、蟹 **蔬菜类：**雪里蕻、芥菜、洋葱 **水果类：**荔枝、杧果、柿子、哈密瓜 **饮品类：**汽水、可乐 **甜品类：**冰激凌 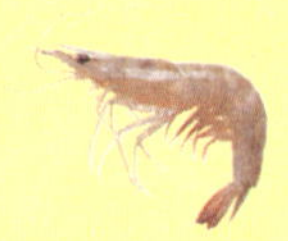
饮食改善	◎哮喘患者的饮食宜清淡、少刺激，不宜过饱、过咸、过甜，忌食生、冷、酒、辛辣等刺激性食物 ◎宜少食异性蛋白类食物，一旦发现某种食物确实可导致哮喘复发，应避免进食，宜多食植物性大豆蛋白，如豆类及豆制品等 ◎饮食要保证各种营养素的充足和平衡，特别应增加抗氧化营养素如β-胡萝卜素、维生素C、维生素E及微量元素硒的摄取量 ◎宜减少盐的摄入量
推荐营养素	维生素A、B族维生素、维生素E、维生素C、钙、胡萝卜素、硒

肺炎

宜吃食物	**蔬菜类：**芥菜、油菜、茼蒿、萝卜、冬瓜、菠菜 **水果类：**苹果、葡萄、樱桃、菠萝、柿子、草莓、柠檬、柚子、枇杷 **五谷类：**大米、小麦 **肉类：**鸡肉、猪肉、牛肉 **豆制品类：**豆浆、豆腐、豆干 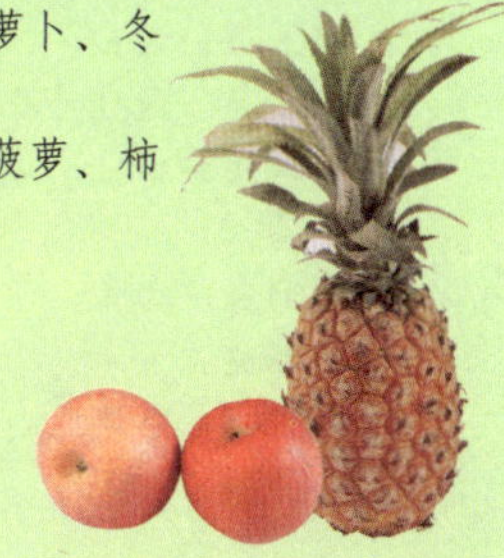
忌吃食物	**蔬菜类：**韭菜 **水果类：**香蕉、桃、杏、李子 **饮品类：**汽水、咖啡、浓茶 **甜品类：**冰激凌、蛋糕、饼干 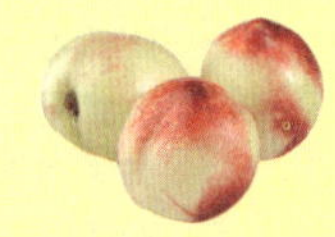
饮食改善	◎每天少食多餐，以每日七八餐为宜 ◎高热、咳嗽等痰热内盛者，忌服油腻、油炸类食物，如肥肉、油煎品、甜食之类 ◎饮食宜多进食水果、新鲜蔬菜及豆制品类食物 ◎以稀软的流质食物或饮料为宜，如藕粉、果汁、米粥等 ◎必须供给患者充足的营养，特别是热量和优质蛋白质，以补充机体的消耗 ◎烹调时最好使用植物油 ◎每天要补充大量水分
推荐营养素	维生素A、B族维生素、维生素C、维生素E、胡萝卜素、锌

支气管炎

宜吃食物	**蔬菜类：**大白菜、小白菜、油菜、白萝卜、胡萝卜、西红柿 **水果类：**梨、枇杷、杧果、草莓、葡萄 **水产类：**海带、紫菜 **五谷类：**大米、小麦 **其他类：**红枣、白果、松子、百合、核桃
忌吃食物	**水果类：**荔枝、桂圆 **饮品类：**可乐、咖啡、浓茶 **水产类：**螃蟹、生鱼片 **调味品类：**辣椒、葱、生姜、大蒜 **甜品类：**冰激凌 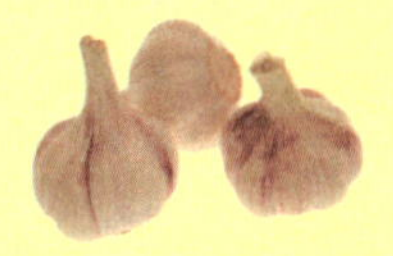
饮食改善	◎应适时补充必要的蛋白质，如动物肝、鱼类、豆制品等 ◎患者在寒冷季节应补充一些含热量高的肉类暖性食品，以增强御寒能力 ◎除荤食外，应经常进食新鲜的蔬菜瓜果，以保证维生素C的摄取量 ◎含维生素A的食物也是必不可少的，它们有保护呼吸道黏膜的作用 ◎每天要补充充足的水分 ◎食物最好以清淡的方式处理，减少煎、炸等方式
推荐营养素	维生素A、B族维生素、维生素C、胡萝卜素、锌、蛋白质

第二章　消化系统疾病

便秘

宜吃食物	**蔬菜类：** 芹菜、韭菜、空心菜、胡萝卜、圆白菜、土豆、牛蒡 **水果类：** 香蕉、西瓜、菠萝、蜜柑
忌吃食物	**调味品类：** 胡椒、花椒、辣椒、大蒜等辛辣刺激性食物
饮食改善	◎饮食上应该提倡摄取高蛋白质、高维生素的食物 ◎主食不宜太精细。适当多吃一些粗粮及具有降脂功效的食物 ◎晚饭后喝酸奶 ◎豆酱和大酱都是发酵食品，这些食品含有人体肠道所必需的有益微生物，可以帮助消化 ◎每天要增加水的摄取量
推荐营养素	B族维生素、铁、膳食纤维、蛋白质

胃炎

宜吃食物	**蔬菜类**：西红柿、茄子、芹菜、韭菜 **肉类**：鸡肉、动物肝脏 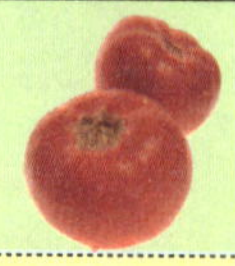
忌吃食物	**水果类**：橘子、菠萝 **其他类**：糯米类制品、甜点、蛋糕、饼干
饮食改善	◎尽量进食较精细、易消化、富有营养的食物 ◎少吃肥、甘、厚、腻、辛辣等食物，少饮酒及浓茶 ◎吃饭时要细嚼慢咽，这样可以减少粗糙食物对胃黏膜的刺激
推荐营养素	维生素A、B族维生素、维生素C、维生素D、锌、铁、锰

胀气

宜吃食物	**蔬菜类**：莲藕、胡萝卜 **中药类**：薄荷、陈皮、玫瑰花 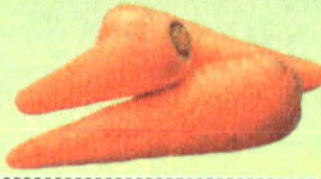
忌吃食物	**蔬菜类**：洋葱、韭菜、空心菜、茄子 **五谷类**：玉米、红薯、糯米
饮食改善	◎一日三餐应当做到定时定量，应特别重视节制饮食并合理安排一日三餐，不能暴饮暴食 ◎防止大量饮酒 ◎饮食要以清淡、易消化、少油腻为基本原则
推荐营养素	维生素A、B族维生素、维生素D、维生素E

腹泻

宜吃食物	**蔬菜类：** 土豆、茄子、山药、萝卜、扁豆 **水果类：** 柠檬、苹果 **五谷类：** 薏米、糯米、麦片 **肉类：** 牛肉、瘦猪肉、鸡肉 **中药类：** 红枣、莲子 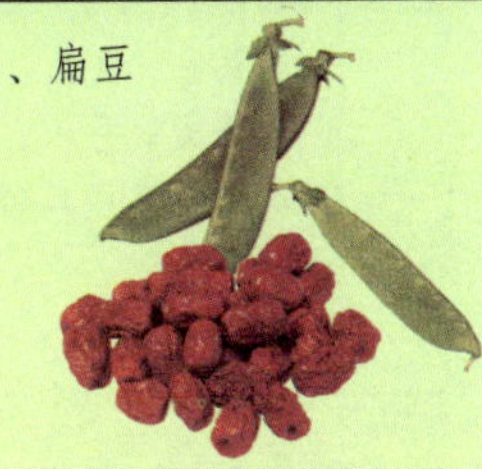
忌吃食物	**蔬菜类：** 白菜、韭菜、菜花、芹菜 **干果类：** 花生、核桃、杏仁、腰果 **肉类：** 鸭肉 **水产类：** 虾、海蜇皮、螃蟹 **五谷类：** 红薯、黄豆 **饮品类：** 咖啡、茶、汽水 **调味品类：** 胡椒、咖喱、大蒜 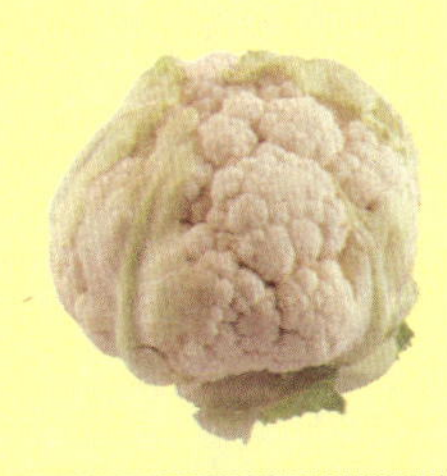
饮食改善	◎饮食以少油腻、少渣滓、高蛋白质、高热量、高维生素为主 ◎烹调方法最好以蒸、炖、煮、烩为主，忌用炸、爆、煎制菜肴 ◎鱼、瘦肉、蛋类及各种豆制品少油腻、营养丰富，可适当选用 ◎为了增加维生素C摄入量又不使腹泻加剧，可选用含膳食纤维少的水果 ◎腹泻时要忌食生冷、油腻食物 ◎多补充水分
推荐营养素	锌、蛋白质、B族维生素、不饱和脂肪酸、维生素C

肠胃溃疡

宜吃食物	**蔬菜类：**土豆、圆白菜、黄瓜、南瓜 **水果类：**苹果、香蕉 **豆制品类：**豆腐、豆皮、豆腐脑 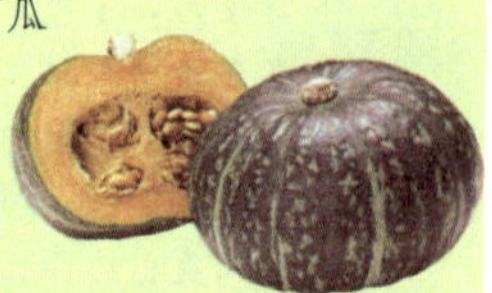
忌吃食物	**蔬菜类：**韭菜、藕、黄豆芽、茭白、竹笋、芹菜、香菜、洋葱 **水果类：**菠萝、荔枝、石榴 **五谷类：**糯米、糙米、黄豆 **肉类：**腊肉、火腿肉、香肠、牛肉、鸭肉 **菌类：**香菇、黑木耳 **干果类：**核桃、瓜子、腰果 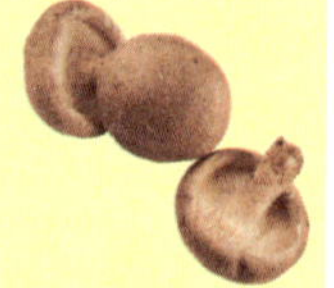
饮食改善	◎肠胃溃疡患者若胃酸过多，应多摄取富含蛋白质的食物，因为蛋白质能保护胃壁 ◎蔬菜类要煮软再食用 ◎牛奶具有保护胃肠黏膜的作用，稍微加热后饮用，效果很不错 ◎少吃不易消化的食物，如鱼贝类、脂肪较多的肉类、笋及红薯等膳食纤维多的蔬菜 ◎辛辣刺激、味重的食物应少吃或不吃 ◎饮食过量会增加胃液的分泌，因此在饮食量上宜有所控制 ◎宜遵守少食多餐、定时、定量、清淡营养的饮食原则
推荐营养素	维生素A、B族维生素、维生素C、铁、益生菌

结肠炎

宜吃食物	**蔬菜类：**山药、扁豆、菠菜、胡萝卜 **中药类：**莲子、百合、红枣 **其他类：**脱脂牛奶 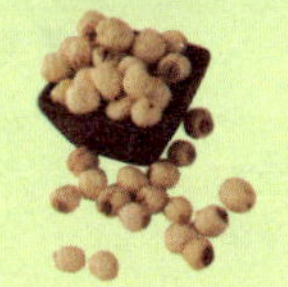
忌吃食物	**蔬菜类：**韭菜、洋葱、芹菜 **水果类：**西瓜、哈密瓜 **调味品类：**大葱、蒜、辣椒 **其他类：**油炸食品、咖啡、碳酸饮料、酒等 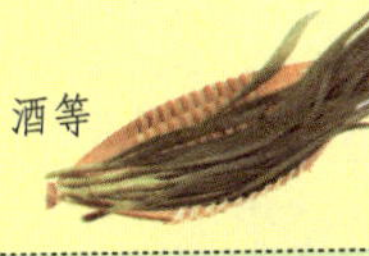
饮食改善	◎在饮食中要尽量提供足够的热能、蛋白质、无机盐和各种营养素，这样做可以尽可能避免出现低蛋白血症，以增强体质，促进疾病愈合 ◎结肠炎患者要避免刺激性食物和粗纤维食物，以减轻对肠道黏膜的刺激 ◎结肠炎发作时应尽量限制食物纤维和油脂摄入，忌生食水果、蔬菜 ◎腹泻时可用红茶焦米粥汤等收敛饮料 ◎烹调方式最好以煮、蒸、烩、焖、水滑为主，烹调中尽量少用油 ◎少吃粗纤维食物。因为大量的粗纤维食物会刺激肠道，并影响营养物质的吸收，对原本就营养不良的患者而言更会加重病情 ◎不要食用过冷、过热的食物。夏天尤其要避免食用冷饮和刚从冰箱里拿出来的食物
推荐营养素	维生素A、维生素C、钙、铬、镁、锌、生物类黄酮

细菌性痢疾

宜吃食物	**蔬菜类：**土豆、菠菜、油菜、苋菜 **五谷类：**小米、大米、薏米 **豆制品类：**豆腐、豆腐脑 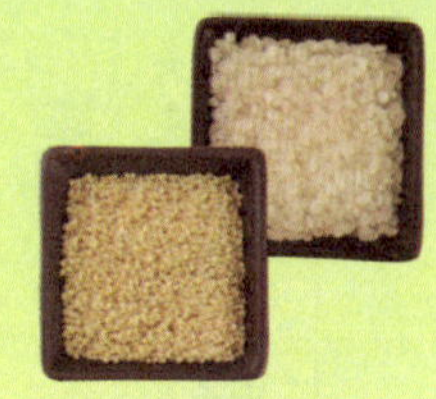
忌吃食物	**肉类：**动物内脏、羊肉 **水产类：**甲鱼 **干果类：**栗子、花生、杏仁 **饮品类：**浓茶、酒、咖啡 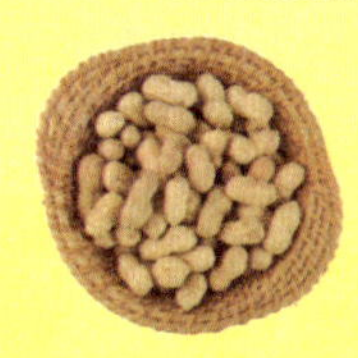
饮食改善	◎急性期应禁食，清理肠胃，或根据情况进食流质食品，如米汤、藕粉、滤过去渣的菜汤等容易消化的食物。适当饮果汁水、盐开水 ◎病情好转的时候，可食低脂肪少渣的半流食，如米粥、肉泥粥、蛋花粥、菜末粥、龙须面、小薄面片及面包、蛋糕、饼干、新鲜果汁、菜汁 ◎不能吃过硬的食物 ◎急性期应忌油腻、荤腥、生冷、高膳食纤维不易消化的食物 ◎忌食用牛奶、鸡蛋、蔗糖，这类食物既会产生胀气又不易消化 ◎在料理食物时，宜采取清蒸、水煮等方式 ◎要多次补充水分
推荐营养素	维生素A、糖、蛋白质、钠

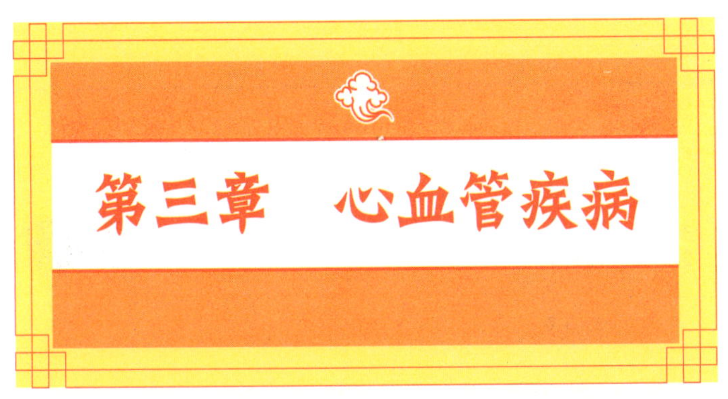

高血压

宜吃食物	**蔬菜类：**冬瓜、芹菜、萝卜、大白菜、油菜、菠菜、韭菜、菜花、青椒、苦瓜、丝瓜、西红柿、绿豆芽、莴笋、茄子、空心菜 **水果类：**香蕉、葡萄、柿子、橘子 **五谷类：**赤小豆、绿豆、小米 **肉类：**猪肉、牛肉、鸡肉、鸭肉
忌吃食物	**肉类：**肥肉、动物内脏、动物脑、肉松、香肠
饮食改善	◎饮食以清淡、低盐为主 ◎忌吃高脂肪食物，减少动物油脂的摄取量 ◎可适量吃些醋 ◎凡是含淀粉较多的食物，均应该少吃
推荐营养素	维生素A、维生素B_1、钙、钾

高血脂

宜吃食物	**蔬菜类：**洋葱 **水产类：**鲑鱼、海带 **五谷类：**小麦、玉米、大米、绿豆、燕麦、粗面粉、苦荞麦、粳米、玉米 **菌类：**香菇、平菇、金针菇、黑木耳、银耳、猴头菇 **饮品类：**酸奶、绿茶 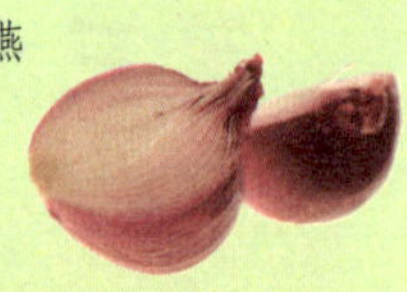
忌吃食物	**水果类：**桃、苹果、李子、葡萄、香蕉、荔枝、柑橘、提子、哈密瓜、西瓜、甜瓜、香瓜 **肉类：**动物内脏、羊肉 **水产类：**鱼子、虾 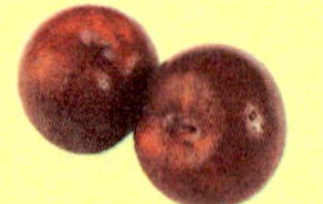
饮食改善	◎限制高脂肪食物的摄入，不吃荤油、肥肉、内脏、蛋黄等胆固醇含量高的食物 ◎选择胆固醇含量低且富含膳食纤维的绿叶蔬菜、豆制品。多吃有降胆固醇作用的食物。适量的海鱼也有助于降低甘油三酯和胆固醇 ◎控制饭量、限制甜食。这点对高血脂患者尤其重要。因为包括甜食在内的糖类多可在体内转化成甘油三酯，使血液中甘油三酯的浓度增高 ◎最好不要喝酒，可适量饮用葡萄酒
推荐营养素	维生素A、B族维生素、维生素C、膳食纤维、卵磷脂、胡萝卜素

低血压

宜吃食物	**蔬菜类**：胡萝卜、韭菜 **肉类**：羊肉、公鸡肉 **水产类**：鱼、虾、贝、蟹 **中药类**：百合、人参、红枣、莲子、桂圆 **调味品类**：姜、盐 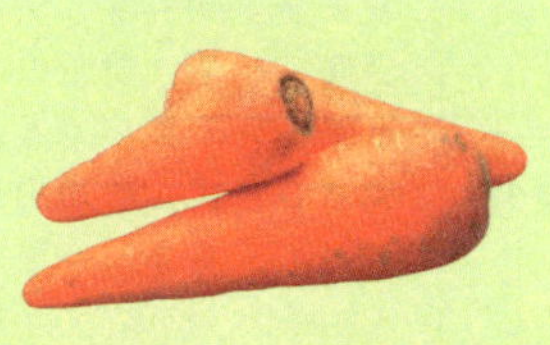
忌吃食物	**蔬菜类**：洋葱、冬瓜、苦瓜、芹菜、西红柿 **五谷类**：绿豆、赤小豆 **饮品类**：酒、浓茶、咖啡 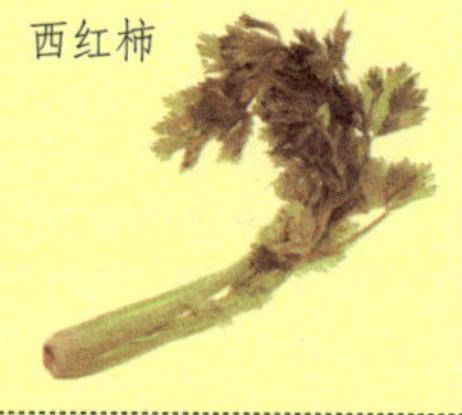
饮食改善	◎多吃蔬菜和水果 ◎低血压患者宜适当选择一些高钠、高胆固醇的饮食，以利于提高血胆固醇浓度，增加动脉紧张度，使血压上升 ◎低血压患者的食物中可适当多加些盐。因为低血压患者对钠盐的需求量要高于常人，适当增加摄取量有助于提高血压 ◎生姜含挥发油，可刺激胃液分泌，促进消化并可使血压升高，对低血压患者有益，烹饪时可加生姜提味，多吃一些 ◎每天要供给足够的热量，把体重保持在理想范围内 ◎一定要避免食用影响血压的食物
推荐营养素	B族维生素、蛋白质、钠、铜

冠心病

宜吃食物	**蔬菜类**：大白菜、芹菜、韭菜、菠菜、豆芽菜、丝瓜、黄瓜、冬瓜 **水果类**：苹果、草莓、石榴、香蕉 **肉类**：鸡肉、瘦猪肉 **五谷类**：小麦、薏米、糙米
忌吃食物	**肉类**：动物内脏、腊肉 **水产类**：虾卵、蟹黄、鱼子 **饮品类**：酒、茶 **其他类**：辛辣的食物和调味品
饮食改善	◎避免进食过多的动物性脂肪及含有大量胆固醇的食物，但像米饭类含胆固醇很低的食物可以经常食用 ◎每日饮食总热量不宜太高，对糖类要加以限制，40岁以上的肥胖体型者要减肥，限制膳食总热量 ◎要注意蛋白质的摄入量，如瘦肉类、鱼类及豆类蛋白要经常食用，以供给必需的氨基酸，牛奶最好选脱脂牛奶 ◎多吃新鲜蔬菜与水果，因其含维生素C、钾、镁等元素，对心脏有保护作用 ◎每顿饮食避免过饱，避免进食高脂肪性食物，以减轻心脏负担 ◎忌烟、酒、茶 ◎处理食物时最好采取清蒸、水煮等少油的方式 ◎饮食宜清淡，口味不能过重 ◎不能食用辛辣的食物和调味品
推荐营养素	维生素A、维生素C、锌、铜、镁

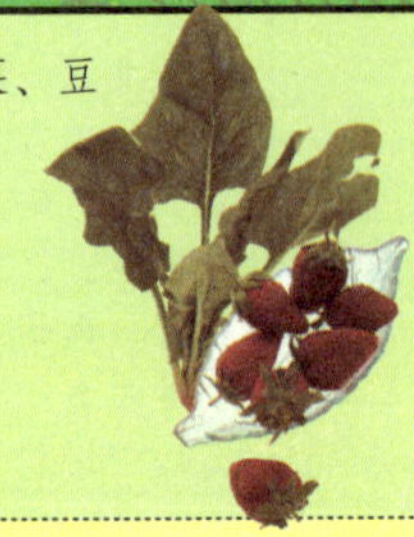

心肌梗死

宜吃食物	**蔬菜类：**西红柿、菠菜、豆芽菜、胡萝卜、黄瓜 **水果类：**石榴、西瓜、菠萝、草莓、葡萄 **五谷类：**黄豆、小麦、绿豆、玉米 **肉类：**瘦猪肉 **其他类：**鲜奶、奶粉、豆腐
忌吃食物	**肉类：**动物内脏、肥肉、鸡皮 **水产类：**墨鱼、蟹黄、虾卵、鱼子 **其他类：**蛋黄、奶油、全脂牛奶 **饮品类：**浓茶、咖啡 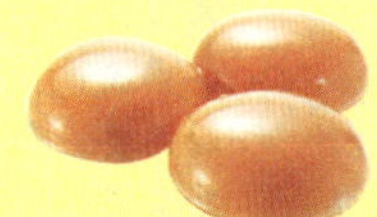
饮食改善	◎限制热量的摄入，以减轻心脏负担 ◎应少食多餐，以流食为主，并避免吃过冷、过热的食物。随着病情的好转，可适当增加半流食，并逐步增加热能。可以进食适量的瘦肉、鱼类、水果等 ◎饮食应平衡、清淡且富有营养，以改善机体，包括心肌细胞的营养供给，保护和维持心脏功能，促进患者早日康复 ◎应避免进食过量和刺激性食物，不饮浓茶、咖啡，避免进食大量脂肪 ◎注意钠、钾平衡，适当增加镁的摄入，以防止或减轻并发症，尤其是心律失常和心力衰竭的发生和发展 ◎急性心肌梗死伴心功能不全时，常有胃肠功能紊乱，所以饮食更应该谨慎 ◎烹饪时不要加入过多的调味品
推荐营养素	维生素A、维生素C、锌、钙、镁、钠

脑梗

宜吃食物	**蔬菜类：**芹菜、蒜苗、豆芽菜、黄瓜、小白菜 **水果类：**柿子、柑橘、石榴、木瓜、杏、枣、苹果、猕猴桃 **水产类：**海带、紫菜 **五谷类：**小麦、赤小豆、绿豆
忌吃食物	**肉类：**肥肉、动物内脏 **水产类：**贝壳类、鱿鱼、墨鱼 **甜品类：**糖果、糕点 **饮品类：**酒、汽水 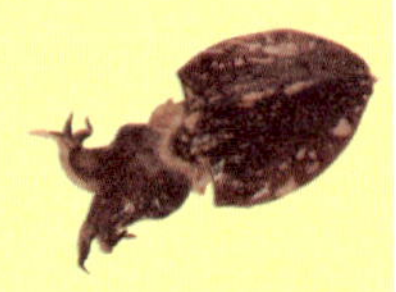
饮食改善	◎饮食要控制总热量。如果膳食中控制了总脂肪的摄入，血脂是会下降的 ◎要限制进食精制糖和含糖类的甜食，包括点心、奶油蛋糕、糖果和甜味饮料等 ◎注意烹调用料。为了增加食欲，可以在炒菜时加一些醋、番茄酱、芝麻酱等调味品。醋除可以调味外，还可加速脂肪的溶解，促进消化和吸收；芝麻酱含钙量高，经常食用可补充钙，对防止脑出血有一定好处 ◎限制脂肪摄入量。每日膳食中要减少总的脂肪量，减少动物脂肪摄入量，烹调时用植物油代替动物油，如花生油、豆油、玉米油等 ◎要限制饮食中的胆固醇摄入 ◎食用肉类时，要选用含不饱和脂肪酸多的肉类。猪肉和牛肉最好选择瘦肉部位食用 ◎进餐时要细嚼慢咽，不能暴饮暴食
推荐营养素	维生素A、维生素C、儿茶素、膳食纤维、硒、镁

心肌炎

宜吃食物	**蔬菜类：** 芹菜、油菜、豆芽菜、胡萝卜、南瓜、土豆 **水果类：** 柠檬、杧果、哈密瓜、木瓜、菠萝、柑橘、柿子、香蕉 **水产类：** 青鱼、牡蛎、沙丁鱼 **五谷类：** 大米、小麦、黄豆、蚕豆 **肉类：** 鸡肉、瘦猪肉 **干果类：** 瓜子、杏仁、花生 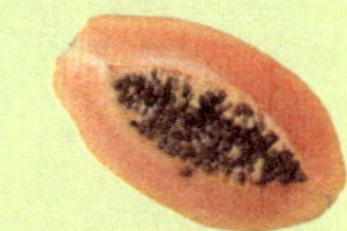
忌吃食物	**肉类：** 肥肉、动物内脏、五花肉 **其他类：** 全脂牛奶、奶油、罐头类食品 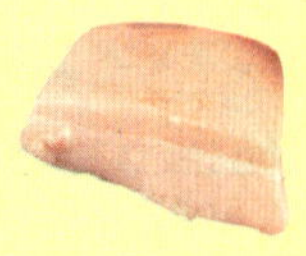
饮食改善	◎饮食宜以高蛋白质、高维生素为主 ◎采用低热量饮食，以减轻心脏的负担 ◎少食多餐，每餐不要吃太饱，晚餐应尽量少吃。合理的就餐时间为：早上7点，上午9点，中午11点，下午3点，晚上6点 ◎膳食宜平衡、清淡和营养丰富，保证心肌的足够营养供给，帮助患者早日康复 ◎避免过冷、过热、过量和刺激性食物 ◎远离烟、酒 ◎注意钠、钾平衡，适当增加镁的摄入，这有利于防止心律失常和心力衰竭的发生和发展 ◎少吃高脂肪的食物
推荐营养素	维生素A、维生素C、蛋白质、胡萝卜素、硒、锌、铜

第四章　肝胆疾病

脂肪肝

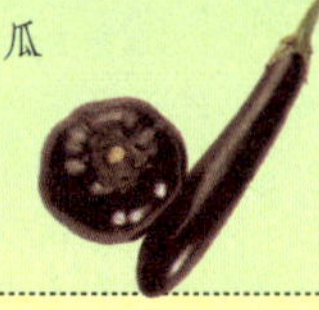

宜吃食物	**蔬菜类：**魔芋、豆芽菜、韭菜、茄子、丝瓜 **五谷类：**玉米麸、粗麦粉、糙米、豆类 **菌类：**香菇、黑木耳 **其他类：**橄榄油、菜籽油、茶油
忌吃食物	**肉类：**动物内脏、烤肉串、肥肉 **水产类：**鱼子、鱿鱼 **其他类：**动物油、黄油、奶油等
饮食改善	◎饮食要均衡，控制热量摄入，以便使肝细胞内的脂肪逐渐氧化 ◎应限制摄入脂肪和糖类 ◎多吃高蛋白质食物和新鲜蔬菜 ◎平时要少吃高热量、高脂肪、高胆固醇的食物，如甜食、鸡蛋黄、肥肉、动物内脏、鱿鱼等 ◎不要在睡前进食，也不要暴饮暴食
推荐营养素	维生素A、B族维生素、维生素C、卵磷脂、膳食纤维

胆结石

宜吃食物	**蔬菜类：**胡萝卜、南瓜、春笋、油菜、西红柿、菠菜、洋葱 **水果类：**哈密瓜、杧果、石榴、苹果、木瓜、葡萄柚 **肉类：**瘦猪肉、兔肉、鸡肉 **水产类：**鱼、虾 **五谷类：**玉米、燕麦 **调味品类：**生姜 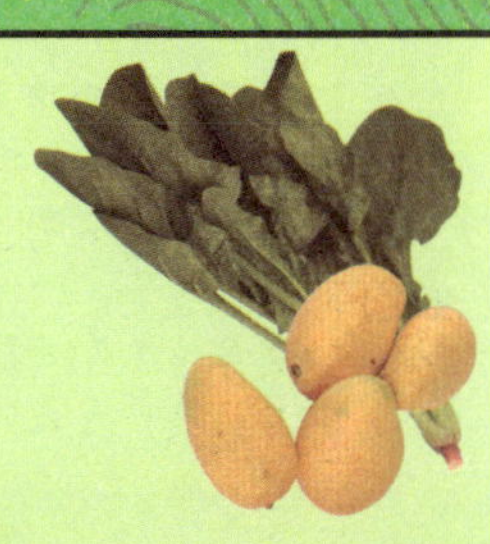
忌吃食物	**蔬菜类：**洋葱、萝卜 **肉类：**肥猪肉、羊肉、鸭肉、肥鹅肉 **饮品类：**碳酸饮料、咖啡、可可 **甜品类：**油酥点心、奶油蛋糕 **调味品类：**花椒、胡椒、咖喱粉、辣椒 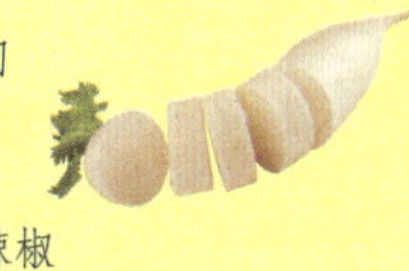
饮食改善	◎胆结石患者平时宜少吃含高脂肪、高胆固醇的食物，以减少胆囊收缩素的释放 ◎宜多吃一些膳食纤维含量丰富的食物，以保持大便通畅 ◎常吃能抑制胆结石的食物 ◎多吃富含维生素A的黄绿色蔬菜 ◎烹调食物少用煎、炸，多采用煮、炖、清蒸的方式 ◎禁食脂肪含量多的高汤 ◎口味尽量清淡，调味料应有所节制。避免食用加工食品和高糖分的食物 ◎不要暴饮暴食 ◎饮食要均衡，控制热量的摄入
推荐营养素	维生素A、B族维生素、维生素D、卵磷脂、不饱和脂肪酸、膳食纤维

胆囊炎

宜吃食物	**蔬菜类：**白萝卜、胡萝卜、茄子、荸荠、青菜、冬瓜、丝瓜、西红柿 **水果类：**苹果、西瓜、梨、草莓、山楂、橘子 **菌类：**洋菇、香菇 **其他类：**玉米油、花生油、橄榄油、大豆油 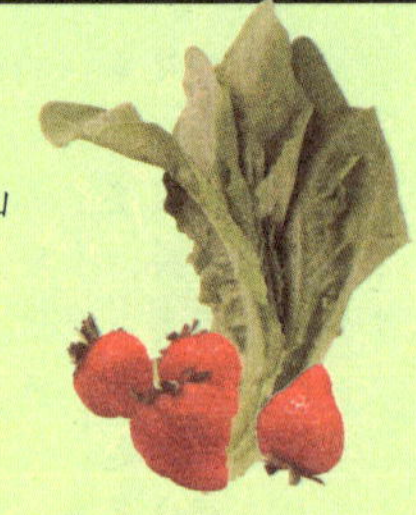
忌吃食物	**肉类：**动物内脏、肥肉 **饮品类：**浓茶、咖啡 **糕点类：**巧克力、蛋糕、糕点 **调味品类：**芥末、花椒、咖喱、辣椒、葱 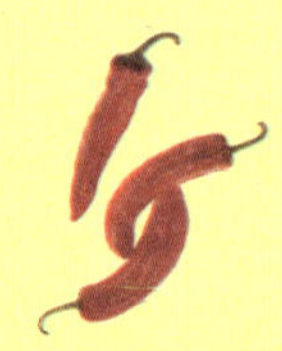
饮食改善	◎宜吃各种豆类及豆制品，它们含有丰富而且质量高的蛋白质及不饱和脂肪酸，有降低胆固醇的作用 ◎少食多餐，每天5～6餐 ◎最好选用蒸、煮、烩、炖、熬的方法，忌用油煎、炸的烹调方法 ◎宜吃富含蛋白质、糖类、膳食纤维、维生素A的新鲜瓜果和蔬菜 ◎忌吃高脂肪和高胆固醇食物 ◎每天要补充足够的水分 ◎远离烟和酒，忌食辛辣刺激性食物 ◎不宜过食螃蟹
推荐营养素	维生素A、B族维生素、维生素C、不饱和脂肪酸、卵磷脂

乙肝

宜吃食物	**蔬菜类：**芹菜、黄瓜、大白菜、圆白菜 **水产类：**鲤鱼、田螺、泥鳅 **五谷类：**赤小豆、薏米
忌吃食物	**肉类：**羊肉、鸡肉 **饮品类：**咖啡、可乐、浓茶、酒
饮食改善	◎应该保证充足的维生素，吃一些富含维生素的食物 ◎乙肝患者不宜吃太多高糖和高热量食物 ◎在病情稳定期，除注意补充维生素外，还要特别注意补充蛋白质
推荐营养素	维生素A、B族维生素、维生素C、膳食纤维

肝硬化

宜吃食物	**蔬菜类：**藕、苦菜、白菜、萝卜、白扁豆 **五谷类：**小豆、小米、玉米、大麦、黑豆、绿豆、豌豆 **其他类：**豆腐、百合、白砂糖、冰糖
忌吃食物	**水产类：**沙丁鱼、青花鱼、秋刀鱼、金枪鱼 **肉类：**鸡排、猪排骨
饮食改善	◎饮食多样化，由于肝硬化患者的食欲和消化能力都较差，因此，饮食应尽可能多样化 ◎不能用动物油烹饪
推荐营养素	B族维生素、维生素C、锌、铁

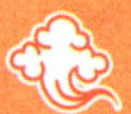

第五章　泌尿系统疾病

尿毒症

宜吃食物	**蔬菜类：**萝卜、冬瓜、丝瓜、茄子、芹菜 **五谷类：**黄豆、黑豆、玉米 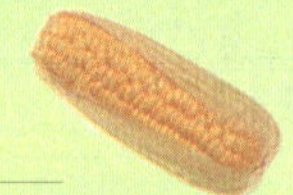
忌吃食物	**水果类：**阳桃、香瓜、哈密瓜、柳橙、香蕉、葡萄柚 **蔬菜类：**土豆、西红柿、南瓜
饮食改善	◎尿毒症患者在饮食方面尤其需要注意的是主食的多样化，有利于增进患者的食欲 ◎注意选择富含维生素的蔬菜和水果 ◎避免食用加工食品 ◎少尿、高血压、水肿的患者，应严格限制饮水 ◎避免高钾食物，如低钠盐、无盐酱油 ◎摄取足够的热量和蛋白质
推荐营养素	B族维生素、维生素C、膳食纤维、叶酸、铁、蛋白质

肾炎

宜吃食物	**蔬菜类**：油菜、洋葱、西红柿 **水果类**：苹果、草莓、葡萄、橙子、山楂 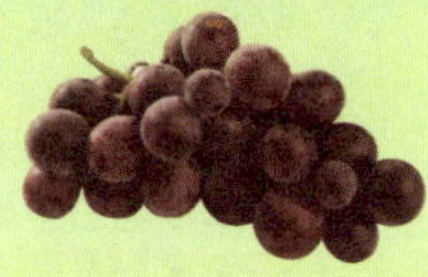
忌吃食物	**蔬菜类**：韭菜、茴香、芹菜、蒿子秆、水萝卜、菠菜、竹笋、苋菜等 **五谷类**：小麦、绿豆、赤小豆 **肉类**：动物内脏、肥肉 **干果类**：花生、核桃、杏仁 **饮品类**：酒、茶、咖啡、可可 **调味品类**：咖喱、芥末、胡椒 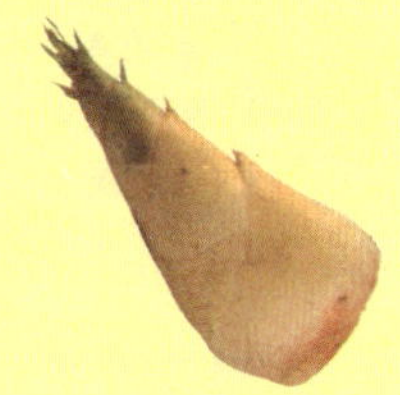
饮食改善	◎在急性肾炎初期，要严格限制蛋白质的摄入量，除了选用少量牛奶，其他一切蛋白质含量高的食品，如肉类、蛋类和豆制品，都要避免食用 ◎慢性肾炎应该坚持低蛋白饮食，要供给充分的维生素 ◎不要摄取太多磷含量丰富的食物 ◎禁食刺激性食品，这样的食物对肾脏的实质细胞均有不同程度的刺激作用 ◎烹饪食物时要减少盐的用量
推荐营养素	维生素A、维生素C、叶酸、卵磷脂、钙

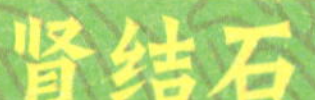

宜吃食物	**蔬菜类：** 圆白菜、丝瓜、苦瓜、西红柿、土豆、空心菜、西蓝花 **水产类：** 海蜇、海参 **五谷类：** 小麦、糙米 **菌类：** 黑木耳 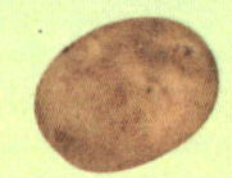 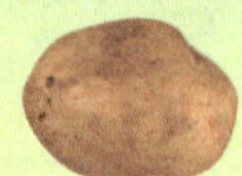
忌吃食物	**蔬菜类：** 菠菜、芹菜、青椒、茄子 **水果类：** 葡萄、草莓、柑橘、李子 **干果类：** 花生、腰果、杏仁 **饮品类：** 浓茶、可可 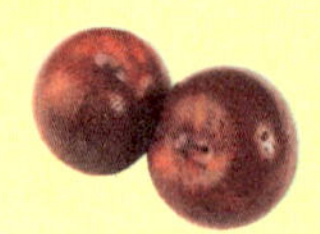
饮食改善	◎饮食要少糖。摄取较高糖分会增加患肾结石的风险，而且高糖食品的摄入会使年轻女性患肾结石的概率增加 ◎多吃黑木耳。黑木耳有化石和排石作用，能对各种结石产生强烈的化学反应，使结石剥脱分化溶解，最后排出体外 ◎避免过量食用动物性蛋白质，以免使尿酸浓度上升，造成尿酸结石 ◎采取少盐的饮食方式，以免引起尿中磷酸钙浓度上升 ◎避免高蛋白饮食 ◎宜先选择低草酸的食物 ◎每天应该摄入足够的水分
推荐营养素	维生素A、维生素C、叶酸、卵磷脂、钙

尿路感染

宜吃食物	**蔬果类：**冬瓜、西瓜、豆芽菜 **五谷类：**赤小豆、小麦、高粱 **其他类：**蜂蜜、鸡肉、牛奶 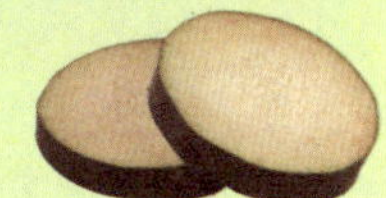
忌吃食物	**水产类：**鳜鱼、黄鱼、带鱼、黑鱼、虾、蟹 **其他类：**动物油、肥肉、奶油
饮食改善	◎宜多食新鲜蔬菜和水果，以保持大便通畅；宜多饮水；防止合并尿路感染 ◎忌烟酒，吸烟会使本病加重
推荐营养素	维生素A、B族维生素、生物类黄酮

膀胱结石

宜吃食物	**蔬菜类：**黄瓜、豆角、绿豆芽
忌吃食物	**蔬菜类：**甜菜、芹菜、香菜、菠菜、青椒、油菜 **水果类：**葡萄、草莓、苹果、葡萄、橙子、柑橘 **水产类：**海带、海虾、蛤、蟹
饮食改善	◎膀胱结石患者饮食中宜清淡、低蛋白质、低脂肪为主 ◎多样化饮食 ◎饮食总的原则是限制肉类食物的摄取，应该多食用富含膳食纤维的粗粮，限制钠盐的摄入
推荐营养素	膳食纤维、维生素B_6

第六章　甲状腺疾病

甲状腺功能亢进症

宜吃食物	**蔬菜类：**黄瓜、西红柿、茄子、菜花 **水果类：**橘子、香蕉、苹果 **五谷类：**糙米、小米 **肉类：**猪肉、猪肝 **水产类：**鲫鱼、鲤鱼 **其他类：**蜂蜜
忌吃食物	**水产类：**海带、紫菜、海鱼、海虾 **饮品类：**酒类、咖啡、茶
饮食改善	◎须供给高热能、高蛋白质、高糖、高维生素饮食，以补偿其消耗，改善营养状态 ◎适当增加矿物质供给，尤其是钾、钙及磷等 ◎适当多食动物内脏、新鲜蔬菜 ◎饮食中还应限制碘的摄入量，少吃含碘量高的食物 ◎避免刺激性食物
推荐营养素	B族维生素、维生素C、钾、钙、磷

甲状腺功能减退症

<table>
<tr><td>宜吃食物</td><td>蔬菜类：西红柿、菠菜、南瓜
水果类：桃、香蕉、木瓜
五谷类：玉米、豌豆、绿豆
肉类：鸡肉、瘦猪肉
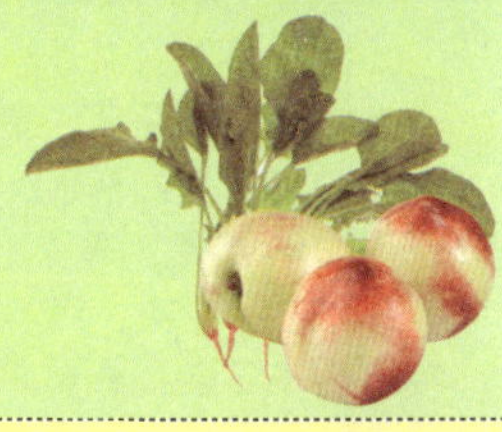</td></tr>
<tr><td>忌吃食物</td><td>蔬菜类：圆白菜、白菜、油菜、芥菜、菠菜
肉类：肥肉、动物内脏
其他类：黄豆、蛋黄
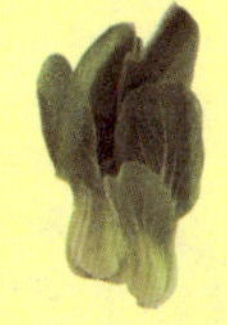</td></tr>
<tr><td>饮食改善</td><td>◎供给足够的蛋白质。一旦出现蛋白质降低，即应补充必要的氨基酸，供给足量蛋白质，以改善病情
◎最好不要吃含致病因素的食物，如圆白菜等
◎补充碘盐，除了从碘盐中摄取，还可从碘酱油和加碘面包及含碘丰富的海带、紫菜中摄取
◎限制脂肪摄入。脂肪是体内供给热量和帮助脂溶性维生素吸收的物质。应限制脂肪的摄入量以降低血浆胆固醇的浓度
◎控制热量的摄入，保持正常的体重，避免体重增加
◎尽量避免油炸、油煎的食品</td></tr>
<tr><td>推荐营养素</td><td>维生素A、维生素 C、维生素B_{12}、叶酸、蛋白质</td></tr>
</table>

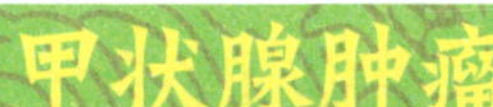

甲状腺肿瘤

宜吃食物	**蔬菜类：**菜花、圆白菜、西蓝花、芦笋、荠菜、荸荠、苋菜、西红柿 **水果类：**草莓、苹果、梨、柿子、西瓜 **水产类：**鲍鱼、墨鱼、海带、甲鱼、海蜇、紫菜、海参 **五谷类：**薏米、赤小豆 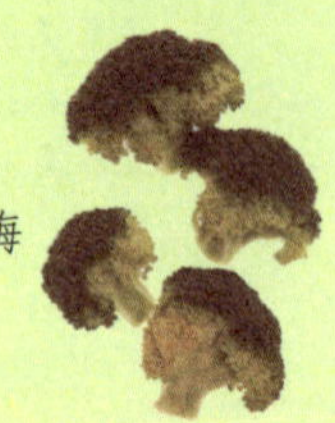
忌吃食物	**肉类：**鸡肉、鹅肉、猪头肉、牛羊肉 **水产类：**鲤鱼、虾、蟹 **调味品类：**葱、姜、蒜、辣椒 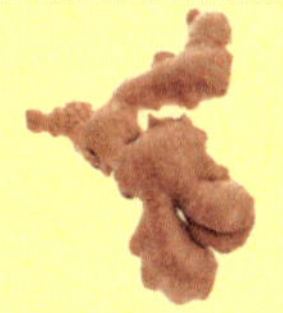
饮食改善	◎保证碘的摄入量 ◎多食用一些增强免疫的食物 ◎宜多食消肿散结的食物 ◎选择矿物质及微量元素含量高的食物 ◎患者食谱不能简单和单一，应该是品种多、花样新、结构合理。在制作食谱时，要尽可能做到：清淡和高营养、优质量相结合，质软易消化和富含维生素相结合，新鲜和食物寒热温平味相结合，供应总量和患者脏腑寒热虚实证相结合 ◎要摄取足够的热量 ◎每天要限制饮食中蛋白质的摄取量
推荐营养素	维生素A、维生素C、酵母、铁、硒

第七章　骨关节疾病

骨刺、肌腱炎

宜吃食物	**蔬菜类：**西蓝花、胡萝卜、豆芽菜、芹菜、南瓜、西红柿、青椒 **肉类：**动物肝脏、瘦猪肉、牛肉 **菌类：**蘑菇、黑木耳 **五谷类：**糙米、黄豆 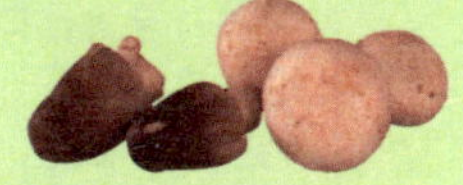
忌吃食物	**饮品类：**汽水 **其他类：**罐头类食品
饮食改善	◎骨刺患者要多吃富含B族维生素及硒、铁等微量元素的食物 ◎患者营养要均衡，可以多摄取一些抗氧化的食物。多吃这样的食物可以保护细胞免遭破坏 ◎碳酸饮料和一些腌制的食物可以少吃一些
推荐营养素	维生素A、B族维生素、胡萝卜素、硒、铁

骨质疏松症

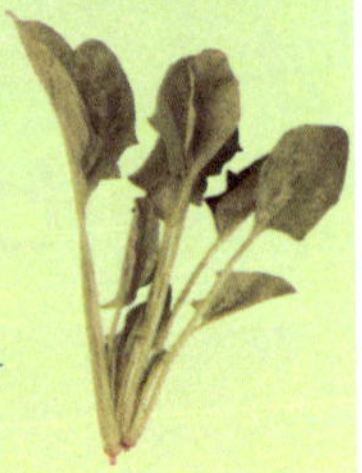

宜吃食物	**蔬菜类：**菠菜、油菜、圆白菜、萝卜、大白菜 **水产类：**虾、银鱼、河蟹、河蚌、海蜇、海参、淡菜、干贝、海带、紫菜 **菌类：**香菇、黑木耳 **其他类：**黄豆、豆浆、豆腐、牛奶、鸡蛋
忌吃食物	**饮品类：**汽水、咖啡、浓茶 **肉类：**火腿、烤肉
饮食改善	◎饮食要均衡，避免营养素摄取单一 ◎适当补充维生素D。维生素D能促进钙的吸收和利用，可预防骨质疏松症 ◎注意补充蛋白质。蛋白质是组成骨基质的原料，增加钙的吸收和储存，可预防骨质疏松 ◎烹调方法很重要。如菠菜等蔬菜含有草酸，会影响钙的吸收，可先用沸水氽烫再烹调 ◎限制饮酒。过量饮酒会影响钙的吸收，饮酒量应适度 ◎多吃含钙的食物，如鱼类、牛奶、鸡蛋、豆制品、虾、干贝及蔬菜等
推荐营养素	维生素A、维生素D、蛋白质、B族维生素、脂肪酸、钙、镁等

第八章　风湿免疫系统疾病

类风湿性关节炎

宜吃食物	**蔬菜类**：洋葱、胡萝卜、西红柿、青椒 **水果类**：香蕉、草莓、柠檬、葡萄、桃 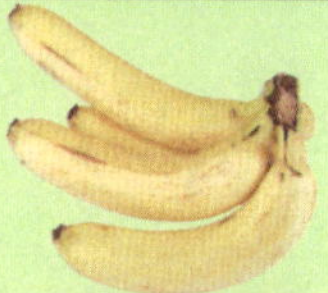
忌吃食物	**肉类**：鸡肉、鸭肉 **水产类**：海带、海参、海鱼、海虾 **其他类**：牛奶、肥肉、花生、白酒、白糖 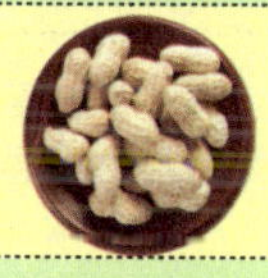
饮食改善	◎要多食用含ω-3脂肪酸的食物。ω-3脂肪酸已经被证明具有减轻类风湿性关节炎肿痛的作用，所以患者每天最少要食用150克富含ω-3脂肪酸的鱼类 ◎饮食上要控制高脂肪食物。脂肪在体内氧化的过程中，会产生一种叫作酮体的化学物质，过多的酮体对关节有较强的刺激作用，会加重病情
推荐营养素	维生素A、B族维生素、生物类黄酮、钙、铁

痛风性关节炎

宜吃食物	**蔬菜类：**韭菜、芹菜、圆白菜、茄子、萝卜、小白菜和西红柿等 **水果类：**橘子、柠檬、葡萄、橙子、苹果等 **其他类：**果酱、酱油、油脂类、糖
忌吃食物	**水产类：**鱼类、贝类、虾类、紫菜、海参 **肉类：**肝、心和肠等动物内脏 **其他类：**黄豆、扁豆 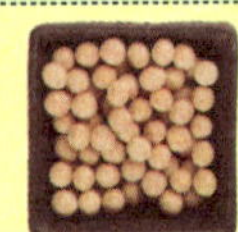
饮食改善	◎保持理想体重，超重或肥胖就应该减轻体重 ◎糖类可促进尿酸排出，患者可食用富含糖类的米饭、馒头、面食等
推荐营养素	维生素C、维生素E

强直性脊柱炎

宜吃食物	**蔬菜类：**苋菜、苦瓜、菠菜、青椒、芹菜、洋葱 **水果类：**草莓、苹果、木瓜、葡萄、柑橘 **五谷类：**大豆、黑豆、黄豆、小麦
忌吃食物	**调味品类：**辣椒 **饮品类：**咖啡、酒类 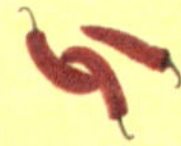
饮食改善	◎多吃辛热食品，这类食品能促进肌肉、骨骼、关节、肌腱的代谢 ◎要均衡地摄取各种营养素，不要暴饮暴食
推荐营养素	B族维生素、维生素C

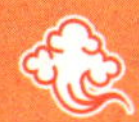

第九章　神经系统疾病

失眠

宜吃食物	**蔬果类：**萝卜、苦瓜、丝瓜、土豆、苹果、西瓜 **五谷类：**小麦 **肉类：**猪心、猪肝、牛肝 **其他类：**鸡蛋黄、羊奶、蜂蜜
忌吃食物	**饮品类：**浓茶、咖啡 **调味品类：**胡椒、葱、蒜、辣椒
饮食改善	◎睡前宜喝温牛奶，牛奶含有色氨酸，这是一种有助于睡眠的氨基酸 ◎上床前半小时宜吃一些淀粉类食物如土豆、一片面包或苹果，可以促使大脑正常分泌镇静性的物质 ◎晚餐不可过饱，睡前不宜大量饮水 ◎心肾不交的失眠者宜多吃清淡补肾的食材 ◎心脾两虚的失眠者宜多吃一些滋补的食物
推荐营养素	维生素A、B族维生素、锌

中风

宜吃食物	**蔬菜类**：胡萝卜、菠菜、南瓜、冬瓜、油菜 **五谷类**：小麦、黄豆、赤小豆、绿豆 **水产类**：海带、紫菜、虾米 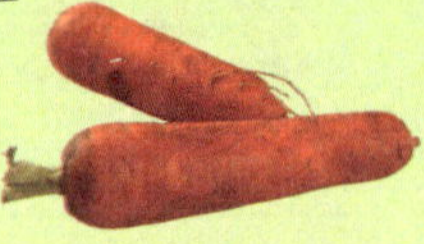
忌吃食物	**蔬菜类**：韭菜 **肉类**：香肠、肥肉、动物内脏 **调味品类**：辣酱、芥末、辣椒、葱、大蒜 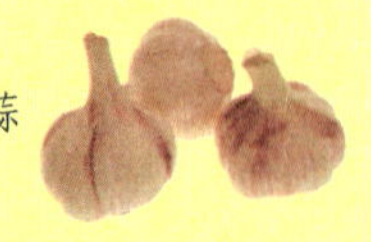
饮食改善	◎多喝水。早晨和晚上睡觉前空腹饮水最重要，因为经过一夜的排尿、出汗、呼吸等水分消耗，早晨血液最为黏稠，急需饮水稀释血液，预防血栓形成 ◎膳食应富含维生素、矿物质 ◎少吃油腻食物，忌烟酒，膳食总体上要低盐、低脂、低胆固醇 ◎处理食物时要多采用清蒸、水煮、凉拌的方式，控制油脂的摄取量 ◎要严格控制盐的摄取量，也不能多吃加工食品 ◎最好吃一些流质的食物，避免那些干硬、难咽的食物 ◎不吃煎炸食品，食用油不宜反复煎炸后再用 ◎要减少动物蛋白质的摄取量，可食用含植物蛋白质丰富的豆类制品
推荐营养素	维生素C、维生素A、钾、镁、B族维生素

偏头痛

宜吃食物	**水果类：**石榴、柠檬、苹果、梨、葡萄柚、火龙果 **蔬菜类：**芥菜、豆芽菜 **五谷类：**玉米、糙米、燕麦 **干果类：**南瓜子、葵花籽、花生 **其他类：**蜂蜜、大蒜 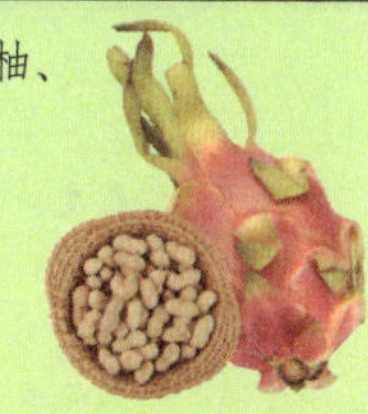
忌吃食物	**肉类：**腊肉、香肠、腌牛肉 **豆类：**蚕豆、毛豆 **饮品类：**咖啡、浓茶、红酒、啤酒 **甜品类：**巧克力 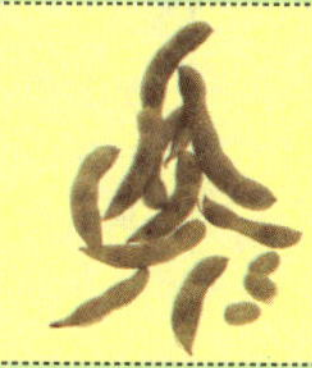
饮食改善	◎食物宜清淡易消化，多吃水果和新鲜的蔬菜 ◎饮食上要少吃辛辣上火的食物，多饮水，避免因内热过盛而致头痛 ◎注意科学饮食，以低脂、少盐为基本原则 ◎饮食中要尽量忌食巧克力、咖啡等食品，因为这些食品含有能够使血管收缩的物质，随着血管的扩张会引起头部疼痛感 ◎对于经常性头痛的人来说，是由人体内缺乏镁所致。因此，要多食含镁元素丰富的食物 ◎不要过量饮酒 ◎吃饭要定时定量，避免因低血糖引起头痛
推荐营养素	B族维生素、不饱和脂肪酸、镁、维生素C

神经衰弱

宜吃食物	**蔬菜类：**苋菜、南瓜、青豆、西红柿、圆白菜、胡萝卜、香菜、土豆 **水果类：**草莓、石榴、杧果、柚子、西瓜、葡萄、樱桃 **五谷类：**玉米、黄豆 **肉类：**猪肉、牛肉、鸡肉、羊肉 **豆制品类：**豆腐、豆浆、豆干
忌吃食物	**饮品类：**浓茶、烈性白酒、咖啡及含咖啡因饮料 **其他类：**肉桂、辣椒、槟榔
饮食改善	◎饮食需清淡，宜食富含多种营养的食品 ◎不宜傍晚喝浓茶、咖啡或含咖啡因饮料 ◎忌食辛辣等刺激性食品 ◎不可多吃油腻、煎炸之物 ◎不宜食过热、过寒食品 ◎不应过饥、过饱，也不可暴饮暴食 ◎忌烟、酒 ◎营养摄取要均衡，人体必需的营养素缺一不可 ◎多吃天然食材，少吃罐头类加工食品 ◎处理食物时最好采用清淡的方式，如清蒸等
推荐营养素	B族维生素、钙、磷、镁

三叉神经痛

宜吃食物	**蔬菜类**：西蓝花、圆白菜、西红柿、洋葱、土豆 **水果类**：葡萄、荔枝、苹果 **肉类**：瘦猪肉、动物肝脏 **五谷类**：黄豆、小麦、赤小豆、绿豆 **豆制品类**：豆腐、豆浆、豆干 **调味品类**：大蒜 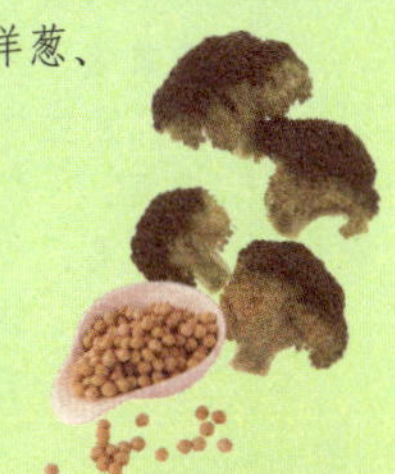
忌吃食物	**干果类**：花生、瓜子、核桃 **饮品类**：咖啡、酒 **甜品类**：冰激凌 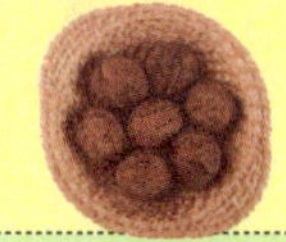
饮食改善	◎多吃糖类含量高的食物。三叉神经痛的患者需要高糖类饮食来供给能量及保护神经功能 ◎适量供给脂肪。脂肪是组成人体组织细胞的一个重要组成成分，特别是磷脂和固醇等，磷脂对动物生长发育很重要，并且也能增加脑的免疫能力。可多食用植物脂肪，以避免胆固醇升高 ◎多吃富含维生素B_1和维生素C的食物。维生素B_1是脱羧辅酶的主要成分，在糖类的代谢过程中占有重要地位，所以也要有所补充 ◎远离辛辣及刺激性的食物 ◎处理食物时最好采取清蒸、水煮等方式 ◎饮食要均衡，可采用少食多餐的进食方式 ◎不能吃过于坚硬的东西
推荐营养素	维生素B_1、维生素C、糖类

坐骨神经痛

宜吃食物	**蔬菜类：**西蓝花、圆白菜、胡萝卜、洋葱、西红柿 **肉类：**牛瘦肉、瘦猪肉 **五谷类：**小麦、黄豆、赤小豆、绿豆 **干果类：**核桃、杏仁、栗子 **其他类：**牛奶、酵母
忌吃食物	**饮品类：**咖啡、酒类 **调味品类：**辣椒 **甜品类：**冰激凌、巧克力 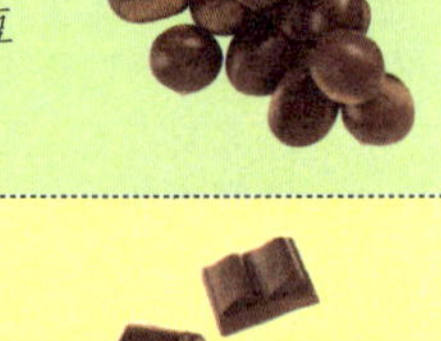
饮食改善	◎多食用含维生素和膳食纤维的食品。尤其是B族维生素，它是神经代谢非常重要的物质，维生素C、维生素D等也是机体不可缺少的营养物质。有些脂溶性维生素易缺乏，可以适当吃些粗米、粗面、胡萝卜、新鲜蔬菜和水果来补充 ◎可以适当吃些坚果，如核桃、白果、松子等，它们含丰富的神经代谢营养物质 ◎适当控制饮食的量，合理搭配杂粮，严禁暴饮暴食 ◎少饮酒。因为饮酒过多，会对肝脏损害较重，降低机体免疫力，不利于疾病恢复 ◎不能吃生冷、过冷或过酸的食物 ◎刺激性的食物要少吃
推荐营养素	B族维生素、维生素C、膳食纤维、维生素D

帕金森病

宜吃食物	**蔬菜类：**胡萝卜、韭菜、西红柿、菠菜 **水果类：**西瓜、梨、菠萝、葡萄、苹果、草莓、樱桃、杧果、桑椹 **五谷类：**大米、小麦、黄豆 **其他类：**牛奶、乳酪
忌吃食物	**肉类：**牛肉、动物肝脏 **调味品类：**辣椒、芥末、咖喱 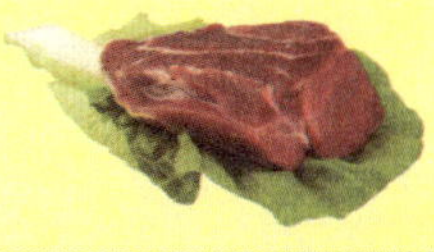
饮食改善	◎食物要多样。一天的饮食中食物应多种多样，多样化食物能满足身体对各种营养的需要 ◎多吃谷类和蔬菜瓜果 ◎各类食物都要均衡摄取，如米、面、杂粮等。这样能从谷类中得到糖类、蛋白质、膳食纤维和B族维生素等营养，并能获取身体所需的能量 ◎经常适量吃奶类和豆类。奶类含丰富的钙质。钙是骨骼构成的重要元素，因此对于容易发生骨质疏松和骨折的老年帕金森病患者来说，每天喝一杯牛奶或酸奶是补充身体钙质的极好方法 ◎每天要补充充足的水分 ◎吃肉的时候最好选择瘦肉部位 ◎动物内脏和动物油要尽量避免
推荐营养素	维生素A、B族维生素、维生素C、膳食纤维、蛋白质、钙、糖类

阿尔兹海默病

<table>
<tr><td>宜吃食物</td><td>蔬菜类：西红柿、冬瓜、南瓜、西蓝花、菠菜、韭菜、芹菜、土豆
水果类：梨、枇杷、菠萝、草莓、柿子、杧果、西瓜
肉类：猪肉、牛肉
干果类：花生、核桃
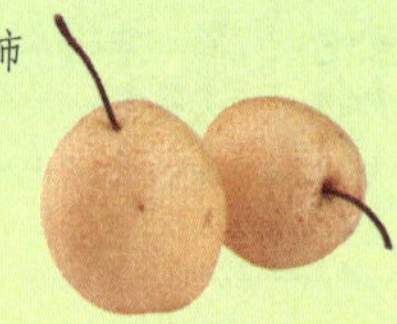</td></tr>
<tr><td>忌吃食物</td><td>肉类：肥肉、动物内脏
其他类：动物油、螃蟹
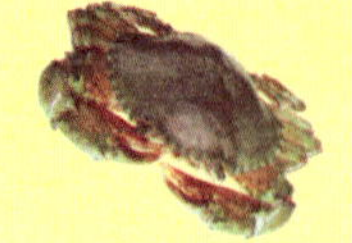</td></tr>
<tr><td>饮食改善</td><td>◎患者饮食要以均衡为主要原则，要均衡摄入营养素
◎供给充足的必需脂肪酸。膳食中提供充足的必需脂肪酸是极为重要的，它是大脑维持正常功能不可缺少的营养物质，如核桃、鱼油、月见草油的必需脂肪酸含量较多，在膳食中可适量增加
◎注意给予低糖饮食。因为过多地食用糖，特别是精制糖摄入过多，容易出现神经过敏或神经衰弱等障碍
◎膳食中应注意补充含维生素E、维生素C和胡萝卜素丰富的食品，如麦胚油、棉籽油、玉米油、花生油、香油等
◎烹调菜肴时，不要放过多的味精
◎要摄入足够的热量和蛋白质</td></tr>
<tr><td>推荐营养素</td><td>维生素E、维生素C、胡萝卜素、卵磷脂、维生素B_2、叶酸</td></tr>
</table>

第十章　代谢系统疾病

贫血

宜吃食物	**蔬菜类：** 红萝卜、西红柿、黄瓜、苦瓜、青椒、生菜、青笋、芹菜 **水果类：** 酸枣、杏、橘子、樱桃 **干果类：** 花生、核桃 **肉类：** 鸡肝、猪肝、牛羊肾脏、瘦猪肉 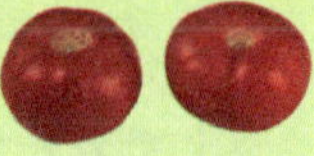
忌吃食物	**饮品类：** 浓茶、咖啡、汽水
饮食改善	◎在平衡膳食基础上，要多摄取富含蛋白质、高膳食维生素、高铁的食物。可适量多食瘦肉、动物内脏（肝脏、肾脏）、动物血、蛋类、蔬菜、水果等 ◎注意饮食方式。食物应烹调精细、软烂、易消化，宜少食多餐 ◎少吃加工食品 ◎根据不同贫血类型选择有益于康复的食品
推荐营养素	B族维生素、维生素C、蛋白质、铁、钠、钙

糖尿病

宜吃食物	**蔬菜类：**蒜苗、胡萝卜 **水果类：**猕猴桃、柑橘、柠檬 **五谷类：**小米、糙米及豆类 **肉类：**牛肉、鸡肉 **水产类：**牡蛎、鱼、贝、海虾 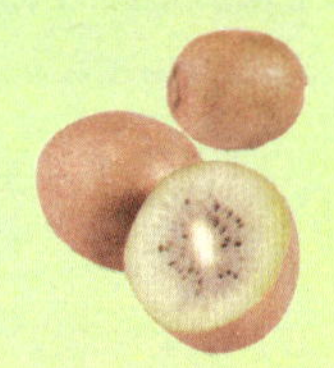
忌吃食物	**甜品类：**饼干、蛋糕、巧克力、蜜饯、水果罐头、冰激凌 **饮品类：**汽水、果汁 **糖类：**白糖、红糖、冰糖、奶糖、水果糖、葡萄糖、麦芽糖、蜂蜜
饮食改善	◎饮食要注意“二少一低一高”原则。饮食宜清淡，以少糖、少脂肪、低热量、高蛋白饮食为主，避免食用肥腻厚味之品，若食用过多，会引起脾胃功能下降所致的糖尿病 ◎戒烟禁酒。香烟里含的尼古丁和酒里含的乙醇会使血糖升高、尿糖加重 ◎糖尿病患者可多吃豆制品 ◎供给充足的维生素、无机盐和微量元素。多吃含铜、镁等微量元素的食品 ◎提倡多食新鲜蔬菜和水果，食用豆制品，食用液体植物油 ◎饮食烹调要以凉拌为主，减少钠含量高的食物的摄取 ◎高胆固醇的食物要尽量避免
推荐营养素	B族维生素、叶酸、镁、铬、蛋白质

痛风

宜吃食物	**蔬菜类：** 洋葱、苋菜、白菜、苦瓜、韭菜、芹菜、黄瓜、冬瓜、丝瓜 **水果类：** 苹果、桃、葡萄、柿子、柠檬、香蕉、木瓜 **其他类：** 鸡肉、牛奶 **五谷类：** 薏米、小麦
忌吃食物	**水产类：** 沙丁鱼、鲤鱼、草鱼、龙虾、草虾 **其他类：** 动物内脏、味精、酒
饮食改善	◎烹调食物时用油要适量，最好用植物油代替动物油 ◎饮食应以低热量、清淡食物为主 ◎多食碱性和低嘌呤食物 ◎保持理想体重，超重或肥胖就应该减轻体重。不过，减轻体重应循序渐进，否则容易导致酮症或痛风急性发作 ◎糖类可促进尿酸排出，患者可食用富含糖类的米饭、馒头、面食等。 ◎蛋白质可根据体重，按照比例来摄取，以牛奶、鸡蛋为主。如果是瘦肉、鸡鸭肉等，应该煮沸后去汤食用，避免吃炖肉或卤肉 ◎少吃脂肪，因脂肪可减少尿酸排出 ◎食物的处理要清淡些，最好以清蒸、水煮为主 ◎不要吃油炸食品
推荐营养素	维生素E、生物类黄酮、硒 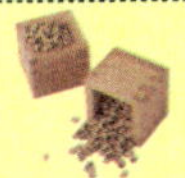

肥胖

宜吃食物	**蔬菜类：**菠菜、圆白菜、西蓝花、韭菜、白萝卜、胡萝卜、豆芽菜、芦笋、牛蒡、西红柿、青椒、芹菜 **水果类：**柑橘、柠檬、菠萝、草莓、桑椹、柚子、苹果、梨、西瓜 **肉类：**鸡肉、鱼肉、猪肉、牛肉（以瘦肉为主） **五谷类：**黄豆、黑豆、燕麦、糙米 **其他类：**脱脂牛奶
忌吃食物	**糕点类：**各种甜食 **干果类：**花生米、瓜子仁 **其他类：**糖果、巧克力、咖啡、奶油、赤砂糖、动物油 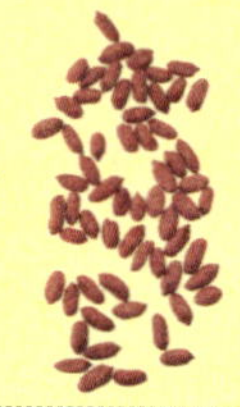
饮食改善	◎饮食要科学、合理。每个人要根据自己的工作性质安排自己的饮食 ◎要少吃热量、脂肪含量高的食品，多吃热量低的蔬菜、水果。为了防止营养缺乏，可适量吃些含蛋白质多的食物，如鱼、脱脂牛奶等。这样，既补充了人体营养物质，又防止了脂肪剩余过多导致肥胖的情况发生 ◎还应注意烹调方法，以蒸、煮、炖、拌、汆、卤等方法为主，避免油煎、油炸和爆炒等方法，因为煎炸食物含脂肪较多，不利于饮食治疗 ◎一日三餐要定时定量，不能偏废任何一餐
推荐营养素	维生素C、维生素E、膳食纤维、果胶、消化酶、钾

第十一章　男科疾病

阳痿

宜吃食物	**蔬菜类：**韭菜、小白菜、菠菜、西蓝花 **肉类：**鸡肉、羊肾 **水产类：**鳝鱼、墨鱼、章鱼、海虾、海参 **五谷类：**小麦、黑豆 **调味品类：**大蒜
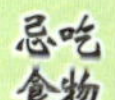 忌吃食物	**肉类：**肥肉 **饮品类：**咖啡、汽水、浓茶等 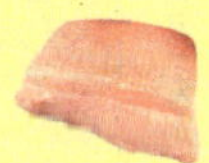
饮食改善	◎饮食以软食为主，适当地进食滋养性食物 ◎宜多吃动物内脏 ◎宜常吃含精氨酸较多的食物 ◎不要酗酒 ◎禁食油腻、过甜、过咸的食物
推荐营养素	B族维生素、胡萝卜素、锌、钙、镁

前列腺增生/前列腺炎/前列腺癌

宜吃食物	**蔬菜类：**西蓝花、菠菜、胡萝卜、青椒 **水果类：**梨、苹果、西瓜、荸荠、柚子 **肉类：**鸡肉、猪肉、鸭肉、兔肉 **五谷类：**小麦、糙米 **干果类：**花生、核桃 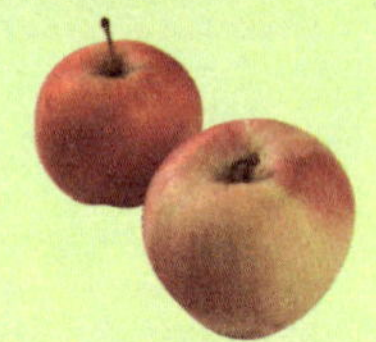
忌吃食物	**调味品类：**胡椒、茴香、蒜、葱、辣椒 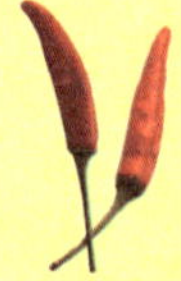
饮食改善	◎应尽量不饮酒，少吃辣椒、生姜等辛辣刺激性强的食品，以避免使前列腺及膀胱颈反复充血，加重局部胀痛的感觉 ◎大便秘结可能加重前列腺坠胀的症状，所以平时宜多进食蔬菜水果，增加膳食纤维的摄入 ◎多饮水，促使多排尿，以利于前列腺分泌物的排泄，减少刺激症状 ◎不能饮酒，酒是一种有血管扩张作用的饮品，酒精可以引起内脏器官充血，前列腺当然也不例外。由于一些青壮年人有长期饮酒甚至酗酒的习惯，患慢性前列腺炎就不容易治愈，即使治愈也非常容易复发，因此前列腺炎患者要禁酒 ◎多食用一些抗氧化的食物，如西红柿、葡萄等
推荐营养素	维生素A、维生素C、维生素D、锌、硒、膳食纤维

性功能障碍

宜吃食物	**蔬菜类：**韭菜、西蓝花、菠菜、青椒、西红柿 **水果类：**苹果、石榴、草莓 **肉类：**鸡肉、鸭肉、牛肉 **中药类：**人参、灵芝、枸杞子 **调味品类：**大蒜 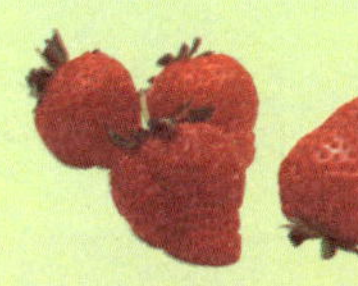
忌吃食物	**肉类：**肥肉、动物内脏 **菌类：**黑木耳 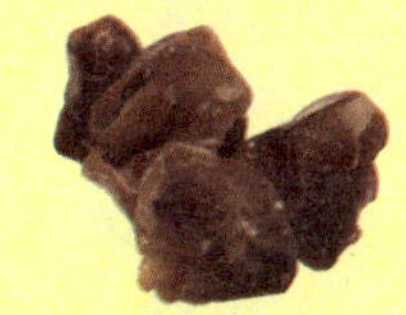
饮食改善	◎要均衡营养，人体必需的营养素都要摄取 ◎多食优质蛋白质。优质蛋白质主要是指各种动物性食物，如各种瘦肉和蛋类，可提供人产生精子所需要的各种氨基酸。一些动物性食品本身就含有一些性激素，有利于提高性欲及精液、精子的生成 ◎适当摄入脂肪 ◎补充维生素和微量元素 ◎维生素A和维生素E是与维持性功能并延缓衰老有关的维生素。它们在促进睾丸发育、增加精子的生成并提高其活力等方面具有决定性作用。维生素C对性功能的恢复也有积极作用，其富含于多种果蔬中 ◎核桃、虾具有扶阳补肾固精之功效，性功能障碍患者不妨多食用这类食物
推荐营养素	维生素A、维生素E、维生素C、锌

第十二章　妇科疾病

经前期综合征

宜吃食物	**蔬菜类：** 菠菜、芹菜、韭菜、西蓝花、苋菜 **水果类：** 香蕉、苹果、草莓、葡萄、石榴 **五谷类：** 黄豆、小麦 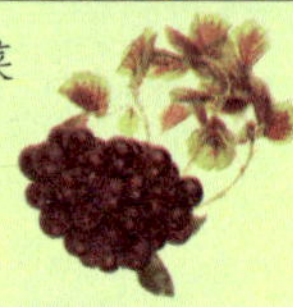
忌吃食物	**肉类：** 火腿 **饮品类：** 咖啡、可乐、浓茶、酒类
饮食改善	◎症状开始前三天要少饮含咖啡的饮料，以减少和避免此症的发生 ◎经前期综合征者的膳食中钙、磷比值常高于正常，应注意少饮奶和少食含钙高的食物 ◎膳食中应减少精制糖的摄入，适当增加含镁丰富的食物 ◎日常饮食还应注意补充维生素E，并可增加镁的摄入，这样可取得较好的防治效果
推荐营养素	B族维生素、维生素E、钙、镁

月经不调/痛经

宜吃食物	**蔬菜类：**芹菜、荠菜、菠菜、香菜、空心菜、胡萝卜 **水果类：**荔枝、橘子、香蕉、苹果等 **肉类：**羊肉、乌骨鸡、瘦猪肉、猪肝、猪血、牛肝 **水产类：**鳝鱼、鳖肉、海参 **调味品类：**红糖、姜、小茴香、香葱、花椒、胡椒等 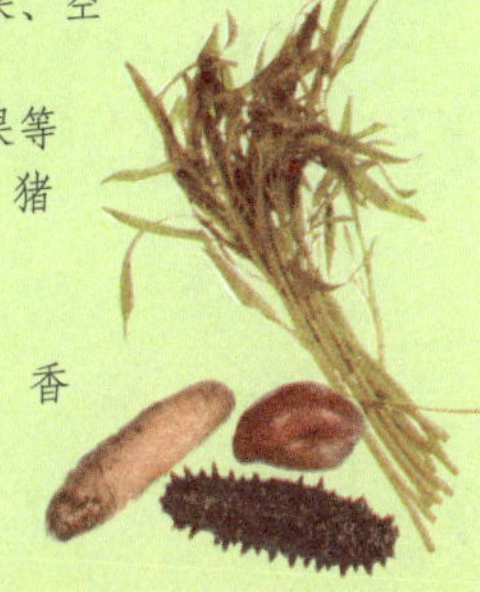
忌吃食物	**蔬菜类：**韭菜、洋葱 **水果类：**梨、柿子、西瓜、柚、橙、石榴、青梅、杨梅、草莓、阳桃、樱桃、酸枣、杧果、杏、李子、柠檬 **水产类：**螃蟹、田螺、蚌肉、蛏子
饮食改善	◎均衡营养，补充维生素E类食品。均衡营养的饮食要求，主要是指食物中应该含有机体所需要的一切营养素，包括蛋白质、脂肪、糖类、维生素、无机盐、水和膳食纤维七大营养素 ◎根据痛经不同表现的辨证需要，分别进食温通、顺气、化瘀、补虚的食品 ◎可适当喝酒。酒类有温阳通脉、行气散寒的功效，适当喝些米酒、曲酒或酒酿等，可起散瘀缓痛的作用，对防治痛经有利
推荐营养素	B族维生素、维生素E、铁、钙、钾、蛋白质

流产

宜吃食物	**蔬菜类**：油菜、芹菜、豆芽菜、韭菜、西蓝花、菠菜 **水果类**：葡萄、苹果、樱桃 **五谷类**：小麦、黄豆 **肉类**：鸡肉、瘦猪肉、动物肝脏
忌吃食物	**蔬菜类**：萝卜、苦瓜 **调味品类**：醋、胡椒粉、辣椒、姜 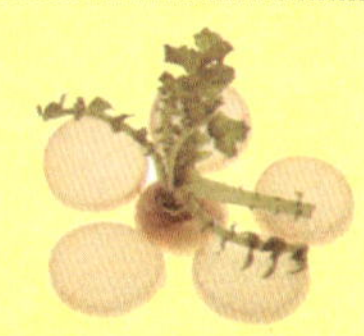
饮食改善	◎人工流产后半个月之内，可多吃些蛋白质含量高的食物 ◎人工流产手术后，由于身体较虚弱，常易出汗。因此补充水分应少量多次，减少水分蒸发量；汗液中排出水溶性维生素较多，尤其是维生素C、维生素B_1、维生素B_2，因此，应多吃新鲜蔬菜、水果 ◎在正常饮食的基础上，适当限制脂肪的摄入 ◎行经紊乱者，忌食刺激性食品，这类食品均能刺激性器官充血，增加月经量，也忌食寒性食物 ◎要适时地补充铁 ◎不能吃油腻、生冷的食物
推荐营养素	维生素A、维生素C、维生素B_1、维生B_2、蛋白质、膳食纤维、铁

阴道炎

宜吃食物	**蔬菜类：** 南瓜、芥菜、菠菜、西蓝花、冬瓜、西红柿 **水果类：** 香蕉、草莓、葡萄、木瓜、西瓜 **五谷类：** 小豆、小麦、高粱 **肉类：** 鸡肉、瘦猪肉 **其他类：** 蜂蜜、豆腐、牛奶、酸奶
忌吃食物	**蔬菜类：** 土豆、山药 **水产类：** 虾、蟹、贝 **调味品类：** 辣椒 **饮品类：** 咖啡、酒类 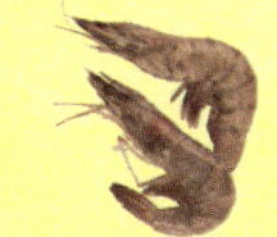
饮食改善	◎可以多喝酸奶。酸奶中的嗜酸菌能帮助恢复阴道里的细菌平衡，但不是每一种酸奶都含有活性益生菌，要注意分辨 ◎多吃胡萝卜和其他含有胡萝卜素的食物，以提高免疫系统抵抗真菌侵入的能力 ◎少吃甜的东西。当你吃太多的甜食时，真菌就会得到养分，所以如果你容易患酵母菌感染，就不要吃糖类食物 ◎均衡摄取各种营养，多吃富含维生素C的水果，多喝水 ◎少吃辛辣刺激的食物 ◎也要限制甜食与油炸食物的摄入量
推荐营养素	维生素C、维生素E、胡萝卜素

子宫内膜异位症

宜吃食物	**蔬菜类：**油菜、西蓝花、白菜、芹菜 **水果类：**苹果、草莓、桃、梨、柠檬 **肉类：**鸡肉、猪肉 **五谷类：**黄豆、小麦 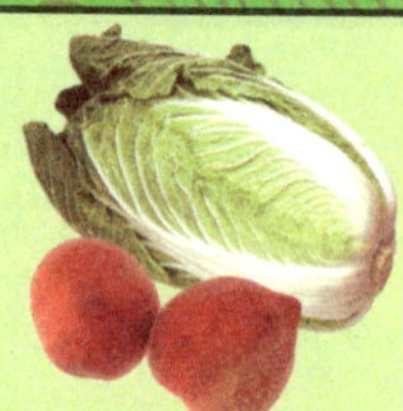
忌吃食物	**水产类：**田螺、蛤蚌、蟹、鳖 **调味品类：**辣椒、胡椒 **饮品类：**咖啡 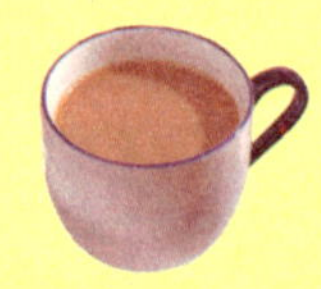
饮食改善	◎行经前后，可以进食一些热的汤、菜，生冷食物均属禁忌 ◎多食用补虚益气的食品。可以助气行血，能缓解疼痛，气血虚少者尤为适宜 ◎肥厚油腻、易于滞瘀的食品还是少食为好，清淡疏利之品较为适宜 ◎酸涩收敛之品，易导致瘀气滞血，应予避免。辛温发散，利于行通，所以辛辣之品可以吃但不宜过多，因为辛辣食物太过刺激，疼痛也会加重 ◎多喝水，多吃新鲜蔬菜 ◎蛋白质的摄取最好以肉、鱼类为主，尽量减少对牛肉的摄取 ◎远离刺激性食物
推荐营养素	B族维生素、维生素C、脂肪酸

更年期综合征

宜吃食物	**蔬菜类：**洋葱、胡萝卜、蕹菜、菠菜、芥菜、韭菜 **水果类：**苹果、葡萄、石榴、柿子、香蕉 **五谷类：**小麦、黄豆、绿豆、黑豆、芝麻 **干果类：**瓜子、核桃、杏仁、栗子 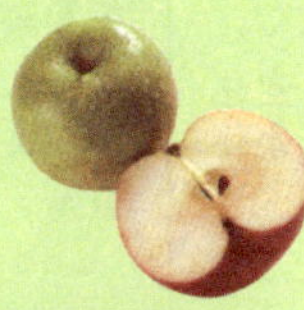
忌吃食物	**饮品类：**咖啡、浓茶 **调味品类：**辣椒、胡椒 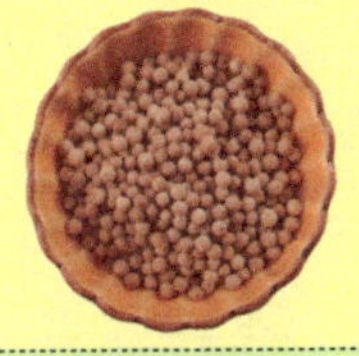
饮食改善	◎饮食宜多样化，注意膳食纤维和水分的摄取。饮食要清淡自然，以新鲜食物为主，少吃腌制或加工食物 ◎不可忽略钙和镁的摄取。更年期女性要预防骨质疏松，一定要多吃钙质含量高的食物。此外，镁也是重要营养素，它可以维持心脏、肌肉、神经的正常功能，所以更年期女性还应多吃坚果类、全谷类等含镁较多的食物 ◎美容、养颜营养素不可少。维生素A、维生素C、维生素E在体内发挥着抗氧化剂的作用，能与自由基结合，具有保护细胞的功能，是非常重要的营养素。所以，也要多食用富含此类营养素的食物 ◎烹调食物时尽量减少动物性油脂的使用
推荐营养素	膳食纤维、维生素A、维生素C、维生素E、钙、镁

白带增多

宜吃食物	**蔬菜类：**西红柿、胡萝卜、莲藕、菠菜 **水果类：**香蕉、草莓、杧果、葡萄、荔枝、柠檬 **肉类：**鸡肉、瘦猪肉 **五谷类：**大米、小麦、黄豆、黑豆 **菌类：**黑木耳、银耳、金针菇
忌吃食物	**肉类：**肥肉 **饮品类：**汽水、咖啡 **甜品类：**糖果、蛋糕 **调味品类：**芥末、咖喱、花椒 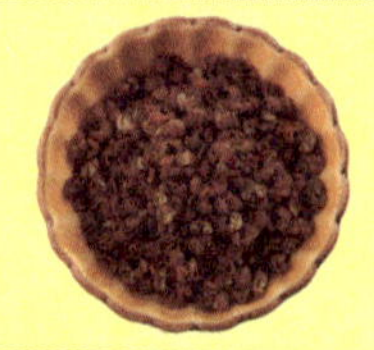
饮食改善	◎白带增多患者的饮食应该含有丰富的蛋白质、低脂肪的食物，此外，还要补充丰富的维生素C和B族维生素 ◎不能过多食用过甜的食物，也不能食用刺激性的食物 ◎要在平时多吃一些含维生素E、维生素C的食物，增强体质，如鱼、肉、豆谷、水果、蔬菜等 ◎宜以炖、煮、蒸等烹调方式料理食材 ◎宜多补充益生菌，如乳酸菌 ◎可以多吃一些锌含量比较高的食物 ◎要严格控制刺激性食物的摄入量 ◎较生冷的食物也要尽量少吃
推荐营养素	维生素A、维生素C、B族维生素、硒、锌、蛋白质

盆腔炎

宜吃食物	**蔬菜类：**小白菜、西蓝花、菠菜、芥菜、芹菜、黄瓜 **水果类：**苹果、草莓、桃、哈密瓜、柿子、柚子、葡萄、西瓜 **肉类：**鸡肉、瘦猪肉 **蛋奶类：**牛奶、鸡蛋
忌吃食物	**水果类：**桂圆、荔枝、菠萝、橘子 **肉类：**羊肉、小公鸡、鸭肉、鹅肉 **其他类：**姜、红糖、辣椒、酒等 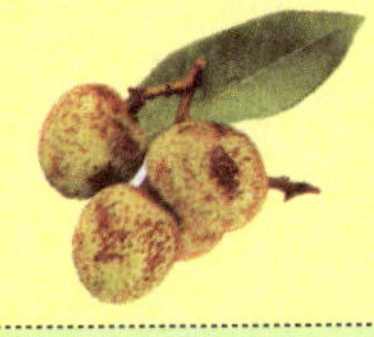
饮食改善	◎盆腔炎患者要注意饮食调护，要加强营养。发热期间宜食清淡易消化食品，高热伤津的患者可饮用梨汁或苹果汁、西瓜汁等，但不可冰镇后饮用 ◎白带色黄、量多、质稠的患者属湿热证，不能吃煎烤油腻、辛辣的食物。小腹冷痛、怕凉，腰酸疼的患者，属寒凝气滞型，在饮食上则要少食用姜汤、红糖水、桂圆肉等温热性食物 ◎五心烦热、腰痛者多属肾阴虚，可食用肉蛋类食品，以滋补强壮 ◎任何体质的盆腔炎患者都要远离刺激性的食物，多吃蔬菜和水果
推荐营养素	B族维生素、维生素C、生物类黄酮、蛋白质、铁、钙

宫颈炎

宜吃食物	**蔬菜类：**青菜、芦笋、芹菜、菠菜、黄瓜、苦瓜、白菜、香菇 **水果类：**菠萝、苹果、西瓜、香蕉、葡萄、梨、椰子 **水产类：**海带、紫菜、甲鱼、鲫鱼 **肉类：**瘦猪肉 **蛋奶类：**鸡蛋、牛奶 **其他类：**豆腐、绿茶 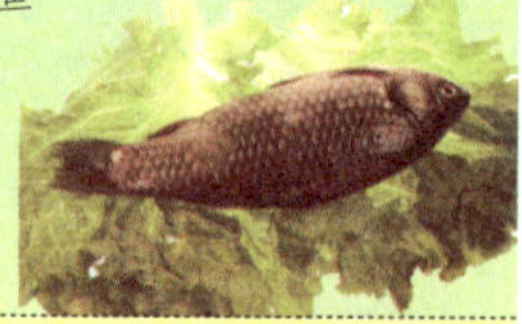
忌吃食物	**肉类：**生鱼片 **水产类：**虾、蟹、鳗鱼、咸鱼、黑鱼 **中药类：**红枣、阿胶 **其他类：**辣椒、麻椒、葱、蒜、白酒 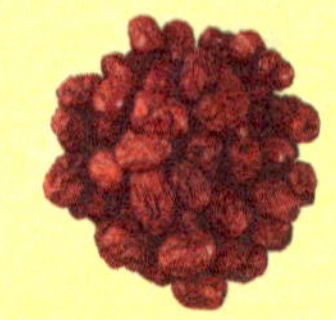
饮食改善	◎宫颈炎饮食一般要做到高蛋白、低脂肪 ◎饮食要清淡，忌吃辛辣、刺激、易发物等食物，以免造成炎症的加重 ◎远离生冷的食物 ◎不要喝酒 ◎要均衡饮食，多吃新鲜的蔬菜和水果，多吃维生素含量高的食物 ◎过度油腻的食物要尽量避免
推荐营养素	维生素C、不饱和脂肪酸、生物类黄酮

子宫肌瘤

宜吃食物	**蔬菜类：**白菜、芦笋、芹菜、菠菜、黄瓜、冬瓜、胡萝卜 **肉类：**瘦猪肉、鸡肉 **五谷类：**黄豆、黑豆 **水产类：**鲫鱼、甲鱼、白鱼、海带、紫菜 **其他类：**香菇、豆腐、鸡蛋、花生
忌吃食物	**水产类：**羊肉、虾、蟹、鳗鱼、咸鱼、黑鱼等 **其他类：**辣椒、麻椒、葱、蒜、白酒、桂圆、红枣、阿胶、蜂王浆 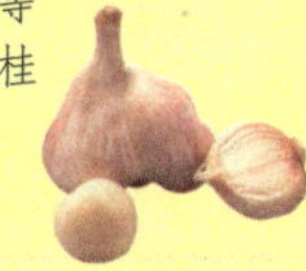
饮食改善	◎饮食定时定量，不能暴饮暴食。坚持低脂肪饮食，多吃瘦肉、鸡蛋、绿色蔬菜、水果等 ◎多吃五谷杂粮如玉米、豆类等。常吃富有营养的干果类食物，如花生、芝麻、瓜子等 ◎忌食辣椒、麻椒、葱、蒜、白酒等刺激性食物及饮品 ◎坚持低油的饮食原则，多以水煮、汆烫、凉拌的方式处理食材，食用油尽量选择葵花油、小麦胚芽油等植物油 ◎要多吃B族维生素含量高的食物，如黄豆、牛奶、土豆等。另外，一些干果类的食物也可以适量摄取，如花生等 ◎含糖量高的食物，如蛋糕、糖果等是一定要严格控制的
推荐营养素	维生素A、B族维生素、维生素C、胡萝卜素

第十三章　眼科疾病

近视

宜吃食物	**蔬菜类：**小白菜、大白菜 **五谷类：**黄豆、绿豆、糙米 **水产类：**紫菜、海带、鲑鱼 **肉类：**瘦猪肉、牛排、动物肝脏 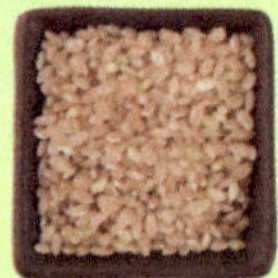
忌吃食物	**蔬菜类：**韭菜、洋葱 **调味品类：**胡椒、咖喱、大蒜、辣椒
饮食改善	◎常吃鱼类、五谷杂粮、柑橘类水果及红色果实，对防止视力衰退有很好的效果 ◎近视患者还应尽量少吃甜食和全脂奶酪，这些食物如果吃太多，会使近视度数加重 ◎多吃一些富含B族维生素和维生素C的食物，可以及时清除人体疲劳时产生的代谢物质 ◎眼表水分蒸发快，要注意补充水分，多吃新鲜蔬菜和水果
推荐营养素	维生素A、维生素C、B族维生素、胡萝卜素

老花眼

宜吃食物	**蔬菜类：**西红柿、黄瓜、白菜、洋葱、菠菜、芹菜、苜蓿、蒜苗 **水果类：**葡萄、柠檬、香蕉、苹果、杏 **肉类：**羊肉、牛肉、兔肉 **蛋类：**鸡蛋、鹌鹑蛋 **中药类：**珍珠母、当归、丹参、黄芪、党参、黄精、夜明砂、淮山、菟丝子、菊花、决明子 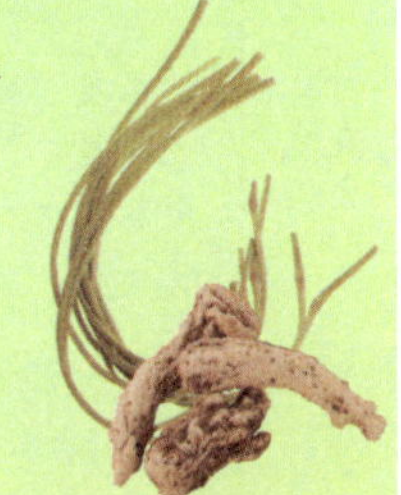
忌吃食物	**饮品类：**汽水、浓茶、咖啡 **其他类：**蛋黄 **甜品类：**蛋糕、饼干 **调味品类：**大蒜 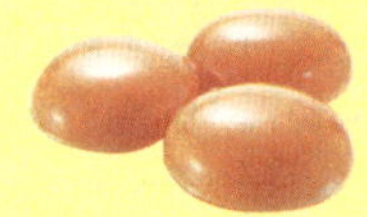
饮食改善	◎饮食方面，用眼比较多的人应该在平时多摄入富含维生素A、B族维生素的食物 ◎加强补益肝肾、健脾和胃的饮食调理，饮食宜富于多种营养成分，有抗老防衰作用的食物为宜 ◎老年人往往伴发高血压、动脉粥样硬化、高血脂、糖尿病等症，因而老花眼患者不宜多食动物脂肪类较高的食物，宜多食用蔬菜类食物 ◎水分的补充也很重要 ◎越简单的烹调方式越能保留食物的营养素，所以可以选择一些清蒸、水煮的方式来处理食物
推荐营养素	维生素A、B族维生素、玉米黄素、叶黄素、类胡萝卜素

结膜炎

宜吃食物	**蔬菜类**：丝瓜、冬瓜、胡萝卜、苋菜、菠菜、茭白、荸荠 **水果类**：西瓜、柠檬、樱桃、石榴、香蕉 **五谷类**：薏米、绿豆、赤小豆、黑豆 **肉类**：鸡肉、动物内脏 **其他类**：酵母、鱼肝油
忌吃食物	**蔬菜类**：韭菜、芥菜、雪里蕻 **肉类**：羊肉等 **水产类**：橡皮鱼、鲥鱼、带鱼、黄鱼、鳗鱼、虾、蟹 **饮品类**：酒、咖啡、浓茶 **调味品类**：葱、大蒜、辣椒 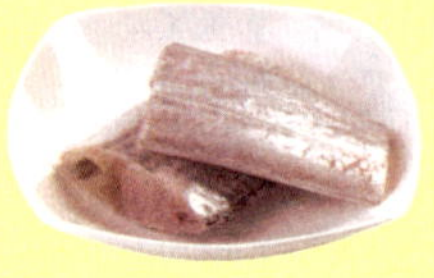
饮食改善	◎烧烤、油炸、油煎等方式处理的食物要尽量避免，饮食应以清淡口味为宜 ◎要避免辛辣与生冷的食物，以免发炎加重 ◎多吃营养丰富的食物和新鲜蔬菜，可做辅助性治疗 ◎维生素D可以用来治疗结膜炎，因此可以加大摄取量。一般黄绿色的食物中都富含这类营养素 ◎日常饮食也要注意加大对水分的摄取
推荐营养素	维生素A、B族维生素、维生素C、维生素D、钙

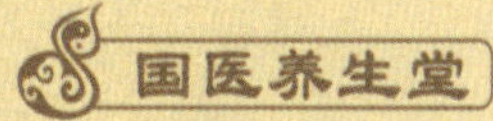

胃肠病食疗与按摩

本书编委会◎主编

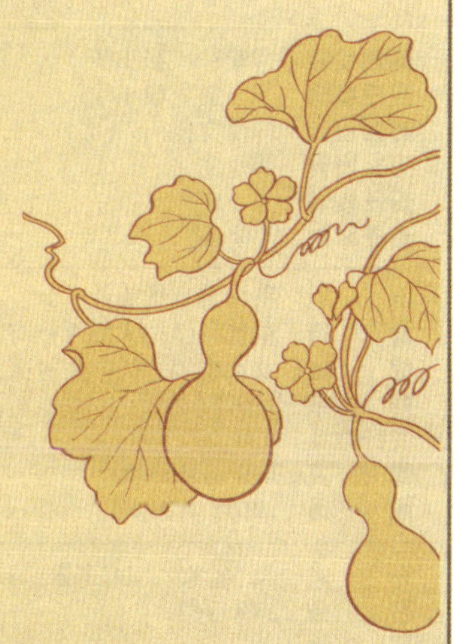

科学普及出版社
·北 京·

图书在版编目（CIP）数据

胃肠病食疗与按摩 / 本书编委会主编. -- 北京：科学普及出版社, 2025. 5. -- (国医养生堂). --
ISBN 978-7-110-10953-3
Ⅰ. R247.1；R244.1

中国国家版本馆CIP数据核字第2025XW2104号

策划编辑　卢紫晔　崔小荣
责任编辑　齐　放　曹小雅
封面设计　博悦文化
正文设计　博悦文化
责任校对　焦　宁
责任印制　李晓霖

出　　版　科学普及出版社
发　　行　中国科学技术出版社有限公司
地　　址　北京市海淀区中关村南大街16号
邮　　编　100081
发行电话　010-62173865
传　　真　010-62173081
网　　址　http://www.cspbooks.com.cn

开　　本　787毫米×1092毫米　1/32
字　　数　1400千字
印　　张　40
版　　次　2025年5月第1版
印　　次　2025年5月第1次印刷
印　　刷　小森印刷（天津）有限公司
书　　号　ISBN 978-7-110-10953-3 / R · 941
定　　价　300.00元（全20册）

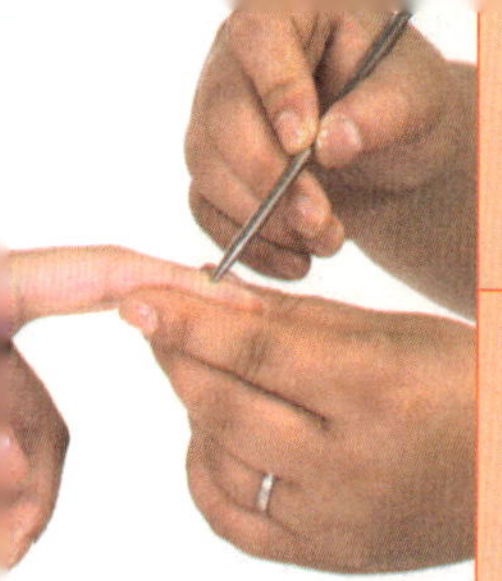

目录

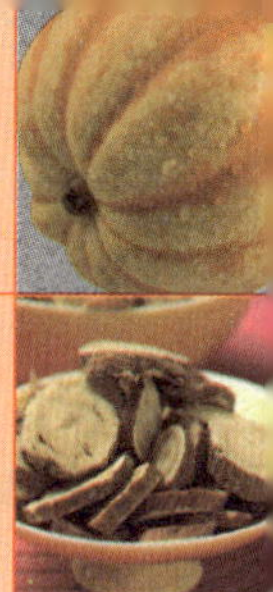

第一章　专家建议多吃的食物

胃肠病患者的饮食原则......1
红枣......2
粳米......3
小麦、大麦......4
白萝卜......5
韭菜......6
圆白菜......7
芝麻......8
豆腐......9
山药......10
南瓜......11
苹果......12
水蜜桃......13
西红柿......14
黑豆......15
蜂蜜......16

第二章　能有效调理胃肠的7种营养素

细述烹调方式对营养素的影响......17
维生素A......18
维生素C......19
乳酸菌......20
膳食纤维......21
消化酶......22

第三章　胃肠保健家常菜

不利胃肠的三大饮食习惯......23
香蕉粳米粥......24
猪皮枸杞红枣汤......24
豆腐鱼头汤......25
西红柿牛骨汤......25
鸡肉栗子汤......26
西红柿蛋花汤......26
山楂鱼丸油菜汤......27
家常豆腐......27
家常面片......28
韭菜炒鸡蛋......28
奶香麦片粥......29
牛奶红枣粥......29
红枣山药薏米粥......30
豇豆炒山药......30

第四章 从头到脚的按摩自疗

胃肠不适时按摩的注意事项与禁忌......31
身体按摩自疗......32
慢性胃炎......32
腹痛、胃痉挛......35
胃下垂......37
胃溃疡......40
腹胀、腹鸣......41
慢性肠炎......43
便秘......44
手部按摩自疗......46
消化不良......46
慢性胃炎......47
便秘......48
足部按摩自疗......50
慢性胃炎......50
胃下垂......51
十二指肠溃疡......52
慢性腹泻......53
便秘......54
头面部按摩自疗......56
便秘......56
耳部按摩自疗......57
慢性胃炎......57
胃酸过多......58
消化不良......59
便秘......60

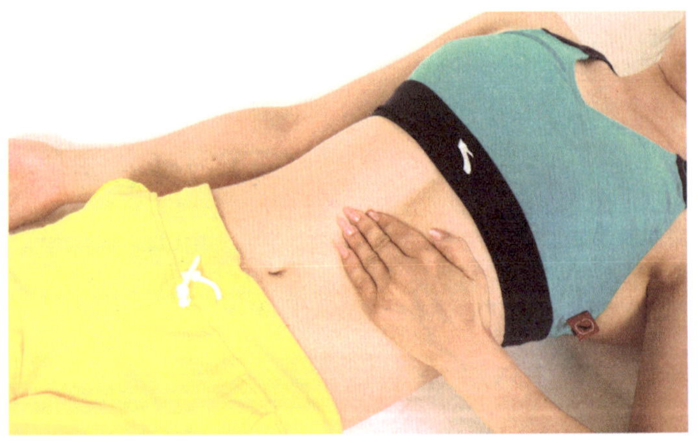

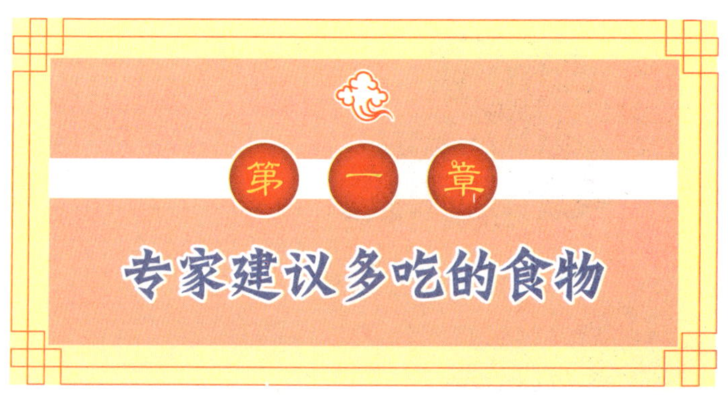

第一章 专家建议多吃的食物

胃肠病患者的饮食原则

日常饮食营养要均衡

很多人认为胃肠病患者在饮食方面应该有许多限制，如高脂肪、高热量食物不可吃，膳食纤维高的食物不可多吃，零食也不可吃等。专家指出，这其实是不科学的，这些限制往往会导致患者营养摄入不足或不均衡，反而会加重胃肠病患者的病情。

三餐要定时定量

胃肠病患者要养成三餐定时定量的好习惯。这是因为胃液分泌受自律神经的影响在每天的固定时间进行，如果胃里的食物不均衡，很容易导致胃黏膜受到损害。专家指出，三餐中的早餐最为重要。如果不吃早餐，很容易导致胃肠一整天的运作都受到阻碍。如果三餐时间不固定，也会对胃肠造成额外的负担。另外，每餐应以八分饱为原则，以免产生消化不良等胃部不适。

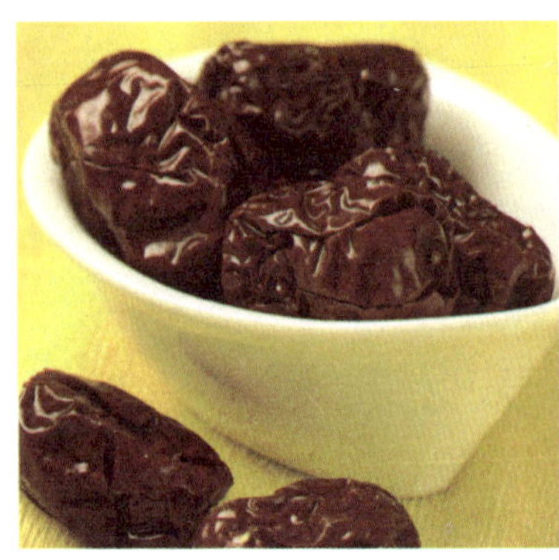

红枣

有效成分

维生素C、蛋白质、糖类、胡萝卜素、B族维生素、钙、磷、铁。

【调养胃肠原理】

红枣具有健胃养脾的功效，是常用的健胃食材之一。现代药理学研究发现，红枣能使血液中的含氧量增加，具有滋养全身细胞、增强机体免疫力的作用，因此是一种药效缓和的强壮剂，特别是对胃肠病的防治十分有效，能改善脾胃虚弱、食欲不佳、胃痛、吐酸水等症状。

胃肠病患者的一般症状为胃肠道功能不佳、蠕动能力减弱、消化吸收功能变差，多吃红枣可以改善这些症状，进而增加体力。

【其他保健功效】

补中益气、养血安神、预防贫血、缓和药性、增强人体免疫力、抗衰老、预防癌症。

国医小课堂

◎红枣不宜与海鲜类及奶制品一起食用，因为维生素C会使这类食物中的蛋白质凝成块而不易吸收。

◎咳嗽、口干舌燥、便秘、糖尿病患者不宜食用红枣，以免使原有不适症状加重。

◎一次食用过量的红枣容易造成胀气，这时适量吃一些姜可以有效缓解。

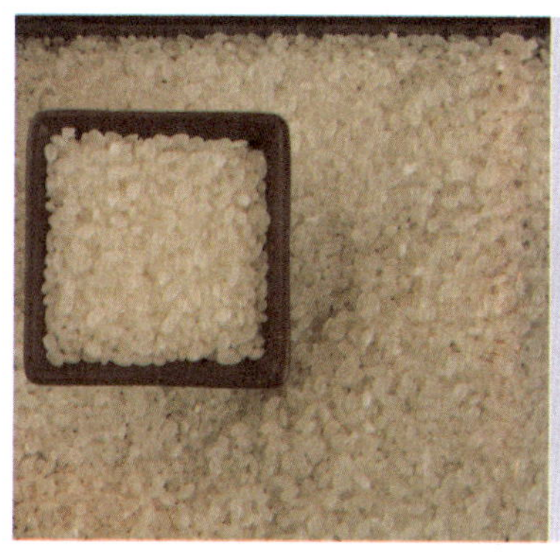

粳米

有效成分

蛋白质、碳水化合物、钙、磷、铁、葡萄糖、果糖、麦芽糖、维生素B_1、维生素B_2、膳食纤维。

【调养胃肠原理】

粳米具有补中益气、健脾养胃的功效，其含有的膳食纤维有助胃肠蠕动，对胃病、便秘、肠道不适等均有疗效。而其含有的碳水化合物、糖类等又具有养胃健胃的功效。

因此，粳米非常适合胃肠不适、腹痛、腹泻、身体虚弱的人食用，可以补益五脏血脉、强健肌肉筋骨。

【其他保健功效】

止渴除烦、消除疲劳、预防衰老、益气养阴、聪耳明目、美容养颜、和五脏、通血脉。

国医小课堂

◎对于大病初愈的人、产妇、年老体弱的人、婴幼儿及胃肠消化能力弱的人，将粳米熬粥或做成米汤服用有很好的调养效果，可以刺激胃液分泌，并且有益于消化。

◎由于粳米在加工时会损失大量的营养素，长期食用会导致营养缺乏，因此应该将粳米与糙米搭配食用，以达到营养均衡的目的。

◎为保持粳米的新鲜品质与食用的可口性，应减短贮存的时间，贮存时放于干燥阴凉处。

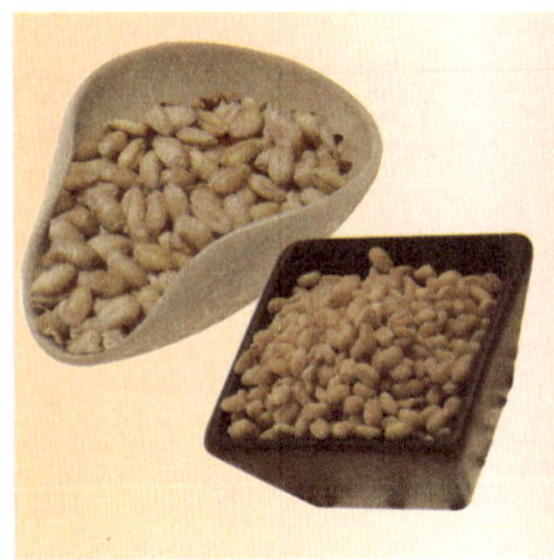

小麦、大麦

有效成分

蛋白质、碳水化合物、铁、磷、钙、麦芽糖、葡萄糖、果糖、维生素B_1、维生素B_2、维生素E、麦芽糖酶、淀粉酶、膳食纤维。

【调养胃肠原理】

小麦具有很高的药用价值，不仅可以补充人体所需营养，还具有调理胃肠的作用，从而可有效改善因各种因素引起的胃肠不适。另外，小麦胚芽中含有丰富的膳食纤维，可以清肠排毒、预防和缓解便秘。

大麦的功效与小麦相似，具有调养胃肠、和胃暖胃等作用，能有效改善消化不良、慢性胃炎、食欲不振等不适症状。另外，其富含的膳食纤维更是可以起到促进胃肠蠕动、清肠、预防便秘等功效。

【其他保健功效】

预防心血管疾病、防癌抗癌、养心安神、清热止渴、治疗心悸失眠、消除烦躁不安、抗氧化、促进皮肤新陈代谢。

国医小课堂

◎小麦面粉与大米搭配着吃效果最好。
◎怀孕期和哺乳期的女性不宜过量食用大麦，否则乳汁分泌会减少。
◎大麦炒制后可以做成大麦茶，具有很好的保健功效。
◎存放时间适当长些的面粉比新磨出来的面粉品质好，所以民间有“麦吃陈、米吃新”的说法。

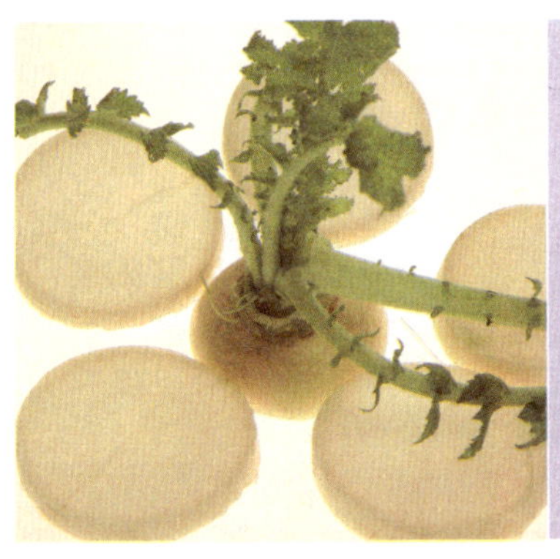

白萝卜

有效成分

膳食纤维、维生素C、多种矿物质、酶类、木质素、钙、芥子油。

【调养胃肠原理】

白萝卜具有特殊的辣味，可起到健胃消食、增进食欲的作用。同时，白萝卜含有能帮助胃肠消化和吸收的酶类，这些酶能够帮助胃肠消化吸收食物，具有中和胃液、消食顺气的作用，对预防和缓解胃痛、胃胀及胃溃疡也有很好的效果。

另外，白萝卜富含的芥子油和膳食纤维可增加粪便体积，促进胃肠蠕动，保持大便通畅，减少人体吸收废弃物中的有毒成分和致癌物质，还可预防肠癌。

【其他保健功效】

清热生津、凉血止血、下气宽中、防癌抗癌、降低血脂、软化血管、稳定血压、预防动脉粥样硬化。

国医小课堂

◎有人在吃白萝卜时习惯把萝卜皮剥掉，殊不知白萝卜中所含的钙大部分分布在皮内，所以白萝卜最好带皮吃。

◎服用人参、西洋参时不要同时吃白萝卜，以免影响药力。

◎白萝卜主泻，胡萝卜主补，所以二者最好不要同食。若要一起吃，也应加些醋来调节。

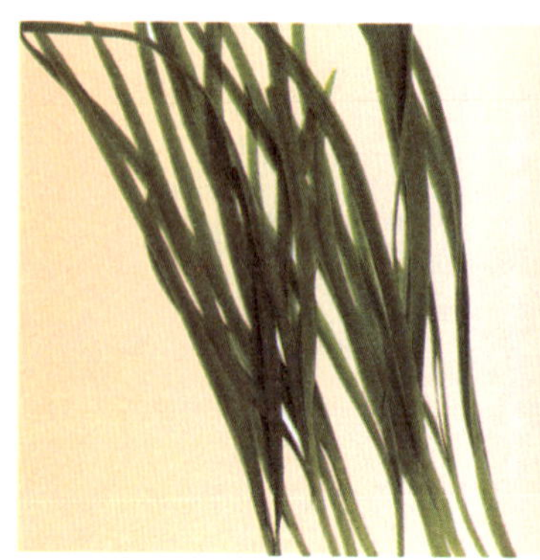

韭菜

有效成分

维生素A、维生素B_1、维生素B_2、维生素C、钙、硫化物、蒜氨酸、膳食纤维。

【调养胃肠原理】

中医认为，韭菜具有暖胃、调节胃肠的功效。这是因为韭菜中含有挥发性精油及硫化物等特殊成分，它们会散发出一种独特的辛香气味，能够促进消化酶的分泌，有助于疏调肝气，增进食欲，增强消化功能。

另外，韭菜含有大量维生素和膳食纤维，能增强胃肠蠕动，具有治疗便秘、预防肠癌的功效。

【其他保健功效】

促进血液流通、强身健体、缓解疲劳、行气活血、补肾助阳、调和脏腑、止血止泻。

国医小课堂

◎韭菜不宜多食，否则易引起上火、消化不良等症状。

◎有扁桃体炎及中耳炎者不宜吃韭菜。

◎如果韭菜加热过久，就会变软，原有的鲜绿颜色也会丧失，因此在烹调时应注意掌握火候。

◎熟透的韭菜隔夜不宜食用。

◎韭菜在未经烹调处理之前，切口处与空气接触后，难闻的气味会增加。所以，一定要在准备烹调时再进行洗、切。

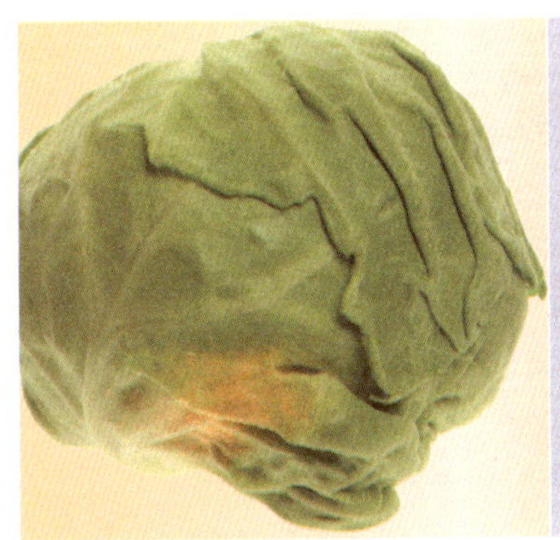

圆白菜

有效成分

膳食纤维、β－胡萝卜素、碘、钙、磷、维生素K_1。

【调养胃肠原理】

圆白菜又被称为厨房的“天然胃菜”，它所含的丰富膳食纤维，能够促进胃肠蠕动，防止大便干结，具有改善便秘的功效。

营养学家指出，圆白菜含有的特殊元素——维生素K_1具有抗溃疡因子，它能修复人体内的受伤组织，尤其是对胃溃疡和十二指肠溃疡等病有很好的预防与改善疗效。

另外，圆白菜中还含有一种特殊的成分，能促进胃液分泌，具有保护胃壁不受胃酸及其他刺激物损害的作用。

【其他保健功效】

防癌抗癌、清热解毒、养颜护肤。

国医小课堂

◎圆白菜中的某些成分会抑制甲状腺机能，甲状腺功能不佳者不宜大量食用。另外，圆白菜具有滑肠的功效，因此不可过量冷食。

◎圆白菜在腐烂过程中产生的亚硝酸盐能使血液中的血红蛋白丧失携氧能力，使人体严重缺氧，甚至危及生命。

◎在烹调圆白菜时，不宜用焖、煮等方式，以避免其营养物质大量损失。

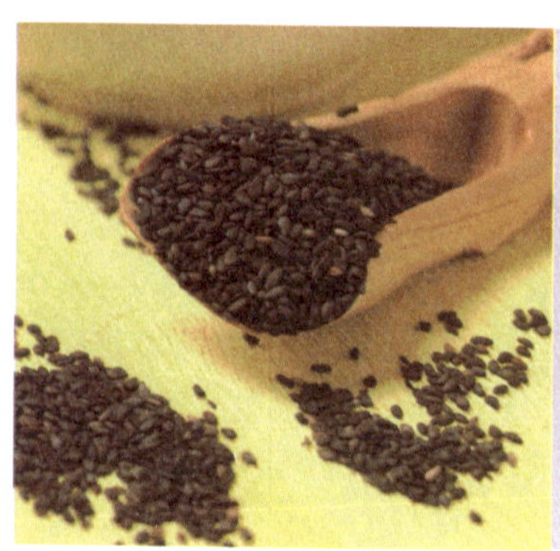

芝麻

有效成分

芝麻酚、蛋白质、B族维生素、维生素E、钙、磷、铁、亚油酸、棕榈酸、卵磷脂。

【调养胃肠原理】

芝麻含有丰富的营养物质，其亚油酸等油脂成分有抑制胃酸分泌、保护胃黏膜的作用，对改善胃肠疾病疗效显著。

而芝麻中富含的大量蛋白质也能起到维护胃肠功能正常、抑制细菌滋生、防止溃疡发生的功效。

另外，芝麻还能补中益气、润滑胃肠，除了具有滋养胃肠、预防和辅助治疗胃痛及腹胀的作用，还有预防和缓解便秘的功效。

【其他保健功效】

预防动脉粥样硬化、排除体内多余胆固醇、延缓老化、美白肌肤、补脑、补肺益气。

国医小课堂

◎芝麻分为黑芝麻和白芝麻两种，食用以白芝麻为好，补益药用则以黑芝麻为佳。

◎芝麻可生嚼、炒食、煮食、磨酱、榨油，还可做糕点、糖果的配料。

◎芝麻外有一层硬膜，碾碎后食用营养才能被人体充分吸收。

◎腹泻、牙痛、皮肤病患者不宜食用芝麻。

◎便溏脾虚者也不可食用芝麻。

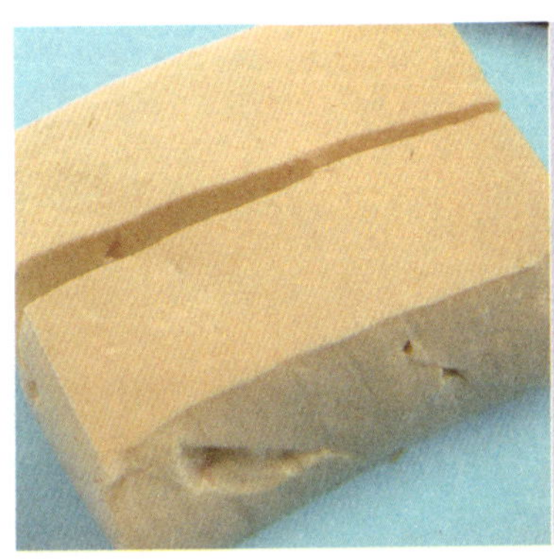

豆腐

有效成分

蛋白质、维生素B_1、维生素E、钙、锌、钾、镁、亚油酸。

【调养胃肠原理】

中医认为，豆腐性微寒，能补益脾胃，改善由内热等原因引起的胃肠不适。现代医学认为，豆腐富含优质蛋白质，不仅能减少胃内的有害物质与胃黏膜接触的机会，还能抑制细菌滋生，对胃有很好的保护作用。

众所周知，大豆营养丰富，却不易消化，然而大豆经过加工制成的豆腐易消化，又继承了大豆的营养价值，特别适合胃肠功能不佳的人食用。

【其他保健功效】

润燥清热、预防心血管疾病、强化骨骼、抗菌消炎、健脑抗癌、治疗痞积泻痢。

国医小课堂

◎豆腐不宜与菠菜一起食用，因为菠菜含大量草酸，豆腐含有较多钙质，两者结合生成草酸钙，易形成结石。

◎豆腐有南北之分，南豆腐软嫩鲜滑，北豆腐质地较粗糙却别有风味。平时我们去超市买的一盒一盒的豆腐，大多数是南豆腐，水分多，比较嫩，不适合炒菜，但可以用来做汤；而超市里现做的一块一块的豆腐，基本上是北豆腐，看上去比较硬，可以用来炒菜、炖煮。

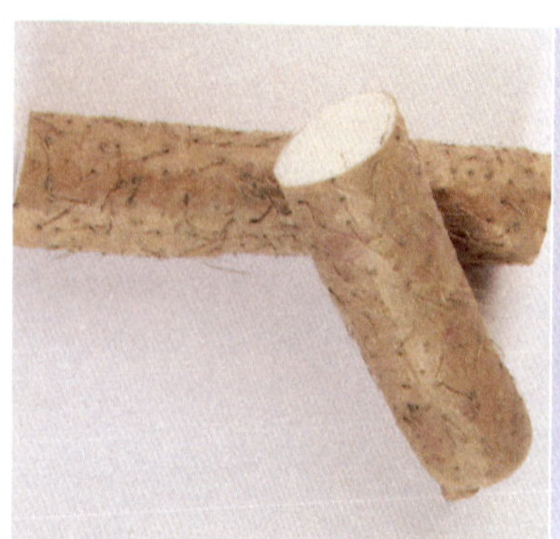

山药

有效成分

蛋白质、维生素C、B族维生素、矿物质、淀粉酶、黏蛋白、碳水化合物、膳食纤维、游离氨基酸、多酚氧化酶。

【调养胃肠原理】

山药中含有丰富的黏蛋白、淀粉酶、游离氨基酸和多酚氧化酶，这些成分均能促进消化，增强胃功能。

专家指出，山药滑溜的口感来自黏蛋白，它能滋润胃黏膜，具有养胃的作用。而淀粉酶能有效分解碳水化合物，促进胃肠消化食物，及时清理肠内有害细菌，保护肠道健康。

另外，山药含有的丰富膳食纤维还能促进胃肠蠕动，起到改善和缓解便秘的功效。

【其他保健功效】

补中益气、固肾补精、长肌肉、防治动脉粥样硬化、增强免疫功能、保持血管弹性、延缓细胞衰老。

国医小课堂

◎将山药、红枣、大米和小米一起煮粥食用，不仅可以预防胃炎、胃溃疡的复发，还可以减少患流感等传染病的概率。

◎山药宜去皮食用，以免产生麻、刺等异常口感。

◎糖尿病患者不宜过量食用山药。

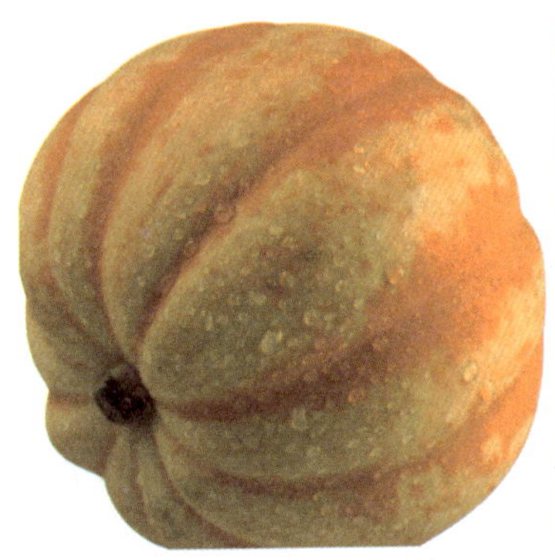

南瓜

有效成分

蛋白质、膳食纤维、果胶、胡萝卜素、维生素B_6、维生素C、维生素E。

【调养胃肠原理】

南瓜含有大量果胶，其具有很好的吸附性，能黏结和消除胃肠内细菌毒素和其他有害物质，如重金属中的铅、汞和放射性元素，起到整饬胃肠的作用。同时，南瓜中的其他成分能促进胃液分泌，加强胃肠蠕动，帮助食物消化。

另外，果胶与淀粉类食物混合，可以提高胃液的黏稠度，保护胃黏膜，促进溃疡愈合，并能调节胃对食物的消化吸收功能，利于食物的消化吸收。

【其他保健功效】

补中益气、解毒杀虫、降糖止渴、防治糖尿病、消脂减肥、促进肝肾细胞再生。

国医小课堂

◎吃南瓜前要仔细检查，如发现表皮有溃烂或者切开后有酒精味时，则不可食用。
◎脚气、黄疸患者忌食南瓜。
◎胃热病患者宜少食，否则会引发腹胀等不适。
◎南瓜不宜与羊肉同食。

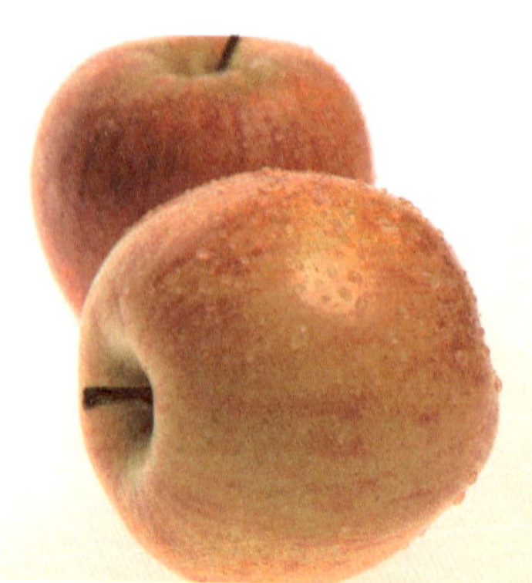

苹果

有效成分

糖类、有机酸、维生素C、芳香醇类、果胶、钙、磷、钾、铁、铬、多酚、类黄酮。

【调养胃肠原理】

中医认为，苹果性平，不仅营养丰富，而且有益气和胃、润肠止泻的作用，对慢性胃炎、反胃、消化不良等不适症状都有不错的辅助疗效。

另外，苹果含有丰富的果胶，这是一种可溶性纤维素，不仅可以改善便秘，还可以吸附胃肠内的铅、汞等重金属元素，避免其对胃肠的伤害，有极佳的整肠作用。

【其他保健功效】

降低血液中的脂肪含量、预防心脑血管疾病、补心润肺、生津解毒、醒酒平肝、防癌抗癌。

国医小课堂

◎苹果营养丰富，吃苹果时要细嚼慢咽，这样有利于营养成分被人体充分吸收，对胃肠健康有益。
◎苹果所含的果糖、果酸较多，对牙齿有较强的腐蚀性，吃完后最好及时刷牙或漱口。
◎苹果富含钾，肾炎患者不宜多食。
◎苹果含糖量高，糖尿病患者不宜多食。
◎苹果不宜与海鲜同食，以免引起便秘等不适症状。

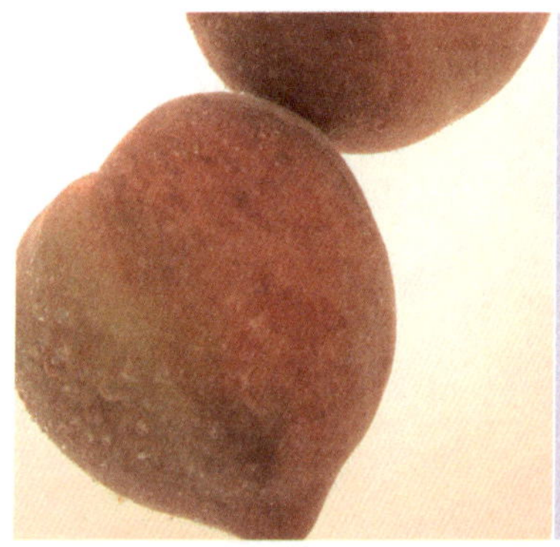

水蜜桃

有效成分

果糖、蔗糖、果酸、葡萄糖、膳食纤维、果胶、维生素C、维生素E、烟酸、钾、钙、磷。

【调养胃肠原理】

中医认为，水蜜桃含有果酸等多种营养成分，有生津健胃、润肠通便的疗效，特别是对改善因胃肠干燥引起的便秘效果甚好。再加上其果肉细腻、口感好，容易消化，非常适合胃肠功能不佳的人食用。

【其他保健功效】

降低胆固醇、降低血压、促进血液循环、生津止渴、补益气血、美容养颜。

国医小课堂

◎食用前要将桃毛洗净，以免其刺激皮肤或吸入呼吸道，引起皮疹、咳嗽、咽喉刺痒等症状。
◎水蜜桃虽然营养丰富，但其脂肪和蛋白质含量高，不宜过量食用，否则会引起腹胀。
◎没有完全熟透的水蜜桃也不要吃，否则会引起腹胀、腹泻等不适症状。
◎受口干、口渴、咽喉疼痛等症状困扰者，最好少吃或不吃水蜜桃；易生疮疖的人也不宜多吃。
◎选购时以果体大、形状端正、外皮无伤、有桃毛、果色鲜亮者为佳。

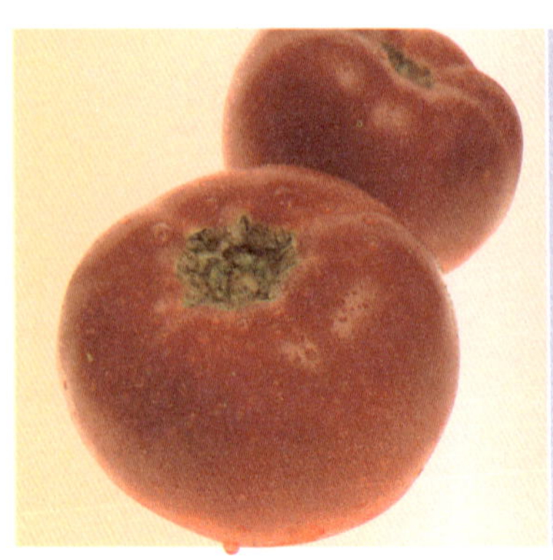

西红柿

有效成分

B族维生素、维生素C、番茄红素、谷胱甘肽、柠檬酸、苹果酸、琥珀酸、烟酸、槲皮素、膳食纤维。

【调养胃肠原理】

民间有“家有西红柿，胃病不会有”的说法，而最新研究发现，西红柿清爽的酸味能够有效缓解胃痛。

研究显示西红柿富含柠檬酸、苹果酸、琥珀酸等多种有机酸，能调节胃肠功能，具有消除和缓解胃部不适、辅助治疗胃炎等功效。另外，西红柿富含的烟酸可以有效维持胃液正常分泌，促进食物消化。膳食纤维则可以有效促进胃肠蠕动，预防和缓解便秘。

【其他保健功效】

润肺生津、养阴凉血、保持血管壁的弹性、预防动脉粥样硬化、增强人体免疫力、防癌抗癌、美容护肤、清热解毒、延缓衰老。

国医小课堂

◎有急性肠炎、痢疾的人不宜食用西红柿。

◎未成熟的西红柿不宜食用。买回来的西红柿如果发青，最好先在室温中放置，使其自然成熟。

◎西红柿易腐烂变质，宜装进塑料袋中放入冰箱保存。

◎由于西红柿富含维生素C，与虾蟹类同吃易导致中毒、腹泻，因此西红柿忌与虾蟹类同食。

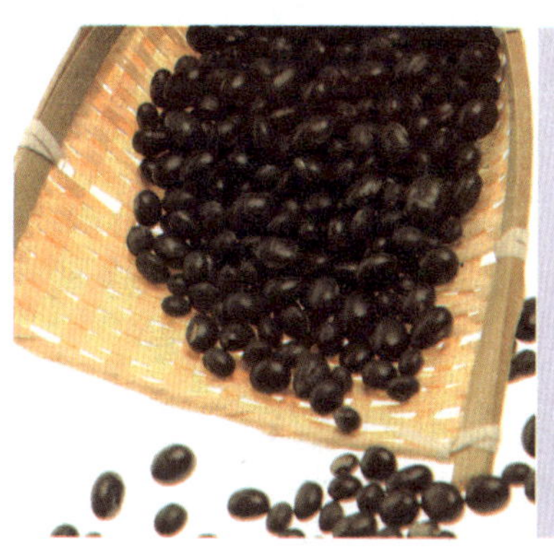

黑豆

有效成分

蛋白质、B族维生素、维生素E、亚油酸、卵磷脂、皂苷、钙、磷、膳食纤维、寡糖。

【调养胃肠原理】

黑豆含有的膳食纤维和寡糖能促进胃肠蠕动，使胃肠内的胀气和毒素顺利排出，也有缓解便秘的功效，还可以改善肠道内的菌群环境，具有很好的整肠作用。

另外，黑豆含有的亚油酸有润肠作用，可以对多种肠道疾病起到很好的预防作用。

【其他保健功效】

祛风除热、调中下气、解毒利尿、补肾养血、美容养颜、乌发养发、健脑益智、抗氧化、抗老防衰。

国医小课堂

◎黑豆虽对人体有诸多益处，但不适宜生吃，否则会使胃肠不好的人出现胀气等症状；黑豆不能过度加热，否则会使部分营养分解流失。

◎黑豆豆浆的营养价值更高。

◎黑豆用醋泡制食用，有抑制视力下降的功效。

◎婴幼儿不宜多吃黑豆，否则会引起腹胀、消化不良等不适。

◎黑豆忌与蓖麻子同食。

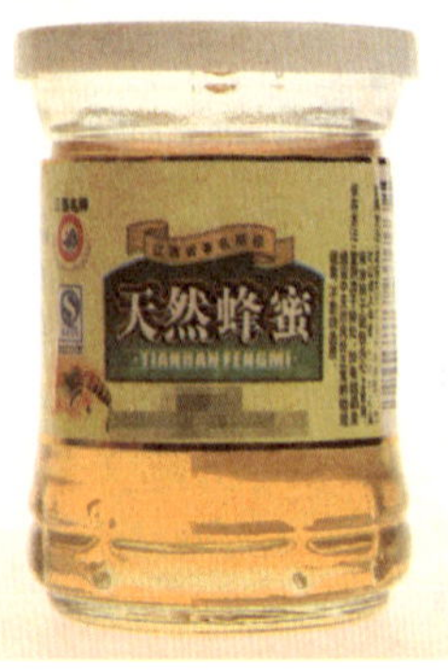

蜂蜜

有效成分

果糖、葡萄糖、钙、磷、钾、维生素A、碳水化合物。

调养胃肠原理

研究证明，蜂蜜对胃肠功能有调节作用，能促使胃酸分泌正常。另外，蜂蜜中含有一种不会被人体消化吸收的特殊物质，它会直接到达大肠，成为肠内有益菌的营养成分，起到调整肠道的作用，可预防和缓解便秘及腹泻症状。

同时，蜂蜜还有很强的杀菌能力，因此被广泛用于治疗细菌性腹泻等疾病。

其他保健功效

护肤美容、抗菌消炎、促进组织再生、改善睡眠、护肝保肝、抗疲劳、保护心血管、润肺止咳、促进钙吸收。

国医小课堂

◎高温会破坏蜂蜜中的营养成分，因此蜂蜜应以温水冲服。
◎蜂蜜和无花果搭配食用，其调节胃肠的功能会更出色。
◎蜂蜜不宜与茶水共饮，否则会产生沉淀物，对健康有害。
◎过量服用蜂蜜会造成腹部肥胖，应该控制摄取量。
◎蜂蜜中含大量果糖，故糖尿病患者不宜大量食用。

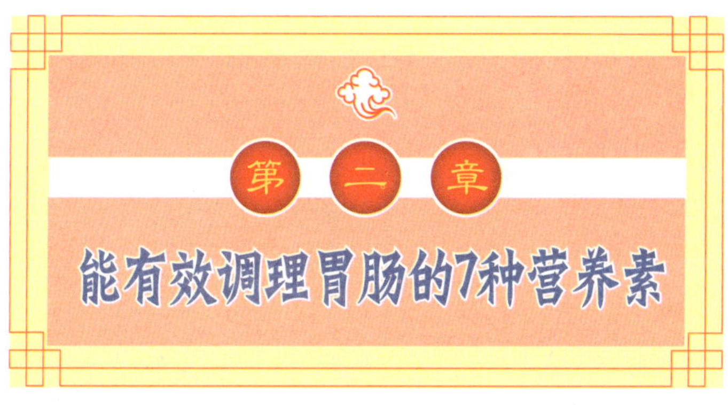

第二章 能有效调理胃肠的7种营养素

细述烹调方式对营养素的影响

◎**煮**：容易使水溶性维生素和部分矿物质溶于汤中。

◎**炖**：可使水溶性维生素溶于汤内，同时也会破坏一部分维生素。

◎**蒸**：容易使水溶性维生素溶于汤中，但通常情况下矿物质不会受到损失。

◎**焖**：一般情况下，营养素损失的多少与焖的时间长短成正比。

◎**烤**：维生素受到的破坏较大，还会损失一部分脂肪。需要注意的是，如用明火烤，还可能产生某种致癌物质。

◎**熏**：与烤相似，不仅维生素会受到破坏，而且会损失一部分脂肪，甚至还会产生致癌物。

◎**炸**：营养素破坏较为严重。其中，蛋白质会因高温而严重变性，脂肪也因油炸失去功能。

◎**煎**：目前还没有发现对维生素及其他营养素有严重的破坏性。

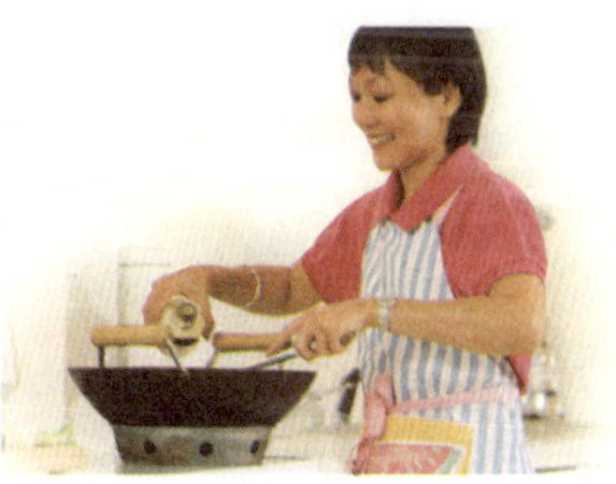

胃肠不适者应选择适合自己的烹调方式

维生素A

维生素A是一种脂溶性维生素，在动物性食品中以视网醇的形态存在，在植物性食品中则以胡萝卜素的形态存在。它具有保持黏膜组织健康的作用，能预防和辅助治疗胃溃疡、十二指肠溃疡等症，对预防胃癌、肺癌、乳腺癌也有很好的帮助。

【缺乏症状】

上皮细胞功能减退，导致皮肤弹性下降、干燥、粗糙、失去光泽，人体抵抗力下降，出现夜盲症、角膜干燥症、角膜软化症、发育停止、智能障碍、头发枯干、记忆力减退、心情烦躁及失眠等病症。

【保健功效】

健胃养胃、预防胃癌、维持正常的视觉反应、维持正常的骨骼发育、维持上皮组织的正常形态与功能、维护皮肤细胞功能、使皮肤柔滑细嫩、增加免疫功能和抵抗力、抑制癌症、预防心脏病、降低胆固醇。

【食物来源】

牛奶、奶油、鸡蛋、鱼类、白萝卜、胡萝卜、绿叶蔬菜、肝脏等。

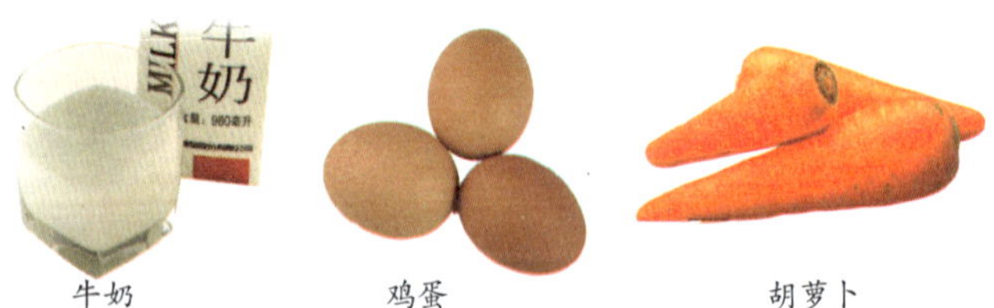

牛奶　鸡蛋　胡萝卜

国医小课堂

维生素A摄入过量会引起中毒，因此应在医生的指导下合理掌握摄入量。

维生素C

维生素C可以合成胶原蛋白、修补伤口，对治疗溃疡、发炎有很好的作用，非常适宜胃溃疡患者服用。另外，维生素C还有一定的抗压作用，平时注意多摄入一些，对胃肠功能不佳者而言，有预防溃疡发作的功效。

【缺乏症状】

皮肤暗淡无光、伤口不易愈合、免疫力下降，血管、黏膜及皮肤等细胞间的结合松弛并出现出血症状，易感到疲劳。

【保健功效】

辅助治疗胃溃疡、维持皮肤光洁和弹性、保护血管壁的健康、促进骨胶原的生成、利于组织创伤口愈合、改善脂肪和类脂（特别是胆固醇）的代谢、预防心血管病、促进牙齿和骨骼生长、预防牙床出血、增强肌体对外界环境的抗应激能力和免疫力、改善贫血。

【食物来源】

圆白菜、菜花、菠萝、猕猴桃、青椒、紫甘蓝、西红柿、菠菜、草莓、葡萄柚、橘子、柿子等。

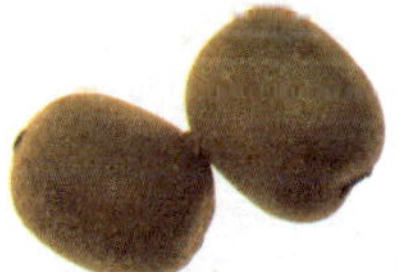
猕猴桃

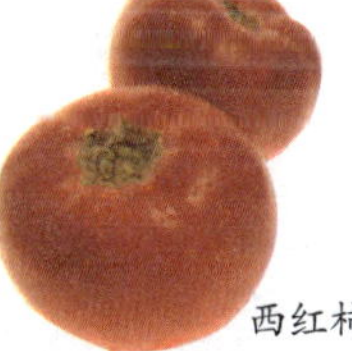
西红柿

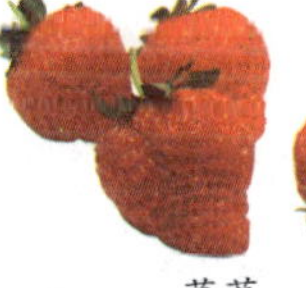
草莓

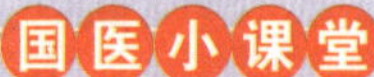

维生素C无法在体内储存，如果不注意及时补充，就容易缺乏。但也要注意过犹不及的问题，如果摄取过量，容易导致腹泻、呕吐、尿频等症状。

乳酸菌

乳酸菌是分解糖类、制造乳酸的细菌的总称。依据菌的形状又可分为乳酸球菌和乳酸杆菌，是一种存在于人体内的益生菌。

乳酸菌能够帮助消化，有助于人体肠道的健康，被认为是较安全的菌种之一。

【缺乏症状】

大肠干结、便秘、消化不良、抵抗力下降、容易感染流感等传染性疾病。

【保健功效】

改善人体胃肠道功能、恢复人体肠道内菌群平衡、形成抗菌生物屏障、维护人体健康、增强人体免疫力和抵抗力。

【食物来源】

酸奶、酱油、泡菜、豆豉等。

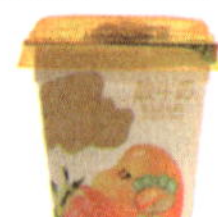

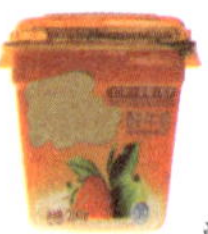

酸奶

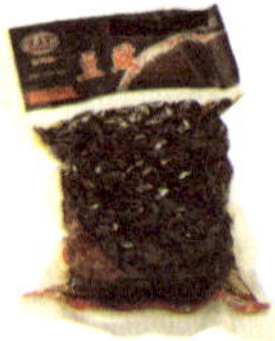

豆豉

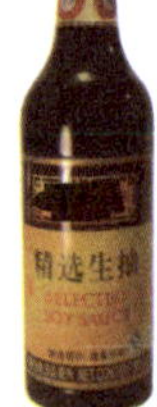

酱油

国医小课堂

◎儿童体内的胃肠菌群易失衡，所以应及时补充有利于大肠环境的乳酸菌。

◎人体肠道内乳酸菌的数量会随着年龄增长而逐渐减少，因此老年人也要及时补充。

◎乳酸饮料中含有许多糖分，在摄取时应多加注意，尤其是糖尿病患者不宜过量饮用。

◎有些乳酸菌源取自动物，常处于相对不稳定状态，其生物功效也较不稳定，在大量食用时，很容易导致人体动物蛋白过敏。因此，食用酸奶等含乳酸菌的食品时如果出现过敏症状要及时停食。

膳食纤维

膳食纤维在维持消化系统健康方面扮演着重要角色，它不仅可以清洁消化壁、增强消化功能，更重要的是，还可以稀释和加速食物中的致癌物质和有毒物质的移除，促进肠道黏膜细胞的新陈代谢，起到保护胃肠器官和预防便秘的功效。

【缺乏症状】

便秘、头痛、皮肤粗糙、肠道坏菌丛生。

【保健功效】

增加饱腹感、促进肠道蠕动、缓解便秘、调节肠道微生态平衡、调节糖类代谢、降低胰岛素和甘油三酯水平、降低血液中胆固醇含量、预防动脉粥样硬化、调节血压。

【食物来源】

柑橘类、豆类、海带、紫菜、芋头、山药、蓬蒿、芹菜等各类蔬菜，以及苹果、菠萝等水果。

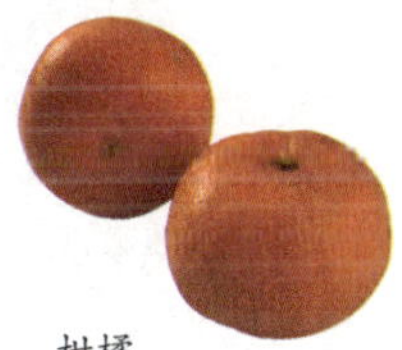
柑橘

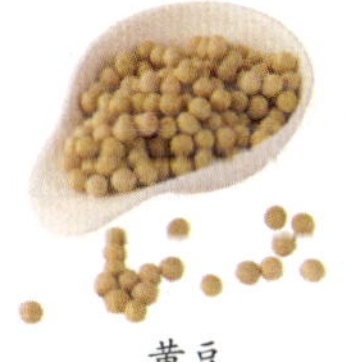
黄豆

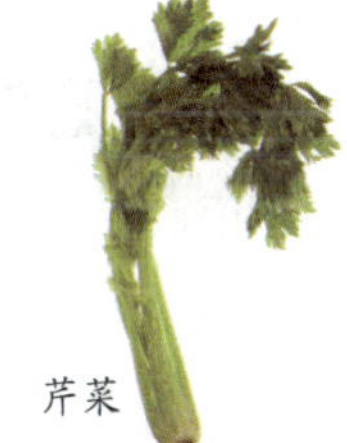
芹菜

国医小课堂

如果只是单纯用保健品补充膳食纤维，却没有及时摄入足够的水分，不仅起不到保护胃肠的作用，反而容易加重肠胃负担，导致便秘。

消化酶

消化酶是参与消化的酶的总称。其中，人体所需的消化酶中以淀粉酶、黏蛋白酶与胃肠关系最为密切。淀粉酶是糖类的一种分解酶，具有很好的改善和缓解便秘的功效；而黏蛋白酶则是蛋白质的分解酶，具有很好的整肠及防止胃黏膜损伤的作用。

【缺乏症状】

脾胃虚弱、便秘、食少胀满、心情烦躁及失眠、抵抗力下降、记忆力减退、倦怠乏力、泄泻。

【保健功效】

保持人体血管壁的弹性、防止胃黏膜损伤、缓解和改善便秘、促进胃液分泌、增强消化能力。

【食物来源】

土豆、山药、芋头、菠萝、木瓜、萝卜、莲藕等。

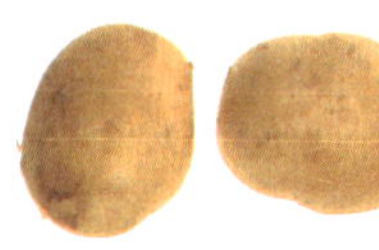

土豆

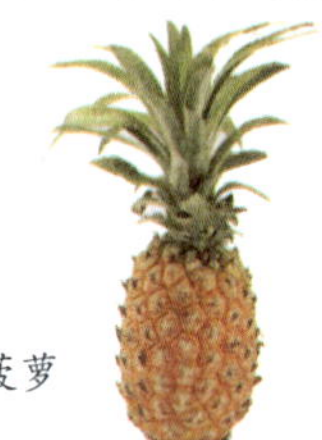

菠萝

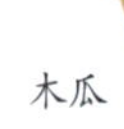

木瓜

国医小课堂

淀粉酶、黏蛋白酶等消化酶在人体内可自行合成，身体机能正常的人只要在日常生活中做到膳食平衡，并不需要额外补充。只有在身体出现特殊状况时，如疾病、身体机能衰退或异常时，才需适量补充富含淀粉酶、黏蛋白酶的食物。

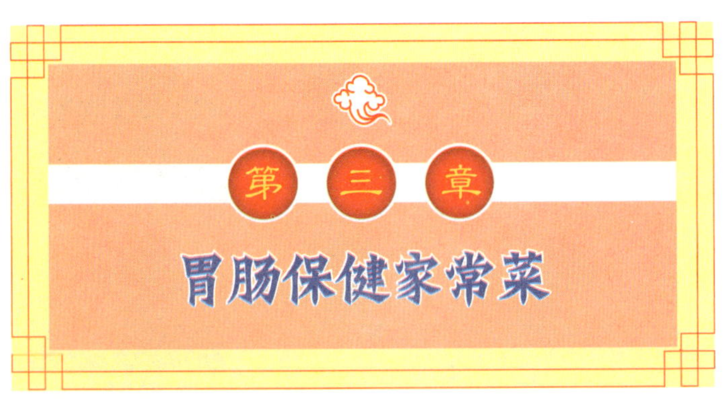

不利胃肠的三大饮食习惯

不吃早餐

通常情况下，食物在胃部停留1~6小时后进入肠道。人体器官具有其自身规律性，因此即使胃部没有食物也会分泌胃液。如果不吃早餐，胃部没有食物可以供各种消化酶进行消化，就会对胃黏膜层造成较大的损伤。

用餐不规律

用餐不定时容易打乱胃肠分泌规律，造成胃黏膜损伤，而暴饮暴食则会加重胃部负担，容易产生消化不良等不适症状。

吃饭速度过快

营养学家多次强调，吃饭讲究细嚼慢咽，以利于食物与唾液充分接触，促进消化。如果长期吃饭速度过快，就会造成消化不良，并增加胃肠道的负担。

【香蕉粳米粥】

推荐指数 ★★★★

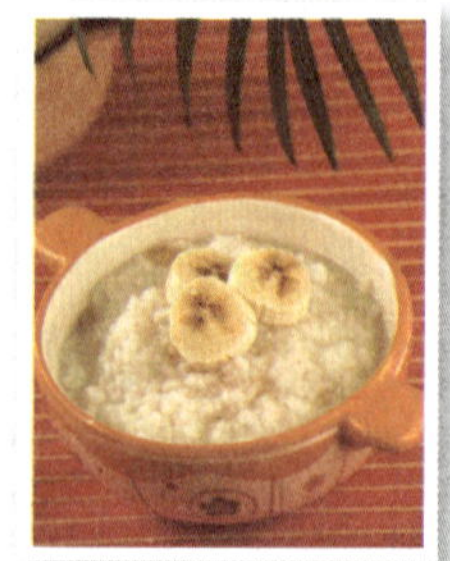

【适用症状】慢性胃炎。

【材料】香蕉2根，粳米100克。

【调料】冰糖适量。

【做法】1. 将香蕉剥去外皮，撕掉筋，切成丁，粳米淘净。2. 锅中放入清水、粳米，先用大火煮沸后再用小火熬煮，待粥将成时，加入香蕉、冰糖略煮即可。

【猪皮枸杞红枣汤】

推荐指数 ★★★★

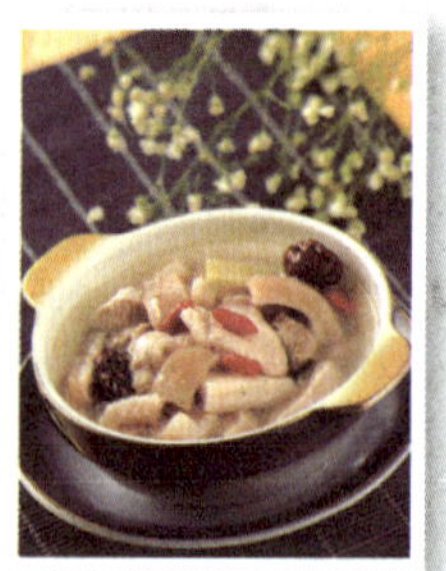

【适用症状】消化不良。

【材料】猪皮300克，猪脊骨500克，猪瘦肉100克，枸杞子10克，红枣20克，姜适量。

【调料】盐1小匙，鸡精2小匙。

【做法】1. 先将猪皮刮去猪毛、切块；猪瘦肉切厚片；猪脊骨剁成块；姜去皮。2. 锅内烧水，待水沸时，放入猪皮、脊骨、瘦肉煮去血水，用水冲净。3. 往砂锅内放入猪皮、脊骨、瘦肉、枸杞子、红枣、姜，加入清水，煲2小时，调入盐、鸡精即可食用。

国医小课堂

◎此汤养血益气，对胃病引起的血虚、头晕眼花、心悸、面色苍白、咽干口燥等症有良好功效。

◎红枣虽然有益，但未必每个人都适合食用。例如，咳嗽及痰多的人就不宜食用。此外，有蛀牙的儿童也不宜多吃红枣。

【豆腐鱼头汤】

推荐指数 ★★★

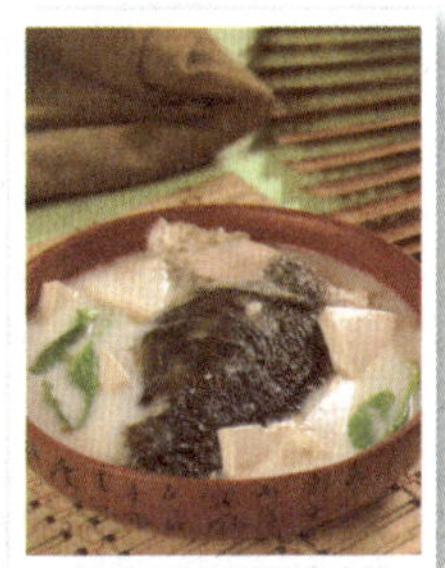

【适用症状】慢性胃炎。

【材料】豆腐100克，鱼头1个（胖头鱼），小油菜2棵，姜少许。

【调料】盐、鸡精各适量。

【做法】1. 将鱼头洗净沥干水分；豆腐洗净切片；小油菜去根洗净备用。2. 姜去皮切片。3. 油锅烧热，放姜，鱼头煎至两面微黄，加适量水用中火炖15分钟至汤白，下入豆腐炖熟，放油菜稍煮。4. 加入盐、鸡精调味，盛入碗中即可。

【西红柿牛骨汤】

推荐指数 ★★★

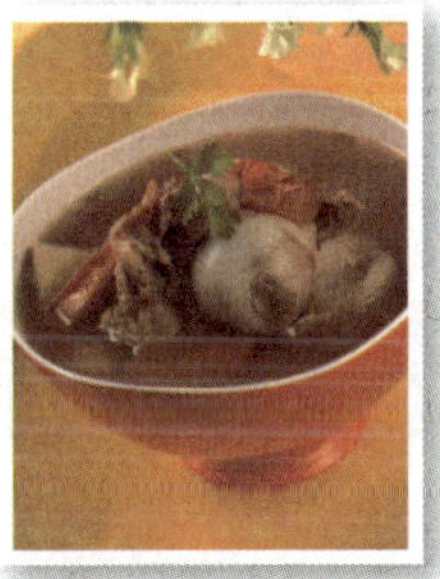

【适用症状】消化不良。

【材料】牛骨500克，胡萝卜300克，西红柿、菜花各200克，洋葱1个。

【调料】盐适量。

【做法】1. 牛骨切块，洗净，放入开水中煮5分钟，取出冲净。2. 胡萝卜去皮切块。3. 西红柿切成4块，菜花切块，洋葱去皮切块。4. 锅烧热，下油1汤匙，小火炒香洋葱，注入适量水煮开，加入所有材料煮2.5小时，调味即成。

国医小课堂

煲汤、炖菜时加盐不宜过早。盐具有较强的渗透性，会使蛋白质过早凝固，导致原料里面的营养物质难以渗出，影响汤汁的浓度和滋味。

【鸡肉栗子汤】

推荐指数 ★★★★

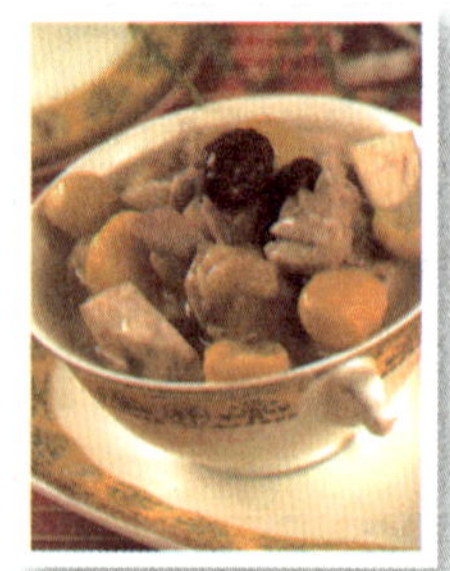

【适用症状】反胃、吐血。

【材料】鸡肉100克，栗子、芋头各50克，姜10克。

【调料】盐适量。

【做法】1. 鸡肉洗净切块，放入锅中，注入适量清水，以大火烧开，略煮片刻以去除血水，捞出沥干。2. 栗子洗净，去壳取肉；芋头洗净，去皮切成块；姜切片。3. 锅内注入适量清水，放入鸡块、栗子肉、芋头块、姜片，大火煮开，再改小火煲至材料熟烂，加盐调味即可。

【西红柿蛋花汤】

推荐指数 ★★★★

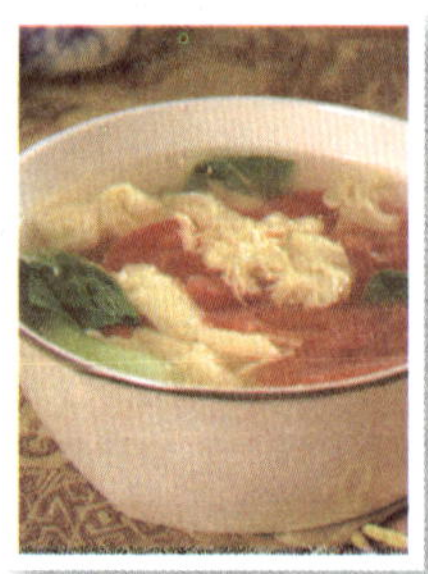

【适用症状】胃痛、便秘。

【材料】西红柿2个，鸡蛋2个，香菜少许。

【调料】盐、鸡精、香油各适量。

【做法】1. 将西红柿洗净，去蒂，切片；鸡蛋打散成蛋液。2. 锅置火上加水烧沸，放入西红柿煮2分钟，加盐、鸡精调味，再淋入蛋液熄火。3. 倒入汤碗中淋入香油，撒上香菜即可。

国医小课堂

一个成年人每天食用100～200克西红柿就能满足身体对番茄红素的需求。但很多人喜欢生吃西红柿，这样并不利于番茄红素的吸收，因为番茄红素是脂溶性维生素，加热和油脂烹调更有利于发挥其保健功效。所以西红柿熟吃较好，且做菜时盖严锅盖，再稍加些醋，能保护其营养成分不被氧化。

【山楂鱼丸油菜汤】

推荐指数 ★★★

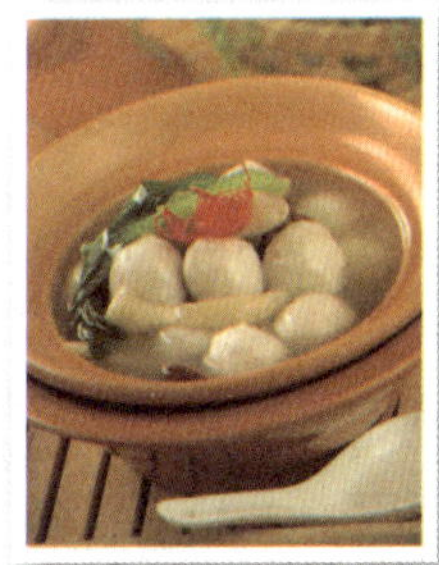

【适用症状】食欲不振、消化不良、胃胀。

【材料】鳜鱼1条（约500克），草菇50克，山楂、油菜心各少许，鸡蛋1个。

【调料】盐适量。

【做法】1. 鳜鱼宰杀后洗净，取肉，用刀背捶成鱼蓉，加盐、鸡蛋清，搅打成胶状待用；山楂、草菇、油菜心分别洗净。2. 锅内倒入适量清水烧开，将打好的鱼胶挤成鱼丸，边挤边下锅，待开锅后捞出。锅内再加清水烧开，放入鱼丸、草菇、山楂、油菜心，加入盐调味，煮熟即可。

【家常豆腐】

推荐指数 ★★★

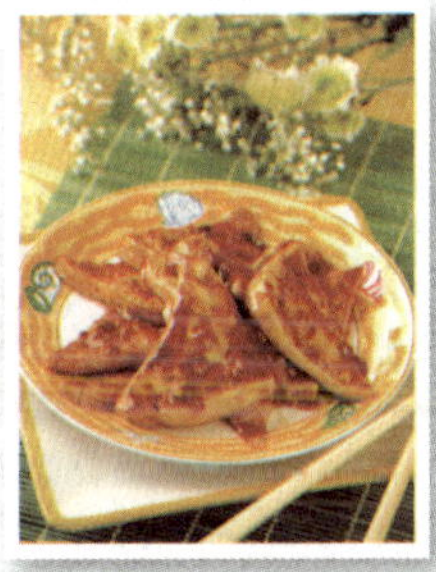

【适用症状】胃寒、便秘、慢性胃炎。

【材料】嫩豆腐400克，肉馅80克，姜末1小匙。

【调料】番茄酱1小匙，盐适量，香油、白糖各少许，水淀粉1小匙。

【做法】1. 嫩豆腐切三角块，入锅炸半分钟，捞出后沥油。2. 油锅烧热，先爆炒肉馅，再放入姜末及番茄酱翻炒，倒入盐、白糖，放入豆腐翻炒。3. 淋入水淀粉，倒入香油即可。

国医小课堂

豆腐下锅前，如果先在开水中浸泡10分钟左右，便可除去卤水味，这样做出的豆腐不但口感好，而且味美香甜。另外，豆腐含有较多水分，在高温下容易变质，发黏、变色和有酸臭味的变质豆腐一定不要食用。

【家常面片】

推荐指数 ★★★★★

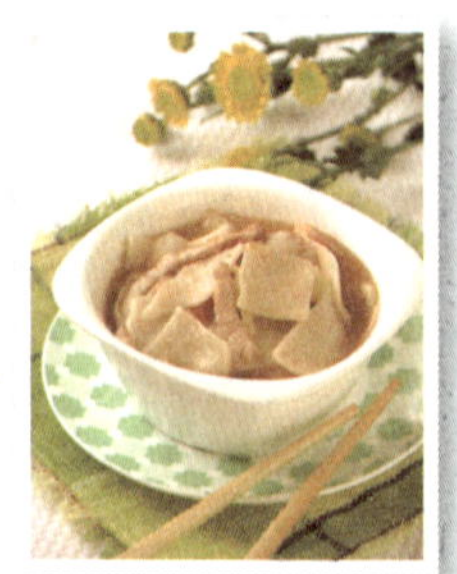

【适用症状】慢性胃炎、消化性溃疡、消化不良。

【材料】面粉500克，里脊肉100克，西红柿200克，白萝卜、土豆各150克，姜少许。

【调料】盐、醋、生抽、料酒、番茄酱各适量。

【做法】1. 姜洗净，切片；西红柿洗净，切丁；里脊肉洗净，切丝；其他材料全部切小丁，用料酒和生抽腌15分钟。2. 面和好后，擀成一张面片，然后划成2～3指宽的条，再揪成2～3厘米长的不规则面片。3. 油锅烧热，放姜片爆香，放肉丝翻炒，肉丝变色后，加西红柿丁和番茄酱，翻炒均匀，再放入白萝卜丁、土豆丁翻炒，加适量清水，把材料煮烂，再加盐和醋调味做成浇头。4. 将面片投入开水锅中煮熟，加入浇头拌食即可。

【韭菜炒鸡蛋】

推荐指数 ★★★

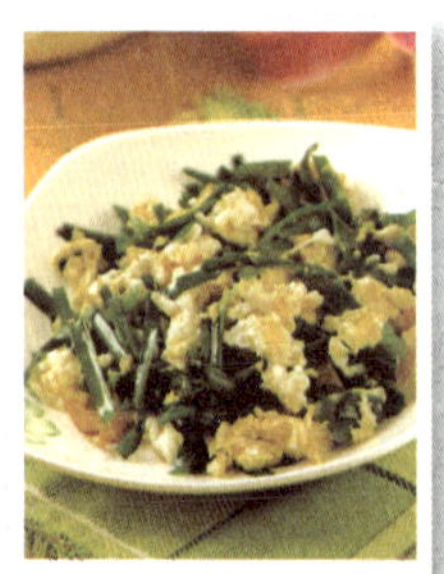

【适用症状】胃寒、便秘。

【材料】鸡蛋4个，韭菜50克。

【调料】盐、鲜汤各适量。

【做法】1. 将鸡蛋加盐打散。2. 韭菜择洗干净，切成段。3. 起锅热油，添适量鲜汤烧开，倒入鸡蛋液，用手勺轻推。4. 待蛋液凝结，撒上韭菜，翻炒均匀，出锅即成。

国医小课堂

韭菜要挑选鲜翠亮丽、无烂叶、无断枝、不软垂的。

【奶香麦片粥】

推荐指数 ★★★★★

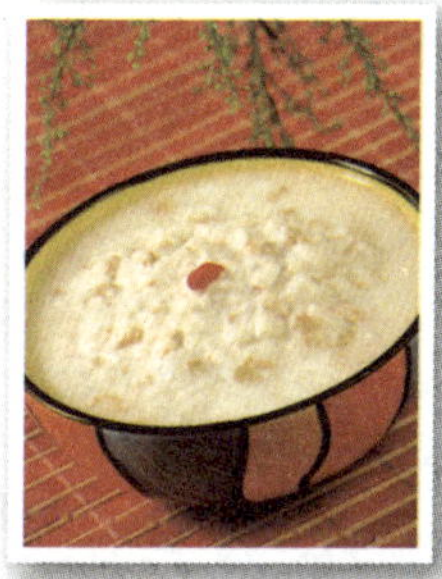

【适用症状】脾胃虚弱、胃痛。

【材料】粳米100克，鲜牛奶500毫升，麦片50克。

【调料】白糖适量。

【做法】1. 将粳米淘洗干净。2. 锅中放入粳米与适量清水，大火煮沸后转小火煮约30分钟至粥稠，加入麦片，以中火煮沸，再加入鲜牛奶，搅拌均匀，熟后以白糖调味即可。

【牛奶红枣粥】

推荐指数 ★★★

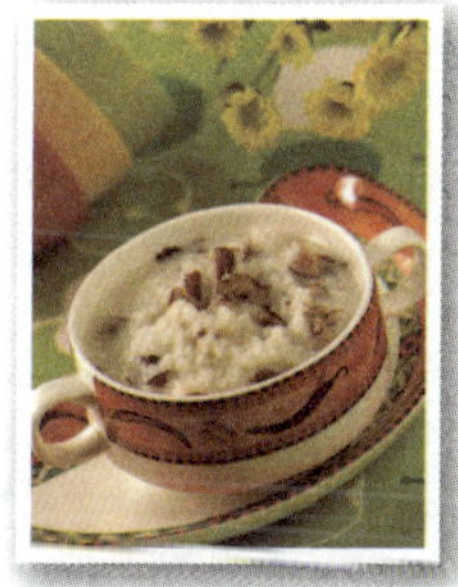

【适用症状】脾胃虚弱、食欲不佳、胃痛、吐酸水。

【材料】粳米100克，绿豆50克，红枣50克，牛奶1000毫升。

【调料】白糖适量。

【做法】1. 将粳米、红枣用清水洗净，将红枣去核，然后再将红枣切成碎块。2. 在瓦煲中加入牛奶，待牛奶烧开后加入粳米、去皮绿豆，煲约30分钟。3. 再加入红枣，调入白糖，继续煲12分钟即可。

国医小课堂

◎此粥营养丰富，对在运动中消耗了大量体力和营养物质的人有很好的补益作用。

◎烹调时根据需要选用牛奶：脱脂奶适合老年人和血压偏高的人群；高钙奶适合中等及严重缺钙的人，以及儿童、老年人和易怒、失眠者及工作压力大的女性。

◎煮粥时要注意牛奶后放，否则营养成分会流失。

【红枣山药薏米粥】

推荐指数 ★★★

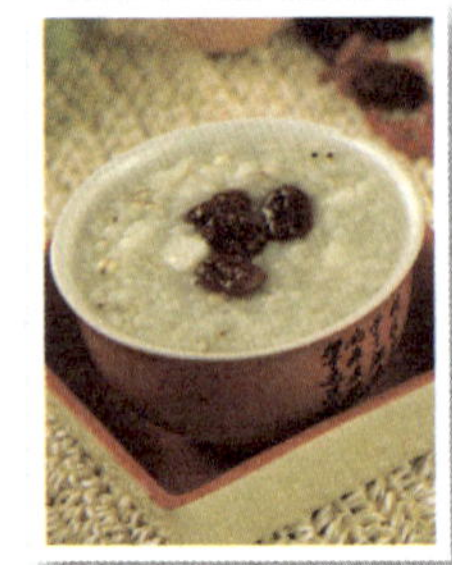

【适用症状】慢性胃炎。

【材料】粳米、山药各100克，薏米50克，红枣6个。

【调料】冰糖、蜂蜜各适量。

【做法】1.粳米淘洗干净，用水浸泡约15分钟；薏米淘净，用水浸泡2～3个小时；山药去皮洗净，切成小方块；红枣洗净去核。2.将粳米、薏米、红枣放入锅中，加入适量清水，用大火煮开后转小火煮至粥稠，再加入山药块，约煮20分钟后，放入冰糖，搅拌至溶化，熄火晾凉后根据个人口味调入蜂蜜即可食用。

【豇豆炒山药】

推荐指数 ★★★

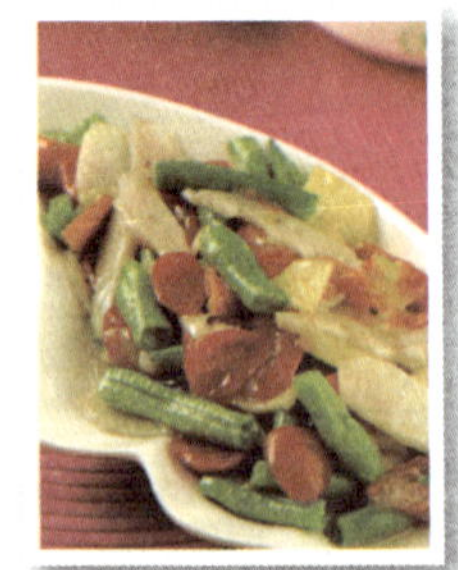

【适用症状】消化不良、便秘。

【材料】豇豆50克，山药50克，荸荠4个，藕1小段，小西红柿3个，南瓜1小块，姜丝适量。

【调料】盐适量。

【做法】1.将所有蔬菜洗净，山药、荸荠、藕、南瓜去皮，切片，小西红柿切开。2.豇豆放入沸水中氽烫至熟，捞出备用。3.油锅烧热，用姜丝炝锅，放入各种处理好的蔬菜大火翻炒，用盐调味即可。

国医小课堂

为了保持各类蔬菜原有的颜色，一定要用大火快炒。

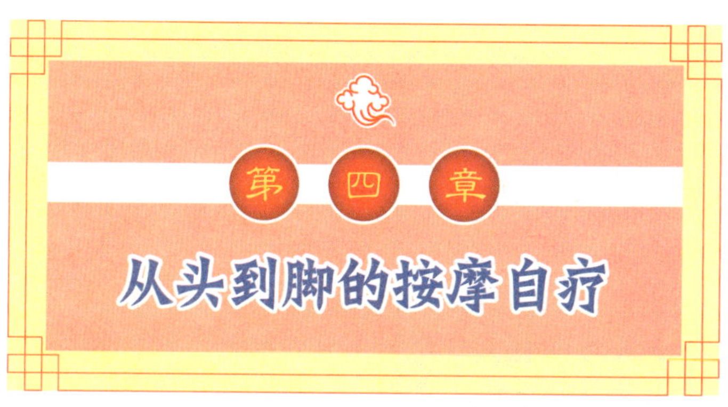

第四章 从头到脚的按摩自疗

胃肠不适时按摩的注意事项与禁忌

胃肠不适患者属于按摩疗病的一组特殊人群，这是因为胃肠不适患者多身体虚弱，且按摩时所取的穴位多位于腹部，因此在按摩时需要了解一些必要的注意事项与禁忌。

首先，按摩的时间不宜过长，要在清洁双手、修剪指甲、做好腹部保暖措施的前提下进行，注意动作要柔和、协调，以患者感觉良好为宜。一般每个穴位按摩3～5分钟。

其次，在冬季气温较低或者按摩者的手比较干燥的情况下，室内要保持适宜的温度和湿度，按摩者也可涂上一些护手霜，以让患者感到舒适为宜。

最后，需要注意的是，有急性腹痛症状者禁止按摩；孕妇不宜进行按摩，以免造成流产；皮肤病患者不宜进行按摩；胃肠不适并发严重心脏病等患者禁止按摩；有感染、发烧等症状者也不宜按摩。

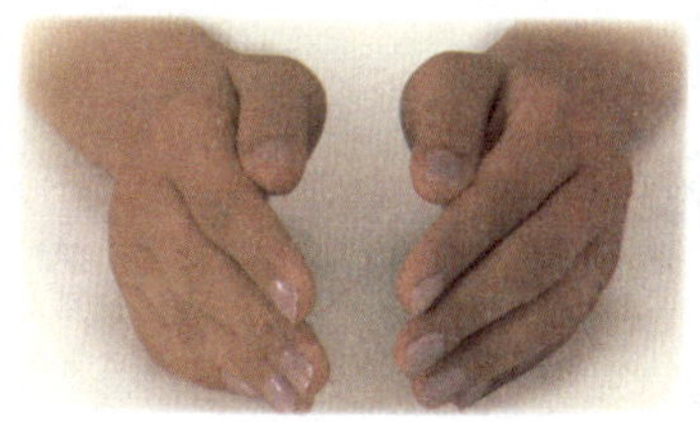

按摩前应先洗净双手

身体按摩自疗

慢性胃炎 身体按摩

特效穴位

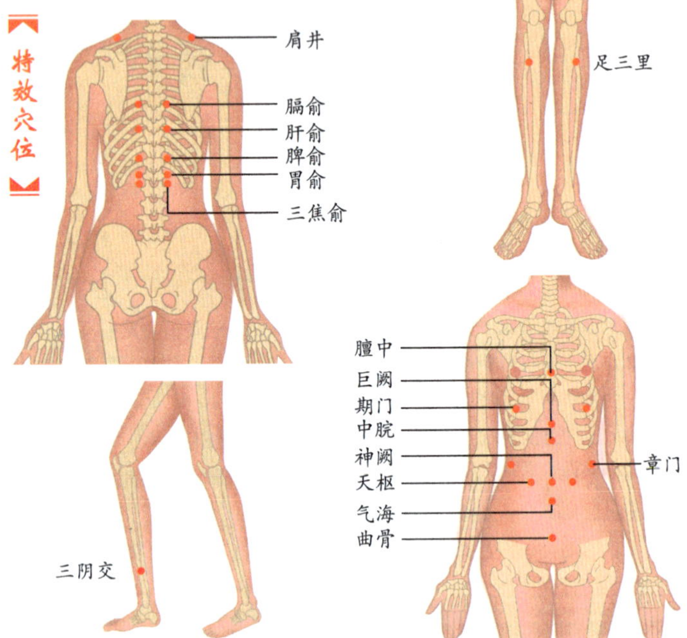

国医小课堂

脾俞、胃俞是胃病的特效穴位，对急性胃炎、慢性胃炎等有很好的疗效；章门对消化系统疾病有很好的疗效；中脘是胃部中心的重要穴位。因此，应着重对这些穴位进行按摩。

【按摩手法】

1.患者仰卧，按摩者双手重叠，从患者的心窝部向巨阙穴进行摩擦，反复持续5分钟（见图①②）。

2.患者仰卧，按摩者将食指、中指、无名指并拢，沿着身体前正中线两侧上下推按3分钟，力度要适中。

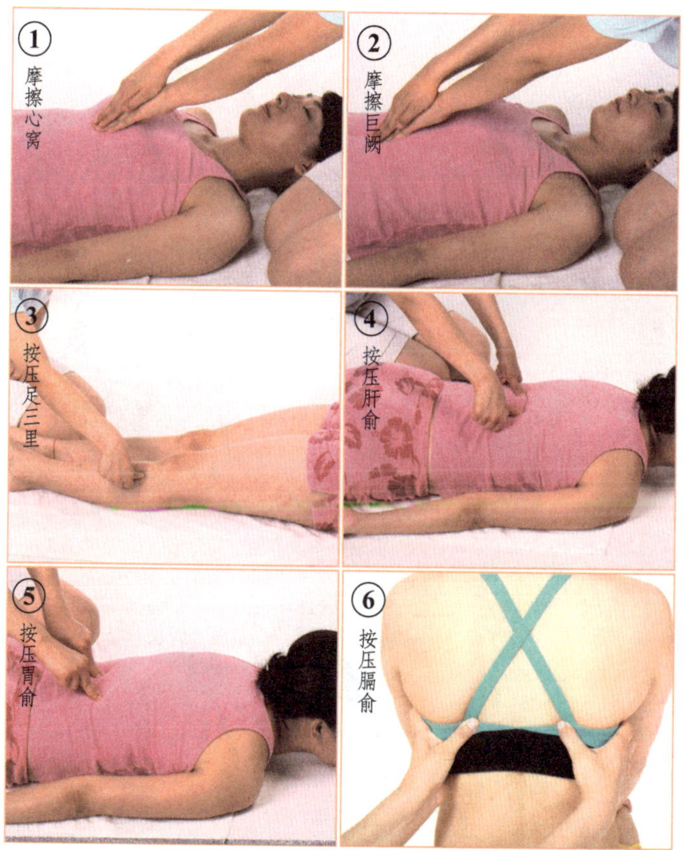

3.拇指用力按压足三里、三阴交，左右各3分钟，可有效缓解胃部疼痛（见图③）。

4.患者俯卧，用手指指腹用力按压患者的肝俞、胃俞、脾俞、膈俞，上下反复5次（见图④⑤⑥）。

5.患者仰卧，双手重叠，按压患者的腹部，并沿顺时针方向按摩2分钟，至患者感到温热为宜（见图⑦）。

6.用拇指或按摩棒揉按章门、期门、神阙、气海、膻中、天枢、曲骨各3～5分钟，注意力度应轻柔平缓（见图⑧⑨⑩）。

7.用拇指指腹按压中脘、巨阙各3分钟，至患者有酸胀感为宜。

8.用拇指或食指稍用力按压肩井、三焦俞各3～5分钟，以患者感到胀痛为宜（见图⑪）。

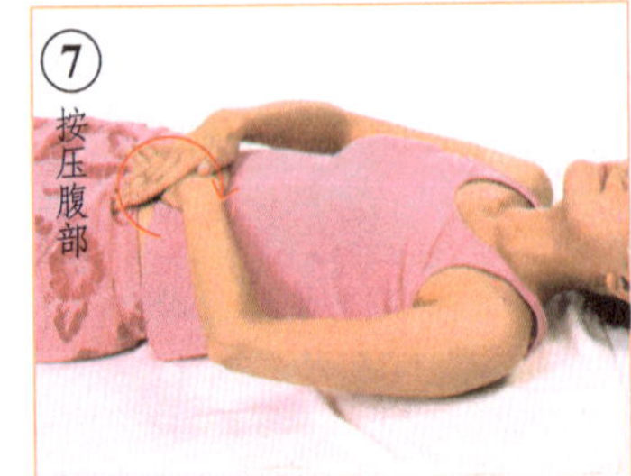

⑦ 按压腹部

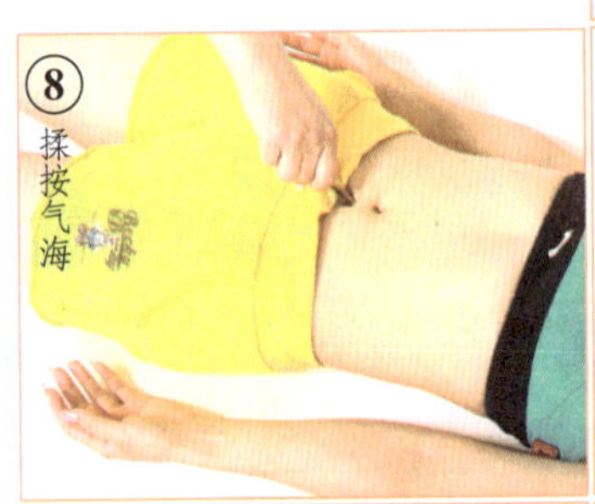

⑧ 揉按气海

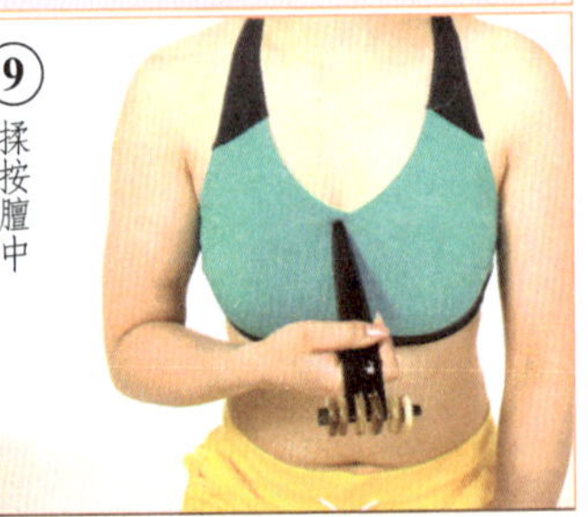

⑨ 揉按膻中

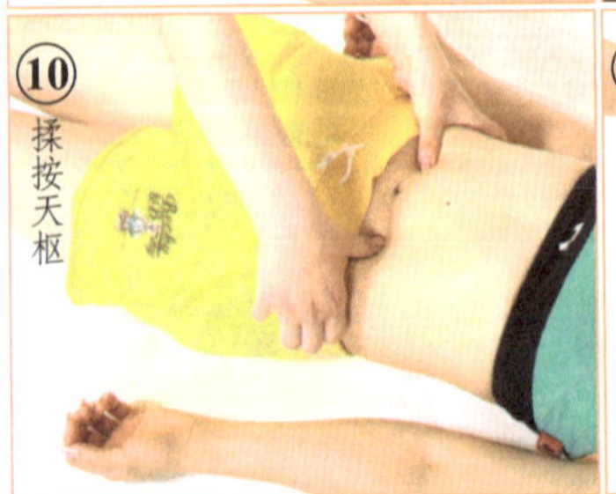

⑩ 揉按天枢

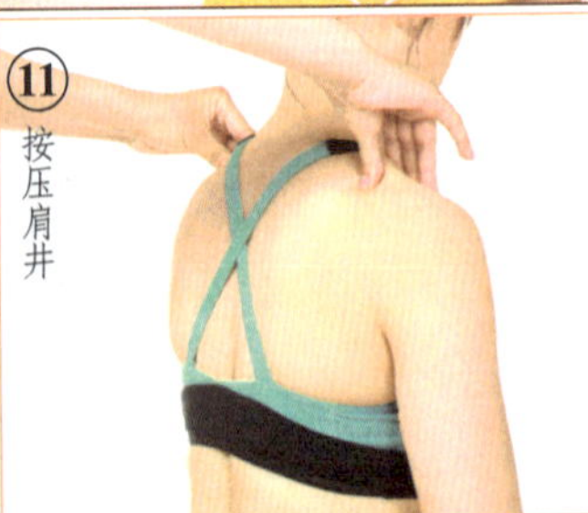

⑪ 按压肩井

腹痛、胃痉挛 身体按摩

特效穴位

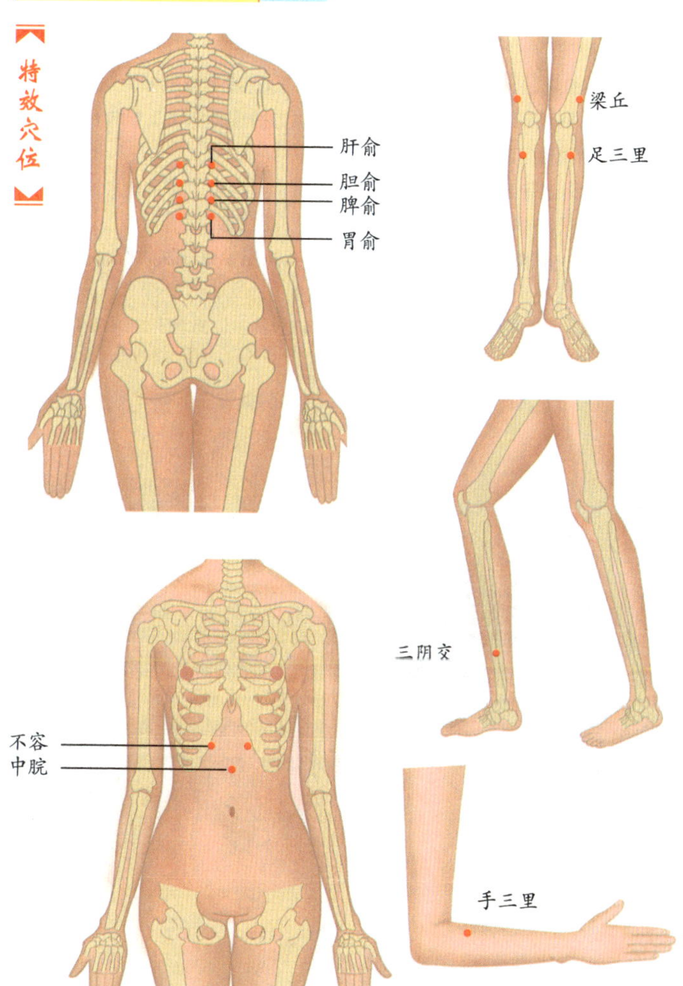

【按摩手法】

1.按摩者用拇指指端用力按压患者的梁丘3分钟，能有效缓解剧烈腹痛及胃痉挛（见图①）。

2.用力按压患者的足三里、三阴交各3分钟，以患者有酸胀感为宜。

3.按摩者一手固定患者手臂，一手用拇指用力按压患者手三里3分钟，以患者有酸胀感为宜（见图②）。

4.按摩者沿患者脊柱两侧用力按压肝俞、胆俞、脾俞、胃俞各1分钟，然后自上而下反复摩擦5遍，直至患者皮肤发红（见图③）。

5.患者仰卧，按摩者将双手食指并拢，用力按压中脘20次，配合患者呼吸进行按摩。按压此穴能有效调整人体消化机能。

6.患者仰卧，用手指指端用力按压左右不容3分钟，以患者有酸胀感为宜（见图④）。

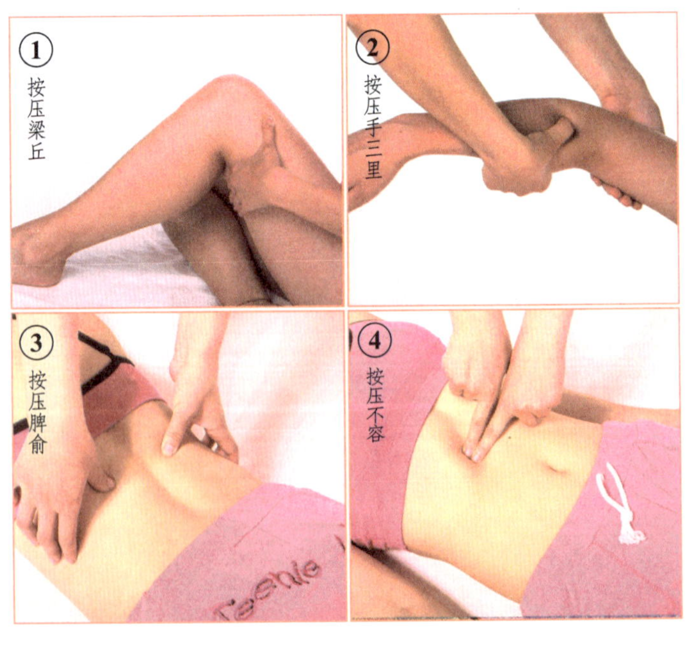

① 按压梁丘

② 按压手三里

③ 按压脾俞

④ 按压不容

胃下垂 身体按摩

特效穴位

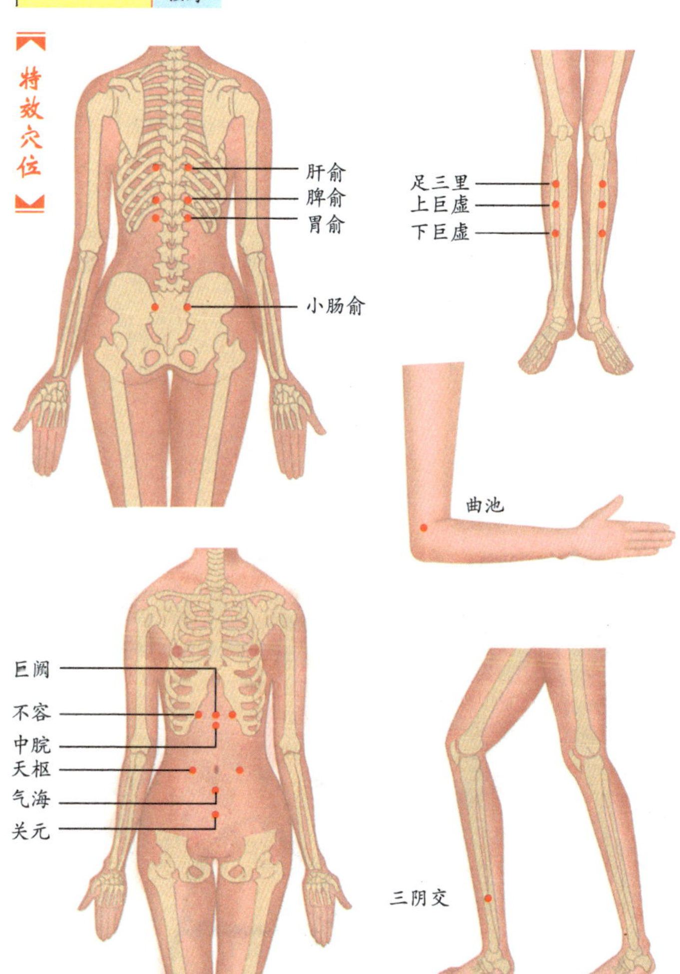

【按摩手法】

1.患者俯卧，按摩者沿患者脊柱两侧做推摩，上下反复3遍（见图①）。

2.沿脊柱旁1.5寸（约为一拇指半横宽）处，自下而上进行捏脊，反复3次（见图②）。

3.双手食指、中指并拢，沿脊柱两旁1.5寸（约为一拇指半横宽）处进行点按，来回做3次，手法要有力度、有协调性（见图③）。

4.按揉肝俞、脾俞、胃俞、小肠俞，力度适中（见图④）。

5.患者仰卧，按摩者将手掌贴在患者肚脐周围，沿顺时针方向推摩腹部20～30次，然后配合患者呼吸，用拇指、食指及中指缓缓下按中脘处，再慢慢松手，时间约为1分钟。

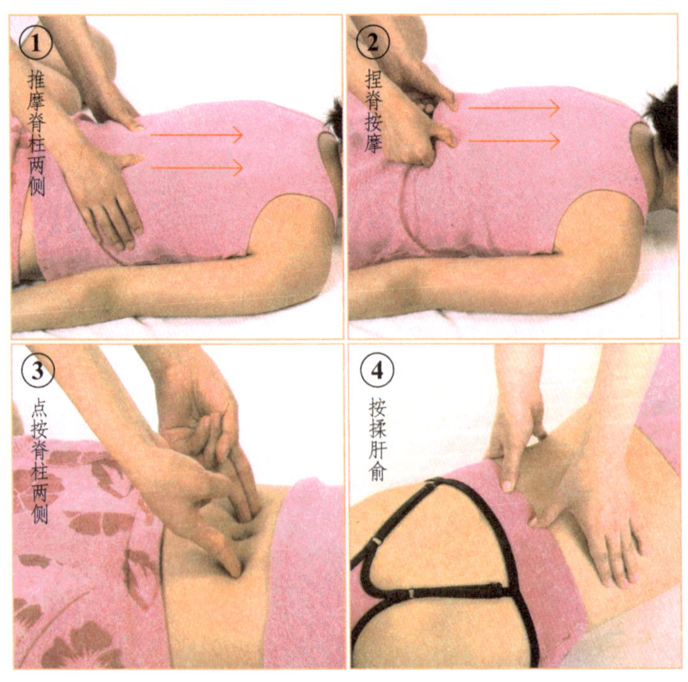

6.用拇指指腹按揉巨阙、不容、天枢、关元、气海各3分钟，至患者感到酸胀为宜（见图⑤）。

7.如果患者有胃积食、胸闷灼热等症状，可以让其仰卧，并用手按压患者腹部疼痛处，可有效缓解上述症状。

8.左手掌贴放在左上腹，向下平推至右下腹；右手掌贴放在右上腹，向下平推至左下腹，各推10～15次（见图⑥）。

9.患者取坐位，按摩者用拇指或中指指腹按揉两腿侧边的足三里、上巨虚、下巨虚各30秒。患者也可自己进行按摩（见图⑦）。

10.用拇指按压曲池50次，左右交替进行（见图⑧）。

11.患者取坐位，用拇指指腹按压三阴交，力度适中，以患者感到酸胀为宜。

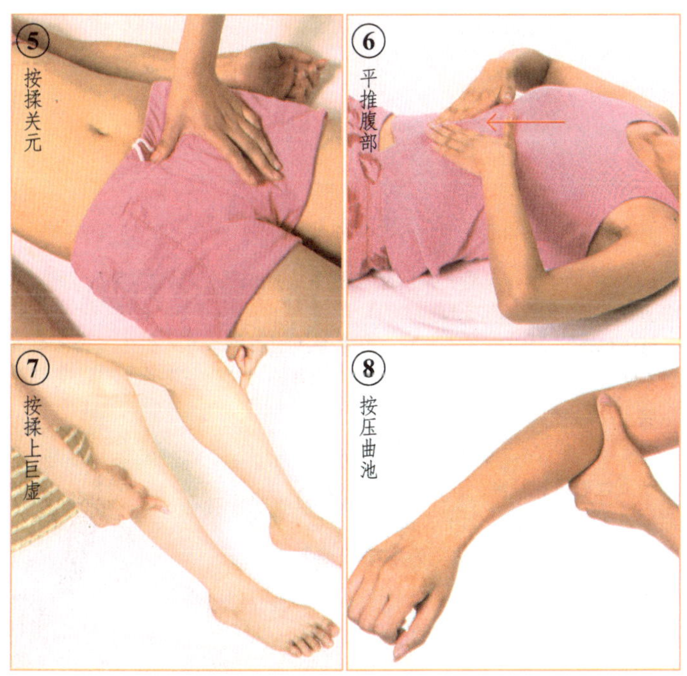

⑤ 按揉关元

⑥ 平推腹部

⑦ 按揉上巨虚

⑧ 按压曲池

胃溃疡 身体按摩

特效穴位

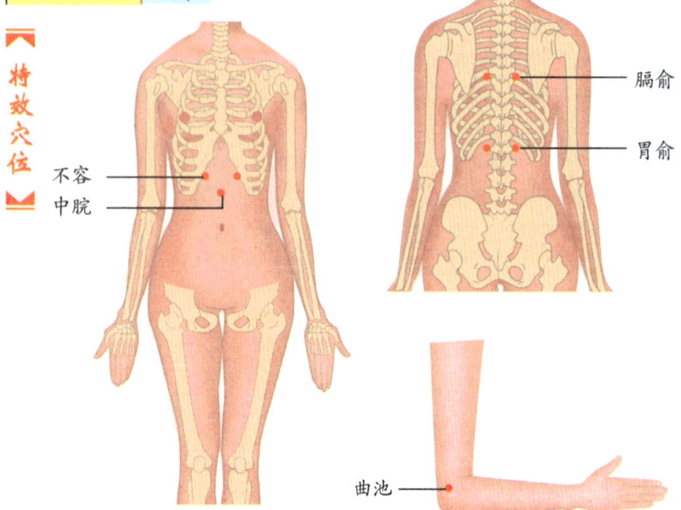

按摩手法

1.患者坐在椅子上，按摩者双手握拳，用拳头突出的关节顶住其胃俞，并让患者上身后仰，以便按压此穴。

2.患者仰卧，双腿伸直，按摩者左手掌心重叠在右手手背上，右手手掌紧贴于患者腹部，力度适中，揉按3～5分钟后，再将右手拇指指腹按在中脘上，按揉1分钟（见图①）。

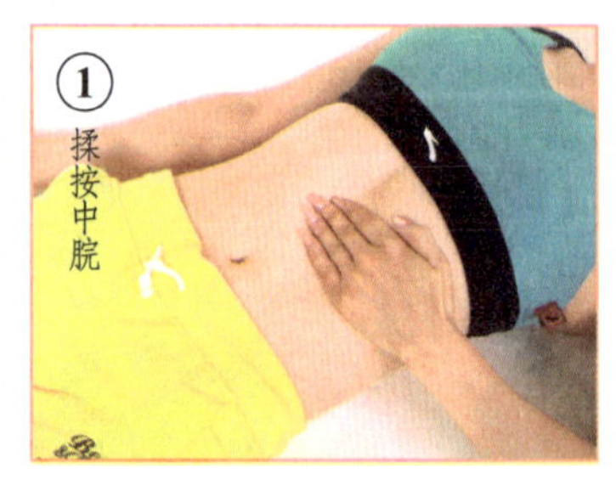

3.按摩者双手握拳，用拳头突出的关节顶住患者的膈俞，并让其上身后仰，以便按压此穴。

4.用除拇指外的四指从内向外平推不容。

5.用拇指或食指按压曲池3～5分钟，左右交替进行。

腹胀、腹鸣 身体按摩

特效穴位

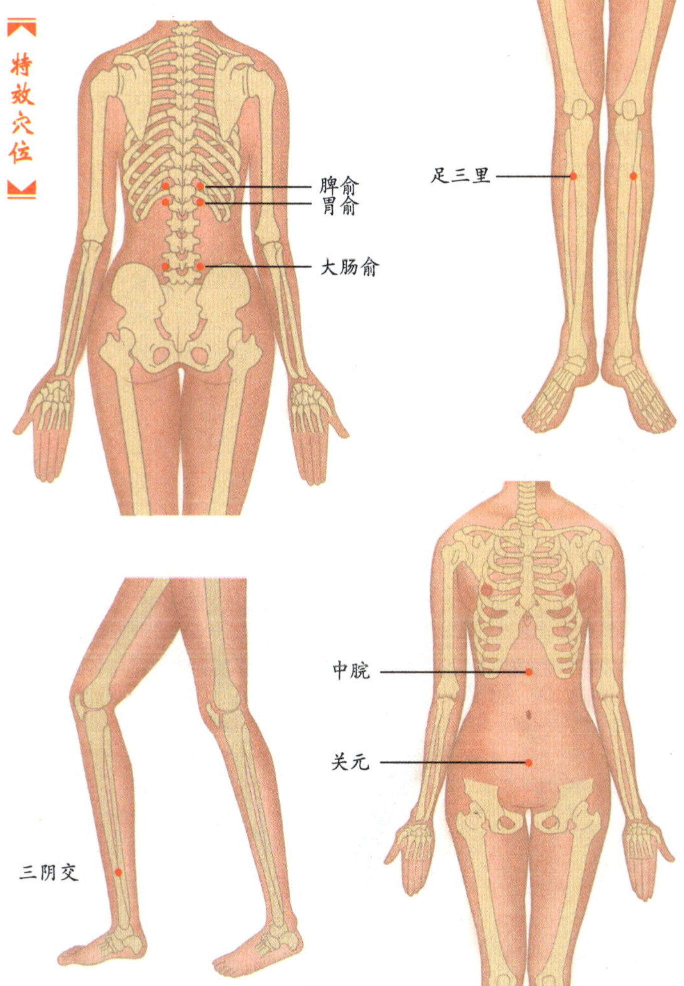

【按摩手法】

1.患者取俯卧位，按摩者用拇指指腹按压患者左、右两侧的脾俞、胃俞，力度稍重，以患者有酸胀感为宜。按摩此穴能促进胃肠功能与胃液分泌，并增强消化功能（见图①）。

2.患者取俯卧位，按摩者拇指指腹按压左、右大肠俞各3分钟，以患者有酸胀感为宜。按摩此穴能缓解便秘与腹鸣不止等症状。

3.患者取仰卧位，按摩者一手固定患者小腿，另一手用力按压三阴交、足三里，以患者有酸胀感为宜（见图②）。

4.沿逆时针按摩中脘，左右手各20次，可改善患者消化功能（见图③）。

5.将拇指弯曲，其他四指并拢按压患者关元20次，以有酸胀感为宜（见图④）。

6.患者取俯卧位，按摩者用拇指沿着患者脊柱两侧进行按压，力度稍重，上下反复按摩20次。

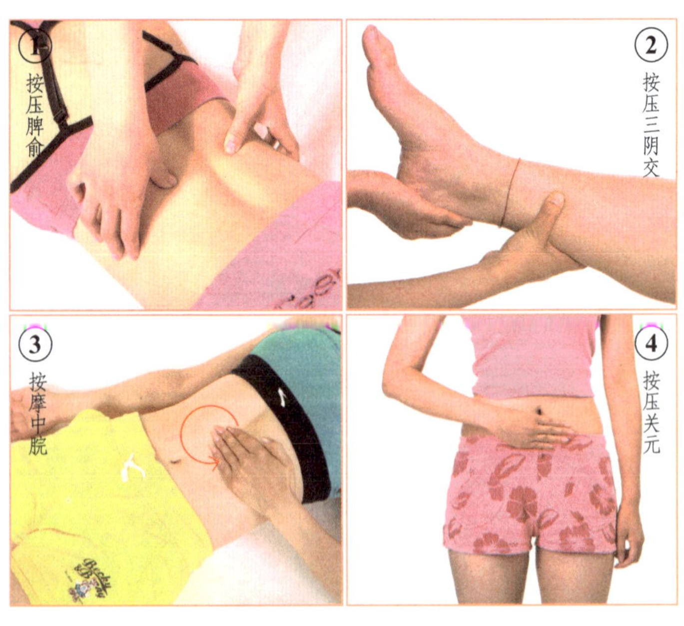

慢性肠炎 身体按摩

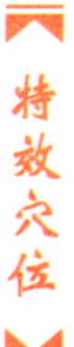

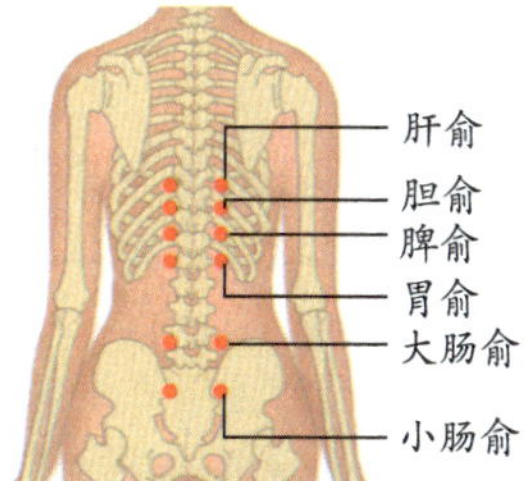

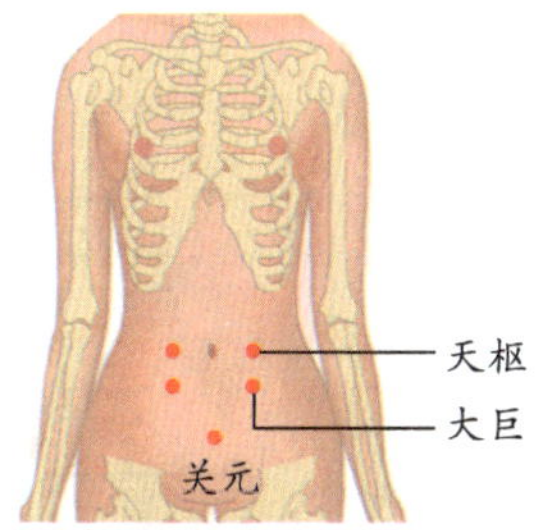

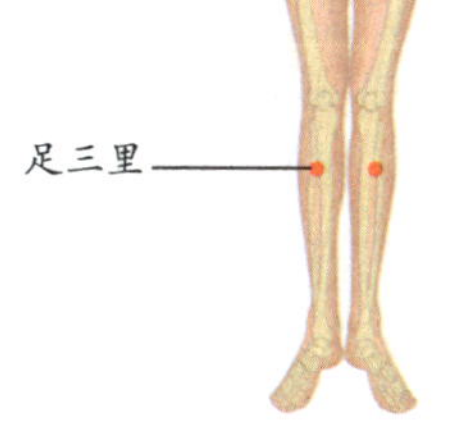

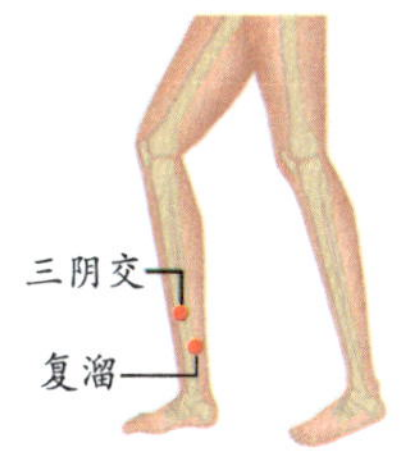

【按摩手法】

1.张开五指，四指抱住两侧腰部，用拇指指腹用力按压患者大肠俞、小肠俞各5分钟。以患者感到酸胀为宜（见图①）。

2.患者取仰卧位，按摩者用力按压患者天枢、大巨、关元，并沿顺时针方向做圈状运动，各2分钟，以感到酸胀为宜（见图②）。

3.患者取俯卧位，按摩者沿患者脊柱两侧用力按摩肝俞、胆俞、脾俞、胃俞，逐渐加力，各1分钟，然后自上而下反复摩擦5遍。

4.用食指指腹按揉足三里、三阴交、复溜各5分钟。

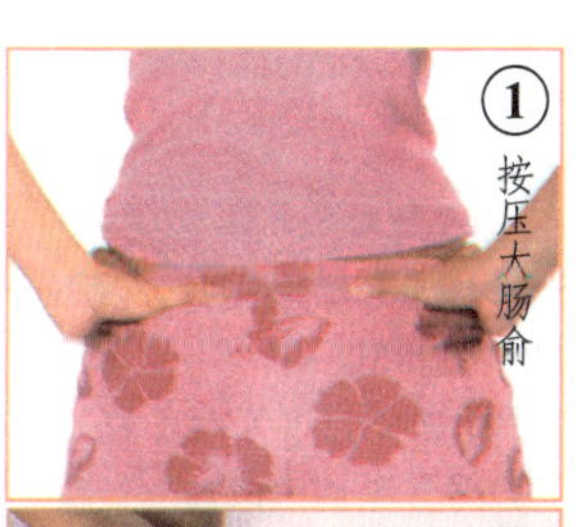
① 按压大肠俞

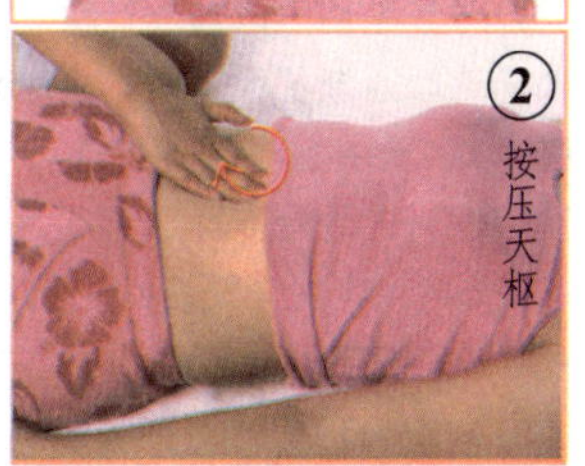
② 按压天枢

便秘 身体按摩

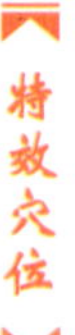

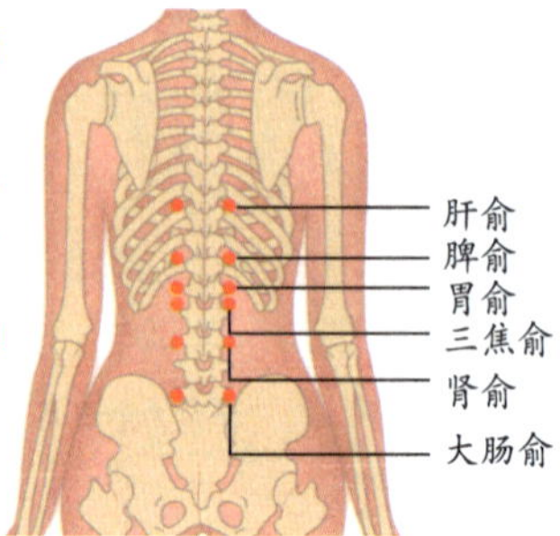

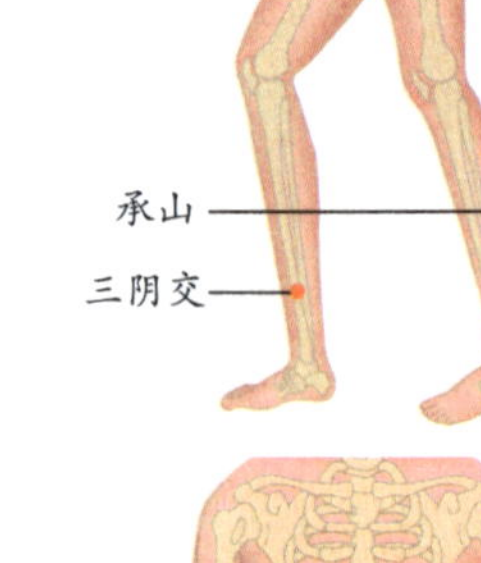

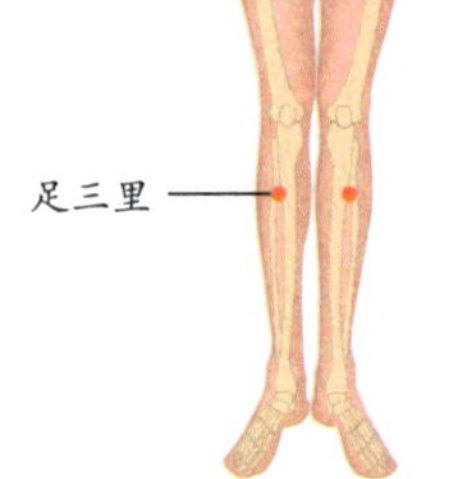

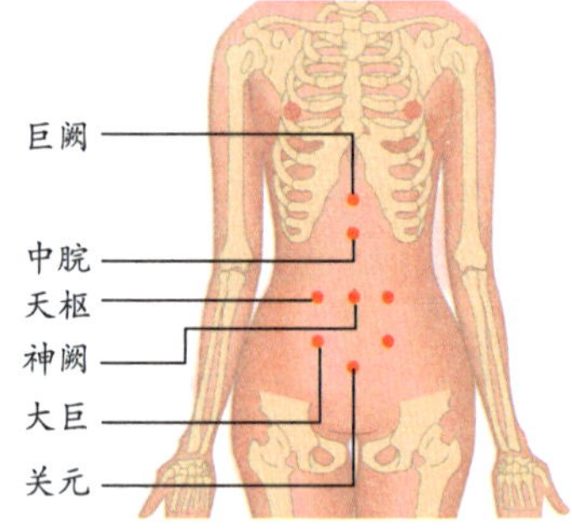

【按摩手法】

1.双手五指并拢按揉天枢、关元、巨阙、大巨等穴，各1分钟（见图①）。

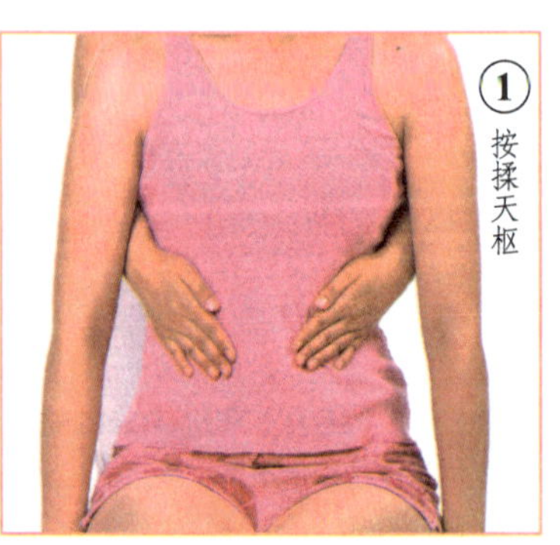

按揉天枢

2.右手在下，左手叠于其上，按于脐部，稍用力做顺时针揉动30次。然后逐渐扩大范围，按摩全腹50次，再由上而下推左腹30次。

3.用掌心按揉神阙50次，直至患者腹部肠鸣、产生排气感和便意。

4.用拇指按压承山1分钟，再捏拿承山周围腓肠肌30次。口臭者揉按足三里1分钟，腹冷痛者揉按三阴交1分钟（见图②）。

5.用手指弹拨腹下硬块50次，可加快大肠蠕动。

6.四指并拢握住患者双腿内侧，用拇指指腹按揉三阴交；用手掌按揉患者大肠俞50次，至局部产生酸胀感为宜（见图③④）。

7.用手指按揉脾俞、胃俞、肝俞、肾俞各50次，直至患者有局部温热感（见图⑤）。

8.在患者腰骶部做上下快速摩擦，以患者自觉骶部和小腹部有温热感为止。

9.右手中指按于中脘，其余四指贴附于腹部，然后做顺时针揉动30次。

10.大便未出时，两手重叠在神阙（即肚脐）周围，沿顺时针、逆时针各按摩15次，然后轻拍肚子15次。

11.大便将出不出时，用右手食指压迫会阴（二阴之间中点），可助大便缓缓排出，心情要放松，千万不可急躁。

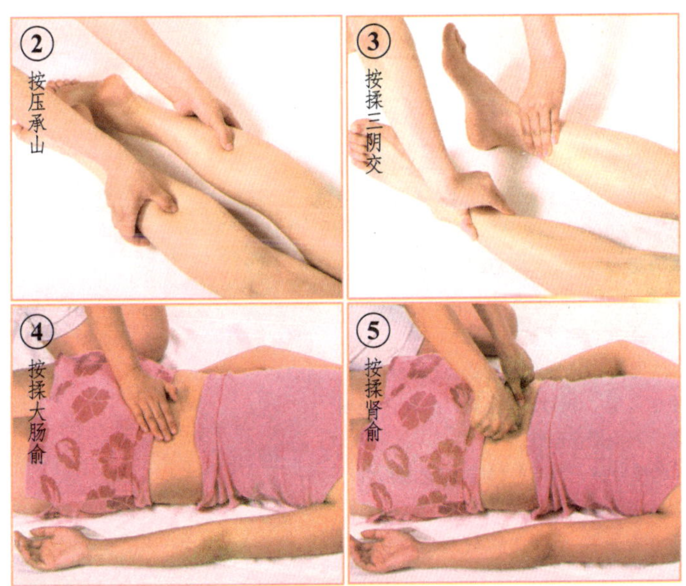

② 按压承山

③ 按揉三阴交

④ 按揉大肠俞

⑤ 按揉肾俞

手部按摩自疗

消化不良 手部按摩

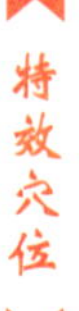

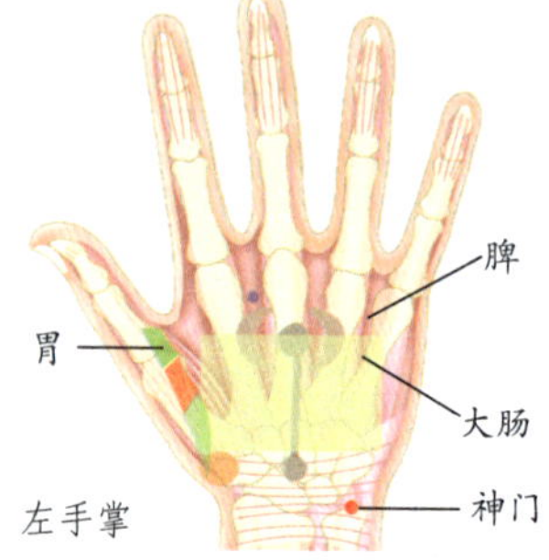

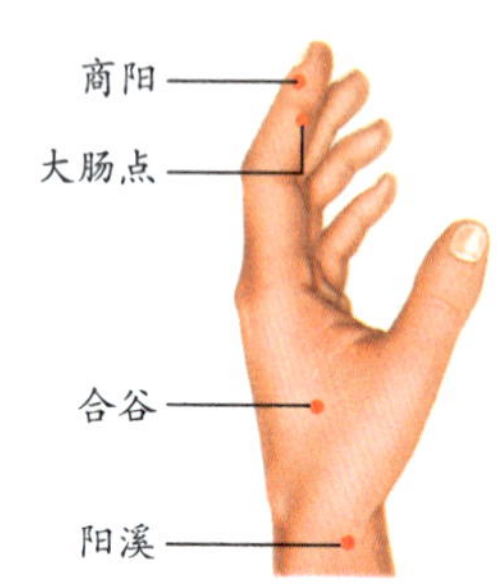

【按摩手法】

1.点按或按揉胃反射区3~5分钟，力度由轻到重，逐渐加力，至患者局部出现酸、胀、痛的感觉为止，按摩速度以每分钟50~100次为宜。

2.拇指按揉脾、大肠反射区3~5分钟，至患者局部有酸痛感为宜。手法要均匀、柔和、有渗透力（见图①）。

3.用拇指指端或牙签后端点按大肠点，手法稍重，持续3~5分钟，力度由轻到重，避免损伤皮肤。

4.点按合谷、商阳各1分钟，逐渐用力，以患者局部有酸胀感为宜（见图②）。

5.用拇指按揉手部的阳溪、神门各1分钟。

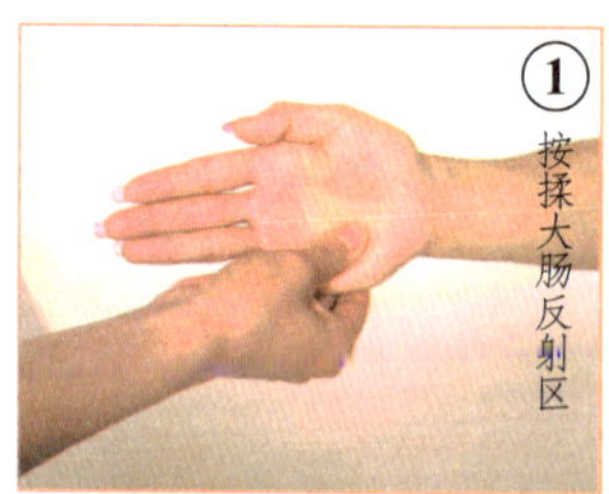
①按揉大肠反射区

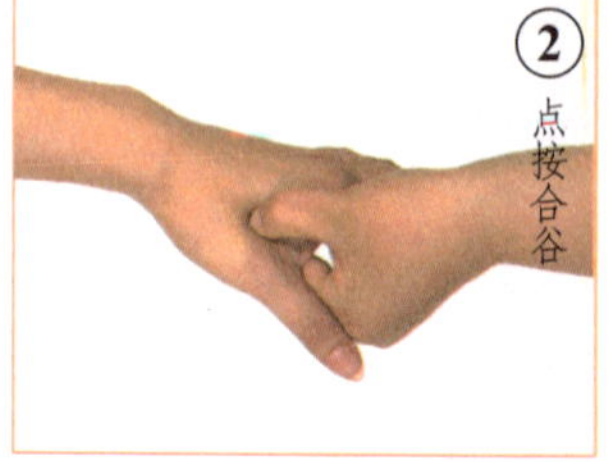
②点按合谷

慢性胃炎 手部按摩

【特效穴位】

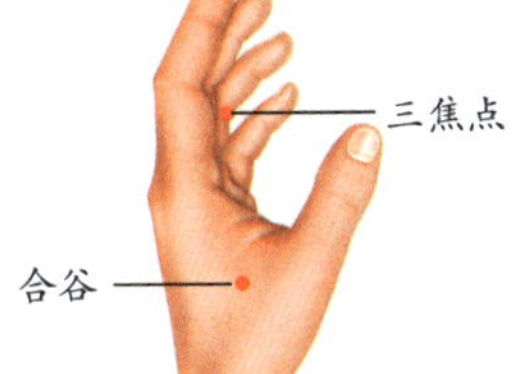

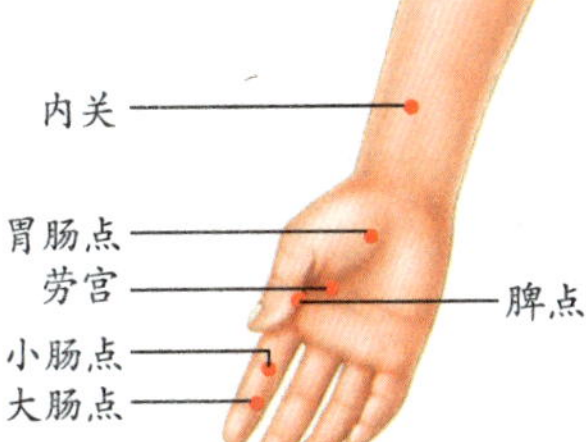

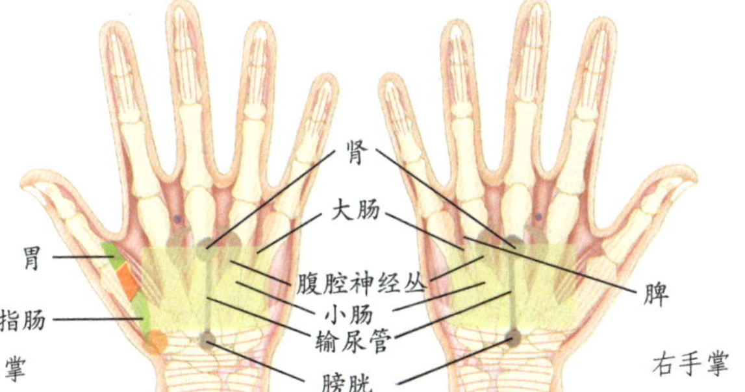

【按摩手法】

1.用力点按内关、合谷、劳宫各穴，持续2~3分钟，以局部有胀痛感为宜。

2.揉掐胃肠点、三焦点、脾点、大肠点、小肠点，各揉掐1~2分钟，以局部有热胀感最佳。

3.取肾、输尿管、膀胱、脾、腹腔神经丛、小肠、大肠等反射区，每次可选4~5个，以中等力度按揉或推按30~50次，以局部有酸胀感最佳。

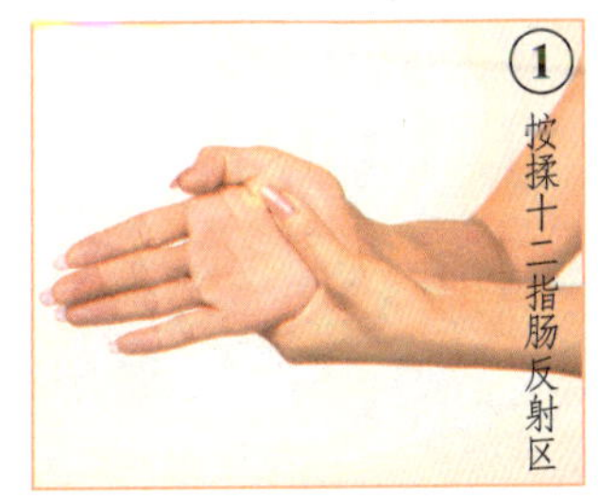
①按揉十二指肠反射区

4.在胃、十二指肠反射区各按揉2分钟，手法由轻到重（见图①）。

便秘 手部按摩

特效穴位

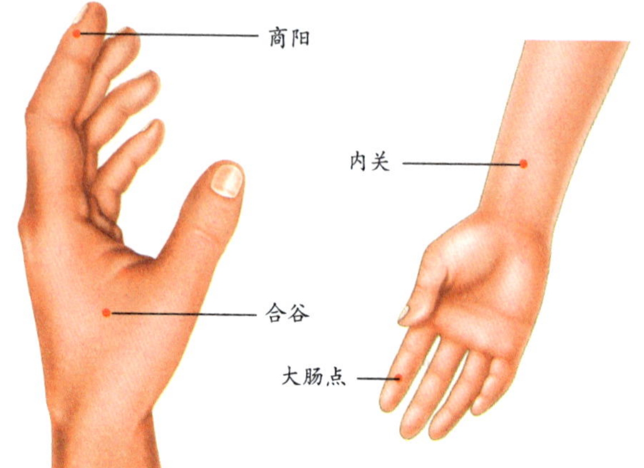

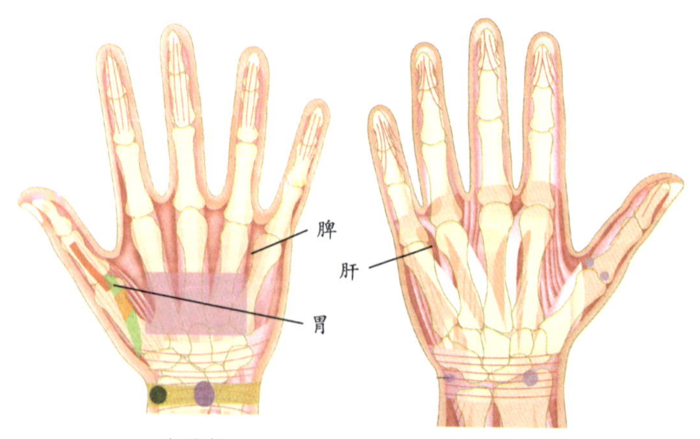

左手掌　　左手背

【按摩手法】

1.点按或按揉胃反射区3~5分钟，手法由轻到重，逐渐用力，至局部出现酸、胀、痛的感觉为度，按摩速度每分钟50~100次为宜。

2.用拇指按揉肝、脾反射区3~5分钟，至局部有酸痛感为宜。手法要均匀、柔和、有渗透力（见图①）。

3.用拇指指端掐揉或牙签后端点按大肠点，手法稍重，持续3~5分钟，力度适中，避免损伤皮肤（见图②）。

4.点按内关、合谷、商阳各1分钟，以局部有酸胀感为宜（见图③④）。

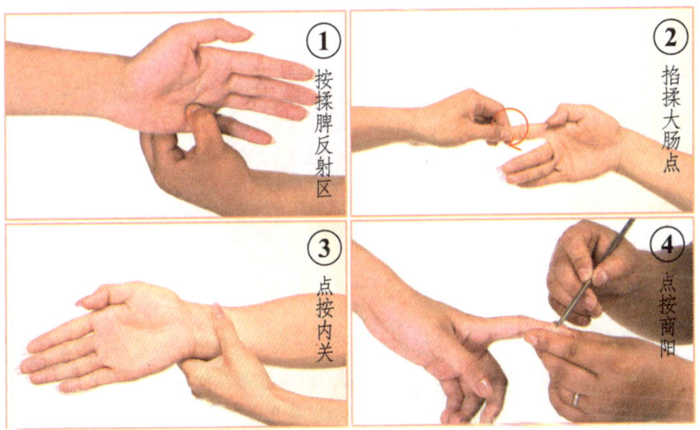

国医小课堂

如何用饮食疗法预防大便干燥

第一，要注意饮食的量。只有足够的量才能刺激肠蠕动，使粪便正常通行及排出体外。尤其是早饭要吃饱。

第二，要注意饮食的质。主食不要吃得太过精细，要多吃些粗粮和杂粮。因为粗粮、杂粮消化后的残渣可以增加对肠道的刺激，利于大便运行。

足部按摩自疗

慢性胃炎 足部按摩

【特效穴位】

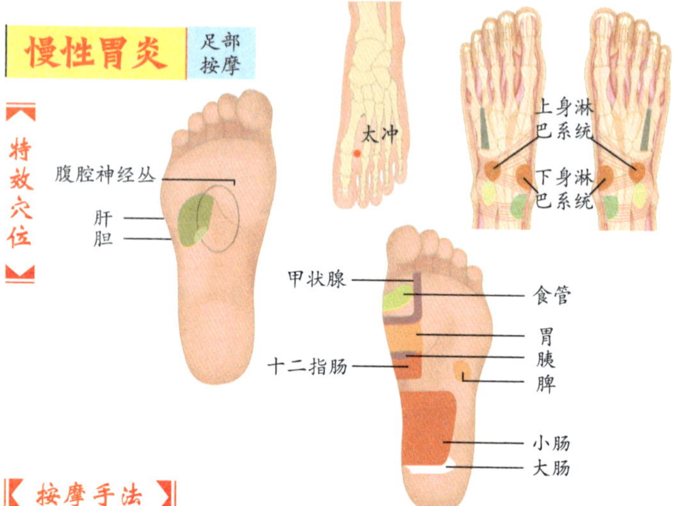

【按摩手法】

1.扣压腹腔神经丛、胃、十二指肠、大肠、小肠等反射区各50次（见图①）。

2.用单食指扣拳法按揉胰、甲状腺、脾、肝、胆等反射区各50次。

3.推压食管、上身及下身淋巴系统等反射区各30次（见图②）。

4.单指扣拳，点按太冲，持续3～5分钟，以患者感到胀痛为宜。

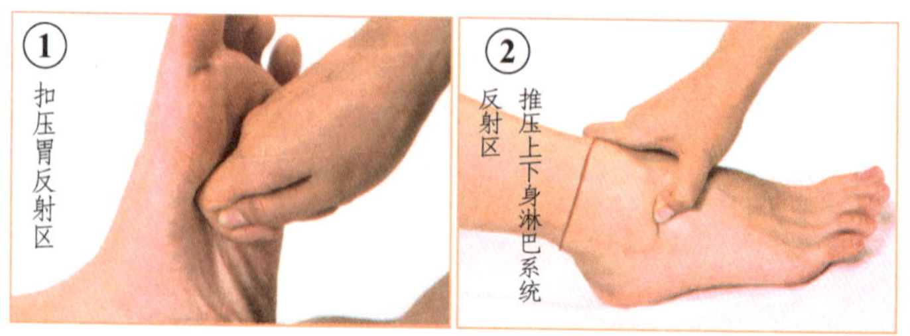

① 扣压胃反射区

② 推压上下身淋巴系统反射区

胃下垂 足部按摩

特效穴位

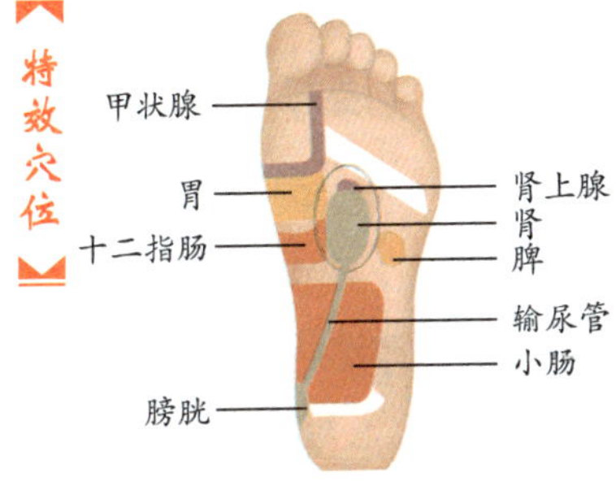

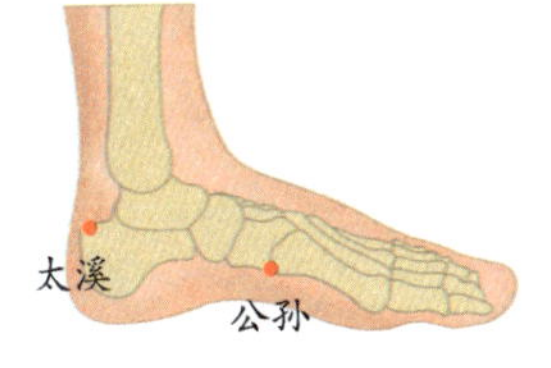

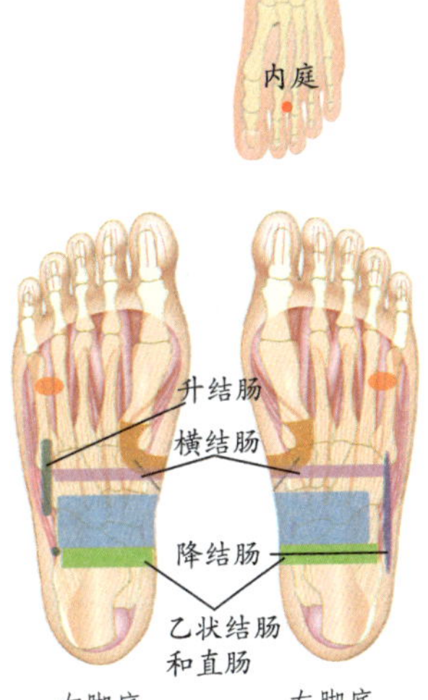

【按摩手法】

1.依次点按脚部的胃、脾、十二指肠、肾、肾上腺等反射区各100次，按摩力度以局部胀痛为宜。

2.由足趾向足跟方向推按输尿管反射区100次，推按速度以每分钟30~50次为宜。

3.点按足底的膀胱反射区100次，按摩力度以局部胀痛为宜。

4.按揉内庭、公孙、太溪各30次，按摩力度以局部胀痛为宜。

5.从足趾向足跟方向推按小肠反射区50次，由足跟向足趾方向推按升结肠反射区50次，从右向左推按横结肠反射区50次，从足趾向足跟方向推按降结肠反射区50次，从足外侧向足内侧推按乙状结肠、直肠反射区各50次，依次进行。

6.由足跟向足趾方向推按甲状腺反射区50次。

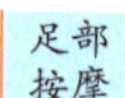

十二指肠溃疡 足部按摩

特效穴位

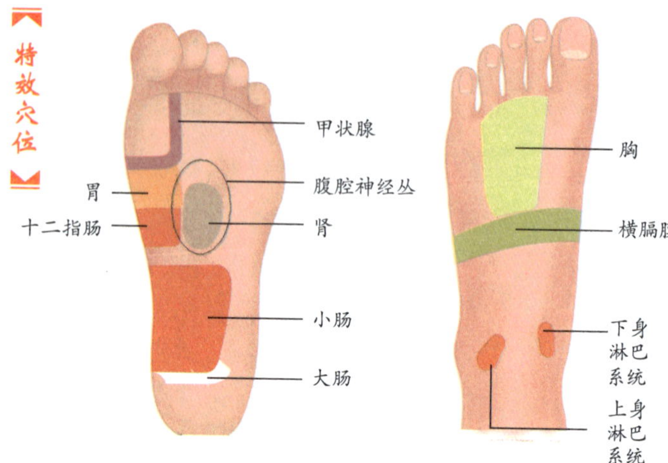

按摩手法

1.单食指扣拳法按摩脚底的肾、甲状腺等反射区各50次。

2.单食指扣拳法推压脚底的腹腔神经丛、胃、十二指肠、大肠、小肠等反射区各50次（见图①）。

3.双拇指捏指法推压脚背部的横膈膜、胸等反射区各30次（见图②）。

4. 双拇指捏指法按揉脚背部的上、下身淋巴系统反射区各30次。

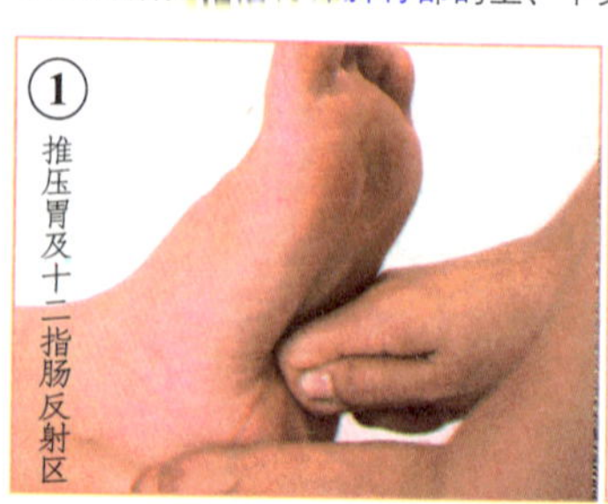

① 推压胃及十二指肠反射区

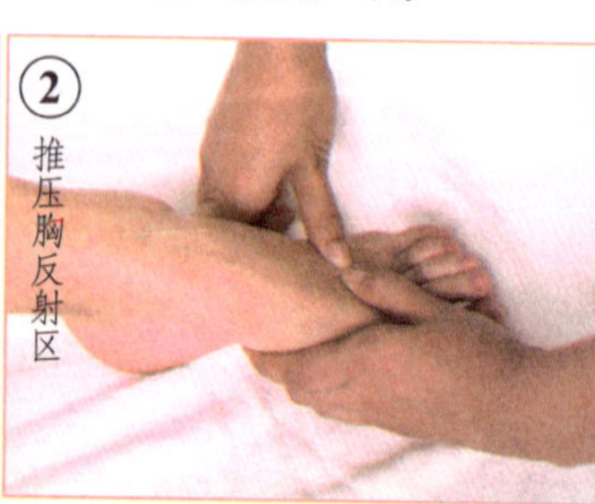

② 推压胸反射区

慢性腹泻 足部按摩

【特效穴位】

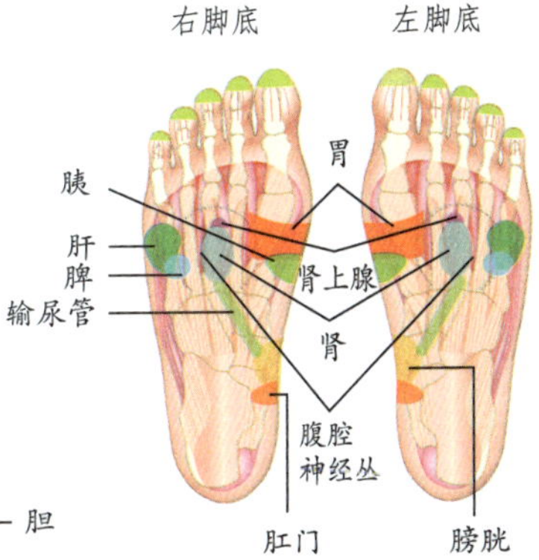

右脚底 左脚底
胃
胰
肝
脾
输尿管
肾上腺
肾
腹腔神经丛
肛门
膀胱

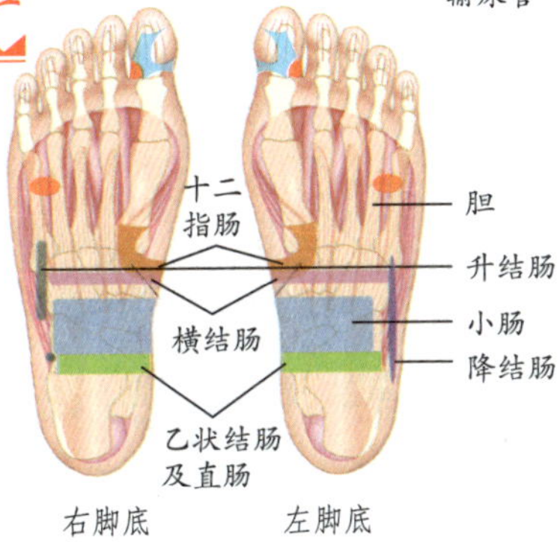

十二指肠
胆
升结肠
横结肠
小肠
降结肠
乙状结肠及直肠
右脚底 左脚底

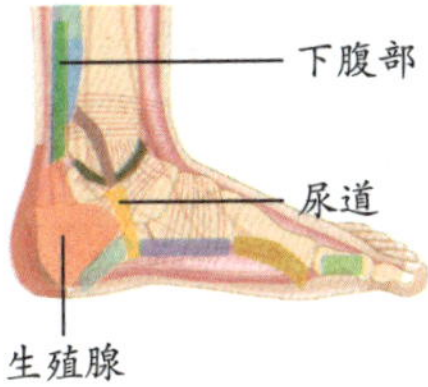

下腹部
尿道
生殖腺

【按摩手法】

1.食指关节压刮腹腔神经丛、肾、肾上腺、输尿管、膀胱、尿道反射区。

2.用食指指关节压刮胃、胰、脾、肝、胆反射区，其中胃反射区可用双食指压刮法。

3.用拳刮法刺激小肠反射区，然后用拳背面叩击此反射区2~3分钟。

4.拇指压推十二指肠、升结肠、横结肠、降结肠、乙状结肠及直肠、肛门反射区（见图①）。

5.拇指压推下腹部、生殖腺反射区。

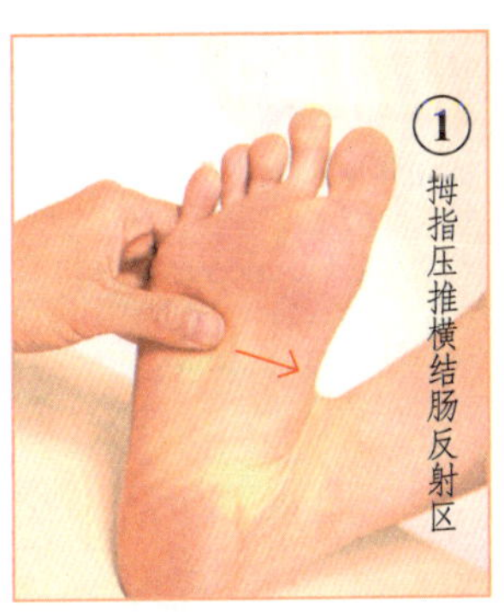

①拇指压推横结肠反射区

便秘 足部按摩

【特效穴位】

腰椎
胸椎
颈椎
甲状旁腺
脾
降结肠
心
胆
升结肠
回盲瓣
盲肠（阑尾）
大脑
小脑、脑干
十二指肠
横结肠
乙状结肠
小肠
大肠
右脚底
左脚底
胃
胰
肝
肾上腺
输尿管
肾
膀胱
肛门
腹腔神经丛
右脚底
左脚底

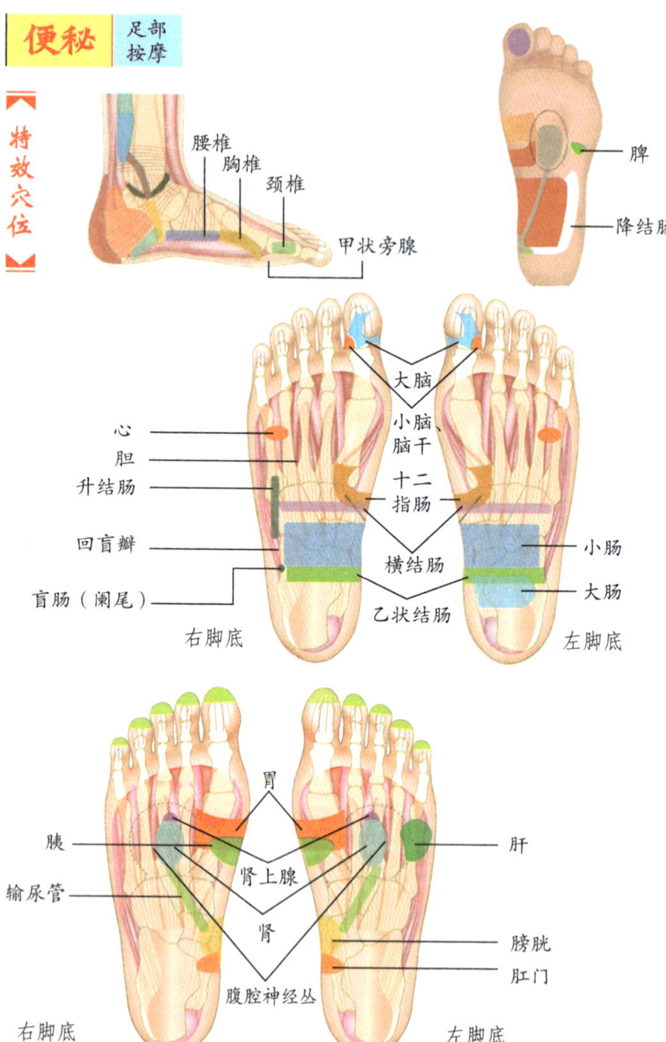

【按摩手法】

1.单食指扣拳法推压脚部的腹腔神经丛、肾、肾上腺、大脑、胃、十二指肠、小肠、大肠、输尿管、膀胱、肝、胆等反射区各50次（见图①②）。

2.单食指扣拳法按揉脾、肛门等反射区各50次。

3.食指指关节点按大脑、小脑、脑干、心、甲状旁腺等反射区各1分钟，力度稍重，以患者有酸痛感为宜（见图③）。

4.食指指关节压刮胰、盲肠（阑尾）、回盲瓣反射区各2分钟，以患者有酸痛感为宜（见图④）。

5.用梳子背推升结肠、横结肠、降结肠、乙状结肠、肛门反射区各2分钟（图⑤）。

6.拇指压推颈椎、胸椎、腰椎反射区各2分钟。

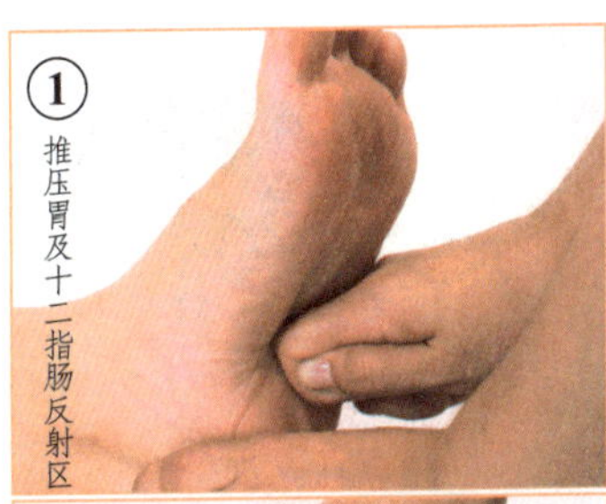

①推压胃及十二指肠反射区

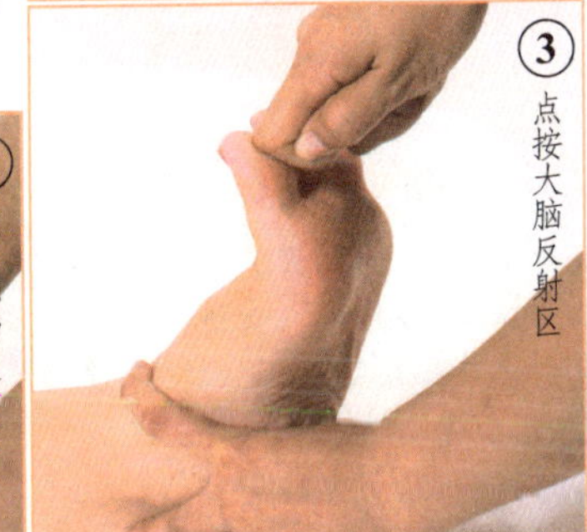

③点按大脑反射区

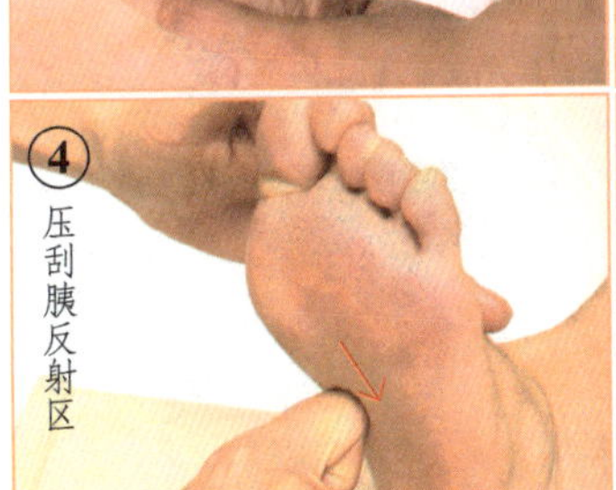

②推压小肠反射区

④压刮胰反射区

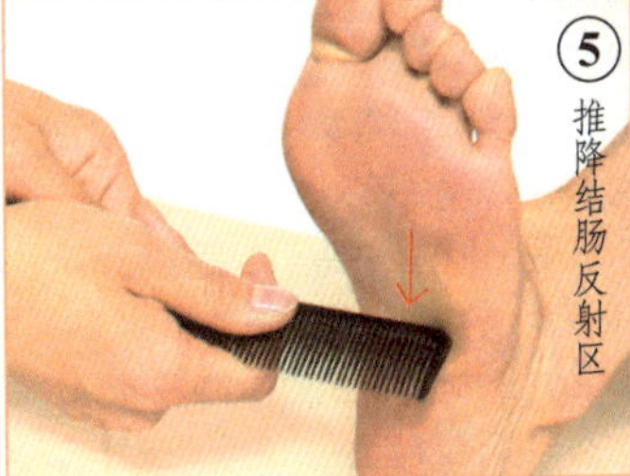

⑤推降结肠反射区

头面部按摩自疗

便秘 头面部按摩

【特效穴位】

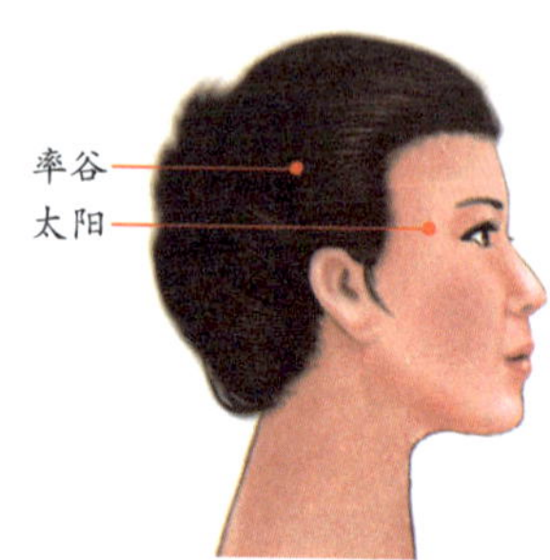

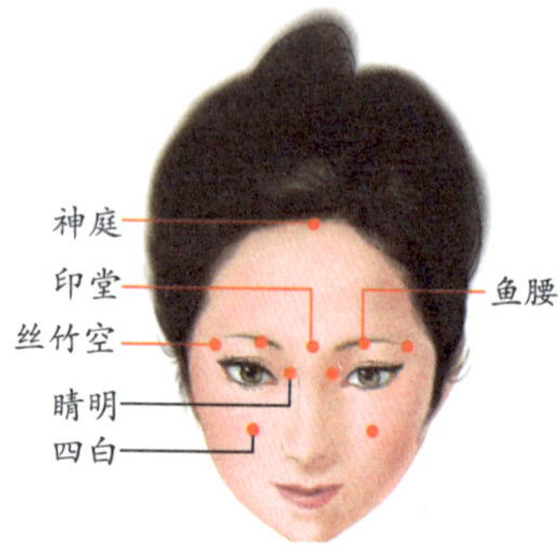

【按摩手法】

1.拇指指腹自印堂推至神庭，速度不宜过快，反复操作2~3分钟。

2.食指或拇指点揉睛明、鱼腰、丝竹空、四白各穴，共3分钟（见图①）。

3.双手拇指螺纹面紧贴在两眉头处，同时向两侧分抹至太阳穴处，逐渐向上至前发际处，反复操作2~3分钟。

4.由前向后用5指拿头顶，至后枕部改为3指拿法，3~5次。

5.双手食指、中指、无名指、小指指端分别放在两侧耳尖直上两横指处的率谷穴，前后来回推按，约2分钟，最后轻叩头部（见图②）。

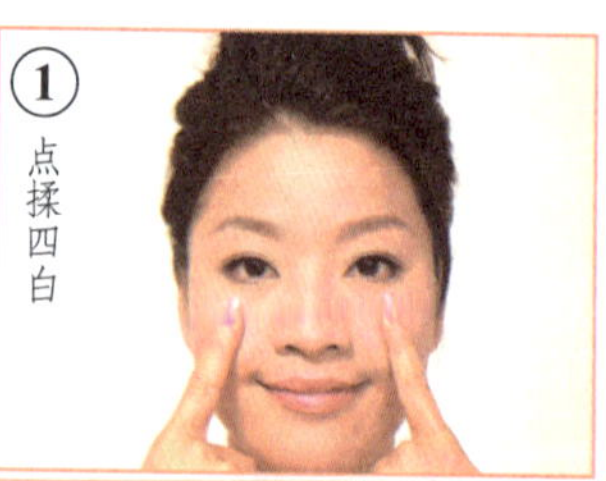
① 点揉四白

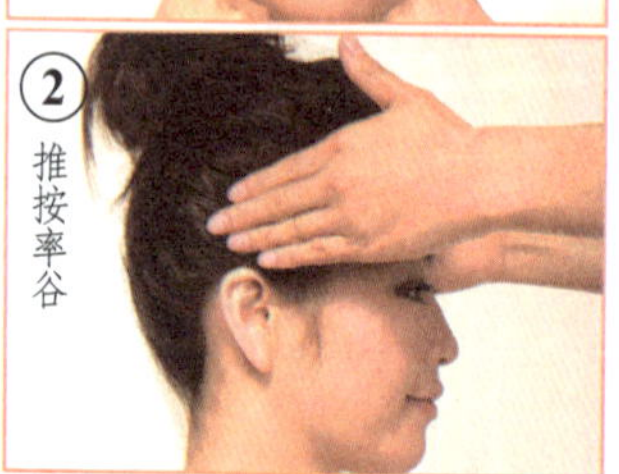
② 推按率谷

耳部按摩自疗

慢性胃炎 耳部按摩

特效穴位

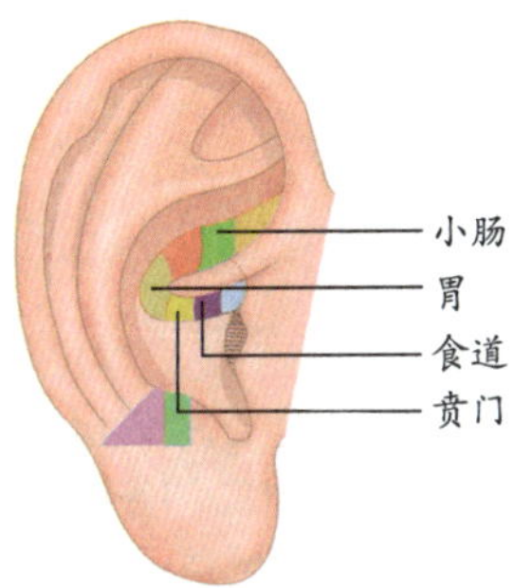

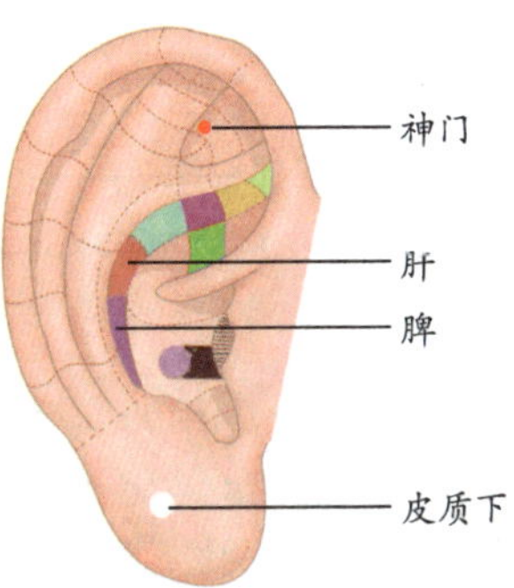

【按摩手法】

1.将胶布剪成2厘米×0.5厘米的长方形和0.5厘米见方的正方形。在长方形胶布上等距离粘4粒绿豆或小米，贴于贲门、食道、胃和小肠反射区；在正方形胶布上粘4粒绿豆或小米，贴于肝、脾、神门、皮质下反射区（见图①）。

2.每天不定时按压上述粘贴穴位，以局部有胀痛感为度，隔日1次，10次为一疗程。

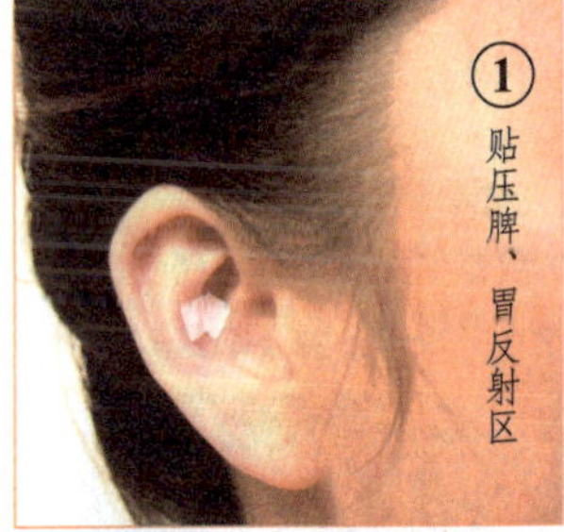

①贴压脾、胃反射区

国医小课堂

耳部穴位配伍应用不宜过多，以3～5个为宜；为了加强刺激效果，可选用适当工具对穴位进行点压，如牙签、发夹等。

胃酸过多 耳部按摩

特效穴位

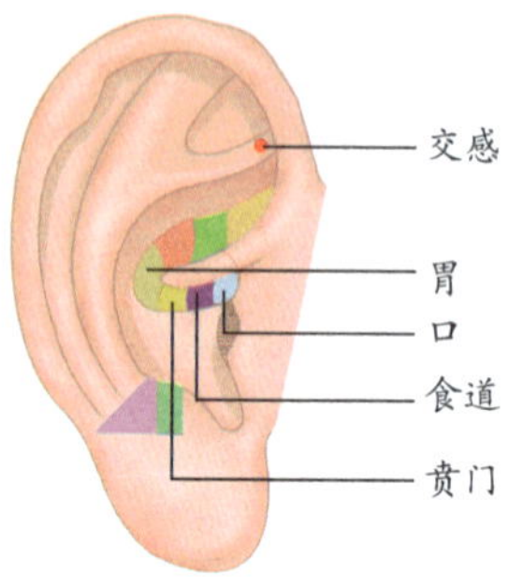

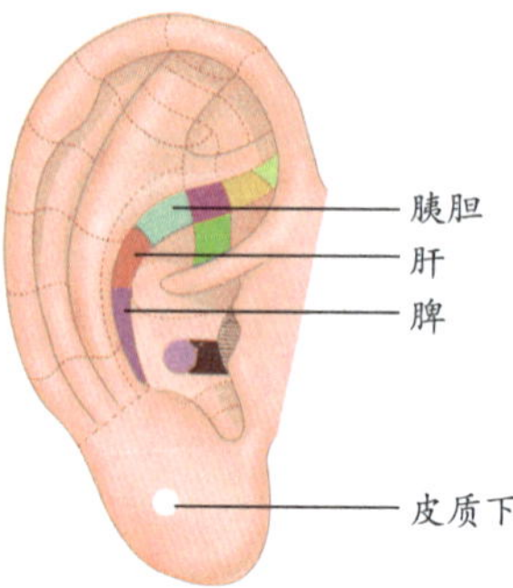

按摩手法

1.取贲门、食道、胃、肝、脾、胰胆、皮质下、交感、口等反射区，每次选3~4个反射区，用医用酒精对所选位置进行消毒，然后用0.5厘米见方的医用胶布，将中药王不留行籽或莱菔子1粒置于胶布中央，选准穴位，将其压贴于耳穴上。每天按压4~6次，至耳部有灼热感为宜，每次贴敷2~3天，夏季可缩短为1天（见图①）。

2.用食指或按摩棒点按胰胆、口反射区各1～2分钟（见图②③）。

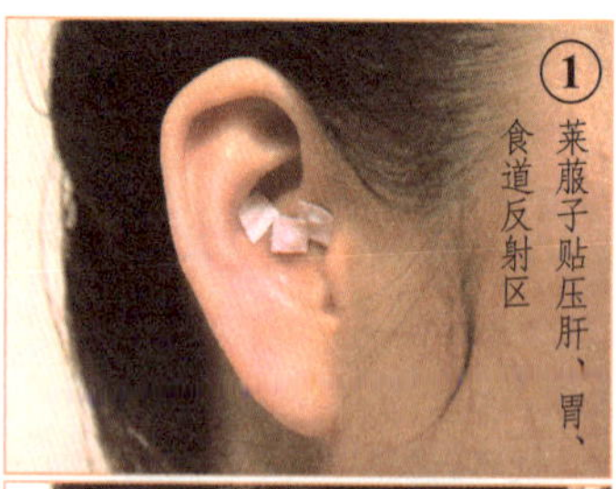
① 莱菔子贴压肝、胃、食道反射区

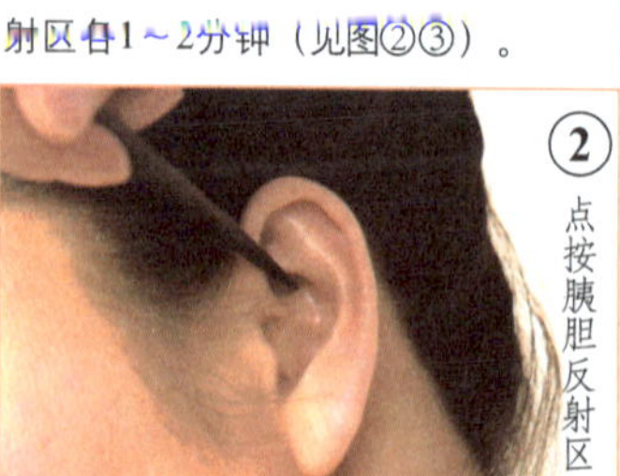
② 点按胰胆反射区

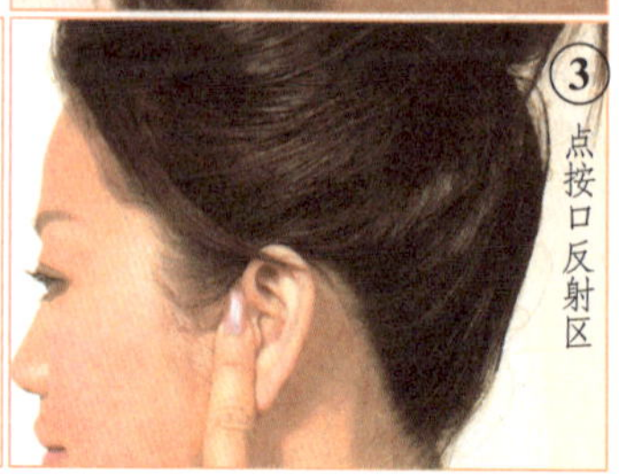
③ 点按口反射区

消化不良 耳部按摩

特效穴位

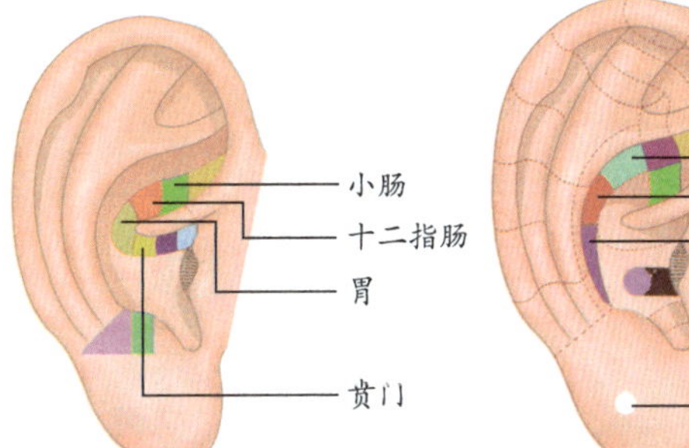

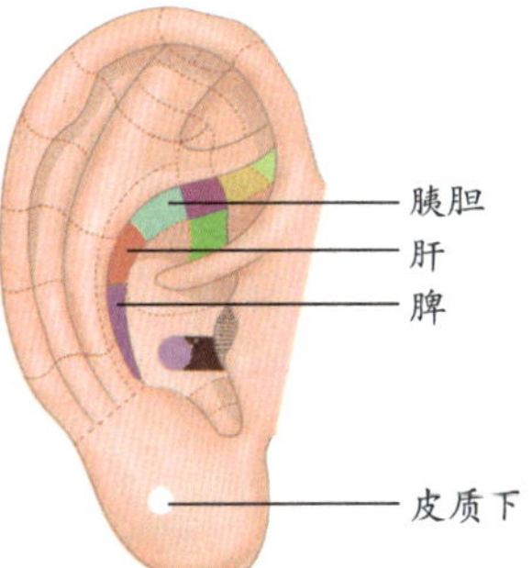

【按摩手法】

1.取小肠、十二指肠、脾、胃、皮质下、贲门、胰胆、肝等反射区。

2.按摩前对耳郭进行局部消毒，将莱菔子或王不留行籽置于0.5厘米见方的胶布中间，选准穴位，将有莱菔子的胶布对准穴位贴压。

3.每次选3~4个穴位，两耳交替进行。每天每穴按压5~8次，使局部产生灼热感为宜。每次贴敷2天，10次为一疗程（见图①）。

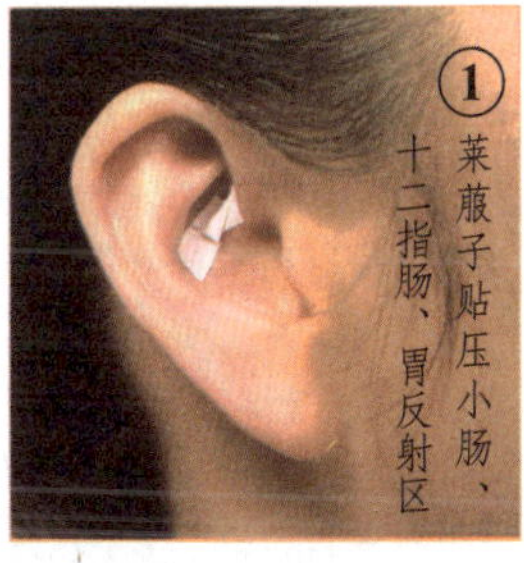
①莱菔子贴压小肠、十二指肠、胃反射区

国医小课堂

消化不良宜吃苦味食物

苦味食物中含有氨基酸、维生素类、生物碱、苷类、微量元素等多种营养成分，具有促进胃液分泌、防癌抗癌、增加胃酸浓度、提高食欲的功效，非常适宜消化不良者日常食疗。

便秘 耳部按摩

特效穴位

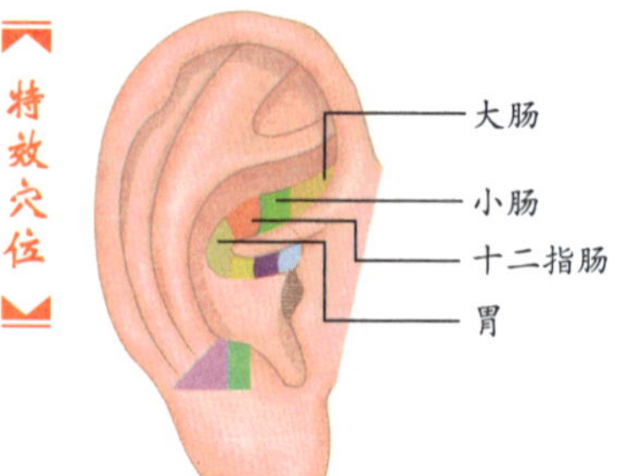

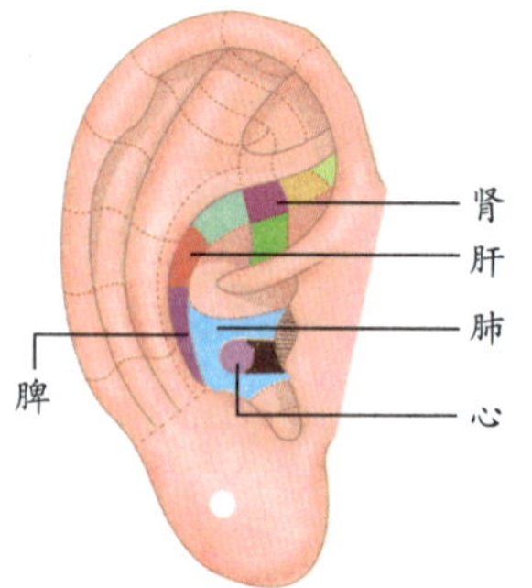

【按摩手法】

1.取肺、大肠、胃、脾、小肠、十二指肠、肝、心、肾等反射区。

2.先用常规方法对耳部进行消毒，选取3~4个上述反射区，用0.5厘米见方的小块胶布，中间粘1粒王不留行籽或莱菔子，将其对准穴位贴压，两耳交替进行。

3.在贴压处进行按压，每天每个反射区按压5~8次，可留置两日，至下次治疗时更换莱菔子或王不留行籽，再选其他反射区治疗。

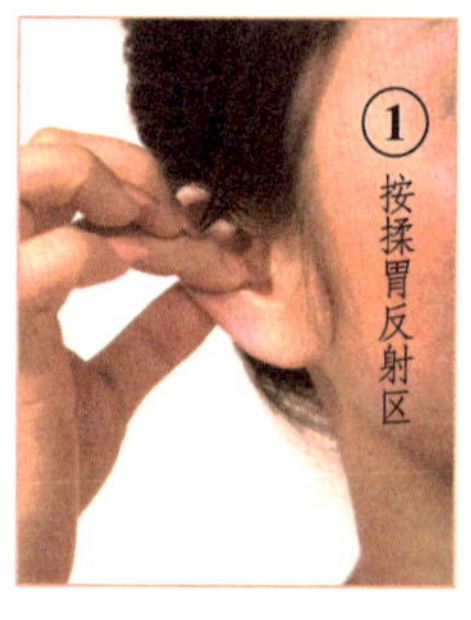
①按揉胃反射区

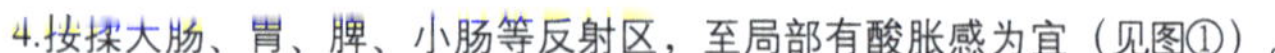

4.按揉大肠、胃、脾、小肠等反射区，至局部有酸胀感为宜（见图①）。

国医小课堂

缓解便秘的小提醒

调整饮食习惯，戒烟、戒酒，少吃或不吃刺激性食物；经常进行提肛运动；纠正不良排便习惯，如经常强忍便意、坐在坐便器上看书或看报、长期服用泻剂等，养成定时排便的习惯，让肠蠕动有规律。

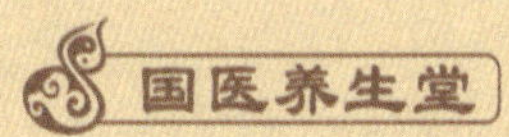

居家常用40种保健祛病中药

本书编委会◎主编

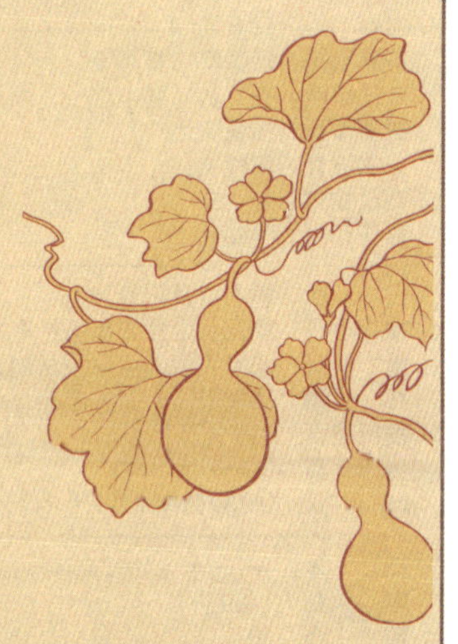

科学普及出版社

·北 京·

图书在版编目（CIP）数据

居家常用40种保健祛病中药 / 本书编委会主编. 北京：科学普及出版社, 2025. 5. --（国医养生堂）.
ISBN 978-7-110-10953-3
Ⅰ. R243

中国国家版本馆CIP数据核字第2025EU1318号

策划编辑　卢紫晔　崔小荣
责任编辑　齐　放　曹小雅
封面设计　博悦文化
正文设计　博悦文化
责任校对　焦　宁
责任印制　李晓霖

出　　版　科学普及出版社
发　　行　中国科学技术出版社有限公司
地　　址　北京市海淀区中关村南大街16号
邮　　编　100081
发行电话　010-62173865
传　　真　010-62173081
网　　址　http://www.cspbooks.com.cn

开　　本　787毫米×1092毫米　1/32
字　　数　1400千字
印　　张　40
版　　次　2025年5月第1版
印　　次　2025年5月第1次印刷
印　　刷　小森印刷（天津）有限公司
书　　号　ISBN 978-7-110-10953-3 / R · 941
定　　价　300.00元（全20册）

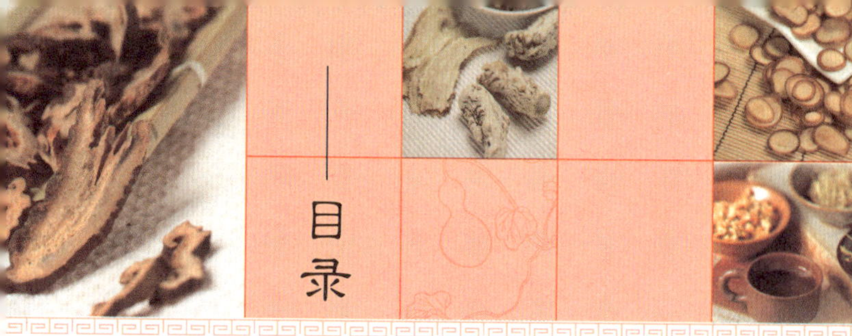

第一章 中药，千年不老的养生智慧

认识中药材……2
了解药材的“四性五味”……3
中药的煎煮方法……5

第二章 养生祛病的40种中药

补血类中药……8
阿胶……8
何首乌……9
补气类中药……10
甘草……10
山药……11
黄芪……13
补阳类中药……14
鹿茸……14
淫羊藿……16
冬虫夏草……17
肉苁蓉……18
补阴类中药……19
百合……19
麦冬……20
枸杞子……21
止咳平喘类中药……23
枇杷叶……23
杏仁……25
化痰类中药……27
桔梗……27
胖大海……28
消食类中药……30
鸡内金……30

山楂……31
麦芽……33
安神类中药……35
远志……35
酸枣仁……36
活血化瘀类中药……38
红花……38
川芎……39
王不留行……41
止血类中药……42
白茅根……42
地榆……44
金银花……45
蒲公英……47
绿豆……48
清热凉血类中药……49
赤芍……49
玄参……50
利水消肿类中药……51
玉米须……51
薏米……52
理气类中药……54
橘皮……54
玫瑰花……55
佛手……56
祛风湿类中药……57
木瓜……57
五加皮……58
泻下类中药……59
大黄……59
番泻叶……60

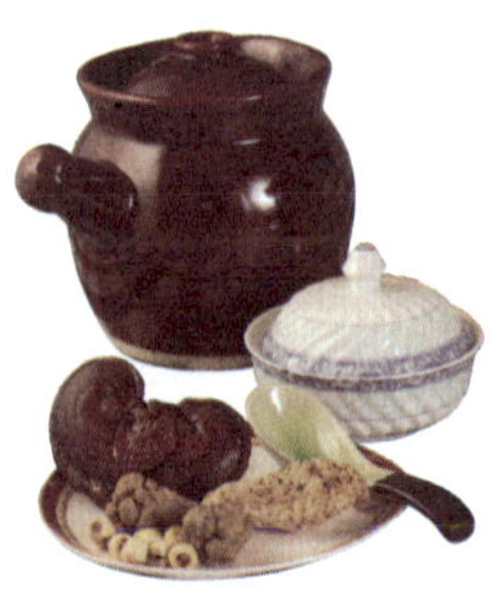

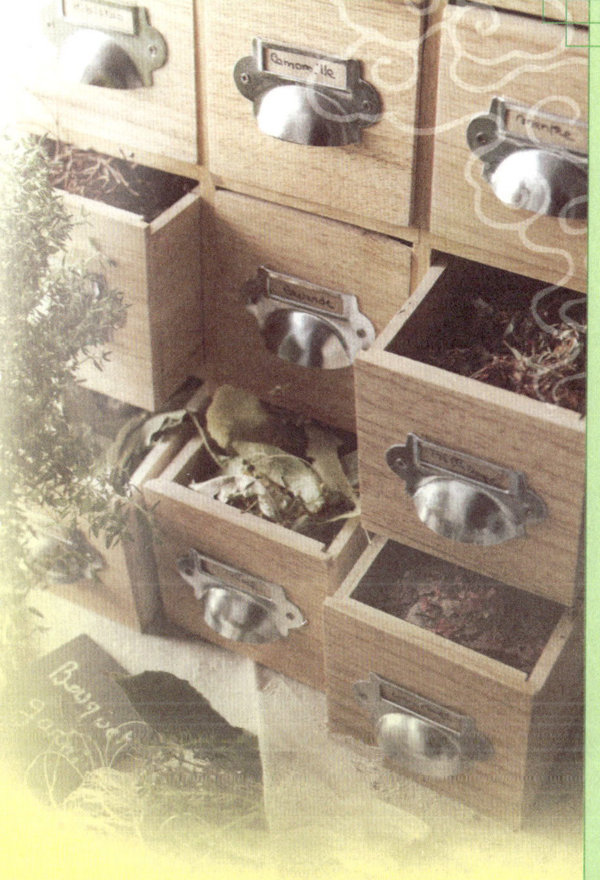

第一章

中药，千年不老的养生智慧

很多人对中药并不是十分了解，例如中药的“四性五味”，煎煮药材的器具和时间，什么时间服药疗效最好，怎样根据自己的体质来选择适合自己的药材。要想发挥好中药的养生祛病功效，我们就要对这些问题有进一步的了解。

认识中药材

什么是中药及中药材

中医将用于预防和治疗疾病并具有康复与保健作用的天然药物与加工制品称为中药，将还没有加工制成中药的药物称为中药材，自然界中的植物、动物、矿物都是中药材的来源，其中又以植物类中药材的数量居多。

药材的悠久历史

一般情况下，中药的起源时间是从战国至秦汉时期出现《黄帝内经》时算起。当然其他医书中也有关于中药起源的各种说法，如西汉刘安所著的《淮南子》中有“神农尝百草之滋味……”的记载，这也是关于中药起源的一种说法。另外，成书于东汉末年的《神农本草经》中也有比较完整的中药基础理论，这本书中记载了许多既是中药又是食物的材料，很多材料我们到现在仍在使用。宋代的《经史证类备急本》将《神农本草经》的内容具体细化，收录药材超过1700种，明代李时珍的《本草纲目》则是集大成者。《本草纲目》收录药材近2000种，并收录了大量药方。随着中医药的发展，我们现在可以使用的药材已经超过5000种。

上品、中品、下品药材解析

上品、中品、下品的说法源自《神农本草经》，该书将365种药材分为上品、中品、下品三种。

上品120种：书中将无毒，可久服、多服的药材分为上品，如人参、大枣、枸杞子、当归等，一般多具有滋养强壮的功效。

中品120种：如沙参、五味子、百合、黄连等，这类药材有治疗疾病、补虚的作用，有的有毒，有的无毒，要斟酌使用。

下品125种：如巴豆、附子等，这类药材专主治病，多有毒，不宜久服。

了解药材的“四性五味”

什么是“四性”

“四性”是根据药物作用在人体内发生的反应得来的，即寒、凉、温、热。此外，有些药物的特性不明显，称为平性，不论寒证、热证患者都能使用。熟悉了各种药物的药性，就能依据“热者寒之、寒者热之”的原则，对症治疗各种疾病。

四性

四性	属性	常见药材	适合体质	治病原理
寒	阴	金银花、大黄、黄檗、黄连、绿豆、百合	适合热性体质，或热、实证患者使用	具有清热泻火、消除热证的作用
凉		菊花、薏米、薄荷、桑椹	适合热性体质，或热、实证患者使用	具有降火清凉、减轻热证的作用
温	阳	杜仲、大枣、黄芪、当归、五味子、人参	适合寒性体质，或寒、虚证患者使用	具有祛寒、消除寒证的作用
热		干姜、肉桂	适合寒性体质，或寒、虚证患者使用	具有祛寒补虚、健脾和胃、兴奋身体机能的作用

什么是“五味”

“五味”指辛、甘、酸、苦、咸五种味道，主要由味觉器官进行辨别，药材还包括了淡味与涩味，不过淡味常附于甘味，涩味多附于酸味。中药材的味道十分复杂，有些药材具有两种或两种以上的味道。

五味			
五味	对应脏腑	常见药材	治病原理
辛	肺	木香、紫苏、肉桂、茴香、干姜	可以活血行气、发散风寒，并能促进血液循环与新陈代谢
甘	脾	大枣、人参、薏米	可以补虚止痛、调和脾胃、缓和药性，并能补养身体
酸	肝	乌梅、五味子、五倍子、山楂	可以收敛止汗、生津开胃、帮助消化，并能增强肝脏功能
苦	心	黄连、杏仁、大黄、黄芩	可以清热降火、燥湿泻下、消除烦躁、解毒活血，并有利尿通便的作用
咸	肾	决明子、牡蛎、玉米须、芒硝	可以软坚散结、润燥通便，并有温补肝肾的功效

“四性五味”的作用

了解了药材的“四性五味”后，人们便可据此来选择药物，达到对症治疗的目的。

药材的性味不同，对人体的作用也不相同。一般来说，辛入肺，甘入脾，酸入肝，苦入心，咸入肾。

每种药物都有自己的性味，性与味各有作用，但关系又十分密切，所以选择药材要同时考虑性和味，这样才能选到最适合自己的药材。

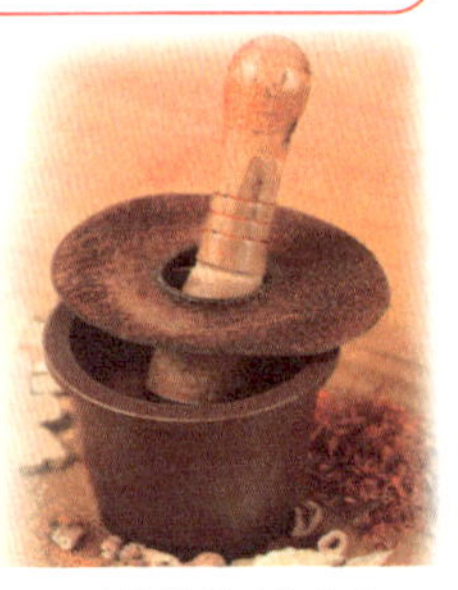

选择药材时要考虑它的性与味

中药的煎煮方法

煎煮中药首选砂锅

煎煮中药首选砂锅，砂锅的材质比较稳定，不会与药物成分发生化学反应，传热也均匀缓和，这也是砂锅自古沿用至今的原因之一。此外，也可选用搪瓷锅、不锈钢锅和玻璃煎器。但是不能用铁锅、铜锅这类器具煎煮中药，铁或铜的化学性质不稳定，易氧化，在煎煮药时易与中药中的某些化学成分发生反应从而影响药效。

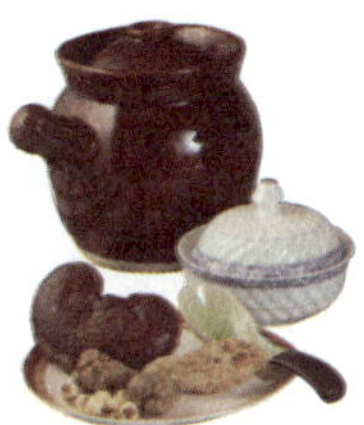

中药煎煮器具

煎药如何用水

◎煎药用的水必须无异味，干净澄清，含矿物质及杂质少。一般可用纯净水或自来水。

◎用水量为将饮片适当加压后，液面淹没过饮片约2厘米为宜。质地坚硬、黏稠或需久煎的药物加水量可比一般药物略多，质地疏松、煎煮时间较短的药物，则液面淹没药物即可。

◎多数药物宜用冷水浸泡。

◎一般药物可浸泡30分钟左右，以种子、果实为主的药物可浸泡1小时。夏天气温高，浸泡时间不宜过长，以免腐败变质。

煎煮火候及时间

火候和时间的控制主要取决于不同药物的性质和质地，通常解表药及其他芳香性药物，先用大火迅速煮沸，再改用小火煎煮10～15分钟即可，而滋补药则应在煮沸后再用小火煎煮30～40分钟，使有效成分充分溶出，贝壳及化石等多数矿物药则宜煎煮更长时间。

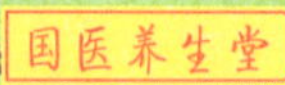

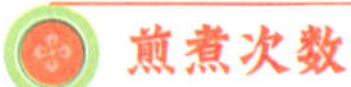

煎煮次数

一般一剂药煎两次，补益药煎三次。煎药时药物的有效成分首先溶解在进入药材组织的水液中，然后再扩散到药材外部的水中。

入药方法

◎先煎——贝壳、甲壳、化石及多数矿物药，如牡蛎、磁石等，因其有效成分不易煎出，应先煎30分钟左右再加入其他药同煎。还有一些中药毒性较大，如附子、生半夏、马钱子等，这些药物也应先煎，以减少其毒性，保证用药安全。

◎后下——薄荷、藏红花、大黄、番泻叶等入药宜后下，等其他药煎煮完毕再将其放入，煎沸5～10分钟即可。

◎包煎——将某种药用纱布包起来，再和其他药一起煎。车前子、葶苈子、青葙子等，煎药时特别黏腻，如不包煎，容易粘锅，药汁也不容易滤除；蒲黄、海金沙、灶心土等，煎时容易溢出或沉淀，需要包起来煎煮；旋覆花、枇杷叶等，如不包煎，煎煮后不易滤除，服后会刺激咽喉，引起咳嗽、呕吐等副作用。

◎另煎——一些名贵中药，如人参、冬虫夏草、鹿茸等宜单煎或研细冲服，否则易造成浪费。

◎烊化——鹿角胶、阿胶如与其他一般药共煎，需要另放入容器内隔水炖化，或用少量水煮化，再加入其他药物同服。

国医小课堂

根据器具决定煮药膳的时间和方法

如果是用电饭锅炖煮，可将所有材料一同放入锅中炖煮30～50分钟，时间的长短一般根据食材和药材性质而定，如果用煤气灶炖煮，可先将药材和肉类材料以大火煮开，再以小火煮20～30分钟。

第二章 养生祛病的40种中药

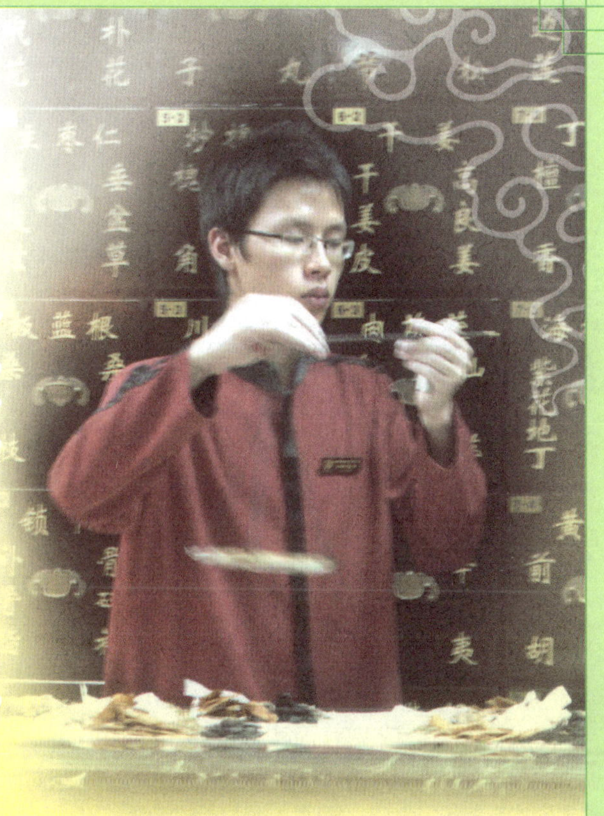

根据药效不同，中药被分成补血药、补气药、补阳药、止咳平喘药、化痰药、消食药等。本章在每一大类中选择了极具代表性的药材进行了详细阐述，以便读者在选择药材时有更强的针对性。

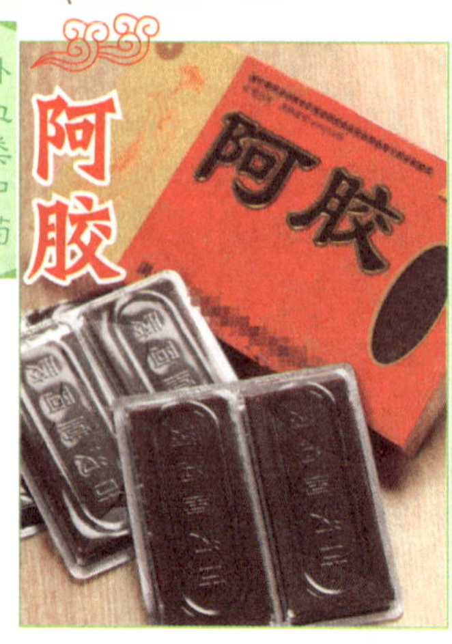

【滋阴润肺、补血圣品】

性味归经 性平，味甘；归肺、肝、肾经。

功效 阿胶有补血滋阴、补肺润燥、益气止血、化痰定喘、止血安胎等功效。阿胶能生血，可加速血液中血红蛋白的生长，有抗休克、止血的作用，还能促进钙吸收，预防及缓解骨质疏松。此外，阿胶对各种癌症引起的虚劳羸弱、咳嗽咯血、大便下血也有疗效。

【临床主治】

◎用于治疗血虚引起的面色发黄、头晕眼花、心慌等。

◎用于治疗吐血、便血、咳血、崩漏、妊娠尿血等多种出血症。

◎用于治疗妊娠期胎动不安、先兆流产、习惯性流产等。

【用法用量】

阿胶内服前须经过烊化(熔化)，可将阿胶、酒、水一起放入锅中隔水加热，或把阿胶放入煎好的药汁中，利用药汁的热度，让它完全熔化在药汁中，以便服用。也可将阿胶制成丸、散使用。

【注意事项】

◎本品滋腻，消化不良、大便稀薄者慎用。

◎进服新鲜阿胶会出现火气亢盛及各种中毒症状。

养生药膳

〈阿胶蒸鸡〉

【材料】 阿胶20克，鸡肉块150克，桂圆肉15克，去核大枣5枚，姜、盐、料酒各适量，香油少许。

【做法】 将上述食材放在一起蒸熟后加少许香油即可。

健康便条： 本品适用于血虚眩晕、心慌、崩漏、月经量过多、妊娠下血。

何首乌

【补而不腻、温而不燥、滋补佳品】

性味归经 性微温，味甘、涩；归肝、肾经。

功效 何首乌有益精血、补肝肾、解毒、润肠通便的作用。其所含的卵磷脂等成分，可抑制胆固醇在内脏处沉积、改善动脉粥样硬化、防止脂类物质在血管中沉积、抵抗机体衰老等。另外，何首乌的护发作用也不能忽视，它能起到减缓白发生长、防止脱发及头屑过多、头皮瘙痒等问题，对因烫发、染发引起的发质变硬、头发易断、枯黄等也有较好的作用。

【临床主治】

◎用于治疗血虚引起的头晕眼花、健忘失眠、疲劳乏力及便秘等问题。

◎用于治疗肝肾精血亏虚引起的耳鸣、须发早白、腰酸遗精等症。

◎用于治疗皮肤瘙痒、痈疽（皮肤浅表脓肿）等症。

【用法用量】

何首乌以内服居多，煎煮成药汤内服时，一般用量为9～15克。

【注意事项】

◎在服用何首乌时，应注意忌食猪肉、羊肉、萝卜、葱、蒜等。

◎大便稀薄或腹泻者不宜服用。

养生药膳

〈何首乌汤〉

【材料】何首乌60克，鸡蛋2个。

【做法】将何首乌用冷水浸泡15分钟；将鸡蛋、何首乌放入清水中煎煮，待鸡蛋煮熟后，剥去外皮，再放回锅中，续煮3分钟，即可吃蛋喝汤。该品每日服用1次。

健康便条：本品适用于血虚体弱、未老先衰、脱发、遗精等症。

甘草

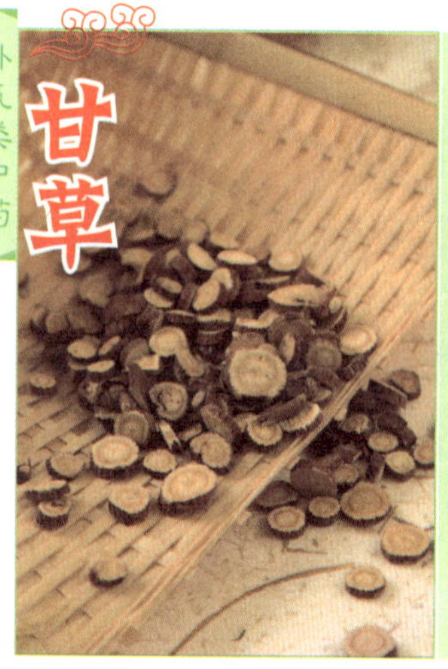

【诸药之调合者】

性味归经 性平，味甘；归心、肺、脾、胃经。

功效 甘草有补脾益气，清热解毒，润肺止咳的作用，能止痛、调和药性。甘草常与其他药材搭配，有止咳清热、祛痰解毒、调和诸药毒性与烈性等功效。甘草可抑制胃液分泌，有抗癌、抗菌、抗过敏、修复溃疡、抗肝损伤、强心、镇痛及抗惊厥等作用，对因突然紧张而造成的疼痛、胃痉挛尤其有效。

【临床主治】

◎用于治疗心气不足引起的心慌、心律不齐等症。

◎用于治疗咳嗽气喘、痰多或无痰等症。

◎治疗热毒疮疡引起的咽喉肿痛等。

【用法用量】

甘草可内服、外用，一般内服常以2～10克用量加水煎煮，外用则是将甘草研成细末，煎成水汤后淋洗患部，或和其他药材掺匀使用。

【注意事项】

◎甘草易助湿壅气，湿盛胸腹胀满及呕吐者忌用。

◎甘草不宜与甘遂、大戟、芫花、海藻、水杨酸衍生物及降血糖药同用。

〈养生药膳〉

〈甘草苹果茶〉

【材料】甘草10克，香菜5克，苹果1个，蜂蜜适量。

【做法】将甘草、香菜、苹果用小火煎煮，再加适量蜂蜜即可。

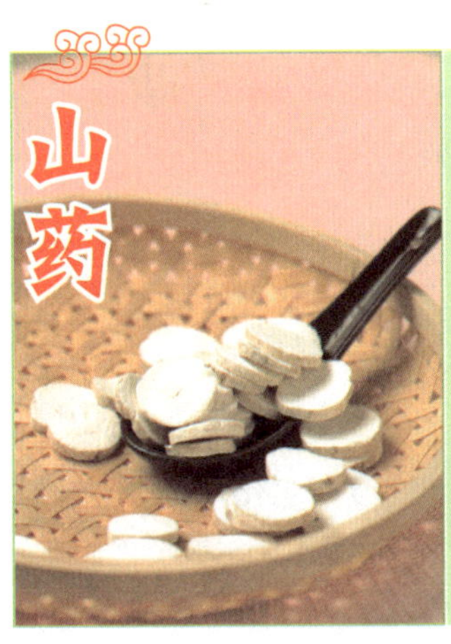

【健脑、明目、聪耳之佳品】

性味归经 性平，味甘；归脾、肺、肾经。

功效 山药有益气养阴，补脾、肺、肾的作用。山药可入菜也可当成药材，它还有健胃、强筋骨、止泻痢、滋养强壮、生津止渴的功效。山药中富含多种氨基酸、蛋白质和多种人体所需的微量元素。新鲜山药中还含有多糖蛋白成分的黏液质、消化酶等，可预防心血管脂肪沉积，帮助肠胃消化吸收，并有营养滋补之效。

【临床主治】

◎用于治疗脾胃虚弱引起的食少、乏力、大便稀薄、女性带下等症。

◎用于治疗肺肾虚弱引起的咳喘气短、无痰或痰少而黏、女性带下清稀等症。

◎用于治疗消渴（糖尿病）属阴虚或气阴两虚者。

◎用于治疗肾阴虚引起的腰膝酸软、头晕盗汗等症。

【用法用量】

山药性质平和，一般每天可以10～30克的用量入汤、菜，量多则可达120克，若研末服用，每次可用6～10克。

【注意事项】

◎内有积滞或湿盛者不宜单独服用，应酌情配伍理气药或燥湿药。

◎有实热、实邪者忌用。

国医小课堂

山药的药用部位为根茎，须霜降后才能采挖，切去两端除去外皮及须根，泡透切厚片，干燥后既得生山药，或用麸皮拌炒干燥山药片至淡黄色，再去麸皮，即为炒山药。

养生药膳

〈山药羊肉汤〉

【材料】新鲜山药50克，羊肉150克，盐适量。

【做法】将这三种材料一起熬成汤。

健康便条：此汤可补虚损、温肾阳、健脾胃、益精气。适用于脾虚泄泻、虚劳咳嗽、消化不良、遗精、带下、小便数频等症。

〈人参山药汤〉

【材料】人参10克，山药75克，大枣10枚，猪瘦肉50克，盐适量。

【做法】1. 水煎人参留汁。2. 将山药、大枣和猪瘦肉一起放入锅中，加入适量清水，用大火煮沸，然后改用小火再煮15分钟，加入人参汁和盐稍煮，即成。

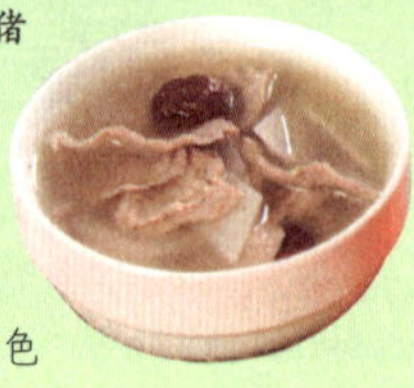

健康便条：每日早晨空腹食用。适用于气虚面色暗黄、皮肤干燥等症。

单方独味

〈治疗婴儿泄泻〉

取山药适量，研成粉末，每次取20克，加适量水调匀，煮沸成稀糊状，加白糖3克，日服4～5次，每次取4～6羹匙。若泄泻严重，可在医生指导下适当加量。

〈治肺结核高热〉

取山药120克，加清水600毫升，煎至200毫升，频饮，服用7～10日。

聪明选购秘诀

色泽／生山药片椭圆形，外表洁白；炒山药为淡黄色。

大小／薯块完整，长10～20厘米、须根少、不腐烂，同体积者以愈重愈好。

横切面／断面白色，具粉质。

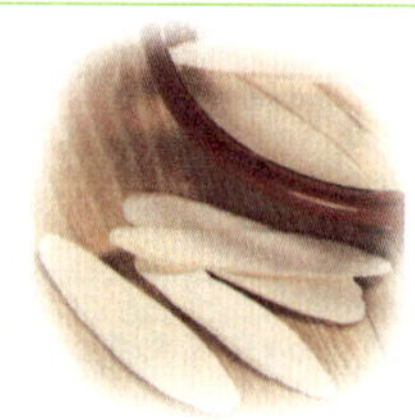

黄芪

【补脾气之良药、治疮家之圣药】

性味归经 性微温，味甘；归脾、肺经。

功效 黄芪有补气升阳、益卫固表、敛疮生肌、利水消肿、增强免疫力、预防感冒、强心的功效，还有扩张血管的作用，可促进血液循环。此外，黄芪还能利尿、保护肝脏，对气血不通者可补气、通气，气行则血行，血气自然就通畅。

【临床主治】

◎用于治疗脾气虚引起的气短乏力、食欲不振、大便稀薄等症。
◎用于治疗肺气虚引起的气短咳嗽、痰多稀白等症。
◎用于治疗体虚多汗、表虚自汗等症。
◎用于治疗气血不足引起的疮疡成脓且日久不溃或溃后久不收口等症。
◎用于治疗气虚水肿、小便不利、尿少等症。

【用法用量】

黄芪一般用来内服，煎煮成药汤服用，常用量为9～15克，大剂量可用到60克，也可做丸、散或熬膏使用。

【注意事项】

疮疡初起或溃后热毒盛、胸闷、消化不良等症不宜用；内有积滞、表实邪盛或阴虚阳亢者不宜用。

养生药膳

〈黄芪鲤鱼汤〉

【材料】黄芪30克，鲤鱼500克，盐少许。

【做法】二者隔水炖熟，喝汤食鱼。

健康便条：此汤有开胃健脾、消水肿、利小便、益气活血的功效，适用于乏力、消瘦、产后体虚、营养不良性水肿、肾炎浮肿等症。

鹿茸

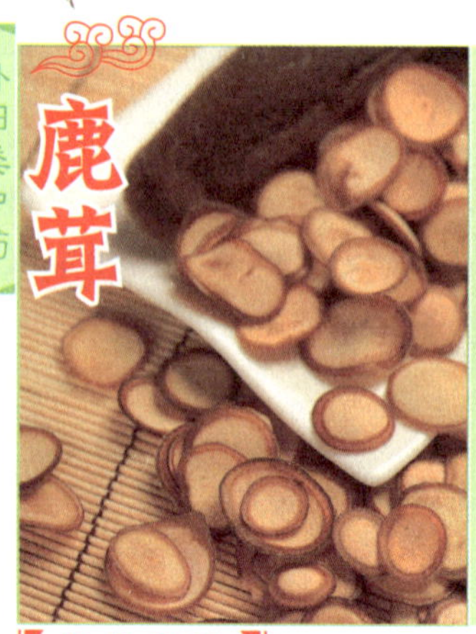

【补肾强壮之上乘佳品】

性味归经 性温，味甘、咸；归肝、肾经。

功效 鹿茸有补肾阳、益精血、强筋骨、调冲任、敛疮毒的作用。鹿茸能补肝肾精血，有强筋骨的作用。此外，对阳虚精血不足引起的冲任失调，带脉不固的崩漏带下，鹿茸可以起到调冲任、固带脉的作用。对阴疽久溃不敛，脓出清稀者，鹿茸有温补内托的功效。

【临床主治】

◎用于治疗肾阳不足及精血亏虚引起的阳痿、筋骨乏力、头晕耳鸣等症。

◎用于治疗血虚重证兼阳气衰微引起的消瘦体弱或贫血等症。

◎用于治疗精血不足引起的小儿发育不良。

◎用于治疗溃疡创口、化脓性感染的创伤等。

【用法用量】

鹿茸片用于炖服时，每次的用量为1～4克。直接含服鹿茸片的用量则为0.5～1克。鹿茸的服食时间并无严格要求。

【注意事项】

◎凡发热、风寒外感、阴虚阳亢或阳盛身体壮实者忌用，高血压患者不宜用。

◎在服鹿茸时若出现口干、流鼻血、目赤、心跳加速等现象，应停止服用。

国医小课堂

鹿茸的药用部位为梅花鹿或雄马鹿头上未骨化的、密生茸毛的幼角，一般在夏秋季收取。鹿茸用沸水略烫，晾干，去毛，灌入白酒，干燥后切片即为鹿茸片，研成粉即为鹿茸粉。

养生药膳

〈鹿茸炖鱼肚〉

【材料】鱼肚15克（用水泡发），鹿茸1小片，料酒1盅，红糖适量。

【做法】将上述食材放在一起，小火炖熟即可。喝汤食鱼肚。鹿茸片，可再炖一次后嚼食。

健康便条：本品适用于肾阳虚衰引起的阳痿、遗精、早泄、不育等症。

〈鹿茸什锦粥〉

【材料】鹿茸片1.5克，水发海参20克，大虾10克，水发干贝、火腿各5克，盐、料酒、水发口蘑、冬笋、味精、水淀粉、鸡油各适量。

【做法】1. 把海参、大虾洗净切丁，汆烫，沥干；火腿、冬笋、口蘑切丁。2. 锅内放适量清水，加入盐、料酒，放入大虾、海参、干贝、火腿、口蘑、冬笋，烧开，放入味精、鹿茸片，用水淀粉勾芡，淋上鸡油即可食用。

单方独味

〈治疗出血性紫癜〉

取鹿茸10克，加凉白开、白酒或黄酒各半共约80毫升炖化，每日分两次服用。

〈通乳汁〉

取鹿茸片适量研为粉末，每次服3克，以热黄酒冲服。

〈治疗冻伤已溃〉

取鹿茸适量研为极细末，干擦或用香油调敷患处。每日2～3次，一般用药2～5日可痊愈。

聪明选购秘诀

表面／表面密生红黄或棕黄色细茸毛，皮茸紧贴，不易剥离。

断面／切断面呈棕紫色，无蜂窝状细孔，偶有圆点。

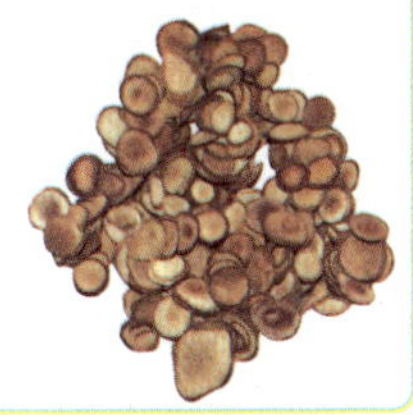

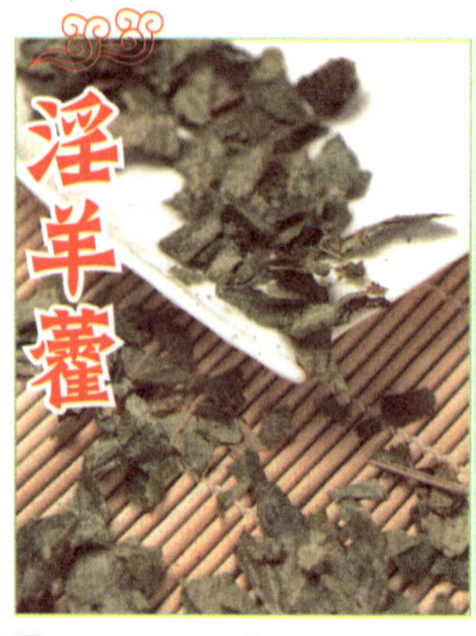

【助肾阳、祛风湿之良药】

性味归经 性温，味辛、甘；归肝、肾经。

功效 淫羊藿有补肾壮阳，祛风除湿，止咳平喘的作用。淫羊藿内含黄酮类物质、生物碱等成分，有补肾助阳、祛风湿的功效。且淫羊藿能增加心脑血管的血流量，对心血管与内分泌系统有很好的保健作用，还能滋养强身、延缓衰老。

【临床主治】

◎用于治疗肾阳虚衰引起的腰膝酸软、夜尿频多、阳痿遗精、宫冷不孕等症。

◎用于治疗肝肾不足引起的四肢冷痛、痉挛抽搐等症。

◎用于治疗风寒湿邪侵袭入体引起的肢体麻木、四肢痹痛等症。

◎用于治疗肾阳虚引起的喘咳或更年期高血压。

【用法用量】

淫羊藿多为内服，可煎煮成药汤服用，常用量10～15克。

【注意事项】

◎淫羊藿壮阳助火，实热证及阴虚火旺者不宜服用。

◎临床应用时应酌情配伍滋阴药，切勿耗伤肾阴。

◎性欲亢进者不宜食用。

养生药膳

〈淫羊藿羊肉汤〉

【材料】淫羊藿10克，仙茅5克，盐、羊肉片、桂圆肉各适量。

【做法】把淫羊藿、仙茅用纱布包好，同羊肉片、桂圆肉放入锅中，加水，大火煮沸后，再改用小火煮3小时，加盐适量，喝汤食肉。

健康便条：本品适用于男子更年期肾阳虚引起的性欲淡漠、面目或四肢水肿、烘热汗出、汗后恶寒、食少、尿频等症。

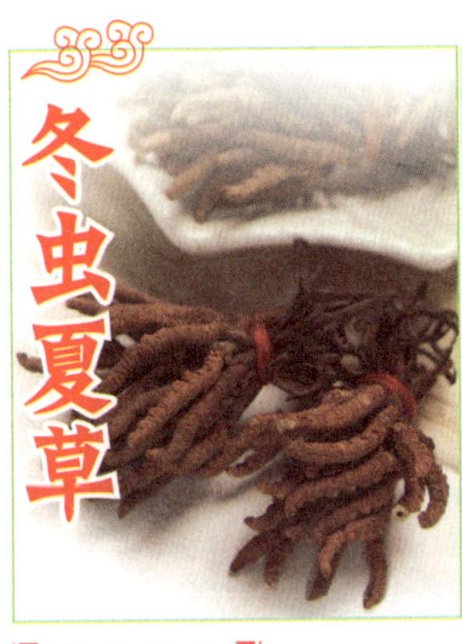

冬虫夏草

【平补阴阳、治虚圣药】

性味归经 性平，味甘；归肺、肾经。

功效 冬虫夏草可益肾壮阳，补肺平喘，止血化痰，改善肾脏机能。它含虫草素、核酸、必需氨基酸等成分，能增强免疫力与体力，帮助修复肾小管上皮细胞，还能降低胆固醇、增加冠状动脉血流量，延缓衰老、消除疲劳。此外，它还有扩张支气管、增强肾上腺素的功效。

【临床主治】

◎用于治疗肾阳虚衰引起的腰膝酸软、性功能障碍、耳鸣耳聋等症。

◎用于治疗肺虚或肺肾两虚引起的久咳或咳痰咯血等症。

◎用于治疗病后体虚不复或阳虚自汗、怕冷等症。

◎各类肿瘤、呼吸道疾病、循环系统疾病、泌尿系统疾病及糖尿病患者都可根据具体病症酌情服用冬虫夏草。

【用法用量】

冬虫夏草以内服居多，可煎煮成药汤服用，一般用量3～15克。

【注意事项】

◎阴虚火旺证、温热证、化脓性感染者不宜服用。

◎有表邪者（如风寒感冒、风热感冒或发热等）慎用。

养生药膳

〈虫草鸭〉

【材料】冬虫夏草5支，老公鸭1只，酱油、料酒各适量。

【做法】将冬虫夏草放入洗净的鸭中，以线扎好，加酱油、料酒蒸烂即可。

健康便条：本品可改善肺肾俱虚、腰痛乏力。适用于头晕眼花、耳鸣耳聋、腰膝酸痛、失眠烦躁、手足心热等症。也适用于乙型病毒性肝炎、糖尿病、红斑狼疮等疾病的辅助治疗。

肉苁蓉

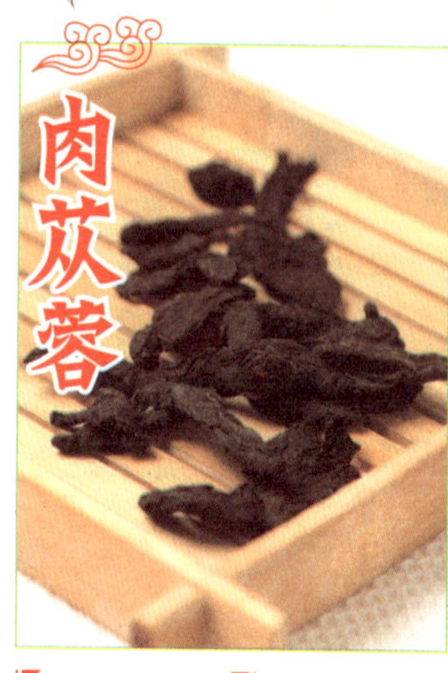

【沙漠人参、和缓补肾】

性味归经 性温，味甘、咸；归肾、大肠经。

功效 肉苁蓉有补肾阳、益精血、润肠通便的作用，还可以温腰膝、止血。肉苁蓉质地油润，可用于老年人或女性产后气血虚弱、津液不足导致的肠燥便秘，具有滋养强身、加快病后疗愈复原的作用，也可作抗衰老、抗癌药物使用，许多保健药品中都添加了肉苁蓉萃取物。

【临床主治】

◎用于治疗肾阳虚引起的筋骨痿软、腰膝酸软、阳痿不育、宫冷不孕等症。

◎用于治疗老年人肾阳不足及精血亏虚引起的便秘。

【用法用量】

肉苁蓉多为内服，煎煮成药汤服用，一般用量为10～20克，有生用、酒用两种用法。每日小量服用，具有滋补作用。

【注意事项】

◎大便稀薄者忌用。

◎阳强易举者忌用。

◎服用期间忌饮茶。

养生药膳

〈山药苁蓉羊肉羹〉

【材料】新鲜肉苁蓉150克，山药50克，羊肉100克，鸡精、盐各适量。

【做法】将新鲜肉苁蓉去鳞，用酒洗净；将洗净的肉苁蓉与山药、羊肉一起煮成羹，再加入适量的盐和鸡精调味即可。

健康便条：本品适用于肾阳虚及精血少引起的腰痛、肢冷、阳痿等症。

补阴类中药

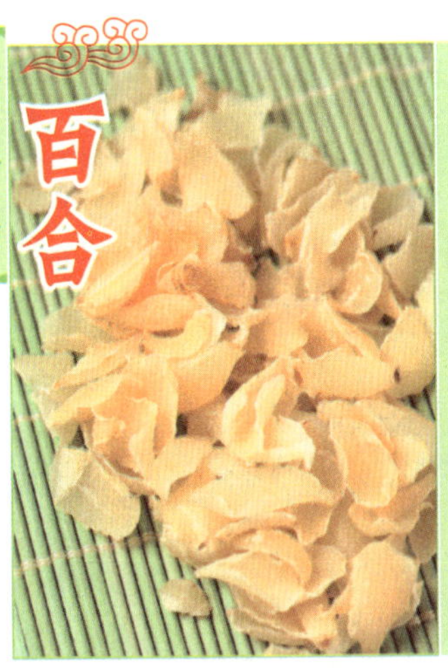

【治咳嗽不止之要药】

性味归经 性微寒，味甘；归肺、心经。

功效 百合有养阴润肺，清心安神的作用，是常用的补阴药材，可滋补营养、促进睡眠。百合能止咳平喘，能增强呼吸道的排泄功能，达到祛痰的作用。自百合鳞茎中提炼出的生物碱，还有一定的抗癌作用。

【临床主治】

◎用于治疗肺虚引起的干咳无痰或咳嗽日久、痰中带血等症。

◎用于治疗热病后余热未清引起的心烦、口燥、小便短赤等症。

◎用于治疗阳虚内热引起的心烦失眠、神经衰弱等症。

◎用于治疗疮肿不溃等症。

【用法用量】

百合多为内服，可煎煮成药汤服用，一般用量为9~15克，大剂量可用到30克。

【注意事项】

◎风寒咳嗽、脾胃虚寒型大便稀薄者忌用。

◎有长期轻微腹泻的寒性体质者忌用。

养生药膳

〈百合薏米粥〉

【材料】 干百合、薏米各60克，粳米50克。

【做法】 将三者放在一起煮粥，每日分中、晚2次服用。

健康便条：本品适宜作为痛风患者的主食连服，症状改善后仍须坚持，每周至少1次，预防痛风复发。

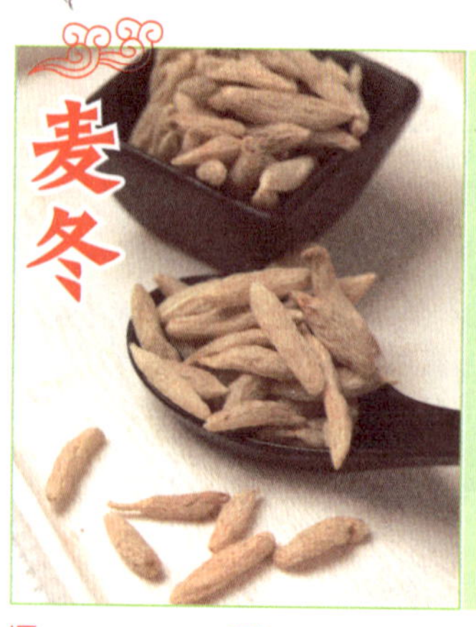

【治胃阴亏虚之佳品】

性味归经 性微寒，味甘、微苦；归脾、胃、心经。

功效 麦冬有养阴润肺，益胃生津，清心除烦，润肠通便的作用。麦冬能降血糖、降低血压、软化血管，并能抑制浮肿、抑菌、提高机体免疫力、促进胰岛细胞功能。

【临床主治】

◎用于治疗肺阴虚引起的干咳痰黏或无痰，甚至痰中带血等症。
◎用于治疗胃阴亏虚引起的咽干口渴、大便干燥等症。
◎用于治疗内热伤阴引起的消渴（糖尿病）等症。
◎近代临床也用来治疗冠心病、肺结核、慢性支气管炎、更年期综合征等。

【用法用量】

麦冬以内服为主，常以6～24克煎煮成药汤服用。

【注意事项】

◎风寒感冒、痰湿咳嗽或脾胃虚寒泄泻者忌用，用麦冬后可能引起恶心、呕吐、心慌、烦躁、全身红斑、瘙痒等过敏症状。
◎麦冬应放置于阴凉干燥、不会受潮的地方保存。

养生药膳

〈麦冬饺〉

【材料】猪肉500克，竹笋、麦冬各50克（切碎），蛋清、盐、鸡精、白糖各适量。

【做法】竹笋用水泡涨，切碎；猪肉剁碎。在猪肉末中加入竹笋末，麦冬，再加入蛋清、盐、鸡精、植物油、白糖等混匀做馅，包饺子。

健康便条：本品具有滋阴润肺、清心除烦、化痰的功效。

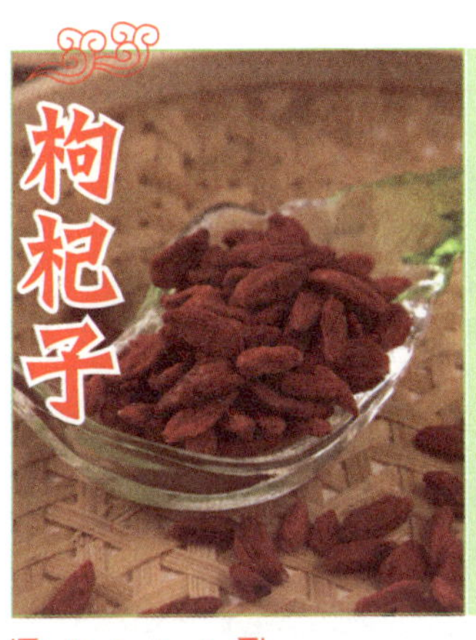

【补肝肾之佳品、抗衰老之良药】

性味归经 性平，味甘；归肝、肾、肺经。

功效 枸杞子有滋肾润肺，补肝明目的作用。它能够滋补肝肾、养血、增强人体免疫力。此外，枸杞子能够保肝、降血糖、软化血管、降低血液中的胆固醇和甘油三酯。常吃枸杞子可以美容，这是因为枸杞子可以提高皮肤吸收养分的能力。另外，它还能起到美白作用。

【临床主治】

◎用于治疗肝肾阴虚引起的腰膝酸软、头晕目眩、目昏多泪等症。

◎用于治疗肝肾不足、阴血亏虚引起的面色暗黄、须发早白、失眠多梦等症。

◎用于治疗肺阴虚引起的虚劳咳嗽等症。

◎用于治疗阴虚内热引起的消渴症。

【用法用量】

一般来说，健康的成年人每天吃20克左右的枸杞子比较合适。

【注意事项】

◎脾胃虚弱、大便稀薄者不宜多食，脾虚有湿及腹泻者忌用。

◎感冒、发热和消化不良者应暂时停用。

◎性情过于急躁，或患有高血压者不宜服用。

◎保存枸杞子时，应将其放置于阴凉干燥处收藏，也可存放于冰箱内。

国医小课堂

选购时应注意，如果枸杞子的红色太过鲜亮，可能是被硫黄熏制过，药用作用大大降低。

养生药膳

枸杞子炒肉丝

【材料】猪瘦肉500克，竹笋、枸杞子各100克，盐、糖、酱油、料酒、鸡精各适量。

【做法】将猪瘦肉、竹笋分别洗净切丝，加盐、糖、酱油、料酒、鸡精稍炒，再加入枸杞子炒熟即可。

健康便条：本品适用于体虚乏力、肾虚、视物模糊等症。

枸杞子粥

【材料】枸杞子30克，决明子25克，粳米100克。

【做法】将上述食材放在一起煮成粥，每日1～2次。

健康便条：本品能滋阴补肾，明目健身。

单方独味

治疗男性不育症

取枸杞子15克，每晚嚼细后咽下，连服，1个月为1个疗程。一般用药1～2个疗程，精液常规检查转为正常，再服用1个疗程以巩固。

治疗慢性萎缩性胃炎

取枸杞子适量，洗净，烘干打碎，用瓶子或铁罐装好。每日用20克，分早、晚两次空腹嚼服，一般宜饭前半小时服用。2个月为1个疗程。服用时应停服其他中西药物。一般1～2个疗程可获良好效果。

治疗视物昏蒙

取枸杞子适量，用清水洗净、晾干，捣烂取汁，每日点眼3～5次。一般用药3～6日见效。

聪明选购秘诀

大小／长1～1.5厘米，直径3～5毫米。

质地／内质柔软滋润，常皱缩。

色泽／表面呈鲜红或深红色，略有光泽。

横切面／果实含种子，呈土黄色扁状肾形。

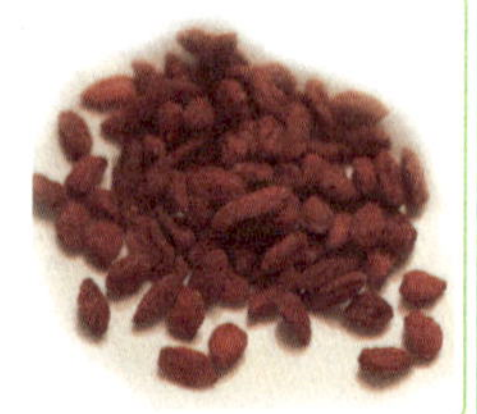

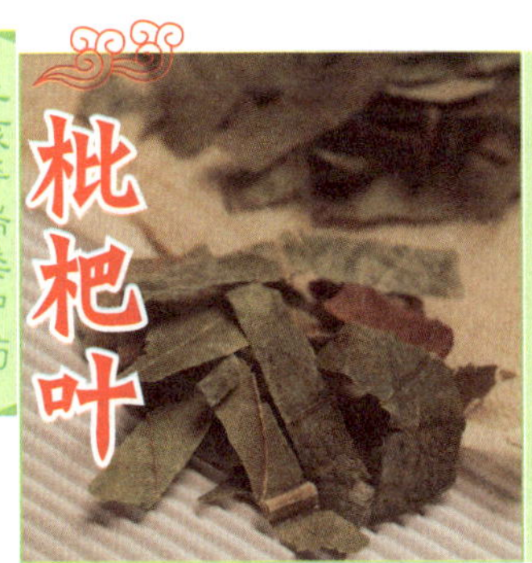

枇杷叶

【清热、化痰、止咳之常用药】

性味归经 性平，味苦；归肺、胃经。

功效 枇杷叶能清肺止咳，有清凉下气、和胃降逆、利尿止渴的作用，其含有苦杏仁苷、单宁酸等成分，有抗菌、抑制流感病毒、镇痛、驱除蛔虫的功效。

【临床主治】

◎用于治疗肺热引起的咳嗽、咯痰黄稠、口苦咽干等症。

◎用于治疗胃热引起的呕吐。

【用法用量】

枇杷叶可内服也可外用，以内服居多，煎煮成药汤服用时，常用量为10～15克。枇杷叶也常加入砂糖熬煮成枇杷叶膏，适用于肺热咳嗽、口燥烦渴，每次可用一汤匙，以开水冲服。外用时，用煎煮后、冷却的药汤淋洗患部，可治疗湿疹、痱子。

【注意事项】

◎枇杷叶苦降，因此胃寒呕吐、风寒咳嗽者不宜用。

◎大量服用新鲜枇杷叶会引起中毒，导致肌力正常时出现运动协调障碍。

国医小课堂

枇杷的药用部位为叶，全年均可采收。化痰止咳宜用蜜炙枇杷叶，和胃降逆宜用生枇杷叶。将枇杷叶制酒，沾湿冷敷于跌打损伤患部，有消肿、缓解疼痛的作用。

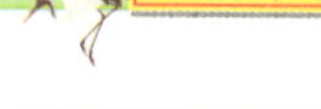

养生药膳

〈 枇杷叶绿豆粥 〉

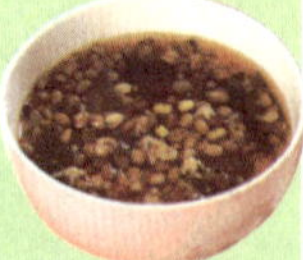

【材料】枇杷叶15克，玫瑰花10克，绿豆、海带各30克，红糖适量。

【做法】1.枇杷叶用纱布包好，与绿豆、海带同煮15分钟。2.加入玫瑰花和适量红糖，稍煮即可。喝汤吃海带和绿豆。

单方独味

〈 治疗蛲虫病 〉

取枇杷叶适量，刷去背毛洗净，加水煮沸1小时，将药液浓缩过滤，每200毫升药液含生药100克。儿童每晚睡前及次日晨起空腹时各服药液100毫升，连续服用15日。

〈 治疗肩周痛 〉

取鲜枇杷叶适量，烤热后外敷患处，每日2次，一般治疗1月左右，即可缓解或痊愈。

〈 治疗前列腺肥大症 〉

取枇杷叶10片左右，切细，用布袋装好，再放些焙过的盐，放在肛门和睾丸之间，蒸熏约30分钟，效果十分显著。

〈 治疗梅核气 〉

取枇杷叶30克，刷去绒毛，用水洗净，切丝晒干。第一次加清水200毫升，煎至100毫升，滤汁；再加水160毫升，煎至100毫升，滤汁，与第一次汁混合，分2次早、晚饮用。效果颇佳。

聪明选购秘诀

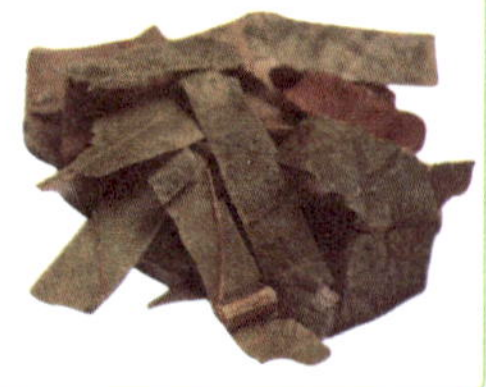

大小／完整叶片呈长椭圆形，叶端缩尖，有羽状网脉，质脆。

色泽／上表面为灰绿或黄棕色，有光泽，下表面密生黄棕色茸毛。

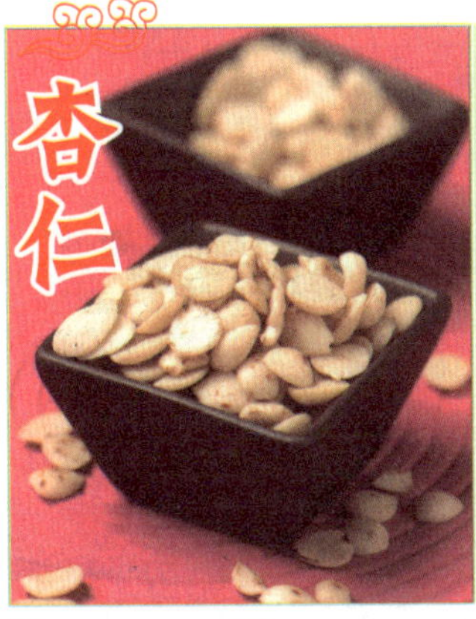

【肺病咳喘之要药】

性味归经 性微温，味苦；归肺、大肠经。

功效 杏仁有止咳平喘，润肠通便的作用。杏仁所含的苦杏仁苷（甜杏仁也含少量的苦杏仁苷）有镇静人体呼吸中枢、止咳平喘的作用。另外，杏仁富含不饱和脂肪酸和维生素E，有助于控制、降低血液中的胆固醇含量，能抗氧化，可预防心脏病、糖尿病。

【临床主治】

◎用于治疗多种类型的咳喘症。

◎用于治疗肠胃燥热或肠液亏虚引起的便秘。

◎杏仁霜几乎没有通便作用，可用于大便稀薄而咳喘者；炒杏仁可用于体虚脾胃虚弱而咳喘者。

【用法用量】

杏仁多为内服，通常不用单味，多与其他药材煎煮成药汤内服，一般用量为3～10克。

【注意事项】

◎杏仁微毒，所含苦杏仁甘水解会生成氢氰酸，适量使用可治疗疾病，过量服用则会中毒。

◎婴儿、阴虚劳嗽者慎用。

国医小课堂

杏仁是止咳平喘的常用药材，常搭配川贝、桑叶、菊花、沙参等药材使用，多用来治疗感冒咳嗽、支气管炎、急性咽喉炎、气喘、痰多等症。

养生药膳

〈 杏仁粥 〉

【材料】杏仁5克，粳米50克，冰糖适量。

【做法】将上述食材放在一起煮粥。

健康便条：适用于老年人咳喘。服用期间，饮食不宜过饱，需清淡，忌食油腻、辛辣（辣椒、大蒜、洋葱等）的食物，不宜饮用浓茶、咖啡、酒、可乐等。

〈 萝卜杏仁牛肺汤 〉

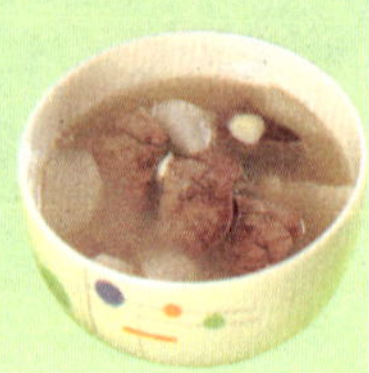

【材料】萝卜500克，杏仁15克，牛肺250克，姜汁、料酒各适量。

【做法】1. 将萝卜切成块，杏仁去皮尖。2. 牛肺用沸水氽烫后加姜汁、料酒用大火炒，加适量清水，将上述材料同煮，冬、春季每周2～3次。

健康便条：适用于肺虚咳喘、慢性支气管炎等症。

单方独味

〈 治疗小儿脓疱病 〉

取适量杏仁，烧炭，研末，加香油调成稀糊状敷患处。

〈 治疗粉刺痤疮 〉

取杏仁数枚，放入口里嚼烂如泥，洗脸后用嚼烂的药泥擦脸，数次后显效。

〈 治疗肺结核及气管炎 〉

取杏仁15克，加入白胡椒5克，干燥后研为细末，于1日内分3次以温开水冲服。

聪明选购秘诀

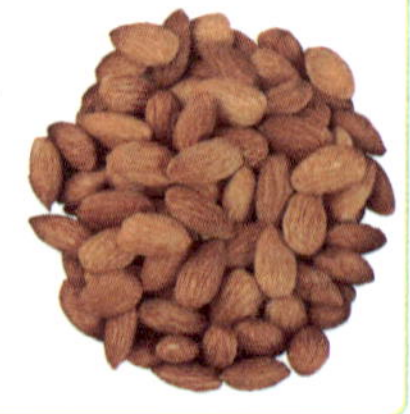

色泽／外皮薄，为红棕色或深棕色，从基部开始有向上扩散的脉纹，具两片大型白色子叶。

横切面／断面通常不太平坦，呈现黄、红棕色，有颗粒、放射状纹理和明显横纹。

化痰类中药

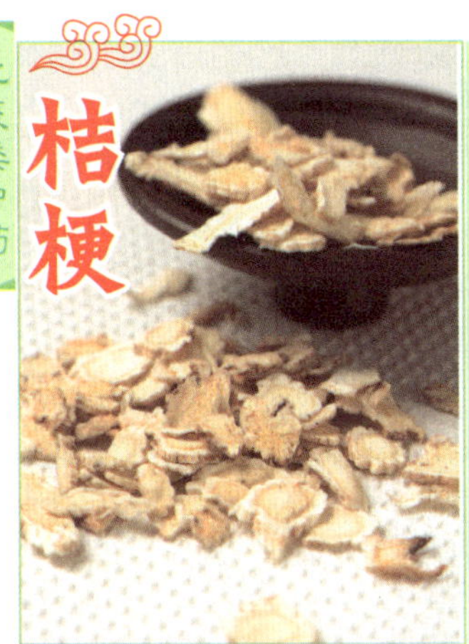

桔梗

【化痰、止咳、平喘之要药】

性味归经 性平，味苦、辛；归肺经。

功效 桔梗有宣肺、祛痰、利咽、排脓、开提肺气的作用。它含有菊糖、桔梗酸等成分，常用来治疗咳嗽、咯血、肺脓肿等疾病。桔梗还有抗炎、抗溃疡、降血压、扩张血管、镇静、镇痛解热、降血糖、促进胆酸分泌、抗过敏等作用。

【临床主治】

◎用于治疗咳嗽痰多，寒、热均可用之。

◎用于治疗肺痈引起的发热、咳吐脓血、痰黄腥臭等症。

◎用于治疗胸闷不畅、咽喉肿痛、音哑等症。

◎用于治疗下痢、里急后重、小便不利等症。

【用法用量】

桔梗多为内服，煎煮成药汤服用，一般用量为3～10克。但若用量过大，易引起恶心呕吐，甚至四肢出汗、心烦无力。

【注意事项】

◎阳虚久咳及有咳血倾向者不宜用。

◎桔梗不宜与猪肉同食。

〈养生药膳〉

〈桔梗猪腰汤〉

【材料】猪腰1个，甜桔梗、党参各30克，大豆芽150克，盐、料酒各适量。

【做法】将猪腰切片，用盐、料酒拌匀，大火煮沸，加入大豆芽。改用小火煮15分钟，再加入甜桔梗、党参，小火煮15分钟。

健康便条：适用于咳喘、短气、口渴欲饮或常觉口干而多饮者。

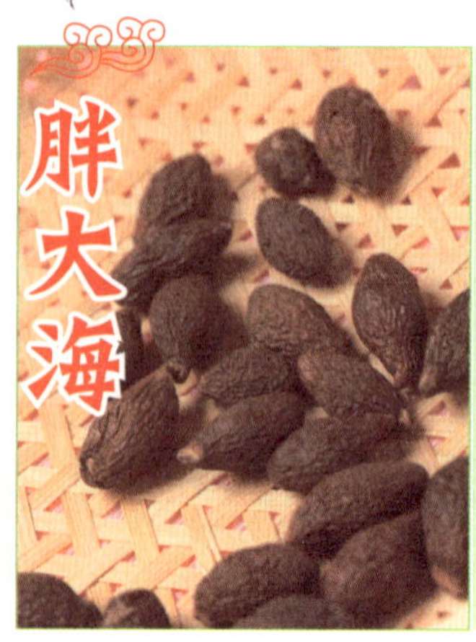

【喉科常用药】

性味归经 性寒，味甘；归肺、大肠经。

功效 胖大海有清宣肺气、润肠通便、利咽解毒的作用。胖大海含有胖大海素，有收缩血管平滑肌的作用，能改善黏膜炎症、减轻痉挛性疼痛，能清凉消炎、镇咳化痰。它还有促进肠道蠕动及导泻的功能，对燥热便秘的患者有润肠通便的作用。另外，胖大海的外皮、软壳与果仁的萃取物有镇痛功效。

【临床主治】

◎用于治疗痰热咳嗽、肺热声嘶、咽喉肿痛、目赤牙痛（如急性咽炎、扁桃体炎）等。尤其对风热引起的咳嗽、痰黄脓稠、口渴咽痛等症疗效较佳。

◎用于治疗热结肠胃引起的大便干燥秘结、小便短黄、面赤身热、口苦口臭等。

◎用于治疗骨蒸内热、吐血、衄血、痔疮漏管。

◎用于治疗风火牙疼、虫积下食、三焦火证。

【用法用量】

胖大海一般用量为3～5枚，煎服或浸泡饮用。

【注意事项】

◎脾胃虚寒者及风寒感冒引起的咳嗽、咽喉肿痛、肺阴虚咳嗽等症不宜用。

◎老年人秋季便秘、失声应慎用。

◎病好即停，切勿将胖大海当茶饮用。

国医小课堂

胖大海常与苦桔梗、甘草、薄荷、麦冬等药材配合使用，主要用来治疗因肺热引起的痰热咳嗽、声音嘶哑、咽喉疼痛等症。

单方独味

〈 **治疗婴幼儿大便不通** 〉

取胖大海3枚，倒入约150毫升的沸水冲泡15分钟，等到胖大海完全泡发后，每次饮服少量，但要坚持多次饮用，一般饮服1日即可大便通畅。效果非常显著。

〈 **治疗急性扁桃体炎** 〉

取胖大海4～8枚，用沸水冲的同时用盖子盖严，待水温降低后慢慢呷服，隔4小时后，按同样的方法再服用1次。连续用药1周，疗效颇佳。

〈 **治疗咽炎** 〉

取胖大海3～4枚，沸水泡开后，可以加少量白糖，待其发大后，分次频频含服，一般饮1～2日，咽炎可愈。

〈 **治疗咽喉肿痛** 〉

每天取胖大海2～4个，沸水浸泡，每日服用1～3次，直到治愈。可用于肺热声哑、咽喉疼痛、咳嗽、燥热便秘，对急性扁桃体炎只有一定的辅助疗效。

聪明选购秘诀

大小／外形椭圆似橄榄形，长2～3厘米，直径1～1.7厘米。

色泽／外表为暗棕色或深黄棕色，外层皮薄易脱落，有不规则皱纹，手摇无声响。

味道／没有气味，久嚼有黏性。

横切面／内种皮为红棕色至棕黑色，前端有一黄白色的圆斑，剥去内种皮后，胚乳肥厚，呈暗棕色或灰棕色。

鸡内金

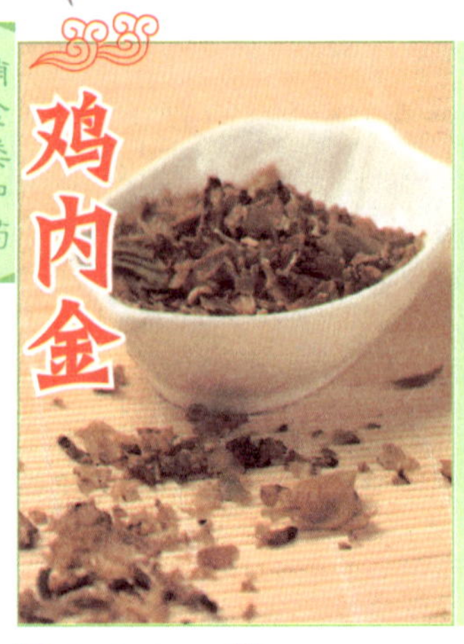

【广泛用于谷、肉等各种食积】

性味归经 性平，味甘；归脾、胃、小肠、膀胱经。

功效 鸡内金有运脾消食、固精止遗、化坚消石的作用。鸡内金是鸡的胃内膜，因为皮韧又为金黄色，所以称为鸡内金。它能消食积、止遗尿、化结石，常用于消化不良、反胃呕吐。鸡内金内含胃激素、氨基酸、淀粉等，能促进胃腺分泌，提高胃液的分泌量、酸度和消化力，促进胃部运动，加快排空速度。

【临床主治】

◎用于治疗因食用米、面、薯、芋、肉等引起的食积不化、小儿疳积等症。

◎用于治疗遗精、遗尿等症。

◎用于治疗尿路结石、胆结石等症。

【用法用量】

鸡内金内服、外用均可，但以内服居多，常煎煮成药汤服用，常用量为6～15克。

【注意事项】

◎脾虚无积者慎用。

◎研末服用比水煎服用效果好。

◎保存鸡内金时，应将其放置于干燥处。

养生药膳

〈鸡内金橘皮粥〉

【材料】 鸡内金10克，干橘皮6克，糯米50克。

【做法】 鸡内金、干橘皮同研成细末，用小火先煎半小时，加入糯米煮成稠粥。每日分2次空腹食用。

健康便条： 本品适用于胆结石患者。

山楂

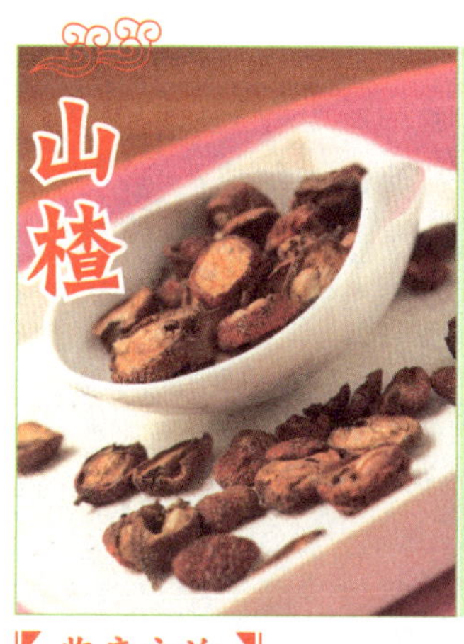

【消食化积、行气散瘀之要药】

性味归经 性微温，味酸、甘；归脾、胃、肝经。

功效 消食化积、行气散瘀。山楂自古以来就是健胃整肠、消食积、活血化瘀的良药。山楂含钙、胡萝卜素、黄酮类物质及多种有机酸，如熊果酸、酒石酸等，不仅能散瘀化痰、行气活血，还有舒张血管、收缩子宫、调节心肌、保护气管、抗癌抑菌的作用。

【临床主治】

◎促进消化，用于油腻肉食引起的食积。

◎用于治疗产后瘀阻腹痛、恶露不尽、血瘀、闭经痛经等。

◎用于治疗疝气或睾丸偏坠疼痛。

【用法用量】

山楂可单味使用，或与其他食材、药材搭配以提高食疗效果，一般以6～12克的用量煎服，最大用量为30克。

【注意事项】

脾胃虚弱者慎用。

国医小课堂

山楂药用部位为野山楂或山楂的成熟果实。采收时切片，干燥，或直接干燥生用；或用小火炒至颜色变深，即为炒山楂；或用小火炒至表面焦褐色，即为焦山楂。炮制方法不同，作用便不同，如散瘀止痛用生品，消食化积服炒品等。山楂属蔷薇科落叶灌木或小乔木植物，主产于浙江、江苏、安徽、湖北、贵州、河南、广东及东北三省等地。

养生药膳

山楂绿豆汤

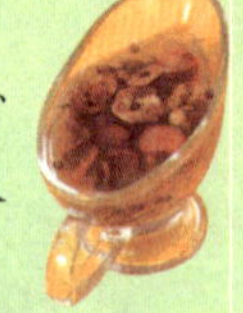

【材料】山楂10克，绿豆30克，厚朴花6克，葱、盐、鸡精各适量。

【做法】1. 用温水将山楂和绿豆泡软，水煮。2. 然后加入厚朴花，小火稍煮，加入盐、鸡精、葱各适量即可食用。

山楂煲肉丝

【材料】山楂10克，猪后腿肉丝200克，葱段3个，姜片10个，葱、花椒粉、盐、梅子醋各适量。

【做法】1. 将山楂洗净放入锅中煮约10分钟出味。2. 放入猪后腿肉丝、葱段、姜片，拌入盐、花椒粉、梅子醋。3. 再放入葱末拌匀即可食用。

健康便条：适用于体虚无力、脂肪聚积等症。

单方独味

治疗肾盂肾炎

每日以生山楂100克，冷水煎沸15～20分钟，共煮3次，每次服500毫升（成年人量），儿童用166～250毫升，14日为1个疗程。

治瘢痕

取山楂适量，研粉，调入黄酒外敷瘢痕处。每日1～3次，敷至痊愈，此法对手术瘢痕、疮疖瘢痕效果尤佳。

治疗产后瘀滞腹痛

取山楂30～50克置锅中炒焦后，加清水250毫升煎为100毫升，冲入红糖，在盖碗中浸泡片刻，分早、晚2次口服。

聪明选购秘诀

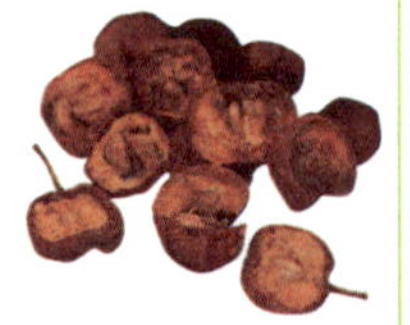

色泽／以外表深红色，有皱褶及光泽，并布有灰白细斑点，基部有果柄残迹者为佳。切片以色红、肉厚、质坚，压成饼片状为佳。

横切面／横切片的果肉为深黄色到浅棕色，切面有5～6粒淡黄色种子，质软。

麦芽

【善于消化米面食积】

性味归经 性温，味甘；归脾、胃经。

功效 麦芽有回乳、通乳、健脾、开胃、行气消积的功效，能够帮助胃气上行而资脾健运，使浊气下降而除胀宽肠；也可以消导淀粉类饮食造成的肥胖，常与谷芽同用。对女性来说，还有回乳(停止分泌乳汁)的作用。

【临床主治】

◎用于治疗米、面、薯、芋等食物积滞不消、腹胀、脾虚食少等症。

◎用于治疗女性乳汁郁结、乳房胀痛等症，助回乳。

◎可以改善宿食不化、胸腹胀满、呕吐泄泻、食欲不振的症状，对小儿乳食不化、吐乳等也有很好的疗效。

【用法用量】

麦芽多用于内服，煎服时以10～15克用量煎煮成药汤服用。若用于回乳，则用量为30～50克。

【注意事项】

◎由于麦芽兼有下气的作用，所以过量服用或长期大剂量服用，会导致脾胃虚弱。

◎授乳期不宜服用麦芽。

◎痰火哮喘者及孕妇忌服。

国医小课堂

麦芽的煎制方式不同功效也不同，若用小火将麦芽炒至发黄，则其性较温和，多用于治疗胃寒；用麦麸炒则能生运脾气，健脾消食；用大火炒至焦黄色为焦麦芽，对止泻有非常好的作用。

养生药膳

〈麦芽牛肚汤〉

【材料】牛肚500克，生麦芽100克，党参、山药、茯苓各50克，陈皮、八角、茴香各6克，生姜、大枣（去核）、盐、鸡精各适量。

【做法】1. 将牛肚清洗干净，切块，放入锅中加入适量清水，小火炖煮30分钟。2. 加入生麦芽、党参、山药、茯苓、陈皮、八角、茴香、生姜、大枣，用小火炖煮2个小时，加入盐、鸡精调味即可。

健康便条：本品适用于食欲不振、倦怠乏力等症。

〈麦芽红豆粥〉

【材料】麦芽100克，红小豆60克，大米适量。

【做法】将以上几种食材煮粥食用。

健康便条：本品具有利水消肿的功效。

单方独味

〈治疗浅部真菌感染〉

取麦芽40克，加入75%乙醇100毫升，置室温下浸泡1周，每日早、晚各1次，外用涂擦患处，一般用药4周即可。

〈治疗乳溢症〉

取麦芽100～200克，加清水250毫升小火煎，每日分3～4次服。

〈治疗产后乳胀〉

取麦芽适量，用小火慢炒至金黄色，研为药末，每次25克，以温开水冲服，每日2次。一般用药3日见效，宜用药至症状消失。

聪明选购秘诀

色泽／果皮淡黄色，种皮薄而难分离，背面有长椭圆形胚，为淡黄白色。

大小／长1～1.5厘米，直径3～4毫米，上端有约3厘米长的幼芽。

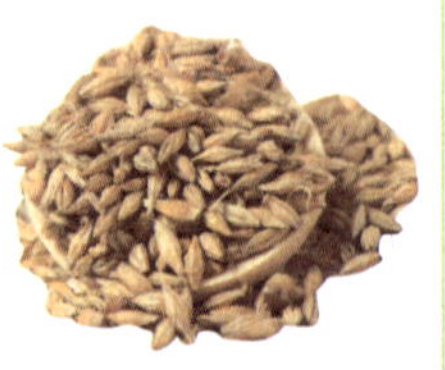

安神类中药

远志

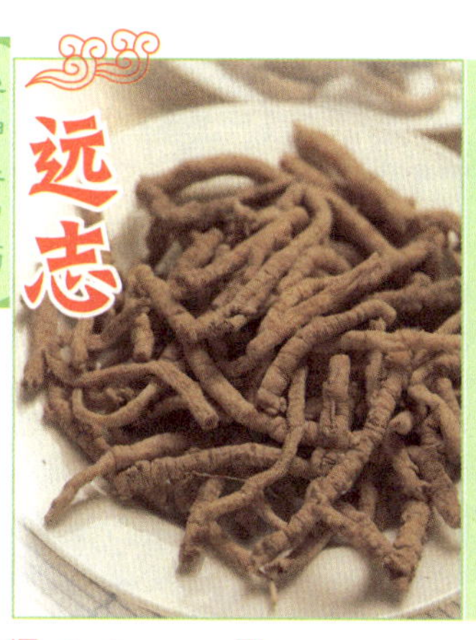

【安神祛痰、增强记忆力】

性味归经 性微温，味辛、苦；归肺、心经。

功效 远志有宁心安神、祛痰开窍、消痈肿的作用。远志善宣泄通达，既能开心气而宁心安神，又能通肾气而强志不忘，是交通心肾、安定神志、益智强识的佳品。

【临床主治】

◎用于治疗心神不安、惊悸、失眠、遗精、健忘等症。

◎用于治疗痰阻心窍引起的神志恍惚、痰多不爽等症。

◎用于治疗寒凝气滞及痰湿阻络引起的痈疽疮肿、乳房肿痛等症。

◎远志能利心窍，逐痰涎，可以用来治痰阻心窍所致的癫痫抽搐、惊风发狂等症。

【用法用量】

煎服，3～9克。外用适量。化痰止咳宜炙用。

【注意事项】

◎远志储存时应置于通风干燥处，防潮、防霉、防油、防烟等污染。

◎有实火或痰热者慎用。

◎远志皂苷会刺激胃黏膜，故有胃溃疡或胃炎者慎用。

养生药膳

〈远志莲子粥〉

【材料】 粳米50克，远志粉30克，莲子粉15克。

【做法】 先将粳米煮粥，熟后加入远志粉和莲子粉，稍煮。

健康便条：适用于阿尔茨海默病、记忆减退、心慌失眠等。

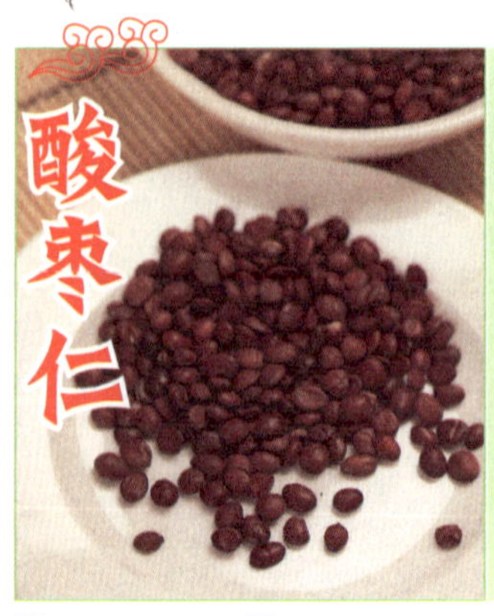

【养血、安神之首选药】

性味归经　性平，味甘、酸；归心、肝经。

功效　酸枣仁有养心、安神、敛汗的功效。另外，它还有强壮滋养的功效。酸枣仁含维生素C、脂肪油、蛋白质等成分，有镇静、催眠的作用，还能镇痛、抗惊厥、降温、降压止渴、益肝养心、安神敛汗。

【临床主治】

◎对神不守舍引起的心慌、多梦、易醒、失眠等有治疗作用。
◎用于治疗体虚多汗等症。

【用法用量】

酸枣仁以内服居多，可煎煮成药汤服用，使用前需打碎，常用量为10～18克。也可研末吞服，每次服用1.5～3克。

【注意事项】

◎内有实邪郁火者慎用。
◎酸枣仁为植物的种子，含有大量的脂肪油，故有通便的作用，腹泻者慎用。

国医小课堂

酸枣仁的药用部位为酸枣的成熟种子。酸枣仁常用来治疗心肝阴血不足、虚火上扰引起的心神不安、失眠、惊悸，常与养血安神药配伍使用，对神经衰弱也有疗效。另外，酸枣仁可以配伍益气养阴药，能改善盗汗、自汗、口渴等阴虚津伤的症状。

养生药膳

枣仁排骨汤

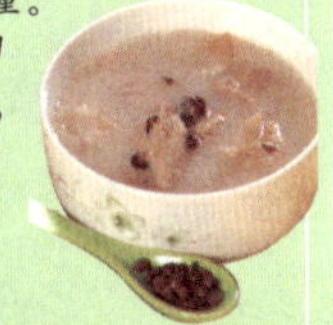

【材料】百合20克，酸枣仁10克，小排骨200克，盐适量。

【做法】1. 将百合洗净，用温水浸泡约10分钟；用刀背将酸枣仁略微压碎。2. 把小排骨洗净，汆烫去血水，放入锅中。3. 加入百合、酸枣仁后，再加入750克水，放入电饭锅中，加盐调味，煮至汤浓即可。

酸枣仁粥

【材料】炒酸枣仁30克，粳米50～100克，盐适量。

【做法】将炒酸枣仁水煎，过滤留汁，加入粳米同煮，熟后加入盐即可。7～10天为1个疗程，连续3～5个疗程。

健康便条：适用于虚劳虚烦型失眠、心悸、盗汗、头晕目眩、咽干口燥、嗜眠症、神经衰弱、健忘、多梦、惊悸等症。

单方独味

治疗失眠

取酸枣仁适量研为粉末，晚上睡前冲服10克，连服7～10次。亦可取酸枣仁15～25粒，粘在直径约10毫米的圆形胶布中心，贴在耳穴上，并于每晚睡前揉按1次，每次3～5分钟，5日换1次药，4次为1个疗程。冲服酸枣仁末与贴药结合效果更佳。

治疗神经衰弱

取酸枣仁30克捣碎，用纱布包裹，加清水200毫升浓煎至30毫升，每晚睡前半小时服用，10日为1个疗程。亦可取酸枣仁5克，研碎后加白糖拌合，于睡前用温开水冲服。

聪明选购秘诀

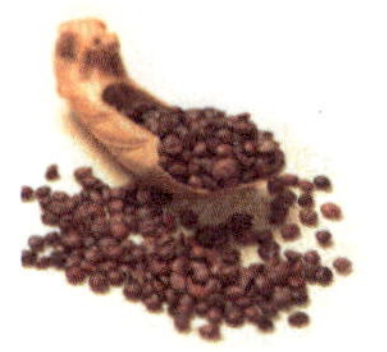

色泽／外表呈紫红色或红棕色，有光泽。

味道／有细微气味，味酸，带油腻性。

横切面／外皮内有种仁，为黄白色，肥厚油润。

红花

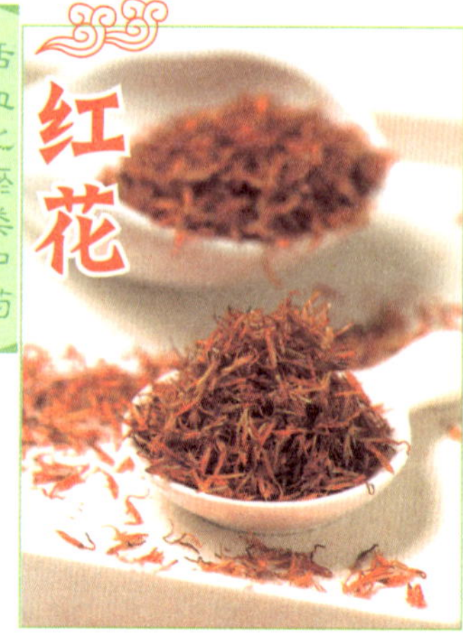

【亚油酸之王】

性味归经 性温，味辛；归心、肝经。

功效 红花有活血通经，祛瘀止痛的功效。它是常用的传统妇科良药。红花含红花苷、红花黄色素、多糖类物质等多种成分，红花黄色素能抑制血小板的凝集，有祛瘀、活血的功用。

【临床主治】

◎用于治疗闭经、痛经、产后胎盘残留子宫腹痛、产后恶露不行、死胎等症。

◎用于治疗症瘕、跌打损伤引起的血瘀肿痛等症。

◎用于治疗热郁血滞引起的斑疹色暗等症。

【用法用量】

红花可内服也可外用，煎煮成药汤服用时，一般用量5～10克。外用则以红花油或红花酒外擦患部，对瘀青肿痛有消肿的效果。

【注意事项】

◎孕妇慎用，易动胎气。

◎部分患者服用红花会出现鼻出血、共济失调、月经延长或提前、嗜睡、萎靡不振、口干、排粉红色尿液或过敏等不良反应。

养生药膳

〈红花糯米粥〉

【材料】红花10克，当归10克，丹参15克，糯米适量。

【做法】红花、当归、丹参水煎，过滤留汁，加入糯米适量煮粥，分2次服食。

健康便条：适用于月经不调者服用。

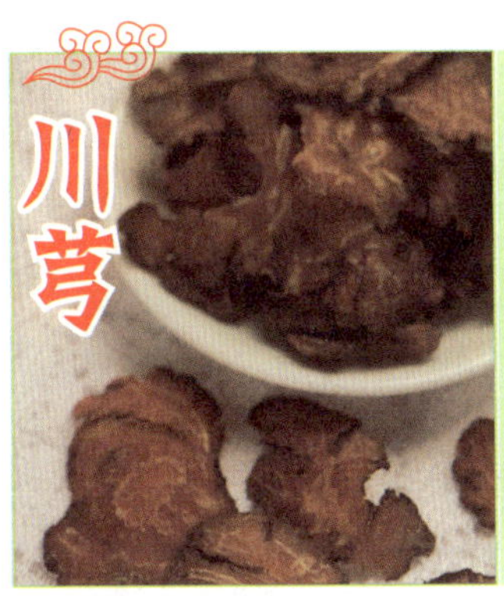

【血中气药、气血病之圣药】

性味归经 性温，味辛；归肝、胆、心包经。

功效 川芎具有活血行气、祛风止痛的功效。川芎有扩张冠状动脉、增加冠状动脉血流量与心肌血流量的作用，能防治心血管疾病，可增加大脑与肢体血流量，还有抗菌的作用。

【临床主治】

◎用于治疗血瘀气滞引起的各种疼痛。
◎用于治疗女性月经不调、痛经、闭经、产后瘀滞腹痛等症。
◎用于治疗风寒、风热、风湿、血虚、血瘀等引起的头痛。
◎用于治疗风湿痹痛。

【用法用量】

川芎多为内服，煎煮成药汤服用时，一般用量为3～10克，宜少量使用，用量过重容易引发呕吐、头晕等不适症状。

【注意事项】

◎川芎性味偏温窜，故阴虚火旺、月经量过多、有出血性疾病者及孕妇须谨慎服用。
◎川芎不可单用，必须与补气、补血药配伍使用。川芎不可长期服用。
◎川芎有毒，应遵医嘱使用。

国医小课堂

川芎的药用部位为根茎，多在5月采挖，晒后烘干，切片生用；或用小火炒至微焦，放凉，即为炒川芎；或用料酒拌川芎片，浸透，小火炒干，即为酒川芎。

养生药膳

〈川芎鸡蛋饮〉

【材料】川芎 9 克，去皮熟鸡蛋 2 个，适量红糖。

【做法】锅中加水适量，把川芎、去皮熟鸡蛋同煮，去渣加适量红糖调味即成。分早、晚 2 次服用，吃蛋喝汤。

健康便条：适用于女性闭经。

〈川芎白芷炖鱼头〉

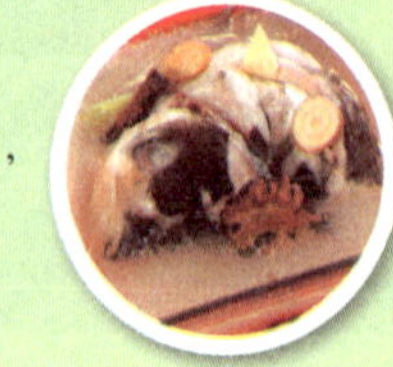

【材料】川芎 15 克（切片），白芷 15 克（切片），鱼头 1 个，姜、葱、盐、料酒各适量。

【做法】将上述食材放在一起炖熟。

健康便条：适用于颈椎病患者。

单方独味

〈治疗功能性子宫出血〉

川芎24～28克加白酒30毫升，水250毫升，浸泡1小时后加盖小火炖煮。分2次服用，不能饮酒者，可单加水炖服。一般2～3日后血即可止。痛程较长者，可在止血后减量继服8～12日，以巩固效果。病情严重者可适当加大服用量。

〈治疗肥大性脊椎炎、跟骨骨刺〉

取适量川芎研为极细末，装入小布袋内备用。治疗肥大性脊椎炎时，将小布袋敷在痛点处；治疗跟骨骨刺时，将小布袋垫在鞋内，小布袋里的川芎末宜每周换1次。一般用药5日后疼痛逐渐减轻，敏感者10日疼痛消失，个别患者30～40日后疼痛消失。

聪明选购秘诀

色泽／表面呈黄褐色，粗糙皱缩，有密集隆起的轮节，并有众多瘤状根痕。

横切面／断面为黄白色或灰黄色，有不规则形状的环纹，并散有黄棕色的油点。

王不留行

【活血、通经、下乳之良药】

性味归经 性平，味苦；归肝、胃经。

功效 王不留行有活血通经、下乳、消痈、利尿通淋、散瘀止痛的功效。王不留行还有抗着床、抗早孕、抗肿瘤等作用。

【临床主治】

◎用于治疗血瘀引起的痛经、闭经等症。

◎用于治疗女性产后乳汁不下、乳痈肿痛等症。

◎用于治疗血淋、石淋等症。

◎用于开胃消食。

◎用王不留行按压耳部穴位，可治疗近视、失眠等多种疾病。

【用法用量】

内服：煎汤，5～9克；或入丸、散。外用：研末调敷。

【注意事项】

孕妇忌用。

养生药膳

〈海参猪蹄汤〉

【材料】鲜海参100克，猪蹄2个，王不留行、当归各15克，黄芪30克。

【做法】鲜海参、猪蹄、王不留行、当归、黄芪水煎，喝汤，食海参、猪蹄，每日1次。

健康便条：适用于产后乳汁少或乳汁不下者。

白茅根

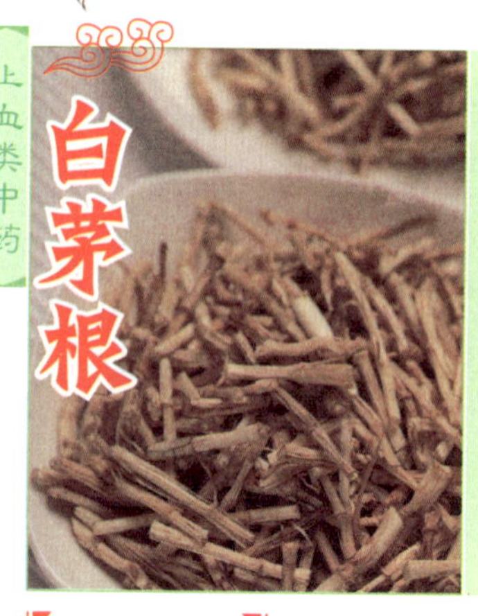

【血热妄行之良药】

性味归经 性寒，味甘；归肺、胃、膀胱经。

功效 白茅根有凉血止血、清肺胃热、利尿的功效。它含有钾、葡萄糖、印白茅素、芦竹素、木糖、苹果酸等成分，有清热利尿、凉血止血、消炎除瘀、补中益气等功效，民间也常用白茅根改善急性肾炎水肿、小儿暑热、热病烦渴，还可解酒毒、止衄。

【临床主治】

◎用于治疗血热妄行引起的各种出血症，如咳血、吐血、尿血等。

◎用于治疗热淋、小便不利、水肿等症。

◎用于治疗胃热呕吐、肺热咳嗽、湿热黄疸等症。

【用法用量】

白茅根一般以15～30克用量煎汤内服。如果是外用，则取适量鲜品捣汁，涂抹于患部即可。

【注意事项】

◎脾胃虚寒者慎用。

◎虚寒性吐血、呕吐等不宜用。

国医小课堂

白茅根药用部分为根茎，一般在春、秋两季采挖，晒干，切段，生用；或用大火炒至表面焦褐色、内部焦黄色，喷水少许，晾干，即为茅根炭。清热凉血、止血、利尿消肿宜用生白茅根，鲜品功效更佳，止血宜用茅根炭。

养生药膳

〈白茅根煲黄鳝〉

【材料】黄鳝1条，白茅根30克。

【做法】黄鳝洗净切段与白茅根煲汤，食肉喝汤。

健康便条：用于泌尿系统感染。

〈白茅根豆浆饮〉

【材料】白茅根30克，白糖、豆浆各适量。

【做法】白茅根水煎，过滤留汁，再加入豆浆，用小火稍煮，加入白糖，每次60毫升，每日4次。

健康便条：适用于急性病毒性肝炎患者。

单方独味

〈防治感冒〉

取白茅根50克，冰糖少许为药引，加清水250毫升煎至150毫升，贮存保温瓶内，1日内分2次服用。一般用药2日见效，3~5日能痊愈。

〈治疗小便热淋、胃热呕逆〉

取新鲜白茅根100克，加清水250毫升，先用大火煎沸，改用小火煎至150毫升，贮存保温瓶内，1日内分2次服用。一般用药2~3日见效，用至症状消失为止。

聪明选购秘诀

大小／全株呈细长圆柱形、长短不一，长20~60厘米，直径1.5~3毫米。

色泽／表面为乳白或黄白色，有分枝、节和深浅不等的纵纹。

横切面／断面外皮为乳白色，中间为黄白色并有一个小小的细孔，有轮状空隙，外围和中心容易剥离。

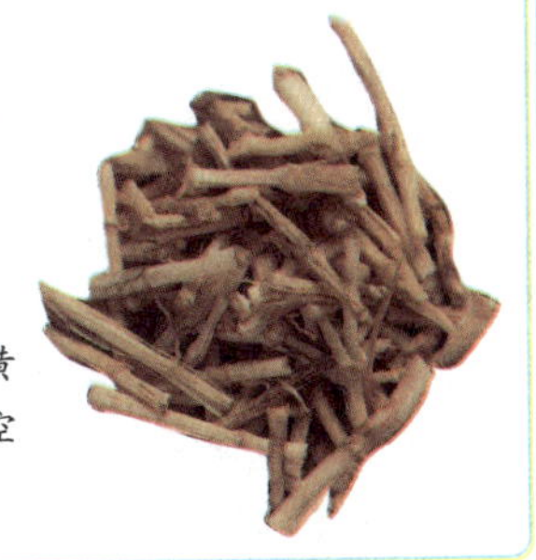

地榆

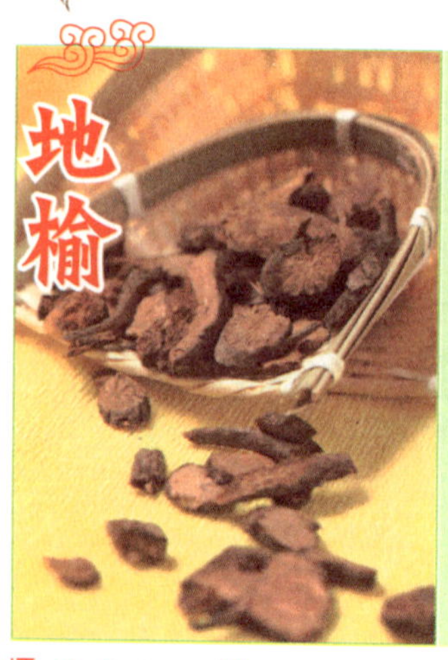

【治疗烧烫伤之要药】

性味归经 性微寒，味苦、酸；归肝、胃、大肠经。

功效 地榆有凉血止血、解毒敛疮的功效，还有抗炎、镇吐、止泻、抗溃疡等作用。

【临床主治】

◎用于治疗多种热性出血症，如便血、血痢、尿血、痔疮出血或女性崩漏等。

◎用于治疗烧烫伤、皮肤湿疹或疮疡痈肿等症。

【用法用量】

内服：煎汤，6～9克，或入丸、散。外用：捣汁或研末后与其他药物搭配使用。

【注意事项】

◎虚寒性便血，下痢，崩漏或出血有瘀者，应慎用。

◎热痢初起，不宜单独服用。

◎大面积烧伤，不宜大量使用地榆外涂，以防鞣质大量吸收，引发中毒性肝炎。

〈养生药膳〉

〈地榆槐花蜜饮〉

【材料】地榆60克，槐花30克，蜂蜜适量。

【做法】地榆、槐花水煎，过滤留汁，加入蜂蜜即可饮用。

健康便条：适用于宫颈癌阴道出血等症。

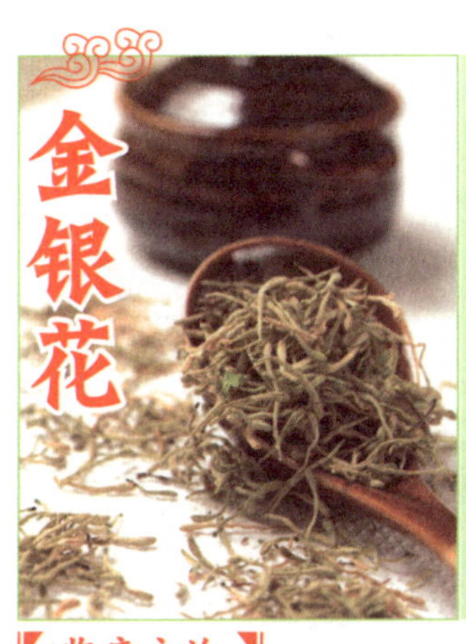

【清热解毒之圣药】

性味归经 性寒，味甘；归肺、胃、心经。

功效 金银花有清热解毒、疏散风热的功效。金银花是清热解毒、消炎常用药，有宣散透邪、凉血治痢、消炎利尿、净血杀菌的功效。金银花有抗菌、抗炎、解热、增强白细胞吞噬功能的作用，还能降低血脂与胆固醇。

【临床主治】

◎用于治疗温病初起、风热感冒、咽喉肿痛、肺炎等症。

◎用于治疗痈肿疔疮属阳证者。

◎用于治疗热毒血痢者。

【用法用量】

金银花可内服也可外用，一般多以10～15克加水煎成汤剂服用；外用则是将金银花研末调匀后，涂敷于患部。

【注意事项】

◎脾胃虚寒及无热毒者不宜服用。

◎对于温病发热者，用量宜轻，对有热毒肿疮者，用量可稍重。

国医小课堂

金银花属忍冬科多年生半常绿缠绕性木质藤本植物，药用部位为干燥的花蕾，一般在夏初花未开时采收，晾晒或阴干，生用；或用硫黄熏，再干燥。金银花是治疗一切痈肿、疔疮等阳证的要药，因此古人称金银花为“药铺小神仙”。

养生药膳

〈 金银花麦冬蒸蛋 〉

【材料】金银花、麦冬各10克，鲜蘑菇、猪肉丝各100克，鸡蛋3个，干香菇、油、盐、味精各适量。

【做法】将上述食材拌匀，隔水蒸15分钟。

健康便条：适用于慢性咽炎患者。

〈 金银花粥 〉

【材料】金银花30克，粳米适量。

【做法】金银花水煎，过滤留汁，加入粳米，煮粥。

健康便条：适用于各种热毒疮疡、咽喉肿痛、风热感冒等症，还可预防中暑。

单方独味

〈 治疗流行性结膜炎 〉

取鲜金银花及其藤叶30～50克，洗净后，用适量清水煮沸3～5分钟，先熏后洗眼，尽量让药液进入眼内，每日3次，效果显著。若无鲜金银花，用干的也可，但要先浸泡10分钟后再煮沸熏洗 。

〈 治疗流行性腮腺炎 〉

取金银花100克，用清水300毫升，煎煮为100毫升，每日服1次，儿童酌减。一般3日左右奏效(注：流行性腮腺炎在广东又称为“痄腮”，是由腮腺炎病毒引起的一种急性传染病。症状以发热、耳下腮部肿胀疼痛为主要特征。本病以散发为主，5～9岁的小儿多见，可并发脑膜炎、睾丸炎，一般服药后转好，并获持久免疫力)。

聪明选购秘诀

色泽／外表为淡黄色或黄褐色，有短柔毛及腺毛。

味道／气芳香，味淡微苦。

横切面／剖开花蕾有5个雄蕊，1个雌蕊。

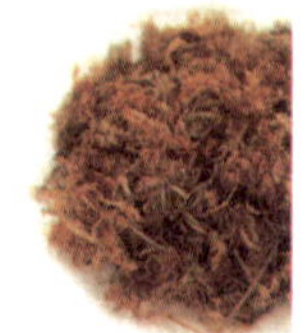

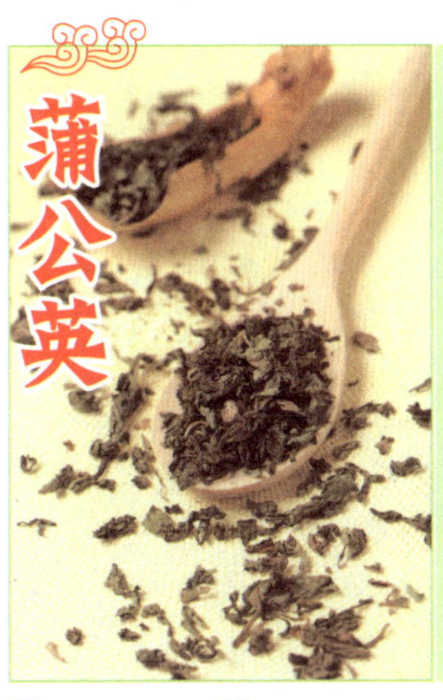

蒲公英

【天然抗生素】

性味归经 性寒，味甘；归肺、胃、心经。

功效 蒲公英有清热解毒、利湿通淋的作用，可散结消肿、抗病毒、利胆、利尿、健胃。此外，蒲公英也可用来治疗上呼吸道感染、急性支气管炎、尿路感染、肝炎等疾病，还有一定的防癌、抗癌功效。

【临床主治】

◎用于治疗痈肿疔毒等，可治疗乳痈初起、红肿疼痛。

◎用于治疗湿热黄疸、小便涩痛及目赤肿痛等症。

【用法用量】

蒲公英煎服、外敷都适用，如果煎煮成药汤服用的话，一般用量为10～30克；若是外用，则将鲜品捣烂外敷，或煎成药汤清洗患处。

【注意事项】

蒲公英若用量过大会导致腹泻。

养生药膳

〈蒲公英莼菜鸡丝汤〉

【材料】鸡肉丝100克，鸡蛋清、盐、鸡精、料酒、水淀粉各适量，鲜蒲公英60克、西湖莼菜1瓶。

【做法】在鸡肉丝中加入鸡蛋清、盐、鸡精、料酒、水淀粉，调匀，开水氽烫，肉变白时捞出，用水浸泡。鲜蒲公英、西湖莼菜同放汤内氽烫，同鸡肉丝一起煮汤。

健康便条：适用于病毒性肝炎患者。

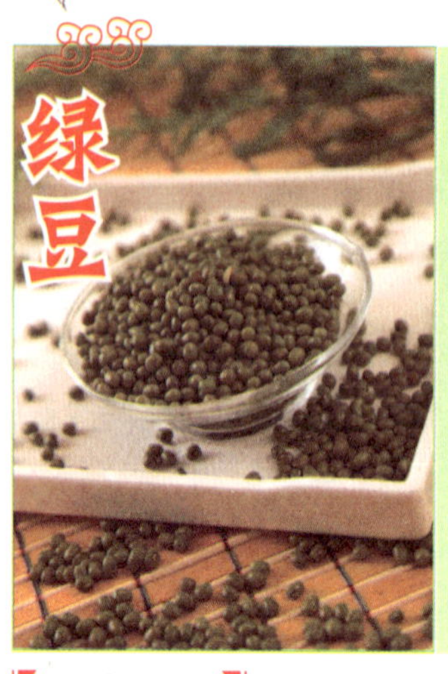

【济世良谷、草中之结晶】

性味归经 性寒，味甘；归心、胃经。

功效 绿豆清热解毒，具有消暑利尿的功效。历代中医文献记载与民间实际应用总结出绿豆的功用为清热解暑、止渴利尿、消肿止痒、收敛生肌、明目退翳，解一切食物中毒。

【临床主治】

◎用于治疗痈肿疮毒等症。
◎用于治疗暑热烦渴。
◎用于治疗药食中毒（如酒精、巴豆、附子、乌头等中毒）。

【用法用量】

内服：煎汤，25～50克；研末或生研绞汁。外用：研末调敷。

【注意事项】

◎患有肢酸且冰冷乏力、全身怕冷、腰膝冷痛、脾胃虚寒泄泻等寒凉性疾病时忌用绿豆。
◎老年人、儿童及体质虚弱者服用绿豆，易引起消化不良、腹泻。

养生药膳

〈绿豆海带薏米汤〉

【材料】绿豆100克，薏米、海带丝各50克，冰糖适量。
【做法】绿豆、薏米水煮开花，加入海带丝和冰糖稍煮即可。
健康便条：适用于暑热烦闷、食欲不振、水湿肿满、小便不利、甲状腺肿大等症。

赤芍

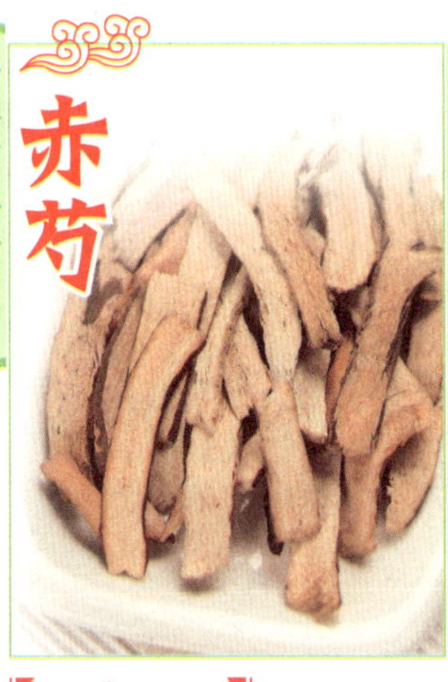

【清肝火、走血分、除郁热】

性味归经 性微寒，味苦；归肝经。

功效 赤芍具有清热凉血、散瘀止痛的功效。它含有芍药苷等成分，能扩张冠状血管，增加心肌营养及血流量，并能提高心肌氧利用率，可降血糖、抗动脉粥样硬化、保肝、抗肿瘤等。此外，赤芍对不少病原微生物也能发挥抑制效果，能抵抗流感等滤过性病毒。

【临床主治】

◎用于治疗温热病热入营血、身热发斑、吐血衄血等症。
◎用于治疗肝热引起的目赤肿痛、胁痛等症。
◎用于治疗血滞经闭、痛经、腹痛、跌打损伤等症。
◎用于治疗痈肿疮疡或内痈初起。

【用法用量】

赤芍多为内服，煎煮成药汤时，一般用量为6～15克。

【注意事项】

◎血虚无瘀、血寒经闭、虚寒、阳虚，或痈疽已溃者不宜用。
◎不宜与藜芦同用。

养生药膳

〈泽兰赤芍酒〉

【材料】泽兰叶90克，赤芍、当归、甘草、桃仁各30克（去皮），黄酒2000克。

【做法】泽兰叶、赤芍、当归、甘草、桃仁研末，用纱布包好，放入黄酒中浸泡，密封，14天后饮用，每次60毫升，每日2次。

健康便条：适用于女性月经量少，渐渐不通。

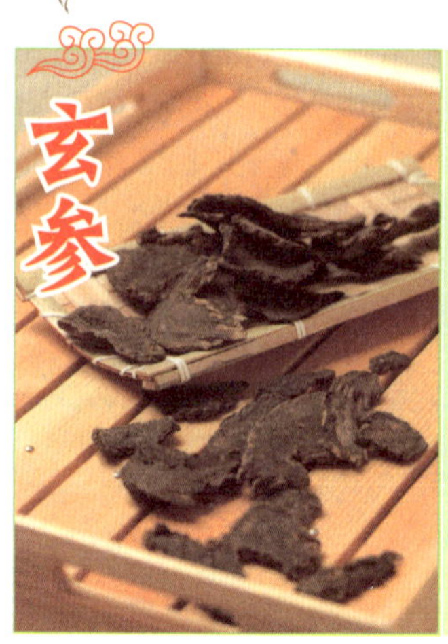

【清热滋阴之妙品】

性味归经 性微寒，味苦、咸；归肺、胃、肾经。

功效 玄参有清热凉血、滋阴降火、润燥生津、滋养强壮、消炎解毒的功效。玄参含有玄参素、天冬素、脂肪、酮类等多种特殊成分，能降低血压与血糖，对绿脓杆菌也有一定的抑制作用。

【临床主治】

◎用于治疗温热病热入营血伤阴引起的身热夜甚、心烦口渴、发斑神昏等症。
◎用于治疗目赤、咽痛、瘰疬等症。
◎用于治疗痈肿疮毒。

【用法用量】

玄参以内服居多，多煎煮成药汤服用，一般用量为9～15克。

【注意事项】

◎脾胃虚寒、食欲不振、大便稀薄或脾胃有湿者忌用。
◎玄参不能与藜芦、黄芪、干姜、大黄、山茱萸同用。
◎血虚腹痛及虚寒者忌用。

单方独味

〈治疗乳糜尿〉

5～10周岁：取玄参21克，加清水200毫升煎为80～100毫升；11～16周岁：取玄参33克，加清水250毫升煎为150毫升；17岁以上：取玄参50克，加清水400毫升煎为200毫升，贮存于保温瓶内，2日内分4～5次口服，一般用药5～7日为1个疗程。治愈后一般不会复发。

利水消肿类中药

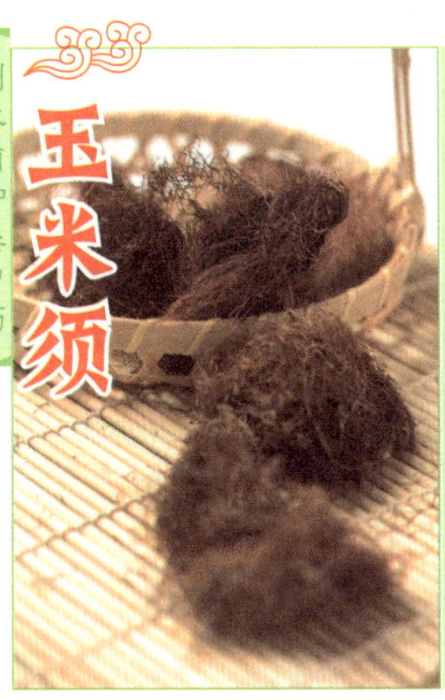

【消肿良药】

性味归经 性平，味甘、淡；归肝、肾、膀胱经。

功效 玉米须有补虚清热、止血泄热、平肝利胆、利水消肿、祛湿利尿等功效。现代药理研究证实，玉米须有降血压、降血糖和利尿的作用，还兼有一定的抑菌、抗癌作用。

【临床主治】

◎用于治疗水肿、小便不利，或小便短赤等症。

◎用于治疗肝胆湿热引起的肝炎黄疸、胆囊炎、胆结石等症。

◎用于治疗高血压、糖尿病等症。

【用法用量】

内服：煎汤，50～100毫升；或烧存性，研末。外用：烧烟吸入。

【注意事项】

玉米须入煎剂常用量为15～30克。

单方独味

〈治疗慢性肾炎〉

取玉米须50克，加温水600毫升，小火煎煮20～30分钟，过滤后饮服，每日1次或分多次服用。3个月为1个疗程。

〈治疗小便不利〉

取玉米须12克，加清水250毫升，煎至100毫升，每日1次服用。连服3～5日。

薏米

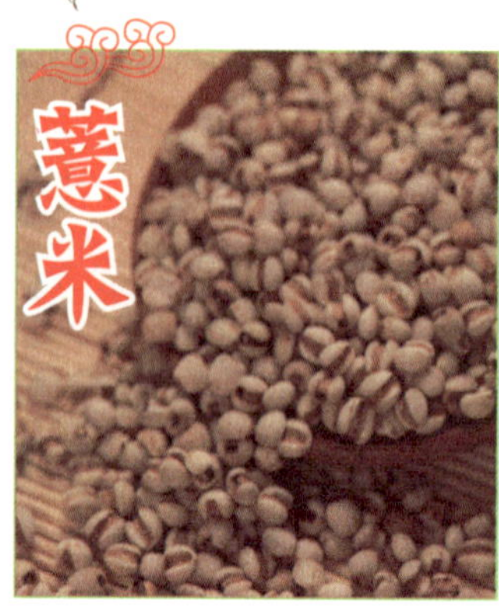

【祛病防癌、营养丰富】

性味归经 性微温，味甘、淡；归脾、胃、肺经。

功效 薏米有健脾渗湿、除痹止泻、清热排脓的功效。薏米中含有丰富的蛋白质分解酶，能使皮肤角质软化，对皮肤赘疣、粗糙不光滑者，长期服用也有疗效。薏米既是常用中药，又是普遍、常吃的食物。

【临床主治】

◎用于治疗脾虚湿盛引起的水肿、脚气、小便不利、腹泻等症。

◎用于治疗风湿痹痛、筋软拘挛等症。

◎用于治疗肺痈、肠痈。

◎薏米是谷物的一种，以水煮软或炒熟，有利于肠胃的吸收，身体常觉疲倦没力气的人，可以多吃。

【用法用量】

薏米的常用量为20～30克，病重者可加大剂量至60克。

【注意事项】

◎小便量多、大便燥结、津液不足者忌用。

◎孕妇忌用。

◎消化功能较弱的儿童及老年人等慎用。

国医小课堂

薏米属禾本科一年或多年生草本植物，其药用部位为成熟种仁，一般在11～12月采割全株，晒干，打下果实，再晒干，除去黄褐色种皮及杂质，收集种仁，生用；或用小火炒至微黄，即为炒薏米。

养生药膳

〈 黄柏薏米粥 〉

【材料】黄柏、萆薢各10克，薏米20克、粳米、冰糖各适量。

【做法】黄柏、萆薢水煎，过滤留汁，再与薏米、粳米煮粥，粥熟后加入冰糖适量，稍煮即可。

健康便条：适用于遗精，或尿时精液外流、心烦少寐、口苦者。

〈 薏米冬瓜汤 〉

【材料】薏米30克，冬瓜片30克，猪瘦肉片50克，盐、鸡精各适量。

【做法】薏米、冬瓜片、猪瘦肉片煮汤，再加入盐、鸡精调味。

健康便条：适用于脾虚湿盛性乙型病毒性肝炎患者。

单方独味

〈 治疗扁平疣 〉

薏米研末，与等量白砂糖拌匀，每次用温开水冲服一匙，每日2～3次，一般连服7～10日。或取新收的薏米60克，与大米混合煮饭或粥吃，每日1次，连续服用，至痊愈。一般7～16日可见效。在服药后至皮疹消失前，多数有治疗反应；继续坚持服药数日后，情况有明显好转。

〈 治疗蛔虫 〉

将薏苡根切片晒干，取2.5千克加水5000毫升，煮沸30分钟取汁，药渣加水再煎，如此共煎3次；药液混合浓缩成2500毫升(每毫升含生药1克)。成年人每日50毫升分3次于饭前服用，或1次顿服。

聪明选购秘诀

色泽／表面为黄白色，光滑，有陷沟，底部粗糙，呈褐色。

味道／有稀微气味，味甘淡。

横切面／断面呈白色，富粉性。

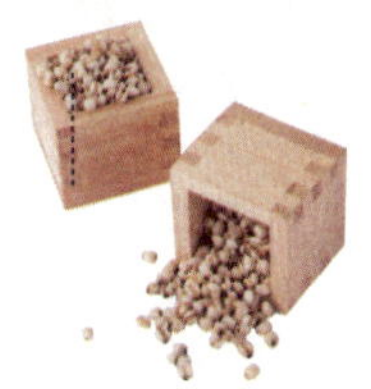

橘皮

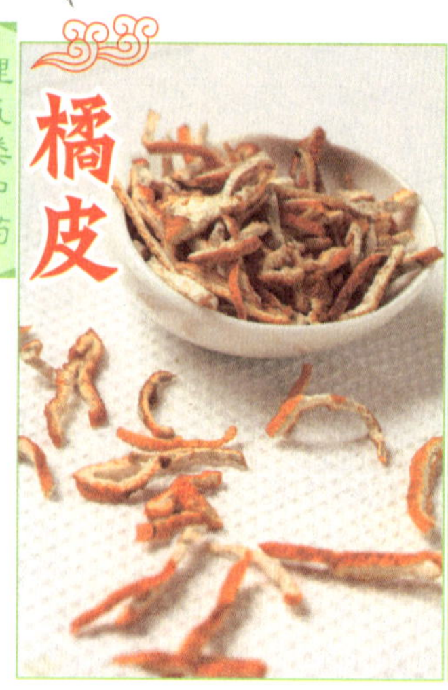

【理气燥湿之常用药】

性味归经 性温，味辛、苦；归脾、肺经。

功效 橘皮有芳香健胃的功效，还有调中理气、健脾、镇咳、止呕的作用及调和诸药以降低副作用的功能，是传统中药常用的行气药。

【临床主治】

◎用于治疗脾胃气滞引起的腹胀腹满、恶心呕吐。
◎用于治疗脾胃虚弱引起的消化不良。
◎用于治疗痰湿内停引起的咳嗽痰多等症。

【用法用量】

橘皮是内服中药，宜生用，煎服可取3～9克煎煮成药汤服用。

【注意事项】

◎气虚体燥、阴虚燥咳者忌用。
◎吐血及内有实热者慎用。

〈养生药膳〉

〈橘皮海带丝〉

【材料】海带丝150克，橘皮25克，酱油、白糖、香油、醋、鸡精、香菜各适量。

【做法】1.海带丝中加入酱油、白糖、香油、鸡精适量，备用。
2.橘皮剁末，加醋拌匀，再与海带、香菜拌匀即可。

健康便条：适用于情绪忧郁兼有乳腺小叶增生等亚健康状态者。

玫瑰花

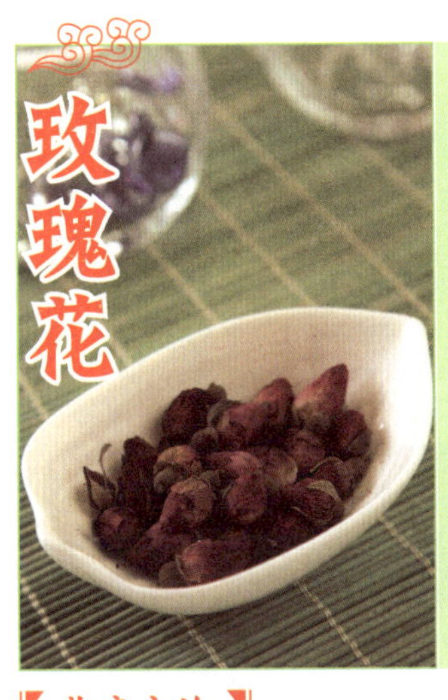

【缓和理气兼和血】

性味归经 性温，味甘、微苦；归肝、脾经。

功效 玫瑰花有行气解郁、和血、止痛的功效。《本草纲目拾遗》记载玫瑰“和血行血，理气，治风痹，噤口痢，乳痈，肿毒初起，肝胃气痛”。现代研究发现其主要成分为香茅醇、橙花醇、丁香油酚、苯乙醇等，并含有挥发油。

【临床主治】

◎用于治疗肝胃不和引起的胁痛、胃痛等症。

◎用于治疗肝郁气滞引起的月经不调或经前乳房胀痛等症。

◎用于治疗女性月经过多，赤白带下，以及肠炎、下痢、肠红半截出血等症。

◎用于治疗跌打损伤所致的瘀血疼痛。

【用法用量】

内服：煎汤，3~6克；浸酒或熬膏。

【注意事项】

阴虚火旺者忌用。

养生药膳

〈玫瑰花烤羊心〉

【材料】鲜玫瑰花50克，盐适量，羊心50克。

【做法】锅中放入鲜玫瑰花、盐水煮10分钟。把羊心串在烤签上边烤边蘸玫瑰盐水，烤熟即可。

健康便条：适用于心血亏虚引起的惊悸失眠、郁闷不乐等。

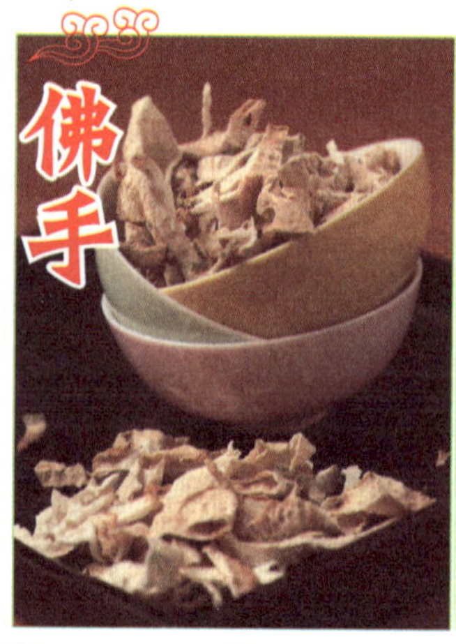

【行气颇佳】

性味归经 性温，味辛、苦、酸；归肝、脾、肺经。

功效 佛手有疏肝理气、和胃止痛、化痰等功效。佛手还能够解痉、抑制中枢、增加冠状动脉血流量、抗心律失常、降血压、抗过敏、抗炎、抗病毒等。

【临床主治】

◎用于治疗肝郁气滞引起的胸胁胀痛、胃脘痞满、食少呕吐等症。

◎用于治疗咳嗽日久痰多兼胸闷作痛等症。

【用法用量】

内服：煎汤，3～10克；或泡茶饮。

【注意事项】

阴虚火旺、气虚或无气滞者慎用。

〈单方独味〉

〈治疗小儿传染性肝炎〉

1～3岁：每日10～15克；3～5岁：每日15～20克；5～7岁：每日20～25克；7～10岁：每日30克。加败酱草，每周岁增加1克，10周岁以上每2周岁增加1克，加清水150～200毫升，煎煮10～15分钟后，分3次服用。7～10日为1个疗程，一般用药2～5个疗程。

〈治疗咽喉梗塞不畅〉

取佛手30克，用白酒泡于碗内，放在锅内隔水蒸一个半小时，取出后覆盖上一层白糖。稍凉片刻，吃佛手，酒适量饮。

祛风湿类中药

木瓜

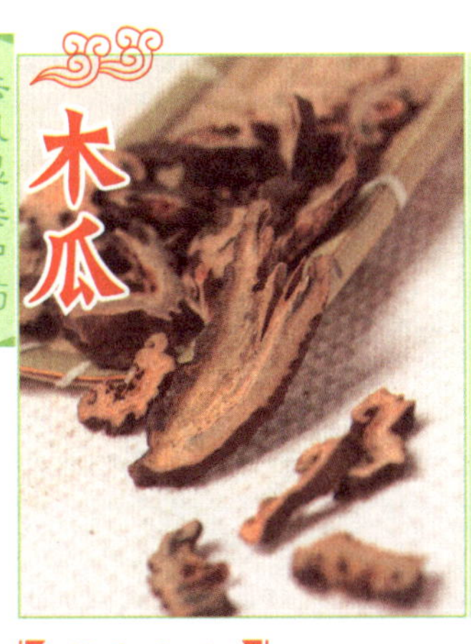

【治吐泻过度、转筋之要药】

性味归经 性温，味酸；归肝、脾经。

功效 木瓜具有舒筋活络、和胃化湿的功效，能收敛、消食、镇痛，还有明显的消肿作用。木瓜还有护肝、降血脂、促进消化、清理肠胃、抗菌杀虫等作用。

【临床主治】

◎用于治疗风湿痹痛引起的筋脉拘挛、腰膝关节酸痛等症。

◎用于治疗肝脾不和引起的吐泻转筋、脚气水肿等症。

◎对于改善消化不良、口干舌燥也有助益。

【用法用量】

内服：煎煮成药汤服用，一般用量为6～15克。外用：将木瓜煎成水汤淋洗患处。

【注意事项】

◎脾胃虚寒或体虚者不宜多食，易致腹泻。

◎湿热偏盛，小便淋闭者，过敏体质者慎用。

◎孕妇不宜吃木瓜。

养生药膳

〈木瓜羊肉汤〉

【材料】羊肉100克，苹果5克，豌豆300克，粳米、白糖、盐、鸡精、胡椒粉各适量，木瓜1000克。

【做法】将上述食材用大火煮沸后，改用小火炖至豌豆熟烂即可食用。

健康便条：适用于脾胃气虚者。

五加皮

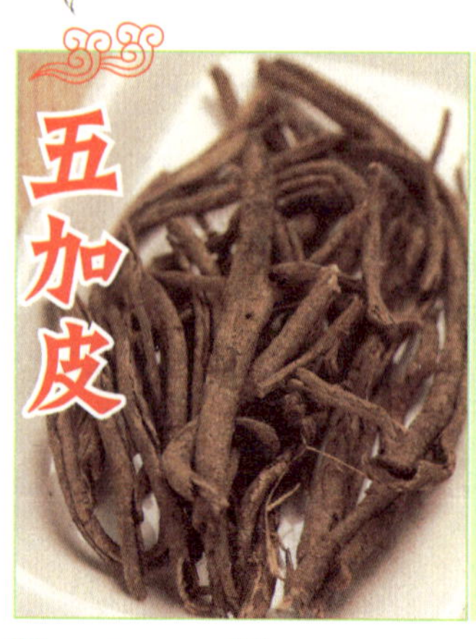

【祛风湿、强筋骨】

性味归经 性温，味辛、苦；归肝、肾经。

功效 祛风湿，补肝肾，强筋骨，利尿。同时能对中枢神经发挥镇静作用，提高脑力运转机能，增强注意力、记忆力。五加皮还有抗疲劳、耐缺氧、增强机体抗病能力等作用。

【临床主治】

◎用于治疗风湿痹痛、四肢拘挛等症。
◎用于治疗肝肾不足引起的筋骨痿软、小儿行迟等症。
◎用于治疗水肿、脚气、缓解关节疼痛等症。
◎可用于降低自发性肿瘤的形成。

【用法用量】

五加皮多为内服，煎煮成药汤服用，一般用量为5～10克。

【注意事项】

◎阴虚火旺者不宜使用。
◎五加皮含有挥发性成分，切片后不宜暴晒，以免影响功效。

〈养生药膳〉

〈五加皮乌鸡汤〉

【材料】乌鸡肉90克，五加皮15克，巴戟天9克，杜仲24克，盐、鸡精各适量。

【做法】将乌鸡肉、五加皮、巴戟天、杜仲同煮2小时，加入盐、鸡精即可。

健康便条：适用于肝肾不足引起的筋骨痿弱、四肢无力、腰膝酸软、两颧潮红、头发脱落等。

大黄

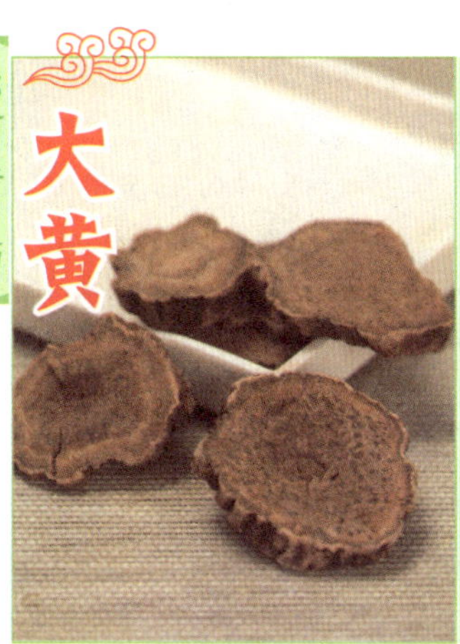

【治疗积滞便秘之要药】

性味归经 性寒，味苦；归脾、胃、大肠、肝、心经。

功效 大黄具有泻下攻积、清热泻火、止血、解毒、活血祛瘀等功效。量少能健胃整肠，量多能涤荡肠胃。现代药理研究显示，大黄能刺激大肠、促进排便，并有抑制真菌、病毒、阿米巴原虫及抗菌作用。

【临床主治】

◎用于治疗大便燥结、热结便秘等属实证者。

◎用于治疗火热上炎引起的目赤、咽喉肿痛、牙龈肿痛等症。

◎用于治疗血热妄行引起的吐血、咯血、产后腹痛、月经不通、跌打损伤等症。

◎外敷用于热毒疮疖及烧烫伤。

【用法用量】

大黄内服时，常以3～12克用量煎服；外用则研末，用水或醋调敷。

【注意事项】

◎大黄入煎剂应后下，或用沸水泡服，否则会减弱药效。

◎女性胎前产后、怀孕期、月经期、哺乳期忌用。

◎脾胃虚弱、气血虚弱、无积滞或无瘀血者忌用。

◎阴疽或痈肿溃后脓清、正气不足者慎用。

养生药膳

〈大黄消脂茶〉

【材料】绿茶6克，大黄2克。

【做法】将绿茶和大黄以沸水冲泡5分钟，每日1剂，分为2～3次服用。

健康便条：适用于肥胖症、高脂血症患者。

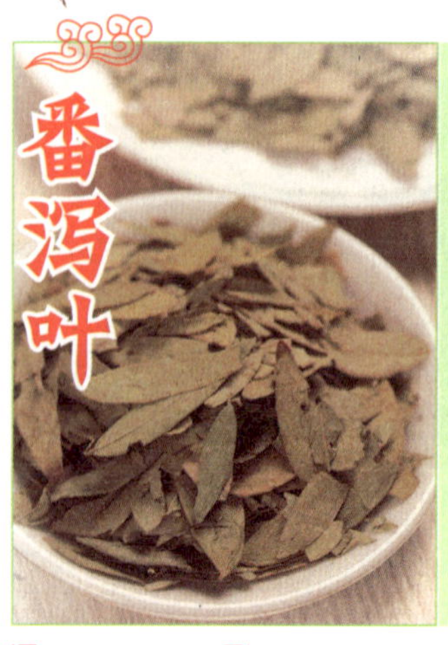

【临床常用泻药】

性味归经 性寒，味甘、苦，归大肠经。

功效 番泻叶具有泻下导滞的功效，是临床中常用的泻药。现代药理研究显示，番泻叶还有抗菌、止血、松弛肌肉、解痉等作用。近几年番泻叶还被广泛用于急性胃及十二指肠出血、急性胰腺炎等疾病的治疗。

【临床主治】

◎用于治疗热结便秘患者。
◎用于治疗急性积滞、肠道闭塞等症。

【用法用量】

煎服，2～6克，入煎剂宜后下；或以1.5～3克用量开水泡服。

【注意事项】

◎番泻叶不宜久服多服，否则会引起肠道炎症性充血和蠕动增加，导致恶心、呕吐、腹痛等，并导致体内水分随粪便排出体外。体内水分不足，皮肤会干燥发痒，甚至加重便秘。
◎可与木香、藿香等药物同用，以减少番泻叶的副作用。
◎切忌通过长期服用番泻叶来减肥，会造成胃黏膜损伤，甚至引发癌症。

养生药膳

〈番泻叶鸡蛋汤〉

【材料】番泻叶6克，鸡蛋1个，菠菜少许，盐、味精各适量。
【做法】番泻叶水煎，滤渣留汁，倒入打碎的鸡蛋，加菠菜、盐、味精，煮沸即成。
健康便条：适用于实热型便秘。

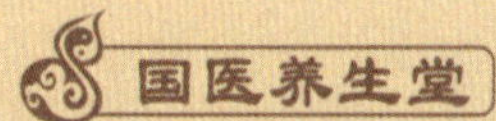

图解 饮食疗法调三高

本书编委会◎主编

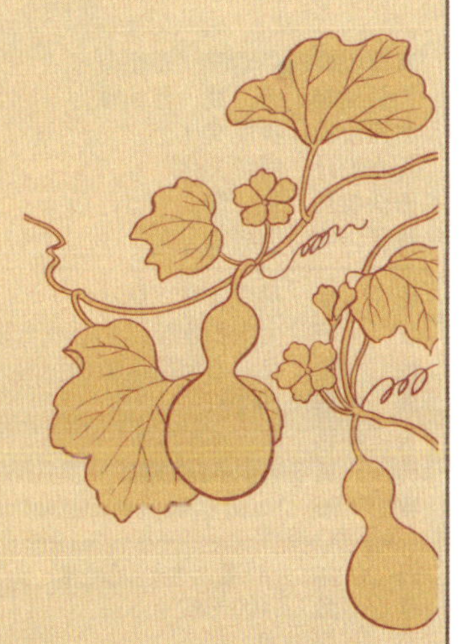

科学普及出版社
·北 京·

图书在版编目（CIP）数据

图解饮食疗法调三高 / 本书编委会主编. -- 北京：科学普及出版社, 2025. 5. --（国医养生堂）. --
ISBN 978-7-110-10953-3
Ⅰ. R247.1-64

中国国家版本馆CIP数据核字第2025DV1499号

策划编辑　卢紫晔　崔小荣
责任编辑　齐　放　曹小雅
封面设计　博悦文化
正文设计　博悦文化
责任校对　焦　宁
责任印制　李晓霖

出　　版　科学普及出版社
发　　行　中国科学技术出版社有限公司
地　　址　北京市海淀区中关村南大街16号
邮　　编　100081
发行电话　010-62173865
传　　真　010-62173081
网　　址　http：//www.cspbooks.com.cn

开　　本　787毫米×1092毫米　1/32
字　　数　1400千字
印　　张　40
版　　次　2025年5月第1版
印　　次　2025年5月第1次印刷
印　　刷　小森印刷（天津）有限公司
书　　号　ISBN 978-7-110-10953-3 / R・941
定　　价　300.00元（全20册）

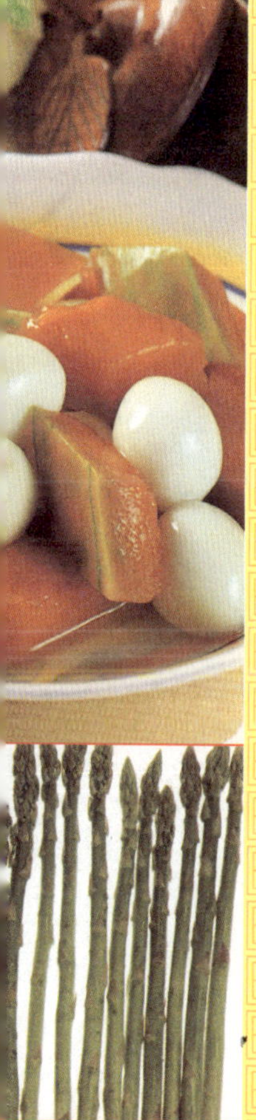

目录

自测你离高血压还有多远……1
自测你离高血脂还有多远……2
自测你离糖尿病还有多远……3

第一章 教你全面认识“三高”

“三高”的诊断标准……5
“三高”对健康的危害……6
“三高”之间的关系……8
哪些人群最易被“三高”困扰……10
远离“三高”，从饮食做起……12

第二章 降“三高”的主要营养素推荐

维生素C……15
锌……17
钙……19
铬……21
植物固醇……23
ω-3脂肪酸……25
钾……27
辅酶Q10……28
可溶性膳食纤维……29
共轭亚麻油酸……30
β-胡萝卜素……31

第三章 预防“三高”的天然食材

绿豆……33
玉米……35
燕麦……37
核桃仁……39

黑木耳……41
芹菜……43
苦瓜……45
南瓜……47
洋葱……49
山药……51
芦笋……53
西蓝花……55
菠菜……57
胡萝卜……59

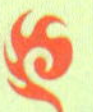

自测你离高血压有多远

高血压是指动脉血压异常增高。高血压对人体危害极大，可引起脑中风、心绞痛、脑出血、脑梗死、蛛网膜下腔出血、大动脉瘤等疾病。回答下列问题，看一看你离高血压还有多远？

检测试题：

1.超过标准体重很多。
2.眼睛看东西模糊。
3.有时会感觉到头痛、肩痛。
4.日常饮食、作息不规律。
5.常常忘记要做的事情。
6.年龄在40岁以上。
7.有吸烟嗜好。
8.几乎天天饮酒。
9.直系亲属中有人患高血压。
10.上下楼梯出现气短。
11.经常有应酬。
12.很容易疲劳，且难以恢复。
13.平时几乎不运动。
14.下肢出现静脉曲张。
15.胆固醇和甘油三酯增高。
16.必须服用安眠药才能入睡。
17.检查出蛋白尿或血尿。
18.已经开始服用心脏病药物。
19.精神压力很大。
20.饮食中不注意控制盐的摄取。

评分标准：

答“是”得3分，答“不一定”得1分，答“否”得0分。

评定结果：

得分	健康级别评定	你应该做的
0～9分	安全	你现在基本没有患高血压的危险，但是如果直系亲属或祖父母中有高血压患者，就应该经常注意检查自己的血压状况
10～24分	不安全	你必须关注造成高血压的原因，在保证健康的生活方式的前提下，你也许可以控制自己的血压，但40岁以后要经常测量血压
25～39分	要特别注意	在这个得分段的人，基本可视为高血压危险人群，应该立即开始改善饮食和日常生活习惯，定期测量血压；另外不要忘记检查是否有血脂代谢异常、糖尿病等
40分以上	危险	在这个得分段的人，患高血压的概率很高，如果对此漠不关心，很可能导致脑血管疾病和心脏病，最好赶快到医院检查，并听从医生的建议

自测你离高血脂还有多远

高血脂是一种血液异常状态，严重者可引起脑出血、脑梗死、心绞痛、心肌梗死、大动脉瘤等疾病。回答下列问题，看一看你离高血脂还有多远？

检测试题：

1.总胆固醇值大于250毫克每分升。
2.甘油三酯值大于200毫克每分升。
3.高密度脂蛋白胆固醇值低于40毫克每分升。
4.低密度脂蛋白胆固醇值大于130毫克每分升。
5.患有糖尿病或者处于高血糖临界值。
6.血尿酸值偏高。
7.和水产类相比，更喜欢吃家畜肉。
8.不喜欢生食蔬菜。
9.很少吃水果。
10.不喜欢吃葱、洋葱等。
11.有吸烟的习惯。
12.每天晚餐都要喝酒。
13.吃面包时要抹黄油和奶酪。
14.喜欢吃鱼子等高脂肪、高营养食物。
15.平时不太喝水。
16.不怎么运动。
17.容易出汗。
18.小便的颜色比较黄。
19.身体较肥胖。
20.对外界刺激比较敏感。

评分标准：

答“是”得3分，答“不一定”得1分，答“否”得0分。

评定结果：

得分	健康级别评定	你应该做的
0～9分	安全	基本不会有血脂异常的担忧，但是应避免因进食时间和具体食物搭配不当而导致的血脂异常，并且要时常注意自己的体重
10～24分	不安全	因血脂异常导致动脉粥样硬化等症的概率不高，但还是要特别注意防范包括糖尿病在内的生活习惯病，最好定期做检查
25～39分	要特别注意	在这个得分段的人，基本可视为高血脂危险人群，在今后的生活中，要努力改善饮食习惯，谨防肥胖、高血压、糖尿病、高尿酸血症等疾病
40分以上	危险	你的血脂可能异常了。血脂异常可导致血液黏稠、血液流动速度减慢，进而导致动脉粥样硬化，随之患脑梗和心肌梗死的风险也会增加，应及早检查并接受治疗

自测你离糖尿病还有多远

糖尿病多是因为胰腺分泌胰岛素功能出现障碍，进而导致血糖代谢异常。糖尿病可引发白内障、动脉粥样硬化、心绞痛等疾病，严重影响生活质量。回答下列问题，看一看你离糖尿病还有多远？

检测试题：

1.经常感到口渴，喝水或其他饮料明显增多。
2.每日均会饮酒。
3.皮肤易感染。
4.经常感到手足末端麻木。
5.白天容易疲劳、常感困倦。
6.视力下降得厉害。
7.体重超重。
8.直系亲属中有患糖尿病的。
9.记性差。
10.容易患牙周炎。
11.脱发情况很严重。
12.不易解除疲劳。
13.易伤风感冒。
14.睡眠时间短。
15.有时会患膀胱炎。
16.性欲减退。
17.空腹时检查出血糖高。
18.尿中总能见白沫，尿液透明。
19.小便时可闻到酸臭味。
20.年龄在40岁以上。

评分标准：

答“是”得3分，答“不一定”得1分，答“否”得0分。

评定结果：

得分	健康级别评定	你应该做的
0～9分	安全	除了直系亲属中有糖尿病患者的，无须担心患糖尿病。适当的运动、有规律的生活习惯可以预防糖尿病
10～24分	不安全	有患糖尿病的风险，要注意饮食和运动，坚持一年做一次定期检查
25～39分	要特别注意	可能已经患糖尿病了。建议去医院做尿糖、糖化血红蛋白、空腹血糖等检查，同时，要注意合理饮食和适当运动，调整身体状态
40分以上	危险	疑似糖尿病。建议去医院就医，开始接受相应的治疗

第一章

教你全面认识『三高』

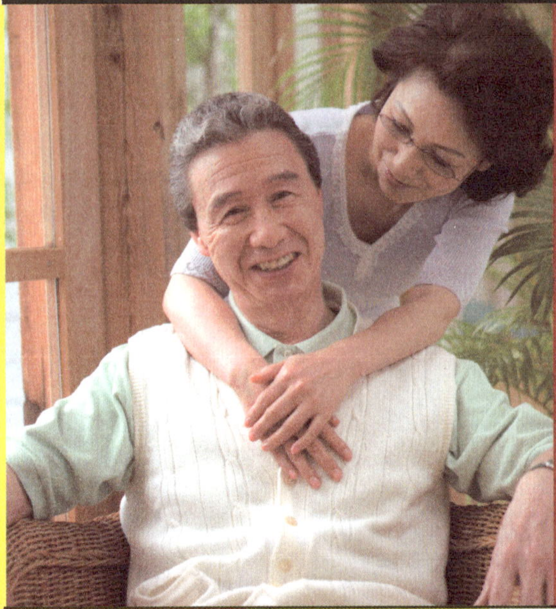

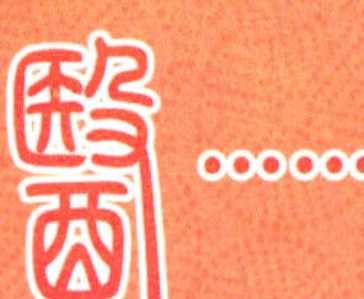

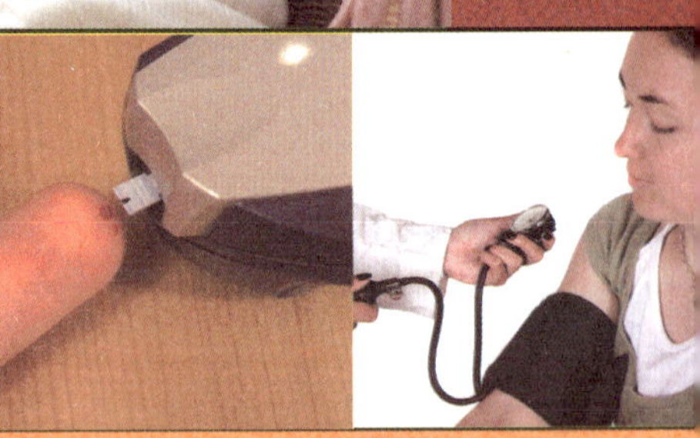

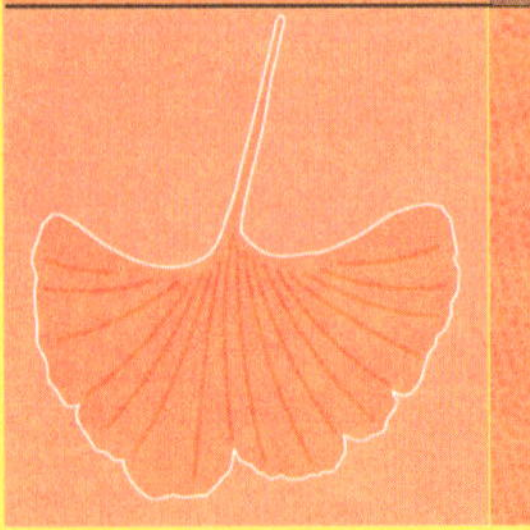

“三高”是指高血压、高血糖和高血脂，它是现代社会派生出来的“富贵病”。“三高”既相互联系又相互影响，对人体有着极大的危害。在本章，我们将为您全面解读“三高”之间的关系，帮助您正确认识“三高”的危害并尽可能让你远离“三高”，从而拉近自己与健康的距离。

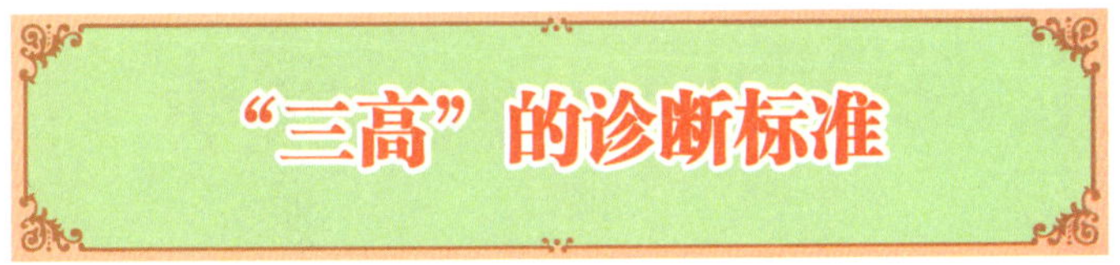

“三高”的诊断标准

高血压的诊断标准

在未用抗高血压药的情况下，收缩压（高压）≥140毫米汞柱和（或）舒张压（低压）≥90毫米汞柱称为高血压。患者既往有高血压史，目前正在用抗高血压药，血压虽低于140/90毫米汞柱，也应该诊断为高血压。

高血脂的诊断标准

一般情况下，成年人空腹时，血清总胆固醇超过572毫摩尔/升，甘油三酯超过1.70毫摩尔/升，即为高脂血症（俗称高血脂）。据此，高脂血症通常可以分为4种类型：低高密度脂蛋白血症、高胆固醇血症、高甘油三酯血症、混合型高脂血症。

高血糖的诊断标准

血糖检查项目	正常（毫摩尔/升）	糖调节（糖耐量）受损（毫摩尔/升）	糖尿病（毫摩尔/升）
空腹血糖	＜5.6	5.6～6.9	≥7.0
餐后2小时血糖	＜7.8	7.8～11.1	＞11.1
糖耐量实验（服糖后2小时血糖）	＜7.8	7.8～11.1	＞11.1

注：这里的餐后2小时，常常以进餐100克馒头为标准，进餐的多少直接影响血糖的高低。

根据上表基本可以确诊糖尿病患者，也可以排除非糖尿病患者。

“三高”对健康的危害

高血压的危害

高血压是表现为持久性的动脉收缩压高于140毫米汞柱，或舒张压高于90毫米汞柱的一种血管性全身慢性疾病。高血压的发生非常普遍，且发病年龄逐渐趋向年轻化，严重者还会诱发多种疾病，其具体危害如下。

◎高血压会导致脑血管缺血或变性，从而引发脑出血或脑血栓，也就是通常所说的中风。严重时，患者还会出现残疾，甚至死亡。

◎血压升高后，会对心脏的排血功能造成阻力，导致心脏超负荷工作，而左心室为了克服阻力会加强肌肉收缩，从而引起左心室肥厚、扩大，最终可能引发心力衰竭。

◎高血压会造成动脉血管负担加重及受损，进而造成动脉粥样硬化。另外，动脉血管出现硬化后，会因失去弹性、管腔狭窄、血液流通受阻而造成血液流动速度减慢，以致发生血栓等疾病。

◎高血压易致眼底视网膜小动脉发生痉挛、硬化，血压急剧升高还会导致视网膜出血等。

◎长期持续高血压会造成肾小动脉硬化，从而导致肾脏供血不足，以致肾功能被破坏，引起肾衰竭。另外，肾功能的衰退还会造成人体内代谢产物或有毒物质不能及时排出体外，从而诱发尿毒症。

高血脂的危害

高血脂是血液状态异常的表现，是由脂蛋白（蛋白质和脂质，即胆固醇、甘油三酯、磷脂所组成的球形大分子复合物）在血液中增多所引起的。其危害性大，主要表现在以下4个方面。

◎高血脂早期和轻度时，几乎没有任何感觉。它的致病过程非常缓慢，常常是从青壮年甚至幼儿时期就开始了。因为患者无明显不适，往往不能及时发现，从而得不到及时的治疗，最终导致病情进一步恶化。

◎人体血清中脂类物质的增多会造成血液黏稠度升高，从而使脂类物质沉积于动脉血管壁上，继而发生纤维组织增生，以致在动脉血管内形成粥样硬化斑块，导致人的体力、脑力、肾功能、心肌功能逐渐减退，由此产生一系列由动脉粥样硬化造成的疾病。

◎血脂异常是造成冠心病及其高致残率、高致死率的主要原因，其中血清总胆固醇、低密度脂蛋白胆固醇水平的升高可作为冠心病的独立发病因素。

◎高血脂还可能诱发心肌梗死、脂肪肝、糖尿病、胆石症、胰腺炎、脑中风等多种疾病。

高血糖的危害

高血糖是指血糖升高、尿中含糖量高，主要由胰腺分泌胰岛素功能障碍所致。血糖高为糖尿病的典型特征之一，糖尿病除有慢性高血糖表现外，还有饮水多、进食多、排尿多、体重减少的“三多一少”症状。高血糖的危害也很大，具体表现如下。

◎糖尿病一旦发病，即为终生疾病，患者不仅需要终生接受治疗，生活质量也难以保证。

◎血糖持续升高、反复波动对患者危害极大，会造成人体出现器质性病变，甚至导致不可逆的损伤。

◎严重影响人体的微小血管、大血管、神经等，引发心脑血管疾病，如高血压、冠心病、中风等，同时还会引发白内障、肾衰等。另外还会引起一些神经系统的症状，如手足麻木、剧痛、刺痛，严重者还会引起糖尿病足病，导致足部感染、坏疽。

◎糖尿病还可诱发低血糖、酮症酸中毒、非酮症高渗性昏迷、乳酸性酸中毒等多种急性并发症。

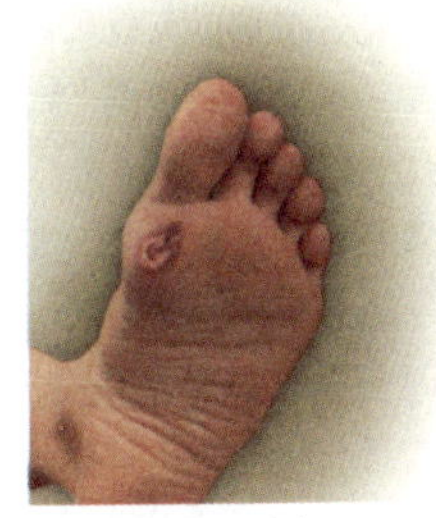

糖尿病严重者会引起糖尿病足病

“三高”之间的关系

很多患者去医院检查，常常会在化验单上看到血压、血糖、血脂均超过正常值的现象，为什么它们经常会同时出现呢？下面就对它们之间的关系做一下具体的分析。

 高血压与高血脂——并存共生 

高血压与高血脂经常会同时发生，主要原因如下。

◎**高血脂可诱发高血压**。正常人的血管内膜是光滑流畅的，当血脂增高时，血液黏度就会随之增高，使血流阻力增加，导致血压升高。当血脂增高时，血液中的低密度脂蛋白等脂类物质在血管壁上沉积，造成血管硬化，使血管壁弹性下降，血压升高。如果沉积过多过久，还会形成黄色粥样斑块。血管壁上沉积的斑块越多，人体血管管腔就会变得越狭窄，血流阻力增加，从而使血压升高。

◎**高血脂会加重高血压患者的病情**。血管内壁受损往往是高血压患者普遍存在的问题，因而如果发生高血脂，脂类物质就会沉积于血管壁，加重高血压患者的病情。而且高血脂发生后，患者体内会出现动脉硬化、血管失去弹性、血流速度减慢、血液流通受阻等问题，以致诱发心肌梗死、脑梗死、血栓等病变，造成高血压进一步恶化。

◎**高血脂增加降压难度**。高血脂会降低抗高血压药的敏感性，从而增加降压治疗的难度。

◎**同时患有高血脂和高血压易致冠心病**。高血脂和高血压同时发生的患者，其冠心病的发病率大大高于只患其中一种疾病的患者。

◎**易诱发其他并发症**。高血压和高血脂的合并发生，可诱发动脉粥样硬化、冠心病等多种疾病。其中，最易引发动脉粥样硬化的高血压还会造成糖耐量递减或诱发高血糖。

高血压与高血糖——同宗同源

两者为同源性疾病

很多高血压患者特别是肥胖型高血压患者常伴有糖尿病，而糖尿病也较多地伴有高血压。因此，两者被称为同源性疾病，其具体原因如下。

◎高血压与糖尿病可能存在共同的遗传基因。

◎高血糖易引起肾脏损伤，肾脏受损后可使血压升高。

◎高血糖患者的血管对具有升压作用的血管紧张素比较敏感，易使血压升高。

◎血糖增高易导致血液黏稠度增加，从而使血管壁受损，血管阻力增加，易引起高血压。

两者有共同的发病机制

高血压和高血糖有着共同的发病机制，两者相互影响。具体表现如下。

◎血糖升高会造成血管内皮细胞产生毒性，以致血管收缩增强、血管壁增厚、血管内径狭窄、外周阻力增大，进而导致患者血压升高。

◎高血糖会增加人体肾小球血管所承受的压力，继续发展可造成肾功能受损，进而诱发高血压。

高血脂与高血糖——相继出现

很多糖尿病患者都伴有高血脂，因此人们通常把糖尿病与高血脂称为姐妹病，并认为高血脂是糖尿病的继发症。两者的相互关系如下。

◎糖尿病常伴有脂代谢紊乱，其特点是甘油三酯增高和高密度脂蛋白降低。

◎当糖尿病患者的胰岛素分泌不足时，体内脂酶活性会减低，易导致血脂增高。

◎2型糖尿病患者是由进食过多、运动过少造成的，这会促使体内脂类合成增多，这也是造成血脂增高的原因。

◎肥胖型高血脂患者，易产生胰岛素抵抗，继而诱发糖尿病。

哪些人群最易被“三高”困扰

高血压易患人群

◎**有家族病史者**：由于同一个家族常常有着共同的生活方式、饮食习惯，故一个家族中如果有高血压病史者，那么其他成员就可能具备了容易引起高血压的体质。

◎**嗜咸食者**：人体内的盐分含量与血压成正比，因此摄取过多的食盐会造成血压升高。

◎**饮食结构不合理者**：高油脂、高热量、高糖、高胆固醇等不合理的饮食结构，会造成人体内脂肪含量迅速增多，从而引发肥胖症、糖尿病及高血脂等，而这些疾病又是高血压发生的重要原因。

◎**体重过重者**：人的体重与血压呈正比，体重越重，血压就越高，因而患高血压的概率也就越大。

◎**长期吸烟者**：香烟中所含的烟碱和镉易造成人体交感神经过度兴奋，也可造成血压升高。

◎**酗酒者**：长期、大量饮酒会造成人体内的皮质激素和儿茶酚胺含量升高，从而诱发高血压。

◎**压力过大者**：一般情况下，精神长期处于紧绷、紧张状态下的人，比较容易患高血压。

高血脂易患人群

◎**有家族病史者**：家族中有高血脂、心肌梗死、心绞痛等病史的人群，其体内很可能有先天性脂类物质或脂蛋白代谢缺陷。

◎**某些疾病的患者**：糖尿病、高血压、肝肾疾病等都有可能发展为继发性

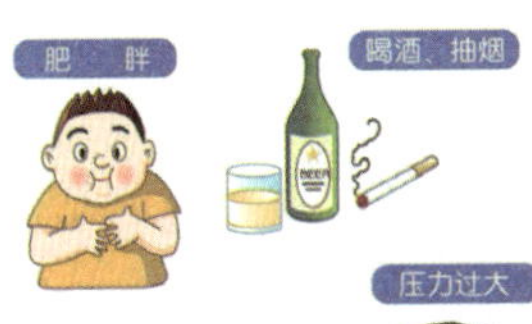

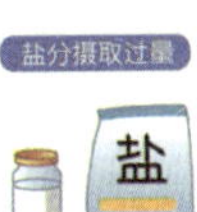

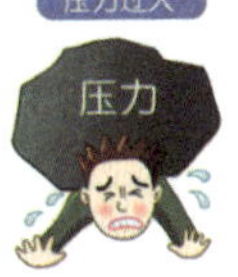

肥胖者、嗜咸食者、酗酒者、吸烟者以及压力过大者都是高血压的常客

高血脂。其中，最易发生高血脂的人群为糖尿病和高血压患者。

◎**肥胖者**：体形越肥胖，尤其是腹部脂肪越多的人，其体内的甘油三酯水平就越高，就越容易患高血脂。

◎**中老年人**：高血脂的发病率常随年龄的增加而增高，其发生的高峰年龄通常为女性50～69岁，男性45～69岁。

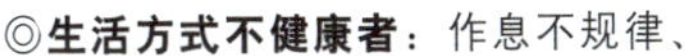

◎**生活方式不健康者**：作息不规律、熬夜、长期酗酒、吸烟、饮食不规律等不良生活方式，都会造成人体血液中的甘油三酯水平持续偏高，从而诱发高血脂。

◎**情绪易波动者**：长期处于紧张、暴躁、愤怒、抑郁、悲观等不良情绪之中的人，都属于高血脂的易患人群。

◎**缺乏运动者**：缺乏运动不仅会大大降低人体的抵抗力，同时还会造成体内脂肪积蓄、胆固醇和甘油三酯水平升高。统计表明，长期静坐的脑力劳动者患高血脂的概率大大高于体力劳动较多的工人和农民。

◎**其他易患人群**：绝经女性、胆固醇水平轻度偏高或处于边缘水平的人群等，也属于高血脂的易患人群。

糖尿病易患人群

◎**有糖尿病家族病史者**：与糖尿病患者有血缘关系的家庭成员，其胰腺功能可能存在先天缺陷或障碍，因而血糖较难平衡。

◎**出生时体重过轻者**：婴儿出生时体重过轻，多是发育不全或营养不良所致，因而其体内的胰腺β细胞可能发育不健全，导致无法正常分泌胰岛素。

◎**婴儿期胰岛素细胞受损者**：在有糖尿病家族病史的婴儿体内，其自身免疫功能会抵抗和攻击胰岛素细胞蛋白，从而使胰岛素细胞受损，因而易患糖尿病。

◎**中老年肥胖及饮食不当者**：中老年肥胖者，尤其是因饮食不当导致的腹部肥胖者，是发病可能性最大的糖尿病易感人群，且易发生2型糖尿病。

远离“三高”，从饮食做起

面对美食，很多“三高”患者都强迫自己避而远之。其实，完全不必这样，只要在生活中多花点心思，学会正确饮食，吃得健康与吃得美味就不会矛盾。不妨参照下列方案来设计自己的日常饮食吧！

食物多样，以谷类为主

谷类食物中米糠和胚芽部分含有丰富的B族维生素和维生素E，能促进血液循环，还能帮助人们消除沮丧烦躁的情绪，使人充满活力；谷类食物中的米糠和胚芽部分还含有丰富的钾、镁、锌、铁、锰等微量元素，有助于降低血压，有利于预防心血管疾病。谷类食物中还保留了大量膳食纤维，能与胆汁中的胆固醇结合，促进胆固醇的排出，从而帮助高血脂患者降低血脂。

应多吃奶类、豆类及其制品

奶类、豆类及其制品均为营养佳品，除含有高质量的蛋白质外，还含有钙、铁、B族维生素等。奶类、豆类食物中所含的蛋白质不仅能增强血管的弹性，还能清除血液中过量的钠，可防止动脉硬化、高血压；奶类、豆类食物中还含有一种耐热的低分子化合类物，可以抑制胆固醇的合成；奶类、豆类食物中所含的钙质和胆碱，具有促进胆固醇从肠道排泄、减少其吸收的作用。所以，奶类、豆类食物是可以降低胆固醇的食物。

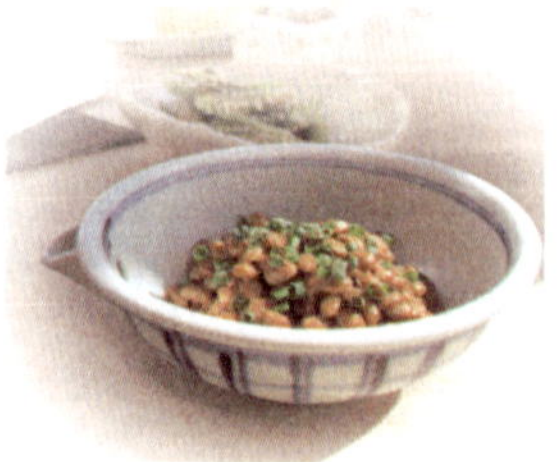

多吃豆类食品可以抑制体内胆固醇的合成，远离“三高”

经常吃适量的鱼、蛋、瘦肉，少吃肥肉和动物油

血液中的血栓素A2是一种强烈的血管收缩因子，能促进血小板聚集，诱发血栓形成。多吃鱼可使人体内的血栓素A2明显减少，血液的凝固性也随之降低。另外，多吃鱼、蛋、瘦肉会增加体内蛋白质的摄入，使血管变得结实而富有弹性，不易破裂。同时，鱼类含丰富的钙、钾，这对预防和改善高血压也大有裨益。但是肥肉和动物油为高能量和高脂肪食物，摄取过多易引起肥胖，也易引发某些慢性疾病，所以应当少吃。

适当控制进食量

食物能为人体提供能量，而体力活动则消耗能量。因此，进食量与体力活动是控制体重的两个主要因素。如果进食量过多而活动量不足，多余的能量就会在体内以脂肪的形式积存，从而导致体重增加，久而久之则会引起发胖，而肥胖是引起“三高”的一个重要因素。因此，应控制好进食量，使热量的摄取与消耗对等。

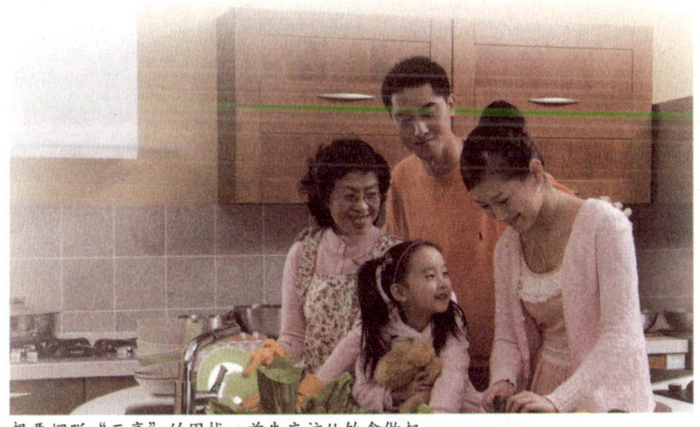

想要摆脱“三高”的困扰，首先应该从饮食做起

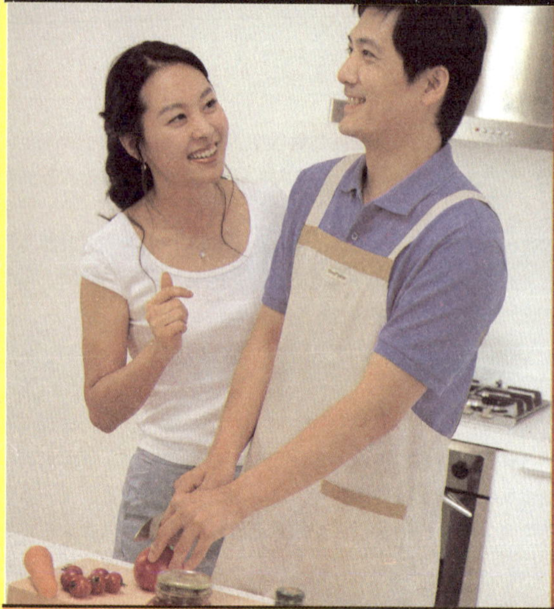

第二章

降『三高』的主要营养素推荐

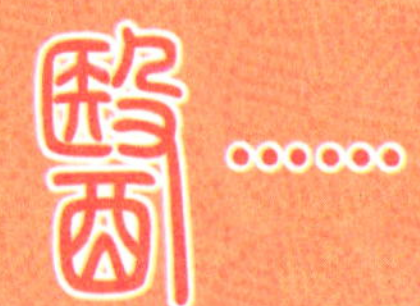

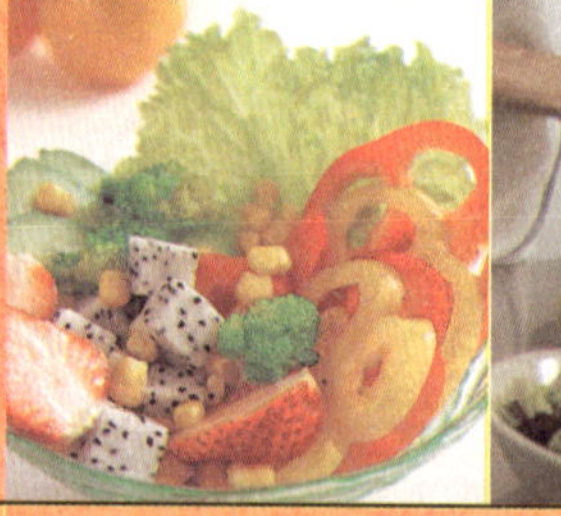

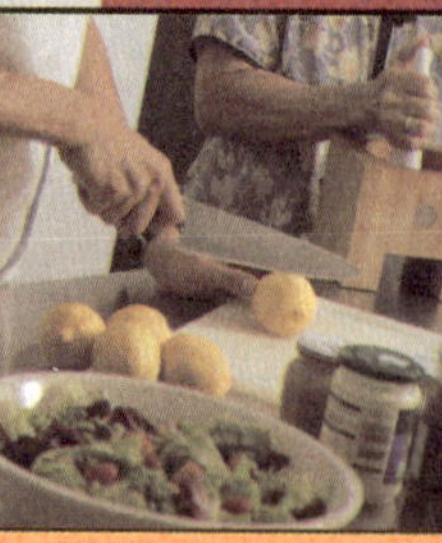

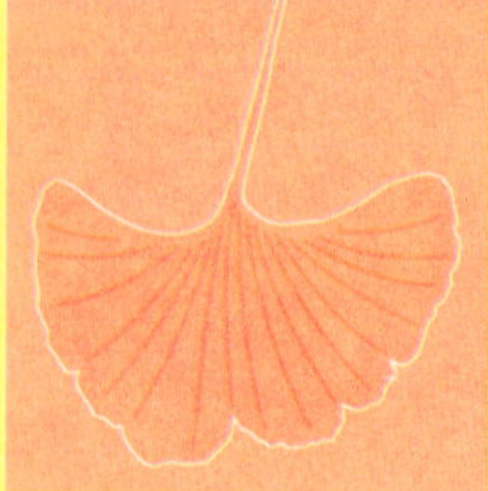

蔬菜、水果、肉类、海鲜类等未深加工的食物可以降低胆固醇、稳定血压、平衡血糖。而绿色、黄色、红色等五彩缤纷的菜品，不仅美观，且由于颜色不同，适合人群也不同。针对自己的病情，学会合理挑选适合自己的菜色，并精心搭配出可口且健康的菜肴，可以巧妙地控制病情，并起到防病、治病的功效。

维生素C

——对抗『三高』的主打武器

日摄取量

2000～3000毫克

食物来源
西红柿
橙子
红薯
猕猴桃
西蓝花
苹果
柠檬
甜椒
菠萝

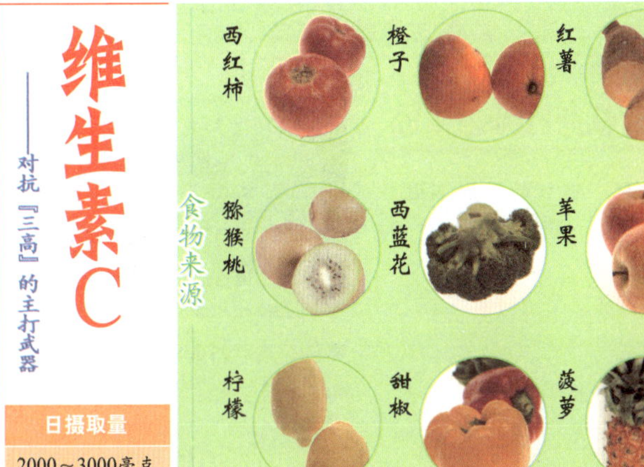

降“三高”的原理及其营养功效

维生素C的主要作用是维持细胞间质的形成，参与组织细胞的氧化还原反应和体内其他代谢反应，能有效地软化血管，改善脂肪和类脂，特别是胆固醇的代谢，即通过抗氧化作用来防止胆固醇等脂质的氧化。因此，它是“三高”人群饮食中必不可少的一种营养素。维生素C也是保护心脏的第一营养素，每天适量食用富含维生素C的食物可以显著减少血液中甘油三酯及胆固醇的含量。

国医小课堂

◎吃苹果能够增加血液中维生素C的含量，减少肠道内不良细菌的数量，帮助改善肠道菌群状况，预防高脂血症等。

◎科学研究表明，每日补充维生素C，可以显著降低血压。有研究表明，每日服500毫克维生素C，一个月后高压和低压都会降低9%。即患者的高压从155毫米汞柱降到142毫米汞柱，低压从87毫米汞柱降到79毫米汞柱。

降"三高"营养食谱推荐

香菇西红柿蔬菜汤

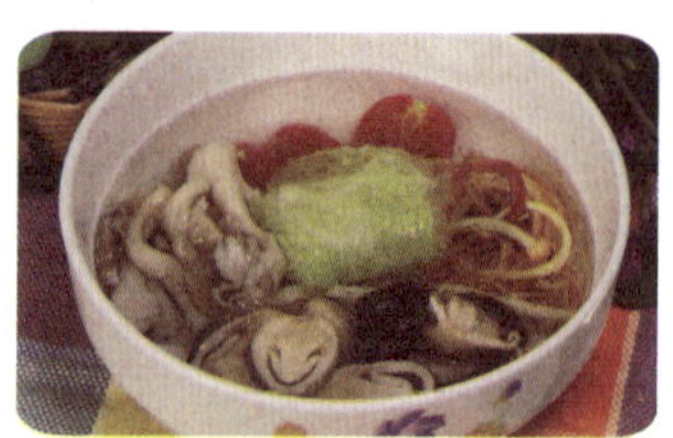

材料 香菇、金针菇、黑木耳、大白菜各50克，西红柿1个（约100克），鸡蛋1个。

调料 盐适量。

做法

1.香菇泡软、去蒂；黑木耳洗净，切小片；金针菇切除根部，洗净；大白菜剥开，叶片洗净，切丝；西红柿洗净，切块备用。2.锅中倒入半锅水煮滚，放入大白菜和香菇煮软，加入金针菇、黑木耳和西红柿煮熟，最后打入鸡蛋煮开，加盐调匀，即可盛出。

营养解说 西红柿中含有大量维生素C，每100克西红柿中含有20～30毫克维生素C。多吃西红柿能加快胆固醇的代谢，而香菇中的维生素C含量比一般的水果要高很多，适当多吃同样能降低血液中胆固醇的含量。

红豆红薯粥

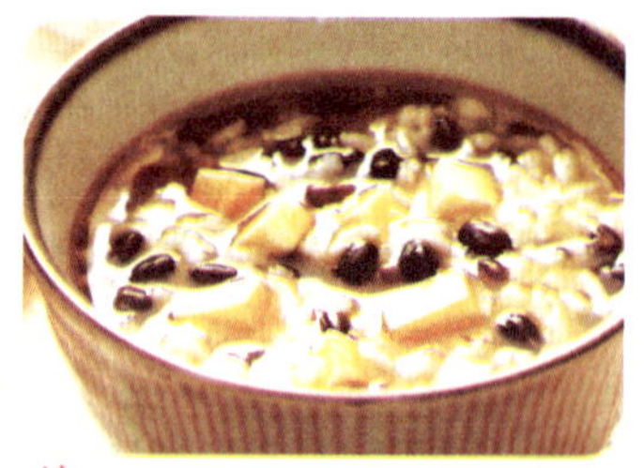

材料 红豆1杯，大米50克，中型红薯1个，牛奶或椰奶适量。

做法

1.红薯去皮洗净后切成小块，浸在水中去除浮沫。2.将红豆、大米淘洗干净，与红薯和水一起加入锅中，用小火煮50分钟以上，并不时去除浮沫。3.可以把牛奶或椰奶加入饭中同煮，再加入熟红豆煮成甜粥。也可以在牛奶或椰奶中加入红豆泥，做成饮料也很好喝。

营养解说 红薯中所含的维生素C活性强，既耐热又不怕水，可以被人体更充分、更快速地吸收。红薯的热量只有同等质量大米所产生热量的1/3，而且几乎不含脂肪和胆固醇。进食红薯可以降低糖尿病患者的甘油三酯和游离脂肪酸水平，有效改善胰岛素敏感性，稳定血糖。

锌
——促代谢、强免疫的矿物质
日摄取量
9~12毫克
食物来源
牡蛎
蛤蜊
牛肉
羊肉
蛋类
山药
鱼
未精制谷类
坚果

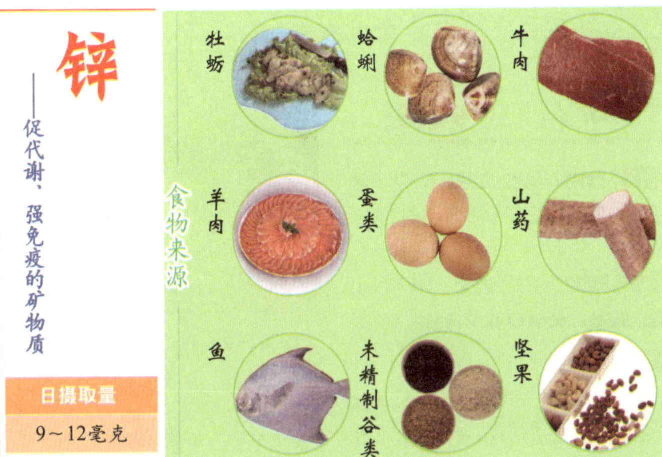

降“三高”的原理及其营养功效

锌是胰岛素的构成成分，能调节胰岛细胞分泌胰岛素，并能促进胰岛素与肝细胞膜结合，具有稳定血糖的作用。

锌还具有抑制胆固醇在肝脏合成和加速排泄胆固醇的独特作用，能明显地减少血液中胆固醇和甘油三酯的含量，具有良好的降低血脂作用。并且锌还能降低血脂在血管壁上的积存，减少血管外周阻力，从而起到降低血压的作用。

国医小课堂

素食者、酒精中毒者或服用青霉素及利尿剂者，对锌的吸收率会明显降低，须摄取到人体所需的量。从饮食中摄取最好，也可利用保健食品获取。但一定要注意摄取量，一旦过量，很可能会出现头痛、呕吐及贫血等症状。一般情况下，锌的摄取量超过正常量2克，就会引起急性中毒。因此，千万不要一次摄取过量。

降"三高"营养食谱推荐

百合冬瓜煮蛤蜊

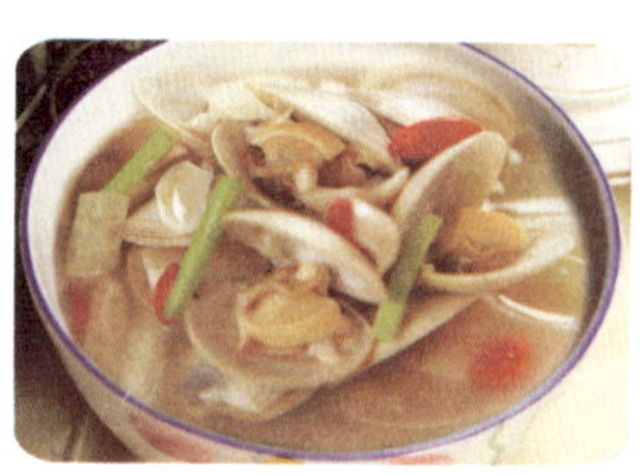

材料 蛤蜊150克，冬瓜100克，鲜百合30克，枸杞子少许，生姜1块，葱1根。

调料 高汤、盐各适量，味精1小匙，料酒、胡椒粉各少许。

做法

1.鲜百合洗净，蛤蜊洗净，冬瓜去皮切条，生姜去皮切片，葱切段。2.砂锅一个，加入高汤，中火烧开后，加入蛤蜊、枸杞子、冬瓜、生姜、料酒，加盖，改小火煲40分钟。3.投入百合，调入盐、味精、胡椒粉，小火煲30分钟，撒上葱段即可。

营养解说 蛤蜊含有丰富的锌。锌不仅能促进胰岛素的分泌，降低体内的血糖，还能防止胆固醇堆积于血管壁，再搭配上低脂、低热量的冬瓜，更增强了本品降低"三高"的功效。

山药花生瘦肉煲

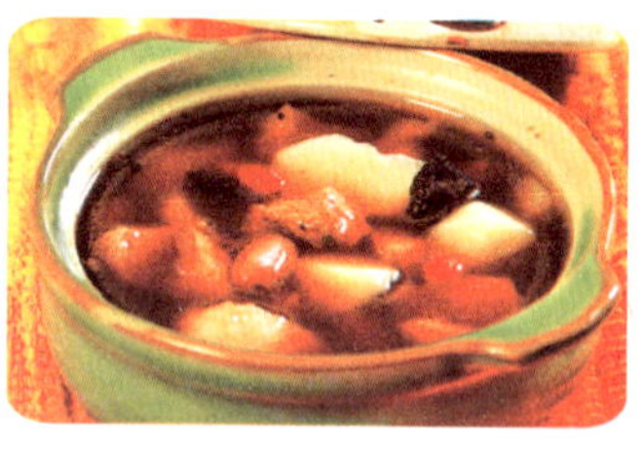

材料 枸杞子20克，山药、猪瘦肉各150克，花生仁60克，生地黄、熟地黄各12克，葱适量。

调料 盐、味精各适量。

做法

1.将枸杞子、生地黄和熟地黄洗净，放入清水中浸泡1小时；山药去皮，切块；花生仁用清水浸泡。2.猪瘦肉用温水洗净，切成小块。3.将生地黄、熟地黄、山药、花生仁、猪瘦肉块一并放入瓦罐中，倒入浸药的清水，煮沸后撇去浮沫，继续煮1小时后放入枸杞子，再用中火煮10分钟，即可用盐、味精、葱调味。

营养解说 山药含锌，对延缓生物膜的老化、维持正常新陈代谢有一定意义。糖尿病患者容易缺锌，因此多食用山药是大有裨益的。

钙
——血液稀释剂
日摄取量
800～1000毫克
食物来源
牛奶
豆腐
虾
鸡蛋
鱼
豆芽
紫菜
莲藕
海带

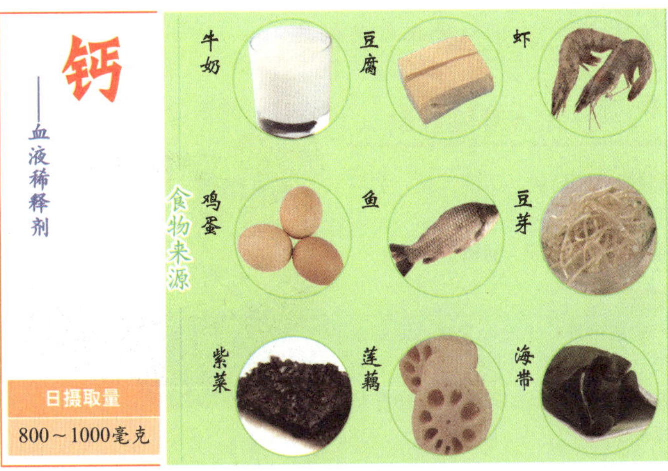

降“三高”原理及其营养功效

钙摄取充分时，可促进尿钠排泄，减轻钠对血压的不利影响，从而起到降低血压的作用。

钙还可以降低细胞膜的通透性，促进血管平滑肌松弛，并能够对抗高钠所致的尿钾排泄增加，起到保钾作用。而钾有稳定细胞膜的作用，可缓解血管壁的紧张状态，从而起到降血脂、降血压和防止血栓形成的效果。因此，在日常饮食中适量添加钙质，对人体有很大的益处。

国医小课堂

◎草酸会妨碍人体对钙的吸收，所以应避免草酸与钙质同时摄取。

◎人体对钙的吸收率也受到其他营养素的影响，例如摄取过量的磷就会妨碍钙的吸收。当钙被人体吸收时，需要维生素D的协助，而人体在晒太阳的过程中就能制造维生素D，所以适度地暴露在紫外线下，也能间接地促进钙质的吸收。

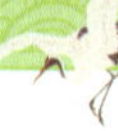

降“三高”营养食谱推荐

酸菜大虾炖豆腐

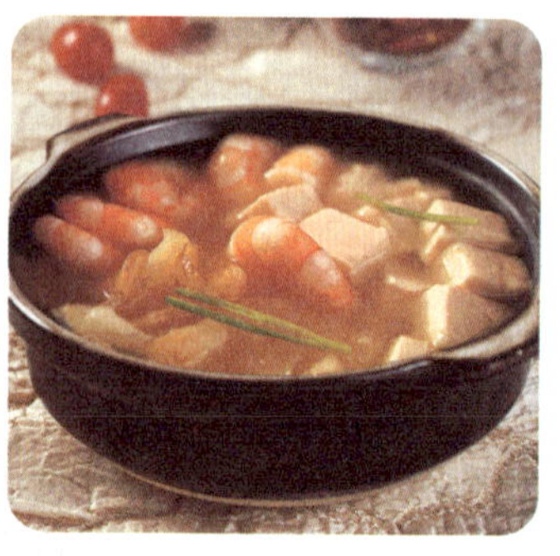

材料 豆腐1块，活虾10只，酸菜100克。

调料 盐、鸡精、胡椒粉各适量。

做法

1.酸菜切片，洗净，汆烫；活虾汆烫；豆腐洗净，切块，汆烫。2.材料放在一起，加调料，炖30分钟即可。

营养解说 活虾和豆腐都含有丰富的钙质，将它们放在一起炖，可以有效满足人体对钙的需求。补钙能降低细胞膜的通透性，使血管平滑肌松弛，从而有助于稳定血压并有效预防动脉硬化。补钙还可减少血清中的甲状旁腺素，有效抑制甲状旁腺功能亢进，继而减小血管的收缩作用，预防高血压。

荷叶莲藕炒豆芽

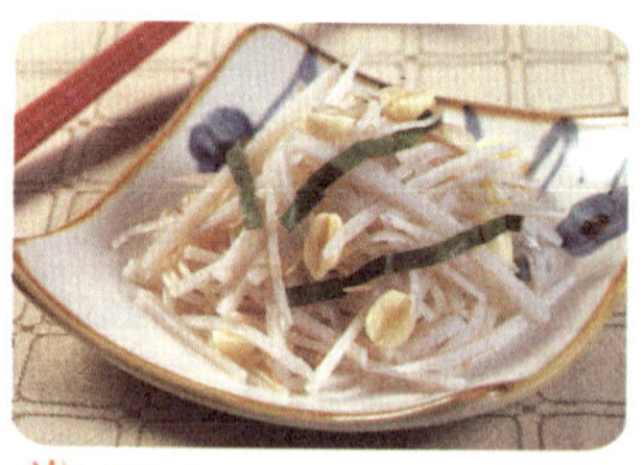

材料 鲜荷叶200克，水发莲子50克，鲜藕100克，黄豆芽150克。

调料 盐、水淀粉、味精各适量。

做法

1.将藕去皮洗净，切成丝；水发莲子与荷叶，加水煮汤备用；黄豆芽淘洗干净。2.锅内放油烧热，放入藕丝煸炒至七成熟，再加入莲子、黄豆芽稍翻炒。3.放入荷叶莲子汤，煮开后加盐、味精调味。4.水淀粉勾薄芡即可。

营养解说 黄豆芽和莲藕均含有大量的钙质，能够扩张冠状血管，改善血液循环，有效降低血压，并可以缩短降低血压的时间。另外，黄豆芽和莲藕所含的钙质还对降血糖有辅助作用，同时，莲藕中富含的膳食纤维，能够促进人体对钙质的吸收，从而增强降“三高”的功效。

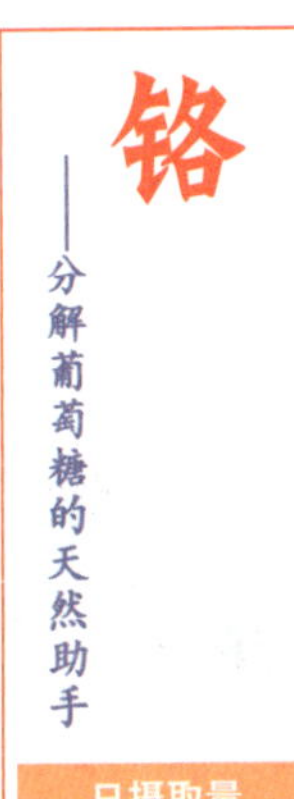

食物来源
山药
牛肉
葡萄
玉米
菠菜
蛋黄
白菜
胡萝卜
全谷类食物

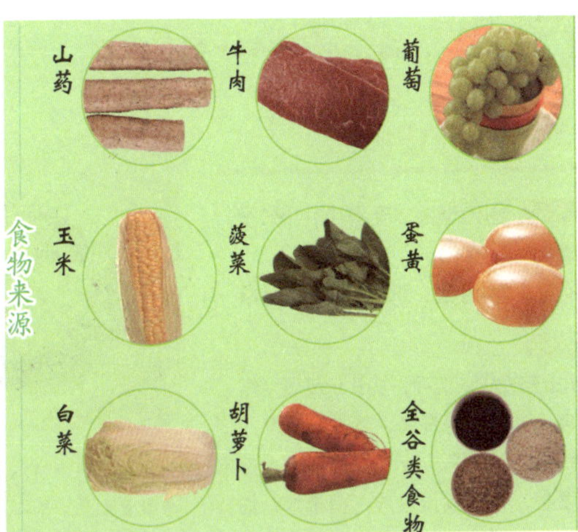

降“三高”原理及其营养功效

铬能抑制胆固醇的生物合成，降低血清总胆固醇和甘油三酯含量，提高高密度脂蛋白含量。老年人缺铬时，易患糖尿病和动脉粥样硬化。

铬是胰脏分泌胰岛素时所需的微量元素。当体内的糖类分解为葡萄糖，并通过小肠吸收、使血液中的血糖值上升时，胰脏就会分泌胰岛素，帮助肌肉及肝脏吸收葡萄糖。当体内热量不足时，葡萄糖就会被肌肉细胞吸收，转换为热量供人体消耗，但当体内热量充足时，葡萄糖就会被囤积在脂肪细胞中。而铬能活化胰岛素功能、帮助血液中的葡萄糖被肌肉细胞有效吸收。因此，人体一旦缺乏铬，就会使胰岛素无法活化，从而使糖类无法顺利代谢，导致血糖升高。

国医小课堂

◎人的年纪越大，身体中的铬越容易流失，所以中老年人更要注意摄取铬。

◎铬若能与糖类代谢时所需的维生素B_1一起摄取，则效果更佳。

降“三高”营养食谱推荐

山药皮蛋

材料 山药半根，皮蛋1个，葱1根，姜1小块。

调料 盐1小匙，鸡精、淀粉各适量。

做法

1.山药去皮，洗净，切片；皮蛋切瓣，裹上淀粉；葱洗净，姜去皮洗净，均切末。2.热锅入油，加入葱末、姜末爆香，再把皮蛋放入，稍稍炸一炸。3.放入山药片，快速翻炒几下，加入盐、鸡精等调料炒匀即可。

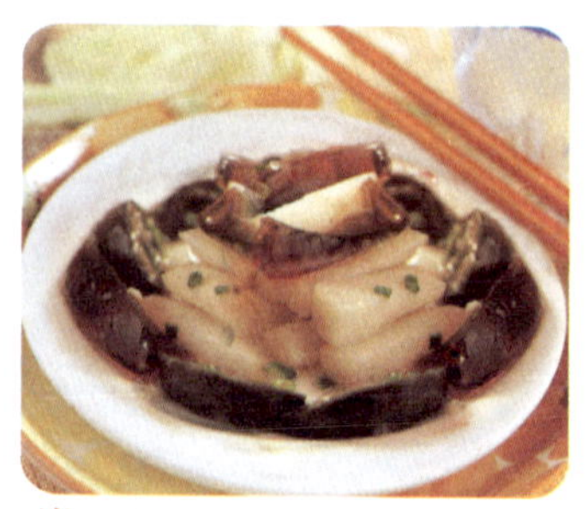

营养解说 山药富含人体必需的多种微量元素，铬即是其中之一。补充足够的铬，可促进铬化物的合成，有助于增强胰岛素的分泌，促进细胞吸收分解体内的葡萄糖，从而保持血糖平衡，改善糖尿病症状。

橙香玉米虾

材料 玉米粒200克，虾300克，黄瓜半根，鸡蛋1个。

调料 A：面粉、泡打粉、水淀粉各适量；B：咸蛋黄酱1大匙；C：盐、味精、鸡精、水淀粉各适量，白糖1小匙，橙汁半杯。

做法

1.将鸡蛋打碎，加调料A调至糨糊状；黄瓜切片；鲜虾处理洗净，拍淀粉，挂匀面糊炸至定型、成熟，捞出控油；黄瓜片垫盘底，虾放黄

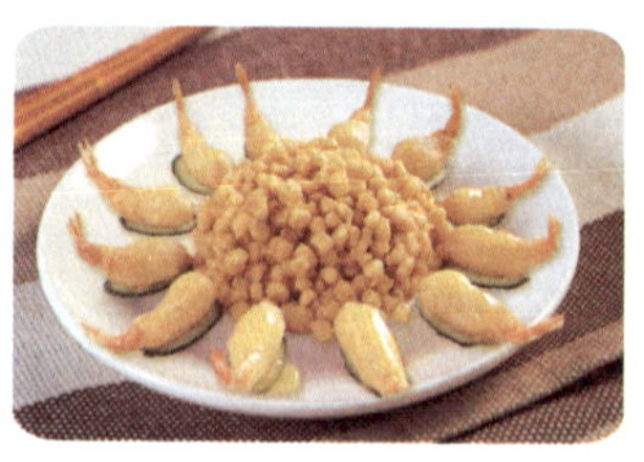

瓜片上。2.玉米粒汆烫，捞出沥干，挂层面糊炸熟，捞出控油；锅内留底油，炒散调料B，加玉米粒炒匀（使玉米粒均匀裹上咸蛋黄酱），装入虾盘中。3.锅中加少量水，加调料C（水淀粉除外）调匀，最后用水淀粉勾芡，浇在虾上即可。

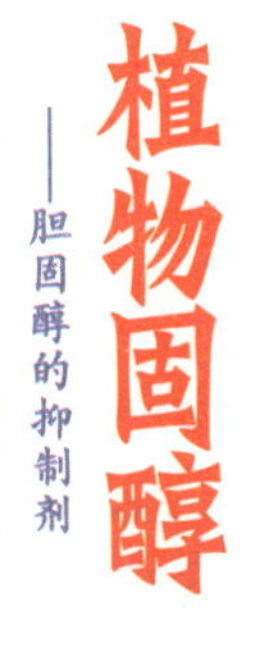

植物固醇
——胆固醇的抑制剂

日摄取量

200～400毫克

食物来源
芝麻
花生
黄豆
糙米
燕麦
白果
水果
荞麦
蔬菜

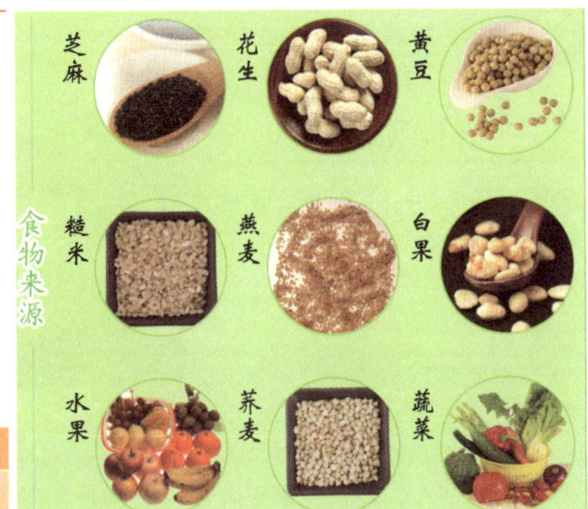

降“三高”原理及其营养功效

食物内的胆固醇会跟胆汁酸结合，并在小肠内被吸收，导致体内胆固醇值升高。而如果人体摄取了植物固醇，就可以阻碍食物中的胆固醇被吸收。这是因为植物固醇跟胆固醇的构造相似，能够代替胆固醇跟胆汁酸结合，从而阻碍胆固醇被人体吸收，而没有被吸收的胆固醇会变成粪便排出体外。这样，植物固醇便能够降低血液中的低密度脂蛋白胆固醇。

国医小课堂

◎就算人体的胆固醇值很高，也几乎不会有自觉症状，但如果置之不理，则可能会引起动脉硬化，甚至心肌梗死及脑出血等严重疾病。

◎虽然植物固醇能降低胆固醇，但若没有定期摄取，就不会有效果。通常情况下，植物固醇需要2～3周才能有改善血液中的胆固醇值，且一旦停止摄取，血液中的胆固醇会在3周内回到原来的水平。

降“三高”营养食谱推荐

五谷杂粮粥

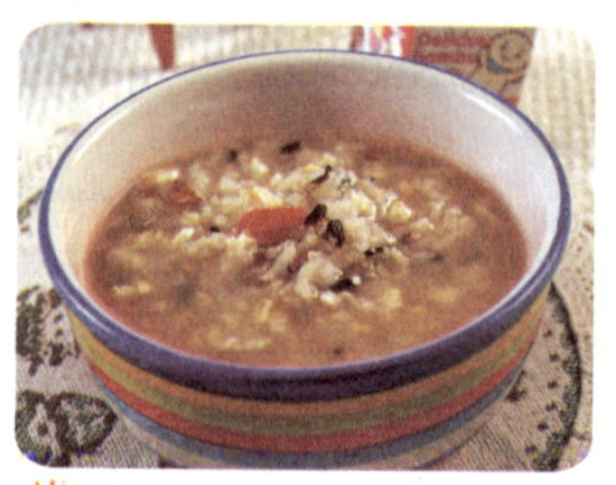

材料 糙米、小米、燕麦、黑糯米、荞麦各50克，枸杞子适量。

调料 盐适量。

做法

1.将杂粮分别洗净，糙米、小米、燕麦浸泡30分钟，黑糯米浸泡2小时，荞麦浸泡4小时。 2.在锅内放入以上杂粮，加入适量清水，置于火上，用大火煮开后，改小火煮至松软，再加入枸杞子。 3.食用时，根据口味加入适量盐即可。

营养解说 五谷杂粮最大的特点就是含有丰富的植物固醇。煮粥可促进人体对植物固醇的吸收，从而有效减少胆固醇的摄取和吸收，而燕麦降低胆固醇的作用强大，这样的粥绝对是降低血脂的佳品，非常适合高脂血症患者每天食用。

白果黄豆白菜汤

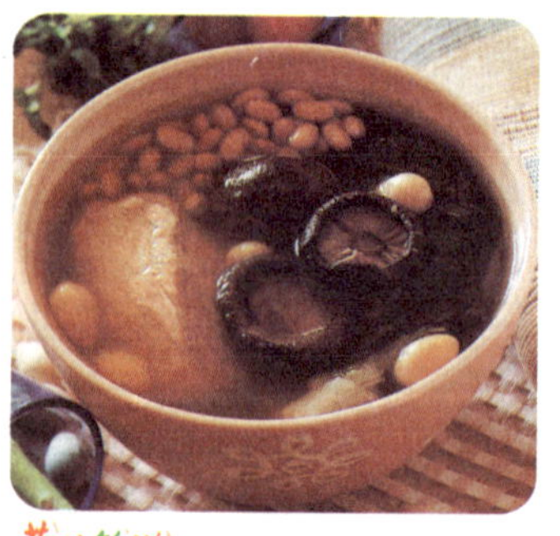

材料 白果20克，黄豆、瘦肉各160克，白菜400克，香菇（浸软）240克，姜2片。

调料 盐适量。

做法

1.白果去壳，入滚水中浸泡片刻，取出去衣及心；黄豆、白菜分别洗净，白菜切小段；瘦肉洗净，氽烫后再冲洗干净。2.煲滚适量水，下所有材料用大火煲滚后再改小火煲2小时，最后下盐调味即可食用。

营养解说 一般植物性食物都含有植物固醇，而大豆和坚果类中植物固醇的含量更高。因此，白果和黄豆的绝佳搭配，不仅营养丰富，而且更具药用价值，非常适合心脑血管疾病患者长期服用。

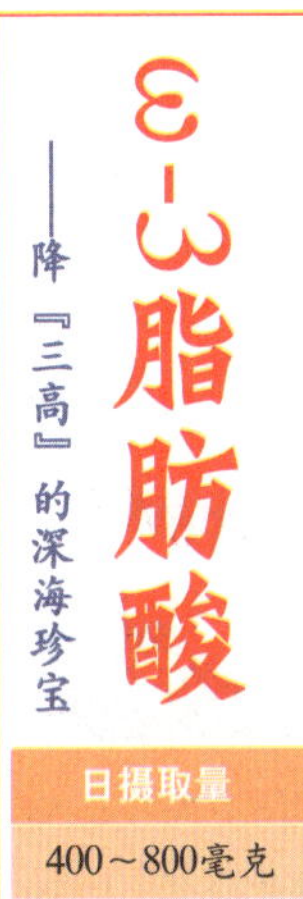

食物来源
金枪鱼
青鱼
核桃
鲑鱼
平鱼
鳕鱼
牡蛎
开心果
板栗

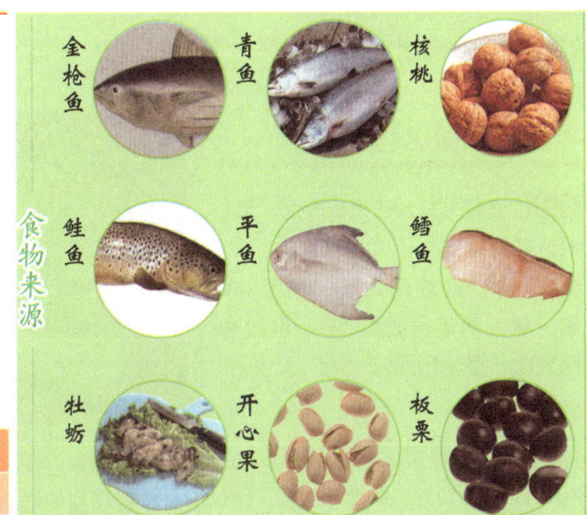

降“三高”原理及其营养功效

ω-3脂肪酸里含有α-亚麻酸、EPA和DHA，能够清除附着在血管壁上的胆固醇，从而降低胆固醇和甘油三酯的含量，辅助降低血压、平衡血脂等。

ω-3脂肪酸可以有效促进血管内的细胞合成抗炎物质，如前列腺素和血栓素A2等，可发挥对血小板凝集的抑制作用，增强血管扩张的活力。而血栓素A2更是血小板聚集和收缩的强心针，有助于降低血糖浓度。

国医小课堂

◎ω-3脂肪酸和其他必需脂肪酸按一定比例搭配摄取，对于一些疾病的治疗是很重要的。但是如果你很容易受伤，凝血功能不正常或正在服用降血脂药物，请慎重服用ω-3脂肪酸。

◎一般情况下，ω-3脂肪酸不能直接由人体自身合成，需从食物中摄取，主要可以从鱼类的油脂中摄取，其中以深海鱼的含量最高，某些淡水鱼也会含有适量的ω-3脂肪酸。

降“三高”营养食谱推荐

豆腐蒸鲑鱼

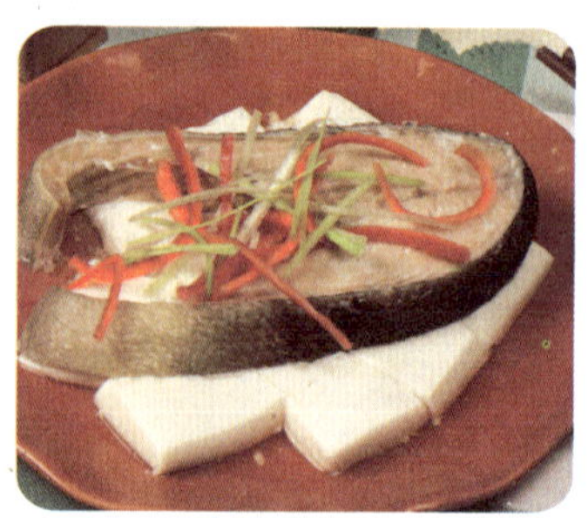

材料 豆腐1块，鲑鱼300克，葱2根，红辣椒1个。

调料 A：酱油两大匙，料酒1大匙，糖、鸡精各适量；B：沙拉油两大匙，香油1小匙。

做法

1.葱洗净，1根切段，1根切丝；红辣椒洗净，切丝。2.葱丝、红辣椒丝放入碗中泡水约2分钟，取出，沥干备用。3.鲑鱼洗净、去骨、切片，豆腐切片，均匀排入盘中，加入调料A，在蒸锅中加入三大碗水，把豆腐和鲑鱼移入锅中，大火蒸约5分钟，撒上葱丝及红辣椒丝。4.锅中放入调料B，烧热，淋入盘中即可盛出。

清蒸鳕鱼

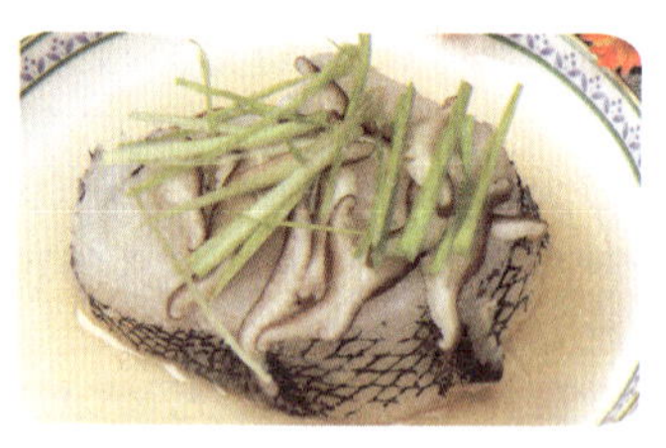

材料 鳕鱼300克，葱丝少许，姜丝适量。

调料 A：酱油、盐各半小匙，料酒1小匙；B：香菇丝1大匙；C：胡椒适量，香油半小匙。

做法

1.将鳕鱼切成1.5厘米厚的片状，盛盘加调料A腌10分钟。2.把鱼放入蒸锅中，加入调料B和一些姜丝，并在锅里倒入三大碗水。3.水开后以大火蒸熟（约15分钟），取出撒上调味料C及姜丝和少许葱丝即可。

营养解说 鳕鱼属于深海鱼，含有丰富的ω-3脂肪酸，加上葱丝和姜丝的刺激作用，更加有助于血液循环，增加血液中高密度脂蛋白的含量，维持血管的健康状态，以达到降低血脂和血压的目的。在保护血管的同时，鳕鱼还有助于降低血糖，对改善糖尿病病情也十分有益。

钾
——肌肉、神经和体液的『协调员』
日摄取量
约2000毫克
食物来源
红枣
土豆
香蕉
猕猴桃
西葫芦
黄豆
芦笋
银耳
苋菜

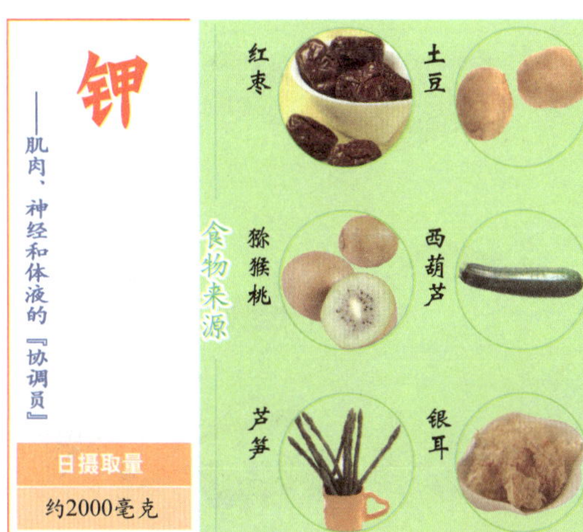

降"三高"原理及其营养功效

钾和钠就像两个势均力敌的战友，分别固守细胞内外（钾内钠外），共同控制着细胞水分、渗透压和酸碱值的平衡。当人体缺钾时，会出现疲倦、肌肉无力、便秘等症状，也会破坏原本的细胞平衡状态，使细胞外的水分和钠渗入细胞内，导致水肿和高血压，这就是钾能协助稳定血压的原因。而且血压低可降低动脉压力，间接减少动脉损伤。

降"三高"营养食谱推荐

土豆冬笋鸡

材料 鸡肉400克，土豆100克，冬笋100克，葱段、姜片各适量。

调料 酱油、淀粉、盐、味精各适量。

做法 1.将鸡肉、土豆、冬笋均洗净、切块。2.将鸡肉用酱油、淀粉腌制30分钟。3.将土豆和冬笋氽熟，沥水备用。4.锅内放入葱段和姜片煸香，将鸡肉、土豆、冬笋放进锅里，加入调料，煮至汤汁浓稠即可。

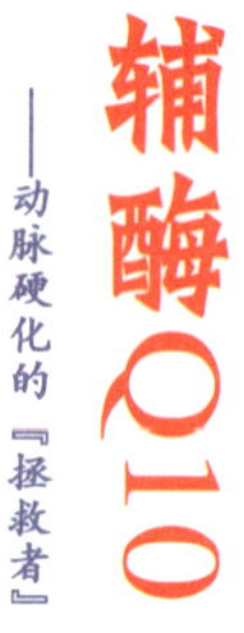

日摄取量

约30毫克

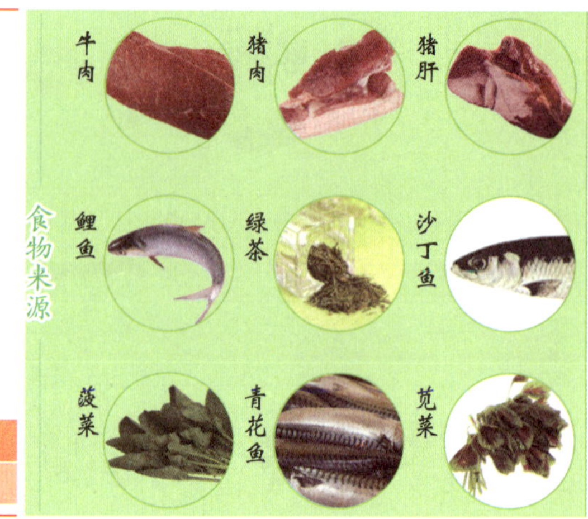

降“三高”原理及其营养功效

辅酶Q10可以将体内过多的血糖和脂肪酸转变为三磷酸腺苷，从而给人体内脏器官和肌肉组织输送大量热量，使它们能够正常运作，进一步促进胰岛素的分泌，达到降低血糖的目的。

辅酶Q10还能抑制血管内的低密度脂蛋白转换为“氧化型LDL”，有助于预防动脉硬化等疾病，防治高脂血症。

辅酶Q10能够减少自由基与低密度脂蛋白的结合，防止脂质沉积在血管壁上，同时可改善血压和血糖等代谢问题，对治疗高血压和高血糖有奇效。

国医小课堂

◎仅仅从食物中摄取辅酶Q10可能较难充分满足人体所需，可利用保健品进行补充。

◎儿童、孕妇、哺乳期的女性及正服用抗凝血剂者，不宜补充辅酶Q10。

◎空腹及睡前也不宜补充辅酶Q10。

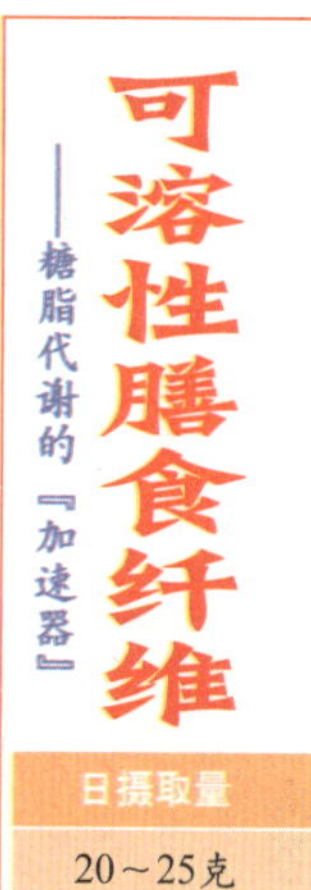

食物来源
苹果
豌豆
猕猴桃
魔芋
香蕉
芹菜
蘑菇
大麦
海带

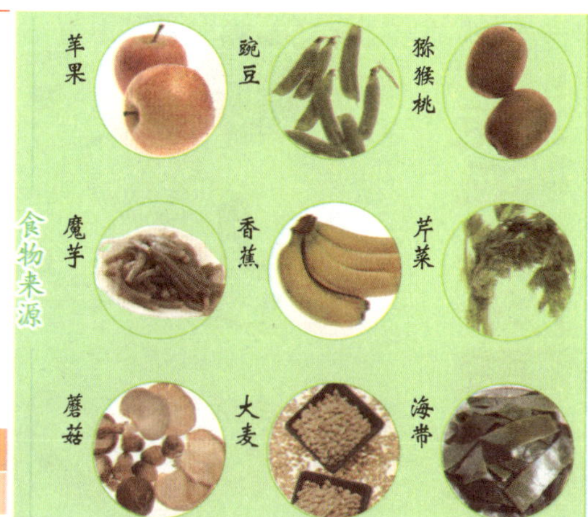

降“三高”原理及其营养功效

可溶性膳食纤维具有调整糖类和脂类代谢的作用。它吸水后能在小肠黏膜表面形成隔离层，阻碍肠道对葡萄糖的吸收，使没被吸收的葡萄糖随大便排出体外，从而降低血糖。

同时，可溶性膳食纤维还能结合胆酸，积极促进胆固醇转变为胆酸，促进胆酸排出体外，进而达到降低胆固醇的目的，能够有效缓解高脂血症。

降“三高”营养食谱推荐

豌豆鸡粥

材料 大米半杯，豌豆粒半碗，鸡1只。

调料 盐适量。

做法

1.大米加水浸泡30分钟；豌豆粒洗净、煮熟，捞起放入冷水中，再沥干备用；鸡去骨，隔水蒸，收汤汁成鸡露。2.将鸡露加入米中一同煮粥，再放入豌豆粒和盐即可。

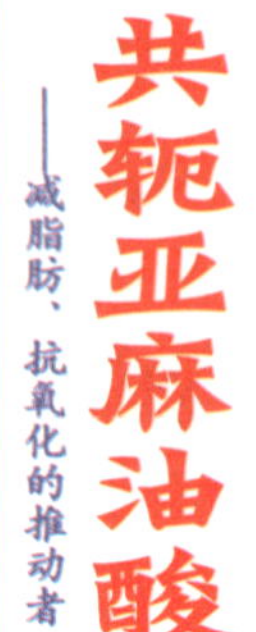

共轭亚麻油酸

——减脂肪、抗氧化的推动者

日摄取量

3～4克

食物来源
葵花子
牛奶
牛肉
橄榄油
奶油
鸡肉
羊肉
猪肉
其他乳制品

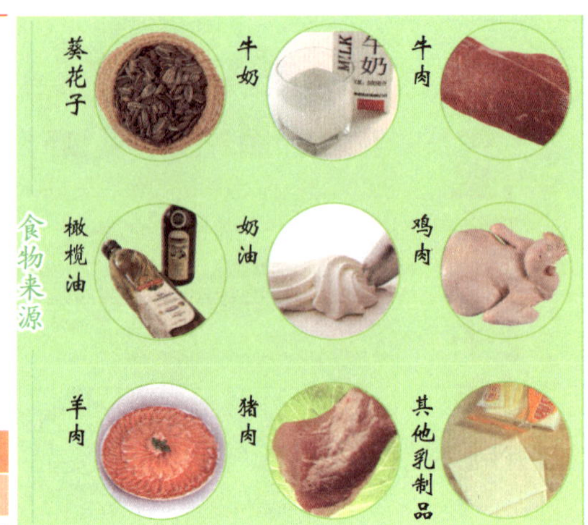

降“三高”原理及其营养功效

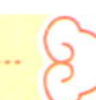

共轭亚麻油酸不仅能够活化激素敏感性脂肪酶，将脂肪转化成热量，还能减少血中胆固醇及中性脂肪，改善血液循环不良症。

另外，共轭亚麻油酸还具有抗氧化功能，能防止血中氧化型低密度脂蛋白代谢生成物沉积在血管中。

降“三高”营养食谱推荐

砂锅萝卜牛腩

材料 牛腩400克，白萝卜1根，红辣椒1个，胡萝卜、葱花、姜末、蒜末各适量。

调料 白糖3小匙，醋两小匙，酱油5大匙，料酒、胡椒粉各少许。

做法

1.牛腩汆烫去血水、切块；胡萝卜、白萝卜切块；红辣椒切丝。2.油锅烧热，爆香葱花、姜末、蒜末，放牛腩及胡萝卜、白萝卜，翻炒数下。3.再放红辣椒丝、调料烧至有香味后，加水盖过牛腩，盖锅焖烧约45分钟即成。

β-胡萝卜素
——心血管的『救星』
日摄取量
15~50毫克

胡萝卜
哈密瓜
西红柿
食物来源
木瓜
杧果
南瓜
红薯
蘑菇
绿色蔬菜

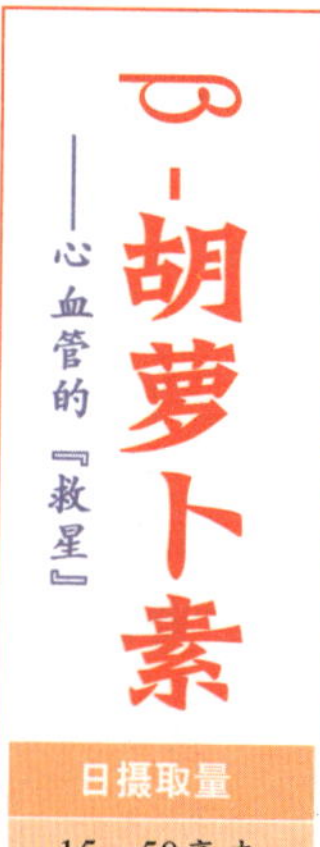

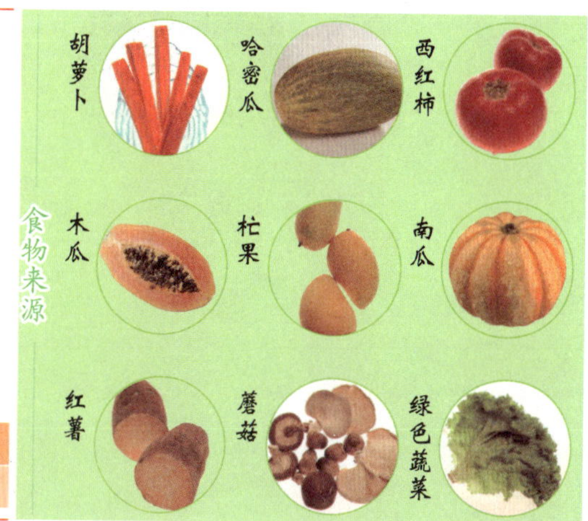

降“三高”原理及其营养功效

β-胡萝卜素是一种有效的生物抗氧化剂，能够积极地抵制糖尿病患者产生的胰岛素抗性，降低血糖。β-胡萝卜素可保护动脉中的低密度脂蛋白免受自由基攻击。尤其是其高抗氧化功效，可促进血管内皮组织的修护，使脂质不易附着，在保护血管的同时，还能防止因脂质沉积而引发动脉硬化。

降“三高”营养食谱推荐

胡萝卜毛豆鸡丁

材料 胡萝卜250克，鸡肉200克，去皮毛豆120克，葱适量。

调料 胡椒粉、淀粉、盐各适量。

做法

1.胡萝卜洗净，去皮，切丁；去皮毛豆汆烫后捞出冲凉，控干；葱洗净切段。2.鸡肉洗净切丁，用盐、胡椒粉、淀粉抓拌均匀，腌15分钟。3.上锅倒油烧热，放入葱段，随后放入鸡丁快速翻炒，盛出备用。4.锅中留油，放入胡萝卜、毛豆，加适量水，翻炒3分钟至熟，最后加入炒好的鸡丁及盐、胡椒粉混合炒匀。

第三章

预防『三高』的天然食材

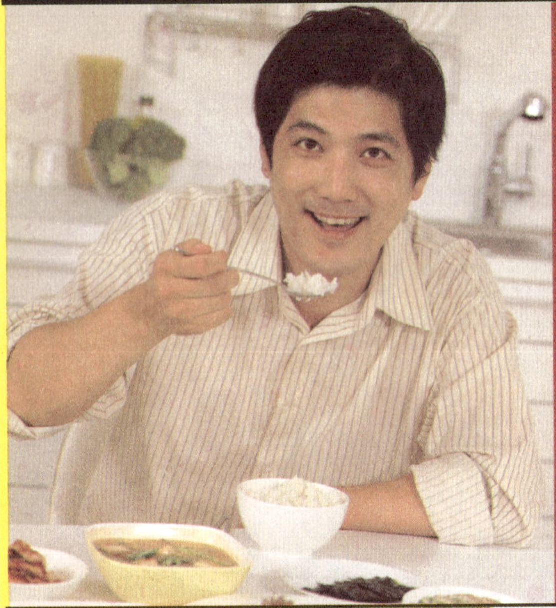

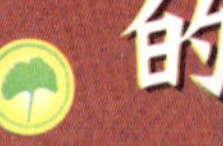

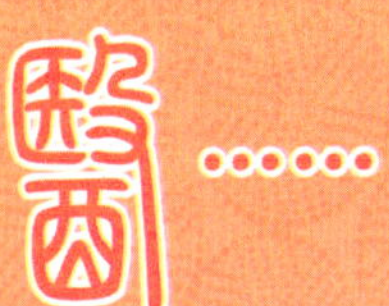

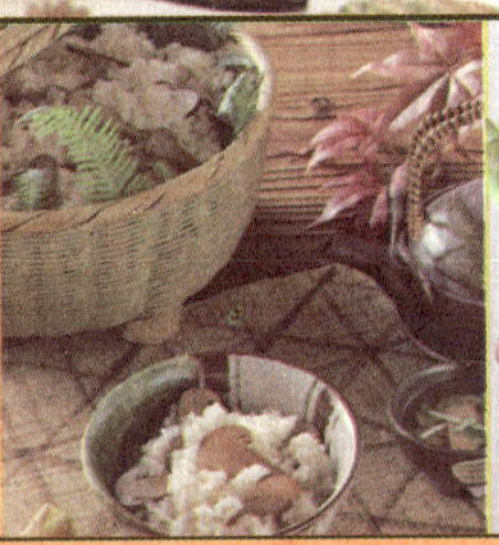

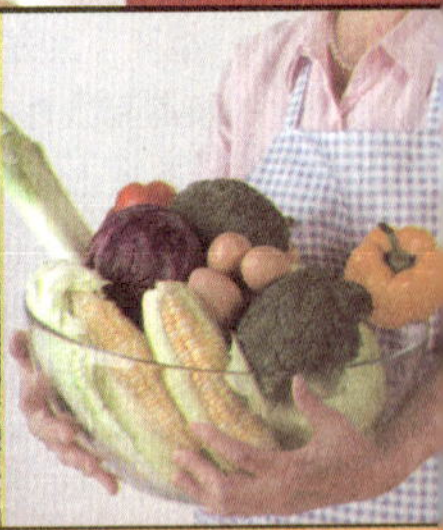

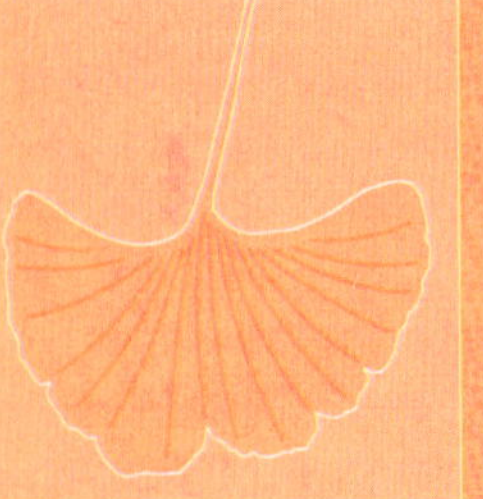

每一种食物均含有丰富的营养成分，然而适合“三高”患者摄取的营养素及其每日所需用量，都需要科学且精确地对待。当我们熟知了哪一种营养素能够改善我们的身体、哪一种食物中富含每日所需的营养素，我们就可以科学地规划饮食，合理地搭配菜色。巧妙地运用食物中富含的营养素，就可以轻松地帮助患者降“三高”，让健康相伴一生。

绿豆

——排毒降压的济世良谷

绿豆又名青小豆，属传统豆类食品。绿豆的蛋白质含量为粳米的3倍，并含有多种微量元素，被奉为“天然的粮食或蔬菜”。不仅如此，绿豆因具有清热解毒功效，又成为药用保健的佳品。

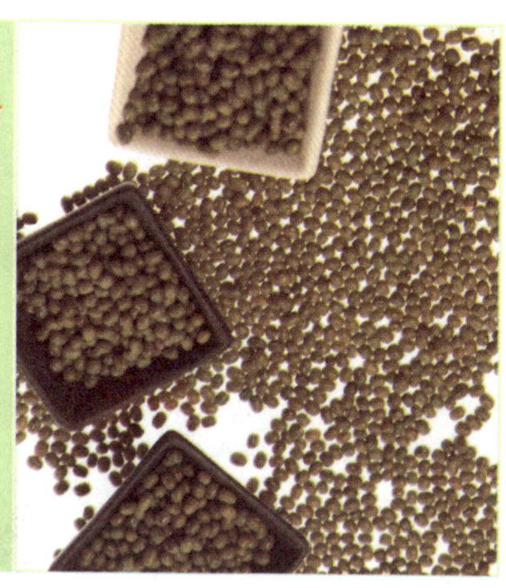

降“三高”原理及其营养功效

绿豆具有利尿功效，能够有效地帮助人体排钠、排尿，从而降低血细胞内水的含量，减轻血管内的血容量，减少心脏输出血量，进一步减轻血液对血管壁的压力，起到辅助降压的功效。

绿豆含有球蛋白和多糖，能促进体内胆固醇在肝脏内的分解，降低人体对胆固醇的吸收，并有助于降低甘油三酯的含量，进而稳定血糖和血脂，保持心脑血管正常。

有效成分

绿豆中富含球蛋白、维生素B_1、多糖、钙、钾、镁、铁、维生素C、膳食纤维等。

国医小课堂

食用绿豆汤时，光喝清汤就可以达到降压功效。但要注意的是，脾胃虚弱的高血压患者，如有四肢冰凉、腹胀、腹泻等症状者，不适宜频繁饮用。

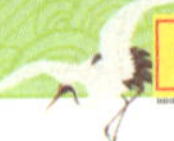

降“三高”营养食谱推荐

山药绿豆羹

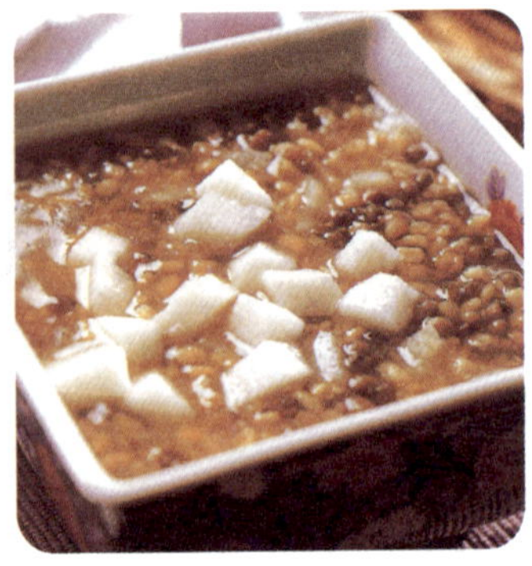

材料 绿豆500克，鲜山药400克。

调料 糖少许。

做法

1.绿豆洗净后浸泡约10分钟。2.将绿豆加水煮1小时。3.用榨汁机将绿豆汤搅打均匀。4.山药去皮，洗净切小丁，加入绿豆汤中煮20分钟，加糖调味即可。

营养解说 绿豆含有膳食纤维和维生素C，对减少低密度脂蛋白、脂肪在血管壁上的沉积有很大的作用，可起到保护血管、降低血压和血脂的功效。同时，山药中含有黏液蛋白，在一定程度上可以降低血糖，是糖尿病患者的食疗佳品。

绿豆丝瓜竹荪汤

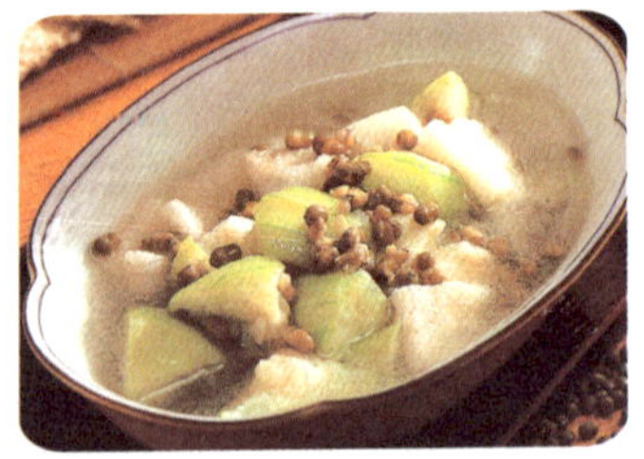

材料 绿豆150克，竹荪20克，丝瓜1条。

调料 盐两小匙。

做法

1.绿豆洗净，用清水浸泡约1小时。2.竹荪用水泡软至胀开后，洗净，去除头帽及杂质，再用剪刀剪成小段备用。3.丝瓜削皮，洗净后剖成4长条，每条再切成小块。4.把绿豆沥干，放入锅内加5碗水，先用大火煮开，再改小火，煮至豆仁半开时，加入竹荪段、丝瓜块，待材料煮熟，加盐调味即可。

营养解说 丝瓜和绿豆都含有一定量的镁、钾等，均为高血压患者最需要补充的营养素。钾可以帮助身体排泄多余的钠，在镁的帮助下，对松弛血管平滑肌、稳定血压有积极作用。

玉米

——降压、降糖的黄金粗粮

玉米是分布最广泛的粗粮之一。在所有主食中，其营养价值和药用价值是最高的，如含有丰富的维生素B_2、膳食纤维等营养物质。因其色泽鲜黄，常被人与黄金相提并论，也被许多中老年人作为保健点心食用。

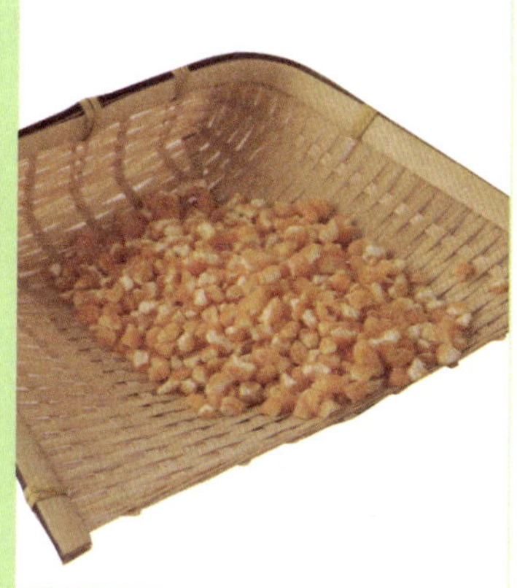

降"三高"原理及其营养功效

玉米中的阿魏酸是降低胆固醇的好物质，而且阿魏酸、叶黄素、玉米黄素和β-隐黄素都是非常好的抗氧化剂，能清除血管中的自由基，预防低密度脂蛋白氧化后卡在血管壁上，造成血管硬化、阻塞。

玉米中所含的糖分比普通大米低很多，非常适合糖尿病患者食用。同时，玉米含有丰富的烟酸，可增强胰岛素的分泌，积极调节血糖浓度。

有效成分

玉米中含有维生素B_2、维生素E、膳食纤维、粗纤维、烟酸、胡萝卜素、叶黄素、玉米黄素、β-隐黄素、阿魏酸等。

国医小课堂

虽然玉米中所含的钙质较低，但它所含的β-隐黄素能刺激成骨细胞的活性，并抑制骨质流失，所以和高钙食物一起烹煮有保护骨质的功效。

降“三高”营养食谱推荐

玉米煲老鸭

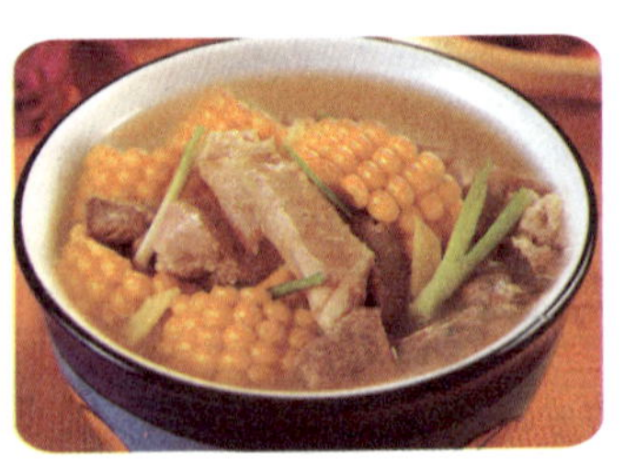

材料 玉米2根，老鸭1只，猪脊骨200克，猪瘦肉100克，姜1块，葱1根。

调料 鸡精1小匙，盐适量。

做法

1.玉米斩段，猪脊骨斩块，猪瘦肉切块，姜去皮，老鸭剖好斩块，葱切段。2.砂锅烧水，待水沸时，将老鸭、猪脊骨、猪瘦肉氽烫，捞出洗净血水。3.在砂锅中加入老鸭、猪瘦肉、猪脊骨、玉米、姜，再加入清水，煲2小时后加盐、鸡精调味，加少许葱段即可食用。

营养解说 玉米用于煲汤有利于营养的吸收，如加速硒与镁的吸收，强化胰岛素功能，从而降低血糖。玉米含有丰富的粗纤维，可有效抑制胆固醇的吸收，从而降低胆固醇，帮助降低血压和血脂。

瘦肉玉米粥

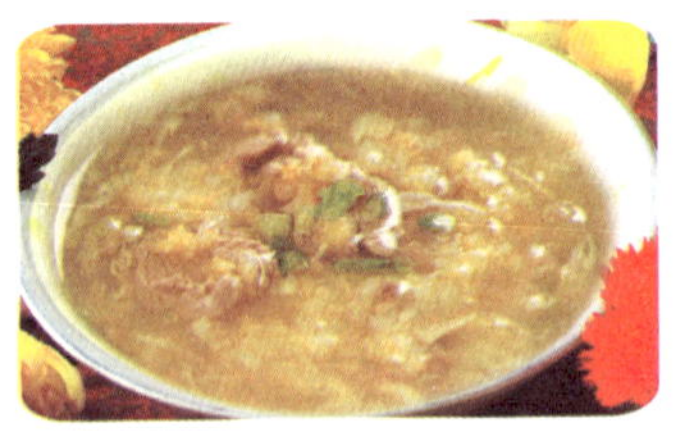

材料 小玉米渣子200克，猪瘦肉100克，鸡蛋1个，葱花少许。

调料 A：淀粉1小匙，料酒、味精各少许；B：盐、鸡精各1小匙。

做法

1.小玉米渣子淘洗干净，浸泡6小时；猪肉洗净，切片，加入调料A腌制15分钟；鸡蛋打入碗中，搅匀备用。2.小玉米渣子捞出，沥干，下入锅中，加清水，大火烧沸，转小火，盖2/3锅盖，慢煮1小时。3.将腌制好的肉片下入玉米粥内，煮5分钟，再淋入蛋液，加入调料B，调味后撒上葱花即可。

营养解说 玉米和瘦肉均含有丰富的维生素E，经过熬煮，能够促进人体的维生素E的摄取和吸收，从而抑制脂肪成分转变为过氧化物，有助于血液流动通畅，减少血管性病变。

燕麦

——活化胰岛素的传统粮食

在五谷杂粮中，燕麦的蛋白质含量最高，且含有人体必需的8种氨基酸，所含的脂肪多为不饱和脂肪酸，是补充营养和控制食欲的健康饮食佳品。

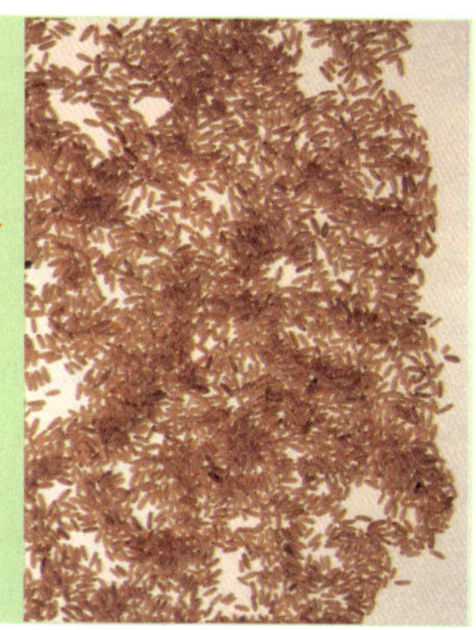

降“三高”原理及其营养功效

◎燕麦中的水溶性纤维及β-葡聚糖可降低血中总胆固醇及低密度脂蛋白的含量，从而降低罹患心血管疾病的风险；还可促进胆酸的排泄，有助于保持血管的干净，促进血液循环，降低甘油三酯，从而保证血压的稳定。另外，燕麦还可以提高胰岛素的活性，降低血糖。

◎当血细胞黏着在动脉壁上时，会引起炎症、物质沉积，导致血流通道狭窄。而燕麦中的抗氧化剂则可以抵御这种物质沉积，减轻动脉硬化。

有效成分

燕麦中含有膳食纤维、不饱和脂肪酸、人体必需氨基酸、β-葡聚糖、锌等。

国医小课堂

如果燕麦片的蛋白质含量在8%以下，不适合作为早餐的唯一食品，必须配合牛奶、鸡蛋、豆制品等蛋白质丰富的食品一起食用。

降"三高"营养食谱推荐

苦瓜羊腩麦片粥

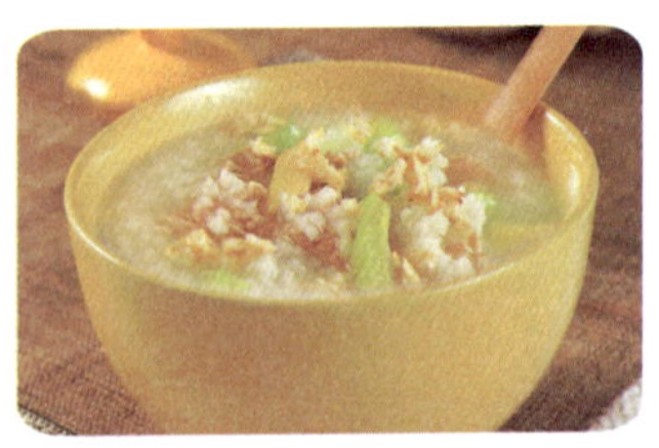

材料 大米、燕麦、苦瓜各100克，羊腩50克，姜少许。

调料 盐、料酒各1小匙，味精半小匙，胡椒粉少许。

做法

1.大米淘洗干净，浸泡30分钟；燕麦淘洗干净，浸泡8小时。2.羊腩整理干净切块，汆烫透，以除去血污；苦瓜洗净，去瓤切片，汆烫透后捞出备用；姜去皮，洗净，切片。3.锅中加入清水、大米、燕麦，上火烧沸，下入羊腩块、姜片及调料，搅拌均匀，转小火，煮1小时，再下入苦瓜片煮10分钟，离火。

营养解说 燕麦中的膳食纤维可以强化消化系统的功能，有利于延缓饭后血糖的上升。燕麦中的锌更是制造胰岛素的必需元素，有利于稳定血糖水平。

牛蒡燕麦粥

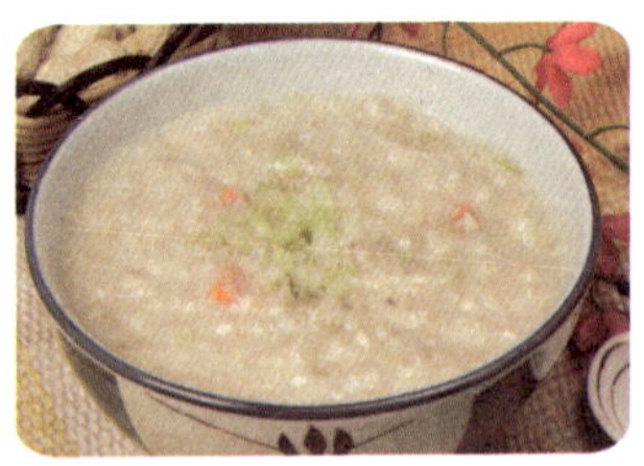

材料 燕麦50克，牛蒡1根，胡萝卜1根，芹菜1根。

调料 鸡汤1小碗，盐适量，香油少许。

做法

1.前一晚先将燕麦泡水备用。2.牛蒡及胡萝卜洗净、削皮、切成丁状；芹菜切成末状备用。3.将已泡软的燕麦加入高汤中，煮成燕麦粥。4.将做法2的材料加入锅中煮熟，再加入少许盐调味，滴入少许香油，撒上芹菜末即可起锅。

营养解说 牛蒡中含有矿物质和B族维生素，能强化血糖的代谢，减少体内血糖的含量。同时牛蒡和燕麦中含有丰富的膳食纤维，有利于糖类和脂肪的分解，可有效平衡血糖、血压、血脂，抑制血糖、血压、血脂的上升，在胡萝卜和芹菜的配合作用下，更是一道降压佳品，非常适合老年朋友食用。

核桃仁

——稳定血压的低钠坚果

核桃是世界著名"四大干果"之一，其营养价值享誉全球。国外赋予核桃"大力士""益智果"的美誉，是传统节日庆典上的必备佳品，国人则给核桃冠以"万岁子""长寿果"的美名。

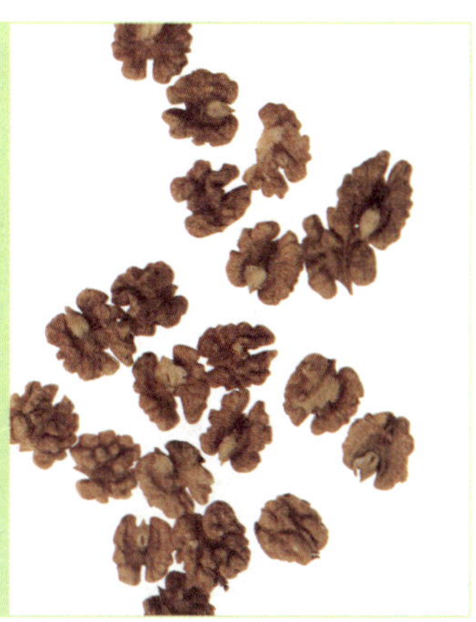

降"三高"原理及其营养功效

核桃仁能减少肠道对胆固醇的吸收，并可溶解胆固醇，排除血管壁内的"污垢杂质"，净化血液，从而为人体提供更好的新鲜血液。所以，核桃仁有预防动脉硬化，降低胆固醇的作用。核桃仁富含对人体有益的不饱和脂肪酸，可降低血液中甘油三酯和低密度脂蛋白的含量，预防高血压和高脂血症。

有效成分

核桃仁中含有ω-3不饱和脂肪酸、卵磷脂、亚麻酸、白藜芦醇、类胡萝卜素、硒、类黄酮、维生素A、维生素E、B族维生素等。

国医小课堂

核桃仁含有较多脂肪，要注意一次不宜食用过多核桃仁，以免影响消化，最好坚持长期食用，每天的食用量应控制在3个左右。

降“三高”营养食谱推荐

核桃炒虾仁

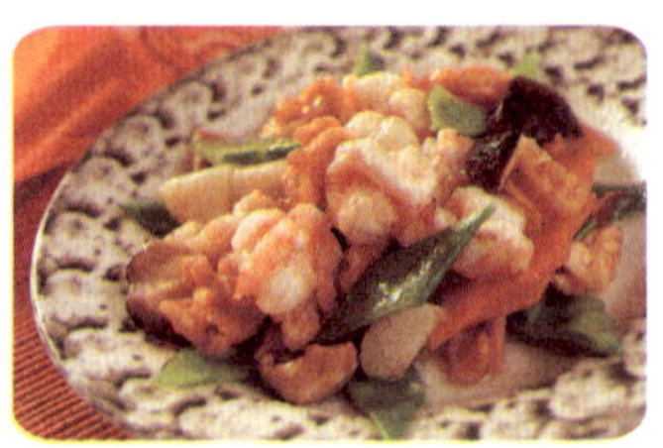

材料 核桃仁、鲜虾仁各150克，荷兰豆75克，胡萝卜数小片，香菇4朵，荸荠肉5个。

调料 盐、白糖各适量。

做法

1.将核桃仁放入沸水内加盐滚七八分钟，捞起晾干，放入油锅内，小火炸至呈现浅金黄色时捞起。2.鲜虾去壳，挑去虾线，用白糖、盐腌拌，稍后洗净，沥干水分。3.将荷兰豆、胡萝卜、荸荠肉均洗净，炒熟；香菇浸泡开，切小块，蒸熟备用。4.虾仁先行在油锅内炸熟，再另起油锅将上述材料加盐炒熟。

营养解说 虾仁含有丰富的钙，有利于促进血液循环。同时，核桃仁里含有白藜芦醇，可有效减少低密度脂蛋白和胆固醇的含量。

核桃仁山楂汤

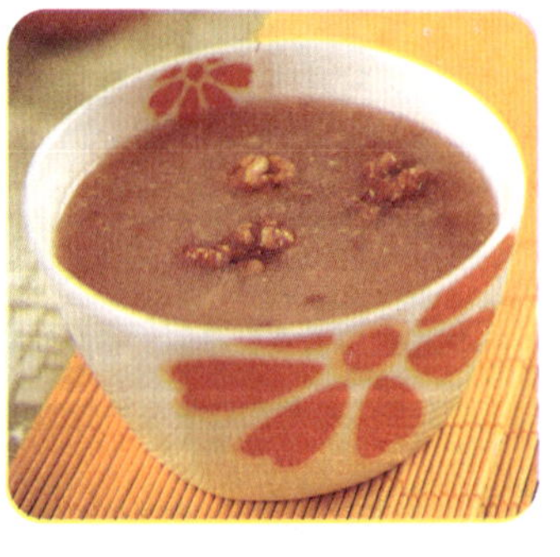

材料 核桃仁100克，干山楂少许。

调料 白糖适量。

做法

1.将核桃仁、干山楂用水浸至软化。2.用榨汁机将沥干的核桃仁和干山楂均打碎，再加适量水，过滤去渣，放入容器内备用。3.将滤液煮沸，加入白糖调味即可出锅。

营养解说 山楂能消食化积、活血化瘀，并有扩张血管、增强冠状动脉血流量、降低胆固醇、强心及收缩子宫的作用。核桃仁则能补肾养血、润肠化滞。核桃仁与山楂合用，相辅相成，具有补肺肾、润肠燥、消食积、降血压、降血脂等功效，非常适合冠心病、高血压、高脂血症等患者食用。

黑木耳

——对抗血栓的黑美人

黑木耳是一种营养丰富的食用菌类，也是我国传统的保健食品。人们经常食用的木耳有两种，即光木耳和毛木耳。其中以光木耳的营养价值最高，是日常餐桌上的保健良药，素有“长生不老佳品”的美誉。

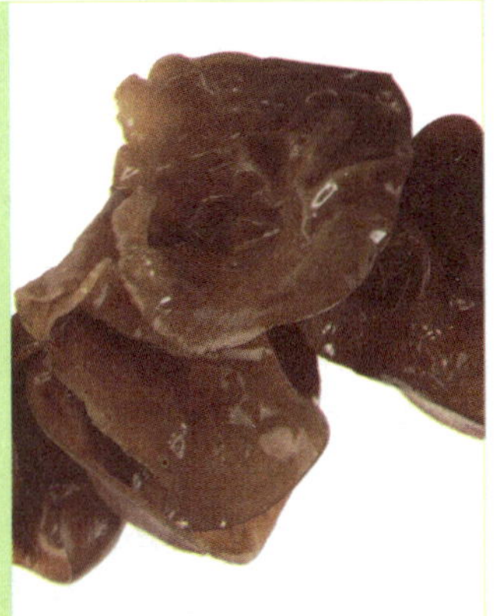

降“三高”原理及其营养功效

◎黑木耳含有较多胶质，有较强的吸附力，可以清胃涤肠，排出胆固醇与有害物质，对高血压患者、高脂血症患者、肥胖者，以及矿工、冶炼工、理发师、清洁工人有良好的作用。

◎黑木耳可以促进人体血液循环，改善因高血压、高脂血症所致的心脏疾病。

◎黑木耳内含有一种类核酸物质，可以降低血液中的胆固醇和甘油三酯水平，对由高血压、高脂血症所致的冠心病、动脉硬化患者颇有益处。

◎黑木耳中还含有一种抑制血小板聚集的成分，其抗血小板聚集作用与小剂量阿司匹林相当，可降低血液黏稠度，使血液流动畅通。有研究已证实，每日食用泡发的10～15克黑木耳，有明显的抗血小板聚集、抗凝和降低胆固醇的作用。血液黏稠度高、血胆固醇高的中老年人经常吃黑木耳有预防脑血栓和心肌梗死的作用，有利于防治高脂血症、动脉硬化等。

有效成分

木耳中含有膳食纤维、卵磷脂、类核酸物质、胡萝卜素、维生素B_2、烟碱酸、镁、钙、钾等。

降“三高”营养食谱推荐

鸡汁金针菇炒双耳

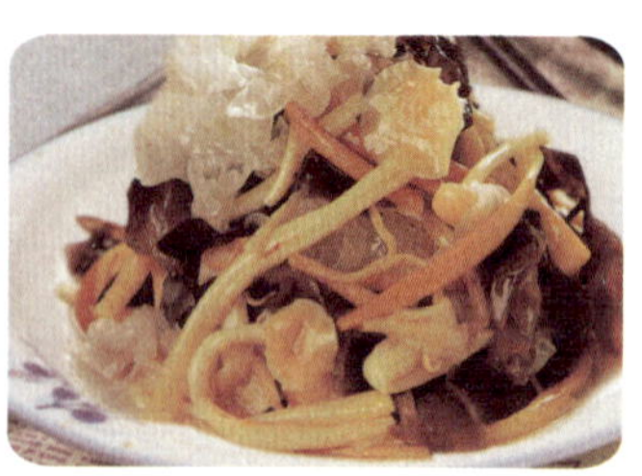

材料 金针菇200克，水发黑木耳、银耳各100克，葱、姜各少许。

调料 鸡汤小半碗，盐1小匙，味精半小匙，香油适量。

做法

1.水发银耳和黑木耳洗净，切片；葱、姜去皮，洗净切细丝；金针菇去根，洗净切段。2.油锅烧热，放入葱丝、姜丝炒香，放入木耳片、银耳片翻炒，加入金针菇段、鸡汤、盐、味精翻炒几下，淋上香油即可。

营养解说 银耳含有银耳多糖、黑木耳含有木耳多糖，均为稳定血压的重要成分，对于降低血管的外周阻力、改善动脉血液循环、减少血液黏稠度有积极作用，从而可以有效避免血栓的形成。同时，银耳和黑木耳的膳食纤维含量较高，能够刺激胃肠道蠕动，促进胆固醇排出体外，进而降低血脂。

红白萝卜木耳汤

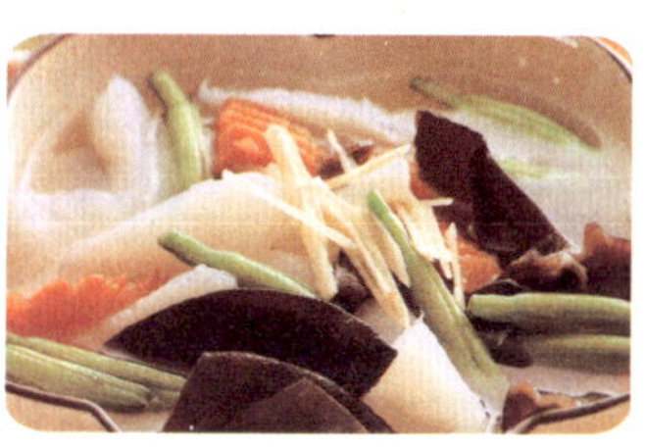

材料 水发黑木耳200克，白萝卜1根，新鲜黄花菜10片，胡萝卜数片，姜丝少许。

调料 盐1小匙、胡椒粉半小匙，高汤3碗。

做法

1.将木耳洗净，切片；白萝卜洗净切片；黄花菜、胡萝卜片洗净用沸水氽烫后待用（黄花菜需去蕊氽烫1~2分钟，去除秋水仙碱）。2.高汤煮滚，放入所有材料，煮熟后加盐、胡椒粉调味即成。

营养解说 黑木耳同白萝卜、胡萝卜一样含有丰富的胡萝卜素，具有强大的抗氧化作用，能够防止自由基对血管的破坏，维持血脂的正常水平。同时，黑木耳中含有大量的钾和钙，有利于促进体内钠的排泄，加快血液的流动速度，从而刺激新陈代谢，改善高脂血症。

芹菜

——降压、促消化的『绿色卫士』

芹菜是一种高纤维、低热量蔬菜，含有丰富的维生素和矿物质。芹菜叶比芹菜茎的营养价值更高，实属降压良药，非常适合中老年人食用。

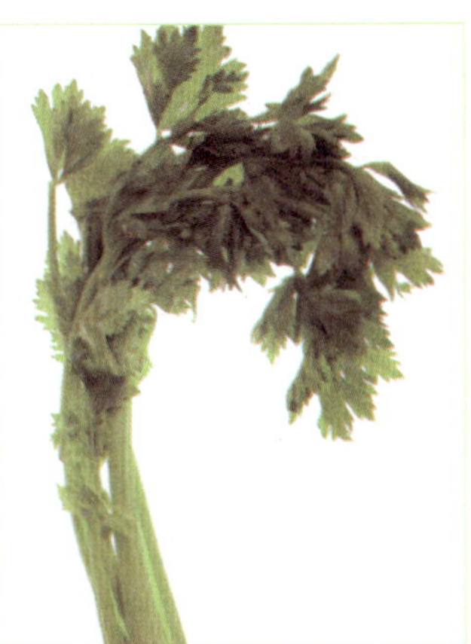

降“三高”原理及其营养功效

◎芹菜含有丰富的钾，能够促进体内钠的排泄，减少血管内的附着物，减轻血管压力，从而降低血压和血脂，是治疗高血压及其并发症的首选食材。

◎芹菜含有机酸、芹菜素、芹菜苷，还含有挥发油，可从中提取出芹菜甲素和芹菜乙素。芹菜素或芹菜鲜汁均有明显的降压作用，芹菜的水提取物有降低血脂和血糖的作用，芹菜素还能抑制血管平滑肌增殖，预防动脉硬化。

有效成分

芹菜中含有膳食纤维、钾、钙、芹菜碱、胡萝卜素、有机酸、芹菜素、芹菜苷等。

国医小课堂

营养学家研究发现，芹菜叶的营养成分中有10项指标超过了茎。其中，芹菜叶中胡萝卜素含量是茎的88倍、维生素C含量是茎的13倍，维生素B_1含量是茎的17倍。

降"三高"营养食谱推荐

芹菜炒杏仁

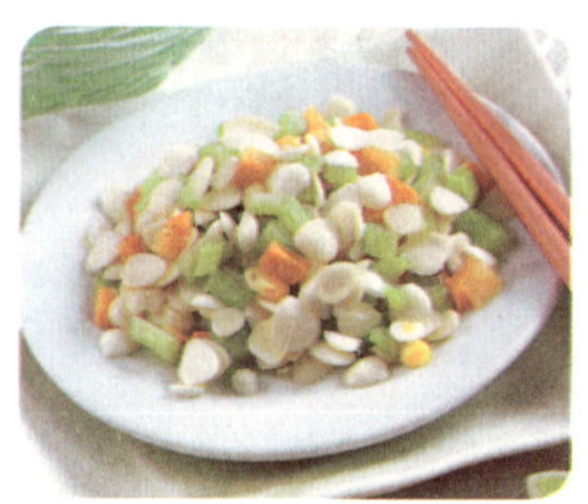

材料 芹菜200克，杏仁100克，蒜蓉、胡萝卜各适量。

调料 盐、味精、高汤各少许。

做法

1.芹菜撕去筋后，切小粒，入水汆烫后捞出，立刻冲水，以保持翠绿；胡萝卜洗净，切丁备用。2.热锅下油两大匙，爆香蒜蓉，放入杏仁，炒至稍泛黄时立即加入芹菜粒、胡萝卜丁。再加入少许高汤，下味精、盐调味炒匀即可。

营养解说 芹菜中的芹菜碱对降低血压和预防血管性病变有显著功效。杏仁中的不饱和脂肪酸和自身所含的膳食纤维、维生素C的作用，加大了芹菜降低液黏稠度的功效，并可以积极地改善血液循环，维持血脂平衡。

芹菜牛肉末

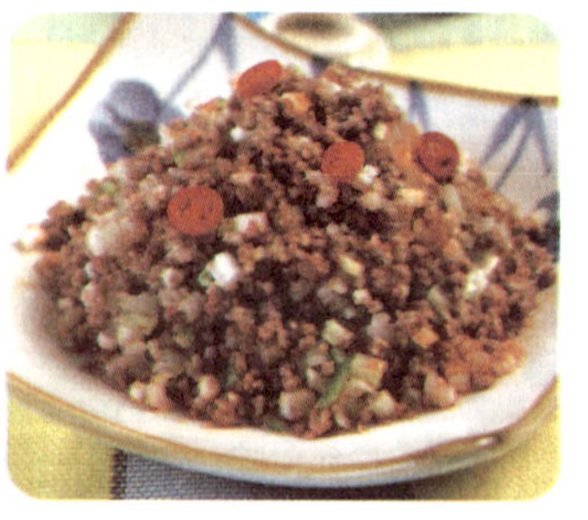

材料 芹菜200克，牛肉50克，红尖椒1个，葱、姜各适量。

调料 酱油、水淀粉、料酒、盐、油各适量。

做法

1.将牛肉洗净、切成碎末；将酱油、水淀粉、料酒倒入碗内搅拌均匀。2.将葱、姜洗净切末，芹菜洗净切碎，并汆水；红尖椒洗净，切成小红椒圈备用。3.锅内倒油烧热，放入葱末、姜末煸炒，然后放入牛肉末，用旺火快炒几下，取出备用。4.将锅中余油烧热，放入芹菜快速翻炒，放盐，然后再放入炒过的牛肉末，用旺火快速翻炒，最后放适量酱油，稍翻炒后即可出锅。

苦瓜

——保护血管的菜中"君子"

苦瓜味苦，但不会轻易将苦味渗透到别的食材中，故有"君子菜"的美名。苦瓜虽然属于瓜果蔬菜，但是维生素C含量颇高，是稳定血糖的保健品之一，颇受好评。

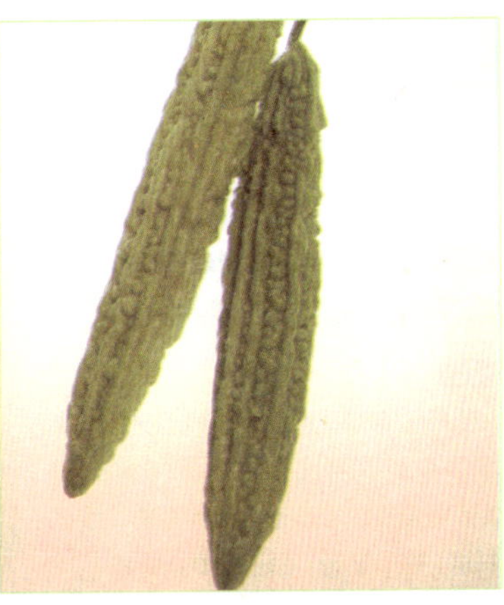

降"三高"原理及其营养功效

◎苦瓜中含有的苦瓜苷能刺激人体的胰岛B细胞分泌胰岛素。此外，苦瓜中还含有一种特殊的多胜肽类，其构造类似胰岛素，也有降低血糖的功能。

◎苦瓜含有一定量的钾元素，有助于肃清体内的钠，减轻血管负担，降低血液的黏稠度，减少血液中脂肪的聚集，具有稳定血压和平衡血脂的作用。

有效成分

苦瓜中含有胡萝卜素、维生素C、苦瓜苷、膳食纤维、钾、镁、锌、多胜肽类物质等。

国医小课堂

苦瓜身上一粒一粒的果瘤，是判断苦瓜品质的特征。颗粒愈大愈饱满，表示瓜肉愈厚；颗粒愈小，表示瓜肉相对较薄。选苦瓜除了要挑果瘤大、果形直立的，还要选瓜皮颜色透亮的。因为如果苦瓜出现黄化，就代表已经过熟，果肉柔软不够脆，失去苦瓜应有的口感。另外，挑苦瓜要选分量重的。具备以上条件的苦瓜一般不会太苦，非常适宜烹调。

降“三高”营养食谱推荐

秀菊苦瓜

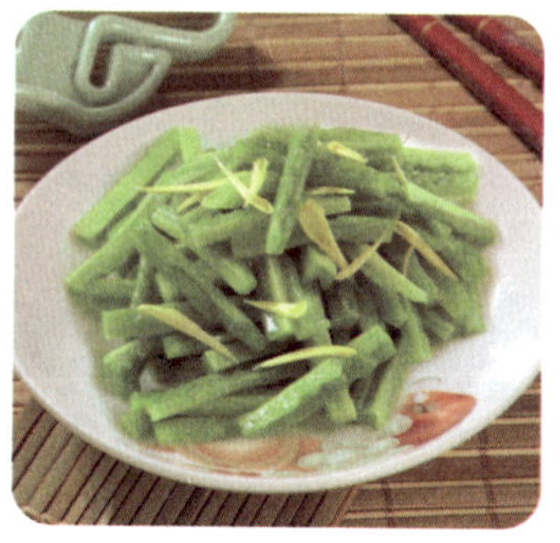

材料 苦瓜300克，食用菊花1朵。

调料 盐1小匙，味精、鸡精各半小匙。

做法

1.苦瓜去蒂、去籽，洗净切条，入沸水中汆烫，捞出晾凉，沥干水分。2.油锅烧热，将苦瓜条滑炒至熟，加调料调好味，装盘，撒上菊花花瓣即可。

营养解说 菊花性凉、味苦，与苦瓜合用，具有很好的降压功效。同时，苦瓜富含的维生素C及蛋白质，能促进糖类的代谢，对维持血糖平衡效果显著。另外，苦瓜的果实与种子均含有丰富的蛋白质，且与胰岛素功能相似，能够促进糖类的分解，使过剩的糖转化为能量，从而有效改善体内的血糖和血脂平衡。

菠萝苦瓜鸡

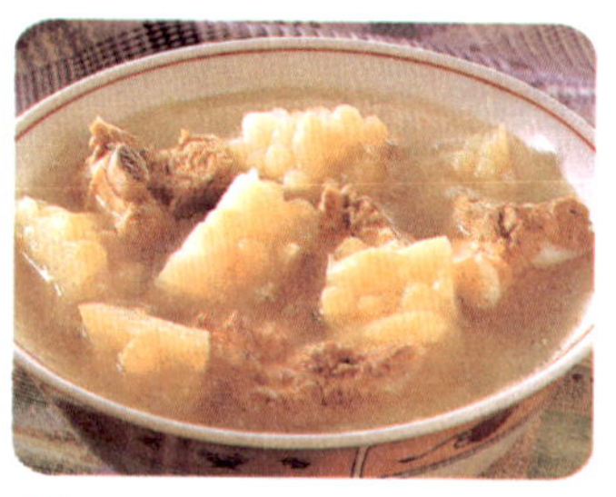

材料 土鸡半只，苦瓜1条，菠萝罐头1罐，葱2根，姜4片。

调料 料酒1大匙，胡椒粉少许。

做法

1.土鸡剁成小块，用滚水汆烫一下，捞出洗净；苦瓜剖开去籽，切块。2.汤锅中煮滚8杯水，放入鸡块和葱、姜、料酒，煮滚后改小火炖煮约20分钟。3.将菠萝罐头连汁和苦瓜一起加入汤中，再用小火煮30～40分钟至喜爱的烂度，加盐、胡椒粉调味即可。

营养解说 土鸡的脂肪含量相对较低，搭配苦瓜，可以阻止胆固醇的吸收，加速胆固醇的分解，从而有效改善高脂血症患者的病情。另外，苦瓜和菠萝具有利水作用，可以有效加强体内纤维蛋白的水解作用，维持患者的血糖平衡。

南瓜

——保护心血管的黄色蔬菜大王

南瓜所含的维生素远比绿色蔬菜高，且其所含的果胶可延缓肠道对糖和脂质的吸收。因此，南瓜不仅可以用于充饥，还具有降血压、降血脂和降血糖的食疗价值。

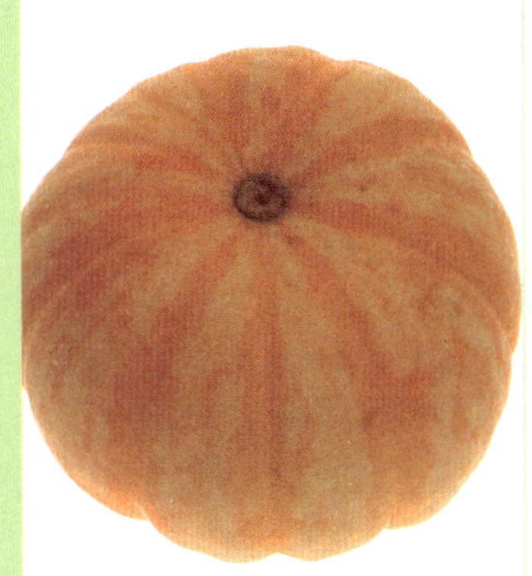

降“三高”原理及其营养功效

南瓜不仅是低脂、低钠的食物，还含有大量的亚油酸、软脂酸、硬脂酸等，可以有效地促进血管流通，阻止血管壁内脂肪的淤积，达到降压降脂的功效，特别适合中老年人和高血压，以及高脂血症患者长期食用。

南瓜是我国传统的降血糖食物之一。研究表明，南瓜中的果胶、环丙基氨基酸及微量元素锌、铬可能对防治糖尿病起主要作用。南瓜的铬含量居各类蔬菜之首。铬是人体必需的微量元素之一，有助于协助维持糖耐量。人体缺铬是导致高血压、糖尿病、冠心病的原因之一。铬不仅可抑制机体内恶性肿瘤的产生，还可以促进体内胰岛素的释放，使糖尿病患者体内的胰岛素分泌正常，这对降血糖十分有效。另外，南瓜中的环丙基氨基酸也可促进胰岛素的分泌，增强胰岛素受体的敏感性，同时可激活葡萄糖酶，加快葡萄糖的转化，从而降低血糖浓度。

有效成分

南瓜中含有膳食纤维、β-胡萝卜素、类黄酮、果胶、环丙基氨基酸、亚油酸、软脂酸、硬脂酸、维生素C、铬、锌、钙、钾等。

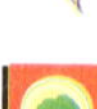

降"三高"营养食谱推荐

肉片南瓜汤

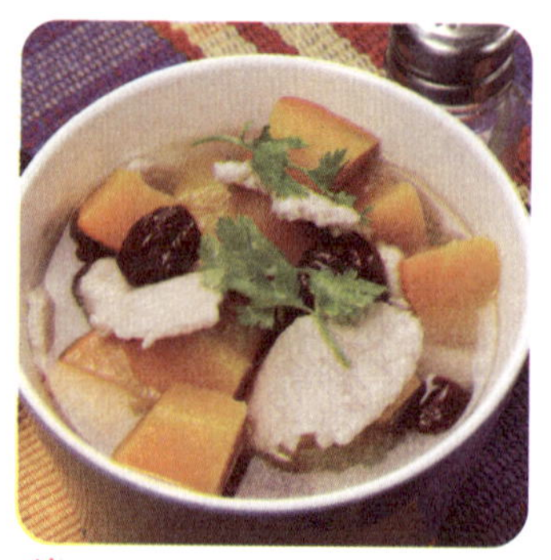

材料 南瓜200克，猪肉片150克，红枣6枚，香菜少许，姜1片。

调料 柴鱼精半小匙，盐、白胡椒粉、料酒各适量。

做法

1.南瓜去籽洗净后切大块、香菜洗净切段。2.用油炒香姜片与南瓜后，加入料酒、水与红枣，烧开煮10分钟并捞出油沫。3.加入其他调料煮2分钟，再放肉片，最后撒入香菜即可。

营养解说 南瓜中含有大量的类黄酮，可以有效对抗自由基，保护维生素A、维生素C、维生素E不被氧化，并保证血糖的正常代谢，以维持血糖平衡。

鹌鹑蛋炒南瓜

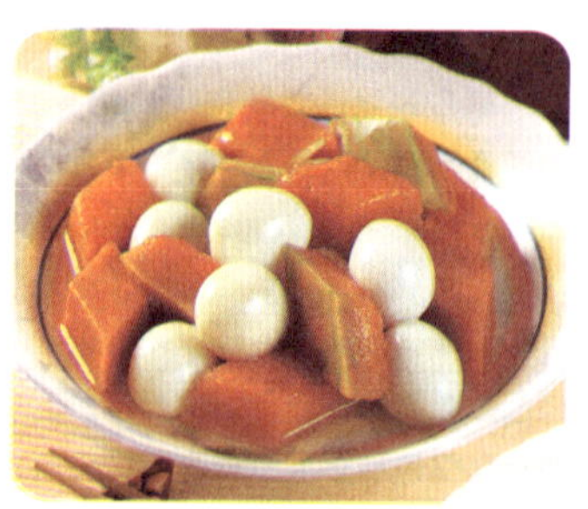

材料 南瓜200克，熟鹌鹑蛋10个，姜片适量。

调料 盐、味精、白糖、水淀粉、香油各适量。

做法

1.将熟鹌鹑蛋去壳；将南瓜去皮、去籽，洗净后切块。2.锅内倒油加热，将姜片煸香，放入鹌鹑蛋、南瓜，加盐，再翻炒至南瓜熟。3.加入味精、白糖调味，用水淀粉勾芡，淋上香油即可。

营养解说 南瓜含有大量的亚麻仁油酸、软脂酸、硬脂酸等优质油脂，可改善血管的通透性，达到降低血压的功效，配以鹌鹑蛋中的芦丁，更增加了降血压的作用，绝对是心脑血管疾病患者的理想滋补品。

洋葱

——杀菌降脂的食物药材

洋葱是一种非常健康的蔬菜，有降血压、降血糖的功效。它含有蔬菜中罕见的前列腺素A，是一味功效显著的食物"药材"，在欧美素有"菜中皇后"的美誉。

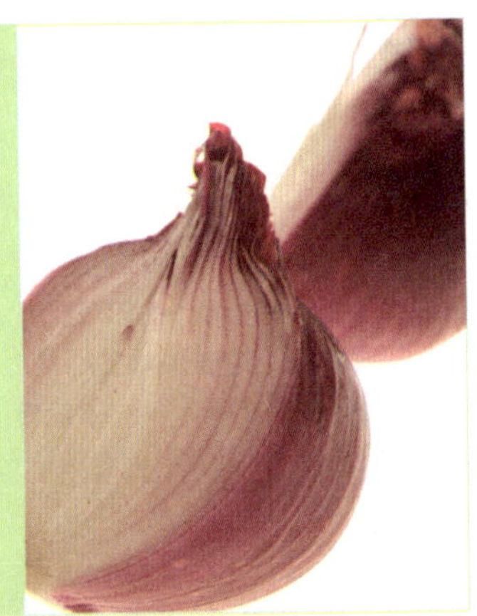

降"三高"原理及其营养功效

◎洋葱中有一种特殊的有机硫化物称为烯丙基二硫醚，它能使体内胰岛素的浓度增加，帮助消耗血糖，因此，洋葱具有降低血糖的功效。此外，洋葱中所含的铬也是胰岛素发挥作用时不可缺乏的元素之一。

◎洋葱内含有黄尿丁酸，该物质能明显降低血糖含量，促进细胞更好地利用糖分，从而使血糖值降低。

◎洋葱中的前列腺素A可直接作用于血管，使血压下降，还有促进肾脏利尿和排钠的作用，从而起到较好的降压作用。

有效成分

洋葱中含有前列腺素A、硫氨基酸、烯丙基二硫醚、黄尿丁酸、维生素C、硒、铬等。

国医小课堂

◎未去皮的洋葱放在阴凉通风处，可存放一个月之久。切开后应尽快食用。

◎切洋葱时常常会有泪流满面的现象，可先在水中泡一会儿，以减小刺激。

降“三高”营养食谱推荐

洋葱咖喱鱼头汤

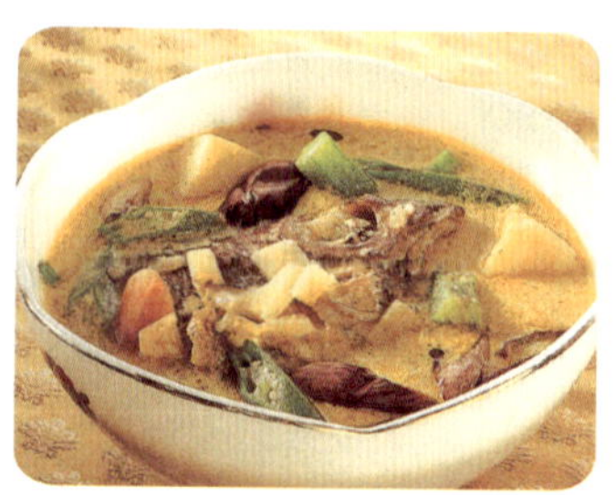

材料 海鱼头、洋葱各1个，茄子、土豆各2个，胡萝卜1根，秋葵200克。

调料 酒1大匙，咖喱粉4大匙，盐1小匙，糖半小匙，椰汁1罐，水淀粉2大匙。

做法

1.鱼头剖开两半，洗净后沥干水分，用3大匙油两面略煎，先盛出。2.洋葱切碎，用3大匙油炒香，变软时加入咖喱粉炒匀，再放入土豆块、胡萝卜块略炒，加水盖锅，烧开。3.放入海鱼头，淋酒，小火煮25分钟再加入秋葵和切成小段的茄子，煮至熟软时加入其他调料，入味时即可熄火盛出。

营养解说 洋葱中含有的前列腺素A，可帮助降低血液黏稠度，使血压下降。

洋葱蘑菇炒鸭血

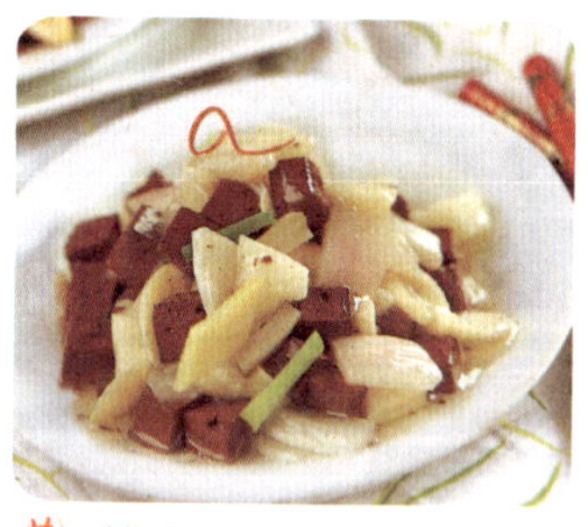

材料 鸭血250克，洋葱、蘑菇各100克，蒜、姜、葱各适量。

调料 盐、水淀粉、香油各适量。

做法

1.洋葱、蘑菇、鸭血洗净，切丁；蒜洗净，切末；姜去皮，洗净，切片；葱洗净，切段。2.姜片、蘑菇丁、鸭血丁入锅稍煮，捞起。3.油锅烧热，炒香蒜末、葱段、洋葱丁、蘑菇丁、鸭血丁，加盐，用水淀粉勾芡，最后淋上香油即可。

营养解说 洋葱和大蒜均含有天然的抗氧化物——维生素C和硒等，可防止血脂氧化沉积，分解已经沉积的胆固醇。加上鸭血和蘑菇对血液流动有加速作用，可以有效地降低血液黏稠度，缓解高血压及高脂血症。

山药

——降『三高』的地下营养源

山药别名淮山，因其营养丰富，自古以来就被视为物美价廉的补虚佳品，既可做主粮，又可做蔬菜。其淀粉含量比叶菜类蔬菜要高，可以给人体提供充足的能量，故被称为“地下营养源”。

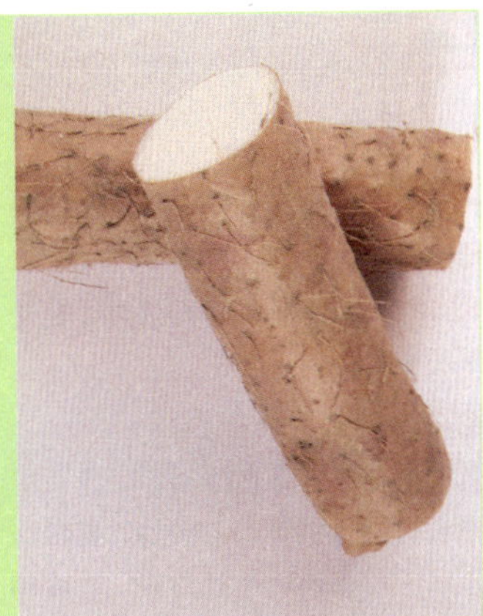

降“三高”原理及其营养功效

◎山药中所含的薯芋皂苷可以增加胆固醇由胆汁流到肠道、随粪便排出体外的速度。因此，想要降低胆固醇的人，可以多吃一些山药来保护心血管。

◎山药中含有可溶性纤维与山药多糖，能延迟胃排空的时间，具有延缓饭后血糖升高的作用。每100克的山药约含20克的糖类，而且以山药代替米饭，容易有饱足感，保证人体不会摄取过量的糖。

◎山药是标准的高钾低钠食物，能帮助钠离子排出体外，稳定血压。

有效成分

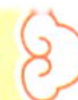

山药中含有薯芋皂苷、B族维生素、胆碱、可溶性纤维、山药多糖、钾等。

国医小课堂

山药最好的烹饪方法有两种：一是蒸山药，没有其他任何添加物，营养价值能很好地保存；二是木耳炒山药，具有清肺、润肺、补血益气的作用。

降"三高"营养食谱推荐

秘制山药

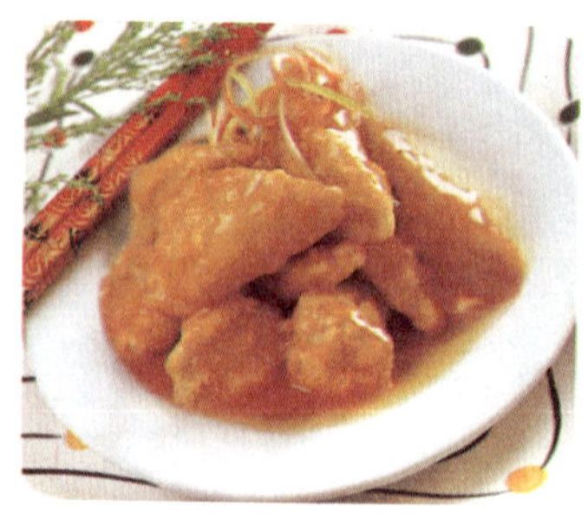

材料 山药400克。

调料 白糖、蜂蜜各两大匙，桂花酱适量。

做法

1.山药洗净，蒸透取出，削皮，切长片，再入锅炸3～5分钟，捞出。2.锅中留底油烧热放白糖，炒成鸡血红色，加适量开水、蜂蜜、白糖烧开，加桂花酱，用漏勺捞出渣子。3.转小火，待汁浓缩后（约5分钟），倒入山药，颠翻几下，使蜜汁裹满山药，盛盘即可。

营养解说 山药中含有大量的胆碱，可以促进B族维生素发挥作用，加速体内血糖代谢。蜂蜜有扩张冠状动脉的作用，对血压有一定的调节作用。

莴笋炒山药

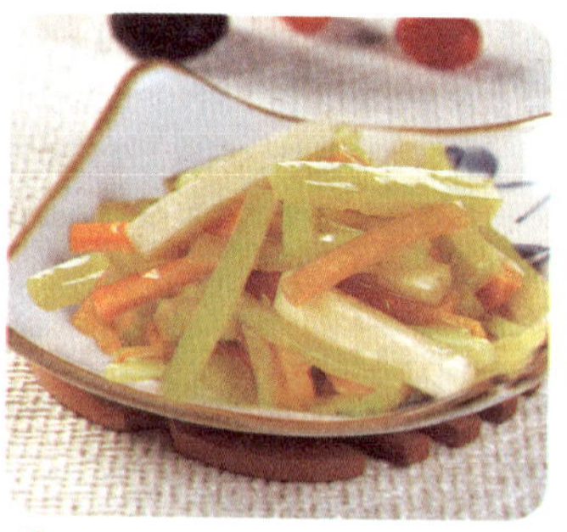

材料 山药、莴笋各250克，胡萝卜50克。

调料 盐、鸡精各1小匙，胡椒粉、白醋各少许。

做法

1.山药、莴笋、胡萝卜洗净去皮，切长条，汆烫后捞出沥干水分。2.油锅烧热，放入山药条、莴笋条、胡萝卜条炒至断生，再放入盐、胡椒粉炒匀，出锅前放入鸡精炒匀，加入白醋调味即可。

营养解说 莴笋中含有大量的钾，有帮助降低血压的强大功效；山药和胡萝卜对保持血管干净、改善血液循环有显著疗效，是高血压患者的佳肴之一。

芦笋

——益气延年的上等蔬菜

2000多年前，芦笋就被视为“上品之上”，如今更是被誉为世界十大名菜之一。芦笋之所以受到好评，多是由于其含有丰富的维生素和微量元素等，对高血压、糖尿病等疾患有辅助疗效。

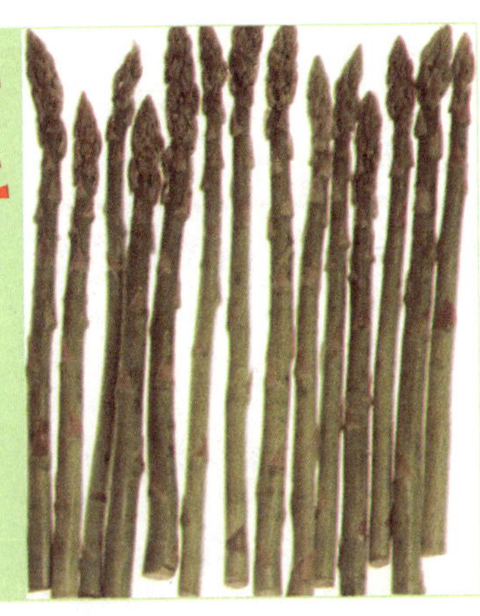

降“三高”原理及其营养功效

◎芦笋中的维生素P能抑制血小板凝集，保持血管通畅。

◎芦笋中所含的维生素P、槲皮素及花青素都是抗氧化的高手，能够防止低密度脂蛋白氧化后黏在血管壁上，从而防止血管发生硬化。

有效成分

芦笋中含有维生素P、槲皮素、花青素、氨基酸、B族维生素、蛋白核酸等。

国医小课堂

◎芦笋不但营养丰富，热量也很低。西餐一般将芦笋去皮后蒸熟或煮熟，加沙拉或配上融化的黄油或奶酪食用；而中餐一般喜欢用芦笋配肉类炒菜，以利用芦笋的清爽和颜色来平衡整道菜的色泽和口味。

◎芦笋味淡，有轻微回甘的苦味。但如果苦味过重或有其他异味，就说明芦笋受到过多农药等污染的侵害，对健康非常不利，要避免食用。

降“三高”营养食谱推荐

芦笋薏仁粥

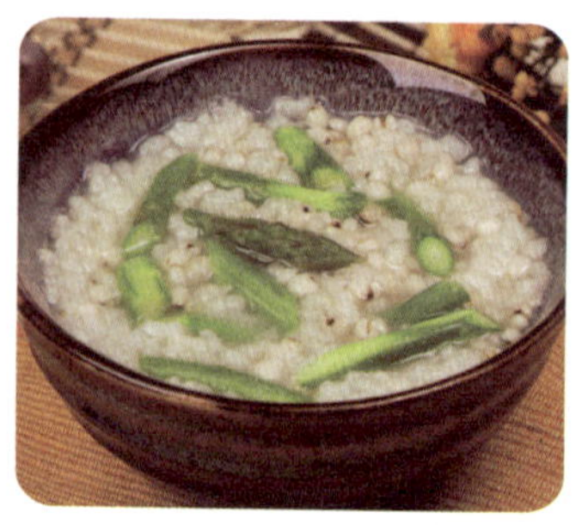

材料 芦笋4根，薏仁150克，米饭半碗。

调料 盐少许。

做法

1.薏仁洗净后，浸泡一夜备用；芦笋切成段备用。2.将米饭加适量水煮成粥，再将泡软的薏仁放入锅中同煮，起锅前3分钟放入芦笋。3.加入少许盐调味后，即可起锅食用。

营养解说 芦笋能提高人体的基础代谢，促进人体内热量的消耗，避免体内囤积过多脂肪，进一步降低血糖、血脂。芦笋配上薏仁，其中的氨基酸和B族维生素能够加快糖类的代谢，而薏仁中的锌更是分泌胰岛素必不可少的元素之一，对降低血糖有极大的功效。

火腿皮蛋烧芦笋

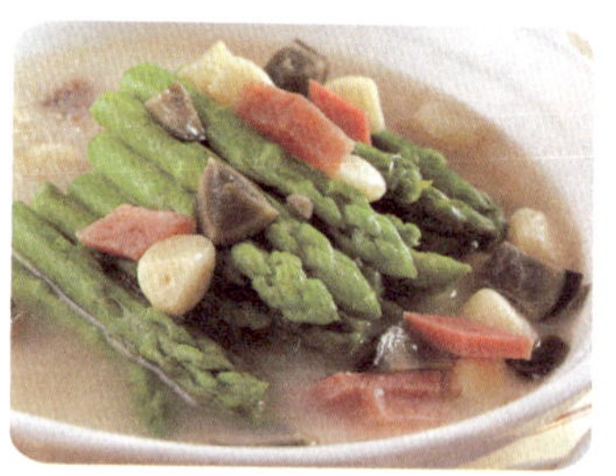

材料 芦笋200克，火腿30克，皮蛋1个，葱、姜、蒜适量。

调料 盐、味精、醋各适量，淀粉、料酒各1小匙，鸡汤适量。

做法

1.将芦笋洗净，切去硬质部分后切成段备用；皮蛋切小块备用；火腿切丁或切小片。2.炒锅内放底油，加入蒜煸炒，放入葱、姜、料酒、醋、盐和味精，加入笋段不停地翻炒。3.最后加入鸡汤和皮蛋块、火腿丁一起烧煮入味，稍勾一点芡汁即可装盘。

营养解说 葱、姜、蒜的刺激，能够有效促进人体吸收芦笋中所含的降“三高”成分，从而稳定血压，降低血糖和血脂。

西蓝花

——高纤维小战士

西蓝花因其味道鲜美、营养丰富，成为家常菜品之一。其能增强肝脏的解毒能力，被誉为“防癌新秀”；其富含的高纤维能够有效阻击葡萄糖的吸收，被视为“糖尿病患者的福音”。

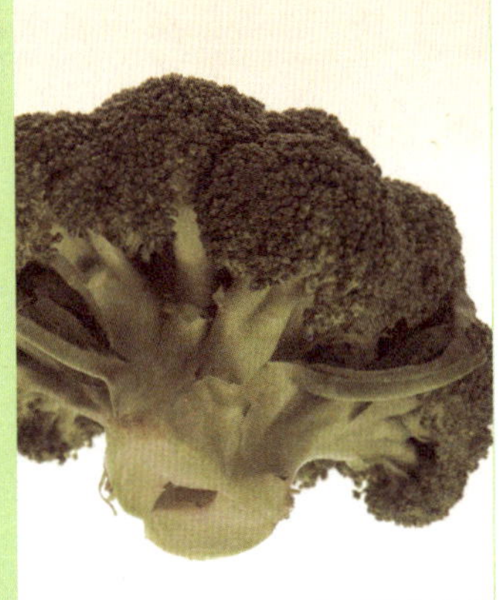

降“三高”原理及其营养功效

◎西蓝花所含的叶黄素及槲皮素是保护心血管的“两员大将”，能阻止低密度脂蛋白氧化后黏在血管壁上，以减少粥状动脉硬化。此外，槲皮素也能抑制血小板的凝集，使血管更通畅，从而稳定血压。

◎西蓝花属于高纤维蔬菜，能有效降低肠胃对葡萄糖的吸收，进而降低血糖。

有效成分

西蓝花中含有维生素C、叶酸、胡萝卜素、矿物质、叶黄素、槲皮素等。

国医小课堂

◎西蓝花颜色越青翠越好，不要选购已泛黄的，茎部以不空心者为佳，用手掂量一下，有重量感觉的较好。西蓝花不宜久放，买回来后应尽快烹调，不要放于冰箱中太久。

◎西蓝花有一个重要的特点，就是水煮或用水汆后颜色依然翠绿甚至更绿，而且口感更加爽脆，因此凉拌或做汤是很好的选择。

降"三高"营养食谱推荐

什锦西蓝花

材料 西蓝花200克、菜花50克、胡萝卜100克、红辣椒两个。

调料 油、盐、鸡精、水淀粉各适量。

做法

1.西蓝花、菜花切成小朵洗净，胡萝卜去皮、洗净切片，红辣椒去籽、洗净切块，备用。2.将全部蔬菜放入水中汆一下。3.锅内倒油烧热，下入全部蔬菜翻炒，放入盐、鸡精调味，再用水淀粉勾芡即成。

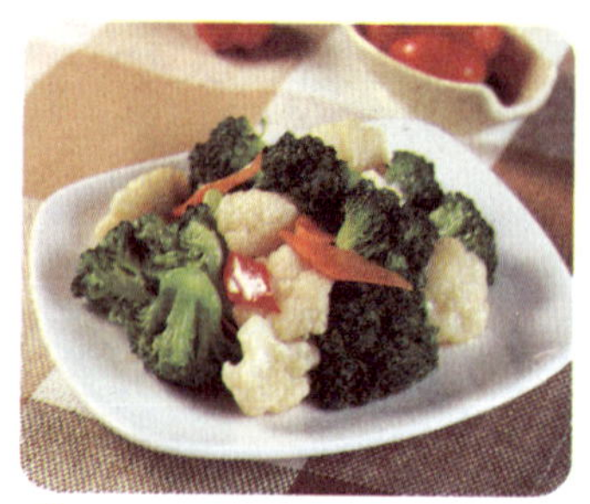

营养解说 西蓝花和菜花所含的营养成分基本一致，两者的搭配在红辣椒和胡萝卜的维生素C、类胡萝卜素的刺激下，能降低胆固醇、通畅血管、降低血压、促进肠胃对葡萄糖的吸收，从而起到降低血糖的功效。

洋菇炒西蓝花

材料 西蓝花250克，洋菇100克，胡萝卜50克。

调料 蒜末1小匙，盐半小匙，味精1/4小匙。

做法

1.西蓝花切小朵，胡萝卜切片。2.材料入滚水中汆烫30秒捞出。3.两大匙油入锅烧热，蒜末爆香，放入材料速炒，并加调味料调味即可。

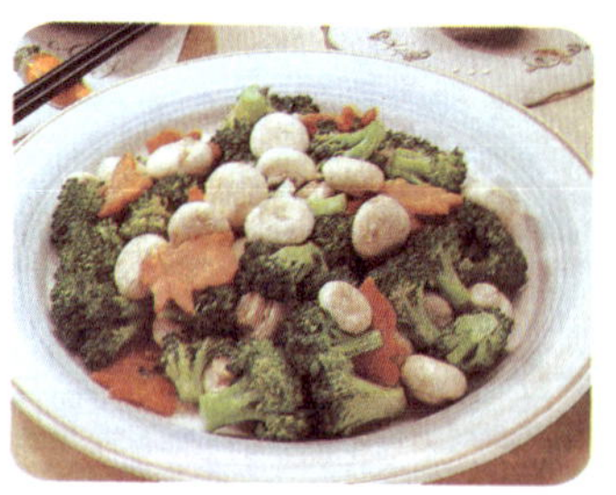

营养解说 西蓝花和胡萝卜均含有丰富的胡萝卜素，能够维持血流通畅及血管的弹性，起到降低血糖和血脂的作用。另外，胡萝卜含有大量的水溶性纤维，可以有效地代谢胆固醇，增强人体对西蓝花中有效成分的吸收，使血脂处于正常水平。

菠菜

——绿色维生素胶囊

菠菜的茎和叶营养成分颇高，尤其含有人体所需的多种维生素，堪称“绿色维生素胶囊”。菠菜还含有与血管密切相关的营养素——叶酸，对控制血压、降低血脂、平衡血糖均有明显功效。

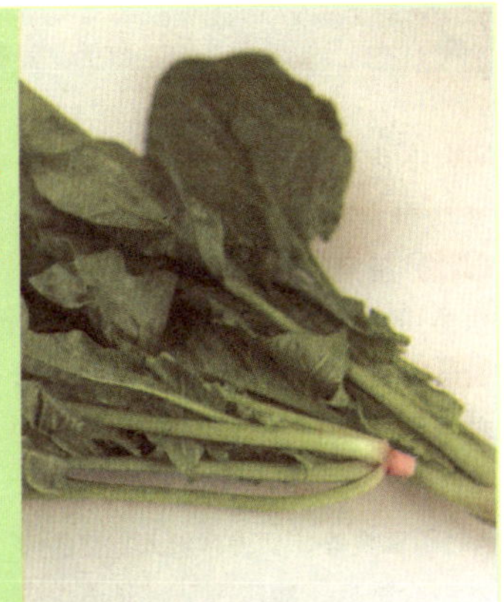

 降“三高”原理及其营养功效

◎菠菜含有很多优秀的抗氧化剂，如β-胡萝卜素、维生素C等，还有槲皮素及叶黄素，这些都是保护心血管的抗氧化高手，有助于维持血管弹性。另外，多摄食叶酸还可以降低血液中高半胱氨酸的浓度，对降低血压有益。

◎菠菜叶中含有一种类胰岛素样物质，其作用与胰岛素非常相似，能使血糖保持平衡。

 有效成分

菠菜中含有叶酸、类胰岛素样物质、维生素C、膳食纤维、槲皮素、叶黄素、β-胡萝卜素等。

国医小课堂

◎菠菜不宜久放，室温下不宜超过3天，放冰箱时宜先用保鲜袋密封。

◎菠菜中含有草酸。草酸易与其他食物中的钙结合形成草酸钙而阻碍钙的吸收。建议先将菠菜于沸水中氽烫，使草酸溶于水后，滤掉汤汁再烹煮。

降“三高”营养食谱推荐

菠菜排骨银鱼羹

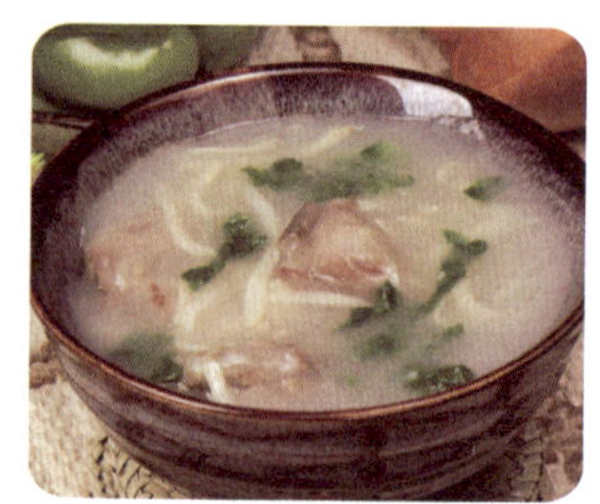

材料 菠菜3棵，煮熟的排骨4块，银鱼100克。

调料 盐少许，水淀粉少许，高汤适量。

做法

1.将菠菜洗净，切去根放入加盐的滚水中汆烫后，冲凉挤干水分再切成小段备用。2.将银鱼放入高汤煮熟后以盐调味，再倒入水淀粉勾芡。3.等汤煮至浓稠后，再加入菠菜及煮熟的排骨，即可起锅食用。

营养解说 菠菜富含膳食纤维、维生素C，能有效控制胆固醇、降低血脂。同时，菠菜和排骨同煮，可加大人体对钙质的吸收，从而起到松弛血管平滑肌、降低和稳定血压的功效。

蒜香菠菜

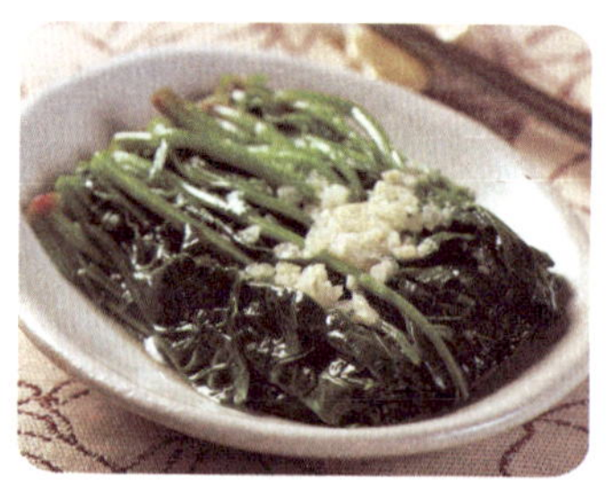

材料 菠菜250克，香肠200克，葱段、蒜末各适量。

调料 料酒、白糖、盐各适量。

做法

1.将香肠切成片，菠菜洗净切段。2.锅内倒油加热，将蒜末和葱段煸香，放入香肠翻炒均匀，放入料酒、白糖，加入菠菜大火快炒，加适量的盐调味即可。

营养解说 菠菜、大蒜和葱中，含有丰富的维生素A、维生素C、钙、磷、铁等营养物质，可以有效促进胰岛素的分泌，增加组织细胞对葡萄糖的吸收，提高人体葡萄糖耐量，迅速降低血糖水平，对糖尿病有积极的防治作用。同时，大蒜极大地促进了人体对菠菜中的镁、硒、维生素C等的吸收，对控制血压有一定疗效。

胡萝卜

——蔬菜中的小人参

胡萝卜因颜色不同，其别名也有所不同，如红萝卜、黄萝卜等。不仅如此，颜色深浅不同，其所含营养素也不同，颜色较深者含番茄红素较多，颜色较浅者含β-胡萝卜素较多，对降“三高”非常重要。

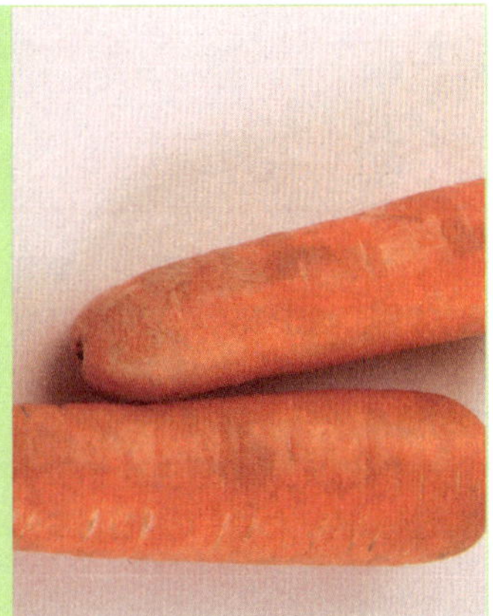

降“三高”原理及其营养功效

◎在中医的观念中，胡萝卜有健脾润肠、降血糖等功能。这是因为胡萝卜中含有绿原酸，其能帮助调控血糖，且有减缓胃肠道吸收糖分的作用，起到降糖功效。

◎胡萝卜内含有丰富的琥珀酸钾，有助于防止血管硬化，降低胆固醇，对防治高血压有一定的效果。另外，胡萝卜素可以清除导致人体衰老的自由基，有助于降血压。

有效成分

胡萝卜中含有钾、绿原酸、β-胡萝卜素、番茄红素、琥珀酸钾、维生素C、钙等。

国医小课堂

胡萝卜中的许多维生素都是脂溶性的，放些食用油与胡萝卜一起烹煮，能使胡萝卜中的营养素释放出来，有利于被人体吸收。

降“三高”营养食谱推荐

胡萝卜冬笋炒肉

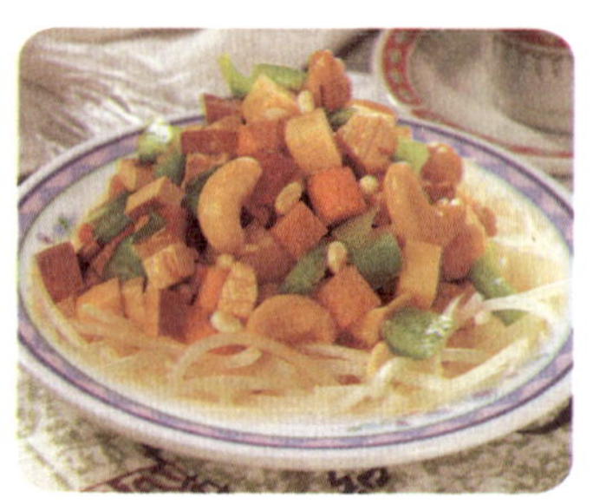

材料 猪肉200克，胡萝卜、冬笋各100克，西红柿1个，豆腐干、虾仁、腰果、松仁、青椒丁各少许，豆芽适量。

调料 海鲜酱、生抽、豆瓣酱各2小匙，盐1小匙，红油、鸡精各适量。

做法

1.将所有材料洗净，猪肉、胡萝卜、冬笋、豆腐干、西红柿切丁，然后把所有材料放入滚水中氽烫。2.将调料调成味汁。3.将豆芽铺在盘底，油锅烧热，放入其他材料翻炒，然后加味汁炒匀，盛出，放在豆芽上即可。

营养解说 胡萝卜中含有番茄红素，而番茄红素在腰果和松仁不饱和脂肪酸的作用下，降“三高”效果显著。

胡萝卜烧牛肉

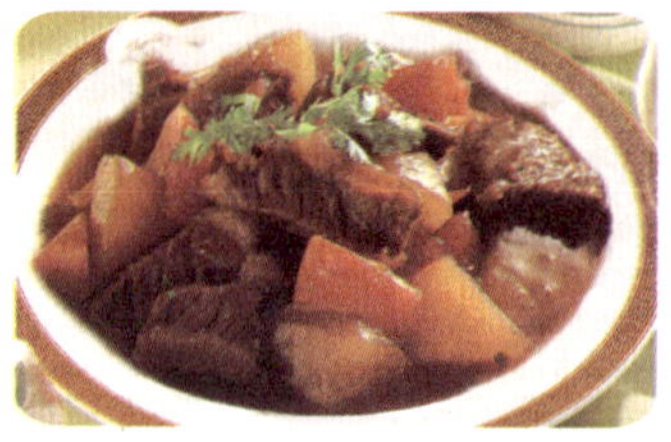

材料 胡萝卜1根，白萝卜1小根，牛腩500克，香菜1棵，八角3粒。

调料 A：酒1大匙，酱油3大匙，盐1/4小匙，糖大半匙；B：水淀粉大半匙。

做法

1.牛腩切小块，先氽烫一下，去除血水后，冲净泡沫沥干。2.胡萝卜和白萝卜分别去皮，洗净后切小块。3.先将牛腩加入清水8杯及八角烧开，改小火煮半小时至熟软。4.加入胡萝卜和白萝卜同烧，并加入调料A烧入味。5.待汤汁收干，并见材料熟软入味时，加调料B勾芡，撒入香菜末即可。

营养解说 牛肉属于低脂肉类，搭配胡萝卜，不仅能增强人体对钙质的吸收，还有番茄红素、胡萝卜素等多种降“三高”的营养成分。

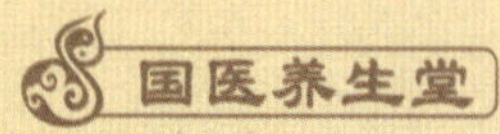

27种药食两用的必吃食物

本书编委会◎主编

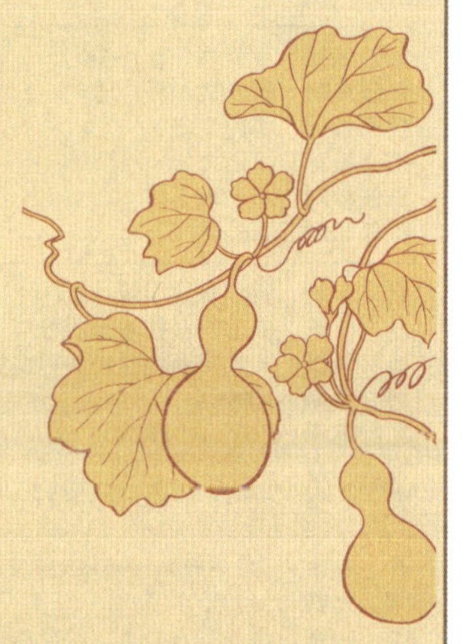

科学普及出版社
·北 京·

图书在版编目（CIP）数据

27种药食两用的必吃食物 / 本书编委会主编.
北京 : 科学普及出版社, 2025. 5. --（国医养生堂）.
ISBN 978-7-110-10953-3
Ⅰ. R247.1

中国国家版本馆CIP数据核字第2025JR0416号

策划编辑　卢紫晔　崔小荣
责任编辑　齐　放　曹小雅
封面设计　博悦文化
正文设计　博悦文化
责任校对　邓雪梅
责任印制　李晓霖

出　　版　科学普及出版社
发　　行　中国科学技术出版社有限公司
地　　址　北京市海淀区中关村南大街16号
邮　　编　100081
发行电话　010-62173865
传　　真　010-62173081
网　　址　http：//www.cspbooks.com.cn

开　　本　787毫米×1092毫米　1/32
字　　数　1400千字
印　　张　40
版　　次　2025年5月第1版
印　　次　2025年5月第1次印刷
印　　刷　小森印刷（天津）有限公司
书　　号　ISBN 978-7-110-10953-3 / R·941
定　　价　300.00元（全20册）

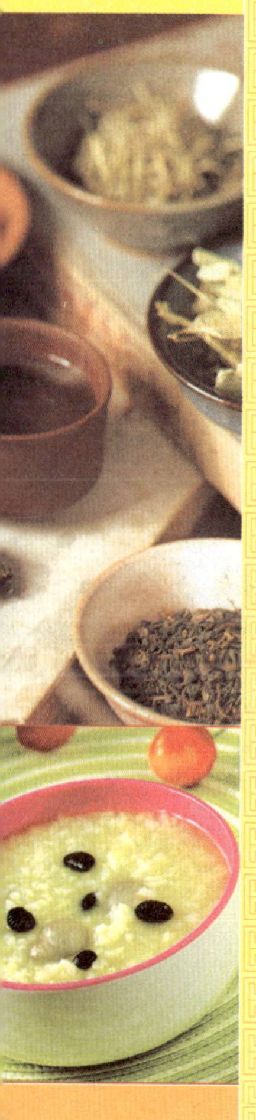

【目录】

第一章 药食同源养生智慧

解析国医推崇的药食同源养生法……2
药食同源的重要地位……2
药食同源的直接体现——药膳……3
药食两用名单……3
既是食品又是药物的名单……3
可用于保健食品的名单……4

第二章 有养生作用的27种食物

山药……6
绿豆……8
赤小豆……10
生姜……12
红枣……14
桂圆……16
百合……18
杏仁……20
昆布……22
莲子……24
花椒……26

黑芝麻……28
蜂蜜……30
菊花……32
金银花……34
决明子……36
肉桂……38
陈皮……40
木瓜……42
芡实……44
燕麦……46
芹菜……48
山楂……50
芦荟……52
马齿苋……54
枸杞子……56
薏米……58

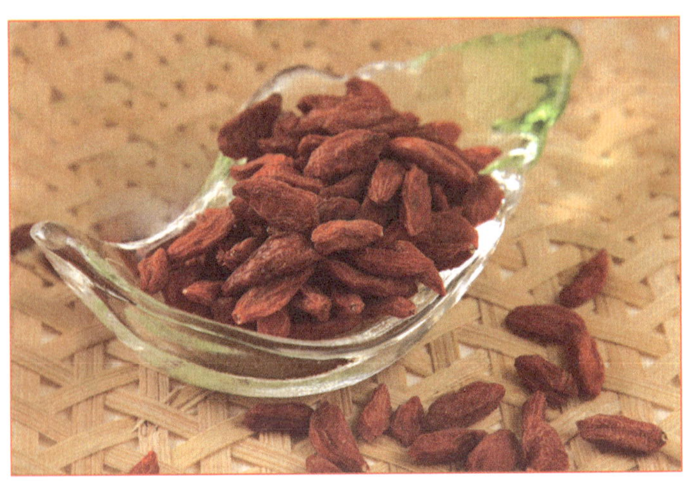

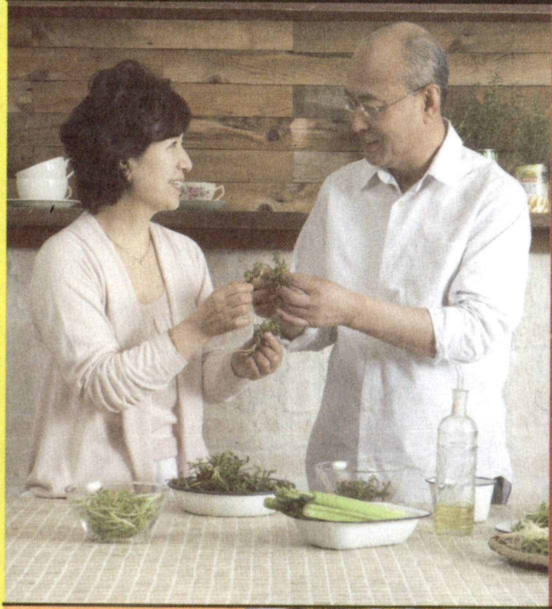

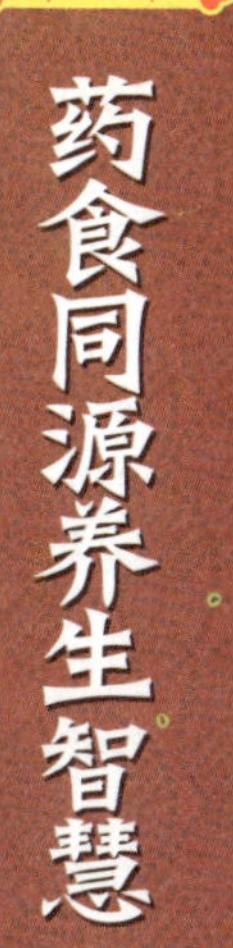

第一章 药食同源养生智慧

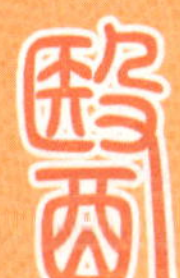

导……

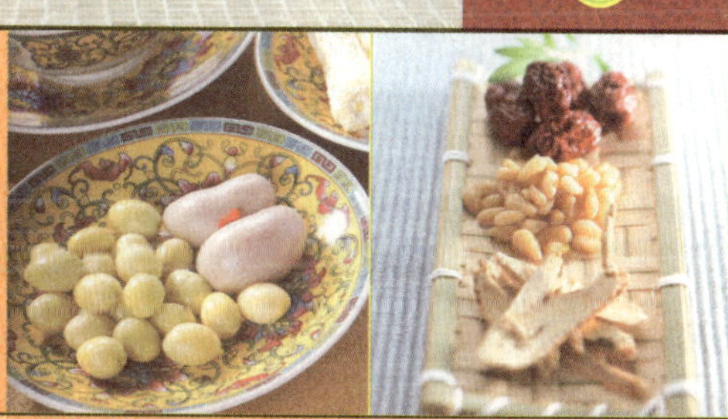

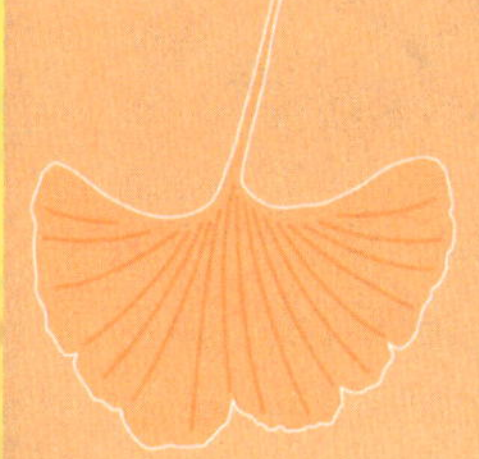

我国自古便有“药食两用”“食疗”“食养”的说法。古代名医也经常利用一些兼具药用、食用的食材或药材为人们调养身体，以达到治病、强身、延年益寿的目的。

解析国医推崇的药食同源养生法

“药食同源”是指食物可作为药物，食物与药物之间并无绝对的分界线。古代医学家将中药的“四性”“五味”理论运用到食物中，认为每种食物也具有“四性”“五味”，也具有治病养生功效。

药食同源的重要地位

药食同源在中医理论中的地位

中医典籍中有“安身之本，必资于食”及“食借药之力，药助食之功”的说法，两者相辅相成。

纵观中医典籍记载的保健治病药方，其中采用食疗治病的方剂不胜枚举，主要是通过健脾、补肾两种方法来达到扶正固本、调和气血，最终实现强身健体、治疗疾病。

药食同源在人们心目中的地位

药食同源理论不仅在中医治病养生中占据了重要地位，在大众的心目中也有着不可动摇的位置。这是因为药食同源的养生保健法打破了良药苦口的说法，它将药物与食物有机结合起来，或直接选用具备药食同源特质的食物，通过我国传统方法进行烹调，真正实现了良药不必苦口，这种治病、保健方法深受人们喜爱，药食同源理念也因此更加深入人心。

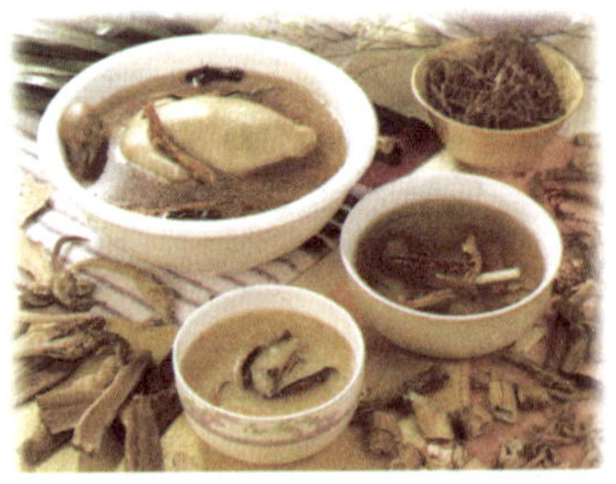

食物也是药物，维护着身体健康

药食同源的直接体现——药膳

药食同源的养生祛病理念，反映在操作方法上就是人们日常所讲的药膳，它是将中药与某些具有药用价值的食物搭配，或者直接将某些具有药用价值的食物，采用我国独特的饮食烹调技术，结合现代科学方法，制成具有色、香、味、形的美味食品。

药食两用名单

“是药三分毒”已是广为人知的用药常识，不管是中药还是西药都含有一定量对人体有害的成分，所以在用药过程中一定要慎重，以免对身体产生毒副作用，为日后的健康埋下隐患。以下是原卫生部公布的87种药食两用的食材及药材名单，若非名单内的中药材，千万不要当作保健食品常服常用，否则会对身体造成伤害。本书挑选的药食两用药材及有养生作用的食材，就是以原卫生部发布的药食两用名单为理论依据，科学、有针对性地对药材及食材进行解析。

既是食品又是药物的名单

丁香、八角茴香、刀豆、小茴香、小蓟、山药、山楂、马齿苋、乌梢蛇、乌梅、木瓜、火麻仁、代代花、玉竹、甘草、白芷、白果、白扁豆、白扁豆花、桂圆肉（桂圆）、决明子、百合、肉豆蔻、肉桂、余甘子、佛手、杏仁（甜、苦）、沙棘、牡蛎、芡实、花椒、赤小豆、阿胶、鸡内金、麦芽、昆布、枣（红枣、酸枣、黑枣）、罗汉

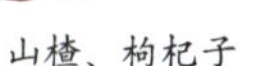

山楂、枸杞子

果、郁李仁、金银花、青果、鱼腥草、姜（生姜、干姜）、枳椇子、枸杞子、栀子、砂仁、胖大海、茯苓、香橼、香薷、桃仁、桑叶、桑椹、橘红、桔梗、益智仁、荷叶、莱菔子、莲子、高良姜、淡竹叶、淡豆豉、菊花、菊苣、黄芥子、黄精、紫苏、紫苏子、葛根、黑芝麻、黑胡椒、槐米、槐花、蒲公英、蜂蜜、榧子、酸枣仁、鲜白茅根、鲜芦根、蝮蛇、橘皮、薄荷、薏米、薤白、覆盆子、藿香。

可用于保健食品的名单

人参、人参叶、人参果、三七、土茯苓、大蓟、女贞子、山茱萸、川牛膝、川贝母、川芎、马鹿胎、马鹿茸、马鹿骨、丹参、五加皮、五味子、升麻、天门冬、天麻、太子参、巴戟天、木香、木贼、牛蒡子、牛蒡根、车前子、车前草、北沙参、平贝母、玄参、生地黄、生何首乌、白及、白术、白芍、白豆蔻、石决明、石斛（需提供可食用证明）、地骨皮、当归、竹茹、红花、红景天、西洋参、吴茱萸、怀牛膝、杜仲、杜仲叶、沙苑子、牡丹皮、芦荟、苍术、补骨脂、诃子、赤芍、远志、麦门冬、龟甲、佩兰、侧柏叶、制大黄、制何首乌、刺五加、刺玫果、泽兰、泽泻、玫瑰花、玫瑰茄、知母、罗布麻、苦丁茶、金荞麦、金樱子、青皮、厚朴、厚朴花、姜黄、枳壳、枳实、柏子仁、珍珠、绞股蓝、胡芦巴、茜草、荜茇、韭菜子、首乌藤、香附、骨碎补、党参、桑白皮、桑枝、浙贝母、益母草、积雪草、淫羊藿、菟丝子、野菊花、银杏叶、黄芪、湖北贝母、番泻叶、蛤蚧、越橘、槐实、蒲黄、蒺藜、蜂胶、酸角、墨旱莲、熟大黄、熟地黄、鳖甲。

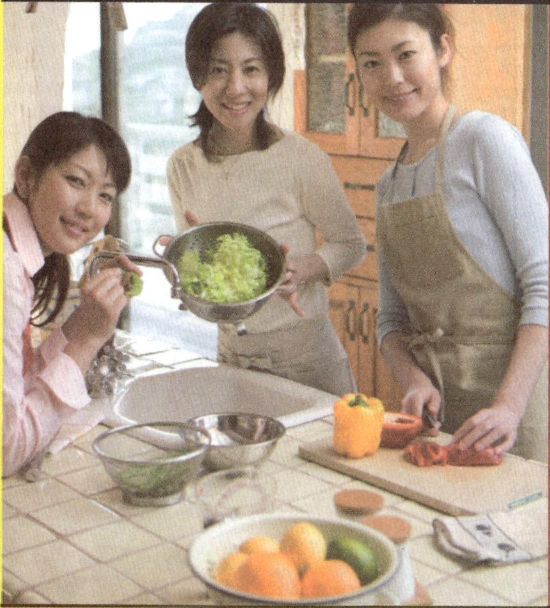

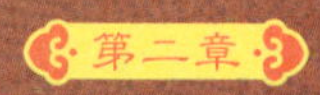

第二章

有养生作用的27种食物

医……

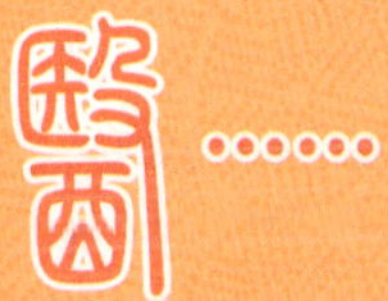

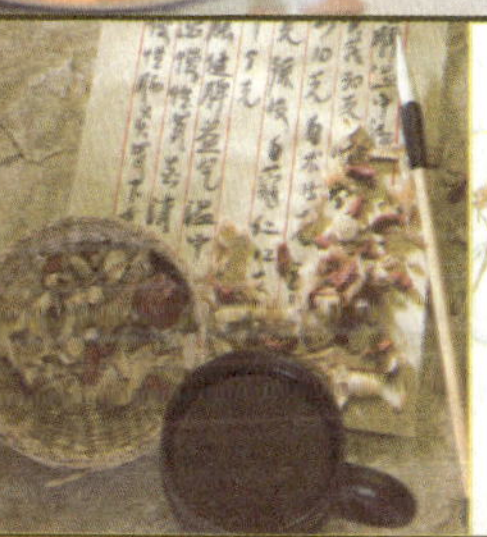

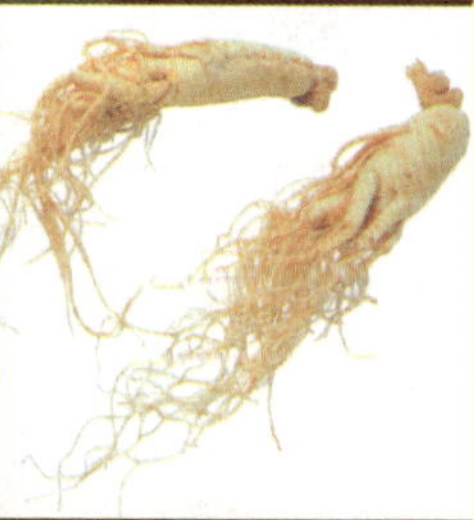

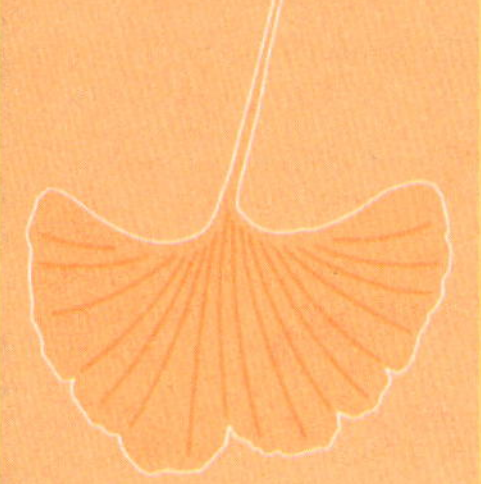

提到药食两用的食材，许多人或许觉得很陌生，不过当具体到某种食材时你又会觉得十分亲切，因为这些都是我们日常生活中经常吃到、用到的食材，而且这些食材还具有很强的养生保健功效！本章就为你一一揭晓。

山药
延年益寿的佳品
【性味归经】性平，味甘；归脾、肺、肾经
【适用人群】老幼皆可食用
【建议用量】每餐85克

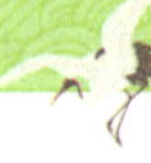

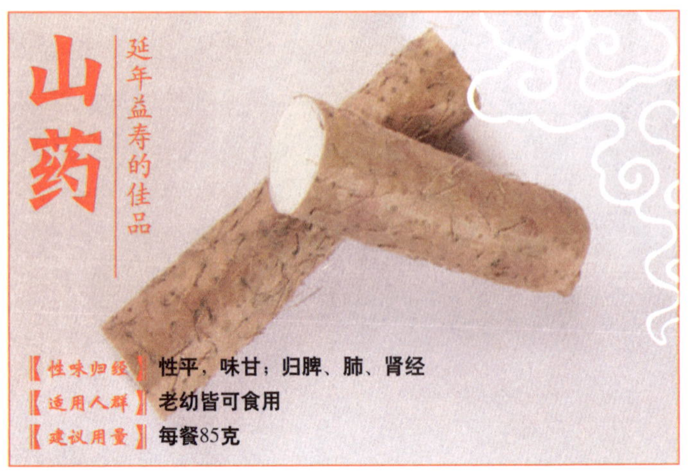

药食两用的营养功效

中医认为，山药有补脾养胃、生津益肺、补肾益精的养生功效，可以用于脾虚食少、脉数细滑、久泻不止、肺虚喘咳、肾虚遗精、尿频等病症的辅助食疗。

现代研究表明，山药中含有黏蛋白、淀粉酶、游离氨基酸和多酚氧化酶等物质，且含量丰富，具有滋补作用，为病后康复食补佳品。山药可促使机体T淋巴细胞增殖，增强免疫功能，延缓细胞衰老，所以有“常服山药延年益寿”的说法。山药中的薯蓣皂，被称为天然的脱氢表雄酮（DHEA）。DHEA有“激素之母”的美称，可促进人体内分泌激素的合成，能促进皮肤表皮细胞的新陈代谢，提升肌肤的保湿功能，并对改善体质有一定的帮助。

食材养生红绿灯

◎山药有收涩的作用，故大便燥结者不宜食用。

◎糖尿病患者不宜过量食用。

养生保健食谱推荐

山药绿豆羹

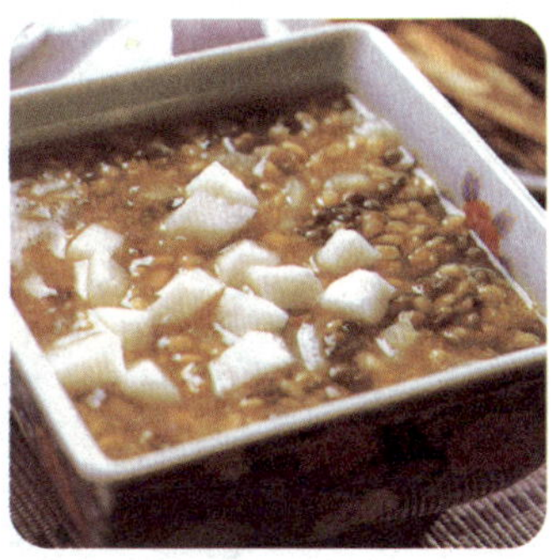

材料 山药400克，绿豆500克

调料 糖少许

做法

1.绿豆洗净后浸泡约10分钟。

2.绿豆加水煮1小时。

3.用果汁机将绿豆汤搅打均匀。

4.山药去皮，洗净切小丁，加入绿豆汤中煮20分钟，加糖调味。

健康小叮咛 此羹有清热解暑、提神顺气的功效，还可以缓解伤风感冒、夏季头痛、鼻塞不通等症状。在感到倦怠无力、食欲不振、口腻无味的时候服用此羹，能让人消除烦闷、心旷神怡。

山药红枣粥

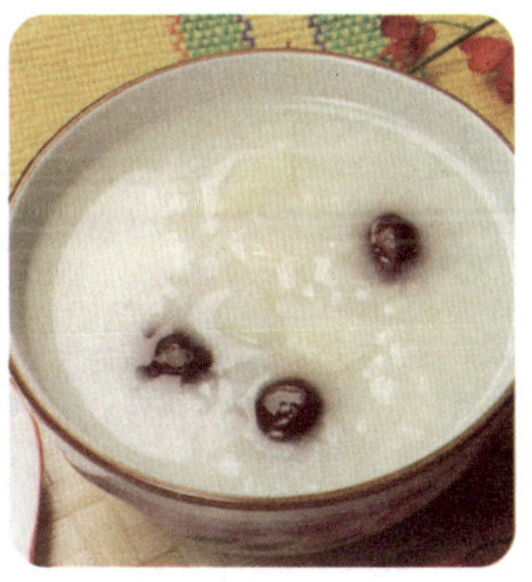

材料 红枣12颗，山药适量，糯米半杯

调料 盐适量

做法 1.将糯米洗净泡水；红枣用水洗净；山药去皮切丁。

2.深锅内放入糯米、红枣及5杯清水，用大火煮开。

3.然后改小火煮，加入山药丁煮至黏稠，依个人口味加入盐调味。

健康小叮咛 糯米也叫江米，口感香糯黏滑，常被用来制成风味小吃，如年糕、元宵、粽子等。糯米呈蜡白色不透明或半透明状，吸水性和膨胀性比较小，煮熟后黏性大，口感滑腻，不易消化。

绿豆
济世排毒之良谷
【性味归经】性凉，味甘；归心、胃经
【适用人群】一般人均可食用，热性体质者尤为适宜
【建议用量】每餐40克

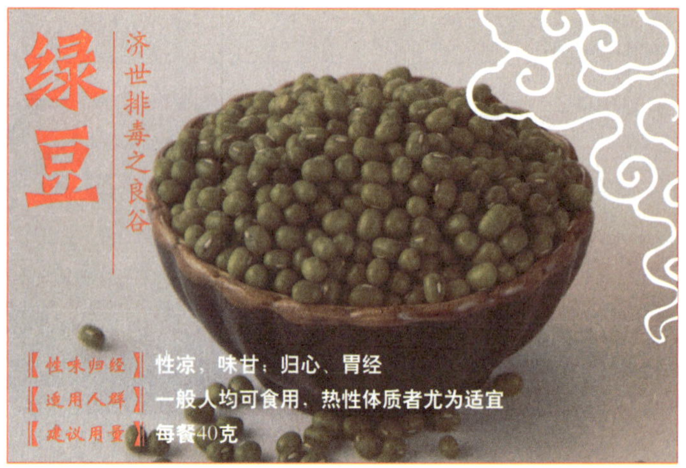

药食两用的营养功效

中医认为，绿豆具有清热解毒、利尿、消暑除烦、止渴健胃、利水消肿的功效，可用于暑热烦渴、湿热泄泻、水肿腹胀等症的食疗，还可以解附子、巴豆的毒性。

现代药理学研究指出，绿豆中含有丰富的蛋白质，生绿豆浸水磨成的生绿豆浆蛋白质含量颇高，内服可保护胃肠黏膜。绿豆蛋白质、鞣质和黄酮类化合物可与有机磷农药、汞、砷、铅化合物结合形成沉淀物，使之减少或失去毒性，不易被胃肠道吸收。高温出汗可使机体因丢失大量矿物质和维生素而导致内分泌紊乱，绿豆含有丰富的无机盐、维生素，能为人体补充矿物质及维生素。

食材养生红绿灯

◎服药，特别是服温补药时不要吃绿豆及其制品，以免降低药效。

◎绿豆性凉，脾胃虚弱者不宜多吃。

◎绿豆清凉解毒，热性体质及易患疮毒者尤为适宜。

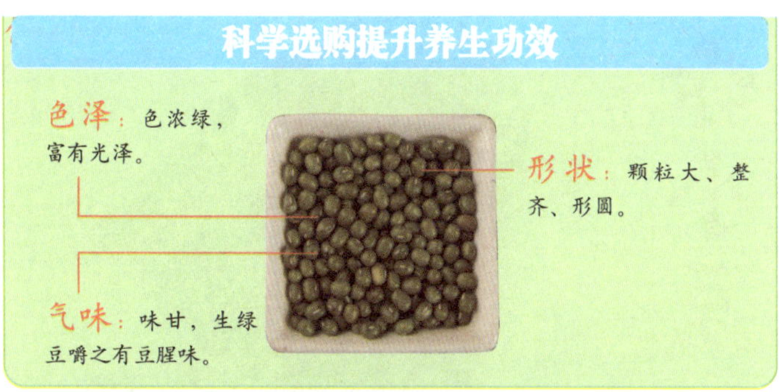

药食两用的偏方、便方、验方、单方

清热利尿、解毒除湿 验方

绿豆车前草蜜饮：绿豆50克，车前草30克，蜂蜜适量。将绿豆洗净，车前草洗净用布包裹，同入锅中，加清水适量煮至绿豆烂熟后，去药包，加入蜂蜜，继续煮5分钟即成。适合暑热烦渴、小便淋涩、尿急疼痛者饮用，对高血压、肾结核也有一定辅助治疗作用。

养生保健食谱推荐

薏米绿豆粥

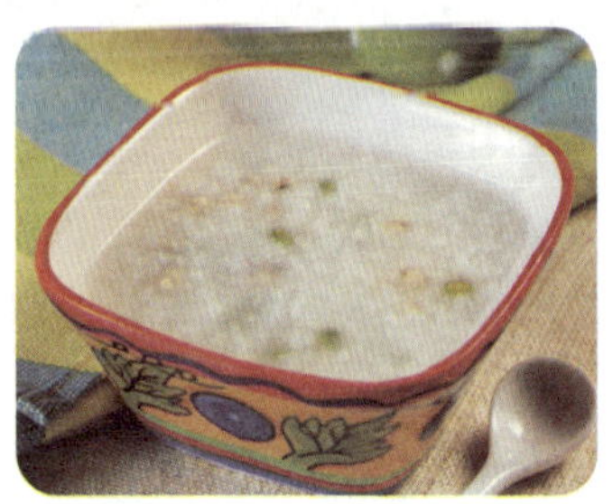

材料 绿豆50克，薏米60克

做法

1.将绿豆和薏米淘洗干净，一起放入砂锅中加适量清水。

2.先用大火煮沸，再用小火熬煮，待其软烂成粥后停火。

健康小叮咛 此粥有清热利水、消肿减肥的功效，经常服用，可使女性身材曼妙窈窕。对身体水肿、痈肿疮毒、肥胖等症状有一定的防治作用。

赤小豆
补血养气、缓解水肿
【性味归经】性平，味甘、酸；归心、小肠、肾、膀胱经
【适用人群】一般人均可食用
【建议用量】每餐30克

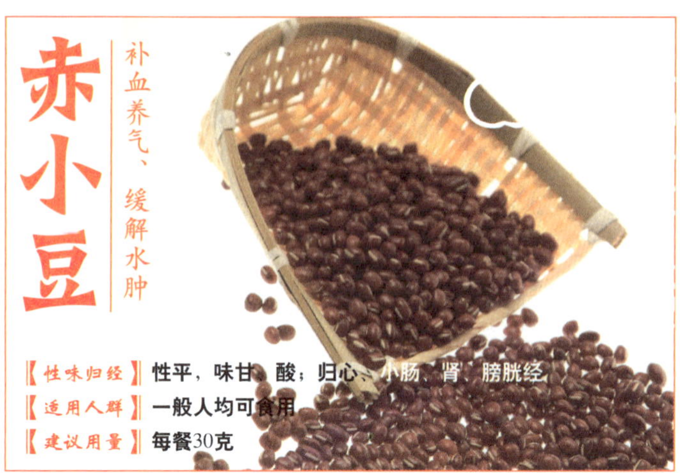

药食两用的营养功效

在我国，赤小豆入食历史悠久，是补血佳品，被李时珍称为“心之谷”。中医认为赤小豆有很好的药用价值，除具有祛热毒、散恶血、消胀满、利小便的功效外，还能辅助治疗痈肿脓血、下腹胀满、小便不利等症。赤小豆对痈疽疮疥及赤肿(丹毒)有消毒功用，特别适合各种水肿患者食用。

现代研究认为，赤小豆中含有大量能改善便秘的膳食纤维及促进利尿的钾。这两种成分均可将胆固醇等不益成分排出体外，因此具有排毒的效果。同时，赤小豆还可用于心脏性和肾脏性水肿、肝硬化腹水、脚气、水肿等症的辅助食疗。产妇多吃赤小豆，可促进乳汁分泌。此外，赤小豆提取液对金黄色葡萄球菌、福氏志贺菌属和伤寒杆菌等有抑制作用。

食材养生红绿灯

◎赤小豆有利尿的作用，故尿频患者应少食。

◎被蛇咬伤者2～3个月内忌食。

养生保健食谱推荐

苦瓜赤小豆排骨汤

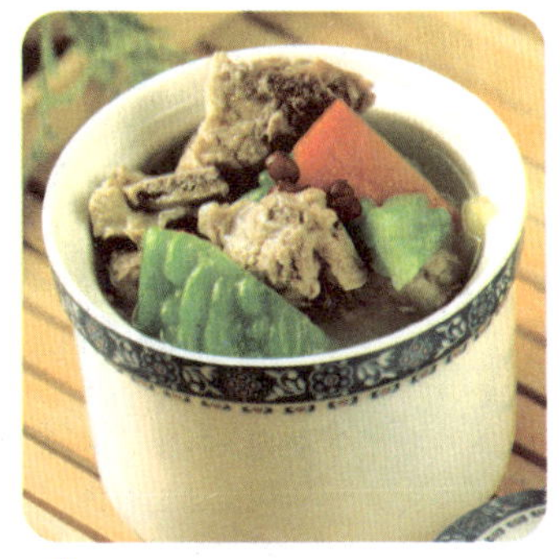

材料 苦瓜200克，赤小豆、胡萝卜各100克，排骨500克

调料 盐、鸡粉各适量

做法

1.将苦瓜去籽，洗净，切块；赤小豆洗净；胡萝卜、排骨洗净，剁块。

2.锅内烧水，水开后放入排骨滚去血污，再捞出洗净。

3.将苦瓜、赤小豆、排骨、胡萝卜一起放入煲内，加入适量清水，大火滚沸后改中火煲约1小时，放入盐、鸡粉调味。

健康小叮咛 煮汤时忌让汤汁大滚大热，因为肉中的蛋白质分子运动激烈会使汤汁混浊，影响美观，同时也破坏营养成分。

冬瓜赤小豆蘑菇汤

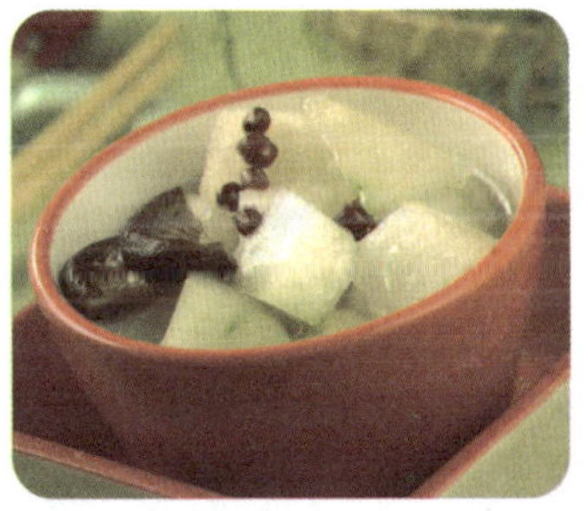

材料 冬瓜500克，赤小豆100克，蘑菇、葱少许

调料 盐1小匙，味精半小匙

做法

1.冬瓜洗净切块，蘑菇切片，赤小豆洗净浸透，葱切花。

2.取瓦煲一个，加水煮开，放冬瓜块、蘑菇片、赤小豆用慢火煲1.5小时。

3.加入盐、味精，撒入葱花即成。

健康小叮咛 很多人到了中年会渐渐胖起来，其原因多种多样，如缺乏运动、代谢不畅、大吃大喝、营养过剩，导致皮下脂肪堆积。冬瓜和赤小豆是清热利湿、减肥的最佳食物。除了用冬瓜熬汤，民间还会用冬瓜皮熬汤。

生姜
止呕之圣药
【性味归经】性温，味辛；归肺、胃、脾经
【适用人群】一般人均可食用
【建议用量】每餐10克左右

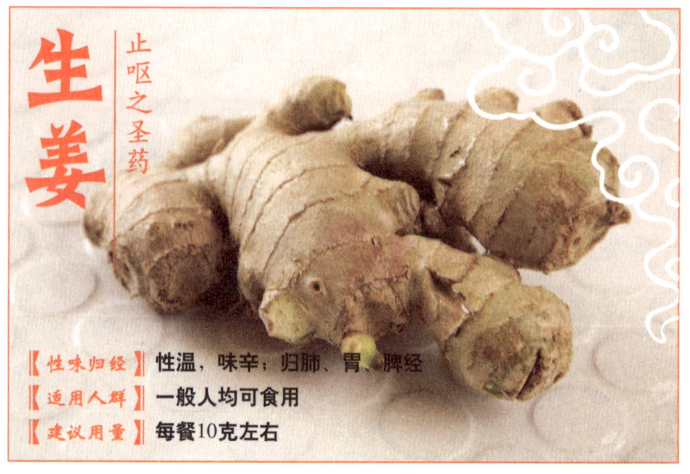

药食两用的营养功效

姜既是一种极为重要的调味品，也可作为蔬菜单独食用，还是一味重要的中药材。中医认为，生姜有发表散寒、温胃止呕、解毒等功效，能起到温中、散寒、止痛的作用。

现代医学研究证明，姜中的挥发油有杀菌作用，若在炒菜时放些姜，既可调味又可杀菌；姜对大脑皮质、心脏、延髓的呼吸中枢和血管运动中枢均有兴奋作用；着凉、感冒时喝姜汤，能起到很好的预防、治疗作用；姜所含的姜辣素能刺激舌头上的味觉神经和胃黏膜上的感受器，并通过神经反射促使胃肠道充血，增强胃肠蠕动，促进消化液的分泌，使消化功能增强，从而起到开胃健脾、促进消化、增进食欲的作用。

食材养生红绿灯

◎姜一次不宜吃过多，以免吸收大量姜辣素，姜辣素在排泄过程中会刺激肾脏，并使人产生口干、咽痛、便秘等上火症状。

◎烂姜、冻姜不要吃，因为姜变质后会产生致癌物。

科学选购提升养生功效

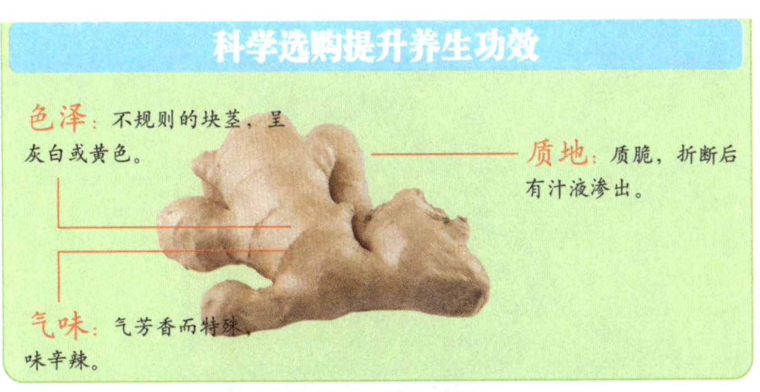

药食两用的偏方、便方、验方、单方

温中散寒 验方

姜茶：姜、茶叶各10克。姜带皮切碎，与茶叶一起加1大碗水共煮，煮至剩半碗汤汁即可。每日1～2次，温饮。此茶具有温中散寒、化湿止痢的功效。

养生保健食谱推荐

红枣姜汤

材料 姜15克，红枣5个，枸杞子少许

调料 冰糖适量

做法

1.姜洗净，切片；红枣洗净，剖开、去核。

2.姜片、红枣、枸杞子放入锅中，加适量水用大火煮开，转小火续煮20分钟。

3.加入冰糖搅拌均匀，煮沸即可。

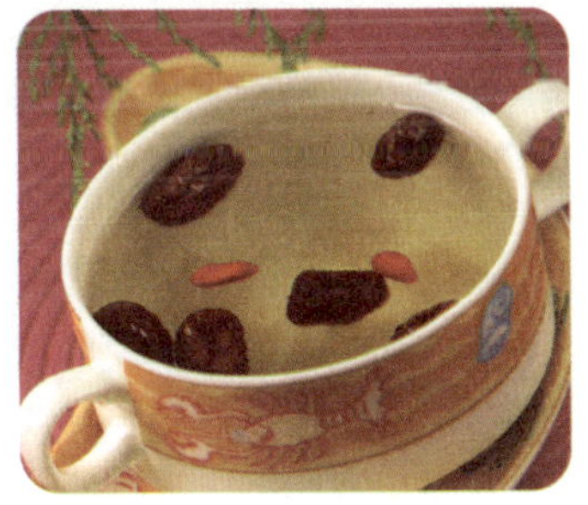

健康小叮咛 此汤能促进血液循环、温肺止咳、预防感冒，特别适合孕妇饮用。

红枣
天然维生素丸
【性味归经】性温，味甘；归脾、胃经
【适用人群】一般人均可食用
【建议用量】每天5颗

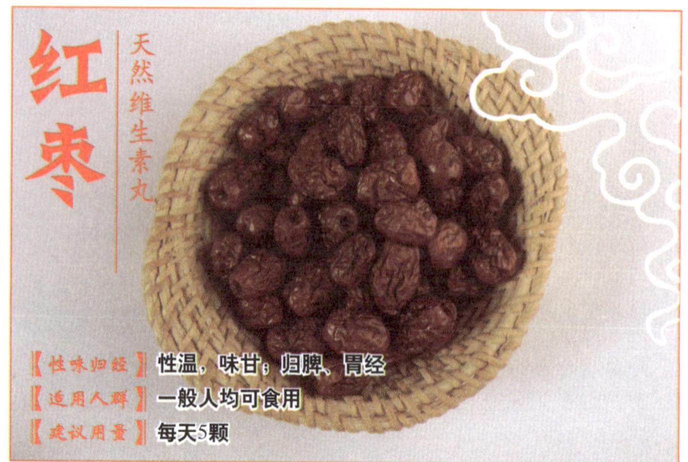

药食两用的营养功效

中医认为红枣有益气养血、健脾益智的功效，民间有“一天三颗枣，终生不显老”之说。红枣味甘性温，能调百味，既能滋补养血，又能健脾益气、抗疲劳、养神经、保肝脏、抗肿瘤、增强机体免疫力，对贫血虚寒、肠胃病的防治也十分有效，长期食用可延年益寿。红枣有很强的抗氧化、抗自由基的功效，所以有抗衰老、预防癌症的作用。另外，患胆结石的原因之一是体内胆固醇过多，而红枣含维生素C较多，能使胆固醇变成胆汁酸，从而预防胆结石。红枣对心脏也有益处，它含有的芦丁是对人体非常有益的物质，可以降胆固醇、降血压，对高血脂和高血压患者十分有益。

食材养生红绿灯

◎长期食用红枣容易胀气，且会使人发胖，怕胖的人不宜长期服用，一周吃2～3次即可。

◎吃红枣1～2小时后才能吃高蛋白质食品，如海鲜和奶制品等，因为维生素C会使这类食品中的蛋白质凝成块从而不易吸收。

养生保健食谱推荐

乌梅红枣汤

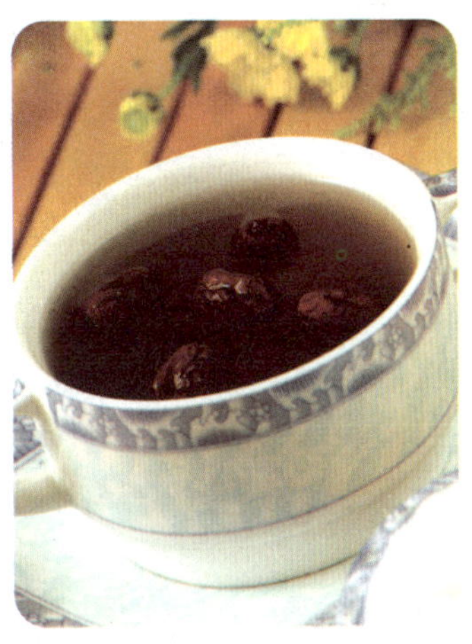

材料 乌梅7颗，红枣5颗

调料 冰糖适量

做法

1.乌梅用清水洗净；红枣去核，洗净备用。

2.将乌梅、红枣全部放入锅内，加清水煎煮，煮沸后用冰糖调味。

健康小叮咛 乌梅汁有抗菌作用，可以抗过敏，但不宜多食，多食伤筋骨、蚀脾胃、损牙齿。

归枣茶

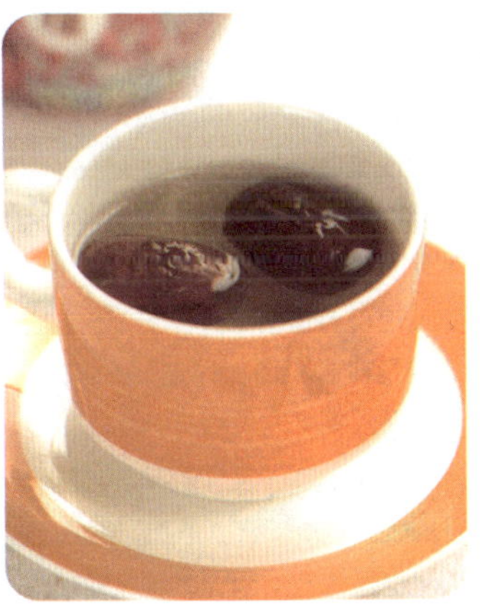

材料 当归10克，红枣8颗

调料 蜂蜜适量

做法

1.红枣去核，用水冲洗干净，备用。

2.当归用水冲洗干净，备用。

3.将当归、红枣放入砂锅中加水煎煮30分钟。

4.最后在砂锅中加入蜂蜜。

吃红枣饮汁，每日2次。

健康小叮咛 本品可补血、生津止渴、改善气色。适合女性面色苍白或暗黄、心神不宁、失眠、血虚、月经不调时饮用。

桂圆
养心安神之佳品
【性味归经】性平，味甘；归心、肝、脾、肾经
【适用人群】体弱者、女性最适宜食用
【建议用量】每天5颗

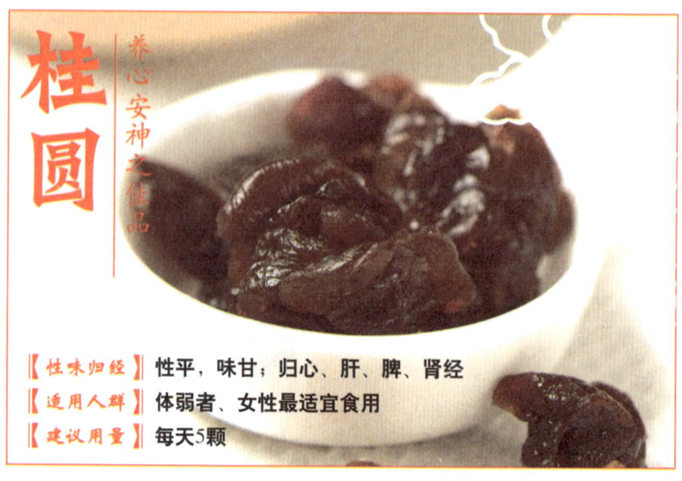

药食两用的营养功效

中医认为，桂圆有益心脾、补气血、安神志的功效，可用于虚劳羸弱、心悸怔忡、失眠健忘、脾虚腹泻、产后水肿、精神不振、自汗盗汗等病症的辅助食疗，特别对于劳心之人、耗伤心脾气血者，更为有效。桂圆属于温补水果，有补血补气的功效，体质较弱的人及刚生完孩子的产妇吃点桂圆，对身体恢复很有好处。李时珍在《本草纲目》中记载："食品以荔枝为贵，而资益则龙眼为良。"

现代药理学研究证实，桂圆含葡萄糖、蔗糖、维生素A、B族维生素等多种营养素，还含有较多的蛋白质、脂肪和多种矿物质，这些都是人体必需的营养素。

食材养生红绿灯

◎桂圆属湿热食物，多食易滞气，有上火、发炎症状时不宜食用。

◎桂圆辛温助阳，孕妇食用后易动血、动胎。

◎患有肝炎、糖尿病或甲状腺功能亢进症的患者不宜吃桂圆。

科学选购提升养生功效

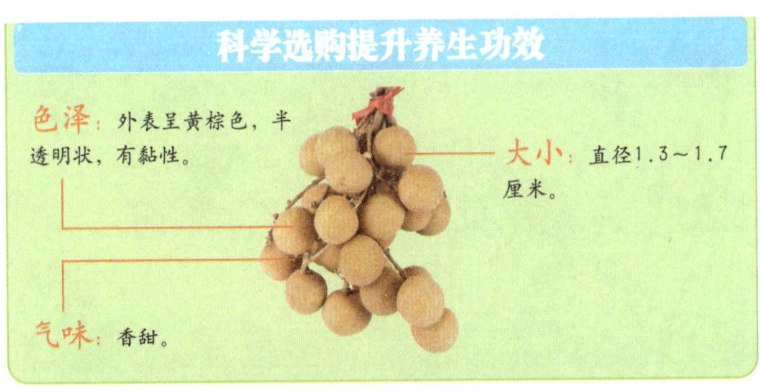

药食两用的偏方、便方、验方、单方

养血益脾 验方

西洋参桂圆蜜饮：西洋参5克、桂圆18克，加入适量蜂蜜和水，煮30分钟即成。此蜜饮可补虚益胃、促进血液循环。

养生保健食谱推荐

桂圆枸杞酒

材料 桂圆50克，枸杞子30克，黄酒1000毫升

做法

1.桂圆、枸杞子分别洗净。
2.桂圆剥皮留肉。
3.桂圆和枸杞子晒干，放入干净的酒坛中。
4.注入黄酒，加盖密封后置于阴凉处。浸泡过程中，需每日摇荡1～2次，浸泡1周后即可饮用。每次饮用10毫升，一日2次。

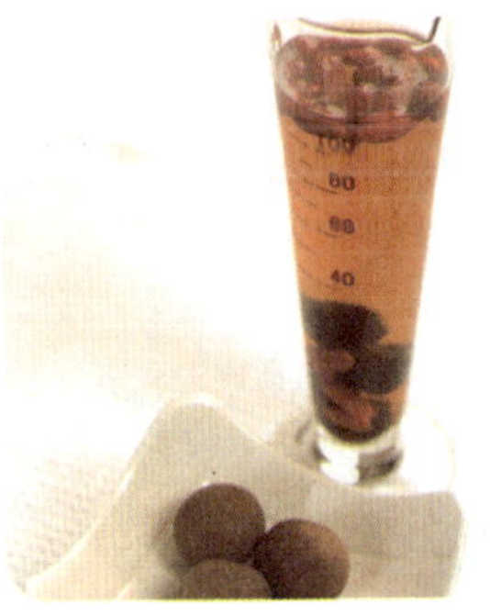

健康小叮咛 本方具有养精益气、滋阴补血、宁心降脂的功效，适宜高血脂、冠心病患者饮用。

百合
治咳嗽不止之要药
【性味归经】性微寒，味甘、微苦；入心、肺、肝经
【适用人群】一般人均可食用
【建议用量】每餐30克

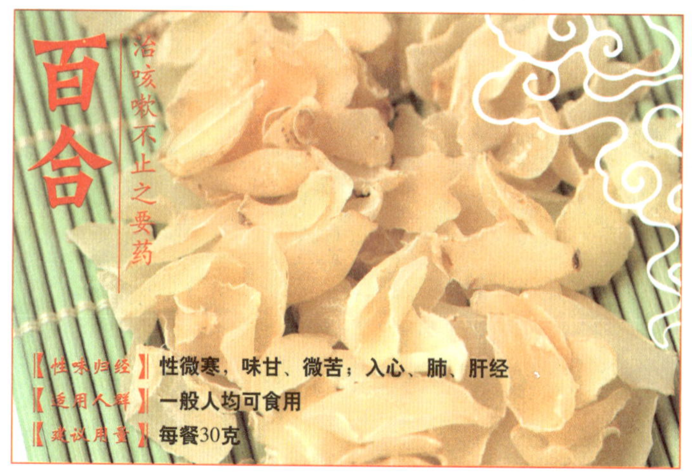

药食两用的营养功效

中医认为，百合能清心除烦、宁心安神、清热凉血，可用于热病后余热未消、神思恍惚、失眠多梦、心情抑郁等病症。百合鲜品有润燥清热的作用，也被用来治疗肺燥或肺热咳嗽。

现代药理研究证实，百合营养价值极高，其鳞茎富含蛋白质、糖类、淀粉和矿物质，长期食用可强身壮骨，是我国的特种蔬菜，自古以来就是人们的治病良药。据研究，百合中含有百合苷A、百合苷B等植物碱，像人参含有人参皂苷一样，故有“中条参”之称，这类植物碱有抑制癌细胞增生的作用。百合还能促进和增强单核细胞系统的吞噬功能，提高机体的体液免疫能力，因此百合对多种癌症均有一定的预防效果。

食材养生红绿灯

◎百合性寒偏凉，风寒咳嗽、脾胃虚寒者不宜多食。

◎妇女更年期神经官能症、坐卧不安、神经衰弱、心悸怔忡、睡眠不宁、惊悸易醒者宜食。

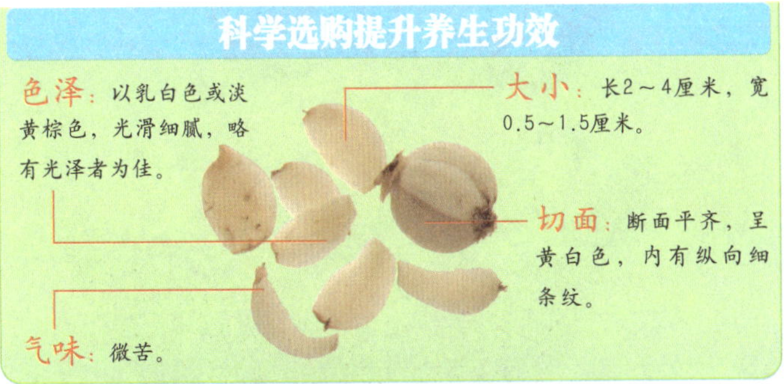

药食两用的偏方、便方、验方、单方

静心安神 验方

百合粳米粥：百合和粳米一起熬成粥，加冰糖即可食用。经常服用，有补中益气、健脾养胃、清心安神的功效。

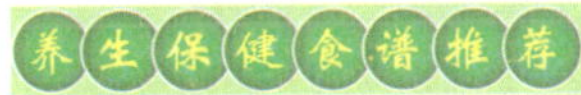

西蓝花炒百合

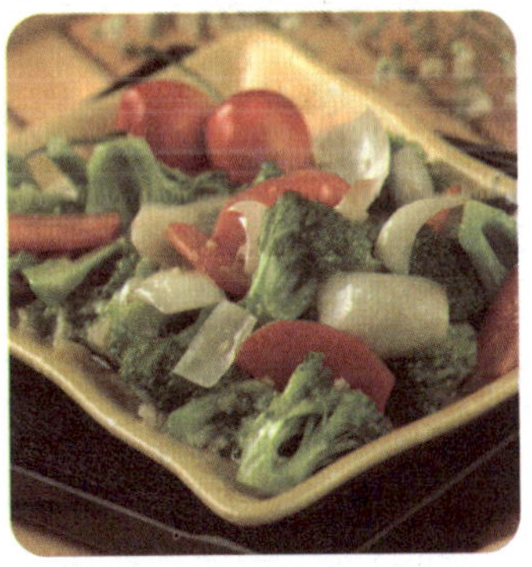

材料 西蓝花300克，百合、胡萝卜、蒜泥各少许

调料 盐、白糖、味精各适量

做法

1.百合洗净；胡萝卜去皮，洗净切片；西蓝花洗净切朵。

2.锅中加水煮沸，加少许白糖，将西蓝花、胡萝卜、百合分别放入沸水中汆烫，捞出沥干水分。

3.油锅烧热，放入蒜泥爆香，倒入西蓝花、胡萝卜、百合快速翻炒至西蓝花八成熟时，加盐、味精炒匀即可。

杏仁
女性的天然美容品
【性味归经】性温，味酸；归肺、大肠经
【适用人群】一般人均能食用，尤其适合有呼吸系统问题的人
【建议用量】每次3～5个(约50克)

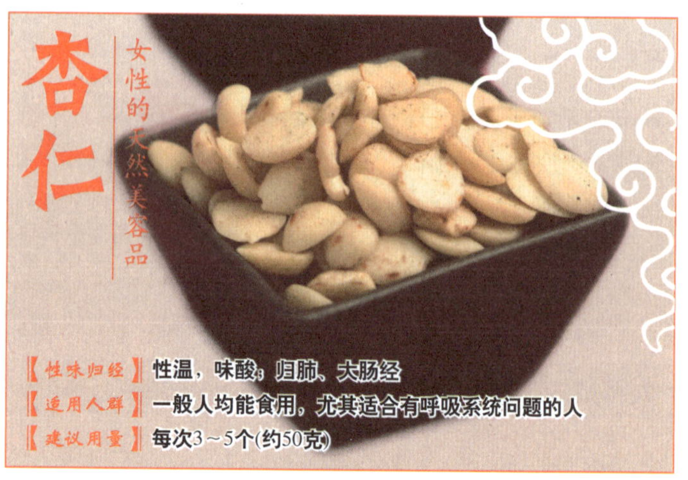

药食两用的营养功效

中医认为，杏仁有止咳定喘、生津止渴的功效，可用于胃阴不足、口渴咽干的辅助食疗，对因伤风感冒引起的多痰、咳嗽气喘、大便燥结等症疗效显著，是小儿咳喘经常服用的药物之一。

医学研究表明，杏仁中蛋白质占比27%、脂肪油占比53%、糖类占比11%，每100克杏仁中含钙14毫克、磷15毫克、铁0.6毫克，此外，杏仁还含有胡萝卜素、抗坏血酸、苦杏仁苷等成分。杏仁含有丰富的维生素C和多酚类成分，不但能够降低人体内胆固醇的含量，还能显著降低心脏病和很多慢性病的发病概率。而其富含的维生素E有美容功效，能促进皮肤微循环，使皮肤红润有光泽。

食材养生红绿灯

杏仁虽好吃但不可食用过多。杏仁分甜、苦两种，苦杏仁的毒性极大，是甜杏仁的20～30倍，成年人吃40～60粒，小儿吃10～20粒，就有可能中毒。

养生保健食谱推荐

杏仁梨糖粥

材料 杏仁10克，梨1只，粳米100克

调料 冰糖适量

做法

1.将杏仁去皮、去尖；梨去皮、去核，切成大块；粳米淘洗干净；冰糖打碎成屑。

2.将粳米、杏仁、梨放入锅内，加适量清水，用大火煮沸，再用小火煮35分钟，放入冰糖屑，搅匀即成。

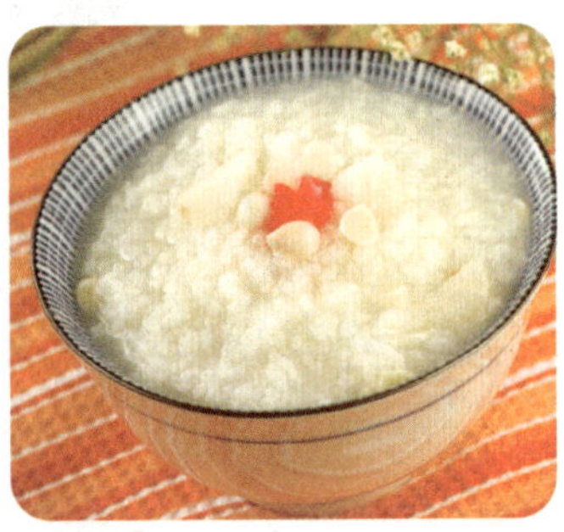

健康小叮咛 此粥具有润肺、止咳的功效，适合肺心病、咳嗽患者。平时吃生梨时不要喝热水或吃油腻食品，否则可能导致腹泻。

枇杷叶杏仁红枣汤

材料 红枣10颗，枇杷叶、杏仁、桔梗各15克

调料 冰糖少许

做法 1.将枇杷叶、红枣、杏仁、桔梗分别用清水冲洗干净；红枣切小块，备用。

2.枇杷叶放入干净、透气的布包内，与红枣块、杏仁、桔梗一同放入锅中，加入3碗清水，大火煮开后，改小火慢煲。

3.锅内水剩一半时，放入冰糖，待糖溶化后起锅。

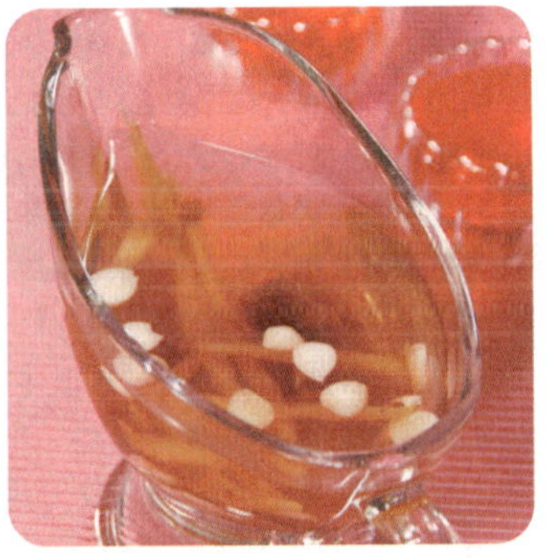

健康小叮咛 将枇杷叶、杏仁与红枣搭配煲汤，既能祛除枇杷叶的苦味，又能起到化痰止咳、抑菌平喘的作用。但是，胃寒呕吐及肺感风寒咳嗽者禁止服用此汤。

昆布
含碘丰富的长寿菜
【性味归经】性寒，味咸；归肺经
【适用人群】一般人均可食用
【建议用量】每餐15～20克为宜

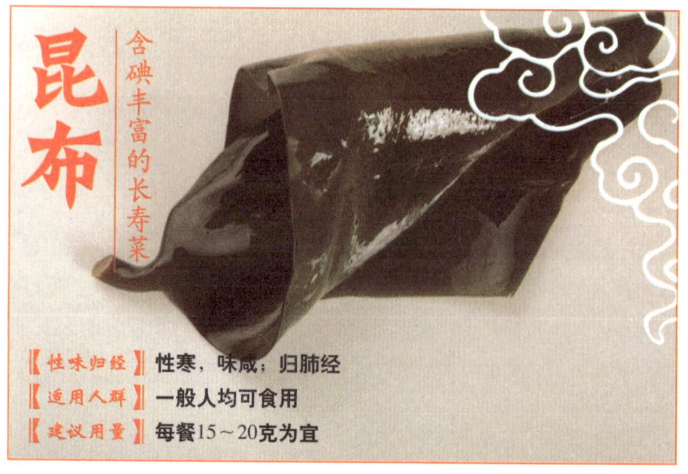

药食两用的营养功效

昆布又叫海带，属海藻类。中医认为，昆布具有软坚、散结、消炎、平喘、通行利水、祛脂降压等功效，并对硅肺病有较好的食疗作用。

昆布中的胶质能促使人体内的放射性物质随大便排出体外，从而减少放射性物质在人体内的积聚，从而降低放射性疾病的发生概率。昆布中含有大量的甘露醇，而甘露醇有利尿消肿的作用，可防治肾功能衰竭、老年性水肿、药物中毒等病症；同时，甘露醇与碘、钾、烟酸等元素协同作用，对防治动脉粥样硬化、高血压、慢性气管炎、慢性肝炎、贫血、水肿等疾病，都有较好的食疗效果。昆布中还含有优质蛋白质和不饱和脂肪酸，对人体健康非常有益。

食材养生红绿灯

◎脾胃虚寒者慎食。

◎缺碘、甲状腺肿大、高血压、高血脂、冠心病、糖尿病、贫血及头发稀疏者宜食用昆布。

养生保健食谱推荐

黑木耳炒昆布

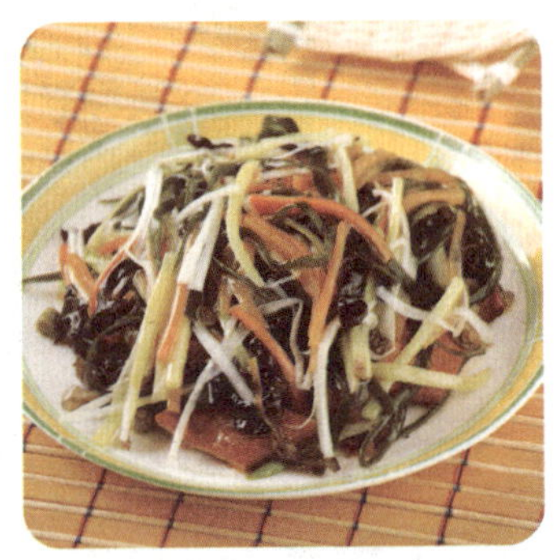

材料 昆布、水发黑木耳各200克，胡萝卜50克，生姜、葱各适量

调料 盐、味精各少许，鸡汤150克，料酒1小匙

做法

1.昆布、黑木耳洗净，切丝；胡萝卜洗净，切丝；生姜、葱切丝。

2.锅内加水烧开，放入姜丝、黑木耳丝、昆布丝汆烫片刻，捞起。

3.另起油锅烧热，放入姜丝稍爆，放入黑木耳丝、昆布丝、胡萝卜丝，加入剩余的调料，撒上葱丝。

健康小叮咛 要让昆布可口，可以先将成团的昆布打开，放在笼屉上蒸30分钟左右，再用清水泡一夜，然后再进行烹调，这样炒出来的昆布又脆又嫩，口感相当不错！

凉拌昆布丝

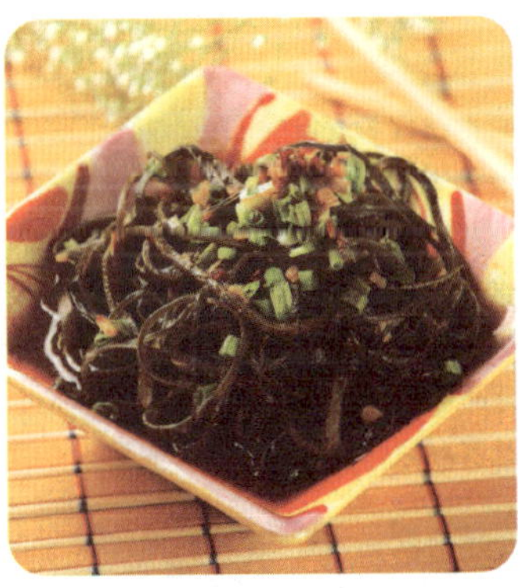

材料 水发昆布500克，葱末、蒜末各适量

调料 酱油、白糖、芝麻酱、花椒油、熟芝麻、香油各适量

做法

1.昆布洗净，放入沸水锅中汆烫至熟，取出晾凉后，切成细丝，装入盘中。

2.将芝麻酱放入碗内，先加入酱油调成稀糊状，再放入白糖、花椒油拌匀，最后放入葱末、蒜末、熟芝麻、香油调拌成味汁，浇在昆布上即可。

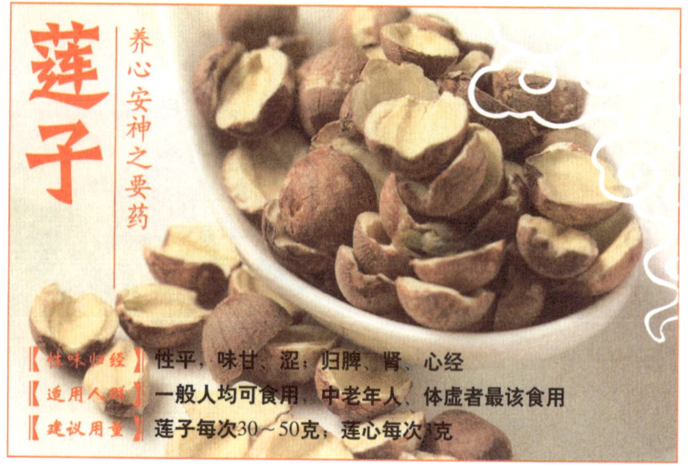

药食两用的营养功效

中医认为，莲子有补益脾胃、止泻、养心安神、补肾固涩等功效，可以治疗脾虚泄泻、心悸不安、失眠、夜寝多梦等病症。莲子除作为珍贵的滋补食品外，还是一副妙药。

现代药理研究证实，莲子中的莲心碱有平抑性欲的作用，青年人梦多、遗精频繁或滑精者，服食莲子有良好的止遗涩精作用。它还含有丰富的蛋白质、脂肪和糖类，是营养丰富的滋补食品。莲子磷含量特别丰富，磷不仅是构成牙齿、骨骼的成分，还可以帮助机体进行蛋白质、脂肪、糖类的代谢和维持酸碱平衡，莲子的钾元素含量也位于所有动植物食品前列，丰富的钾元素不但对维持肌肉的兴奋性、平衡心跳规律和促进各种代谢有重要作用，而且有利尿作用，对心悸、失眠等症有一定的辅助疗效。

食材养生红绿灯

◎变黄发霉的莲子不要食用。

◎莲子是滋补之品，便秘和脘腹胀闷者忌食。

养生保健食谱推荐

莲子百合瘦肉汤

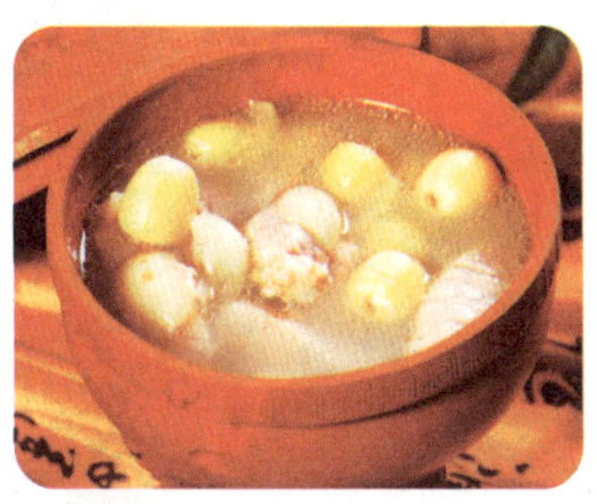

材料 莲子50克，鲜百合100克，瘦猪肉250克，生姜、葱各适量

调料 料酒、盐、味精各适量

做法

1.莲子去心，洗净；百合洗净，掰开。

2.瘦猪肉洗净，切块。

3.将莲子、百合、生姜、肉块一并放入瓦煲中，加入适量的清水，再加入料酒，大火烧沸后，改用小火慢煲，2小时后，放味精、盐，撒上葱花。

健康小叮咛 本汤品中的莲子、百合既是药物又是食物，中医将其归为滋补药类，前者能调补脾肾，后者可润肺宁心，能治虚热、调节神经功能，是女性保健、防治带下的上好食材。

莲子红枣猪血汤

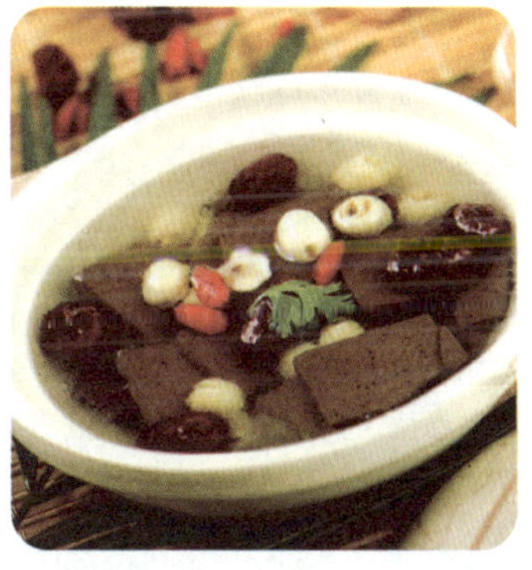

材料 猪血100克，红枣70克，莲子60克，枸杞子适量

调料 白糖1小匙，盐少许

做法

1.猪血洗净，切块，汆烫后捞出备用；红枣洗净，去核；莲子去心，洗净；枸杞子洗净。

2.将红枣、莲子一同放入锅中，加适量水用小火煮25分钟，放入猪血、枸杞子、白糖、盐再煮3~5分钟。

健康小叮咛 若用蜂蜜代替白糖，此汤的养生效果会更好，有滋阴润肺的作用，但要等汤晾凉一些再加入，否则高温将破坏蜂蜜所含的营养。红枣、莲子和枸杞子在超市干货的货架上，一般都能找到。

花椒
祛除风寒的常用调料
【性味归经】性温，味辛，归脾、胃、肾经
【适用人群】一般人均能食用
【建议用量】每餐3～5克

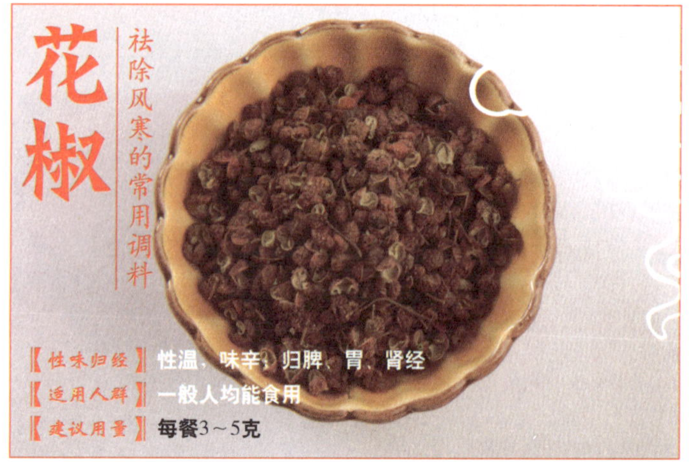

药食两用的营养功效

中医认为花椒有健胃、温中散寒、除湿止痛、杀虫解毒、止痒解腥的功效，可以用于呕吐、风寒湿痹、齿痛等症的辅助食疗。李时珍在《本草纲目》中指出："花椒坚齿、乌发、明目，久服，好颜色，耐老、增年、健神。"

花椒的营养价值非常高，其含有蛋白质、脂肪、糖类、钙、磷、铁等。它含有挥发油，所以我们能闻到芳香气味，也正因如此，它可以消除各种肉类的腥臊臭气，改善口感，同时能促进人体唾液分泌，增加食欲。日本医学研究发现，花椒能使血管扩张，从而起到降低血压的作用。饮花椒水还能驱除寄生虫。

食材养生红绿灯

◎花椒是热性香料，多食容易消耗肠道水分造成便秘，故孕妇及阴虚火旺者应忌食。

◎花椒不能与杨梅、蜜糖一起食用，否则容易导致气壅胸闷。

科学选购提升养生功效

色泽：内皮光滑，淡黄色，有时可见残留的黑色种子，以鲜红、光艳、皮细、均匀、无杂质者为佳。

气味：有特殊的香气，味麻辣而持久。

药食两用的偏方、便方、验方、单方

治踝关节扭伤 偏方

葱白花椒泥：花椒12克，鲜葱白60克，冰片少许。葱白洗净，捣成泥状；花椒、冰片共研细末，再加入葱白泥调均匀，然后外敷在患处，每日换药1次。

养生保健食谱推荐

麻辣莜麦菜

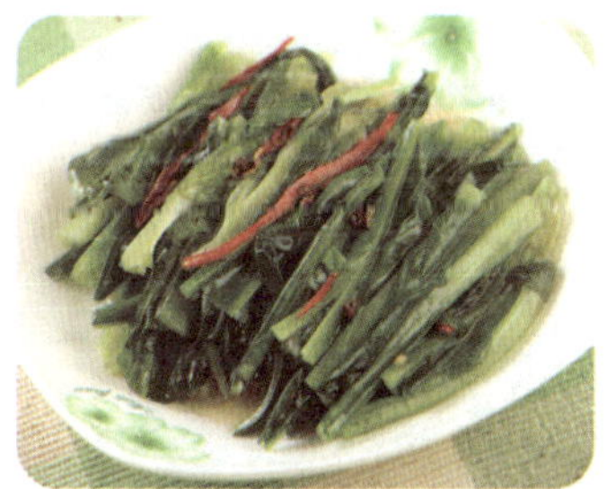

材料 莜麦菜400克，花椒数粒，干红辣椒丝适量

调料 盐适量，味精、料酒各少许

做法

1.莜麦菜洗净，切段。

2.锅内放油烧热，放花椒、干红辣椒丝炒香，再放入莜麦菜，加料酒、盐、味精炒熟。

健康小叮咛 有些人喜欢花椒味，但又怕吃到花椒，此时可以先把花椒放在油里炸成黑褐色，然后捞出不要，再炒菜就有花椒的香味了。当然也有人喜欢吃炸焦的花椒，也就不必多此一举了！

黑芝麻
补血养发，食疗佳品
【性味归经】性平，味甘；归肝、肾、肺经
【适用人群】一般人均可食用
【建议用量】每天10～20克

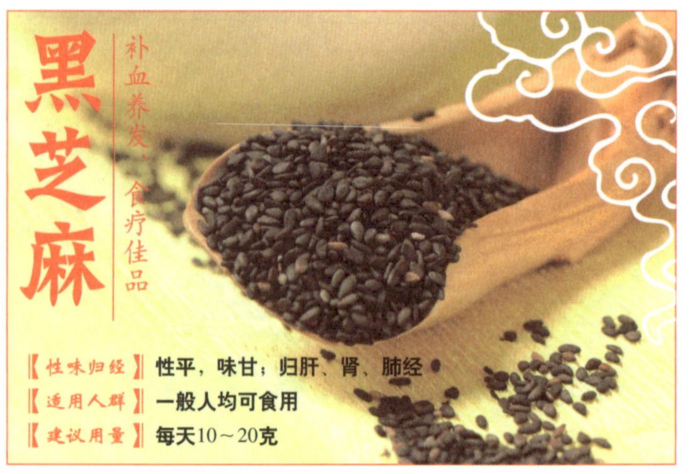

药食两用的营养功效

中医认为，黑芝麻有润肠通便、补肺益气、助脾长肌、通血脉、润肌肤的功效，可用于大小便不通、妇人乳闭、小儿透发麻疹、老人或体虚者大便干结等症的辅助食疗。

现代医学指出，黑芝麻含有丰富的营养物质，如油酸、棕榈酸、硬脂酸、甾醇、卵磷脂、维生素A、B族维生素、维生素E等，其在延缓衰老及美容方面有极大的作用，常吃可使皮肤保持柔嫩、细致和光滑。此外，黑芝麻所含的脂肪中，大部分为不饱和脂肪酸，这对老年人非常有益，因此古人有服黑芝麻能“延年”之说。

食材养生红绿灯

◎慢性肠炎、便溏腹泻者忌食。

◎熟芝麻属性比较燥热，食后易引起牙疼、口疮、出血等症，须慎食。

◎适宜肝肾不足所致的眩晕、眼花、视物不清、腰酸腿软、耳鸣耳聋、发枯发落、头发早白之人食用。

科学选购提升养生功效

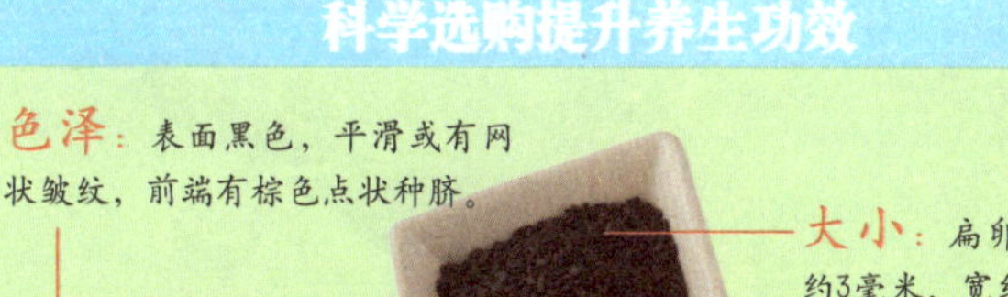

色泽：表面黑色，平滑或有网状皱纹，前端有棕色点状种脐。

大小：扁卵圆形，长约3毫米，宽约2毫米。

气味：微甘，有油香气。

药食两用的偏方、便方、验方、单方

乌发防脱发 验方

芝麻首乌杞子丸：黑芝麻、何首乌、枸杞子各等份，共研末，加蜂蜜做成蜜丸，每丸10克重。用于治疗肝肾不足所致的头发早白、脱落，同时还能有效抗衰老。

养生保健食谱推荐

芝麻小米粥

材料 黑芝麻粉1大匙，小米1杯

调料 冰糖适量

做法

1.小米洗净，用清水浸泡1小时，捞出，沥干。

2.锅中加3～4杯水煮粥，先用大火煮开后，转小火慢煮至小米呈花糜状，即可加冰糖调味。

3.趁热食用，食用前加入黑芝麻粉拌匀。

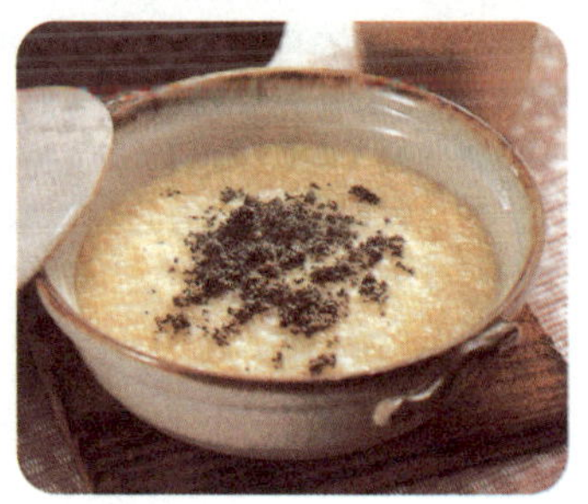

健康小叮咛 小米与粳米一起食用可以提高其营养价值，发挥“互补作用”。

蜂蜜
日常保健之佳品
【性味归经】性平，味甘；归脾、肺、大肠经
【适用人群】一般人均可食用，更适宜老人和小孩食用
【建议用量】每天20克

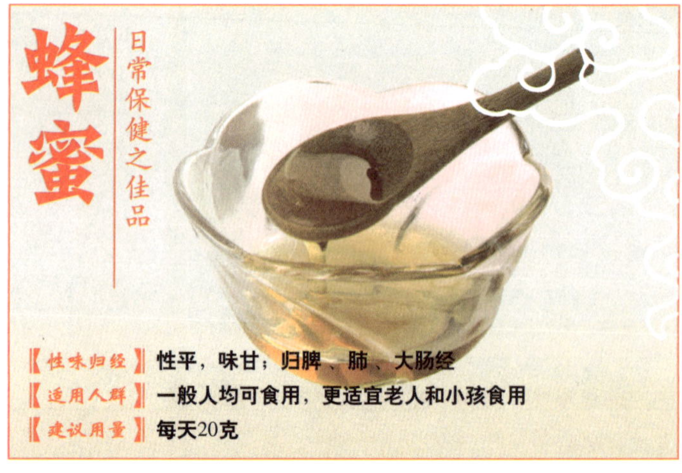

药食两用的营养功效

蜂蜜能促进心脏和血管功能，因此适合心血管病患者长期服用，对治疗有一定的辅助功效。蜂蜜对肝脏有保护作用，能促使肝细胞再生，对脂肪肝的形成有一定的抑制作用。它还具有杀菌作用，经常食用，不仅对牙齿无害，还能在口腔内起到杀菌消毒的作用。蜂蜜对缓解失眠也有一定的效果，睡前口服一汤匙，可更快进入睡眠状态。便秘者长期服用蜂蜜，可润肠通便。食用蜂蜜能迅速补充体力，解除疲劳，增强机体对疾病的抵抗力。而将其敷于皮肤伤口上，可抑制细菌生长，帮助治疗中度皮肤伤害，特别是烫伤。

食材养生红绿灯

◎夏、秋季节不宜食生蜂蜜。

◎婴儿不可食用蜂蜜，以免因肠胃稚嫩发生蜂蜜中毒。

◎蜂蜜应以温水冲饮，开水冲容易破坏蜂蜜中的营养成分。

◎蜂蜜中糖分、热量较高，肥胖、糖尿病、高血脂患者不宜食用。

科学选购提升养生功效

外形：黏稠的液体。
色泽：根据花粉的不同颜色略有变化。
荆花蜂蜜
味道：香甜。

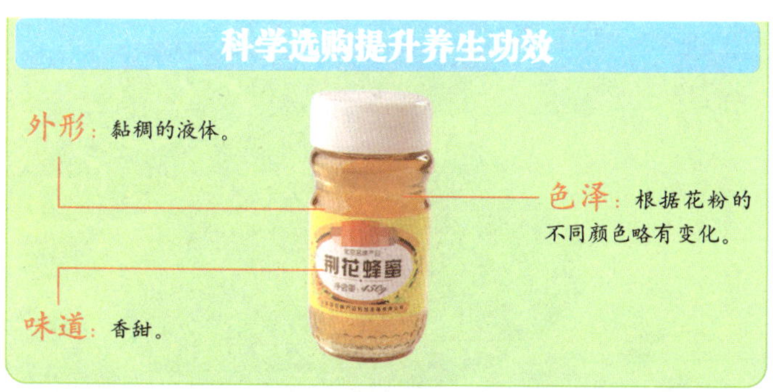

药食两用的偏方、便方、验方、单方

治疗感冒 验方

蜂蜜柠檬汁：蜂蜜100克，柠檬1个榨汁，调匀。可频饮至病愈。

治疗胃及十二指肠溃疡 单方

蜂蜜饮：蜂蜜100毫升，蒸后空腹服用，每日3次。

养生保健食谱推荐

女贞子蜂蜜饮

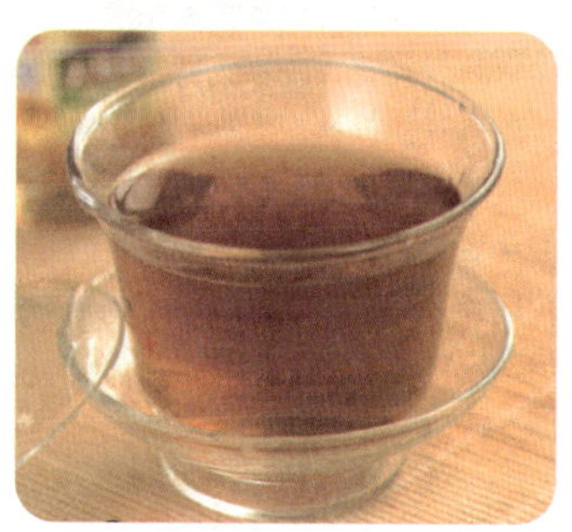

材料 女贞子20克，蜂蜜30克

做法

先将女贞子放入锅中，加水适量，小火煎煮30分钟，去渣取汁，加入蜂蜜。

健康小叮咛 中医将女贞子视为可药可食的养阴佳品。它有滋补肝肾、软化血管的作用。本方甘凉清补，性质平和，长期服用无副作用，搭配蜂蜜食用，滋补效果更佳。

菊花
治咽痛的良药
【性味归经】性微寒，味苦、辛；归肺、肝经
【适用人群】一般人均可食用
【建议用量】煎汤，每次10～15克

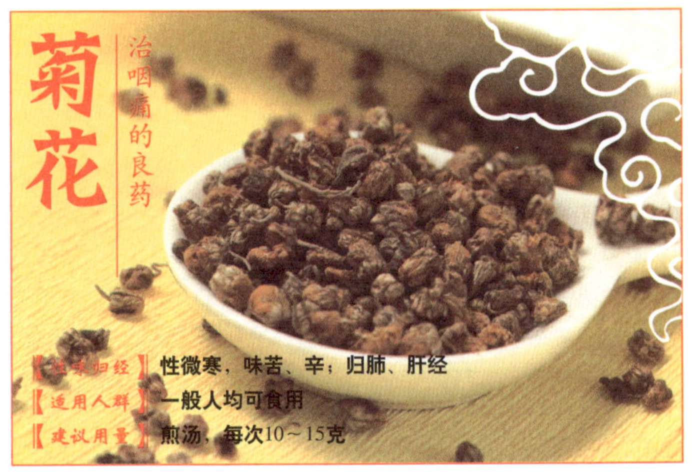

药食两用的营养功效

中医认为，菊花疏风清热、解毒消肿，可用于风热感冒、咽喉肿痛、目赤风痛、风火头痛、鼻炎、支气管炎等症。

现代药理研究证明，菊花能增强毛细血管的抗病能力，并抑制毛细血管的通透性从而发挥抗炎作用。菊花还能扩张冠状动脉，增加冠状动脉的血流量，提高心肌耗氧量，可以预防高血压和冠心病等。菊花不仅可制成清热解暑的饮料，而且有良好的镇静作用，经常食用能使人肢体轻松、醒脑提神。菊花的主要成分有挥发油、腺嘌呤、胆碱、水苏碱、菊苷及黄酮类化合物，对金黄色葡萄球菌、溶血性链球菌、志贺菌、伤寒杆菌等均有抑制作用。此外，菊花中还含有丰富的维生素、氨基酸、微量元素等。杭白菊中维生素E含量较高，还能为人体提供必需的营养成分。

食材养生红绿灯

◎凡阳虚或头痛恶寒者不宜食用菊花。

◎菊花性凉，气虚胃寒、食少泄泻者应慎服。

养生保健食谱推荐

菊花鱼片粥

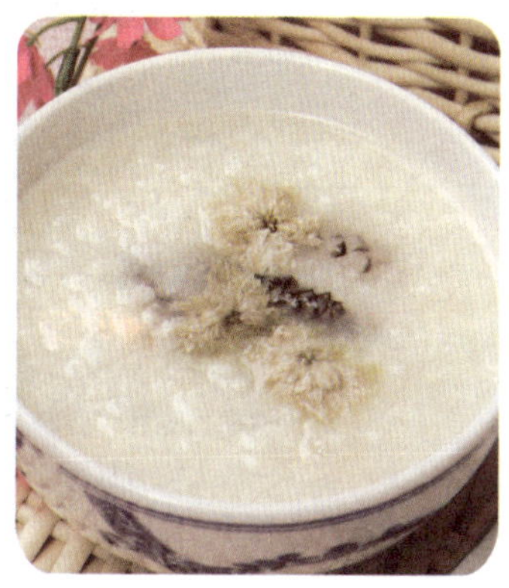

材料 菊花4朵，大米1杯，新鲜鱼片200克

调料 盐2小匙

做法

1.大米洗净，加水用大火煮沸，转小火煮至米粒软透。

2.鱼片洗净，加入粥中，转中火再煮沸一次，加入菊花、盐调味即成。

健康小叮咛 菊花具有独特的芳香气味，与鲜美的鱼片搭配在一起，使养生粥品独有一种鲜美滋味。这道菊花鱼片粥含有蛋白质、脂肪酸、挥发油等成分，具有清热解毒、预防中暑和风热感冒的功效。此外，高血压、冠心病及动脉粥样硬化患者也可常食此粥。

菊花红枣粥

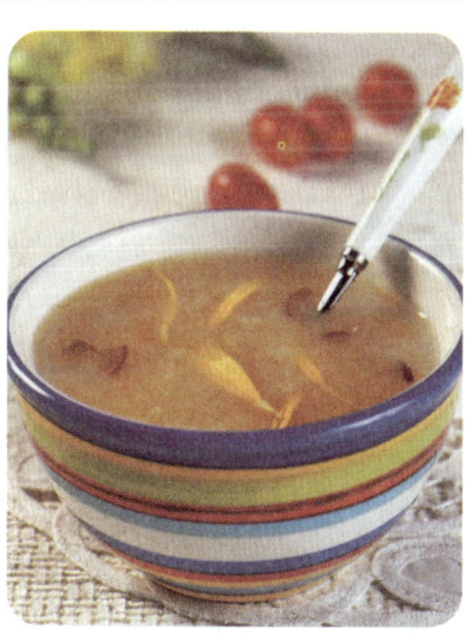

材料 菊花4朵，红枣10颗，粳米半杯

调料 红糖少许

做法

1.红枣去核，洗净，备用。

2.粳米用清水洗净，备用。

3.把处理好的红枣、粳米放入锅内，加适量清水，煮沸。

4.煮沸后，改用小火煲15分钟，放入少许红糖调味。

5.关火前撒入菊花。

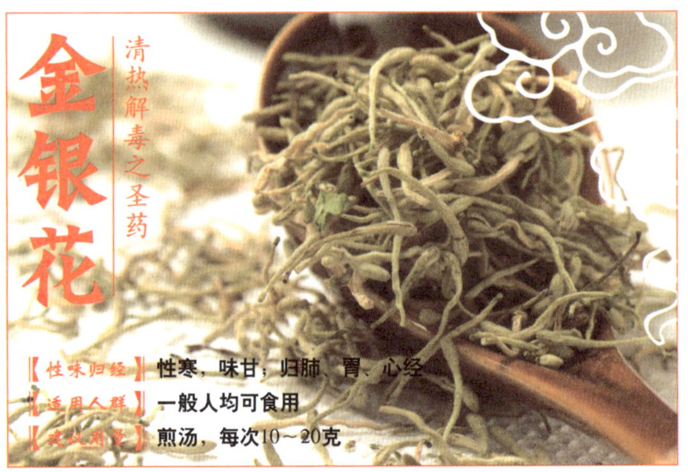

药食两用的营养功效

中医认为，金银花有清热解毒的功效，主要用于热毒疮痈，还可以清肿明目、疏风散寒。对温病初起、风热感冒、咽喉肿痛、肺炎等症都有很好的疗效，还可以用于热毒血痢者。

现代药理研究发现，金银花含有双花醇、芳樟醇、木樨草素、肌醇、皂苷、鞣酸等成分，还含有大量的还原基因，对葡萄球菌、溶血性链球菌、伤寒杆菌、结核杆菌、肺炎球菌等细菌分泌的毒素有较强的抑制作用。临床上还用金银花治疗阑尾炎、菌痢等。金银花还可增强人体免疫力，促进肠蠕动，促进胃液及胆汁分泌，保护和治疗肝损伤，能兴奋中枢神经系统，降低血浆中胆固醇含量。

食材养生红绿灯

◎金银花久服伤胃，脾胃虚寒者忌食。

◎金银花可制成饮料，夏日代茶饮，有散暑清热、开胃复中和散风明目的功效。

科学选购提升养生功效

颜色：黄白色或绿白色。

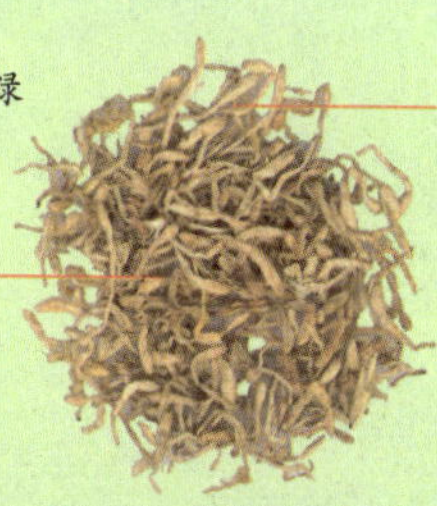

形状：金银花为棒状，上粗下细，略弯曲。表面密被短柔毛，偶见叶状苞片，花萼绿色，先端五裂，裂片有毛长约1毫米。

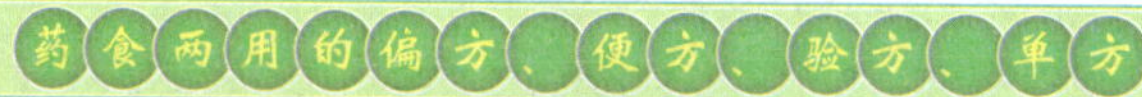

药食两用的偏方、便方、验方、单方

治疗风热感冒消 偏方

金银花饮：金银花20克，用沸水200毫升泡数分钟，频饮。

上火、便秘 便方

金银花大黄茶：金银花、大黄按3：1的用量搭配，泡茶饮用，可加入适量蜂蜜。

养生保健食谱推荐

金银菊花蜂蜜茶

材料 金银花10克，杭菊花5克，花茶2克

调料 蜂蜜10毫升

做法

1.将金银花和杭菊花稍加翻炒。

2.放凉后，再放入砂锅中，把水煮沸，加入花茶，用小火煎煮3~5分钟。

3.最后加入蜂蜜，搅拌均匀。

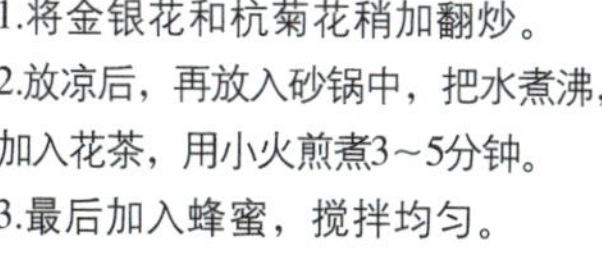

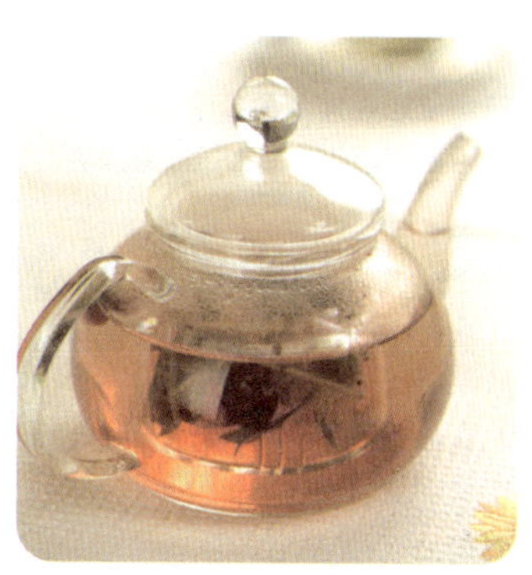

决明子
明目降脂之良药
【性味归经】性甘、苦，微寒；归肝、大肠经
【适用人群】一般人均可食用
【建议用量】煎汤，每次9～15克

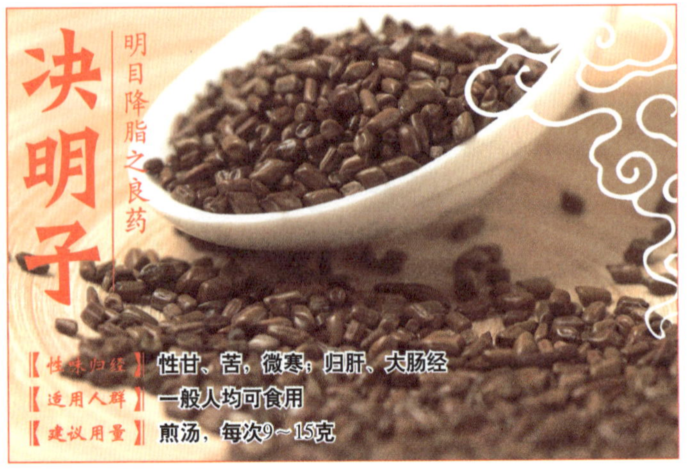

药食两用的营养功效

中医认为，决明子可以治青盲、目涩、肤赤、白膜、眼赤痛泪出。决明子可单用，也可与其他药配伍。

现代药理研究证实，决明子含有决明素、决明内酯、维生素A、大黄酚、大黄素，大黄酸、大黄素蒽酮等成分，对视神经有良好的保护作用，常用于治疗白内障、视网膜炎、视神经萎缩、青光眼、眼结膜炎等疾病。决明子还能抑制葡萄球菌生长、收缩子宫、降压、降血脂、降胆固醇，对防治血管硬化与高血压效果显著。

食材养生红绿灯

◎体质虚弱、脾胃虚寒和大便溏泄者不宜多食。

◎决明子茶虽然有明目的功效，但大量饮用对身体不利。

◎长期食用决明子可引起肠道病变或难治性便秘。

◎适合平时用眼较多、长期面对电脑工作、肾虚、肝火旺、便秘、体胖者服用。

科学选购提升养生功效

大小：长5～8毫米，宽2.5～3毫米。

形状：干燥种子呈菱方形，马蹄状，一端稍尖，一端截状，表面黄褐色或绿褐色，平滑有光泽，两面各有1个凸起的棕色棱线，棱线两侧各有一条浅色而稍凹陷的线纹。

气味：无气味，味微苦，略带黏液性。

药食两用的偏方、便方、验方、单方

治疗高血压 偏方

紫菜决明子饮：紫菜、决明子各15克，水煎服，每日3次。

治疗高血脂 便方

决明子茶：绿茶6克，决明子20克，把两者用开水冲沏，经常饮用。

养生保健食谱推荐

决明山楂饮

材料 决明子、山楂各25克，菊花15克

做法

1.将决明子和山楂分别清洗干净，与菊花一起放入砂锅中，加适量清水，用大火加热。

2.沸腾后再改用小火煎煮，30分钟后熄火，将粗渣除去，留取汁液备服。

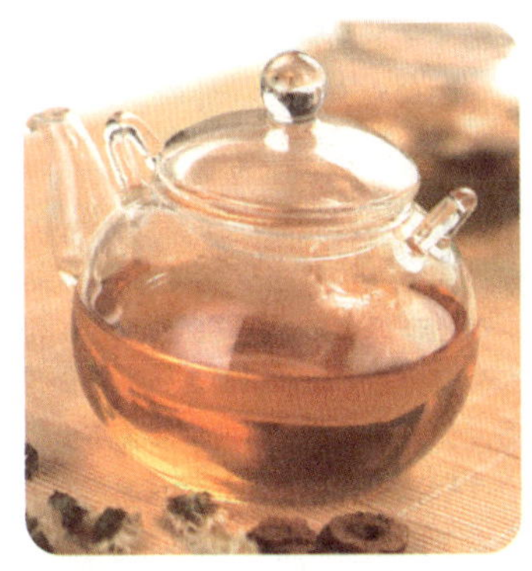

肉桂
治肾阳不足之常用调料
【性味归经】性大热，味辛、甘；归肾、脾、心、肝经
【适用人群】一般人群均可食用
【建议用量】煎汤，每次2～5克

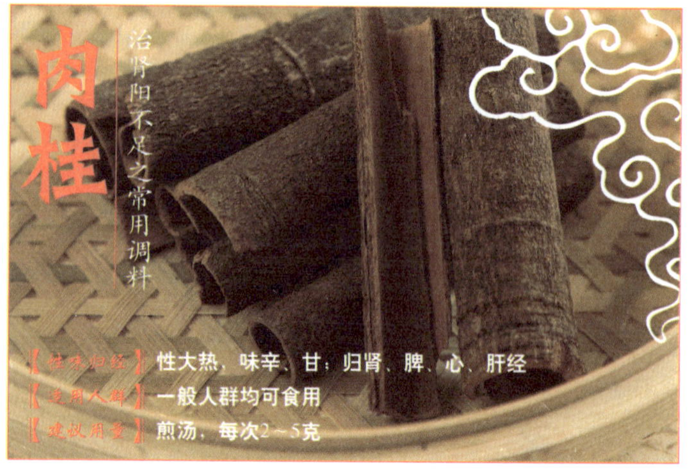

药食两用的营养功效

肉桂可治肾阳不足、畏寒肢冷、脾阳不振、脘腹冷痛、食少便溏、久病体虚、气血衰少、阴疽色白、漫肿不溃，或久溃不敛、寒湿痹证、肢节酸痛、腰酸腰痛、闭经痛经等病症。

现代药理研究证明，肉桂含挥发油、桂皮醛、桂皮酸、乙酸桂皮酯、乙酸苯丙酯等成分。另外，肉桂含有锌等微量元素，以及鞣质等成分，可治疗溃疡、腹泻。其所含成分还能促进胃肠蠕动，排除腹中胀气，有芳香健胃的作用。

食材养生红绿灯

◎肉桂辛热燥烈，有活血的作用，但易损胎气，所以孕妇忌食。

◎阴虚火旺、血热出血者也不宜食用。

◎便秘或患有痔疮者应少食或不食。

◎特别适宜食欲不振、腰膝冷痛、风湿性关节炎、心跳过慢、肾虚、遗尿患者食用。

形状：呈半槽状或圆筒形，有细皱纹及小裂纹，皮孔椭圆形。

大小：长约40厘米，宽1.5～3厘米，皮厚1～3毫米。

气味：气芳香，味甜辛。

色泽：内表面暗红棕色，颗粒状。

药食两用的偏方、便方、验方、单方

治疗小儿遗尿 偏方

肉桂鸡肝丸： 肉桂适量，雄鸡肝1具（两者等量），捣烂后制成绿豆大小的药丸，温汤送服。每次服2～4丸，每日3次。

养生保健食谱推荐

茶香猪心

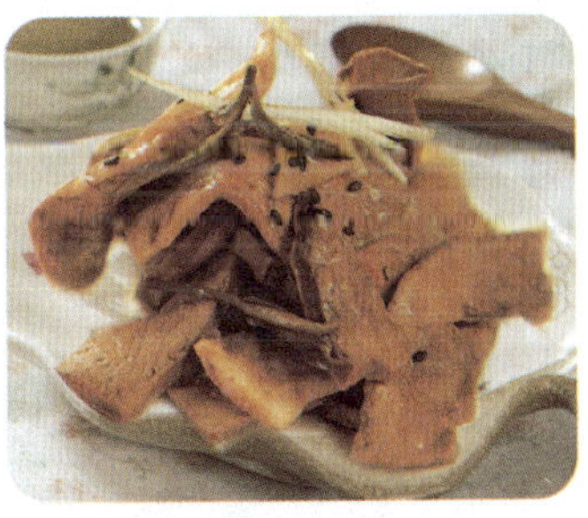

材料 猪心1个，黑芝麻、葱丝各少许

调料 甘草4片，大料2粒，花椒粒适量，肉桂1块，茶叶1大匙，味精半小匙，盐1小匙，料酒2大匙，胡椒粒少许

做法

1.猪心切开，除去白筋后清洗干净，用竹签固定，再用沸水略汆烫，捞起沥干备用。

2.调料加水大火煮开，转小火放入猪心略煮，关火浸泡2小时，捞出沥干。

3.猪心放凉，去除竹签，切薄片置盘中，撒上黑芝麻、葱丝。

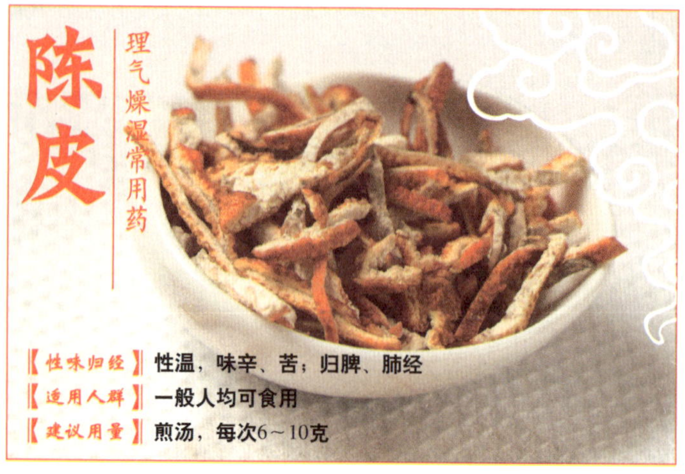

药食两用的营养功效

陈皮是一味常用中药，具有通气健脾、燥温化痰、解腻留香、降逆止呕的功效，常用于脾胃气滞引起的腹胀腹满、恶心呕吐，以及脾胃虚弱引起的消化不良等。陈皮的苦味物质是以柠檬苷和苦味素为代表的“类柠檬苦素”，这种类柠檬苦素味平和，易溶解于水，有助于食物的消化。所以说，陈皮是一味理气中药。

现代研究发现，陈皮含有挥发油、橙皮苷、B族维生素、维生素C和多种微量元素等成分，它所含的挥发油对胃肠道有温和的刺激作用，可促进消化液的分泌，排除肠管内积气，增加食欲。而且在烹调时加入陈皮，可以增添菜肴的风味。

食材养生红绿灯

◎内热气虚、燥咳吐血者忌用。

◎陈皮必须保持干燥。最好放在密闭的玻璃瓶中收藏。

◎适合食欲不振、脘腹胀满、痰多咳嗽者食用。

科学选购提升养生功效

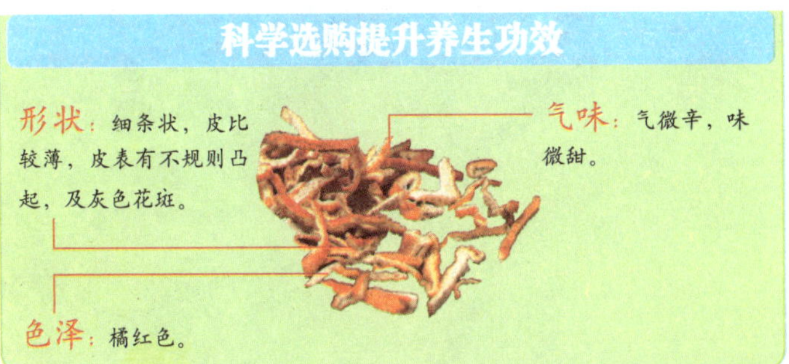

药食两用的偏方、便方、验方、单方

治疗胃寒呃逆 偏方

陈皮干苏叶酒：陈皮和干苏叶各10克，黄酒适量。两味药用等量黄酒、水煎汁，分次服。

治疗脾虚痰盛型支气管炎 验方

陈皮粥：陈皮10～15克，大米50克。陈皮加水200毫升，煎至100毫升，去渣，入大米，再加水400毫升，煮成稀粥。每日早、晚各服1次。

养生保健食谱推荐

桂枣陈皮酒

材料 陈皮、红枣、桂圆各100克，白酒1000克

做法

1.将陈皮洗净切成细丝。

2.将红枣与桂圆洗净，与陈皮丝一起浸泡在白酒中。

3.将瓶盖封好，每天摇晃1次，2周后开封用碗盛出即可食红枣饮酒。

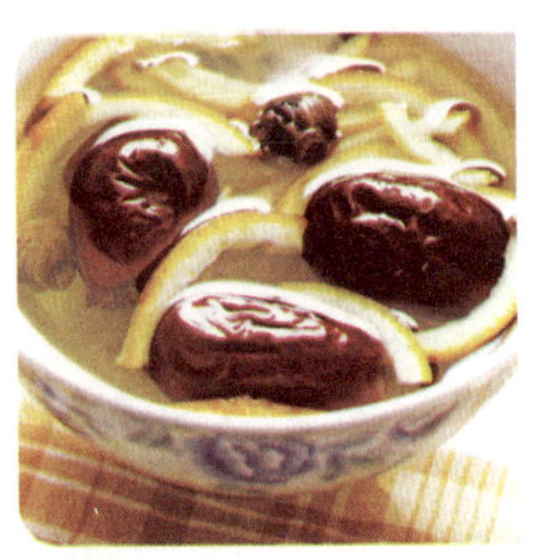

木瓜
美白丰胸明星
【性味归经】性温，味酸；归肝、脾经
【适用人群】一般人均可食用，尤其适合营养缺乏者食用
【建议用量】每次1/4个左右

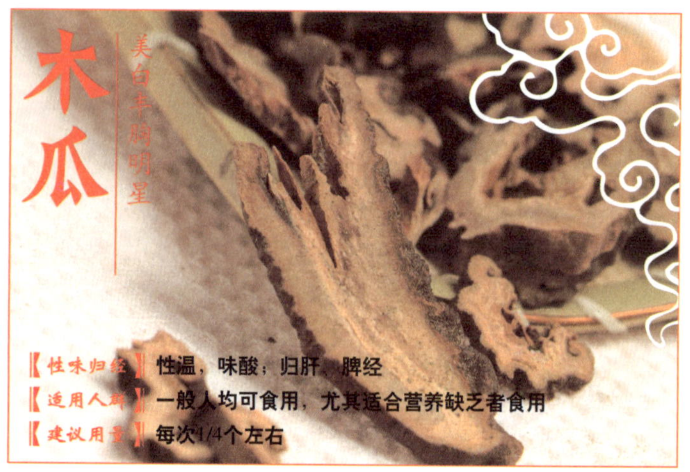

药食两用的营养功效

木瓜可平肝舒筋、和胃化湿，可辅助治疗湿痹拘挛、腰膝关节酸肿疼痛、转筋、脚气水肿、吐泻。木瓜是抗病保健佳果，又称万寿瓜，其果肉厚实、香气浓郁、甜美可口、营养丰富。值得注意的是，北方的木瓜多为药用，南方的木瓜则多为食用。治病多采用宣木瓜，也就是北方木瓜，不宜鲜食；食用木瓜多是产于南方的番木瓜，可以生吃，也可作为蔬菜和肉类一起炖煮。

食材养生红绿灯

◎木瓜中的番木瓜碱，对人体有小毒，每次食量不宜过多，过敏体质者应慎食。

◎妊娠时不能吃木瓜，其可能引起子宫收缩导致腹痛，但不会影响胎儿。

◎脾胃虚寒或体虚者不宜多食，易致腹泻。

◎湿热偏盛、小便淋闭者慎用。

养生保健食谱推荐

木瓜鲜鱼汤

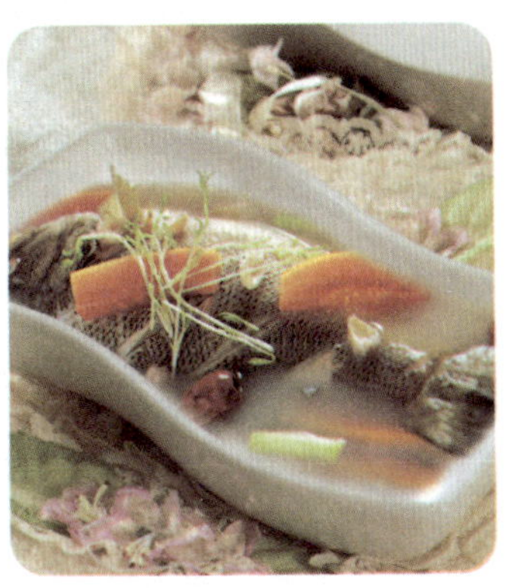

材料 鲤鱼1条，木瓜50克，豌豆苗10克，红枣5颗，花生仁20颗，姜片、葱段各适量

调料 高汤、香油、盐、料酒、味精、胡椒粉各适量

做法

1.鲤鱼洗净，在鱼身两面各剖4～5刀，将盐、料酒均匀涂抹在鲤鱼内外，略腌。

2.红枣、花生仁洗净，花生仁放入碗内，加适量清水蒸熟；木瓜去皮、去籽，切成条块。

3.锅内放少许油，将鱼两面煎黄，加入高汤烧沸，撇去浮沫，加入红枣、木瓜块、姜片、葱段、料酒、胡椒粉炖30分钟，将鱼取出放入大汤碗中。

4.在汤中加入花生仁、盐、味精煮沸，放几根豌豆苗略烫，倒在鱼上，淋少许香油。

健康小叮咛 鲤鱼对任何人来说都具有保健功效，对女性的保健功效尤为突出，能有效补气补血，改善肌肤状况，和木瓜一起食用，对女性来说既滋补又养颜。

木瓜奶茶

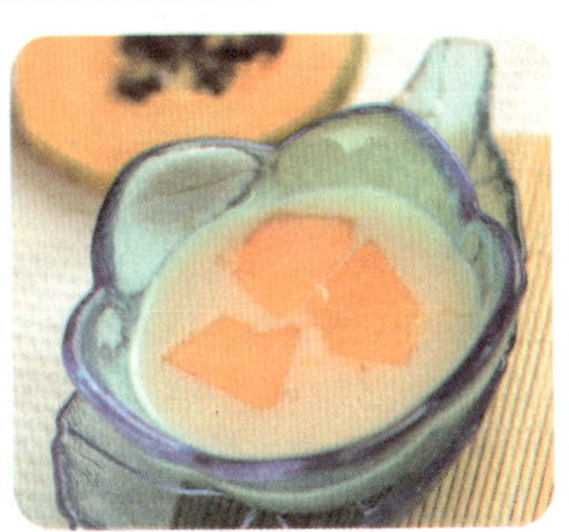

材料 木瓜、牛奶、茶包各适量

做法

1.先将木瓜洗净、擦干净后去皮把果肉切成片状，放入茶包，待用。

2.以微火焖煮3分钟，加入少许微温的牛奶拌匀。

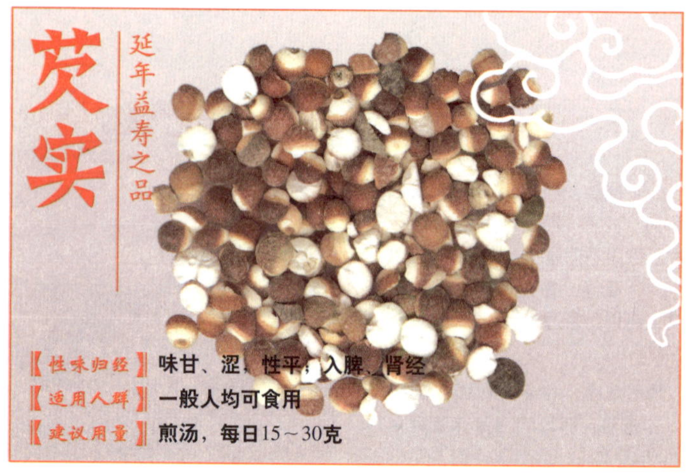

药食两用的营养功效

芡实有益肾固精、健脾止泻、除湿止带的功效，常用于脾虚久泻、肾虚精关不固所致的遗精及早泄、遗尿、尿频、尿浊、带下湿热或脾虚致带下色黄等症的治疗。

芡实含糖类丰富，而脂肪的含量很少，因此易被人体吸收。特别是夏天炎热季节脾胃功能衰退，进入秋凉后功能尚差时更应该适时地食用芡实，不但能健脾益胃，还能补充营养。长期食用芡实还能有效改善老年人的尿频症。

食材养生红绿灯

◎一次不要吃太多。

◎芡实虽有营养，但婴儿不宜食用。

◎芡实有较强的收涩作用，便秘、尿赤及产后女性皆不宜食。

◎芡实是儿童、老年人、肾虚体弱者和消化不良者的最佳食物。

◎吃芡实要用慢火炖煮至烂熟，细嚼慢咽，方能起到补养身体的作用。

科学选购提升养生功效

气味：无臭，味淡。

形状：干燥种仁呈圆球形，直径约6毫米。一端呈白色，约占全体1/3，有圆形凹陷，另一端为棕红色，约占全体2/3。

切面：质硬而脆，破开后，切面不平，色洁白，粉性。

药食两用的偏方、便方、验方、单方

治疗记忆力减退 验方

桂圆酸红枣芡实汤：芡实15克，桂圆肉、酸红枣仁各9克，共炖汤。睡前服。

治疗哮喘 验方

芡实红枣粥：芡实100克，核桃仁20克，红枣20颗。将芡实、核桃仁打碎，红枣泡后去核，同入砂锅内，加水500毫升，煮20分钟成粥。每日早、晚服食。

养生保健食谱推荐

茯苓芡实粥

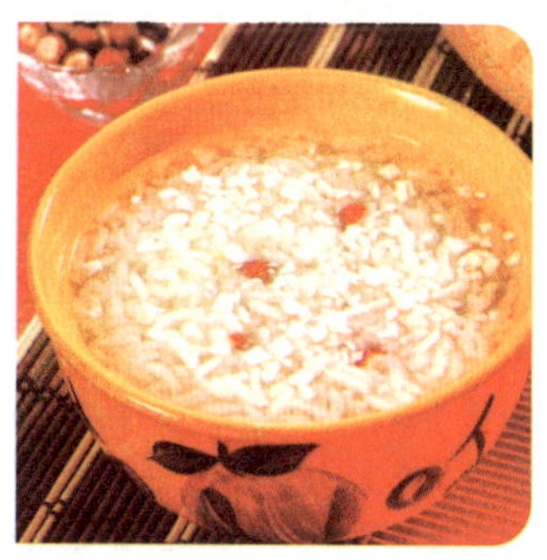

材料 芡实15克，茯苓10克，大米适量，枸杞子少许

做法

1.芡实、茯苓捣碎，大米淘洗干净。
2.芡实、茯苓放入锅中，加适量水，煎至软烂时加入大米、枸杞子，继续煮成粥即可。

燕麦
降胆固醇明星
【性味归经】性温，味甘；归肝、肾经
【适用人群】一般人均可食用，更适合于中老年人食用
【建议用量】每餐40克左右

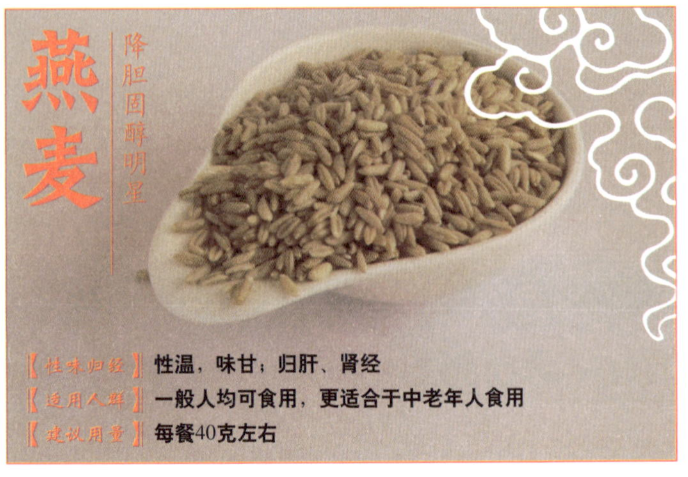

药食两用的营养功效

燕麦富含可溶性纤维和非可溶性纤维，可溶性纤维能大量吸收人体内的胆固醇并将其排出体外，从而降低血液中胆固醇的含量。同时，高黏稠度的可溶性纤维，能延缓胃的排空，增加饱腹感。而非可溶性纤维则有助于消化，能预防便秘。燕麦含有丰富的B族维生素和锌，它们对糖类和脂肪类的代谢具有调节作用，可以有效降低人体中的胆固醇。

燕麦含有丰富的维生素E，能稳定细胞膜的蛋白质活性，促进肌肉正常发育，保持肌肤弹性。

食材养生红绿灯

◎燕麦是高纤维食物，一次吃太多，会造成胃痉挛或胀气。

◎燕麦中缺少维生素C，矿物质也不多，尤其是钙，煮熟后，维生素和矿物质含量更少。因此，最好与富含维生素C和矿物质的食物一起食用。

◎燕麦是低糖食物，适合肥胖者食用。

养生保健食谱推荐

杂粮红枣饭

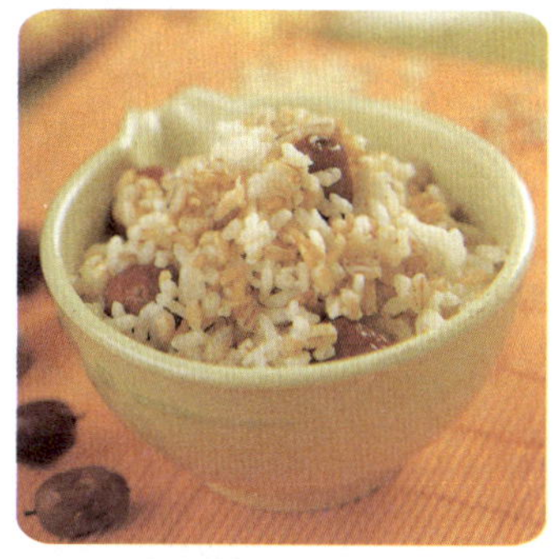

材料 燕麦、玉米、小麦、荞麦、粳米各50克，红枣适量

调料 糖少许

做法

1.燕麦、玉米、小麦、荞麦洗净，浸泡2小时，沥干水分。

2.粳米淘净，红枣洗净去核。

3.所有材料入锅中，加适量水煮熟。

健康小叮咛 煮饭应注意饭和水的比例，一般是1：1.5，但因为粗粮吃水较多，所以在用粗粮煮粥时可以多添点水。

鸡蛋燕麦粥

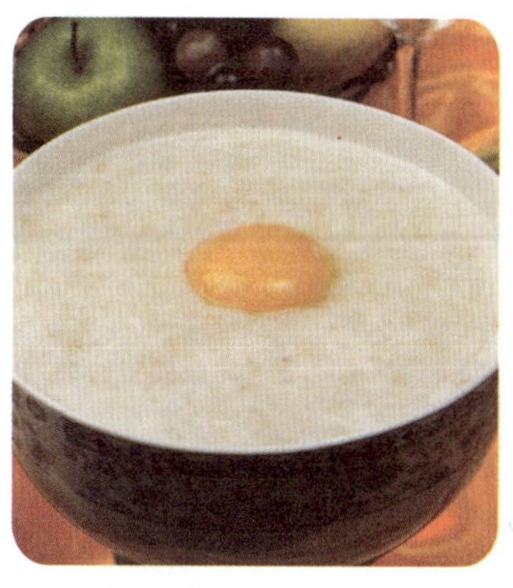

材料 粳米适量，燕麦15克，鸡蛋1个，牛奶、丹参各适量

做法

1.粳米淘洗干净，加水浸泡30分钟；鸡蛋取蛋黄；丹参用纱布袋包起来。

2.锅中加水烧开，将粳米、燕麦及丹参放入锅中，熬煮成粥。

3.在粥中加入牛奶拌匀，装碗放入生蛋黄即可。

健康小叮咛 汉代就有燕麦可用于产妇催乳及治疗婴儿营养不良的记载。现代医学表明，经常食用由燕麦加工成的燕麦片（有效成分不变），对高血压、糖尿病等有明显疗效。

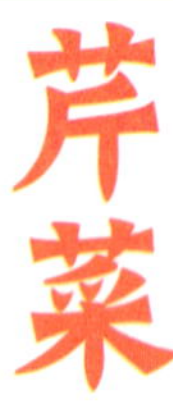

芹菜

降压良药

【性味归经】性凉，味甘、无毒；归肺、胃、肝经

【适用人群】一般人均可食用

【建议用量】每餐50克

药食两用的营养功效

芹菜的茎、叶均含有挥发性物质甘露醇，具芳香味，能增强人们的食欲。芹菜具有一定的药理和治疗价值，现代药理研究表明，芹菜有降血压、降血脂的作用。芹菜的根、茎、叶和种子都可以药用，故有“厨房里的药物”“药芹”之称。芹菜的钙、磷含量较高，所以它既有一定的镇静和保护血管的作用，又可增强骨骼、预防小儿软骨病。

经常吃芹菜可中和尿酸及体内的酸性物质，对防治痛风有一定的帮助。芹菜中还含有大量的膳食纤维，可以刺激肠胃蠕动、促进排便，有清肠的作用，是减肥、美容的佳品。

食材养生红绿灯

◎芹菜有降血压的作用，因此血压低者慎食。

◎芹菜叶中含有较丰富的胡萝卜素、维生素C和铁，所以食用时最好把嫩叶也留下。

◎芹菜可增强骨骼，适合老人和孩子食用。

养生保健食谱推荐

芝麻拌芹菜

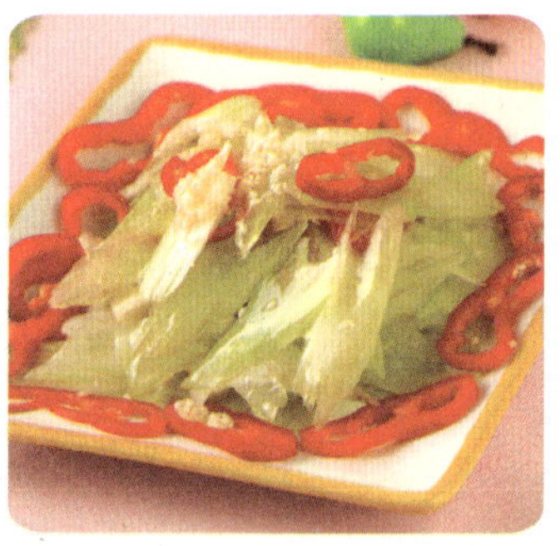

材料 西芹500克，红辣椒2个，蒜末、熟芝麻各适量

调料 盐、味精、花椒油各适量

做法

1.红辣椒去蒂、去籽，切圈，垫盘底；西芹去皮，择洗干净，切片。

2.西芹入沸水中氽烫一下，冷却后装盘。

3.盘中加入蒜末、花椒油、味精、盐和熟芝麻，拌匀即可食用。

健康小叮咛 芝麻富含维生素E，芹菜含有挥发性芳香油，此菜有润五脏、强筋骨等作用。炒芝麻时一定要耐住性子，用小火炒，尤其黑芝麻，感觉差不多时，要时不时捏一撮尝一下，因为火候欠一点就不香，火候过了会有煳味。

西芹炒杏仁

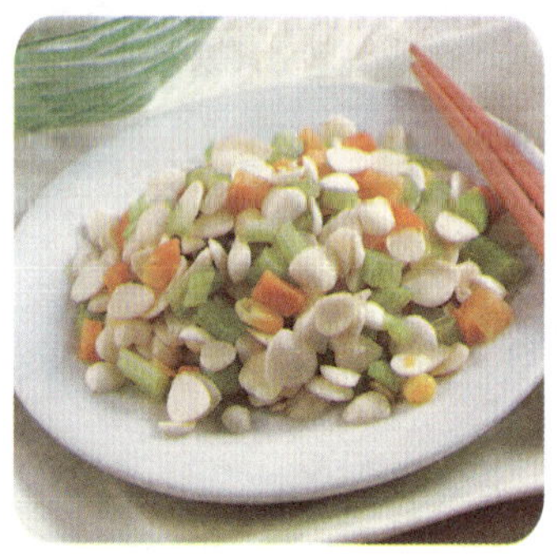

材料 西芹200克，杏仁100克，蒜蓉汁适量

调料 盐、味精、高汤各少许

做法

1.西芹撕去筋后，切丁，入沸水稍烫后捞出，放入冷水中过凉，以保持翠绿。

2.热锅下油2大匙，爆香蒜蓉汁，放入杏仁，炒至稍泛黄色时加入西芹丁。

3.加少许高汤，下味精、盐调味炒匀即可。

健康小叮咛 研究表明，每周进食5次杏仁者，患心脏病或冠心病的概率比很少进食或不吃者低50%。

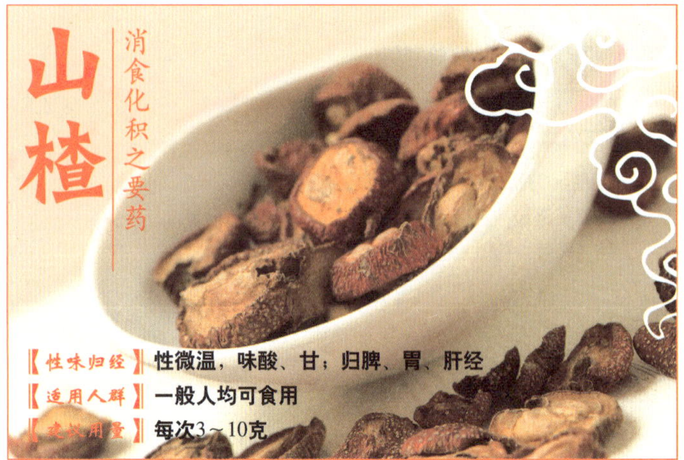

药食两用的营养功效

山楂可以平喘化痰、抑制细菌、治疗腹痛腹泻，还能防治心血管疾病，具有扩张血管、增加冠脉血流量、改善心脏活力、兴奋中枢神经系统、降低血压和胆固醇、软化血管及利尿镇静等作用。山楂酸还有强心作用，对老年性心脏病也有益处。

山楂能开胃消食，特别对消肉食积滞作用更好，还有助于解除局部淤血状态，对跌打损伤有辅助疗效。另外，山楂对子宫有收缩作用，在孕妇临产时有催生之效，并能促进产后子宫恢复。山楂所含的黄酮类、维生素C、胡萝卜素等物质能有效阻断并减少自由基的生成，增强机体免疫力，有防衰老、抗皱的作用。

食材养生红绿灯

◎食用后要注意及时漱口，以防对牙齿不利。

◎孕妇不宜吃，山楂可刺激子宫收缩，有可能诱发流产。

◎要尽量食用鲜果。

养生保健食谱推荐

山楂荞麦粥

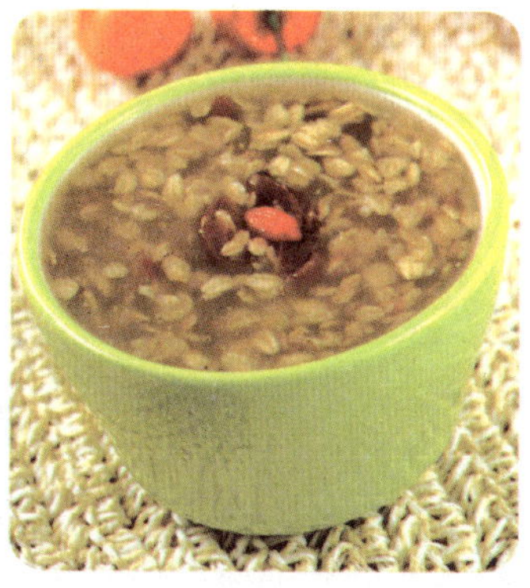

材料 荞麦粉100克，山楂15克

调料 盐适量

做法

1.将山楂洗净，去籽，切薄片；荞麦粉用冷水调匀，备用。

2.山楂放入锅内，加清水煮10分钟，加入荞麦粉，煮熟加盐即成。

健康小叮咛 荞麦粉看起来色泽不佳，但用它做成面条，佐以麻酱或羊肉汤，别具一番风味。荞麦有清理肠道沉积废物的作用，因此民间称之为“净肠草”。

胡萝卜二山鸡肫煲

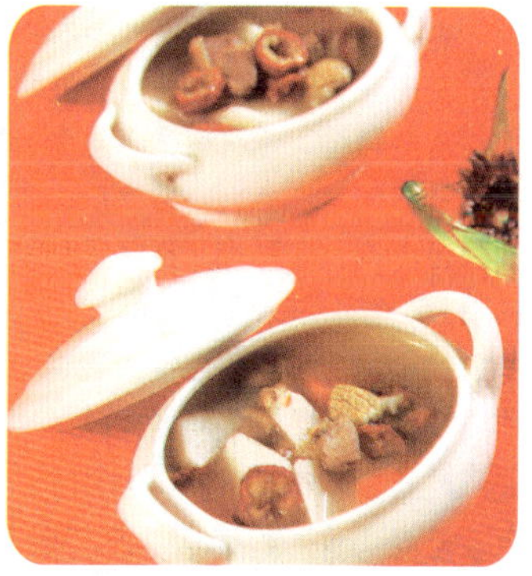

材料 胡萝卜100克，鲜山药50克，炒山楂30克，鸡肫1个（带鸡肫内金）

调料 盐、鸡清汤各适量

做法

1.胡萝卜切成小块；鲜山药去皮，切小块；山楂放入清水中浸泡。

2.鸡肫刮洗净，切成小块。

3.将鸡肫放入砂锅，倒入清鸡汤，小火炖煮40分钟后，加萝卜块、山药块、山楂、盐，再用小火炖20分钟。

健康小叮咛 萝卜、山药、山楂、鸡肫都是生活中常见的开胃食品，由此四者共同煲出来的汤，健胃消食效果非常显著。

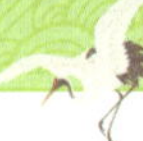

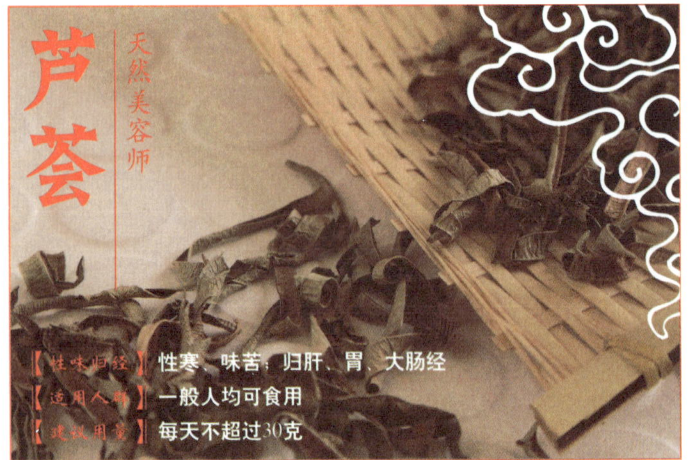

药食两用的营养功效

中医认为，芦荟可用于热结便秘、习惯性便秘等患者。

现代医学研究发现，芦荟提取物有抗癌、防癌的功效，可促进皮肤损伤后的再生，增强机体免疫力，还有保护肝脏的作用。芦荟所含的芦荟大黄素同样有杀菌抑菌作用，其所富含的烟酸、维生素B_6等是苦味的健胃轻泻剂，有抗炎、修复胃黏膜和止痛的作用，有利于胃炎、胃溃疡的治疗，能促进溃面愈合。此外，芦荟还富含铬元素，能调节体内的血糖代谢，是糖尿病患者的理想食物和药物。各种慢性病如高血压、痛风、哮喘、癌症等，在治疗过程中配合使用芦荟可增强疗效，加速机体的康复。

食材养生红绿灯

◎孕妇和经期中的女性严禁服用芦荟。

◎首次食用芦荟应先做皮试，无异常现象方能食用。避免食用后出现皮肤红肿、粗糙等过敏现象。

科学选购提升养生功效

形状：呈不规则的块状，常破裂为多角形，大小不等。

色泽：暗红棕色或咖啡棕色，次品呈棕黑色。

气味：有臭气，味极苦。

切面：质轻而坚硬，不易破碎。断面平坦，蜡样，无光泽。

药食两用的偏方、便方、验方、单方

治疗便秘 单方

芦荟粉：芦荟适量，干燥后研成细末，分别装在空心的胶囊内，每枚1克。成人每次用温开水吞服2～3枚，小孩1枚，每日2次。如果没有胶囊，也可以用加白糖的温开水吞服，成人每次2～3克，小孩每次1克。此法对习惯性便秘、热结性便秘效果尤佳。

养生保健食谱推荐

芦荟樱桃汁

材料 芦荟120克，樱桃80克，胡萝卜70克，香蕉1根，柠檬1个

调料 冰块少许

做法

1.将芦荟洗净去皮，樱桃洗净去核，柠檬切片，胡萝卜洗净切块。

2.把所有材料放入榨汁机中榨汁，加入适量冰块后即可饮用。

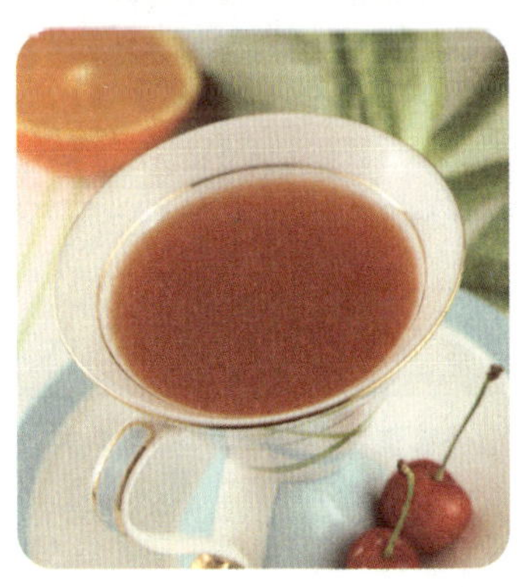

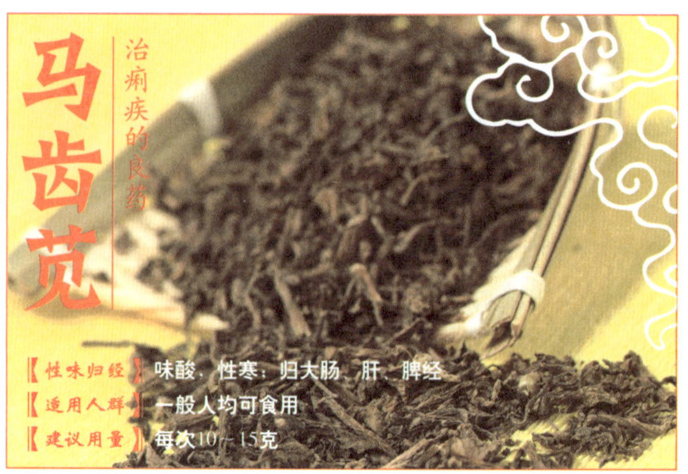

药食两用的营养功效

中医认为，马齿苋可清热、凉血、治痢，主治热毒血痢及湿热痢疾，可治火毒疮疡。马齿苋所榨的汁对收拢血管平滑肌有显著作用，用它制成的饮料有明目作用。另外，马齿苋具有解毒、消炎、利尿、消肿的功效，对糖尿病有一定的辅助治疗作用。

马齿苋含有大量去甲基肾上腺素、钾盐、二羟乙胺、苹果酸、箭荡糖、维生素B_1、维生素B_2等成分。药理实验证实，马齿苋对志贺菌、大肠埃希菌、金黄色葡萄球菌等多种细菌都有强抑制作用，有“天然抗生素”的美称。马齿苋含丰富的ω－3脂肪酸，可降低心血管疾病的发病概率。

食材养生红绿灯

◎脾胃虚寒、肠滑腹泻、便溏者不宜食用。

◎孕妇不能食用。

◎适合糖尿病患者食用。

科学选购提升养生功效

形状：茎细而扭曲，长约15厘米。叶多皱缩或破碎，暗绿色或深褐色。

色泽：表面黄褐色至绿褐色，有明显的纵沟纹。

气味：气微弱而特殊，味微酸。

切面：质脆，易折断，折断面中心黄白色。

药食两用的偏方、便方、验方、单方

治疗尿道感染 单方

马齿苋红糖饮：取马齿苋120～150克（鲜品500克），用干品时应先加清水浸泡2小时后再煎煮，加入清水量以高于药面为度。煎煮30分钟，去渣取药汁，加入红糖90克，每日服3次，每次服1剂，服药后宜盖被卧床出汗。

养生保健食谱推荐

马齿苋赤小豆粥

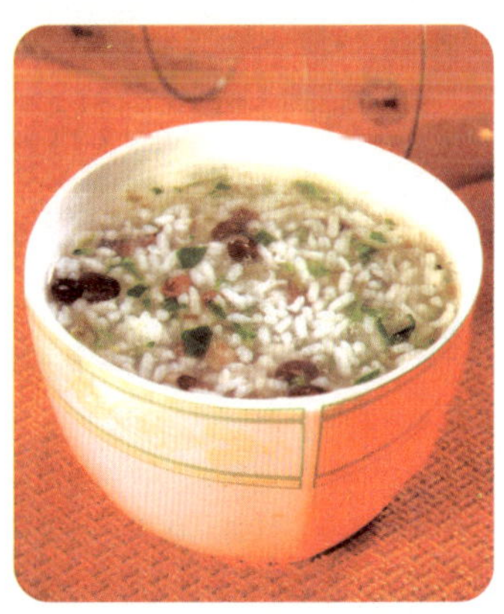

材料 马齿苋30克，赤小豆2大匙，粳米半杯

做法

1.马齿苋汆烫后晒干备用；粳米淘洗干净。

2.赤小豆洗净，以大火煮沸，再改用小火煮30分钟，待赤小豆熟烂，加入粳米，适量温开水，继续用小火煮至熟烂如酥，加入马齿苋小段，拌匀，再煮至沸即可。

枸杞子
抗衰老的良药
【性味归经】性平，味甘；归肝、肾、肺经
【适用人群】一般人均可使用
【建议用量】每次5～15克

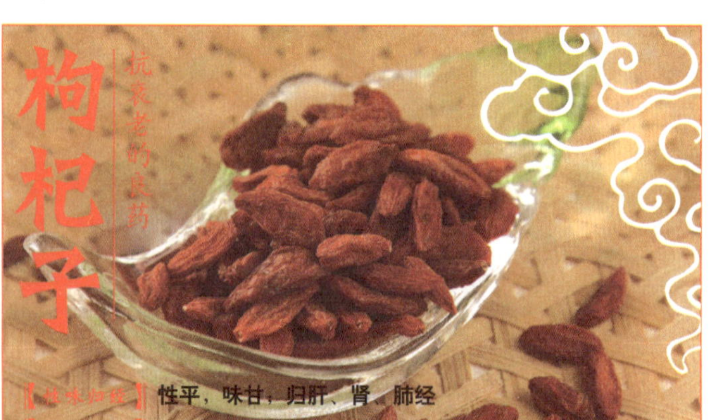

药食两用的营养功效

枸杞子可用于肝肾阴虚引起的腰膝酸软、头晕目眩、目昏多泪等症，还可用于肝肾不足、阴血亏虚引起的面色暗黄、须发早白、失眠多梦等症。

枸杞子营养丰富，富含胡萝卜素、维生素A、维生素B_1、维生素C和钙，其中维生素A对眼睛非常有益，所以枸杞子也被称为“明眼子”。它和鸡蛋一起食用，有提高机体免疫力、补气强精、滋补肝肾、抗衰老、止消渴、暖身体、抗肿瘤的功效。另外，枸杞子还具有降血压、降血脂、防止动脉粥样硬化、保护肝脏、抑制脂肪肝、促进肝细胞再生的作用。

食材养生红绿灯

◎如果枸杞子已经散发出酒味，则不能再食用。

◎外感实热、脾虚泄泻者不宜服用。

◎枸杞子不要和桂圆、红参、红枣等热性食物共同食用。

◎枸杞子冬季宜煮粥，夏季宜泡茶。

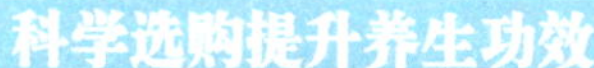

形状：呈类纺锤形，略扁。

色泽：表面鲜红色或暗红色。

气味：微甜。

表面：顶端有凸起的花柱，基部有白色的果梗痕，果皮柔韧、微皱。

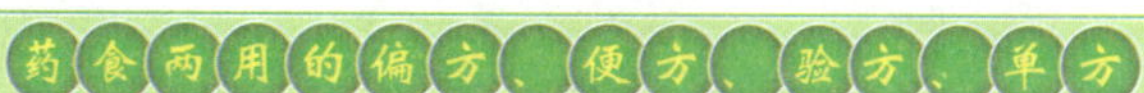

治疗血脂异常症 偏方

枸杞子合剂：枸杞子、女贞子、红糖各适量，研末，制成冲剂。每次6克，每日2次，4～6周为一个疗程。

养生保健食谱推荐

冬瓜枸杞粥

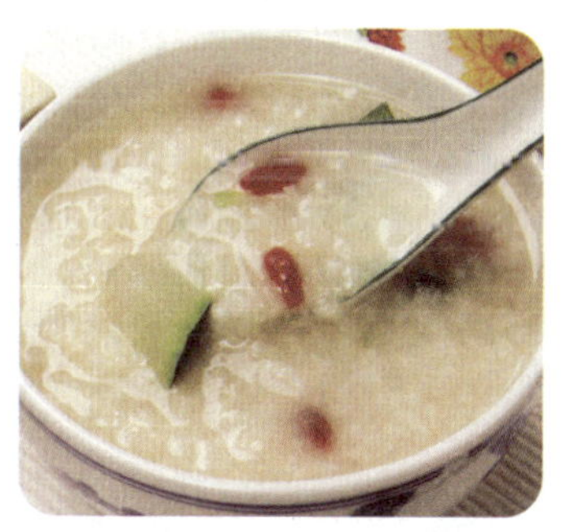

材料 冬瓜1块，枸杞子1大匙，糙米半杯

做法

1.冬瓜连皮洗净后切成小块，糙米洗净泡水1小时备用。

2.锅内加入冬瓜块、米及3杯水，用大火煮开后，改小火慢煮至粥黏稠、冬瓜皮酥软，最后加入枸杞子再煮5分钟。

健康小叮咛 冬瓜的维生素C含量丰富，有利尿功能，常食可促进人体新陈代谢、除去身上多余脂肪、防止黑色素沉淀，是减肥美容食品里当仁不让的主角。枸杞子为补血圣品，可滋补肝肾、益精明目。

薏米
祛病防癌的良药
【性味归经】性微寒，味甘，归脾、胃、肺经
【适用人群】一般人均可食用
【建议用量】每日10～30克

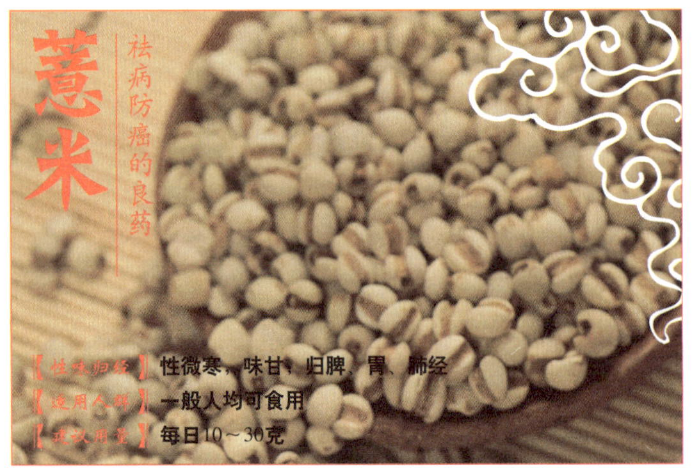

药食两用的营养功效

现代药理研究证明，薏米有增强肾功能、清热利尿的作用，能有效治疗水肿，对水肿患者有很好的疗效。薏米有促进新陈代谢和减少胃肠负担的作用，可作为病中或病后体弱患者的补益食品，经常食用薏米食品对慢性肠炎、消化不良等症也有治疗效果。薏米有防癌的作用，能有效抑制癌细胞的增殖，可用于胃癌、子宫颈癌的辅助治疗。健康人常吃薏米，能身体轻捷，减少肿瘤发病概率。

薏米还是一种美容食品，常食可以使人体皮肤细腻有光泽，消除粉刺、色斑，改善肤色。薏米对由病毒感染引起的赘疣等有一定的治疗作用。

食材养生红绿灯

◎便秘、尿多者及妊娠早期的女性忌食。
◎消化功能较弱的孩子和老弱病者也不宜食用。

养生保健食谱推荐

薏米老鸭汤

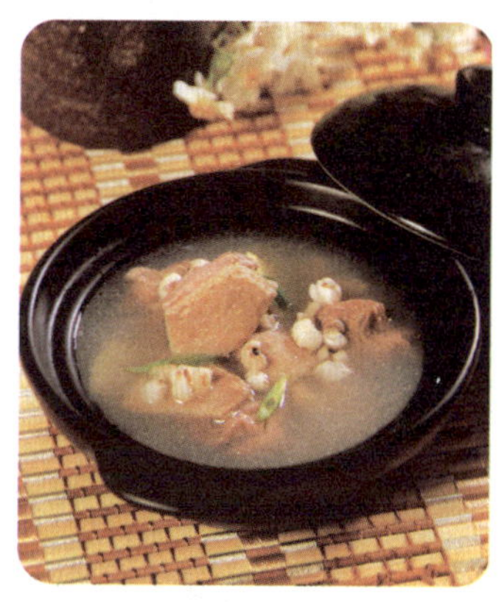

材料 薏米100克，老鸭1只，葱段、姜块各适量

调料 料酒、盐、鸡精、胡椒粉各适量

做法

1.将老鸭清洗干净，除内脏、脚爪，剁成大块，放入沸水中汆烫去血水，捞出备用。

2.将薏米洗净，浸泡3小时。

3.将处理好的鸭块放入锅中，倒入适量的清水，把薏米连同泡米的水、姜块、葱段、料酒一同放入锅中，大火烧开后改用小火煲，2小时后，用盐、鸡精、胡椒粉调味。

健康小叮咛 薏米可起到扩张血管和降低血糖的作用，尤其对高血压、高血糖有特殊功效。薏米中的营养较易被身体吸收，所以是很好的食疗食品。

核桃薏米汤

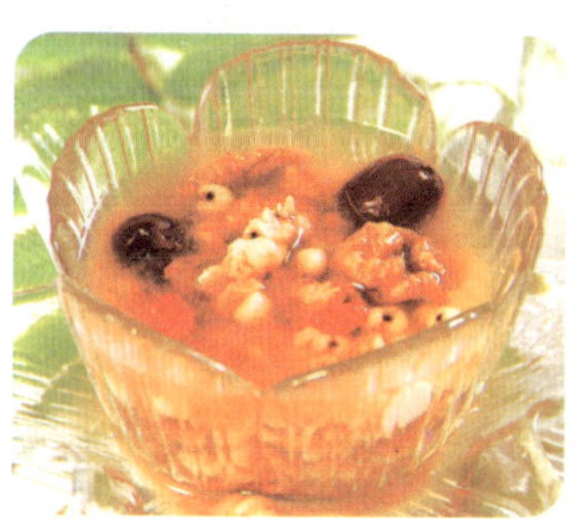

材料 核桃仁、薏米各70克，枸杞子15克，去核红枣适量

调料 冰糖适量

做法

1.将核桃仁、薏米洗净，放入清水中浸泡；红枣、枸杞子洗净备用。

2.锅中放入核桃仁、薏米，大火煮沸后改中火慢煮，40分钟后，放入红枣、枸杞子，再次煮沸后，改用小火煮，30分钟后用冰糖调味。

《国医养生堂》编委会名单

主　编：袁香桃　徐龙彪　杨凤霞

副主编：张锡轩　周灏全　陈竑熙

编　委：（以姓氏笔画为序）

王　凯　王文江　权　龙　吕俊刚

刘　力　刘　红　刘兰花　孙圣奎

李　娟　李晓亮　杨凤霞　张　涛

张　萌　张洪波　张锡轩　陈为波

陈竑熙　邵兰君　武永刚　周小芳

周灏全　赵　刚　袁香桃　袁晓辉

徐龙彪　郭　旭　展　丽　曹薇薇

崔　灿　梁宏伟　韩　毅　傅　晓

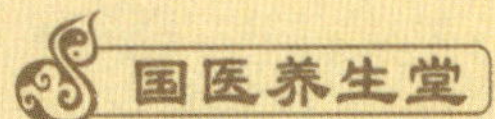

图解 汤饮粥膳妙祛病

本书编委会◎主编

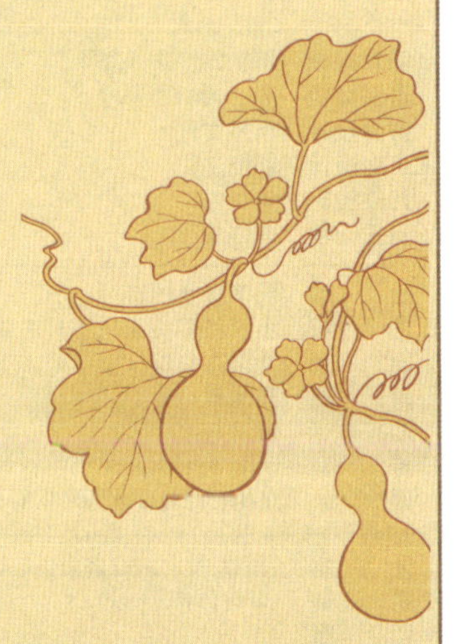

科学普及出版社

·北 京·

图书在版编目（CIP）数据

图解汤饮粥膳妙祛病 / 本书编委会主编. -- 北京 : 科学普及出版社, 2025. 5. -- （国医养生堂）. -- ISBN
ISBN 978-7-110-10953-3
Ⅰ. R247.1-64

中国国家版本馆CIP数据核字第20255L38V7号

策划编辑　卢紫晔　崔小荣
责任编辑　齐　放　曹小雅
封面设计　博悦文化
正文设计　博悦文化
责任校对　焦　宁
责任印制　李晓霖

出　　版　科学普及出版社
发　　行　中国科学技术出版社有限公司
地　　址　北京市海淀区中关村南大街16号
邮　　编　100081
发行电话　010-62173865
传　　真　010-62173081
网　　址　http://www.cspbooks.com.cn

开　　本　787毫米×1092毫米　1/32
字　　数　1400千字
印　　张　40
版　　次　2025年5月第1版
印　　次　2025年5月第1次印刷
印　　刷　小森印刷（天津）有限公司
书　　号　ISBN 978-7-110-10953-3 / R · 941
定　　价　300.00元（全20册）

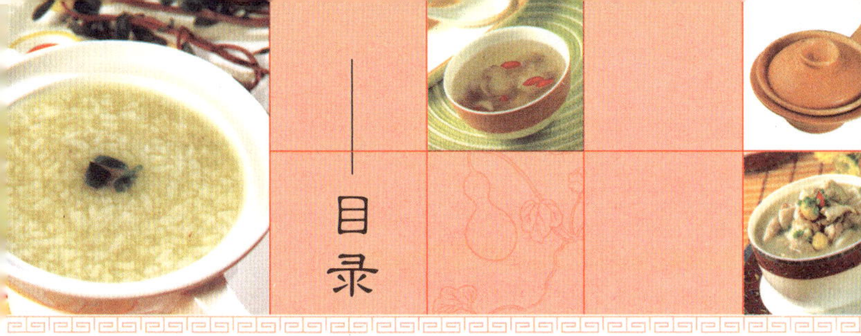

目录

第一章 认识延年益寿的“汤博士”

第一节　了解汤的分类.........2
第二节　居家煲汤面面谈.....3
第三节　喝汤的5个注意事项....9

第二章 认识祛病养生的“粥大夫”

第一节　了解粥的分类........13
第二节　居家煮粥面面谈....16
第三节　煮粥的4个注意事项...21
第四节　粥膳饮食宜与忌.....23

第三章 中医全面养生——汤饮粥膳疗方

延年益寿..............................25
健脑益智..............................26
益气养血..............................27
养心安神..............................28
滋阴润燥..............................29
补肾壮阳..............................30
养肝护肝..............................31
养肺护肺..............................32
健脾补气..............................33
健胃消食..............................34
润肠通便..............................35
清热解表..............................36
通经活络..............................37
化痰止咳..............................38
活血化瘀..............................39
利水消肿..............................40
排毒解毒..............................41

第四章 汤饮粥膳增强体质、改善亚健康

眼睛保健……43
前列腺保养……44
卵巢保养……45
失眠……46
健忘……47
焦虑……48
神经衰弱……49
耳鸣……50
头痛……51
精神抑郁……52
食欲不振……53
疲劳……54
免疫力低下……55

第五章 汤饮粥膳改善常见病

贫血……57
高血压……58
低血压……59
心脏病……60

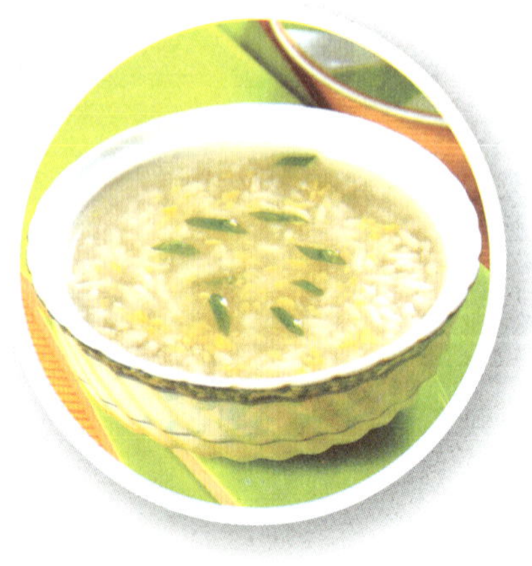

第一章

认识延年益寿的『汤博士』

煲汤也是一门大学问，不管是为了身体健康，还是为了品尝到美味，都有必要了解一些关于汤的相关知识。

第一节　了解汤的分类

清淡汤

这里所说的清淡汤，就是指味道比较清淡的汤。加热时间较短，汤汁清淡而不混浊，这是清淡汤的特色，适合喜好清淡口味的人群饮用。由于材料加热的时间不长，鲜味无法在汤中完全释放，因此必须靠调料或高汤提味。如家常的青菜豆腐汤、蛋花汤等。

甜汤

这种汤味道甜美、材料选择多样，有常见的红小豆、绿豆、花生，也有黑糯米、芝麻、核桃等。甜汤的做法多种多样，广东人称为糖水。甜汤大多具有养颜美容、滋补润肺的作用，坚持每天喝一碗，可使皮肤白皙水嫩。

高汤

高汤选用的材料主要为猪骨、鸡骨和鱼骨等。高汤材料的制作、选择要选其优点，如此方能熬出物美价廉的高汤。有了好高汤，再加入其他食材，汤品的滋味才会更鲜美。

浓汤

浓汤的味道比较醇厚，它以高汤做汤底，添加各种材料一起煮，再以淀粉料勾芡，让汤汁呈浓稠状。

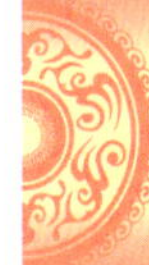
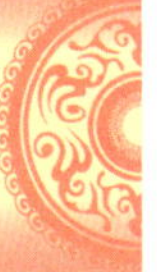

第二节 居家煲汤面面谈

煲汤的方法

汤好不好喝，与煲汤的方法有非常密切的关系。除此之外，还要选择适当的调味品。只有将二者结合起来，才能烹调出味道鲜美、营养丰富的汤品。煲汤的方法多种多样，最常见的应属以下几种。

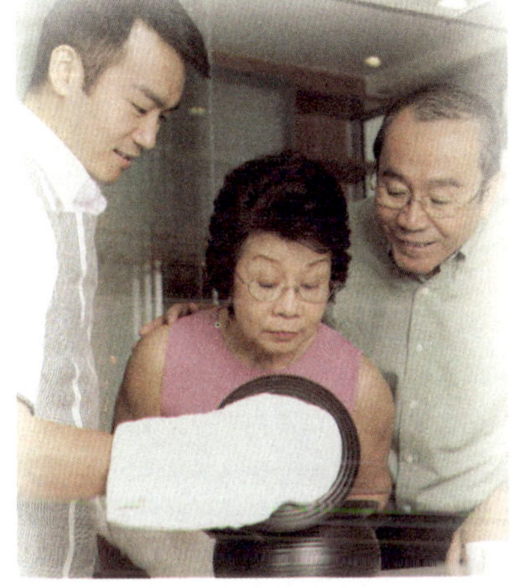

煲汤是一门大学问，不同的方法可以做出营养、口味均不相同的汤品

□汆

汆是对一些烹饪食材进行过水处理的方法，是煮汤的常用方法之一。汆属于大火速成的烹调方法，其特点是质嫩爽口、清淡解腻。操作要求如下。

◎汆汤所用的材料一般应切成片、丝、条或制成丸子。

◎这种制法容易产生浮沫，要除去。

□炖

炖汤是将食材放入陶器，加好汤和调味料，大火烧开后持续小火加热至原料酥烂而汤汁醇厚的一种熬汤方法。操作要求如下。

◎炖汤要选用质地较老、富含蛋白质的食材。

◎炖汤使用的容器陶器既是加热器皿（锅），又是盛器，烹制完毕连锅上桌。炖汤用陶器能使食材的风味物质缓慢而尽可能多地析出，从而使汤品的风味大增。

◎炖汤一般一次加准调料，特别强调小火长时间加热。

◎一般在加完所有食材后，先用大火烧开锅再用小火长时间加热至食材酥烂。

□煨

所谓煨，指将质地较老的食材放到锅中，用小火长时间加热直到食材酥烂。其特点是：主料酥烂、汤汁浓香、口味醇厚。操作要求如下。

◎煨汤必须选择质地较老、纤维较粗、不易熟的食材，并将其切成较小的块状。

◎要用小火长时间煨煮。

◎汤汁不用勾芡，盐一般在最后放入。

□煮

煮和氽有些相似，但煮比氽的时间长。煮是把主料放入汤汁或清水中，用大火烧开后，改用中火或小火慢慢煮熟的一种烹调方法。煮汤的特点是口味清鲜、汤菜各半。操作要求如下。

◎加热的时间略长一些。

◎汤汁较多，要做到汤菜各半，不需要勾芡。

◎在煮的过程中，汤要一次性加足，不要中途续加，否则会影响味道。

煲汤的器具

□高压锅

高压锅能在最短的时间内迅速将汤品煮好，还不破坏食材营养，既省火又省时，适于煮质地有韧性、不易煮软的食材。但高压锅内放入的食材不宜超过锅的最高水位线，以免内部压力不足，无法将食材快速煮熟。

□瓦罐

制鲜汤以陈年瓦罐煨的效果最佳。瓦罐由不易传热的石英、长石、黏土等原料配成的陶土再经过高温烧制而成。其通气性、吸附性好，还具有传热均匀、散热缓慢等特点。煨制鲜汤时，瓦罐能均衡而持久地把外界热能传递给内部食材，相对平衡的环境温度有利于水分子与食物的相互渗透，时间维持得越长，鲜香成分溢出得越多，煨出的汤滋味就越鲜醇，被煨食材的质地就越酥烂。

□焖烧锅

焖烧锅适合煲纤维较多的猪肉、牛肉、鸡肉类汤品，或豆类、糙米等坚硬谷豆类汤品。煲汤时，将食材放入内锅煮沸，再放入外锅静置1~2小时，再把食材渐渐煮熟、煮透。焖烧锅的最大特点是既省煤气，又可保留食材的营养成分。用焖烧锅烹调时，放入的食材不宜太少，以满为佳。

□砂锅

用砂锅煲汤可保持食材的原汁原味。砂锅耐高温，经得起长时间的炖煮。用砂锅煲汤时要先放水，再把砂锅置于火上，先小火慢煮，再大火煮。用砂锅煲出的汤，汤汁浓郁、鲜美且不丢失原有的营养成分。不过砂锅的导热性差、易龟裂，新砂锅最好不要直接用。第一次用砂锅前最好先在锅底抹一层油，放置一天后洗净煮一次水再用。

砂锅

国医小课堂

煲汤忌一锅百用

煲汤时，器皿的选择是一个很重要的环节。有人认为一锅可百用，这种想法是错误的。每种汤锅都有其独特的作用。想要省钱、省时地煲出一锅味道鲜美的汤品，就必须先了解做汤工具的种类和正确的使用方法。

煲汤的8个原则

民以食为天，而食的本质是营养。在外忙碌了一天，回到家如果能喝上一碗滋味鲜香、营养丰富的汤，感觉真是不一样。要使汤真正发挥出强身健体、防病强身、增强体质的作用，就要在制作方法上下一番苦功夫。

□选择新鲜材料

新鲜并不是历来所讲究的“肉吃鲜杀鱼吃跳”的“时鲜”。现在所讲的鲜指鱼、畜、禽杀死后在3～5小时内烹调，此时鱼或禽肉的各种酶使蛋白质、脂肪等分解为氨基酸、脂肪酸等人体易吸收的物质，不但营养最丰富，味道也最好。

□清除蔬菜上残留的农药

当前提倡食用绿色无公害食品，但是，受许多客观因素的制约，人们无法确保每餐用的食材都是绿色无公害的，在此情况下，清除蔬菜上的农药残留就成了一个重要问题。煮汤前，如何清除蔬菜上的农药呢？有两种常用方法值得借鉴：一种方法是，先将蔬菜用清水冲洗干净，然后将蔬菜浸到盛放小苏打水的盆里，浸泡5～10分钟，再用清水冲洗干净即可；另一种方法是，先用清水将蔬菜冲洗干净，然后将其放入清水盆，并滴入几滴果蔬清洗剂浸泡片刻，最后用清水冲洗干净。

□配水要合理

水既是鲜香食品的溶剂，又是食品的传热媒介，还是汤的精华。水温的变化、用量的多少

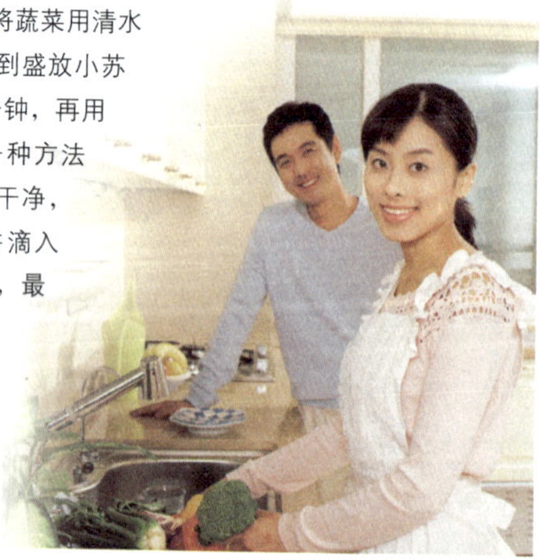

煲汤前应仔细清洗蔬菜

对汤的味道有直接的影响。煮汤时，用水量一般控制在主要食材质量的2~3倍，也可按熬1碗汤加2倍水的方法操作。

□调料添放要适度

做汤的基本调料有：盐、酱油、酱、豆豉、番茄酱、醋、味精、鸡粉、蚝油、虾油、辣椒、姜、葱、花椒、八角、香叶、丁香、孜然、肉蔻、小茴香、陈皮等。广东人煲汤讲究原汁原味，不喜欢往汤中加过多调料，担心破坏食材原有的鲜香味。广东人的这种意识是健康的，过多地加入调料，的确会影响汤的口感，破坏汤的营养成分，因此，汤里不宜放入过多调料。

辣椒

□把握材料切放时机

一些需要长时间炖煮的食材，如肉、鱼、某些根茎类蔬菜，可同时放到锅中，根茎类蔬菜宜切大块；一些比较容易熟的嫩叶类蔬菜最好在起锅前几分钟放入，以保证食材成熟度一致。

□材料搭配要适宜

许多食物之间已有固定的搭配模式，使营养相互补充，即汤水中的“黄金搭档”。例如，将酸性食品“肉”与碱性食品“海带”搭配，就是一个完美的组合，不仅汤的味道鲜美，营养价值还很高，人们称这种汤为“长寿食品”。

□火候大小决定汤的质量

一提到煲汤，人们的直观想法就是将一锅食材放在大火上长时间地熬。殊不知，这种做法会影响汤的营

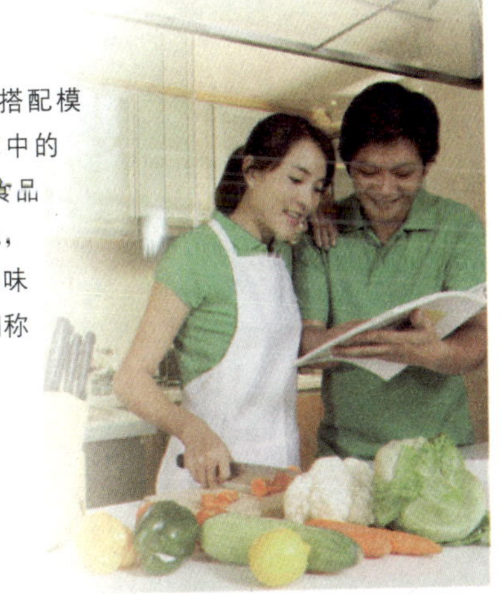

煲汤的食材要合理搭配

养价值。汤对火候的要求很高，一锅味道鲜美的汤，是用大火炖煮还是用小火慢熬，要因所选食材而定。火候不对，会破坏汤中的营养成分。

□煲汤不是炖汤

煲是把食材放到锅中，直接置于火上焖煮。煲汤的时候，锅中的汤水会越来越少，食材也会变得酥软。而炖汤是将食材放入炖盅再隔水蒸煮，以隔水方式蒸煮为原则。炖汤的汤汁味道浓厚香醇，色品上清而不混浊，营养价值比煲汤更高。这是煲汤与炖汤的最大区别。

国医小课堂

选好水，煲好汤

汤煲得好不好，要看选用的食材、调料、煲汤的器具，除此之外，还要看用什么水。水用对了，能使汤的味道更好、营养更高。《吕氏春秋·本味篇》记录：“凡味之本，水最为始。五味三材，九沸九变，火为之纪。”由此可以看出，煮汤也要讲究水的选择。

我国古代煲汤时多选用井水或泉水，其中使用泉水煲汤是最好的。这是因为泉水所含杂质极少，水质软，清澈甘美，且含有多种无机物。

溪水、江水与河水等长年流动的水用来煮汤也很好。但是现在有些江河之水混浊度很高，需要澄清之后才能使用。

井水食用深层地下水渗透而出的，一般污染少，水质洁净，适合煲汤。而浅层地下水则很容易被污染，且水质较差，不适合煲汤。

自来水一般都是经过人工净化过的江水、河水或湖水。但有时自来水含有过量的氯化物，气味浓重，就不适合煲汤了。

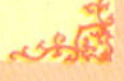

第三节　喝汤的5个注意事项

如果说煮汤要讲究一定的方式方法，那么喝汤也要遵守一定的原则，什么时候喝、怎样喝都有其特定的章法，喝得合理，则延年益寿，喝得不得法，则适得其反。那么，喝汤应注意哪些问题呢？

汤饭不能混合吃

有人喜欢吃“汤泡饭”，这是非常不科学的吃法，对健康有弊无利，时间长了，还会引发胃病。众所周知，嚼烂的食物容易被胃肠道消化吸收，有利于身体健康。而汤与饭混合在一起吃，食物在口腔中尚未被完全嚼烂，就与汤一同进入了胃，食物没有充分咀嚼，唾液分泌得少，与食物混合搅拌不均匀，淀粉酶也会被汤水稀释，这无形中给胃增添了许多负担。更何况，胃和胰脏分泌的消化液本来就不多，还被汤冲淡了，吃下去的食物更不能得到很好的消化吸收，这就形成了一个恶性循环，久而久之会引发多种疾病。

汤、渣要一起吃

大多数人认为，汤经过长时间煲煮，“渣”中的营养物质已全部融进了汤，因此，“渣”就失去了食用价值。事实上，这种看法有些片面。有关实验证明，用鱼、鸡、牛肉等富含蛋白质的食材煮汤，6小时后，汤看上去已经很浓了，可事实上只有6%～15%的蛋白质进入了汤，其余的85%以上仍留在所谓“渣”中。由此可见，有些汤的“渣”并非没有食用价

喝汤的时候连“渣”一起吃才不浪费

值，喝汤时最好连“渣”一同食用，这样不会造成浪费。

忌喝单一种类的汤水

人体所需的营养成分种类繁多，一款汤不可能将所有营养元素全部包含在内，因此，爱喝单一种类汤水的人易出现营养不良的现象。医学上提倡用几种动物性与植物性食材混合煮汤，不但可以使鲜味相互交融，还能为人体提供必需的氨基酸、矿物质和维生素，从而达到维持身体功能的目的。

女性应对症喝汤

工作繁忙使职业女性备感心烦、疲倦、睡眠不佳、肤色暗淡。女性应该懂得爱惜自己，经常喝些具有食疗效果的汤水，能令自己轻松应对每一天。当然，前提是必须对症喝汤。

——**失眠、肤色暗淡的女性**：应该用虫草甲鱼汤予以滋补。冬虫夏草与甲鱼一起炖汤，有健脾、安神、美白肌肤的功效。

——**月经不调、皮肤粗糙的女性**：应及时用红枣乌鸡汤予以滋补。红枣自古就有补血的功效，乌鸡也是益气、滋阴的佳品，对调经补血有良好的效果。

——**脾胃不强、爱长青春痘的女性**：可用土茯苓甲鱼汤补养身体。此汤具有清热解毒、健脾胃的效果。

国医小课堂

饭后喝汤有害健康

常言道：“饭前喝汤，苗条健康；饭后喝汤，越喝越胖。”这种说法是有科学依据的。饭后喝汤不但会越喝越胖，还会影响健康。因为，最后喝下的汤会把原来已经被消化液混合好的食物稀释，影响食物的正常消化，从而给胃肠道增加负担。

——**工作压力较大的女性**：可用花旗参甲鱼汤滋补身体。此汤能补气养阳，清火除烦，养胃，对于工作繁忙、压力过大的女性有很好的滋补作用。

——**秋冬肺热、咳嗽多痰的女性**：虫草煲水鸭汤是最好的选择，此汤具有补肺益肾、止咳化痰的作用。值得注意的是：脾胃虚寒、胃溃疡者最好不要食用，以免适得其反。

——**压力导致头痛的女性**：可用天麻乳鸽汤调养身体。天麻对治疗头痛目眩、肢体麻木有特别好的效果；乳鸽的营养较为丰富，而且口感好。

不喝60℃以上的汤

人的口腔、食管、胃肠道能承受的最高温度为60℃，一旦超过了这个温度，会造成黏膜烫伤。尽管人体有自行修复的功能，但反复损伤也会使上消化道黏膜恶变。据调查材料表明，喜欢吃烫食的人，食管癌的发病概率要高于其他人。那么汤在什么温度时最宜饮用呢？为了维护健康，将汤的养生作用发挥出来，最好待汤冷却到60℃以下饮用。

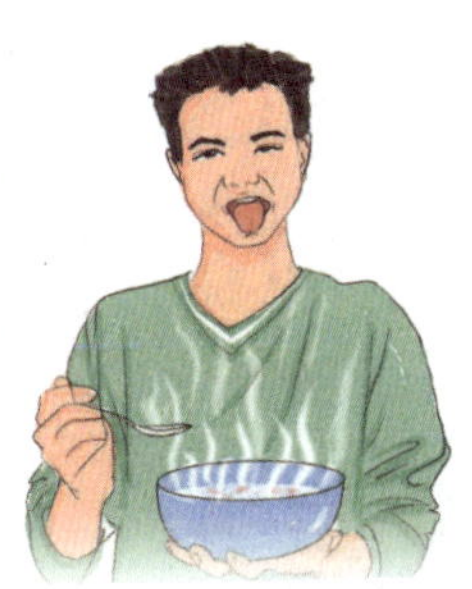

汤的温度要控制在60℃以下，以免烫伤消化道黏膜

国医小课堂

喝汤的正确方法

正确的喝汤方法是饭前先喝几口，为口腔、肠道涂抹一层润滑剂，减少干硬食物对消化道黏膜的损害，促进消化腺分泌，起到帮助消化的作用。

第二章

认识祛病养生的『粥大夫』

粥是饮食中第一大补益之物。以粥养生在我国有着悠久的历史，远在2000年前，先人就已经开始用粥来保健养生了。粥的营养成分都溶在水中，便于胃肠吸收，张耒《粥记》云："每晨起，食粥一大碗。空腹胃虚，谷气便作，所补不细。又极柔腻，与肠胃相得，最为饮食之良。"

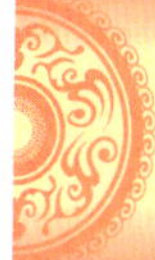

第一节　了解粥的分类

粥膳经历了几千年的发展，其花样不断翻新，种类也逐渐增多。粥的品种和档次今非昔比，各种风味的粥也屡见不鲜，如八宝粥、养颜粥、淡粥、甜粥、咸粥等，各式各样的蔬菜粥、水果粥、鲜花粥层出不穷。

依照形态分类

这种分类方法多见于古代。古人依照形态的不同把粥膳分为两类，即稀粥与稠粥。

□稀粥

稀粥是以米加水直接烹制而成的，且是一种米少水多的粥，形态与稀饭相似，古代称之为酏。用来熬煮稀粥的米、水比例大致为1：20。

□稠粥

稠粥也是以米加水烹制而成的粥品，但与稀粥不同的是，稠粥是黏稠的粥，米与水的比例大致为1：15。

依照原料分类

根据制作粥膳所用主要原料的不同可将粥分为三大类，即白粥、食品粥和食疗药粥。

□白粥

白粥指将米加水直接烹制而成的粥，多以五谷杂粮为主要原料。制作白粥常用的原料有稻米、小米、玉米、小麦、燕麦、荞麦、薏米、黑米、黑豆、黄豆、红小豆、绿豆等五谷杂粮。

古代医书指出："五谷为养。"可见，由五谷杂粮制成的白粥，其养生作用不容忽视。每种粥品都有各自不同的养生功效，较为常见的粥膳养生功效包括养心安神、滋阴、壮阳、清热、利湿、润肠、健脾胃等。

□食品粥

食品粥是在白粥的基础上发展而来的，在原料的选用上增加了蔬菜、鲜花、水果、肉类、水产品等。由于食品粥与白粥所用的原料之间在性味上没有太大的偏差，作用较温和，因此较适宜老年人、患病儿童及体弱多病者食用。常食此类粥膳能补充营养、增强体质、提高人体的抗病能力。

□食疗药粥

食疗药粥则是在白粥或食品粥的基础上，加入中药烹制而成的。药粥常用的中药材包括当归、人参、丹参、山楂、山药、白术、白果、甘草、神曲、枸杞子、冬虫夏草等。在制作药粥时，可将中药研成粉末后与米同煮成粥，也可将中药捣汁或煎汁代替水来煮粥。

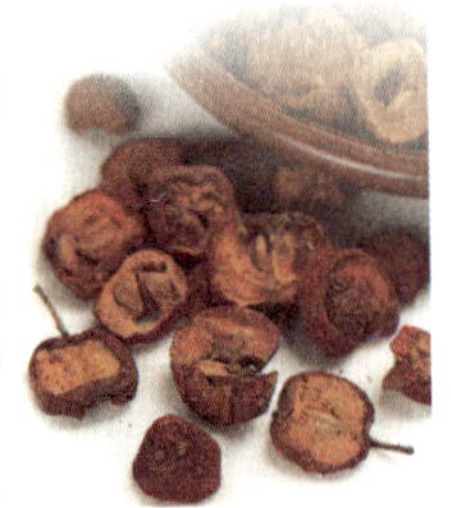

山楂

药材的使用为粥膳带来了新的功效，可以针对具体的病症自行制作药粥。用中药煮的粥，功效比白粥与食品粥更为显著，有较好的养生功效。但应注意的是，在选用每种中药前，一定要先了解自己的体质及药材的特性与功能，或者咨询中医。要意识到"是药三分毒"，任何药物都不能滥用，以免影响身体健康。

依照烹制方法分类

根据烹制方法的不同可将粥膳分为普通粥和花色粥两大类。

□普通粥

普通粥的制作方法较为简单，主要分为煮粥和熬粥两种。

煮粥的方法：将米淘洗干净，放在冷水中浸泡5~6小时，每500克米加水3000～4000克，再用大火煮至熟透即可。

熬粥的方法：将米洗净后，加入冷水，再用大火加热至滚后，立即装入有盖的木桶内，盖紧锅盖，熬约2小时即可，用这种方法熬出来的粥味道较香。

□花色粥

与普通粥相比，花色粥品种繁多，根据所用材料的不同，口味也有荤有素、有咸有甜。花色粥的做法也有两种。

一种做法是配料与米同时熬煮，但也要注意下料的先后顺序。用此方法制成的粥包括绿豆粥、红小豆粥、豌豆粥、腊八粥等。另一种做法是煮好米粥后再放入各种配料。用这种方法制成的粥有鱼片粥、肉丝粥、鱼蛋粥等。花色粥的名字随加入配料的不同而有所变化，一般加什么配料就叫什么粥，如苹果粥、鱼松粥、菠菜粥等。

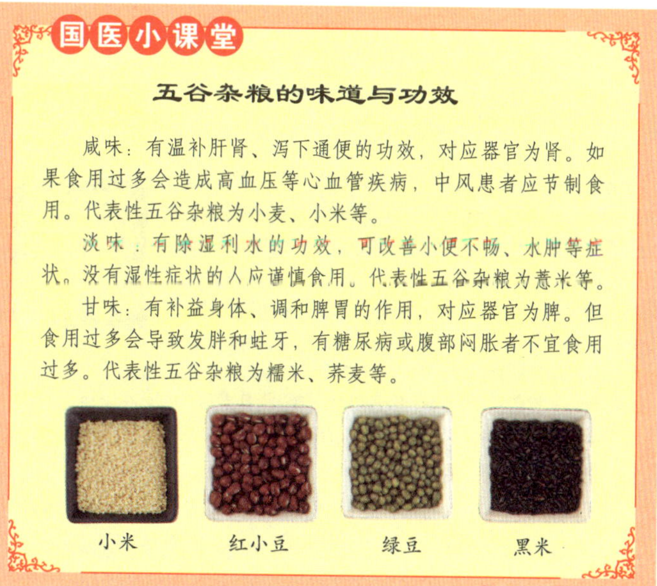

国医小课堂

五谷杂粮的味道与功效

咸味：有温补肝肾、泻下通便的功效，对应器官为肾。如果食用过多会造成高血压等心血管疾病，中风患者应节制食用。代表性五谷杂粮为小麦、小米等。

淡味：有除湿利水的功效，可改善小便不畅、水肿等症状。没有湿性症状的人应谨慎食用。代表性五谷杂粮为薏米等。

甘味：有补益身体、调和脾胃的作用，对应器官为脾。但食用过多会导致发胖和蛀牙，有糖尿病或腹部闷胀者不宜食用过多。代表性五谷杂粮为糯米、荞麦等。

小米　红小豆　绿豆　黑米

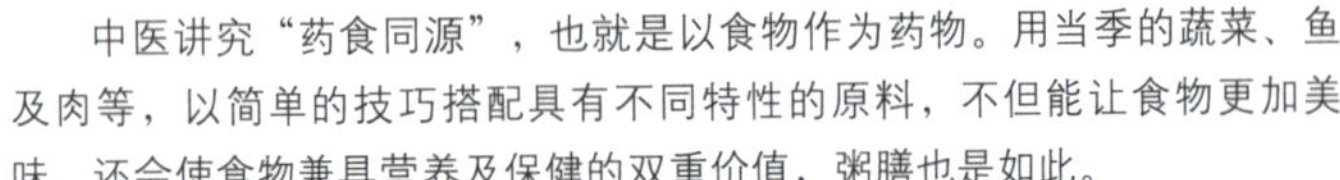

第二节　居家煮粥面面谈

中医讲究“药食同源”，也就是以食物作为药物。用当季的蔬菜、鱼及肉等，以简单的技巧搭配具有不同特性的原料，不但能让食物更加美味，还会使食物兼具营养及保健的双重价值，粥膳也是如此。

不过，粥的烹制并不简单，要想把粥煮得鲜美、好吃，也要参透其中的学问。

米的学问

煮粥米是不可缺少的。常用于烹制粥膳的米包括籼米、粳米、糯米、小米、薏米等。在选购米时一定要仔细辨别，买到优质米。

□制作粥膳常用的米

——**籼米**：一般为长椭圆或细长形，较白，透明度较差。吸水性强，胀性大，出饭率高。口感粗硬，易消化吸收。

——**糯米**：也叫江米。米质呈蜡白色、不透明或呈半透明状，吸水性和膨胀性小，熟后黏性大，常用其制作甜食或各种年糕。但较难消化吸收，胃肠消化功能弱者不宜食用。

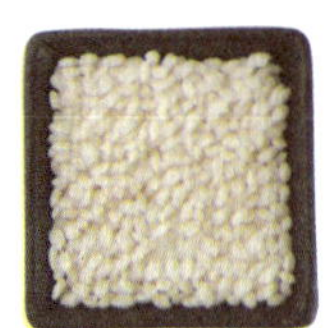

糯米煮出来的粥黏性较大，胃肠功能不佳者慎食

——**小米**：由粟脱壳制成的粮食，颗粒较小。

——**薏米**：又称薏苡仁，是谷类粮食的一种，营养丰富。

——**粳米**：米粒为椭圆形，透明度高，表面光亮。吸水性差，胀性小，不如籼米易消化。

□判断优质米与劣质米

米的挑选应从不同颜色、干燥程度及是否有霉变等感官性状着手。

优质米有光泽，米粒整齐，颗粒大小均匀，碎米及其他颜色的米极少。当把手插入米中时，有干爽的感觉。然后再捧起一把米观察，米中是否含有未成熟米（即无光泽、不饱满的米）、损伤米（虫蛀米、病斑米和碎米）、生霉米粒（米表面生霉，但没完全霉变，还可食用的米粒）。

在挑选米时，还要看含黄粒米的多少（精白米中），黄粒米也称黄变米。黄变米含有许多霉菌毒素，其中的黄天精和环氯素已被证实对人类有致癌作用，不能食用。

陈米是一种储存时间过长的米。其外观质量差，色泽发暗，黄粒米较多，有糖酸气味，米香味减弱或消失。此种米煮熟后，黏性下降，米粒组织结构松散，食用时无鲜米的香气。陈米只要无霉变，仍可食用。

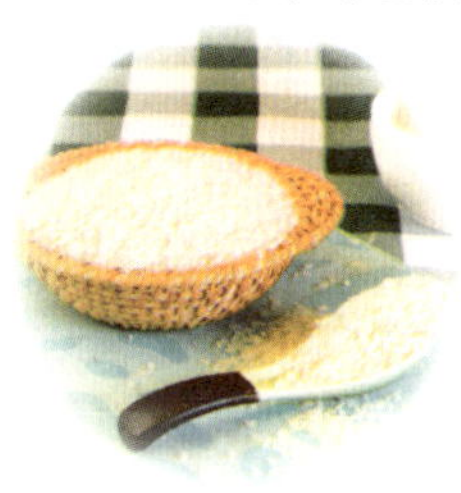

学会选米窍门，轻松购得优质米

水的用法

煮粥用的水也有讲究。一般情况下，煮粥需要用大量的水，那么应该选择什么样的水来煮粥呢？

《粥谱》认为，活水要比死水好，若用井水，在凌晨3：00～5：00汲取为好，还有人认为煮粥用泉水好。当然，这些都是古人的观点，社会发展到今天，人们一般只用自来水煮粥了。

不论用哪种水煮粥，都要采用正确的方法。一般人都习惯用冷水煮粥，其实最适宜煮粥的是开水。因为冷水煮粥会糊底，而开水煮就不会出现这种现象。

火候也有讲究

在粥膳制作过程中，米与水固然重要，但火候的掌握也是关系粥质量的一个关键因素。

煮粥时一般应先用大火煮开，再转小火熬煮约30分钟。另外，可根据不同的火候做成不同的粥。比如：用小火熬煮加进白果和百合的粥，能够清热降火；用大火生滚的各类肉粥，低油低脂、原汁原味、口感清新。

器具的学问

用五谷杂粮烹制粥膳时，应尽量使用稳定性较高的陶瓷器具或不锈钢制品等，尽量不要使用铝制品等容易氧化的器具。

时间的把握

熬粥时间长短要视人群的不同而区别对待。熬粥时间越长，淀粉会被水解为糊精，有利于消化吸收，但容易引起血糖升高，因此，对于有糖尿病患者的家庭来说，熬粥时间不要太长。

对于其他正常人群，尤其是儿童及消化吸收能力较差的人来说，熬粥时间越长越好，基本上不存在营养素的丢失。

正确的煮粥程序

很多人都会觉得煮粥是件很简单的事，把米淘好，多加点水慢慢煮就是了。不过，要将粥煮得稠而不糊、糯而不烂要注意方法，下面就来向大家介绍一下煮粥的正确步骤。

□第一步：浸泡

煮粥前先将米用冷水浸泡半小时，让米粒膨胀开（见图①）。这样不但节省煮粥的时间，而且煮出来的粥口感好。

由于制作粥膳的原料多为五谷杂粮，而其中的谷类、豆类中含有较多的膳食纤维，如果在烹调前不用水浸泡一段时间，粥便不容易软烂，吃的时候口感会较硬，不易入口。更重要的是，浸泡后烹调，会使食物更容易被人体吸收、消化。

在浸泡豆类时，最好选用自来水，浸泡过豆类的水有的可能会含有化学物质，应及时倒掉。

但在浸泡黑糯米时，其营养成分会溶于水中，因此，浸泡过后的水可以直接烹煮。浸泡后再煮还可使五谷杂粮内的营养活化，减少烹调时间。浸泡时间需视五谷杂粮的种类而定。

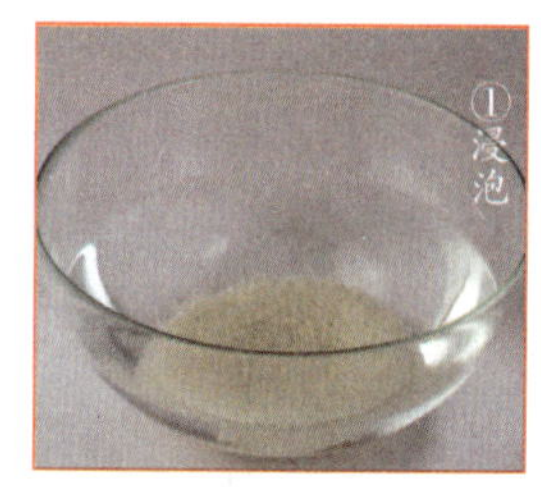
①浸泡

□第二步：水开后下原料

如果你一直用冷水煮粥，以后就要改掉这一习惯。先将水烧热再将浸泡好的米倒入锅中，这样一来粥既不会糊底，也节省了煮制时间（见图②）。

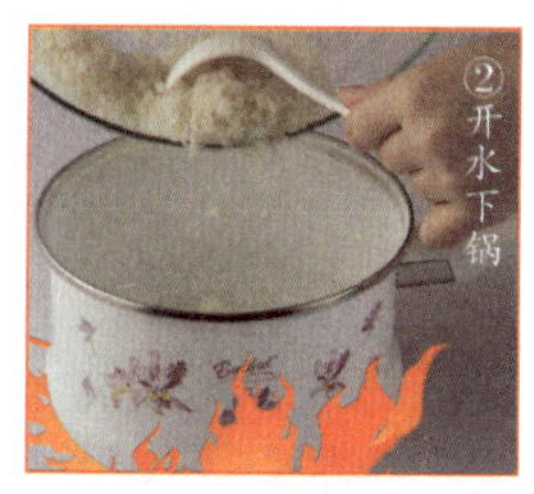
②开水下锅

□第三步：调整火候

先用大火煮开，再转小火熬煮约30分钟。即以大火烧水，小火煲粥，内行人称之为“大火攻，小火烘”（见图③）。别小看火的大小转换，粥的香味由此而出！

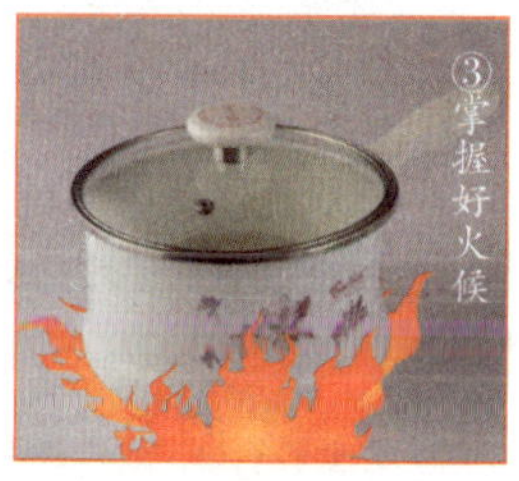
③掌握好火候

□第四步：搅拌

在烹制美味粥时，搅拌也是关键。搅拌的技巧是：开水下锅时搅几下（见图④），盖上锅盖以小火熬20分钟后，开始不停地搅动，记住要顺一个方向搅，持续约10分钟，到粥呈稠状出锅为止（见图⑤）。煮粥时经常搅拌，不仅可以防止糊底，还可以让米粒更饱满、更黏稠。

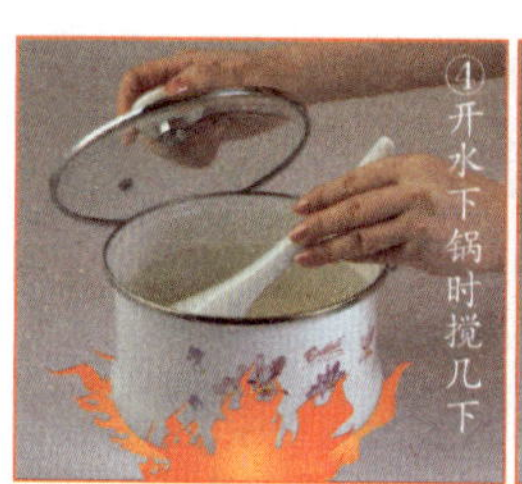
④开水下锅时搅几下

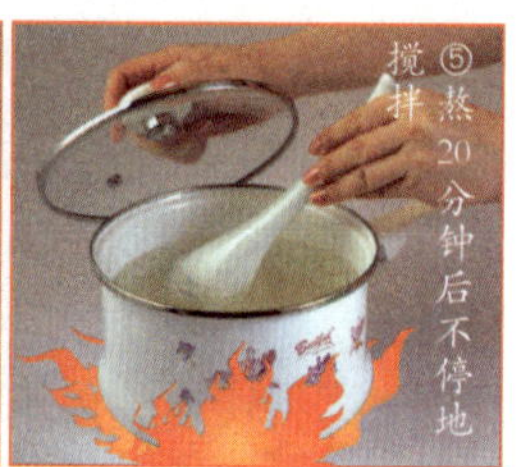
⑤熬20分钟后不停地搅拌

□第五步：点油加盐

⑥加油

煮粥时加点盐会使粥易熟、绵滑，加油可促进米粒软烂成粥（见图⑥）。一般人认为煮粥不必放油，但事实上，煮粥也应放油。加盐不加油则粥味清淡，加油则甘浓香甜一些，可随个人口味选择。待粥煮开时改小火煮约10分钟时，加入3~4滴色拉油，就会发现不但成品粥色泽鲜亮，而且入口特别鲜滑。

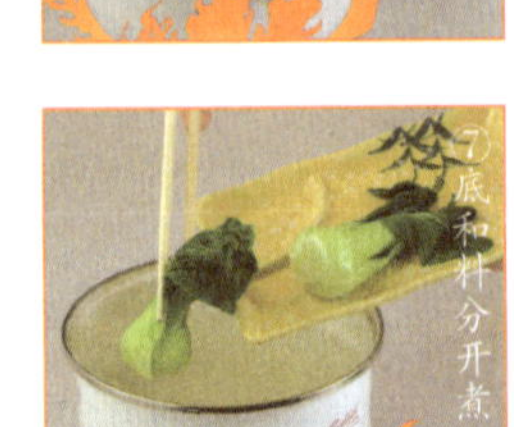
⑦底和料分开煮

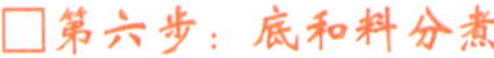

□第六步：底和料分煮

辅料和粥一定要分开煮，吃前再将它们放在一起熬煮片刻，时间以不超过5分钟为宜（见图⑦）。这样熬煮出的粥品清爽而不混浊，每样东西的味道都熬出来了又不串味。特别是辅料为肉类及海鲜时，更应将粥底和辅料分开熬煮，辅料如皮蛋、瘦肉、鱼片、虾仁之类。

国医小课堂

家庭煮粥小常识

宋朝诗人陆游认为食粥能长寿成仙。明朝的李时珍也持有类似的观点，《本草纲目》中引张耒云：粥“极柔腻，与肠胃相得，最为饮食之良”。

煮粥很简单，但想煮出既美味又营养的粥来，还是有些难度的。下面介绍一些煮粥常识，可以让你事半功倍。

◎煮一碗好吃的粥底。煮粥最重要的是要有一碗晶莹饱满、稠稀适度的粥底，才能衬托出粥和食材的美味。

◎米饭煮粥。建议比例是1碗饭加4碗水，注意不可搅拌过度。胃寒的人建议用米饭放入沸水中煮粥，对胃有益。

第三节 煮粥的4个注意事项

淘米忌过于用力

谷类外层的营养成分比里层要多，特别是含有丰富的B族维生素和多种矿物质，而这些营养物质可以溶在水里。如果在淘米时，太过用力，会使米外层的营养物质随水流失。另外，也不要用热水淘米，这同样会破坏其中的营养物质。一般情况下，可先把沙子等杂质挑出，然后再淘洗两遍即可。

原料选择要适当

利用生鲜食物煮粥时，其加热温度和加热时间都无法达到杀死致病微生物的要求。尤其是水产品，如想保持食物的鲜美，就不能高温加热，并且加热时间也不宜过长，因此极有可能会有细菌或寄生虫卵残留。致病的细菌、寄生虫卵或幼虫如果没有被杀死，便会随食物进入人体，从而引发各种疾病。因此，煮粥时一定要注意食材的选择，尽量不要选择带有致病细菌或寄生虫的食材，同时也要注意加热的温度与时间。

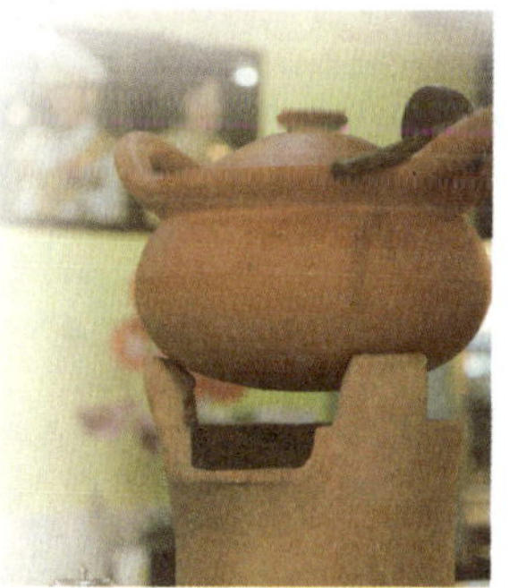

煮粥时加入高汤，会让粥的味道香浓诱人

高汤的使用要适当

高汤是决定粥口感的基础，而加与不加高汤所熬出来的粥底味道也不相同，用高汤熬出的粥会更香醇一些。

煮粥忌放碱

有些人在煮粥、烧菜时，有放碱的习惯，以求快速软烂和发黏，口感也较好。但是这样做的结果，往往会导致米和菜里的养分大量损失。因为养分中的维生素B_1、维生素B_2和维生素C等都是喜酸怕碱的。

维生素B_1在大米和面粉中含量较多。有人曾做过试验，在400克米里加10克碱熬成的粥，有56%的维生素B_1被破坏。如果经常吃这种加碱煮成的粥，就会因缺乏维生素B_1而发生脚气病、消化不良、心跳无力或水肿等。维生素B_2在豆类里的含量最为丰富。一个人每天只要吃150～200克黄豆，就能满足身体对维生素B_2的需要了。豆子不易煮烂，放碱后当然烂得快，但这样会使维生素B_2几乎全部被破坏。而人体内缺乏维生素B_2，就容易引起男性阴囊瘙痒发炎、烂嘴角和舌头发麻等症状。

维生素C在蔬菜和水果中含量最多。维生素C本身就是一种酸，能与碱发生中和反应，碱对它会起破坏作用。人体内如果缺乏维生素C，会导致牙龈肿胀出血，容易感冒，甚至得维生素C缺乏病。

国医小课堂

煮粥调味小窍门

◎用鸡胸骨熬成的高汤味道比较清淡，如果喜欢较浓重的口味，可改用猪大骨来熬煮。

◎粥里加入海鲜，宜用鸡汤煮粥底；而猪大骨高汤熬成的粥底，则适合以肉类入粥。

◎使用海鲜时，宜先汆烫；肉类最好先汆烫过或拌淀粉后再入粥，以免粥品混浊、不清爽。

◎香菜或姜末等调料，不要直接混入粥里一起煮，以免菜色变黄，影响粥的色泽。

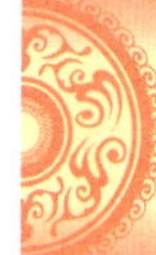

第四节 粥膳饮食宜与忌

粥膳虽是滋补之物，但并不是喝得越多越好。服用粥膳也要把握好尺度，一定要掌握食用粥膳的宜与忌，方可达到补益身体、养生祛病的目的。

五谷杂粮粥不宜过量食用

如过量食用五谷杂粮类粥膳，会有腹胀的情况发生；糯米粥也会引起消化不良；而一次食用过多的豆类，同样会引起消化不良。

宜用胡椒粉去粥的腥味

在用鱼、虾等水产品煮粥时，难免会产生腥味，这时如果在粥中加入胡椒粉，不仅可以去掉腥味，还能使粥更加鲜美。

不宜食用太烫的粥

常喝太烫的粥，会刺激食管，不仅会损伤食管黏膜，还会引起食管发炎，造成黏膜坏死，时间长了，还可能会诱发食管癌。

孕妇不宜食用薏米粥

孕妇不宜食用薏米粥。因为薏米中的薏米油有收缩子宫的作用，故孕妇应慎食。

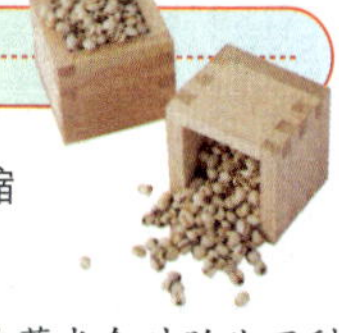

孕妇吃薏米会对胎儿不利

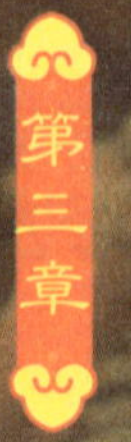

中医全面养生——汤饮粥膳疗方

一直以来，中医强调食补胜于药补，选取适合时令的食材煲汤、煮粥，并用正确的方法进食，就可以全面调养身体，保持人体健康且充满活力

延年益寿

随着年龄的增长，人的生理功能也会出现衰退的现象，宜在饮食方面进行调理。不妨适当进食一些便于消化吸收的汤、粥，不但味道鲜美、营养丰富，还可达到增强体质、延年益寿的目的。

汤博士推荐 | 银耳莲子汤

【材料】银耳、莲子各50克，红枣6个，枸杞子适量

【调料】冰糖适量

【做法】1. 银耳洗净，泡发备用；红枣去核，洗净。

2. 将水发银耳、莲子、去核红枣同时入锅，加适量清水煮约20分钟。待莲子、银耳煮软时放入枸杞子，煮一会儿，加入冰糖调味即可。

汤博士养生经 **莲子心味道较苦，但保健功效非常强，有清除心热、固精、安神、强心、延年益寿的功效。莲子的排毒作用也主要来自莲子心。**

粥大夫推荐 | 豆豉油条粥

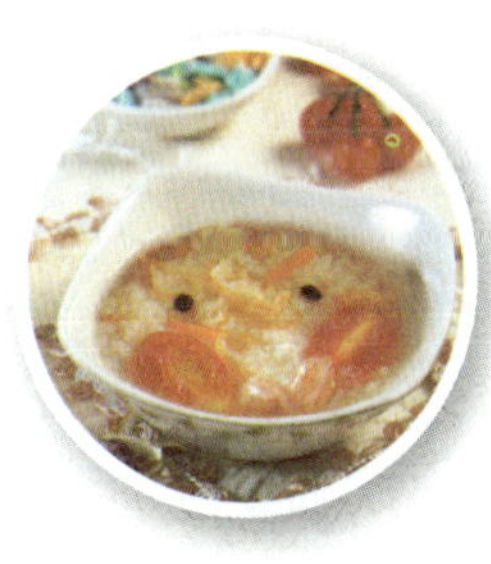

【材料】大米半杯，姜末少许，油条1根，小西红柿、胡萝卜、花生、豆豉各适量

【调料】高汤2碗，盐1小匙

【做法】1. 油条切丝；小西红柿洗净，一切两半；胡萝卜洗净切条，放入沸水锅中汆烫，备用。

2. 大米淘洗干净，加水熬成稠粥。

3. 另起锅，放入高汤，下入姜末，上大火煮沸，再下入稠粥、油条丝、小西红柿块、胡萝卜条、花生、豆豉及盐，搅拌均匀，见粥煮滚，出锅装碗即可。

粥大夫养生经 **这道豆豉油条粥可在一定程度上预防高血压、糖尿病、骨质疏松等老年人多发病，在一定程度上起到延缓机体衰老的作用。**

健脑益智

健脑益智对各个年龄段的人都很重要，尤其是孕妇和3岁以下的婴幼儿。大脑的血脑屏障是有选择性地吸收那些有益的物质，如对人体很重要的氧气、葡萄糖、维生素等。

汤博士推荐 | 砂锅鱼头汤

【材料】草鱼头1个，豆腐100克，粉丝1小把，虾仁50克，冬笋片、火腿片各20克，姜片、葱段、葱花各适量

【调料】高汤1大碗，盐适量，料酒适量，胡椒粉2小匙

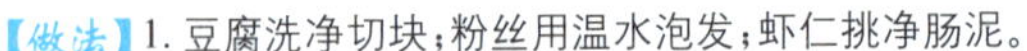

【做法】1. 豆腐洗净切块；粉丝用温水泡发；虾仁挑净肠泥。

2.草鱼头剁开洗干净后加入姜片、葱段、盐、料酒2大匙，放入锅中炸至微黄后放入砂锅中。

3.砂锅中加入高汤煮沸，撇去浮沫，先放入姜片、葱段、豆腐块、粉丝、火腿片、冬笋片、虾仁，再放入盐适量、胡椒粉2小匙、料酒2大匙煮熟入味，撒上葱花即可。

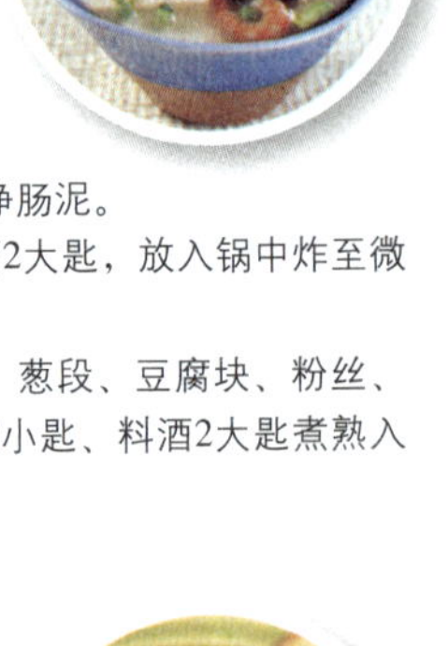

粥大夫推荐 | 鲳鱼豆腐粥

【材料】鲳鱼1条，豆腐1块，粳米50克，葱花、姜末各适量

【调料】盐1小匙

【做法】1. 将豆腐用开水煮5分钟，取出后沥干，再放入冷水中浸泡，捞出后捣成碎末。

2.粳米淘净放入锅中，加入适量水、盐、葱花和姜末，先以大火煮沸后转小火煮半小时左右。

3.将鲳鱼肉去骨、去刺，再剁成碎末。

4.把豆腐末和鱼肉末倒进米锅里煮熟即可。

益气养血

益气是指补益气的一种治法，适用于内伤劳倦或病久虚羸而见气短懒言、面色苍白、神疲无力、肌肉消瘦等症。补血主要是针对血虚体质或病症，血虚可服补血粥膳。

汤博士推荐｜菠菜猪肝汤

【材料】新鲜连根菠菜250克，猪肝50克，姜丝适量

【调料】盐适量

【做法】1. 菠菜洗净，切成段；猪肝切片。

2. 锅置于火上，加适量水，待水烧开后，加入姜丝和盐，再放入猪肝片和菠菜段，水沸肝熟即可。

汤博士养生经 菠菜、猪肝同用能补血，均可用于缺铁性贫血的补养和治疗。这道菜可以直接饮汤，食用猪肝和菠菜，也可佐餐食用。

粥大夫推荐｜红枣羊骨粥

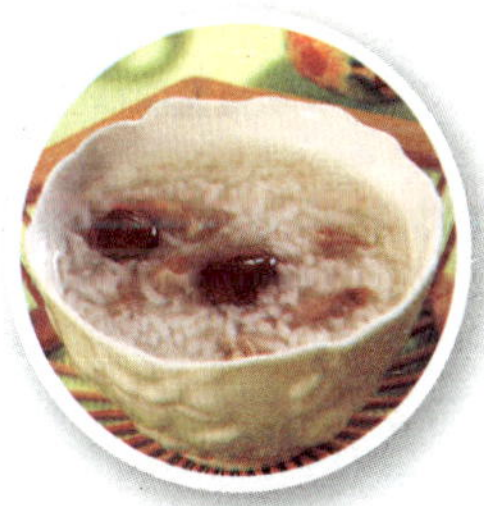

【材料】红枣15个，羊骨500克，大米1杯

【做法】1. 将羊骨(以腿骨为佳)斩成2段，洗净，放入锅中，加水用小火煮1小时。

2. 捞出羊骨，将骨髓剔于羊骨汤中，加入大米煮至八成熟，再放入红枣熬煮成粥即可。

粥大夫养生经 中医认为，红枣具有益心润肺、合脾健胃、益气生津、养血安神、缓解药毒、补血养颜之功效。将红枣与羊骨、大米制成粥膳，其营养价值与药用功效更为显著，对脾胃虚弱、体倦乏力、食少便溏、血虚萎黄、消瘦、精神不安等症均有辅助食疗作用。常食此粥可滋肾、养血、止血，还可缓解并改善肾虚血亏等症状。此粥现多用于改善贫血、血小板减少及过敏性紫癜等症。建议每日分2次服用此粥。

养心安神

广义的神是指人体生命活力的外在表现，而狭义的神，则是指人的精神和思想活动，主要包括精神、意识和思维活动。养心安神是指安定神志、蓄养精神，是中医上用以治疗神志不安的一种方法。

汤博士推荐｜地黄枣仁猪心汤

【材料】猪心1个，酸枣仁15克，生地黄、熟地黄各30克，远志6克，葱适量

【调料】盐、味精各适量

【做法】1. 猪心剖开，洗净，备用。

2. 酸枣仁、生地黄、熟地黄、远志分别洗净，一同放入干净纱布包内，扎好纱布包口，放入清水中浸泡1小时。

3. 将猪心放瓦罐中，把纱布包及浸药之水一并倒入瓦罐，大火煮沸后，改用小火慢煲，1个小时后，拣去药袋，加葱、盐、味精，继续煮3分钟即可。

汤博士养生经 **酸枣仁具有较好的镇静、催眠作用。远志也是一味中药，主要功能是安神益智。**

粥大夫推荐｜薏米百莲粥

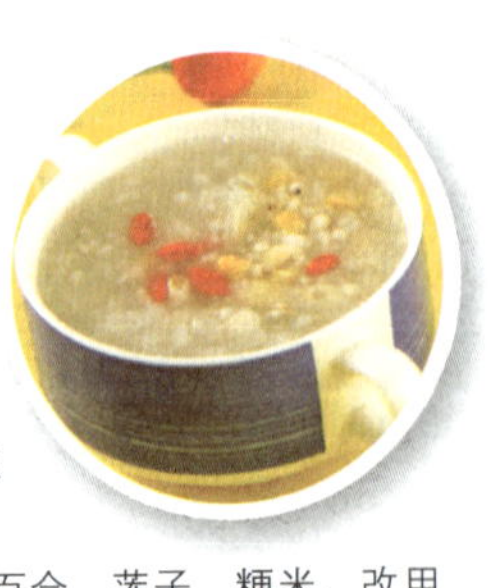

【材料】薏米、干百合各20克，莲子、粳米、甜杏仁粉各10克，枸杞子少许

【调料】红糖2大匙

【做法】1. 薏米、干百合、莲子用温水泡透；枸杞子洗净；粳米淘洗干净。

2. 在瓦罐中加入适量清水并烧开，再加入薏米、百合、莲子、粳米，改用小火煲约30分钟，最后再加入枸杞子、甜杏仁粉、红糖，煲熟即可。

粥大夫养生经 **百合能清心除烦，宁心安神；莲子有助于维持肌肉的伸缩性和心跳的节律，可安神养心，还有治疗贫血、缓解疲劳的作用。**

滋阴润燥

滋阴是指滋养阴液的一种治法，适用于阴虚潮热、盗汗或热盛伤津而见舌红、口燥等。当人体内的阳多于阴时，就需要滋阴润燥；滋阴润燥即利用各种方法调节体内的阴阳平衡，使身体恢复健康。

汤博士推荐｜老鸭汤

【材料】老鸭1只，冬瓜200克，莲子100克，姜少许

【调料】盐、胡椒粉、陈皮、味精各适量

【做法】1.将老鸭去内脏、尾部，宰杀治净，剁块；冬瓜洗净带皮切大块。

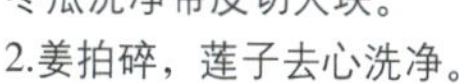

2.姜拍碎，莲子去心洗净。

3.煲内加水、姜、陈皮、老鸭、冬瓜、莲子，用大火烧沸，改用小火煲90分钟，调入盐、胡椒粉、味精装入碗中即可。

汤博士养生经 **鸭肉营养丰富，鲜嫩味美，可补充人体的水分，有清热解毒、滋阴降火之功效。**

粥大夫推荐｜山药柿饼粥

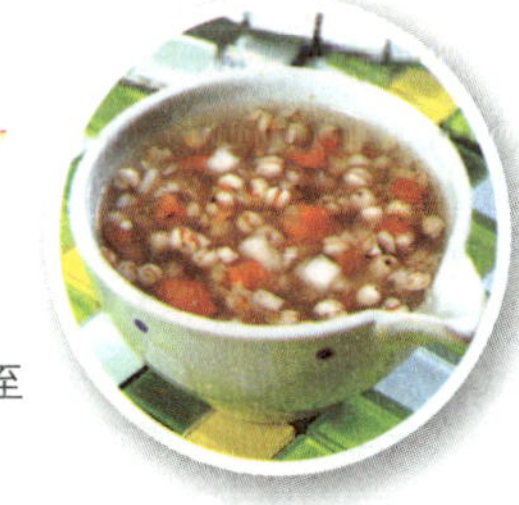

【材料】山药45克，薏米50克，柿霜饼20克

【做法】1.薏米洗净后沥干水分；山药、柿霜饼切碎，备用。

2.将山药碎块、薏米与适量水一同放入锅中煮至熟烂，将柿霜饼加入粥中煮至融化即可。

粥大夫养生经 **柿霜饼具有润肺、止血功效，与兼具食用与药用两种功能的山药合用煮粥，可补益脾肺之气，对于久咳、虚热等症能起到较好的食疗作用。这道山药柿饼粥可益气、滋阴清热，适用于脾肺气阴亏损、饮食懒进、虚热劳嗽等症。**

补肾壮阳

肾的调补在人体生命活动中占有重要的位置，对男女来说同样重要。肾阴与肾阳相互依存、相互制约，维持人体的动态平衡。当出现肾阴、肾阳偏衰或偏盛等病理变化时，就需要补肾壮阳。

汤博士推荐｜苦瓜肋排汤

【材料】猪肋排500克，苦瓜150克，咸菜100克

【调料】味精适量

【做法】1.猪肋排用温水洗净，斩成小块，放沸水中汆烫，去血水，捞出备用。

2.苦瓜去皮、瓤，洗净，切成小块；咸菜洗净。

3.猪肋排放瓦罐中，放足量清水，用小火煲，1个小时后放苦瓜、咸菜。

4.中火煮30分钟后，加味精调味即可。

汤博士养生经 **生苦瓜味苦，性寒，有祛热、明目清心的功效；煮熟做汤则可以养血滋肝，润脾补肾。**

粥大夫推荐｜胡萝卜猪肝粥

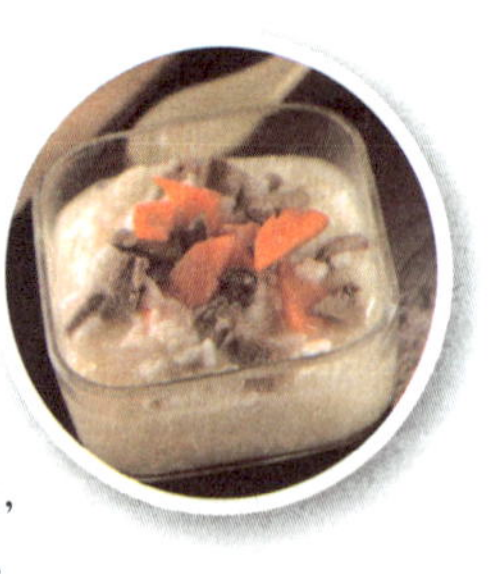

【材料】胡萝卜、猪肝、粳米各100克

【调料】盐适量

【做法】1.胡萝卜洗净，去皮，切块；猪肝洗净，切块；粳米洗净，备用。

2.油锅烧热，下胡萝卜翻炒，加适量清水，调入适量盐，炒至胡萝卜六分熟时下入猪肝翻炒，炒熟即可出锅。

3.将洗净的粳米放入锅中，加适量清水，煮成粥，然后放入炒熟的胡萝卜和猪肝煮沸即可。

粥大夫养生经 **猪肝具有养血、补肝明目、补肾壮阳的功效。此粥适合气血虚弱、面色萎黄、缺铁性贫血、肾阳亏虚者食用。**

养肝护肝

肝脏一旦出现问题，会导致身体多项功能失常。因此，平时应加强肝脏的养护。所谓“养肝护肝”，是指使用保养肝脏的方法滋补肝脏的不足或预防肝脏功能下降。

汤博士推荐 | 木瓜双耳汤

【材料】水发黑木耳、水发银耳各150克，木瓜200克

【调料】冰糖3大匙

【做法】1. 将木瓜洗净，去皮及籽，切成1厘米见方的丁；银耳、黑木耳均择洗干净，撕成小朵。

2. 锅置于火上，加入适量清水烧开，先下入黑木耳、银耳小火煲约50分钟，再放入木瓜丁、冰糖继续煲30分钟即可。

汤博士养生经 **银耳是一味滋补良药，特点是滋润而不腻滞，它能提高肝脏的解毒能力，有助于保护肝脏功能。**

粥大夫推荐 | 猪肝竹笋粥

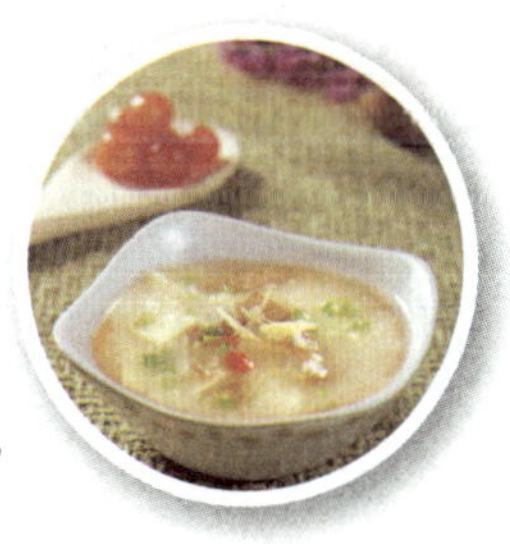

【材料】大米半碗，猪肝、鲜竹笋尖各100克，葱花、姜丝、枸杞子各少许

【调料】料酒、盐适量，淀粉少许，高汤1碗

【做法】1. 猪肝洗净，切片，放入碗中加料酒1小匙，盐、淀粉各少许腌渍5分钟；笋尖洗净，斜刀切片。

2. 将腌猪肝片及笋片分别汆烫至透，捞出，沥干。

3. 大米加适量水放入锅中，用大火烧开后转小火煮40分钟成稠粥，加入笋片、猪肝片及高汤1碗，盐1小匙拌匀，撒上葱花、姜丝、枸杞子即可。

粥大夫养生经 **中医认为，竹笋具有养肝明目、滋阴凉血的功效。**

养肺护肺

肺是身体内外气息的交换场所，通过呼吸将新鲜空气吸入肺中，然后呼出肺中的浊气，完成一次气体交换。当肺出现病变时，体内的各脏腑就会出现病症。为了保证肺功能正常运行，应注意养肺护肺。

汤博士推荐 | 西洋参莲子木瓜汤

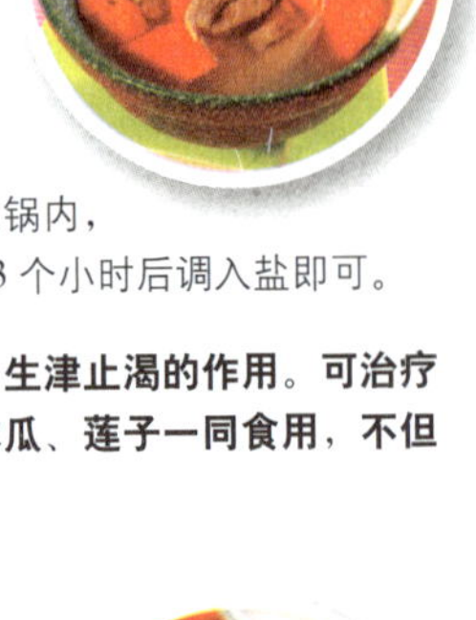

【材料】鲜莲子100克，猪腿肉200克，西洋参10克，青木瓜1个

【调料】盐适量

【做法】1. 青木瓜去皮，洗净后切成块；猪腿肉、鲜莲子、西洋参分别用清水冲洗干净。

2. 将青木瓜、猪腿肉、鲜莲子、西洋参一同放入锅内，加入适量清水，大火煮沸后，改用中小火慢煲，3个小时后调入盐即可。

汤博士养生经 **西洋参具有益肺阴、清虚火、生津止渴的作用。可治疗肺虚久咳、失血、虚热烦倦等症。将西洋参与木瓜、莲子一同食用，不但能生津润燥，还能增强体质、愉悦精神。**

粥大夫推荐 | 百合杏仁粥

【材料】百合1大匙，杏仁2小匙，红小豆半杯

【调料】白糖少许

【做法】1. 红小豆洗净，加水，放入锅中，用大火煮沸，再转成小火煮至半熟。

2. 将百合、杏仁、白糖加入锅中，煮至粥熟即可。

粥大夫养生经 **百合具有很好的润肺止咳功效，常用于肺燥或阴虚引起的咳嗽、咯血等的食疗。杏仁同样也具有良好的润肺作用，能降气、止咳、平喘，对咳嗽气喘、胸满痰多、血虚津枯等有不错的疗效。百合、杏仁与具有清热利湿作用的红小豆搭配煮粥，可润肺止咳、除痰利湿。**

健脾补气

脾是人体的重要器官，与胃相互配合，共同为人体其他器官服务。所谓健脾就是通过各种方式来健脾补气，防止脾患各方面的疾病。

汤博士推荐 | 银耳桂花汤

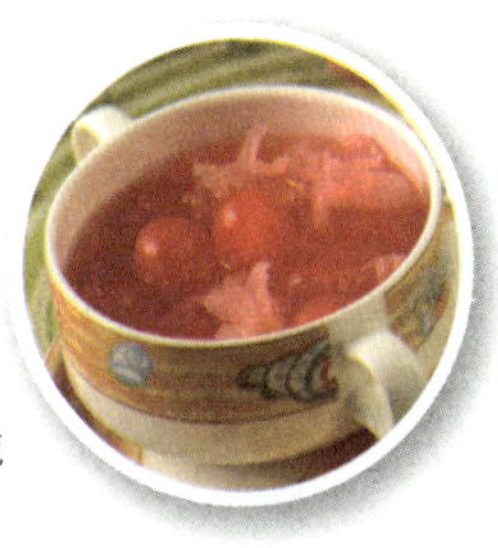

【材料】樱桃 50 克，银耳 100 克，桂花 10 克

【调料】冰糖适量

【做法】1. 银耳浸透去蒂，洗干净切碎；樱桃、桂花洗净。

2.炖盅内放入银耳、樱桃，加入清水，用慢火炖1小时。

3.最后放入桂花，调入冰糖即可。

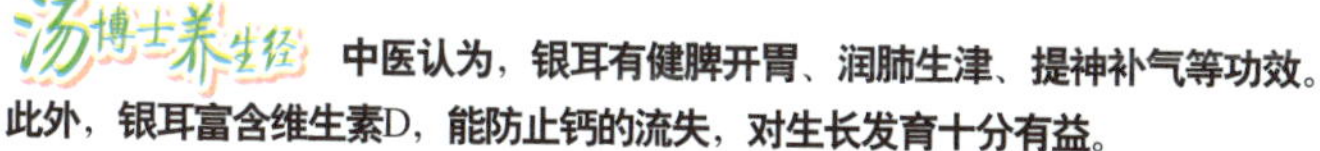

汤博士养生经 **中医认为，银耳有健脾开胃、润肺生津、提神补气等功效。此外，银耳富含维生素D，能防止钙的流失，对生长发育十分有益。**

粥大夫推荐 | 山莲葡萄粥

【材料】山药、莲子、葡萄干各 50 克，粳米 100 克

【调料】高汤 4 杯，白糖 1 大匙

【做法】1. 将山药洗净后切成薄片；莲子泡软，去心；葡萄干洗净；将以上 3 种材料同放入锅内备用。

2.将粳米用清水反复淘洗干净，除去泥沙等杂质，放到锅中，再加入高汤。

3.锅置于火上，先用大火煮沸，再用小火熬煮至熟，加入白糖拌匀即成。

粥大夫养生经 **此粥具有补脾益心、清心安神的功效，适于面色黄白、乏力倦怠、形体瘦弱、骨质疏松等症。**

健胃消食

因暴饮暴食或胃肠道消化功能虚弱而引起腹胀、腹痛等症状，就是消化不良。消化不良虽然不是大病，却会给人们的生活带来诸多不便。一般的酸性食物及富含膳食纤维的食物都有健胃消食的功效。

汤博士推荐｜木瓜羊肉汤

【材料】木瓜1个（约350克），羊肉100克，青菜50克，姜丝适量

【调料】盐、料酒各适量，胡椒粉少许

【做法】1.将木瓜去皮、去籽切片；羊肉切薄片后用料酒、胡椒粉腌好；青菜洗净。

2.油锅烧热，下入姜丝炝香锅，加入适量清水，用中火烧开后放入木瓜片、羊肉片。

3.在羊肉片滚至八分熟时再加入青菜，调入盐，用中火煮透入味，盛出即可食用。

汤博士养生经 **木瓜有健脾消食的作用，其性温，可发挥润肺的功能，而当肺部得到适当的滋润后，可行气活血，使皮肤变得光洁、细腻、红润且有弹性。**

粥大夫推荐｜飘香梅花粥

【材料】白梅花3朵，粳米100克

【做法】1.粳米洗净放入锅中，加适量水煮粥。

2.待粥将熟时，加入白梅花，煮沸即可。

粥大夫养生经 **中医认为，白梅花气香，味淡而涩，具有理气、健脾开胃、化痰的功效。用白梅花制成的粥膳，具有多种食疗功效，适用于肝胃气痛、神经官能痛、胸闷不舒、食欲减退等症。建议空腹温热服此粥。**

润肠通便

润肠通便是指通过调整胃肠道的有益菌群，增强肠道功能，以确保大便顺畅。润肠通便有许多好处，如预防便秘，促进肠道内营养物质的生成和吸收。常吃圆白菜、韭菜、白萝卜等，都可以使肠道通畅。

汤博士推荐｜豆苗鱼丸汤

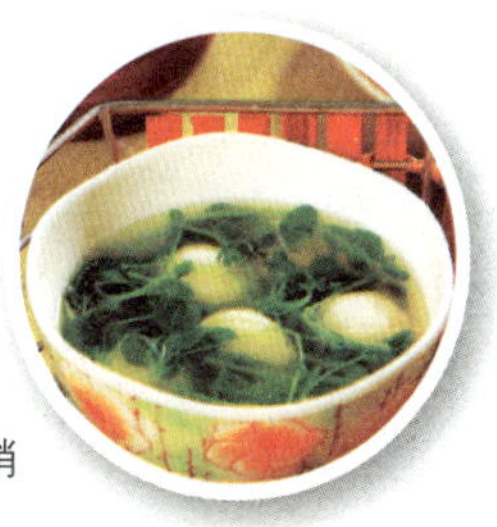

【材料】鱼胶100克，豆苗250克，大蒜10瓣

【做法】1.把鱼胶制成鱼丸备用。

2.豆苗洗净待用；大蒜，洗净，拍烂。

3.将油锅烧热，投入大蒜，炒出香味后放适量的清水，煮沸后下制好的鱼丸，煮熟后再放豆苗，稍煮片刻即成。

汤博士养生经 **豆苗是豌豆萌发出2～4个叶子时的幼苗，营养价值非常高。豆苗中含有较为丰富的膳食纤维，可有效促进肠胃蠕动，缩短粪便在体内停留的时间，从而起到清理肠道、预防便秘的作用。**

粥大夫推荐｜五仁粳米粥

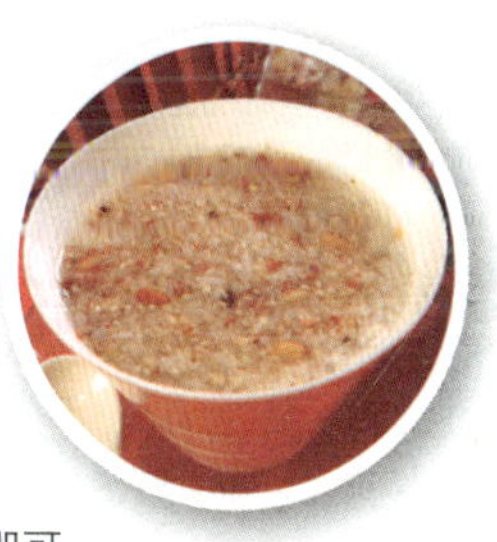

【材料】芝麻、松子仁、核桃仁、桃仁（去皮尖，炒一下）、甜杏仁各10克，粳米1杯

【做法】1.将芝麻、松子仁、核桃仁、桃仁、甜杏仁一同碾碎，混合均匀。

2.粳米淘洗干净。

3.将五仁碎末与粳米加适量水放入锅中，煮成稀粥即可。

粥大夫养生经 **芝麻、松子仁、核桃仁、桃仁、甜杏仁均含有对人体有益的油脂，具有很好的润肠通便作用，能改善便秘等症。这道五仁粳米粥具有滋养肝肾、润燥润肠的功效，适用于中老年人气血亏虚引起的习惯性便秘等。**

清热解表

清热是指清解里热，清热主要包括清热泻火、清肝明目、清热凉血等。解表即“汗法”，能解除在表之邪，即服用有发汗作用的药物或食物，通过发汗来解除表邪。解表以解除表证为目的。

汤博士推荐 | 白菜牛百叶汤

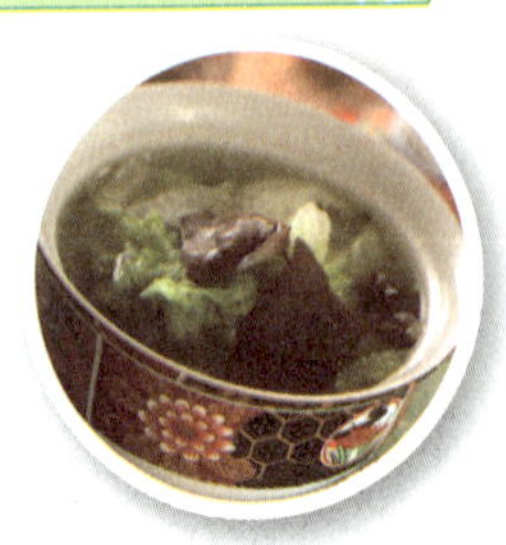

【材料】白菜300克，牛百叶150克，生姜6片，水发黑木耳适量

【调料】香油、盐各适量

【做法】1.牛百叶用清水浸透，冲洗干净，切片；生姜、黑木耳、白菜洗净。

2.将牛百叶下油锅，用姜片爆锅。

3.煲内加适量清水，加入牛百叶，先用大火煮15分钟后，加入白菜、黑木耳，再用小火煲1～2小时，淋香油及盐调味即成。

汤博士养生经 **中医认为，白菜性味甘平，有清热除烦、解渴利尿、通利肠胃的功效。**

粥大夫推荐 | 薄荷绿豆粥

【材料】绿豆50克，薄荷10克，粳米250克

【调料】冰糖2大匙

【做法】1.绿豆、薄荷洗净；粳米淘洗干净。

2.绿豆、薄荷、粳米同放入锅内，加清水适量，用大火煮沸后，转用小火煮至米烂成粥。

3.将冰糖放入锅内，加少许水，用小火熬成冰糖汁，倒入粥内，搅拌均匀即可。

粥大夫养生经 **此粥不要用铁锅煮，绿豆在铁锅里煮，会生成一些黑色的鞣酸铁，影响身体健康。**

通经活络

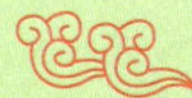

通常情况下，经络具有运行气血、感应传导的作用，一旦产生病变，经络会成为传送病邪的通道，使一个脏腑器官的疾病传递到另外一个脏腑，严重影响其他脏腑器官的正常工作。

汤博士推荐 | 菜心汤

【材料】油菜心300克，米汤1大碗

【调料】泡菜水1小碗，味精1小匙，辣椒粉1大匙

【做法】1.油菜心洗净，对剖成两半；把泡菜水、味精、辣椒粉放入碗内调匀成味汁备用。

2.锅内放入米汤煮沸，放入油菜心煮熟，连米汤一起舀入大碗中。

3.食用时，用菜心蘸味汁即可。

汤博士养生经 **油菜是一种家庭常见蔬菜，其中的营养成分含量及其食疗价值可称得上是诸蔬菜中的佼佼者，常吃可散血消肿、通经活络。**

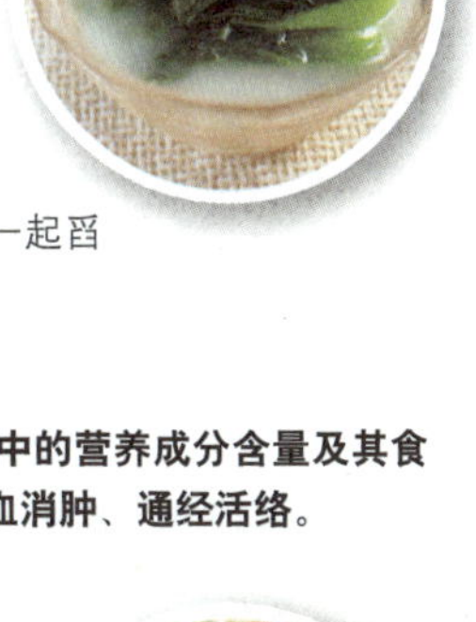

粥大夫推荐 | 苦瓜粳米粥

【材料】苦瓜100克，粳米50克

【调料】冰糖、盐各适量

【做法】1.苦瓜去瓤，切丁；粳米淘洗干净，再用冷水浸泡半小时，捞出。

2.浸泡好的粳米放入锅内，加入适量清水，大火煮沸。

3.然后放入切好的苦瓜丁，改用小火熬煮成粥，加入冰糖、盐调味，即可食用。

粥大夫养生经 **粳米具有补中养胃、益精强志、聪耳明目、和五脏、通四脉、止烦、止渴、止泻等作用。**

化痰止咳

咳嗽是人体的一种保护动作，有助于呼吸道分泌物的排出。如果咳嗽时伴有黏痰和脓性分泌物，不宜立即使用镇咳药，否则，痰液不能及时被排出，滞留于呼吸道及肺部，易引起其他呼吸道并发症。

汤博士推荐 | 杏仁雪梨汤

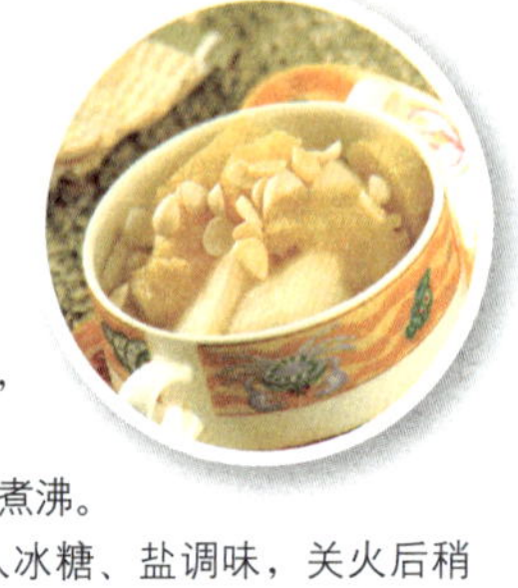

【材料】雪梨300克，菠萝100克，杏仁25克，枸杞子适量

【调料】冰糖、蜂蜜各适量，盐少许

【做法】1.雪梨洗净，去皮、去核，切块；菠萝去皮，切块，放淡盐水中浸泡一会儿；枸杞子洗净。

2.锅置火上，倒入适量水烧开，放入梨块、杏仁再煮沸。

3.放入菠萝块、枸杞子同煮至梨块软后，再放入冰糖、盐调味，关火后稍晾凉，加蜂蜜即可。

汤博士养生经 **雪梨味甘性寒，具生津润燥、清热化痰、养血生肌之功效，特别适合秋天食用。**

粥大夫推荐 | 百合绿豆粥

【材料】粳米、绿豆各100克，百合50克，枸杞子适量

【调料】冰糖适量

【做法】1.粳米、绿豆淘洗干净；百合、枸杞子洗净，用清水浸泡。

2.锅内加水烧沸，放入粳米和绿豆同煮，待绿豆将熟时放入百合、枸杞子煮至黏稠，食用时放入冰糖调味。

粥大夫养生经 **此粥具有润肺止咳、清热安神的功效。绿豆不宜煮得过烂，以免使有机酸和维生素遭到破坏，降低清热解毒的功效。**

活血化瘀

血液运行是否正常，会影响心、肺、肝等脏腑器官的功能。脏腑功能下降也会降低血液的流通速度，导致血液流通不畅，引发多种疾病，所以活血化瘀很重要。

汤博士推荐 | 当归红花山药汤

【材料】山药120克，老母鸡1只，赤芍18克，当归15克，红花5克，生姜、枸杞子各适量

【调料】料酒、盐、鸡精各适量

【做法】1. 赤芍、当归、红花放入清水中浸泡半天，放入洁净的纱布袋中，扎好口放入鸡腹内，山药用清水浸泡半天，同生姜、枸杞子一并放入鸡腹中。

2.将鸡放入瓦罐中，加足量水，放料酒、盐，小火煲2个小时后弃药包，加鸡精调味即可。

汤博士养生经 **红花有通经活血、散瘀止痛的功效，适用于静脉曲张者。**

粥大夫推荐 | 干姜粥

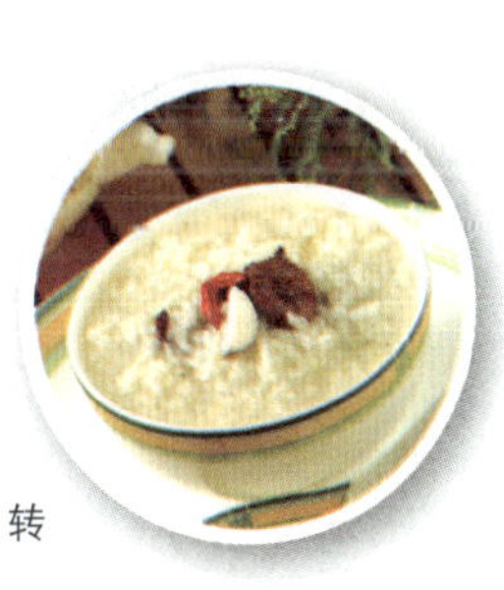

【材料】干姜、高良姜各适量，粳米100克

【调料】高汤适量

【做法】1. 粳米淘洗干净，加适量清水浸泡30分钟后捞出。

2.锅中放入泡好的粳米，并加高汤以大火煮沸，转小火煮约1小时至米粒软烂黏稠，熄火备用。

3.煎干姜、高良姜，留汁去渣，加入备好的粥即可。

粥大夫养生经 **此粥具有温暖脾胃、散寒止痛、促进血液循环的功效，适用于脾胃虚寒、心腹冷痛、呕吐、呃逆、泛吐清水等症。**

利水消肿

利水消肿主要是针对水肿而言的。水肿是一个常见的病理过程，在体内的平衡被破坏后，就有可能导致组织间隙或体腔中过多体液积聚，出现水肿。

汤博士推荐｜三色清暑汤

【材料】西红柿、鲜鸡蛋各2个，黄瓜1根，葱花少许

【调料】盐、鸡精、香油各少许

【做法】1.西红柿洗净，过开水，去皮切片；鸡蛋打入碗中搅拌均匀；黄瓜洗净切成斜片，备用。

2.将油锅烧热，投入葱花，炒出香味后，倒入适量的清水，大火烧开，放入黄瓜片、西红柿片，再次烧开后，倒入蛋液，顺时针推匀成大片蛋花，再以适量的盐、鸡精、香油调味即可。

汤博士养生经 **黄瓜有清热、解渴、利水、消肿的作用，适合夏季食用。**

粥大夫推荐｜银鱼粳米粥

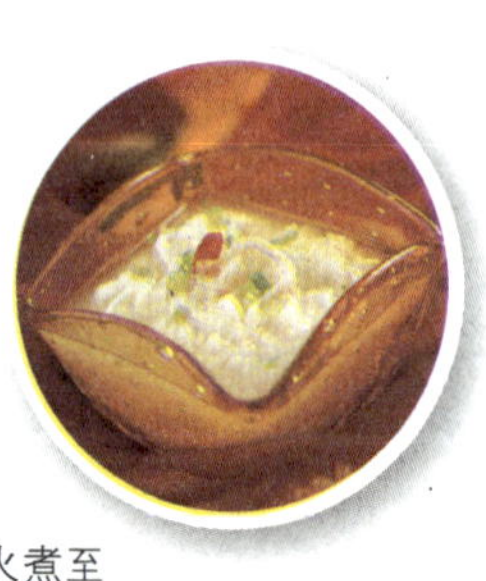

【材料】粳米100克，银鱼60克，葱花1大匙，枸杞子少许

【调料】盐适量

【做法】1.粳米洗净，泡1小时；银鱼冲洗后沥干水分，备用。

2.锅中放入米、水和银鱼，用大火煮开后，改小火煮至米粒较稠，再加盐调味。

3.起锅前撒上葱花和枸杞子拌一拌即可。

粥大夫养生经 **银鱼属于高蛋白低脂肪食品。中医认为其善补脾胃，且可宣肺、利水，治脾胃虚弱、肺虚咳嗽。**

排毒解毒

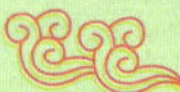

生活在都市中的人，更容易接触到有害气体，而每天都喝点有排毒解毒功效的汤粥，可保身体健康。

汤博士推荐 | 南瓜海带猪肉汤

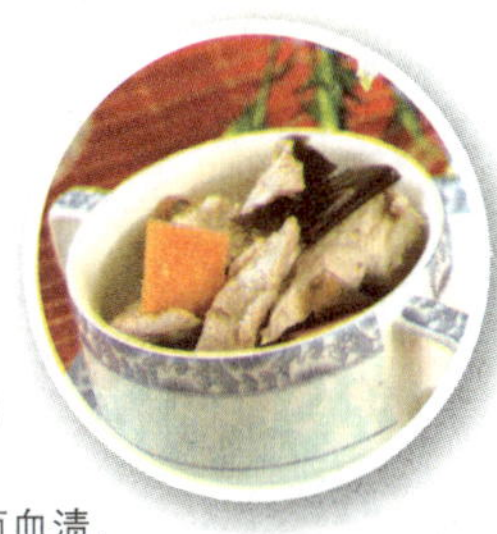

【材料】南瓜、猪脊骨各200克，水发海带50克，猪肉100克，姜少许

【调料】盐、鸡精各适量

【做法】1. 将猪脊骨剁好；猪肉切厚片；海带洗净；南瓜去皮，去籽，洗净切块。

2. 锅内烧水，待水开时，放入脊骨、猪肉，滚去表面血渍，倒出洗净。

3. 瓦罐放入清水，用大火煮沸后放入脊骨、猪肉、海带、南瓜、姜，煲2小时后调入盐、鸡精即可。

汤博士养生经 **据《滇南本草》载：南瓜，味甘，性温，入脾胃二经，能润肺益气，化痰排脓，驱虫解毒，治咳止喘，疗肺痈与便秘。**

粥大夫推荐 | 荷花粳米粥

【材料】荷花粉3小匙，粳米半杯

【做法】1. 粳米淘洗干净后与适量水一同放入锅中煮粥。

2. 待粥熟时，撒入荷花粉，调匀即可。

粥大夫养生经 **荷花含有淀粉、蛋白质、脂肪、B族维生素、维生素C等营养成分，对人体有较好的补益作用。中医认为，荷花具有活血止血、养心安神、除湿祛风、清心凉血、固精、解热毒等功效。加入荷花粉的养生粥膳，可清心除烦、凉血解毒。**

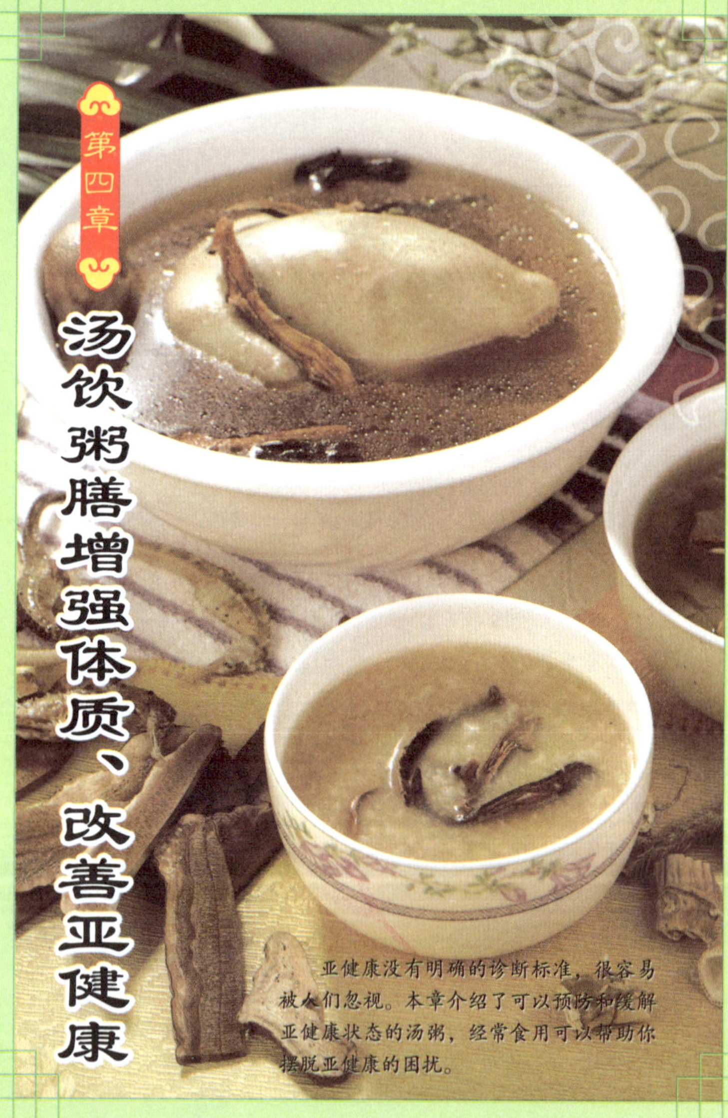

第四章

汤饮粥膳增强体质、改善亚健康

亚健康没有明确的诊断标准，很容易被人们忽视。本章介绍了可以预防和缓解亚健康状态的汤粥，经常食用可以帮助你摆脱亚健康的困扰。

眼睛保健

古人认为："五脏六腑之精气，皆上注于目而为之精""目者，五脏六腑之精也，营卫魂魄之所常营也，神气之所生也"。因此，眼睛保健既要重视局部，又要重视整体与局部的关系。

汤博士推荐｜猪肠莲子汤

【材料】猪肠100克，瘦肉150克，猪血、莲子、枸杞子、红枣各10克，党参20克，姜、葱各适量

【调料】盐、鸡精各适量

【做法】1.将猪肠洗净，切段；姜去皮；葱切段；瘦肉切粒；猪血洗净，切块。

2.锅内烧水，待水开时，放入瘦肉煮净血水，再放入猪肠煮透。

3.将猪肠、瘦肉、党参、红枣、枸杞子、莲子、猪血、姜、葱放入炖盅，注入水，炖2小时后熄火，调入盐、鸡精即可。

粥大夫推荐｜胡萝卜芥蓝粥

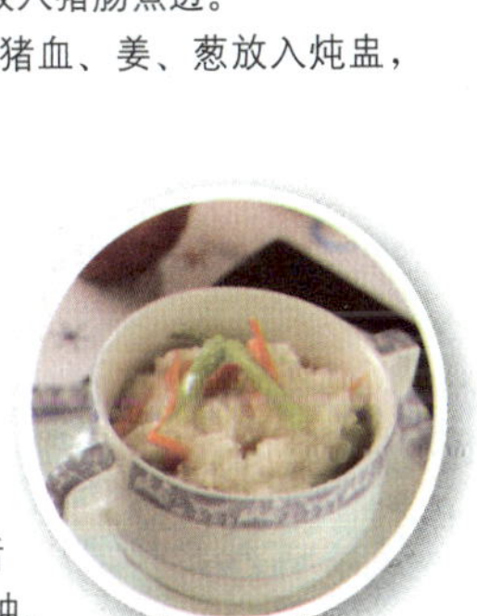

【材料】胡萝卜30克，芥蓝1棵，枸杞子10粒，粳米100克

【调料】盐、鸡汤各适量

【做法】1.胡萝卜洗净，去皮后切丝；芥蓝洗净后切段；枸杞子洗净；粳米洗净后用水浸泡30分钟。

2.锅置于火上，放入鸡汤、粳米，大火煮开后转小火，熬煮20分钟。

3.再加入胡萝卜丝、盐，继续熬煮30分钟，然后加入芥蓝和枸杞子，煮沸即可。

粥大夫养生经 **胡萝卜中含有丰富的维生素A，具有保护视力、治疗夜盲症和干眼症等功能。学生经常食用，能有效保护眼睛。**

前列腺保养

前列腺是男性特有的性腺器官，形状像栗子，底朝上，尖朝下，紧贴着膀胱，前与耻骨联合，后依直肠。男性要注意保养前列腺，谨防前列腺炎等前列腺疾病。

汤博士推荐｜鲜虾时蔬汤

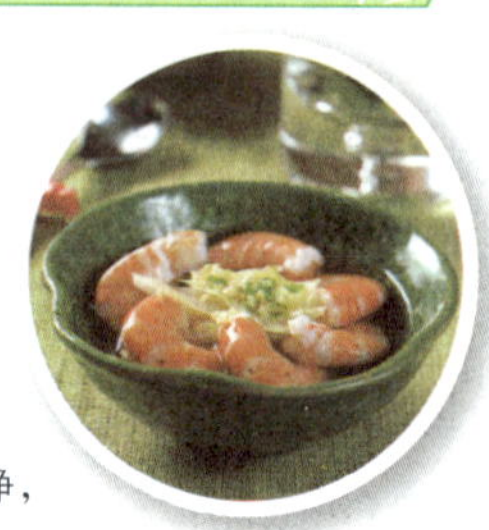

【材料】鲜虾、卷心菜各100克，蒜末、姜末各少许

【调料】高汤、黄油、番茄酱、辣酱、料酒、盐、味精、胡椒粉各适量

【做法】1. 鲜虾去虾线后洗净备用；卷心菜洗净，切块备用。

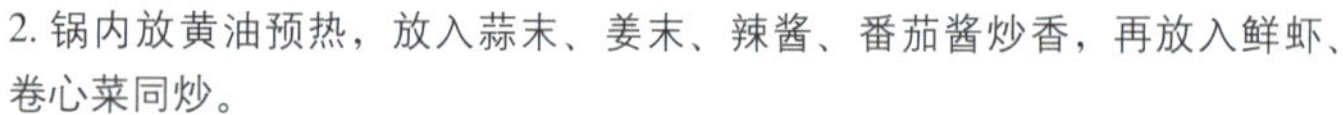

2. 锅内放黄油预热，放入蒜末、姜末、辣酱、番茄酱炒香，再放入鲜虾、卷心菜同炒。

3. 烹入料酒，加入高汤，放入盐、味精、胡椒粉，煮至入味即可。

汤博士养生经 **虾有补肾壮阳，保健前列腺的作用。凡因肾气虚弱、肾阳不足所致的腰脚软弱无力，或阳痿，或男子不育症宜多食虾。**

粥大夫推荐｜莲须芡实粥

【材料】莲须8克，芡实16克，粳米半杯

【做法】1. 粳米淘洗干净。

2. 莲须、芡实放入锅中，加水煎取药汁，去渣。

3. 粳米与药汁一同放入锅中，煮成粥即可。

粥大夫养生经 **莲须具有固肾涩精、收涩止血、清心除烦的功效，芡实也是保养前列腺的理想食物。以莲须、芡实、粳米合用煮制的粥膳具有利尿通淋、益气泄浊的功效，对慢性前列腺炎有较好的食疗功效。**

卵巢保养

女性的卵巢功能一旦紊乱或衰退，极易出现一系列的病变。良性的卵巢疾病多可通过药物治愈，但严重者需配合手术治疗。无论采取何种治疗方法，均要辅以食疗，注重日常的养生。

汤博士推荐 | 莲枣猪血汤

【材料】猪血100克，红枣70克，莲子60克，枸杞子适量

【调料】白糖1大匙，盐少许

【做法】1. 猪血洗净，切块，汆烫后捞出备用；红枣洗净，去核；莲子去心，洗净；枸杞子洗净。

2. 将红枣、莲子一同入锅中，加适量清水以小火煮25分钟，放入猪血、枸杞子、白糖、盐，再煮3~5分钟即可。

汤博士养生经 **猪血具有补血美容、解毒清肠的功效。如果汤中再加些蜂蜜会更好，有滋阴润肺的作用，对卵巢、子宫都有好处。**

粥大夫推荐 | 马齿苋蒲公英粥

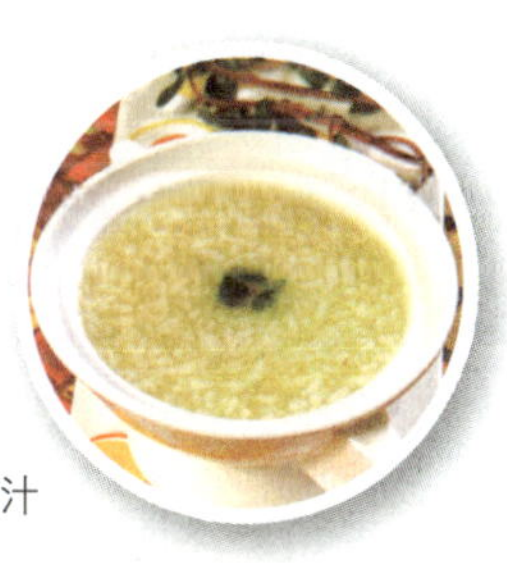

【材料】马齿苋、蒲公英各15克，大米半杯

【调料】冰糖适量

【做法】1. 马齿苋、蒲公英放入锅中，加适量水煎煮，去渣取汁备用。

2. 大米淘洗干净，放入锅中，加入做法1中的药汁煮粥，熟后放入冰糖即可服用。

粥大夫养生经 **马齿苋为马齿苋科一年生草本植物马齿苋的全草。中医认为，其具有清热解毒、凉血止血等功效，可用于辅助治疗热毒血痢及湿热痢疾、湿疹、便血、崩漏下血等。现代医学研究证明，马齿苋有延缓衰老的作用，对保持卵巢健康有一定的功效。**

失眠

失眠多由七情所伤，即恼怒、忧思、悲恐、惊吓而致气血及阴阳失和、脏腑功能失调，以致心神被扰、神不守舍而致不寐。中医认为“心主神明”，也就是说，失眠与心脏关系最为密切。

汤博士推荐｜泥鳅山药汤

【材料】泥鳅5条，山药100克，豆腐250克，生姜适量

【调料】料酒、盐、味精各适量

【做法】1. 泥鳅宰杀，去内脏，洗净，沥干水。

2. 山药洗净，切条；豆腐切小块。

3. 泥鳅入热油锅中，煎至微黄时，放生姜、料酒，小火煲10分钟。

4. 山药放入开水中汆烫后，与豆腐一同放入鱼锅中，加足量的清水，煮30分钟后，下味精、盐调味，搅匀后即可起锅。

汤博士养生经 **新鲜的山药中有大量多糖蛋白成分的黏液及消化酶，有助于胃肠的消化吸收，可以帮助长期失眠的患者恢复胃肠道的功能。**

粥大夫推荐｜牛奶红枣粥

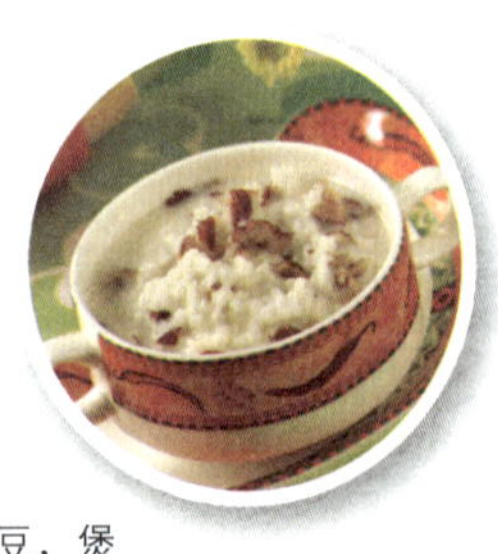

【材料】大米100克，去皮绿豆、红枣各50克，牛奶1000毫升

【调料】白糖适量

【做法】1. 将大米、去皮绿豆、红枣用清水洗净，再将红枣切碎。

2. 在瓦罐中加入牛奶，烧开后加入大米、去皮绿豆，煲约30分钟。

3. 再加入红枣，调入白糖，继续煲12分钟即可。

健忘

近年来，经常有20~30岁的年轻人被健忘困扰，这其实是一种亚健康状态的表现。中医认为，健忘多因心脾亏损、精气不足等原因所致，常见于神劳、脑萎、头部内伤、中毒等与脑有关的疾病。

汤博士推荐｜茼蒿香菇银鱼汤

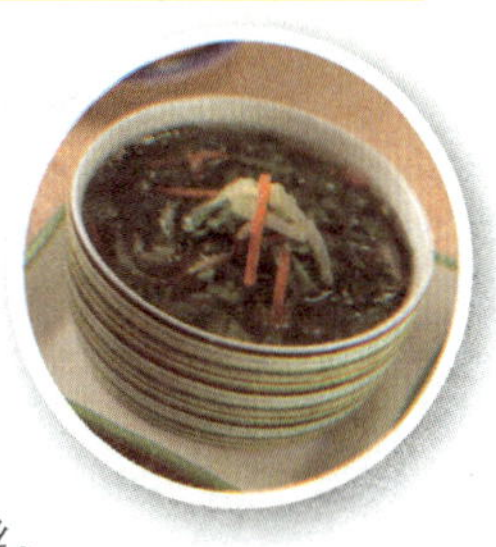

【材料】茼蒿150克，银鱼200克，虾仁20克，香菇30克，胡萝卜丝少许

【调料】香油、鸡汤各适量

【做法】1. 茼蒿择洗干净，切段；银鱼处理干净，备用；香菇去蒂，洗净，待用。

2. 锅中加适量鸡汤烧沸，先放入香菇和胡萝卜丝。

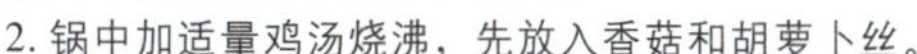

3. 香菇熟软后，再下入银鱼、虾仁、茼蒿同煮，入味后，滴入香油即可。

汤博士养生经 **茼蒿含有丰富的维生素、胡萝卜素及多种氨基酸，可以养心安神、降压补脑、清血化痰、润肺补肝、稳定情绪、防止记忆力减退等。**

粥大夫推荐｜桂圆双米粥

【材料】桂圆肉30克，小米、大米各100克，枸杞子适量

【调料】红糖适量

【做法】1. 桂圆肉洗净，两种米用清水反复淘洗几遍；枸杞子用温水泡发。

2. 在瓦罐中加入适量清水，用中火烧开，放入小米和大米，改用小火煲约25分钟，然后加入桂圆肉、枸杞子、红糖，继续煲15分钟即可。

粥大夫养生经 **此粥可以补血养心，安神益智。有气血不足、失眠健忘、惊悸等症者可以多食用。**

焦虑

焦虑是指一种内心紧张、预感到似乎即将发生不幸时的心境，当程度严重时就会变为惊恐。焦虑是一种很普遍的现象，几乎每个人都有过焦虑的体验。

汤博士推荐｜银耳绿豆汤

【材料】绿豆100克，银耳50克，枸杞子少许

【调料】冰糖适量

【做法】1.将绿豆洗净泡水2~3小时；银耳泡发，去蒂洗净；枸杞子泡发。

2.将绿豆、枸杞子、银耳一起放入煲内，加入适量清水，用中火煮开，改用小火继续煮30~40分钟后加入冰糖，继续煮至冰糖融化即可。

汤博士养生经 **绿豆消暑解毒，银耳滋阴润燥，这是夏季不可多得的好汤。常感焦虑、燥热的人常饮此汤，可有效缓解不良症状。**

粥大夫推荐｜二冬枣仁粥

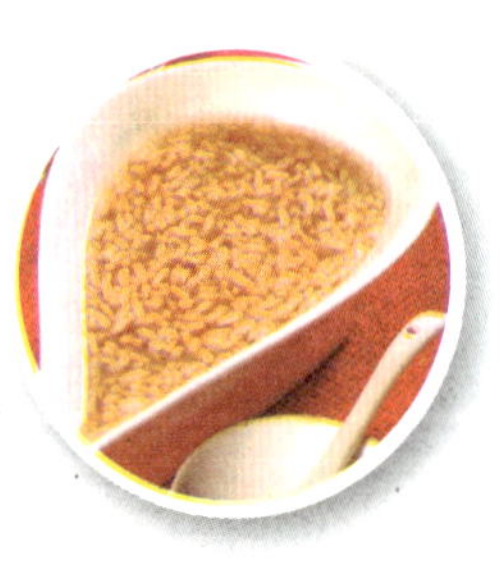

【材料】天冬、麦冬（连心）、枣仁各10克，粳米100克

【调料】白蜜适量

【做法】1.枣仁微炒。

2.将炒好的枣仁与天冬、麦冬一同煎汤，去渣取汁。

3.粳米淘洗干净，与做法2中的汁液一同煮粥。

4.粥熟后，调入白蜜，再稍煮即可。

粥大夫养生经 **天冬具有清心、润肺、养阴、生津液的功效。此粥具有滋阴、清热、养心安神的作用，可用于阴虚火旺之心悸不安、头晕目眩、烦热少寐、多梦耳鸣、手足心热等症的食疗。**

神经衰弱

神经衰弱是指大脑由于长期的情绪紧张和精神压力而产生精神活动能力减弱的症状，是亚健康的常见症状。神经衰弱与中医所说的惊悸、健忘、失眠等症颇为相像，多数病例发病于16~40岁。

汤博士推荐｜银花山楂蜂蜜汤

【材料】银花50克，山楂20克

【调料】蜂蜜20克

【做法】1. 山楂洗净，去蒂，去籽；银花用清水冲洗干净，待用。

2. 把准备好的材料放入锅内，加适量清水，先用大火煮沸，后用小火煮30分钟左右，然后去渣取汁，晾凉后加入蜂蜜调匀即可。

汤博士养生经 **蜂蜜能明显增强人体对多种致病因子的抵抗力，有效地增进食欲，改善睡眠并促进生长发育，缓解压力，对人体有极强的保健功能和神奇的食疗效果。**

粥大夫推荐｜南瓜百合粥

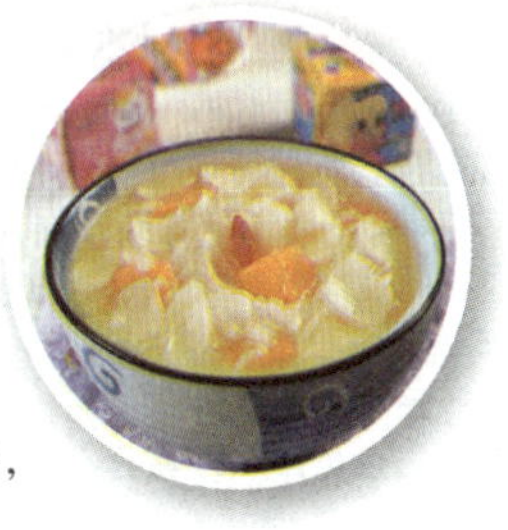

【材料】大米、百合各半杯，南瓜150克，枸杞子适量

【调料】盐1小匙

【做法】1. 大米淘洗干净，用清水浸泡30分钟；南瓜去皮，去籽，洗净，切块；百合去皮，洗净，剥成瓣，烫透，捞出，沥干。

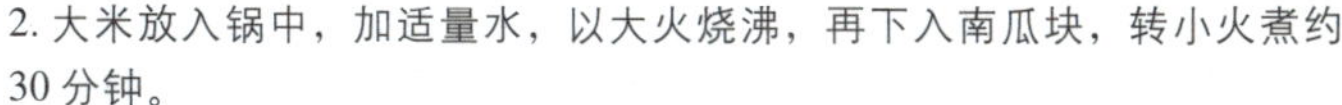

2. 大米放入锅中，加适量水，以大火烧沸，再下入南瓜块，转小火煮约30分钟。

3. 放入百合、枸杞子及盐，煮至汤汁黏稠出锅装碗即可。

耳鸣

耳鸣是指人们在没有任何外界刺激下所产生的异常声音感觉，是一种主观感觉，既是短暂的，又是持续性的。症状严重的耳鸣可以扰得人一刻不得安宁，令人十分紧张。

汤博士推荐 | 牡蛎瘦肉汤

【材料】花生仁30克，牡蛎250克，猪瘦肉200克，姜适量

【调料】盐适量

【做法】1.花生仁洗净后浸泡；牡蛎取肉，洗净，汆烫；猪瘦肉洗净切片，汆烫，备用；姜洗净，切片。

2.油锅烧热，下姜片，将牡蛎肉爆炒至微黄，加适量清水，用大火煮沸。

3.放入花生仁和瘦肉片，滚沸后，改用小火煮熟，加盐调味即可。

汤博士养生经 **牡蛎可安神，潜阳补阴，软坚散结，收敛固涩。常用于缓解惊悸失眠、眩晕耳鸣等症状。**

粥大夫推荐 | 麦冬竹参粥

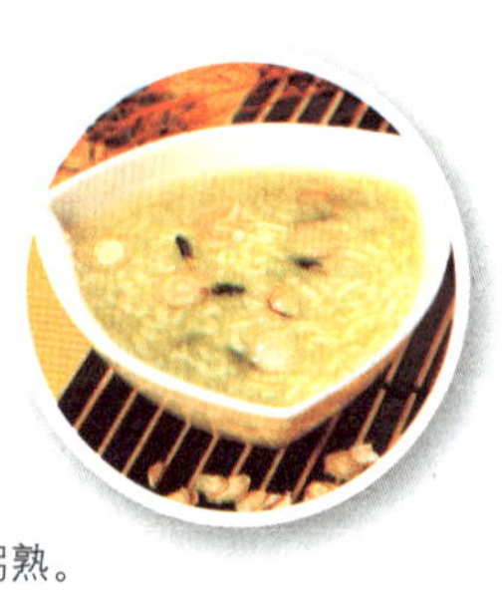

【材料】西洋参3克，麦冬10克，淡竹叶6克，粳米50克

【做法】1.将麦冬、淡竹叶煎汤，去渣取汁；西洋参切成薄片。

2.粳米淘洗干净，与药汁一同煮粥。

3.粥将熟时，将切好的西洋参片加入粥中，煮至粥熟。

粥大夫养生经 **西洋参具有补肺阴、清火、生津液的功效。麦冬能养阴生津、润肺清心。淡竹叶能清热除烦、利尿，适用于热病烦渴、小便赤涩淋痛、口舌生疮等症。以上三者皆属寒凉性药物，皆可预防耳鸣。**

头痛

头痛指头部发生疼痛，是临床上最常见的症状，可由全身病、脑部病变引起。很多疾病都可引发头痛，所以头痛是人体对各种致痛因素所产生的主观感觉。

汤博士推荐 | 川贝百合安神汤

【材料】川贝20克，百合30克，猪瘦肉250克，鸡爪、胡萝卜各100克，蜜枣、姜片各适量

【调料】盐、鸡精各适量

【做法】1. 川贝、百合洗净；鸡爪洗净，去甲；胡萝卜、瘦肉洗净，切块；蜜枣、姜洗净。

2. 用锅烧开水，放入瘦肉、鸡爪，再捞出洗净。

3. 将全部材料一起放入煲内，加入清水适量，大火煲滚再转至小火煲1小时，放入盐、鸡精调味即可。

汤博士养生经 **这道川贝百合安神汤具有润肺养阴、化痰止咳的功效，可缓解因感冒导致的头痛。**

粥大夫推荐 | 芋头薄荷粳米粥

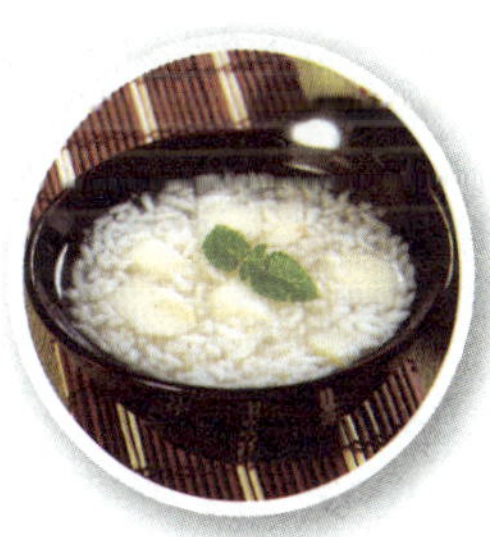

【材料】芋头90克，粳米100克，薄荷叶适量

【调料】白糖适量

【做法】1. 芋头洗净，去皮，切成小块；粳米淘洗干净；薄荷叶洗净。

2. 芋头、粳米一同放入锅中，加适量水煮粥。

3. 粥将熟时，加入薄荷叶再煮片刻。

4. 粥熟后，加入白糖再煮沸1~2次即可。

粥大夫养生经 **薄荷具有清热、清头目、透疹的功效，常用于风热感冒、口疮、牙痛、头痛、目赤、风疹、麻疹等症的食疗。**

精神抑郁

抑郁的主要症状是情绪异常低落、心境抑郁，它是亚健康状态的典型表现。现代医学认为，引起精神抑郁的原因主要有遗传因素、生物化学因素及性格因素等。

汤博士推荐 | 百合牡蛎煲

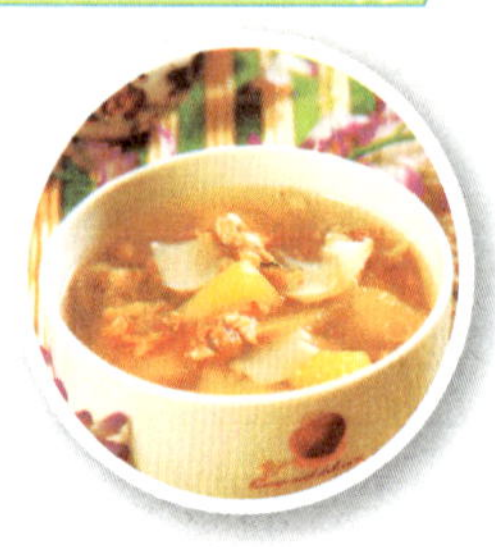

【材料】新鲜牡蛎肉150克，鲜百合100克，青苹果1个，生姜末适量

【调料】葡萄酒、味精、盐、料酒各适量

【做法】1. 牡蛎去肠取肉，洗净，切碎后放入葡萄酒中腌渍10分钟。

2. 百合洗净，掰开；青苹果去核，切成小块。

3. 油锅烧至六成热，下生姜末，煸出香味后，倒入牡蛎，加适量料酒，大火快速翻炒3分钟，再加入适量清水，大火烧开。

4. 将鲜百合放入瓦罐中，再倒入处理好的牡蛎肉，小火慢煮，待牡蛎肉熟烂时，放青苹果、盐、味精，继续煮5分钟即可。

汤博士养生经 **青苹果含有多种营养物质，味道甜酸，可以帮助激素分泌，舒缓紧张的情绪，抵抗抑郁症。**

粥大夫推荐 | 香蕉粳米粥

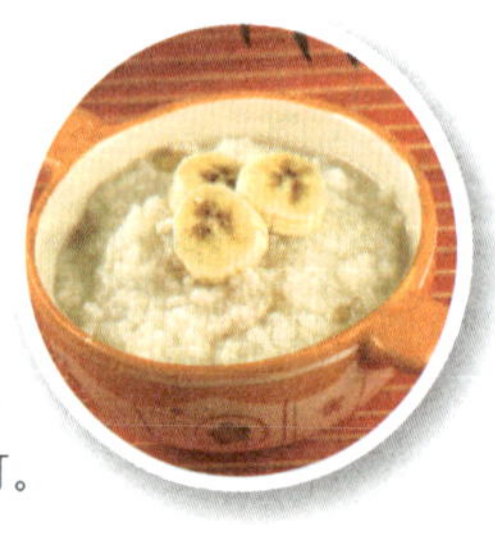

【材料】香蕉2根，粳米100克

【调料】冰糖适量

【做法】1. 将香蕉切成片，粳米淘净。

2. 锅中放入清水、粳米，先用大火煮沸后再用小火熬煮，待粥将成时，加入香蕉片、冰糖略煮即可。

粥大夫养生经 **香蕉含有丰富的矿物质，还含有一种能够帮助人体制造“开心激素”的氨基酸，可减轻心理压力，改善头痛的症状。**

食欲不振

食欲不振是指缺乏食欲。造成食欲不振的原因较多，一般来说，由过量的工作和运动及生活不规律造成的身心疲惫，因对未来过分担心而造成的精神紧张等，均可能导致暂时性食欲不振。

汤博士推荐 | 黑木耳瘦肉汤

【材料】猪瘦肉300克，黑木耳30克，红枣20个

【调料】酱油、料酒、淀粉、盐、味精各适量

【做法】1.黑木耳用温水泡开去蒂，洗净；红枣去核洗净切片；猪瘦肉洗净，切片，用调料腌10分钟，备用。

2.将黑木耳、红枣放入锅中，注入适量清水，小火煲煮。

3.20分钟后在锅中放入瘦肉，继续煲至瘦肉熟透，然后用盐、味精调味即可。

汤博士养生经 **黑木耳能帮助消化纤维类物质，分解肠道中的杂物，从而起到清理肠胃、帮助消化的作用，对食欲不振的人大有裨益，常食黑木耳还可增强机体免疫力。**

粥大夫推荐 | 荸荠粳米粥

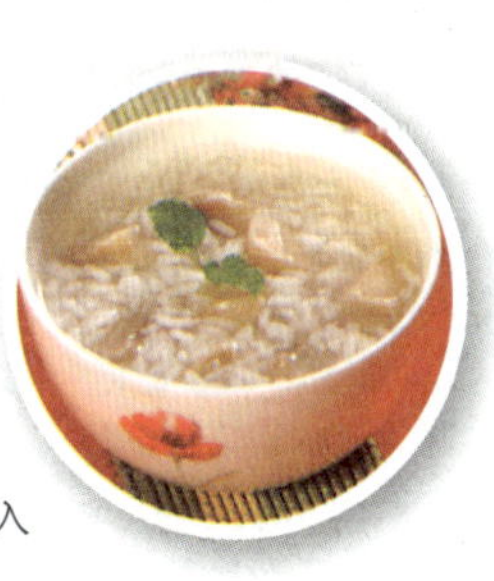

【材料】荸荠150克，粳米100克

【调料】白糖少许

【做法】1.将荸荠洗干净，去尖，去皮，切成小块，放入沸水锅内汆烫片刻捞出；粳米淘洗干净。

2.粳米加适量清水放入锅中，用大火煮沸后，加入荸荠，用小火继续煮至粥成，再用白糖调味即可。

粥大夫养生经 **中医认为，荸荠有清热泻火、凉血解毒、利尿通便、化湿祛痰、消食除胀的功效，既可清热生津，又可补充营养。**

疲劳

疲劳是亚健康最典型的表现和标志。疲劳有多种类型，其中，慢性疲劳综合征是新发现的一种危险的现代疾病，同时也是亚健康状态中最具代表性的症状。

汤博士推荐 | 大球盖菇鸡胗汤

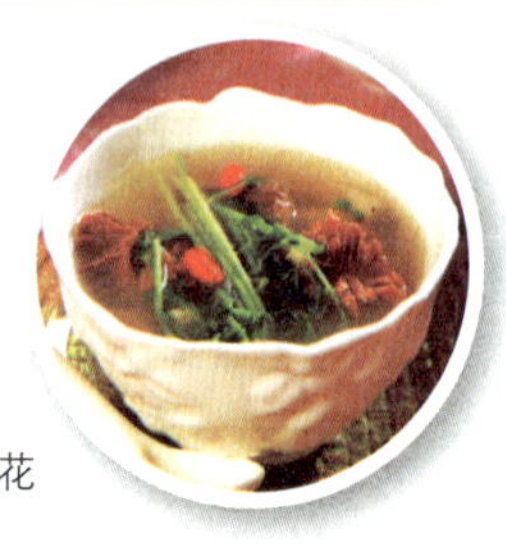

【材料】大球盖菇200克，鸡胗100克，豆苗30克，枸杞子、辣椒各少许

【调料】醋3小匙，胡椒粉、料酒各2小匙，盐1小匙，鸡汤2杯，香油适量

【做法】1. 大球盖菇洗净切片，鸡胗去除筋膜切花刀，用料酒腌制10分钟后，用清水洗净，备用。

2. 炒锅置于火上，加入鸡汤和所有材料，待汤烧沸后，放入除香油外的所有调料慢火炖至入味，再淋上香油即可。

汤博士养生经 **大球盖菇不仅味道鲜美，营养价值也很高，其中维生素B_3的含量是甘蓝、番茄、黄瓜的10倍，常食用能有效缓解精神疲劳。**

粥大夫推荐 | 椰子山楂粳米粥

【材料】椰子300克，山楂片80克，粳米150克，玉米粒50克

【调料】冰糖30克

【做法】1. 椰子敲裂后用小刀起肉。

2. 山楂片切成米粒状；玉米粒洗净；粳米淘洗干净。

3. 锅内放入粳米、玉米粒，加适量清水以大火烧开，再改小火熬至米开且粥稠，放冰糖、山楂、椰肉稍煮即可。

粥大夫养生经 **椰肉具有补虚强壮、益气祛风、养心的功效，久食能令人面部润泽、缓解疲劳、增加精力。**

免疫力低下

免疫力是人体自身的防御机制，免疫力低下是指人体因免疫系统功能减退而经常染病。免疫力低下是亚健康状态的表现。

汤博士推荐 | 猪腰胡萝卜双花汤

【材料】猪腰2个，菜花200克，胡萝卜1根，西蓝花50克，洋葱半个

【调料】盐适量，酱油1大匙，味精半小匙，高汤6杯，葱油少许

【做法】1. 将猪腰对半剖开，去净内部白色筋膜、腰臊，洗净后切片。

2. 菜花、西蓝花洗净切小朵；胡萝卜去皮切块；洋葱去皮切块待用。

3. 油锅烧热，下入洋葱块炒软，再依次下入猪腰片、胡萝卜块、酱油拌炒，倒入6杯高汤煮沸，下入菜花、西蓝花、盐、味精煮至入味，淋葱油即可。

汤博士养生经 **常吃菜花可增强肝脏的解毒能力，并能提高机体的免疫力。**

粥大夫推荐 | 鳝鱼肉丝白菜粥

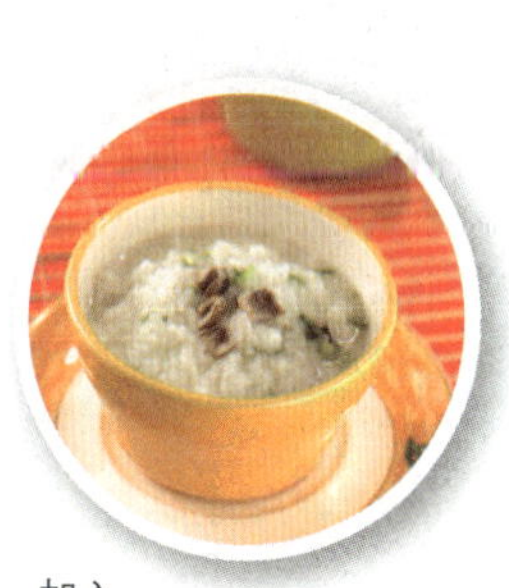

【材料】鳝鱼50克，猪瘦肉25克，白菜少许，粳米50克，葱、姜、香菜末各适量

【调料】盐半小匙，鸡精1小匙

【做法】1. 鳝鱼洗净切丁；猪瘦肉洗净切丝；葱切碎；姜切丝；白菜洗净切末；粳米淘洗净。

2. 砂锅中注入适量清水，烧开，放入粳米煲成粥，加入白菜末煲5分钟。

3. 再放鳝鱼丁、猪瘦肉丁、姜丝煮至熟，放葱花、香菜末，调入盐、鸡精即可。

粥大夫养生经 **鳝鱼有很强的滋补功能，适合身体虚弱者食用。**

第五章 汤饮粥膳改善常见病

人吃五谷杂粮，没有不生病的。在病情不严重的情况下，可以通过喝汤、喝粥的方法来改善常见病造成的不适。

[血液及心血管疾病]

贫血

贫血是指血液中红细胞的数量或红细胞中血红蛋白的含量不足。造成贫血的原因很多，根据致病原因不同，贫血可分为缺铁性贫血、失血性贫血、溶血性贫血等。为了避免贫血，可经常食用补血的粥膳。

汤博士推荐 | 鸡血鱿鱼汤

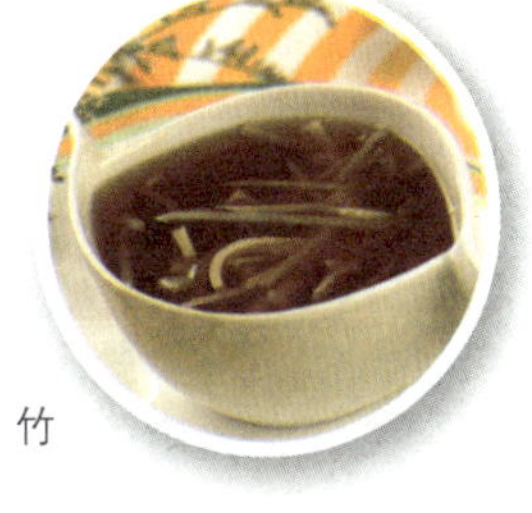

【材料】豆腐 100 克，熟鸡血 50 克，水发鱿鱼 30 克，竹笋 25 克

【调料】高汤 2 碗，醋 1 大匙，酱油、料酒、胡椒粉各 2 小匙，盐、水淀粉、味精、香油各适量

【做法】1. 豆腐洗净切条；水发鱿鱼、熟鸡血、竹笋均洗净切丝。

2. 锅置于火上，注入高汤烧开，放入豆腐条、鸡血丝、水发鱿鱼丝、笋丝煮开，加入酱油、料酒，用水淀粉勾芡，再加入醋、胡椒粉、盐、味精调味，熟后淋上香油即可。

汤博士养生经 **鸡血中含铁量较高，而且以血红素铁的形式存在，容易被人体吸收利用，适合贫血者食用。**

粥大夫推荐 | 补血花生粥

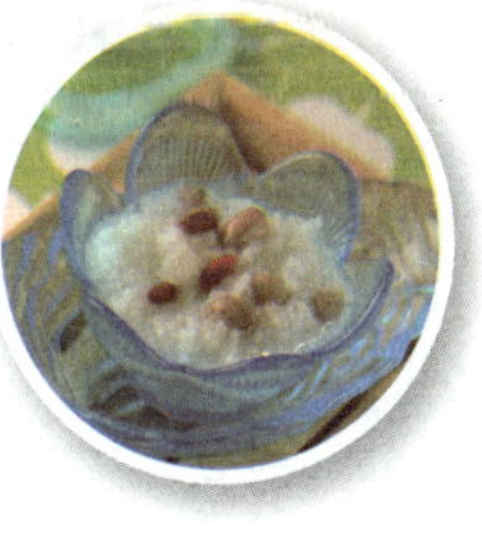

【材料】花生米 50 克，山药 30 克，粳米 100 克

【调料】冰糖适量

【做法】1. 将山药洗净，再将山药捣碎，备用。

2. 将花生米洗净；粳米淘洗干净，锅内放入备好的花生、山药，与粳米同煮。

3. 熬煮至熟，加入冰糖调匀即可。

粥大夫养生经 **花生能够滋养补益，有助于延年益寿，所以民间又称其为“长生果”。另外，花生有补气血的作用，适合贫血者食用。**

高血压

高血压是以动脉血压升高为主要表现的疾病，多见于中老年人。患上了高血压，就要注意劳逸结合，保持足够的睡眠。同时还要调节饮食，多吃低盐、低动物脂肪的食物，以避免摄入过多胆固醇。

汤博士推荐｜西红柿鲈鱼汤

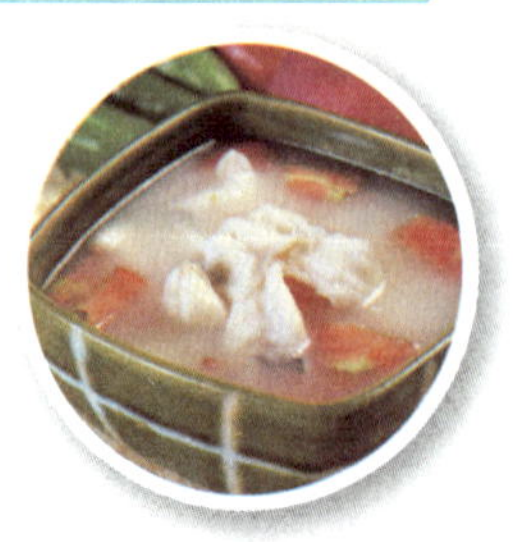

【材料】鲈鱼1条，西红柿100克，蛤蜊50克，姜丝、蒜蓉各适量

【调料】盐、白糖、料酒、鸡精各适量

【做法】1.鲈鱼宰杀处理干净，去鱼头、剔骨切成片，用料酒、姜丝、盐腌渍去腥味。

2.西红柿洗净，切成块备用。

3.油锅烧热，下蒜蓉、西红柿翻炒片刻，倒入适量清水后煮沸。

4.倒入蛤蜊、鲈鱼片，稍煮片刻，加入盐、白糖、鸡精即可。

汤博士养生经 **生食西红柿能预防高血压、动脉粥样硬化等症状，饭后吃加糖西红柿或西红柿汁，能帮助消化，补充胃酸的不足。**

粥大夫推荐｜鸡腿洋葱粥

【材料】鸡腿肉、粳米各100克，洋葱50克，生姜适量

【调料】盐1小匙，料酒1大匙，味精少许

【做法】1.洋葱洗净，切碎；生姜洗净，切片；粳米淘洗干净；鸡肉切成小块，汆烫后捞起。

2.在油锅中放入洋葱粒、姜片、鸡肉及料酒煸炒5分钟。

3.锅中注入适量清水，投入粳米，煲50分钟，调入盐、味精搅匀即可。

粥大夫养生经 **如果购买的是冷冻过的鸡腿肉，清洗时不能用热水浸泡，否则会失去鲜味，最好用冷水或冷盐水浸泡，待冰化开后，再烹调。**

低血压

低血压是指血压经常在90/60毫米汞柱以下，同时伴有头晕、乏力、眼前发黑等自觉症状。低血压常见于女性、贫血或失血过多者、中老年人、缺乏运动者、长期卧床者及部分脊髓疾病患者等。

汤博士推荐 | 芥菜牛肉鲜姜汤

【材料】牛肉250克，芥菜500克，生姜30克

【调料】植物油、盐、胡椒粉各适量

【做法】1. 生姜去皮，拍扁；牛肉洗净，切片；芥菜洗净，待用。

2. 将锅置于火上，加入清水适量，大火烧开后，把适量的植物油与牛肉片、芥菜、生姜、盐一同等放入锅内，煮熟后即可用胡椒粉调味食用。

汤博士养生经 **牛肉有补虚强体的功效，适用于低血压的食疗。生姜中含有姜油酮、姜酚和姜油醇等营养成分，对健胃消食非常有益。**

粥大夫推荐 | 鹿肉粳米粥

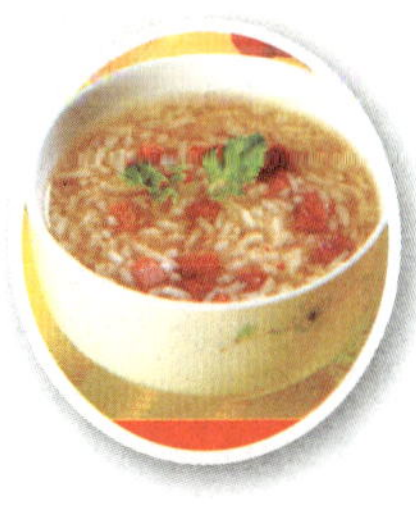

【材料】可食用鹿肉100克，粳米半杯，香菜适量

【调料】料酒适量

【做法】1. 可食用鹿肉洗净，切小块；粳米淘洗干净；香菜洗净，切末。

2. 可食用鹿肉加料酒放入锅中微煮。

3. 将粳米与适量水加入锅中，与可食用鹿肉一同煮粥，熟后撒上香菜末，盛出即可。

粥大夫养生经 **中医认为，可食用鹿肉有补脾益气、温肾壮阴的功效。因此，它具有极好的补益肾气的作用，十分适合低血压患者提升阳气之用。可食用鹿肉也是很好的补益食品，对经常手脚冰凉的人也有很好的温补作用。**

心脏病

心脏病是一种慢性病，是心脏疾病的总称，包括风湿性心脏病、先天性心脏病、高血压心脏病等多种类型。心脏病的高发人群包括：吸烟者、高血压患者、糖尿病患者、高胆固醇血症患者等。

汤博士推荐 | 百合蜂蜜汤

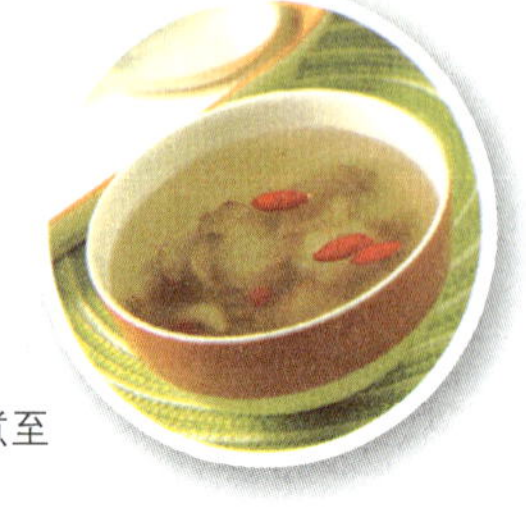

【材料】鲜百合100克，枸杞子少许

【调料】蜂蜜适量

【做法】1. 鲜百合一片片剥下，撕去内衣，用清水洗净，浸泡20分钟后捞出，备用。

2. 将鲜百合、枸杞子放锅中，再加入适量清水煮至熟烂，熄火过一会儿后调入适量蜂蜜即可。

汤博士养生经 **蜂蜜自古就是排毒养颜的佳品，含有多种人体所需要的氨基酸和维生素，常吃除了可帮助人体排出毒素，对防治心血管疾病和神经衰弱等症也有一定的效果。**

粥大夫推荐 | 什锦蔬菜粥

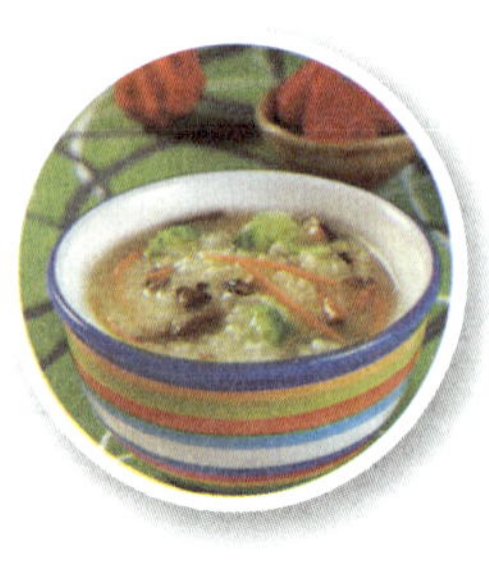

【材料】大米半杯，西蓝花、洋菇、香菇、胡萝卜丝各50克

【调料】高汤适量，盐、胡椒粉、香油各少许

【做法】1. 大米淘洗干净，用清水浸泡30分钟，备用；西蓝花用开水汆烫，撕成小朵备用。

2. 锅内加入大米和高汤，用大火煮开。

3. 加入洋菇、香菇及胡萝卜丝，改小火煮至米粒黏稠，再放入汆烫过的西蓝花，煮开后加盐、胡椒粉和香油调味即可。

粥大夫养生经 **西蓝花的营养价值与保健功效均很高，其所含的类黄酮是很好的血管清理剂，能防止胆固醇氧化，降低患心脏病与中风的风险。**

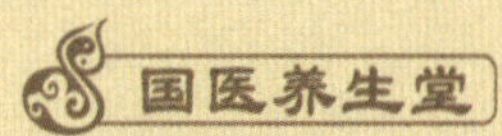

图解 全身按摩祛百病

本书编委会◎主编

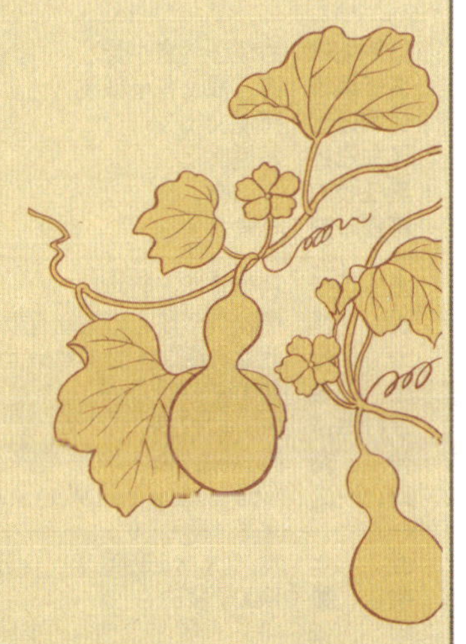

科学普及出版社
· 北 京 ·

图书在版编目（CIP）数据

图解全身按摩祛百病 / 本书编委会主编. — 北京：科学普及出版社, 2025. 5. —（国医养生堂）. —
ISBN 978-7-110-10953-3
Ⅰ. R244.1-64

中国国家版本馆CIP数据核字第2025BV9857号

策划编辑　卢紫晔　崔小荣
责任编辑　齐　放　曹小雅
封面设计　博悦文化
正文设计　博悦文化
责任校对　邓雪梅
责任印制　李晓霖

出　　版　科学普及出版社
发　　行　中国科学技术出版社有限公司
地　　址　北京市海淀区中关村南大街16号
邮　　编　100081
发行电话　010-62173865
传　　真　010-62173081
网　　址　http://www.cspbooks.com.cn

开　　本　787毫米×1092毫米　1/32
字　　数　1400千字
印　　张　40
版　　次　2025年5月第1版
印　　次　2025年5月第1次印刷
印　　刷　小森印刷（天津）有限公司
书　　号　ISBN 978-7-110-10953-3 / R · 941
定　　价　300.00元（全20册）

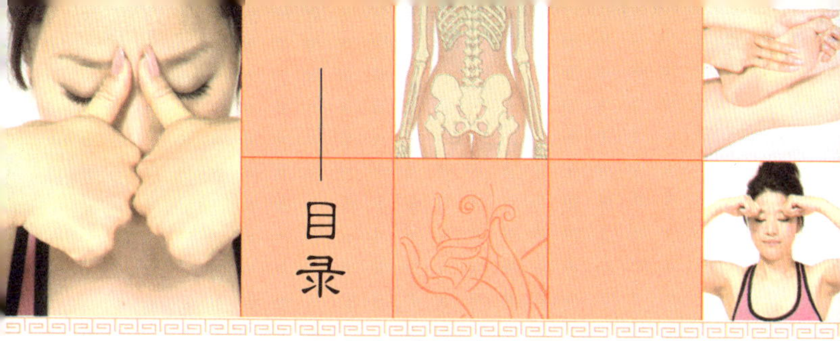

第一章 全身穴位图解

人体上半身正面穴位……2
人体上半身背面穴位……3
头部侧面穴位及耳穴……4
手臂及手部穴位……5
腿部穴位……6
足部穴位……7

第二章 认识穴位，做好按摩准备

认识全身穴位……8
按摩时的常用姿势……10
巧用介质，让按摩更有效……12
按摩适应证……13

第三章 全身按摩改善常见病

内科常见病……14
头痛……14
感冒……16
失眠……18
高血压……20
冠心病……22

高血脂……24
糖尿病……26
呃逆……28
便秘……30
妇科常见病……32
月经不调……32
更年期综合征……34
男科常见病……36
阳痿……36
前列腺疾病……38
五官科常见病……40
牙痛……40
慢性鼻炎……42
外科常见病……44
落枕……44
颈椎病……46
肩周炎……48
腰痛……50
坐骨神经痛……52
踝关节扭伤……54
急救按摩……56
心绞痛……56
中暑……58

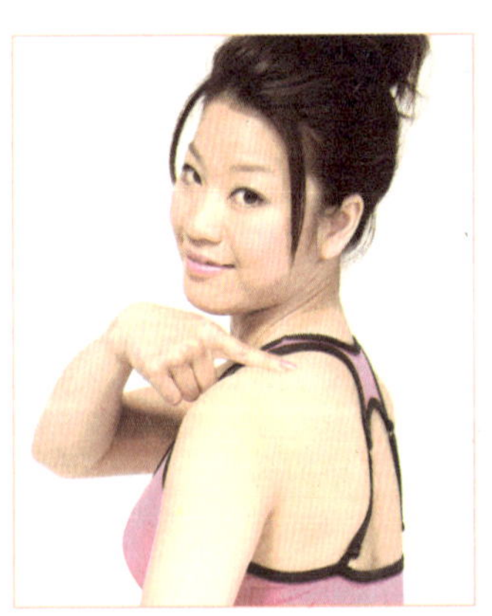

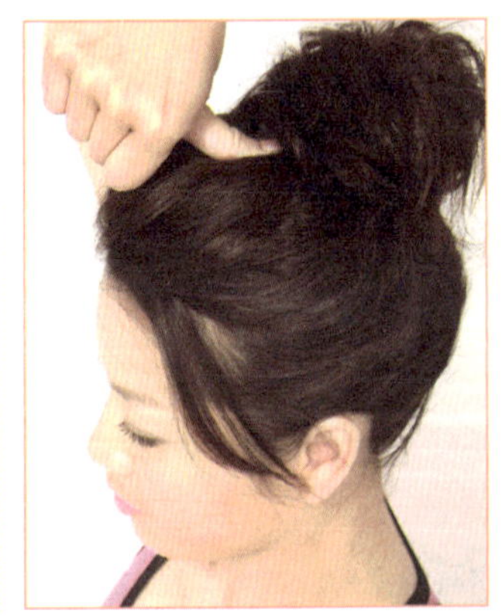

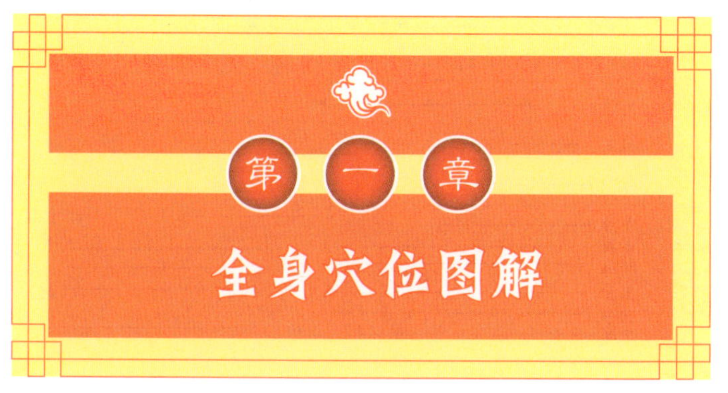
第一章
全身穴位图解

人体上半身正面穴位

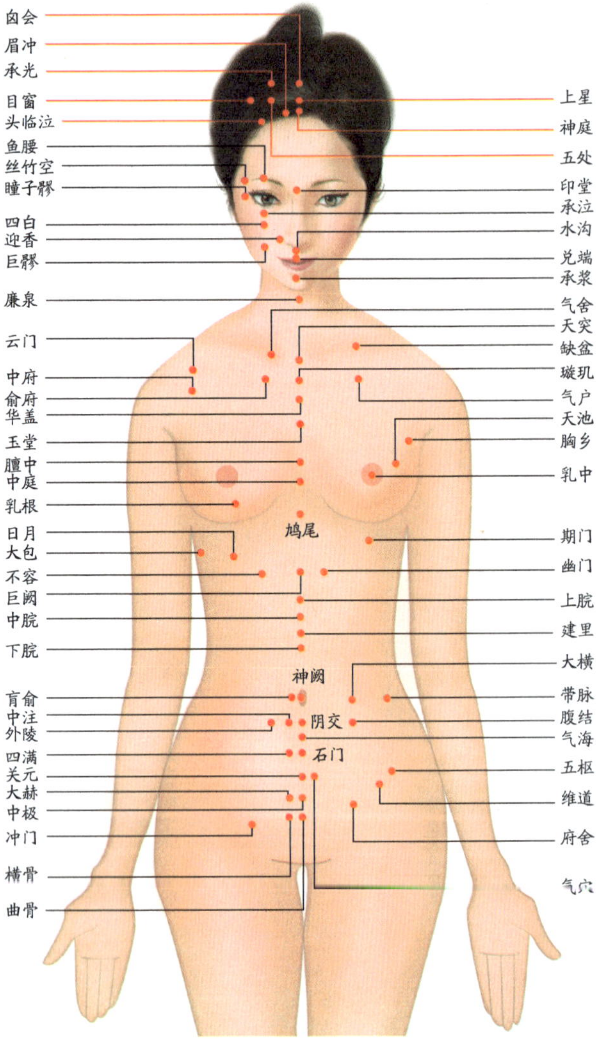

囟会
眉冲
承光
目窗
头临泣
鱼腰
丝竹空
瞳子髎
四白
迎香
巨髎
廉泉
云门
中府
俞府
华盖
玉堂
膻中
中庭
乳根
日月
大包
不容
巨阙
中脘
下脘
肓俞
中注
外陵
四满
关元
大赫
中极
冲门
横骨
曲骨

鸠尾
神阙
阴交
石门

上星
神庭
五处
印堂
承泣
水沟
兑端
承浆
气舍
天突
缺盆
璇玑
气户
天池
胸乡
乳中
期门
幽门
上脘
建里
大横
带脉
腹结
气海
五枢
维道
府舍
气穴

人体上半身背面穴位

百会
正营
络却
强间
玉枕
风府
哑门
大椎
大杼
风门
附分
魄户
肺俞
厥阴俞
神堂
心俞
膏肓
膈俞
中枢
肝俞
胆俞
脊中
三焦俞
胃俞
悬枢
肾俞
腰阳关
上髎
次髎
中髎
下髎
会阳
腰俞
长强
承灵
后顶
脑户
脑空
风池
完骨
翳明
天柱
颈百劳
曲垣
肩井
秉风
巨骨
身柱
天宗
陶道
神道
譩譆
膈关
至阳
灵台
魂门
筋缩
阳纲
脾俞
意舍
胃仓
京门
肓门
气海俞
大肠俞
关元俞
小肠俞
胞肓
环跳
秩边
白环俞
膀胱俞
会阴

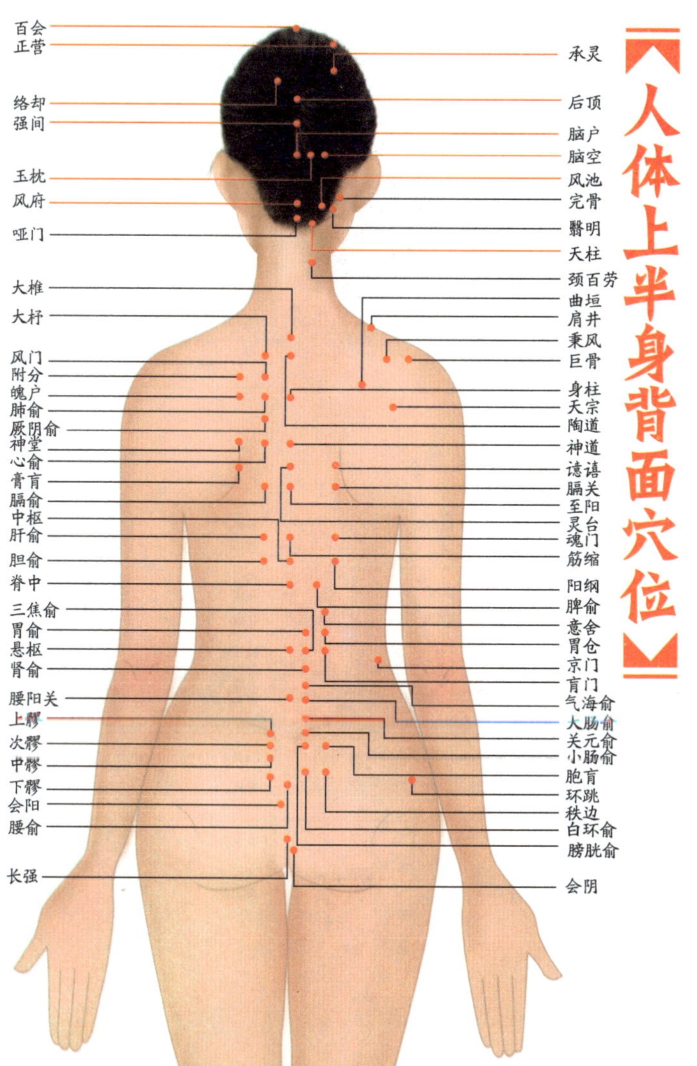

【头部侧面穴位及耳穴】

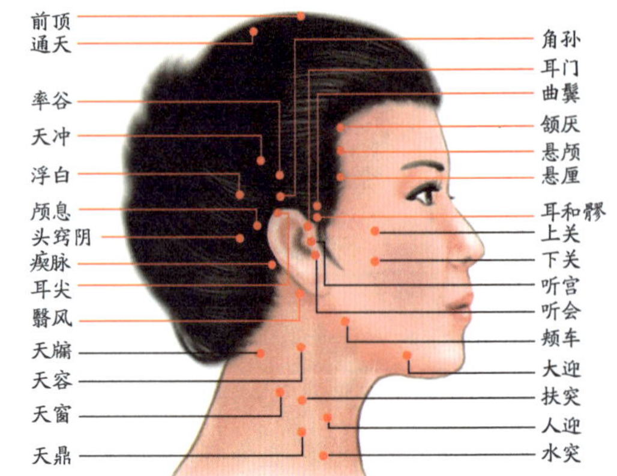

头部侧面穴位

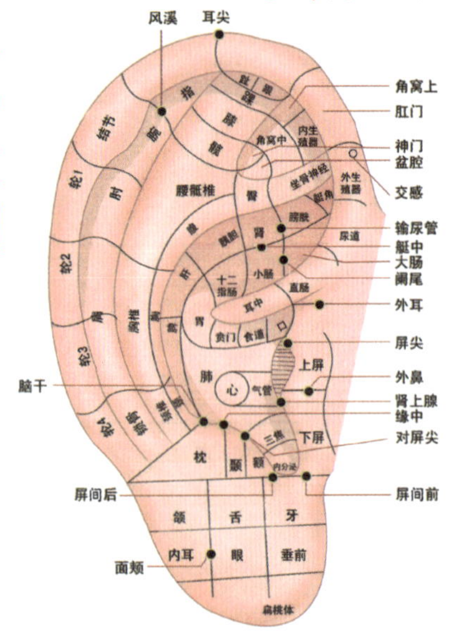

耳朵正面穴位

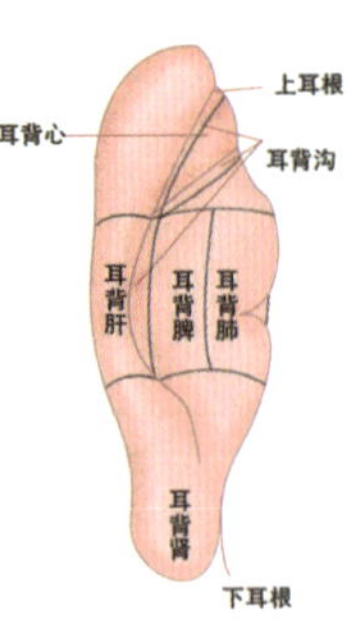

耳朵背面穴位

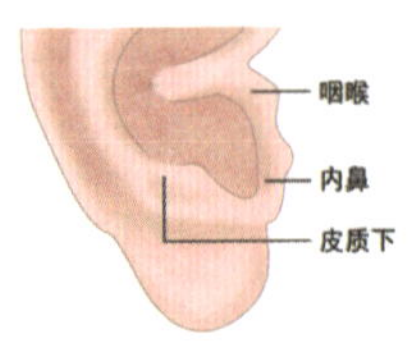

耳朵内侧穴位

【手臂及手部穴位】

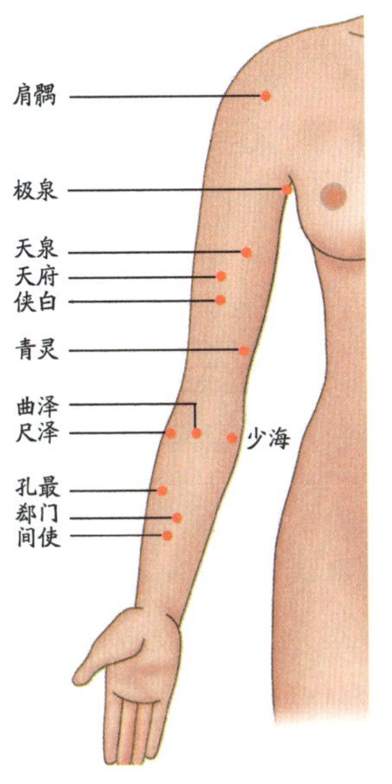

上肢内侧穴位

肩髎
肩贞
臑会
臂臑
天井
手五里
肘髎
曲池
小海
手三里
上廉
下廉
温溜
偏历
支正
支沟

上肢外侧穴位

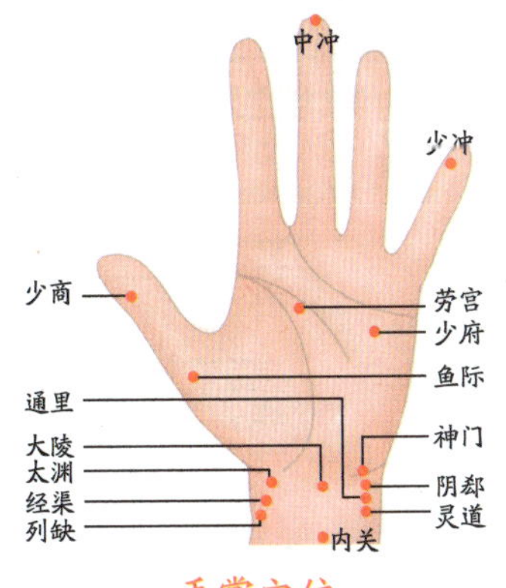

手掌穴位

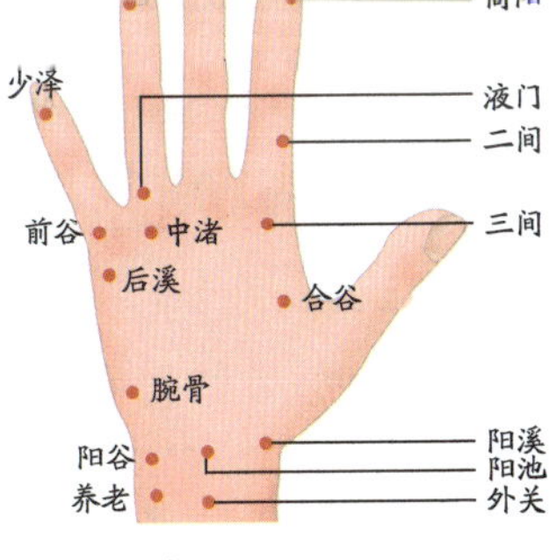

手背穴位

腿部穴位

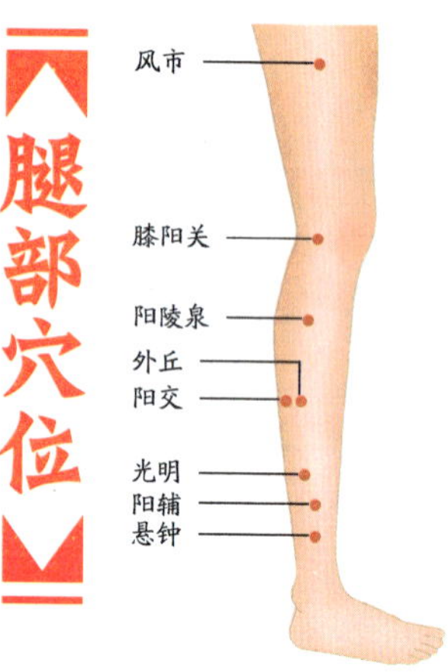

大腿外侧穴位

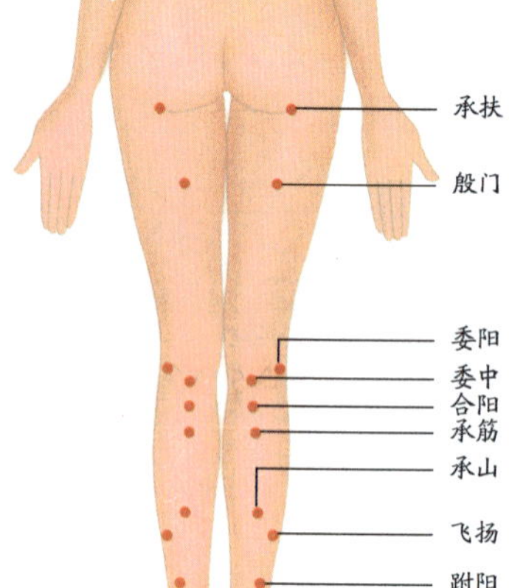

双腿背面穴位

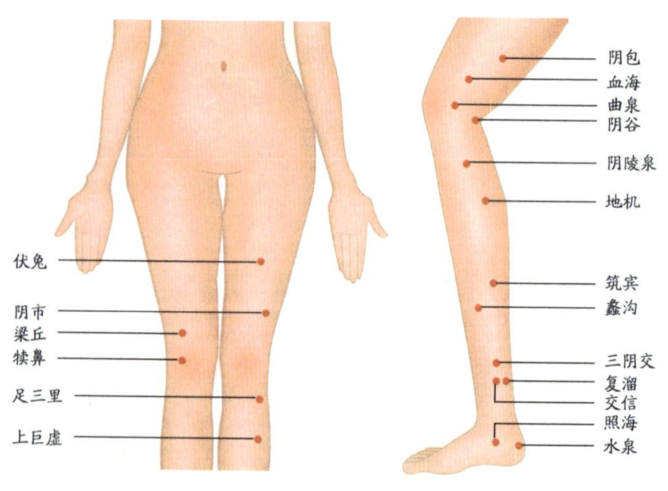

双腿正面穴位

大腿内侧穴位

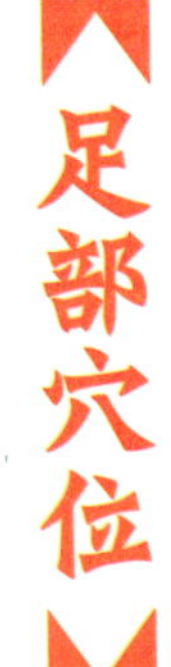

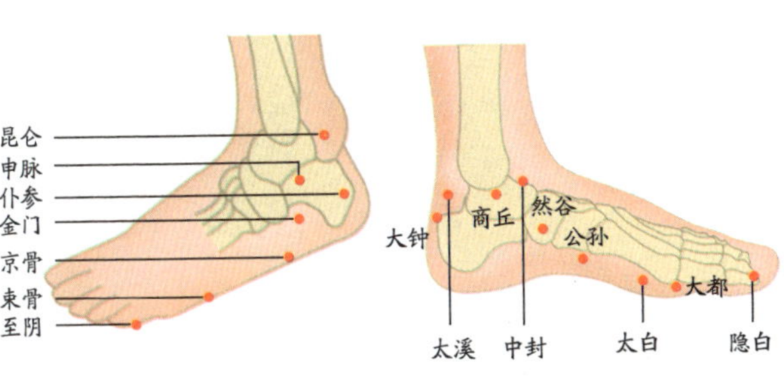

足外侧穴位

足内侧穴位

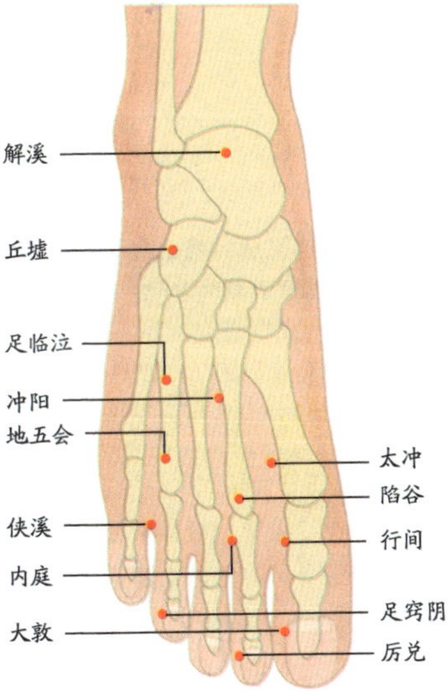

解溪
丘墟
足临泣
冲阳
地五会
太冲
陷谷
侠溪
行间
内庭
足窍阴
大敦
厉兑

足背穴位

里内庭
涌泉
足心
踵点

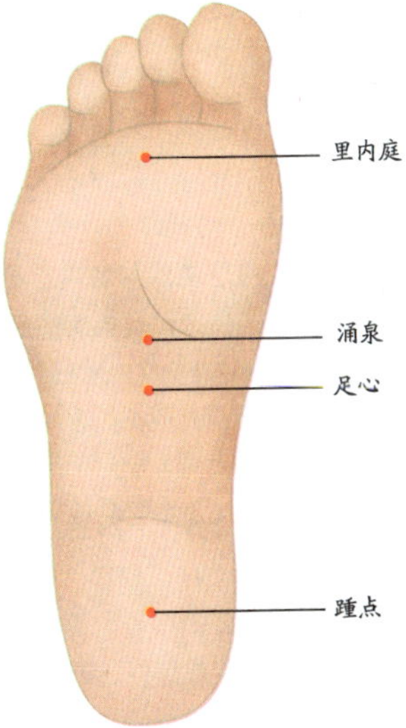

足底穴位

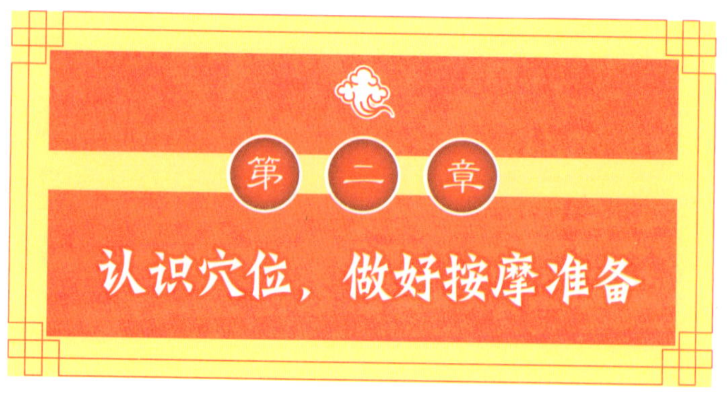

第二章 认识穴位，做好按摩准备

认识全身穴位

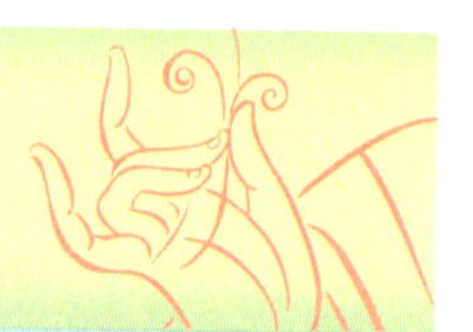

穴位在中医中的学名叫“腧穴”，是人体脏腑经络之气输注于体表的特殊部位。人体穴位是疾病的反应点，也是按摩治病的关键部位。

穴位的分类

人体的穴位分为十四经穴、奇穴、阿是穴三大类。

◎**十四经穴**：简称“经穴”，是指归属于十二经脉、任脉和督脉循行线上的穴位，有固定的名称、固定的位置和归经，具有主治本经病症的作用，是穴位的主要组成部分。国际上承认的人体经穴共有361个。

◎**奇穴**：也称“经外奇穴”，是指十四经穴之外具有固定名称、位置和主治作用的穴位。这类穴位多数对某些病症有特殊疗效，如四缝穴治小儿疳积、定喘穴治哮喘等。

◎**阿是穴**：又称“压痛点”，这类腧穴既无固定名称，又无固定位置，也没有固定的主治病症。只是将疼痛局部或与病痛有关的压痛点、敏感点作为穴位。

穴位的命名

◎用建筑物、街、道、市等通路、处所来形容某些穴位的形态或根据作用特点命名，如天井、印堂、地仓、气街、风市、水道穴等。
◎根据穴位所在的人体部位命名，例如心俞、肺俞、脾俞、乳根穴等。
◎根据天文学日、月、星、辰及地理名称山、川、沟、泽等，再结合穴位所在部位的形态和气血流行的情况而命名，如太白、天枢、上星穴等。
◎根据气血、脏腑、阴阳等生理功能及经脉交会等命名，如三阴交、阳陵泉、气海、血海穴等。
◎根据动物、植物的名称命名，如鸠尾、鹤顶、伏兔、鱼际、攒竹穴等。

穴位的按摩功效

◎治疗近部疾病，即按摩所在部位的疾病。例如，天突穴可以治疗咳嗽、哮喘、咽喉肿痛、呃逆、失言、梅核气等；睛明穴可以治疗眼睛疾病；后顶穴可以用于治疗颈部肌肉痉挛。
◎治疗远部疾病，即本经经脉所行走的远部部位的疾病。例如，合谷穴不仅能治疗手部疾病，还能治疗头部、颈部的疾病；迎香穴不仅能治疗鼻塞、急性鼻窦炎、慢性鼻窦炎等鼻部疾病，还能治疗胆道蛔虫症；百会穴不仅能治疗头部疾病，还能治疗子宫脱垂、痔疮、脱肛、痢疾等疾病。
◎特殊功效，某些穴位是治疗某种疾病的特效穴位。例如，三阴交穴是治疗消化系统、生殖系统、泌尿系统、妇科病的重要穴位。
◎整体功效，即针灸按摩某些穴位，可对某方面病症起到整体性的调治作用，或调治全身疾病。例如，针灸按摩合谷、曲池、大椎穴可治疗外感发热；针灸按摩足三里、关元穴可增强人体免疫力；心动过缓者，针灸按摩内关穴可加快心率；心动过速者，针灸按摩内关穴也可减慢心率。

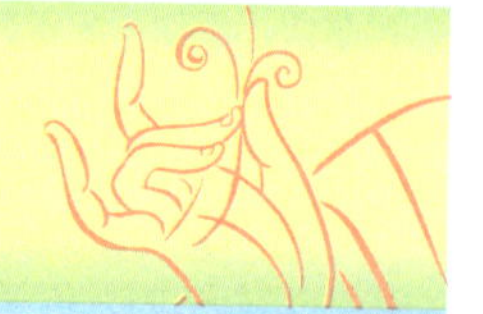

按摩时的常用姿势

自我按摩时的常用姿势

自我按摩时要根据穴位所在的部位，采用方便、易行、简单的按摩姿势。如坐在椅子上、坐在床上、跪坐在地板上、仰卧平躺在床上等。一般头面部、颈部、胸腹部、上肢、下肢的穴位比较容易按摩，分别根据需要用双手手指指腹或指尖按摩即可。但是腰背部的穴位操作难度较大，需要特别注意。常见的按摩姿势如下。

◎仰卧或坐在有椅背的椅子上，双手握拳，用拳头突出的关节对准腰背部的穴位，利用自身体重向下施压（见图①）。

◎取跪坐位，双手叉腰，拇指在后，其余四指在前，用拇指指腹按揉腰部穴位（见图②）。

◎取跪坐位，头颈尽量后仰，双手握拳，用拳头上突出的关节按压腰背部穴位（见图③）。

◎利用小道具按摩腰背部的穴位，如浴刷、热水袋、按摩棒等。

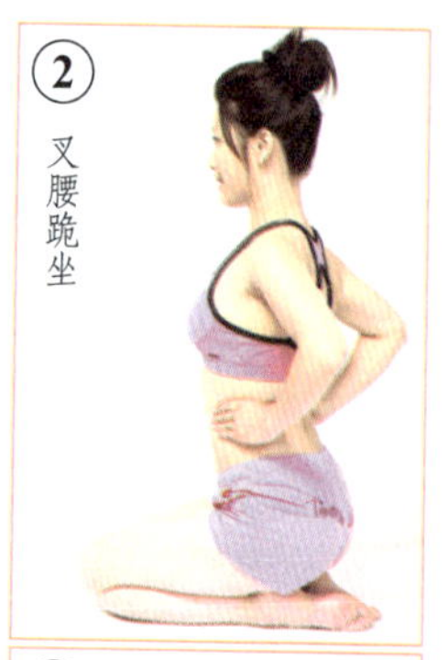

② 叉腰跪坐

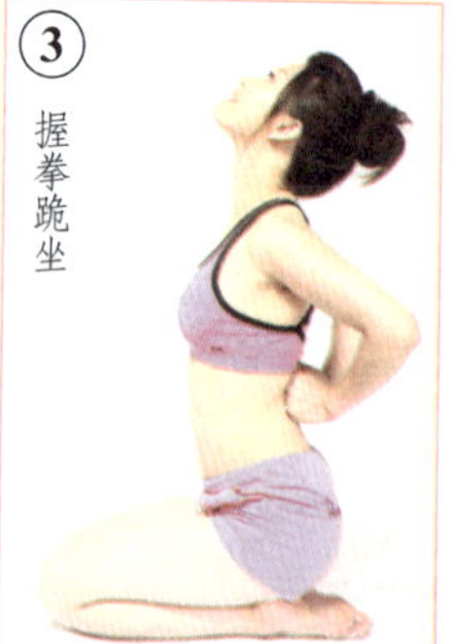

③ 握拳跪坐

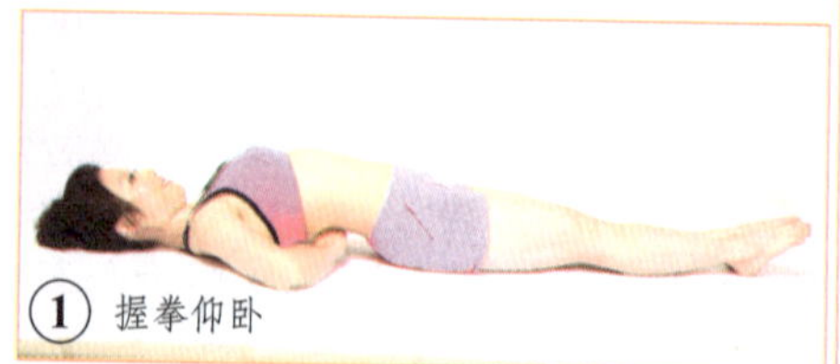

① 握拳仰卧

他人按摩时的常用姿势

他人按摩时，被按摩者可以选择坐位、跪坐、仰卧、俯卧等姿势，按摩者则可采取方便按摩的姿势，如站立或屈膝跪坐在旁边（见图④～图⑦）。

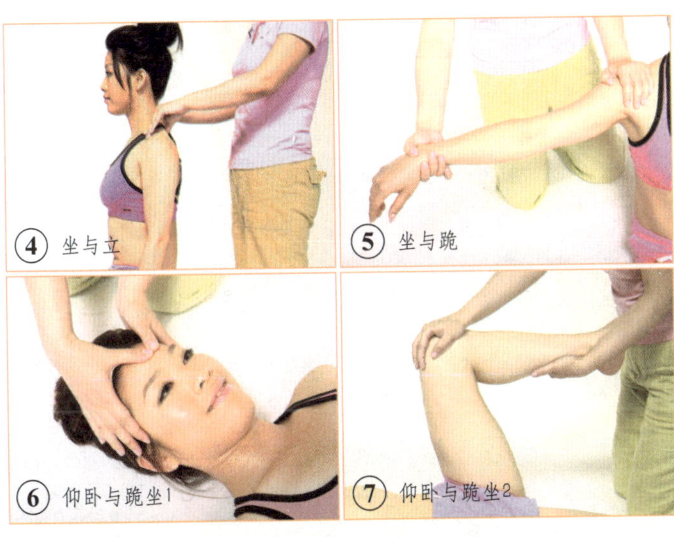

④ 坐与立

⑤ 坐与跪

⑥ 仰卧与跪坐1

⑦ 仰卧与跪坐2

国医小课堂

教你巧妙掌握按摩方法

自我按摩时，应该注意按摩方法。用手指按压时，可一边呼气一边默数“1，2，3”，随着数字的增加，力度也要逐渐增大。“1”用力稍轻，“2”用力适中，“3”用力稍重。然后，一边吸气一边默数“4，5，6”，随着数字的增加，力度也要随之减小。

巧用介质，让按摩更有效

名称	作用
薄荷水	薄荷脑0.25克、75%的酒精100毫升混匀，具有清凉解表、清暑退热的作用，适宜给风热外感者按摩时使用（小儿发热也适用）
滑石粉或痱子粉	具有清凉止痒、祛湿养肤的作用，适用于易出汗体质者或夏天天热汗多者
凡士林	具有润滑肌肤，减少摩擦的作用，适用于穴位及脚底按摩
麻油或植物油	具有活血补益的作用，适用于病后虚弱和年老体弱者，也可用于婴幼儿按摩
生姜汁	生姜捣烂取汁，或将生姜片放入浓度为75%的酒精中浸泡5～7日，其具有散寒理气、温经通脉的作用，适宜给受风寒者及寒凝气滞者按摩时使用
鲜奶按摩膏	具有润滑肌肤的作用，适宜给皮肤干燥者按摩时使用
按摩精油	具有分子细小、高渗透性的特点，可快速渗透至血管及淋巴管，达到促进循环、排除毒素、增强免疫力的作用。适合在美容、美体、缓解疲劳时使用
红花油	富含水杨酸甲酯、红花、薄荷脑等中药，具有通经活络、活血止痛的作用，适宜给关节、肌肉扭伤或跌打损伤者按摩时使用
白酒或药酒	具有温经止痛、活血通络的作用，适宜给跌打损伤所致的红肿疼痛等外伤性疾病者按摩时使用

按摩适应证

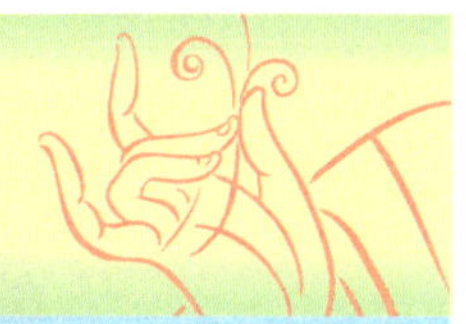

临床中很多常见病都可以使用或配合使用按摩手法进行治疗。

◎**内科常见病**：如感冒、哮喘、失眠、偏头痛、高血压、低血压、冠心病、慢性胃炎、消化不良、胃下垂、腹胀、腹痛、便秘、肠炎、中风、面神经麻痹等。

◎**妇科和男科常见病**：如痛经、月经不调、母乳分泌失调、乳房肿块、更年期综合征、遗精、疝气、阳痿等。

◎**五官科常见病**：如牙痛、慢性鼻炎、咽喉肿痛、口腔炎、口角炎、扁桃体炎等。

◎**外科常见病**：如扭伤、关节脱位、腰肌劳损、肌肉萎缩、三叉神经痛、腰背神经痛、四肢关节痛、风湿性关节炎、关节强直等。

◎**急救按摩**：如中暑、心绞痛、鼻出血、小腿抽筋等。

国医小课堂

按摩穴位的技巧

◎按摩三叉神经、小脑、脑干等足趾部反射区时，可用左手扶在足趾关节背面，以免足趾不稳定影响按摩力度，从而影响治疗效果。

◎因小脑脑干反射区局部解剖结构特殊，脂肪组织薄弱，所以按摩时要根据患者的具体情况施力。力度要轻柔，由轻到重，不可突然用强力。

◎按摩时的频率要均匀，力度要持久，不可忽轻忽重，忽快忽慢。

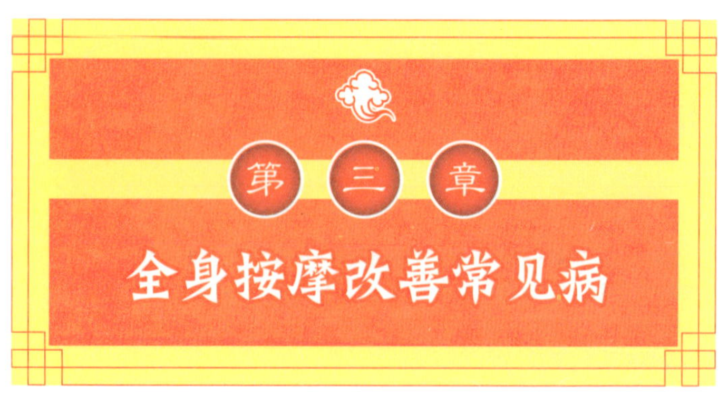

内科常见病　头痛

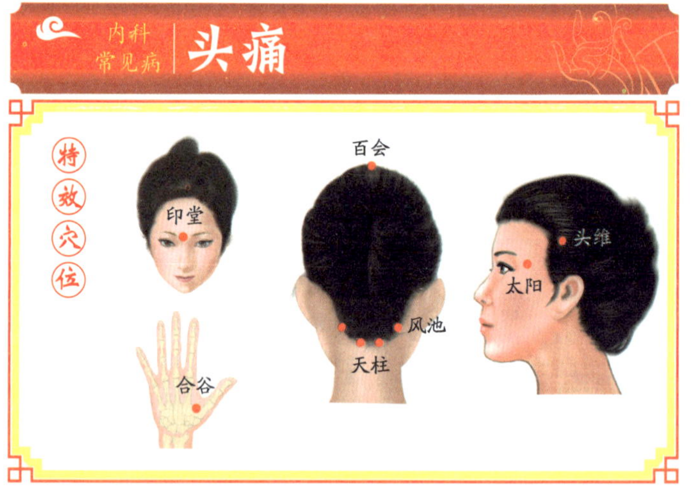

【自我按摩】

1.双眼自然闭合，将双手食指屈曲，拇指按在太阳穴上，以食指内侧屈曲面，由正中印堂穴沿眉毛两侧分抹，按压时力度要适中，可反复做30次或适当增加次数，每日2次（见图①）。

2.前额头痛时可按压印堂、合谷穴，两侧头痛可按压百会穴，后脑头痛按压风池穴，注意按压时力度要适中，每穴每次各5分钟，以穴位有酸胀感为宜，每日2～3次（见图②）。

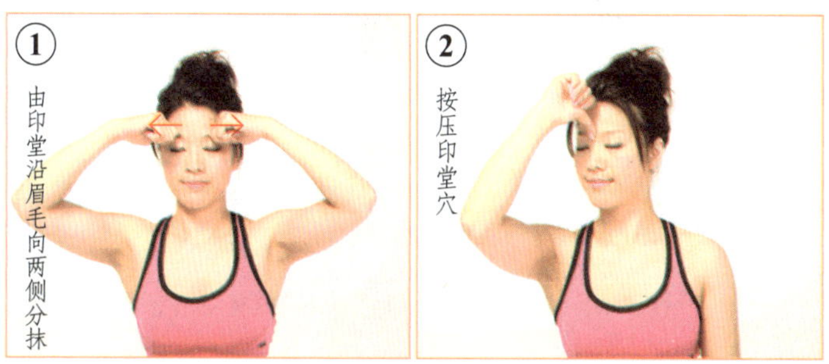

① 由印堂沿眉毛向两侧分抹

② 按压印堂穴

【他人按摩】

1.被按摩者双眼自然闭合，按摩者将双手掌根贴在被按摩者的太阳穴上进行按揉，按揉时力度要稍轻（见图③）。

2.按摩者用拇指与食指、中指相对捏住被按摩者的颈后肌肉近发际处，一前一后、一紧一松拿捏，至颈部感觉酸胀为宜（见图④）。

3.按摩者将双手五指分开成爪形，由前发际向后发际抹动，如十指梳头状，时间根据情况而定，至被按摩者头皮感觉发热舒适为宜，或用木梳代替手指。

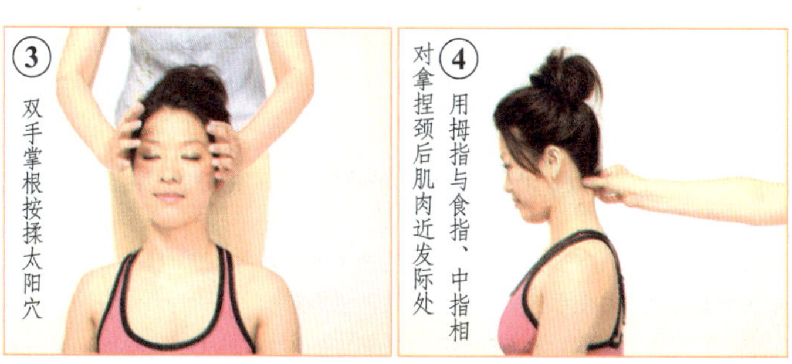

③ 双手掌根按揉太阳穴

④ 用拇指与食指、中指相对拿捏颈后肌肉近发际处

内科常见病 感冒

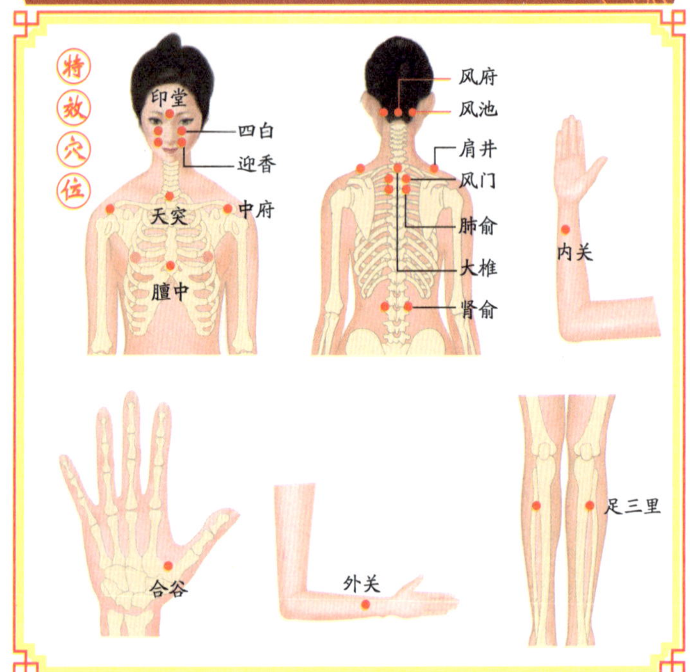

【自我按摩】

1.身体站直，两脚分开与肩同宽。

2.双手展开五指并拢，沿鼻翼两侧从前额发际向下颌摩擦，自上而下反复20次（见图①）。

3.双手中指指腹按压迎香、风池穴，每穴每次各3分钟。

4.双手掌心用力摩擦颈部，直至产生温热感为宜。

5.击打双腿足三里穴，左右各30次（见图②）。

6.双手握拳，按压腰部肾俞穴5～10分钟。

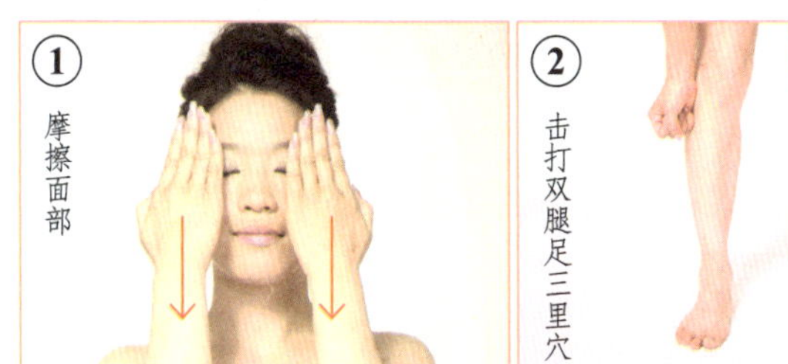

① 摩擦面部

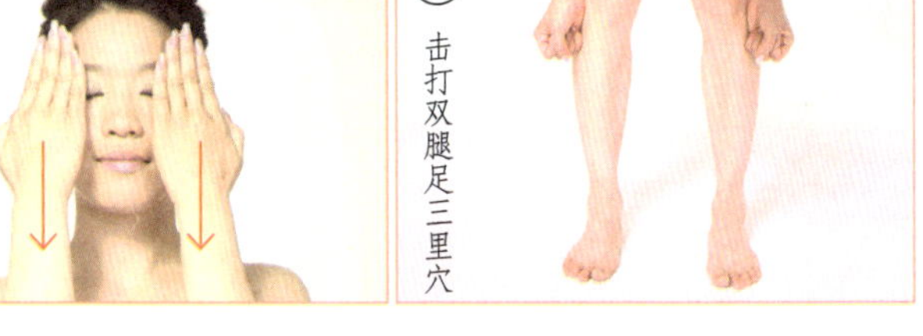

② 击打双腿足三里穴

【他人按摩】

1.按摩者用双手中指指腹按揉被按摩者的印堂、迎香穴，每穴每次各30次。

2.按摩者用掌心摩擦被按摩者的前额，反复10次。

3.按摩者用拇指和食指拿按被按摩者的合谷穴，直至产生温热感为宜。

4.按摩者用拇指和食指拿按被按摩者的内关、外关穴，用力要稍重，直至产生温热感为宜（见图③）。

5.按摩者拿捏被按摩者的风池、肩井穴，按揉中府、风门、肺俞穴，每穴每次各2分钟。

6.按摩者用力按、揉、击打被按摩者的上背部1～2分钟。

7.按摩者将手张开成爪形，从被按摩者前发际向后发际做10次梳头动作（见图④）。

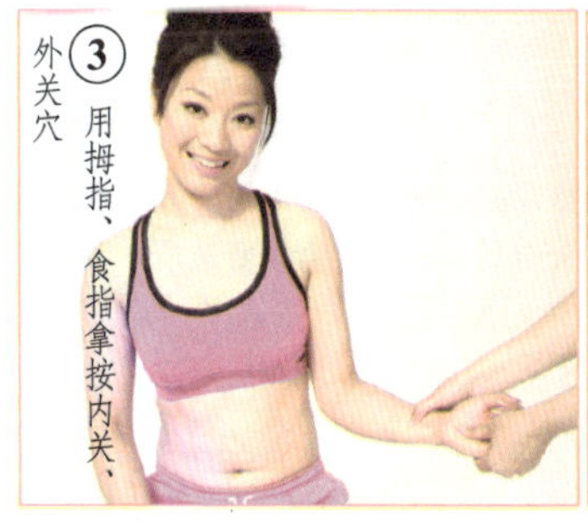

③ 用拇指、食指拿按内关、外关穴

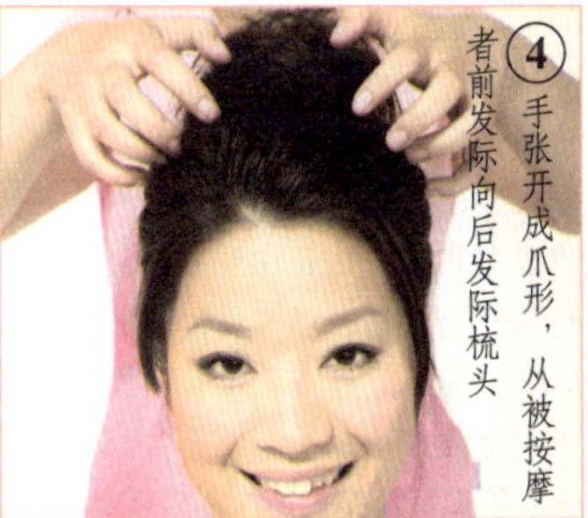

④ 手张开成爪形，从被按摩者前发际向后发际梳头

内科常见病 失眠

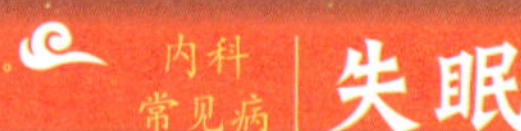

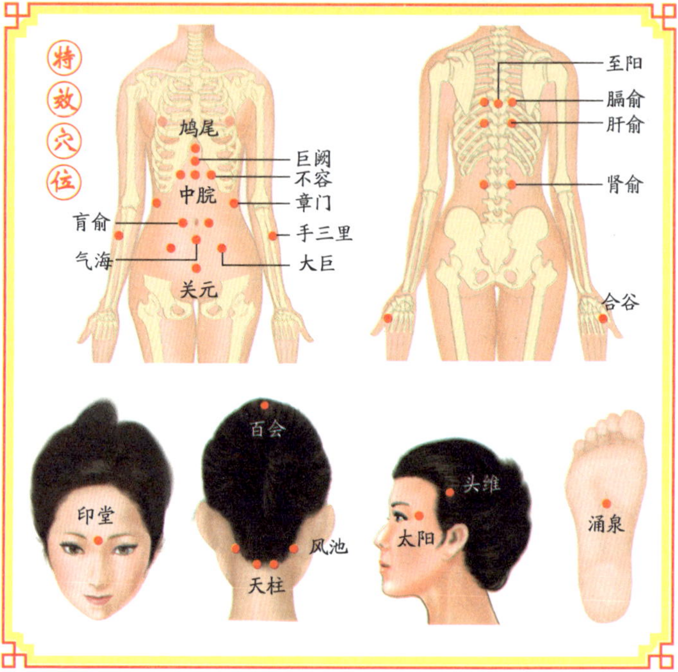
特效穴位
鸠尾
巨阙
不容
中脘
章门
肓俞
手三里
气海
大巨
关元
至阳
膈俞
肝俞
肾俞
合谷
百会
印堂
风池
天柱
头维
太阳
涌泉

【自我按摩】

1.取坐位，双眼自然闭合，将双手食指屈曲，拇指按在太阳穴上，以食指内侧屈曲面，由正中印堂穴沿眉毛两侧分抹，分抹时力度要适中，可反复分抹30次或适当增加次数，每日2次（见图①）。

2.改为仰卧，用双手拇指指腹按揉太阳穴，每次2分钟，然后沿两侧颞部由前向后推摩。

3.用手掌根部轻轻拍击头顶百会穴。

4.用双手拇指指腹按揉风池、气海、关元、合谷穴，每穴每次各2分钟。
5.将双手叠放在腹部，用手掌大鱼际轻轻按揉中脘穴每次2分钟。
6.用单手食指、中指、无名指并拢摩擦涌泉穴，至脚心发热为宜。若伴有头晕、耳鸣，可摩擦涌泉穴100次。

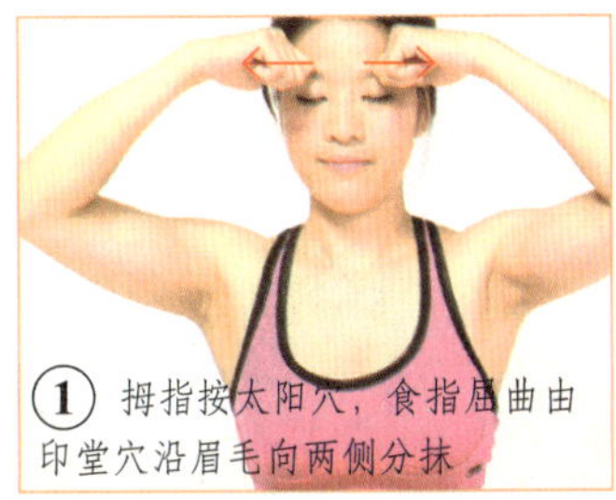
① 拇指按太阳穴，食指屈曲由印堂穴沿眉毛向两侧分抹

【他人按摩】

1.按摩者单手掌心先沿顺时针方向按摩被按摩者的腹部5圈，然后再沿逆时针方向按摩5圈，注意按揉力度要适中。
2.被按摩者取坐位，全身放松，按摩者双手握拳，用拇指关节沿脊柱旁两横指处，自上而下慢慢推按，反复10次（见图②）。
3.按摩者用双手拇指指腹按揉被按摩者的印堂穴，注意按揉的力度要适中，每次3分钟。
4.按摩者用双手拇指指腹从被按摩者的眉头推至两侧眉梢后的太阳穴。
5.按摩者用掌心按揉被按摩者的前额、头维、百会穴，每穴每次各2分钟。
6.按摩者将双手五指分开成爪形，由被按摩者的前发际向后发际抹动，如十指梳头状，反复10次，或者用木梳代替手指。
7.按摩者拿捏被按摩者的颈部与肩头连线的正中央及周围大筋处，每次10分钟（见图③）。

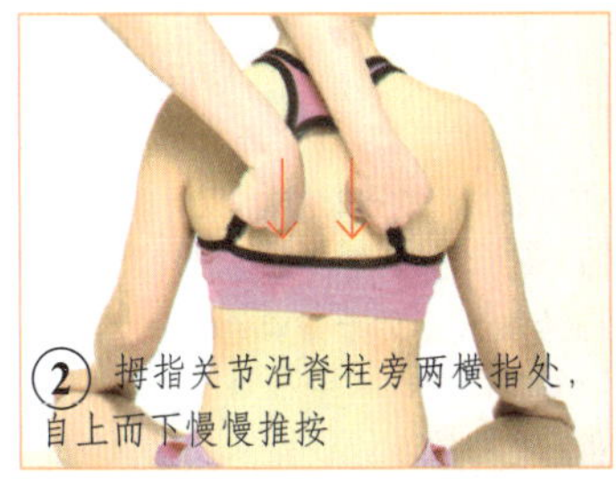
② 拇指关节沿脊柱旁两横指处，自上而下慢慢推按

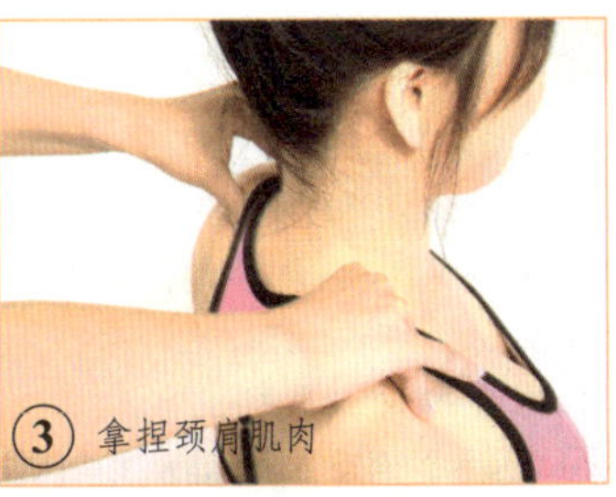
③ 拿捏颈肩肌肉

内科常见病 高血压

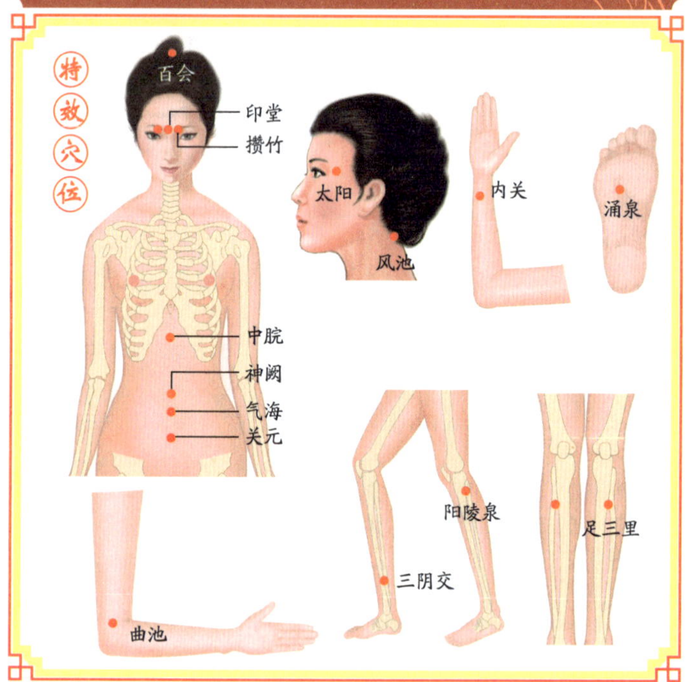

【自我按摩】

1.身体放松，思想集中，静坐10分钟。

2.用双手拇指指腹按揉太阳、攒竹、百会穴，每穴每次各2分钟（见图①）。

3.用按摩棒按压风池、曲池、内关穴，每穴每次各2分钟（见图②）。

4.双手五指分开成爪形，由前发际向后发际抹动，如十指梳头状，反复30次，或者用木梳代替手指。

5.用拇指和食指捏住耳郭，从上而下按揉，左右各50次。

6.用单手食指、中指、无名指并拢摩擦涌泉穴，至脚心发热为宜。
7.用双手拇指指腹按揉印堂穴，每次2分钟。
8.用双手拇指指腹从眉头推至两侧眉梢后的太阳穴，每次2分钟。

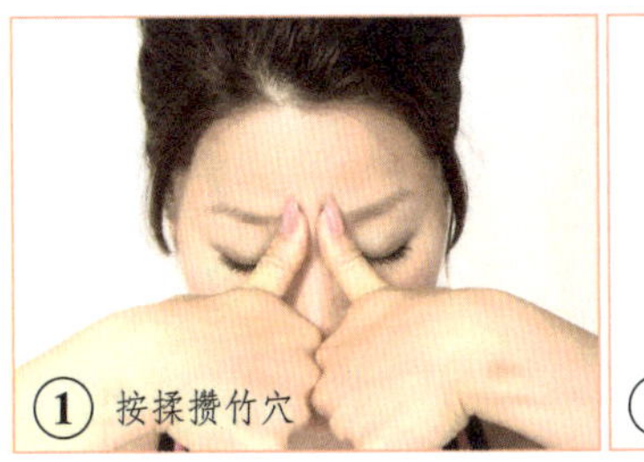
① 按揉攒竹穴

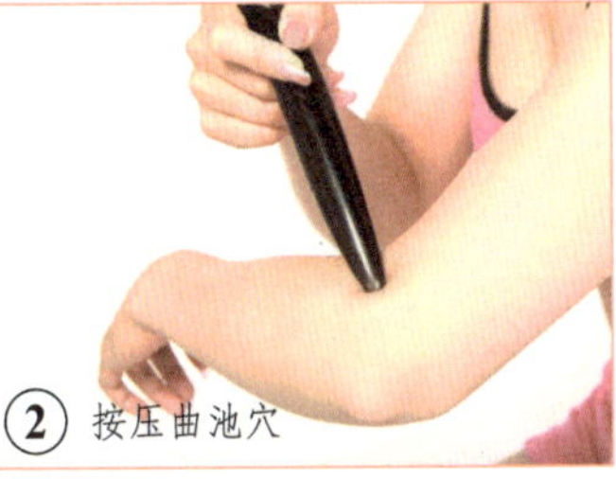
② 按压曲池穴

【他人按摩】

1.按摩者用拇指和食指按压被按摩者双侧的风池穴，每次2分钟。
2.按摩者用双手提拿被按摩者的颈部肌肉，自上而下反复20次，至被按摩者感到酸胀为宜。
3.被按摩者取仰卧位，按摩者将双手重叠，掌心放在肚脐上方，沿顺时针方向按摩，每次2分钟（见图③）。
4.按摩者双手拇指指腹按揉被按摩者的气海、关元、内关、曲池、足三里、三阴交、阳陵泉穴，每穴每次各2分钟。
5.按摩者单手食指、中指、无名指并拢摩擦被按摩者的涌泉穴，至脚心发热为宜（见图④）。

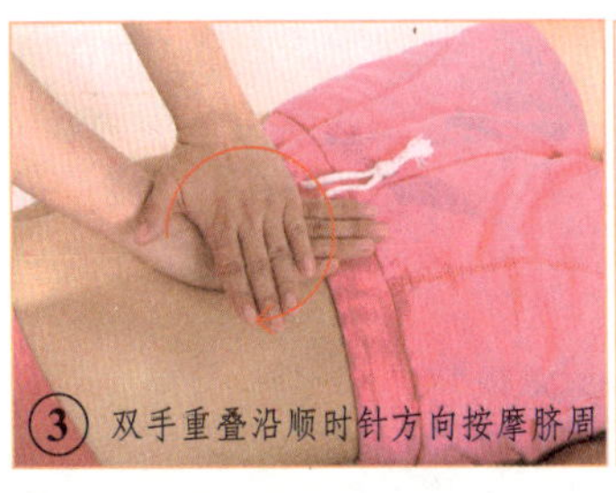
③ 双手重叠沿顺时针方向按摩脐周

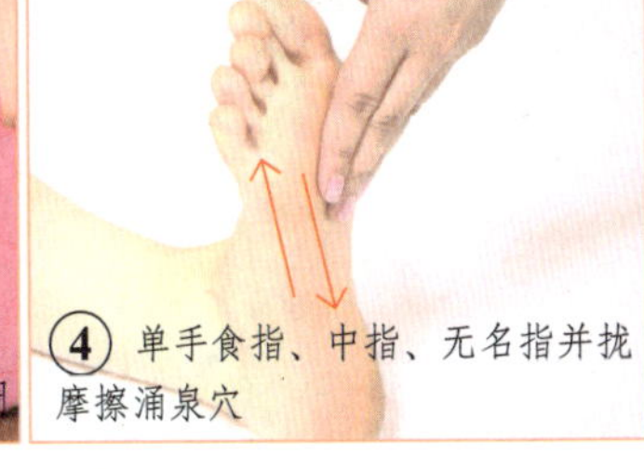
④ 单手食指、中指、无名指并拢摩擦涌泉穴

内科常见病 | 冠心病

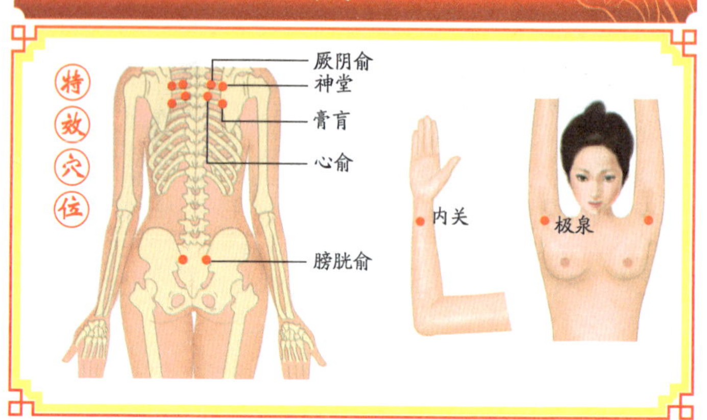

【自我按摩】

1.双手互相摩擦发热，然后摩擦胸部，摩擦时用力稍重，反复50次。

2.用右手食指指腹按压左侧腋窝下的极泉穴，按压时注意力度要适中，每次5分钟，至感到麻木为宜（见图①）。

3.用按摩棒按揉内关穴，注意按揉时用力要稍重，每次2分钟（见图②）。

4.睡前用掌心轻拍心前区40次，可以预防冠心病的发作。

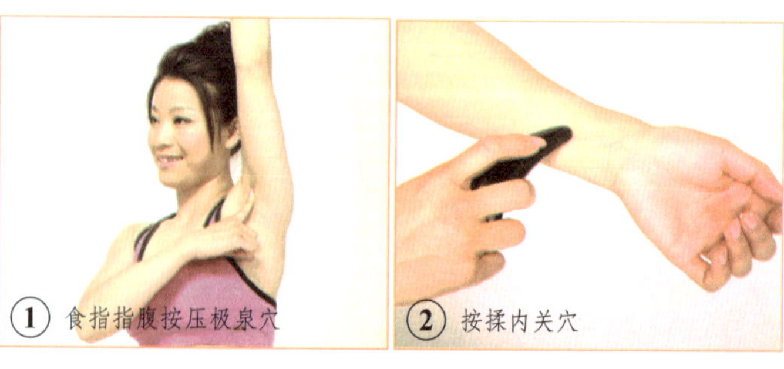

① 食指指腹按压极泉穴

② 按揉内关穴

【他人按摩】

1.被按摩者取俯卧位，按摩者按揉被按摩者左侧肩胛区，每次5分钟，按揉时用力要稍重，至被按摩者感到温热为宜（见图③）。

2.按摩者用拇指指腹按揉被按摩者背部的心俞、厥阴俞、膏肓、神堂穴，每穴每次各5分钟，至被按摩者感到酸胀为宜。

3.用手指沿被按摩者的背部正中督脉从上向下拿捏、按压，反复3次（见图④）。

4.按摩者用手掌侧缘摩擦背部督脉及膀胱经，用力适中，至被按摩者感觉温热为宜（见图⑤）。

5.被按摩者改为仰卧位，按摩者用掌心快速摩擦心前区2分钟，然后从胸部，过肩，到上肢内侧反复推拿20次。

6.按摩者双手五指分开成爪形，沿被按摩者的肋骨走向左右摩擦40次，注意摩擦时用力要稍重，至被按摩者感到微热为宜（见图⑥）。

7.按摩者用拇指指腹按压被按摩者的极泉、内关穴，每穴每次各3分钟，至被按摩者感到酸胀为宜。

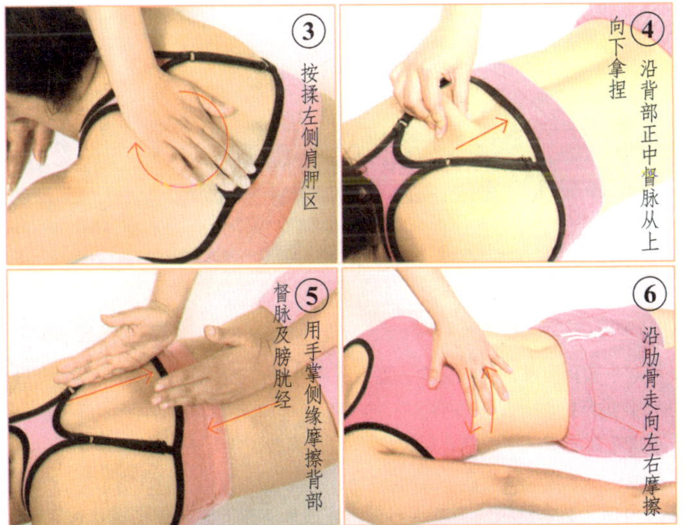

内科常见病 高血脂

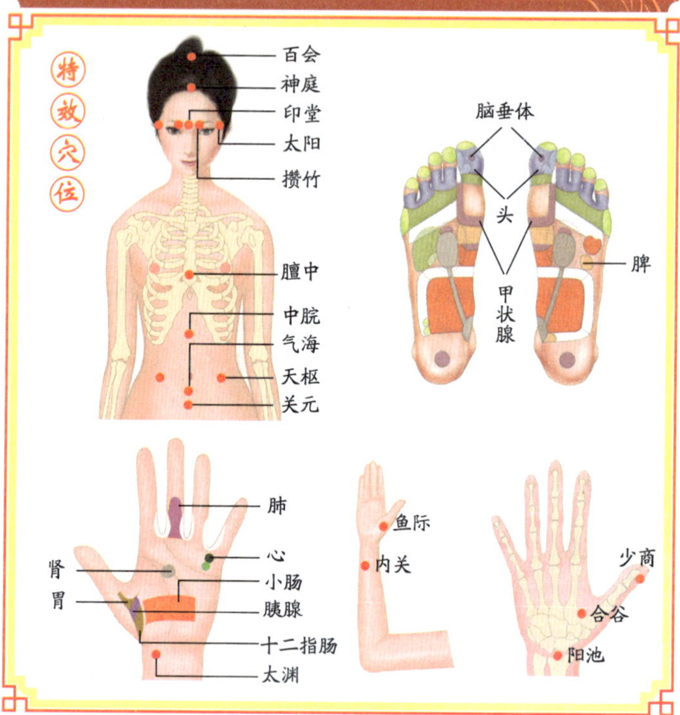

【自我按摩】

1.用双手拇指指腹按揉太阳穴，注意按揉时用力要稍重，每次1分钟，每日按需要进行按摩。

2.用拇指指腹按压中脘穴，每次2分钟（见图①）。

3.用拇指指腹按揉气海穴，每次2分钟（见图②）。

4.用拇指和其余四指用力拿捏内关穴，注意拿捏时用力要稍重，每次2分钟，至局部有酸胀感为宜。

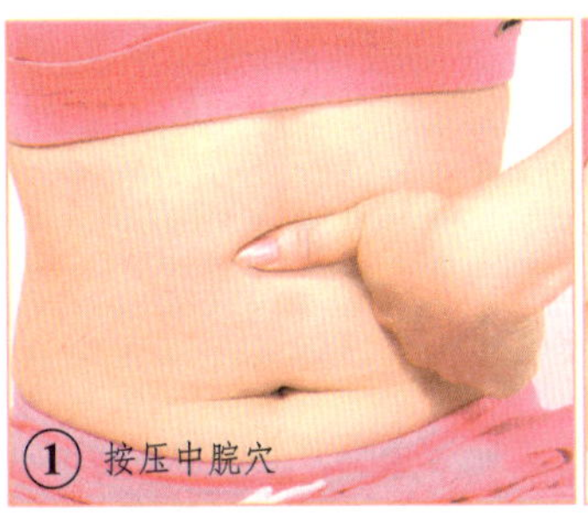
① 按压中脘穴

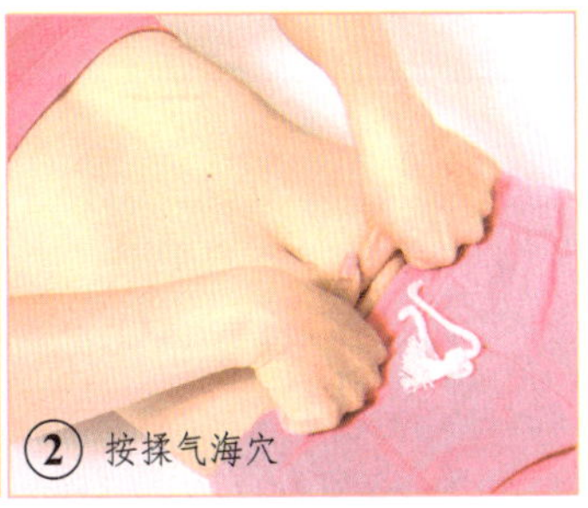
② 按揉气海穴

【他人按摩】

1.被按摩者取仰卧位，按摩者双手拇指指腹点按合谷、少商、鱼际、阳池穴，按揉时力度要适中，每穴每次各2分钟。

2.被按摩者采用合适体位，按摩者对其手部肺、心、胰腺、胃、小肠、十二指肠、肾等反射区进行按摩，每穴每次各1分钟（见图③）。

3.按摩者一手握住被按摩者的足跟，另一手食指弯曲，推压足部、头、脑垂体、甲状腺、脾等反射区，每穴每次各50次（见图④）。

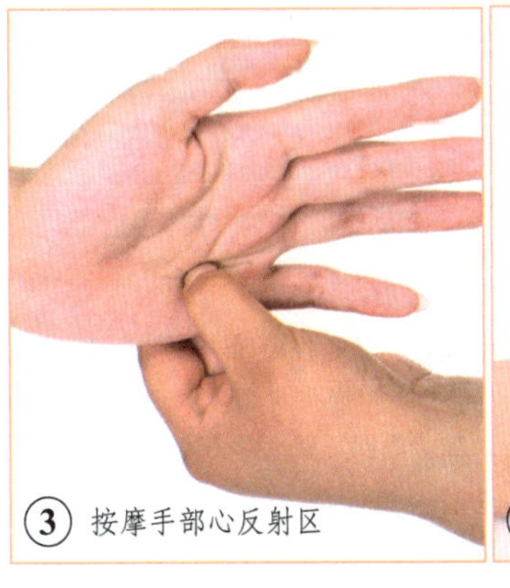
③ 按摩手部心反射区

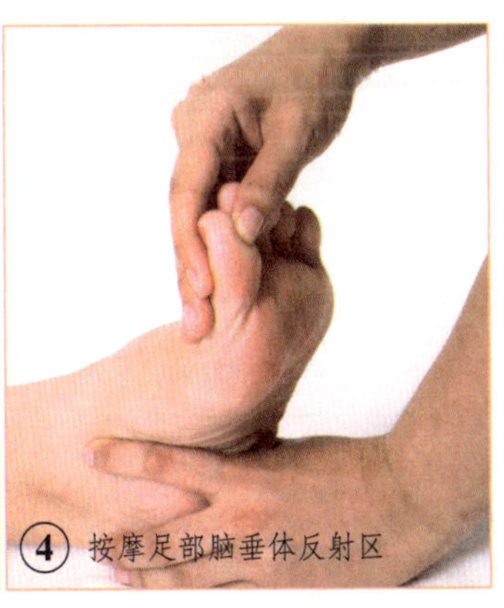
④ 按摩足部脑垂体反射区

内科常见病｜糖尿病

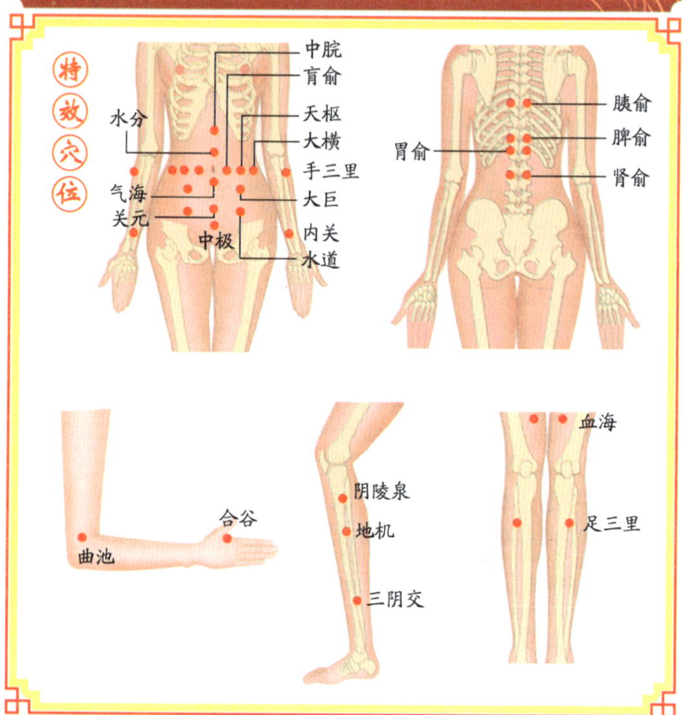

【自我按摩】

1.仰卧，用手掌掌根自胸骨下推擦至中极穴，注意推擦时力度要适中，每次2分钟。

2.用手掌掌根沿一侧腰部侧面推擦至对侧侧腰部，然后用五指指腹揉擦回原处，注意推擦时用力要稍重，每次3分钟（见图①）。

3.双手手指自然交叉，手掌掌根分别按压在双侧大横穴上，同时双手小指按压关元穴，双手拇指按压中脘穴，找好位置后，轻轻地按压5分钟（见图②）。

4.用拇指点揉中脘、气海、天枢穴，每穴每次各2分钟。

5.用双手拇指擦揉双侧内踝和跟腱处，每次5分钟。

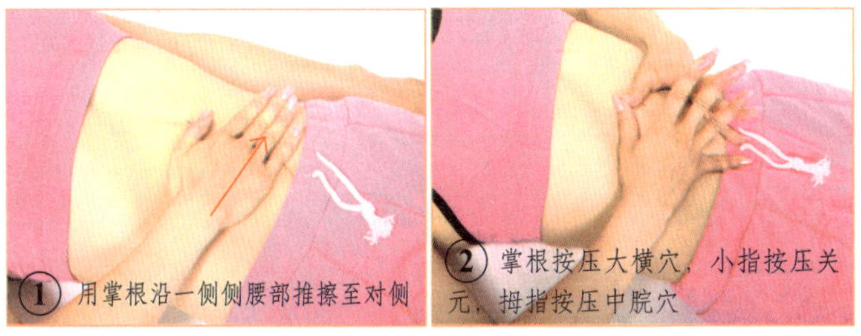

① 用掌根沿一侧侧腰部推擦至对侧

② 掌根按压大横穴，小指按压关元，拇指按压中脘穴

【他人按摩】

1.被按摩者取俯卧位，按摩者用双手小鱼际沿脊柱两旁自上而下擦揉，反复5次，直至被按摩者感到温热（见图③）。

2.按摩者用双手拇指按压、揉搓被按摩者的胰俞穴，注意按压时用力要稍重，至被按摩者感到酸胀为宜。

3.按摩者用双手拇指按压被按摩者的脾俞、胃俞、肾俞穴，注意按压时用力要稍重，每穴每次各2分钟，至被按摩者感到酸胀为宜（见图④）。

4.被按摩者改为仰卧位，按摩者用双手拇指按揉被按摩者的中脘、气海、关元、血海、足三里、三阴交、合谷、内关穴，每穴每次各3分钟。

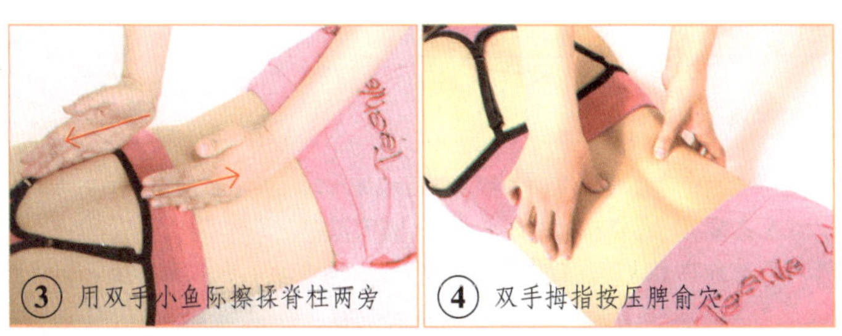

③ 用双手小鱼际擦揉脊柱两旁

④ 双手拇指按压脾俞穴

内科常见病 呃逆

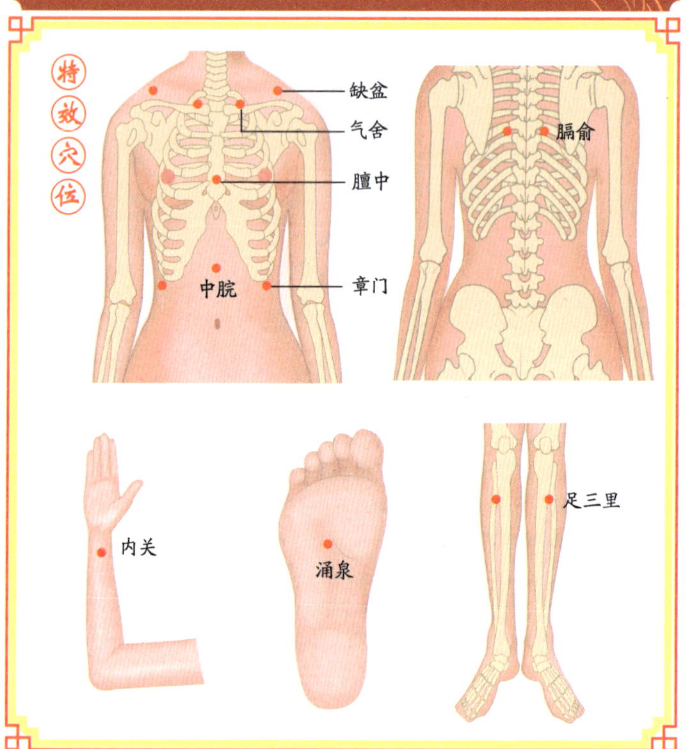

【自我按摩】

1.采用坐位，深吸气，屏住数秒，然后和缓均匀地吐出，反复2分钟。

2.双手交替用拇指点按内关穴，注意力度要适中（见图①）。

3.将手掌放在上腹部，以中脘穴为中心，沿顺时针方向按摩50圈，至腹部发热为宜。

4.将双手拇、食指相对，提拿章门穴，至有酸胀感为宜（见图②）。
5.单手食指、中指、无名指并拢摩擦涌泉穴，至脚心发热为宜。
6.双手中指点压缺盆穴，点压力度要适中，每次1分钟。

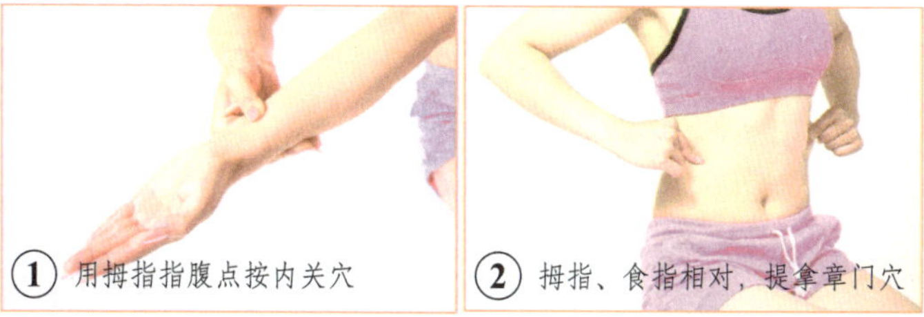

①用拇指指腹点按内关穴　②拇指、食指相对，提拿章门穴

他人按摩

1.被按摩者取仰卧位，按摩者用拇指指端按压眼眶壁上缘内侧凹陷处的止呃穴，至被按摩者感到酸胀为宜。
2.按摩者将手掌放在被按摩者的上腹部，以中脘穴为中心，沿顺时针方向按摩50圈，至腹部发热为宜（见图③）。
3.按摩者用拇指指腹按压被按摩者的内关、膻中、气舍、足三里穴，每穴每次各2分钟。
4.被按摩者改为俯卧，按摩者用手指指腹沿脊柱两旁拿捏，并用力按压膈俞穴，上下反复3次。
5.按摩者双手握拳，用拳背自上而下搓背，至被按摩者感觉背部深层发热为宜（见图④）。

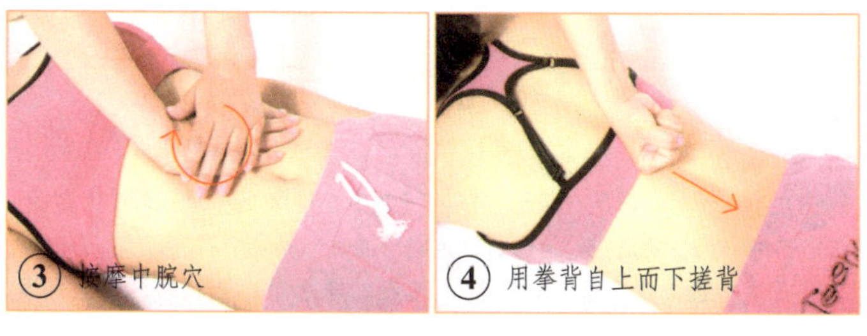

③按摩中脘穴　④用拳背自上而下搓背

内科常见病 便秘

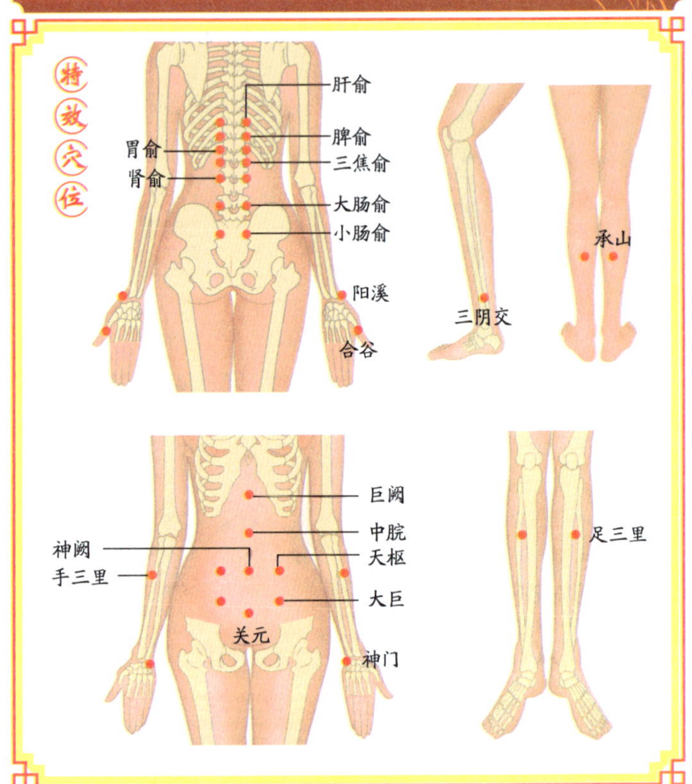

【自我按摩】

1.双手重叠，掌心按压在脐部，以肚脐为中心推摩腹部，逐渐扩大范围，注意推摩时力度要适中，沿顺时针方向50圈，然后轻拍腹部15次。

2.用拇指指腹按揉中脘、天枢穴，注意按揉时用力要稍轻，每穴每次2

分钟。

3.用按摩棒按压承山穴，每次1分钟，再拿捏承山穴周围的腓肠肌30次。口臭者可加按足三里穴1分钟，而腹冷痛者则可加按三阴交穴1分钟（见图①）。

4.单手掌心沿顺时针方向按揉神阙穴，每次5分钟，至腹部肠鸣产生排气感和便意为宜（见图②）。

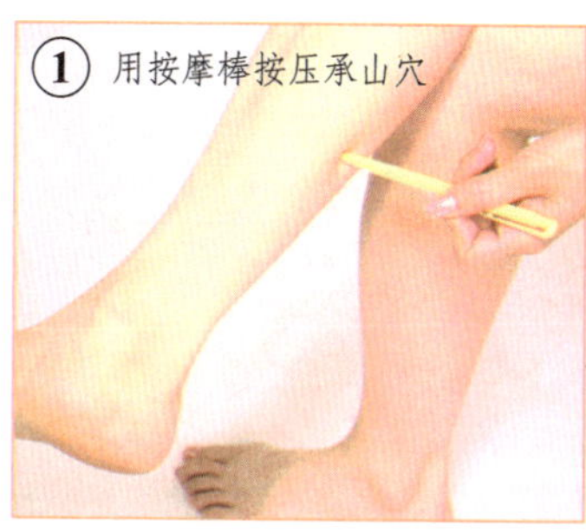

① 用按摩棒按压承山穴

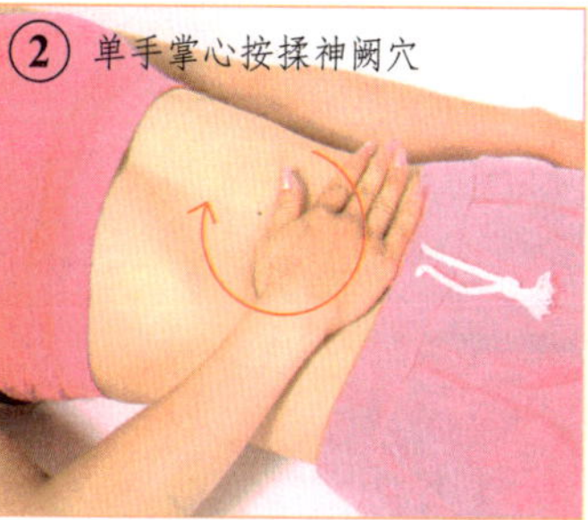

② 单手掌心按揉神阙穴

【他人按摩】

1.被按摩者取仰卧位，按摩者单手掌心顺时针推摩小腹部，注意按摩的力度要适中，每次5分钟。

2.按摩者用拇指指腹按揉被按摩者的中脘、天枢、关元、巨阙、大巨穴，注意按揉时力度要适中，每穴每次各2分钟。

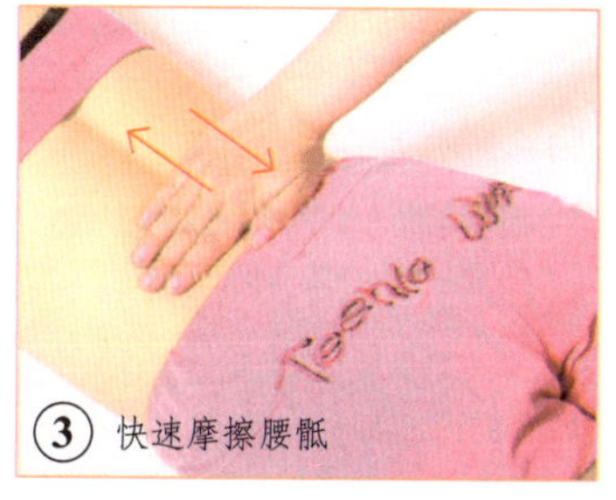

③ 快速摩擦腰骶

3.按摩者用拇指指腹按揉被按摩者的手三里、三阴交、足三里穴，注意按揉时用力要稍重，每穴每次各5分钟，至被按摩者感觉酸胀为宜。

4.被按摩者改为俯卧，按摩者用拇指指腹按揉脾俞、胃俞、肝俞、肾俞、大肠俞，每穴每次各5分钟，至被按摩者感觉酸胀为宜。

5.按摩者在被按摩者的腰骶部做上下快速摩擦动作，力度适中，至被按摩者感觉温热为宜（见图③）。

妇科常见病 月经不调

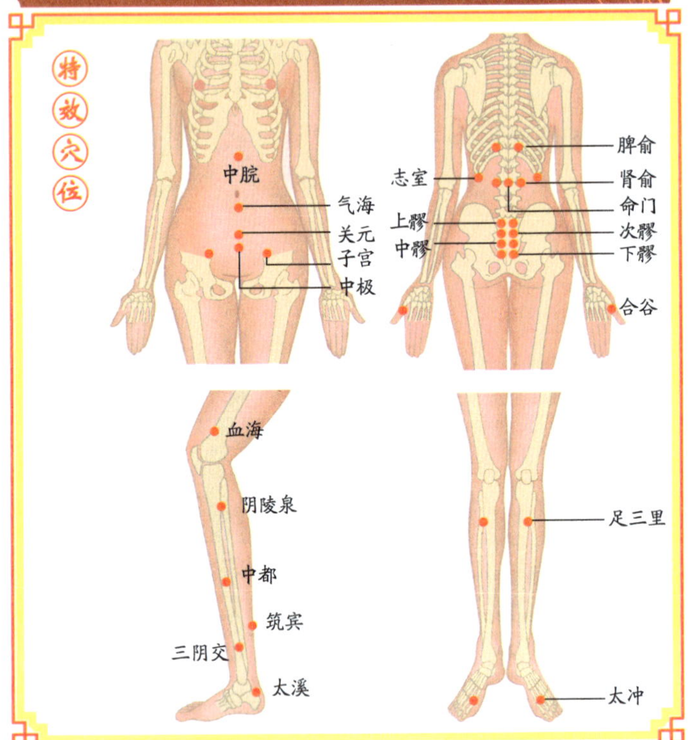

自我按摩

1.双手重叠掌心放在小腹上，沿顺时针方向推摩5分钟，推摩时用力要稍重，以每分钟10次的频率缓慢按摩，至小腹内有温热感为宜。

2.双手置于小腹侧面，从后向前朝外生殖器方向斜擦5分钟，至局部有温热感为宜。

3.用双手食指、中指并拢缓慢的点揉子宫穴，点揉时用力要稍重，以感觉酸胀为宜，每次5分钟（见图①）。

4.用按摩棒揉捻右脚太冲穴，以感觉酸胀为宜，每次5分钟，再以同样的手法揉捻左脚太冲穴。

5.用拇指指腹揉捻三阴交，每次1分钟。

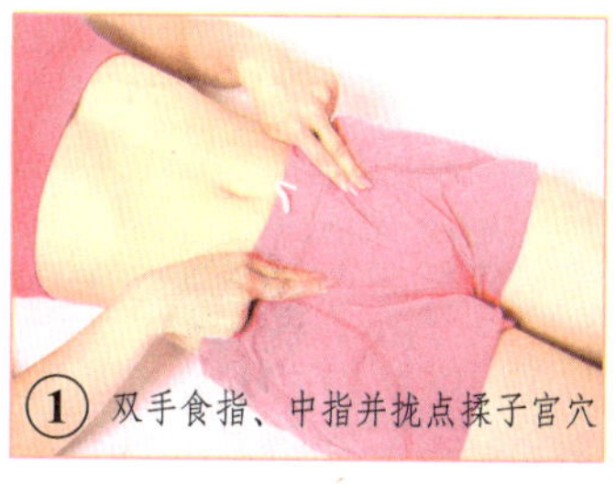
①双手食指、中指并拢点揉子宫穴

6.拇指重叠按揉气海、关元、中极穴各1分钟，力度要适中。

【他人按摩】

1.被按摩者取仰卧位，按摩者双手拇指重叠用指腹按压中脘穴3分钟（见图②），再用手掌掌心按揉小腹部，至产生温热感为宜。

2.按摩者一手固定被按摩者的手臂，另一手用力按压、揉捏合谷穴3分钟。

3.按摩者一手握住被按摩者的膝盖，另一手按揉血海、阴陵泉、中都、筑宾等穴各1分钟（见图③）。

4.被按摩者改为俯卧位，用掌根沿脊柱两旁推擦，反复10次，以感觉温热为宜。

5.按摩者用拇指、食指揉捏被按摩者的肾俞、脾俞、志室穴各2分钟，再用拇指指腹按揉足三里、太溪、阴陵泉穴各2分钟。

6.被按摩者改为坐位，用手掌从与肩胛下缘平齐的脊椎棘突下向两侧分推，并沿肋间向胸部推摩30次。

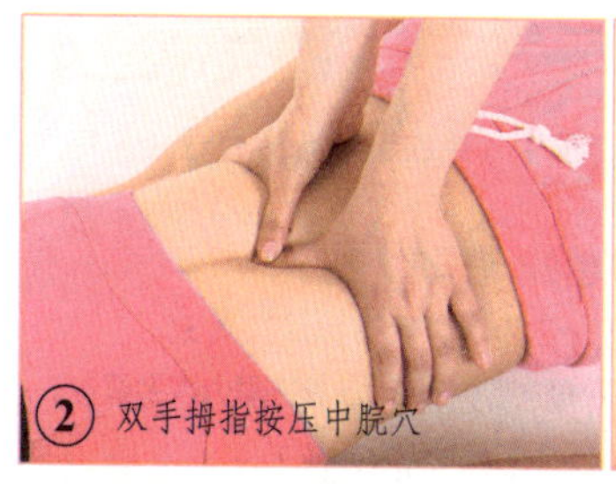
②双手拇指按压中脘穴

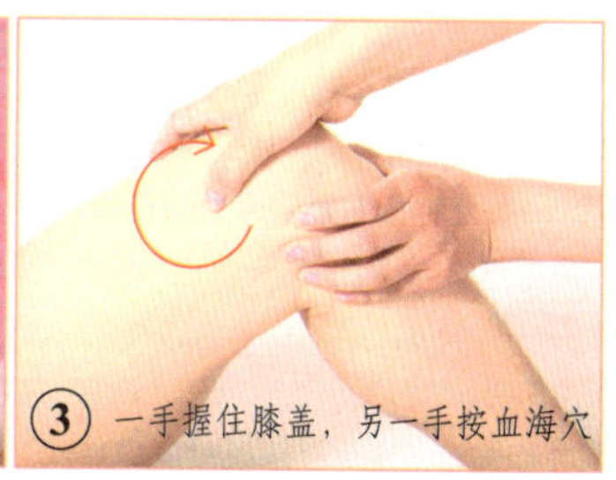
③一手握住膝盖，另一手按血海穴

妇科常见病 更年期综合征

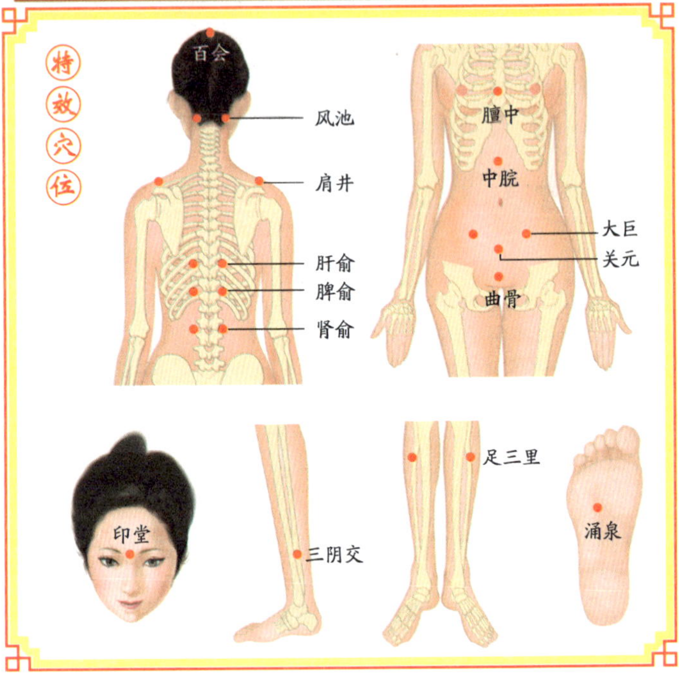

特效穴位

百会
风池
肩井
肝俞
脾俞
肾俞
膻中
中脘
大巨
关元
曲骨
印堂
三阴交
足三里
涌泉

【自我按摩】

1.用拇指指腹按压印堂、百会、风池、膻中、中脘、关元、曲骨穴，每穴每次各2分钟，注意按摩力度要适中。

2.用手掌推摩两侧腋下，反复10次（见图①）。

3.用手掌根部推拿大腿前侧、小腿外侧，各30次，至感到温热为宜。

4.用拇指指腹按压足三里、三阴交穴，每穴每次各3分钟，注意按摩力度要适中。

5.用一手的中指指腹按压对侧肩井穴，每次3分钟（见图②）。

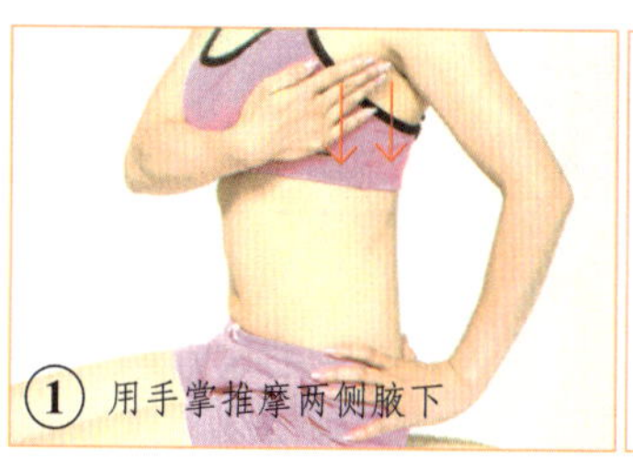
① 用手掌推摩两侧腋下

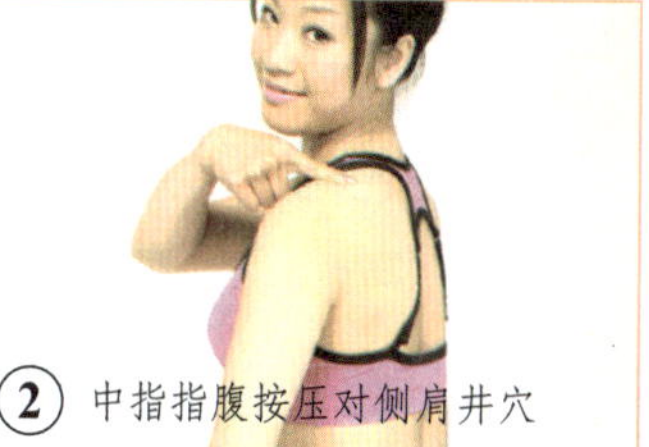
② 中指指腹按压对侧肩井穴

【他人按摩】

1.被按摩者取俯卧位，按摩者用掌根按揉腰部脊柱两侧3分钟（见图③）。

2.按摩者用拇指指尖点压被按摩者的大巨、肝俞、脾俞、肾俞穴，每穴每次各3分钟。

3.按摩者用掌心摩擦被按摩者的腰骶部，至感到微热为宜。

4.按摩者单手食指、中指、无名指并拢摩擦涌泉穴，至被按摩者的脚心发热为宜。

5.被按摩者改为仰卧位，按摩者双手互相摩擦发热，用掌心沿逆时针方向按摩小腹，注意按摩力度要适中，每次5分钟。

6.按摩者用手掌根部按揉被按摩者的大腿内侧至膝内侧，由上向下，每侧反复按揉3分钟，注意按摩力度要适中（见图④）。

7.按摩者用双手拇指指腹按压被按摩者的百会、足三里穴，每穴每次各3分钟，至被按摩者感到酸胀为宜。

8.按摩者将双手五指分开成爪形，由前发际向后发际揉动，如十指梳头状，时间根据情况而定，至被按摩者头皮感觉发热舒适为宜。

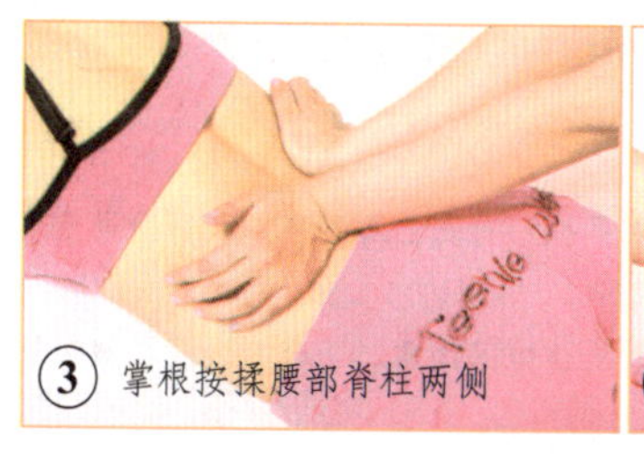
③ 掌根按揉腰部脊柱两侧

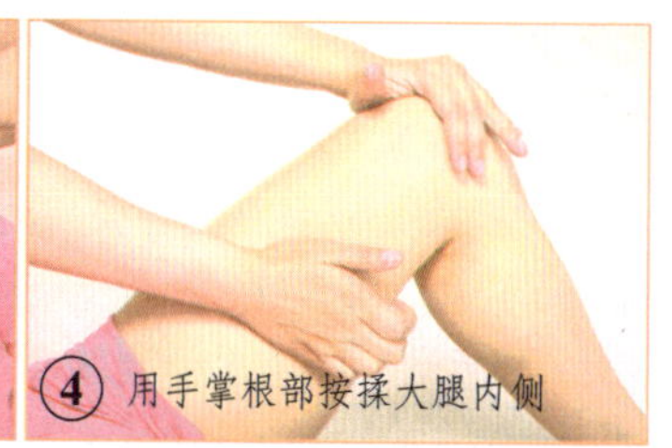
④ 用手掌根部按揉大腿内侧

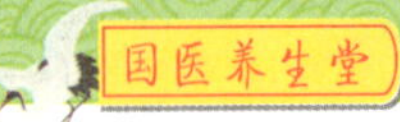

男科常见病

阳痿

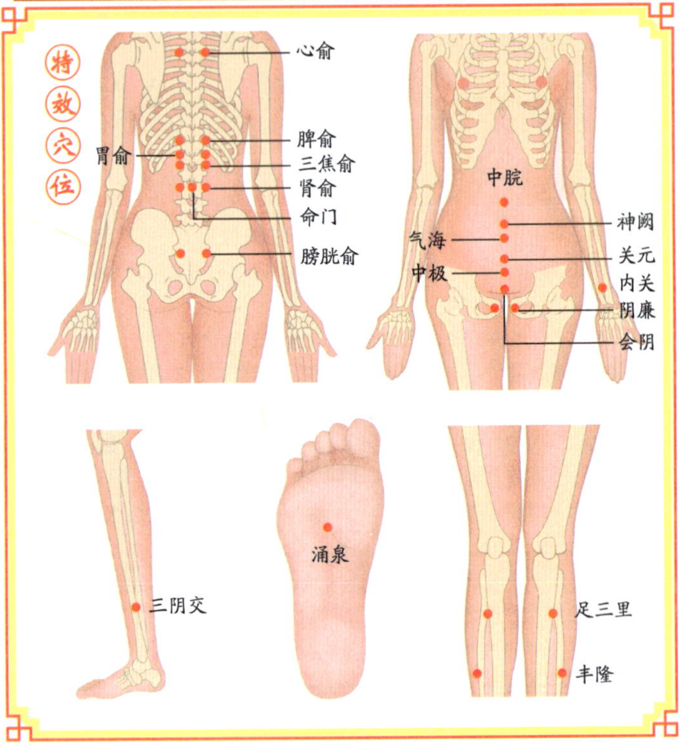

特效穴位

【自我按摩】

1.用双手拇指、食指、中指指腹向阴茎根部方向由外向内对称按摩两侧腹股沟，以轻柔舒适不痛为宜，左右各50次（见图①）。

2.用双手拇指、食指、中指对称捻动阴茎根部精索，以感到轻度酸胀舒适为宜，左右各50次。

3.用双手食指、中指托住同侧睾丸的下面，再用拇指按压其上，如数念珠一样轻轻揉搓两侧睾丸，以睾丸不痛或微酸胀感为宜，每次2分钟。

4.单手食指、中指、无名指并拢摩擦涌泉穴，注意用力适中，每次5分钟，至脚心发热为宜（见图②）。

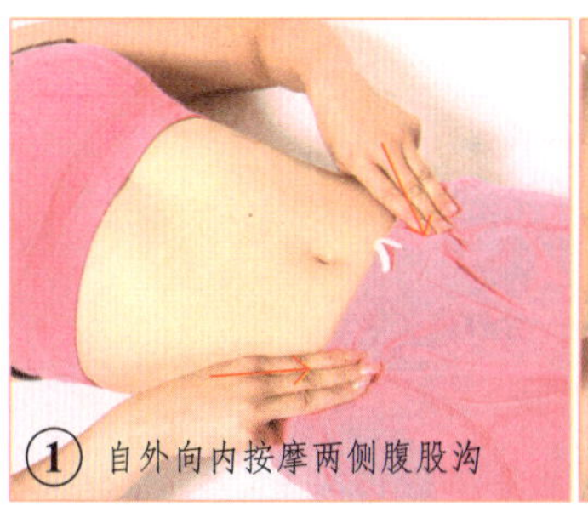

① 自外向内按摩两侧腹股沟

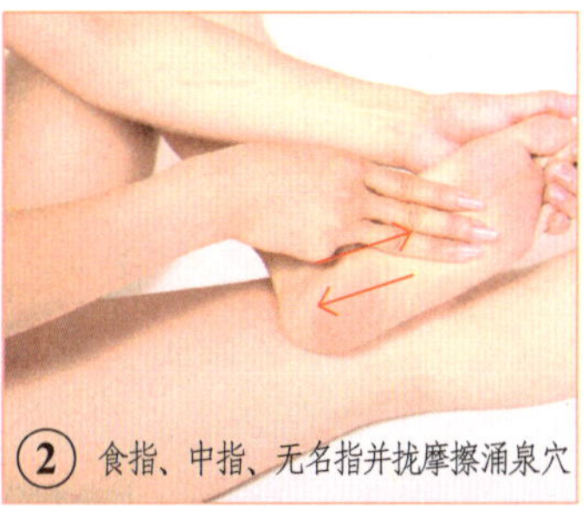

② 食指、中指、无名指并拢摩擦涌泉穴

【他人按摩】

1.被按摩者取仰卧位，按摩者用手掌掌根按揉神阙、关元、气海、中极等穴，注意按揉力度要适中，每穴每次各2分钟（见图③）。

2.按摩者用拇指指腹按揉被按摩者的足三里、丰隆穴，按摩时力度要适中，每穴每次各2分钟。

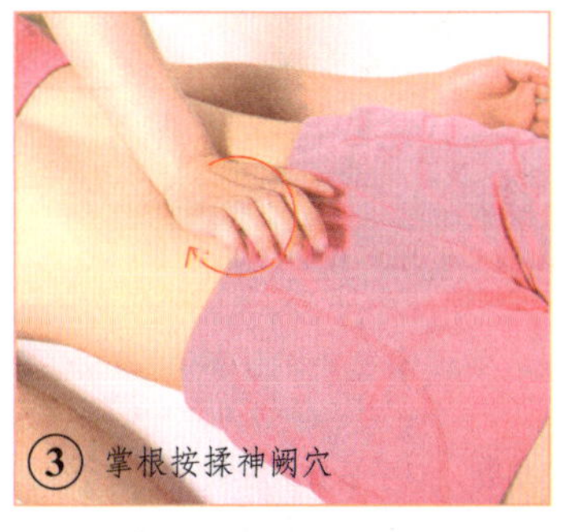

③ 掌根按揉神阙穴

3.按摩者用手掌掌心沿逆时针按摩被按摩者的小腹，每次5分钟，至被按摩者感到温热为宜。

4.被按摩者改为俯卧位，按摩者用双手拇指按揉命门、肾俞穴，按揉时力度要适中，每穴每次各3分钟，至感到酸胀感为宜。

5.按摩者用双手拇指按压被按摩者的腰骶部两侧，自上而下反复3次，然后按压会阴穴2分钟，注意按摩力度要适中。

6.按摩者用手掌小鱼际在被按摩者腰骶部做快速搓擦，至感到微热为宜。

男科常见病 前列腺疾病

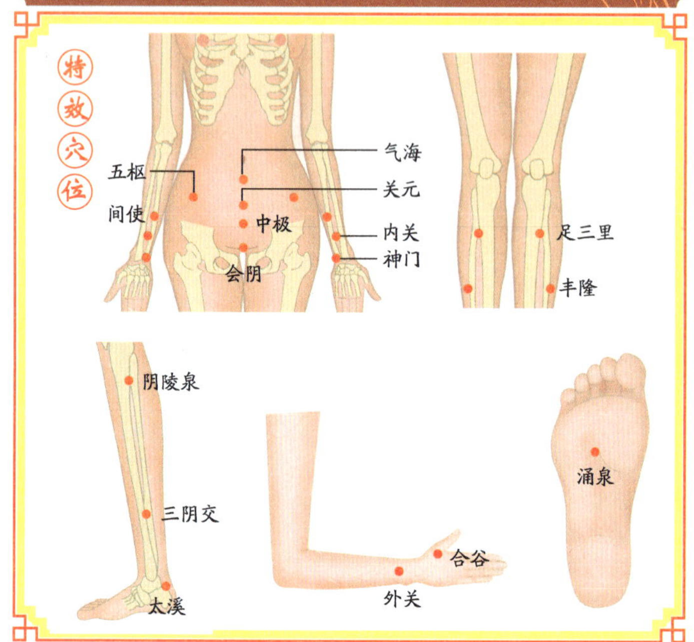

【自我按摩】

1.仰卧，双手重叠放在脐下气海穴处，沿顺时针、逆时针方向旋转按揉各30次，按揉时动作要缓慢轻柔（见图①）。

2.用双手拇指和食指掐按中极、阴陵泉、三阴交穴，每穴每次各2分钟，注意掐按时力度要适中。

3.食指、中指、无名指并拢，将指腹放在小腹部，轻轻按压，每次压1～2秒，反复20次（见图②）。

4.单手食指、中指、无名指并拢摩擦涌泉穴50次，至脚心发热为宜。

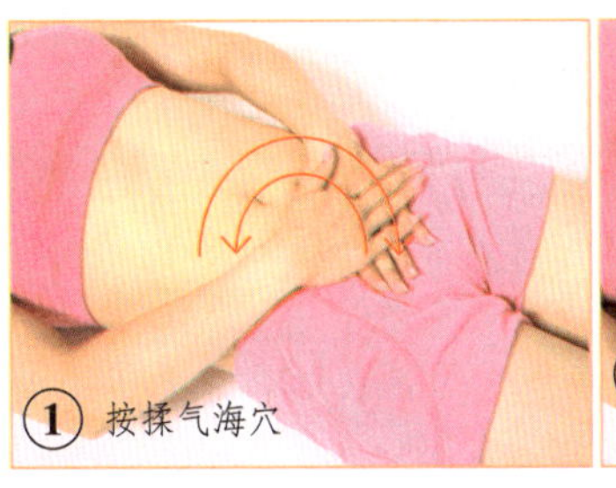
①按揉气海穴

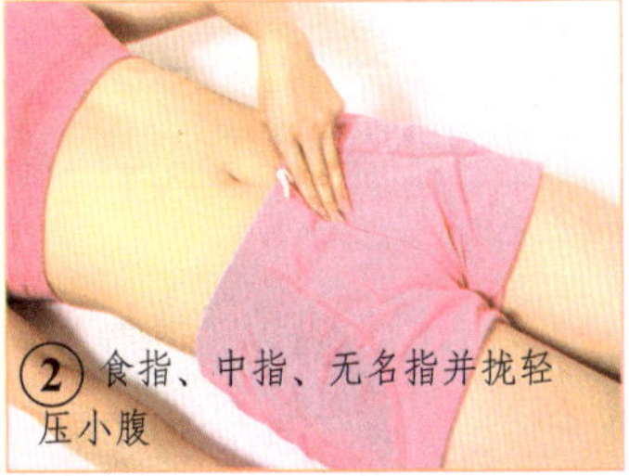
②食指、中指、无名指并拢轻压小腹

【他人按摩】

1.被按摩者取俯卧位，按摩者双手互相摩擦发热，用手掌横擦腰骶部，至被按摩者感到温热为宜（见图③）。

2.按摩者用手掌掌心沿逆时针按摩被按摩者的小腹，按摩力度要适中，每次5分钟，至被按摩者感到温热为宜。

3.按摩者用双手拇指指腹按压被按摩者的中极、关元、五枢、神门、内关、间使、外关、合谷、阴陵泉、三阴交、太溪穴，按压时力度要适中，每穴每次各2分钟。

4.被按摩者屈膝，按摩者用手掌用力揉搓其大腿内侧，从上至下，反复30次（见图④）。

5.按摩者用食指指腹按揉被按摩者的会阴穴，按揉时用力要稍轻，每次2分钟。

6.按摩者单手食指、中指、无名指并拢摩擦被按摩者的涌泉穴50次，至脚心发热为宜。

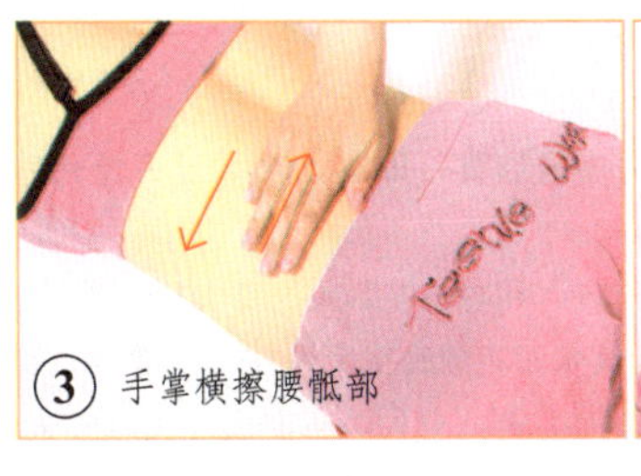
③手掌横擦腰骶部

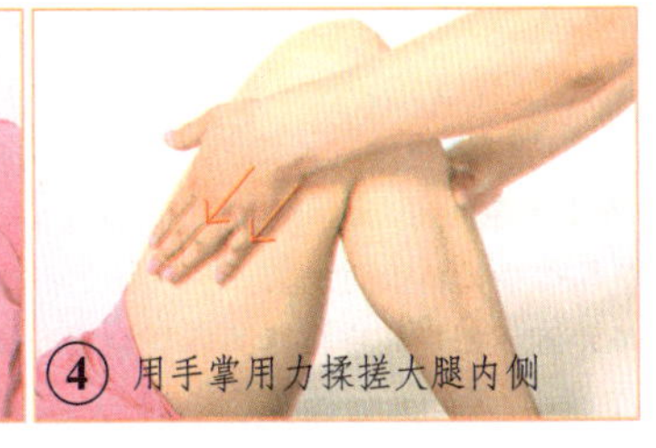
④用手掌用力揉搓大腿内侧

五官科常见病 牙痛

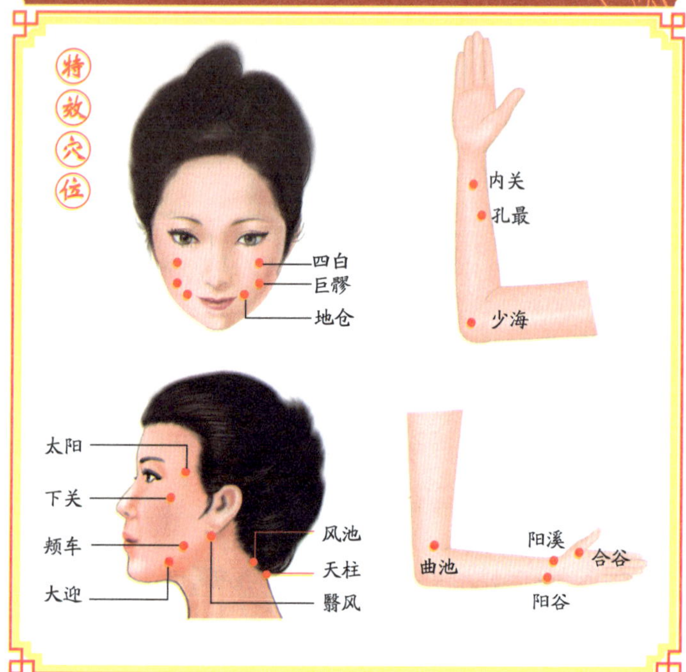

【自我按摩】

1.取坐位，全身放松，双眼微闭，调匀呼吸，静息2分钟。

2.用拇指指腹按压对侧合谷穴，用力由轻到重，每次1分钟，至有温热感为宜（见图①）。

3.用中指指腹按揉同侧面部下关、颊车穴，用力由轻到重，每次1分钟。

4.用双手拇指指腹按揉同侧风池穴，其余四指放在头部两侧，按揉时力度要适中，每次1分钟（见图②）。

5.用拇指指腹按压对侧少海、阳溪穴，按压时力度要适中，每次1分钟。

6.用双手掌心按揉同侧面颊，按揉时力度要适中，每次1分钟，以面颊发热为宜。

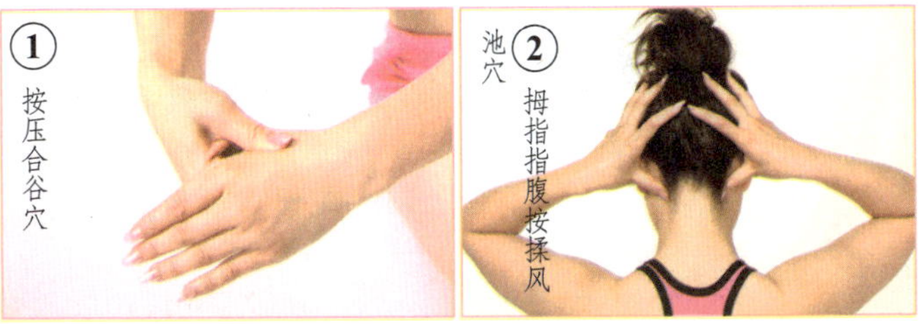
①按压合谷穴

②拇指指腹按揉风池穴

【他人按摩】

1.被按摩者取坐位，按摩者用中指指腹点压下关穴，每次1分钟，至被按摩者感到酸胀为宜。

2.按摩者用中指指腹按压被按摩者的巨髎穴，每次2分钟，直至被按摩者感到酸胀为宜（见图③）。

3.按摩者用中指指腹按压被按摩者的颊车穴，每次3分钟，按压时用力要稍重，至被按摩者感到酸胀为宜（见图④）。

4.按摩者用双手拇指指腹按压被按摩者的风池穴，每次2分钟，至被按摩者感到酸胀为宜。

5.按摩者用拇指指腹按压被按摩者的太阳、内关、孔最、合谷、天柱、翳风穴，每穴每次各3分钟，按压时力度要适中，至被按摩者感到酸胀为宜。

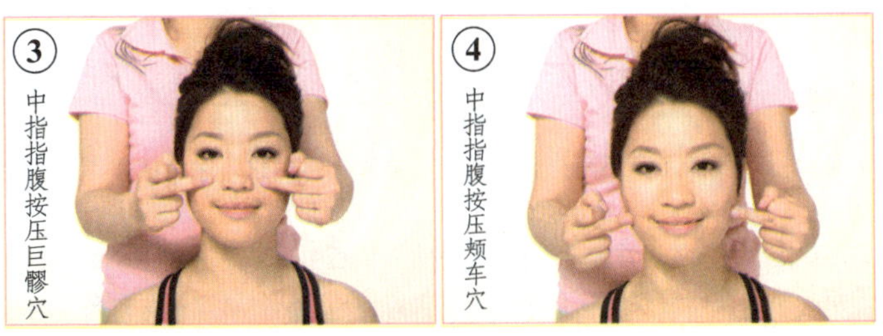
③中指指腹按压巨髎穴

④中指指腹按压颊车穴

五官科常见病 慢性鼻炎

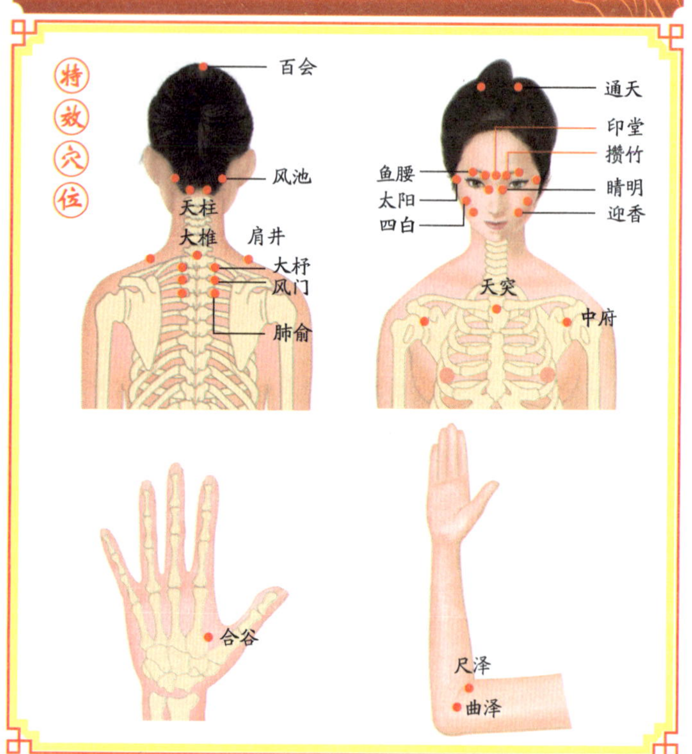

【自我按摩】

1.用拇指和食指在鼻部两侧自上而下反复对揉、对捏，注意揉捏时力度要适中，每次5分钟（见图①）。

2.用食指指腹按揉迎香穴，注意按揉时力度要适中，每次1分钟（见图②）。

3.用拇指推按印堂穴50次，再用手掌大鱼际从前额分别推抹至两侧太阳穴处，反复20次，注意按摩的力度要适中。

4.用双手拇指指腹按揉中府、尺泽、合谷、风池穴，力度适中，每穴每次各1分钟。

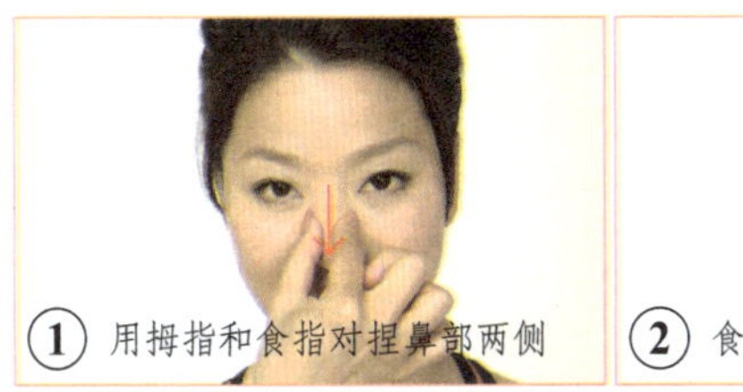
① 用拇指和食指对捏鼻部两侧

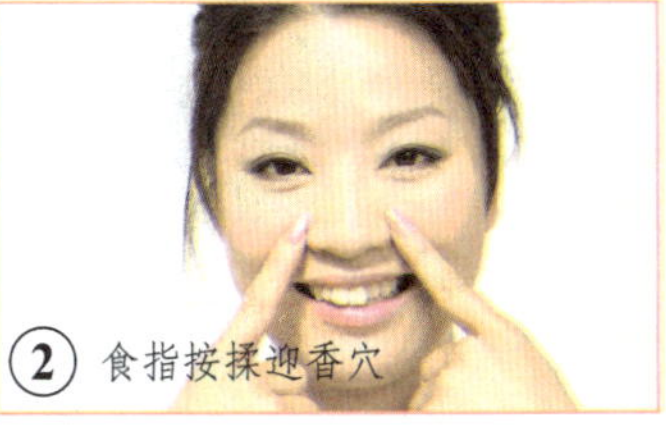
② 食指按揉迎香穴

【他人按摩】

1.被按摩者取仰卧位，按摩者用双手拇指指腹从印堂向两侧太阳穴按推，按推时用力要稍重，反复10次（见图③）。

2.按摩者用拇指从被按摩者的印堂穴沿鼻梁两侧推摩到迎香穴，反复10次。

3.按摩者用中指指侧摩擦被按摩者的鼻翼两侧，上下反复10次（见图④）。

4.按摩者用拇指指腹按压被按摩者的攒竹、鱼腰、太阳、四白、迎香、合谷穴，按压时力度要适中，每穴每次各3分钟。

5.被按摩者改为俯卧位，按摩者用手掌抓捏颈后及背部后正中线两侧，自上而下，反复5次，再从颈部向两侧肩部做提拿动作，反复5次。

6.按摩者用双手拇指指腹按揉被按摩者的风池、大椎、肩井、肺俞穴，每穴每次各2分钟。

7.按摩者用手掌小鱼际沿脊柱两侧摩擦，以被按摩者感觉酸胀为宜。

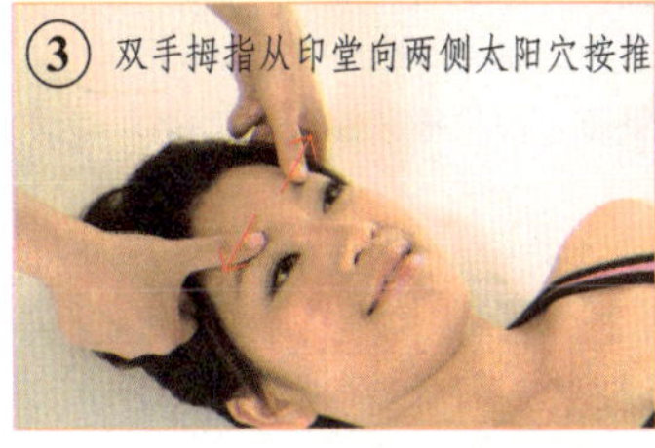
③ 双手拇指从印堂向两侧太阳穴按推

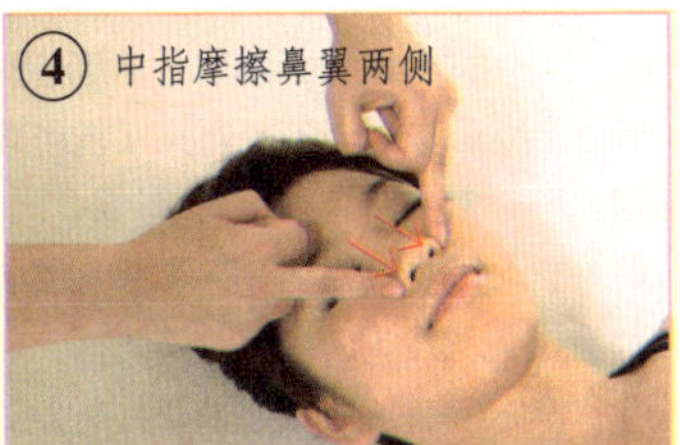
④ 中指摩擦鼻翼两侧

外科常见病 落枕

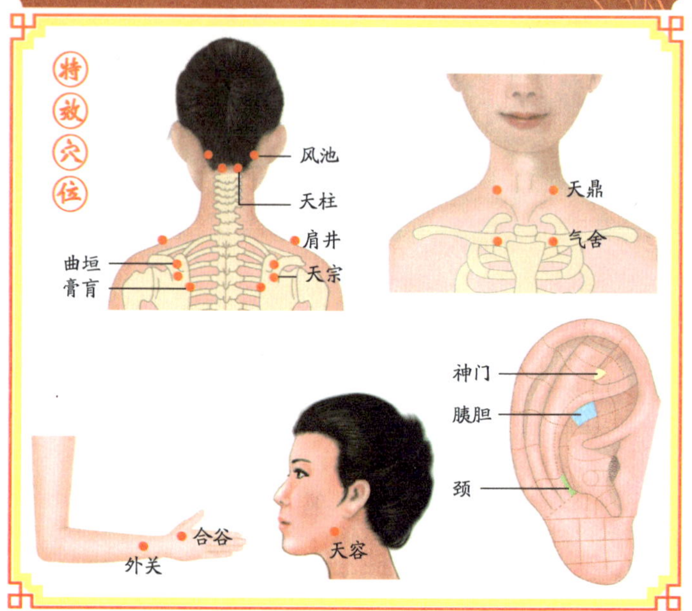

【自我按摩】

1.取耳穴上神门、颈、胰胆反射区，每次每侧耳取三穴，将贴有王不留行籽的胶布贴在选用的穴位上，每日按压3～4次，每次每穴各按压2～3分钟，以产生酸、胀、痛、麻、热等感觉为度，最好保留3～5天。

2.用拇指指腹按压合谷、外关穴，用力要重，每穴每次各1分钟，同时转动颈部，至颈部疼痛缓解为宜。

3.双手交叉放在颈后，用手掌慢慢揉擦颈项两旁10次，至颈项局部感觉微热为宜（见图①）。

4.用手掌侧面轻轻擦刮颈项及肩井穴部位，注意按摩力度要适中，每次3分钟。

5.双手握拳，轻轻捶打对侧肩膀，再慢慢转动颈部，每次5分钟（见图②）。

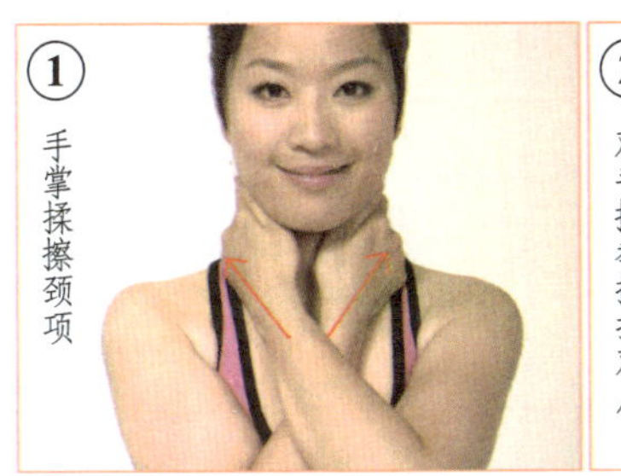

①手掌揉擦颈项

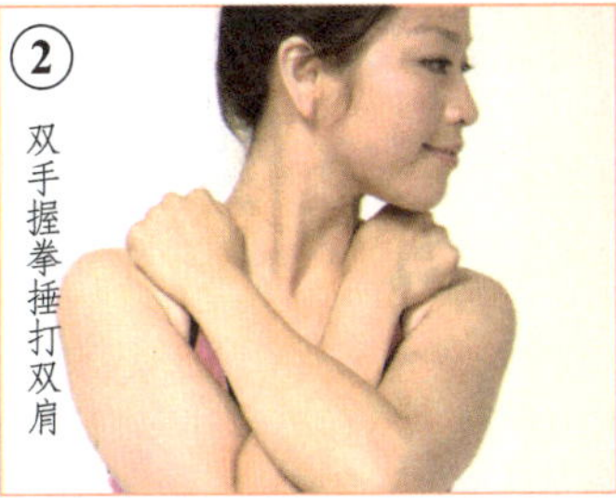

②双手握拳捶打双肩

【他人按摩】

1.按摩者用拇指指腹用力按压、揉捏被按摩者的天柱、风池穴各2分钟，同时，嘱咐被按摩者转动颈部。

2.按摩者用拇指指腹用力按压、揉捏被按摩者的天宗穴，每次2分钟，至被按摩者感觉肩背酸胀、上肢发软无力为宜。

3.按摩者用拇指指腹按压被按摩者颈肩部最疼痛的部位，用力由轻到重，以患者所能忍受的程度为宜（见图③）。

4.按摩者用双手按揉颈肩部，方向从上到下，从中央到两边，用力由轻到重，反复按摩50次，至被按摩者的颈肩部感觉温热为宜。

5.按摩者双手轻轻提拉被按摩者的头颈，并慢慢地左右转动头部，逐渐加快转动频率，左右缓慢转动各15次（见图④）。

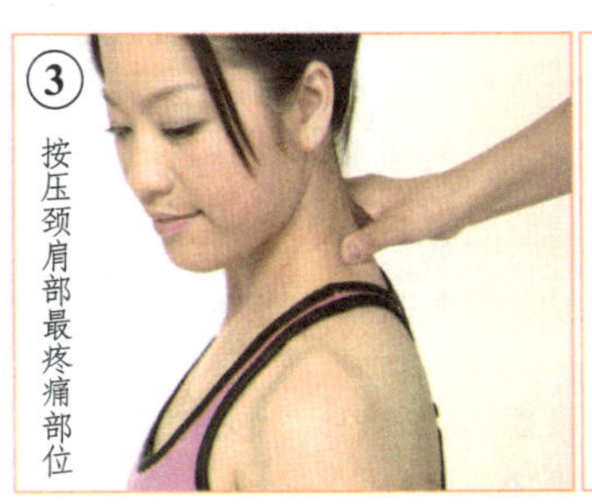

③按压颈肩部最疼痛部位

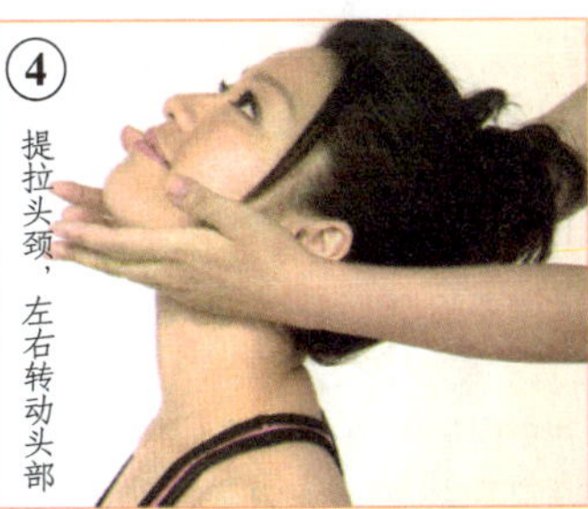

④提拉头颈，左右转动头部

外科常见病 颈椎病

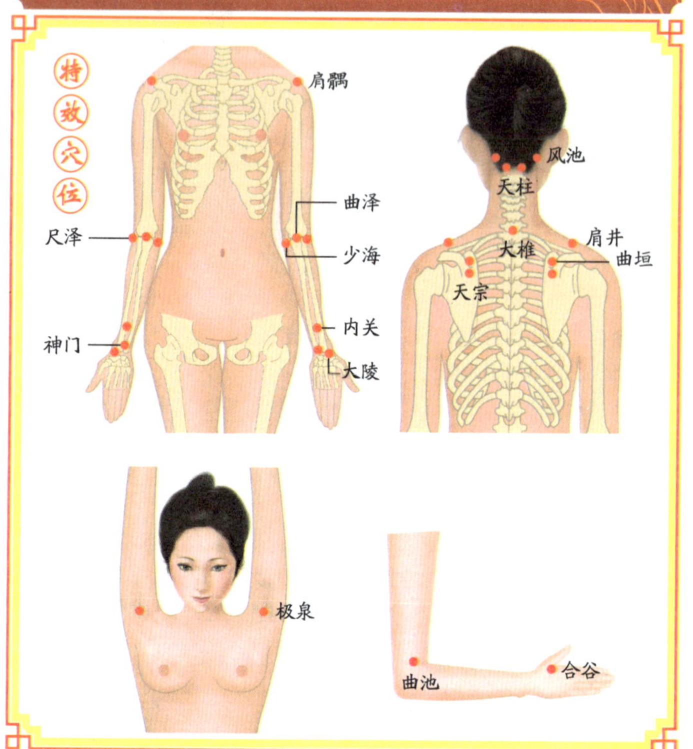

【自我按摩】

1.用双手拇指指腹按压风池穴，按压时力度要适中，每次2分钟，至产生酸胀、麻木为宜。

2.用中指指腹按压大椎穴，按压时力度要适中，每次2分钟（见图①）。

3.用双手拿捏头部，力度由轻到重，反复5次。

4.用双手中指指腹按压颈椎两旁，边揉边移动，上下反复5次。

5.用按摩板摩擦颈部，至产生温热感为宜。

6.用双手固定颈后部，前后俯仰头10次，注意速度要缓慢均匀。

①

中指指腹按压大椎穴

【他人按摩】

1.被按摩者取坐位，按摩者先用双手拇指指腹按揉风池穴，每次按揉2分钟；然后从风池穴拿捏到肩背部，上下反复10次；最后用力点按风池穴（见图②）。

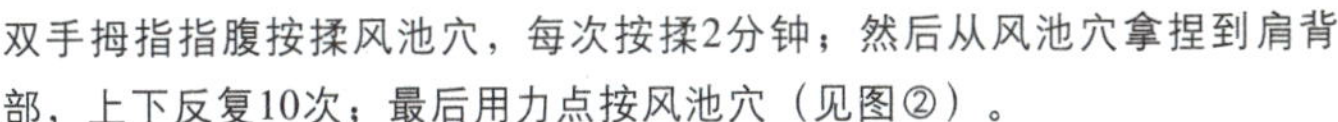

2.按摩者用双手拇指、食指指腹拿捏被按摩者的肩井穴30次，然后用食指、中指、无名指沿颈部正中的颈椎棘突及其两侧颈部肌肉，从上向下按压、刮擦20次，至有发热感为宜。

3.按摩者用双手拇指指腹点按被按摩者的天宗穴，再用掌根按揉其肩胛，各2分钟。

4.按摩者用双手拇指、食指指腹拿捏被按摩者腋窝下的极泉穴15次。

5.按摩者用双手拇指、食指、中指指腹拿捏被按摩者的两侧颈项部，每次2分钟。

6.按摩者用左手虎口托住下颌，右手掌面托住后颈，沿垂直方向向上牵引被按摩者的头部，用力由轻到重，持续3分钟（见图③）。

7.按摩者用双手小鱼际轻轻击打被按摩者的颈肩部，然后甩动其双手手臂。

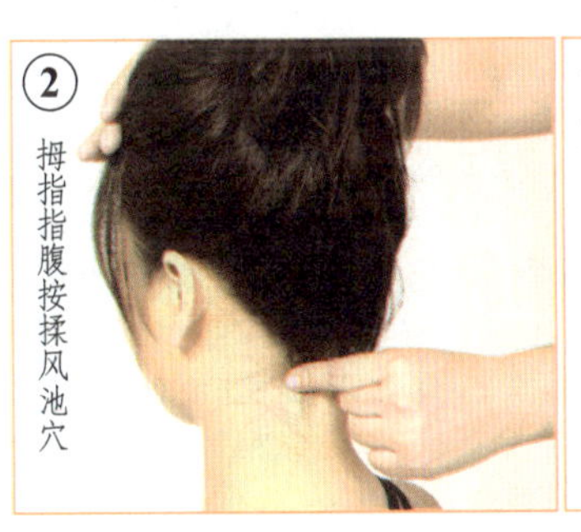

②

拇指指腹按揉风池穴

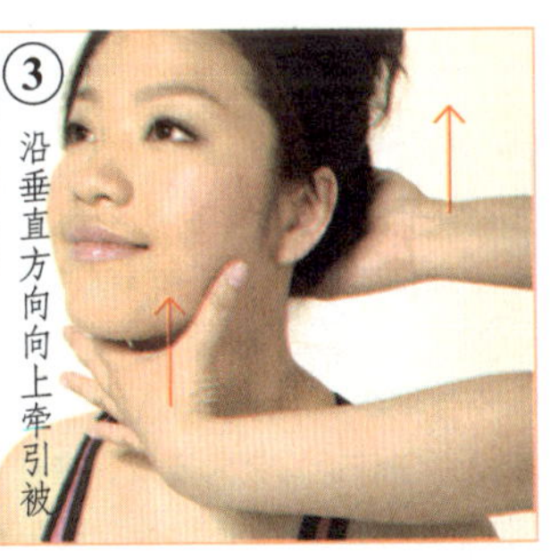

③

沿垂直方向向上牵引被按摩者的头部

外科常见病 肩周炎

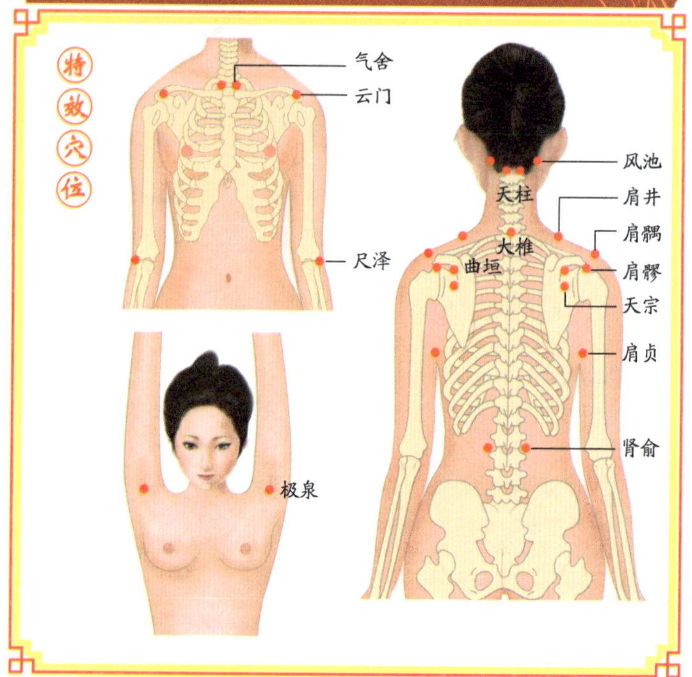

【自我按摩】

1.取坐位，用健侧手掌置于患肩沿顺时针方向按揉50次，以感觉温热为宜。

2.用健侧手掌托住患侧肘部，进行前后、上下辅助摆动，注意力度要适中（见图①）。

3.用健侧手掌托住患侧手腕部，缓缓地向上抬举患肩，反复10次。

4.站立于墙边，面对墙壁，患侧手臂、手指放于墙上，然后从下向上做手指爬墙动作，尽量随动作抬高手臂（见图②）。

① 手掌托住患侧肘部上下摆动

② 手臂做爬墙动作

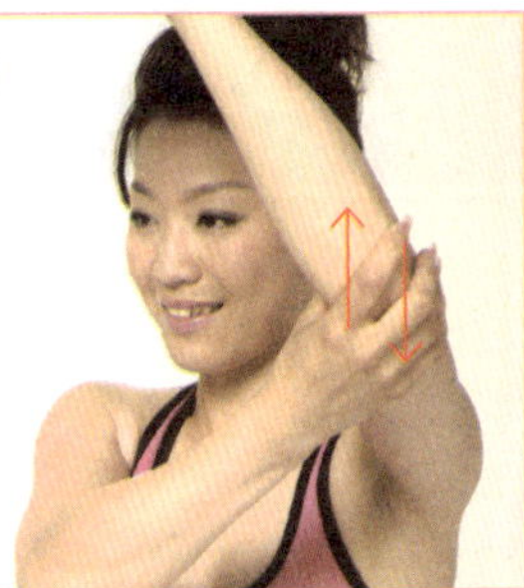

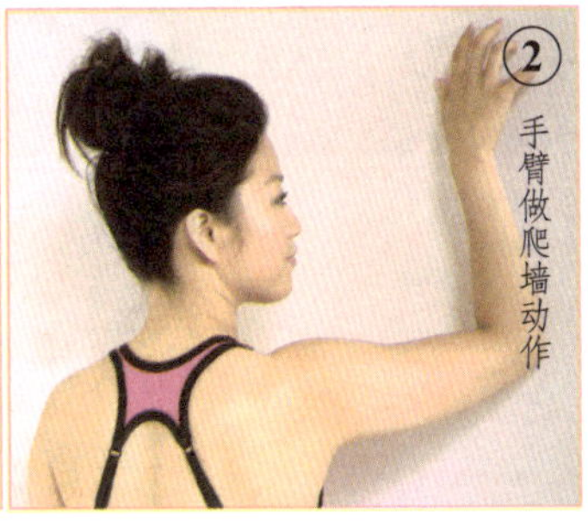

【他人按摩】

1.被按摩者取俯卧位，按摩者用双手拇指指腹按压天宗穴，同时用其余四指抵住腋下的极泉穴，每穴每次各5分钟。

2.按摩者一手托住被按摩者的手臂，另一手拇指指腹按揉肩井、肩髃、肩髎、肩贞穴，每次每穴各1分钟，注意按揉的力度要适中（见图③）。

3.按摩者用手指抓捏被按摩者肩后大筋，用拇指、食指按压极泉穴，各5次。

4.按摩者一手握住被按摩者的肩部，另一手握住腕部，以肩关节为中心做旋转运动，幅度由小变大（见图④）。

5.按摩者双手握住被按摩者的患肢腕部，分别向上、下、左、右方向先牵后摇，每次5分钟。

6.按摩者双手分别置于患肩前后做环旋运动，再用扣法轻击肩周，反复15次。

③ 手托住手臂，另一手按揉肩井穴
④ 以肩关节为中心做旋转运动

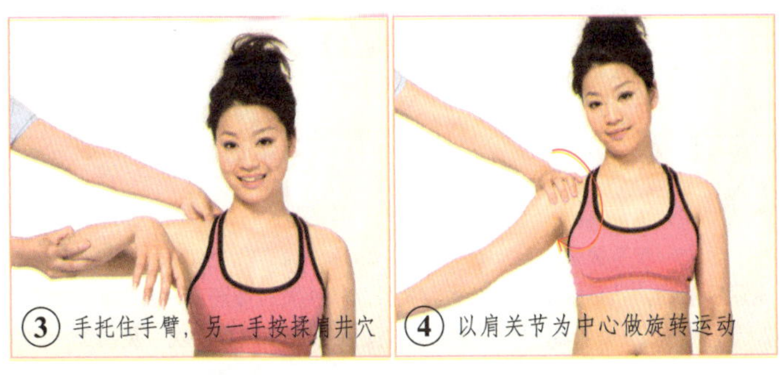

外科常见病

腰痛

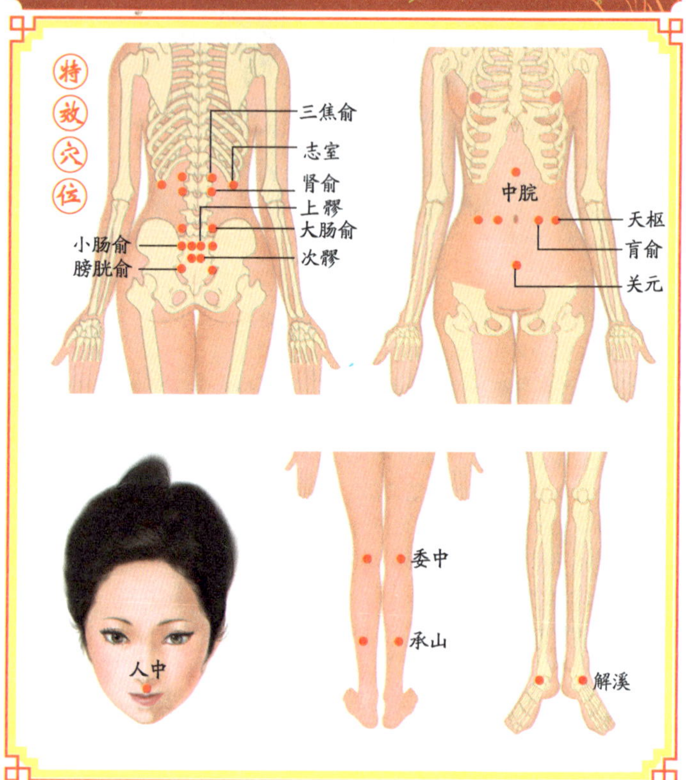

【自我按摩】

1.取坐位，双手握拳，自下而上滚动按摩腰部四周10次，同时头部配合前俯后仰活动。然后双手握拳，手心向外，用手背轻叩腰部，左右各30次。

2.双手对搓发热后，重叠放于腰椎正中，由上而下推搓30次（见图①）。

3.双手叉腰，大拇指按于腰眼处（见图②），用力挤压，并旋转揉按，先顺时针，后逆时针，每次揉按各30圈。
4.双脚前伸，弯曲膝盖，同时双手捏拿、提放腰部肌肉20次，至感觉酸胀为宜。
5.双手掌根快速上下擦按腰眼处，反复15次，至感觉温热为宜。
6.用拇指指腹按揉人中、委中穴各2分钟，至感觉酸胀为宜。

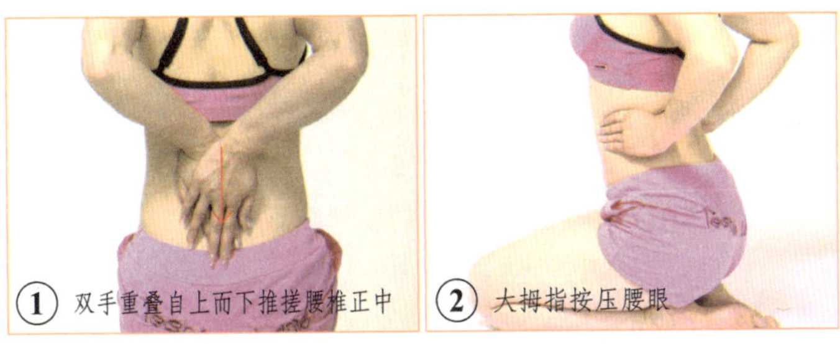

① 双手重叠自上而下推搓腰椎正中　② 大拇指按压腰眼

【他人按摩】

1.被按摩者取仰卧位，按摩者一手握住被按摩者的踝部，另一手拇指指腹按压解溪穴，每次3分钟，至感觉酸胀为宜（见图③）。
2.按摩者用双手小鱼际从上向下沿被按摩者的脊背督脉及脊柱旁推刮，力度适中，反复20次。
3.按摩者用拇指指腹按揉被按摩者的肾俞、大肠俞、承山穴各3～5分钟。
4.按摩者将双手拇指重叠左右弹拨或拿捏被按摩者脊柱两旁的肌肉，并按压关元穴，反复30次。
5.按摩者用掌根上下摩擦被按摩者的腰骶部肌肉，并按压上髎穴及周围皮肤，反复20次，至被按摩者感觉温热为宜。
6.被按摩者改为坐位，按摩者用双手按压被按摩者的膝部，并叮嘱被按摩者尽力向前俯压。

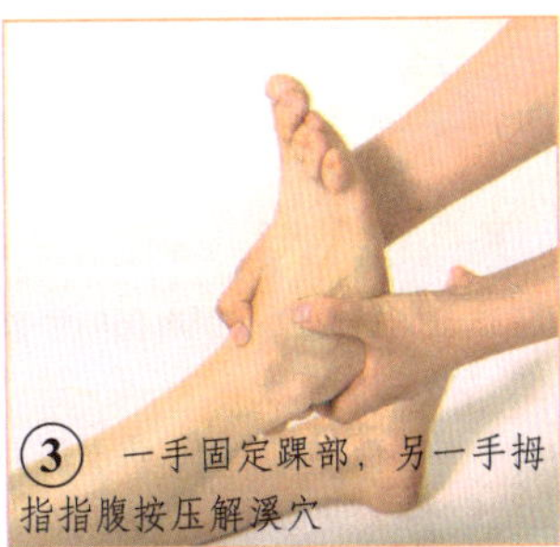

③ 一手固定踝部，另一手拇指指腹按压解溪穴

外科常见病

坐骨神经痛

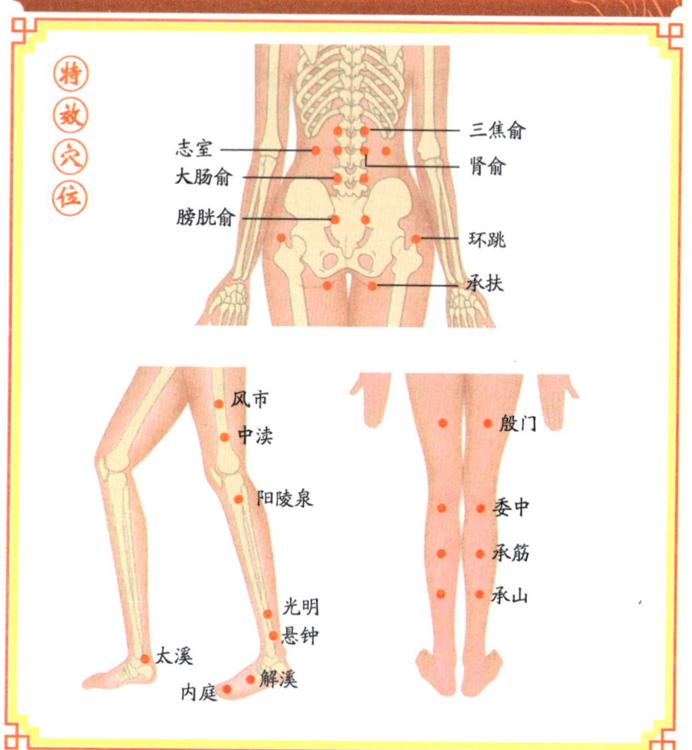

【自我按摩】

1.健康一侧取卧位，用患侧的手擦揉患侧腰臀，然后换位，再按揉患侧肾俞穴（见图①）。

2.用手擦、捏、揉、拍、啄患侧大腿和小腿后外侧，反复20次，至患侧有温热感为宜（见图②）。

3.用拇指指腹按压环跳、委中、阳陵泉、承山、太溪穴，每穴每次各5分钟，至产生酸胀感为宜。

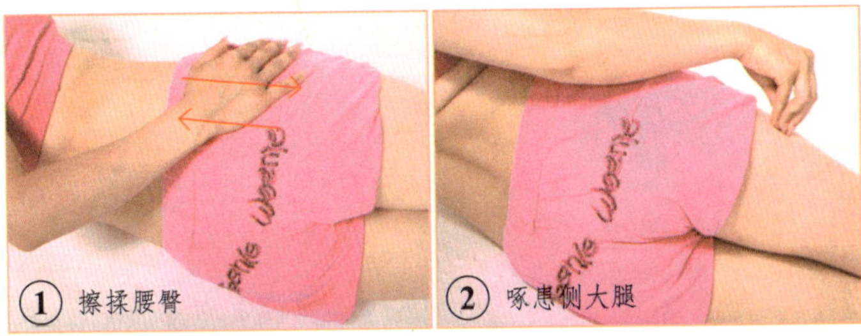
① 擦揉腰臀
② 啄患侧大腿

【他人按摩】

1.被按摩者取俯卧位，按摩者用推、揉、擦法按摩腰臀部，力度适中，每次10分钟。

2.按摩者手臂弯曲，用肘尖关节点按被按摩者的臀部环跳穴（见图③）。

3.按摩者用掌根揉捏被按摩者患侧的大腿、小腿后侧和外侧，自上而下反复按揉20次，至感觉发热为宜。

4.按摩者用双手拇指指腹按揉被按摩者的承山、承筋、委中、风市穴，按揉时力度要适中，每穴每次1分钟。

5.按摩者双手虚掌拍打被按摩者的臀部、大腿和小腿，自上而下反复20次。

6.按摩者双手五指张开，用指端由下向上啄击被按摩者患腿后侧、外侧，反复20次（见图④）。

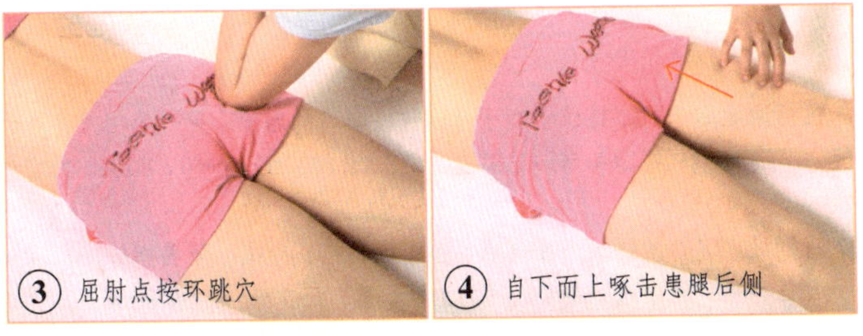
③ 屈肘点按环跳穴
④ 自下而上啄击患腿后侧

外科常见病 踝关节扭伤

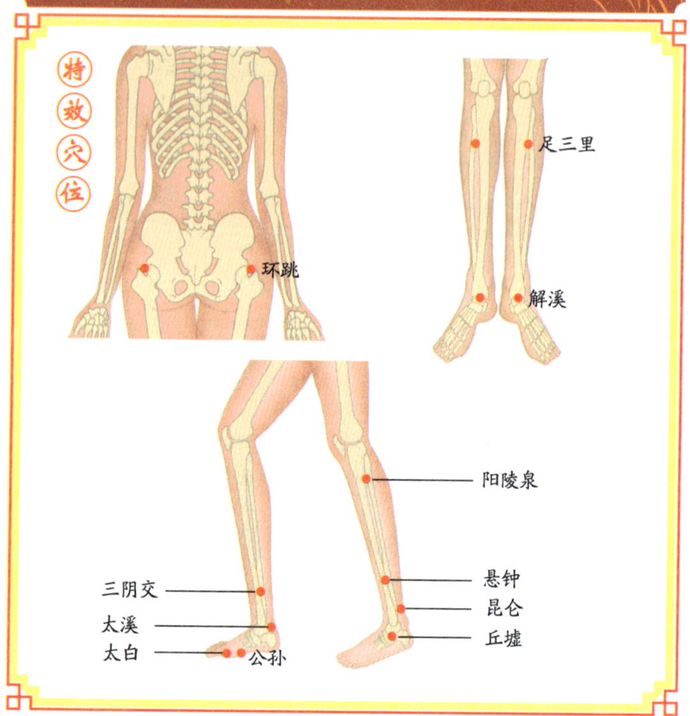

【他人按摩】

1.被按摩者取坐位，按摩者一手托住被按摩者的足部，另一手用推法从远心端向近心端轻推踝关节肿胀部位，每次2分钟，每分钟60～80次，力度适中（见图①）。

2.找到被按摩者的踝关节疼痛点，按摩者食指、中指、无名指并拢，从痛点周围慢揉，逐渐按到中心，用力由轻到重，每次3分钟（见图②）。

3.按摩者用拇指指腹按压被按摩者的环跳、昆仑、解溪、丘墟、悬钟、阳陵泉、太溪、公孙、太白穴，按压时力度要适中，每穴2分钟（见图③）。

4.如果损伤部位皮下淤血，可以加按被按摩者的三阴交、足三里穴，按压时力度要适中，每穴每次各2分钟（见图④）。

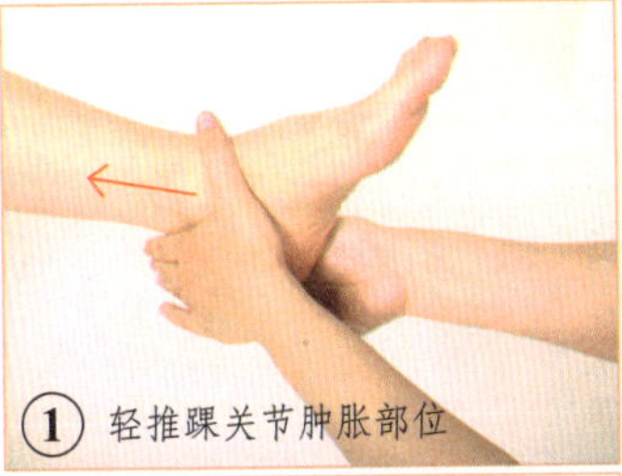

① 轻推踝关节肿胀部位

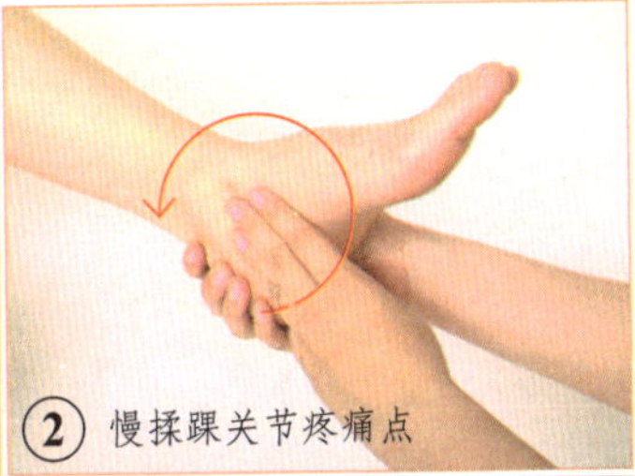

② 慢揉踝关节疼痛点

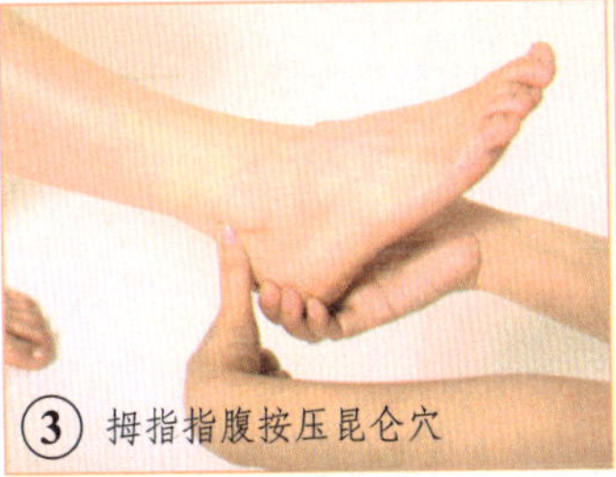

③ 拇指指腹按压昆仑穴

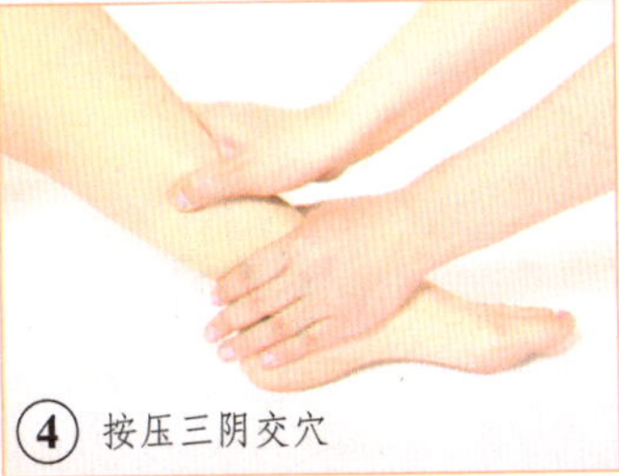

④ 按压三阴交穴

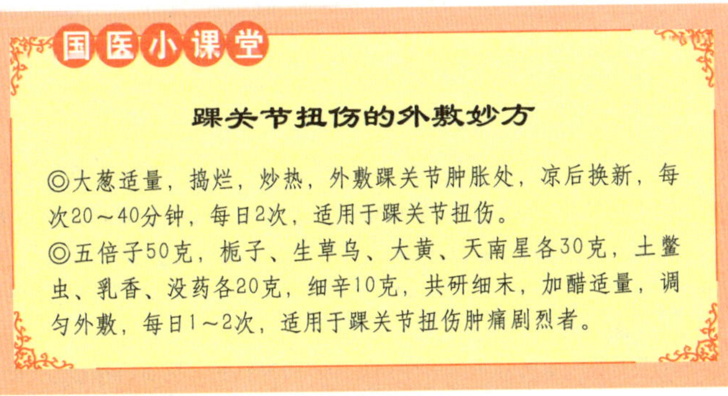

国医小课堂

踝关节扭伤的外敷妙方

◎大葱适量，捣烂，炒热，外敷踝关节肿胀处，凉后换新，每次20～40分钟，每日2次，适用于踝关节扭伤。

◎五倍子50克，栀子、生草乌、大黄、天南星各30克，土鳖虫、乳香、没药各20克，细辛10克，共研细末，加醋适量，调匀外敷，每日1～2次，适用于踝关节扭伤肿痛剧烈者。

急救按摩 心绞痛

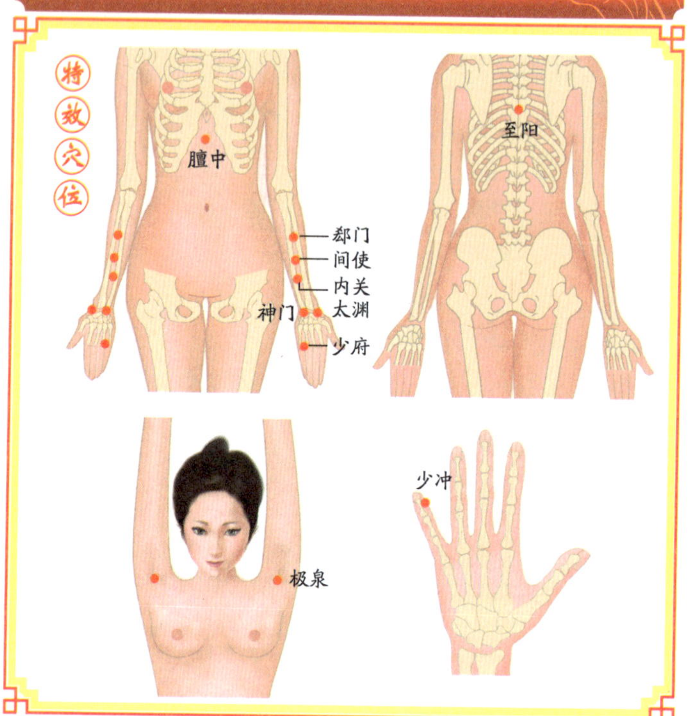

【自我按摩】

1.每日早晚，仰卧于床上，全身放松，平缓呼吸，双手在胸前交叉，食指、中指和无名指并拢，按摩腋窝，至有酸胀感为宜（见图①）。

2.用拇指指腹点按膻中穴，点按时力度要轻柔缓慢，沿顺时针方向、逆时针方向各按揉30次。

3.双手五指张开，从胸前的胸骨中央开始，向对侧肋骨间隙平擦肋弓20次

（见图②）。双臂分别屈肘置于背后，用手背轻轻拍击背部30次。

4.用拇指指腹按揉内关穴，按揉力度要适中，每次3分钟。

5.取站位，做深呼吸，双臂伸直，自前向后缓慢轮转15次。

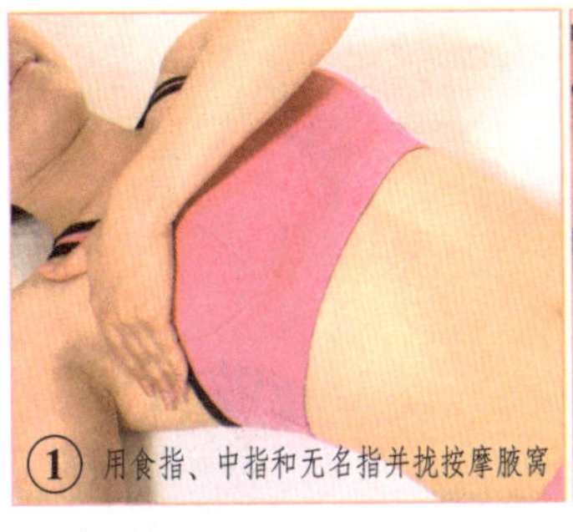

① 用食指、中指和无名指并拢按摩腋窝

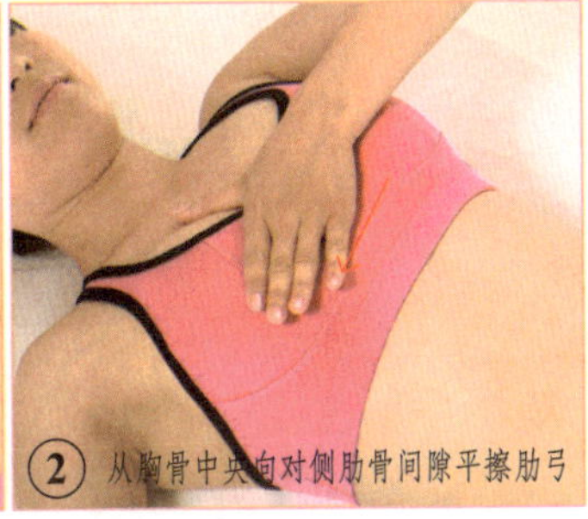

② 从胸骨中央向对侧肋骨间隙平擦肋弓

【他人按摩】

1.按摩者用拇指和中指指尖切压被按摩者小指的少冲穴，力度适中，每次3～5分钟。

2.按摩者用按摩器按压被按摩者背部第七胸椎棘下至阳穴，力度适中，每次3～5分钟（见图③）。

3.被按摩者半卧，按摩者一手托住被按摩者踝部，向上抬起30°，再向外展30°，另一手握住被按摩者脚的外上部，将脚背向内侧屈曲，力度适中，左右交替进行数次（见图④）。

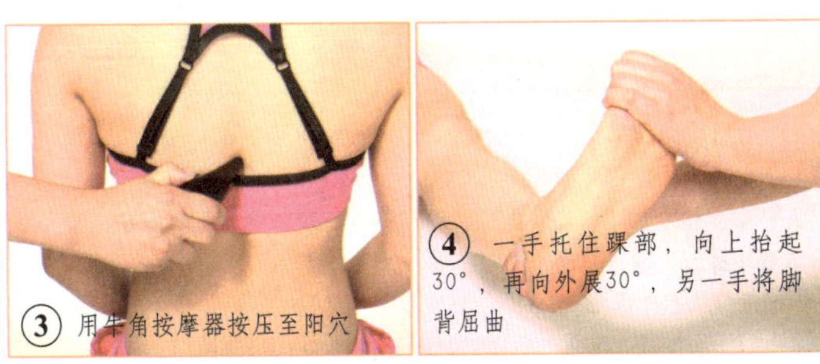

③ 用牛角按摩器按压至阳穴

④ 一手托住踝部，向上抬起30°，再向外展30°，另一手将脚背屈曲

急救按摩 中暑

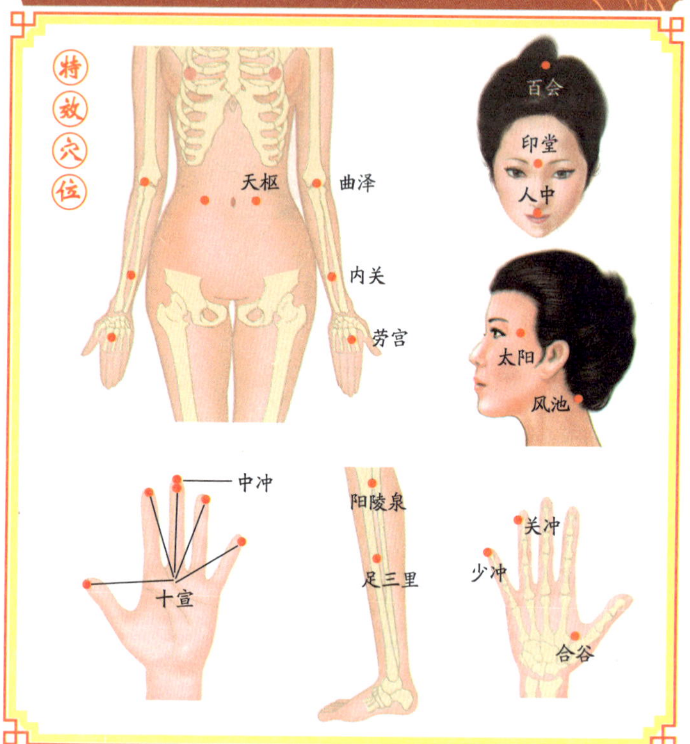

【自我按摩】

1.在阴凉、通风处，患者取坐位，腰微挺直，双脚平放与肩同宽，双手重叠放在小腹部，双目微闭，调匀呼吸，静坐2分钟。

2.用拇指指腹点按百会穴2分钟，力度适中（见图①）。

3.用中指指腹按揉太阳穴，按揉时力度要适中，每次3分钟。

4.用拇指和食指拿捏合谷、风池穴各30次。

5.用双手拇指指腹按揉足三里，每次3分钟。

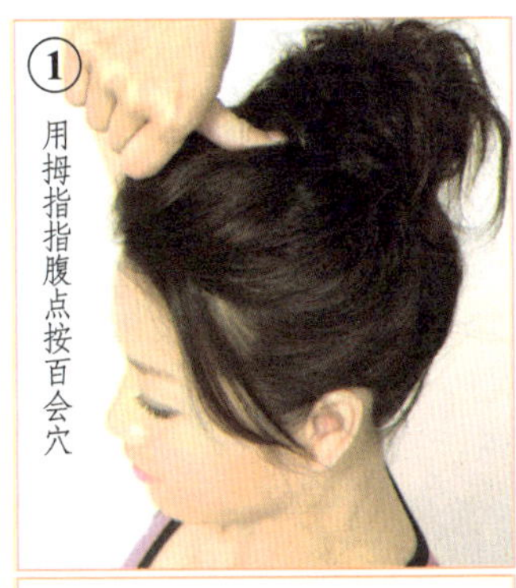

①用拇指指腹点按百会穴

【他人按摩】

1.被按摩者仰卧，按摩者取食盐一把，擦于被按摩者的双手腕、双足心、双侧胁肋、前后心，反复揉擦至出现红点（见图②、图③）。

2.按摩者用拇指指腹按揉或掐压被按摩者的内关、合谷、足三里穴，按揉或掐压时用力要稍重，每次每穴各3～5分钟，以被按摩者感觉酸、麻、胀、痛为宜。

3.病情严重者，按摩者要另外掐按被按摩者的大椎、十宣、阳陵泉、少冲穴，每穴每次各3～5分钟。

4.按摩者用拇指指腹掐压被按摩者的人中穴，每次2分钟（见图④）。

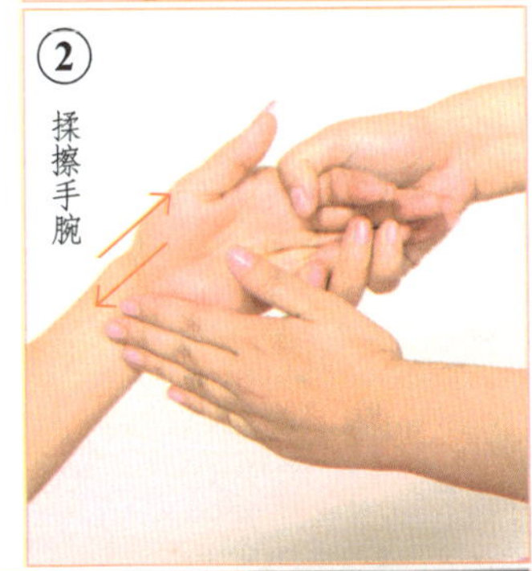

②揉擦手腕

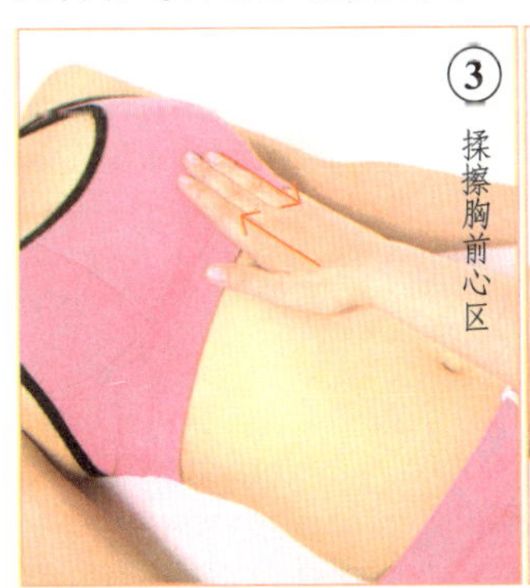

③揉擦胸前心区

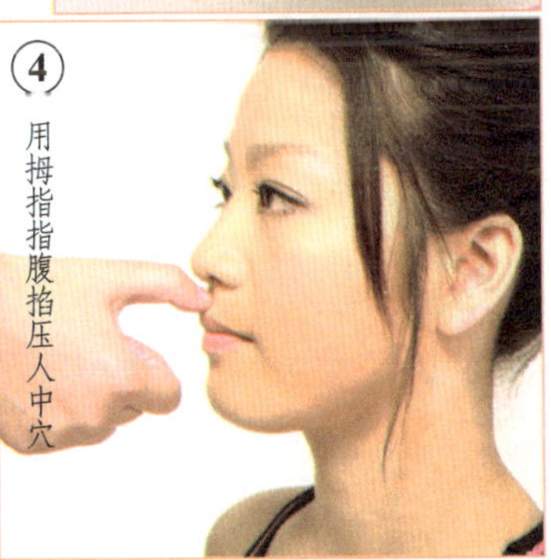

④用拇指指腹掐压人中穴

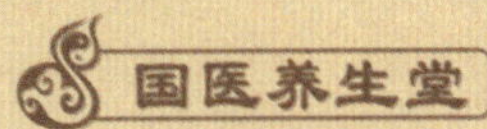

图解 家庭按摩入门

本书编委会◎主编

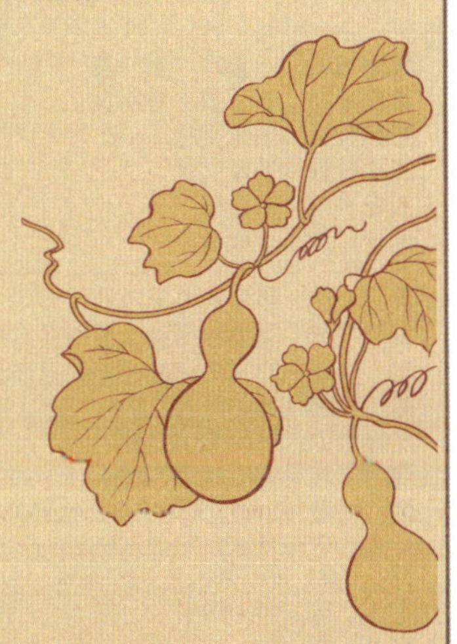

科学普及出版社
·北　京·

图书在版编目（CIP）数据

图解家庭按摩入门 / 本书编委会主编. -- 北京 : 科学普及出版社, 2025. 5. --（国医养生堂）. --
ISBN 978-7-110-10953-3
Ⅰ. R244.1-64

中国国家版本馆CIP数据核字第2025KJ5930号

策划编辑　卢紫晔　崔小荣
责任编辑　齐　放　曹小雅
封面设计　博悦文化
正文设计　博悦文化
责任校对　邓雪梅
责任印制　李晓霖

出　　版　科学普及出版社
发　　行　中国科学技术出版社有限公司
地　　址　北京市海淀区中关村南大街16号
邮　　编　100081
发行电话　010-62173865
传　　真　010-62173081
网　　址　http://www.cspbooks.com.cn

开　　本　787毫米×1092毫米　1/32
字　　数　1400千字
印　　张　40
版　　次　2025年5月第1版
印　　次　2025年5月第1次印刷
印　　刷　小森印刷（天津）有限公司
书　　号　ISBN 978-7-110-10953-3 / R·941
定　　价　300.00元（全20册）

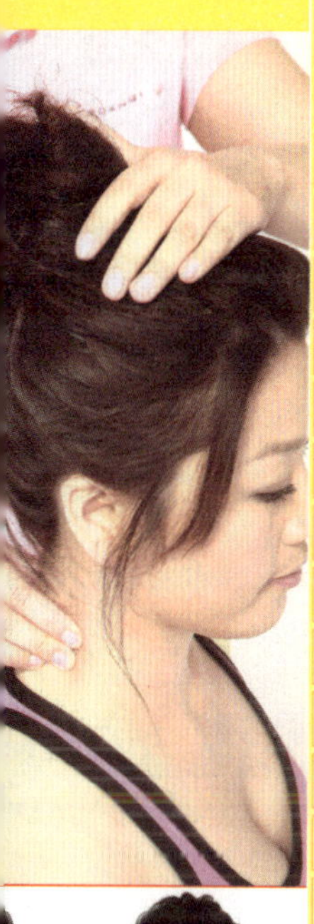

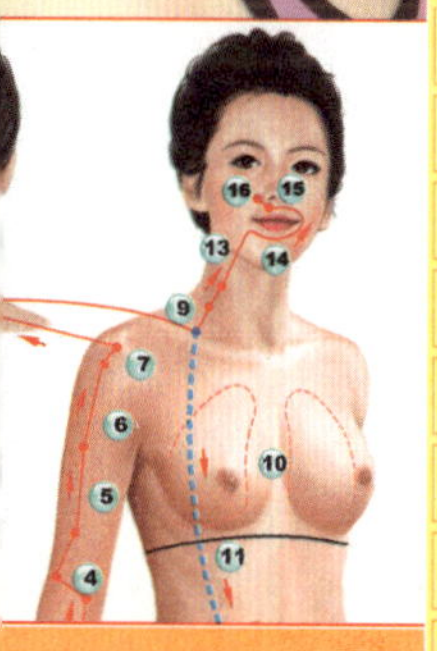

【目录】

第一章 养生疗疾的按摩是中医领域必知常识

第一节 按摩简史......2
按摩的起源......2
按摩的发展......2
第二节 按摩的特点与益处......3
按摩的特点......3
按摩的益处......4
第三节 经络对身体的养护作用......5
经络帮助运行气血......5
经络是人体的随身“医师”......5
第四节 认识神奇的穴位......7
腧穴的发现......7
腧穴的分类......7
有趣的命名......8
特定穴......8
第五节 腧穴的养生疗疾作用......9
近治作用——“腧穴所在，主治所在”......9
远治作用——“经脉所过，主治所及”......9

第二章 从零开始学按摩

第一节 常用的按摩手法......12
按法......12
推法......12
拿法......13
揉法......13
摇法......13
振法......14

拍捶法……14
搓法……15
叩法……15
�法……16
擦法……16
拨法……16
点法……17
摩法……17
理法……17
第二节　常用的取穴方法……18
根据人体体表标志取穴……18
根据手指尺寸定位取穴……18
根据人体骨节定位取穴……18
第三节　常用的按摩工具……20
米粒、菜籽、花籽、王不留行籽……20
圆珠笔、铅笔、钥匙……20
网球……20
木槌、按摩棒、击打棒……21
牙刷、软毛刷、浴刷……21
核桃、小球……21
夹趾器、按摩环……21
树木、便民健身器……21
第四节　常用的按摩姿势……22
他人按摩时的常用姿势……22
自我按摩时的常用姿势……22
第五节　常用的按摩介质……23
第六节　按摩的注意事项与禁忌……24
为成人按摩时的注意事项……24
为婴儿按摩时的注意事项……24
不宜按摩的情形……24

第三章 家庭按摩常用穴位定位及功效速查

前头、面、颈部穴位及其定位法……26
侧头、面、颈部穴位及其定位法……29
后头、颈部穴位及其定位法……32
胸、腹部穴位及其定位法……34
肩、背部穴位及其定位法……41
背腰部穴位及其定位法……45
上肢内侧穴位及其定位法……48
上肢外侧穴位及其定位法……51
下肢穴位及其定位法……54

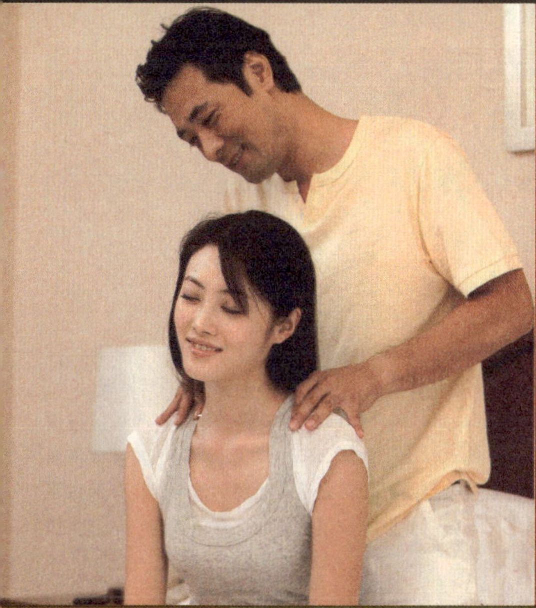

第一章

养生疗疾的按摩是中医领域必知常识

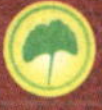

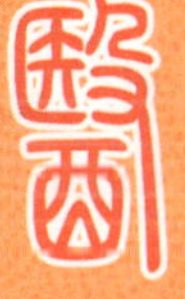

……

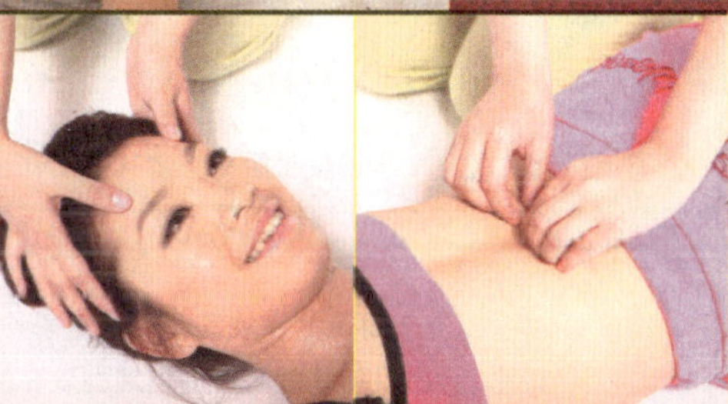

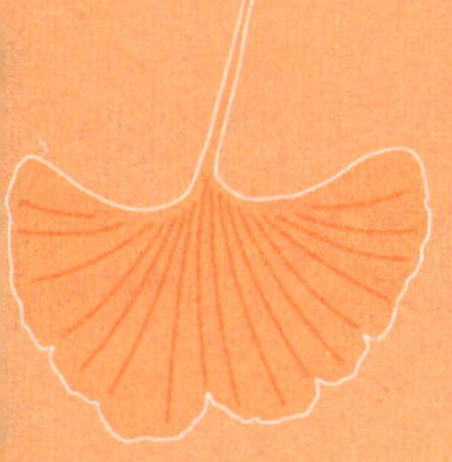

在历史的发展过程中，中医由于逐渐凸显出其独特的养生疗疾作用而深入人心。在中医这个博大精深的领域里，养生疗疾的按摩知识是初入门者的必知常识。所以，要想了解中医，就先从了解按摩开始吧。

第一节　按摩简史

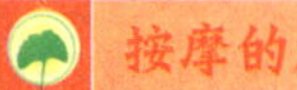

按摩的起源

按摩是中国传统医学的一种医疗方法，其历史之悠长和针灸一样，几乎与中国历史同步。尤其是在明代之后，按摩更是与推拿术并驾发展。

按摩可以说是人类在与大自然和疾病作斗争的过程中产生的。最初出现按摩是因为人们在疼痛时，出于本能，不由自主地用手去按摸疼痛部位，久而久之，发现经常按按摸摸可使病痛得到缓解，甚至消失。通过不断的实践和相互传播之后，就从无意识按摸转变成有意识按摩，从自我按摩转变成互相按摩，从而产生了最初的按摩术。

按摩的发展

有关按摩的最早文字记载是甲骨卜辞《乙》，该辞记载了按摩具有治疗腹部疼痛的功效。此外，通过甲骨卜辞，我们还知道在商朝武丁时代就已经有了宫廷按摩师。

按摩经过中国各个朝代的发展和延伸，时至今日已经发展得很完善了。其主要功能，已由最初的缓解疼痛发展到现在的治病救人；其操作手法已由最初的一两种简单手法发展到现在的多种手法；其按摩手段，也已由最初的简单按摩发展到现在的膏摩、药摩等。

尤其是进入21世纪后，我国的按摩术更是快速发展，临床按摩医生也大批出现，各大医院的按摩科更是受到重视。与此同时，按摩术应用范围也进一步扩大并创造出很多新的按摩疗法。随着按摩术的推广，其已不单纯是专业医生所掌握的技能了，而是成为大众防病治病、保健养生的一种手段。

第二节　按摩的特点与益处

按摩术简单易行，一般不需要专业培训，只要稍微学习一段时间，就可以掌握一些简单有效的按摩方法了。所以，任何一个人都可以学习后给家人进行按摩，这不仅可以帮助家人治愈疾病、强身健体，还可以增强和家人、朋友的沟通交流，而融洽的家庭氛围也有利于患者树立战胜病魔的信心。现在我们就简单总结一下按摩的特点与益处。

按摩的特点

◎**治愈疾病，强身健体**。人体的穴位遍布全身，从头顶到脚尖都有能治疗疾病的特效穴位。通过按摩这些穴位，不仅可以治愈一些常见的疾病，还可以调整全身的机能、强身健体，特别适用于日常保健。

◎**经济实惠**。按摩既不要求特定地点，也无须任何专业仪器，更不需要打针吃药，只要使用双手就可以了。别小瞧这种零成本的按摩法，它不仅能强身健体，还能治疗一些慢性疾病。因此，可以说是一种既节约成本，又经济实惠的防病治病方法。

◎**简单易行**。按摩无须专业的培训，只要按照图表说明，照书操作就可以了，学习起来不会很困难。另外，按摩也无须繁杂的设备，只需利用手边的一些工具就可以，甚至一些家庭日用品也能派上用场。

◎**缓解急症及时有效**。按摩可以随时随地进行，简单方便；并且，一个家庭中只要有一个成员掌握了这门技术，即使家中有人深夜出现急症，也可以得到及时治疗。

◎**安全实用**。按摩是一种自然疗法，只要选择合适的穴位，手法轻重适宜，一般不会出现不良反应。目前，在自然疗法成为热门话题之后，按摩一定会发挥它安全实用的优势，造福于家庭。

◎**能够长期坚持**。按摩贵在坚持，但是去医院进行按摩不仅花费大，而且出入麻烦，许多患者都难以做到长期坚持。而家庭按摩就简便得多，可以长期坚持，所以治疗功效也就有了一定的保障。

◎**让私密性疾病避免尴尬**。有许多比较私密的疾病，如阳痿、早泄、阴道炎等，患者总是不好意思去就医。但是通过自己按摩，就可以避免去医院的难堪，恢复夫妻之间的和谐，逐渐恢复正常的性生活。

按摩的益处

◎**增进夫妻感情**。随着岁月的流逝，夫妻两人在心理、体形、外貌上都会有所变化，这样就会减少对对方的吸引力，使夫妻感情难以进一步加深。性生活是夫妻生活中不可缺少的重要组成部分，但是在进入中年之后，由于生活、工作压力，很多夫妻会出现各种各样的性功能障碍，在一定程度上影响夫妻感情。而按摩不仅能通过健美美容，以外貌取悦对方，还可以防止性功能障碍，使性生活和谐，从而从多方面促进夫妻恩爱，增进夫妻感情。

◎**利于营造家庭氛围**。家庭是一个小单元，在这个小单元里，老年人可能会因为功能衰退而出现各种老年性疾病；婴幼儿会因为身体发育尚未健全而出现消化、呼吸系统的疾病；中年人会因为工作及生活压力出现失眠等症状。这时子女若能用按摩的方法帮助长辈消除疼痛，父母若能用按摩的方法使儿女减轻痛苦，夫妻之间若能用按摩的方法使对方缓解一天的疲劳和消除机体的酸胀，那么家庭气氛就会融洽、温馨很多。

◎**对按摩双方的健康有益**。对被按摩者而言，身体与心理都得到了益处；对按摩者来说，由于按摩时全身关节活动，血脉流通，而手指的不断运动更有利于脑部血液循环的改善，对其本身也是有益处的。

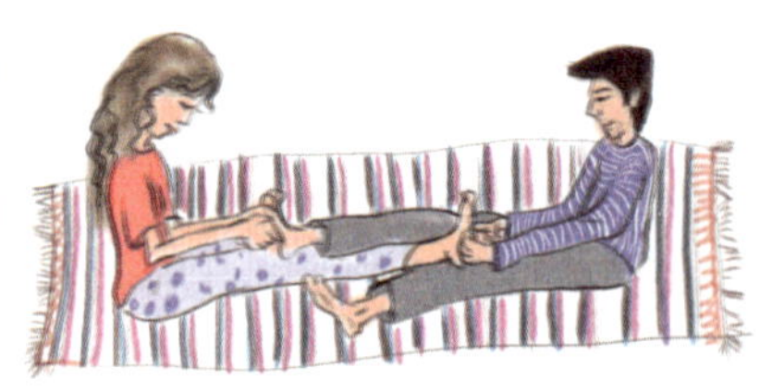

家人互相按摩，不仅有益于按摩双方，还有利于营造家庭氛围、增进夫妻感情

第三节　经络对身体的养护作用

经络帮助运行气血

气血是人体生命活动的物质基础，人体内的各组织器官只有得到气血的温养和濡润才能维持正常的生理功能。经络是人体气血运行的通道，可将各种营养物质输送到全身各组织器官，使脏腑组织得到营养，筋骨得以濡润，关节得以通利。

另外，外邪侵犯人体常是由表及里、先从皮毛开始的，而卫气充实于络脉，络脉散布于全身而密布于皮部，所以当外邪侵犯机体时，卫气首先会发挥其抗御外邪、保卫机体的屏障作用。

经络是人体的随身“医师”

如果我们掌握了经络的循行分布特点，充分利用经络和穴位对生理、病理、诊断、治疗等方面的作用来进行自我保健、预防及治疗疾病，就等于随身带了一个医疗队。

如果说人体是一个医疗队的话，那么经络就是这个医疗队中的医师，穴位即治病之灵药。任督二脉和十二正经合称为十四经脉，是人体中“流动医疗队”的骨干，在自我保健和预防、治疗疾病中起着主要的作用。

任督二脉是主任医师

任督二脉具有明确穴位。其中任脉主血，为阴脉之海；督脉主气，为阳脉之海。由此可见，任督二脉分别对十二正经起着主导作用，对整个“医疗部”起着督导和统率的作用，又是医疗过程的直接执行者，比如当十二经脉气血充盈时，就会流溢于任督二脉。

十二经脉是各科主治医师

十二经脉各有各的脏腑和循行分布部位，其防治的疾病也有所侧重，其功能就如同各有专长的各科主治医师。在经络的这个“医疗部”中，担任“主任医师”的任督二脉和担任“主治医师”的十二经脉要相互配合，才能保证医疗过程的顺利进行，即任督二脉与十二经脉要互相调节，才能保证人体的健康，保证身体每个部位的正常工作。

络脉是随身的各级医护人员

络脉就像分属于各科的各级医护人员一样，纵横交错，网络周身，无所不至，是维系健康的纽带。无论是大的别络，还是细小的浮络和孙络，都默默地为人体贡献着自己的力量。

冲脉、带脉、跻脉、维脉是各功能科室主任

在经络这一随身医疗队中，奇经八脉中的冲脉是十二经脉之海，调节十二经脉气血；带脉约束纵行诸脉；阴、阳跻脉“分主一身之阴阳”，具有濡养眼目、司眼睑开合和下肢运动的作用；阴维脉和阳维脉“维络诸阴阳”，主一身之表里；冲脉、带脉、跻脉、维脉与人体十二经脉之间就像各功能科室主任和各科主治医师之间的关系。

奇经八脉就是这样沟通了十二经脉之间的联系，将部位相近、功能相似的经脉联系起来，起到统摄有关经脉气血、协调阴阳的作用，对十二经脉气血有着蓄积和渗灌的调节作用。

十二皮部和经筋是接诊医师

十二皮部和经筋就像这个医疗队的接诊医师，永远站在人体最前线。十二经筋的主要作用是约束骨骼，协调关节活动。十二皮部则是经脉的气血在皮肤内的分布。皮肤是人体系统的第一道防火墙，可以保护肌体，抵抗病魔入侵。另外，当我们的内脏和经络出现问题时，也会在皮肤上有所反映。

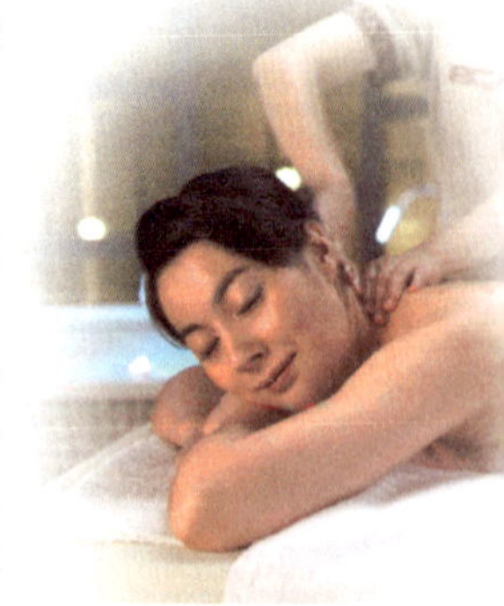

经常按摩经络可以强身健体、祛病养颜

第四节　认识神奇的穴位

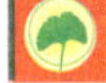 腧穴的发现 

远古时代，我们的祖先一旦身体的某一部位或脏器产生疾病，就会在疼痛部位进行砭刺、叩击、按摩、针刺、火灸等。他们发现这样可以减轻或消除疼痛，于是就把这些部位视为一些特定的点。这种取疼痛部位进行刺激的方式是发现腧穴的最初阶段。随着经验的积累，人们发现刺灸某些部位或点时，有酸、麻、胀、痛等感觉，并沿一定路线传导和扩散，有些疾病还会沿着一定路线出现热、寒、凉、抽搐、皮疹或红肿疼痛等现象，于是人们发现了经络，此为经络的雏形。

随着生产力的进一步发展，人们总结了很多治疗疾病的方法，对其的认知也越来越深入，于是较为系统的腧穴（即人们常说的“穴位”）理论便应运而生，并且可以根据穴位的主治功能和体表特征加以命名并进行取穴定位。

腧穴的分类 

我们把腧穴分成三类：十四经穴、奇穴和阿是穴。十四经穴是指属于十二经脉、任脉、督脉的腧穴，共有361个穴名，是腧穴中最主要的部分，简称“经穴”。其中，十二经脉腧穴均为左右对称的，一名双穴；任脉腧穴和督脉腧穴分布于身体前后正中线上，一名一穴，为单穴。奇穴，也称“经外奇穴”，是指有名称和定位但是没有归入十四经脉系统的穴位，它们的治疗范围比较单一、特殊，如小腿上治疗急性单纯性阑尾炎的阑尾穴等。此外，没有固定位置、随压痛点而定的穴位被称为“阿是穴”，也称“不定穴”。

有趣的命名

人体上的穴位名多是源于天文、地理、人体、建筑、功能、形象、脏腑、经脉、气血、精神、阴阳、八卦、音律、度量、传说、历史等。

◎**根据所在部位命名**。若腧穴名称中含有谷、池、溪、渊、泉等字样，则该穴多位于四肢躯干的凹陷处，如阳谷、阳池、阳溪、太渊、渊腋、极泉等；若腧穴名称中含有冲、迎等字样，其位置多在人体的动脉搏动处，如大迎、冲门等。

◎**根据治疗作用命名**。如耳前之听会穴、听宫穴，针刺可使听觉会聚，有聪耳之功；胆经之光明穴，膀胱经之睛明穴、承光穴，针刺之有提高视力之效；大肠经之迎香穴，针刺之可恢复嗅觉，可有效治疗鼻塞。

◎**利用天体命名**。如紫宫、天枢、华盖等穴。

◎**利用地貌命名**。如承山、商丘、太溪、合谷、曲池等穴，就是以地貌之名表示穴位概念的。肌肉之间大的凹陷称为“谷”，小的凹陷称为“溪”。

◎**借助建筑物命名**。如中庭、步廊、库房、云门等穴。这些穴位的命名，大的涉及行政区划分，小的涉及楼堂府舍。

◎**参照动植物命名**。如伏兔穴，位于大腿，其形状像一只伏卧的兔子，故名伏兔。又如鱼际穴，位于手掌，其形状像一条鱼，所以称为鱼际。诸如此类的穴位名还有很多。

◎**结合中医理论命名**。气海、血海、神堂等穴以其生理功能来命名；阳陵泉(外)、阴陵泉(内)等穴以阴阳来命名；承浆、承泣等穴则以气血脏腑功能来命名。

特定穴

在十四经脉腧穴中有许多特殊作用的腧穴，根据它们的分布和主治作用的不同，又分为五腧穴、原穴、络穴、郄穴、背俞穴、募穴、交会穴、八会穴和八脉交会穴等。

第五节 腧穴的养生疗疾作用

经络上的某个穴位除了对局部起作用，还对它所归属的经脉起始端及结束端的部位和器官起着重要的作用。

近治作用——“腧穴所在，主治所在”

近治作用是所有腧穴主治作用所具有的共同作用，凡是腧穴均能治疗该穴所在部位及邻近组织器官的病证。

例如：悬颅穴、颔厌穴可治偏头痛；面目浮肿，取水沟穴、前顶穴；耳聋气闭，取听会穴、翳风穴；上肢病痛可取肩井、曲池、合谷等穴；下肢病痛则取环跳、委中等穴；取肺俞、风门、天突等穴，可治疗肺部疾患；取心俞、巨阙、章门等穴，可治疗心脾胸胁疾患；取中脘、天枢、大肠俞等穴，可治疗胃肠疾患；取肾俞、关元、中极、维道等穴，可治疗泌尿、生殖系统疾患等。这些都是腧穴治疗局部体表或邻近内脏疾患的例子。

正是由于每条经脉的经穴都存在这个特性，因此，应用经穴治疗局部体表或邻近内脏疾患，往往可以不受经脉所循线路的制约，而体现出横向、阶段性的主治规律。以足少阴肾经腧穴为例：足底的涌泉穴可治足心热；足跟的大钟穴可治足跟痛；腓肠肌下端的筑宾穴可治小腿内侧痛；小腹部的横骨穴、大赫穴可治生殖、泌尿系统疾病；上腹部的幽门穴、通谷穴可治胃肠病；胸肠部的俞府穴、神藏穴可治肺脏病。

远治作用——“经脉所过，主治所及”

在十四经穴中，尤其是十二经脉在四肢肘脉以下的腧穴，不仅能治局部病证，还能治本经循行所涉及的远隔部位的组织、器官、脏腑的病证，

甚至具有治疗全身病患的作用。这就是腧穴的远治作用。

“肚腹三里留，腰背委中求，头项寻列缺，面口合谷收”“头面之疾寻至阴，腿脚有疾风府寻，心胸有病少府泻，脐腹有病曲泉针”。这些四穴总歌所表达的意思就是腧穴的远治作用。然而，这些穴位为什么能够治看起来不相关的疾病呢？

经穴的远治作用与经络的循行分布是紧密相连的。例如，手少阳心经上肘以下的穴位一般都能预防和治疗心血管系统、神经系统、大脑等部位的疾病，而手少阳心经所出现的病候又同该条经脉上的穴位主治功能基本一致。一旦人体出现心血管疾病，如心脏病、高血压等，中医医师就会取该经脉上的穴位予以施治。

现如今，临床上也常取合谷穴治疗牙痛，取内关穴治疗胃脘痛，取后溪穴、中渚穴治疗颈项扭伤，取足三里穴、上巨虚穴治疗胃肠疾患等，这些正是根据经络循行路线取远道穴位治疗病痛理论的具体操作，效果显著。其他如上病下取、下病正取、中病旁取、左右交叉及前后对刺等，同样是基于经络远治学说的原理。

根据经络学说的叙述，每条经脉上所分布的穴位正是这条经脉脉气所发的部位。如果这条经脉发生了异常变化，可通过刺激这条经脉的穴位以调整经脉、脏腑的气血，从而治愈疾病。

国医小课堂

我们日常生活中出现的头痛都跟经络有着哪些关系呢？

◎**偏头痛**。偏头痛多与三焦经和胆经有关，可通过按摩或敲打三焦经进行治疗。

◎**前额和眉棱骨痛**。该症一般属于阳明经病证，可通过按摩足阳明胃经或用大拇指由陷谷穴向内庭穴方向推摩进行治疗。

◎**太阳穴痛**。可以通过按摩太阳穴进行治疗。

◎**头痛如裹**。中医认为，头痛如裹是因为脾虚湿盛、湿邪困阻清窍所致。所以，按摩脾经可治疗，如按摩脾经的阴陵泉穴。

◎**一侧头痛**。如果是左边头痛，可按摩肾经的筑宾穴或肝经的曲泉穴；如果是右边头痛，可以按摩肺经的尺泽穴和肾经的复溜穴。

第二章

从零开始学按摩

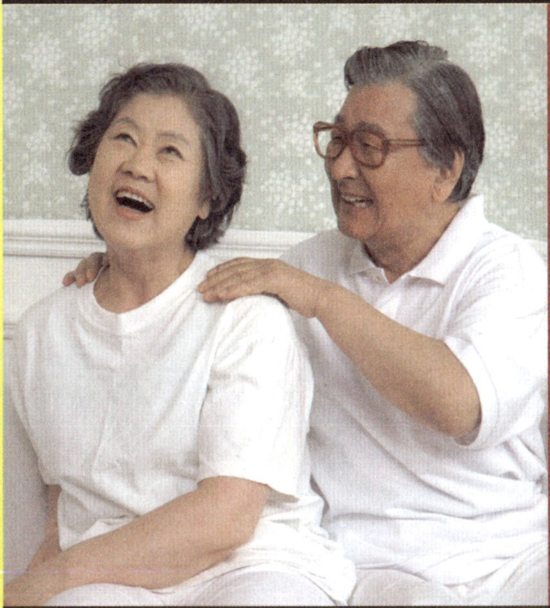

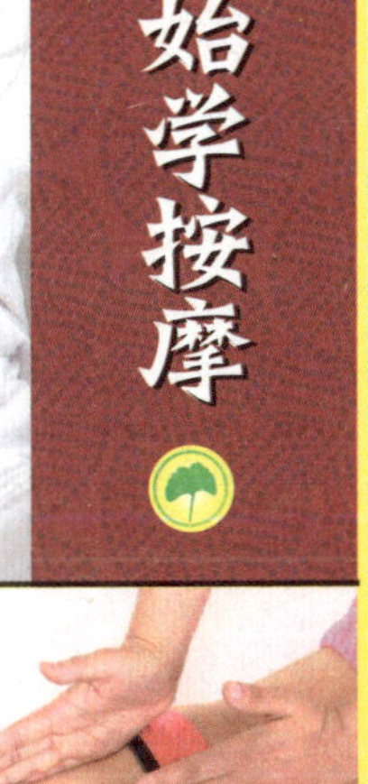

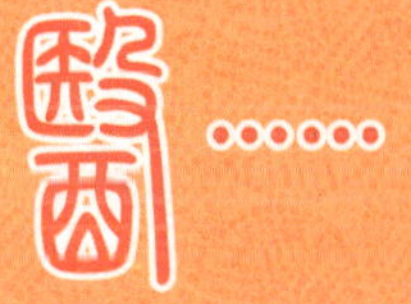

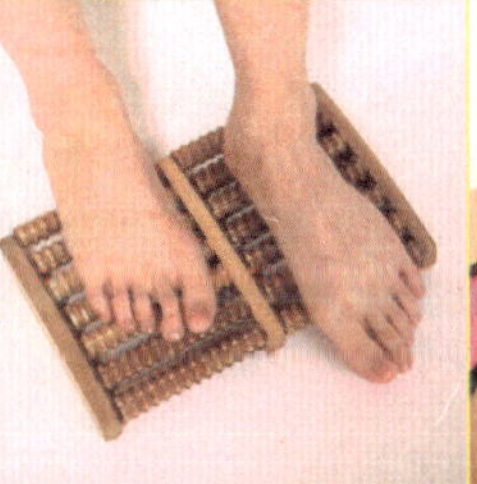

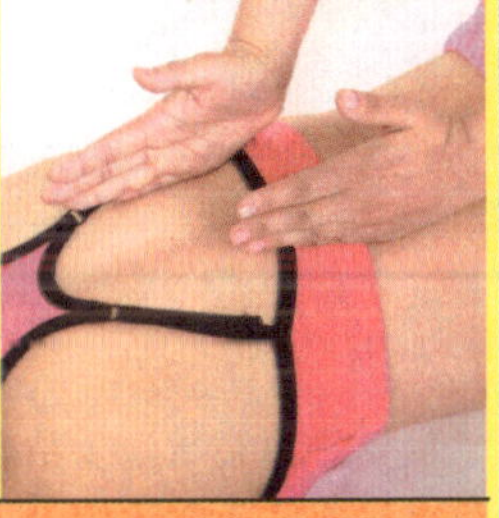

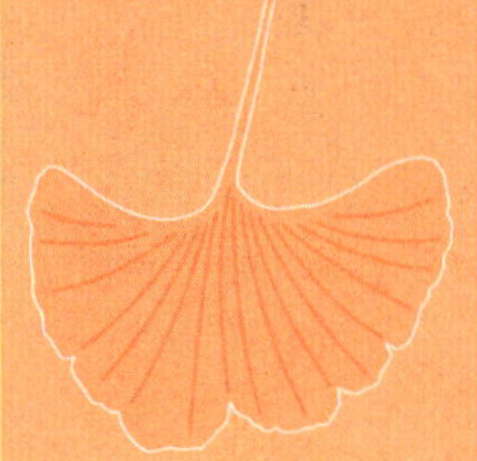

如果说认识了经络和穴位是迈入按摩大门的第一步，那么只有掌握了按摩的常用手法、学会了常用的取穴方法、了解了常用的按摩工具，才能随时随地享受按摩为自己、为家人带来的无限轻松。

第一节　常用的按摩手法

按法

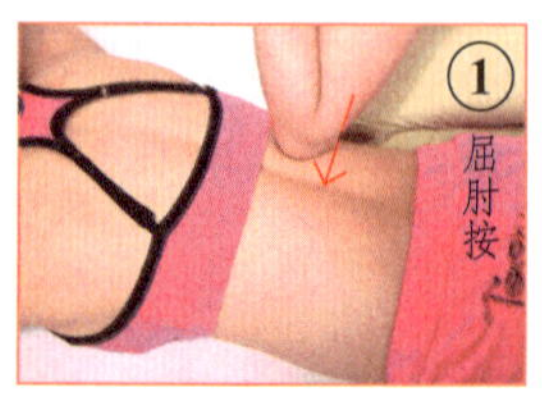

屈肘按

以手指指腹或手掌掌面着力于治疗部位或穴位上，逐渐用力下按，按而留之（不捻动），此为按法。临床上常分为指腹按、屈指按、屈肘按、双掌重叠按。指腹按是用手指指腹下按，如果施力不足，可用双手拇指重叠下按；屈指按是用屈曲的指间关节突起部按下；屈肘按是按摩者屈臂，用肘关节鹰嘴突起下按（图①）；双掌重叠按一般是按摩者腕背屈，左手手掌放于右手手背上，双手重叠下按。

按法有疏松肌筋、消除肌肉紧张、温中散寒、调和气血、抑制神经亢进、缓解神经性疼痛等功效。

推法

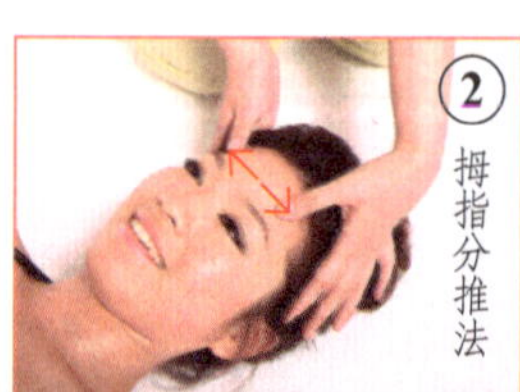

拇指分推法

以手指指腹、手掌或拳面着力于人体一定部位或穴位上，用力向一定方向推动，此为推法。临床上常分为平推法、直推法、旋推法、分推法（图②）、一指禅推法等。平推法又分为拇指平推法、掌平推法和肘平推法。用拇指指腹着力，按经络循行或肌纤维平行方向推进，称为拇指分推法；用手掌掌面平贴于皮肤上，以掌根为重点向一定方向推进或双手掌重叠向一定方向推进，称为掌平推法；屈肘后用肘关节鹰嘴突着力向一定方向推进，称为肘平推法。

推法有疏通经络、行气消瘀、放松皮肤、调节神经等功效。

拿法

以拇指和食指、中指或拇指和其余四指的指腹，相对用力紧捏患部或穴位，随之提起，一松一紧地拿按，此为拿法。本法常作为推拿的结束手法使用，适用于颈项、肩部（图③）、四肢等部位。

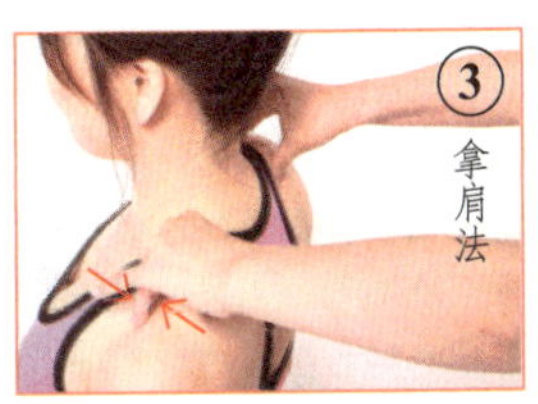

③ 拿肩法

拿法有祛风散寒、舒筋通络、开窍止痛、缓解疲劳等功效。

揉法

将手指指腹、手掌鱼际部或手掌掌面放在身体体表部位或穴位上，轻柔缓和地进行回旋揉动，此为揉法。临床上常分为指揉法、鱼际揉法和掌揉法。用手指指腹或指端轻按在某一穴位或部位上，做轻柔的小幅度回旋揉动，称为指揉法；用手掌的大鱼际部分轻按在一定的部位或穴位上，轻柔地回旋揉动，称为鱼际揉法；用掌根部着力，手腕放松，以腕关节连同前臂做小幅度的回旋揉动，称为掌揉法（图④）。

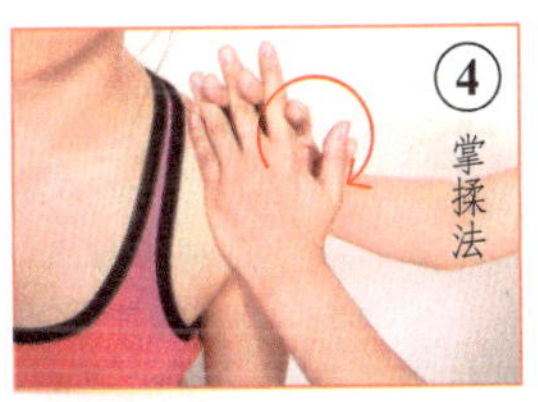

④ 掌揉法

揉法有宽胸理气、消积导滞、活血化瘀、疏通经络、消肿止痛、缓解疲劳等功效。

摇法

以关节为轴心，摇动肢体并使之做顺势回旋运动，此为摇法。本法可应用于双轴和多轴关节，如腕关节摇动、肩关节摇动等。临床上习惯将缓慢地摇动称为运法，将大幅度地转摇称为盘法。进行颈部摇法时，可让被按摩者取坐位，颈部放松，按摩者站在侧后方，一手扶住被按摩者后枕部，另一手托住其下颌，做缓慢地环旋摇动（图⑤）；进行腰部摇法时，被按摩者站立，弯腰扶住床边，按摩者站在侧后方，一手托住其腹部，另一手扶住其腰部，两手相对用力，环旋摇动腰部；进行肩部摇法时，以右肩为例，按摩者站在被按摩者右后方，左手扶按被按摩者的右肩，右手握住被按摩者的右腕部，环旋摇动肩关节，也可用右手托住被按摩者右肘，环旋摇动其肩关节；进行膝部摇法时，被按摩者仰卧，按摩者站在其身侧，一手扶膝，另一手托踝，环旋摇动膝关节。也可俯卧，按摩者一手扶大腿下段的后侧，另一手扶足跟部，环旋摇动膝关节；进行踝部摇法时，被按摩者仰卧，按摩者一手托其足跟部，另一手握其前足部，环旋摇动踝关节。

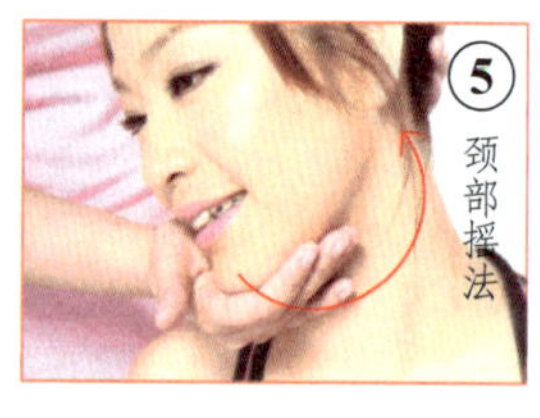
⑤ 颈部摇法

摇法有松解粘连、滑利关节、增加肢体活动能力等功效。

振法

将单手指腹或手掌掌面紧贴在穴位上，做持续震颤的按摩法为振法。临床上常分为指振法、掌振法和电振法。将手掌放于腹部或腰部，做持续快速的上下颤动，称为掌振法（图⑥）；用食指、中指指腹贴于穴位，做持续快速的上下颤动，称为指振法，主要用于百会、中脘、关元等穴。

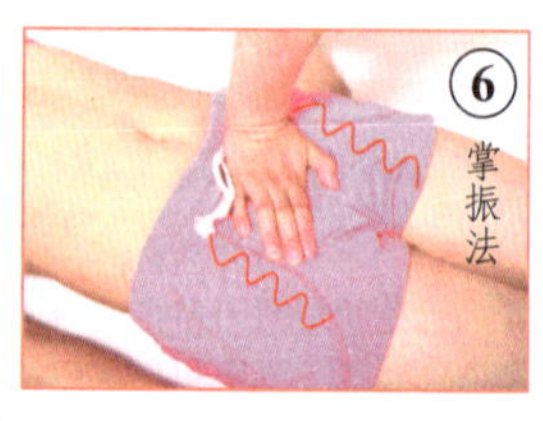
⑥ 掌振法

振法有通行腹气、调理胃肠功能、调节神经、解痉止痛、放松肌肉等功效。

拍捶法

五指并拢，掌指关节微屈，用虚掌拍打（图⑦），或者五指并拢，用手掌尺侧（靠近小手指那侧）拍打身体某一部位的方法，称为拍法；用空心拳或拳侧面捶击身体某部位的方法，称为捶法。拍法分为指拍、指背拍和掌拍；捶法分为卧拳捶和侧拳捶。

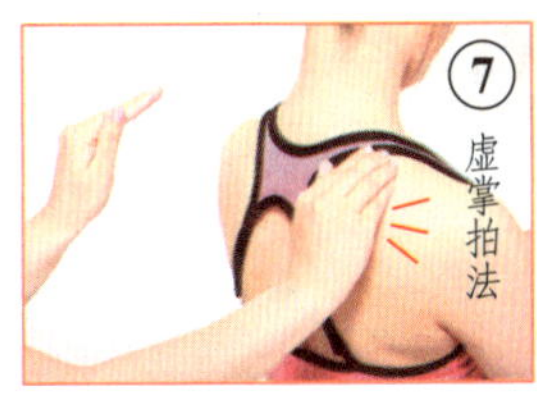
⑦虚掌拍法

拍捶法有行气活血、疏通气血、放松肌肉、祛风散寒、消除肌肉疲劳、缓解局部酸胀等功效。

搓法

以双手的掌面或掌侧挟住一定部位，相对用力做快速搓揉动作，同时做上下往返移动，其作用力可达肌肉、肌腱、筋膜、骨骼、关节囊、韧带等处，此为搓法。本方法适用于四肢及胁肋部。临床上常分为掌搓法（图⑧）和侧掌搓法。

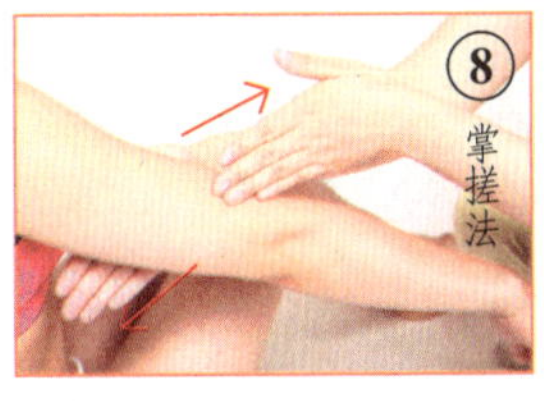
⑧掌搓法

搓法有调和气血、舒通经络、通利关节、放松肌肉、消除疲劳等功效。

叩法

以拳背、掌根、掌侧小鱼际、指尖或桑枝棒叩击体表，即为叩法，也称击打法。临床上常分为拳击法、小鱼际击法、指尖击法和棒击法等。五指微屈，用五指指端敲打穴位的方法，称为指尖击法，适用于头面部、胸腹部；手指自然松开，手腕伸直，用掌根叩击体表，称为掌击法，适用于头顶、腰臀及四肢部；一手五指虚握，以拳击打体表，称为拳叩法（图⑨）；小鱼际击法适用于腰背及四肢部；棒击法适用于头顶、腰背及四肢部。

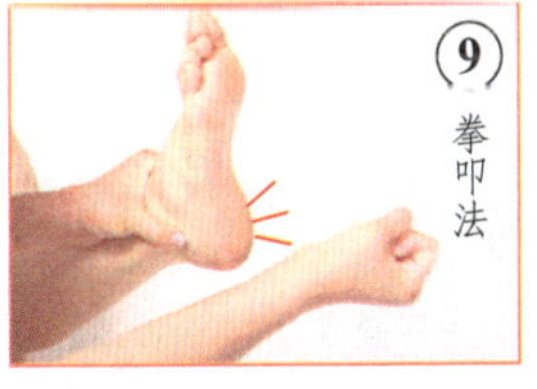
⑨拳叩法

叩法有舒筋通络、调和气血、缓解疲劳等功效。

㨰法

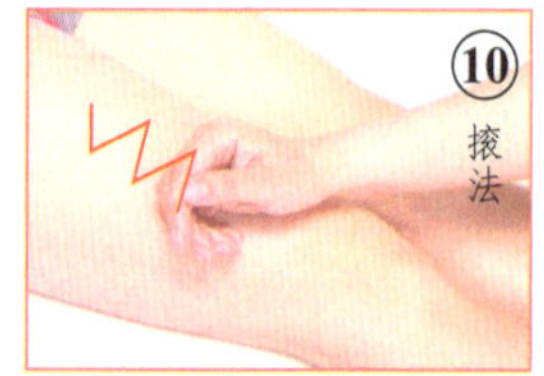
⑩ 㨰法

㨰法是将掌指关节略为屈曲，用手掌的背面小指尺侧部紧贴于皮肤体表处用力，连续摆动腕掌部，进行前臂旋转和腕关节屈伸的协调运动，并在身体上进行㨰动的一种手法（图⑩）。

㨰法有疏通气血、祛除寒邪等功效。

擦法

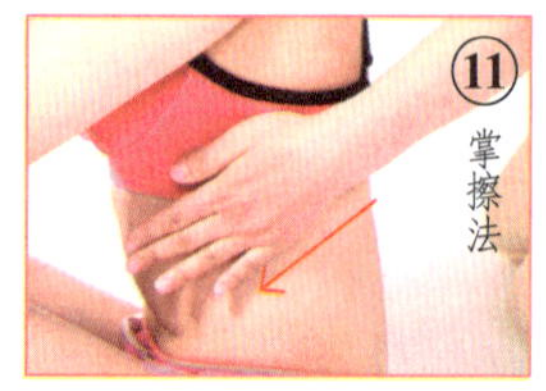
⑪ 掌擦法

用手指或手掌在皮肤上来回摩擦，称为擦法。临床上常分为手指擦法、鱼际擦法和掌擦法。用拇指、食指、无名指和小指的指腹面来回摩擦肌肤，称为手指擦法；用手掌的小鱼际或大鱼际来回摩擦肌肤，称为鱼际擦法；用手掌来回摩擦肌肤，称为掌擦法（图⑪）。

擦法有祛除寒邪、益气养血、活血通络、消肿止痛、祛风除湿、温经散寒等功效。

拨法

将手指端嵌入软组织缝隙中，然后做横向拨动，称为拨法。临床上常分为拇指拨法、掌指拨法和肘拨法。以一手拇指指腹置于施治部位，另一手手掌置于该拇指之上，以掌发力，以拇指着力，垂直于肌腱、肌腹、条索间，往返推动，称为掌指拨法（图⑫）。

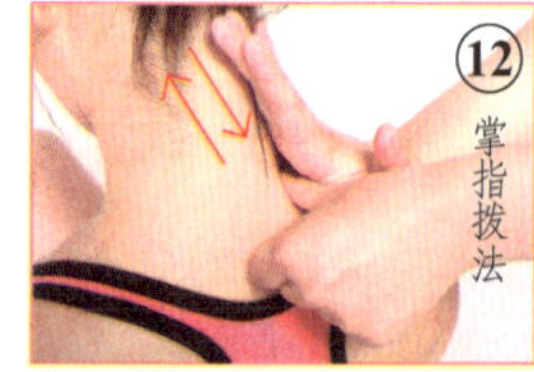
⑫ 掌指拨法

拨动具有缓解肌肉痉挛、松解组织粘连、舒筋通络、滑利关节、消肿止痛等诸多作用。

点法

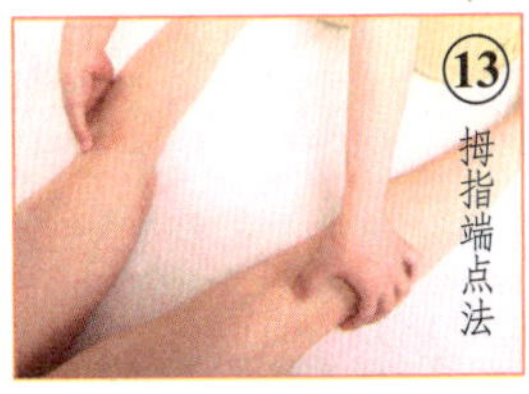

⑬ 拇指端点法

以屈曲的指间关节突起部分为着力点，按压于某一治疗点上，称为点法。临床上常分为拇指端点法、屈拇指点法和屈食指点法。拇指端点法是手握空拳，拇指半弯曲，以拇指端用力点压于治疗部位（图⑬）；屈拇指点法是以手握拳，拇指屈曲抵住食指中节的桡侧面，以拇指指间关节桡侧为着力点压于治疗部位；屈食指点法是以手握拳并突出食指，用食指指间关节为力点压于治疗部位。

点法有开通闭塞，活血止痛，调整脏腑等功能。

摩法

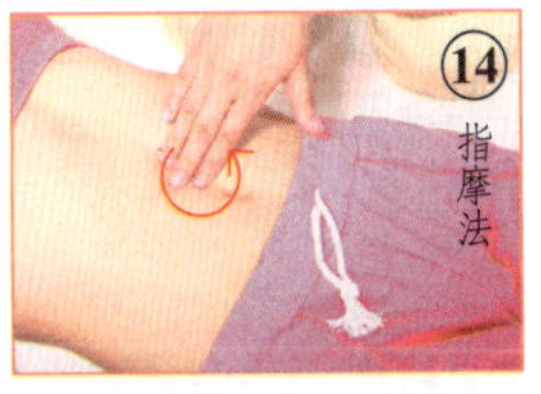

⑭ 指摩法

将手掌掌面或手指指面轻放于体表治疗部位，以一点为中心做环形、有节律的摩动，称为摩法。临床上常分为指摩法和掌摩法两种。用手指指面进行按摩，称为指摩法（图⑭）；用手掌掌面进行按摩，称为掌摩法。

摩法有祛除寒邪、理气和中、健脾和胃、疏通经络、活血止痛、散瘀消积、调整脏腑、温中散寒等功效。

理法

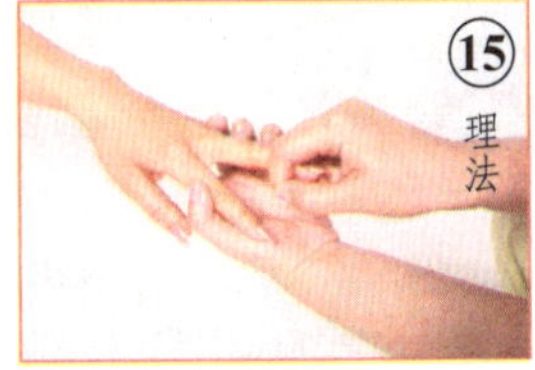

⑮ 理法

用双手拇指或单手拇指、中指、食指沿经络循行部位或指、趾腱等处施以夹持捋理的方法，称为理法（图⑮）。

理法有疏风散寒、通络止痛、行气活血、理顺筋脉等功效。

第二节　常用的取穴方法

根据人体体表标志取穴

有些穴位是以人体身上的部位而定，可直接寻找到人体体表标志而取穴。例如，印堂穴在两眉中间；鱼腰穴在眉毛中线处；膻中穴在两乳中间。

根据手指尺寸定位取穴

以被按摩者本人的手指作为标准度量取穴，称为“同身寸”。

◎**拇指同身寸**。被按摩者拇指中节的宽度为1寸（图①），适用于四肢部取穴。

◎**中指同身寸**。被按摩者中指中节两侧横纹头的距离为1寸（图②）。

◎**目横寸**。被按摩者目内眦角至目外眦角的距离为1寸。

◎**三指横寸**。被按摩者中指、食指、无名指并起来，其中间宽度为2寸（图③）。

◎**四指横寸**。被按摩者食指、中指、无名指、小指并起来，其中间宽度为3寸（图④）。

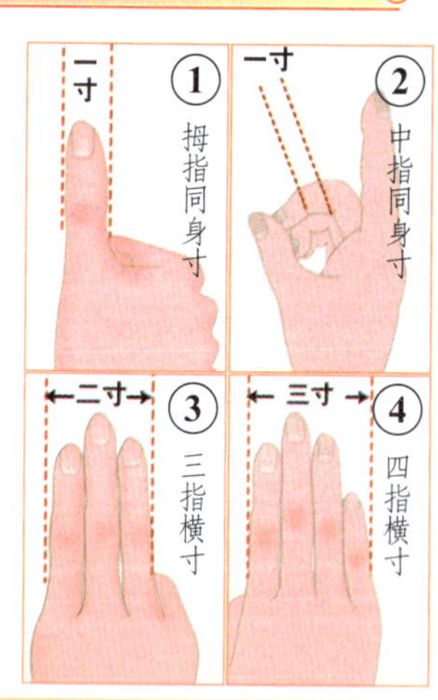

根据人体骨节定位取穴

以人体的骨节作为标志测量全身各个部分的大小、长短，并依其尺寸折合成比例作为定穴的标准，也称为“骨度分寸”法（详见下页表）。

人体全身骨度分寸

部位	起止点	折量寸	度量法	说明
头部	前发际到后发际	12寸	直	如前发际不明，从眉心至大椎穴18寸，眉心至前发际3寸，大椎穴至后发际3寸
	前额两发角之间	9寸	横	
	耳后两乳突之间	9寸	横	用于测量头部的横寸
胸腹部	天突到歧骨（胸剑联合）	9寸	直	胸部与胁肋部取穴直寸，可根据肋骨计算，每一肋骨折作1.6寸
	歧骨到脐中	8寸	直	
	脐中到横骨上廉（耻骨联合上缘）	5寸	直	胸腹部取穴横寸，根据两乳头间的距离折量，女性用锁骨中线代替
	两乳头之间	8寸	横	
背腰部	大椎以下至尾骶	21椎	直	背腰部俞穴以脊椎棘突标志作为定位依据
身侧部	腋以下至季胁	12寸	直	季胁指第11肋端下方
	季胁以下至髀枢	9寸	直	髀枢指股骨大转子高点
上肢部	腋前纹头至肘横纹	9寸	直	用于手三阴、手三阳经骨度分寸
	肘横纹至腕横纹	12寸	直	
下肢部	横骨上廉至内辅骨上廉	18寸	直	内辅骨上指股骨内侧髁 内辅骨下指胫骨内侧髁 内踝尖指内踝向内的凸起处 臀横纹至膝中，可作14寸折量 膝中的水平线，前平膝盖下缘，后平横纹，屈膝时可平膝眼穴
	内辅骨下廉至内踝尖	13寸	直	
	髀枢到膝中	19寸	直	
	膝中到外踝尖	16寸	直	
	外踝尖到足底	3寸	直	

第三节　常用的按摩工具

米粒、菜籽、花籽、王不留行籽

在割成1厘米见方的胶布的中央，放置一粒生米、花籽或王不留行籽（图①），然后贴在穴位上。此方法可给穴位带来长时间的微量刺激。在指压或按摩后以此方法刺激穴位，具有使按摩效果长期保持的功能。

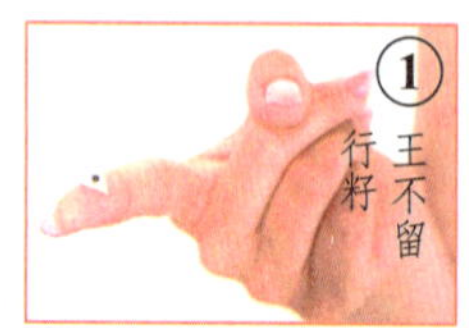
① 王不留行籽

圆珠笔、铅笔、钥匙

以手指做指压时，不能好好使力者可利用圆珠笔（图②）、钥匙或铅笔等来刺激穴位。一般来说，圆珠笔和铅笔压住穴位部分的面积较广，刺激较缓和；钥匙压住穴位部分的面积较小，刺激量较大。

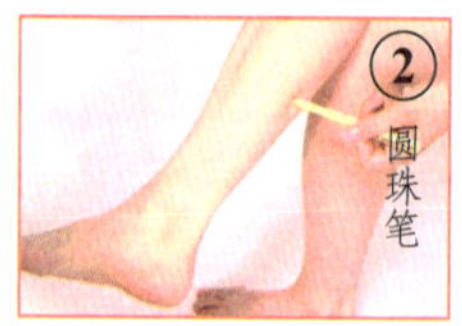
② 圆珠笔

网球

网球可用于脊椎骨的两侧的穴位。具体的操作是：仰卧，将球放在背部穴位的位置，借助身体的重量和网球适度的弹性来刺激穴位。此外，网球也可用于刺激脚底的穴位（图③）。具体操作是：坐在椅子上，将网球置于脚底并滚动它，此方法对刺激涌泉等穴位十分有效。

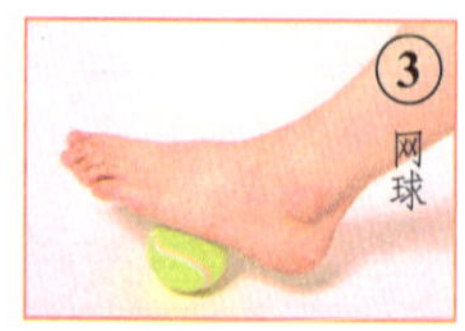
③ 网球

木槌、按摩棒、击打棒

用木槌击打肩部、背部、大腿等区域较大的部位，可以减缓疲劳、疏通筋骨；也可用按摩棒（图④）突出的一端进行击打按摩；击打棒击打的力度比较小，可避免身体受到伤害。

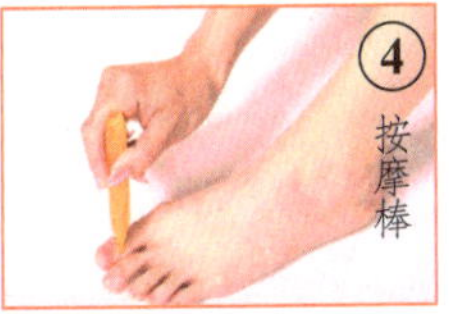

④ 按摩棒

牙刷、软毛刷、浴刷

利用牙刷、软毛刷（图⑤）、浴刷沿着经络的循行线进行梳理或刷擦，可以代替摩法或擦法。但一定要保持力度均衡，不可将皮肤划破。

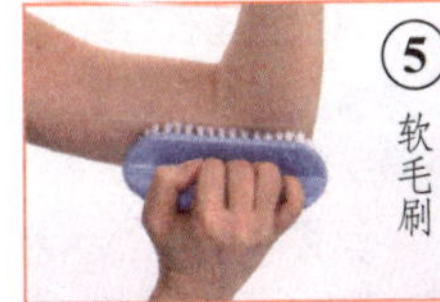

⑤ 软毛刷

核桃、小球

用手握住两个核桃（图⑥）或小球，用手指的运动带动核桃或小球相互摩擦转动，可达到锻炼手指灵活性的按摩效果。经常运动还有健脑增智的作用。

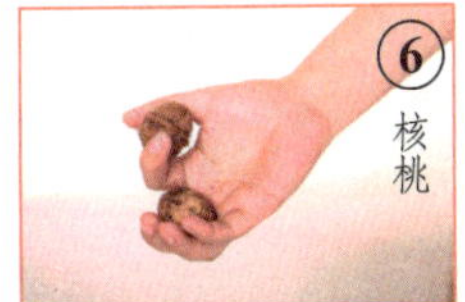

⑥ 核桃

夹趾器、按摩环

夹趾器和按摩环可锻炼脚趾的灵活性并按摩足部，可用夹趾器夹住脚趾来进行穴位按摩；或者将脚伸入按摩环内，上下移动来刺激小腿部穴位。

树木、便民健身器

公园中的便民健身器、树木都可以成为按摩工具。具体的做法是：背部朝向健身器或树木站立，用自身的背部撞击、摩擦健身器或树木，以达到按摩效果。

第四节 常用的按摩姿势

他人按摩时的常用姿势

在家庭按摩中，如果是他人按摩，被按摩者可以选择坐位、跪坐、仰卧、俯卧等姿势，按摩者可以采取方便按摩的姿势，如站立或屈膝跪坐皆可（图①、图②）。

按摩者在进行按摩时要掌握各种按摩方法，如按压各穴位时，要伸直双臂，除用手指或掌心施压外，也可借助自身重力的作用施压。

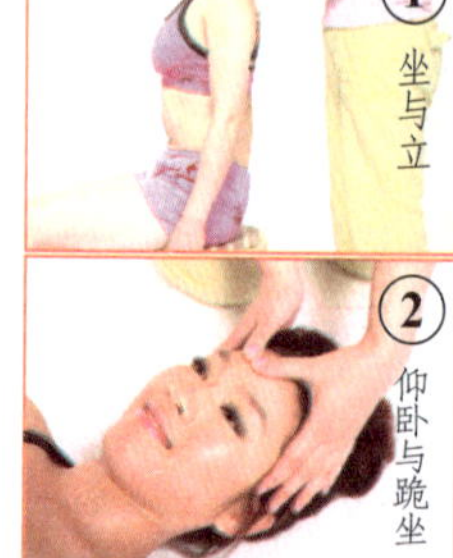
① 坐与立
② 仰卧与跪坐

自我按摩时的常用姿势

一般来说，头面部、颈部、胸腹部、上肢、下肢的穴位比较容易按摩，但是腰背部的穴位操作起来较难。下面介绍几种腰背部的按摩姿势。

◎取跪坐位，上身挺直，头颈尽量后仰，双手握拳，用拳头上突出的关节按压腰背部穴位（图③）。

◎取跪坐位，腰部挺直，双手叉腰，拇指在后，其余四指在前，用拇指指腹按揉腰部穴位。

◎仰卧，双手握拳，用拳头上突出的关节对准腰背部穴位，利用自身的体重向下施压（图④）。

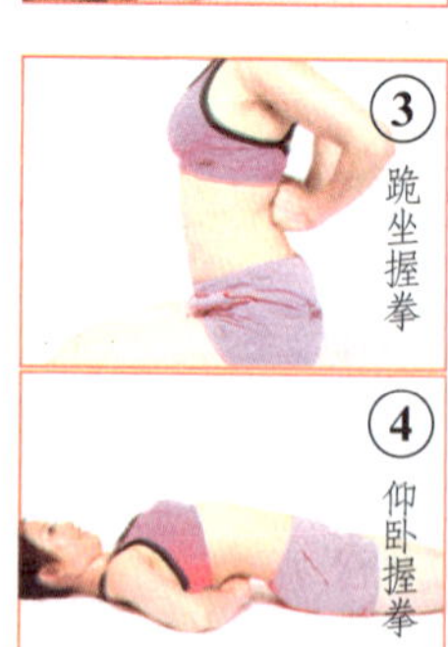
③ 跪坐握拳
④ 仰卧握拳

◎自我按摩时，也可利用小道具按摩腰背部穴位，如浴刷、热水袋、按摩棒、树木等。

第五节　常用的按摩介质

进行按摩时，为了保护皮肤或增强按摩疗效，有时可以选择一些推拿按摩介质，以便使按摩达到最佳效果。按摩介质就是指在按摩时，可在按摩者手上或被按摩者的肌肤上涂抹的一些油类、水、膏粉状物品，以减少按摩过程中产生的摩擦，同时也可借助药物的渗透作用增强按摩疗效。

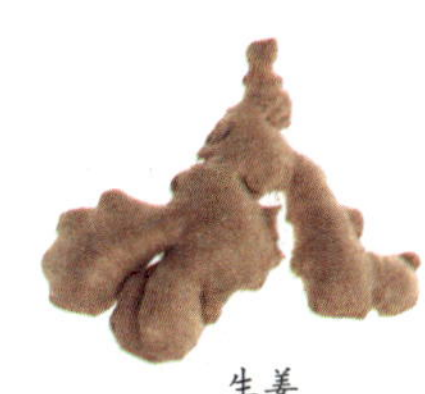
生姜

◎**生姜汁或葱姜汁**。生姜汁和葱姜汁具有散寒理气、温经通脉的作用，适用于受了风寒及寒凝气滞的人。

◎**滑石粉（也可用爽身粉代替）**。滑石粉具有祛湿养肤的作用，适用于容易出汗的肌肤或夏天天热汗多者。

◎**按摩膏**。按摩膏具有润滑肌肤的作用，多用于皮肤干燥的被按摩者。

◎**鸡蛋清**。鸡蛋清能够滋养肌肤，适用于美容按摩，对面部肌肤尤益。

蛋清

◎**红花油**。红花油具有通经活络、活血止痛的功效，多用于关节、肌肉扭伤或跌伤。

◎**麻油**。麻油具有活血补益之功，适用于病后虚弱和年老体弱者，也可用于婴幼儿。

◎**精油**。精油包括单方精油和复方精油，是纯天然植物提取物结合现代科技精制而成的，可对细胞起到修复的作用。具体使用方法是：取适量精油于按摩部位，以专业手法进行按摩，10～20分钟后洗净即可。

◎**白酒（或药酒）**。白酒具有温经止痛、活血通络的功效，多数情况下用于治疗跌打损伤所致的疼痛或肿痛等外伤性疾病。

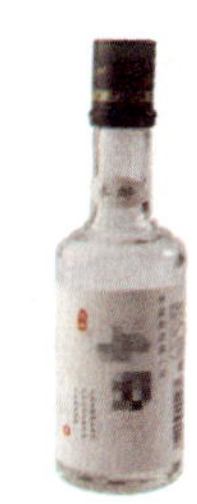
白酒

第六节　按摩的注意事项与禁忌

为成人按摩时的注意事项

◎按摩前要用热水洗手，以保证手的清洁卫生。

◎按摩前要修剪指甲，指甲要与指腹顶端平齐。

◎腰部肾区不宜用拍法和击打法，以免损伤肾脏。

◎按摩时间以每次20～30分钟为宜，按摩次数以12次为一个疗程。

◎饱食之后不要急于按摩，一般以饭后2小时左右进行为宜。

为婴儿按摩时的注意事项

◎刚出生的婴儿由于脐带还没脱落，所以尽量不要做腹部按摩。

◎按摩时可以先从脸部开始，这样婴儿比较有安全感。

◎按摩的力度要适中，不能太轻，像是瘙痒，也不能太重，婴儿会痛。

◎按摩的最佳时机是在两餐之间，千万不能一吃饱就进行，以免婴儿呕吐。

◎要选择在一个温暖舒适的平面上给婴儿做按摩，室温最好在25℃左右。

不宜按摩的情形

◎女性月经期及妊娠期不宜对腹部进行按摩。

◎急性软组织损伤导致的局部组织肿胀处不可按摩。

◎具有严重心、肝、脾、肺、肾功能不全的患者不可进行按摩。

◎患有肝炎、结核病、溃疡性皮肤病、血友病、白血病、急性阑尾炎、胃穿孔、胃及十二指肠溃疡等疾病的患者不宜进行按摩。

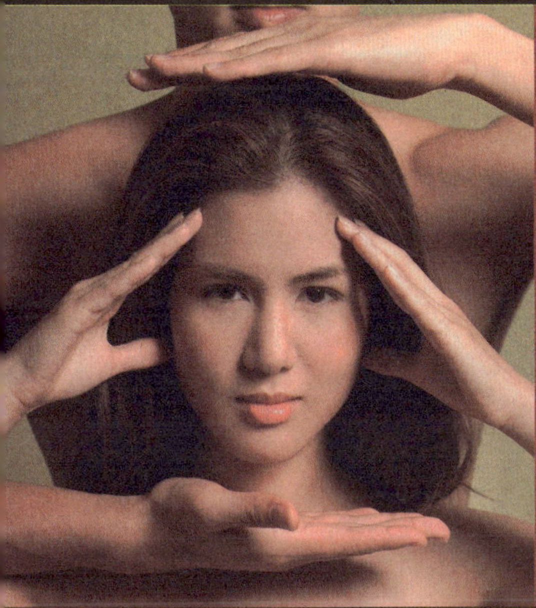

第三章

家庭按摩常用穴位定位及功效速查

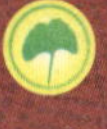

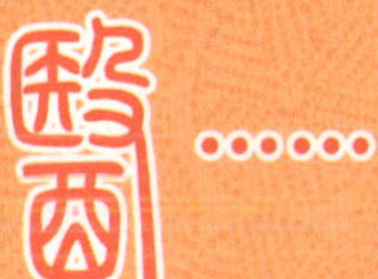

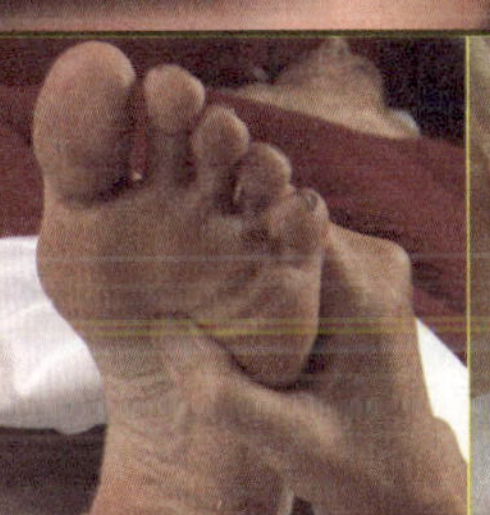

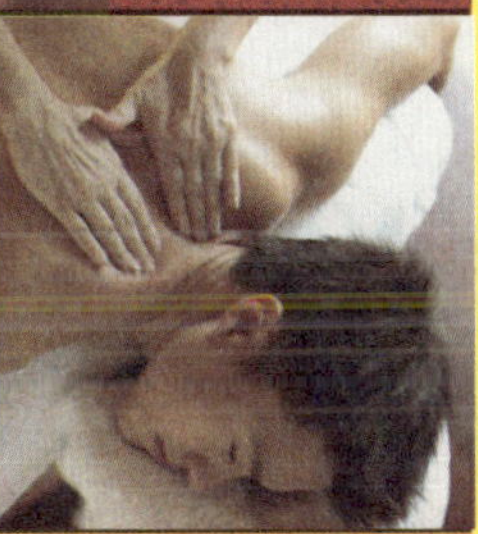

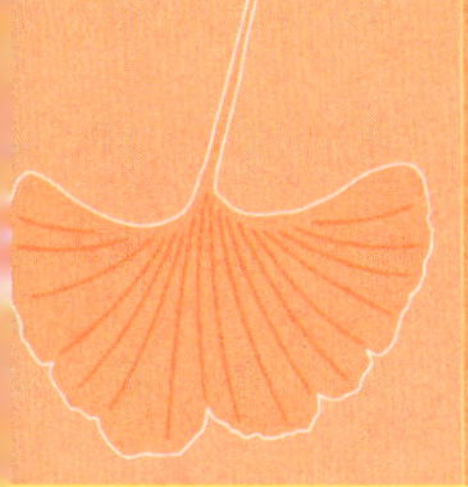

人体布满了穴位，按摩术正是通过按摩这些穴位来达到养生疗疾的目的。所以，要想让按摩术更上一层楼，就应深入了解这些穴位。在这一章，我们将为大家介绍常用穴位的定位及其功效。

前头、面、颈部穴位及其定位法

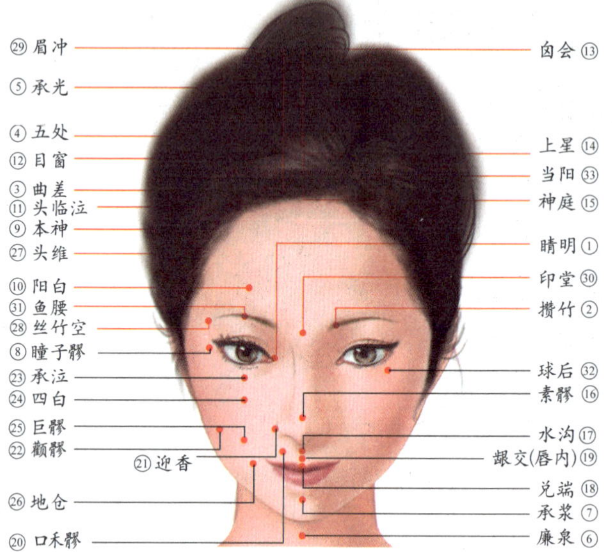

1.睛明

〔定位〕闭目，在目内眦角上方0.1寸处。

〔主治〕眼科各种病证，面瘫。

〔所属经络〕足太阳膀胱经。

2.攒竹

〔定位〕眉毛内侧。

〔主治〕头痛，眼疾，眉棱骨痛，面瘫，呃逆。

〔所属经络〕足太阳膀胱经。

3.曲差

〔定位〕当前发际正中直上0.5寸，旁开2横指处。

〔主治〕头痛，鼻塞，眩晕。

〔所属经络〕足太阳膀胱经。

4.五处

〔定位〕当前发际正中直上1寸，旁开2横指处。

〔主治〕眼科各种病证，发热头痛，眩晕。

〔所属经络〕足太阳膀胱经。

5.承光

〔定位〕当前发际正中直上约3横指，旁开2横指处。

〔主治〕眼科各种病证，头痛，目眩，目视不明。
〔所属经络〕足太阳膀胱经。

6.廉泉

〔定位〕喉结上方，舌骨上缘凹陷处。
〔主治〕口吃，舌下肿痛，吞咽困难，口舌生疮，咽喉肿痛。
〔所属经络〕任脉。

7.承浆

〔定位〕下嘴唇缘下方凹陷处正中。
〔主治〕齿龈肿痛，流涎，口舌生疮，面痛，癫痫。
〔所属经络〕任脉。

8.瞳子髎

〔定位〕外眼角外0.5寸凹陷中。
〔主治〕眼科各种病证，头痛，面部浮肿，眼袋。
〔所属经络〕足少阳胆经。

9.本神

〔定位〕当前发际正中直上0.5寸，旁开4横指处。
〔主治〕头痛，眩晕，小儿惊风。
〔所属经络〕足少阳胆经。

10.阳白

〔定位〕眉毛中点上方1寸处。
〔主治〕眼疾，额纹，眼睑下垂，面瘫。
〔所属经络〕足少阳胆经。

11.头临泣

〔定位〕瞳孔直上入前发际0.5寸处。
〔主治〕眼疾，鼻部疾患，昏迷，癫痫。
〔所属经络〕足少阳胆经。

12.目窗

〔定位〕瞳孔直上入前发际约2横指处。
〔主治〕眼疾，面部浮肿，头痛。
〔所属经络〕足少阳胆经。

13.囟会

〔定位〕当前发际正中直上约3横指处。
〔主治〕脑缺血，面赤，头痛。
〔所属经络〕督脉。

14.上星

〔定位〕当前发际正中直上1寸处。
〔主治〕眩晕，头痛，鼻病，脱发，头发早白。
〔所属经络〕督脉。

15.神庭

〔定位〕当前发际正中直上0.5寸处。
〔主治〕眩晕，面赤，神经衰弱。
〔所属经络〕督脉。

16.素髎

〔定位〕鼻尖中点处。
〔主治〕各种鼻病，鼻部红肿。
〔所属经络〕督脉。

17.水沟

〔定位〕鼻子下面的鼻唇沟正中上1/3与中1/3的交界处。
〔主治〕中风，中暑，昏迷，鼻炎。
〔所属经络〕督脉。

18.兑端

〔定位〕上唇的尖端。
〔主治〕牙龈炎，面瘫，上齿痛。
〔所属经络〕督脉。

19.龈交

〔定位〕唇系带与上齿龈的相接处。
〔主治〕牙龈炎，口腔炎，牙痛。
〔所属经络〕督脉。

20.口禾髎

〔定位〕上唇部、鼻孔外缘直下。
〔主治〕牙龈炎，鼻衄，鼻塞、口㖞。
〔所属经络〕手阳明大肠经。

21.迎香

〔定位〕鼻翼外缘中点旁约0.5寸，当鼻唇沟中。
〔主治〕鼻病，口眼㖞斜，面肌瞤动。
〔所属经络〕手阳明大肠经。

22.颧髎

〔定位〕外眼角直下，颧骨下缘凹陷处。
〔主治〕口㖞，眼睑瞤动，上齿痛，面痛，颊肿。
〔所属经络〕手太阳小肠经。

23.承泣

〔定位〕目正视时瞳孔直下，眼眶下缘上沿，在眼眶内。
〔主治〕眼科疾病，视疲劳，眼袋。
〔所属经络〕足阳明胃经。

24.四白

〔定位〕目正视在瞳孔下1拇指处的颧骨弓凹陷中。
〔主治〕近视，面部痉挛，面痛，鼻窦炎，雀斑，眼袋。
〔所属经络〕足阳明胃经。

25.巨髎

〔定位〕面部瞳孔直下，平鼻翼下缘处，鼻唇沟外侧。
〔主治〕面痛，鼻衄，牙痛。
〔所属经络〕足阳明胃经。

26.地仓

〔定位〕口角旁开0.4寸。
〔主治〕口㖞，流涎，眼睑瞤动，口臭。
〔所属经络〕足阳明胃经。

27.头维

〔定位〕头侧部，额角发际上0.5寸。
〔主治〕头痛，目痛，目眩，眼睑瞤动。
〔所属经络〕足阳明胃经。

28.丝竹空

〔定位〕眉梢端凹陷处。
〔主治〕眼肿，眼睑瞤动，目眩，头痛。
〔所属经络〕手少阳三焦经。

29.眉冲

〔定位〕眉头直上，入发际0.5寸处。
〔主治〕鼻塞，目眩，头痛。
〔所属经络〕足太阳膀胱经。

30.印堂

〔定位〕两眉头连线中点。
〔主治〕额纹，鼻病，视疲劳，头痛。
〔所属经络〕经外奇穴。

31.鱼腰

〔定位〕眉毛中点直对瞳孔处。
〔主治〕眼肿口㖞，眼睑下垂，呃逆。
〔所属经络〕经外奇穴。

32.球后

〔定位〕眼眶下缘外1/4与内3/4交界处。
〔主治〕目疾，眼袋。
〔所属经络〕经外奇穴。

33.当阳

〔定位〕头部，瞳孔直上，前发际上1寸处。
〔主治〕偏头痛，正头痛，眩晕，目赤肿痛。
〔所属经络〕经外奇穴。

侧头、面、颈部穴位及其定位法

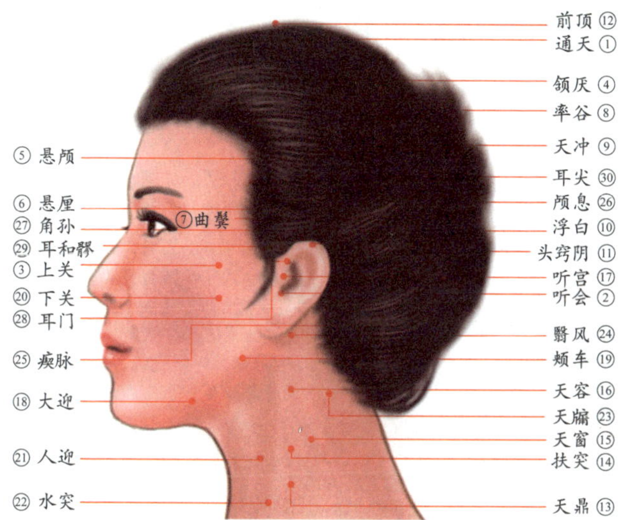

1.通天

〔定位〕在头部，当前发际正中直上4寸，旁开1.5寸处。

〔主治〕头痛，头重，眩晕，鼻部疾病。

〔所属经络〕足太阳膀胱经。

2.听会

〔定位〕面部，在耳屏间切迹前，下颌骨髁状突后缘的凹陷处。

〔主治〕耳鸣，耳聋，中耳炎，面痛，齿痛，口㖞，视力减退。

〔所属经络〕足少阳胆经。

3.上关

〔定位〕面部，在下关穴直上，当颧弓上缘凹陷处。

〔主治〕偏头痛，耳鸣，耳聋，口眼㖞斜，齿痛，口吃，面瘫，三叉神经痛。

〔所属经络〕足少阳胆经。

4.颔厌

〔定位〕在头侧部，当头维穴与曲鬓穴弧形连线的上1/4与下3/4交点处。

〔主治〕后头部神经痛，偏头痛，目眩，耳鸣，齿痛，癫痫。

〔所属经络〕足少阳胆经。

5.悬颅

〔定位〕头侧部，鬓发上，头维穴与曲鬓穴间沿鬓发弧形连线的正中点处。

〔主治〕偏头痛，眼痛，齿痛，发热。
〔所属经络〕足少阳胆经。

6.悬厘

〔定位〕头侧部，悬颅穴直下1拇指处。
〔主治〕偏头痛，眼痛，齿痛，耳鸣。
〔所属经络〕足少阳胆经。

7.曲鬓

〔定位〕头侧部，在耳前鬓角发际后缘的垂线与耳尖水平线交点处。
〔主治〕头痛，齿痛，眼疲劳。
〔所属经络〕足少阳胆经。

8.率谷

〔定位〕头侧部，在耳尖直上，入发际2横指处。
〔主治〕头痛，眩晕，呕吐，厌食。
〔所属经络〕足少阳胆经。

9.天冲

〔定位〕头部，当耳根后缘直上，入发际约3横指，率谷穴后方0.5寸处。
〔主治〕偏头痛，齿痛，耳聋，癫疾。
〔所属经络〕足少阳胆经。

10.浮白

〔定位〕头部，在天冲穴与完骨穴弧形连线的中1/3与上1/3交点处。
〔主治〕头痛，耳聋，目痛，齿痛。
〔所属经络〕足少阳胆经。

11.头窍阴

〔定位〕耳乳突的后上方，天冲穴与完骨穴连线的下1/3与上2/3交点处。
〔主治〕头痛，耳鸣，耳聋，晕车晕船。
〔所属经络〕足少阳胆经。

12.前顶

〔定位〕头顶部正中线上，百会穴前2横指处。
〔主治〕头痛，眩晕，癫痫，鼻塞，更年期综合征。
〔所属经络〕督脉。

13.天鼎

〔定位〕颈外侧，喉结旁开4横指，胸锁乳突肌的后缘，扶突穴直下1寸处。
〔主治〕咽喉肿痛，慢性咽炎，呃逆。
〔所属经络〕手阳明大肠经。

14.扶突

〔定位〕在喉结旁开4横指，当胸锁乳突肌的前、后缘之间。
〔主治〕咳嗽，气喘，咽喉肿痛，吞咽困难，妊娠反应，呃逆。
〔所属经络〕手阳明大肠经。

15.天窗

〔定位〕在胸锁乳突肌后缘，当扶突穴后0.5寸，与喉结相平处。
〔主治〕喉痛，颈痛，耳聋，耳鸣。
〔所属经络〕手太阳小肠经。

16.天容

〔定位〕下颌角的后方，胸锁乳突肌前缘凹陷中。
〔主治〕耳聋，喉痛，颈痛，头痛。
〔所属经络〕手太阳小肠经。

17.听宫

〔定位〕在耳屏前，下颌骨髁状突的后缘，张口呈凹陷处。
〔主治〕中耳炎，齿痛，眩晕。
〔所属经络〕手太阳小肠经。

18.大迎

〔定位〕下颌角前下方约1.3寸，咬肌附着部的前缘，当面动脉搏动处。

〔主治〕牙关紧闭，齿痛，面肿，口㖞。
〔所属经络〕足阳明胃经。

19. 颊车

〔定位〕下颌角前上方约1横指(中指)，当咀嚼时咬肌隆起，按之凹陷处。
〔主治〕口眼㖞斜，面肌痉挛，牙龈肿痛，三叉神经痛，耳部疼痛。
〔所属经络〕足阳明胃经。

20. 下关

〔定位〕在面部耳前方，当颧弓与下颌切迹所形成的凹陷中。
〔主治〕牙关紧闭，上齿痛，口眼㖞斜，耳鸣，耳聋，面部痉挛，三叉神经痛。
〔所属经络〕足阳明胃经。

21. 人迎

〔定位〕颈部，喉结旁开2横指，有动脉搏动处。
〔主治〕咽喉肿痛，头痛眩晕，面赤。
〔所属经络〕足阳明胃经。

22. 水突

〔定位〕颈部，人迎穴与气舍穴连线的中点。
〔主治〕咽喉肿痛，呃逆，哮喘，胸闷。
〔所属经络〕足阳明胃经。

23. 天牖

〔定位〕颈部，在乳突后下方，当胸锁乳突肌后缘，约平下颌角处。
〔主治〕肩颈及手臂酸痛麻木。
〔所属经络〕手少阳三焦经。

24. 翳风

〔定位〕在耳垂后方，当乳突与下颌角之间的凹陷处。
〔主治〕耳鸣，耳聋，面部痉挛，口眼㖞斜，齿痛，三叉神经痛，晕车晕船。
〔所属经络〕手少阳三焦经。

25. 瘈脉

〔定位〕头部，在耳后乳突中央，当翳风与角孙沿耳轮连线的下1/3与上2/3交界处。
〔主治〕头痛，耳鸣，耳聋，小儿惊风。
〔所属经络〕手少阳三焦经。

26. 颅息

〔定位〕在角孙与翳风之间，沿耳轮连线的上、中1/3交界处。
〔主治〕头痛，耳鸣，耳聋，小儿惊风。
〔所属经络〕手少阳三焦经。

27. 角孙

〔定位〕在头部，折耳郭向前，当耳尖直上入发际处。
〔主治〕目翳，头痛，耳聋，眩晕。
〔所属经络〕手少阳三焦经。

28. 耳门

〔定位〕面部，耳屏上切迹前方的凹陷中。
〔主治〕耳鸣，耳聋，中耳炎，齿痛，三叉神经痛。
〔所属经络〕手少阳三焦经。

29. 耳和髎

〔定位〕在鬓发后缘，平耳郭根之前方，颞浅动脉的后缘。
〔主治〕头痛，眼疾，耳鸣，面部痉挛。
〔所属经络〕手少阳三焦经。

30. 耳尖

〔定位〕在耳郭的上方，当折耳向前，耳郭上方的尖端处。
〔主治〕眼疾，睑腺炎，咽喉肿痛。
〔所属经络〕经外奇穴。

后头、颈部穴位及其定位法

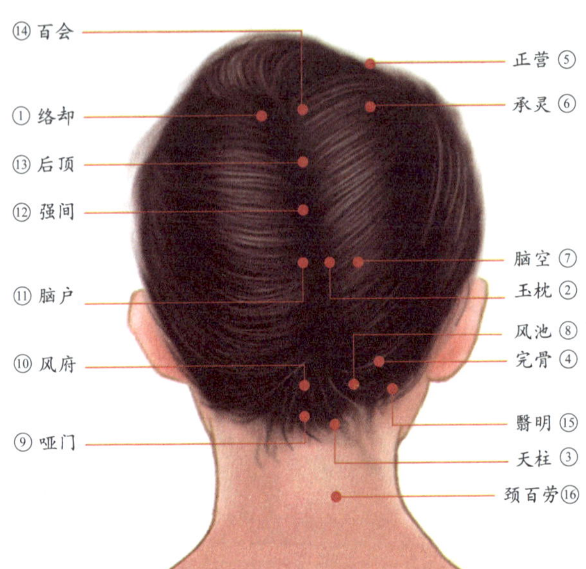

1. 络却

〔定位〕头顶，通天穴后2横指处。

〔主治〕眩晕，耳鸣，鼻塞，癫狂痫症，白内障，抑郁症。

〔所属经络〕足太阳膀胱经。

2. 玉枕

〔定位〕后头部，后正中线上的脑户穴旁开2横指处。

〔主治〕头颈痛，眼部疾患，鼻部疾患，呕吐。

〔所属经络〕足太阳膀胱经。

3. 天柱

〔定位〕在后发际正中直上0.5寸，当斜方肌外缘凹陷处。

〔主治〕头痛，颈项疼痛，眩晕，目赤肿痛，肩背痛，神经衰弱，烦躁，鼻塞。

〔所属经络〕足太阳膀胱经。

4. 完骨

〔定位〕在乳突的后下方凹陷处。

〔主治〕头痛，颈痛，齿痛，口㖞，斑秃，鼻窦炎，贫血，疟疾，癫痫。

〔所属经络〕足少阳胆经。

5. 正营

〔定位〕头部，目窗穴后1寸处。

〔主治〕发烧，面赤，牙痛。

〔所属经络〕足少阳胆经。

6. 承灵

〔定位〕头部，正营穴后2横指处。

〔主治〕头痛，眩晕，目痛，鼻塞，鼻衄，发热，面部痉挛。

〔所属经络〕足少阳胆经。

7. 脑空

〔定位〕头部，当枕外隆凸的上缘外侧，头正中线旁开0.25寸，平脑户穴。

〔主治〕后头部疼痛，目眩，颈项僵痛，癫狂痫，耳鸣。

〔所属经络〕足少阳胆经。

8. 风池

〔定位〕在胸锁乳突肌与斜方肌上端之间凹陷中与风府穴相平处。

〔主治〕头痛，眩晕，目赤肿痛，鼻部疾病，耳鸣，耳聋，颈项疼痛，感冒，癫痫，中风，热病，疟疾。

〔所属经络〕足少阳胆经。

9. 哑门

〔定位〕头部，在后发际正中直上0.5寸处。

〔主治〕舌僵不语，癫狂痫，头痛，颈部僵硬。

〔所属经络〕督脉。

10. 风府

〔定位〕头部，在后发际正中直上1寸处。

〔主治〕头痛，颈部僵硬，眩晕，咽喉肿痛，失声，癫狂，中风。

〔所属经络〕督脉。

11. 脑户

〔定位〕头部，后正中线上，枕骨隆凸上缘凹陷处中央。

〔主治〕后头部疼痛，头晕，颈部僵硬，失声，癫狂，面赤。

〔所属经络〕督脉。

12. 强间

〔定位〕头部，后正中线上，脑户上2横指处。

〔主治〕头痛，目眩，颈部僵硬，癫痫，高血压，低血压。

〔所属经络〕督脉。

13. 后顶

〔定位〕头部，后正中线上，百会穴下2横指处。

〔主治〕头痛，眩晕，癫痫，耳鸣。

〔所属经络〕督脉。

14. 百会

〔定位〕头顶，头部正中线与两耳连线的交点处。

〔主治〕痔疮，头痛，眩晕，中风失语，癫狂，脱肛，腹泻，子宫脱垂，健忘，不寐。

〔所属经络〕督脉。

15. 翳明

〔定位〕在颈部，当翳风后1寸。

〔主治〕目疾，耳鸣，失眠，头痛。

〔所属经络〕经外奇穴。

16. 颈百劳

〔定位〕在颈部，当大椎穴直上2寸，后正中线旁开1寸。

〔主治〕颈项疼痛，咳嗽，气喘，盗汗。

〔所属经络〕经外奇穴。

胸、腹部穴位及其定位法

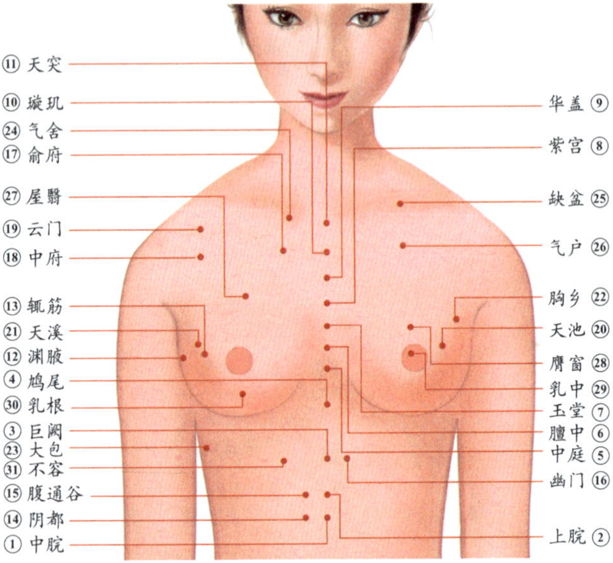

1.中脘

〔定位〕上腹部，前正中线上，胸骨剑突下缘与脐中连线的中点。

〔主治〕胃痛，呕吐，吞酸，呃逆，腹胀，泄泻，黄疸，癫狂。

〔所属经络〕任脉。

2.上脘

〔定位〕上腹部，前正中线上，中脘穴上约 1 寸。

〔主治〕胃痛，胃下垂，呕吐，呃逆，腹胀，癫痫。

〔所属经络〕任脉。

3.巨阙

〔定位〕上腹部，前正中线上，中脘穴上约 3 横指处。

〔主治〕腹痛，反胃，吐食，心悸，哮喘，膈肌痉挛。

〔所属经络〕任脉。

4.鸠尾

〔定位〕上腹部，前正中线上，胸骨剑突下缘的凹陷处正中。

〔主治〕胸痛，反胃，吐食，心悸，哮喘，膈肌痉挛，小儿夜啼。

〔所属经络〕任脉。

5. 中庭

〔定位〕在胸部正中线上，平第 5 肋间，即胸剑结合部位。

〔主治〕胸闷，心痛，呕吐，小儿吐奶。

〔所属经络〕任脉。

6. 膻中

〔定位〕胸部，前正中线上，两乳头连线的中点。

〔主治〕咳嗽，气喘，胸痛，心悸，乳少，呕吐，噎嗝，低血压。

〔所属经络〕任脉。

7. 玉堂

〔定位〕胸部，前正中线上，膻中穴上 2 横指处。

〔主治〕咳嗽，气喘，胸痛，呕吐。

〔所属经络〕任脉。

8. 紫宫

〔定位〕胸部，前正中线上，平第 2 肋间隙。

〔主治〕咳嗽，气喘，胸痛。

〔所属经络〕任脉。

9. 华盖

〔定位〕胸部，前正中线上，平第 1 肋间隙。

〔主治〕咽喉疼痛，咳嗽，气喘，胸胁胀痛。

〔所属经络〕任脉。

10. 璇玑

〔定位〕胸部，前正中线上，天突穴下 1 寸处。

〔主治〕咳嗽，气喘，胸痛，咽喉痛。

〔所属经络〕任脉。

11. 天突

〔定位〕在颈部前正中线上，当胸骨上窝中央。

〔主治〕咳嗽，气喘，胸痛，咽喉肿痛，慢性咽炎。

〔所属经络〕任脉。

12. 渊腋

〔定位〕侧胸部，在腋中线上，腋下 4 横指处。

〔主治〕咳嗽，支气管炎，肋间神经痛。

〔所属经络〕足少阳胆经。

13. 辄筋

〔定位〕侧胸部，渊腋穴前 1 寸，平乳中。

〔主治〕胸部疼痛，气短，肋间神经痛。

〔所属经络〕足少阳胆经。

14. 阴都

〔定位〕上腹部，中脘穴旁开 0.5 寸处。

〔主治〕腹痛，腹泻，月经不调，不孕，便秘。

〔所属经络〕足少阴肾经。

15. 腹通谷

〔定位〕上腹部，上脘穴旁开 0.5 寸处。

〔主治〕腹胀，腹痛，呕吐。

〔所属经络〕足少阴肾经。

16. 幽门

〔定位〕上腹部，巨阙穴旁开 0.5 寸处。

〔主治〕腹痛，腹胀，呕吐，泄泻。

〔所属经络〕足少阴肾经。

17. 俞府

〔定位〕在胸部，当锁骨下缘，前正中线旁开 3 横指处。

〔主治〕咳嗽，气喘，胸痛，呕吐。

〔所属经络〕足少阴肾经。

18. 中府

〔定位〕云门穴直下 1 寸处。

〔主治〕咳嗽，气喘，肺胀，胸、背痛。

〔所属经络〕手太阴肺经。

19. 云门

〔定位〕胸前臂外上方，叉腰时，锁骨外端下缘的三角形凹陷的中心。

〔主治〕咳嗽，气喘，胸痛，肩周炎。

〔所属经络〕手太阴肺经。

20. 天池

〔定位〕胸部，第 4 肋间隙，乳中穴旁开 1 寸处。

〔主治〕咳嗽，气喘，胸闷，肋痛。

〔所属经络〕手厥阴心包经。

21. 天溪

〔定位〕胸外侧部，第 4 肋间隙中央，乳中穴旁开 3 横指处。

〔主治〕胸痛，咳嗽，乳少，气短。

〔所属经络〕足太阴脾经。

22. 胸乡

〔定位〕胸外侧部，第 3 肋间隙中央，膺窗穴旁开 3 横指处。

〔主治〕咳嗽，肋间神经痛，胸痛。

〔所属经络〕足太阴脾经。

23. 大包

〔定位〕侧胸部，腋中线上，渊腋穴下 4 横指处。

〔主治〕咳嗽，气喘，胸胁，胀满。

〔所属经络〕足太阴脾经。

24. 气舍

〔定位〕在颈部，当锁骨内侧端的上缘胸骨头与锁骨头之间。

〔主治〕咳嗽，口腔膜炎，膈肌痉挛。

〔所属经络〕足阳明胃经。

25. 缺盆

〔定位〕锁骨上窝的中点，锁骨上缘与乳头纵线交点处。

〔主治〕咳嗽，缺盆中痛，手指麻木。

〔所属经络〕足阳明胃经。

26. 气户

〔定位〕胸部，锁骨下缘与乳头纵线交点处。

〔主治〕咳喘，胸痛，呃逆，胁肋疼痛。

〔所属经络〕足阳明胃经。

27. 屋翳

〔定位〕胸部，第 2 肋间隙与乳头纵线交点处。

〔主治〕咳嗽，胸痛，乳痈，气喘。

〔所属经络〕足阳明胃经。

28. 膺窗

〔定位〕胸部，第 3 肋间隙与乳头纵线交点处。

〔主治〕咳嗽，气喘，胸痛，乳痈。

〔所属经络〕足阳明胃经。

29. 乳中

〔定位〕胸部，乳头中央。

〔主治〕母乳不畅。

〔所属经络〕足阳明胃经。

30. 乳根

〔定位〕胸部，第 5 肋间隙，乳头直下 2 横指处。

〔主治〕乳少，胸痛，咳嗽，呃逆。

〔所属经络〕足阳明胃经。

31. 不容

〔定位〕上腹部，巨阙穴旁开 3 横指处。

〔主治〕呕吐，胃痛，腹胀。

〔所属经络〕足阳明胃经。

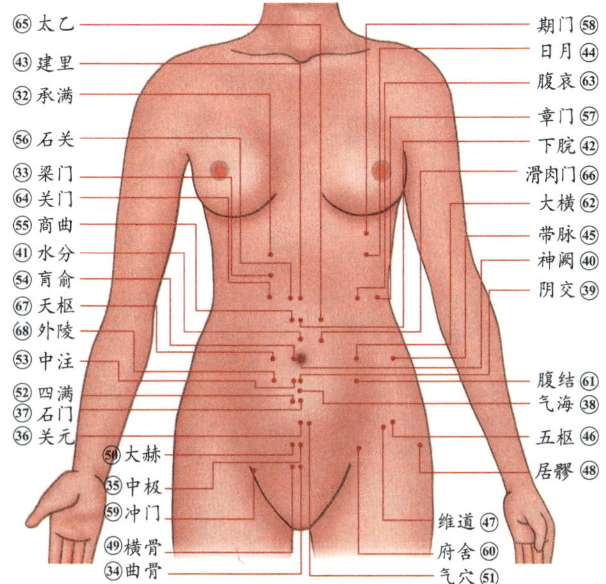

32. 承满

〔定位〕上腹部，上脘穴旁开3横指处。

〔主治〕胃炎，胃痛，肋间神经痛。

〔所属经络〕足阳明胃经。

33. 梁门

〔定位〕上腹部，中脘穴旁开3横指处。

〔主治〕胃痛，呕吐，腹胀，肠鸣，食欲不振，吐血，胃下垂。

〔所属经络〕足阳明胃经。

34. 曲骨

〔定位〕下腹部，前正中线上，耻骨联合上缘中点处。

〔主治〕小便不利，遗尿，遗精，阳痿，痛经，月经不调，带下，前列腺增生。

〔所属经络〕任脉。

35. 中极

〔定位〕下腹部，前正中线上，石门穴下3横指处。

〔主治〕小便不利，遗尿，遗精，阳痿，月经不调，崩漏，带下，不孕，前列腺增生。

〔所属经络〕任脉。

36. 关元

〔定位〕下腹部，前正中线上，脐下4横指处。

〔主治〕遗尿，小便频繁，尿闭，泄泻，腹痛，遗精，阳痿，月经不调，带下，不孕，中风脱证，虚劳羸瘦（本穴具有强身健体的作用，为保健要穴）。

〔所属经络〕任脉。

37. 石门

〔定位〕下腹部，前正中线上，脐下3横指处。

〔主治〕腹痛，腹泻，水肿，疝气，小便不利，闭经，带下，崩漏。

〔所属经络〕任脉。

38. 气海

〔定位〕下腹部，前正中线上，脐下2横指处。

〔主治〕腹痛，泄泻，便秘，遗尿，遗精，阳痿，月经不调，闭经，崩漏，虚脱，形体羸瘦（本穴有强壮作用，为保健要穴）。

〔所属经络〕任脉。

39. 阴交

〔定位〕下腹部，前正中线上，关元穴上2横指处。

〔主治〕腹痛，疝气，水肿，月经不调，带下，头发干枯。

〔所属经络〕任脉。

40. 神阙

〔定位〕腹部，脐窝正中处。

〔主治〕腹痛，泄泻，脱肛，水肿，虚脱，痛风，小儿惊风。

〔所属经络〕任脉。

41. 水分

〔定位〕在腹部正中线上，当脐上1寸处。

〔主治〕水肿，小便不通，腹泻，腹痛，反胃，呕吐。

〔所属经络〕任脉。

42. 下脘

〔定位〕上腹部，前正中线上，脐上3横指处。

〔主治〕腹痛，腹胀，泄泻，呕吐，痞块，胃痉挛，胃下垂。

〔所属经络〕任脉。

43. 建里

〔定位〕上腹部，前正中线上，脐上4横指处。

〔主治〕胃痛，呕吐，食欲不振，腹胀，水肿。

〔所属经络〕任脉。

44. 日月

〔定位〕上腹部，乳头直下，期门穴下2横指处。

〔主治〕肝胆疾病，呕吐，胁肋疼痛，呃逆，黄疸。

〔所属经络〕足少阳胆经。

45. 带脉

〔定位〕侧腹部，第11肋骨游离端直下，与脐相平。

〔主治〕妇科疾病，下腹疼痛，腰部寒冷。

〔所属经络〕足少阳胆经。

46. 五枢

〔定位〕侧腹部，带脉穴下4横指处。

〔主治〕腹痛，疝气，带下，便秘。

〔所属经络〕足少阳胆经。

47. 维道

〔定位〕侧腹部，在五枢穴前下0.5寸处。

〔主治〕腹痛，疝气，带下，食欲不振。

〔所属经络〕足少阳胆经。

48. 居髎

〔定位〕在髂前上棘与股骨大转子高点连线的中点处。

〔主治〕腰痛，下肢痿痹，瘫痪，疝气，坐骨神经痛，腰膝酸软。

〔所属经络〕足少阳胆经。

49. 横骨

〔定位〕下腹部，耻骨联合上，曲骨穴旁开 0.5 寸处。

〔主治〕妇科疾病，小腹胀痛，遗精，阳痿，遗尿，小便不利，疝气，身体虚弱。

〔所属经络〕足少阴肾经。

50. 大赫

〔定位〕位于下腹部，在中极穴旁开 0.5 寸处。

〔主治〕遗精，带下，月经不调，痛经，泄泻。

〔所属经络〕足少阴肾经。

51. 气穴

〔定位〕位于下腹部，在关元穴旁开 0.5 寸处。

〔主治〕月经不调，带下，小便不利，泄泻。

〔所属经络〕足少阴肾经。

52. 四满

〔定位〕下腹部，肓俞穴下 3 横指处。

〔主治〕月经不调，带下，遗尿，遗精，疝气，便秘，腹痛。

〔所属经络〕足少阴肾经。

53. 中注

〔定位〕腹部，肓俞穴下 1 寸处。

〔主治〕月经不调，腹痛，便秘，泄泻。

〔所属经络〕足少阴肾经。

54. 肓俞

〔定位〕腹部，与脐中相平，前正中线旁开 0.5 寸处。

〔主治〕腹痛，腹胀，呕吐，便秘，泄泻。

〔所属经络〕足少阴肾经。

55. 商曲

〔定位〕上腹部，肓俞穴上 3 横指处。

〔主治〕腹痛，泄泻，便秘。

〔所属经络〕足少阴肾经。

56. 石关

〔定位〕上腹部，肓俞穴上 4 横指处。

〔主治〕呕吐，腹痛，便秘，不孕。

〔所属经络〕足少阴肾经。

57. 章门

〔定位〕侧腹部，第 11 肋间隙游离端下际。即屈肘合腋时，肘尖止处。

〔主治〕腹痛，腹胀，泄泻，胁痛，痞块。

〔所属经络〕足厥阴肝经。

58. 期门

〔定位〕体前，乳头直下与肋骨下缘交界处。

〔主治〕胸胁胀痛，腹胀，呕吐，乳痈。

〔所属经络〕足厥阴肝经。

59. 冲门

〔定位〕腹股沟外侧，耻骨联合上缘中点旁开 5 横指，有动脉搏动处。

〔主治〕腹痛，疝气，腹满积聚，霍乱吐泻。

〔所属经络〕足太阴脾经。

60.府舍

〔定位〕下腹部，冲门穴外上方 1 寸与乳头纵线交点处。

〔主治〕便秘，下腹疼痛，腹胀。

〔所属经络〕足太阴脾经。

61.腹结

〔定位〕下腹部，在脐中至髂前上棘的连线的外 1/3 与中 1/3 的交点处。

〔主治〕下腹痛，便秘，腹泻。

〔所属经络〕足太阴脾经。

62.大横

〔定位〕腹部，脐中横线与乳头纵线交点处。

〔主治〕便秘，腹泻，腹痛。

〔所属经络〕足太阴脾经。

63.腹哀

〔定位〕上腹部，大横穴上 4 横指处。

〔主治〕腹痛，便秘，泄泻，痢疾，肠鸣。

〔所属经络〕足太阴脾经。

64.关门

〔定位〕上腹部，建里穴旁开 3 横指处。

〔主治〕腹痛，腹胀，肠鸣泄泻，食欲不振，水肿。

〔所属经络〕足阳明胃经。

65.太乙

〔定位〕上腹部，下脘穴旁开 3 横指处。

〔主治〕呕吐，胃痛，腹胀，食欲不振，烦躁，恶心。

〔所属经络〕足阳明胃经。

66.滑肉门

〔定位〕上腹部，水分穴旁开 3 横指处。

〔主治〕呕吐，腹胀，腹泻，胃痛，癫狂，神经衰弱。

〔所属经络〕足阳明胃经。

67.天枢

〔定位〕腹中部，脐旁 3 横指处。

〔主治〕腹痛，腹胀，腹泻，痢疾，便秘，肠痛，热病，疝气，水肿，月经不调，肥胖。

〔所属经络〕足阳明胃经。

68.外陵

〔定位〕下腹部，阴交穴旁开 3 横指处。

〔主治〕下腹痛，疝气，痛经，胃下垂。

〔所属经络〕足阳明胃经。

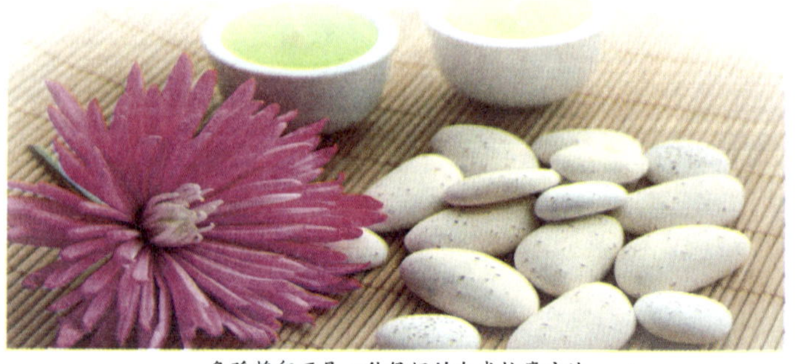

多踩鹅卵石是一种很好的自我按摩方法

肩、背部穴位及其定位法

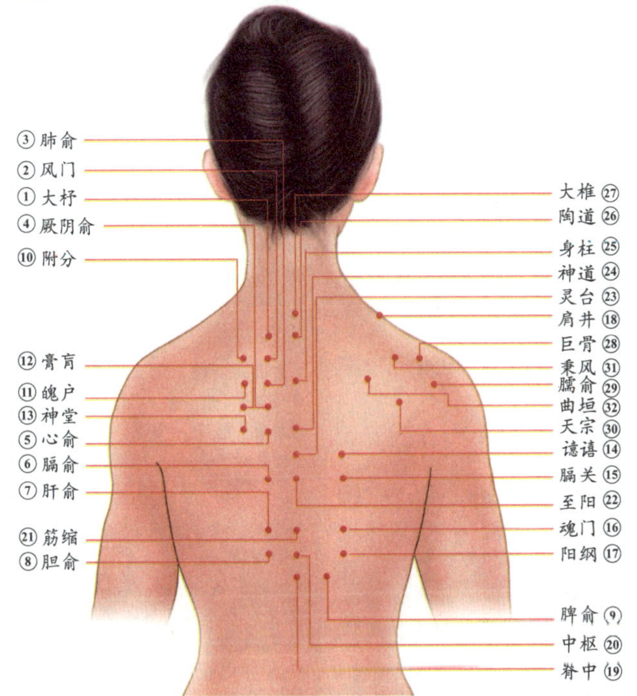

1.大杼

〔定位〕背部，在第1胸椎棘突下，旁开1.5寸处。

〔主治〕咳嗽，发热，头痛，颈项拘急，肩背痛。

〔所属经络〕足太阳膀胱经。

2.风门

〔定位〕背部，在第2胸椎棘突下，旁开1.5寸处。

〔主治〕伤风，咳嗽，发热头痛，目眩，项强，胸背痛，鼻塞流涕。

〔所属经络〕足太阳膀胱经。

3.肺俞

〔定位〕背部，在第3胸椎棘突下，旁开1.5寸处。

〔主治〕咳嗽，气喘，胸满，背痛，

盗汗，咯血，鼻塞。

〔所属经络〕足太阳膀胱经。

4.厥阴俞

〔定位〕背部，第 4 胸椎棘突下，旁开 1.5 寸处。

〔主治〕心痛，心悸，胸闷，咳嗽，呕吐。

〔所属经络〕足太阳膀胱经。

5.心俞

〔定位〕背部，在第 5 胸椎棘突下，旁开 1.5 寸处。

〔主治〕心痛,心烦,惊悸怔忡,失眠，健忘，梦遗，咳嗽，胸背痛，盗汗，癫狂痫，低血压。

〔所属经络〕足太阳膀胱经。

6.膈俞

〔定位〕背部，在第 7 胸椎棘突下，旁开 1.5 寸处。

〔主治〕胃脘痛，呕吐，呃逆，食欲不振，咳嗽，吐血，潮热，盗汗。

〔所属经络〕足太阳膀胱经。

7.肝俞

〔定位〕背部，在第 9 胸椎棘突下，旁开 1.5 寸处。

〔主治〕黄疸，胁痛，吐血，目赤，目视不明，眩晕，夜盲，癫痫，背痛，湿疹，贫血。

〔所属经络〕足太阳膀胱经。

8.胆俞

〔定位〕背部，第 10 胸椎棘突下，旁开 1.5 寸处。

〔主治〕口苦，胁痛，黄疸，呕吐，腹胀，胃肠虚弱，糖尿病。

〔所属经络〕足太阳膀胱经。

9.脾俞

〔定位〕背部，第 11 胸椎棘突旁开 1.5 寸处。

〔主治〕腹胀，腹泻，腹痛，胃痛，呕吐，消化不良，黄疸，水肿，背痛，腹胀，胃肠虚弱，糖尿病。

〔所属经络〕足太阳膀胱经。

10.附分

〔定位〕背部，第 2 胸椎棘突下，旁开 4 横指处。

〔主治〕项背强痛，肩背拘急，肘臂麻木。

〔所属经络〕足太阳膀胱经。

11.魄户

〔定位〕背部，第 3 胸椎棘突下，旁开 4 横指处。

〔主治〕咳嗽，气喘，肩背痛。

〔所属经络〕足太阳膀胱经。

12.膏肓

〔定位〕背部，第 4 胸椎棘突下，旁开 4 横指处。

〔主治〕咳嗽，气喘，咯血，盗汗，健忘，遗精，肩背疼痛，神经衰弱。

〔所属经络〕足太阳膀胱经。

13.神堂

〔定位〕背部，第 5 胸椎棘突下，旁开 4 横指处。

〔主治〕咳嗽，气喘，胸闷，背痛，心悸，心烦，低血压。

〔所属经络〕足太阳膀胱经。

14.譩譆

〔定位〕背部，第 6 胸椎棘突下，旁开 4 横指处。

〔主治〕咳嗽，气喘，热病，肩背痛，

胸膜炎，肋间神经痛，背部肌肉疼痛。

〔所属经络〕足太阳膀胱经。

15.膈关

〔定位〕背部，第7胸椎棘突下，旁开4横指处。

〔主治〕呕吐，嗳气，食欲不振，胸闷，脊背强痛。

〔所属经络〕足太阳膀胱经。

16.魂门

〔定位〕背部，第9胸椎棘突下，旁开4横指处。

〔主治〕胸胁痛，呕吐，背痛，肋间神经痛，肝脏疾病。

〔所属经络〕足太阳膀胱经。

17.阳纲

〔定位〕背部，第10胸椎棘突下，旁开4横指处。

〔主治〕肝胆疾病，肠鸣，泄泻，黄疸，消渴，腹痛。

〔所属经络〕足太阳膀胱经。

18.肩井

〔定位〕在肩上，当大椎穴与肩峰连线中点处。

〔主治〕头项强痛，肩背疼痛，上肢不遂，难产，乳痈，乳汁不下，肥胖。

〔所属经络〕足少阳胆经。

19.脊中

〔定位〕背部，后正中线上，第11胸椎棘突下凹陷中。

〔主治〕泄泻，黄疸，癫痫，小儿疳疾，脱肛，腰脊强痛。

〔所属经络〕督脉。

20.中枢

〔定位〕背部，后正中线上，第10胸椎棘突下凹陷中。

〔主治〕黄疸，呕吐，腹满，腰脊强痛。

〔所属经络〕督脉。

21.筋缩

〔定位〕背部，后正中线上，第9胸椎棘突下凹陷中。

〔主治〕癫痫，抽搐，腰脊强痛，胃痛，背部疼痛，肝脏疾病，气力减退。

〔所属经络〕督脉。

22.至阳

〔定位〕背部，后正中线上，第7胸椎棘突下凹陷中。

〔主治〕胸胁胀满，黄疸，咳嗽，气喘，背痛，脊背强痛。

〔所属经络〕督脉。

23.灵台

〔定位〕背部，后正中线上，第6胸椎棘突下凹陷中。

〔主治〕咳嗽，气喘，疔疮，脊背强痛。

〔所属经络〕督脉。

24.神道

〔定位〕背部，后正中线上，第5胸椎棘突下凹陷中。

〔主治〕心悸，健忘，咳嗽，脊背强痛，神经衰弱，小儿惊风。

〔所属经络〕督脉。

25.身柱

〔定位〕背部，后正中线上，在第3胸椎棘突下凹陷中。

〔主治〕咳嗽，气喘，癫痫，脊背强

痛，小儿体质虚弱。

〔所属经络〕督脉。

26.陶道

〔定位〕背部，后正中线上，第1胸椎棘突下凹陷中。

〔主治〕头痛，热病，脊背强痛。

〔所属经络〕督脉。

27.大椎

〔定位〕后颈部，后正中线上，第7颈椎棘突下凹陷中。

〔主治〕热病，咳嗽，气喘，骨蒸盗汗，癫痫，头痛项强，肩背痛，腰脊强痛，风疹。

〔所属经络〕督脉。

28.巨骨

〔定位〕在肩上部，当锁骨肩峰端与肩胛冈之间凹陷处。

〔主治〕肩周炎，上臂神经痛，上肢抬举困难、伸展不便。

〔所属经络〕手阳明大肠经。

29.臑俞

〔定位〕肩部，腋后皱襞缝纹直上，当肩胛冈下缘凹陷中。

〔主治〕上肢神经痛，肩周炎，肩关节疼痛。

〔所属经络〕手太阳小肠经。

30.天宗

〔定位〕肩胛部，在肩胛冈下窝的中央。

〔主治〕肩胛疼痛，肩臂外后侧痛，气喘，乳痛。

〔所属经络〕手太阳小肠经。

31.秉风

〔定位〕在肩胛冈上窝中央，当天宗穴直上，举臂有凹陷处。

〔主治〕肩臂疼痛，上肢酸麻、不举，咳嗽。

〔所属经络〕手太阳小肠经。

32.曲垣

〔定位〕肩胛部，在肩胛冈上窝内侧端，约在臑俞穴与第2胸椎棘突连线的中点处。

〔主治〕肩背痛、肩胛部拘挛疼痛。

〔所属经络〕手太阳小肠经。

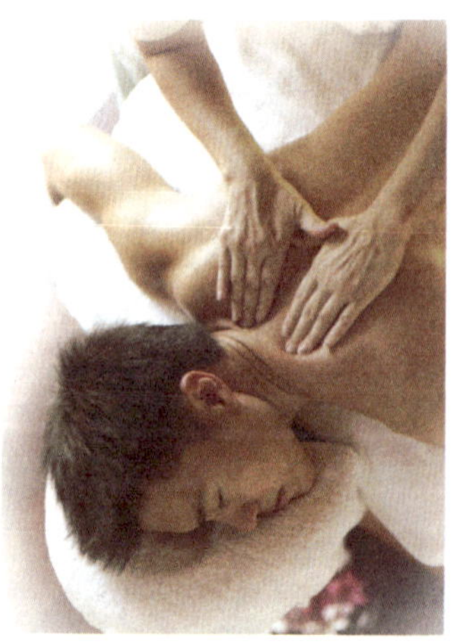

后颈部是大椎穴位所在地，多按摩此处可缓解肩膀酸痛、脖子僵硬等症状

背腰部穴位及其定位法

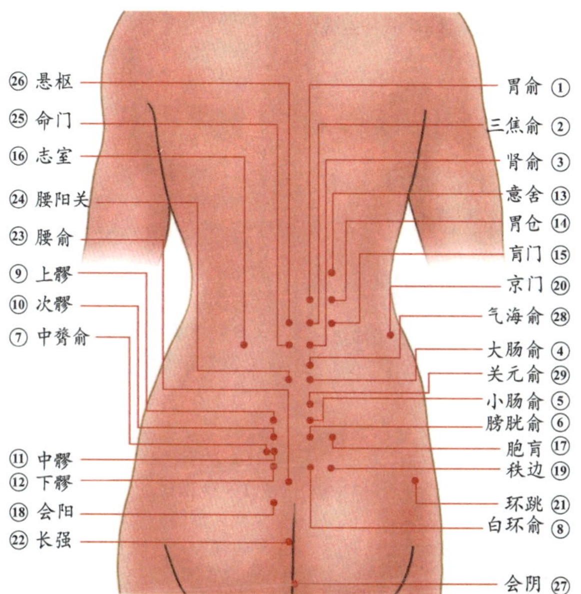

1. 胃俞

〔定位〕背部，第 12 胸椎棘突下，旁开 2 横指处。

〔主治〕胃脘痛，呕吐，腹胀，肠鸣，胸胁痛。

〔所属经络〕足太阳膀胱经。

2. 三焦俞

〔定位〕腰部，第 1 腰椎棘突下，旁开 2 横指处。

〔主治〕胃脘痛，腹胀，呕吐，肠鸣，水肿，痢疾，胸胁痛，腰背痛，腰扭伤，痛经。

〔所属经络〕足太阳膀胱经。

3. 肾俞

〔定位〕腰部，第 2 腰椎棘突下，旁开 2 横指处。

〔主治〕阳痿，遗精，早泄，不孕，遗尿，小便不利，水肿，月经不调，白带，腰背酸痛，头昏，耳鸣，耳聋，喘咳少气，糖尿病。

〔所属经络〕足太阳膀胱经。

4. 大肠俞

〔定位〕腰部，第 4 腰椎棘突下，旁开 2 横指处，约与髂脊高点相平。

〔主治〕腹痛，腰脊痛，坐骨神经痛。

〔所属经络〕足太阳膀胱经。

5. 小肠俞

〔定位〕骶部，第 1 骶椎棘突下，旁开 2 横指处。

〔主治〕泄泻，遗精，腰腿痛，便秘。

〔所属经络〕足太阳膀胱经。

6. 膀胱俞

〔定位〕骶部，第 2 骶椎棘突下，旁开 2 横指处。

〔主治〕腹胀，痢疾，便秘，腰脊疼痛。

〔所属经络〕足太阳膀胱经。

7. 中膂俞

〔定位〕骶部，在骶正中嵴旁开 2 横指，平第 3 骶后孔处。

〔主治〕腰脊、骶部强痛，泄泻，痢疾，腹胀，疝气，不孕。

〔所属经络〕足太阳膀胱经。

8. 白环俞

〔定位〕骶部，在骶正中嵴旁开 2 横指，平第 4 骶后孔处。

〔主治〕遗尿，疝气，遗精，月经不调，白带，腰骶痛。

〔所属经络〕足太阳膀胱经。

9. 上髎

〔定位〕骶部，在髂后上棘与后正中线连线中点处，正当第 1 骶后孔中。

〔主治〕腰痛，带下，腰扭伤，阳痿。

〔所属经络〕足太阳膀胱经。

10. 次髎

〔定位〕骶部，在髂后上棘与后正中线连线中点处，当第 2 骶后孔中。

〔主治〕遗尿，遗精，小便不利，疝气，痛经，月经不调，带下，腰痛，下肢麻痹，腰膝寒冷，气短。

〔所属经络〕足太阳膀胱经。

11. 中髎

〔定位〕骶部，第 3 骶后孔凹陷中，次髎穴下约 0.5 寸处。

〔主治〕泄泻，便秘，月经不调，腰痛。

〔所属经络〕足太阳膀胱经。

12. 下髎

〔定位〕骶部，第 4 骶后孔凹陷中，中髎穴下约 0.5 寸处。

〔主治〕腹痛，便秘，小便不利，带下，腰痛，阳痿，痛经。

〔所属经络〕足太阳膀胱经。

13. 意舍

〔定位〕背部，第 11 胸椎棘突下，旁开 4 横指处。

〔主治〕腹胀，呕吐，肠鸣，胃痛。

〔所属经络〕足太阳膀胱经。

14. 胃仓

〔定位〕背部，第 12 胸椎棘突下，旁开 4 横指处。

〔主治〕胃脘痛，腹胀，水肿，背痛。

〔所属经络〕足太阳膀胱经。

15. 肓门

〔定位〕腰部，第 1 腰椎棘突下旁开 4 横指处。

〔主治〕腹痛，便秘，乳疾，痞块。

〔所属经络〕足太阳膀胱经。

16. 志室

〔定位〕腰部，第 2 腰椎棘突下，旁开 4 横指处。

〔主治〕水肿，腰脊痛，坐骨神经痛。
〔所属经络〕足太阳膀胱经。

17.胞肓

〔定位〕臀部，平第2骶后孔，骶正中嵴旁开4横指处。
〔主治〕腹胀，便秘，腰膝寒冷。
〔所属经络〕足太阳膀胱经。

18.会阳

〔定位〕骶部,在尾骨尖旁开0.5寸处。
〔主治〕阳痿，泄泻，痔疾，便血。
〔所属经络〕足太阳膀胱经。

19.秩边

〔定位〕臀部，平第4骶后孔，骶正中嵴旁开4横指处。
〔主治〕腰骶痛，痔疾，下肢麻痹。
〔所属经络〕足太阳膀胱经。

20.京门

〔定位〕当侧腰部，当第12肋游离端下方。
〔主治〕小便不利,水肿,腰痛,胁痛。
〔所属经络〕足少阳胆经。

21.环跳

〔定位〕股外侧部，侧卧屈股时，股骨大转子高点与骶管裂孔连线的外1/3与内2/3交点处。
〔主治〕腰胯疼痛，半身不遂。
〔所属经络〕足少阳胆经。

22.长强

〔定位〕尾骨尖下方，约当尾骨尖端与肛门连线的中点处。
〔主治〕便血,尾骶痛,阳痿,腰脊痛。
〔所属经络〕督脉。

23.腰俞

〔定位〕骶部后正中线,当骶管裂孔处。
〔主治〕妇科疾病，月经不调，痔疮。
〔所属经络〕督脉。

24.腰阳关

〔定位〕腰部，后正中线上，第4腰椎棘突下凹陷中。
〔主治〕腰脊、坐骨神经痛,下肢麻痹。
〔所属经络〕督脉。

25.命门

〔定位〕腰部，后正中线上，第2腰椎棘突下凹陷中。
〔主治〕痛风，腰痛，下肢麻痹。
〔所属经络〕督脉。

26.悬枢

〔定位〕腰部，后正中线上，第1腰椎棘突下凹陷中。
〔主治〕泄泻，腹痛，腰脊强痛。
〔所属经络〕督脉。

27.会阴

〔定位〕在会阴部，男性当阴囊与肛门连线中点处，女性当大阴唇后联合与肛门连线中点处。
〔主治〕遗精，月经不调，癫狂。
〔所属经络〕任脉。

28.气海俞

〔定位〕腰部，第3腰椎棘突下，旁开2横指处。
〔主治〕腰痛，痛经，肠鸣，便秘。
〔所属经络〕足太阳膀胱经。

29.关元俞

〔定位〕在腰部，第5腰椎棘突下，旁开2横指处。
〔主治〕腹胀，泄泻，遗尿，腰痛。
〔所属经络〕足太阳膀胱经。

上肢内侧穴位及其定位法

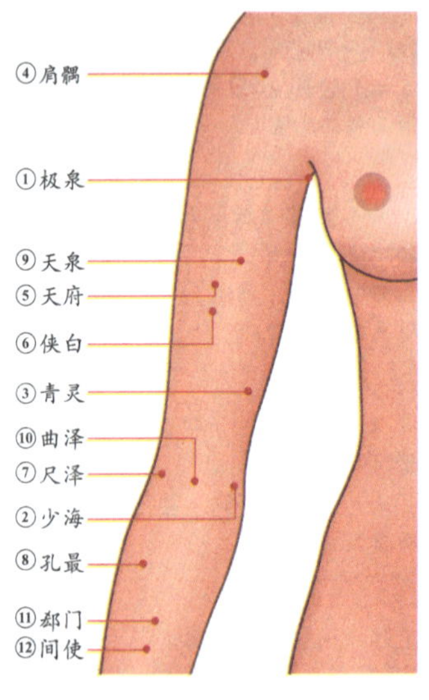

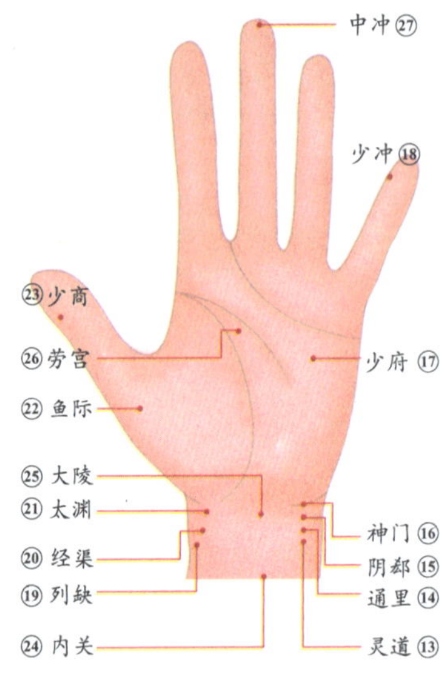

1.极泉

〔定位〕腋窝顶点，腋动脉搏动处。

〔主治〕上肢不遂，肩臂疼痛，心痛，胸闷，胁肋胀痛，腋臭。

〔所属经络〕手少阴心经。

2.少海

〔定位〕屈肘，在肘横纹内侧端与肱骨内上髁连线的中点处。

〔主治〕手臂麻木，肩痛，肘痛。

〔所属经络〕手少阴心经。

3.青灵

〔定位〕肱二头肌内侧沟中，当极泉与少海连线上，肘横纹上 4 横指处。

〔主治〕头痛，胁痛，肩臂痛，肩周炎。

〔所属经络〕手少阴心经。

4.肩髃

〔定位〕肩峰前下方，上臂前举时出现的凹陷中。

〔主治〕肩臂疼痛，手臂挛急，上肢不遂。

〔所属经络〕手阳明大肠经。

5.天府

〔定位〕臂向前平举，俯头鼻尖接触上臂内侧处。

〔主治〕哮喘，鼻衄，上臂内侧痛。
〔所属经络〕手太阴肺经。

6. 侠白

〔定位〕上臂前外侧，天府穴下约 1 寸处。
〔主治〕咳嗽，气喘，干呕，烦满，上臂内侧痛。
〔所属经络〕手太阴肺经。

7. 尺泽

〔定位〕仰掌屈肘，当肘横纹上紧靠肱二头肌腱桡侧缘凹陷中。
〔主治〕咳嗽，气喘，咯血，潮热，胸部胀满，咽喉肿痛，吐泻，小儿惊风，肘臂挛痛。
〔所属经络〕手太阴肺经。

8. 孔最

〔定位〕在前臂掌面桡侧，尺泽穴与太渊穴连线中点上 1 寸处。
〔主治〕咳嗽，气喘，咯血，咽喉肿痛，肘臂挛痛，痔疾。
〔所属经络〕手太阴肺经。

9. 天泉

〔定位〕大臂内侧，肱二头肌长短头之间，腋前纹头下 3 横指处。
〔主治〕心痛，咳嗽，胸胁胀痛，臂痛。
〔所属经络〕手厥阴心包经。

10. 曲泽

〔定位〕在肘横纹中，当肱二头肌腱尺侧缘。
〔主治〕心痛，心悸，胃痛，呕吐，泄泻，热证，网球肘。
〔所属经络〕手厥阴心包经。

11. 郄门

〔定位〕前臂掌侧，曲泽穴与大陵穴连线的中点下 1 寸处。
〔主治〕心痛，胸痛，呕血，咳血，癫痫，肘臂挛痛。
〔所属经络〕手厥阴心包经。

12. 间使

〔定位〕前臂掌侧，曲泽穴与大陵穴的连线上，腕掌横纹上 4 横指处。
〔主治〕心痛，心悸，胃痛，呕吐，热病，癫狂痫，臂痛。
〔所属经络〕手厥阴心包经。

13. 灵道

〔定位〕在前臂掌侧，当尺侧腕屈肌腱桡侧缘，腕横纹上 2 横指处。
〔主治〕心脏病，眼部充血，癔症。
〔所属经络〕手少阴心经。

14. 通里

〔定位〕在前臂掌侧，当尺侧腕屈肌腱桡侧缘，腕横纹上 1 寸处。
〔主治〕心悸，怔忡，舌强不语，腕臂痛，眼部充血，癔症。
〔所属经络〕手少阴心经。

15. 阴郄

〔定位〕在前臂掌侧，当尺侧腕屈肌腱桡侧缘，腕横纹上 0.5 寸处。
〔主治〕心痛，心悸，惊恐，吐血，鼻衄，失语，骨蒸盗汗。
〔所属经络〕手少阴心经。

16. 神门

〔定位〕在腕掌侧横纹尺侧端，尺侧腕屈肌腱桡侧凹陷中。
〔主治〕心痛，心烦，惊悸，怔忡，失眠，健忘，癔症，癫狂痫，胸胁痛，掌中热，神经衰弱。
〔所属经络〕手少阴心经。

17. 少府

〔定位〕在手掌面第4、第5掌骨之间，握拳时小指尖所点之处。

〔主治〕心悸，胸痛，小便不利，遗尿，阴痒痛，小指拘急疼痛，掌中热，善惊。

〔所属经络〕手少阴心经。

18. 少冲

〔定位〕小指末节桡侧，指甲根角旁约0.1寸处。

〔主治〕心悸，心痛，癫狂，热病，中风昏迷，臂内后侧痛，胸胁痛。

〔所属经络〕手少阴心经。

19. 列缺

〔定位〕在前臂掌面桡侧缘，桡骨茎突上方，腕横纹上2横指处，或两手虎口交叉，一只手的食指按在另一只手桡骨茎突上，食指尖端所压处。

〔主治〕咳嗽，气喘，咽喉痛，半身不遂，偏头痛，项强痛，腕痛无力。

〔所属经络〕手太阴肺经。

20. 经渠

〔定位〕前臂掌面桡侧缘，在桡骨茎突与桡动脉之间凹陷中，当腕掌横纹上1寸处。

〔主治〕咳嗽，气喘，胸痛，咽喉肿痛，手腕痛。

〔所属经络〕手太阴肺经。

21. 太渊

〔定位〕腕掌横纹桡侧端，桡动脉搏动处。

〔主治〕咳嗽，气喘，咯血，胸痛，咽喉肿痛，无脉症，手腕痛。

〔所属经络〕手太阴肺经。

22. 鱼际

〔定位〕在第1掌骨中点桡侧，赤白肉际处。

〔主治〕咳嗽，咯血，发热，咽干，咽喉肿痛，失声，乳痈，掌中热，小儿疳疾。

〔所属经络〕手太阴肺经。

23. 少商

〔定位〕拇指末节桡侧，指甲根角旁约0.1寸处。

〔主治〕咽喉肿痛，咳嗽，高烧，小儿惊风。

〔所属经络〕手太阴肺经。

24. 内关

〔定位〕在腕掌横纹上3横指，掌长肌腱与桡侧腕屈肌腱之间。

〔主治〕心悸，胸闷，呕吐，呃逆，癫痫，上肢痹痛，偏瘫，失眠，头痛。

〔所属经络〕手厥阴心包经。

25. 大陵

〔定位〕腕掌横纹中央，掌长肌腱与桡侧腕屈肌腱之间凹陷中。

〔主治〕心悸，胃痛，胸胁，腕关节痛。

〔所属经络〕手厥阴心包经。

26. 劳宫

〔定位〕在掌心，第2、第3掌骨之间，握拳时中指尖下。

〔主治〕心痛，胃痛，癫狂痫，牙痛。

〔所属经络〕手厥阴心包经。

27. 中冲

〔定位〕在手中指末节尖端中央。

〔主治〕昏迷，舌痛，小儿夜啼，中暑。

〔所属经络〕手厥阴心包经。

上肢外侧穴位及其定位法

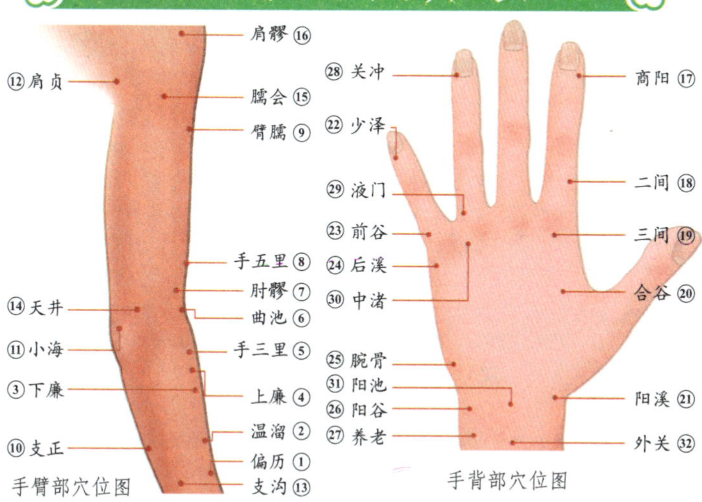

1. 偏历

〔定位〕屈肘，在阳溪与曲池连线上，当腕背横纹上4横指处。

〔主治〕耳聋，目赤，喉痛，臂痛。

〔所属经络〕手阳明大肠经。

2. 温溜

〔定位〕前臂背面桡侧，手腕与肘之间的中点之下1寸。

〔主治〕耳鸣，目赤，臂腕痛，喉痛。

〔所属经络〕手阳明大肠经。

3. 下廉

〔定位〕在阳溪与曲池连线上，当上廉3横指处。

〔主治〕头痛，眩晕，目痛，腹痛，腹胀，肘臂痛，上肢不遂，牙痛。

〔所属经络〕手阳明大肠经。

4. 上廉

〔定位〕前臂背面桡侧，曲池穴下4横指处。

〔主治〕半身不遂，肩臂酸痛麻木。

〔所属经络〕手阳明大肠经。

5. 手三里

〔定位〕前臂背面桡侧，曲池穴下3横指处。

〔主治〕肘臂疼痛，上肢瘫痪，腹泻。

〔所属经络〕手阳明大肠经。

6. 曲池

〔定位〕肘部桡侧，弯曲前臂时，在肘横纹桡侧止点处。

〔主治〕风疹，手臂肿痛，半身不遂。

〔所属经络〕手阳明大肠经。

7.肘髎

〔定位〕手臂外侧，曲池穴外上方1寸处。

〔主治〕肘臂酸痛，麻木，嗜卧。

〔所属经络〕手阳明大肠经。

8.手五里

〔定位〕上臂外侧，曲池穴上4横指处。

〔主治〕上肢神经痛，麻痹，嗜卧。

〔所属经络〕手阳明大肠经。

9.臂臑

〔定位〕上臂外侧，三角肌的止点处。

〔主治〕上肢麻木，颈项拘挛，肩痛。

〔所属经络〕手阳明大肠经。

10.支正

〔定位〕前臂背面尺侧，阳谷穴与小海穴的连线中点下1寸处。

〔主治〕项强，手指痛，肘臂挛痛。

〔所属经络〕手太阳小肠经。

11.小海

〔定位〕肘关节背面，当尺骨鹰嘴与肱骨内上髁之间凹陷处。

〔主治〕肘部疼痛，耳痛，耳鸣，耳聋。

〔所属经络〕手太阳小肠经。

12.肩贞

〔定位〕腋后皱襞缝纹头上1寸处。

〔主治〕肘部疼痛，肩胛痛，手麻。

〔所属经络〕手太阳小肠经。

13.支沟

〔定位〕前臂背侧，阳池穴与肘尖的连线上，腕背横纹上4横指处。

〔主治〕咽痛，上肢神经痛，胁肋痛。

〔所属经络〕手少阳三焦经。

14.天井

〔定位〕臂外侧，屈肘时，肘尖后上方约1寸的凹陷中。

〔主治〕头痛，胁肋痛，肘部痛。

〔所属经络〕手少阳三焦经。

15.臑会

〔定位〕在肘尖与肩髎连线上，当肩髎下4横指，三角肌后下缘处。

〔主治〕肩关节痛，上臂神经痛、麻。

〔所属经络〕手少阳三焦经。

16.肩髎

〔定位〕上臂外展时，当肩峰后凹陷中。

〔主治〕肩周炎，上肢麻木，肩关节炎。

〔所属经络〕手少阳三焦经。

17.商阳

〔定位〕食指桡侧端，指甲旁0.1寸处。

〔主治〕咽痛，齿痛，手指麻木。

〔所属经络〕手阳明大肠经。

18.二间

〔定位〕握拳，在食指桡侧掌指关节前凹陷中。

〔主治〕齿痛，咽喉肿痛，目痛，热病。

〔所属经络〕手阳明大肠经。

19.三间

〔定位〕食指的掌指关节后方，桡侧凹陷中。

〔主治〕目痛，牙痛，喉痛，腹满。

〔所属经络〕手阳明大肠经。

20.合谷

〔定位〕在手背第1、第2掌骨间，当第2掌骨中点桡侧。

〔主治〕半身不遂，鼻衄，腹痛。

〔所属经络〕手阳明大肠经。

21.阳溪

〔定位〕腕背横纹桡侧，大拇指竖起时出现明显凹陷处。

〔主治〕头痛，目赤肿痛，耳鸣，耳聋，齿痛，咽喉肿痛，手关节麻木，低血压。

〔所属经络〕手阳明大肠经。

22.少泽

〔定位〕在小指尺侧端，指甲角旁0.1寸处。

〔主治〕头痛，咽喉肿痛，乳痈，乳少，热病，昏迷，耳鸣，耳聋，肩臂外侧后缘疼痛，视力减退。

〔所属经络〕手太阳小肠经。

23.前谷

〔定位〕手掌尺侧，小指根部，掌指横纹头。

〔主治〕疟疾，癫狂，痫症，耳鸣，头痛，目痛，喉痛，上肢麻木。

〔所属经络〕手太阳小肠经。

24.后溪

〔定位〕手掌尺侧，第5掌指关节后尺侧，手掌横纹头。

〔主治〕耳鸣，头痛，目赤，喉痛。

〔所属经络〕手太阳小肠经。

25.腕骨

〔定位〕手掌尺侧，第5掌骨根部与钩骨、豌豆骨之间的凹陷中。

〔主治〕头痛，耳鸣，糖尿病，胁痛。

〔所属经络〕手太阳小肠经。

26.阳谷

〔定位〕手腕尺侧，尺骨茎突与三角骨之间的凹陷中。

〔主治〕头痛，目眩，耳聋，腕痛。

〔所属经络〕手太阳小肠经。

27.养老

〔定位〕以掌向胸，在尺骨茎突桡侧缘凹陷中。

〔主治〕近视，上肢酸痛，腰痛，痤疮。

〔所属经络〕手太阳小肠经。

28.关冲

〔定位〕手部，在第4指尺侧端，指甲角旁0.1寸处。

〔主治〕头痛，目赤，耳聋，热病，昏厥，眼部充血。

〔所属经络〕手少阳三焦经。

29.液门

〔定位〕在手背第4、第5指间，指蹼缘后方赤白肉际处。

〔主治〕目赤，耳聋，喉痹，手臂痛。

〔所属经络〕手少阳三焦经。

30.中渚

〔定位〕在手背第4、第5掌指关节之间后方凹陷中，液门穴后0.1寸处。可握拳取穴。

〔主治〕头痛，目赤，手指僵硬。

〔所属经络〕手少阳三焦经。

31.阳池

〔定位〕在腕背横纹中，当指伸肌腱的尺侧缘凹陷处。

〔主治〕眼痛，喉痛，耳聋，臂腕痛。

〔所属经络〕手少阳三焦经。

32.外关

〔定位〕前臂背侧，阳池穴与肘尖的连线上，腕背横纹上3横指，桡骨与尺骨之间。

〔主治〕头痛，上肢痹痛，胁肋痛。

〔所属经络〕手少阳三焦经。

下肢穴位及其定位法

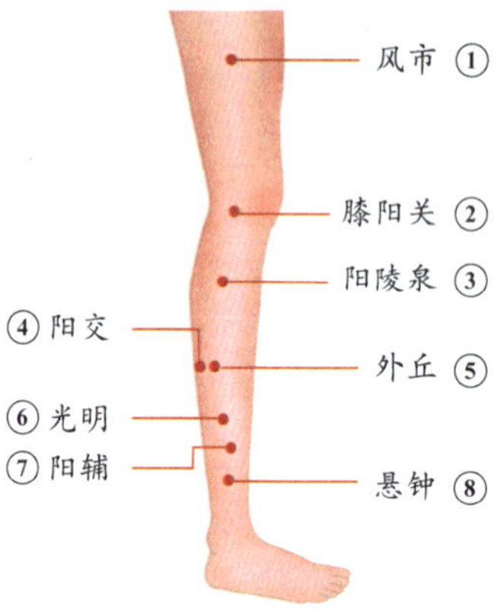

下肢外侧穴位图

1. 风市

〔定位〕大腿外侧中线上，直立垂手时，中指尖处。

〔主治〕下肢疼痛、麻木，遍身瘙痒。

〔所属经络〕足少阳胆经。

2. 膝阳关

〔定位〕膝外侧，阳陵泉穴直上4横指，膝外侧隆起上方的凹陷中。

〔主治〕膝肿痛挛急，小腿麻木，膝关节疼痛。

〔所属经络〕足少阳胆经。

3. 阳陵泉

〔定位〕小腿外侧，腓骨小头前下方凹陷中。

〔主治〕胁痛，口苦，呕吐，黄疸，半身不遂，下肢麻痹，坐骨神经痛。

〔所属经络〕足少阳胆经。

4. 阳交

〔定位〕小腿外侧，外丘外约1寸处。

〔主治〕胸胁胀满，下肢痿痹，膝关节疼痛。

〔所属经络〕足少阳胆经。

5. 外丘

〔定位〕光明上方3横指处。

〔主治〕颈项强痛，胸胁胀满，下肢疼痛、麻木。

〔所属经络〕足少阳胆经。

6. 光明

〔定位〕小腿外侧，悬钟上方3横指，腓骨前缘处。

〔主治〕目痛，夜盲，乳房胀痛，头痛，下肢疼痛、麻木。

〔所属经络〕足少阳胆经。

7. 阳辅

〔定位〕小腿外侧，悬钟上方1寸，腓骨前缘稍前处。

〔主治〕偏头痛，目外眦痛，咽喉肿痛，胸胁胀痛，下肢疼痛、麻木。

〔所属经络〕足少阳胆经。

8. 悬钟

〔定位〕小腿外侧，外踝尖上4横指，腓骨前缘处。

〔主治〕项强，胸胁胀痛，下肢疼痛、麻木，咽喉肿痛。

〔所属经络〕足少阳胆经。

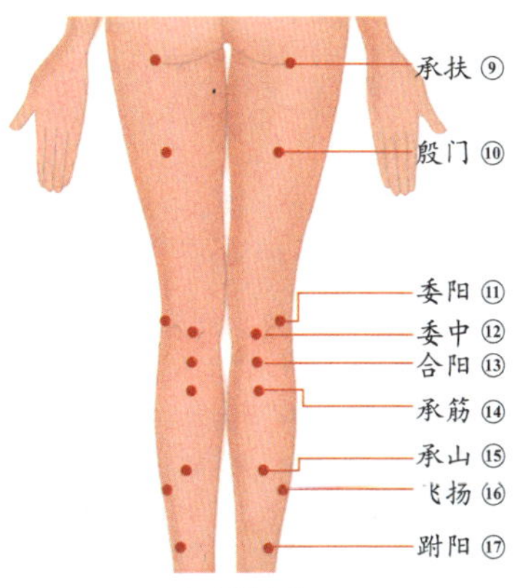

下肢后侧穴位图

9.承扶

〔定位〕大腿后面，在臀下横纹中点处。

〔主治〕腰臀疼痛，坐骨神经痛，肥胖。

〔所属经络〕足太阳膀胱经。

10.殷门

〔定位〕在承扶与委中连线上 1/3 与下 2/3 交界处。

〔主治〕腰腿痛，坐骨神经痛，下肢麻痹。

〔所属经络〕足太阳膀胱经。

11.委阳

〔定位〕膝后面，委中穴外侧 3 横指处。

〔主治〕坐骨神经痛，腿足挛痛。

〔所属经络〕足太阳膀胱经。

12.委中

〔定位〕膝后面腘窝中，横纹中央。

〔主治〕腰痛，下肢痛，半身不遂。

〔所属经络〕足太阳膀胱经。

13.合阳

〔定位〕在小腿后面，当委中与承山的连线上，委中下方 3 横指处。

〔主治〕腰脊强痛，疝气，小腿痛。

〔所属经络〕足太阳膀胱经。

14.承筋

〔定位〕在小腿后面，委中穴下 4 寸。

〔主治〕腿痛，转筋，腰背拘急。

〔所属经络〕足太阳膀胱经。

15.承山

〔定位〕在小腿后面正中，当伸直小腿或足跟上提时，腓肠肌腹下出现的尖角凹陷处。

〔主治〕小腿转筋，下肢瘫痪。

〔所属经络〕足太阳膀胱经。

16.飞扬

〔定位〕在小腿后面，当外踝后昆仑直上 7 寸，承山外下方处。

〔主治〕头痛，鼻塞，腰痛，腿软。

〔所属经络〕足太阳膀胱经。

17.跗阳

〔定位〕小腿后外侧，外踝后昆仑穴直上 4 横指处。

〔主治〕头重，下肢瘫痪，腰腿痛。

〔所属经络〕足太阳膀胱经。

18.昆仑

〔定位〕足外踝后方，外踝高点与跟腱之间的凹陷中。

〔主治〕脚跟痛，腰痛，腰扭伤。

〔所属经络〕足太阳膀胱经。

19.仆参

〔定位〕在昆仑下方，跟骨外侧赤白肉际处。

〔主治〕足跟痛，下肢痿弱，膝肿，踝关节扭伤。

〔所属经络〕足太阳膀胱经。

20.申脉

〔定位〕足外侧，外踝直下凹陷中。

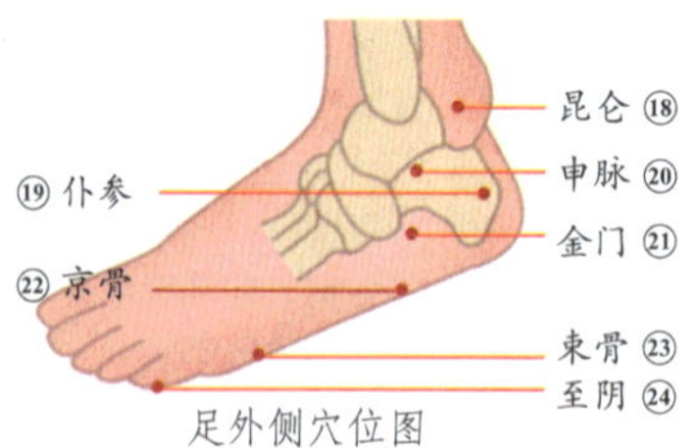

足外侧穴位图

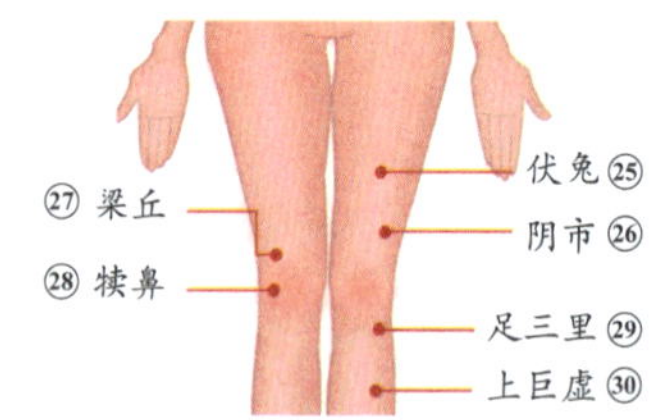

下肢前侧穴位图

〔主治〕踝关节扭伤，腿痛，腰痛。
〔所属经络〕足太阳膀胱经。

21.金门

〔定位〕足外侧，外踝前缘直下，骰骨下缘处。
〔主治〕下肢痹痛，腰痛，踝关节扭伤。
〔所属经络〕足太阳膀胱经。

22.京骨

〔定位〕足跗外侧，在足第5跖骨粗隆下方，赤白肉际处。
〔主治〕头痛，项强，腰腿痛，眩晕。
〔所属经络〕足太阳膀胱经。

23.束骨

〔定位〕在足第5跖骨小头后缘，赤白肉际处。
〔主治〕下肢后侧痛，腰背痛。
〔所属经络〕足太阳膀胱经。

24.至阴

〔定位〕在足小趾外侧端，趾甲角旁0.1寸处。
〔主治〕头痛，鼻塞，目痛，胎位不正。
〔所属经络〕足太阳膀胱经。

25.伏兔

〔定位〕大腿前侧，髂前上棘与髌骨外侧端的连线上，阴市上4横指处。
〔主治〕腰膝冷痛，下肢麻痹，肥胖。
〔所属经络〕足阳明胃经。

26.阴市

〔定位〕大腿前侧，髂前上棘与髌骨外侧端的连线上，髌骨外上缘上4横指处。
〔主治〕膝关节痛，下肢屈伸不利。
〔所属经络〕足阳明胃经。

27.梁丘

〔定位〕大腿前面，髂前上棘与髌骨外侧端的连线上，髌骨外上缘上3横指处。
〔主治〕膝关节肿痛、屈伸不利，胃痛。
〔所属经络〕足阳明胃经。

28.犊鼻

〔定位〕屈膝，在膝部，髌骨与髌韧带外侧凹陷中。
〔主治〕膝关节肿痛、屈伸不利。
〔所属经络〕足阳明胃经。

29.足三里

〔定位〕在小腿前外侧，当犊鼻下4横指处，距胫骨前缘1横指处。
〔主治〕胃痛，呕吐，肠鸣，泄泻，中风，下肢痿痹，中风，水肿。
〔所属经络〕足阳明胃经。

30.上巨虚

〔定位〕小腿前外侧，足三里穴直下4横指处。
〔主治〕腹胀，痢疾，便秘，下肢麻木。
〔所属经络〕足阳明胃经。

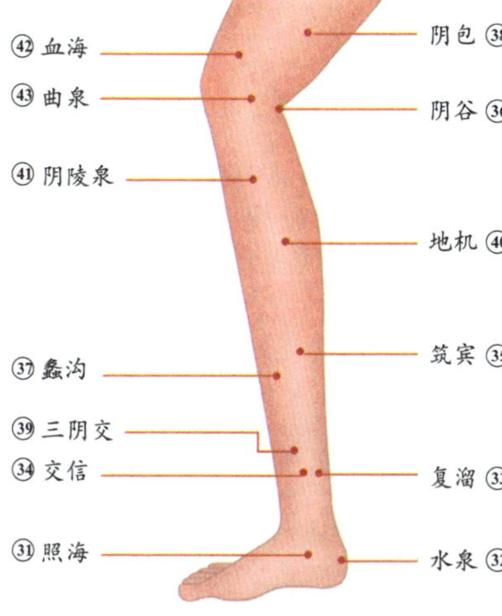

下肢内侧穴位图

31. 照海

〔定位〕足内侧，内踝正下缘凹陷中。

〔主治〕痫证，失眠，咽干咽痛，目赤肿痛，小便不利，月经不调，痛经，赤白带下。

〔所属经络〕足少阴肾经。

32. 水泉

〔定位〕在太溪穴直下1寸处。

〔主治〕月经不调，痛经，小便不利，腹痛，头昏目花。

〔所属经络〕足少阴肾经。

33. 复溜

〔定位〕小腿内侧，内踝上缘向上3横指，跟腱的前缘。

〔主治〕泄泻，肠鸣，水肿，盗汗，身热无汗，腰脊强痛，月经不调。

〔所属经络〕足少阴肾经。

34. 交信

〔定位〕小腿内侧，太溪穴直上2寸，复溜穴前0.5寸处。

〔主治〕月经不调，崩漏，泄泻，大便困难，睾丸肿痛，疝气，阴痒，膝、股、腘内廉痛。

〔所属经络〕足少阴肾经。

35. 筑宾

〔定位〕在太溪与阴谷连线上，当交信上4横指处。

〔主治〕呕吐，疝气，小腿内侧痛。

〔所属经络〕足少阴肾经。

36. 阴谷

〔定位〕屈膝，在腘横纹内侧端凹陷中。

〔主治〕阳痿，疝气，月经不调，崩漏，小便不利，膝股内侧痛。

〔所属经络〕足少阴肾经。

37. 蠡沟

〔定位〕在足内踝尖上5寸，中都下3横指处。

〔主治〕小便不利，遗尿，月经不调。

〔所属经络〕足厥阴肝经。

38. 阴包

〔定位〕大腿内侧，在股骨内上髁上6横指，缝匠肌后缘。

〔主治〕腹痛，遗尿，小便不利，月经不调。

〔所属经络〕足厥阴肝经。

39. 三阴交

〔定位〕在小腿内侧，当足内踝尖上4横指处，胫骨内侧缘后方。

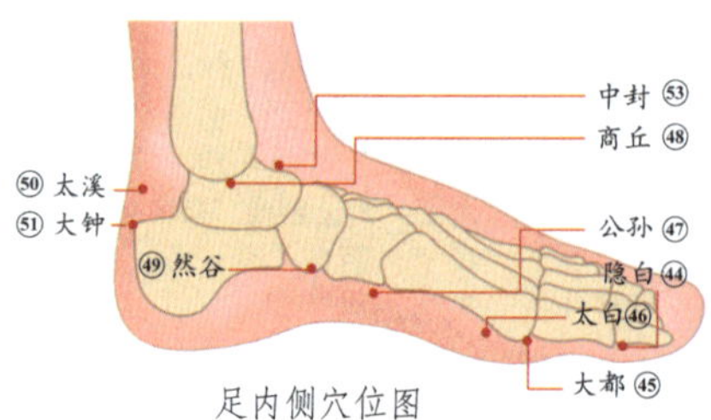

足内侧穴位图

〔主治〕腹胀，泄泻，月经不调，痛经，经闭，滞产，不孕，阳痿，遗精，遗尿，小便不利，失眠。

〔所属经络〕足太阴脾经。

40.地机

〔定位〕在小腿内侧，当内踝尖与阴陵泉的连线上，阴陵泉下 4 横指处。

〔主治〕腹痛，泄泻，小便不利，水肿，月经不调，痛经，遗精。

〔所属经络〕足太阴脾经。

41.阴陵泉

〔定位〕在小腿内侧，当胫骨内侧髁下缘凹陷中。

〔主治〕腹胀，水肿，小便不利，泄泻，尿失禁，茎中痛，遗精，膝痛。

〔所属经络〕足太阴脾经。

42.血海

〔定位〕患者屈膝，医者以左手掌心按于患者右膝髌骨上缘，第 2 至 5 指向上伸直，拇指呈 45° 斜置按下，当拇指尖下即是本穴。

〔主治〕月经不调，痛经，闭经，崩漏，风疹，湿疹，皮肤瘙痒，大腿内侧痛。

〔所属经络〕足太阴脾经。

43.曲泉

〔定位〕屈膝，在膝内侧横纹头上方凹陷处。

〔主治〕腹痛，小便不利，遗精，阴痒，膝痛，月经不调，痛经，带下。

〔所属经络〕足厥阴肝经。

44.隐白

〔定位〕在足大趾末节内侧，趾甲角旁 0.1 寸处。

〔主治〕腹胀，便血，尿血，月经过多，崩漏，癫狂，多梦，惊风，昏厥，胸痛。

〔所属经络〕足太阴脾经。

45.大都

〔定位〕足拇指内侧，第 1 跖趾关节前下方的凹陷处。

〔主治〕腹胀，胃痛，泄泻，便秘，热病汗不出，体重肢肿，心痛，心烦。

〔所属经络〕足太阴脾经。

46.太白

〔定位〕在足内侧缘，当足第 1 跖骨小头后缘，赤白肉际凹陷处。

〔主治〕胃痛，腹痛，泄泻，痢疾。

〔所属经络〕足太阴脾经。

47.公孙

〔定位〕足内侧缘，当第 1 跖骨基底部的前下方。

〔主治〕胃痛，腹痛，足痛，足肿。

〔所属经络〕足太阴脾经。

48.商丘

〔定位〕内踝前下方凹陷中。

〔主治〕倦怠嗜卧，足踝痛、扭伤。

〔所属经络〕足太阴脾经。

49. 然谷

〔定位〕在足内侧舟骨粗隆下方，赤白肉际处。

〔主治〕月经不调，咳血，喉痛，小便不利，下肢痿痹，足跗痛。

〔所属经络〕足少阴肾经。

50. 太溪

〔定位〕足内侧，内踝后方，内踝高点与跟腱之间的凹陷中。

〔主治〕咽喉肿痛，耳鸣，气喘，失眠，下肢厥冷，内踝肿痛，糖尿病。

〔所属经络〕足少阴肾经。

51. 大钟

〔定位〕在足内侧内踝后下方，当太溪穴下 0.5 寸稍后，跟腱内缘处。

〔主治〕腰脊强痛，足跟痛。

〔所属经络〕足少阴肾经。

52. 大敦

〔定位〕在足大趾外侧端，趾甲角旁 0.1 寸处。

〔主治〕遗尿，月经不调，闭经，癫痫。

〔所属经络〕足厥阴肝经。

53. 中封

〔定位〕足背部，在内踝前 1 寸，胫骨前肌腱内缘凹陷处。

〔主治〕遗精，小便不利，腹痛，内踝肿痛。

〔所属经络〕足厥阴肝经。

54. 行间

〔定位〕足背第 1、第 2 趾间缝纹端处。

〔主治〕头痛，目赤肿痛，癫痫，中风。

〔所属经络〕足厥阴肝经。

55. 太冲

〔定位〕在足背第 1、第 2 跖骨结合部前的凹陷中。

〔主治〕肝脏疾病，头痛，遗尿，月经不调，癫痫，小儿惊风，下肢痿痹。

〔所属经络〕足厥阴肝经。

56. 解溪

〔定位〕在足背与小腿交界处的横纹中央凹陷中。

〔主治〕下肢痿痹，脚背肿痛，痛风。

〔所属经络〕足阳明胃经。

57. 冲阳

〔定位〕在足背最高处，当拇长伸肌腱与趾长伸肌腱之间，足背动脉搏动处。

〔主治〕足痿无力，癫狂痫，胃痛。

〔所属经络〕足阳明胃经。

58. 陷谷

〔定位〕在足背，当第 2、第 3 跖骨结合部前方凹陷处。

〔主治〕面目浮肿，目赤肿痛，肠鸣腹泻，足背肿痛，热病。

〔所属经络〕足阳明胃经。

59. 内庭

〔定位〕在足背，当第 2、第 3 趾间缝纹端赤白肉际处。

〔主治〕腹胀，泄泻，足背肿痛。

〔所属经络〕足阳明胃经。

60. 厉兑

〔定位〕在足第 2 趾末节外侧，趾甲角旁 0.1 寸处。

〔主治〕面肿，胸腹胀满，多梦。

〔所属经络〕足阳明胃经。

61. 丘墟

〔定位〕足外踝前下缘的凹陷中。

〔主治〕下肢痿痹，足跗肿痛，踝扭伤。

〔所属经络〕足少阳胆经。

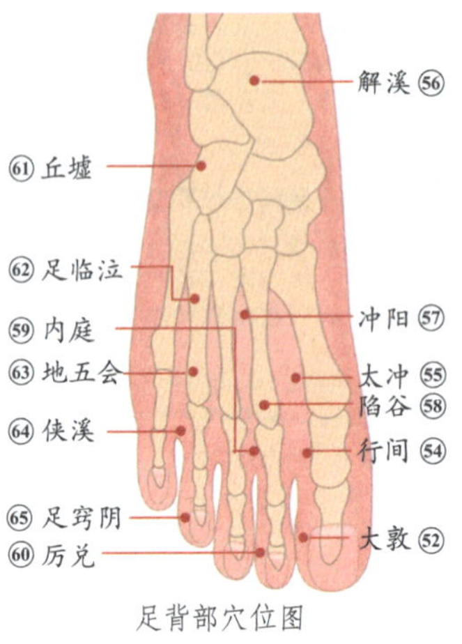

足背部穴位图

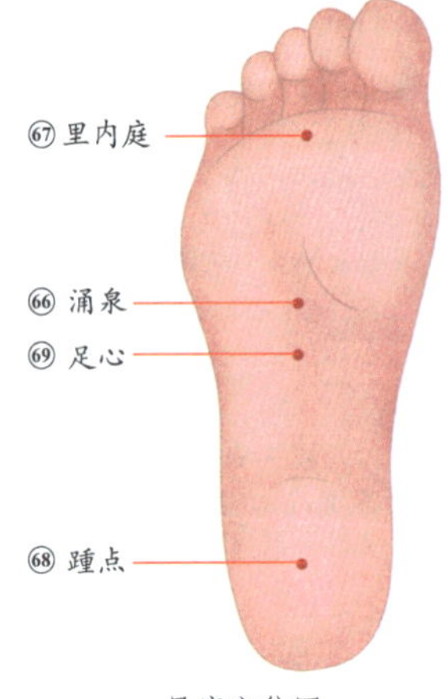

足底穴位图

62. 足临泣

〔定位〕在第 4、第 5 跖骨结合部前方，小趾伸肌腱外侧凹陷中。

〔主治〕踝扭伤，胸痛，鼻窦炎。

〔所属经络〕足少阳胆经。

63. 地五会

〔定位〕在第 4、第 5 跖骨之间，小趾伸肌腱内缘处。

〔主治〕足趾麻木，胁痛，足背肿痛。

〔所属经络〕足少阳胆经。

64. 侠溪

〔定位〕足背第 4、第 5 趾间缝纹端处。

〔主治〕足趾麻木，目痛，肋痛。

〔所属经络〕足少阳胆经。

65. 足窍阴

〔定位〕在第 4 趾外侧端，趾甲角旁 0.1 寸处。

〔主治〕耳聋，喉痛，失眠，胁痛。

〔所属经络〕足少阳胆经。

66. 涌泉

〔定位〕在足底（去趾）前 1/3 处，足趾跖屈时呈凹陷状的中央。

〔主治〕头痛，咽痛，小儿惊风，癫狂。

〔所属经络〕足少阴肾经。

67. 里内庭

〔定位〕足底部第 2、第 3 趾间，与内庭穴相对处。

〔主治〕脚趾疼痛，抽搐，胃肠炎。

〔所属经络〕经外奇穴。

68. 踵点

〔定位〕足底部跟骨底部中心处。

〔主治〕失眠，便秘，下肢酸软。

〔所属经络〕经外奇穴。

69. 足心

〔定位〕足底部，涌泉与踵点的连线上，足心之凹陷中。

〔主治〕心烦，神疲乏力，腰膝酸冷。

〔所属经络〕经外奇穴。

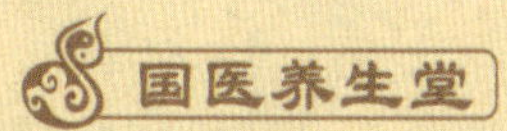

图解 经络祛病养生术

本书编委会◎主编

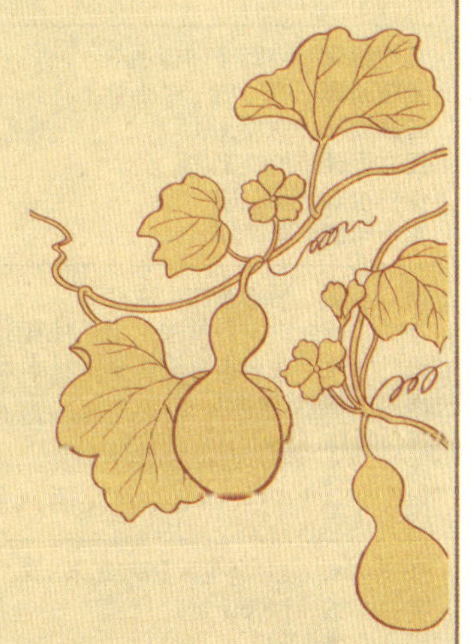

科学普及出版社
· 北 京 ·

图书在版编目（CIP）数据

图解经络祛病养生术 / 本书编委会主编. -- 北京：科学普及出版社, 2025. 5. --（国医养生堂）. --
ISBN 978-7-110-10953-3
Ⅰ. R224.1-64

中国国家版本馆CIP数据核字第2025BW0807号

策划编辑 卢紫晔 崔小荣
责任编辑 齐 放 曹小雅
封面设计 博悦文化
正文设计 博悦文化
责任校对 焦 宁
责任印制 李晓霖

出 版 科学普及出版社
发 行 中国科学技术出版社有限公司
地 址 北京市海淀区中关村南大街16号
邮 编 100081
发行电话 010-62173865
传 真 010-62173081
网 址 http://www.cspbooks.com.cn

开 本 787毫米×1092毫米 1/32
字 数 1400千字
印 张 40
版 次 2025年5月第1版
印 次 2025年5月第1次印刷
印 刷 小森印刷（天津）有限公司
书 号 ISBN 978-7-110-10953-3 / R · 941
定 价 300.00元（全20册）

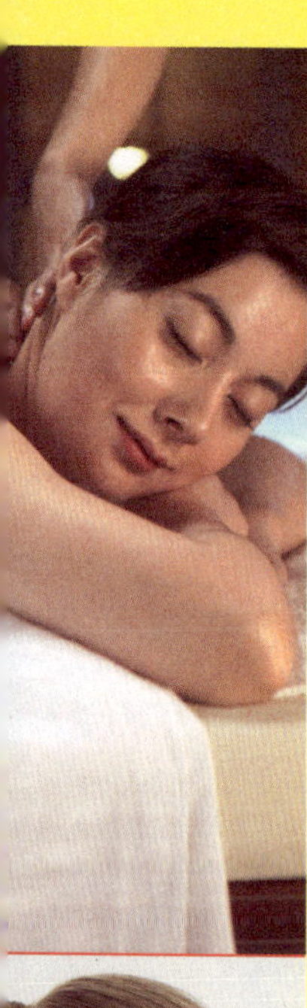

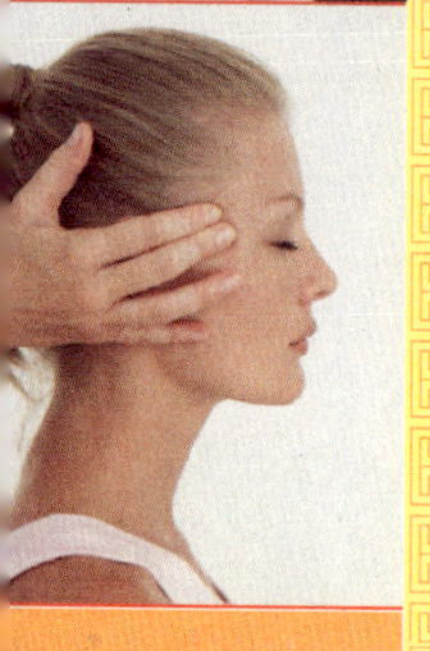

【目录】

第一章 认识经穴祛病养生的原理

经络的含义及其分类......2

穴位的含义、分类及其命名......3

经络养生的基础原理......4

经络及穴位的治病保健作用......5

经络也有作息规律，经穴疗法重在选对时间......6

第二章 祛病养生的常见经穴疗法

按摩——身手合一的自然疗法......10

针灸——疏通经络的传统疗法......14

拔罐——温经散寒的治疗方法......17

刮痧——祛瘀活血的治疗方法......21

第三章 常见病经络调理全方略

肥胖症......26

高血压......27

心脏疾病......28

脑卒中......29

糖尿病......30

慢性胃炎……31
胃下垂……32
便秘……33
痔疮……34
慢性腹泻……35
脂肪肝……36
感冒……37
咳嗽……38
哮喘……39
泌尿系结石……40
尿路感染……41
头痛……42
失眠……43
面神经麻痹……44
膝关节炎……45
肩周炎……46
颈椎病……47
落枕……48
慢性鼻炎……49
近视……50
耳鸣……51
扁桃体炎……52
牙痛……53
腰椎间盘突出症……54
月经异常……55
妇科炎症……56
更年期综合征……57
乳房疾病……58
前列腺炎……59
斑秃……60

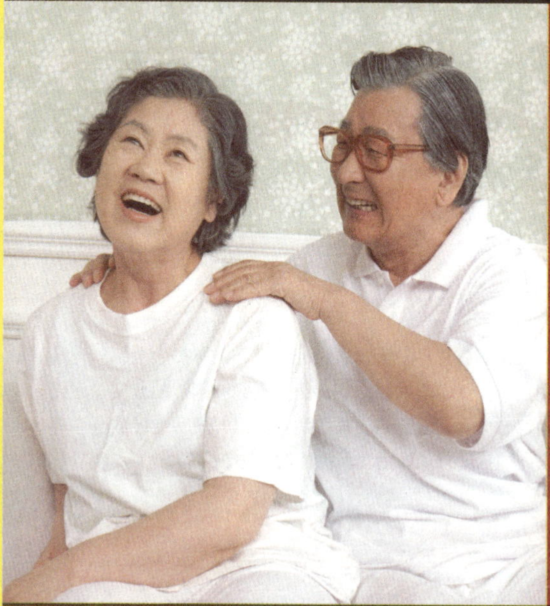

第一章

认识经穴

祛病养生的原理

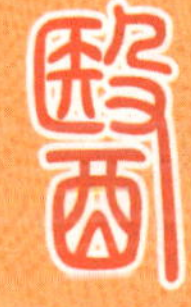

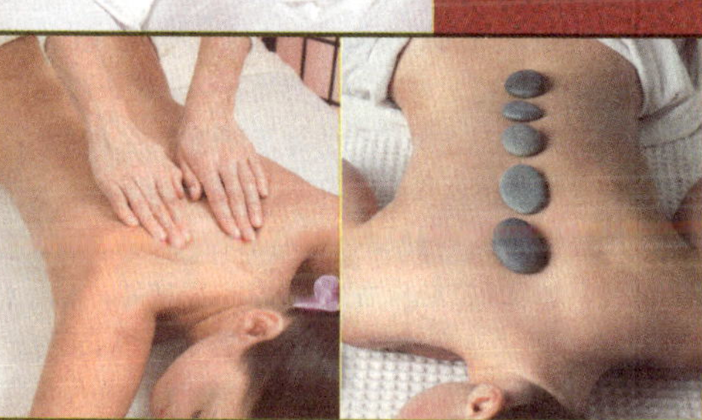

经和络纵横交错，在人体里构成一张大网，而其上的穴位就是一个一个的网结。经穴养生强调天人相应，您将在本章了解传统医家对经络及穴位的定义、分类及其基本的治病保健作用，更重要的是，能够帮您掌握经络的作息规律，让它们更好地服务于人体健康。

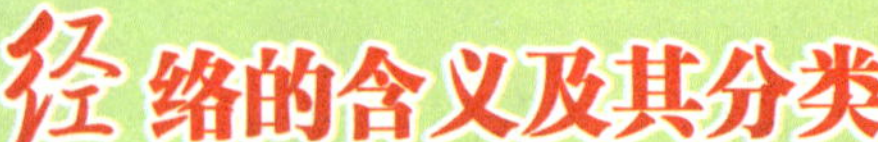

经络的含义及其分类

经络的含义

经络是人体经脉和络脉的总称。经，有路径之意，经脉贯通上下、沟通内外，是经络系统的主干。络，有网络之意，络脉是经脉别出的分支，比经脉细小，纵横交错，遍布全身。经络将人体脏腑、组织、器官连接成一个有机的整体，从而使人体的各部分功能活动保持相对的协调平衡。

经络的分类

◎**十二经脉**。从胸部走向手指末端的有手太阴肺经、手厥阴心包经、手少阴心经；从手指末端走向头部的有手阳明大肠经、手少阳三焦经、手太阳小肠经；从头部走向足部的有足阳明胃经、足少阳胆经、足太阳膀胱经；从足部走向胸部的有足太阴脾经、足厥阴肝经、足少阴肾经。

◎**十二经别**。十二经别是十二经脉在人体头、胸、腹部的支脉，它们连接脏腑内外，加强十二经脉同头、面、心的联系，扩大了十二经脉的主治范围。

◎**奇经八脉**。奇经八脉是别道奇行的经脉，包括督脉、任脉、冲脉、带脉、阴维脉、阳维脉、阴跷脉、阳跷脉。这八条经脉能够沟通十二经脉之间的联系，起到统摄经脉气血、协调阴阳的作用。

◎**络脉**。络脉是人体内经脉的分支，包括别络、浮络、孙络三类。别络是较大的分支，十二经脉和任、督二脉各自别出一络，加上脾之大络，共计15条。浮络是络脉中浮行于浅表部位的分支，孙络则是络脉中最细小的分支。

◎**十二皮部和经筋**。十二皮部是以十二经脉在皮肤上的分属部分而划分的，它反映的是经脉气血在皮肤的分布。十二经筋是十二经脉之气濡养筋肉骨节的体系，其主要作用是活动关节。

穴位的含义、分类及其命名

穴位的含义

中医穴位也称“腧穴”，是人体脏腑经络之气输注于体表的特殊部位。对穴位加以按摩刺激，可以达到预防和治愈疾病的目的。

穴位的分类

人体的穴位分为十四经穴、奇穴、阿是穴三大类。

◎**十四经穴**。十四经穴指归属于十二正经和任督二脉循行线上的穴位，有固定的名称、固定的位置和归经，具有主治本经病症的共同作用。

◎**奇穴**。奇穴也称“经外奇穴”，是指十四经穴之外具有固定名称、位置和主治作用的穴位，与经络也有密切联系。

◎**阿是穴**。“阿是”来源于当医生按压这个穴位时，患者发出“啊”声。这类腧穴以疼痛部位或与病痛有关的压痛点、敏感点作为穴位。

穴位的命名

◎根据穴位所在的人体部位命名，如心俞、肺俞、脾俞、乳根、大椎等穴。

◎根据建筑物、街、道、市等通路、处所命名，如天井、印堂、地仓、气街、风市、水道等穴。

◎根据天文学的日、月、星、辰以及地理名称山、川、沟、泽等命名，如太白、天枢、上星、合谷、阳溪、涌泉、曲泽、小海等穴。

◎根据气血、脏腑等生理功能命名，如三阴交、阳陵泉、气海、血海等穴。

经络养生的基础原理

中华养生文明源远流长，有着数千年的历史，从《黄帝内经》开始就提出了饮食节制、七情调和、起居有常等养生方法。后世医家又进一步扩充，提出了二十四节气养生、四季养生、房事养生、经络养生等概念。

经络养生就是在中医经络理论的指导下，通过针刺、灸法、推拿按摩、气功、导引等方法，调理人体的经络系统，使气血通畅、脏腑功能协调、机体处于阴阳平衡状态，从而达到防病治病、强身益寿的目的。

经络养生的基础包括中医理论和西医理论两方面。中医认为，养生的重要原则就是天人相应，而天人相应是靠经络实现的。自然界的许多变化总是先影响经络，进而才影响机体。经络依靠体内的经气维持机体与自然界无形之气之间的某种平衡，这种平衡由体表经络上的穴位来决定，如足底涌泉穴，当人体劳累虚弱时，按压这个穴位就会感觉疼痛。

西医利用现代的科技手段一直想要找到经络的实质，但是迄今为止仍然没有取得突破性的进展。目前只是出现了四大主流学派及各自的学术主张：神经生理学派——神经传导学说，生理生化学派——体液循环学说，生物物理学派——生物场学说，整体间隙学派——结缔组织结构学说。但无论是哪个学派，都一致认为经络养生是科学的。因为经多方研究总结发现，穴位经多种方法刺激后，不但能够促进血流通畅，而且可以促进人体分泌“脑内吗啡”，同时还可以增强机体的免疫功能，从而起到养生保健的作用。

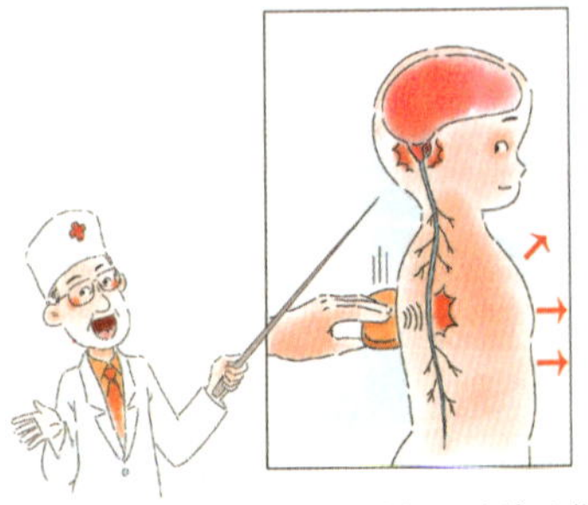

用经络养生有助于气血通畅，脏腑功能协调

经络及穴位的治病保健作用

经络的治病保健作用

◎**联络沟通、传导功能**。体表感受病邪和各种刺激，可传导至脏腑；脏腑的生理功能失常，亦可反映于体表，这些都是经络联络沟通作用的具体表现。

◎**运行气血、营养全身**。气血是人体生命活动的物质基础，经络是人体气血运行的通道，能将营养物质输布到全身各组织脏器，使脏腑组织得以补充营养，筋骨得以濡润，关节得以通利。

◎**抗御病邪、保卫机体**。营气行于脉中，卫气行于脉外。经络“行气血”而使营卫之气密布周身，在内和调于五脏，洒陈于六腑；在外抗御病邪，防止内侵。卫气充实于络脉，络脉散布于全身而密布于皮表，当外邪侵犯机体时，卫气首当其冲发挥其抗御外邪、保卫机体的屏障作用。

穴位的治病保健作用

◎**治疗近部疾病**。按摩穴位能够治疗穴位所在部位的疾病。例如后顶穴可以治疗颈部肌肉痉挛；睛明穴可以治疗眼部疾病。

◎**治疗远部疾病**。按摩穴位能够治疗本经经脉所行走的远部部位的疾病，尤其是十二经脉在四肢肘、膝关节以下的穴位。例如百会穴不仅能治疗头部疾病，还能治疗子宫脱垂、痔疮、脱肛、痢疾等。

◎**特殊治疗作用**。某些穴位对机体的不同状态具有双向调节作用，如按压气海、滑肉门、天枢、腹结等穴位，既能治疗腹泻，又能治疗便秘。

◎**整体治疗作用**。针灸或按摩某些穴位，可对某方面病症起到整体性的调治作用，进而调治全身疾病。

经络也有作息规律，经穴疗法重在选对时间

人体内的十二正经并不是时刻都在运行的，而是按照一定的规律、时间开始工作，即所谓的“开穴”。中医认为，经气想要运行全身一周，需要经过12个时辰，也就是24个小时。经气运行分为十二时段，每一时段即为一条经络的开穴运行时间。

子时归胆经，及时就寝

子时（23点至次日1点），胆经经气最旺。胆的生理功能是内脏胆汁帮助食物的消化代谢，如果不注意按时睡眠，会影响气血回流胆经，容易出现头晕目眩、耳鸣、失眠多梦、神经官能症等。

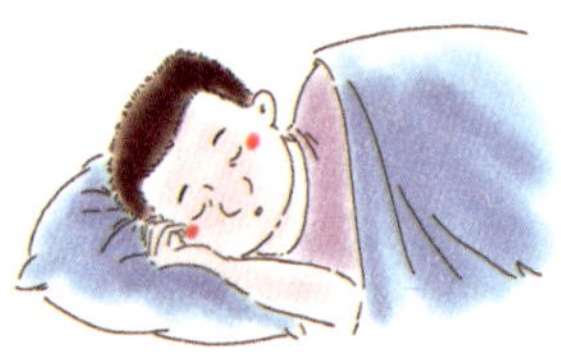

子时宜及时就寝

丑时归肝经，熟睡静卧

丑时（1～3点），足厥阴肝经气血最旺。肝藏血，即肝脏能贮藏、分配和调节全身的血液及疏导全身功能活动，使气血调和。如果肝经气血出问题，就会出现两胁肋胀痛、胸闷、胃口不佳等症状，所以说丑时宜静卧。

寅时归肺经，深睡静坐

寅时（3～5点），肺经经气最旺。这时气血由阴转阳，肺经将肝贮藏的新鲜血液输送至百脉，迎接新一天的到来。这个时间段人从静变动，是转化的过程，这就需要有一个深度的睡眠。

卯时归大肠经，排出宿便

卯时（5~7点），大肠经经气最旺。大肠运送、排泄废物，如果饮食失调、误食不净食物或其他脏腑失调，就容易出现口干舌燥、腹胀腹痛、便秘等症状。因此，最好养成每天早起后排便的习惯，避免产生宿便。

辰时归胃经，早餐要吃好

辰时（7~9点），胃经经气最旺。胃主收纳，腐熟水谷，以助消化。这两个小时是吃早餐的最佳时间段，此时是阳气最足的时候，进食的早餐最易被消化、吸收、代谢、利用，提供一天所需热量。

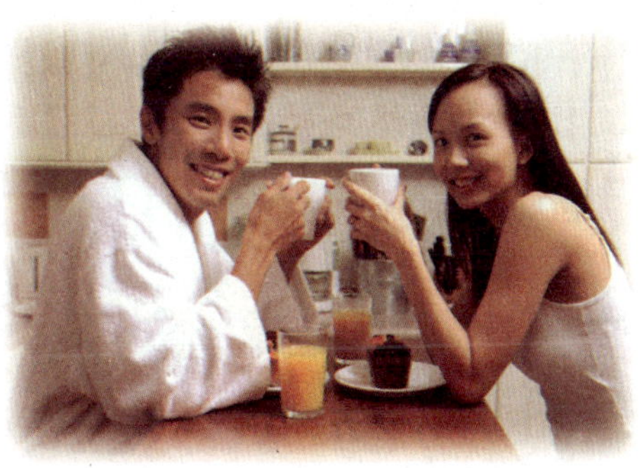

早餐不仅要吃好，还应在7~9点进食，以助消化

巳时归脾经，按摩调气血

巳时（9~11点），脾经经气最旺，有利于吸收营养、生血。吃过早餐后，9~11点需要依靠脾胃的运化。如果脾的功能好，消化吸收好，则气血充足，白天工作干劲十足。

午时归心经，调养休息

午时（11~13点），心经经气最旺。心主血脉，有利于周身血液循环；心火生胃土，有利于消化；同时心主血脉和神志，应该调养休息。人

在午时能小憩片刻，对于养心大有好处，可使下午至晚上精力充沛。

未时归小肠经，进食高质量的午餐

未时（13～15点），小肠经经气最旺。小肠经当令的未时是吸收营养的最佳时刻。所以午餐最好在未时进行，午餐一定要吃好，饮食的营养价值要高、精、丰富。

申时归膀胱经，学习、记忆的好时机

申时（15～17点），膀胱经经气最旺。此时大脑气血充盈，人的记忆力和判断力都很强，正是学习、记忆的好时机。上午我们学到的知识，此时来复习，会收到很好的效果。

酉时归肾经，贮藏精华的阶段

酉时（17～19点），肾经经气最旺，此时进入贮藏精华的阶段。所以不适宜做太剧烈的运动，也不适宜大量喝水，以免增加肾脏的负担。

戌时归心包经，开心进食晚餐

戌时（19～21点），心包经经气最旺。心的力量再次增强，心火生胃土，有利于消化，为晚餐时间。此时要保持心情愉快，可以与家人或朋友一起聊天或共进晚餐，但晚餐不宜吃得过腻、过多。

亥时归三焦经，入睡良时

亥时（21～23点）阴气更重，阳气更弱。此时是入睡的最佳时期，睡前要少喝水。另外，亥时是人体进入到男女阴阳和合的时期，适于房事。

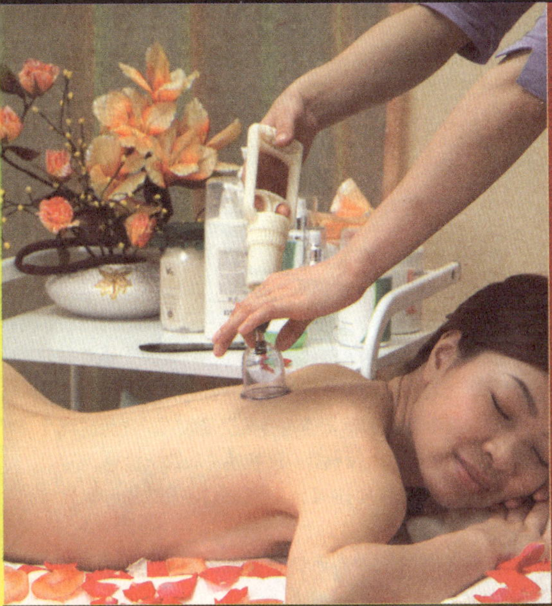

第二章

祛病养生的常见经穴疗法

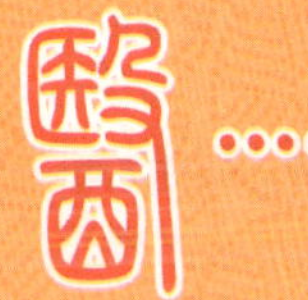

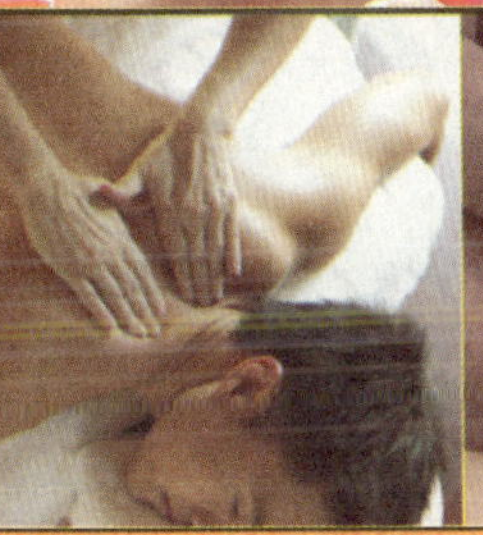

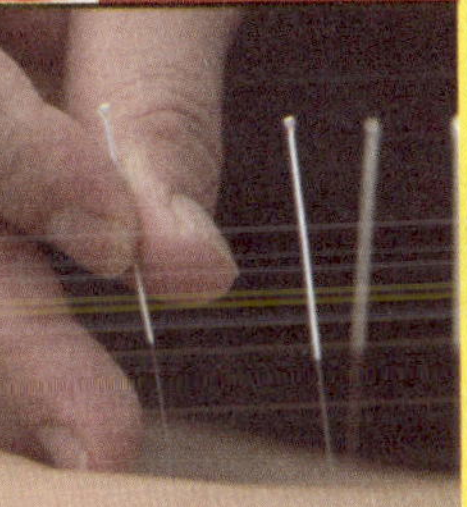

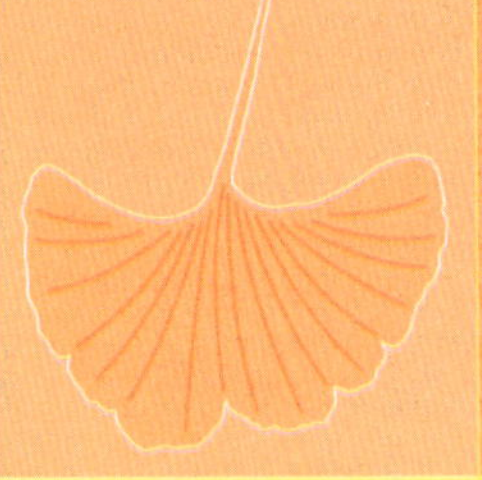

在中医经络理论的指导下，我们可以通过按摩、针灸、拔罐、刮痧这四种常见的经穴疗法调理人体的经络系统，使气血通畅，脏腑功能协调。本章我们将简单明了地介绍这几种疗法的手法定位、惯常使用的工具以及操作手法等，以便读者自行治疗相关疾病。

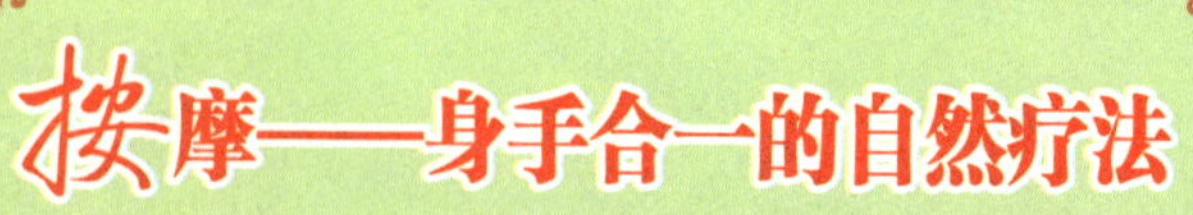

按摩——身手合一的自然疗法

按摩的取穴方法

在进行按摩治疗时，我们既可以根据人体体表的标志进行取穴，也可以根据手指的尺寸定位取穴。下面我们主要说一下根据手指尺寸定位取穴的方法，即“同身寸”法。以被按摩者本人的手指作为标准度量取穴，称为“同身寸”，它分为拇指横寸、中指同身寸、目横寸、三指横寸和四指横寸。

◎**拇指横寸**。被按摩者本人的拇指横向宽度为1寸，适用于四肢部取穴（见图①）。

◎**中指同身寸**。被按摩者本人的中指中节两侧横纹头的距离为1寸（见图②）。

◎**目横寸**。被按摩者本人的目内眦角至目外眦角的距离为1寸。

◎**三指横寸**。被按摩者本人的中指、食指、无名指并起来，其中间宽度为2寸（见图③）。

◎**四指横寸**。被按摩者本人的食指、中指、无名指、小指并起来，其中间宽度为3寸（见图④）。

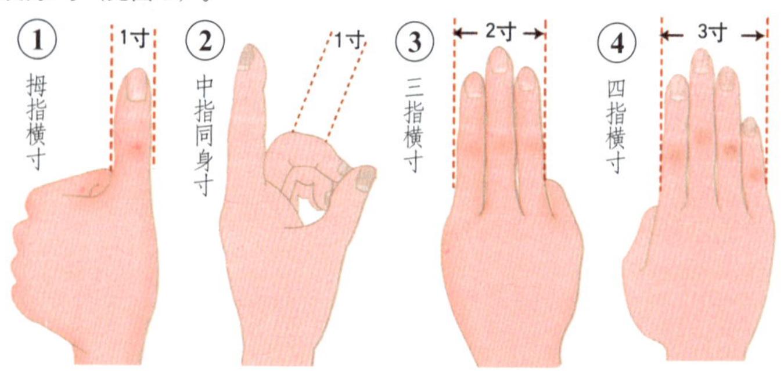

惯常使用的按摩姿势

□互相按摩时的常用姿势

在家庭中两个人可以互相按摩，被按摩者可以选择正坐、跪坐、仰卧、俯卧等姿势，按摩者要采取方便按摩的姿势，如站立或屈膝跪坐在旁边（见图①②③④）。

按摩者在进行按摩时要掌握各种按摩方法，如按压各穴位时，伸直双臂，除用手指或掌心施压外，还可借助自身重力的作用施压。

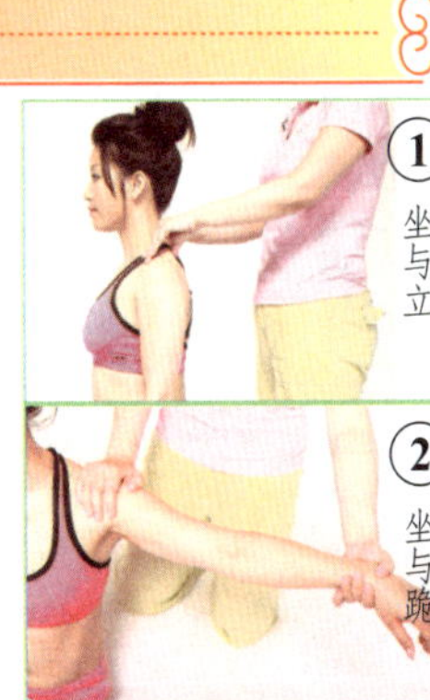

①坐与立

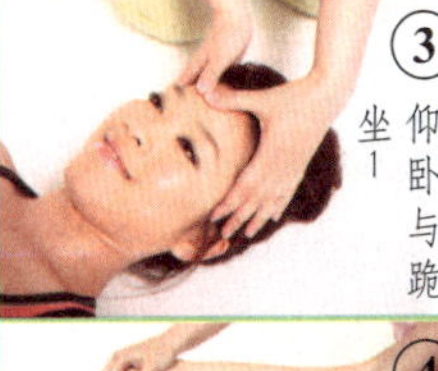

②坐与跪

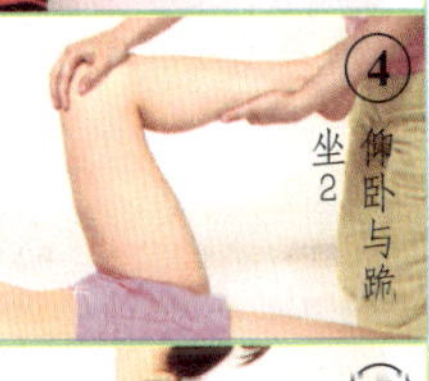

③仰卧与跪坐1

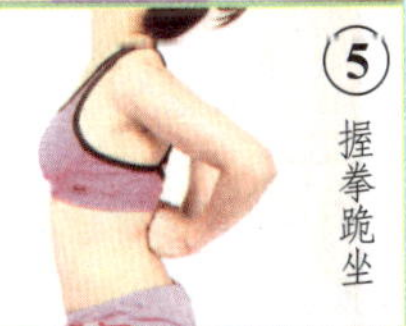

④仰卧与跪坐2

□自我按摩时的常用姿势

自我按摩时，一般头面部、颈部、胸腹部、上肢、下肢的穴位比较容易按摩，根据需要分别用双手手指指腹或指尖按摩即可。但是腰背部的穴位操作起来较难。下面介绍几种腰背部的按摩姿势：

◎取跪坐位，头颈尽量后仰，双手握拳，用拳头上突出的关节按压腰背部穴位（见图⑤）。

◎取跪坐位，腰部挺直，双手叉腰，拇指在后，其余四指在前，用拇指指腹按揉腰部穴位（见图⑥）。

◎仰卧或坐在有椅背的椅子上，双手握拳，用拳头上突出的关节对准腰背部穴位，利用自身的体重向下施压（见图⑦）。

⑤握拳跪坐

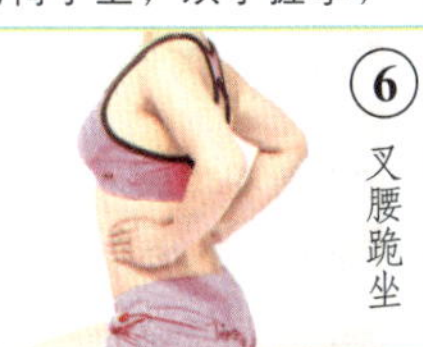

⑥叉腰跪坐

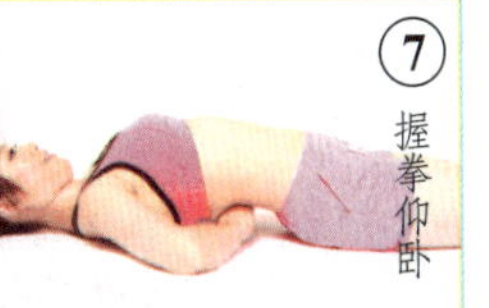

⑦握拳仰卧

◎利用小道具按摩腰背部穴位，如浴刷、热水袋、按摩棒、树木、圆珠笔、筷子等。

教你巧妙掌握按摩方法

自我按摩时要注意按摩方法。用手指按压时，可一边呼气一边默数“1、2、3”，随着数字的增加，力度也要逐渐增加。“1”用力稍轻；“2”用力适中；“3”用力稍重。然后一边吸气一边默数“4、5、6”，随着数字的增加，力度要逐渐减小。

惯常使用的按摩手法

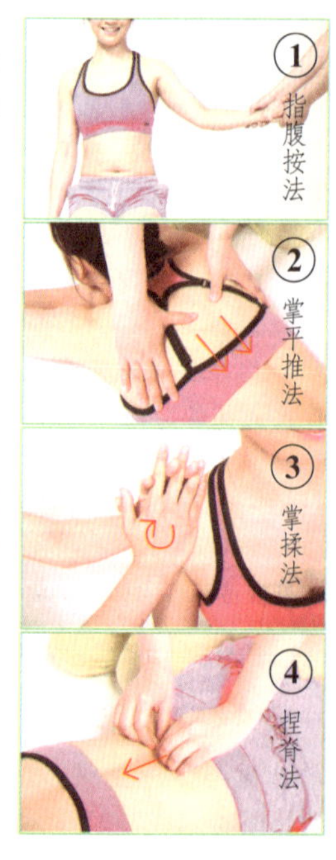

按法

用手指指腹或手掌掌面着力于治疗部位或穴位上，逐渐用力下按，按而留之，不捻动（见图①）。

推法

用手指指腹、手掌或拳面着力于人体一定部位或穴位上，用力向一定方向推动（见图②）。

揉法

用手指指腹、手掌鱼际部或手掌掌面吸附于身体体表部位或穴位上，轻柔缓和地回旋揉动（见图③）。

捏脊法

用双手拇指桡侧面顶住脊柱两侧皮肤，用食指、中指按压，且必须与拇指同时用力，逐渐捻动向前移（见图④）。

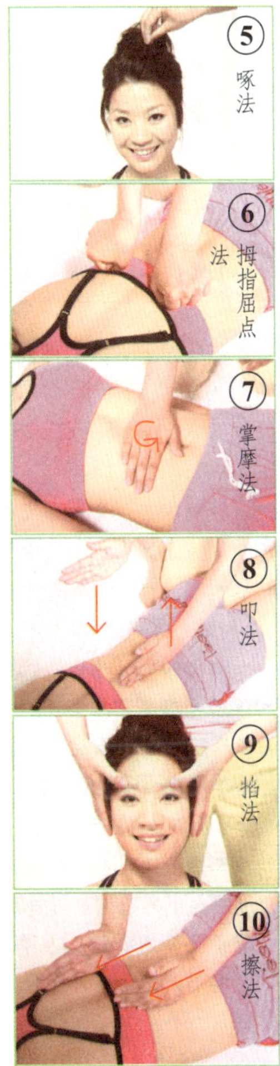

啄法

手指自然屈曲呈爪状或聚拢呈梅花状，用腕部上下屈伸摆动带动指端着力，垂直于按摩部位，呈鸡啄米状的手法（见图⑤）。

点法

以屈曲的指间关节突起部位为着力点，按压于某一治疗点上，称为点法（见图⑥）。

摩法

将手掌掌面或手指指面轻放于体表治疗部位，以一点为中心，做环形的、有节律的摩动，称为摩法（见图⑦）。

叩法

用拳背、掌根、掌侧小鱼际、指尖或桑枝棒叩击体表，也称击打法（见图⑧）。

掐法

用拇指、中指或食指在身体某个部位或穴位上做深入且持续的掐压。另与掐法近似的一种指切法，是用一手或两手拇指做一排排轻巧而密集的掐压，边掐边向前推进（见图⑨）。

擦法

用手指或手掌在皮肤上来回摩擦（见图⑩）。

拍捶法

五指并拢，掌指关节微屈，用虚掌拍打；或者五指并拢，用手掌尺侧（靠近小手指那侧）拍打身体某一部位的方法，称为拍法。用空心拳或拳侧面捶击身体某一部位的方法，称为捶法。

针灸——疏通经络的传统疗法

针刺的运针手法

一般来说，头面部皮薄肉少的地方，应选较短较细的毫针（如0.5寸长，30～32号针）；而皮厚肉多的躯干、四肢部穴位，则应选较长较粗的毫针（如1.5～2.0寸长，28～30号针）。

>>选择适当的体位

针刺前必须选择适当的体位，以既有利于穴位正确定位，又便于针刺施术操作和较长时间留针而不致疲劳为原则。

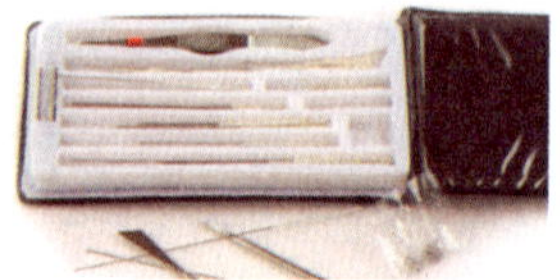

针具

>>做好消毒工作

消毒包括针具消毒、穴位部皮肤消毒和施术手指消毒。毫针的消毒可在浓度为75%的酒精内浸泡30～60分钟。穴位部皮肤用浓度为75%的酒精棉球擦拭。施术者的手，先用肥皂水洗刷干净，再用酒精棉球涂擦。

>>两种常用的进针法

◎**单手进针法**：右手的拇指和食指拿针，中指指端紧靠穴位，指腹抵住针身下段，当拇指和食指向下用力按压时，中指随即屈曲，将针刺入皮下。

◎**双手夹持进针法**：左手拇指、食指捏住针身下段，露出针尖，右手拇指、食指夹持针柄，将针头对准穴位，在接近皮肤时，双手配合，迅速把针刺入皮下。

>>针刺的角度

◎**直刺**：针身与皮肤呈90°垂直刺入，适用于肌肉丰厚处的穴位。

◎**斜刺**：针身与皮肤约呈45°倾斜刺入，适用于不能深刺或不宜深刺的穴位。

◎**平刺**：针身与皮肤呈15°～20°沿皮刺入，适用于皮肉浅薄处的穴位。

>>基本的行针手法

◎**提插法**：针尖进入一定深度后，将针从浅层插到深层，再由深层提到浅层，反复地提插。

◎**捻转法**：针尖进入一定深度后，进行前后、左右的行针动作，反复多次。

>>“针感”

进针后施以一定的行针手法，使针刺部位产生经气的感应，这种针下的感应叫作“得气”，现代称为“针感”。产生针感时，针下有沉重紧涩的感觉，在针刺部位有酸、胀、重、麻感。

>>出针的方法

出针时先以左手拇指和食指用消毒干棉球按于针孔周围，右手持针做轻微捻转并慢慢提至皮下，然后退出。出针后须用消毒干棉球压迫针孔片刻，以防出血。

艾灸疗法

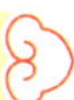

常用的艾制品

◎**艾炷**：艾炷是将纯净的艾绒用手搓捏成圆锥体，常用于艾炷灸。施灸时，每燃尽1个艾炷，称为1壮。

◎**艾条**：艾条又名艾卷，是用艾绒卷成的圆柱形长条。

◎**药艾条**：常用药艾条取肉桂、干姜、木香、独活、细辛、白芷、雄黄、苍术、没药、乳香、川椒各等份，研成细末。

艾灸法的分类

>>艾炷灸法

◎**直接灸法**：是将大小适宜的艾炷直接放在皮肤上施灸的方法(见图①)。

◎**间接灸法**：即在艾炷与皮肤之间隔垫上某种

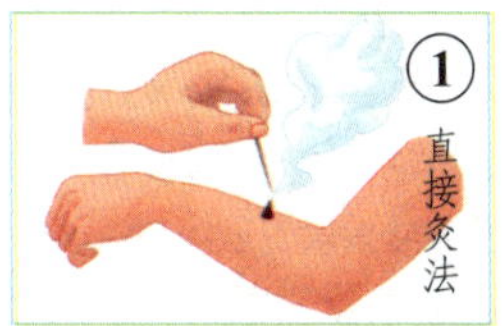

①直接灸法

物品而施灸的一种方法(见图②)。

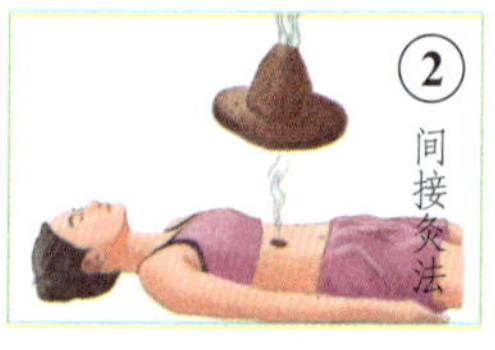

>>艾条灸法

艾条灸法是将艾条一端点燃，对准穴位或患处施灸的一种方法。艾条灸法可分为悬起灸法和实按灸法。

◎**悬起灸法**：施灸时将艾条悬放在距离穴位一定高度上进行熏烤，不使艾条点燃端直接接触皮肤，称为悬起灸法。悬起灸法根据实际操作方法的不同，分为温和灸、雀啄灸和回旋灸。

1.温和灸：施灸时将艾条的一端点燃，对准应灸的穴位或患处，距离皮肤2～3厘米，进行熏烤。

2.雀啄灸：施灸时，艾条点燃的一端与施灸部位的皮肤并不固定在一定距离，而是像鸟雀啄食一样，一上一下活动施灸。一般每穴灸5～10分钟。一般认为，温和灸偏于补，雀啄灸偏于泻。

3.回旋灸：施灸时，艾条点燃的一端与施灸部位的皮肤虽然保持一定的距离，但不固定，而是向左右方向移动或反复旋转地施灸。皮肤有温热感而不至于灼痛。一般每穴灸10～15分钟。移动范围在直径3厘米左右。

◎**实按灸法**：将点燃的艾条隔着数层棉布或绵纸实按在穴位上，使热气透入皮肉深部，火灭热减后重新点火按灸(见图③)。

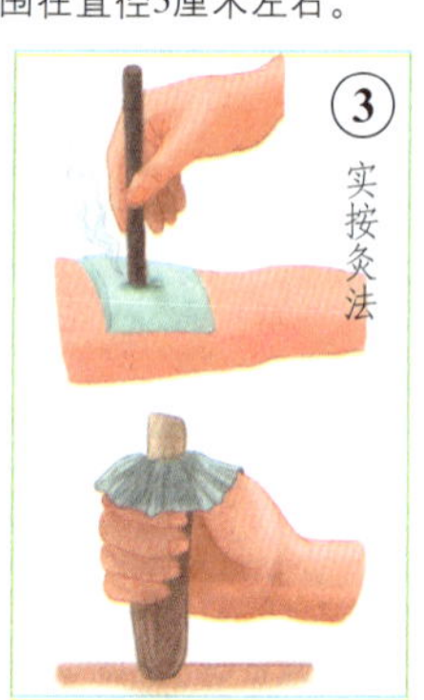

>>温针灸法

温针灸法是针刺与艾灸结合应用的一种方法。操作方法是，将针刺入穴位，得气后并给予适当补泻手法而留针，再将纯净细软的艾绒捏在针尾上或用一段长约2厘米的艾条插在针柄上，点燃施灸。待艾绒或艾条燃尽后，除去灰烬，将针取出。

>>温灸器灸法

温灸器是一种专门用于施灸的器具，用温灸器施灸的方法称为温灸器灸法，临床常用的温灸器有温灸盒和温灸筒。施灸时，将纯艾绒或加掺药物的艾绒装入温灸器的小筒点燃，将温灸器的盖扣好，然后置于穴位或应灸部位进行熨灸。熨灸时间以15～20分钟为宜，直至所灸部位的皮肤红润。

拔罐——温经散寒的治疗方法

常用的拔罐罐具及其辅助用具

□常用的拔罐罐具

>>陶罐

陶罐一般是用陶土烧制而成的，罐的两端比较小，中间略大，形如鼓状，底比较平。依据口径大小，其型号也各不相同。

>>玻璃罐

玻璃罐是用耐热的玻璃加工制作而成的，形状如球，罐口平滑，包括大、中、小三种型号。玻璃罐的优点是质地透明，使用时可以直接且清楚地观察到罐内皮肤的充血、瘀血等变化，以更好地掌握拔罐治疗的程度。但是使用时要格外小心，以免罐体破碎。

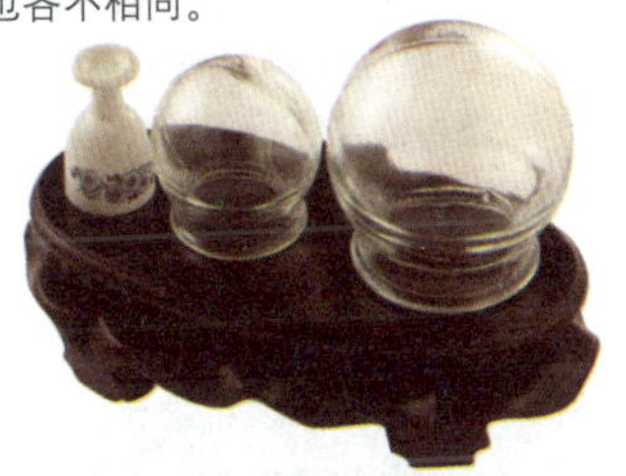

玻璃罐是常用的拔罐工具，日常用的陶瓷酒杯也是好用的拔罐工具

>>抽气罐

抽气罐的优点是可以避免烫伤，操作方法简单；但缺点是缺乏火罐的温热刺激。抽气罐一般包括连体式与分体式两种，按照功用，则可分为注射器抽气罐、橡皮排气球抽气罐、电动抽气罐和空气唧筒抽气罐等。

>>多功能罐

多功能罐的设计结构不同，功能和种类也都各不相同。有些多功能罐附有凹斗，可以依据治疗需要放入所需的药液或药末，施治时药物可慢慢敷布于治疗部位，从而提高疗效。有些多功能罐，主要结构是用橡胶压制而成的，具有一定的弹性，同时罐内顶部有一个与罐体连为一体的圆形小杯，杯内装有一块特别的永磁体。

>>竹罐

竹罐多用直径3～5厘米且坚固无损的竹子制成。其优点是取材方便、制作简单、价格低廉、不易摔碎、适宜药煮；其缺点是易燥裂、易漏气、吸着力小。

拔罐的辅助工具

>>燃料

酒精是拔罐过程中经常要用的燃料。拔罐时，一般要选用浓度为75%～95%的酒精。如果身边没有酒精，可用度数稍高的白酒代替。

>>消毒清洁用品

拔罐前要准备一些消毒清洁用品对器具和拔罐部位进行消毒，如棉签或酒精脱脂棉球。此外，拔罐时还可用以燃火、排气。

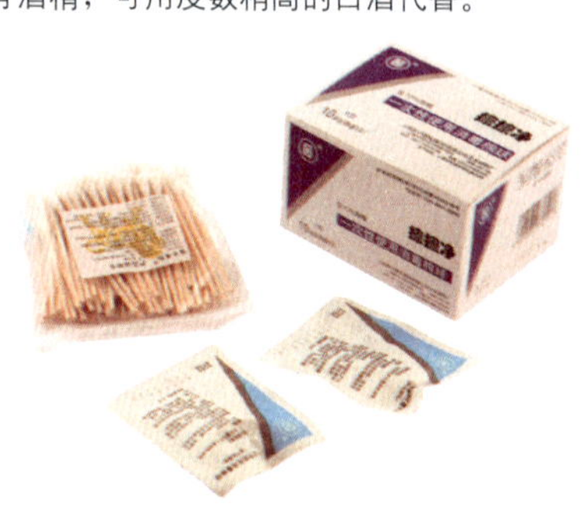

棉签和酒精脱脂棉球是拔罐常用的清洁用品，多用以清洁皮肤和罐具

>>润滑剂

常用的润滑剂一般包括凡士林、植物油、液状石蜡等。还有一些润滑剂是具有药用疗效的，如红花油、松节油、按摩乳等，具有活血止痛、消毒杀菌的功效。

>>针具

在拔罐治疗的过程中，有时会用到针罐、刺血罐、抽气罐，所以，操作者还需要备用三棱针、皮肤针、注射器、针头小眉刀、粗毫针、陶瓷片、滚刺筒等工具。其中，最常用的就是三棱针和皮肤针。

拔罐的几种操作方法

拔罐的方法多种多样，按照排出罐内的空气介质，可分为火罐法、水

罐法、抽气罐法等；按照拔罐的方式，可以分为走罐法、闪罐法、留罐法、刺络拔罐法、药罐法等。

□按排出罐内的空气介质分类

>>火罐法

火罐法又叫拔火罐，是拔罐操作方法中较为常见的一种，主要是利用燃烧时火焰的热力排出罐内的空气，从而形成负压，然后将罐吸附在皮肤上。其中常用的排气方法有闪火法、投火法、贴棉法等。

◎**闪火法**：本法特别经济实用，深受患者喜爱。一般先用稍粗的铁丝，一头缠绕石棉绳或线带，做好酒精棒。将酒精棒蘸取浓度为95%的酒精，用酒精灯或蜡烛点燃，将带有火焰的酒精棒一头往罐底一闪，使罐内产生负压，马上撤出，并且迅速将火罐扣在应拔的部位上，即可吸住（见图①）。

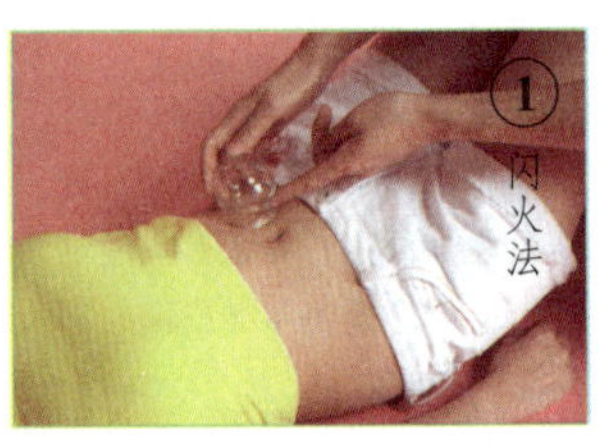
① 闪火法

◎**投火法**：本法适用于侧面横拔部位。操作者首先用酒精棉球或纸片，点燃后投入罐内，趁火力达到最旺时，迅速将火罐扣在应拔的部位上，随即就可吸住。这种方法吸附力很强，但由于罐内有燃烧物质，火球一旦落下很容易烫伤皮肤。因此，通常情况下，为了避免烫伤，应将薄纸卷成纸卷、纸条，待燃烧到1/3时，便投入罐里，将火罐迅速扣在选定的治疗部位上。

◎**贴棉法**：本法适用于侧面横拔部位。首先取用0.5～1厘米的脱脂棉一小块，将其四周拉薄；然后蘸取少量酒精，并压平贴在罐内壁中下段或罐底；最后用火柴点燃后，将罐子迅速扣在选定的部位上。该法操作比较简单，但需要注意棉花蘸取酒精不宜过多，否则燃烧的酒精滴下时，容易烫伤皮肤。

>>水罐法

水罐法是利用热水使罐内温度升高，形成负压，从而使罐吸附在皮肤上的拔罐治疗方法。根据用水的方式不同，该法可以分为水煮法和蒸汽法。

◎**水煮法**：首先，将竹罐放在沸水中煮1～3分钟；然后，用消毒筷子或镊子将罐口朝下夹出来，口向下把水甩干净，迅速投入另一手持的毛巾中，把水吸干，然后立即扣在需要治疗的部位上，即可吸附于皮肤之上。扣罐之后，要把竹罐扣压在皮肤约半分钟，待其吸牢。

◎**蒸汽法**：蒸汽法就是利用水蒸气熏蒸竹罐，将其内部的气体排出来的方法。首先，要先将水壶内的水煮沸，水最好不要太多，通常不宜超过半壶；同时在壶嘴处用硬质橡胶管连接，使水蒸气从壶嘴喷出。然后用竹罐口对准喷气口1～2分钟，随即扣在需要治疗的部位上，用手扣压半分钟，待其吸牢即可。

>>抽气罐法

抽气罐法是指直接抽出罐内空气，使罐内形成负压的拔罐方法。抽气罐一般由注射用青霉素等药瓶制成。操作时，先将抽气罐紧扣在需要治疗的穴位上，将注射器从橡皮塞处刺入罐内，抽出罐内的空气，产生负压，从而吸附在皮肤上。

□按拔罐的方式分类

>>走罐法

走罐法是指在罐被皮肤吸住后，在涂上介质而光滑的条件下反复推拉移动罐具，以扩大施治面积的拔罐方法。走罐法所使用罐具的罐口必须十分光滑，同时在操作前要先在所拔部位的皮肤或罐口上涂上一层凡士林、润滑油等介质，以免拉伤皮肤（见图②）。

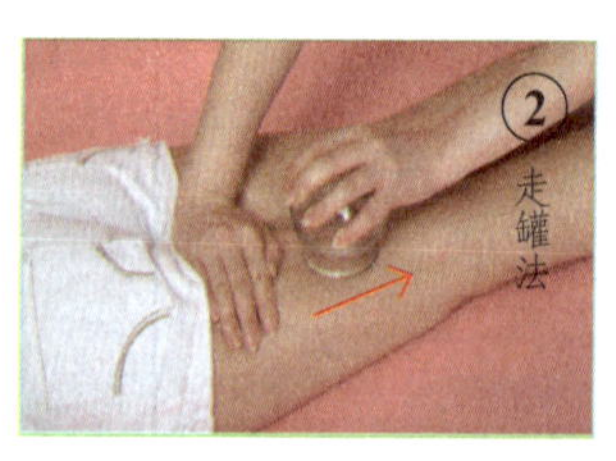

>>刺络罐法

刺络罐法是指用三棱针或梅花针等针头刺破穴位或患病表皮皮肤显露的小血管，当其出血后立刻拔罐，也可采用先拔罐后刺血的方式。

>>药罐法

药罐法是指在拔罐前或拔罐后配合外用药物的一种拔罐方法。根据用药途径的不同，该法可分为药煮罐、药蒸气罐、药酒火罐、贮药罐、涂药罐、药面垫罐及药走罐等。

刮痧——祛瘀活血的治疗方法

 常用的刮痧工具及介质 

□常用的刮痧工具

>>水牛角刮痧板

水牛角制成的刮痧板在几何形状上，常做成不同的边、弯、角及不同厚薄。将其施于人体，不但对各部位具有显著治疗效果，还避免了金属类器具所造成的疼痛、皮肤损伤。

>>硬币

取材方便快捷，分为铜质和铝质两种，一般要选取边缘较厚且没有残缺的大铜钱或铜板。

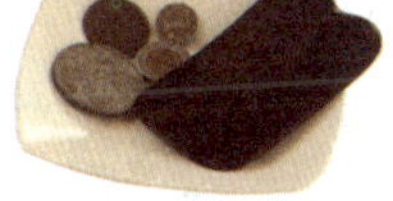

硬币、刮痧板

>>瓷器

一般选用边缘较厚且光滑的无破损的碗、瓷酒杯、瓷汤匙等作为刮痧工具。用其边缘，边蘸水或植物油，边在患者身体的特定部位上刮抹，以刮出紫黑色的痧点为止。

>>棉纱线、头发

将适量的棉纱线或头发捏成一团，蘸取适量的植物油或润滑剂从上至下刮擦。

>>药匙

此用具在医院的药房里最为常见，也是较理想的刮痧工具。

>>有机玻璃纽扣

有机玻璃纽扣是现代较为常用的一种刮痧工具。它取材方便、清洁消毒处理容易。一般情况下，应该选用边缘光滑、较大的纽扣，便于捏拿。

□常用的刮痧介质

>>水剂

家用凉开水即为刮痧的常用介质，如果患者在发热，也可用温开水或白酒。

>>油剂

油剂主要指常用香油或其他植物油。天然植物油经提炼、浓缩调配而成，具有活血化瘀、促进血液循环、扩张毛细血管、促进出痧等功效。

刮痧的操作手法

□持具操作的方法

持具操作的方法主要包括刮痧法、挑痧法和放痧法等。

>>刮痧法

刮痧法根据应用不同，分为直接刮痧法和间接刮痧法。

◎**直接刮痧法**：用刮具直接接触患者皮肤，在体表的特定部位反复进行刮拭，直至皮下呈现紫红色的痧痕或痧点为宜。

◎**间接刮痧法**：先在患者将要刮拭的部位放一层薄布，再用刮痧工具在布上刮拭。此法可以保护皮肤，适用于儿童及年老体弱、高热、中枢神经系统感染、抽搐等患者（见图①）。

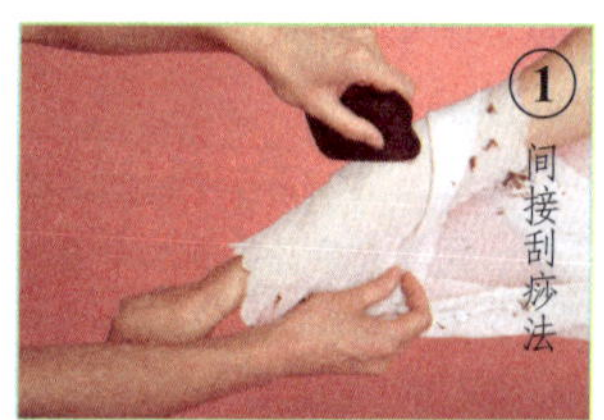
①间接刮痧法

>>挑痧法

挑痧法也称挑痧疗法，是指用针刺挑患者体表的一定部位，以治疗疾病的方法，通常用于治疗暗痧、宿痧、郁痧、闷痧等病症。其操作方法是：先用酒精棉球消毒针具和要被挑刺的部位；然后在挑刺的部位上，用左手捏起皮肉，右手持针，对准皮下有青筋的地方，轻快地刺入并向外挑；挑破皮肤0.2～0.3厘米后，再深入皮下，挑断皮下白色纤维组织或青筋；每个部位挑3下后，随即用双手挤出暗紫色的瘀血，反复5～6次；最后用消毒棉球擦净瘀血，敷上纱布，最好用胶布固定。

>>放痧法

放痧法又称刺络疗法或刺血疗法，它与挑痧法基本相似，但此法刺激性更强烈，多用于发热及重症患者急救，可有效治疗各种重症痧病和痧毒淤积阻滞经脉的病症等。其操作方法是：用消毒好的三棱针、皮肤针等快速点刺皮肤血脉，放出毒痧以治疗疾病。

□徒手操作的方法

徒手操作的方法主要包括揪痧法、扯痧法、挤痧法、拍痧法、点揉法等。

>>揪痧法

揪痧法的具体操作方法为：操作者五指屈曲，用食指和中指的第二指节对准揪痧部位（也可用拇指和食指对捏揪痧部位），把皮肤与肌肉挟起，然后瞬间用力向外滑动再松开，这样一挟一放，反复进行，并连连发出“巴巴”的声响。同一部位可连续操作6～7次，至被挟起部位的皮肤出现痧痕为宜（见图②）。

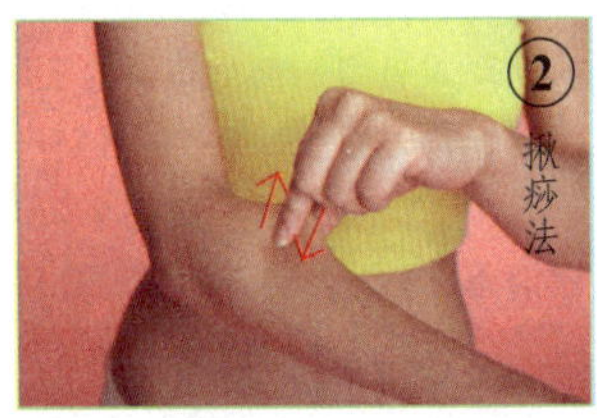
②揪痧法

>>扯痧法

扯痧法是操作者用大拇指与食指用力扯提患者需要扯痧的部位，使毛细血管破裂，至出现暗紫色的痧点为止的手法。

>>挤痧法

挤痧法指操作者用双手食指、拇指或单手食指、拇指，在治疗部位用力挤压，至出现紫红色的痧斑为止（见图③）。

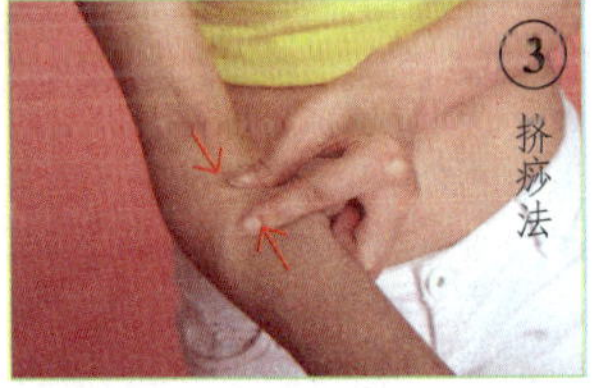
③挤痧法

>>拍痧法

拍痧法是用虚掌拍打或用刮痧板拍打体表需要治疗的部位，适用于痛痒、胀麻的部位。进行刮痧时，首先手持刮痧板，蘸上润滑剂；然后在患者体表的特定部位朝同一个方向进行刮拭和拍动，至皮下出现痧痕为止。

>>点揉法

点揉法是指用手指在人体需要治疗的部位或穴位上进行点压，同时做画圈或旋转的揉动，主要用于头面部、腹部、肢体关节部及手足部等。其操作手法为：操作者用拇指、食指、中指指端按压在施治穴位或部位上，用力施压在人体皮肤和穴位上，由轻到重，灵活揉动，持续3～5分钟，以患者感觉酸胀和皮肤微红为度。

刮痧的操作程序

1. 在刮痧前，要和患者进行交流沟通，向患者介绍刮痧的基本常识，以消除其紧张、恐惧、精神敏感等不良情绪。

2. 准备好刮痧所需要的工具和用品。通常情况下，刮痧要选择边缘光滑、边角钝圆、薄厚适中的刮痧板。

3. 刮痧操作者要做好个人消毒和清洁的工作。用香皂清洁或用医用酒精消毒，并检查自己的指甲是否过长，以免刮伤患者的皮肤。

4. 让患者自己选择一个刮痧的合适体位，并使患者和操作者的位置都能相互配合好，便于刮痧操作的进行。一般来说，刮痧适宜选取坐位，要用有靠背的椅子。对于腰背部的刮痧操作，男士要面向椅背骑坐，女士要侧坐；对于胸腹部、上肢及下肢前侧的刮痧操作，就要取正坐位；如果是刮下肢后侧，就要采取双手扶靠椅背的站立姿势；对于病情严重或体力衰弱的虚证患者，可采取卧位，也可根据刮拭部位的需要取仰卧、俯卧或侧卧位。

5. 涂抹刮痧润滑剂。患者暴露所刮拭的部位，在刮拭的经络穴位处涂刮痧润滑剂。使用活血润肤脂时，可从管口中挤出少量涂抹在被刮拭部位，用刮痧板涂匀即可。

6. 刮拭时要注意，先用刮痧板边缘将滴在皮肤上的刮痧润滑剂自下而上涂匀，再用刮板薄面约1寸宽的边缘，沿经络部位自上而下或由内向外多次向同一方向刮拭。

7. 刮痧的一般顺序是先刮头颈部、背部，再刮胸腹部，最后刮四肢和关节等部位，关节部位按照结构，采用点揉和挤压的方法。刮拭的方向一般是自上而下、由内而外。

8. 刮痧完毕后，要擦干患者身上的水渍和油渍，并嘱咐患者穿好衣服、适当休息、及时补充一些糖水或白开水，使患者身心彻底得到治疗和放松。

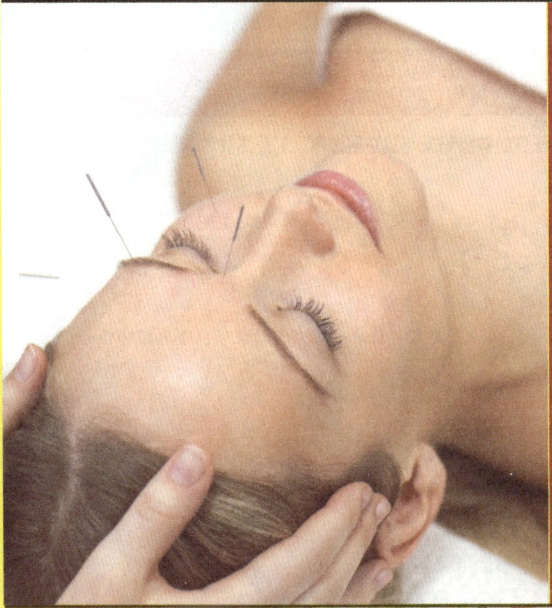

第三章

常见病经络调理全方略

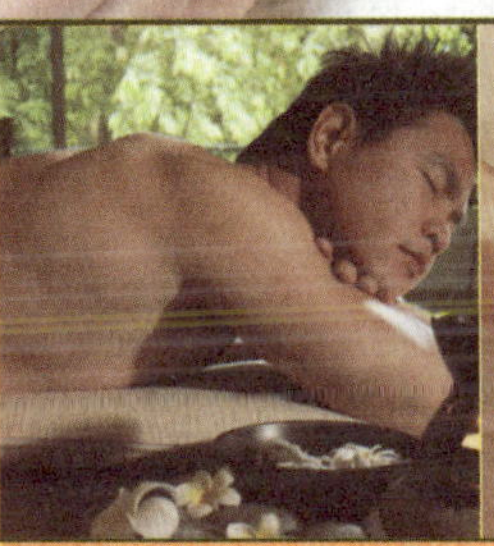

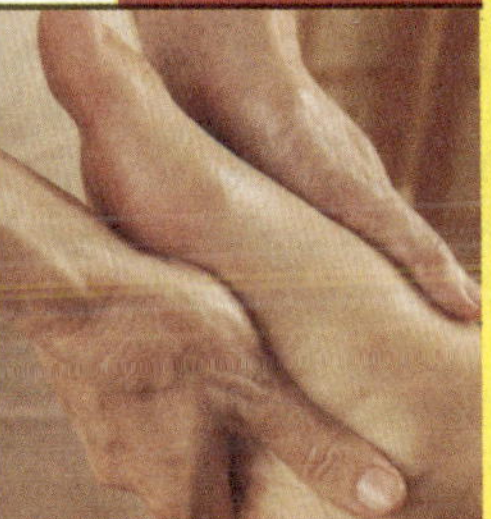

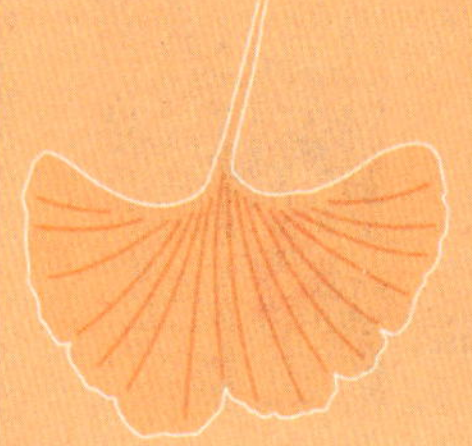

医……

俗话说："好人也有三分病，世间没有无病人"。我们在本章列举了35种常见的疾病，以按摩疗法为主，针灸、拔罐、刮痧疗法为辅，向大家一一展示了这些常见疗法作用于特效穴位及其所在的经络在疾病治愈方面的显著功效。

肥胖症

肥胖症是指一定程度的体重超重与脂肪层过厚，它是由体内脂肪，尤其是甘油三酯积聚过多导致的。

特效穴位及经络

特效穴位：足三里、脾俞、胃俞、肾俞、中脘、关元、列缺、丰隆、梁丘、三阴交、大肠俞、神阙、气海、天枢等穴。

特效经络：足阳明胃经、足太阴脾经、任脉、足太阳膀胱经、手太阴肺经等。

按摩疗法

1.按足三里：用拇指按压足三里穴1分钟，每按压十几秒需放松一下再按压；指压后用手顺时针按揉穴位1分钟，左右两腿交替进行。

2.平腹：两手指并拢，自然伸直，左手掌置于右手指指背上，右手指平贴腹部关元穴、中脘穴、天枢穴，用力向前推按，继而左掌用力向后压，一推一回，由上而下慢慢移动（见图①）。

3.收腰：双手置于腰部两侧，指尖朝向一侧，相对推挤腹部脂肪，顺势向相反方向挤压。

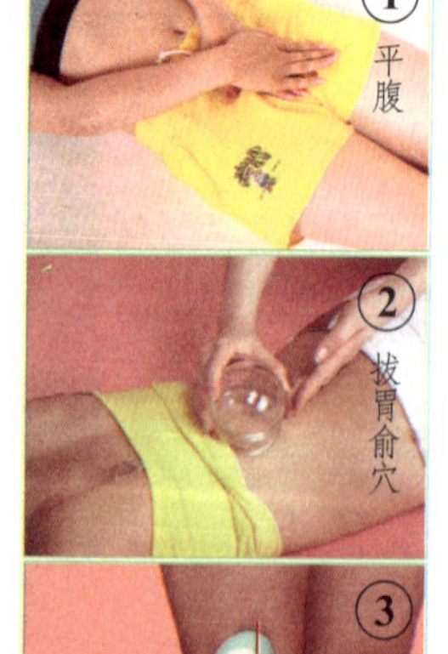

①平腹

②拔胃俞穴

③刮梁丘穴

拔罐疗法

用玻璃罐在胃俞、大肠俞、神阙、气海、足三里、丰隆、三阴交等穴位拔罐，直到皮肤出现红紫色瘀点，拔罐30～40分钟就可以了。如果用背部排罐疗法，可选取背腰部脊柱两侧，从上至下拔罐，留罐30～40分钟（见图②）。

刮痧疗法

患者采用合适的体位，操作者用瓷汤匙在特定穴位上进行刮拭：先刮脾俞、胃俞、肾俞；再点揉中脘、关元、列缺；最后刮丰隆、梁丘、三阴交（见图③）。

高血压

高血压是一种以体循环动脉收缩压或舒张压升高为特征的临床综合征。大多数高血压患者有头痛、头晕、失眠、烦躁、易疲劳、手指麻木和僵硬等症状。

特效穴位及经络

特效穴位： 太阳、攒竹、内关、百会、天柱、风池、肩井、大椎、肝俞、心俞、肾俞、曲池、足三里等穴。

特效经络： 督脉、手阳明大肠经、足少阳胆经、足太阳膀胱经、足阳明胃经等。

按摩疗法

1. 用双手拇指指腹按揉太阳、攒竹、百会等穴，每穴每次各2分钟（见图①）。
2. 用按摩棒按压、摩擦风池、曲池、内关等穴，每穴每次各2分钟（见图②）。
3. 将双手五指分开成爪形，由前发际向后发际抹动，如十指梳头状，反复30次，或者用木梳代替手指。
4. 用拇指和食指捏住耳郭，从上向下按揉，左右各50次（见图③）。

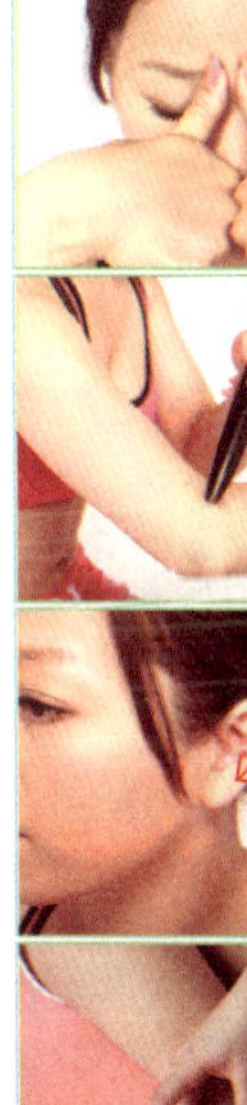

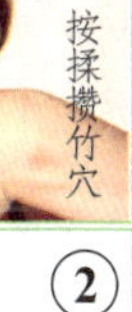

① 按揉攒竹穴

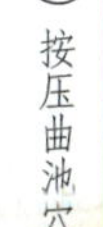

② 按压曲池穴

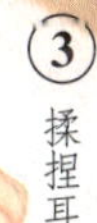

③ 揉捏耳郭

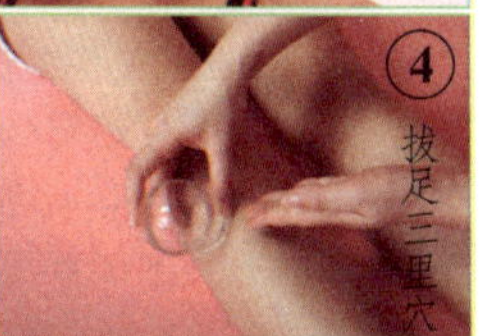

④ 拔足三里穴

拔罐疗法

1. 酒精闪火拔罐： 先用镊子夹住一小团棉球，蘸上浓度为95%的酒精（但不能太多，以湿润为度），左手握住罐体，罐口朝右下方，之后把燃着的棉球伸入罐内燃烧1～2秒，快速取出，左手迅速把罐体吸附在足三里等穴位上（见图④）。

2. 隔饼拔罐： 取面粉10克，用水搅和成面团，捏成比罐口大的圆薄饼，贴到皮肤上；之后将燃烧的纸迅速丢进罐内，立即把罐盖在面饼上，这样吸附力更大。

心脏疾病

心脏疾病广义上可理解为心血管疾病，包括心脏和血管疾患，其中尤以高血压、脑卒中和冠心病为甚。临床上，心脏疾病的症状主要包括胸痛、气促、乏力、心悸、头晕目眩、晕厥等。

特效穴位及经络

特效穴位： 极泉、天柱、心俞、厥阴俞、内关、督俞、至阳、灵台、神道等穴。

特效经络： 督脉、手厥阴心包经、手少阴心经、足太阳膀胱经等。

按摩疗法

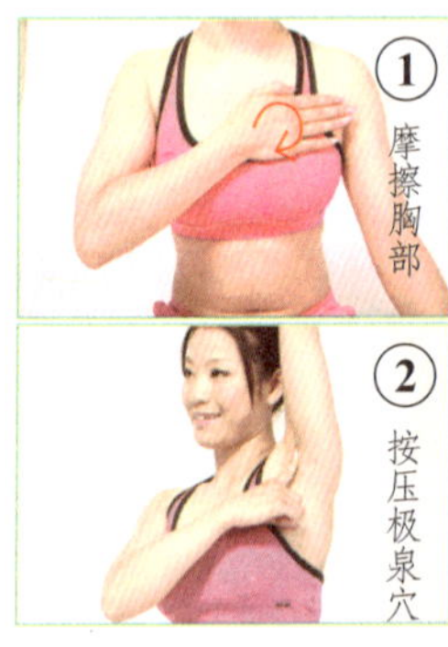

① 摩擦胸部

② 按压极泉穴

1. 双手互相摩擦发热，然后呈环形摩擦胸部，摩擦时用力要稍重，反复50次（见图①）。
2. 用右手食指指腹按压左侧腋窝下极泉穴，按压时力度要适中，每次5分钟，至感到麻木为宜（见图②）。
3. 用按摩棒按揉内关穴，注意按揉时用力要稍重，每次2分钟。
4. 睡前用掌心轻拍心前区40次，可预防冠心病发作。

拔罐疗法

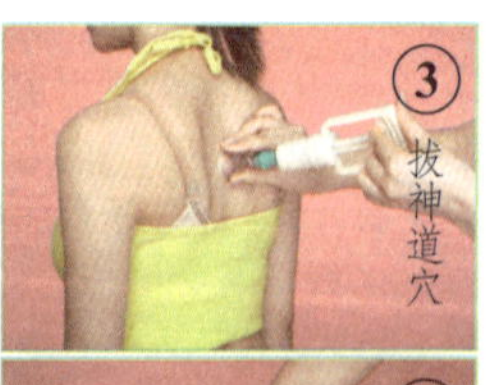

③ 拔神道穴

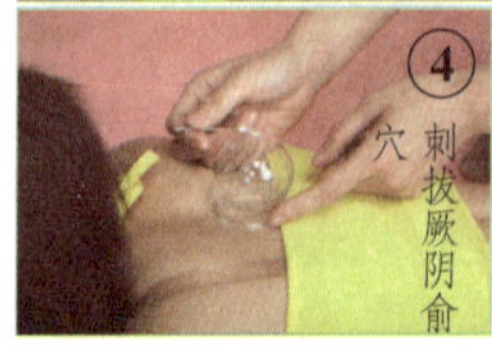

④ 刺拔厥阴俞穴

1. **拔气罐疗法：** 用负压抽气罐，取双侧厥阴俞、心俞、督俞、至阳、灵台、神道等穴进行拔罐操作（见图③）。
2. **刺拔火罐疗法：** 用镊子夹住一小团棉球，蘸上浓度为95%的酒精（不能太多，以湿润为度），左手握住罐体，罐口朝右下方，之后把燃着的棉球伸入罐内燃烧1～2秒，快速取出，左手迅速把罐体吸附在对应的部位上，同时可配合针刺疗法，如刺拔厥阴俞穴（见图④）。

脑卒中

脑卒中又称脑中风或血管意外，是一组以脑部缺血及出血性损伤症状为主要临床表现的疾病，主要分为出血性脑卒中和缺血性脑卒中两大类，以脑梗死最为常见。脑卒中的主要症状有猝然昏倒、不省人事、口角㖞斜、语言不利、半身不遂。

特效穴位及经络

特效穴位： 膝眼、外关、太冲、曲池、极泉、阳谷、温溜、足三里、委中、水沟、合谷、太溪、环跳、风市、阳陵泉、三阴交等穴。

特效经络： 督脉、手阳明大肠经、足太阳膀胱经、手厥阴心包经等。

按摩疗法

1.被按摩者取仰卧位，按摩者一手固定被按摩者的手臂，另一手拇指指腹按压被按摩者的曲池、阳谷、温溜穴，注意按压时用力要稍重，每穴每次各3分钟（见图①）。

2.用手掌沿被按摩者身体前正中线任脉走行，上下反复推摩10次（见图②）。

3.按摩者一手握住被按摩者的脚踝，另一手用拇指指腹按压被按摩者的膝眼、足三里、委中、太溪等穴，每穴每次各5分钟；然后慢慢轻度活动腿部，反复5次（见图③）。

4.用双手手掌按压左右肩胛骨内侧，自上而下反复进行，至被按摩者肌肤发热为宜（见图④）。

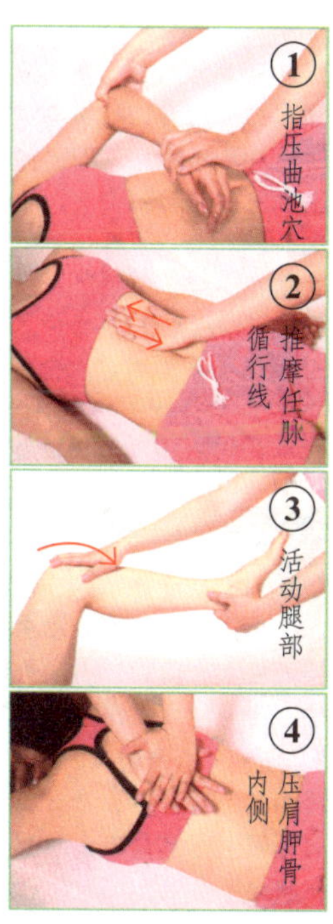

刮痧疗法

刮拭顺序应先点按面部水沟穴，然后刮腋窝极泉穴，再刮上肢曲池穴至外关穴、合谷穴，刮臀部环跳穴和下肢风市、阳陵泉、足三里、三阴交等穴，最后刮足部太冲穴。刮拭手法以平补平泻为主。

糖尿病

糖尿病是由遗传因素、免疫功能紊乱、微生物感染及毒素、精神因素等作用于机体导致胰岛功能减退、胰岛素抵抗等而引发的糖、蛋白质、脂肪、水和电解质等一系列代谢紊乱综合征。其典型症状为多饮、多尿、多食、消瘦。

特效穴位及经络

特效穴位： 阳池、大横、肺俞、脾俞、三焦俞、肾俞、中脘、关元、足三里、三阴交、太溪、胃俞、大肠俞、气海、天枢等穴。

特效经络： 足太阳膀胱经、足少阴肾经、足太阴脾经、足阳明胃经、任脉等。

按摩疗法

1. 用手掌掌根沿一侧侧腹部推擦至对侧侧腹部，然后用五指指腹勾擦回原处，注意推擦时用力要稍重，每次3分钟（见图①②）。
2. 双手手指自然交叉，手掌掌根分别按在双侧大横穴上，同时双手小拇指按压关元穴，双手拇指按压中脘穴，找好位置后，同时轻轻按压5分钟（见图③）。
3. 用拇指点揉中脘、气海、天枢穴等穴，每穴每次各2分钟。
4. 双手拇指擦揉双侧内踝和跟腱，每次5分钟。

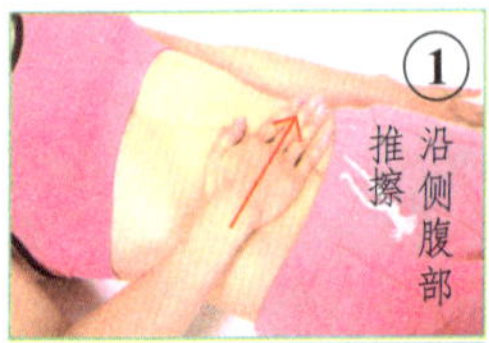

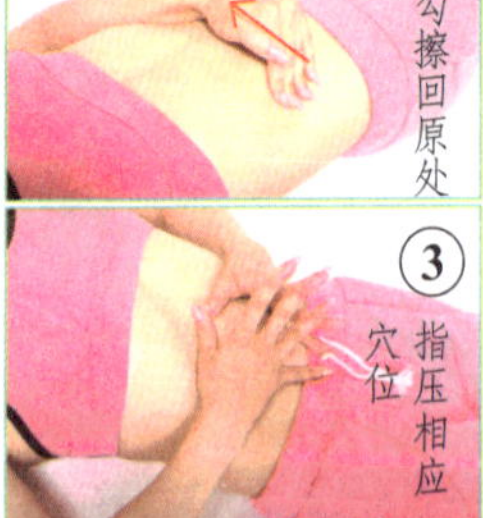

拔罐疗法

1. 单纯火罐法： 患者取俯卧位，暴露背部。用闪火法将罐吸拔在阳池、肺俞、脾俞等穴位上，留罐15～20分钟。每次选一侧穴位，每天1次，10次为1个疗程（见图④）。

2. 走罐法： 患者取俯卧位，暴露背部，先在肺俞穴至肾俞穴段涂抹润滑剂，然后将玻璃火罐吸拔于肺俞穴，从上至下推拉走罐，至皮肤潮红或皮肤出现瘀点为宜，隔天1次。

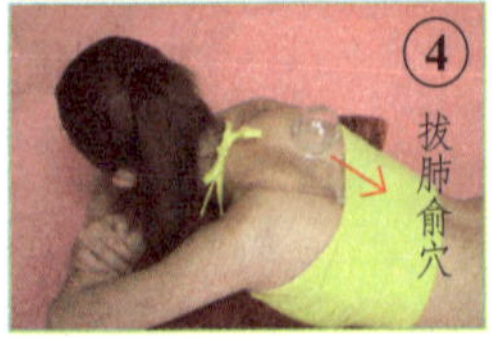

慢性胃炎

慢性胃炎因长期服用对胃黏膜有刺激的食物或药物、过度吸烟、过度精神刺激等引起，分为浅表性、萎缩性和肥厚性三种。以萎缩性多见，是常见的消化系统疾病，且年龄越大，病发率越高。其常见症状为食欲减退、嗳气泛酸、恶心呕吐等。

特效穴位及经络

特效穴位： 巨阙、脾俞、胃俞、中脘、章门、气海、足三里、太冲、胆俞、身柱、膈俞、肝俞等穴。

特效经络： 足阳明胃经、足太阳膀胱经、足厥阴肝经、任脉、督脉等。

按摩疗法

1. 取仰卧位，双手重叠，从心窝部向巨阙穴摩擦5分钟，然后按顺时针方向推摩上腹部，至感到温热为宜。
2. 用双手掌心沿两肋摩擦，自上而下，反复30次，至感觉到温热为宜。

拔罐疗法

1. 刺络罐法： 患者取俯卧位或坐位，常规消毒穴位皮肤后，先用三棱针点刺身柱、胃俞等穴位直到微微出血，然后用闪火法将罐吸拔在点刺穴位上。每次1组穴（如膈俞、肝俞、脾俞、胃俞等），留罐10分钟，隔天1次（见图①）。

2. 闪罐法： 患者取仰卧位，露出腹部。用闪火法将玻璃火罐吸拔在身柱、膈俞、脾俞、胃俞等穴位上施行闪罐20～30下，拔罐需留在穴位上10分钟。每天1次，待症状缓解后，可以改为隔天1次。

刮痧疗法

患者取合适体位，用瓷汤匙先刮脾俞穴、胃俞穴；然后点揉或刮拭中脘、章门、气海、足三里等穴。中脘穴、太冲穴可放痧（见图②③）。

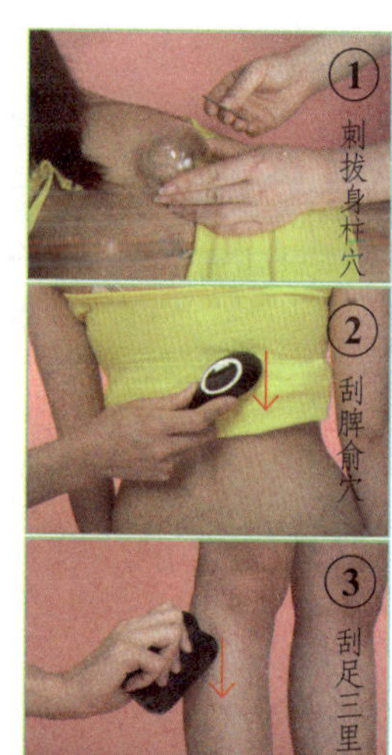

① 刺拔身柱穴

② 刮脾俞穴

③ 刮足三里穴

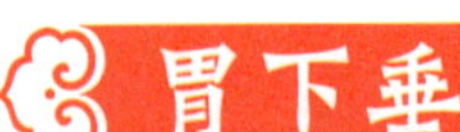

胃下垂

中医认为，胃下垂属于“胃痛”“痞满”“腹胀”的范畴，由脾胃虚弱、长期饮食失节、劳倦过度、脾虚气陷等所致。轻度胃下垂者一般无症状，下垂严重者有上腹不适、饱胀等症状，饭后还会出现恶心、嗳气、厌食、便秘等症。

特效穴位及经络

特效穴位： 百会、脾俞、胃俞、中脘、足三里、曲池、大横、气海、关元、内关等穴。

特效经络： 任脉、督脉、足阳明胃经、足太阴脾经、足太阳膀胱经等。

按摩疗法

1. 左手掌心放在左上腹，向下平推至右下腹；再把右手掌心放在右上腹，向下平推至左下腹，交替进行，各推10～15次。
2. 用拇指按压中脘穴，吸气时缓缓下按，呼气时慢慢松手，按压约10分钟。
3. 改为坐位，用双手拇指按揉足三里穴、曲池穴，每次3分钟。

拔罐疗法

1.艾灸加抽气罐法： 患者取仰卧位，首先用艾条灸百会穴5分钟，灸后将青霉素空瓶磨掉底部后制成的小抽气罐置于百会穴上，紧贴皮肤，用10～20毫升注射器将小罐中的空气抽出，然后立即将罐紧拔于皮肤上，留罐10分钟。每日1次，10次为1个疗程。

2.刺络针灸罐法： 患者取仰卧位，常规消毒穴位皮肤后，用梅花针针刺脾俞、胃俞、中脘、气海、百会等穴，得气后留针15分钟。起针后用闪火法迅速将罐吸拔在各穴上，留罐15～20分钟。起罐后再用艾条点燃后悬灸各穴，至皮肤红润为止。每天或隔天1次，10次为1个疗程。

刮痧疗法

患者采用合适的体位，先点揉百会穴；再用刮痧板刮拭脾俞穴、胃俞穴；最后点揉或刮拭中脘、大横、气海、关元等穴。刮痧的力度由轻到重（见右图）。

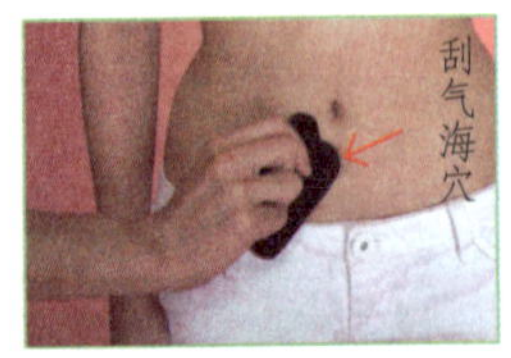

便秘

便秘表现为排便次数明显减少，每2～3天或更长时间一次，无规律，粪质干硬，常伴有排便困难感的病理现象。许多患者的排便次数每周小于3次，严重者长达2～4周才排便1次。

特效穴位及经络

特效穴位：中脘、三阴交、膏肓、神堂、承山、足三里、天枢、神阙等穴。

特效经络：任脉、足阳明胃经、足太阳膀胱经、足太阴脾经等。

按摩疗法

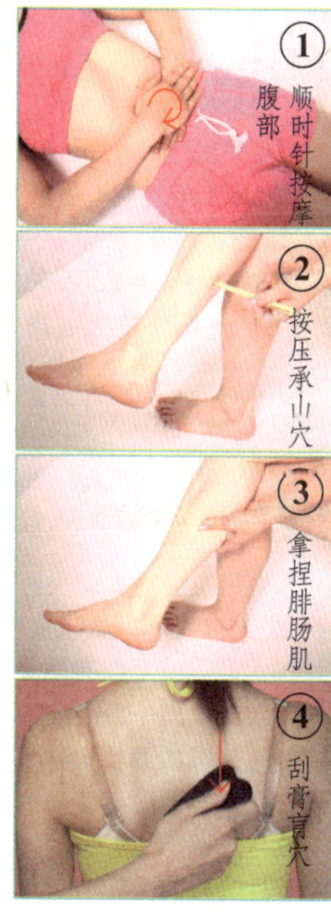

1. 双手重叠，掌心按于脐部，以肚脐为中心推摩腹部，范围逐渐扩大，注意推摩时力度要适中，按顺时针方向推摩50圈，然后轻拍腹部15次（见图①）。
2. 用拇指指腹按揉中脘穴、天枢穴，注意按揉时用力要稍轻，每穴每次各2分钟。
3. 用按摩棒按压承山穴，每次1分钟，再拿捏承山穴周围的腓肠肌30次。口臭者加按足三里穴1分钟，腹冷痛者加按三阴交穴1分钟（见图②③）。
4. 用单手掌心按顺时针方向按揉神阙穴，每次5分钟，至腹部肠鸣产生排气感和便意为宜。

刮痧疗法

患者取站位或坐位，操作者用清水或植物油将刮痧工具蘸湿，在膏肓穴对应的部位刮抹，刮出一道长形紫黑色痧点为宜。一般每处刮20次左右，直至皮下出现微紫红或紫黑色，刮时要始终沿着一个方向刮，切不可来回刮；而且用力要均匀适当，不可忽轻忽重（见图④）。

痔疮

“痔”原指位于直肠下方肛门壁内部的静脉丛，若因长期便秘或腹泻造成痔静脉丛不正常的肿胀、充血，导致血管破坏、长强、腰俞、变形，进而发生排便出血或肛门肿胀、疼痛的症状，即是患了痔疮。

特效穴位及经络

特效穴位： 中脘、天枢、气海、关元、承扶、承山、京门、白环俞、足三里等穴。

特效经络： 足太阳膀胱经、足阳明胃经、督脉、任脉等。

按摩疗法

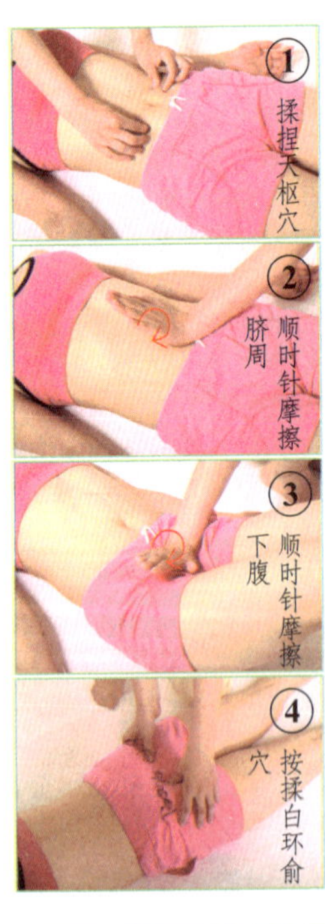

1. 被按摩者取仰卧位，按摩者用拇指指腹推拿、揉捏中脘、天枢、气海、关元等穴，推拿、揉捏时力度要适中，每穴每次各2分钟，以产生酸胀感为宜（见图①）。
2. 被按摩者仰卧屈膝，放松腹部，按摩者用掌根按顺时针方向摩擦肚脐及周围，尤其是下腹部，反复按摩30圈，至感觉温热为宜（见图②③）。
3. 用拇指指腹按揉被按摩者的白环俞、承扶、足三里、承山等穴，按揉时力度一定要适中，每穴每次各1分钟，以产生酸胀感为宜（见图④）。

拔罐疗法

先用三棱针垂直快速点刺大肠俞对应的部位0.5～1厘米，进针后将针体左右摇摆拨动5～6次，同侧下肢有明显酸胀感时起针，再用闪火法拔罐于针眼处20分钟。起罐后，用浓度为75%的酒精棉球消毒压住针眼，并用胶布固定。而后直接在京门、长强、腰俞等穴位对应的部位上拔罐，留罐15～20分钟。隔天1次，5次为1个疗程。

慢性腹泻

腹泻是夏秋季节的常见病，也是临床上常见的症状，它指因感染、过敏等原因所致的肠道炎症性改变。其症状表现为腹部不适(多位于脐周围)，排便次数明显超过平日习惯的次数，粪质稀薄，粪便含未消化的食物或脓血。

特效穴位及经络

特效穴位：大巨、天枢、足三里、关元、手三里、三阴交、中脘、大肠俞、曲池、复溜、太溪、小肠俞、脾俞、胃俞、合谷、上巨虚等穴。

特效经络：任脉、足阳明胃经、足太阳膀胱经、足太阴脾经等。

按摩疗法

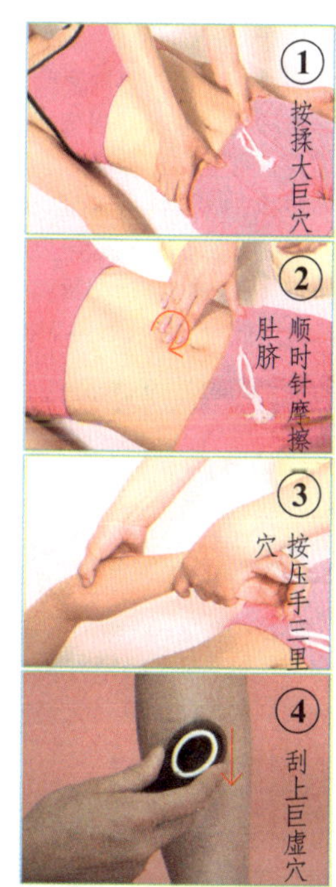

1. 被按摩者取仰卧位，按摩者用拇指指腹按揉天枢、大巨、关元等穴，力度要适中，每穴每次各2分钟，至被按摩者感觉酸胀为宜（见图①）。

2 .除拇指外，其余四指并拢，用指腹沿被按摩者的肚脐顺时针方向摩擦20次（见图②）。

3. 用拇指指腹按压被按摩者的手三里、合谷、曲池、足三里、三阴交、复溜、太溪等穴，每穴每次各3分钟，至被按摩者感觉酸胀为宜（见图③）。

4. 被按摩者改为俯卧位，按摩者张开五指，用拇指指腹按压大肠俞穴、小肠俞穴。

刮痧疗法

1.实证的刮拭法（泻法）：先刮背部大肠俞穴，再从腹部中脘穴刮至天枢穴，最后刮下肢上巨虚穴（见图④）。

2.虚证的刮拭法（补法）：先刮背部脾俞穴至胃俞穴，再从腹部中脘穴刮至天枢穴，然后刮下肢内侧三阴交穴，最后刮下肢外侧足三里穴。

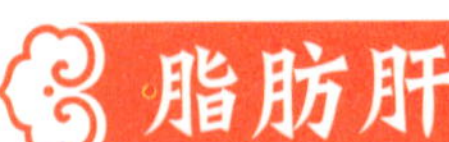

脂肪肝

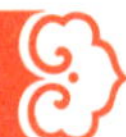

脂肪肝是指由各种原因引起的肝细胞内脂肪堆积过多的病变。正常情况下，肝内脂肪占肝重的3%～4%，若脂肪含量超过肝重的5%即为脂肪肝。食欲不振、疲倦乏力、恶心、体重减轻、肝区或右上腹隐痛等都是脂肪肝的临床表现。

特效穴位及经络

特效穴位： 曲池、关元、足三里、中脘、丰隆、期门、胆俞、肝俞、章门、京门、大椎、至阳等穴。

特效经络： 任脉、足厥阴肝经、手阳明大肠经、足阳明胃经、足太阳膀胱经等。

按摩疗法

1.按揉曲池： 仰掌屈肘，肘横纹头呈现凹陷处即为曲池穴。以拇指尖按摩另一臂的曲池穴，直至有酸重感，并向手放射，两手交换按揉1～2分钟（见图①）。

①按揉曲池穴

2.点按足三里： 取坐位，双手四指屈曲，按在小腿处，将拇指指端在足三里穴处做点按，一按一松，连做30次（见图②）。

②点按足三里穴

针灸疗法

1.灸关元： 将艾条的一端点燃后，对准关元穴熏灸，艾条距离皮肤2～3厘米；也可用艾炷隔姜片、蒜片灸，每天1次（见图③）。

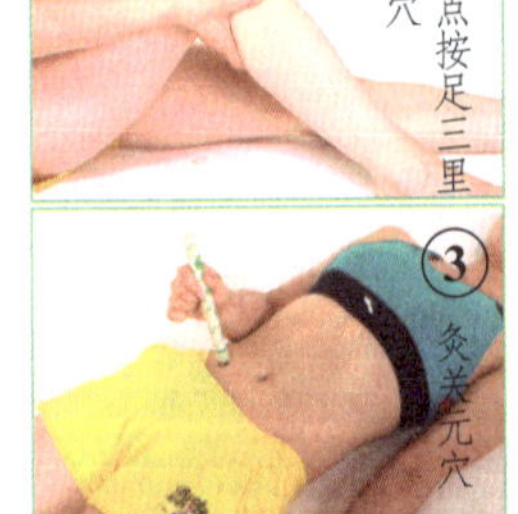

③灸关元穴

2.两组穴交替针刺疗法： 肝俞穴、期门穴为一组；京门穴、章门穴为另一组。每次取一组，两组交替。以1.5寸毫针刺入至得气后行中强度刺激，留针20～30分钟，其间行针1次。隔天1次，3个月为1个疗程。

拔罐疗法

A组为大椎穴、肝俞穴；B组为至阳穴、期门穴，两组交替使用。先用三棱针点刺各穴2～3下，微出血后拔罐，留罐10～15分钟。10次为1个疗程。

感冒

感冒分为风热感冒和风寒感冒。风热感冒的起因通常是便秘，很多时间属于阳明经症，表现为咽喉痛、流浓涕等；而风寒感冒通常是由于劳累，再加上吹风或受凉而引发，多发生在秋、冬季，属于太阳经症，表现为打喷嚏、流清涕、恶寒等。

特效穴位及经络

特效穴位： 风池、迎香、风门、印堂、足三里、合谷、肾俞、大椎、外关、天突、鱼际、照海等穴。

特效经络： 任脉、足阳明胃经、手太阴肺经、手阳明大肠经、足太阳膀胱经、足少阳胆经、足少阴肾经等。

按摩疗法

1. 双手五指并拢，沿鼻翼两侧从前额发际向下颌摩擦，自上而下反复20次（见图①）。
2. 双手中指指腹按压迎香穴、风池穴，每穴每次各3分钟。
3 .双手掌心用力摩擦颈部，直至产生温热感。
4. 击打双腿足三里穴，各30次（见图②）。
5. 双手握拳按压腰部肾俞穴5～10分钟。

① 摩擦面部

② 击打足三里穴

拔罐疗法

1.风寒感冒操作方法： 在大椎穴处进行拔罐的操作，留罐5～10分钟起罐。根据患者自觉症状消除程度决定拔罐次数。如病情不减轻，可在原部位连续拔罐1～2次，直到症状消失。

2.流行性感冒操作方法： 单纯火罐法，留罐10～15分钟，每天1次。要根据不同症状施罐，如头痛拔风池穴、印堂穴；声哑拔天突穴、鱼际穴、照海穴。

刮痧疗法

首先刮拭风池、风门等穴位所在的部位，而风门穴位于掌管一身阳经的督脉上，有助于疏通其他的经脉。再刮胸部，最后刮上肢。同时可用平补平泻法刮拭足三里穴，点揉外关穴、合谷穴，每天1次。

咳嗽

当呼吸道黏膜受到异物、炎症、分泌物或过敏性因素等刺激时，会反射性地引起咳嗽，一般声痰并见。3周以内的咳嗽为急性咳嗽；持续时间3～8周的为亚急性咳嗽；持续时间超过8周以至数十年的为慢性咳嗽。

特效穴位及经络

特效穴位： 中府、天突、列缺、大椎、风门、肺俞、身柱、膻中、太冲、人迎、水突、气舍等穴。

特效经络： 任脉、手太阴肺经、手少阴心经、足阳明胃经等。

按摩疗法

1.按揉中府： 双手四指并置于一侧胸大肌胸骨缘，沿肋间隙向外推摩至中府穴，反复数次，再以两拇指置于中府穴，着力长按3～5分钟。

2.点按天突： 拇指、食指分置两侧人迎穴，向下经水突穴到气舍穴，反复摩动数次，再以食指顶端置于天突穴处，向下方点按3～5分钟，点按时局部有酸胀感，并有沿气管向下的放射感。

3.按揉列缺： 用右手拇指指腹按在左手的列缺穴上，其余四指附在腕对侧，适当用力按揉2分钟，两手交替进行。

拔罐疗法

患者采用俯坐位或俯卧位，取大小适宜的火罐用闪火法或投火法将火罐吸附在身柱穴对应的部位上。留罐10～15分钟，3～4天治疗1次，也可视皮肤反应、患者体质和病情而定，5次为1个疗程（见图①）。

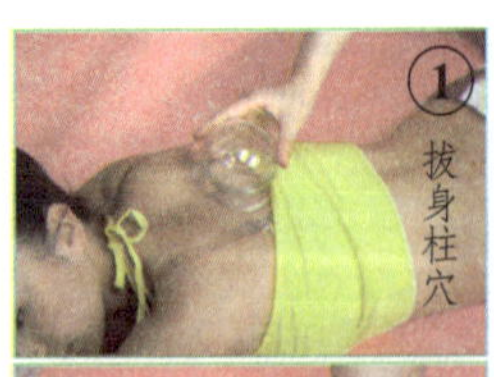

①拔身柱穴

刮痧疗法

先刮颈部大椎穴，再刮背部风门穴、肺俞穴、身柱穴，然后刮胸部中府穴、膻中穴，最后刮足背部太冲穴。刮拭手法以泻法为主，太冲穴、肺俞穴可放痧（见图②）。

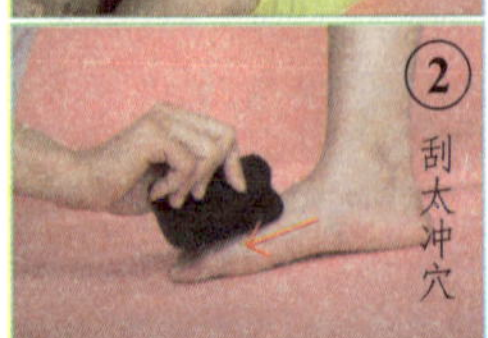

②刮太冲穴

哮喘

哮喘是一种以发作性喉中哮鸣、呼吸困难甚至喘息不得平卧为特点的过敏性病症。中医认为哮喘的发生与肺、脾、肾三脏密切相关。哮喘的临床表现有：发作性伴有哮鸣音的呼气性呼吸困难；干咳或咯大量白色泡沫痰，甚至出现发绀等。

特效穴位及经络

特效穴位： 肺俞、天突、膻中、足三里、中府、天府、身柱、列缺、太冲、缺盆、尺泽、合谷等穴。

特效经络： 任脉、足太阳膀胱经、足阳明胃经、足少阴肾经、足厥阴肝经等。

按摩疗法

1.取坐位，用单手掌面从腋下向膻中穴横擦，反复20次，至感觉温热为宜（见图①）。

2.用拇指指腹按揉天突、膻中、中府、缺盆、尺泽、列缺、合谷等穴，每穴每次各3分钟。

3.用双手掌面交替轻拍对侧胸部，反复20次（见图②）。

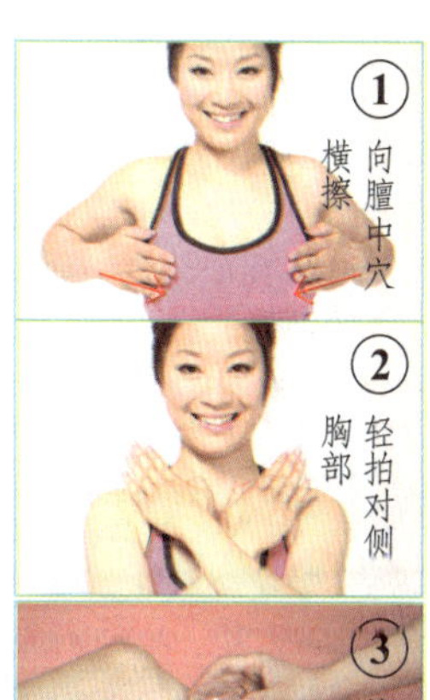

拔罐疗法

患者先取俯卧位而后取仰卧位，事先准备好中、小型玻璃火罐，用浓度为75%的酒精棉球常规消毒穴位皮肤，再用镊子夹取浓度为95%的酒精棉球，点燃后在罐内绕1～3圈后抽出，并迅速将罐子扣在足三里穴对应的部位上，持续5～10分钟，至患者穴位皮肤出现紫红充血为宜（见图③）。

刮痧疗法

患者先取仰卧位而后取坐位，背部露出。操作者先刮背部肺俞穴、身柱穴；然后刮胸部；最后刮足背部太冲穴（见图④）。

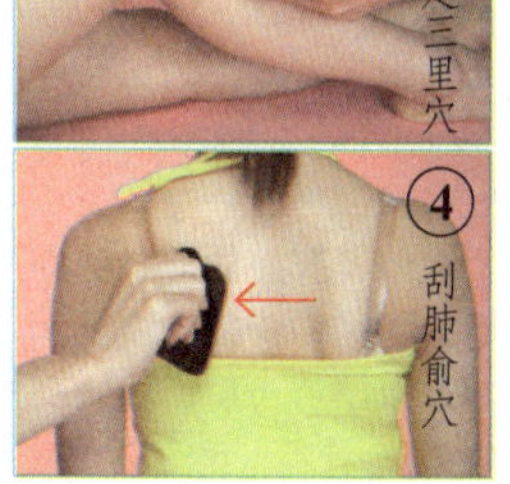

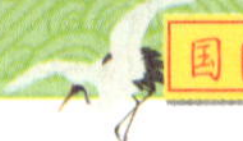

泌尿系结石

泌尿系结石由机体内胶体和晶体代谢平衡失调所致，与感染、营养代谢紊乱、泌尿系统异物、尿郁积以及地理气候等因素有关。男性比女性容易患此症，结石多数位于肾盂、肾盏内。肾结石的主要症状为疼痛和血尿。

特效穴位及经络

特效穴位： 阳陵泉、太溪、水分、肾俞、委中、三阴交、阴谷、肾俞、膀胱俞等穴。

特效经络： 足太阳膀胱经、足阳明胃经、足太阴脾经、足少阴肾经等。

按摩疗法

1. 点按阳陵泉： 用点按穴位的用具对阳陵泉穴进行顺时针或逆时针的按揉，每次1分钟，一天3次。局部有酸胀感，并向下传导；也可用吹风机里的热风对准该穴位吹（见图①②）。

2. 点按太溪： 一手四指置于外踝，另一手拇指指端点按太溪穴，先揉按2～5分钟，再一按一松连做5分钟（见图③）。

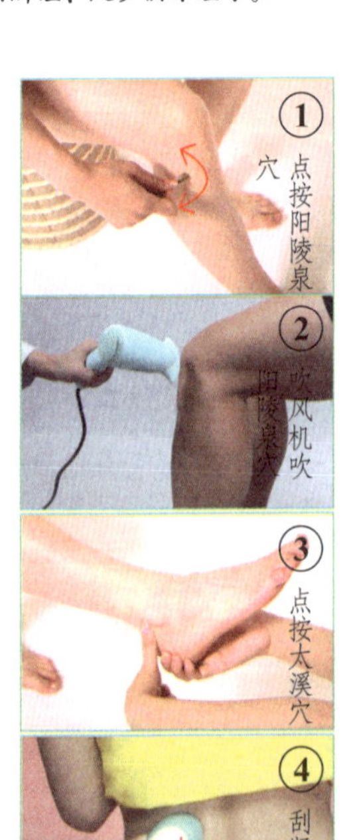
① 点按阳陵泉穴
② 吹风机吹阳陵泉穴
③ 点按太溪穴

针灸疗法

将艾条的一端点燃后对准水分穴熏灸。艾条距离皮肤2～3厘米，以局部产生温热而不灼痛感为宜；也可用艾炷隔姜片、蒜片灸，每天1次。

刮痧疗法

患者取坐位，将刮痧油涂于肾俞穴及背部，手持刮痧板，由上而下轻轻刮，力度均匀，以出痧为度。两次刮痧间隔5～7天，两次为1个疗程（见图④）。

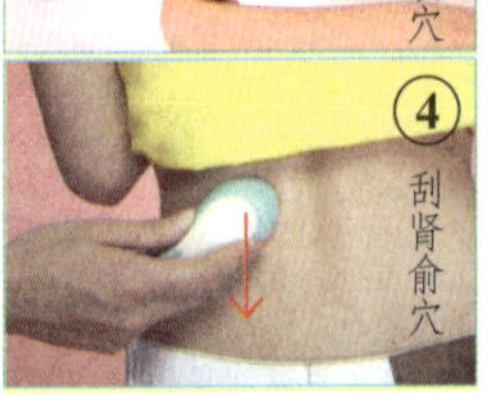
④ 刮肾俞穴

尿路感染

尿路感染是由细菌（极少数可由真菌、原虫、病毒）直接侵袭引起的。尿路感染分为上尿路感染和下尿路感染。由于女性生理结构特殊，所以本病多发于女性。临床上，尿路感染主要表现为尿路刺激征，即尿频、尿急、尿痛、排尿不适等症状。

特效穴位及经络

特效穴位：肾俞、膀胱俞、中极、阳陵泉、委中、三焦俞、三阴交、大椎、脾俞、次髎、下髎、阴陵泉、关元等穴。

特效经络：足太阳膀胱经、足阳明胃经、足太阴脾经、足少阴肾经、任脉等。

按摩疗法

1.推擦膀胱俞：取俯卧位，以手掌侧面在膀胱俞穴及腰骶部上下反复推擦。

2.按揉中极：呈仰卧位，操作者或患者用可按揉穴位的工具对中极穴进行顺时针或逆时针的按揉，每次1分钟，连做3次。适度用力，局部有酸胀感并向下传导、略有便意为佳。

3.按压委中：呈坐位，一手拇指置于阳陵泉穴，其余四指放于委中穴进行按压，一按一放，至整条腿酸麻为止。

针灸疗法

急性期取膀胱俞、三焦俞、中极、三阴交、阳陵泉穴，施予雀啄灸，每穴每次灸5～10分钟，每天或隔天1次，10次为1个疗程。疗程间休息1天。临床痊愈后，为巩固疗效，取肾俞、膀胱俞、中极、关元、三阴交穴，施予温和灸，隔天1次，治疗2周。

拔罐疗法

取大椎、脾俞、中极和肾俞、次髎、关元2组穴位，每次选用1组，采用留罐法，每次10～15分钟，每天1次，5次为1个疗程，连续治疗1～2个疗程。

刮痧疗法

先刮肾俞穴、膀胱俞穴、下髎穴，再刮脾经阴陵泉穴至三阴交穴，以本经压痛明显处为主；最后点揉水道、中极穴。

头痛

头痛是头颅上半部的疼痛，是头部临床上最常见的症状，管理者、教师、律师、医师都是功能性头痛的“常客”。头痛可由全身疾病、头部器官疾病及脑部病变引起。其临床表现有：轻者头部不适或胀痛；重者头痛头晕，甚至头部胀痛欲裂。

特效穴位及经络

特效穴位： 太阳、印堂、百会、风池、翳风、角孙、合谷、阳陵泉、足三里、血海等穴。

特效经络： 督脉、足太阳膀胱经、足阳明胃经、手阳明大肠经、足少阳胆经等。

按摩疗法

1. 双目自然闭合，将双手食指屈曲，拇指按在太阳穴上，由正中印堂穴沿眉毛两侧分抹，按压时力度要适中，可反复做30次或适当增加，每天2次（见图①）。

2. 前额头痛时可按压印堂穴、合谷穴，两侧头痛可按压百会穴，后头痛按压风池穴。注意按压时力度要适中，每穴每次各5分钟，以穴位有酸胀感为宜，每天2～3次（见图②）。

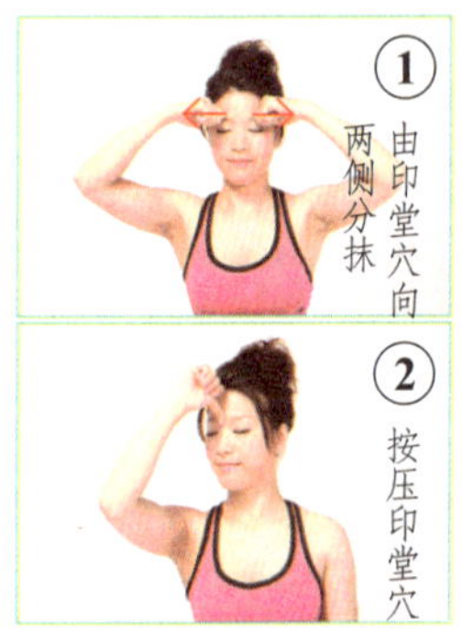

① 由印堂穴向两侧分抹

② 按压印堂穴

拔罐疗法

患者取舒适体位，用消过毒的玻璃火罐进行拔罐操作，用镊子夹住一小团棉球，蘸上浓度为95%的酒精，左手握住罐体，罐口朝右下方，之后把燃着的棉球伸入罐内燃烧1～2秒，快速取出，左手快速把罐体吸附在太阳穴对应的部位，每天或隔天1次。

刮痧疗法

患者采用合适的体位，操作者用消过毒的刮痧工具进行刮拭。先点揉翳风穴、太阳穴，刮角孙穴；然后刮上肢合谷穴及下肢阳陵泉穴和足三里穴；最后刮血海穴。补泻兼施，力度由轻到重，具体应根据患者的病情和体质酌情处理手法力度。

失眠

失眠是睡眠障碍中最常见的以经常不能获得正常睡眠为特征的病症，常见于神经衰弱、神经官能症及贫血等病。失眠的临床表现有：睡眠困难，睡眠中间易醒及早醒，睡眠质量低下，睡眠时间明显减少，严重的患者甚至会彻夜不眠。

特效穴位及经络

特效穴位： 百会、太阳、印堂、神庭、心俞、肾俞、脾俞、内关、三阴交等穴。

特效经络： 足太阳膀胱经、足阳明胃经、足少阴肾经、手少阴心经等。

按摩疗法

1. 用掌心按揉前额穴、头维穴，每穴每次各2分钟。
2. 按摩者站立在被按摩者的后面，用五指拿捏脖子根部与肩头连线的正中央以及周围大筋处。
3. 取仰卧，双手拇指指腹按揉太阳穴，每次2分钟，然后沿两侧颞部由前向后推摩（见图①）。
4. 用手掌根部轻轻拍击头顶百会穴（见图②）。

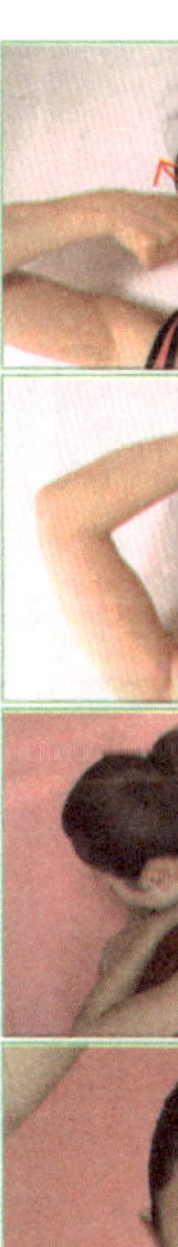

① 沿颞部由前向后推摩

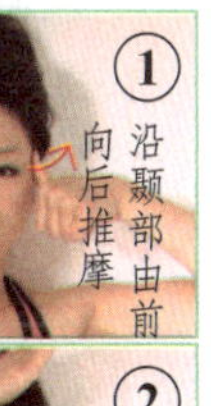

② 轻拍百会穴

拔罐疗法

一般采用拔火罐疗法，患者取舒适体位，用镊子夹住一小团棉球，蘸上浓度为95%的酒精。左手握住罐体，罐口朝右下方，之后把燃着的棉球伸入罐内燃烧1～2秒，快速取出，左手迅速把罐体吸附于心俞、肾俞、脾俞、内关、三阴交等穴位对应的部位上，每天或隔天1次（见图③）。

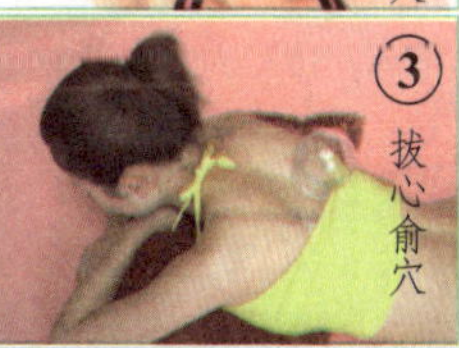

③ 拔心俞穴

刮痧疗法

患者取适当体位，操作者将刮痧工具在植物油中蘸湿，在治疗的部位上刮出一道长形紫黑色痧点。顺序为颅部、背部、上肢部、下肢部，如先刮颅部的神庭穴（见图④）。

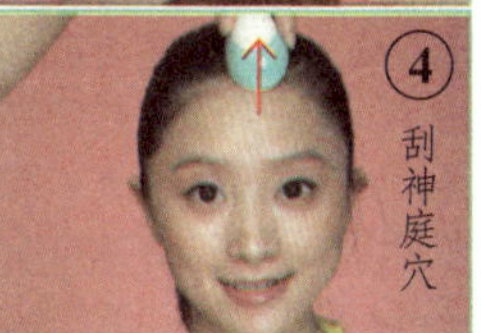

④ 刮神庭穴

面神经麻痹

面神经麻痹俗称“吊斜风”，其诱因较多。外感风寒、肝气郁结、气血虚亏等都能使经气阻滞、经筋失养、肌肉纵缓不收而导致嘴㖞眼斜。临床上，患者往往于清晨洗脸、漱口时突然发现一侧面颊动作不灵、嘴巴㖞斜，鼻唇沟平坦、口角下垂等。

特效穴位及经络

特效穴位： 丝竹空、风池、阳白、四白、地仓、颊车、睛明、翳风、下关、瞳子髎、颧髎、攒竹、人中、承浆、太阳、大椎等穴。

特效经络： 任脉、手阳明大肠经、足太阳膀胱经、足阳明胃经、足厥阴肝经等。

按摩疗法

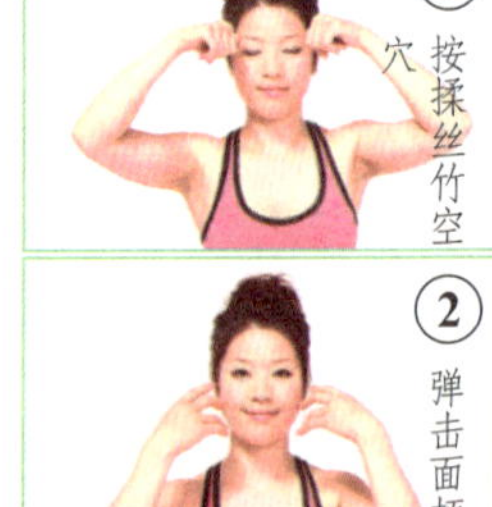

①按揉丝竹空穴

②弹击面颊

1. 取坐位或仰卧位，用拇指按揉丝竹空、睛明、四白、瞳子髎、阳白、颧髎、攒竹、人中、承浆、翳风、颊车、地仓等穴，每穴每次各2分钟（见图①）。

2. 用拇指固定食、中、无名指猛力弹出，以指端自上而下依次弹击面颊，注意弹击时力度要适中（见图②）。

拔罐疗法

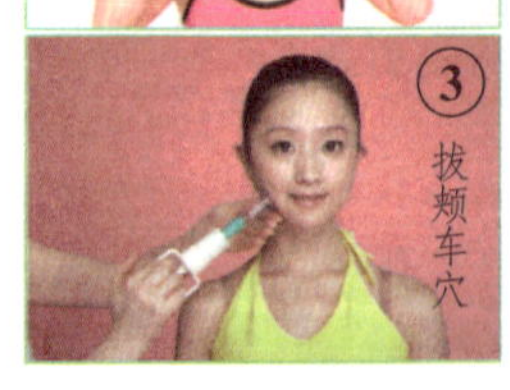

③拔颊车穴

1. 抽气罐法： 患者取坐位，取颊车穴，用抽气罐在颊车穴对应的部位上吸拔，留罐10分钟左右，隔天治疗1次（见图③）。

2. 出针闪罐法： 每次取风池、颊车、四白、下关、太阳、阳白等穴，用抽气罐进行吸拔。患者取坐位，常规消毒穴位皮肤后，用毫针透穴刺法，得气后留针20分钟，其间10分钟行针1次，并取其中2穴同时用艾条温和灸。起针后分别在额部、中面颊部、下面颊部施行闪罐或涂姜汁、祛风药酒闪罐，至局部发红为度，每天1次，10次为1个疗程；也可取患侧的风池、大椎、地仓、颊车等穴，施以单纯拔罐法，留罐10分钟，隔天1次，5次为1个疗程。

膝关节炎

膝关节炎也称膝骨性关节炎或退行性关节炎，多发生在40岁以上的中老年人群中，其病因比较复杂，包括慢性损伤、肥胖、老化、超负荷运动、饮食、环境以及免疫因素等。其临床表现主要有膝关节疼痛、肿胀、畸形、运动障碍等。

特效穴位及经络

特效穴位： 血海、阳陵泉、阴陵泉、足三里、悬钟、梁丘、承山等穴。

特效经络： 足阳明胃经、足少阴肾经、足太阴脾经等。

按摩疗法

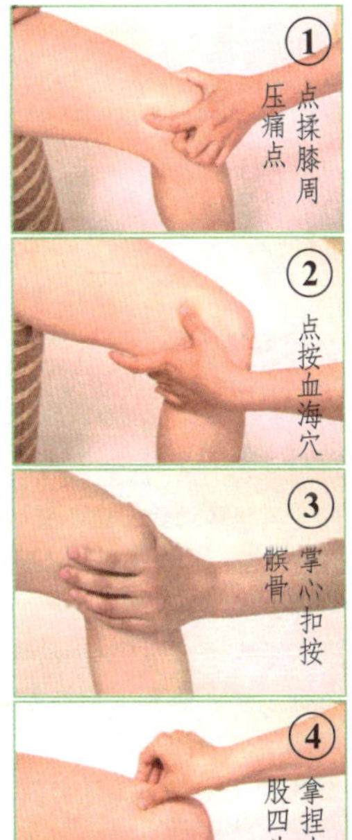

1. 被按摩者取仰卧位，按摩者用拇指、食指点揉膝周压痛点，如膝关节内侧、膝关节外侧、髌骨下及膝后窝等。用力由轻渐重，再由重渐轻，点揉1分钟，可促进痛点炎症吸收，松解粘连（见图①）。
2. 用一手拇指指腹点按一侧的血海、梁丘、阴陵泉、阳陵泉、足三里等穴，点按时力度要适中，每穴每次各1分钟，以被按摩者痛到酸胀感为宜（见图②）。
3. 一手掌心扣按被按摩者的一侧髌骨，在保持一定压力的情况下，使髌骨向内向上轻微运动，然后带动髌骨作环转运动3分钟，以髌骨产生酸胀温热感为宜（见图③）。
4. 用拇指和其余四指相对拿捏被按摩者大腿前面的股四头肌，每次3分钟，以产生酸胀感为宜（见图④）。

针灸疗法

施予雀啄灸或回旋灸，以温热感能耐受为度。每次选择足三里、悬钟、阳陵泉、血海、梁丘等穴中的3～4个穴位，每穴灸10～15分钟，每天灸1次，10次为1个疗程，疗程间休息2～3天。

肩周炎

肩周炎是由肩周肌肉、肌腱、滑囊和关节囊等软组织退行性改变所引起的广泛的炎症反应。其临床的早期表现仅以疼痛为主或仅有轻微隐痛或肩关节不适和束缚感；肩关节外展时出现典型的“扛肩”现象；继而疼痛逐渐加重，夜间尤甚。

特效穴位及经络

特效穴位：风池、肩井、天宗、中府、肩贞、外关、曲池、合谷、肩前、巨骨等穴。

特效经络：足阳明胃经、手阳明大肠经、手太阳小肠经、手少阳三焦经等。

按摩疗法

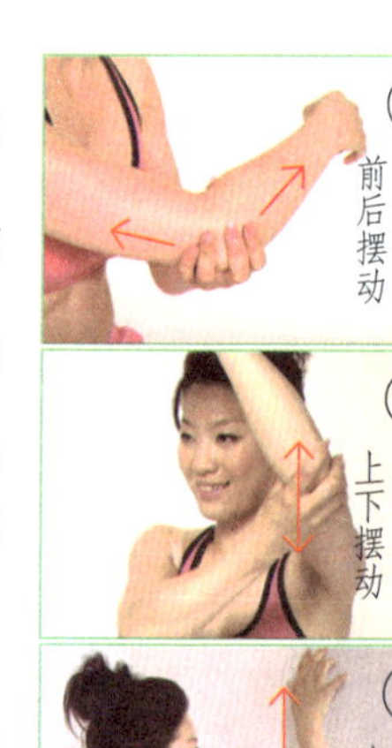

1. 取坐位，用健侧手掌置于患肩顺时针方向按揉50次，以感觉温热为宜。
2. 用健侧手掌托住患侧肘部，辅助进行前后、上下摆动（见图①②）。
3. 用健侧手掌托住患侧手腕部，向上抬举患肩，抬举时动作要缓慢，可反复10次。
4. 也可站立于墙边，面对墙壁，患侧手臂手指放于墙上，然后从下向上做手指爬墙动作，尽量随动作抬高手臂（见图③）。

拔罐疗法

拔罐治疗肩周炎时，应该根据疼痛部位进行治疗。例如，肩前部疼痛，伴前臂内旋后伸活动障碍（即手从背下方后伸搭肩背）困难者，可于肩前穴拔罐；肩膀后侧疼痛，伴前伸动作不利者，可重点于肩贞穴、天宗穴拔罐；肩峰端疼痛，伴侧平举或手臂上抬艰难者，可着重于巨骨穴、肩井穴拔罐。一般用抽气罐或玻璃罐实施拔罐操作，并根据患者的病情和体质决定时间长短（见图④）。

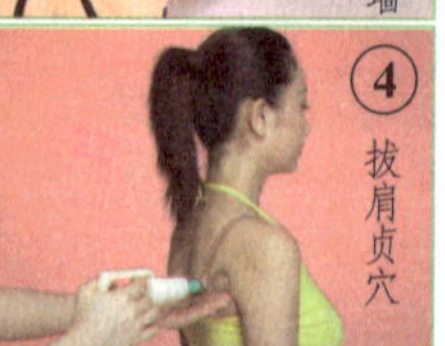

颈椎病

颈椎病主要由颈椎长期劳损、骨质增生、椎间盘脱出、韧带增厚，致使颈椎脊髓、神经根或椎动脉受压等引起。其主要的临床症状有头、颈、臂及前胸等部位的疼痛；头、颈转摇范围受限的运动障碍；重者可致肢体软弱无力，甚至麻木、瘫痪等。

特效穴位及经络

特效穴位： 百会、哑门、大椎、肩井、天宗、肩髃、曲池、手三里、外关、足三里、丰隆、阳陵泉、大杼、风池、风门等穴。

特效经络： 督脉、足太阳膀胱经、手太阳小肠经、足阳明胃经等。

按摩疗法

1. 用双手拇指指腹按压风池穴，按压时力度要适中，每次2分钟，至产生酸胀、麻木为宜。
2. 用中指指腹按压大椎穴，按压时力度要适中，每次2分钟（见图①）。
3. 用双手拿捏头部，同时将头部向上提拿，反复5次（见图②）。
4. 用双手中指指腹按压颈椎旁线，边揉边移动，上下反复5次。
5. 用按摩板轻轻摩擦颈部，至该部位产生温热感为宜（见图③）。
6. 用双手固定颈后部，前后俯仰头各10次（见图④）。

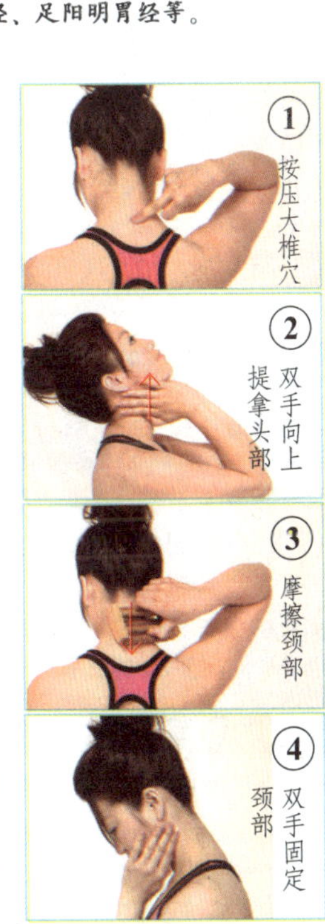

拔罐疗法

取大椎、风池、风门、天宗、肩井、曲池等穴，患者取俯卧位，消毒穴位皮肤后，用2寸毫针针尖向上斜刺1～1.5寸，以双侧肩胛部及头颈部有酸、胀、麻感为宜。起针后，可用贴棉法将罐吸拔在大椎穴上，留罐30分钟。每天1次，7～10次为1个疗程。

落枕

落枕是一种常见病，本病起于睡眠之后，如夜间睡眠姿势不良，头颈长时间处于过度偏转的位置；或因睡眠时枕头不合适，使头颈处于过伸或过屈状态，均可引起颈部一侧肌肉紧张。其症状有急性颈部肌肉痉挛、强直、疼痛以致转动失灵等。

特效穴位及经络

特效穴位： 神堂、风门、肩井、大椎、肾俞、风府、至阳、曲池、足三里等穴。

特效经络： 足太阳膀胱经、手太阳小肠经、手阳明大肠经、督脉等。

按摩疗法

1. 双手交叉放在颈后，用手掌揉擦颈项两旁10次，至感觉微热为宜（见图①）。
2. 用手掌侧面轻轻擦刮颈项及肩井部，每次3分钟，至感觉微热为宜。
3. 双手握拳，轻轻捶打对侧肩膀，然后慢慢转动颈部，每次5分钟（见图②）。

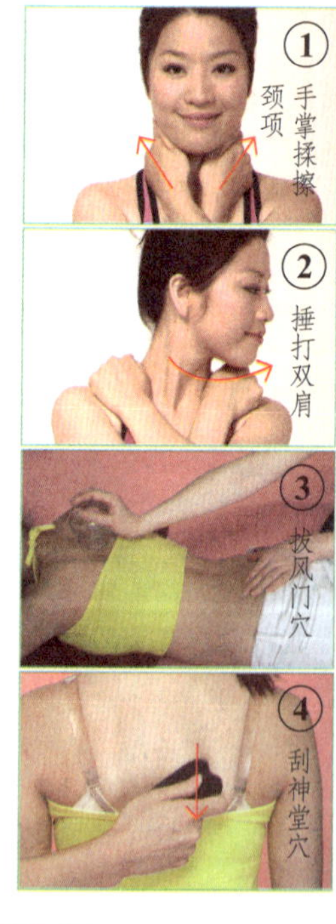

拔罐疗法

用力按揉风门、大椎等穴位片刻，常规皮肤消毒后，以三棱针快速点刺数下，然后选用适当口径的玻璃罐具吸拔。配穴可取1～2个，针刺得气后，留针，再在针刺处拔罐。吸拔时间均为10～15分钟。起罐后，用艾卷在相应部位灸几分钟。每天1次，疗程视患者的病情而定（见图③）。

刮痧疗法

患者取坐位或俯卧位，先刮头颈部，然后刮督脉上的风府穴、神堂穴，最后刮上下肢的相应穴位，如曲池穴、足三里穴。力度适当，视患者的病情和体质酌情处理（见图④）。

慢性鼻炎

慢性鼻炎是鼻腔黏膜和黏膜下层的慢性炎症，分为慢性单纯性鼻炎和慢性肥厚性鼻炎。身体弱，出现内分泌失调、便秘、维生素缺乏就会导致慢性鼻炎，多表现为鼻塞、流清涕、鼻痒等。

特效穴位及经络

特效穴位： 迎香、印堂、太阳、中府、尺泽、上星、列缺、鱼腰、四白、阳陵泉、合谷、百会、鼻通、曲池、足三里、风池、阳白、攒竹等穴。

特效经络： 督脉、足太阳膀胱经、足少阳胆经、手阳明大肠经等。

按摩疗法

1. 用拇指和食指在鼻部两侧自上而下反复对揉、对捏，每次5分钟（见图①）。
2. 用食指指腹按揉迎香穴，注意点按时力度要适中，每次1分钟（见图②）。
3. 用拇指推按印堂穴50次，再用手的大鱼际从前额分别推抹至两侧太阳穴处，反复20次。
4. 用双手拇指指腹按揉中府、尺泽、合谷、风池等穴，力度适中，每穴每次各1分钟。

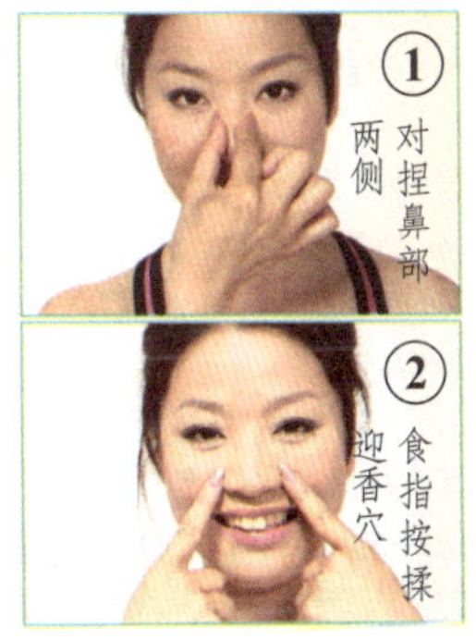

针灸疗法

1. 取百会、上星、印堂、阳白、攒竹、太阳、迎香、曲池、合谷、足三里等穴针刺。一般每次取3～5个穴位，得气后留针30分钟，每天1次，10天为1个疗程。
2. 取迎香、鼻通、列缺、合谷、印堂穴针刺。针刺方法以泻法为主，每天1次，得气后留针30分钟，12天为1个疗程。
3. 取第一组穴位：阳白穴、攒竹穴或配鱼腰穴；再取第二组穴位：四白穴、迎香穴。两组穴位交替操作。选独头蒜2头，切成片，厚度0.7厘米，放置穴位上，将艾绒搓成花生豆大的锥形艾炷放在蒜片上，用线香点燃施灸，每次12壮。两组穴位交替灸治，同时针刺双侧阳陵泉穴或足三里穴，每天施灸1次，10天为1个疗程。

近视

近视是以看近物清晰、视远物模糊为主要特征的一种眼病，为眼科屈光不正疾病之一，多见于青少年，少数患者见于儿童先天性近视。其临床表现有：视近物清晰，视远物模糊，视物昏渺，视力减退，头晕耳鸣，神疲乏力，夜寐多梦等。

特效穴位及经络

特效穴位： 攒竹、阳白、四白、太阳、印堂、承泣、睛明、风池、光明、肝俞、肾俞、合谷等穴。

特效经络： 督脉、足阳明胃经、足厥阴肝经、足少阳胆经、足太阳膀胱经等。

按摩疗法

1. 找一处10米以外的绿树，全神贯注地凝视树叶25秒，促使眼睫状肌松弛，减轻眼疲劳。接着把手掌放于眼前30厘米处，凝视5秒，再凝视远方的绿树，如此反复20次（见图①）。
2. 取坐位，双眼自然闭合，全身放松，用拇指指腹按揉睛明、攒竹、太阳、四白、印堂、承泣等穴，按揉时力度要适中，每穴每次各3分钟，以产生酸胀感为宜（见图②③）。
3. 取耳穴左右耳眼、肝穴，将预贴有王不留行子的胶布贴于选用的穴位上，每天按压3～4次，每次每穴按压2～3分钟，以产生酸、胀、痛、麻、热等感觉为度，保留3～5天。
4. 用夹子捏夹耳垂。

刮痧疗法

先点按或刮拭面部攒竹、睛明、阳白、四白等穴，再刮后头部风池穴，然后刮背部肝俞穴、肾俞穴，最后刮下肢外侧光明穴。刮拭方法要补泻兼施（见图④）。

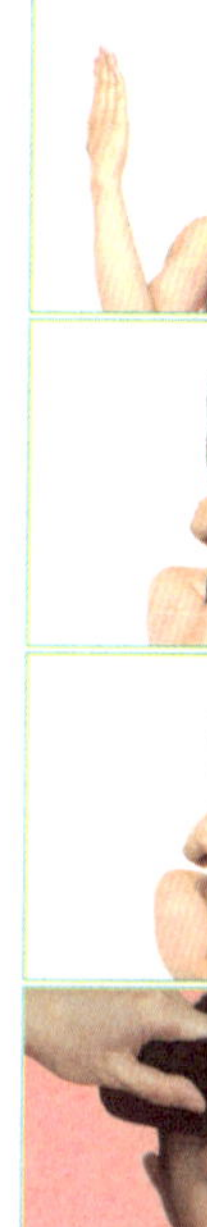

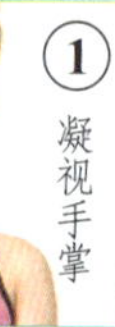

① 凝视手掌

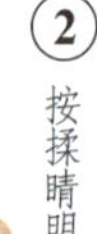

② 按揉睛明穴

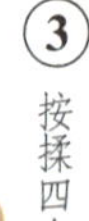

③ 按揉四白穴

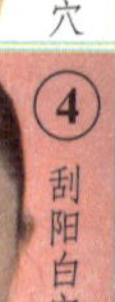

④ 刮阳白穴

耳鸣

耳鸣是在并无外界声波刺激或电刺激时人体耳内或脑内产生声音的感觉，是一种自觉症状。其临床表现有刮风似的呼呼声，机器响似的隆隆声，以及哨声、铃声等。轻者安静时可听到，重者无论工作、学习时都可以听到。

特效穴位及经络

特效穴位： 翳风、听宫、外关、听会、耳门、太溪、阳陵泉、合谷、中渚、列缺、完骨、侠溪、三阴交、行间、足三里、筑宾、绝骨、肾俞、肝俞、大椎、风池等穴。

特效经络： 足少阴肾经、足少阳胆经、手少阳三焦经、手太阳小肠经等。

按摩疗法

1. 推听宫： 用食指在听宫穴上下来回推20次，以局部有酸胀感为宜（见图①）。

2. 击天鼓： 两掌搓热，用两掌心掩耳，中指按在后头部风池、翳风穴处。再将食指叠在中指上，敲击枕骨下方，使耳内可闻及类似击鼓的声音，重复3～5次（见图②）。

3. 按压外关： 将一手食指指腹放在对侧的外关穴上，用力按压1分钟，双手交替进行。

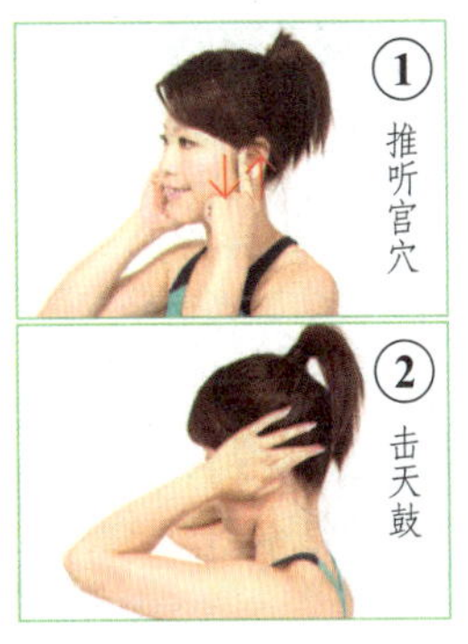
① 推听宫穴

② 击天鼓

针灸疗法

1. 取风池、合谷、外关、中渚、翳风、列缺、耳门、完骨、侠溪、三阴交、阳陵泉等穴行针。平补平泻，得气后留针20分钟，每日1次。适用于风火上扰耳窍所致的耳鸣。

2. 取合谷、行间、列缺、外关、翳风、中渚、阳陵泉、足三里、三阴交、听宫、完骨、风池等穴。用泻法，得气后留针30分钟，每天1次。适用于肝胆火盛、蒙闭清窍所致的耳鸣。

3. 取太溪、筑宾、三阴交、绝骨、足三里、阳陵泉、合谷、外关、中渚、完骨、翳风、听宫、百会、肾俞、肝俞、大椎等穴。针气海穴，灸关元穴。上肢穴位用泻法，下肢穴位用补法，背部腧穴用平补平泻法，每天1次。

扁桃体炎

扁桃体炎有慢性和急性之分。慢性扁桃体炎主要由链球菌或葡萄球菌感染引起，多发生在受凉或过度疲劳后，常见于青少年。急性扁桃体炎有传染性，潜伏期为3～4天，扁桃体充血，咽痛明显，吞咽时加重。临床上主要表现为咽痛、发热及咽部不适。

特效穴位及经络

特效穴位： 风池、风府、廉泉、水突、气舍、天突、翳风、列缺、肩井、合谷、曲池、肩髃、极泉、内庭、大椎等穴。

特效经络： 任脉、足阳明胃经、足厥阴肝经、手阳明大肠经等。

按摩疗法

①
按压、推拿风池穴
②
按压肩井穴
③
按摩肩髃、极泉穴

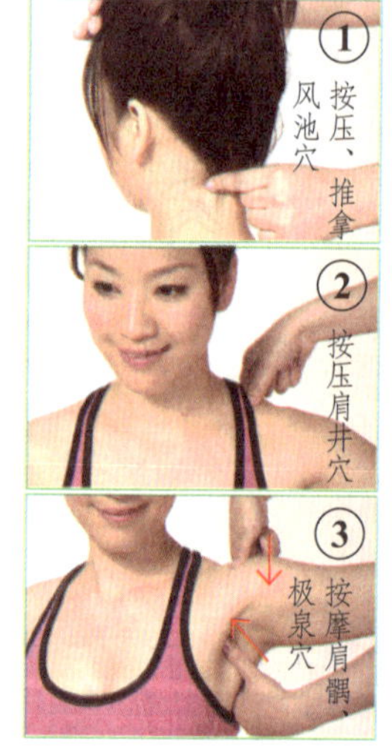

1. 被按摩者取坐位，按摩者用拇指指腹按压、推拿风池、风府、廉泉、水突、气舍、天突、翳风等穴，按压时力度要适中，每穴每次各1分钟，以产生酸胀感为宜（见图①）。
2. 按摩者一手固定被按摩者的手臂，一手用力按压肩井、合谷、曲池等穴，按压时力度要适中，每穴每次各1分钟，以这几处产生酸胀感为宜（见图②）。
3. 被按摩者抬高手臂，按摩者一手按压肩髃穴，一手按压腋窝下的极泉穴（见图③）。

针灸疗法

取合谷、内庭、列缺、大椎等穴，点燃艾条，悬于穴位上方或左右，距离2～3厘米，以穴位局部皮肤红润、温热感能耐受为度。每天1次，5次为1个疗程。

拔罐疗法

患者取坐位，先以三棱针点刺曲池穴、大椎穴，然后选用小口径玻璃罐以闪火法吸拔两穴3～5分钟，每天1次。

牙痛

牙痛是牙齿和牙周疾病的常见症状，一般遇到冷、热、酸、甜等刺激时比较明显，尤其在上火的时候极易引起。引起牙痛的原因有很多，如龋齿引起的牙周炎、齿槽脓漏等。牙痛的临床表现有牙龈红肿、牙龈出血、牙齿松动、咀嚼困难、口臭等。

特效穴位及经络

特效穴位：合谷、颊车、下关、太阳、地仓、风池、行间、上关、耳门、太溪、二间、内庭、劳宫等穴。

特效经络：手阳明大肠经、足阳明胃经、足少阳胆经、手厥阴心包经等。

按摩疗法

1. 用拇指指腹按压对侧合谷穴，用力由轻渐重，每次1分钟（见图①）。
2. 用中指指腹按揉同侧面部下关穴、颊车穴，用力由轻渐重，每次1分钟（见图②）。
3. 用双手拇指指尖按揉同侧风池穴，其余四指放在头部两侧，每次1分钟（见图③）。

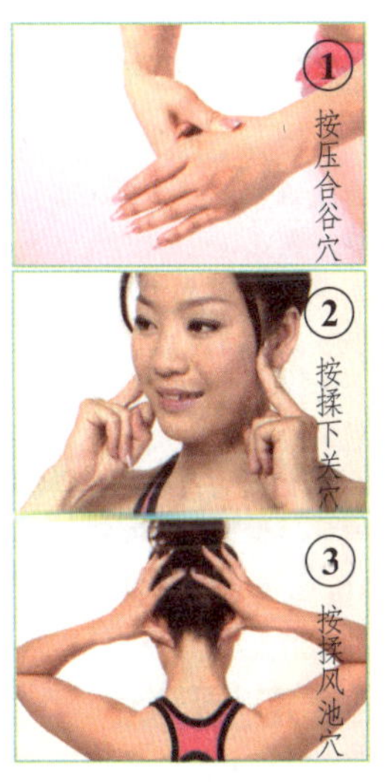

针灸疗法

1. 风热胃火型（泻法）：上齿痛取下关、太阳、内庭、合谷等穴；下齿痛取颊车、地仓、合谷等穴，宜用泻法。
2. 阴虚火旺型（补法）：上牙加太溪穴、行间穴，宜用补法，每次取穴1～2个，留针10～15分钟。

刮痧疗法

1. 实火牙痛（泻法）：先点揉下关穴、颊车穴，再刮前臂合谷穴、二间穴，最后刮足背部内庭穴。
2. 虚火牙痛（平补平泻法）：先点揉头面部下关穴、颊车穴，再刮手部合谷穴，最后刮太溪穴、行间穴。

腰椎间盘突出症

腰椎间盘突出主要是由于腰椎间盘各部分，尤其是髓核有不同程度的退行性改变后，在外界因素作用下，椎间盘纤维环破裂，髓核组织从破裂之处突出或脱出于后方或椎管内，导致相邻的组织，如脊神经根、脊髓等受到刺激或压迫，从而引发本病。临床上其疼痛范围主要是在下腰部及腰骶部，以持久性的钝痛最为常见。

特效穴位及经络

特效穴位： 环跳、殷门、绝骨、关元、命门、悬钟、足三里、昆仑、解溪、太溪、太冲等穴。

特效经络： 任脉、足太阳膀胱经、足少阴肾经、足少阳胆经、足阳明胃经等。

按摩疗法

1. 被按摩者取俯卧位，按摩者用一手拇指和食指拿捏腰部肌肉20次，以产生酸胀感及微痛感为宜（见图①）。
2. 用掌根沿脊柱两侧摩擦，反复20次，至皮肤发红发热为宜。
3. 双手自上而下沿脊背两侧推拿至小腿，反复20次（见图②）。
4. 被按摩者改为仰卧屈膝位，按摩者一手固定被按摩者的下肢踝部，另一手扶膝做顺时针、逆时针旋转髋关节动作，反复做10圈，然后用力牵引下肢1分钟。

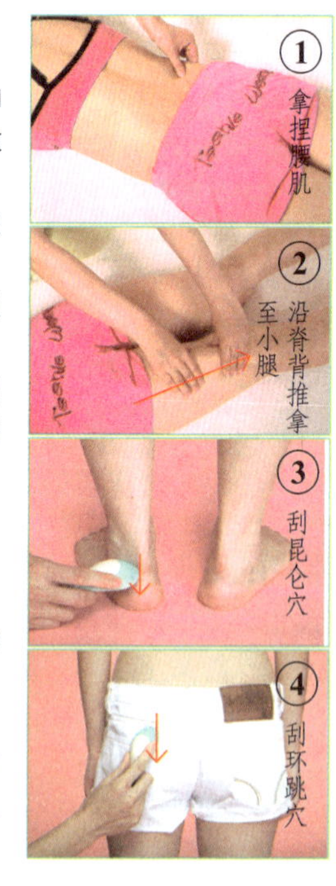

刮痧疗法

采用中等力度刮拭腰及下肢穴位对应的部位。取穴侧重于下肢的麻木及感觉退减部位，如足三里、绝骨、昆仑等穴。腰部取关元穴、命门穴，下肢取环跳穴、殷门穴等。腰部也可以采用补泻的手法刮拭，以促进腰背肌肉组织的代谢和血液循环（见图③④）。

月经异常

月经异常包括痛经、月经不调等。痛经是指经期前后或行经期间出现下腹剧烈疼痛、腰酸甚至恶心、呕吐的现象，它是妇女的常见病。月经不调是伴随月经周期前后出现的某些症状为特征的多种疾病的总称，其主要表现为月经周期、经色、经量、经质等不规律的变化。

特效穴位及经络

特效穴位： 子宫、太冲、关元、中极、肝俞、脾俞、胃俞、肾俞、气海、足三里、血海、三阴交、大椎、肩井、身柱等穴。

特效经络： 任脉、足太阴脾经、足厥阴肝经、足少阴肾经、足太阳膀胱经等。

按摩疗法

1. 双手置于小腹侧面，从后向前朝外生殖器方向斜擦，不要往返擦动，至有温热感为宜，每次5分钟（见图①）。
2. 双手食指、中指并拢按顺时针方向缓缓点揉子宫穴，注意点揉时用力要稍重，以感觉酸胀为宜，每次5分钟（见图②）。
3. 用按摩棒揉捻右太冲穴，以感觉酸胀为宜，每次5分钟；再揉捻左太冲穴，力度应适中，每次5分钟。
4. 拇指重叠按揉气海、关元、中极等穴，按揉时力度要适中，每穴每次各1分钟（见图③）。

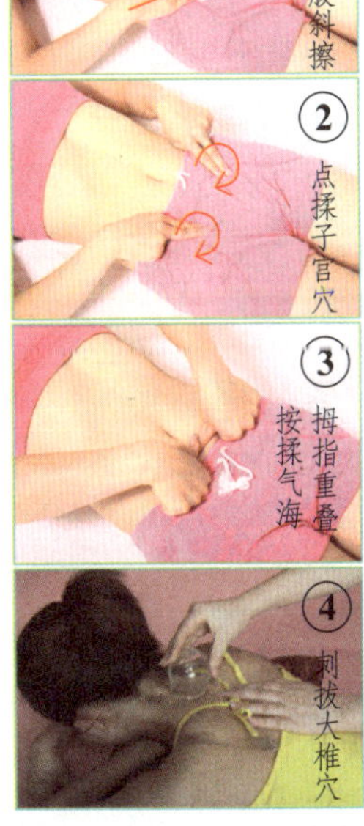
① 沿小腹斜擦
② 点揉子宫穴
③ 拇指重叠按揉气海
④ 刺拔大椎穴

拔罐疗法

取身柱、大椎等穴位，常规皮肤消毒后，用闪火法将小型玻璃罐吸拔在相应部位上，留罐15～20分钟。休息片刻后，取气海、关元等穴，先用三棱针点刺，再迅速用闪火法将罐吸拔在相应部位上，留罐20分钟。每次1组穴，每天1次（见图④）。

妇科炎症

妇科炎症主要是指女性生殖器官的炎症，包括由各种原因引起的女性外阴炎、阴道炎、宫颈炎、盆腔炎等。临床上表现为：外阴瘙痒、灼热肿痛、阴道充血、白带量多、性交疼痛，并伴有经期延长或缩短、经量过多或不规则出血等。

特效穴位及经络

特效穴位：肝俞、肾俞、中脘、归来、三阴交、涌泉、中极、关元、白环俞、足三里、次髎、气海、大椎、脾俞、下髎、阴陵泉等穴。

特效经络：任脉、足太阴脾经、足太阳膀胱经、足少阴肾经等。

按摩疗法

1.敲擦足太阳膀胱经：双手握拳从下往上来回搓足太阳膀胱经至透热；双手握拳，在腰部交替击打20下；掌根擦按肝俞、肾俞、白环俞穴。

2.揉三阴交：用一侧手拇指指腹揉按对侧三阴交穴，以有酸胀感为宜。

3.擦涌泉：将下肢平放在对侧膝上，以手掌心反复搓擦足心约1分钟，双足交替进行，两侧中指指腹分别有节律地按压在两侧涌泉穴上，按压1分钟。

针灸疗法

1. 取中极、关元、归来、三阴交、足三里、肾俞等穴。每次任选2～3穴，中刺激，隔天1次。

2. 取关元、中极、归来、肾俞、次髎、足三里、三阴交等穴。每次取2～3穴，中刺激，隔天1次。

拔罐疗法

先在腰骶部和腹部的穴位中寻找压痛点或酸胀敏感点数个(发热恶寒加大椎穴)，再选择4～5个穴位（如肾俞、关元、气海、归来等穴），留罐10～15分钟，每1～2天施术1次，10次为1个疗程。

刮痧疗法

先刮拭膀胱经脾俞至肾俞穴、次髎穴至下髎穴，点揉白环俞穴；然后刮任脉气海穴至关元穴，并点揉中极穴、带脉穴；最后刮脾经阴陵泉穴至三阴交穴，并点揉阴陵泉穴。

更年期综合征

更年期女性，由于卵巢功能减退，垂体功能亢进，分泌过多的促性腺激素，引起自主神经功能紊乱，从而出现一系列程度不同的症状。其临床表现有：月经逐渐减少、间隔时间延长，生殖能力丧失，生殖器官萎缩，精神功能紊乱等。

特效穴位及经络

特效穴位： 肾俞、心俞、肝俞、印堂、百会、风池、风府、膻中、中脘、曲骨、足三里、肩井、大椎、天宗、脾俞、气海、关元、三阴交、膈俞等穴。

特效经络： 足太阴脾经、足少阴肾经、足少阳胆经、足太阳膀胱经、任脉、督脉等。

按摩疗法

1. 用拇指指腹按压印堂、百会、风池、膻中、中脘、关元、曲骨等穴，每穴每次各2分钟。
2. 用双手手掌推摩两侧腋下，反复10次（见图①）。
3. 用手掌根部推拿大腿前面、小腿外侧，各30次。
4. 用拇指指腹按压足三里穴、三阴交穴，每穴每次各3分钟。
5. 用一手的中指指腹按压对侧肩井穴，每次3分钟（见图②）。

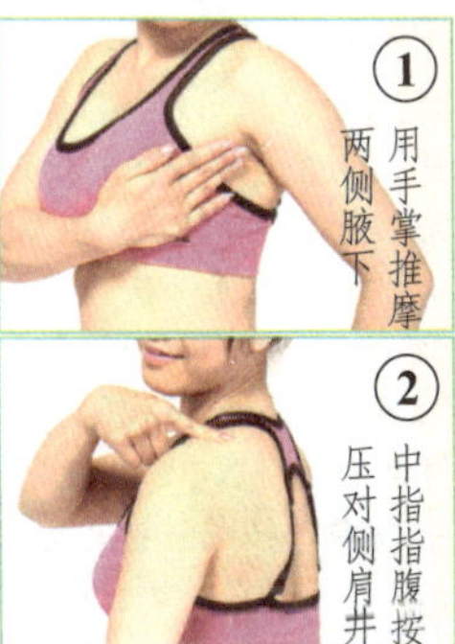

① 用手掌推摩两侧腋下

② 中指指腹按压对侧肩井

拔罐疗法

1. 吸罐法： 患者取站位，充分暴露背部。取肾俞、心俞、肝俞穴对应的部位，用吸附法施以吸拔罐法，留罐15～20分钟。每天1次，10次为1个疗程，每个疗程间隔3天（见图③）。

2. 刺络罐法： 刺络胸至骶段脊柱两旁全程膀胱经循行线。患者取俯卧位，暴露背部，常规消毒穴位皮肤后，用皮肤针从上至下轻叩这一线，以皮肤潮红为度，再施行疏排罐法，将罐吸拔于穴位上，留罐15～20分钟。

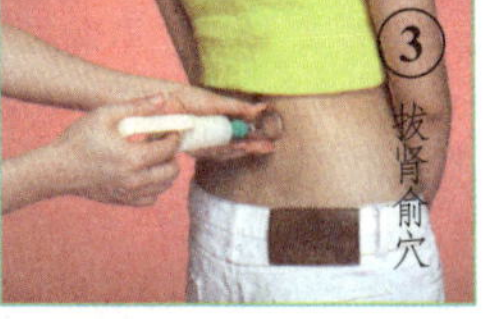

③ 拔肾俞穴

乳房疾病

乳痈是常见的乳房疾病之一，以乳房疼痛红肿不畅以至成痈为主要症状，以初产妇多见，好发于产后3～4周。其临床表现有：乳房肿块，常伴有剧烈的乳房疼痛，肿块局部伴有红、肿、热、痛，肿块可化脓破溃，炎症消退，肿块消失。

特效穴位及经络

特效穴位： 肩井、膻中、乳中、乳根、期门、内关、内庭、少泽、屋翳、足三里、手三里、天宗、极泉、肝俞、天溪、云门等穴。

特效经络： 任脉、足太阳膀胱经、足阳明胃经、手太阴肺经、足厥阴肝经等。

按摩疗法

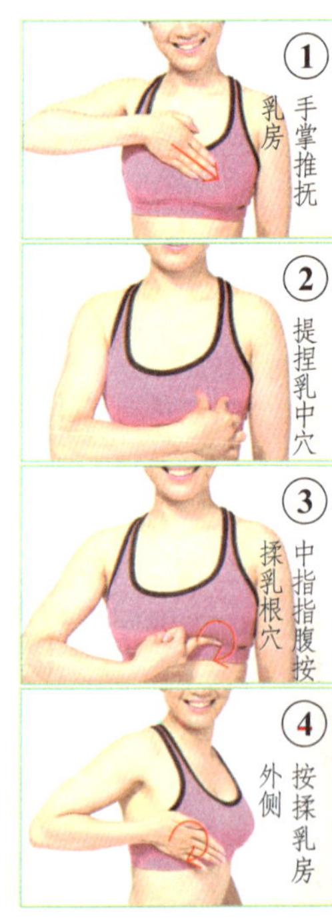

1. 取坐位，充分暴露胸部，双手互相摩擦发热，用手掌掌面由乳房四周沿乳腺管轻轻向乳头方向推抚50次（见图①）。
2. 用拇指和食指提捏乳中穴，提捏时力度要适中，每次2分钟（见图②）。
3. 用中指指腹按顺时针方向按揉乳根穴，按揉时力度要适中，每次2分钟（见图③）。
4. 用掌根按顺时针方向按揉乳房外侧，按揉时力度要适中，每次10分钟（见图④）。

针灸疗法

1. 艾灸法： 取乳根、肩井、膻中、足三里、期门一组穴以及手三里、乳根一组穴，两组交替操作，每天灸1组穴，每天施灸1次，每穴灸1～2壮，连灸5～7天为1个疗程。

2. 药物蒸气灸： 取葱白150～250克，切细后加入适量热水，先熏后洗患侧乳房，每天2～5次，2天为1个疗程。

3. 敷灸： 取芒硝、马齿苋各30克，两味共捣烂后外敷患处。1天2次，3天为1个疗程。

前列腺炎

前列腺炎是男性前列腺的常见疾病。前列腺受到外界强烈刺激，如性病感染、性生活无节制、酗酒或劳累过度、外伤等都可引起炎症。其临床表现有：排尿困难，尿不完、尿不尽，同时常伴有腰酸腰痛、头晕、眼花、失眠、耳鸣、脱发、视力减退等症状。

特效穴位及经络

特效穴位： 照海、肾俞、膀胱俞、气海、中极、阴陵泉、三阴交、太溪、神阙、血海、命门等穴。

特效经络： 任脉、足太阳膀胱经、足少阴肾经、足厥阴肝经等。

按摩疗法

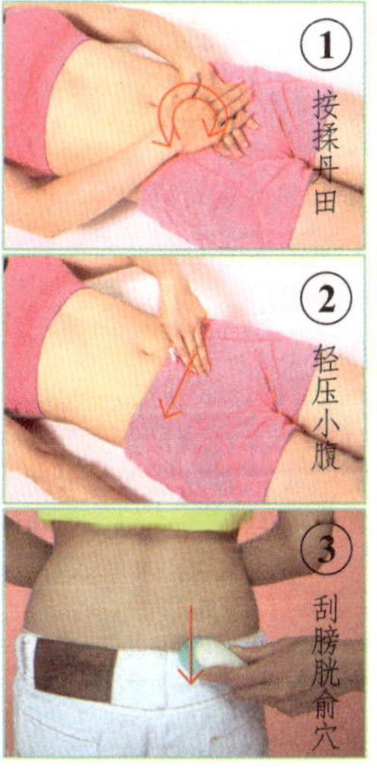

1. 仰卧，双手重叠按于脐下3寸丹田，顺时针、逆时针旋转按揉各30次，按揉时动作要缓慢轻柔（见图①）。
2. 食指、中指、无名指并拢，用指腹放在小腹部，自左向右轻压，每次按压1～2秒，反复20次（见图②）。

拔罐疗法

患者取合适的体位，采用闪火法将火罐吸拔在穴位上，留罐10～15分钟。急性期每天1次，慢性期隔天1次，10次为1个疗程。或者采用刺络罐法，常规消毒穴位皮肤后，先用毫针刺激照海、太溪等穴位，出针后用闪火法将火罐吸拔在穴位上，留罐15～20分钟，隔天1次。

刮痧疗法

患者取合适体位，操作者用刮痧板先刮肾俞穴、膀胱俞穴；再点揉气海穴、中极穴；最后刮阴陵泉、三阴交、太溪等穴。力度由轻到重（见图③）。

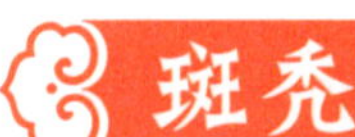

斑秃

斑秃为一种骤然发生的斑状秃发，俗称“鬼剃头”。全部头发均脱落者称为全秃。病因不明，可能与精神神经因素有关，也可能是血管运动机能紊乱，交感神经及副交感神经失调，引起局部毛细血管持久性收缩，毛乳头供血障碍，引发毛发营养不良而致。

特效穴位及经络

特效穴位： 风府、风池、天柱、玉枕、百会、三阴交、血海、膈俞、肾俞等穴。

特效经络： 督脉、足少阴肾经、足少阳胆经、足太阴脾经、足太阳膀胱经等。

按摩疗法

1.将双手五指分开成爪形，由前发际向后发际抹动，如十指梳头状，反复20次，至头皮感觉发热为宜（见图①）。

2.单手五指捏拢，先沿头顶中线由前向后做敲啄动作，然后在头顶两侧沿膀胱经由前向后敲啄，最后在外侧沿胆经由前向后敲啄，每条线5次，敲啄时力度要适中，以头皮下有微痛感为宜（见图②）。

3.用食指指腹顺时针方向点揉风府、风池、太阳等穴，点揉时力度要适中，每穴每次各5圈，以感觉酸胀为宜（见图③）。

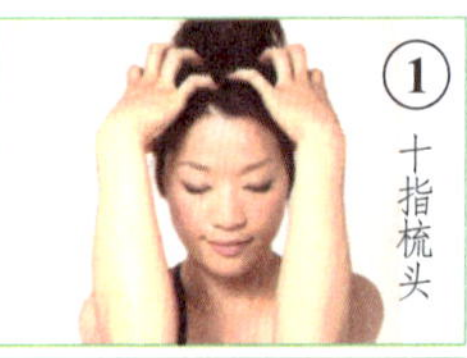

①十指梳头

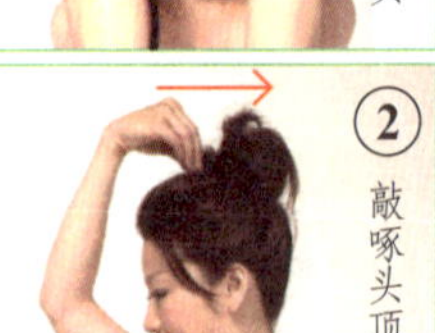

②敲啄头顶

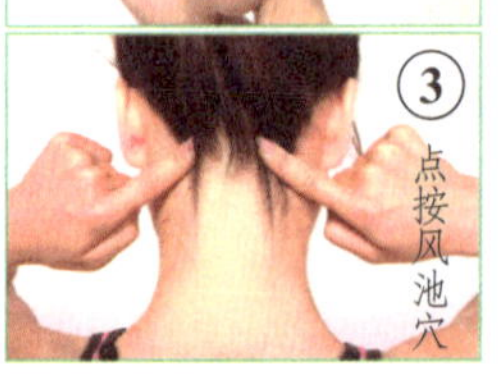

③点按风池穴

针灸疗法

1.温和灸： 常规消毒后，先用新鲜生姜切片擦之，使局部轻度充血，然后用艾条点燃后在风府、天柱等穴进行温和灸，每次10～15分钟。也可在斑秃部位由外向内进行回旋灸，每天1～2次。

2.隔姜灸： 取数片鲜生姜，置于疼痛点处，每片放置黄豆粒大小的艾炷数个，线香点燃灸之，局部有灼热感时移动一下姜片，每次灸5～7壮。

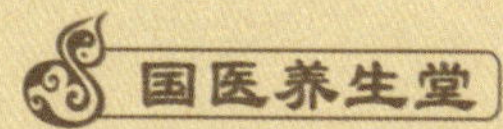

图解 按摩取穴定位速查

本书编委会◎主编

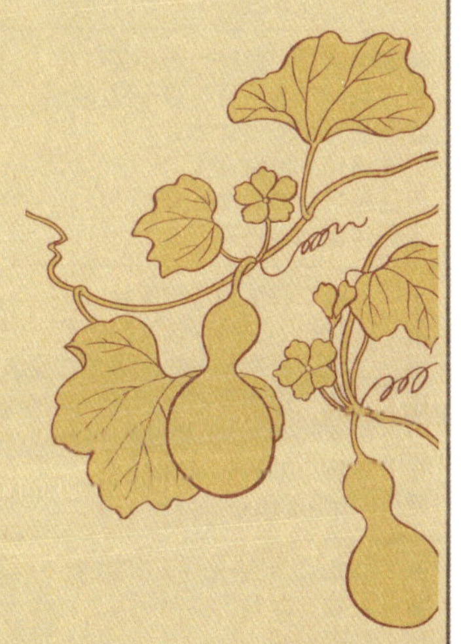

科学普及出版社
·北 京·

图书在版编目（CIP）数据

图解按摩取穴定位速查 / 本书编委会主编. -- 北京：科学普及出版社, 2025. 5. --（国医养生堂）. --
ISBN 978-7-110-10953-3
Ⅰ. R245.9-64

中国国家版本馆CIP数据核字第2025R04F10号

策划编辑　卢紫晔　崔小荣
责任编辑　齐　放　曹小雅
封面设计　博悦文化
正文设计　博悦文化
责任校对　邓雪梅
责任印制　李晓霖

出　　版　科学普及出版社
发　　行　中国科学技术出版社有限公司
地　　址　北京市海淀区中关村南大街16号
邮　　编　100081
发行电话　010-62173865
传　　真　010-62173081
网　　址　http://www.cspbooks.com.cn

开　　本　787毫米×1092毫米　1/32
字　　数　1400千字
印　　张　40
版　　次　2025年5月第1版
印　　次　2025年5月第1次印刷
印　　刷　小森印刷（天津）有限公司
书　　号　ISBN 978-7-110-10953-3 / R · 941
定　　价　300.00元（全20册）

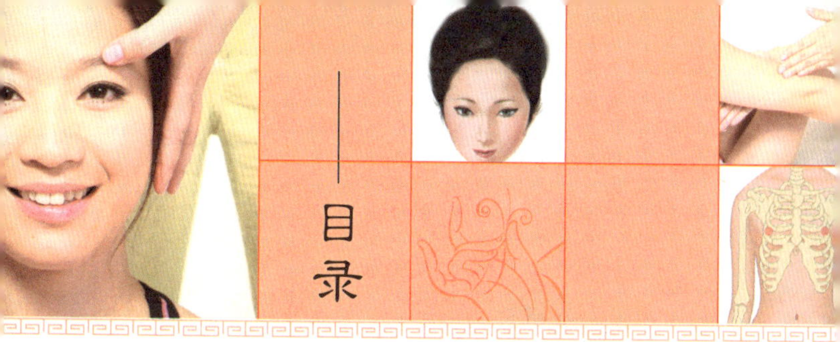

第一章 中医常用取穴方法详解

第一节 一学就会的简易取穴手法......2
第二节 必须掌握的骨度分寸法......4

第二章 全身经络及常用穴位全图解

第一节 手阳明大肠经及所属腧穴定位图谱......6
第二节 手太阳小肠经及所属腧穴定位图谱......9
第三节 手太阴肺经及所属腧穴定位图谱......12
第四节 手厥阴心包经及所属腧穴定位图谱......14
第五节 手少阴心经及所属腧穴定位图谱......16
第六节 手少阳三焦经及所属腧穴定位图谱......18
第七节 足厥阴肝经及所属腧穴定位图谱......21
第八节 足少阳胆经及所属腧穴定位图谱......24
第九节 足太阳膀胱经及所属腧穴定位图谱......30
第十节 足少阴肾经及所属腧穴定位图谱......39
第十一节 足太阴脾经及所属腧穴定位图谱......43

第十二节　足阳明胃经及所属腧穴定位图谱……46

第十三节　任脉及所属腧穴定位图谱……54

第十四节　督脉及所属腧穴定位图谱……57

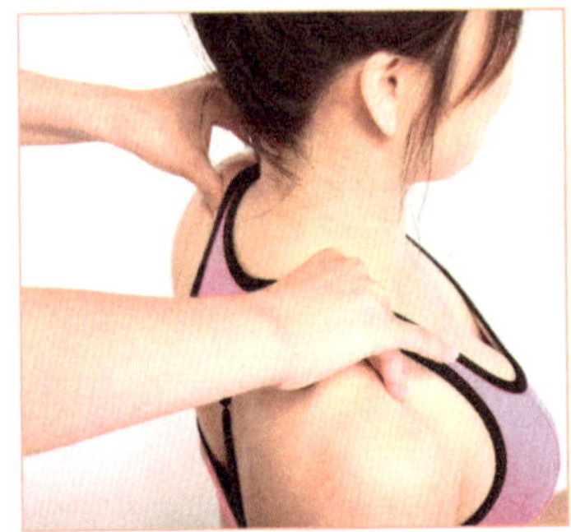

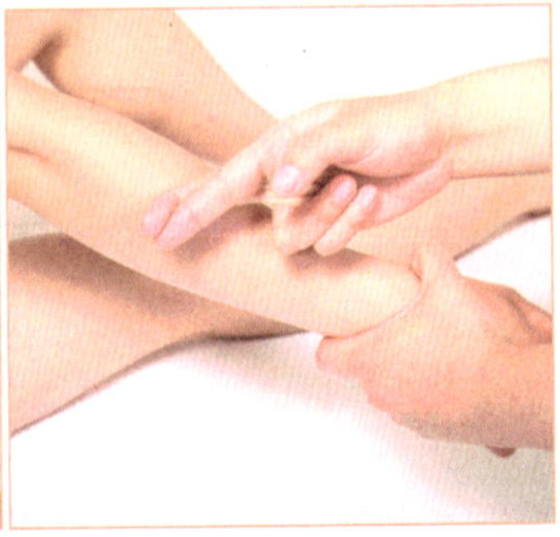

中医常用取穴方法详解

认识经络和穴位是人体按摩的基础，也是中医学的重要组成部分。在日常生活中，我们多了解一些中医常用取穴方法和人体骨节定位知识，对自己和家人的健康都有所裨益。

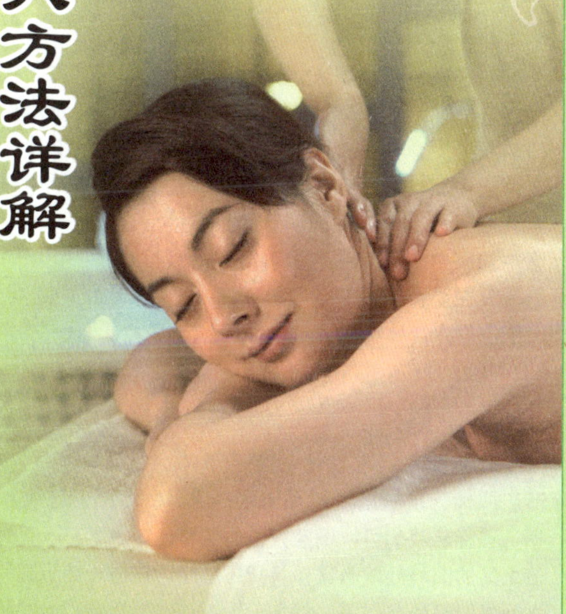

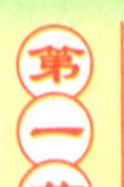

第一节 一学就会的简易取穴手法

人体有361个经穴，另有众多经外奇穴。要想选好经穴，首先应了解穴位的特性和位置，掌握了穴位的正确位置，才能达到治疗的目的。

根据人体体表标志取穴

有些穴位是根据人体部位而定，我们可直接寻找到人体体表标志进而取穴。人体体表标志包括由骨节、肌肉所形成的凸起、凹陷及毛发、指甲、乳头、肚脐等自然可见的部位。例如，印堂在两眉中间；鱼腰在头额部，眼睛正上方，眉毛中线处；膻中在两乳中间；大包在侧胸部，腋正中线上，第六肋间隙处；神阙在腹中部脐中央；大椎在俯首时第七颈椎棘突下；攒竹在眉头处；阳陵泉在腓骨小头前下方凹陷中；三阴交在足内踝尖上3寸，胫骨内侧缘后方；神阙在脐中，旁开2寸为天枢。

根据活动标志取穴

有些取穴标志在活动姿势下才会出现，如手指各部位的关节、肌肉、皮肤随活动而出现的空隙、凹陷、皱纹、尖端等，根据这些标志我们可以确定穴位的位置。如微张口，在耳屏与下颌关节之间的凹陷处取听宫；将拇指翘起，在拇长伸肌腱和拇短伸肌腱之间的凹陷处取阳溪；颌角前上方约一横指处，当咬肌隆起、按之凹陷处即为颊车；两臂自然下垂而立，股外侧中指尖到达处就是风市；手半握拳，以中指的指尖切压在掌心的第二横纹上取劳宫。

根据手指尺寸定位取穴

以被按摩者本人的手指作为标准度量取穴，称为“同身寸”，“同身寸”分为拇指同身寸、中指同身寸、目横寸、三指横寸、四指横寸。

◎**拇指同身寸**　被按摩者本人的拇指的宽度为1寸（见图①），适用于四肢部位取穴。

◎**中指同身寸**　被按摩者本人的中指中节两侧横纹头之间的距离为1寸（见图②），此法可用于腰背或四肢等部位取穴。

◎**目横寸**　被按摩者本人的目内眦角至目外眦角的距离为1寸。

◎**三指横寸**　被按摩者本人的中指、食指、无名指并起来，其中间宽度为2寸（见图③）。

◎**四指横寸**　被按摩者本人的食指、中指、无名指、小指并起来，其中间宽度为3寸（见图④），又称“一夫指”。

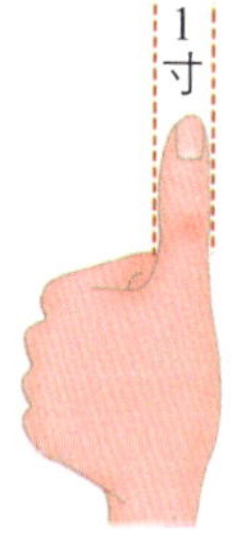

①拇指同身寸

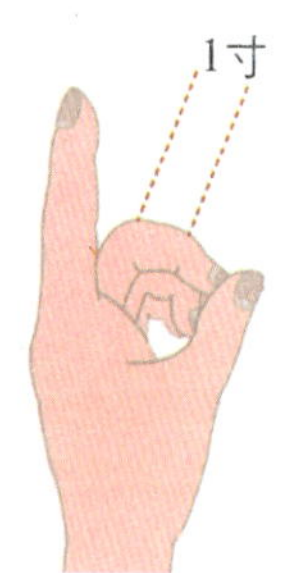

②中指同身寸

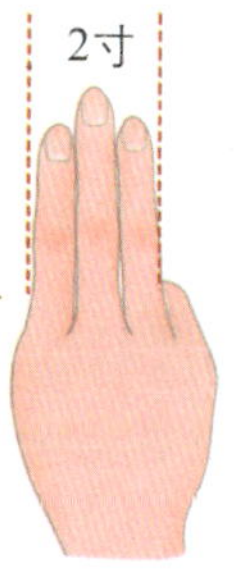

③三指横寸

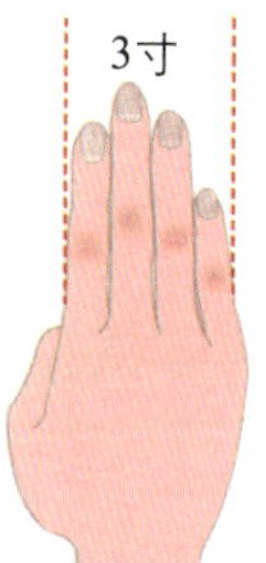

④四指横寸

取穴注意事项

◎取穴后按压，如果被按摩者感觉局部酸、麻、胀、痛，并且疼痛得到缓解或疲劳得以消除，就证明找到了正确的穴位。

◎除了人体正中央的穴位，人体其他穴位都是左右各一个，但由于每个人的体形、体格并非完全一样，所以人与人的穴位也不是完全一样的。

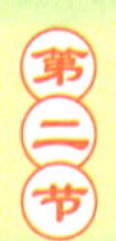

第二节 必须掌握的骨度分寸法

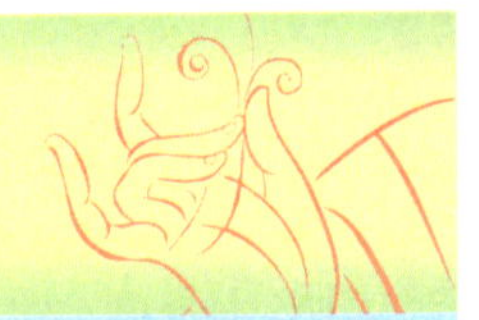

以人体的骨节作为标志测量全身各部分的大小、长短，并依其尺寸折合成比例作为定穴的标准，被称为骨度分寸法。

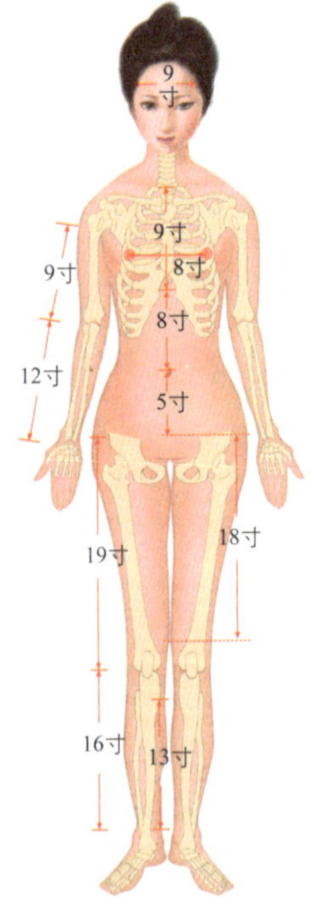

↑骨度分寸法（正面）

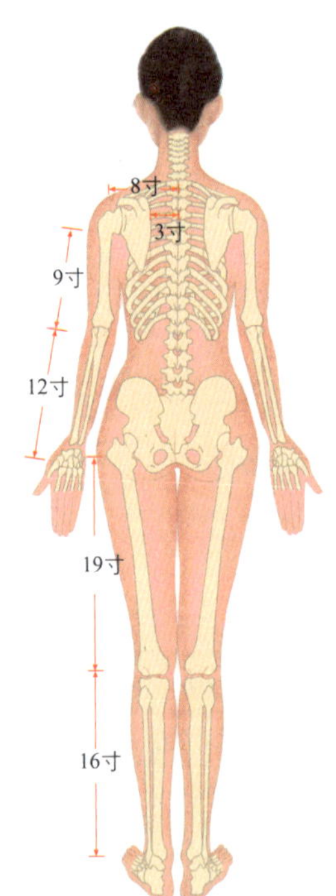

↑骨度分寸法（背面）

第二章

全身经络及常用穴位全图解

人体分布有十二经脉、十二经别、奇经八脉、十五络脉等。每条经脉上分布着掌管身体不同部位生理功能的穴位，掌握穴位所在的位置及其主治的疾病，对日常按摩和保健具有重要意义。本章中所列的各经络上的腧穴并非是该经络上的全部穴位，而是选取了常用的、主要的穴位。

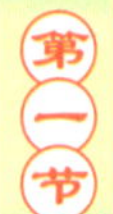

手阳明大肠经及所属腧穴定位图谱

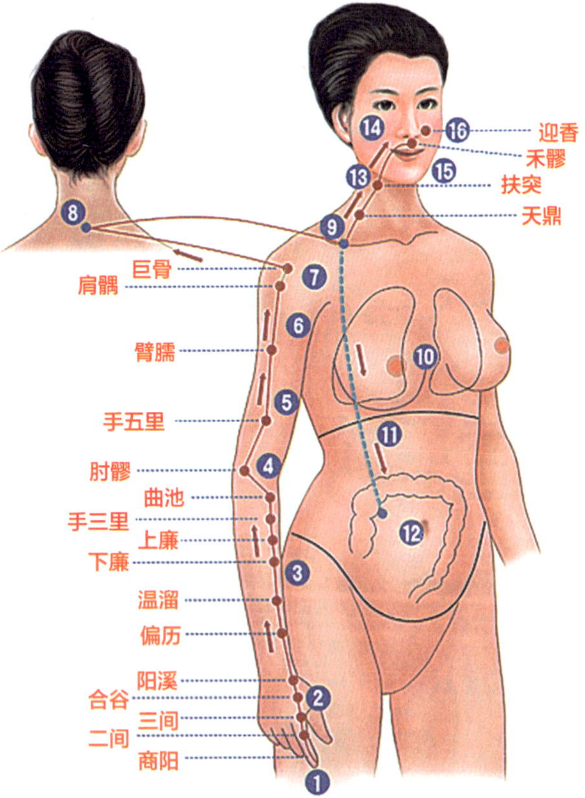

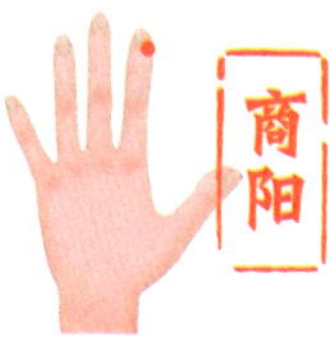

简易取穴 **在食指末节桡侧，指甲角旁0.1寸处。**

功效主治 ◎咽喉肿痛、牙痛、耳聋。◎发热。◎腹痛、上吐下泻。◎脑中风。◎手指麻木、昏迷、胸口疼痛。

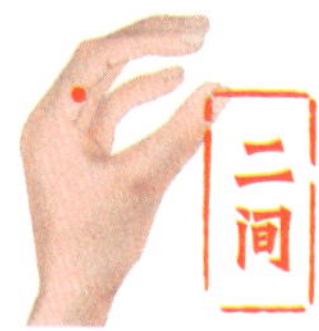

简易取穴 **微握拳时，在第二掌指关节前，桡侧的凹陷处。**

功效主治 ◎咽喉肿痛、口干舌燥、牙痛、鼻出血。◎头晕。◎发热。◎消化不良、便秘。

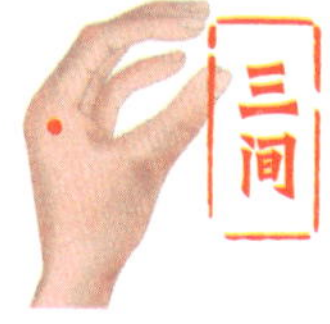

简易取穴 **微握拳时，位于第二掌指关节后，桡侧的凹陷处。**

功效主治 ◎发热、目痛、牙痛、咽喉肿痛。◎腹部疼痛、消化不良。◎手背肿痛。

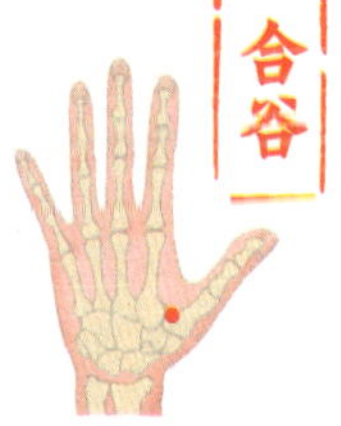

简易取穴 **在手背，第一、二掌骨间，第二掌骨桡侧的中点处。**

功效主治 ◎头痛、发热、无汗、多汗。◎咽喉肿痛、口腔炎、流行性腮腺炎、牙痛、牙关紧闭、目赤肿痛、鼻出血、口眼㖞斜、耳聋。◎腹痛、便秘、消化不良。◎高血压。◎滞产、经闭。◎上肢疼痛。

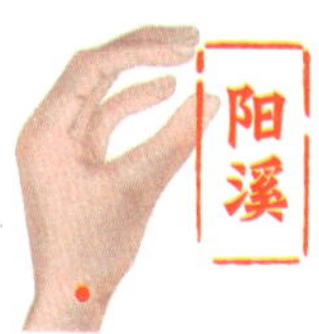

简易取穴 **在腕背横纹桡侧，手拇指向上翘起时，处于拇长伸肌腱与拇短伸肌腱之间的凹陷中。**

功效主治 ◎咳嗽、气喘。◎目赤肿痛、牙痛、咽喉肿痛、耳鸣、耳聋、重听。◎脑中风。◎前臂麻痛、手腕疼痛、头痛。

温溜

简易取穴 **在前臂背面桡侧，屈肘时，位于阳溪与曲池的连线上，腕横纹上5寸处。**

功效主治 ◎咽喉肿痛、面颊肿痛、牙痛。◎胃痛、肠鸣、腹痛。◎肩背酸痛。◎头痛。

手三里

简易取穴 **在前臂背面桡侧，阳溪与曲池的连线上，肘横纹下2寸处。**

功效主治 ◎肩臂麻痛、上肢麻木。◎腹痛、腹泻。◎牙痛、面颊肿痛。

曲池

简易取穴 **在肘横纹外侧端，屈肘时，位于尺泽与肱骨外上髁连线的中点处。**

功效主治 ◎发热、咽喉肿痛。◎气喘。◎牙痛、眼睛疼痛、过敏性鼻炎。◎癫狂。◎腹痛呕吐、腹泻、便秘。◎头痛、眩晕。◎上肢麻木、手臂疼痛、关节疼痛。◎风疹。◎月经不调。

臂臑

简易取穴 **在臂外侧，曲池与肩的连线上，曲池上7寸，或手臂自然下垂，三角肌的止点处。**

功效主治 ◎肩臂痛、上肢麻木、肌肉萎缩、肌肉紧张。◎眼睛疾病。◎风疹。

肩髃

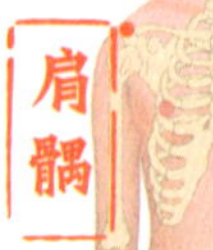

简易取穴 **在肩部，臂外展或向前平伸时，位于肩峰前下方的凹陷处。**

功效主治 ◎肩周炎、肩痛不举、上肢麻木。◎风疹。

第二节 手太阳小肠经及所属腧穴定位图谱

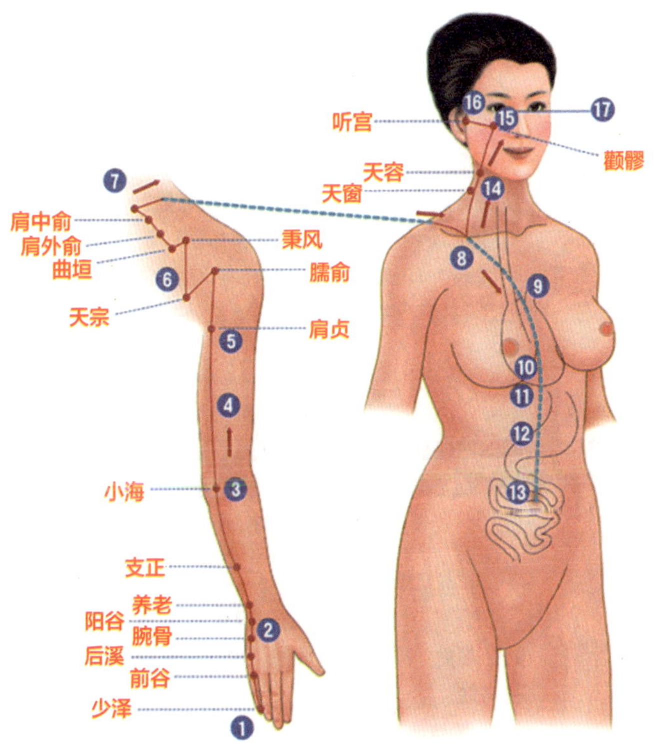

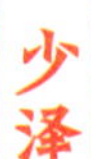

少泽

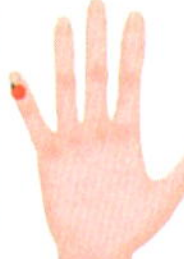

简易取穴 **在小指末节尺侧，指甲角旁0.1寸处。**

功效主治 ◎目视不明、咽喉肿痛、耳聋、耳鸣。◎发热。◎昏迷、神经性头痛。◎乳汁分泌不足、乳腺炎。

前谷

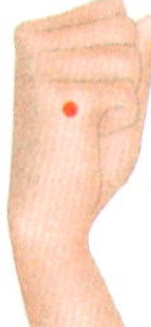

简易取穴 **在手尺侧，当微握拳时，位于第五掌指关节前的远侧掌横纹头赤白肉际处。**

功效主治 ◎角膜炎、角膜白斑、扁桃体炎、咽喉肿痛、耳鸣、耳聋。◎发热。◎精神分裂症。◎乳汁分泌不足。◎头痛。◎腰扭伤。

后溪

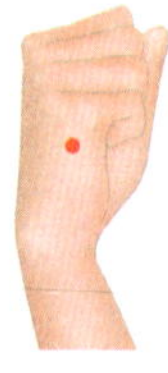

简易取穴 **在手掌尺侧，微握拳时，位于第五掌指关节后的远侧掌横纹头赤白肉际处。**

功效主治 ◎角膜炎、角膜白斑、扁桃体炎、咽喉肿痛、耳鸣、耳聋。◎头项疼痛、腰背痛、手指及肘臂挛急。◎癫痫、精神分裂症。◎盗汗。◎疟疾。

腕骨

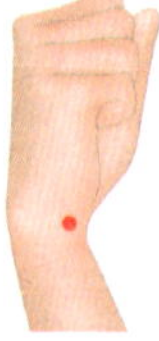

简易取穴 **在手掌尺侧，第五掌骨基底与钩骨之间的凹陷处，或赤白肉际处。**

功效主治 ◎黄疸。◎糖尿病。◎发热。◎疟疾。◎头项疼痛、指挛腕痛。◎耳鸣、目视不明、口腔炎。

阳谷

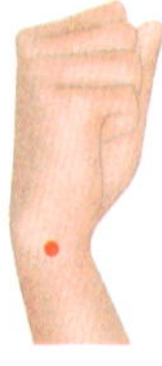

简易取穴 **在手腕尺侧，尺骨茎突与三角骨之间的凹陷处，或展开手背时，位于手腕尺侧高骨前的凹陷处。**

功效主治 ◎发热。◎目眩、耳鸣、耳聋、腮腺炎、齿龈炎。◎癫痫、尺神经痛、癫狂。◎腕臂疼痛、头痛。

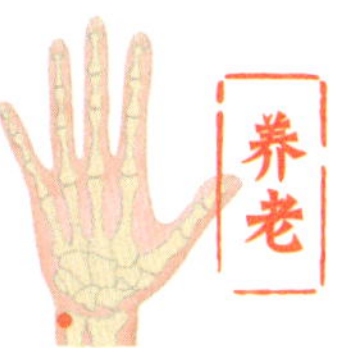

简易取穴 **在前臂背面尺侧，尺骨小头近端桡侧的凹陷处。**

功效主治 ◎手痛、面痛、肩背部酸痛、肘臂酸痛、急性腰痛、颈部痉挛、急性腰扭伤、落枕、半身不遂。◎目视不明、眼球充血。

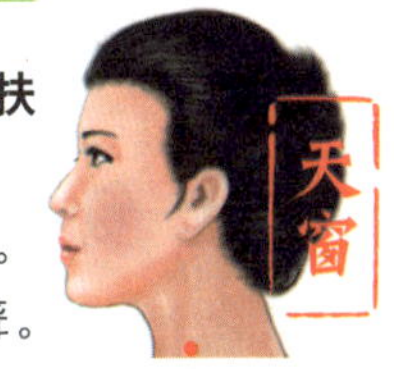

简易取穴 **在颈外侧部，胸锁乳突肌的后缘，扶突后，与喉结相平。**

功效主治 ◎咽喉肿痛、扁桃体炎、腮腺炎。◎面颊肿痛、颈项肿痛、手臂酸痛。◎耳鸣、耳聋。

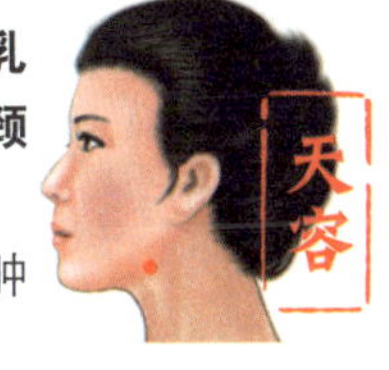

简易取穴 **在颈外侧部，下颌角的后方，胸锁乳突肌的前缘凹陷处，或伸长脖子时，耳朵下方的颈部粗肌肉，与下颌角之间的凹陷处。**

功效主治 ◎咽喉肿痛、扁桃体炎。◎面颊肿痛、梅核气、颈项肿痛。◎耳鸣、耳聋。

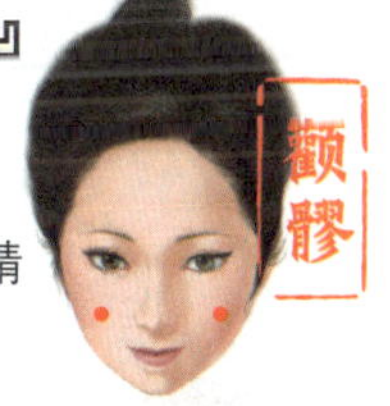

简易取穴 **在面部，目外眦直下方，颧骨下缘凹陷处。**

功效主治 ◎面部肿痛、脸颊浮肿、口眼㖞斜、三叉神经痛、面神经麻痹。◎牙痛、鼻炎。◎眼睛疲劳、黑眼圈。

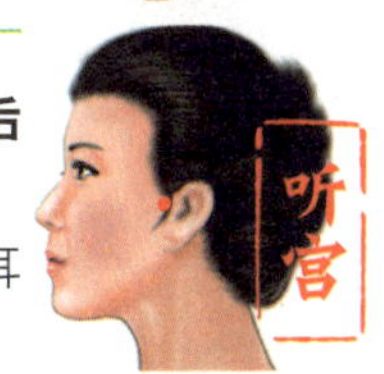

简易取穴 **在面部，耳屏前，下颌骨髁状突的后方，张开口时凹陷处。**

功效主治 ◎头痛、癫痫、癫狂。◎耳鸣、耳聋、脓耳。◎眼部疲劳、近视。◎牙痛。

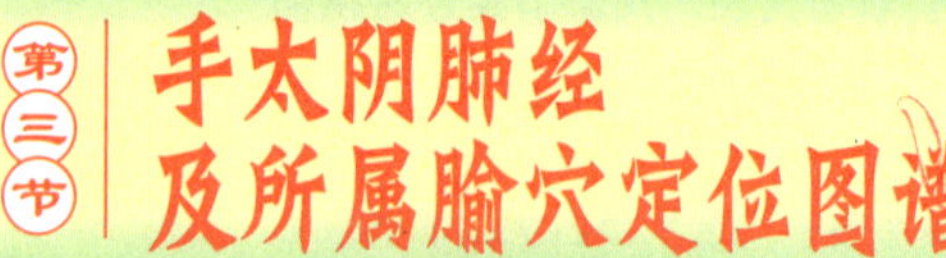

第三节 手太阴肺经及所属腧穴定位图谱

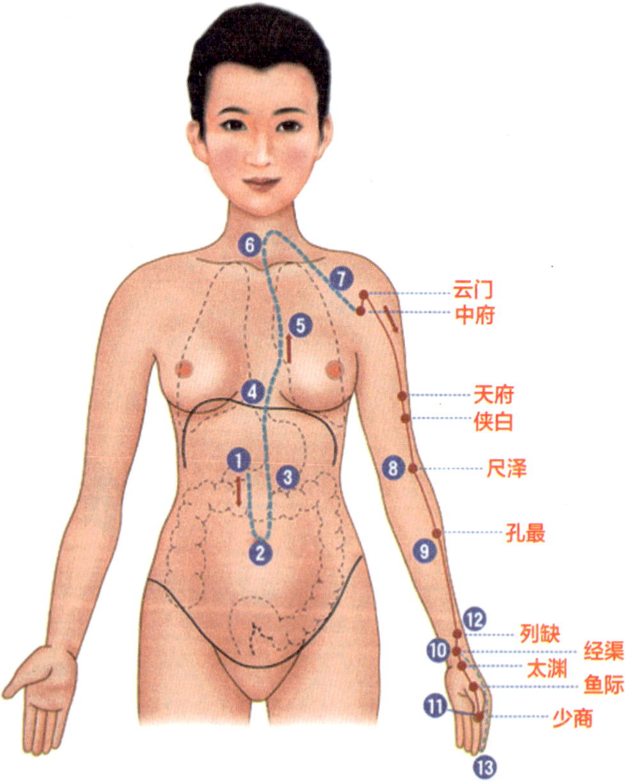

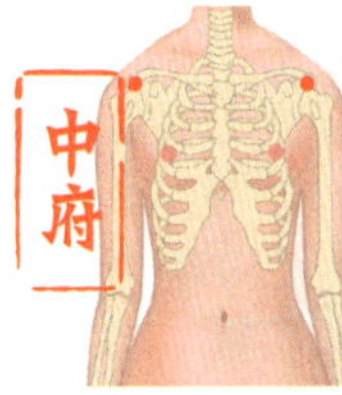

中府

简易取穴 **在胸前，云门穴下1寸，与第一肋间隙相平，或患者正坐以手叉腰，锁骨外端下方凹陷下1寸处。**

功效主治 ◎支气管炎、支气管哮喘、肺炎。◎胸痛、肩背痛。◎青春痘、脱发。

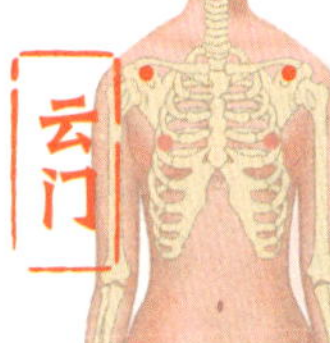

云门

简易取穴 **在胸前臂的外上方，身体前正中线旁6寸，肩胛骨喙突上方，锁骨下窝的凹陷处。**

功效主治 ◎咳嗽、支气管炎、支气管哮喘。◎胸痛、肋间神经痛、肩臂痛。

侠白

简易取穴 **在臂内侧面，肱二头肌桡侧缘，腋前纹头下3寸处。**

功效主治 ◎咳嗽、气喘。◎上臂内侧疼痛。

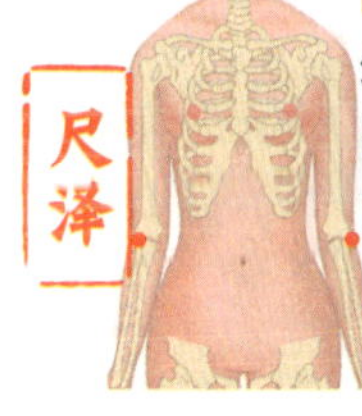

尺泽

简易取穴 **在肘横纹中，肱二头肌腱桡侧凹陷处，或将手掌向上，弯曲手臂时，位于肘内关节处出现粗筋的外侧的凹陷处。**

功效主治 ◎咳嗽、咽喉肿痛、潮热盗汗。◎肺炎、支气管哮喘、肺结核、咳血。◎肘臂痉挛疼痛、风湿、胸膜炎、胸部胀满。◎急性胃肠炎。

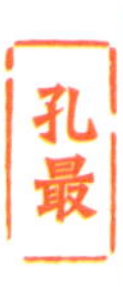

孔最

简易取穴 **在前臂掌面桡侧，尺泽与太渊的连线上，腕横纹上7寸处。**

功效主治 ◎发热无汗。◎支气管炎、肺结核咳血、支气管哮喘、扁桃体炎、鼻出血。◎便血。◎肋间神经痛、肘臂痉挛疼痛。

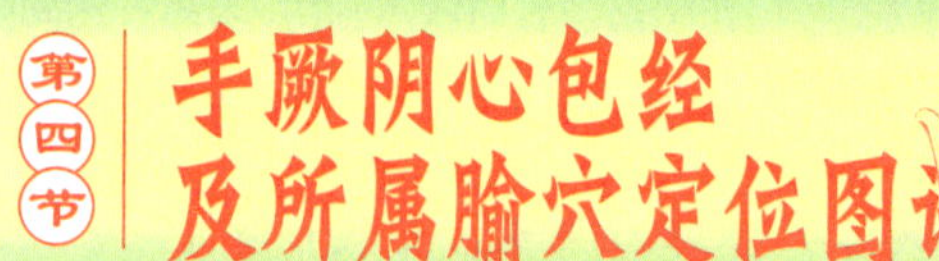

第四节 手厥阴心包经及所属腧穴定位图谱

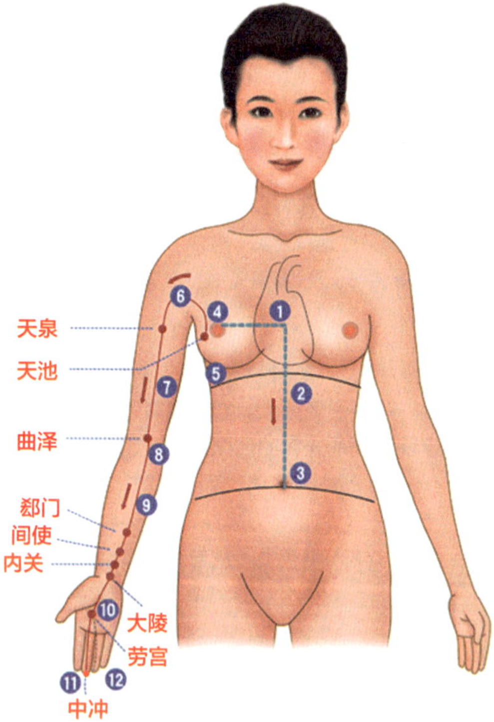

天泉
天池
曲泽
郄门
间使
内关
大陵
劳宫
中冲

天池

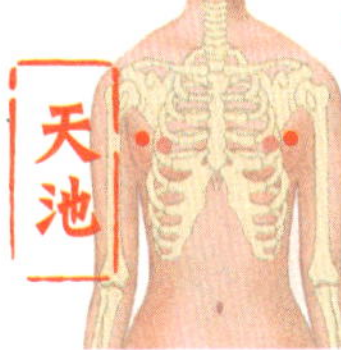

简易取穴 **在胸部，身体前正中线旁开5寸，第四肋间隙，或乳头外1寸。**

功效主治 ◎咳嗽、气喘、胸闷。◎肋间神经痛。◎乳腺炎、乳汁分泌不足。◎心绞痛。◎腋窝淋巴瘤。

天泉

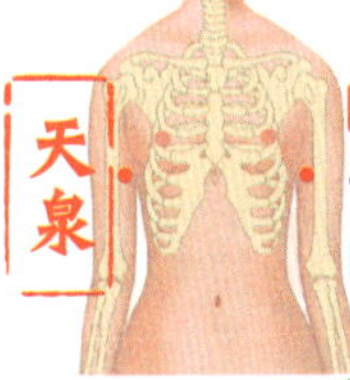

简易取穴 **在臂内侧，腋前纹头下2寸，肱二头肌长、短头之间。**

功效主治 ◎心痛。◎咳嗽。◎胸痛、臂痛。

曲泽

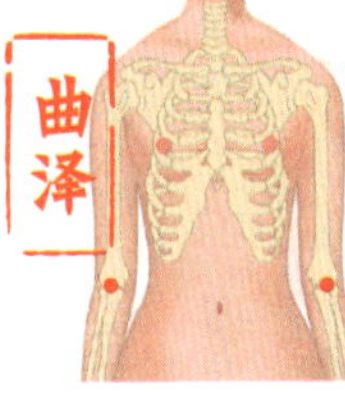

简易取穴 **在肘横纹中，肱二头肌腱的尺侧端处。**

功效主治 ◎心痛、心悸。◎发热、中暑。◎胃痛、呕吐、泄泻。◎精神病。◎尺神经痛、肘臂疼痛、手部扭伤。◎腮腺炎、牙龈炎。

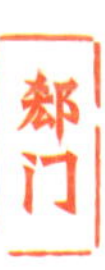

郄门

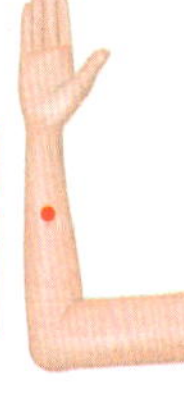

简易取穴 **在前臂掌侧，曲泽与大陵的连线上，腕横纹上5寸，掌长肌腱与桡侧腕屈肌腱之间。**

功效主治 ◎心肌炎、风湿性心脏病、心绞痛、胸膜炎。◎癫痫、精神病。◎呕血、吐血。◎疔疮。

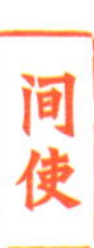

间使

简易取穴 **在前臂掌侧，曲泽与大陵的连线上，腕横纹上3寸，掌长肌腱与桡侧腕屈肌腱之间。**

功效主治 ◎心脏病、心肌炎、心绞痛、心悸。◎胃炎、胃痛、呕吐。◎发热。◎癫痫。◎肘臂挛痛。

第五节 手少阴心经及所属腧穴定位图谱

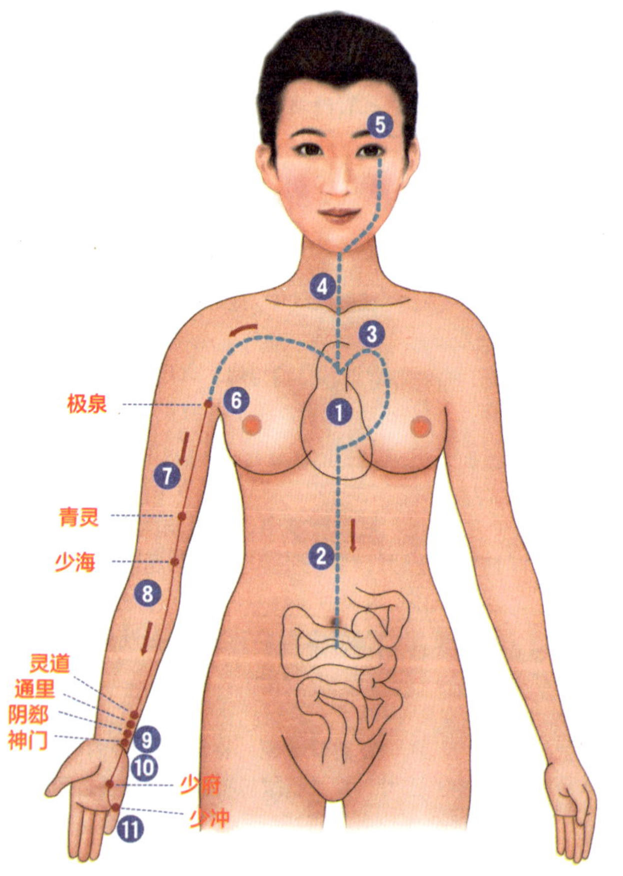

极泉

简易取穴 **在腋下，当上臂外展时，位于腋窝的顶点处。**

功效主治 ◎心绞痛、胸闷、气短。◎胁肋疼痛、臂肩疼痛、肋间神经痛。◎颈淋巴结核。◎乳汁分泌不足。◎狐臭。

少海

简易取穴 **屈肘举臂时，在肘横纹内侧端与肱骨内上髁连线的中点处。**

功效主治 ◎心区痛、肋间神经痛、肘臂痉挛疼痛、尺神经麻痹、手颤。◎神经衰弱、健忘、精神分裂症。

神门

简易取穴 **在腕部，腕掌侧横纹尺侧端，尺侧腕屈肌腱的桡侧的凹陷处。**

功效主治 ◎失眠、健忘、神经衰弱、癫狂、痴呆、癫痫。◎心绞痛、心烦、心悸。◎食欲不振、便秘。◎低血压、无脉症。◎关节疼痛。

少府

简易取穴 **在手掌面，握拳时，位于小指指尖处，第四、五掌骨之间。**

功效主治 ◎心脏病、心绞痛、心律不齐、胸痛。◎肋间神经痛、臂神经痛、小指挛痛。◎小便不利、遗尿、阴部痒痛。

少冲

简易取穴 **在小指末节桡侧，指甲角旁0.1寸处。**

功效主治 ◎发热、昏迷、脑出血、休克。◎心悸、心痛、胸胁痛、胸膜炎。◎小儿惊厥。◎癫狂。

第六节 手少阳三焦经及所属腧穴定位图谱

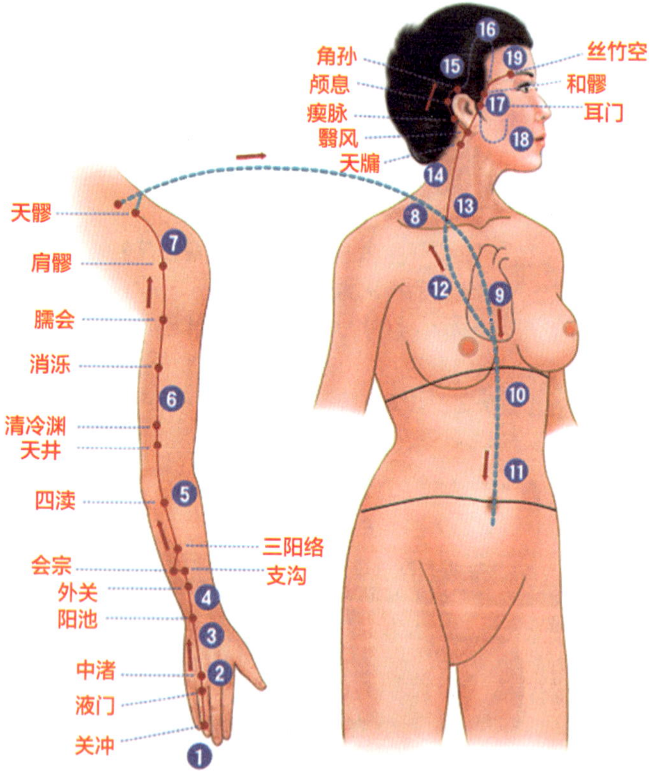

角孙
颅息
瘈脉
翳风
天牖
丝竹空
和髎
耳门
天髎
肩髎
臑会
消泺
清冷渊
天井
四渎
三阳络
会宗
支沟
外关
阳池
中渚
液门
关冲

关冲

简易取穴 **在无名指末节尺侧，指甲角旁0.1寸处。**

功效主治 ◎头痛、发热、昏迷、中暑。◎目赤、耳鸣、耳聋。

液门

简易取穴 **在手背部，第四、五指间，指蹼缘后方赤白肉际处。**

功效主治 ◎目赤、耳聋、咽喉炎、牙龈炎。◎头痛、前臂肌痉挛。◎疟疾。

中渚

简易取穴 **在手背部，掌指关节的后方，第四、五掌骨间的凹陷处。**

功效主治 ◎耳鸣、耳聋、神经性耳炎、目赤、咽喉肿痛。◎手指屈伸不利、肩背疼痛、肘腕关节炎、肋间神经痛。◎头痛、发热。◎糖尿病。◎疟疾。

阳池

简易取穴 **在腕背横纹中，指伸肌腱的尺侧缘凹陷处，或腕背横纹中点的凹陷处。**

功效主治 ◎耳聋、目赤肿痛、咽喉肿痛。◎疟疾。◎糖尿病。◎湿疹、荨麻疹、青春痘。◎腕关节炎。

外关

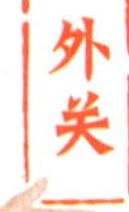

简易取穴 **在前臂背侧，阳池与肘尖的连线上，腕背横纹上2寸，尺骨与桡骨之间。**

功效主治 ◎头痛、发热。◎目赤肿痛、耳鸣、耳聋。◎脑中风、偏瘫、胸胁疼痛、上指痿痹、手指疼痛、小儿麻痹后遗症。◎高血压。

支沟

简易取穴 在前臂背侧，阳池与肘尖的连线上，腕背横纹上3寸，尺骨与桡骨之间。

功效主治 ◎发热。◎耳鸣、耳聋。◎小便困难。◎习惯性便秘。◎肋间神经痛、手臂酸痛、落枕。◎产后血晕。

会宗

简易取穴 在前臂背侧，腕背横纹上3寸，尺骨桡侧缘，或支沟尺侧处。

功效主治 ◎耳鸣、耳聋。◎上肢痹痛、癫痫。

天井

简易取穴 在臂外侧，屈肘时，位于肘尖直上1寸的凹陷处。

功效主治 ◎颈淋巴结核。◎耳聋。◎偏头痛、癫痫。◎肘关节炎、肘臂疼痛。

翳风

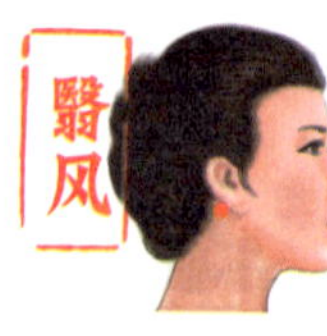

简易取穴 在耳垂后，乳突与下颌骨之间的凹陷处。

功效主治 ◎耳鸣、耳聋、脓耳、口眼㖞斜、牙关紧闭、牙痛、腮腺炎。◎眩晕、晕车。◎呃逆（即打嗝）。

角孙

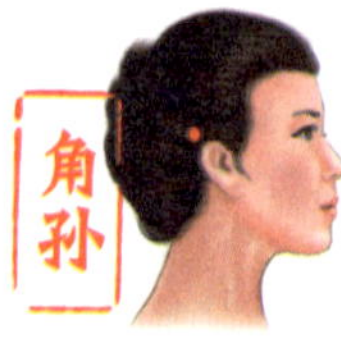

简易取穴 在头部，折耳郭向前，当耳尖直上入发际处即是。

功效主治 ◎视力模糊、牙周炎、唇燥、中耳炎、腮腺炎。◎偏头痛、晕车。◎颈部肌肉痉挛。

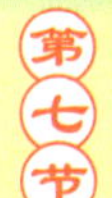

第七节 足厥阴肝经及所属腧穴定位图谱

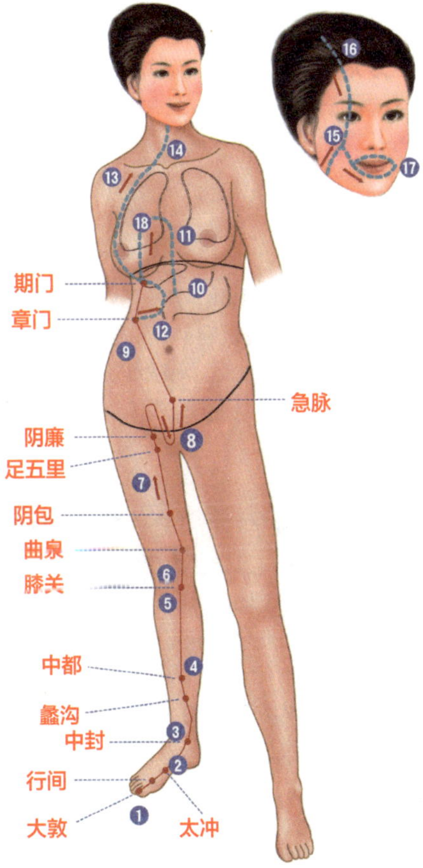

期门
章门
急脉
阴廉
足五里
阴包
曲泉
膝关
中都
蠡沟
中封
行间
大敦
太冲

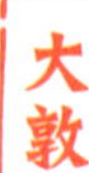

大敦

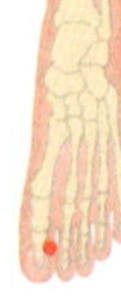

简易取穴 **在足大趾末节外侧，趾甲角旁0.1寸处。**

功效主治 ◎月经不调、闭经、崩漏、子宫脱垂、阴部瘙痒、疝气、阴茎痛。◎脑中风、癫痫、神经衰弱。◎遗尿、排尿困难。◎糖尿病。

行间

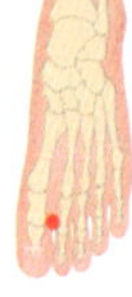

简易取穴 **在足背侧，第一、二趾间，趾蹼缘的后方赤白肉际处。**

功效主治 ◎头痛、胸胁疼痛、口眼㖞斜、中风、癫痫。◎急躁易怒。◎月经过多、痛经、崩漏、闭经、白带异常、疝气。◎小便不利、尿痛。◎目赤肿痛。

太冲

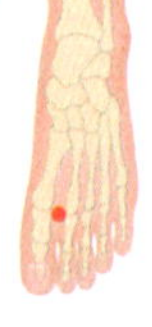

简易取穴 **在足背侧，第一跖骨间隙的后方凹陷处。**

功效主治 ◎口眼㖞斜、头痛、眩晕、胁痛、脑中风、癫痫。◎失眠、精神分裂症、抑郁、急躁易怒。◎高血压。◎遗尿、尿路感染。◎目赤肿痛、咽喉干痛、耳鸣。◎月经不调、乳腺炎、疝气。

中封

简易取穴 **在足背面，足内踝前，商丘与解溪连线之间，胫骨前肌腱的内侧凹陷处。**

功效主治 ◎遗精、疝气。◎腹痛、肝炎。◎小便不利、膀胱炎。◎下肢痿痹、足踝肿痛。

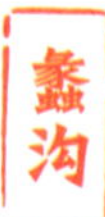

蠡沟

简易取穴 **在小腿内侧，足内踝尖上5寸，胫骨内侧面的中央处。**

功效主治 ◎子宫内膜炎、外阴瘙痒、子宫脱垂、月经不调、白带异常、睾丸肿痛、阳强挺长、疝气。◎小便不利、遗尿。◎足胫疼痛。

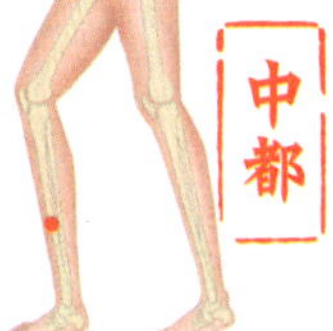

简易取穴 **在小腿内侧，足内踝尖上7寸，胫骨内侧面的中央处。**

功效主治 ◎疝气、崩漏、恶露不尽。◎急性肝炎、腹痛、泄泻。◎下肢痿痹、膝关节炎、胁痛。

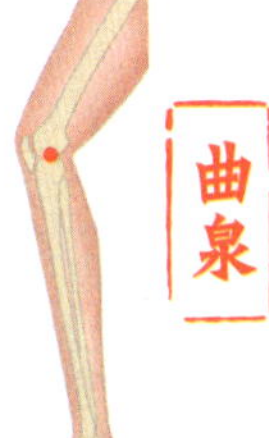

简易取穴 **在膝内侧，屈膝时，位于膝关节内侧面横纹内侧端，股骨内侧髁的后缘，半腱肌、半膜肌止端的前缘凹陷处。**

功效主治 ◎小腹胀痛。◎小便不利、尿频。◎月经不调、痛经、白带异常、子宫脱垂、遗精、阳痿。◎膝股疼痛。

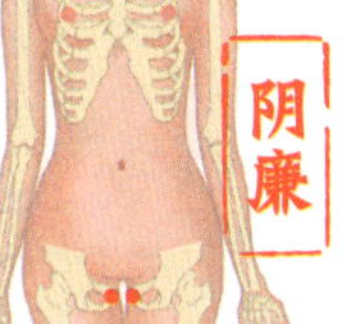

简易取穴 **在大腿内侧，气冲直下2寸，大腿根部，耻骨结节的下方，长收肌的外缘处。**

功效主治 ◎不孕、月经不调、白带异常、子宫内膜炎、阴道炎。◎小腹胀痛。

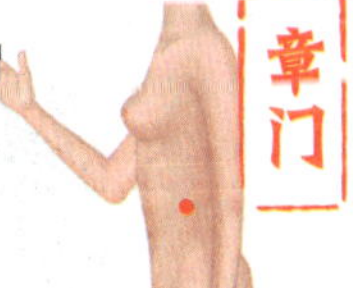

简易取穴 **在侧腹部，第十一肋间游离端的下方处。**

功效主治 ◎黄疸、消化不良、胃炎、胃痛、胃下垂、腹胀、肠炎泄泻。◎胸膜炎、肋间神经痛、痞块。

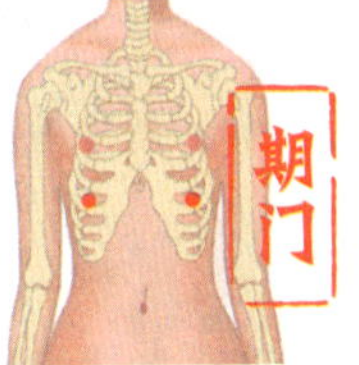

简易取穴 **在胸部，乳头直下方，第六肋间隙，身体前正中线旁开4寸处。**

功效主治 ◎呃逆、吐酸、腹胀、肝炎、胆囊炎、胸胁胀痛。◎肋间神经痛。◎月经不调、乳腺炎。◎糖尿病。

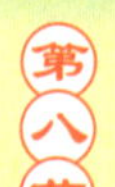

第八节 足少阳胆经及所属腧穴定位图谱

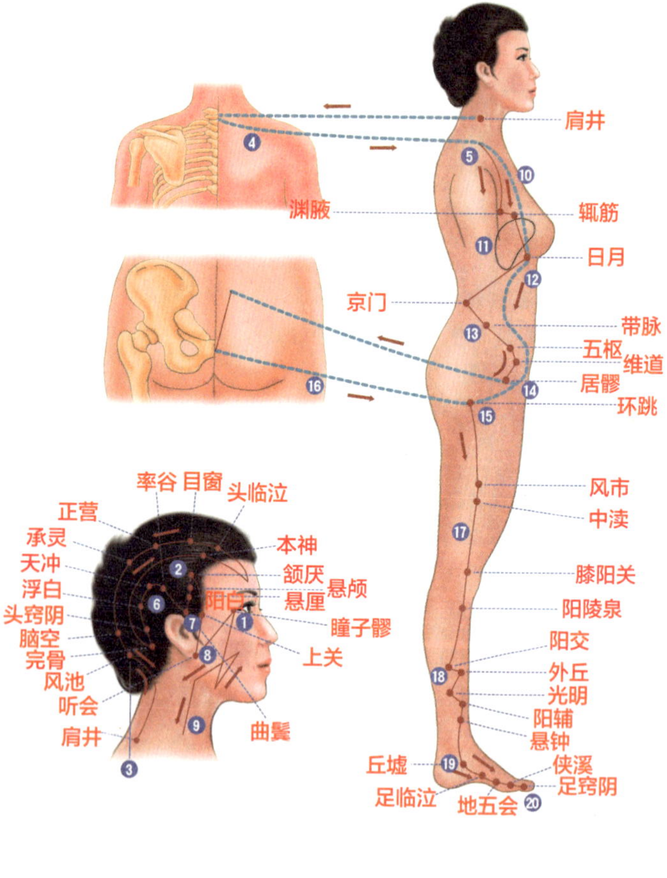

瞳子髎

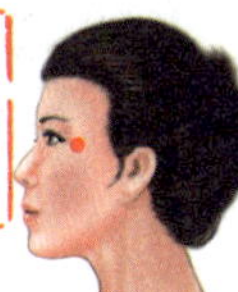

简易取穴 **在面部，目外眦旁，眶外侧缘处，或眼睛外侧1厘米处。**

功效主治 ◎目赤肿痛、角膜炎、视力减退。◎头痛、眩晕、面部痉挛、面神经麻痹、三叉神经痛、口眼㖞斜。

听会

简易取穴 **在面部，耳屏切迹的前方，下颌骨髁状突的后缘，张口时的凹陷处。**

功效主治 ◎耳鸣、耳聋、脓耳、牙痛。◎面部疼痛、下颌关节炎、口眼㖞斜。

上关

简易取穴 **在耳前，下关正上方，颧弓的上缘凹陷处。**

功效主治 ◎耳鸣、耳聋、脓耳、重听、牙痛。◎偏头痛、面部疼痛、三叉神经痛、口眼㖞斜、癫痫。◎癫狂。◎小儿惊风。

颔厌

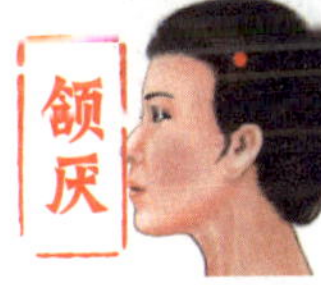

简易取穴 **在头部鬓发上，头维与曲鬓连线上靠近头维的1/4交点处。**

功效主治 ◎偏头痛、口眼㖞斜、眩晕、癫痫。◎牙痛、鼻炎、耳鸣。◎小儿惊风。◎感冒。

头窍阴

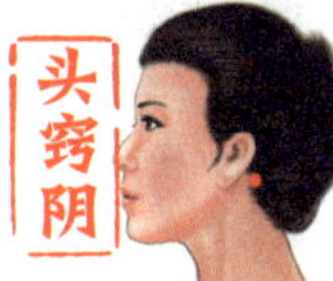

简易取穴 **在头部耳后，乳突后上方，天冲与完骨连线上靠近完骨的1/3交点处。**

功效主治 ◎耳鸣、耳聋、口苦。◎头痛、眩晕、颈项强直。◎高血压。

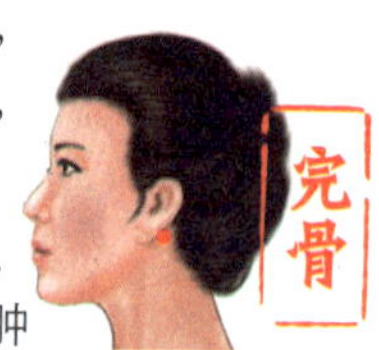

简易取穴 **在头部，耳后乳突的后下方凹陷处，或耳垂后面的凸骨下方沿后缘，触摸上方的骨头，有一浅凹处。**

功效主治 ◎失眠。◎颈项肌肉痉挛、偏头痛、癫痫、口眼㖞斜、面神经麻痹。◎牙痛。◎咽喉肿痛、面颊肿痛。

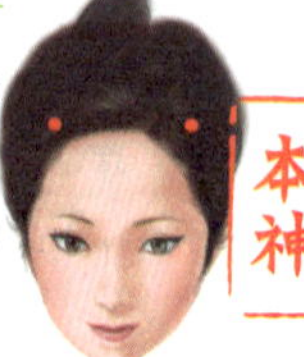

简易取穴 **在头部，前发际上0.5寸，神庭旁开3寸，神庭与头维连线处的内2/3与外1/3的交点处。**

功效主治 ◎小儿惊风。◎头痛、眩晕、脑中风、偏瘫、大脑发育不全、癫痫。◎目赤肿痛。

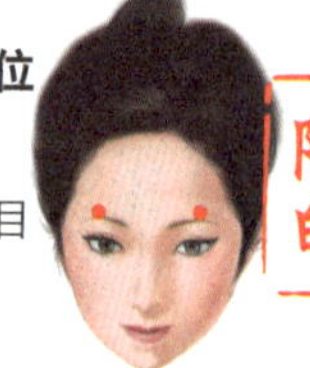

简易取穴 **在头部前额，当双眼直视前方时，位于瞳孔正上方，眉上1寸处。**

功效主治 ◎头痛、眩晕、面神经麻痹。◎目痛、近视、夜盲、眼睑下垂、迎风流泪。

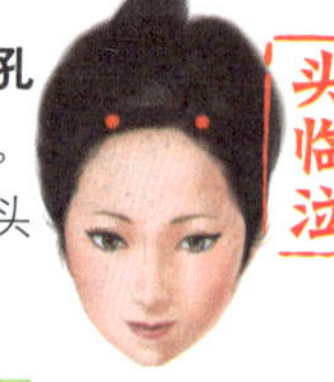

简易取穴 **在头部，当双眼直视前方时，位于瞳孔正上方入前发际0.5寸，神庭与头维连线的中点处。**

功效主治 ◎结膜炎、鼻窦炎、慢性鼻炎。◎头痛。◎小儿惊风。

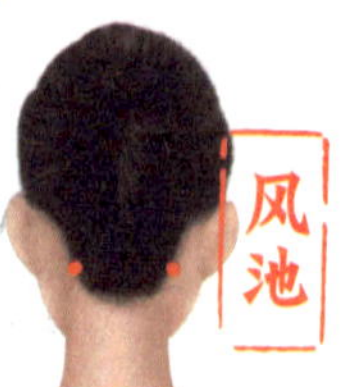

简易取穴 **在颈部，枕骨之下，与风府相平，胸锁乳突肌与斜方肌上端之间的凹陷处。**

功效主治 ◎感冒。◎头痛、眩晕、癫痫、脑中风。◎目赤肿痛、咽喉肿痛、鼻塞、鼻出血、鼻窦炎、耳鸣。◎失眠。◎颈项疼痛、肩关节炎。

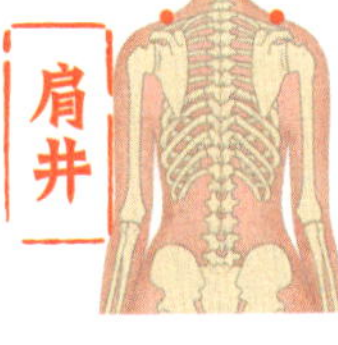

肩井

简易取穴 **在肩上，大椎穴与肩峰连线的中点处。**

功效主治 ◎高血压。◎神经衰弱。◎乳腺炎、功能性子宫出血。◎落枕、颈项肌痉挛、肩背痛。◎小儿麻痹后遗症、中风后遗症。

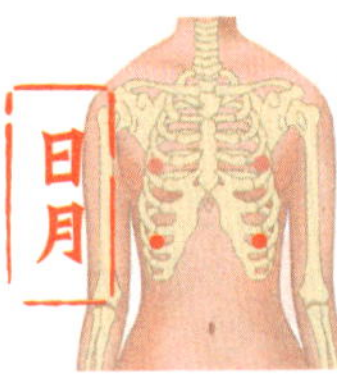

日月

简易取穴 **在上腹部，乳头直下，第七肋间隙，身体前正中线旁开4寸。**

功效主治 ◎呕吐、吞酸、呃逆、胃痛、胃溃疡、黄疸、急慢性肝炎、胆囊炎。◎胁肋胀痛。

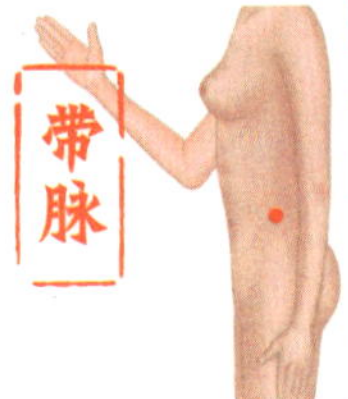

带脉

简易取穴 **在侧腹部，第十一肋骨游离端下方垂线与肚脐水平线的交点处，或章门穴下1.8寸处。**

功效主治 ◎月经不调、子宫内膜炎、子宫脱垂、附件炎、盆腔炎、闭经、腰痛、疝气。◎腹泻、肠炎。◎带状疱疹。◎胁痛。

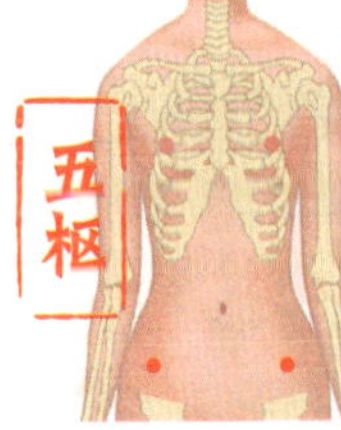

五枢

简易取穴 **在侧腹部，髂前上棘的前方，与脐下3寸相平处。**

功效主治 ◎月经不调、白带异常、子宫内膜炎、子宫脱垂、疝气、睾丸炎、精囊炎。◎腹痛、便秘。

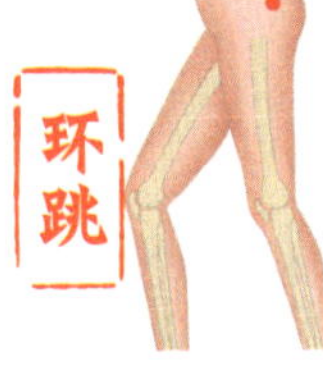

环跳

简易取穴 **在大腿外侧部，侧卧屈腿时，位于股骨大转子最高凸点与骶管裂孔连线靠近股骨大转子最高凸点的1/3交点处。**

功效主治 半身不遂、坐骨神经痛、髋关节炎、周围软组织炎。

风市

简易取穴 **在大腿外侧部的中线上，腘横纹上7寸处，或直立垂手时，位于中指指尖处。**

功效主治 ◎头痛、头晕、下肢痿痹、坐骨神经痛。脑中风后遗症、小儿麻痹后遗症。◎皮肤瘙痒、脚气病。◎膝关节炎。

中渎

简易取穴 **在大腿外侧，风市下2寸，腘横纹上5寸，股外侧肌与股二头肌之间。**

功效主治 ◎坐骨神经痛、下肢痿痹、半身不遂、脑中风后遗症。◎脚气病。◎膝关节炎。

膝阳关

简易取穴 **在膝外侧，阳陵泉上3寸，股骨外上髁上方的凹陷处。**

功效主治 ◎半身不遂、小腿麻木。◎脚气病。◎膝关节肿痛。

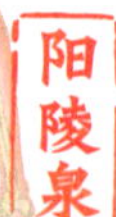

简易取穴 **在小腿外侧，腓骨头前下方的凹陷处。**

功效主治 ◎黄疸、口苦、呕吐、肝炎、胆囊炎、胆道蛔虫症。◎脚气病。◎小儿惊风、胁肋疼痛、下肢痿痹、坐骨神经痛。◎膝关节炎、肩痛。

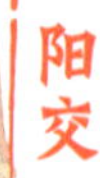

简易取穴 **在小腿外侧，外踝尖上7寸，腓骨后缘处。**

功效主治 ◎胸胁胀满、下肢痿痹。◎癫狂。

外丘

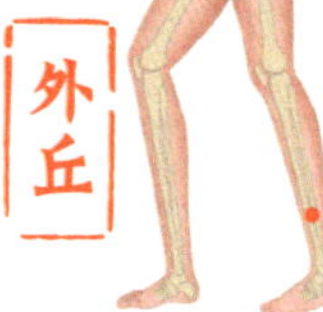

简易取穴 **在小腿外侧，外踝尖上7寸，腓骨前缘处。**

功效主治 ◎胸胁胀满。◎颈项强痛、下肢痿痹。◎癫狂、狂犬病毒不出。

光明

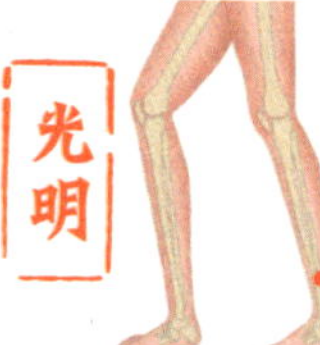

简易取穴 **在小腿外侧，外踝尖上5寸，腓骨前缘处。**

功效主治 ◎视神经萎缩、白内障、目痛、夜盲、目视不明。◎乳房胀痛、乳汁分泌不足。◎膝痛。

悬钟

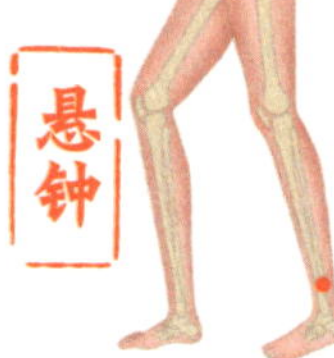

简易取穴 **在小腿外侧，外踝尖上3寸，腓骨前缘处。**

功效主治 ◎咽喉肿痛。◎痔疮。◎便秘。◎脚气病。◎动脉硬化。◎颈项疼痛、偏头痛、坐骨神经痛、膝关节炎、胸胁胀痛、下肢痿痹。

丘墟

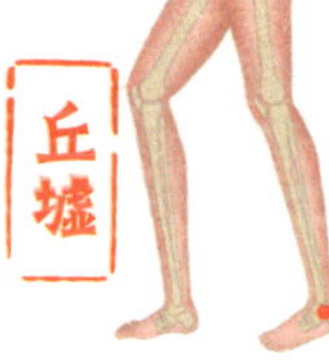

简易取穴 **在足外踝的前下方，趾长伸肌腱的外侧凹陷处。**

功效主治 ◎脚气病。◎胆囊炎、疟疾。◎胸胁胀痛、下肢痿痹、坐骨神经痛、外踝肿痛、小腿抽筋。

足临泣

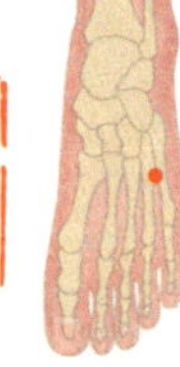

简易取穴 **在足背外侧，第四跖趾关节的后方，小趾伸肌腱的外侧凹陷处。**

功效主治 ◎偏头痛、胁肋疼痛、足背肿痛、偏瘫。◎目赤肿痛、目眩、目涩、牙痛。◎哮喘。◎疟疾。◎乳痛、乳胀、月经不调。◎心悸。

第九节 足太阳膀胱经及所属腧穴定位图谱

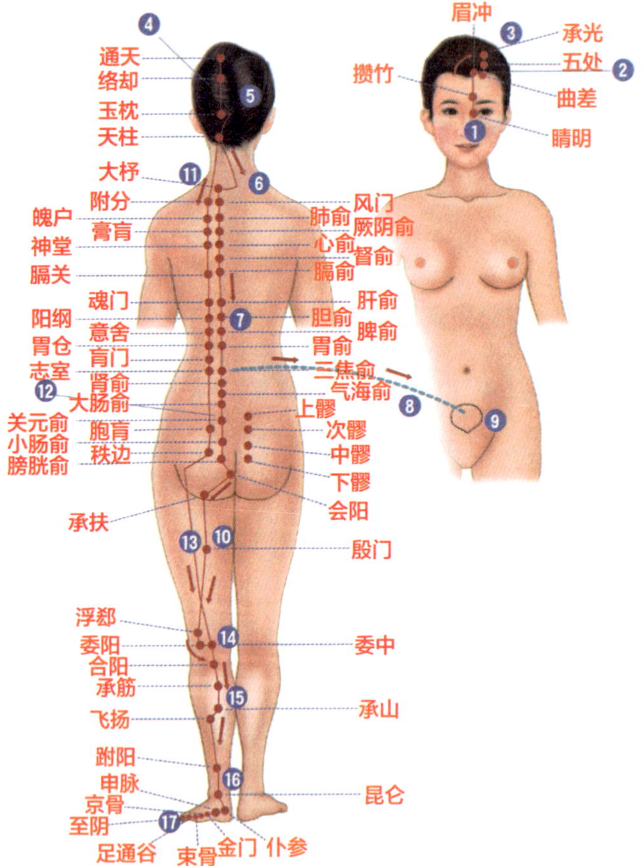

睛明

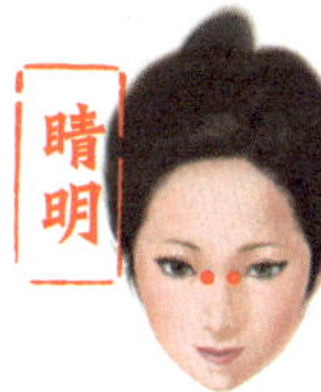

简易取穴 **在面部，目内眦角稍上方凹陷处。**

功效主治 ◎目视不明、目赤肿痛、迎风流泪、近视、散光、视神经炎、视神经萎缩、夜盲、色盲等多种眼部疾病。◎急性腰痛。◎功能性遗尿、坐骨神经痛。

攒竹

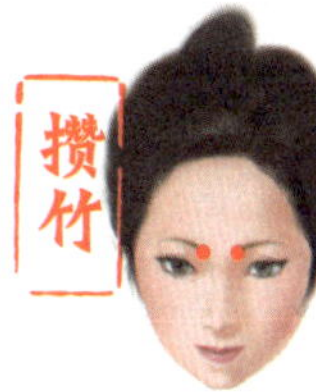

简易取穴 **在面部，眉毛内侧，眶上切迹处，或眉毛内侧边缘凹陷处。**

功效主治 ◎头痛、口眼㖞斜、面神经麻痹。◎眼睛疲劳、目赤肿痛、目视不明、眼睑下垂、迎风流泪。◎腰扭伤、腰痛。

天柱

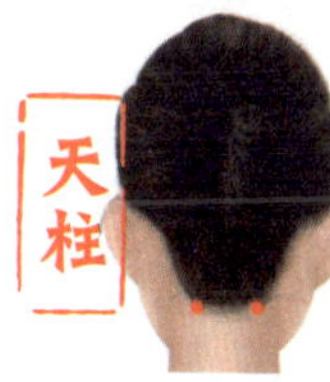

简易取穴 **在颈部，斜方肌外缘，后发际凹陷处，或后发际正中旁开1.3寸处。**

功效主治 ◎头痛、眩晕、晕车。◎目赤肿痛、目视不明、鼻塞。◎颈项强直、肩背疼痛。◎高血压。

大杼

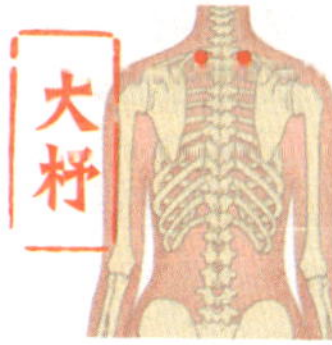

简易取穴 **在背部，第一胸椎棘突下，旁开1.5寸处。**

功效主治 ◎咳嗽、发热、头痛。◎颈椎病、肩背痛。

风门

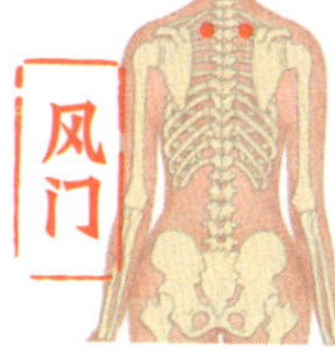

简易取穴 **在背部，第二胸椎棘突下，旁开1.5寸处。**

功效主治 ◎感冒、发热、咳嗽、支气管炎、肺炎、百日咳。◎颈部肌肉痉挛、胸背痛。◎荨麻疹。

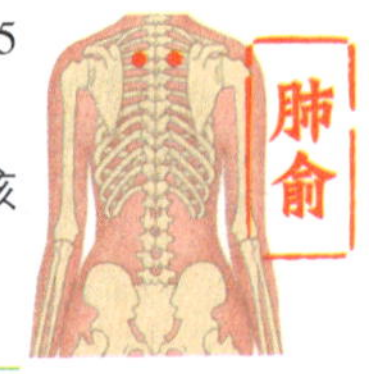

简易取穴 **在背部，第三胸椎棘突下，旁开1.5寸处。**

功效主治 ◎咳嗽、气喘、肺炎、肺结核、咳血、盗汗、鼻塞。◎皮肤瘙痒、荨麻疹。

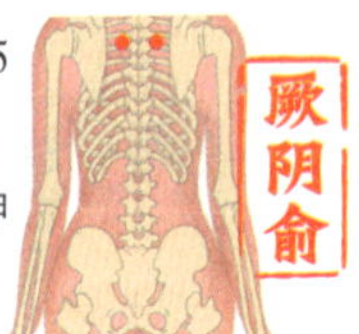

简易取穴 **在背部，第四胸椎棘突下，旁开1.5寸处。**

功效主治 ◎心脏病、心痛、心悸、胸闷。◎神经衰弱、肋间神经痛。◎咳嗽、呕吐。

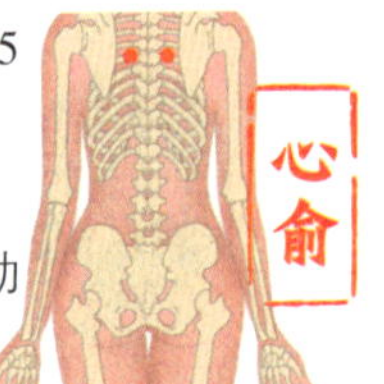

简易取穴 **在背部，第五胸椎棘突下，旁开1.5寸处。**

功效主治 ◎心烦、心悸、冠心病、心绞痛。◎失眠、健忘、神经衰弱、癫狂。◎癫痫、肋间神经痛。◎咳嗽、吐血、盗汗。◎遗精。

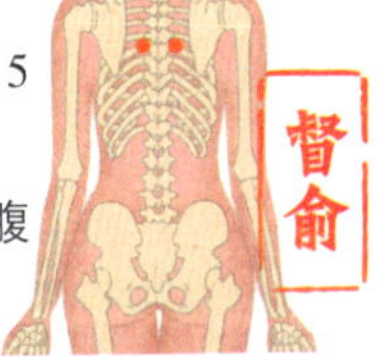

简易取穴 **在背部，第六胸椎棘突下，旁开1.5寸处。**

功效主治 ◎心痛、胸闷、气喘。◎胃痛、腹痛、腹胀、呃逆。

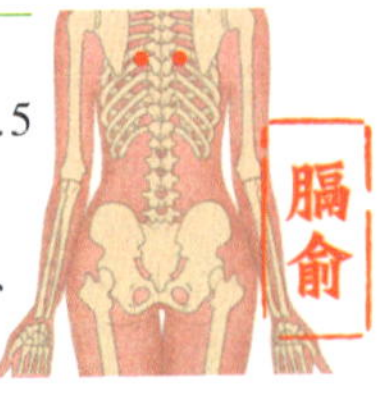

简易取穴 **在背部，第七胸椎棘突下，旁开1.5寸处。**

功效主治 ◎胃痛、吐血、呕吐、呃逆、厌食、便血。◎咳嗽、气喘、盗汗。◎贫血。

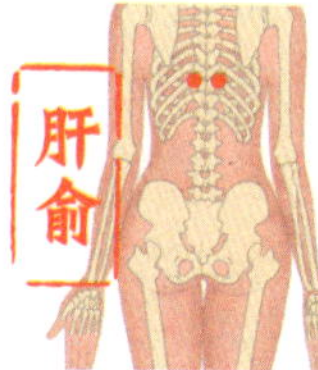

简易取穴 **在背部，第九胸椎棘突下，旁开1.5寸处。**

功效主治 ◎胃炎、肝炎、胆囊炎。◎胁痛。◎神经衰弱、眩晕、癫痫、狂症、◎月经不调。◎眼睑下垂、目赤、视物不清、夜盲、鼻出血。

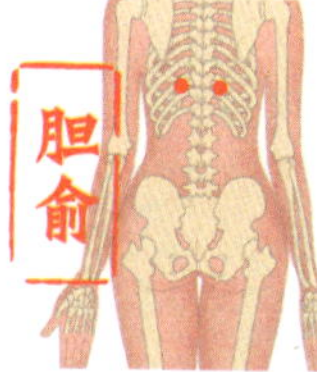

简易取穴 **在背部，第十胸椎棘突下，旁开1.5寸处。**

功效主治 ◎黄疸、口苦、呕吐、厌食。◎感冒、支气管炎、肺炎、肺结核、盗汗、百日咳。◎荨麻疹。

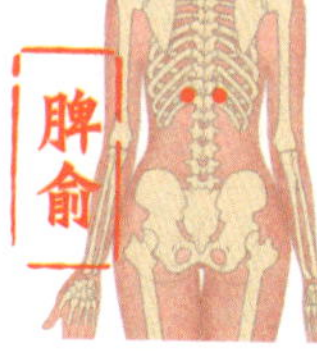

简易取穴 **在背部，第十一胸椎棘突下，旁开1.5寸处。**

功效主治 ◎胃痛、胃溃疡、胃炎、胃下垂、呕吐、腹胀、泄泻、痢疾、便血、消化不良。◎黄疸、肝炎。◎背痛。◎水肿。◎糖尿病。

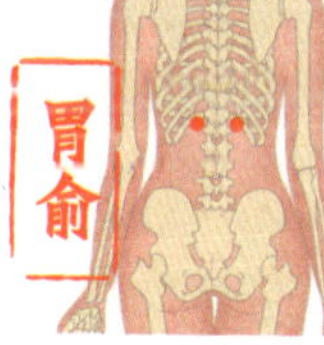

简易取穴 **在背部，第十二胸椎棘突下，旁开1.5寸处。**

功效主治 ◎胃痛、胃下垂、胃痉挛、呕吐、腹胀、肠鸣。◎胸胁痛。◎胰腺炎、糖尿病。

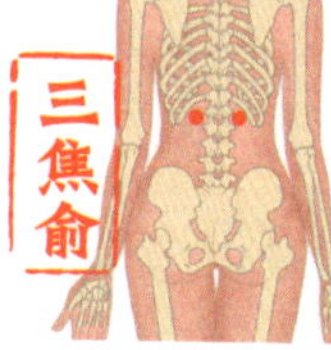

简易取穴 **在背部，第一腰椎棘突下，旁开1.5寸处。**

功效主治 ◎腹胀、肠鸣、胃炎、肠炎、泄泻、痢疾。◎水肿、小便不利、肾炎。◎腰背疼痛。◎神经衰弱。

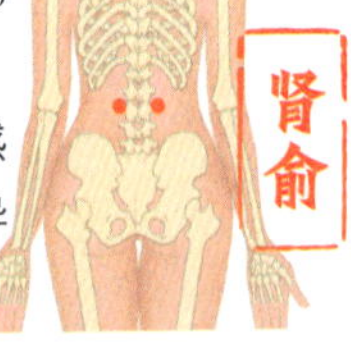

简易取穴 **在背部，第二腰椎棘突下，旁开1.5寸处。**

功效主治 ◎水肿、小便不利、肾炎、尿路感染、尿毒症。◎耳鸣、耳聋。◎月经不调、白带异常、遗精、遗尿、阳痿。◎半身不遂。◎腰痛。

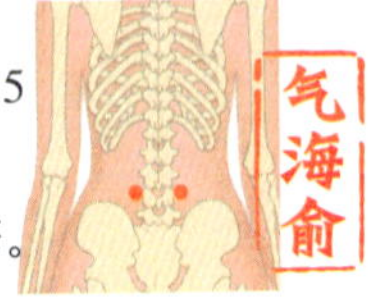

简易取穴 **在腰部，第三腰椎棘突下，旁开1.5寸处。**

功效主治 ◎腰痛。◎痛经。◎腹胀、肠鸣、痔疮。

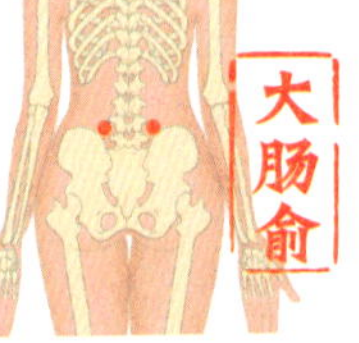

简易取穴 **在背部，第四腰椎棘突下，旁开1.5寸处。**

功效主治 ◎腹胀、泄泻、肠出血、便秘、痢疾、阑尾炎、痔疮。◎腰痛、坐骨神经痛。

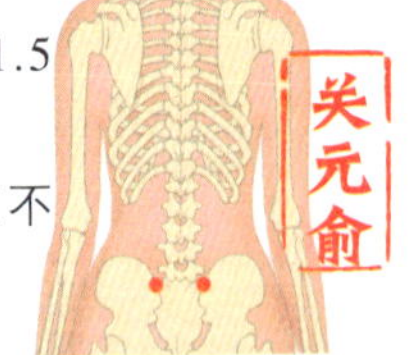

简易取穴 **在背部，第五腰椎棘突下，旁开1.5寸处。**

功效主治 ◎腰酸背痛、手脚冰冷。◎小便不利、尿频、小儿遗尿。◎腹胀、泄泻。

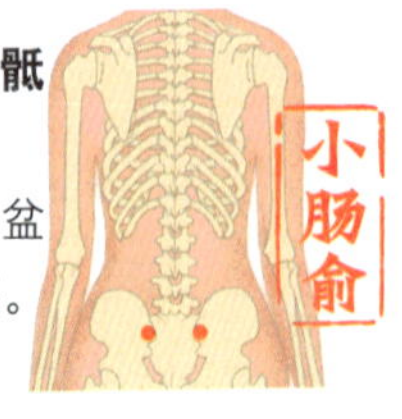

简易取穴 **在骶部，骶正中嵴旁1.5寸，与第一骶后孔相平处。**

功效主治 ◎遗精、遗尿、尿血、白带异常、盆腔炎、淋病、疝气。◎肠炎、腹痛、泄泻、痢疾。◎骶髂关节炎、腰痛。

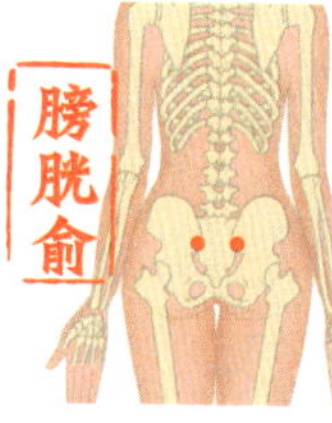

简易取穴 **在骶部，骶正中旁1.5寸，与第二骶后孔相平处。**

功效主治 ◎小便不利、尿频、遗尿、膀胱结石。◎泄泻、便秘、痢疾。◎腰脊强痛、坐骨神经痛。◎糖尿病。◎子宫内膜炎、遗精。

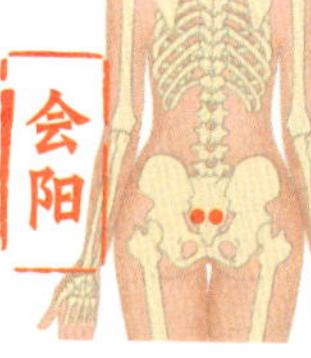

简易取穴 **在骶部，尾骨端旁开0.5寸处。**

功效主治 ◎泄泻、痢疾、痔疮。◎淋病、阳痿、白带异常。

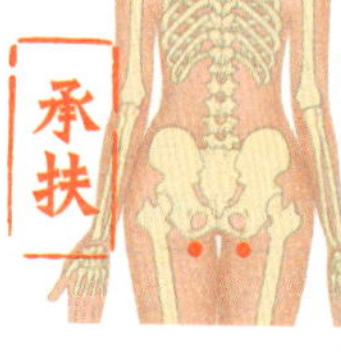

简易取穴 **在大腿后面，臀下横纹的中点处。**

功效主治 ◎便秘、痔疮。◎坐骨神经痛、下肢痿痹、肌肉疼痛、小儿麻痹后遗症。

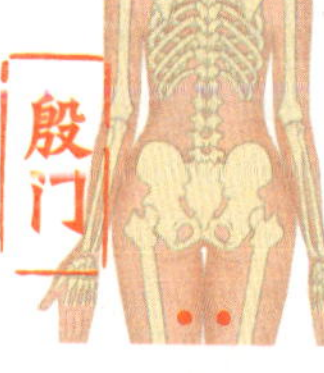

简易取穴 **在大腿后面，承扶与委中的连线上，承扶下6寸处。**

功效主治 腰腿痛、下肢麻痹、瘫痪、小腿抽筋、小儿麻痹后遗症。

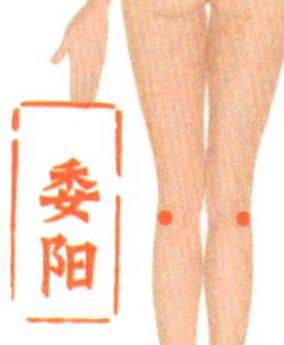

简易取穴 **在腘横纹外侧端，股二头肌腱的内侧处。**

功效主治 ◎腹胀。◎水肿、小便不利、肾炎、膀胱炎。◎腰背肌痉挛、腰脊疼痛、下肢挛急。

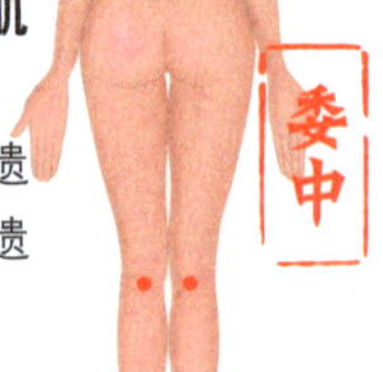

简易取穴 在腘横纹中点，股二头肌腱与半腱肌腱的中间处。

功效主治 ◎肠炎、腹痛、痔疮。◎小便不利、遗尿。◎腰痛、下肢痿痹、坐骨神经痛、脑中风后遗症。◎丹毒、荨麻疹、湿疹、皮肤瘙痒、疔疮。

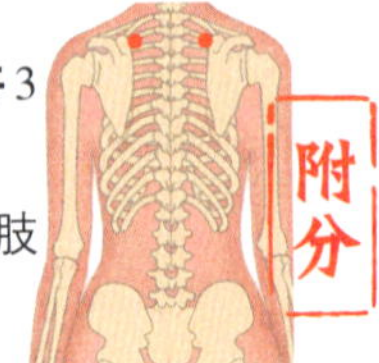

简易取穴 在背部，第二胸椎棘突下，旁开3寸处。

功效主治 ◎颈项疼痛、颈项部肌肉痉挛、上肢麻木、肋间神经痛、肩背疼痛。◎肺炎。

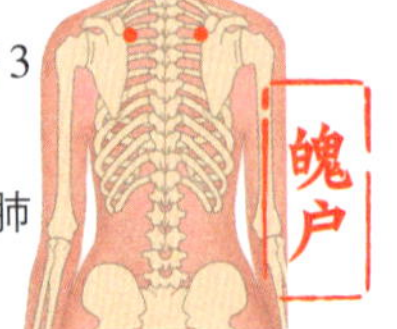

简易取穴 在背部，第三胸椎棘突下，旁开3寸处。

功效主治 ◎咳嗽、气喘、支气管炎、肺炎、肺结核。◎肩背疼痛、颈部肌肉痉挛。

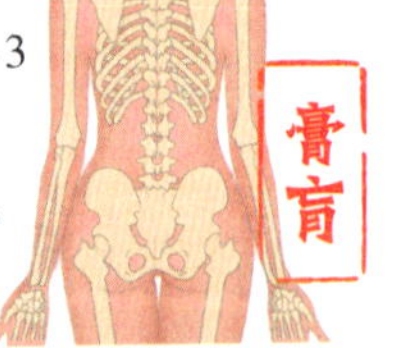

简易取穴 在背部，第四胸椎棘突下，旁开3寸处。

功效主治 ◎咳嗽、气喘、支气管炎、肺结核。◎阴虚盗汗。◎健忘。◎遗精。

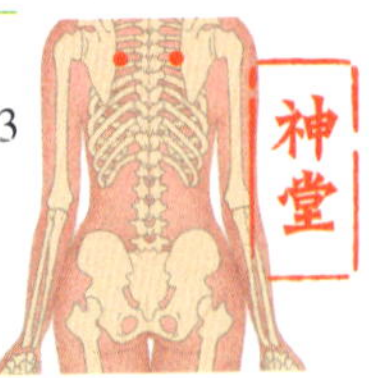

简易取穴 在背部，第五胸椎棘突下，旁开3寸处。

功效主治 ◎心脏病。◎胸闷、背痛。◎咳嗽、气喘。◎神经衰弱、精神分裂。

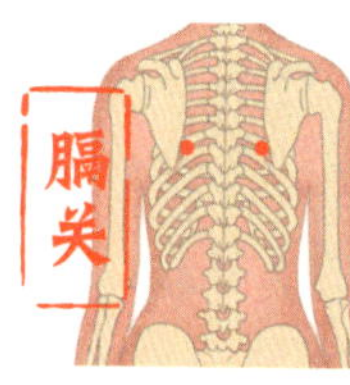

简易取穴 **在背部，第七胸椎棘突下，旁开3寸处。**

功效主治 ◎呕吐、呃逆、嗳气、胃出血。◎肋间神经痛、颈背疼痛。◎厌食。

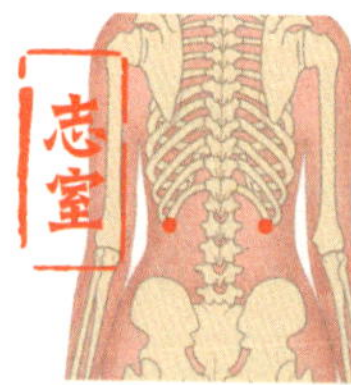

简易取穴 **在腰部，第二腰椎棘突下，旁开3寸处。**

功效主治 ◎遗精、阳痿、阴中肿痛、月经不调、前列腺炎、腰脊强痛。◎小便不利、肾炎、肾盂肾炎。◎头晕目眩、耳鸣、耳聋。

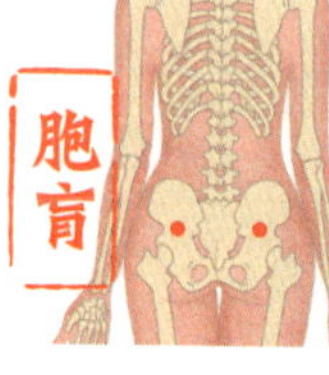

简易取穴 **在臀部，与第二骶后孔相平，骶正中嵴旁开3寸处。**

功效主治 ◎肠鸣、腹胀、便秘。◎小便不利。◎子宫脱垂。◎下腹疼痛、腰脊痛。

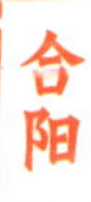

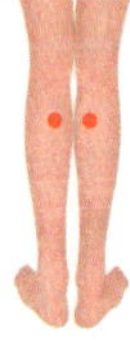

简易取穴 **在小腿后面，委中与承山的连线上，委中下2寸处。**

功效主治 ◎腰脊强痛、下肢痿痹。◎疝气、崩漏。

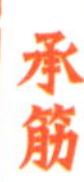

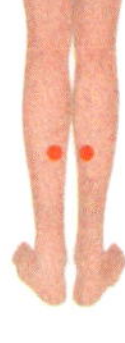

简易取穴 **在小腿后面，委中与承山的连线上，腓肠肌肌腹中央，委中下5寸处。**

功效主治 ◎痔疮。◎鼻出血。◎腰腿拘急疼痛、下肢麻痹、坐骨神经痛。

简易取穴 **在小腿后面，当伸直小腿时，腓肠肌肌腹下出现的尖角凹陷处。**

功效主治 ◎腰腿拘急疼痛、下肢麻痹、半身不遂、腓肠肌痉挛、坐骨神经痛、下肢瘫痪。◎痔疮、便秘。◎脚气病。

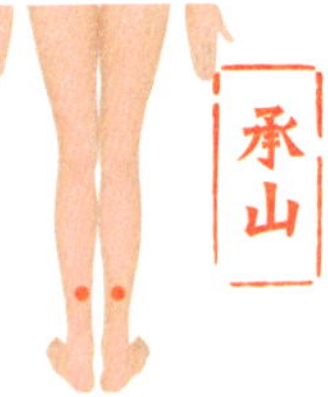

简易取穴 **在小腿后面，外踝后昆仑穴上7寸，承山外下方1寸处。**

功效主治 ◎鼻塞、鼻出血。◎肾炎、膀胱炎。◎痔疮。◎头痛、目眩。◎风湿性关节炎、腰背痛、腿软无力、腓肠肌痉挛。

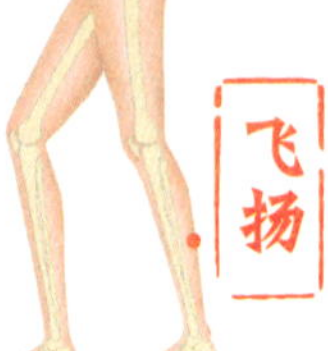

简易取穴 **在足部外踝后方，外踝尖与跟腱之间的凹陷处。**

功效主治 ◎高血压。◎鼻出血。◎难产。◎癫痫、头痛、目眩、颈部痉挛、腰痛、下肢麻痹、坐骨神经痛、足跟肿痛。

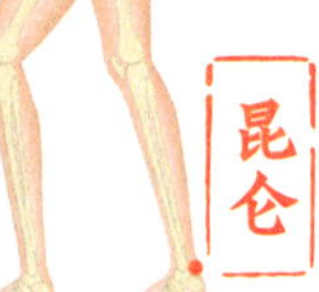

简易取穴 **在足部外侧部，外踝直下方的凹陷处。**

功效主治 ◎目赤肿痛、眼睑下垂。◎失眠、精神分裂症。◎头痛、癫痫。◎踝关节扭伤、足外翻。

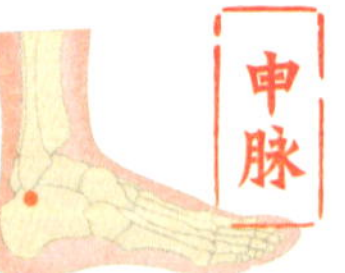

简易取穴 **在足外侧，第五趾骨粗隆下方，赤白肉际处。**

功效主治 ◎头痛、癫痫。◎颈项强直、腰腿疼痛。

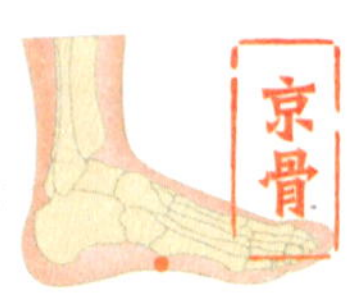

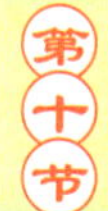

足少阴肾经及所属腧穴定位图谱

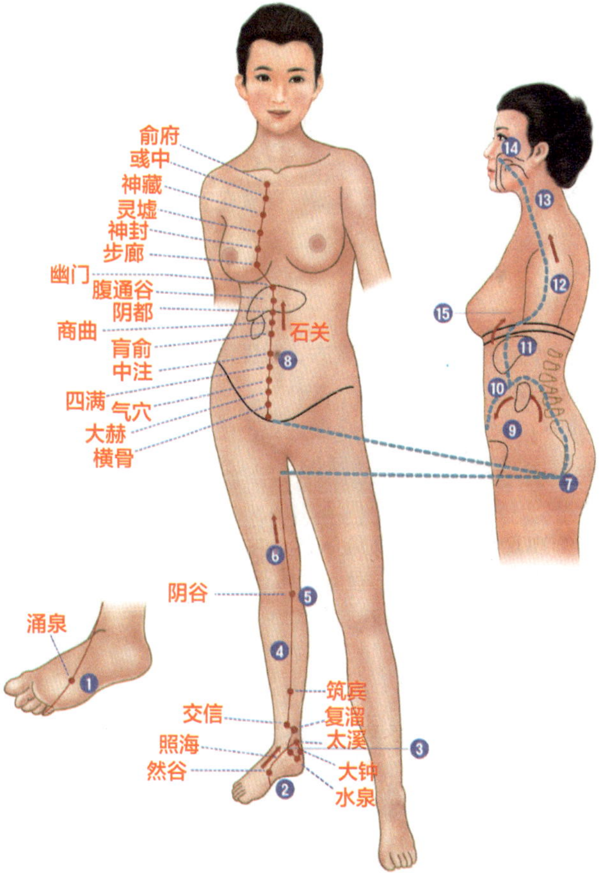

俞府
彧中
神藏
灵墟
神封
步廊
幽门
腹通谷
阴都
商曲
石关
肓俞
中注
四满
气穴
大赫
横骨
阴谷
涌泉
筑宾
交信
复溜
照海
太溪
然谷
大钟
水泉

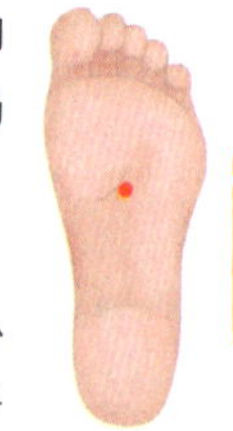

简易取穴 **在足底部，卷足时足前部凹陷处，约在足底二、三趾趾缝纹头端与足跟连线的前1/3与后2/3交点处。**

功效主治 ◎头痛、眩晕、昏厥、三叉神经痛。◎失眠、神经衰弱、精神分裂症。◎中暑、手足心热。◎小便不利。◎便秘。◎咽喉肿痛、口舌干燥、失声。◎小儿惊风、小儿流涎。

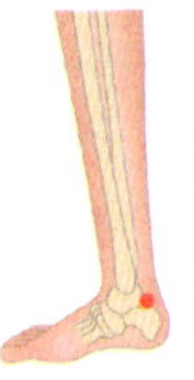

简易取穴 **在足内侧，内踝后方，内踝尖与跟腱之间的凹陷处。**

功效主治 ◎月经不调、阳痿。◎小便频数、泄泻、肾炎。◎糖尿病、贫血。◎失眠、神经衰弱。◎咽喉肿痛、耳鸣。◎咳喘、支气管哮喘。

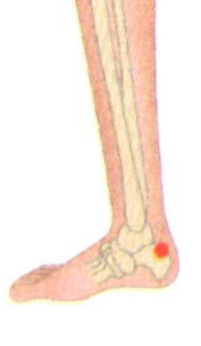

简易取穴 **在足内侧，内踝后下方，跟腱附着部的内侧前方凹陷处。**

功效主治 ◎咳血、气喘。◎小便点滴不出、遗尿。◎便秘。◎老年痴呆。◎足跟痛。

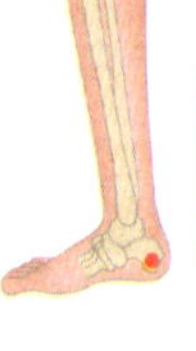

简易取穴 **在足内侧，内踝后下方，太溪穴下1寸，跟骨结节内侧的凹陷处。**

功效主治 ◎月经不调、痛经、子宫脱垂。◎小便不利。

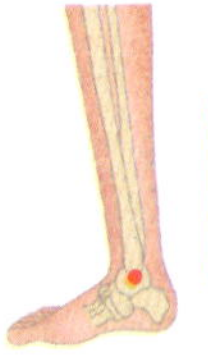

简易取穴 **在足内侧，内踝尖下方的凹陷处。**

功效主治 ◎感冒、慢性咽喉炎、扁桃体炎。◎便秘。◎小便不利。◎癫痫、神经衰弱。◎月经不调、痛经、子宫脱垂。◎足部关节炎。

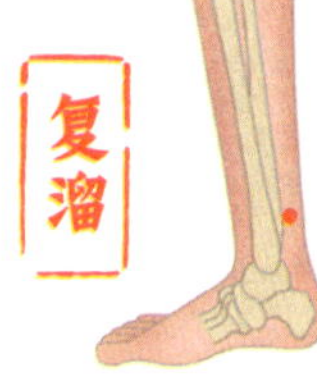

复溜

简易取穴 **在小腿内侧，太溪直上2寸，跟腱的前方处。**

功效主治 ◎腹胀、泄泻。◎盗汗、热病无汗或者汗出不止。◎水肿、肾炎、膀胱炎、尿路感染。◎睾丸炎、子宫出血。◎下肢瘫痪、下肢痿痹。

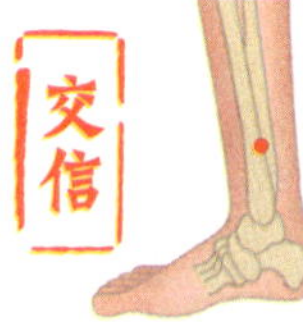

交信

简易取穴 **在小腿内侧，太溪直上2寸，复溜前0.5寸，胫骨内侧缘的后方处。**

功效主治 ◎月经不调、崩漏、子宫脱垂、子宫出血。◎泄泻、便秘、痢疾、肠炎。◎下肢疼痛。

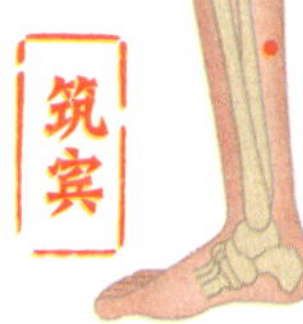

筑宾

简易取穴 **在小腿内侧，太溪与阴谷的连线上，太溪上5寸，腓肠肌肌腹的内下方处。**

功效主治 ◎恶心呕吐。◎肾炎、膀胱炎。◎癫狂。◎白带异常、疝气、睾丸炎。◎小腿疼痛、腓肠肌痉挛。

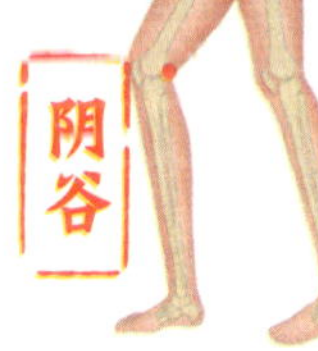

阴谷

简易取穴 **在腘窝内侧，屈膝时，位于半腱肌腱与半膜肌腱之间。**

功效主治 ◎阳痿、疝气、睾丸炎、崩漏。◎癫狂。◎腓肠肌痉挛、膝关节疼痛。◎肾炎、膀胱炎。

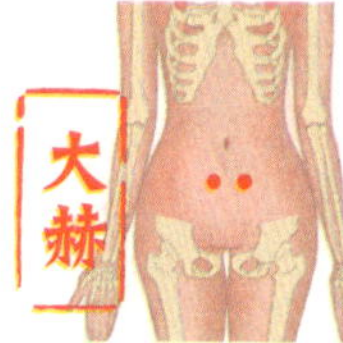

大赫

简易取穴 **在下腹部，身体前正中线旁开0.5寸，脐下4寸处。**

功效主治 白带异常、子宫脱垂、性冷淡、遗精、阳痿。

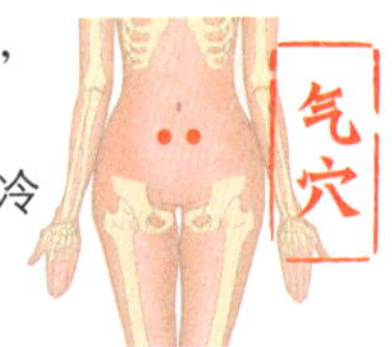

简易取穴 **在下腹部，身体前正中线旁开0.5寸，脐下3寸处。**

功效主治 ◎月经不调、白带异常、阳痿、性冷淡。◎腰部疼痛、小便不利。◎泄泻、痢疾。

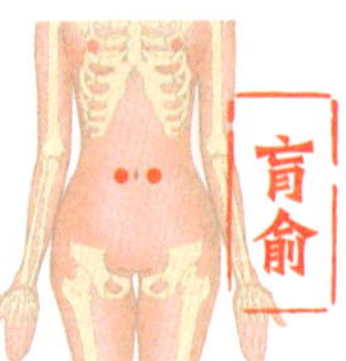

简易取穴 **在腹部，脐旁0.5寸处。**

功效主治 ◎呕吐、胃痉挛、肠炎、肠麻痹、腹痛、腹胀、便秘、泄泻。◎月经不调、疝气。◎膀胱炎。◎腰背痛。

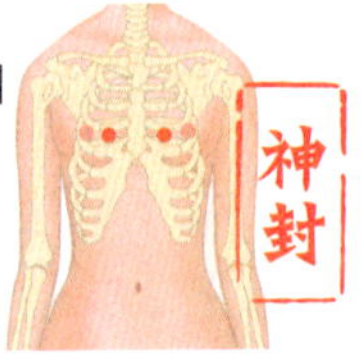

简易取穴 **在胸部，身体前正中线旁开2寸，第四肋间隙处。**

功效主治 ◎咳嗽、气喘、胸胁胀满。◎乳腺炎。◎心脏病。◎呕吐。

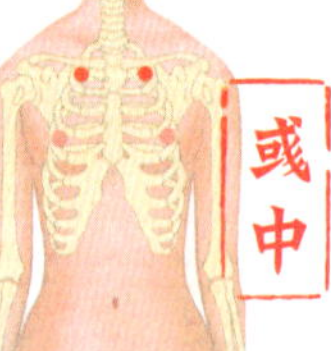

简易取穴 **在胸部，身体前正中线旁开2寸，第一肋间隙处。**

功效主治 ◎咳嗽、气喘、胸痛、胸膜炎。◎肋间神经痛。◎呕吐、食欲不振。

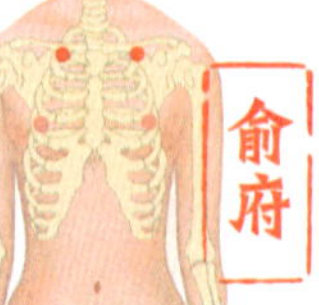

简易取穴 **在胸部，身体前正中线旁开2寸，锁骨下缘处。**

功效主治 ◎咳嗽、气喘、气管炎、胸痛、胸膜炎。◎肋间神经痛。◎呕吐、食欲不振。◎心脏病。

第十一节 足太阴脾经及所属腧穴定位图谱

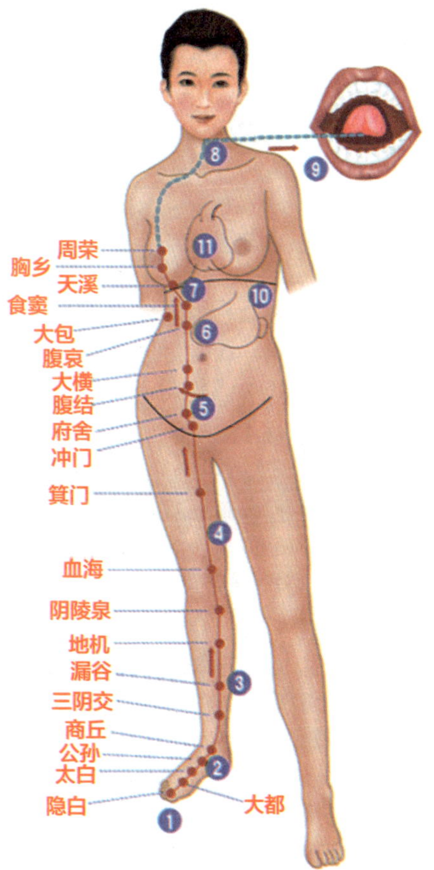

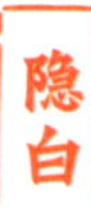
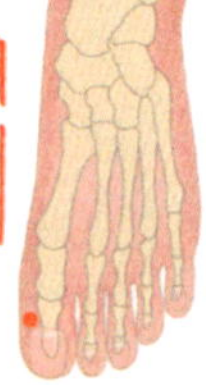

隐白

简易取穴 **在足大趾末节内侧，指甲角旁0.1寸处。**

功效主治 ◎月经过多、崩漏。◎癫狂、噩梦、多梦。◎昏厥、惊风。◎食欲不振、腹胀、吐血。◎尿血、便血。

太白

简易取穴 **在足内侧缘，足大趾本节后下方赤白肉际的凹陷处。**

功效主治 ◎胃痛、消化不良、腹胀、腹痛、泄泻、痢疾、便秘。◎脚气病。◎胸闷。◎湿疹。

公孙

简易取穴 **在足内侧缘，第一跖骨基底的前下方处。**

功效主治 ◎胃痛、消化不良、呕吐、腹胀、腹痛、泄泻、痢疾。◎心痛、胸闷。◎水肿。

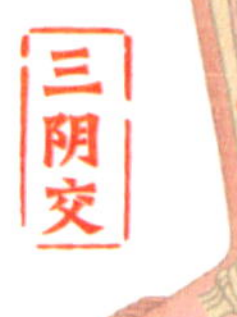

三阴交

简易取穴 **在小腿内侧，内踝尖上3寸，胫骨内侧缘后方处。**

功效主治 ◎月经不调、不孕、疝气。◎小便不利、遗尿。◎失眠。◎脚气病。◎消化不良、泄泻、便秘。◎膝关节炎、下肢肿痛。

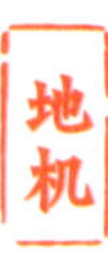

地机

简易取穴 **在小腿内侧，内踝尖与阴陵泉的连线上，阴陵泉下3寸处。**

功效主治 ◎消化不良、胃炎、胃溃疡、腹胀、腹痛、肠炎、泄泻。◎水肿、小便不利。◎膝关节炎、下肢肿痛、腰痛、下肢痿痹。◎月经不调、痛经、白带异常、遗精。

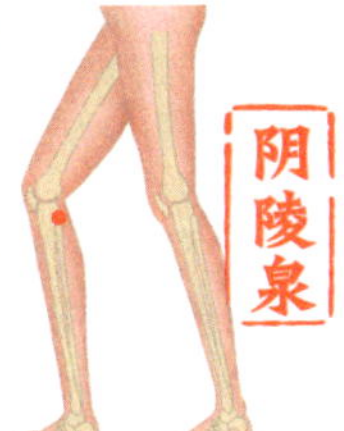

简易取穴 **在小腿内侧，胫骨内侧髁后下方的凹陷处。**

功效主治 ◎月经不调、妇人阴痛、白带异常、更年期综合征、阴茎痛、遗精、阳痿。◎腹胀、黄疸、泄泻。◎水肿、尿路感染、小便不利、小便失禁。◎膝关节肿痛。

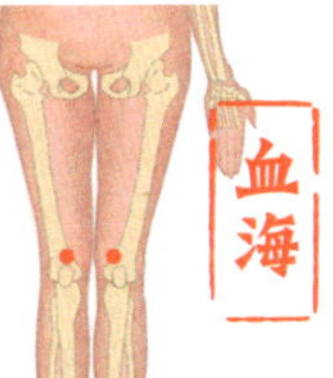

简易取穴 **在大腿内侧，髌底内侧上端上2寸，股四头肌内侧头的隆起处。**

功效主治 ◎月经不调、闭经、崩漏。◎贫血、高血压。◎失眠、头痛。◎食欲不振、便秘。◎湿疹、荨麻疹、丹毒。

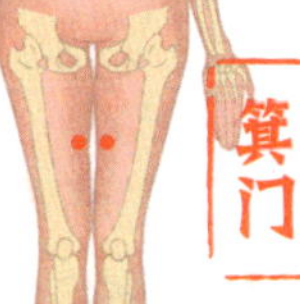

简易取穴 **在大腿内侧，血海与冲门的连线上，血海上6寸处。**

功效主治 ◎小便不利、遗尿、尿失禁。◎痔疮。◎腹股沟肿痛、下肢麻痹、足部肿痛。

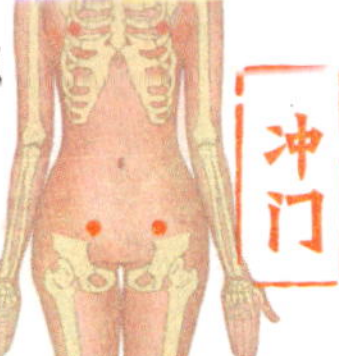

简易取穴 **在腹股沟外侧，距耻骨联合上缘中点3.5寸，髂外动脉搏动处的外侧。**

功效主治 ◎腹痛。◎崩漏、白带异常、疝气。◎小便不利。◎心悸。◎气喘。◎小儿抽筋。

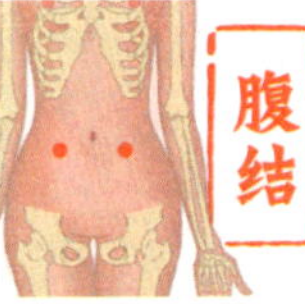

简易取穴 **在下腹部，身体前正中线旁开4寸，脐下1.3寸。**

功效主治 ◎胃痛、腹痛、腹胀、腹泻、便秘。◎疝气。

第十二节 足阳明胃经及所属腧穴定位图谱

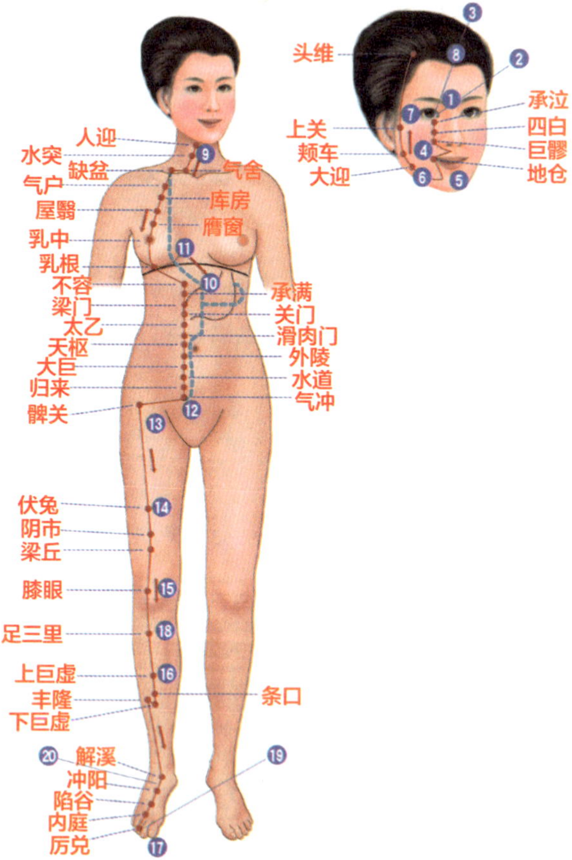

头维
承泣
上关
四白
颊车
巨髎
大迎
地仓

人迎
水突
缺盆
气舍
气户
库房
屋翳
膺窗
乳中
乳根
不容
承满
梁门
关门
太乙
滑肉门
天枢
外陵
大巨
水道
归来
气冲
髀关
伏兔
阴市
梁丘
膝眼
足三里
上巨虚
条口
丰隆
下巨虚
解溪
冲阳
陷谷
内庭
厉兑

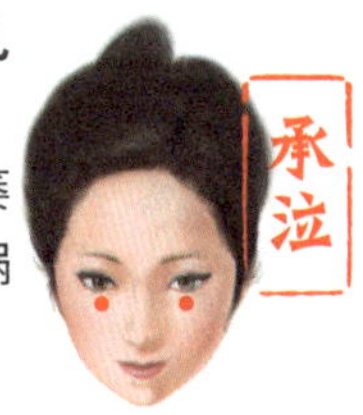

简易取穴 **在面部，当双眼直视前方时，位于瞳孔正下方，眼球与眶下缘之间，或四白穴上0.3寸。**

功效主治 ◎目赤肿痛流泪、角膜炎、视神经萎缩、眼肌痉挛、夜盲、近视、黑眼圈。◎口眼㖞斜、面部痉挛、头晕、目眩。

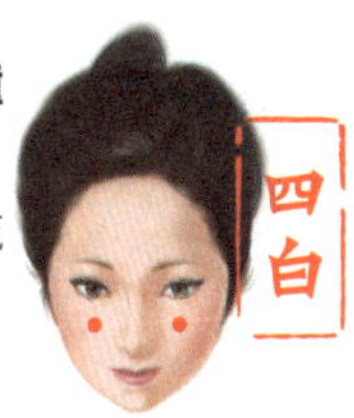

简易取穴 **在面部，当双眼直视前方时，位于瞳孔正下方的眶下孔凹陷处，或瞳孔下2厘米。**

功效主治 ◎眼睛疲劳、目赤肿痛、近视、老花眼。◎头痛、头晕目眩、面部疼痛、三叉神经痛、口眼㖞斜。◎胆道蛔虫症。

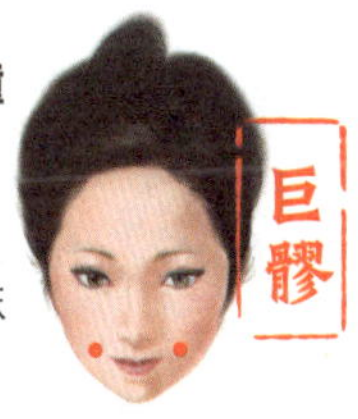

简易取穴 **在面部，当双眼直视前方时，位于瞳孔正下方，与鼻翼下缘相平，或位于鼻唇沟外侧，眼睛正中线上。**

功效主治 ◎口眼㖞斜、三叉神经痛、面神经麻痹。◎鼻炎、鼻塞、鼻出血。◎牙龈肿痛。

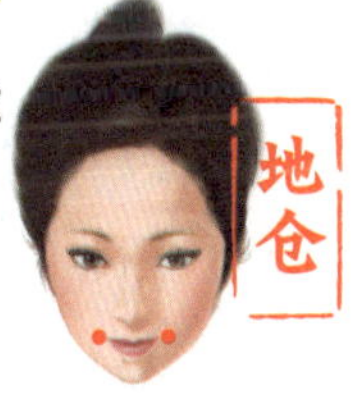

简易取穴 **在面部，当双眼直视前方时，位于瞳孔正下方，口角外侧处。**

功效主治 ◎口眼㖞斜、言语障碍。◎高血压。◎湿疹。◎口角流涎、口臭。

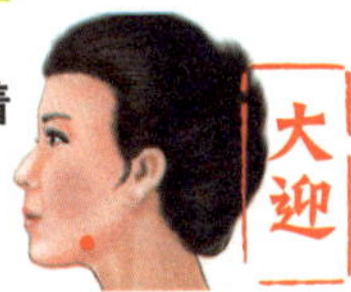

简易取穴 **在面部侧面，下颌角前方，咬肌附着部前缘，或嘴唇斜下，下巴骨的凹陷处。**

功效主治 ◎面颊肿痛、口眼㖞斜。◎牙龈炎。

颊车

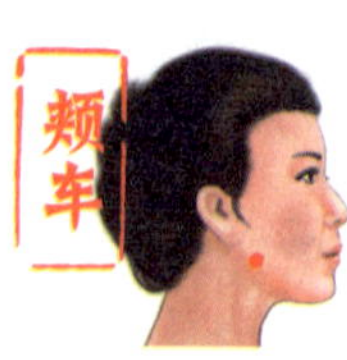

简易取穴 在面颊部，下颌角前上方约一横指处，或做咀嚼动作时，肌肉隆起处，用手按下有凹陷感。

功效主治 ◎口眼㖞斜、颈部肌肉痉挛。◎牙周炎。◎昏迷。

上关

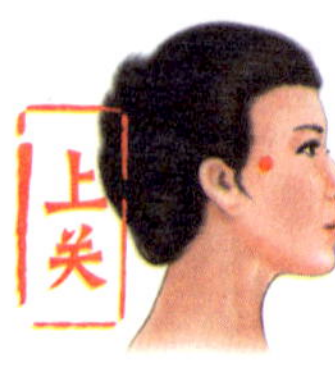

简易取穴 在耳前，下关正上方，颧弓的上缘凹陷处。

功效主治 ◎耳鸣、耳聋、脓耳、重听。◎牙痛。◎偏头痛、面部疼痛、口眼㖞斜、三叉神经痛。◎癫狂。◎小儿惊风。

头维

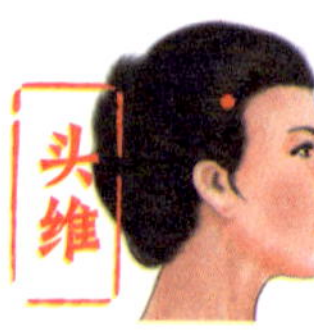

简易取穴 在头侧部，额角发际上0.5寸，头正中线旁4.5寸处。

功效主治 ◎头痛、头晕目眩。◎目赤肿痛、迎风流泪。◎三叉神经痛。

人迎

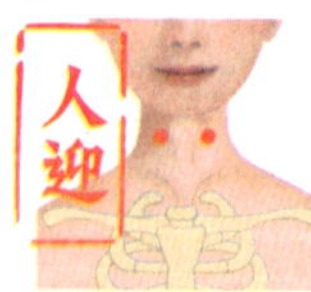

简易取穴 在颈部，喉结旁，胸锁乳突肌的前缘，颈动脉跳动处，或喉结外侧3厘米处。

功效主治 ◎胸闷、气喘、头晕、心悸、高血压。◎咽喉肿痛。◎慢性胃炎。◎关节炎。

水突

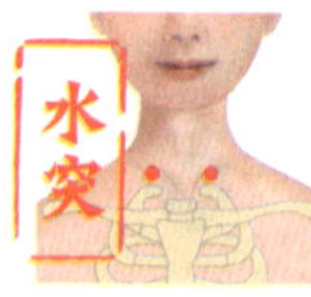

简易取穴 在颈部，胸锁乳突肌前缘，人迎与气舍连线的中点，或胸锁关节上1寸处。

功效主治 ◎咳嗽、气管炎、声音沙哑、咽喉肿痛。◎甲状腺肿瘤。

简易取穴 **在颈部，锁骨内侧端的上缘，胸锁乳突肌的胸骨头与锁骨头之间，距胸骨正中1.5寸处。**

功效主治 ◎咽喉肿痛、气喘、呃逆。◎颈项肌肉痉挛。◎甲状腺肿瘤。

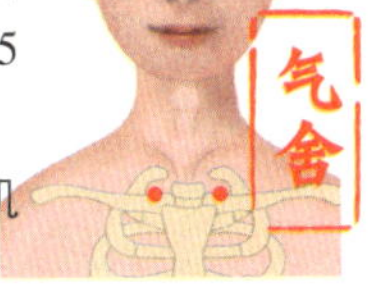

简易取穴 **在锁骨上窝中央，身体前正中线旁开4寸处。**

功效主治 ◎咳嗽、咽喉肿痛、哮喘。◎胸痛。◎颈部肿大。

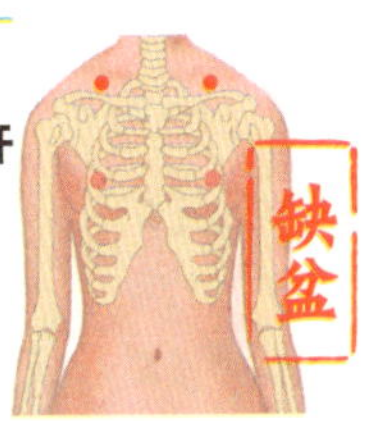

简易取穴 **在胸部，身体前正中线旁开4寸，锁骨中点下缘。**

功效主治 ◎咳嗽、哮喘。◎呃逆。◎胸胁胀满。

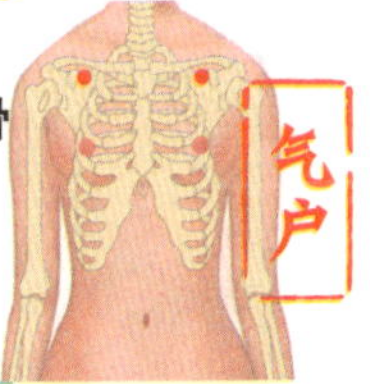

简易取穴 **在胸部，身体前正中线旁开4寸，第三肋间隙处。**

功效主治 ◎咳嗽、哮喘。◎胸胁胀痛。◎乳汁分泌不足、乳腺炎。

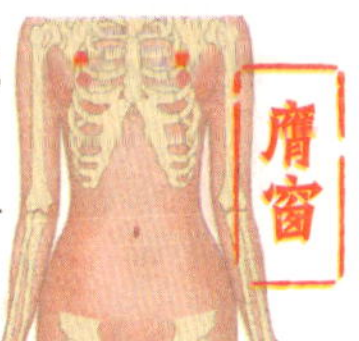

简易取穴 **在胸部，身体前正中线旁开4寸，第四肋间隙，乳头中央处。**

功效主治 ◎咳嗽、哮喘、咽喉肿痛。◎锁骨上窝痛、颈部肿大。◎乳汁分泌不足。

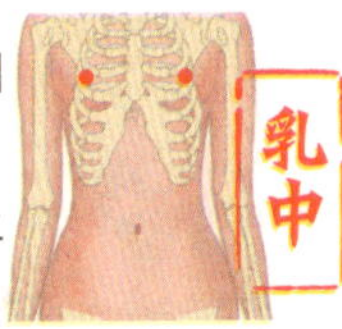

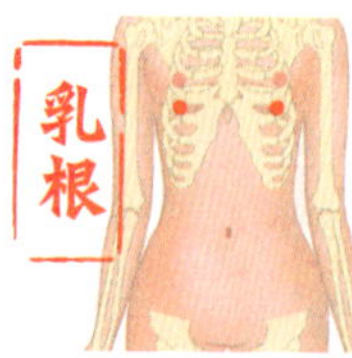

简易取穴 **在胸部，乳头直下方，乳房根部，第五肋间隙，距前正中线4寸处。**

功效主治 ◎咳嗽、气喘。◎胸闷、胸痛。◎乳汁分泌不足、乳腺炎。◎心肌梗死。

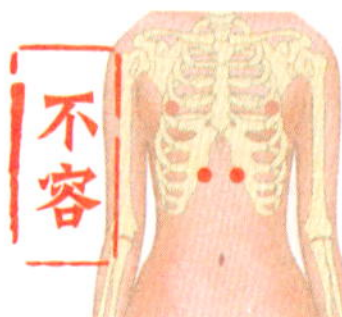

简易取穴 **在上腹部，身体前正中线旁开2寸，脐上6寸处。**

功效主治 ◎呕吐、食欲不振、胃炎、胃下垂。◎腹胀。

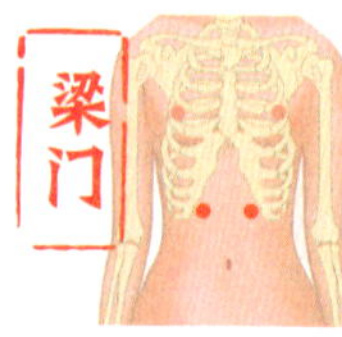

简易取穴 **在上腹部，身体前正中线旁开2寸，脐上4寸。**

功效主治 ◎呕吐、食欲不振、胃炎、胃溃疡、胃下垂。◎腹胀、泄泻。

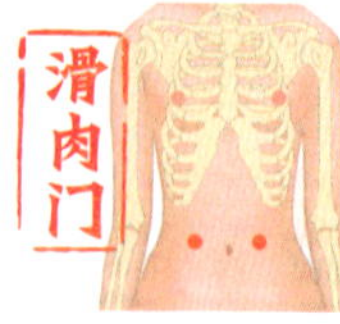

简易取穴 **在上腹部，身体前正中线旁开2寸，脐上1寸处。**

功效主治 ◎呕吐、消化不良、胃痛、胃下垂。◎腹泻、便秘。◎癫痫。◎吐舌。

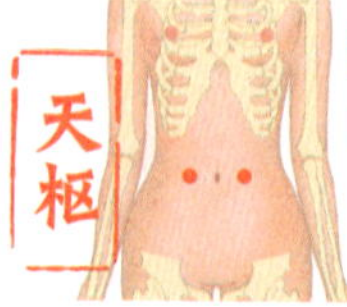

简易取穴 **在腹中部，脐旁2寸处。**

功效主治 ◎消化不良。◎腹胀、肠鸣、绕脐腹痛、便秘、泄泻、痢疾。◎月经不调、痛经。◎阑尾炎。◎中暑。◎感冒。

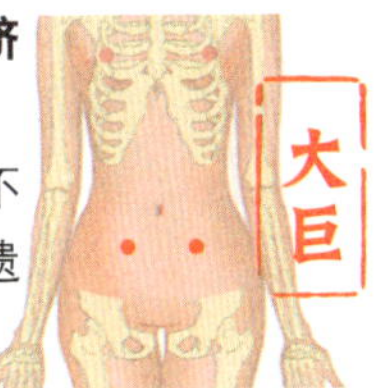

简易取穴 **在下腹部，身体前正中线旁开2寸，脐下2寸处。**

功效主治 ◎慢性肠炎。◎小腹胀满、小便不利、肾炎、膀胱炎。◎不孕、月经不调、疝气、遗精、早泄。◎高血压、糖尿病。

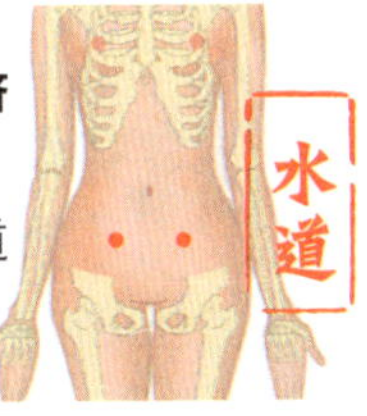

简易取穴 **在下腹部，身体前正中线旁开2寸，脐下3寸处。**

功效主治 ◎水肿、小便不利、小腹胀满、尿道炎、膀胱炎。◎痛经、不孕、疝气。◎糖尿病。

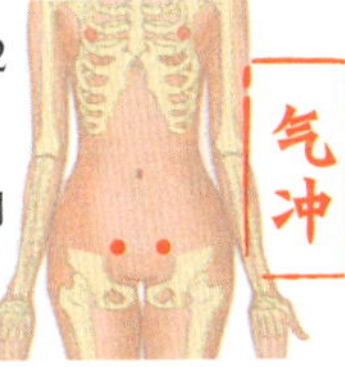

简易取穴 **在腹股沟稍上方，身体前正中线旁开2寸，脐下5寸处。**

功效主治 ◎月经不调、不孕、卵巢炎、子宫内膜炎、遗精、疝气。◎腹痛。◎尿道炎、膀胱炎。

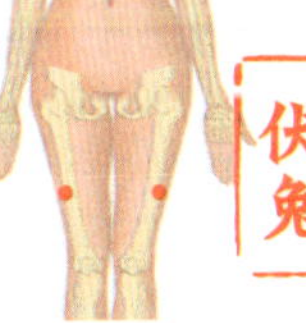

简易取穴 **在大腿前面，髂前上棘与髌底外侧端的连线上，髌底上6寸。**

功效主治 ◎膝关节炎、腰膝冷痛、下肢痿痹。◎脚气病。◎疝气。

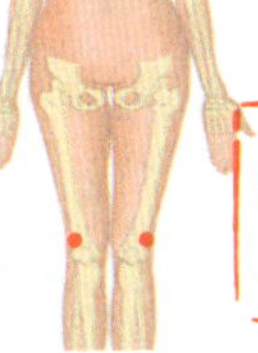

简易取穴 **大腿前面，髂前上棘与髌底外侧端的连线上，髌底上2寸处。**

功效主治 ◎急性胃痛、胃痉挛、胃酸过多。◎腹泻。◎膝关节疼痛、下肢不遂。◎乳腺炎。

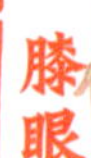

膝眼

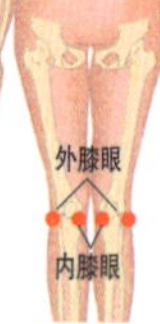

简易取穴 **屈膝时，位于髌韧带两侧的凹陷处，内侧的为内膝眼，外侧的为外膝眼。**

功效主治 ◎膝关节痛、腿痛。◎脚气病。

足三里

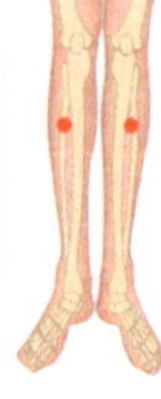

简易取穴 **在小腿前外侧，膝眼穴下3寸，距胫骨前缘一横指处。**

功效主治 ◎咳嗽、气喘。◎胃痛、消化不良、呕吐、呃逆、腹胀、腹痛、肠鸣、腹泻、痢疾。◎心悸、气短、头晕。◎失眠、忧郁、神经衰弱、癫狂。◎脚气病。◎水肿。◎高血压。◎乳腺炎。◎膝关节痛、下肢痿痹。

上巨虚

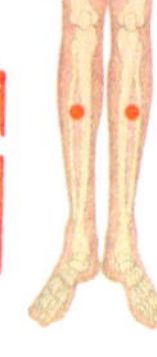

简易取穴 **在小腿前外侧，膝眼穴下6寸，距胫骨前缘一横指处。**

功效主治 ◎消化不良、胃痉挛、腹痛、泄泻、便秘。◎脚气病。◎下肢痿软、下肢肿痛。◎阑尾炎。

条口

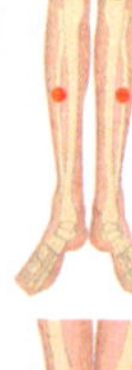

简易取穴 **在小腿前外侧，膝眼穴下8寸，距胫骨前缘一横指处。**

功效主治 ◎腿部肿痛、下肢痿痹、小腿抽筋、肩臂疼痛。◎胃痛。

下巨虚

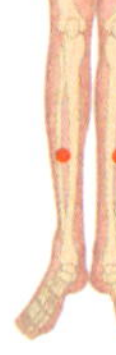

简易取穴 **在小腿前外侧，膝眼穴下9寸，距胫骨前缘一横指处。**

功效主治 ◎急性肠炎、腹泻、腹痛、泄泻、痢疾。◎四肢无力、下肢痿痹。◎乳腺炎、腰脊背痛引起的睾丸痛。

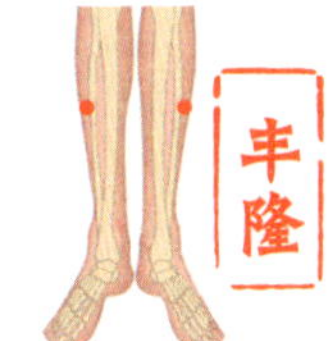

简易取穴 **在小腿前外侧，外踝尖上8寸，距胫骨前缘二横指处。**

功效主治 ◎咳嗽、哮喘、痰多、咽喉肿痛。◎便秘。◎头痛、胸痛、眩晕、下肢痿痹、癫痫。◎癫狂。◎肥胖。

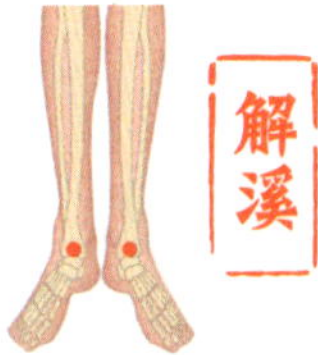

简易取穴 **在足背与小腿交界处的横纹中央凹陷处，踇长伸肌腱与趾长伸肌腱之间。**

功效主治 ◎腹胀、便秘。◎头痛、眩晕。◎关节炎、足踝肿痛。

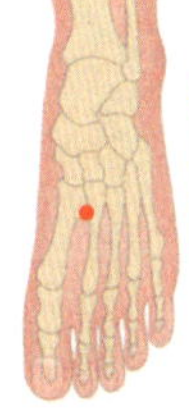

简易取穴 **在足背，踇长伸肌腱与趾长伸肌腱之间，足背动脉搏动处。**

功效主治 ◎食欲不振。◎胃痛、腹胀、腹泻。◎坐骨神经痛、脚背肿痛、脚软无力。◎口眼㖞斜、面颊肿痛、牙痛。

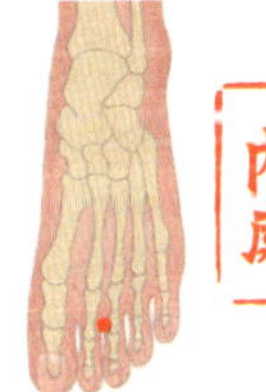

简易取穴 **在足背，第二、三趾间，趾蹼缘后方赤白肉际处。**

功效主治 ◎消化不良、胃肠虚弱、腹痛、腹胀、便秘、痢疾。◎牙痛、咽喉肿痛、口眼㖞斜、鼻出血。◎发热。◎足背肿痛。

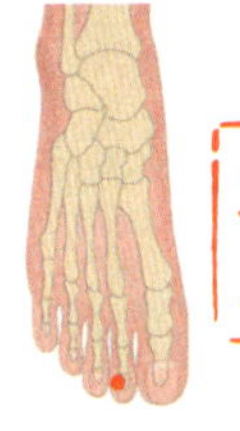

简易取穴 **在足第二趾末节外侧，趾甲角旁0.1寸处。**

功效主治 ◎牙痛、扁桃体炎、鼻出血。◎食欲不振、黄疸腹水。◎糖尿病。◎癫狂。◎发热。◎口眼㖞斜、面神经麻痹、足背肿痛。

第十三节 任脉及所属腧穴定位图谱

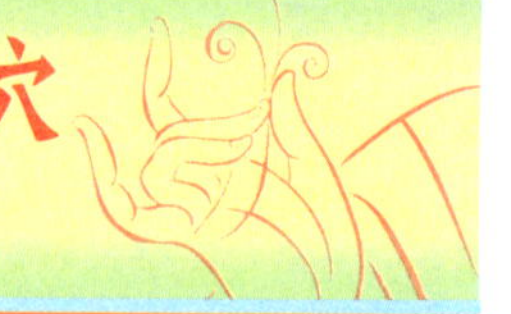

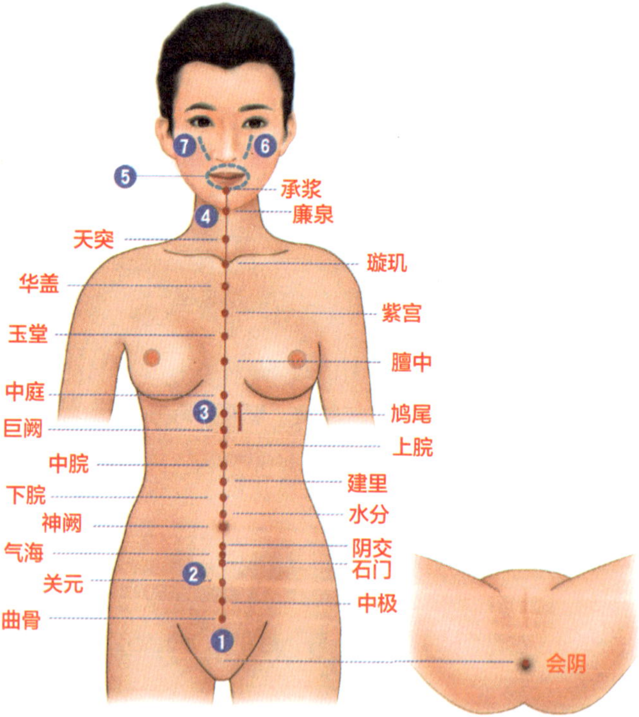

7 6

5

承浆

4 廉泉

天突

璇玑

华盖

紫宫

玉堂

膻中

中庭

3 鸠尾

巨阙

上脘

中脘

建里

下脘

水分

神阙

阴交

气海

石门

2

关元

中极

曲骨

1

会阴

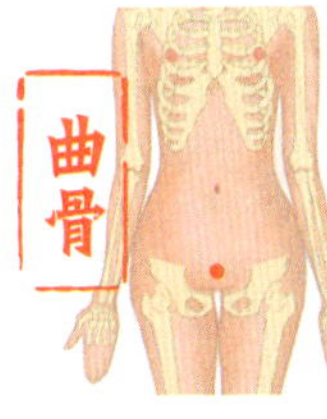

简易取穴 **在下腹部，身体前正中线上，耻骨联合上缘的中点处。**

功效主治 ◎月经不调、痛经、白带异常、子宫脱垂、子宫内膜炎、睾丸神经痛、遗精、阳痿、疝气。◎排尿困难、遗尿、尿频。◎坐骨神经痛。

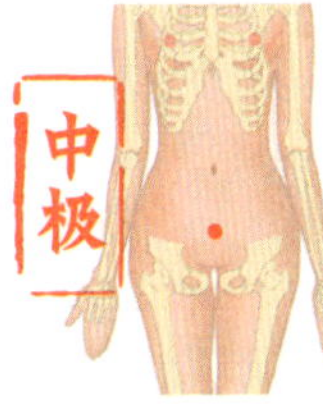

简易取穴 **在下腹部，身体前正中线上，脐下4寸处。**

功效主治 ◎月经不调、痛经、白带异常、崩漏、子宫脱垂、子宫内膜炎、睾丸神经痛、遗精、阳痿、疝气。◎排尿困难、遗尿、尿频。◎坐骨神经痛。

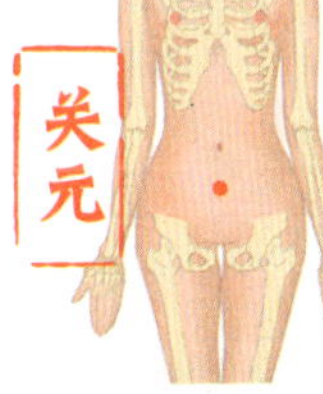

简易取穴 **在下腹部，身体前正中线上，脐下3寸处。**

功效主治 ◎月经不调、痛经、白带异常、盆腔炎、不孕、阳痿、遗精、疝气。◎肠炎、尿道炎、小儿遗尿。◎眩晕、脑中风、神经衰弱。

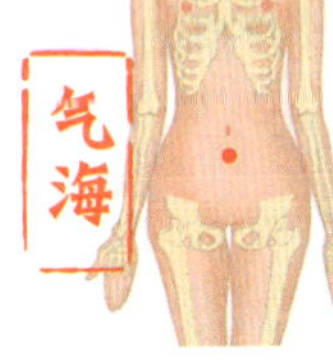

简易取穴 **在下腹部，身体前正中线上，脐下1.5寸处。**

功效主治 ◎闭经、痛经、崩漏、白带异常、子宫脱垂、阳痿、遗精、疝气。◎腹痛、泄泻、便秘。◎遗尿。◎失眠、神经衰弱。

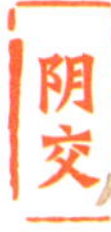

简易取穴 **在下腹部，身体前正中线上，脐下1寸处。**

功效主治 ◎月经不调、白带异常、子宫内膜炎、睾丸神经痛、疝气。◎肠炎、腹痛。◎水肿。

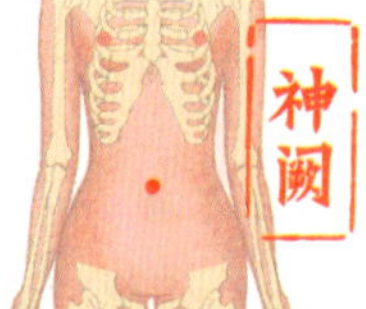

简易取穴 **在腹中部，脐中央处。**

功效主治 ◎腹痛、腹泻、脱肛、痢疾。◎水肿。◎产后尿不尽。

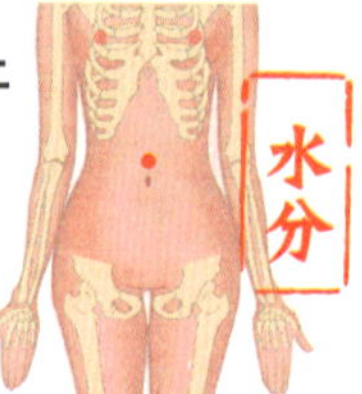

简易取穴 **在上腹部，身体前正中线上，脐上1寸处。**

功效主治 ◎胃炎、呕吐。◎腹胀、腹痛、泄泻、肠粘连。◎水肿。◎小便不利。

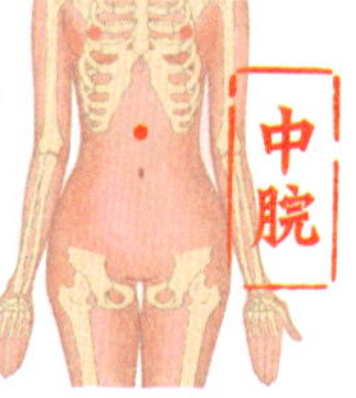

简易取穴 **在上腹部，身体前正中线上，脐上4寸处。**

功效主治 ◎胃炎、呕吐。◎腹胀、泄泻、黄疸。◎失眠。◎癫痫。◎荨麻疹。

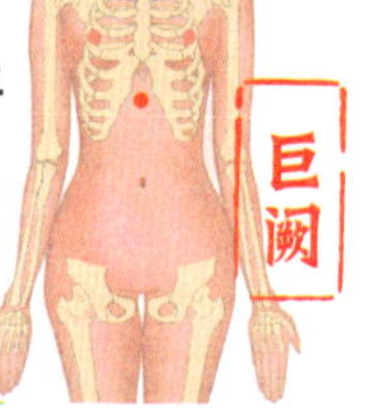

简易取穴 **在上腹部，身体前正中线上，脐上6寸处。**

功效主治 ◎胃痛、吞酸、呕吐。◎胸痛、心悸。◎癫痫、躁狂症。

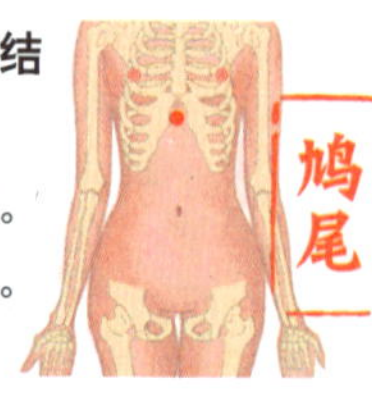

简易取穴 **在上腹部，身体前正中线上，胸剑结合部下1寸处。**

功效主治 ◎心悸、心痛、胸闷、肋间神经痛。◎支气管炎。◎噎膈、呕吐、胃神经痛、胃炎。◎神经衰弱、癫痫、躁狂症。

第十四节 督脉及所属腧穴定位图谱

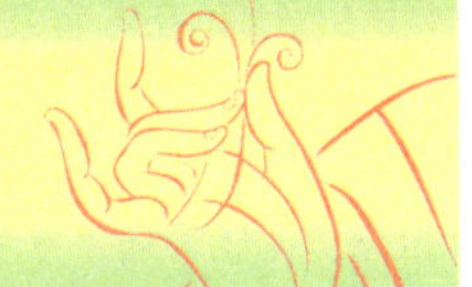

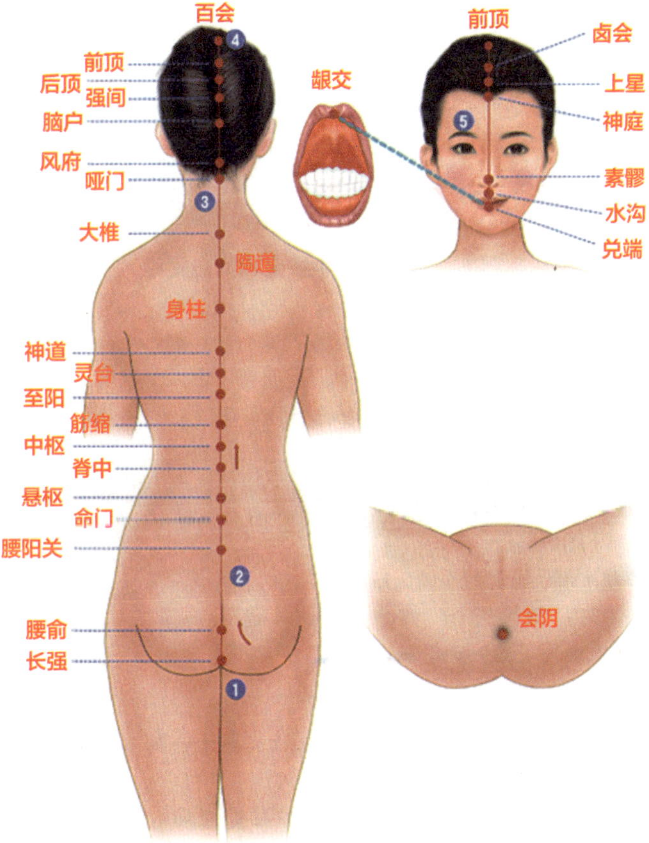

百会
4
前顶
后顶
强间
脑户
风府
哑门
3
大椎
陶道
身柱
神道
灵台
至阳
筋缩
中枢
脊中
悬枢
命门
腰阳关
2
腰俞
长强
1

龈交

前顶
囟会
上星
5
神庭
素髎
水沟
兑端

会阴

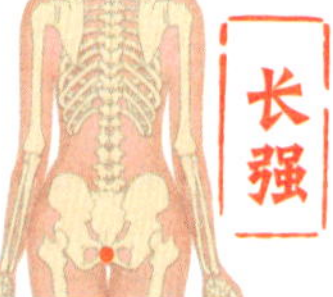

简易取穴 **在尾骨端下，尾骨端与肛门连线的中点处。**

功效主治 ◎痔疮、脱肛、泄泻、便秘。◎腰神经痛、尾骶骨痛、癔症。◎小儿惊风。

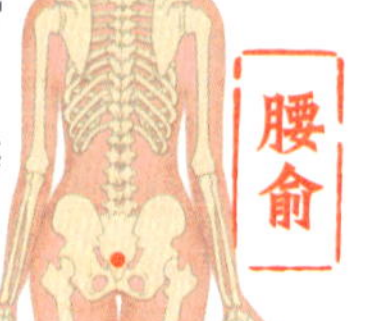

简易取穴 **在骶部，身体后正中线上，正对骶管裂孔，或臀沟分开处。**

功效主治 ◎腹泻、过敏性结肠炎、便秘、痔疮、便血、脱肛。◎淋浊。◎月经不调。◎癫痫。◎腰骶神经痛、下肢痿痹。

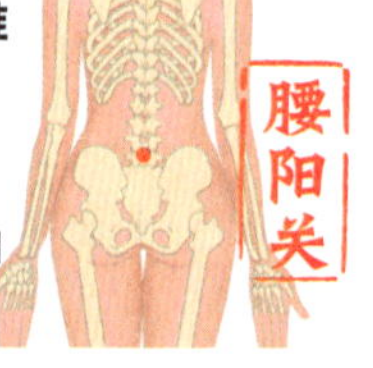

简易取穴 **在腰部，身体后正中线上，第四腰椎棘突下的凹陷处。**

功效主治 ◎腰扭伤、腰骶神经痛、坐骨神经痛、下肢痿痹、类风湿病、小儿麻痹。◎月经不调、白带异常、盆腔炎、遗精、阳痿。◎心肌梗死。

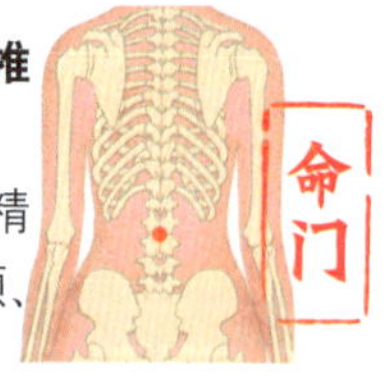

简易取穴 **在腰部，身体后正中线上，第二腰椎棘突下的凹陷处。**

功效主治 ◎月经不调、白带异常、前列腺炎、精子减少症、遗精、阳痿、早泄。◎腰痛、遗尿、尿频、肾功能衰竭。◎下肢痿痹。◎泄泻。◎胃下垂。

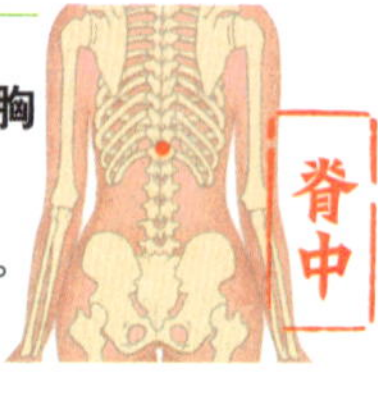

简易取穴 **在背部，身体后正中线上，第十一胸椎棘突下的凹陷处。**

功效主治 ◎风湿痛、腰腿疼痛、腰脊强痛。◎黄疸、腹泻、痔疮、脱肛。◎癫痫。

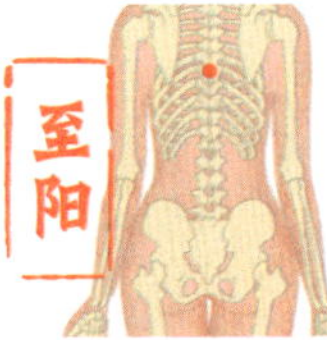

简易取穴 **在背部，身体后正中线上，第七胸椎棘突下的凹陷处。**

功效主治 ◎发热、咳嗽、气喘。◎胃痛、黄疸、胸胁胀痛、胆囊炎、胆道蛔虫症。◎脊背强痛。

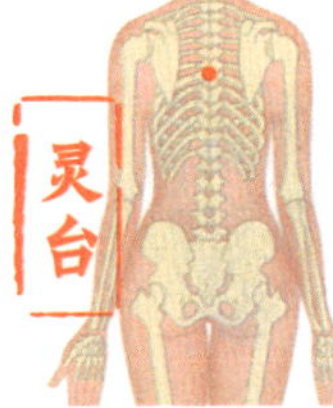

简易取穴 **在背部，身体后正中线上，第六胸椎棘突下的凹陷处。**

功效主治 ◎咳嗽、气喘、发热。◎胃痛。◎脊背强痛。◎疔疮。

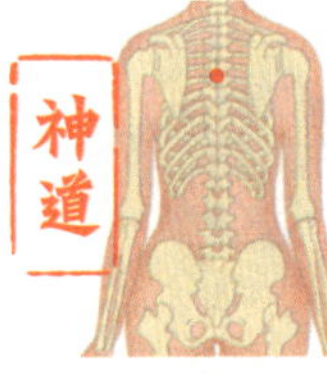

简易取穴 **在背部，身体后正中线上，第五胸椎棘突下的凹陷处。**

功效主治 ◎健忘、神经衰弱。◎咳嗽。◎疟疾。◎脊背强痛。◎惊悸、癫痫、肋间神经痛。

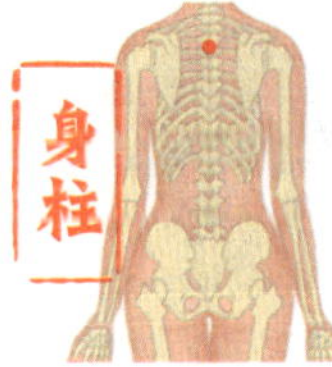

简易取穴 **在背部，身体后正中线上，第三胸椎棘突下的凹陷处。**

功效主治 ◎咳嗽、支气管哮喘、发热。◎脊背强痛。◎癫痫、抽筋。◎神经衰弱。◎疟疾。◎疔疮。

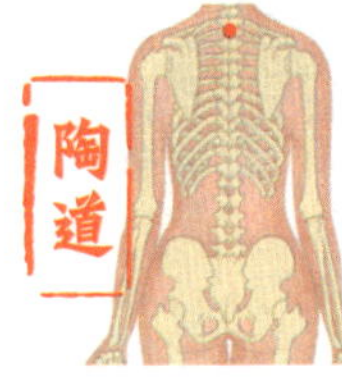

简易取穴 **在背部，身体后正中线上，第一胸椎棘突下的凹陷处。**

功效主治 ◎发热、恶寒、咳嗽、气喘、骨蒸潮热。◎疟疾。◎癫狂。◎头痛、颈项强痛、胸痛、脊背酸痛、角弓反张。

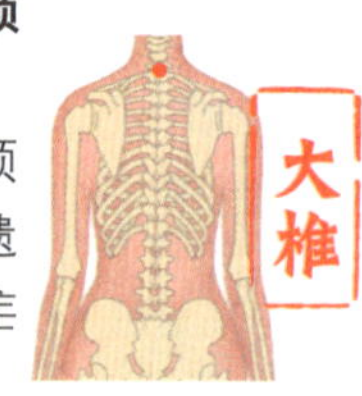

简易取穴 **第七颈椎棘突下凹陷中，或低头后项高骨下的凹陷处。**

功效主治 ◎感冒、发热、咳嗽、气喘。◎头项颈痛、颈椎病、落枕。◎小儿惊风、小儿麻痹后遗症、癫痫。◎湿疹、青春痘、风疹、荨麻疹、疟疾。◎呕吐。

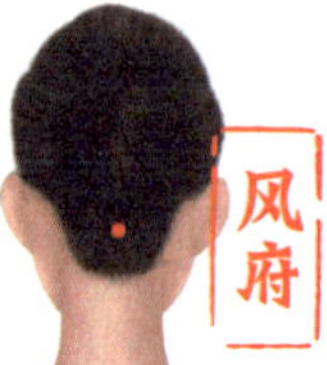

简易取穴 **在颈部，后发际直上1寸，枕外隆凸直下方，两侧斜方肌之间凹陷中。**

功效主治 ◎头痛、头晕、脑中风、脑震荡后遗症、颈部肌肉疼痛、痉挛。◎鼻出血、咽喉肿痛、眼病。◎感冒。

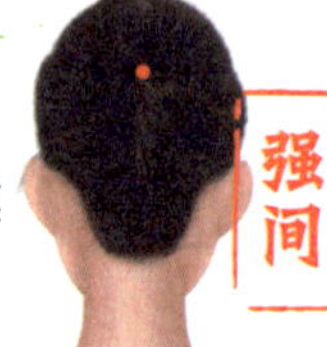

简易取穴 **在头部，后发际正中向上4寸。**

功效主治 ◎神经性头痛、眩晕、癫痫、脑膜炎。◎癫狂。◎颈部肌肉痉挛。

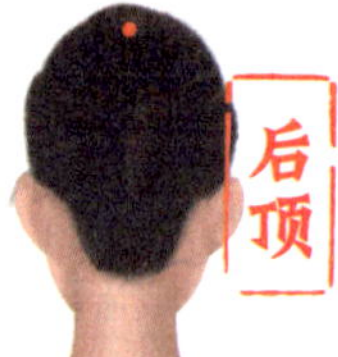

简易取穴 **在头部，后发际正中向上5.5寸，或百会穴后方1.5寸。**

功效主治 ◎头痛、眩晕等头部疾病。◎颈部肌肉痉挛。

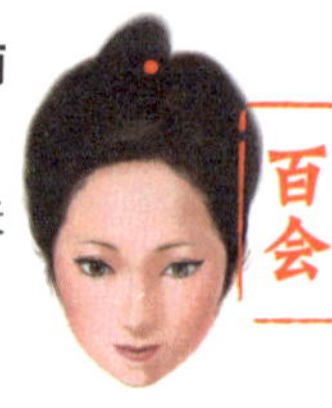

简易取穴 **在头顶部，前发际正中向上5寸，或两耳连线的中点。**

功效主治 ◎头痛、眩晕、健忘、脑中风、失语、癫痫。◎癫狂、失眠。◎子宫脱垂。◎痔疮、脱肛、痢疾。◎高血压、低血压。◎宿醉。

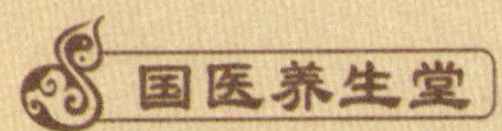

图解 十二时辰养生法

本书编委会◎主编

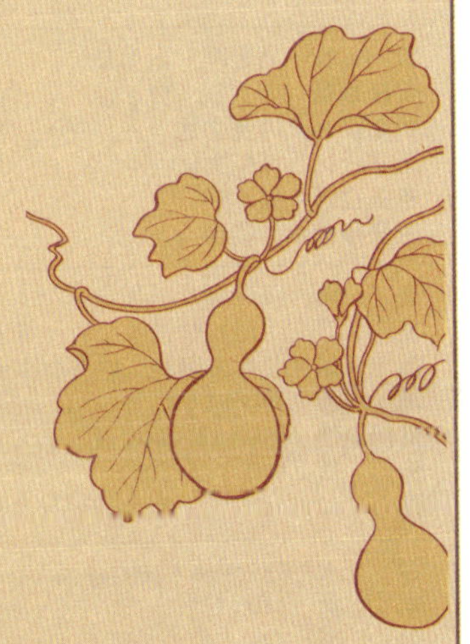

科学普及出版社
·北　京·

图书在版编目（CIP）数据

图解十二时辰养生法 / 本书编委会主编. -- 北京：科学普及出版社, 2025. 5. -- （国医养生堂）. --
ISBN 978-7-110-10953-3
Ⅰ. R212-64

中国国家版本馆CIP数据核字第2025C9J194号

策划编辑　卢紫晔　崔小荣
责任编辑　齐　放　曹小雅
封面设计　博悦文化
正文设计　博悦文化
责任校对　焦　宁
责任印制　李晓霖

出　　版　科学普及出版社
发　　行　中国科学技术出版社有限公司
地　　址　北京市海淀区中关村南大街16号
邮　　编　100081
发行电话　010-62173865
传　　真　010-62173081
网　　址　http://www.cspbooks.com.cn

开　　本　787毫米×1092毫米　1/32
字　　数　1400千字
印　　张　40
版　　次　2025年5月第1版
印　　次　2025年5月第1次印刷
印　　刷　小森印刷（天津）有限公司
书　　号　ISBN 978-7-110-10953-3 / R · 941
定　　价　300.00元（全20册）

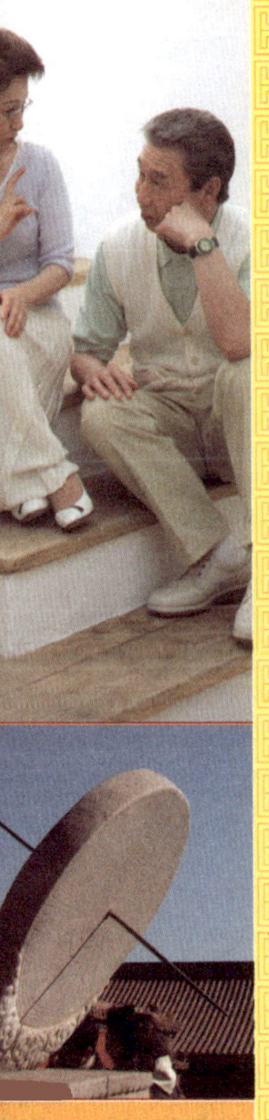

【目录】

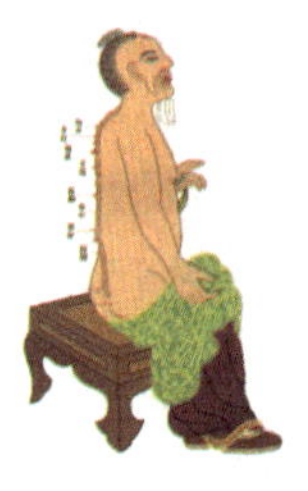

第一章　藏在经络里的时辰养生秘密……1
人体经络因时而动……1
第二章　子时：胆经旺……3
子时前入睡是对胆经最好的保养……3
认识足少阳胆经……3
足少阳胆经图解……4
巧用经络……6
特效养生穴位……7
第三章　丑时：肝经旺……8
肝经的时间一定要熟睡……8
认识足厥阴肝经……8
足厥阴肝经图解……9
巧用经络……11
特效养生穴位……11
第四章　寅时：肺经旺……13
日夜交替之时就是气血整装待发的时刻……13
认识手太阴肺经……13
手太阴肺经图解……14
特效养生穴位……17
第五章　卯时：大肠经旺……18
顺应天时，让大肠经兴奋起来……18
认识手阳明大肠经……18
手阳明大肠经图解……19
特效养生穴位……21
第六章　辰时：胃经旺……22
吃点食物吧，这是养胃气的时间……22

认识足阳明胃经……22
足阳明胃经图解……23
巧用经络……25
特效养生穴位……27
第七章　巳时：脾经旺……29
脾为后天之本，此时是养脾气的时间……29
认识足太阴脾经……29
足太阴脾经图解……30
特效养生穴位……32
第八章　午时：心经旺……33
短暂的休息会让气血充足，神清气爽……33
认识手少阴心经……33
手少阴心经图解……34
特效养生穴位……36
第九章　未时：小肠经旺……37
认识手太阳小肠经……37
小肠经泌别清浊……37
手太阳小肠经图解……38
巧用经络……40
特效养生穴位……41
第十章　申时：膀胱经旺……42
古人第二次进餐的时间……42
认识足太阳膀胱经……42
足太阳膀胱经图解……43
特效养生穴位……45
第十一章　酉时：肾经旺……46
休息调养，让肾贮藏脏腑精华……46
认识足少阴肾经……46
足少阴肾经图解……47
特效养生穴位……49
第十二章　戌时：心包经旺……52
休闲交往的时间……52
认识手厥阴心包经……52
手厥阴心包经图解……52
特效养生穴位……54
第十三章　亥时：三焦经旺……56
静谧中的养怡之道……56
认识手少阳三焦经……56
手少阳三焦经图解……57
巧用经络……59
特效养生穴位……60

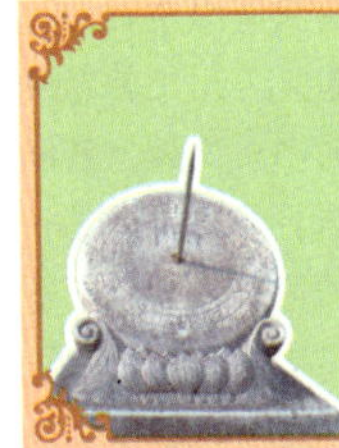

〔第一章〕

藏在经络里的时辰养生秘密

十二正经又称为十二经脉，指十二脏腑所属的经脉，是经络系统的主体，所以称为“正经”。中医认为，经络有着联系脏腑、沟通内外、运行气血、营养全身、抗御病邪、保卫机体等作用。人体的五脏六腑、四肢百骸、五官九窍、皮肉筋骨等组织器官，之所以能保持相对的协调与统一，完成正常的生理活动，完全是依靠经络系统的联络沟通而实现的。经络中的经脉、经别与奇经八脉、十五络脉，在人体内纵横交错，入里出表，通上达下，联系人体各脏腑组织；经筋、皮部联系着肢体的筋肉皮肤；而浮络和孙络则联系着人体的各细微部分。

经络是人体气血运行的通道，一方面可将各种营养物质输布到全身各组织器官，使脏腑组织得以营养，筋骨得以濡润，关节得以通利；另一方面，气血正是通过经脉通向五脏六腑、形体官窍的。“营行脉内，卫行脉外”，营气是我们的“营养”，卫气是我们的“防弹衣”，行走在经脉的外面，时刻抵御“敌人”　病邪的侵袭。

外邪侵犯人体常是由表及里，先从皮毛开始的。卫气充实于络脉，络脉散布于全身而密布于皮部，当外邪侵犯机体时，卫气首当其冲发挥其抗御外邪、保卫机体的屏障作用。

人体经络因时而动

大自然中各种生物的生命运动都存在着一种时间节律，人体也是一样的，随着日月的盈亏、节气的变化而变化，与大自然遥相呼应，此消彼长。我们的先人认为“天人合一”，人活于天地间，与自然是和谐统一

的。当自然环境发生变化时，人体也会相应地发生改变。只有顺应自然，人体才能健康。如果违背了这一原则，就会让你疾病缠身。元代著名理论家俞琰就说过："人受冲和之气，生于天地间，与天地初无二体。若能悟天地之妙，此心冲虚湛寂，自然一气周流于上下……自可与天地同其长久。"可见，只有顺应天时以养生，达到"天人合一"的境界，才是长寿之道。我国古代医学典籍《黄帝内经·灵枢》中写道："春生、夏长、秋收、冬藏，是气之常也，人亦应之。以一日分为四时，朝则为春，日中为夏，日入为秋，夜半为冬。"人体则应顺应这四时养生。所以，养生不仅要顺应一年四季的变化，更要符合一日四时的规律。

一年有四季，一日有四时。但这样的划分过于笼统，古人为了划分方便，根据十二生肖中动物的出没时间将一天划分为十二个时辰，每个时辰等于现在的2个小时。而与之相对应，人体也有十二条正经，这些经络是气血运行的主要通道。十二经脉又隶属于十二脏腑。按照中医的理论，每个时辰都有各自的"值班"经络，随着时间而在各经脉间起伏流动。人体想要健康，就应该顺应经络的循行规律，从而达到强壮脏腑的效果。早在2000多年前的《黄帝内经》及汉代张仲景的《伤寒杂病论》中，就提出了人体生理和病理的昼夜节律、七日节律、四季节律以及年节律的论述。

本书即是遵循十二经脉与时辰的这一内在关系，告诉人们如何借助《黄帝内经》的养生理念，利用经络和人体生物钟来保养我们的身体，提醒人们遵循生物钟，保持良好的生理及心理状态，减少和预防疾病的发生。

十二经脉轮值表

时辰	值时经
寅时（3~5点）	手太阴肺经
卯时（5~7点）	手阳明大肠经
辰时（7~9点）	足阳明胃经
巳时（9~11点）	足太阴脾经
午时（11~13点）	手少阴心经
未时（13~15点）	手太阳小肠经
申时（15~17点）	足太阳膀胱经
酉时（17~19点）	足少阴肾经
戌时（19~21点）	手厥阴心包经
亥时（21~23点）	手少阳三焦经
子时（23~1点）	足少阳胆经
丑时（1~3点）	足厥阴肝经

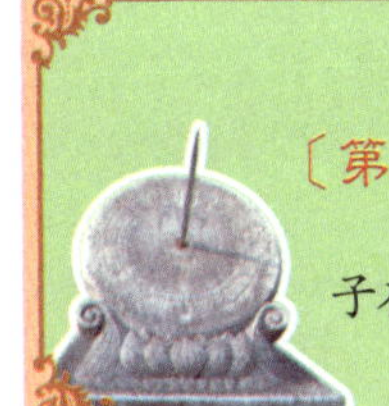

〔第二章〕子时：胆经旺

子夜前入睡者，晨醒后头脑清醒，气色红润。

子时前入睡是对胆经最好的保养

子时是指夜里11点到次日凌晨1点，这个时候是胆经当令。子时是一天中最黑暗的时候，阳气开始生发。子时我们该做什么呢？很简单，那就是睡觉。子时睡觉养生发之气，在脏腑来讲，养的是你的胆气，中医有一句名言叫“凡十一脏取决于胆也”，意思就是胆在子时“值班”。胆“值班”情况的好坏，直接关系到脏腑、全身气机的生发；生发得顺畅，人的胆气就壮，胆量就足。

认识足少阳胆经

中医认为，胆为“中精之府”。胆有两个功能，一是贮藏并排泄胆汁，胆的下方有管道与小肠相通，胆汁经此管道排泄到小肠中，以帮助对食物的消化；二是主决断，这是指胆能“判断事物做出决定并采取措施”。

一旦胆出现了问题，胆汁就会向上溢，从而导致晨起嘴苦。如果胆经被堵塞，使胆腑阻塞不通，必然会导致胆汁排泄不畅，这样就会出现两肋经常疼痛、面如土色等，而且如果心里积存有烦恼的事，需叹气才能缓解。胆气虚的人，一般性格上比较优柔寡断，不容易做出决定。如果有胆病，胆气就会上扰心神而出现心悸不宁、惊恐畏惧、嗜睡或失眠等症。另外，一些妇科疾病也是由胆经不调造成的。

说完了胆，再说说少阳。患少阳疾病者往往表现出邪气被瘀滞停留在半表半里。打个比方，大家可以想象少阳经的经气本来在自己的经络里正常地运行着，这个时候，邪气来了，影响了少阳经络中的经气。“敌人”来了，赶紧跑啊，往哪儿跑呢，可以往体表里跑，于是人体发烧了；“胃为釜”，釜底也是少阳经中的少阳相火的领地，平常少阳经总要分出一部分的相火用于食物消化，现在，这里也有“敌人”了，于是出现了消化问题；还有一个可以逃跑和躲避的地方——肺，“肺朝百脉”，少阳经与肺自然也有经络相通，被邪气所影响的经气也可以从这个经络途径逃跑和躲避，于是呼吸系统也会出现问题。

上面谈到的种种问题都是足少阳胆经的功能失常而发生的病变，这些疾病都可以通过按摩胆经来得到解决。

足少阳胆经图解

□循行路线

足少阳胆经始于外眼角（见①），上行到额角（见②），向下经过耳后（见③），沿着头颈下行至第七颈椎（见④），退回来向前进入缺盆部（见⑤）。

◎**耳部的支脉**：从耳后进入耳中，出于耳前（见⑥），至外眼角后方（见⑦）。

◎**外眼角部的支脉**：从外眼角分出，向下到大迎穴附近，与手少阳三焦经在眼下会合（见⑧），下行至颈部，与前脉会合于缺盆（见⑨），由此向下进入体腔，通过膈肌（见⑩），联络于肝（见⑪），属于胆（见⑫），沿胁肋部（见⑬），向下绕阴部毛际（见⑭），横向进入髋关节部（见⑮），与前脉会合于此。

◎**缺盆部的支脉**：从锁骨上窝下向腋下，沿侧胸部（见⑯），经过胁肋，向下与前脉会合于髋关节部。再向下，沿着大腿外侧（见⑰）、膝关节外侧，向下行于腓骨前缘，直下到腓骨下段（见⑱），下出于外踝之前，沿足背到达足第四趾外侧端（见⑲）。

◎**足背的支脉**：从足背上分出，进入足大趾端，回转来通过趾甲，出于大趾背毫毛部，与足厥阴肝经相接（见⑳）。

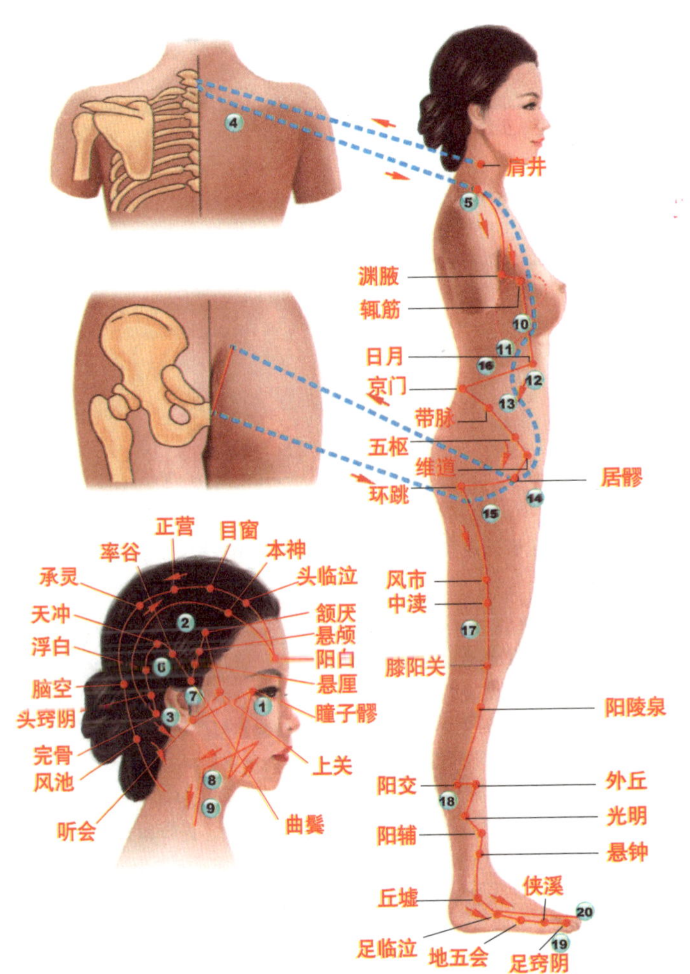
肩井
渊腋
辄筋
日月
京门
带脉
五枢
维道
居髎
环跳
风市
中渎
膝阳关
阳陵泉
阳交
外丘
光明
阳辅
悬钟
丘墟
侠溪
足临泣
地五会
足窍阴
正营
目窗
率谷
本神
承灵
头临泣
天冲
颔厌
浮白
悬颅
阳白
悬厘
脑空
瞳子髎
头窍阴
完骨
上关
风池
听会
曲鬓

□主治病症

本经腧穴可主治头面五官病症、神志病、热病以及本经脉所经过部位的病症。

□病候

◎《**黄帝内经·灵枢·经脉**》：是动则病，口苦，善太息，心胁痛，不能转侧，甚者面微有尘，体无膏泽，足外反热，是为阳厥。

◎**本经一旦有了异常变动就会表现出下列病症**：嘴里发苦、好叹气、胸胁痛不能转侧，严重时面孔像蒙着薄尘，身体没有脂润光泽，小腿外侧热，还可发生足少阳部分的气血阻逆，如厥冷、麻木、酸痛等症。

□脏腑联络

属胆，络肝，并与心有联系。

巧用经络

□春季养生敲胆经

在五行中，春天是和肝对应的，而肝与胆相表里，所以春季养生要常敲胆经。

>>敲胆经的功能

◎**活气血，促胆汁分泌**：敲胆经可促进胆汁分泌，增加气血。人体的能量来源于食物。人吃进去的食物，有一部分由胆汁分解成人体造血所需要的蛋白质。因此，如果胆汁分泌不足，则食物被分解成可供人体吸收的蛋白质就不够，当然也就不能提供人体造血所需的足够材料。

◎**调脏腑，理气机**：敲胆经可以调理脏腑的气机，人体是一个升降出入气化运动的机体，肝气通达，气机调畅，则脏腑气机升降有序。气该升的升，该降的降，身体才能达到平衡，如果气不通畅，就会出现喜欢叹气的情况。因为叹气可以使气稍稍通畅一些，所以有时候人叹气只是一种生理的需要，并不见得就是心情不好。

◎**增强抵抗力**：少阳胆经是处于半表半里的，邪气侵犯人体往往会和正气在半表半里中进行抗争，这时人就会感到忽冷忽热，正气强的话就会把邪气驱赶出去，如果正气虚的话，邪气就会长驱直入进入身体，从而使疾病加重。所以敲胆经可以增强人的抵抗力，使正气在半表半里的斗争中取得胜利。

>>敲胆经的方法

◎**四点敲打法**：《人体经络使用手册》中讲，敲胆经并不需要在穴位上敲，只要取环跳和膝阳关穴这两个点，然后在这两点之间再加两个点，四个点之间等距离即可。每天用力敲打这四个点，每点敲打四下算1次，每天敲左右大腿各50次。由于大腿肌肉和脂肪都很厚，因此必须用力敲打，而且以每秒大约两下的节奏敲，才能有效刺激穴位。

◎**循经敲打法**：《人体经络使用手册》中讲，我们的经络是一条连贯的循行线，不是一截一截的，就像树干一样，我们不能说树根比树干或者比树梢更重要。因此，敲胆经也可以循经敲打，而且对于重点穴位更要重点按摩。

特效养生穴位

□治疗痛经的常用穴位

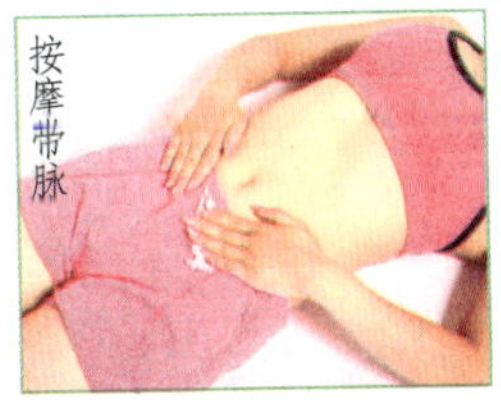
按摩带脉

痛经、乳房胀痛等让许多女性头痛不已，从中医的角度上看，经络内连脏腑，外连肢节。日常生活中常做一些经络穴位按摩运动，具有疏通气血、调节机体各项功能的作用。带脉是奇经八脉之一。这个名字有两层含义，一是此经脉像是一条带子缠在腰间，二是此经与女性的经带关系密切，也就是专管调理月经及妇科各器官功能的重要经络。人体其他经脉都是上下纵向而行的，唯有“带脉”是横向环绕一圈，好像把纵向的经脉用一根绳子系住一样。所以哪条经脉在腰腹处出现问题，如郁结气滞、瘀血堵塞等，都可通过针灸带脉来进行调节和疏通，而且带脉上的3个穴位，即带脉、五枢、维道，又全都压在胆经上，所以按摩此处与敲打胆经有异曲同工之妙。

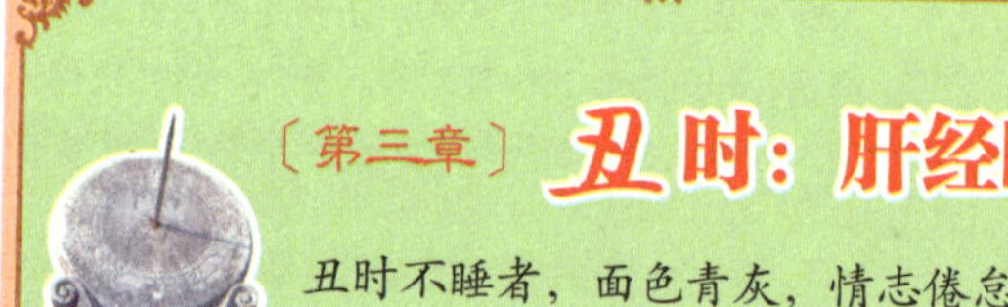

〔第三章〕丑时：肝经旺

丑时不睡者，面色青灰，情志倦怠易躁怒。

肝经的时间一定要熟睡

子时是睡眠和养胆的好时机，而丑时是养肝明目的好时机。肝对应的时辰是丑时，丑时对应凌晨1~3点。肝的作用是藏血，主筋。人体如果弹性出了问题，即握力不行的话就是肝出了问题，从而导致血出了问题，因为你的血不能濡润这条筋。所以，患肝病的人晚上一定要有足够的睡眠。《黄帝内经》的精髓是顺其自然，夜里不睡觉就会影响到肝藏血的生理功能。

认识足厥阴肝经

足厥阴肝经是循行于大腿外侧的一条重要经脉。《黄帝内经·灵兰秘典论》里说，肝是“将军之官，谋略出焉”。其意思为肝是将军，主谋略。由此可见，人的聪明才智能不能发挥在于肝气足与不足，如果肝气足的话，人的反应会很敏捷；如果肝气不足的话，人会显得比较迟钝。

肝主藏血，肝可以把人体暂时不用的血液暂时储备在肝脏当中。藏的另一个含义就是收摄、约束。也就是说，若肝脏功能出现问题，控制血的能力就会变差，极易导致人体产生出血症，比如鼻出血、脑出血、视网膜出血、便血、胃出血等。

肝主疏泄，这主要是从情志方面说的，通俗地说就是心情方面。这里的疏泄主要指疏发宣泄。就是说如果肝经是通畅的，肝的功能就会是正常的，人就会感到愉悦、舒服。人刚开始生气的时候，通常是右边肝疼，那是肝气瘀滞住了、不通畅了，再生气就吃不下饭了。五行之中，肝属木，中央脾胃属土，肝气不畅，脾胃就会受到影响，出现不想吃饭的症状，这就叫木克土。所以，肝的疏泄功能出现障碍往往会表现在情绪上，容易生气以致吃不下饭。

肝主宗筋。宗就是祖宗的“宗”，传宗接代的“宗”，筋是人体的大筋，宗筋就是指男性的生殖器。从肝经的经穴走向，我们知道肝经是绕着阴器走行的。阴器就是宗筋，肝经绕着阴器转一周，所以男性生殖方面的问题都跟肝经有密切的关系。

肝经有着至关重要的作用，一旦发生异常，身体就会呈现出各种不适的症状，如脸色不佳、腰痛、焦躁、缺乏决断力等，所以需保护好肝经。

足厥阴肝经图解

循行路线

足厥阴肝经起于足大趾（见①），向上沿足背内侧（见②），经内踝前1寸处（见③），上行于小腿内侧，行至内踝上8寸处（见④），交出于足太阴脾经之后，沿小腿内侧正中上行，经膝关节内侧（见⑤），沿大腿内侧（见⑥）进入阴部（见⑦），环绕阴部上至少腹部（见⑧），夹胃旁过，属于肝，联络胆（见⑨），再向上通过膈肌（见⑩），分布于胁肋部（见⑪），沿气管后侧（见⑫），向上进入咽喉部（见⑬），连接“目系”（见⑭），再上行出于额部，与督脉交会于头顶（见⑮）。

◎**“目系”的支脉**：从“目系”下行经过面颊，环绕口唇之内（见⑯）。

◎**肝部的支脉**：从肝分出，通过膈肌，向上流注于肺，与手太阴肺经相接（见⑰）。

主治病症

本经腧穴主治肝胆病症、妇科病、神经系统、眼科疾病和本经经脉所经过部位的疾病。

病候

◎**《黄帝内经·灵枢·经脉》**：是动则病，腰痛不可以俯仰，丈夫颓疝，妇人少腹肿，甚则嗌干，面尘脱色。

◎**本经异常变动会表现出下列病症**：腰痛得不能做前俯后仰的动作，男人

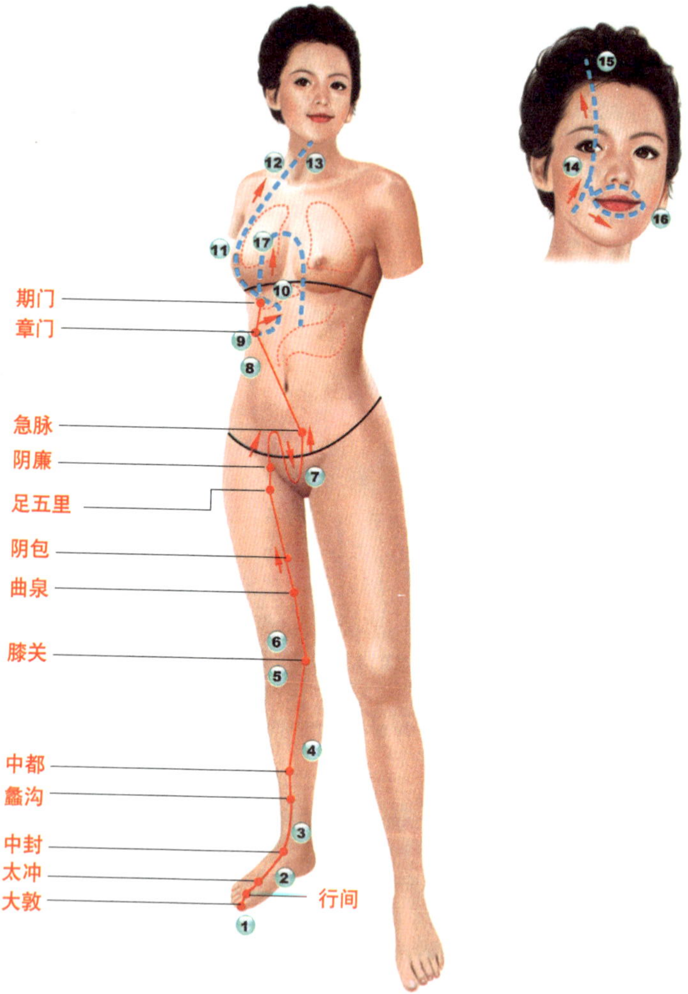

期门
章门
急脉
阴廉
足五里
阴包
曲泉
膝关
中都
蠡沟
中封
太冲
行间
大敦

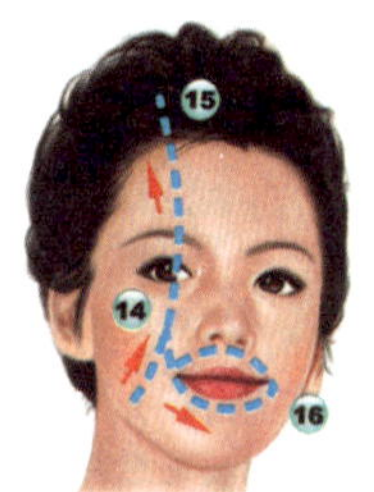

可出现小肠疝气，女性可出现小腹肿胀，严重的则咽喉干涩，面部像有灰尘而没有血色。

□脏腑联络

属肝，络胆，并与胃、肺、咽喉、外阴、目、脑等有联系。

巧用经络

□乳房胀痛莫大意，按摩肝经帮助你

女性朋友在月经前的一段时间往往会出现乳房胀痛的现象。大多数女性认为这是经前正常的现象而不予重视，结果年龄大了以后就容易患上子宫肌瘤、乳腺增生甚至妇科肿瘤等严重的妇科疾病。

>>防治乳房胀痛有妙招

痛是不通造成的，肝经不通畅了，在其循行经过的部位就会出现疼痛；肝经通了，病痛自然就好了。所以按摩肝经是预防和治疗乳房胀痛的最好办法。另外，要重点按摩肝经上的太冲穴和大敦穴，可以起到疏肝解郁、通经止痛的作用。

除此之外，还要注重调神志。也就是说，在日常生活中要时刻保持开朗乐观的心态，不生气、不着急、不上火，心平气和地处理事情，这样能有效地预防肝郁气滞的发生，也就预防了乳房胀痛的发生。

当然，预防胜于治疗，不要光从调神上避免肝郁气滞，还要在饮食、起居等方面格外注意，如饮食宜清淡、起居宜有规律、避免熬夜等不良的生活习惯。

特效养生穴位

□太冲穴——泄肝火，解肝郁

>>一学就会取穴法

取正坐或仰卧位时，位于足背侧，在第二跖骨之间连接部位中，以手指沿拇趾、次趾夹缝向上移压，压至能感觉到动脉应手，即是此穴。

>>功能主治

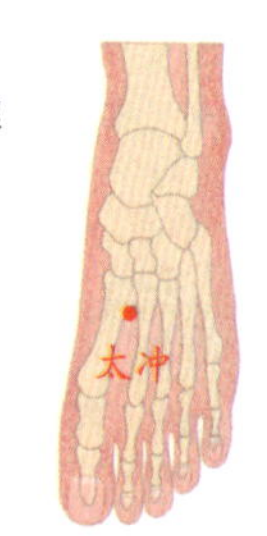

太冲穴是平肝熄风的要穴，又称“消气穴”，可以缓解由生气引起的一些疾病。

◎**泻肝火，清头目**：头痛，眩晕，目赤肿痛，胁痛，癫痫，小儿惊风，高血压，失眠多梦。

◎**行气血，化湿热**：疝气，崩漏，呃逆，月经不调，功能性子宫出血，子宫收缩不全，遗尿，泌尿系统感染，腹痛，腹胀，咳逆纳差，大便困难，心绞痛。

□阴廉穴——通经络，调月经

阴廉穴，内侧为“阴”，边缘为“廉”，这个穴位在大腿内侧近边缘处，所以称为阴廉。

>>一学就会取穴法

仰卧位伸足，先取曲骨穴旁开2寸的气冲穴，再于其下2寸处取穴。

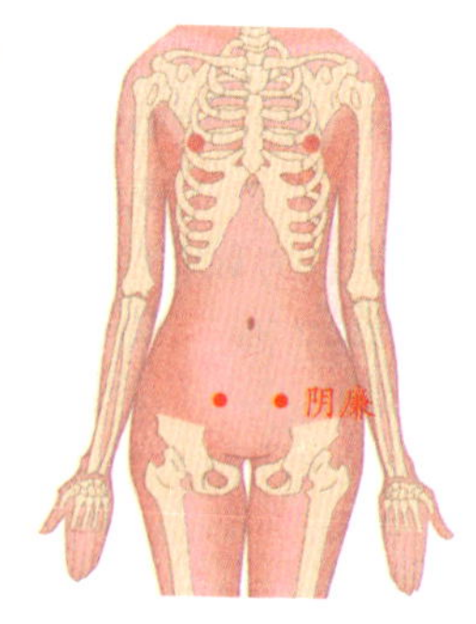

>>功能主治

◎**调经止带，通利下焦**：月经不调，带下，下腹痛。

□行间穴——治疗火证的要穴

行间穴在大脚趾和第二脚趾缝上。它是一个火穴，肝属木，木生火，如果有人肝火太旺，就泻其心火，这叫“实则泻其子”。

行间穴就是一个泻心火的要穴。如果你经常两肋胀痛、嘴苦，就属于肝火旺；而像牙痛、腮帮子肿痛、口腔溃疡、鼻出血等症，尤其是舌尖长疱，就属于心火旺盛，这时火虽不在肝上，但是多按揉行间穴还是可以消火的。

憋在里面的火，由肝经营；已经发出来的火，则归心经管。有的人一上火，鼻子就出血，这是心火旺的表现，这时要多按揉行间穴，把心火从鼻子里完全散发出去，就可以轻松地止血，且疗效非常明显。

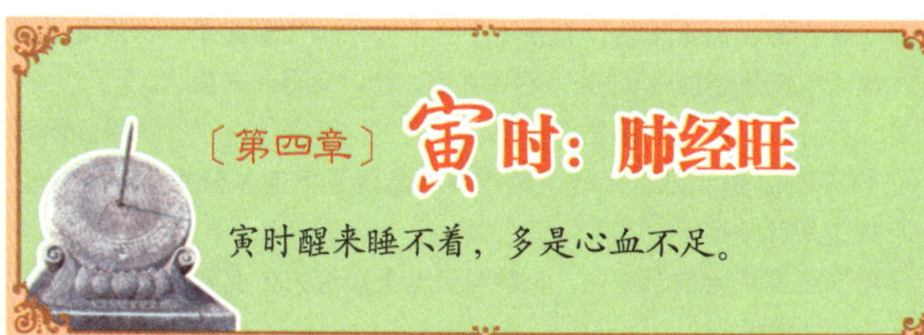

〔第四章〕寅时：肺经旺

寅时醒来睡不着，多是心血不足。

日夜交替之时就是气血整装待发的时刻

肺经最旺的时间是寅时，也就是3～5点。夜里睡觉在寅时醒来是最不好的，为什么呢？因为在《黄帝内经》中，它把肺经归为相傅之官，相傅中的相是宰相的意思，傅是师傅、老师、帝王师。它主气、主治节，3～5点，人体的气血开始重新分配，心需要多少、肾需要多少，这个气血的分配是由肺经来完成的，3~5点是人睡得最沉的时候，我们人体从静到动的转化一定要通过深度的睡眠来完成。肺还有一个特点，它在人身体的最高处，气血“朝会”于肺，由肺输布于全身的趋势是向下的。中医对此有个专用名词叫“肃降”，意思是不由分说、没有理由地要降下。熬过夜的人知道，凌晨三四点钟最难熬，那是因为身体不让你熬，这个时候气机是“肃降”的，你要是坚持熬下去，就等于生生地在往外、往上调自己的阳气。对人体的伤害非常大，因为这有违人体自身的规律。

认识手太阴肺经

手太阴肺经是走行于手臂内侧的一条重要经脉，属肺脏。而中医则认为“肺为娇脏”，这是因为肺通过口鼻直接与外界相通，易受邪侵，不耐寒热。肺的主要功能是吸入自然界的清气，呼出体内的浊气，使卫气散布全身，保护肌表，输送水分和血液。

为了更清楚地了解肺经的功能，先给大家讲一个古代的小故事吧。

有一个农民在田里干活，整整干了一个上午，又累又热，于是这个农民到了附近的庙里连着喝了3桶冰凉的井水，顿时觉得非常爽快。

第二天，这个农民继续在田里干活，突然觉得身体有些不舒服。渐渐地，病情不断加重，第三天越来越严重，出现了气喘、咳嗽、吐痰等症状，且痰中带有血丝。

于是他找扁鹊给自己看病，扁鹊告诉他灸肺经的中府穴，每天50壮，共灸10天。

农民听从扁鹊的嘱咐坚持针灸，灸到第五天的时候病情已有好转，当他灸到第十天的时候，有一天，他去上厕所，排下很多腥臭的大便，顿觉神清气爽，病情一下好了很多。

通过上面的这个小故事，我们知道了肺与大肠是相表里的，肺脏受寒气侵袭，肺的经气不通，大肠即会有明显反应。

同时，中医认为肺在外合皮毛，也就是说，皮肤需要肺经经气的滋养。若肺经经气过盛，皮肤就会易发红、怕热、易过敏。肺经经气虚，则皮肤血液循环不足，皮肤黯淡无光。所以一些皮肤病可以通过调理肺经得到改善。

久病易伤耗肺气，肺在情志上则多半表现为悲。一方面，悲伤是一种极为不好的情绪，对于人体健康有一定负面影响。当人很伤心的时候就会喘不过气来，这就是肺气受损的表现。另一方面，当肺气虚亏的时候，人往往会表现出悲观的情绪。可见，想要保持良好的情绪，就要及时养肺，通过按摩肺经穴位，使肺气平衡。

肺经循行于手臂内侧，所以在手太阴肺经循行路线上的任何部位出现麻木、疼痛、发冷等异常症状，都可以通过按摩肺经上的穴位来治疗。

手太阴肺经图解

循行路线

手太阴肺经起始于中焦胃部（见①），向下联络于大肠（见②），回绕过来沿着胃上口（见③），穿过膈肌（见④），属于肺脏（见⑤）。从肺系——气管（见⑥）、喉咙部横行出于腋下（中府、云门），沿上臂内侧下行（见⑦），走行于手少阴心经、手厥阴心包经的前面（天府、侠白），向下经过肘窝中（尺泽）（见⑧），沿前臂内侧前缘（孔最）（见⑨），进入寸口——桡动脉搏动处（经渠、太渊），沿大鱼际边缘（鱼际）（见⑩），出于拇指的桡侧端（少商）（见⑪）。

◎**手腕后方支脉**：从腕后（列缺）（见⑫）处分出，走向食指桡侧端，与手阳明大肠经相接（见⑬）。

□相关穴位

本经共有11个穴位，其中9个穴位分布在上肢掌面桡侧，2个穴位在前胸上部，首穴为中府，末穴为少商。

◎**本经穴**：中府（肺募），云门，天府，侠白，尺泽（合），孔最（郄），列缺（络），经渠（经），太渊（输、原），鱼际（荥），少商（井）。

◎**交会穴**：手三阴经无交于其他经穴。

□主治病症

本经腧穴主治头面、喉、胸、肺病和经脉循行部位的其他病症。

□病候

◎**《灵枢·经脉》**：是动则病，肺胀满，膨胀而喘咳，缺盆中痛，甚则交两手而瞀，此为臂厥。是主肺所生病者，咳，上气，喘渴，烦心，胸满，臂内前廉痛厥，掌中热。

◎**本经异常会出现以下病症**：肺闷，气喘，咳嗽，喉咙疼痛；严重时胸部烦闷，视觉模糊，甚至发生臂厥。

□脏腑联络

属肺，络大肠，并与胃、气管、喉咙联系。

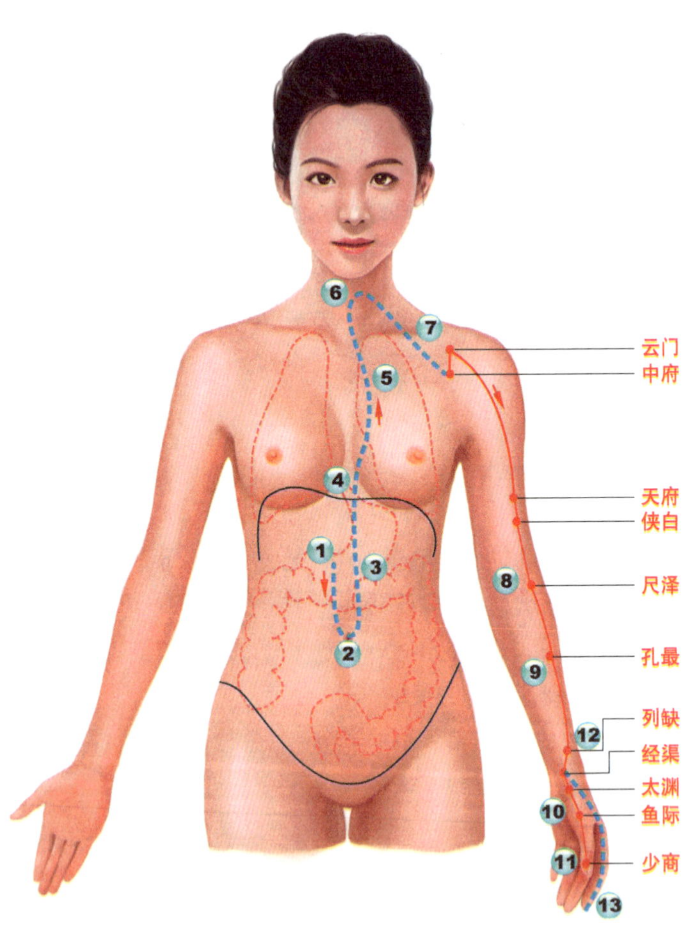
1
2
3
4
5
6
7
8
9
10
11
12
13
云门
中府
天府
侠白
尺泽
孔最
列缺
经渠
太渊
鱼际
少商

特效养生穴位

□活用少商穴

◎**艾灸少商穴治疗鼻出血**。点燃艾条（应急时也可用香烟），用雀啄或回旋法灸少商穴，直至患者鼻出血停止。此法体现了上病下治、下病上治的治疗原则，可引火归原，摄血归经，收摄止血而使出血停止（图①）。

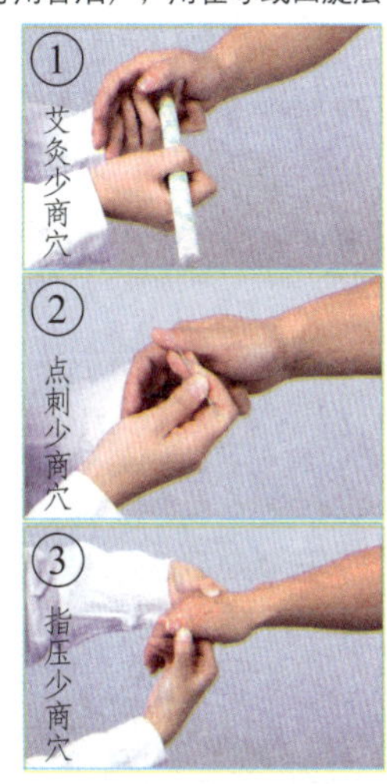

◎**点刺少商穴治疗小儿腹泻**。常规消毒，用0.5寸不锈钢针或三棱针，点刺少商，令其出血，视血色变化而定其量，直至血色由暗红变鲜红为止，每日1次。轻者每次只选一侧，两侧交替点刺；病情较重者则同时点刺两侧。少商乃肺之井穴，肺与大肠相表里，刺其出血，可使肠中湿热邪气得泄，邪气泄尽，清气得升，浊阴自降（图②）。

◎**指压少商穴治疗呃逆**。操作者以左右拇指指端，分别垂直按于患者的少商穴，出现酸胀感后再持续按压1分钟（图③）。

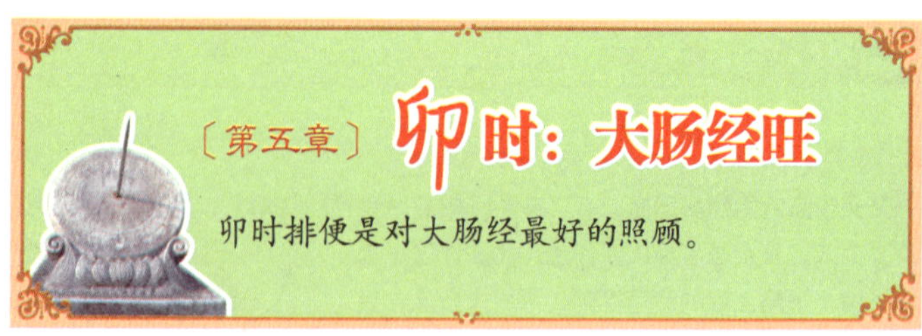

〔第五章〕卯时：大肠经旺

卯时排便是对大肠经最好的照顾。

 顺应天时，让大肠经兴奋起来 

卯时（5～7点）气血流注于大肠经，大肠经经气最旺，有利于排泄。排不出的大便会变成宿便将毒素停留体内。大肠运送排泄废物，如果饮食失调、误食不净食物或其他脏腑失调，都会引起大肠疾病。大肠经有问题就容易出现口干舌燥、腹胀腹痛、便秘等症状。因此，最好养成每天早起后排大便的习惯，避免宿便产生，还可适当喝杯温水，以促进排便。

有心肌梗死病史的人要注意在排大便时不要太用力。在中医的问诊里，中医问二便在很大程度上问的是心肺的功能。如果大便变稀或者是出了问题，实际上是肺气出问题了，所以说肺与大肠相表里。

认识手阳明大肠经 

《黄帝内经》上说："阳明经多气多血。"手阳明大肠经与足阳明胃经所属的肠胃是人消化、吸收以及排出废物的器官。

人的体质由先天和后天两方面决定，先天部分是遗传父母的，我们无法改变；后天部分则来源于将食物转化为维持我们基本生理功能所需的气和血。

只有肠胃消化吸收功能正常，体内气血充足，人的抵抗力才会强；胃肠排泄功能正常，体内产生的垃圾能够及时排出而不致在体内堆积，那么由内在性原因产生的疾病自然会减少。所以阳明经是人体重要的经络，对维持人体正常的生命活动起着至关重要的作用。

大便不通的人，其体内的垃圾往往就会大量堆积，而人体是具有一定的自我清洁功能的，这些毒素总要通过一些途径排出体外，这样与大肠经关系密切的地方就成了体内之毒隐藏的首选。

跟手阳明大肠经关系密切的五官有脸、下巴、鼻子，因而容易在这些地方出现痤疮、雀斑、青春痘、酒糟鼻等，所以打通大肠经就可以有效地防治皮肤病。我们可以用刮痧法把里面积攒的瘀毒刮出去，这个方法是比较简捷有效的。

大肠经还有很好的通便效果。有一个非常好的排便方法，即推按二间、三间到商阳穴这一段大肠经，可以用大拇指的内侧指节往下推，一直推到商阳穴，长期坚持，可增强肠蠕动，大便就会很容易排出。

手阳明大肠经图解

□循行路线

从食指末端起始（商阳）（见①），沿食指桡侧缘（二间、三间）向上，通过第一、二掌骨之间（合谷）（见②）、进入两筋（拇长伸肌腱和拇短伸肌腱）之间（阳溪），沿前臂桡侧（偏历、温溜、下廉、上廉、手三里）（见③），进入肘部外侧（曲池、肘髎）（见④），再沿上臂外侧前缘（见⑤）（手五里、臂臑），上走肩端（见⑥），沿肩峰前缘（见⑦），向上交会颈部（大椎）（见⑧），再向下入缺盆（锁骨上窝部）（见⑨），联络肺脏（见⑩），通过横膈（见⑪），属于大肠（见⑫）。

◎**缺盆部支脉：**从锁骨上窝上行颈旁（天鼎、扶突）（见⑬），通过面颊，进入下齿龈（见⑭），回绕至上唇，交叉于人中（水沟）——左脉向右，右脉向左（见⑮），分布在鼻孔两侧（迎香），与足阳明胃经相接（见⑯）。

□相关穴位

本经共有20个穴位，其中15个穴位分布于上肢背面的桡侧，5个穴位在肩、颈、面部，首穴为商阳，末穴为迎香。

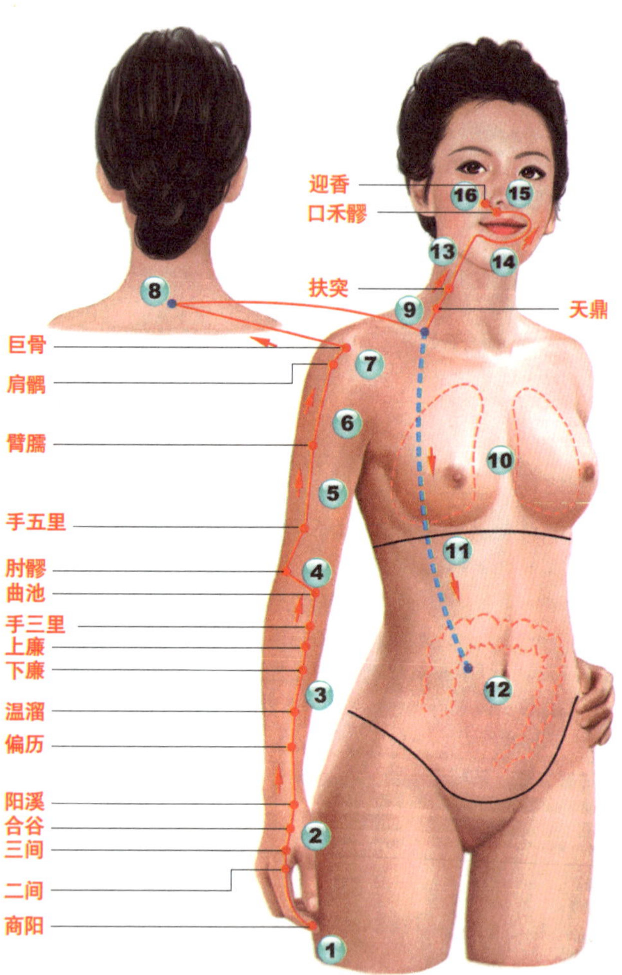

迎香
口禾髎
16
15
13
14
扶突
8
9
天鼎
巨骨
7
肩髃
6
臂臑
10
5
手五里
11
肘髎
4
曲池
手三里
上廉
下廉
12
3
温溜
偏历
阳溪
合谷
2
三间
二间
商阳
1

◎**本经穴**：商阳（井），二间（荥），三间（输），合谷（原），阳溪（经），偏历（络），温溜，下廉，上廉，手三里，曲池（合），肘髎，手五里，臂臑，肩髃，巨骨，天鼎，扶突，口禾，迎香。
◎**交会穴**：大椎（督脉），水沟（督脉），地仓（足阳明），秉风（手太阳）。

□主治病症

本经穴位主治头面病、五官病、咽喉病、热病及经脉循行部位的其他病症。

□病候

◎《**灵枢·经脉**》：是动则病，齿痛，颈肿。是主津所生病，目黄，口干，鼽衄，喉痹，肩前臑痛，大指次指痛不用。
◎**本经异常会出现以下病症**：牙齿痛，颈部肿胀；本经异常还会出现有关"津"方面的病症，如眼睛昏黄，口干，鼻塞，流清涕或出血，喉咙肿痛，肩前、上臂部疼痛，大指侧的次指（食指）痛而不好运用等。

□脏腑联络

属大肠，络肺，并与鼻、下齿有联系。

特效养生穴位

□迎香穴——宣通鼻窍的能手

迎香穴，顾名思义，即为把香气迎进来。也就是说，当鼻窍不通，鼻塞时，用这个穴位治疗最为有效，实乃通鼻窍的一大要穴。按摩前，首先把鱼际搓热，用搓热的鱼际再轻揉鼻翼，之后点按迎香穴。

>>一学就会取穴法

本穴位于面部，鼻翼外缘中点旁，在鼻唇沟中间。

>>功能主治

◎**散风清热，宣通鼻窍**：鼻塞，鼽衄，口眼歪斜，面痒。
◎**其他**：胆道蛔虫症，便秘。

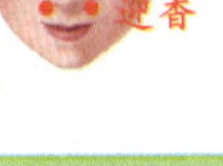

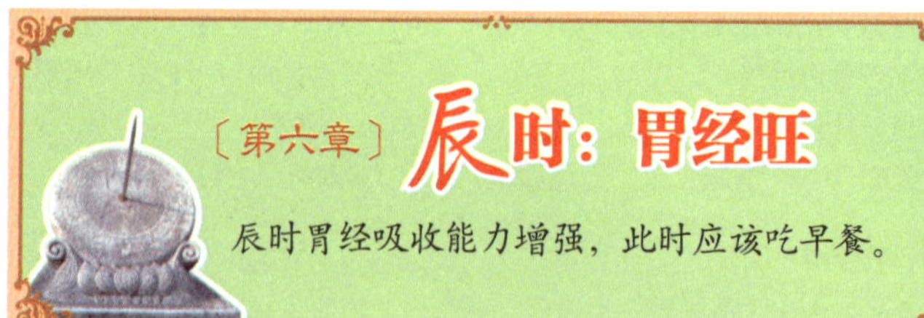

〔第六章〕辰时：胃经旺

辰时胃经吸收能力增强，此时应该吃早餐。

 吃点食物吧，这是养胃气的时间 

辰时是指上午7~9点，又名食时，古人“朝食”之时也就是吃早饭时间。辰时的生肖对应的是龙，相传这是“群龙行雨”的时候。阳气开始占据主动，阴气开始处于劣势。为了滋生阳气，需要食物来补充。所以辰时最好的养生方法是吃早饭。

认识足阳明胃经 

脾胃是人的“后天之本”“气血生化之源”，就是说脾胃具备了我们现在所说的整个消化吸收功能，可以将人吃的食物、喝的水转化成人体所必需的“气”和“血”，而气血正是人体发挥功能的基础。胃经属于胃，络于脾，所以它和胃的关系最为密切，同时也和脾有关。所以胃经出现问题首先表现在消化上。消化过度则易饥饿，消化不良则腹胀满。

年轻人长痤疮，也是胃经病变所致。因为年轻人比较喜欢喝冷饮，而大量喝冷饮会形成胃寒，人体自身会攻出热来驱散胃里的寒气，从而形成燥火，再喝冷饮，人体就会用更多的热来攻胃寒。由此反反复复恶性循环，慢慢地这个燥火就会表现在脸上，从而滋生痤疮。因此，这类人即使在炎热的夏天，也最好喝温水。

胃经上还有很多穴位可以用于美容，例如按摩四白穴可以去除黑眼圈；地仓穴则是改善面部松弛的美容穴；按摩大迎穴可以消除双下巴。可见，胃经是一条实实在在的美容经。

有些女性经前有乳房胀痛的不适感，这其实与胃经瘀滞息息相关；另外，刚生产的女性的乳汁畅通与否、乳汁多少都与胃经血气传输密不可分。可见，足阳明胃经对于女性健康来说是非常重要的一条经络，当这些与女性有关的问题出现的时候，也可以通过这条经络予以缓解和改善。

在日常生活中，如果腿的前侧出现病变，通常是胃经出了问题。古人非常重视护膝，他们席地而坐时就习惯将两手放在膝盖上，甚至跪坐着也将两手放在膝盖上。这是因为胃经也经过膝盖，而我们的手上有一个劳宫穴，这个穴位属于火穴，用手捂住膝盖，就可以防止膝盖受凉。

足阳明胃经图解

循行路线

起于鼻翼两侧，上行到内眼角（见①），与足太阳膀胱经相交会（见②），向下沿鼻外侧（见③）进入上齿中（见④），复出环绕口唇，向下左右两脉交会于颏唇沟处（见⑤），再向后沿口腮后方，出于下颌大迎（见⑥），沿下颌角上行耳前，经下关（见⑦），沿发际，到达前额（见⑧）。

◎**面部支脉**：从大迎前下方走到人迎，沿着喉咙，进入缺盆部（见⑨），向下通过膈肌，属于胃，联络脾脏（见⑩）。

◎**缺盆部直行的脉**：经乳头，向下挟脐旁，进入小腹两侧气冲（见⑪）。

◎**胃下口部支脉**：沿着腹部向下到气冲会合（见⑫），再沿大腿前侧下行（见⑬、⑭），下至膝盖（见⑮），沿胫骨外侧前缘（见⑯），下经足背，到达足第二趾外侧端（见⑰）。

◎**胫部支脉**：从膝下3寸（足三里）处分出（见⑱），进入足中趾外侧（见⑲）。

◎**足背部支脉**：从足背分出，进入足大趾内侧端，与足太阴脾经相接（见⑳）。

相关穴位

本经共有45个穴位，15个穴位分布在下肢的前外侧面，30个穴位在腹、胸和头面部，首穴为承泣，末穴为厉兑。

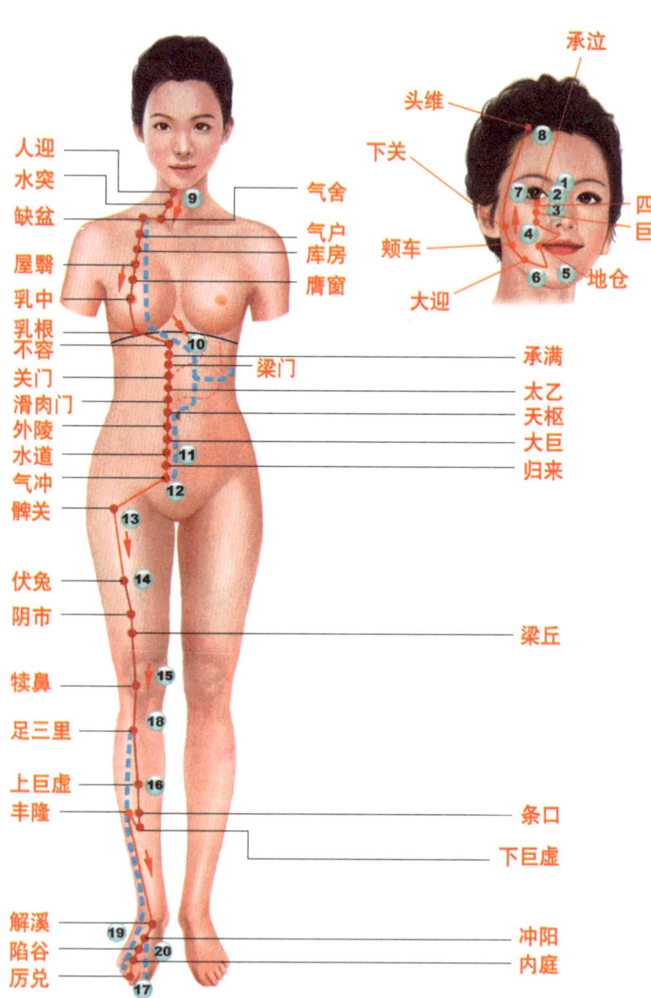
承泣
头维
下关
四白
巨髎
颊车
大迎
地仓
1
2
3
4
5
6
7
8
人迎
水突
缺盆
气舍
气户
库房
屋翳
膺窗
乳中
乳根
不容
承满
梁门
关门
太乙
滑肉门
天枢
外陵
大巨
水道
归来
气冲
髀关
伏兔
阴市
梁丘
犊鼻
足三里
上巨虚
丰隆
条口
下巨虚
解溪
冲阳
陷谷
内庭
厉兑
9
10
11
12
13
14
15
16
17
18
19
20

◎**本经穴**：承泣，四白，巨髎，地仓，大迎，颊车，下关，头维，人迎，水突，气舍，缺盆，气户，库房，屋翳，膺窗，乳中，乳根，不容，承满，梁门，关门，太乙，滑肉门，天枢（大肠募），外陵，大巨，水道，归来，气冲，髀关，伏兔，阴市，梁丘，犊鼻，足三里（合），上巨虚（大肠下合），条口，下巨虚（小肠下合），丰隆（络），解溪（经），冲阳（原），陷谷（输），内庭（荥），历兑（井）。

◎**交会穴**：睛明（足太阳），额厌，悬厘，上关（足少阳），水沟，神庭，大椎（督脉），承浆，上脘，中脘（任脉），迎香（手阳明）。

□主治病症

本经腧穴可治疗胃肠等消化系统，神经系统，呼吸系统，循环系统和头、眼、鼻、口、齿等病症和本经经脉所经过部位的病症。

□病候

◎《**灵枢·经脉**》：是动则病，洒洒振寒。善伸，数欠，颜黑，病至则恶人与火，闻木声则惕然而惊，心欲动，独闭户塞牖而处；甚则欲上高而歌，弃衣而走；贲响腹胀，是为厥。

◎**本经一旦有了异常变动就会表现出下列病症**：颤抖发冷，喜欢伸腰，屡屡呵欠，颜面黯黑。病发时，就厌恶别人和火光，独自关闭房门，遮塞窗户而睡。严重的则可能登高而歌，不穿衣服就走。胸膈部响，腹部胀满。这还可引发小腿部的气血阻逆，如厥冷、麻木等症。

□脏腑联络

属胃络脾，并与胃、膈、鼻、上齿、口唇、喉咙联系。

巧用经络

□按摩足阳明胃经，治疗胃肠功能紊乱

一个人如果常在焦虑的心情下紧张地工作和生活，机体的抵抗力会降低，引起胃肠道功能紊乱。

胃肠功能紊乱包括现在我们常见的一些胃肠疾病，比如胃溃疡、消化不良、腹胀、腹泻、便秘等一些由于胃肠功能失常所导致的病症。按摩足阳明胃经可以治疗胃肠功能紊乱，具体操作方法如下。

（1）在循经按揉时重点从腹部到小腿进行推捋、按揉，反复操作，胃经的经气就会疏通，气血自然也就贯通了；然后重点点揉某些穴位，尤其是足三里穴，点揉2～3分钟。

（2）用手掌在腹部进行反复的环形摩擦，力度要轻，以腹部感觉温热为宜，一般的按摩方向应该是顺时针。饭后一个小时左右开始操作，15分钟左右为宜。

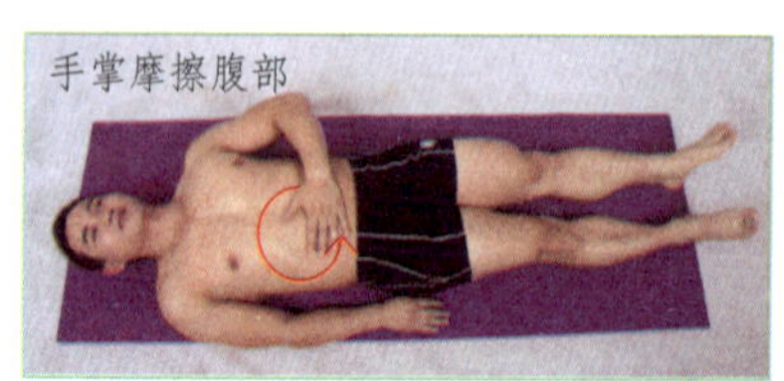
手掌摩擦腹部

□美容第一经——足阳明胃经

足阳明胃经是一条美容经，它的美容效果表现在三个方面：一是按摩足阳明胃经有助于塑造形体美；二是按摩足阳明胃经有助于面部皮肤各方面问题的改善；三是按摩足阳明胃经有助于给乳房美容。

>>塑造体形找足阳明胃经

脾功能不好就不能运化水湿，身体内蓄积了很多废物，以致发胖。足阳明胃经是减肥的主要经脉，比如：清泻胃肠、减少食欲可选足三里、上巨虚、下巨虚、内庭等穴位；通降六腑，增加排泄可选天枢、水道、足三里、上巨虚、下巨虚等穴位；巩固减肥效果可选天枢、滑肉门、足三里、丰隆等穴位；减腹围常选天枢穴。

>>面部皮肤改善靠足阳明胃经

足阳明胃经在面部循行最广泛，上至额，下至颏，中至鼻，旁至两颊，几乎遍布整个面部。其包括的穴位有承泣、四白、巨髎、地仓、大迎、颊车、下关、头维穴，在十二经中是最多的。有研究人员对多名面色萎黄、干枯憔悴、肌肤松弛的人循足阳明经（从承泣到厉兑）按摩，发现即使不做专门的面部按摩和面膜，也可以得到很好的美容效果。按摩之后，这些人的面色明显变得红润、有光泽。

>>丰乳隆胸有足阳明胃经

按摩足阳明胃经具有一定的促进乳房发育、丰乳隆胸的作用。每天可用中指指腹按揉两侧乳头下的乳根穴，有轻微肿胀感为宜，1分钟左右；然后用手摩擦胸、腹部足阳明胃经，会有很好的丰胸效果。

特效养生穴位

□延年益寿、减轻腹痛，常找足三里穴

足三里穴备受历代医家青睐。它作为足阳明胃经之合穴，常被用于艾灸和按压，不但能补脾健胃，促使食物尽快消化吸收，增强人体免疫功能，扶正祛邪，而且还能消除疲劳、恢复体力，使人精神焕发、青春常驻。

>>常灸足三里穴，延年益寿

某村有位长寿老人，问起长寿之术，答曰：祖传每月初八天，连续灸足三里，仅此而已。所以，有谚语说："常灸足三里，活过九十九。"

灸足三里穴的方法：①将艾绒捏成麦粒或黄豆大小的圆锥体艾炷；②底面朝下置于穴位上，从顶尖点着，当艾炷将要燃尽，皮肤感到灼热的时候，迅速将其掐灭，同时左手按揉穴位周围。每次3～5壮，每日一次，以一周或十余日为一个阶段。初灸之后，皮肤局部会逐渐变黑、变硬、结痂，再灸就在硬痂上施灸。如果有水疱也不必惊慌，效果会更好。水疱较小者可待其自然吸收；水疱较大者可用消毒针刺破放出水液，然后涂以龙胆紫，等结痂后再灸。

>>按压足三里穴，减轻腹痛

《四总穴歌》中说："肚腹三里留。"意思是说，凡是肚子、腹部的病痛，都可以通过足三里穴来治疗，但是要注意按压时的方向。足三里穴的“里”通“理”，就是管理、调理的意思。“足三”指可以通过这个穴对身体进行上中下的调理，即理上、理中、理下。胃处在肚腹的上部，胃胀、胃脘疼痛的时候就要“理上”，按足三里穴的时候要同时往上方使劲；腹部正中出现不适，也就是脐周出现疼痛，主要是大小肠的病变，就需要“理中”，只用往内按足三里穴就行了；小腹在肚腹的下部，小腹疼痛主要是一些妇科的腹痛，得在按住足三里穴的同时往下方使劲，这叫“理下”。

□合谷穴是大肠经最好的献礼

大肠经为手阳明经，在十二经中有独特的应用，且有养阳、生津、通腑等作用。如果手阳明大肠经的经气发生异常变动，就会导致牙齿疼痛、颈部肿大等症状。

大肠经上有一个支脉，是从缺盆走向颈部，通过脸颊，到下牙龈后回绕至上唇，分左右交会于人中，夹鼻孔两侧接足阳明经。所以，口角常出现溃烂的人，可以刺激大肠经以改善症状。方法很简单，只要用指压或刺激经络上的穴位如合谷穴，经络本身就可以跟它相关的肌肉、骨头、血管、关节联络，改善循环不顺畅的问题，甚至还可以治疗远端的疾病。《四总穴歌》里的“面口合谷收”说的就是这个道理。

□天枢穴——消化泌尿系统中转站

>>一学就会取穴法

本穴位于腹中部，距脐中2寸。可在脐中（任脉之神阙穴）旁开2寸处取穴。

>>功能主治

◎**利尿通淋**：小便不利，水肿，淋浊。

◎**安神**：小儿惊厥，狂言，恍惚。

◎**调中和胃，理气健脾**：泄泻，痢疾，腹胀，肠鸣，肠痈，胃痛，呕吐，黄疸。

◎**治疗妇科疾病**：月经不调，白带增多，崩漏，痛经，经闭，赤白带下，产后腹痛，不孕。

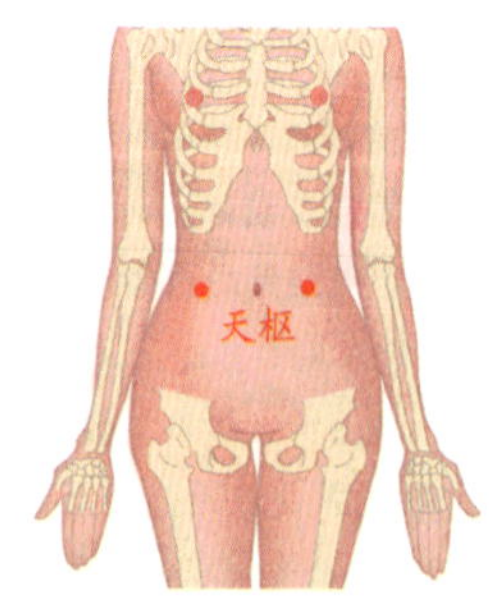

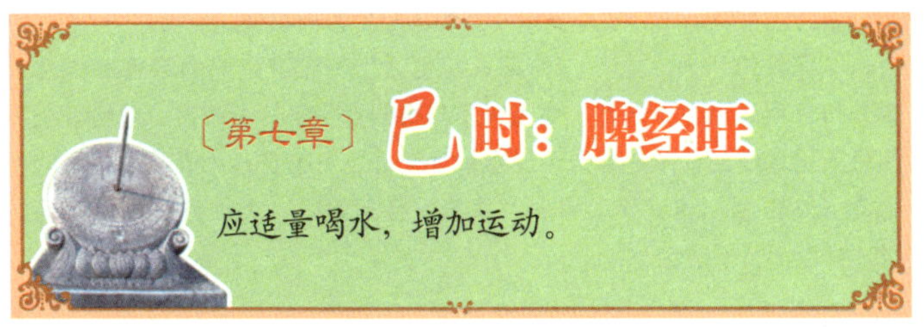

脾为后天之本，此时是养脾气的时间

巳时是指上午9~11点，这是脾经当令的时段。脾是主运化的，脾和肺在中医里同属于太阴。所谓的太阴，就是它们都具有分配的功能。肺分配的是全身的气血，而脾主要是把胃中腐熟了的食物的气血输送到肌肉腠理当中，所以脾相对于肺来说是一个前期的、初步的工作。中医认为，脾在志为思，思伤脾。中医在谈意志的时候认为，意是脾的神明，所以说脾在志为思。如果思虑过分的话，就会伤了脾，伤了脾气、脾经、脾神，人就会消瘦，这就是“思伤脾”。

认识足太阴脾经

“肾为先天之本，脾胃为后天之本。”现在，我们谈到足太阴脾经，自然要联系到脾脏。从这句话可以看出，脾胃对人体是非常重要的。脾是后天之本，是气血生化之源。

众所周知，在“木”字下面加一横，即为“本”字，“本”字的点睛之笔就在于下面的这一横，它指明了树根之所在。“本”的引申义就是“根本”“根源”。一棵树，最重要的是根；一个人，出生之后（后天）最重要就是他的气血生化之源——脾胃。先天之本是父母所赐，人出生之后，在经历成长、强壮、老去的过程中，要维持机体正常的营养供给，靠的就是脾胃。总而言之，脾离不开胃，胃离不开脾。人以水谷为主粮，胃负责受纳水谷，脾负责运化精微营养物质，这一对互为表里的脏腑如同孪生兄弟，互相协助，为机体提供了源源不断的营养物质。

“脾胃为后天之本”，如果日常生活之中没有良好的饮食和作息规律，如只用麻辣烫、烧烤、甜点等不健康的食物来打发脾胃，就会使机体的后天之本遭到摧残，没有了充足的生化之源，全身各个脏腑的生理功能都会受到影响。当出现了胃痛、腹胀、疲乏嗜睡、女性月经推后等症状时，终应归责于脾经。

足太阴脾经图解

□循行路线

足太阴脾经从大趾末端开始（隐白）（见①），沿足大趾内侧赤白肉际（大都，足背皮肤与足掌皮肤交界处），经过足大趾本节后第一跖趾关节上行，到达内踝前面（见②），向上行至小腿内侧，沿胫骨后缘（三阴交、漏谷），与足厥阴肝经交叉，走行于肝经之前（地机、阴陵泉）（见③），向上经过膝关节和大腿内侧前缘（血海、箕门）（见④），进入腹部（冲门、府舍、腹结、大横）（见⑤）；属于脾，联络于胃（腹哀）（见⑥），通过膈肌（见⑦），夹食管两旁（见⑧），连系舌根，散布于舌下（见⑨）。

◎**胃部的支脉**：从胃部分出，向上流注心中，与手少阴心经相接（见⑩）。

□相关穴位

本经一侧有21个穴位（左右两侧共42个穴位），其中11个穴位分布于下肢内侧面，10个穴位分布于腹部及侧胸部，首穴为隐白，末穴为大包。

◎**本经穴**：隐白（井），大都（荥），太白（输、原穴），公孙（络；八脉交会穴，通于冲脉），商丘（经），三阴交，漏谷，地机（郄），阴陵泉（合），血海，箕门，冲门，府舍，腹结，大横，腹哀，食窦，天溪，胸乡，周荣，大包（脾之大络）。

◎**交会穴**：三阴交，冲门，府舍，大横，腹哀。

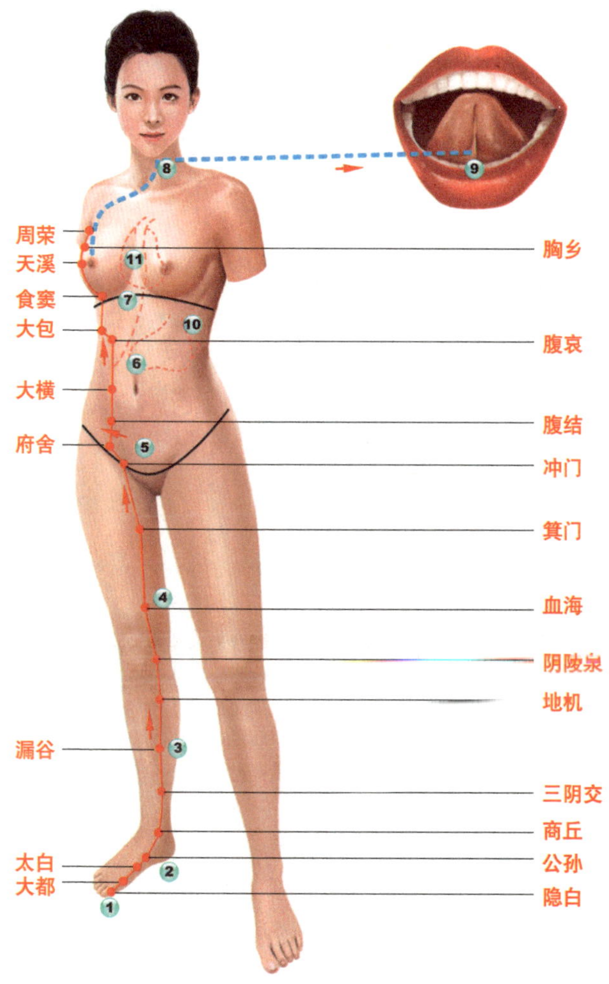
周荣
天溪
食窦
大包
大横
府舍
漏谷
太白
大都
胸乡
腹哀
腹结
冲门
箕门
血海
阴陵泉
地机
三阴交
商丘
公孙
隐白
1
2
3
4
5
6
7
8
9
10
11

□主治病症

主治脾胃等消化系统疾病，妇科、前阴病，泌尿生殖系统疾病，以及本经脉循行所经过部位的其他病症。

□病候

是动则病，舌本强，食则呕，胃脘痛，腹胀善噫，得后与气，则快然如衰，身体皆重。是主脾所生病者，舌本痛，体不能动摇，食不下，烦心，心下急痛，溏瘕泄，水闭，黄疸，不能卧，强立股膝内肿厥，足大指不用。

◎**本经异常则会出现以下病症**：舌根僵硬，说话不利索；胃脘疼痛，不欲饮食，食入则呕，腹胀，心烦，大便稀烂，水肿，黄疸，膝部或大腿部疼痛僵硬，大脚趾不能动等。

□脏腑联络

属脾，络胃，流注心中，并与咽、舌相联系。

特效养生穴位

□三阴交穴——一箭三雕

本穴配足三里穴治肠鸣泄泻；配中极穴治月经不调；配子宫穴治疗阴挺；配大敦穴治疝气；配内关、神门穴治失眠。

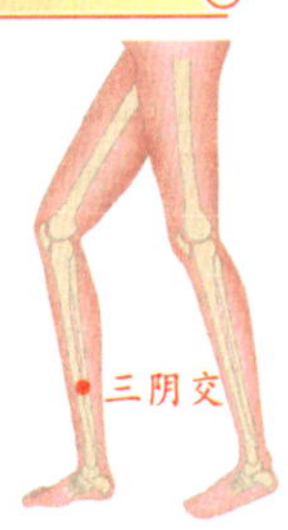

>>一学就会取穴法

在小腿内侧，足内踝尖上3寸，胫骨内侧缘后方处。

>>功能主治

◎**健脾利湿，兼调肝肾**：肠鸣，腹胀，泄泻，月经不调，带下，阴挺，不孕，滞产，遗精，阳痿，遗尿，疝气，失眠，下肢痿痹，脚气。

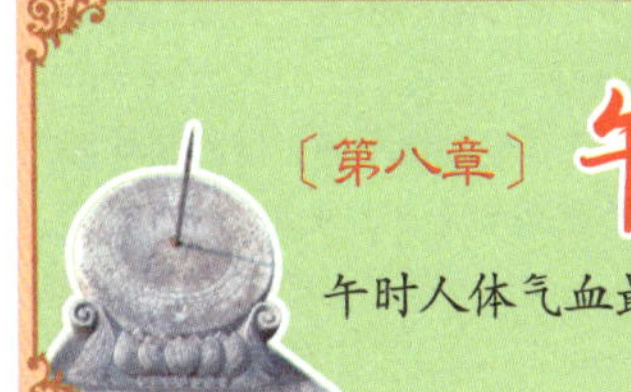

〔第八章〕午时：心经旺

午时人体气血最旺，应小憩，宜于养心

短暂的休息会让气血充足，神清气爽

午时，就是中午11~13点这个时间段，是心的“主时”。中医认为在五脏中，心为“君主之官”，它的重要意义就可想而知了。“心”对五脏而言，就是天子，在最高位。子时和午时是天地气机的转换点，人体也要注重这种天地之气的转换点。对于普通人来说，睡子午觉最为重要，夜里11点睡觉和中午吃完饭以后睡觉，若是睡不着闭一会儿眼睛都有好处。因为天地之气在这个时间段转换，转换的时候我们别搅动它，你没那么大的能量去干扰天地之气，那么怎么办呢？歇着，以不变应万变。这个时候一定要睡一会儿，对身体有好处。

认识手少阴心经

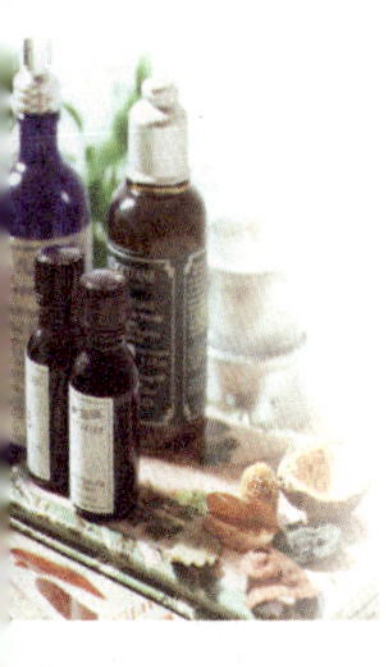

心是人体的“君主之官”，百病都是从心生起的。同时“心主神明”，诸如魂魄、意志、喜、怒、忧、思、悲、恐、惊等各种情绪，都是由心所主导的。《黄帝内经》上说：“心者，五脏六腑之大主也，悲哀忧愁则心动，心动则五脏六腑皆摇。”可见，心情平和，一切才能安定下来，人体才能长寿；如果心思混乱，其他的五脏及身体外形都要跟着受损伤。

心脏的功能正是通过心经表现出来的，心经一旦出现异常，人体就会发生病变。《黄帝内经》里说，心经异常者的身体会出现心胸烦闷或疼痛、咽干、口渴、眼睛发黄、胸胁疼痛、手臂阴面靠小指侧那条线疼痛或麻木、手心热等。

经常对心经循经按揉可以放松精神，让我们心情平静；同时还能够放松上臂肌肉，疏通本经的经气；点揉和弹拨重点穴位还可以预防冠心病、肺心病以及改善颈椎病压迫神经所导致的上肢麻木等；此外对治疗失眠的效果也非常明显。

什么时间按揉心经最好呢？心经经气在午时最旺，即中午11～13点。这个时候人的阳气已达到最旺盛的状态，并开始慢慢向阴转化，阴气开始上升，此时按摩心经是最佳时机。

手少阴心经图解 

循行路线

起于心中，出属于“心系”（心与其他脏器相联系的脉络）（见①），通过横膈，向下联络于小肠（见②）。“心系”向上的支脉：起于心中（见③），挟着食道上行（见④），联结于目系（指眼球与脑相联系的脉络）（见⑤）。“心系”直行的支脉：向上行于肺部，再向下出于腋窝（极泉）（见⑥），沿上臂内侧后缘、肱二头肌内侧沟（见⑦），至肘窝内侧，沿前臂内侧后缘（见⑧），到达掌后豌豆骨部（见⑨），进入手掌（见⑩），沿着小指桡侧，出于末端（少冲），与手太阳小肠经相接（见⑪）。

相关穴位

本经共有9个穴位，其中8个穴位分布在上肢掌面尺侧，1个穴位在腋窝部，首穴为极泉，末穴为少冲。

◎**本经穴**：极泉，青灵，少海（合），灵道（经），通里（络），阴郄（郄），神门（输、原），少府（荥），少冲（井）。

◎**交会穴**：手三阴经无交于其他经穴。

主治病症

本经腧穴可主治胸部、心血管系统、大脑神经系统和本经经脉所经过

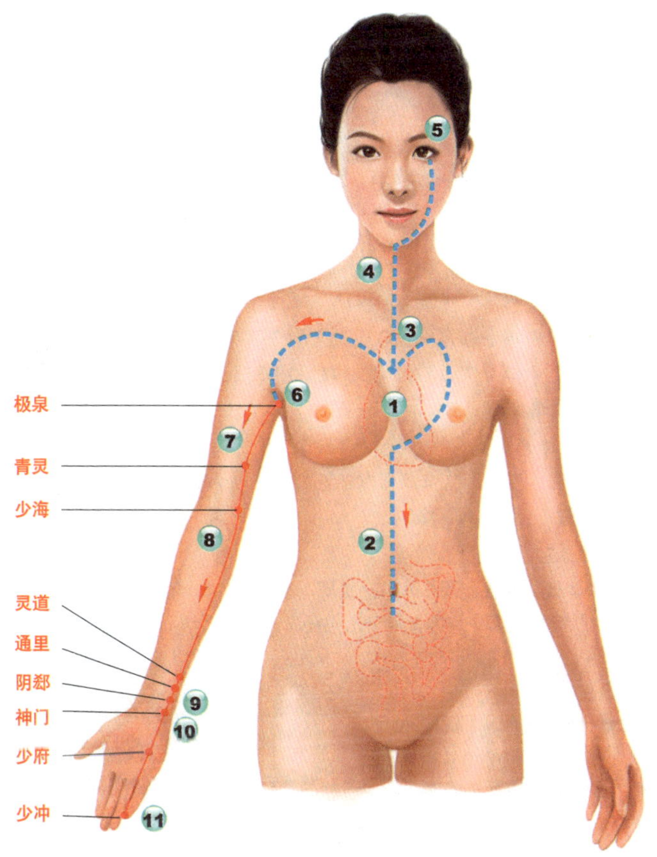

部位的病症。

□病候

◎**《灵枢·经脉》**：是动则病，嗌干，心痛，渴而欲饮，是为臂厥。

◎**本经异常通常表现出下列病症**：咽喉干燥，心口痛，口渴要喝水；还可引发前臂部的气血阻逆，如厥冷、麻木、疼痛等症。

□脏腑联络

属心，络小肠，并与肺、咽喉、眼紧密联系。

特效养生穴位

□青灵穴——治疗痛证有显效

从字面上看，青是痛证之意，灵的意思是很有效果，可见青灵穴对治疗痛证的效果显著，尤其对于头痛、肋痛、肩臂疼痛等痛证。这些痛证都是由着急、上火、气郁等情志因素引起的，而青灵穴正巧与情志病息息相关，因此，青灵穴就是痛证的“克星”。

青灵

>>一学就会取穴法

伸臂时，在少海穴与极泉穴的连线上，少海穴直上3寸，肱二头肌的尺侧缘。

>>功能主治

◎**运化心血，通络止痛**：头痛，胁痛，肩臂痛。现多用于心绞痛、神经性头痛、肋间神经痛、肩胛及前臂肌肉痉挛、肩臂活动不利。

□按摩通里、少府穴，平定情绪

>>按摩的部位

情绪不稳的良药是通里穴和少府穴。通里穴与心紧密相连，心主情志，因此通里穴专治情绪或心理方面的疾病。若将手微握成拳，少府穴正好位于掌心的“感情线”这条掌纹之中，对人们的情志有间接影响，因此，常按少府穴也可以缓解不良情绪。一般来说，当情绪波动较大时，如果按压通里穴和少府穴，穴位附近往往会出现轻微的压痛感，此时应该多揉一揉、掐一掐，能够有效地改善心情和情绪。通里穴和少府穴具有强人的清心泻火、行气活血的功效，其中最强的功效为清心除烦。

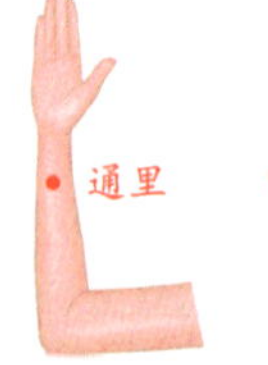

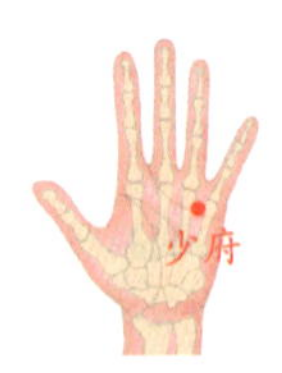

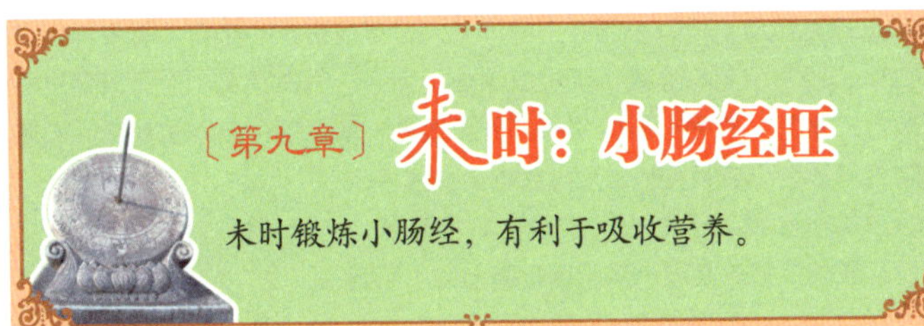

〔第九章〕未时：小肠经旺

未时锻炼小肠经，有利于吸收营养。

认识手太阳小肠经

未时是下午的1~3点，代表人体的小肠。小肠主吸收，其功能是吸收被脾胃腐熟后的食物精华，然后把它分配给各个脏器。如果午饭的营养价值高，而且人体吸收也好，人的气色一般都会很好；如果人体吸收不好，就会在人体内形成垃圾，从而影响到身体的健康。另外，心和小肠相表里，表就是阳，里就是阴，阳出了问题，阴也会出问题，反之同样。心脏病在最初很可能会表现在小肠经上。有的患者每天下午两点多钟就会胸闷心慌，可到医院又查不出心脏有什么问题。因为小肠属于阳，是外边。外边敏感的地方出了问题，里边的心脏肯定也会出现问题。

小肠经泌别清浊

小肠的主要作用之一是泌别清浊。就是说小肠可以把有用的营养精微物质和没用的残渣糟粕经整理后分开，然后吸收有用的部分，把没用的垃圾转移到大肠，再把多余的水分转移到膀胱，最后排出体外。中医认为，人喝的水、吃的各种食物只是在胃内暂时储存，并被人体吸收很少的一部分，只有在小肠之中这些营养物质才能被大量吸收。如果小肠泌别清浊的能力强，食物中的营养精华会被吸收，糟粕垃圾会及时排出体外，使得人体气血充足，新陈代谢正常，人的各项生理功能才能正常运转。如果小肠的功能太差，不能有效地泌别清浊，该吸收的不能很好地吸收，反而和糟粕混在一起往大肠走，会导致腹泻。此外，小肠经与心经相表里，心藏神，主神志活动，所以小肠经上的许多穴位可以治疗神志病，有安神定志的功能。经常刺激小肠经不仅可以调理小肠经的气血状况，还可以促进心经的气血运行，改善心脏的功能，真可谓是一举多得！而心主血脉，心脏的功能好了，心血管疾病的危险性就会小很多。

按揉小肠经对于去心火效果也非常明显，还可以治疗肘、臂、颈、肩、背酸麻疼痛这类在小肠经循行路上的小毛病。

手太阳小肠经图解

□循行路线

手太阳小肠经起于手小指尺侧端（少泽）（见①），沿手背尺侧上行至腕部，直上出于尺骨茎突（见②），沿前臂外侧后缘上行（见③），经过尺骨鹰嘴与肱骨内上髁之间（见④），沿上臂外侧后缘出于肩关节（见⑤），绕行肩胛骨（见⑥），左右两脉交会于督脉大椎穴（见⑦），再向下进入缺盆穴（见⑧），联络于心（见⑨），向下再沿食管（见⑩），通过膈肌（见⑪），到达胃（见⑫），属于小肠（见⑬）。

◎**缺盆部支脉**：沿颈部上至面颊（见⑭），至目眶下，转入耳中（听宫）（见⑯）。

◎**面颊部支脉**：上行到达目眶下（见⑮），抵于鼻旁，至内眼角（睛明）（见⑰），与足太阳膀胱经相接。

□相关穴位

本经共有19个穴位，其中8个穴位分布在上肢背面的尺侧，11个穴位在肩、颈、面部，首穴为少泽，末穴为听宫。

◎**本经穴**：少泽（井），前谷（荥），后溪（输），腕骨（原），阳谷（经），养老（郄），支正（络），小海（合），肩贞，臑俞，天宗，秉风，曲垣，肩外俞，肩中俞，天窗，天容，颧髎，听宫。

◎**交会穴**：大椎（督脉），上脘（任脉），中脘（任脉），睛明（足太阳），大杼（足太阳），附分（足太阳），和髎（手少阳），瞳子髎（足少阳）。

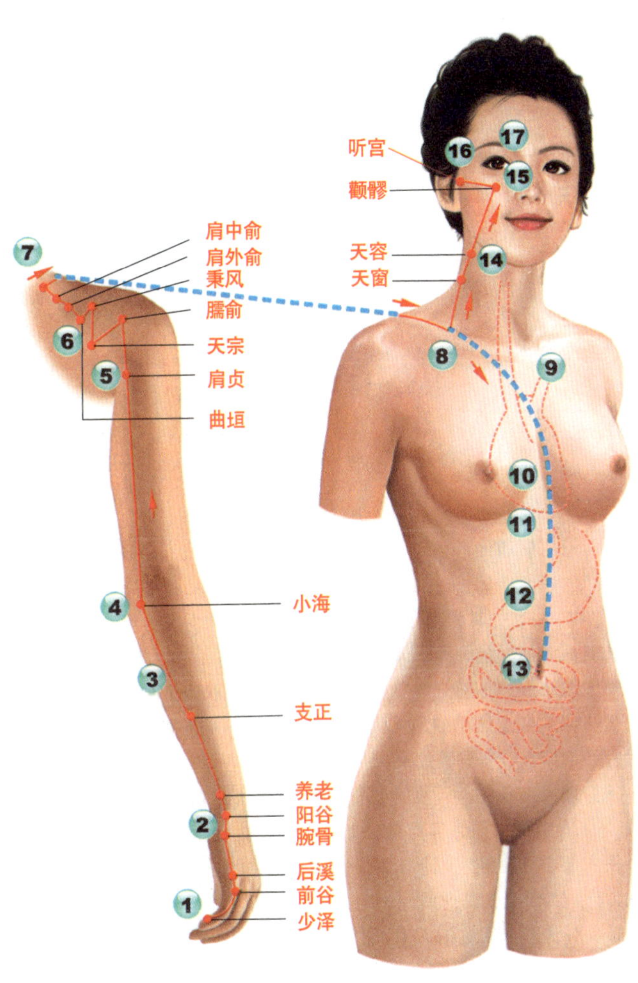

听宫
颧髎
肩中俞
肩外俞
秉风
臑俞
天宗
肩贞
曲垣
天容
天窗
小海
支正
养老
阳谷
腕骨
后溪
前谷
少泽
1
2
3
4
5
6
7
8
9
10
11
12
13
14
15
16
17

□主治病症

本经腧穴可主治腹部小肠与胸、心、咽喉病症，神经方面病症，头、颈、眼、耳病症，热病和本经脉所经过部位的病症。

□病候

◎**《灵枢·经脉》**：是动则病，嗌痛，颔肿不可以顾，肩似拔，似折。是主“液”所生病者：耳聋，目黄，颊肿，颈、颔、肩、臑、肘、臂外后廉痛。

◎**本经有了异常变动会表现为下列病症**：咽喉痛，颔下肿不能回顾，肩部痛得像被牵引，上臂痛得像被折断。

□脏腑联络

络心，属小肠，且与胃、咽、目、耳、鼻有联系。

巧用经络

□按摩小肠经治疗颈肩综合征

近年来，随着电脑的普及和生活、学习压力的增大，颈肩综合征的发病有明显的低龄化趋势。其主要症状是整个身体发困，颈肩部僵硬、发紧，起初症状轻的时候站起身活动一下，很快就能恢复正常，但日渐加重，先是后背痛，继而脖子也不能转侧，手还发麻。

手太阳小肠经还有一个名字叫“肩脉”。小肠经上共有19个穴位，其中有近一半的穴位位于肩颈部，主要用于肩颈部疾病的治疗，所以小肠经对治疗颈肩综合征有显著效果。

首先按揉小肠经，可放松上肢肌肉、疏通经气、缓解疲劳，对关节不利或周围软组织损伤大有疗效。那么一天之中什么时候按摩小肠经最好呢？手太阳小肠经经气旺于未时，也就是下午的1～3点，这时阳气下降、阴气上升，为最佳按摩时间。

其次对于小肠经上重点穴位要重点按摩，如肩贞、臑俞、天宗、秉风、曲垣、肩外俞、肩中俞、天窗、天容等穴位。由于这些穴位多位于人体的背面，所以按摩时尽量请求别人的帮助，使得穴位的定位准、按摩的力道足。

特效养生穴位

□养老穴

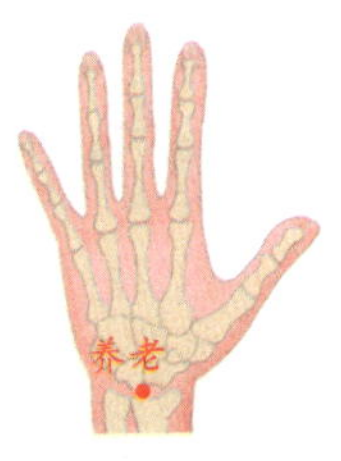

养老穴，顾名思义，就是专门针对老年病治疗的穴位，包括老花眼，失眠健忘，消化功能不好，肩、背、肘、臂酸痛以及其他各种因气血不足引起的病症。可以说，养老穴可以预防和治疗大多数老年人感到烦心的身体问题。一个小小的穴位之所以能治疗这么多病，主要因为养老穴解决了气血虚这一根本问题。

养老穴可以用来治疗糖尿病，只需选用单手的养老穴，行针15分钟即可。留针时间不固定，每天施治1次，连续治疗一个月。本法主要用于控制糖尿病及其并发症，长期坚持就可以缓解视物模糊、多饮多尿、手足麻木等糖尿病症状。养老穴是最适合老年人用来缓解病症的穴位，每天用手指按揉它就可以缓解老年病，一天1～2次，每次3分钟。小肠经上还有一个养老的穴位阳谷穴，老年人在按摩养老穴的时候，同时按摩一下它附近的阳谷穴，治疗效果会更好。

□阳谷穴 ——“不老穴”

手腕处有两个“不老穴”，一个为养老穴，另一个就是阳谷穴。经常按摩这两个穴位，可以促进体内新陈代谢、协调脏腑功能、增强机体的抵抗力。老年人常见的肩臂酸痛、视力减退、腰腿疼痛等，均可通过按摩这两个穴位予以治疗。

>>一学就会的取穴法

本穴位于手腕尺侧，在尺骨茎突与三角骨之间的凹陷处。

>>功能主治

◎**明目安神**：目赤肿痛，目眩，癫狂妄言。

◎**通经活络**：颈颔肿，项肿痛，胁痛，臂外侧痛，手腕痛，半身不遂。

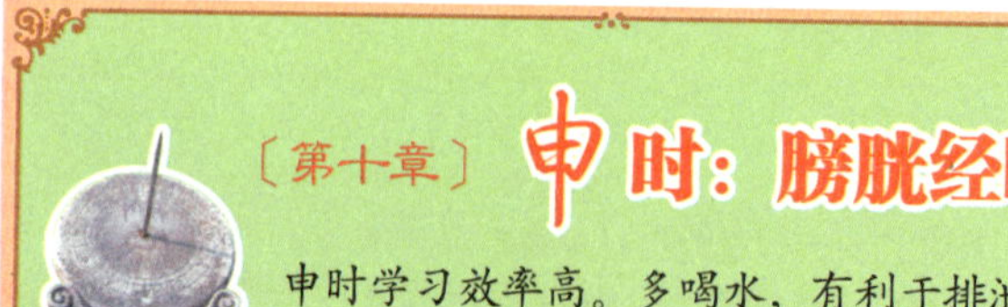

〔第十章〕申时：膀胱经旺

申时学习效率高。多喝水，有利于排泄。

古人第二次进餐的时间

申时，指下午的3~5点，是“膀胱”的主时。

膀胱经从足后跟沿着后小腿、后脊柱正中间的两旁，一直上到脑部，是一条大的经脉。古人讲“朝而受业，夕而习复”。意思是说，早上的时候接受师傅教诲，到了傍晚的时候，也就是膀胱经当令的时候，应该好好地去练习。因为，在下午3~5点的时候，是人体记忆力和判断力非常好的时候，这个时间去练习一天的所学，会得到很好的效果。所以我们千万不要把下午3~5点这段时间给浪费了。

古人在这个时间进第二餐，而现代人也应该在这个时间补充水分、充盈膀胱，使其排尿，代谢掉我们身体的各种毒素；同时，给五脏六腑补充水分，充盈血液和体液。

认识足太阳膀胱经

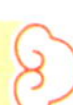

膀胱经是一条很重要的经脉。十二经脉中膀胱经上的穴位是最多的。膀胱主管水道，很多人都会有口干舌燥的时候。膀胱能够把精液气化，因为膀胱与肾相表里，在很大程度上是因为膀胱的气化功能不足，所以肾经里面的水液调不上来，就会出现口干舌燥的情况。我们嘴里的唾液是非常宝贵的，它实际上是肾经外泄的表现。在养生方面有一个传统的说法，就是早晨起来，要先按摩脸部，后叩齿，然后就会分泌唾液，进而吞唾液36次，如果能够每天都坚持做的话，就能够使自己变得更年轻。

那么，如何调理膀胱经呢？一是要调理背部。膀胱经的穴位大部分在背部，所以大家可以在背部脊柱两旁进行走罐，对治疗感冒、失眠、背部酸痛有很好的疗效。二是要调理头部，循经进行轻揉或者用手像梳头似的进行按摩刺激，对头昏脑涨也有很好的缓解作用。足太阳膀胱经的气血在申时最旺，即下午3～5点，这时如果能按摩一下，把气血给疏通了，对人体是很有保健作用的。

足太阳膀胱经图解

□循行路线

足太阳膀胱经起于内眼角（见①），向上经过前额（见②），交会于头顶（见③）。

◎**头顶部支脉**：从头顶到达耳上角（见④）。

◎**头顶部直行的脉**：从头顶入里，联络大脑（见⑤），回出分开下行项后（见⑥），沿肩胛部内侧（大杼），经脊柱两侧（见⑦），到达腰部（见⑧），从脊柱旁肌肉进入体腔联络肾脏（见⑨），属于膀胱（见⑩）。

◎**腰部支脉**：向下通过臀部，进入腘窝内（委阳）（见⑪）。

◎**后项部支脉**：通过肩胛骨内缘向下（附分）（见⑫），经过臀部下行（见⑬），沿大腿后外侧（见⑭），与腰部下来的支脉会合于膝关节窝中（委中）（见⑮），由此向下（见⑯），出于外踝后方（见⑰），至足小趾外侧端，与足少阴肾经相接（见⑱）。

□相关穴位

本经共有67个穴位，其中有49个穴位分布在头面、项背和腰背部，18个穴位分布在下肢后面的正中线上和足的外侧部，首穴为睛明，末穴为至阴。

◎**本经穴**：睛明，攒竹，眉冲，曲差，五处，承光，通天，络却，玉枕，天柱，大杼，风门，肺俞，厥阴俞，心俞，督俞，膈俞，肝俞，胆俞，脾俞，胃俞，三焦俞，肾俞，气海俞，大肠俞，关元俞，小肠俞，膀胱俞，中膂俞，白环俞，上髎，次髎，中髎，下髎，会阳，承扶，殷门，浮

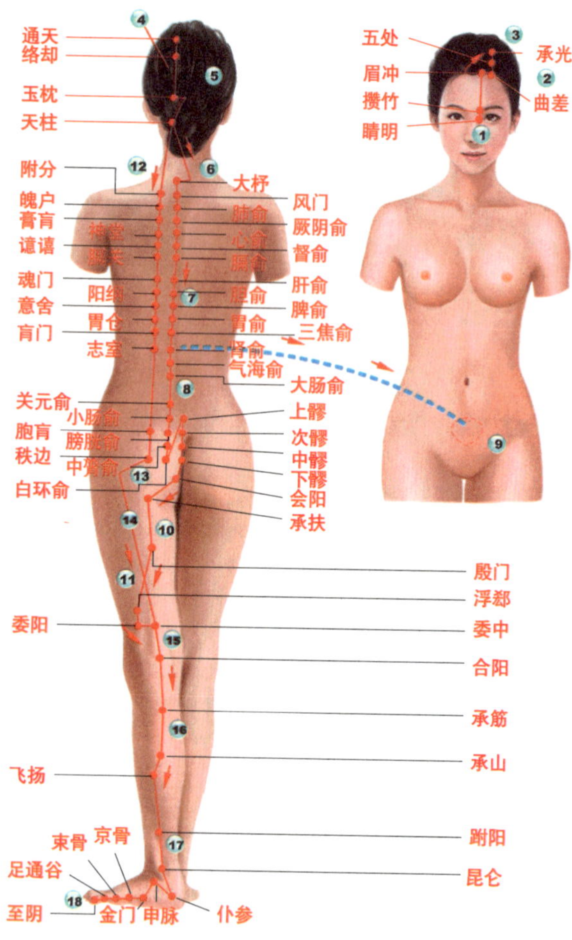

郄，委阳（三焦下合），委中（合），附分，魄户，膏肓，神堂，膈关，魂门，阳纲，意舍，胃仓，肓门，志室，胞肓，秩边，合阳，承筋，承山、飞扬（络），跗阳，昆仑（经），仆参，申脉，金门（郄），京骨

（原），束骨（输），足通骨（荥），至阴（井）。

◎**交会穴**：曲鬓，率谷，浮白，窍阴，完骨，临泣，环跳（足少阳），神庭，百会，脑户，风府，大椎，陶道（督脉）。

□脏腑联络

本经腧穴可主治泌尿生殖系统、精神神经系统、呼吸系统、循环系统、消化系统的病症及本经所过部位的病症。

□病候

◎**《灵枢·经脉》**：是动脉则病，冲头痛，目似脱，项如拔，脊痛，腰似折，髀不可以曲，如加结，踹如裂，是为踝厥。

◎**本经有了异常变动就会表现出下列病症**：头重痛，眼睛要脱出，后项像被牵引，脊背痛，腰好像被折断，股关节不能弯曲，腘窝好像凝结，腓肠肌像要裂开；还可发生外踝部的气血阻逆，如厥冷、麻木等症。

□主治病症

属膀胱，络肾，并与眼、脑、耳有联系。

特效养生穴位

□腰背疼痛、心情烦闷，委中求

四总穴歌里说“腰背委中求”，是指凡腰背症状，尤其是腰背疼痛都可以选择按压委中穴来治疗。

按摩时最好趴在床上，可自己操作，也可以由家人帮忙。用双手拇指指端按压两侧委中穴，力度以稍感酸痛为宜，一压一松为1次，一般可连续按压20次左右，同时与腿部的屈伸相配合。按压时，如果能涂抹上一点刮痧油或药酒，效果会更好。不仅可以治疗腰痛，还能有效缓解腿部酸麻疼痛。因此，平时也可以经常按摩委中穴，按摩时力度可以稍微大一点。

按揉委中穴还可以使压抑或郁闷的情绪得到缓解，这是因为按揉委中穴后可兴奋脑内愉悦回路的核团，从而产生愉悦感。

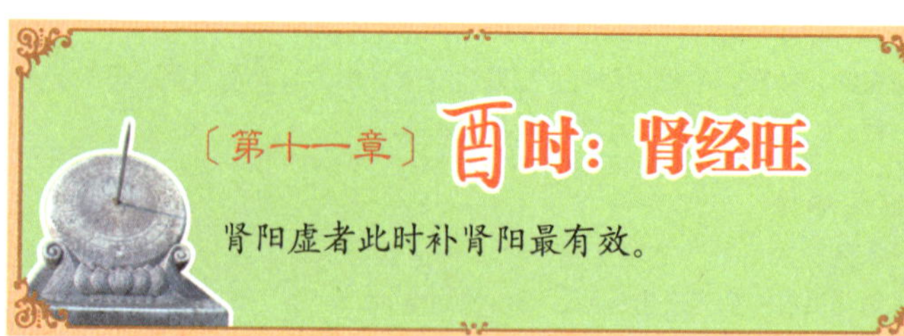

〔第十一章〕酉时：肾经旺

肾阳虚者此时补肾阳最有效。

休息调养，让肾贮藏脏腑精华

酉时，是下午的5~7点这段时间，由肾“主时”。肾主藏精。什么是精？人的精，就像家里的钱，可以买东西。人体细胞组织哪里出现问题，“精”就会变成它或帮助它。精是人体中最具有创造力的一个原始力量。当你需要什么的时候，把精调出来就可以得到这个东西。比如你缺红细胞，精就会变为红细胞。从另外一个角度讲，元气藏于肾，元气是我们天生带来的，也就是所谓“人活一口气”。所以大家到一定年龄阶段都讲究补肾，而身体自有一套系统，经脉要是不通畅的话，吃多少补品都没用，补不进去，一定要看自己的消化吸收能力。肾精足的一个表现就是志向。比如：老年人精不足就会志向不高远，小孩子精足志向就高远。所以人要做大事，首先就是要保住自己的肾精。

认识足少阴肾经

很多人把肾理解成肾脏或者我们常说的“腰子”。而事实上，在中医里谈到某一个脏器时，更多的是指这个脏器的功能，而不是哪个实体。所谓功能更好的一种表现，就是指经脉，一个脏器要通过经脉把这些功能显现出来。《黄帝内经》中说：“肾者，作强之官，伎巧出焉。”什么是“作强之官”呢？其实就相当于现在的保镖、有力气或有功夫的人。那么这个保镖是来保护谁的呢？“心者，君主之官”，所以这个保镖是护佑心、护佑君主的，如果心有问题、心得病，很可能就是肾护佑心的功能出问题了。肾经不通畅又会显现什么问题呢？

◎“**饥不欲食**”。虽然人感觉很饿，但并不想吃东西。肾藏精，是先天之本，也是元气的根本。人元气不足了，没有力量去消化食物，所以饿了也不想吃，吃了以后反而要多调元气上来，更加损伤身体。

◎“**面如漆柴**”。所谓“漆柴”，就是指人的脸像柴一样，没有光泽且发黑。中医认为肾在五行中属黑，所以，如果人“面如漆柴”，就表明肾有毛病；“咳唾则有血”，即人只要一咳嗽或者吐唾沫，咳出来的东西或者唾沫里边就有血，这多是由于肾精不再收敛血液所导致的。

◎“**喝喝而喘**”。实际上是指哮喘，肾主纳气，肾精不足，就会出现哮喘，表现为不能深深地吸气。

◎“**目如有所见，心如悬若饥状，气不足则善恐**”。这就是一种精神症状，指人会惊恐，总害怕事情的发生，什么事都担心。这也是肾虚的表现。

肾经上的很多穴位都能治上述病症，我们一定要灵活运用。

足少阴肾经图解

□循行路线

起于足小趾下面，斜走于足心（涌泉）（见①），出于舟骨粗隆的下方（见②），沿内踝后缘（见③），向上沿小腿内侧后缘（见④），到达腘窝内侧（见⑤），上行经过大腿内侧后缘（见⑥），进入脊柱内（长强），穿过脊柱（见⑦），属于肾（见⑧），联络膀胱（见⑨）。

◎**直行的脉**：从肾脏上行（见⑩），穿过肝脏和膈肌（见⑪），进入肺（见⑫），沿喉咙（见⑬），到达舌根两旁（见⑭）。

◎**另一支脉**：从肺中分出，联络心，流注于胸中，与手厥阴心包经相接（见⑮）。

□相关穴位

本经共有27个穴位，其中10个穴位分布在下肢内侧，17个穴位分布在胸腹部前正中线的两侧，首穴为涌泉，末穴为俞府。

◎**本经穴**：涌泉（井），然谷（荥），太溪（输、原），大钟（络），水

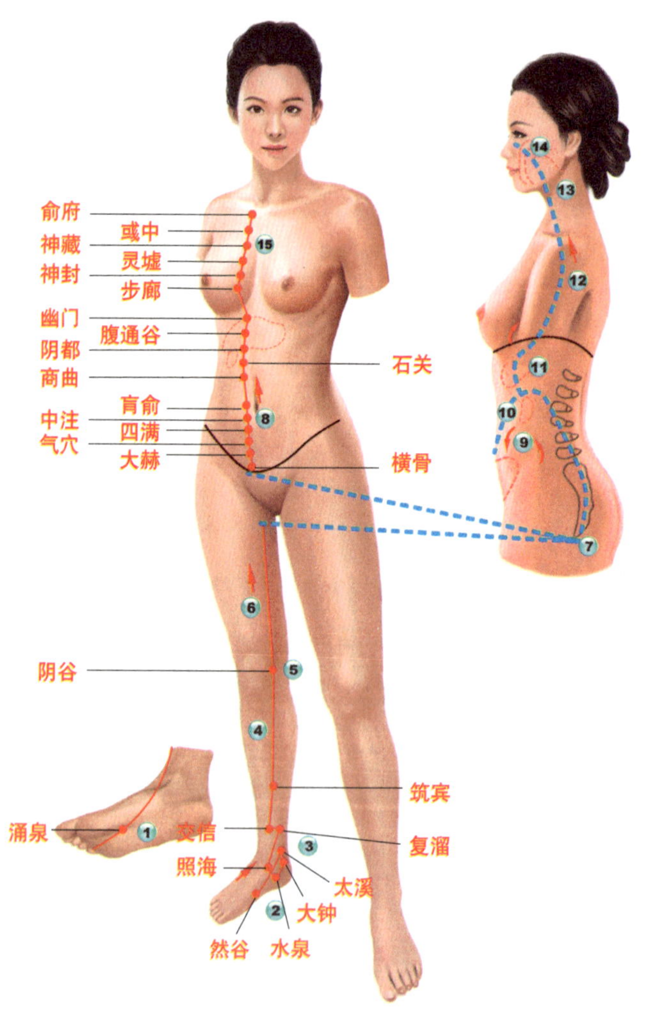
俞府
彧中
神藏
灵墟
神封
步廊
幽门
腹通谷
阴都
石关
商曲
肓俞
中注
四满
气穴
大赫
横骨
阴谷
筑宾
涌泉
交信
复溜
照海
太溪
大钟
然谷
水泉

泉，照海，复溜（经），交信，筑宾，阴谷（合），横骨，大赫、气穴，四满，中注，肓俞，商曲，石关，阴都，通谷，幽门，步廊，神封，灵墟，神藏，彧中，俞府。

◎**交会穴**：三阴交（足太阴），长强（督脉），关元（任脉），中极（任脉）。

□主治病症

本经腧穴可主治泌尿生殖系统、神经系统、呼吸系统、消化系统、循环系统等病症和本经所过部位的病症。

□病候

◎**《灵枢·经脉》**：是动则病，饥不欲食，面如漆柴，咳唾则有血，喝喝而喘，坐而欲起，目（目𥆨）如无所见，心如悬，若饥状，气不足则善恐，心惕惕如人将捕之，是为骨厥。

◎**本经有了变动就会出现以下病症**：面黑如柴，头晕目眩；气短暴喘，咳嗽咯血；肚子饿却不想吃东西，心胸痛，腰、脊、下肢无力或肌肉萎缩麻木，脚底热、痛；心烦，易惊，易恐，口热，舌干，咽肿。

□脏腑联络

属肾，络膀胱，并与肝、肺、心、喉咙、舌根有联系。

特效养生穴位

□常按涌泉穴，延年益寿

涌泉是足少阴肾经的起始穴位，《黄帝内经》中说："肾出于涌泉，涌泉者足心也。"它位于足前部凹陷处第二、第三趾趾缝纹头端与足跟连线的前1/3处，是一个非常重要且具有保健功效的穴位。经常按摩此穴，具有强壮筋骨、益精填髓、补肾壮阳之功效。

>>涌泉是生命的泉眼

涌泉，顾名思义，就是水涌如泉的意思。涌泉穴是足少阴肾经的起始穴。肾是人的先天之本，与我们的生命息息相关。肾主水，主管人体的水液代谢以及泌尿生殖系统，而肾经的起始之穴就是涌泉，那么涌泉就是我们生命的泉眼。肾藏精，主生殖。精宜藏而不宜泻，肾气虚损、精关不固，则出现遗精、早泄、阳痿。而按摩涌泉穴有培元固精的功效，对防治遗精、早泄颇有益处。

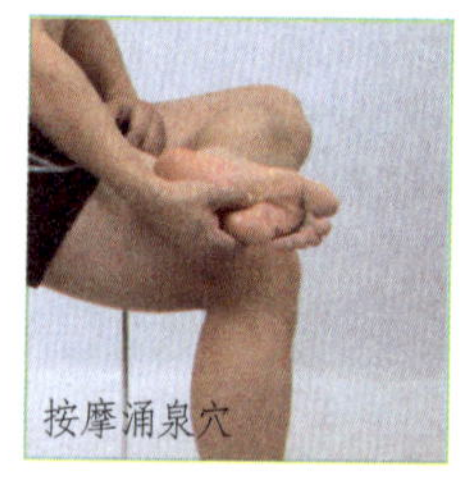
按摩涌泉穴

《保生密要》指出："临卧时，摩擦足心（涌泉），曲一足而侧卧，精自固矣。"《万寿丹书》中介绍，两足涌泉穴搓热，治"夜梦遗精"有奇效。这足以说明涌泉穴按摩（右图），具有益肾壮阳、封精固泄的作用。

俗话说：若要老人安，涌泉常温暖。如果老年人每日坚持推搓涌泉穴，可使精力旺盛，体质增强，防病能力显著提高。

>>涌泉是非处方的安眠药

失眠的病因很多，比如心情不好，想得太多、有心事，突然受到惊吓，晚上吃多了等。此时以左手手心的劳宫穴按摩右足涌泉穴，有交通心肾、滋阴降火、宁心安神之功效，有引火归原之妙处。

另外，涌泉穴是阴经井穴，五行属木，与肝经同气相求，用之可以疏解肝郁、镇惊熄风而宁神。

涌泉穴还可以治疗因胸闷或胃肠胀满导致的失眠。每天在临睡前，先将两手心搓热后，再用手心对搓两足心涌泉穴至热，注意力集中在涌泉穴之上。久而久之便可高枕无忧，治疗失眠。

>>涌泉相当于肾上腺素

涌泉穴，相当于足底疗法的肾上腺反射区，所以按摩涌泉穴可以刺激肾上腺素的分泌。肾上腺素与心脑血管及血压关系密切。按摩涌泉穴能够引气血下行，可治疗高血压、鼻出血、头目胀痛、哮喘等气血上逆的症状。根据不同疾病敷以不同的药物于涌泉穴治疗效果更好。比如高血压患者可取中药吴茱萸25克研末，以醋调成糊状，睡前敷于两足心涌泉穴，用纱布包裹。通常20小时左右后血压开始下降，并且有持续效果。重症者可多用几次。鼻出血则敷大蒜泥，左侧鼻出血敷左脚心，右侧鼻出血敷右足心，两鼻孔都出血则两足心都贴，可以立刻止血。此外，这种方法还可醒神通窍，以治疗慢性鼻炎等。

>>涌泉也是广谱良药

涌泉穴作为肾水之经的井穴，与膀胱经相接，足太阳膀胱经是人体中联系脏腑最多、循行路线最长的一条经脉，根据“经络所过，主治所及”的原理，涌泉穴因此具有广泛的保健功效。

据统计，推搓涌泉穴可以防治老年性的哮喘、腰腿酸软无力、失眠多梦、神经衰弱、头晕、头痛、高血压、耳聋、耳鸣、大便秘结等50余种疾病。

此穴若只想用按摩法，则有个前提，就是稍用力按摩此穴，以痛感明显为宜。若使很大力而痛感不明显，或此穴位处皮肤无弹性，一按便深陷不起的，则不可用按摩法，否则会使肾气更为虚弱，可选用敷药法治疗。

□然谷穴——专治糖尿病的要穴

然谷穴是肾经的荥穴。荥穴属火，肾经属水，然谷穴的作用就是平衡水火。如果心火太大，总想喝水，心老起急，就是心火比较旺盛的表现，按揉然谷穴就可以用肾水把心火降下来。另外，然谷穴还是专门治消渴症，也就是治疗糖尿病的要穴。

>>一学就会的取穴法

本穴位于足内侧缘，足舟骨粗隆下方，赤白肉际处。可在舟骨粗隆下缘凹陷处取穴。

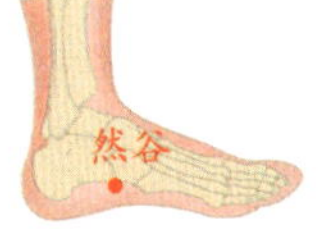

>>功能主治

◎**益气固肾，清热利湿**：月经不调，阴挺，阴痒，子宫脱垂，阳痿，遗精，白浊，小便不利，癃闭。

◎**舒筋活络**：下肢痿痹，足跗肿，转筋，寒湿脚气。

◎**其他**：咽喉疼痛，失声，咳血，气短，心痛，自汗盗汗，泄泻，痢疾。

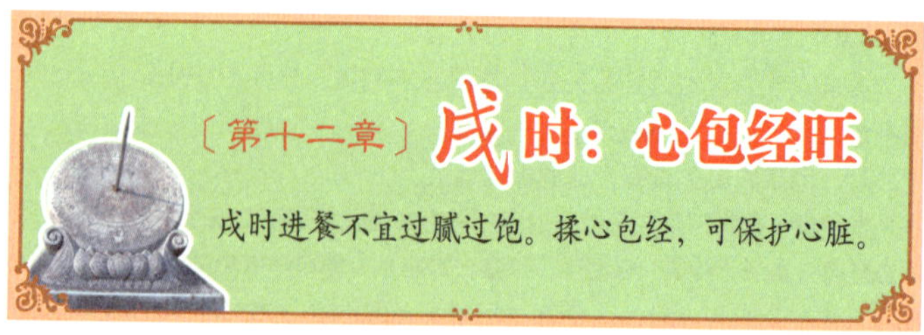

〔第十二章〕戌时：心包经旺

戌时进餐不宜过腻过饱。揉心包经，可保护心脏。

休闲交往的时间

戌时，是晚上7~9点这段时间，由心包“主时”。中医认为，晚上7~9点时“阴气正盛，阳气将尽”。阴主静阳主动，人体顺应天地之阴阳变化应静以养身，注意休息。对于心脑血管病患者，此阶段一般为饭后，血压较饭前增高；并且按血压昼夜节律此时为第二高峰，所以更应以休息为主，可以静坐、听音乐等，做些休闲运动。

认识手厥阴心包经

心包，顾名思义，包绕在心脏的外面。它就像穿在心脏外面的一件防弹衣。古人认为，心脏是身体内最重要的器官，就像一家之主、一国之君。心脏掌控着人的精神思维以及一切行动，是身体的最高统治者，神圣而不可侵犯。那么国君的周围就必须有贴身侍卫来保护他的安全，并替他办事。心包就履行着贴身侍卫的职责，保护着心脏，替心行事，代心受邪。

手厥阴心包经图解

□循行路线

手厥阴心包经起始于胸中，出于心包络（见①），向下通过膈肌（见②），从胸部向下到达腹部，依次联络上、中、下三焦（见③）。

胸部支脉：经过胸中（见④），出于胁肋部，至腋下（天池）（见⑤），向上行至腋窝中（见⑥），沿上臂内侧中央下行，走行于手太阴和手少阴经之间（见⑦），经过肘窝（见⑧）向下行于前臂中间（见⑨），进入手掌中（见⑩），沿中指，出于中指尖端（中冲）（见⑪）。
◎**掌中支脉**：从劳宫穴分出，沿无名指到指端（关冲），与手少阳三焦经相接（见⑫）。

□相关穴位

本经共有9个穴位，其中8个穴位分布在上肢内侧面的中间，1个穴位在侧胸上部，首穴为天池，末穴为中冲。
◎**本经穴**：天池，天泉（合），曲泽，郄门（郄），间使（经），内关（络；八脉交会穴，通于阴维脉），大陵，劳宫，中冲（井）。
◎**交会穴**：天池。

□主治病症

本经腧穴主治心、心包、胸、胃、神志病，以及经脉循行经过部位的其他病症。

□病候

◎**《灵枢·经脉》**：是动则病，手心热，臂肘挛急，腋肿，甚则胸胁支满，心中大动，面赤目黄，喜笑不休。是主脉所生病者，烦心，心痛，掌中热。
◎**本经异常则会出现以下病症**：手心发热，手臂、手肘痉挛疼痛，腋窝下肿块，严重时会出现胸部胀满、心慌、面色发红、两眼发黄、嬉笑不停。

□脏腑联络

属心包，络三焦。

特效养生穴位

□晕车呕吐连腹疾，内关穴为你除病痛

内，指内脏；关，指出入要地。内关，合起来就是内脏的出入要地。从穴名我们就可以推测，内关穴是防治消化系统疾病的首选要穴。例如，当腹部有走窜的气块让人疼痛难忍时，可以找内关穴，痛时能止痛，不痛

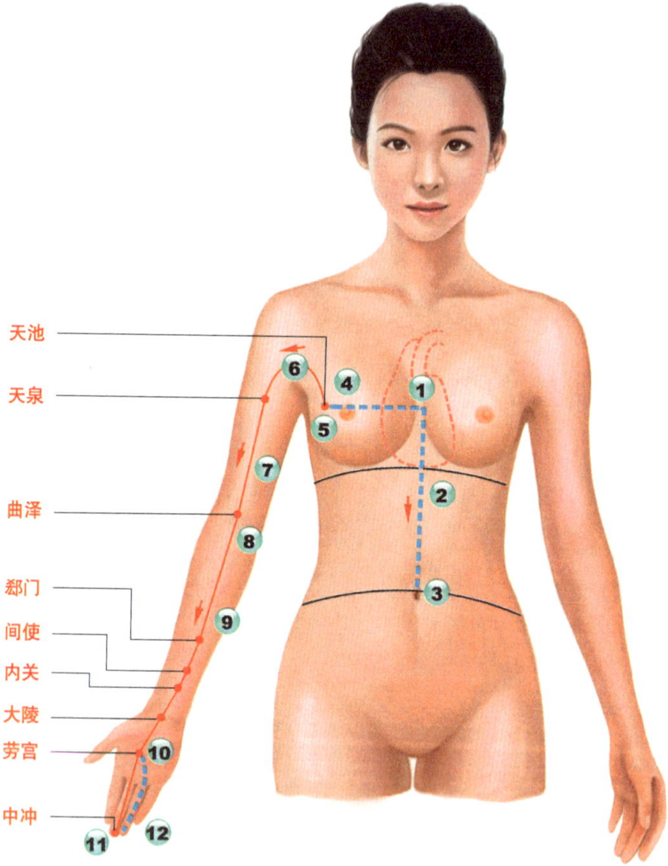

天池

天泉

曲泽

郄门

间使

内关

大陵

劳宫

中冲

1 2 3 4 5 6 7 8 9 10 11 12

时能预防。因为内关还是八脉交会穴之一，与阴维脉相通，并且是心包的络穴，而与阴维脉相关的主要病症有心痛、胃痛、胸腹痛等。

所以，守着内关穴，就相当于找到了打开阴维脉这座城门的钥匙，根本不必过于担心胸腹的疼痛。

晕车是不少人存在的棘手的困扰，有的人不管坐什么车都晕，有的人只在某些情况下晕车，比如过度劳累、坐车前没吃饭或者吃太多、道路比较颠簸等。这里给大家介绍一个“防晕止吐操”。操作方法很简单，您不妨坐车的时候给自己或晕车的朋友也试一试。

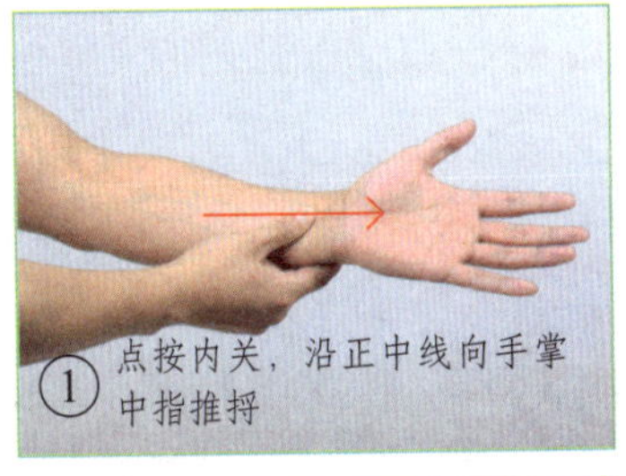
①点按内关，沿正中线向手掌中指推捋

1.上身要坐直，不要仰靠在座位的靠垫上，右手拇指用力点按左手前臂的内关穴30秒，用力的大小以有酸胀感为宜；然后沿着左手前臂的正中线向手掌中指推捋3次，推的力度以皮肤微微潮红发热为宜（图①）。

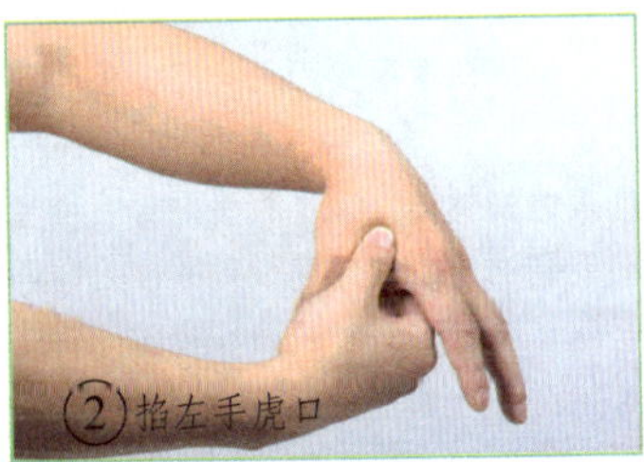
②掐左手虎口

2.掐左手虎口（合谷穴）30秒（力度与点按内关穴时同）。两手交替进行，如此反复5次左右（图②）。

除此之外，用生姜外敷内关，可有效缓解折磨人的孕吐；指掐内关还能治疗落枕；经常按揉内关穴还能起到防病保健的作用。具体方法是：用指尖有节奏地点按内关穴，并配合一些轻揉的动作，至有酸麻胀感为宜（图③）。

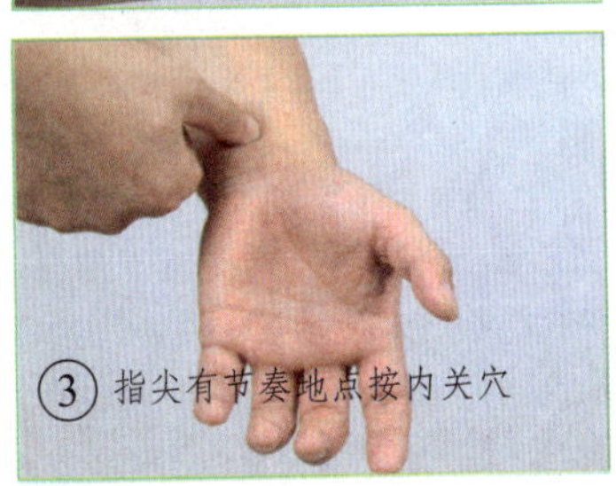
③指尖有节奏地点按内关穴

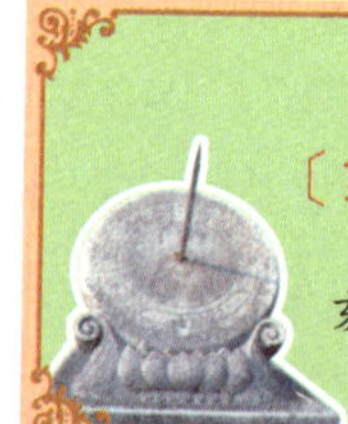

〔第十三章〕亥时：三焦经旺

亥时睡觉，百脉得以休养生息。

静谧中的养怡之道

亥时是指晚上9~11点，这个时候是三焦经当令。三焦指连缀五脏六腑的那个网膜状的区域。三焦一定要通畅，不通则生病。在亥时我们就要休息了，让身体和灵魂都沉浸在温暖的黑暗中。

认识手少阳三焦经

想要认识手少阳三焦经，先让我们一起认识一下三焦。中医讲“五脏六腑”，脏与腑互为表里，一脏配一腑共同完成人体的各种生理功能，保证人体的健康。除了大肠、胃、小肠、胆、膀胱，第六个腑是什么呢？答案就是三焦。三焦是六腑之一，与心包相表里。我们的五脏六腑就像一个容器，且时满时空，就像我们的胃肠，被食物填满又排空，周而复始。三焦将脏腑包裹起来形成一个体腔。古人将三焦分为三部分——上焦、中焦、下焦，上焦心肺，中焦脾胃、肝胆，下焦肾、膀胱、大小肠。三焦是人体健康的总指挥，它使各个脏腑间能够相互合作、步调一致地为整个身体服务。

三焦有两个功能：一是总司全身的气机和气化。《中藏经》中说：“三焦者，总领五脏、六腑、荣卫、经络、内外左右上下之气也，三焦通，则内外左右上下皆通也。”二是通调水道。《灵枢经》中说：“三焦病者，腹气满，小腹尤坚，不得小便，窘急，溢则水，留即为胀。”三焦的责任重大，三焦经的重要性可想而知，所以三焦经一旦发生变动，经脉所过之处就会引发病变的症状，比如手臂麻木、四肢痉挛、肩部疼痛、耳鸣耳聋等。这些疾病都是三焦经的适应证。

手少阳三焦经图解

□循行路线

手少阳三焦经起于第四指末端（关冲）（见①），向上行于小指与无名指之间（液门）（见②），沿着手背（中渚、阳池）（见③），出于前臂外侧两骨（尺骨、桡骨）之间（见④），向上通过肘尖（见⑤），沿上臂外侧（见⑥），向上通过肩部，交出于足少阳胆经的后面（见⑦），向前进入缺盆（见⑧），分布于胸中，联络心包（见⑨），向下通过横膈（见⑩），从胸至腹，属于上、中、下三焦（见⑪）。

◎**胸中的支脉**：从膻中上行（见⑫），出于锁骨上窝（见⑬），向上行于后项部（见⑭），联系耳后（见⑮），直上出于耳上方，到额角（见⑯），再曲而下行至面颊，到达目眶下（见⑰）。

◎**耳后的支脉**：从耳后入耳中，出走耳前，经过上关前，与前脉交叉于面颊部（见⑱），到达外眼角，与足少阳胆经相接（见⑲）。

□相关穴位

本经共有23个穴位，其中有13个穴位分布在上肢背面，10个穴位在颈部、耳郭后缘、眉毛外侧端，首穴为关冲，末穴为丝竹空。

◎**本经穴**：关冲（井），液门（荥），中渚（输），阳池（原），外关（络），支沟（经），会宗（郄），三阳络，四渎，天井（合），清冷渊，消泺，臑会，肩髎，天髎，天牖，翳风，瘈脉，颅息，角孙，耳门，耳禾髎，丝竹空。

◎**交会穴**：秉风，颧髎，听宫（手太阳），瞳子髎，上关，颔厌，悬厘，肩井（足少阳），大椎（督脉）。

□主治病症

本经穴位主治热证、头面五官病症和本经经脉所过部位的病症。

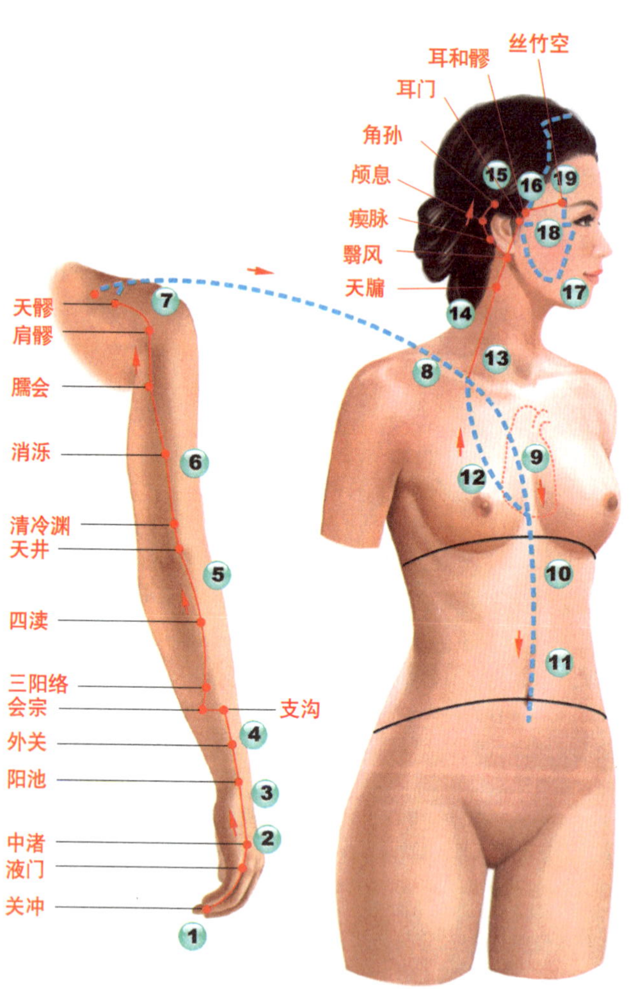

丝竹空
耳和髎
耳门
角孙
颅息
瘈脉
翳风
天牖
天髎
肩髎
臑会
消泺
清冷渊
天井
四渎
三阳络
会宗
支沟
外关
阳池
中渚
液门
关冲
1
2
3
4
5
6
7
8
9
10
11
12
13
14
15
16
17
18
19

□症候

◎**《灵枢·经脉》**：是动则病，耳聋，浑浑，嗌肿，喉痹。是主气所生病者，汗出，目锐眦痛，颊痛，耳后、肩、臂、肘、臂外皆痛，小指次指不用。

◎**本经一旦有了异常变动就表现出下列病症**：耳聋，耳鸣，咽峡肿，喉咙痛。本经所属腧穴能治有关"气"方面所发生的病症：自汗出，眼睛外眦痛，面颊肿，耳后、肩部、上臂、肘部、前臂外侧均可发生病痛，小指侧的次指（无名指）使用欠灵活。

□脏腑联络

属三焦，络心包，并与耳、目锐眦联系。

巧用经络

□亥时百脉通，休养生息好时段

手少阳三焦经是人体的一条重要经脉，对人体的正常生理功能的发挥起着至关重要的作用，因为这条经脉绕耳上行，所以它还有一个名字叫"耳脉"。三焦是六腑中最大的腑，具有主持诸气、疏通水道的作用。亥时（即晚上9~11点）三焦能通百脉，人如果在亥时睡觉，百脉可得到最好的休养生息，对身体和精神状态起到补益的调节功效。现代人若不想早睡，可听音乐、看书、看电视、练瑜伽，但最好不要超过亥时睡觉。

另外，介绍以下三种保健法。

>>循经按揉或敲击

保持心境平和，如不生气、不狂喜、不大悲。从无名指末端开始循着经脉的走行按揉或敲击三焦经，以有酸痛的感觉为宜。亥时是手少阳三焦经气血达到顶峰的时刻，故此时按摩效果更好。

>>按摩重要穴位

三焦经在临床上主要应用于发热、外感风寒、面瘫、耳聋、耳鸣的治疗，但是在日常保健中也很重要，我们需要对一些重点穴位进行按摩，从而保证三焦经及循行部位的健康。这些重点穴位有支沟、耳门、翳风、丝竹空、肩等。

特效养生穴位

□关冲穴——恢复内脏正常功能

关冲穴是三焦经的井穴。井穴是本经的源头，故关冲穴经气的旺盛可以推动本经脉气的循行。想要少阳经功能恢复正常，其有效的方法就是刺激或经常指压关冲穴，以激发内脏功能。

>>一学就会的取穴法

本穴位于手指末端，在无名指末节尺侧，距指甲角0.1寸处。沿无名指尺侧缘和基底部各作一平线，相交取穴。

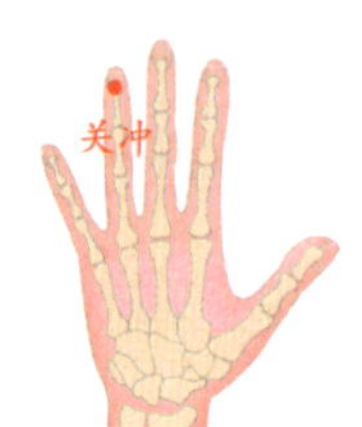

>>功能主治

◎**泻热开窍**：头痛，寒热，头眩，心痛，心烦，昏厥，目痛，口干，口苦。

◎**清利喉舌**：舌卷，舌缓不语，喉痹。

◎**活血通络**：肩背痛，臂痛，肘痛。

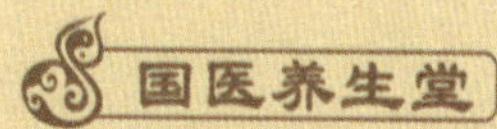

图解 家庭常见病自诊自疗

本书编委会◎主编

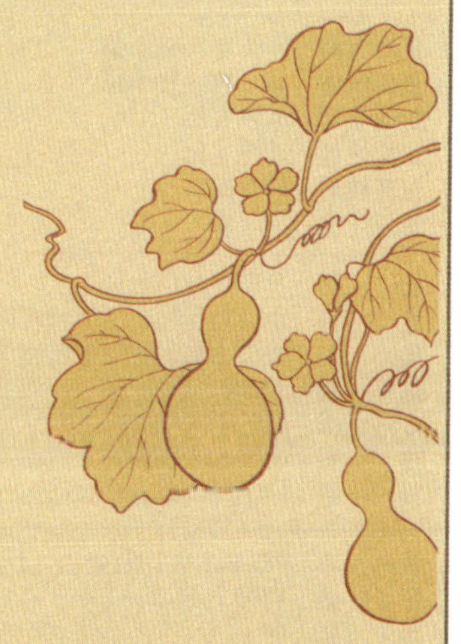

科学普及出版社
·北 京·

图书在版编目（CIP）数据

图解家庭常见病自诊自疗 / 本书编委会主编.
北京：科学普及出版社, 2025. 5. --（国医养生堂）.
ISBN 978-7-110-10953-3
Ⅰ. R24-64

中国国家版本馆CIP数据核字第202550RZ04号

策划编辑　卢紫晔　崔小荣
责任编辑　齐　放　曹小雅
封面设计　博悦文化
正文设计　博悦文化
责任校对　邓雪梅
责任印制　李晓霖

出　　版　科学普及出版社
发　　行　中国科学技术出版社有限公司
地　　址　北京市海淀区中关村南大街16号
邮　　编　100081
发行电话　010-62173865
传　　真　010-62173081
网　　址　http://www.cspbooks.com.cn

开　　本　787毫米×1092毫米　1/32
字　　数　1400千字
印　　张　40
版　　次　2025年5月第1版
印　　次　2025年5月第1次印刷
印　　刷　小森印刷（天津）有限公司
书　　号　ISBN 978-7-110-10953-3 / R · 941
定　　价　300.00元（全20册）

目录

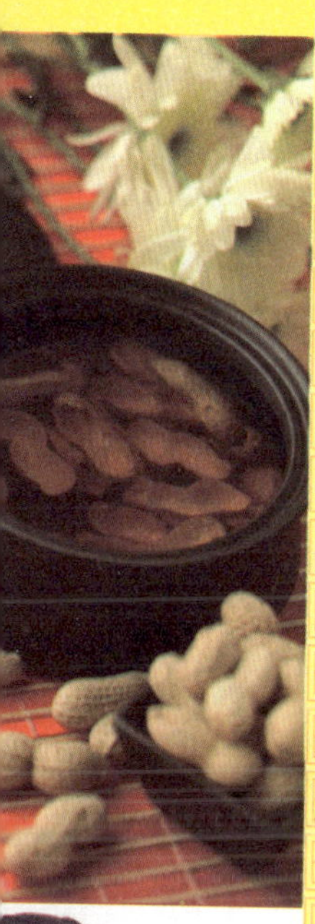

第一章 神经系统疾病及不适

头痛：赶走头痛，大脑轻松，全身舒爽....1
坐骨神经痛：少坐多活动，坐骨神经不再痛..5
失眠：精力充沛从改善睡眠开始................7
颈椎病：困扰“电脑一族”的常见病........9

第二章 循环系统疾病及不适

高血压：导致心脑血管疾病的元凶..........11
动脉粥样硬化：危害极大的全身性疾病....15
低血压：血压太低也是病，及时缓解控病情...17

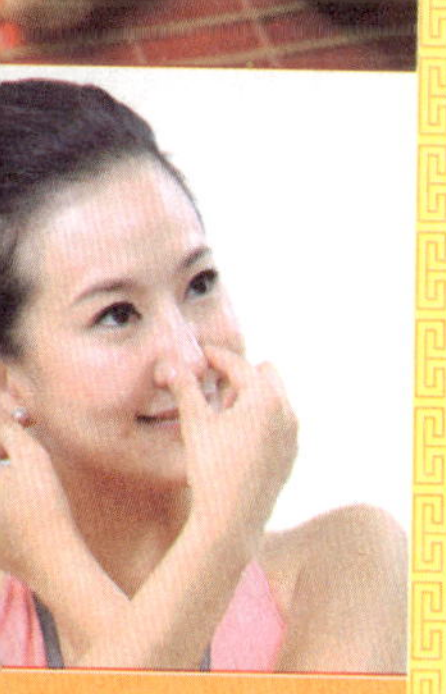

第三章 呼吸系统疾病及不适

咳嗽：润肺止咳，让肺部自由扩张..........19
鼻窦炎：影响人体正常呼吸的疾病..........21
扁桃体炎：远离扁桃体炎，轻松进食......23

第四章 内分泌系统疾病及不适

糖尿病：平衡血糖，预防糖尿病……25
更年期综合征：困扰年长者的顽症……29
肥胖：杜绝肥胖，苗条并健康着……31
色斑：消除色斑，重现白皙水嫩的肌肤……35

第五章 消化系统疾病及不适

口腔溃疡：想吃就吃，不让口腔溃疡“挡道”……39
口臭：将口臭挥之而去，享受清爽生活……43
脂肪肝：消除过多脂肪，还肝脏健康……45
便秘：不受便秘困扰，舒畅、惬意地生活……49

第六章 生殖系统疾病及不适

月经不调：月经规律，女性才能气色红润……53
前列腺炎：将难言之痛一网打尽……57

第一章　神经系统疾病及不适

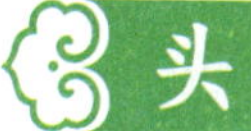

头痛：赶走头痛，大脑轻松，全身舒爽

症状自诊

【自疗】头部的一侧出现一阵一阵的跳痛，并伴有恶心等症状，此为偏头痛。

【自疗】感觉头部被“紧箍”紧紧地箍住了，并且越箍越紧，此为张力性头痛。

【自疗】产生剧烈的头痛，并伴有眼睛发红、充血、不断流泪等症，此为丛集性头痛。

【自疗】低头或弯腰时，面部后方出现剧痛，此为窦性头痛。

【急诊】头部忽然感觉剧痛，并伴有手足凉、恶心等症。

【急诊】清晨起床，忽然感觉头痛，并伴有恶心、呕吐等症，但此症状会在一天中逐渐减轻，次日又复发。长期如此，极有可能已患有高血压或其他疾病。

【急诊】头痛，并伴有呕吐、吞咽困难、四肢无力等症状，极有可能是动脉瘤或脑出血的前兆。

【急诊】头痛剧烈，并伴有高热、眼痛、恶心、颈部僵硬等症状，极有可能是脑膜炎的征兆。

居家自疗

美味食疗

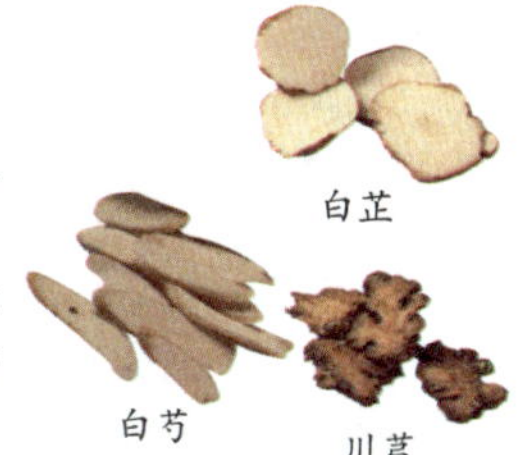

◎白芷：白芷具有祛风湿的功效，适用于由各种原因引起的偏头痛、眉棱骨痛。

◎白芍：白芍具有抗菌的作用，适用于由肝气不舒或肝阳偏亢引起的头痛。此外，它也可缓解因紧张性头痛所引起的肩颈肌肉酸痛。

◎川芎：川芎具有活血行气、缓解肌肉痉挛、祛风止痛等功能，适用于由

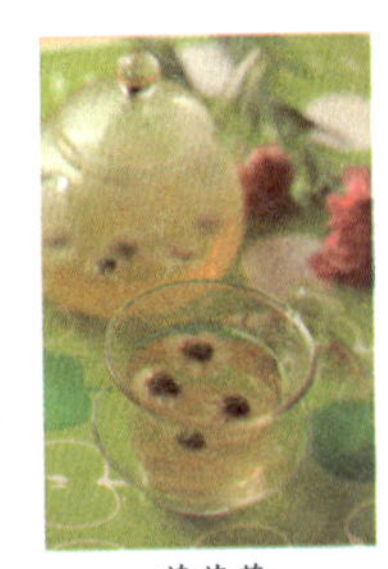
菊花茶

风寒、风热、风湿、血虚以及血瘀等各种原因引起的头痛。

◎**柴胡：**柴胡具有镇静、镇痛、疏气、解郁的功效，适用于紧张性头痛及太阳穴附近的跳痛。

◎**牛奶姜饮：**取牛奶150毫升、姜末5克、蜂蜜适量。将牛奶加热，倒入姜末，晾凉至微温时根据个人口味加入适量的蜂蜜即可饮用。此方可减轻头痛症状。

◎**菊花茶：**取菊花适量，放入沸水中进行冲泡即可。长期饮用，可安定神经，缓解晕眩、头痛等症。值得注意的是，在泡制时应选用药用菊花或干燥的可食用菊花。

◎**味噌洋葱：**取洋葱1个、味噌1杯、白酒适量。将洋葱去皮、洗净、切块，放入沸水中煮1～2分钟，捞出，晾凉；将味噌倒入适量白酒中，拌匀；把洋葱块埋入味噌中，放入冰箱保存1周即可，每天食用1/4。

◎**番红花茶：**取番红花适量，倒入沸水进行冲泡，晾至30℃左右后饮用，每日1次。此茶可镇痛和安定神经，促进血液循环，缓解紧张性头痛。孕妇忌饮。

◎**莲子红枣木瓜羹：**取银耳30克，冰糖、红枣、莲子各适量，木瓜1个。分别用温水把银耳泡软，红枣、莲子泡发；莲子去心、洗净；木瓜洗净、去皮、去籽、切块；锅中水烧沸，依次放入木瓜、银耳、红枣、莲子和冰糖，当水再一次沸后改小火煲1～2小时即可。此羹可益心补肾、固精安神，有效缓解头痛。

按摩

1.端坐，自由呼吸，身心放松，用食指紧压巨髎穴1分钟。

2.按摩者将拇指和食指、中指相对用力，反复拿捏被按摩者颈后近发际处的肌肉，至其感觉酸胀为宜（图①）。

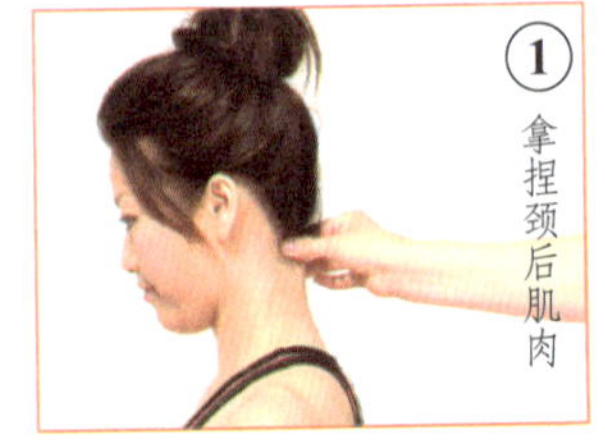
① 拿捏颈后肌肉

3.一手的拇指与中指张开，分别按压两边的太阳穴，另一手拿捏颈部肌肉，头部向后仰片刻，恢复到起始姿势，反复进行。此按压法适用于因脑充血而引起的头痛。

4.身心放松，双眼微闭，双手拇指分别抵住同侧的太阳穴，其余四指虚握，用食指内侧屈曲面由正中印堂沿眉毛两侧分抹至太阳穴处（图②）。

②印堂分抹至太阳穴

5.拇指按压位于大脚趾与第二脚趾之间的太冲穴。

6.两手交叉握紧放置于后颈部，头部向后仰，片刻后，再恢复至起始姿势。然后，双手握拳，再用小指关节弯曲处轻轻敲打头皮。

7.用拇指按压头顶部的百会穴，也可请他人代为按压。

8.取坐位，身心放松，双手食指分别置于风池穴处，反复进行紧压。

9.将中指和无名指放在太阳穴处，用指腹轻轻按揉，或将食指和中指放在太阳穴处，以转圈的方式向头部后下方按摩。此小动作可以让紧绷的头部稍微活动一下，从而缓解紧张性头痛。

小动作自愈操

◎**提拉手臂：**上身挺直，双手相握于背后，向上提拉手臂，直至最大限度，再恢复到起始姿势，反复提拉5次（图③）。

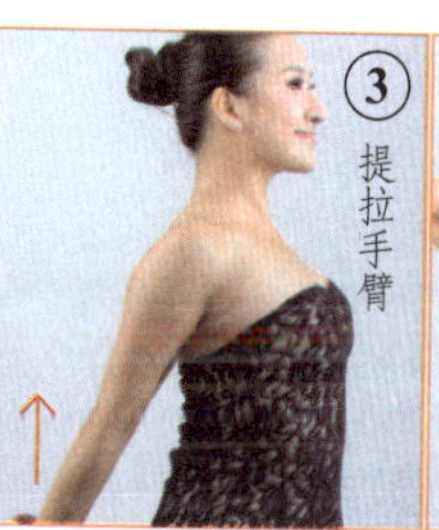

③提拉手臂

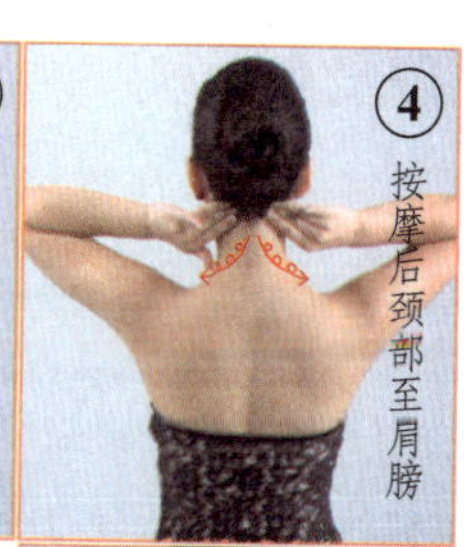

④按摩后颈部至肩膀

◎**按摩后颈部至肩膀：**取坐位，上身挺直，全身放松，食指、中指、无名指并拢，置于后颈部，沿逆时针或顺时针方向转圈按摩至同侧肩膀（图④）。

◎**提拉肩膀：**端坐，上身挺直，两手交叉相握，手臂紧靠身体，先向上提拉肩膀，再恢复至起始姿势，反复提拉5次（图⑤）。

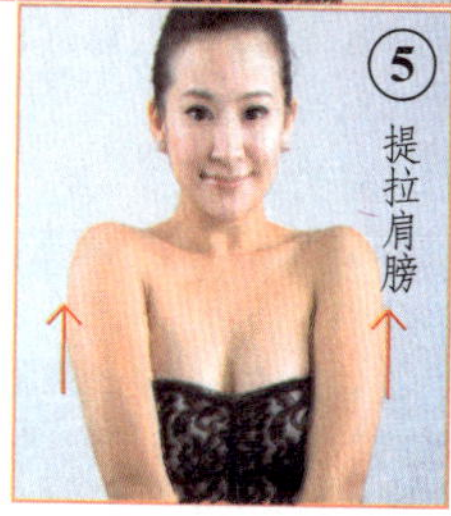

⑤提拉肩膀

◎**揉摩肩膀：**取坐位，上身挺直，全身放松，将一手的掌心朝下放置在对侧的肩膀上，由里向外，沿逆时针或顺时针方向按揉。两手交替进行操作（图⑥）。

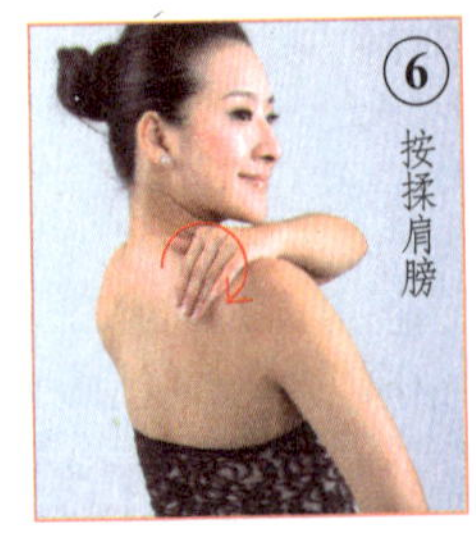

◎**左右摇头：**坐在椅子上，伸出双手，掌心朝外地十指交叉（图⑦）。先将头部向左摇动（图⑧），然后再将头部向右摇动（图⑨），反复进行左右摇动，持续2分钟。注意摇动的时候要屏气。

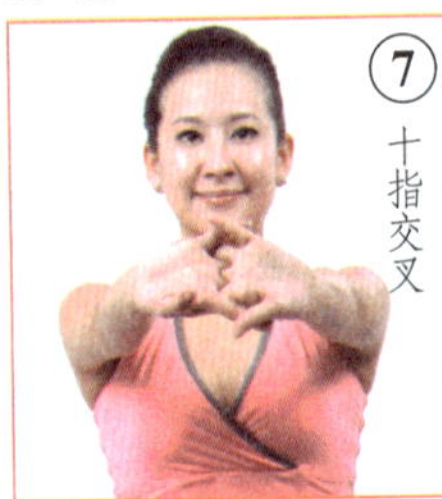

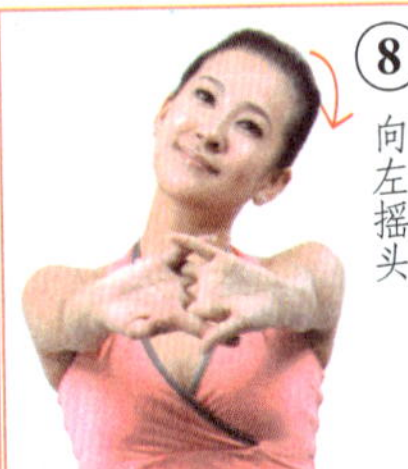

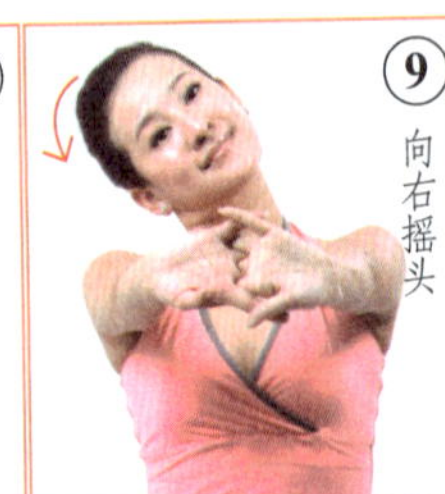

其他妙招

◎**薰衣草精油疗法：**薰衣草精油的特殊芳香能使人放松身心，尤其适用于紧张性头痛，可以缓解紧张的情绪以及身心。其具体的用法是：先在洁净的手帕上滴2滴薰衣草精油，然后放在鼻子下嗅几下；或是将精油滴在棉签上，然后将其擦在额头、鬓角或者颈部，接着静静地卧床休息，芬芳的花香围绕着自己，有助于安静地入眠。

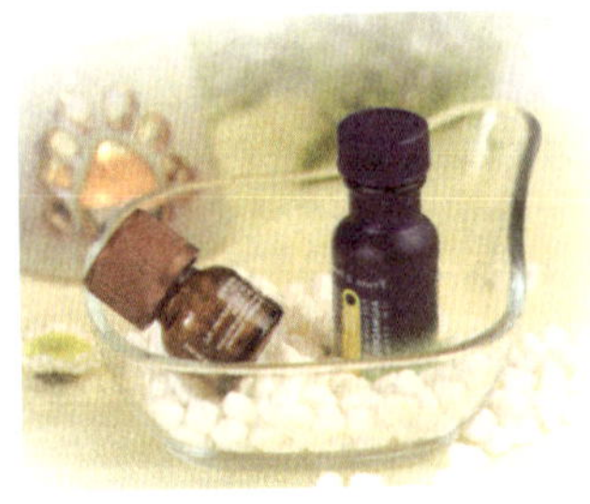
芬芳的薰衣草香味有助于入眠，所以临睡前可在枕头旁喷洒几滴

◎**菊花枕疗法：**菊花具有镇静、解热的功效。将干燥的菊花放入枕头中，可以起到安定心神、帮助睡眠的作用，对于缓解头痛、失眠有一定的功效。需要注意的是，制作菊花枕应选择药用的干菊花，而不是野菊花，否则将达不到预期的效果。

坐骨神经痛：少坐多活动，坐骨神经不再痛

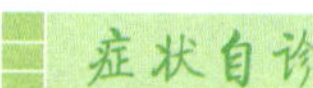

症状自诊

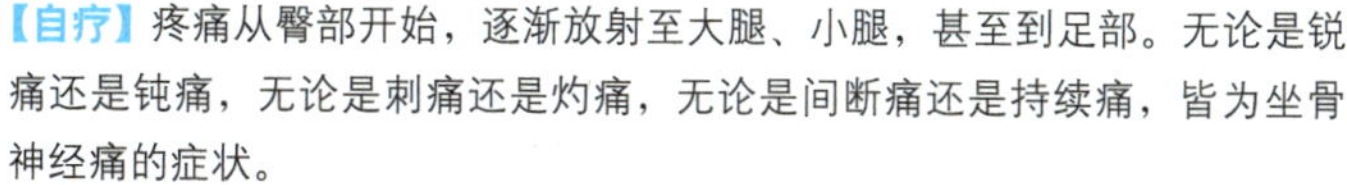

【自疗】疼痛从臀部开始，逐渐放射至大腿、小腿，甚至到足部。无论是锐痛还是钝痛，无论是刺痛还是灼痛，无论是间断痛还是持续痛，皆为坐骨神经痛的症状。

【自疗】身体的一侧感到疼痛，当咳嗽、喷嚏、弯腰或举重物时，疼痛感加剧。

【询医】如果疼痛感持续 3 ~ 4 天，并伴有手足无力，说明病症已较严重。

【询医】疼痛剧烈，自疗无效。

居家自疗

美味食疗

◎独活：《本草正义》记载："独活为祛风通络之主药。"其可祛风胜湿、镇痛，适用于由肌肉拉伤、姿势不当等原因引起的坐骨神经痛。

◎黄芪牛膝猪蹄汤：取黄芪、牛膝、鲜鸡矢藤各30克，防风、透骨风各15克，当归20克，将上述中药一起浸泡于清水中30分钟，再用小火煎熬1小时，去渣取汁，放入1个猪蹄，共煮至熟即可。

◎柚子酒：取柚子500克、柚子皮50克、白酒（50度）1000毫升。将柚子洗净、去皮，果瓣掰成小块，将其果肉与柚子皮一同放于敞口瓶中，倒入白酒，密封保存2天即可。每天可饮用20毫升。此酒可以促进血液循环，活血化瘀，有助于缓解疼痛。对酒精过敏者禁服。

按摩

1.取仰卧位，健腿伸直，患腿抬起、弯曲，尽量靠近胸部，吸气，再用手掌由下往上拍打腿部弯曲侧。此方法也可请家人帮忙完成，适用于轻症患者。

2.被按摩者取俯卧位，按摩者立于一侧，先用推、揉、擦法按摩其腰臀部，再用肘尖关节按压其臀部的环跳穴，每次1分钟（图①）。

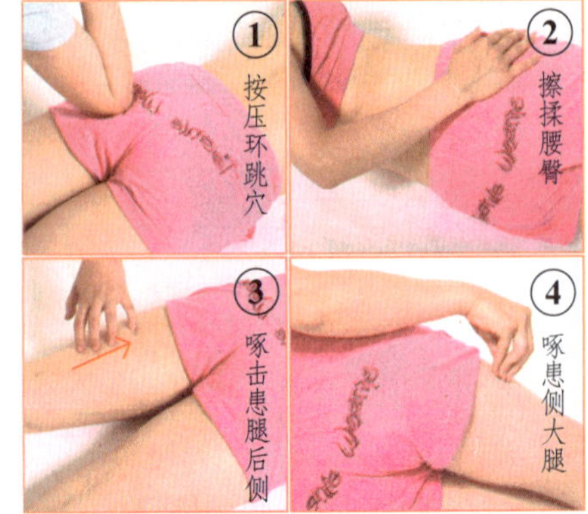

3.侧卧，健康一侧在内，患侧的手先擦揉患侧腰臀，再按揉患侧肾俞穴，然后换位进行（图②）。

4.手握空拳，有节奏地拍打腰臀部，用力适度，以舒适为度，持续拍打2～3分钟，可活血、散寒、止痛。

5.按摩者双手五指张开、弯曲，用指端自下而上啄击被按摩者患腿的后侧、外侧，反复20次（图③）。

6.手指弯曲，五指指端并拢，用指端擦、捏、揉、拍、啄患侧大腿和小腿后外侧，反复20次，至患侧有温热感为宜（图④）。

小动作自愈操

◎**前后移动膝盖：**坐于椅子边沿，上身挺直，目视前方，双手自然垂于身体两侧。以大腿带动右腿向前移动，同时左腿向后移动，接着再将左腿向前、右腿向后移动，反复进行10次。

◎**提腰运动：**取坐位，双手掌心向下，放于膝盖部。先缩腹含胸，腹部尽力向内缩，然后慢慢地恢复到起始姿势，反复操作。

其他妙招

◎**川芎蝎梢敷法：**川芎具有活血化瘀、祛风止痛的作用，对由各种原因引起的坐骨神经痛可以起到缓解的作用。其具体用法是：将适量川芎、蝎梢、白芷一起碾为细末，擦在痛患处即可。一天可擦数次。

◎**淘米水浴疗法：**淘米水中含有很多营养成分，取淘米水500毫升倒入浴缸中，搅拌均匀后直接洗浴，可以有效缓解坐骨神经痛。

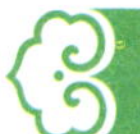

失眠：精力充沛从改善睡眠开始

症状自诊

【自疗】容易惊醒，睡眠常被中断。

【询医】长期入睡困难，即使服用安眠药也无效或对药物产生依赖。

【询医】明显的失眠症状持续1个月以上，并且没有明显的病因。

居家自疗

美味食疗

◎莴笋：莴笋中含碘，碘对人体的基础代谢、心智和情绪调节都有着重要影响。此外，莴笋还含有可以调节自律神经、具有催眠作用的特效成分——烟酸，经常食用可消除紧张情绪、帮助睡眠，尤为适用于因情绪过于紧张、激动或者焦躁不安而引起的失眠者。

◎香蕉牛奶饮：取香蕉2根、牛奶250毫升，将其一起榨汁即可。可于每晚睡前1小时饮用。此饮品可令兴奋的神经安定下来，促进睡眠。值得注意的是，香蕉性寒滑肠，脾胃虚寒者、便溏腹泻者、胃酸过多者、急慢性肾炎及肾功能不全者不宜多食。此外，如需要加热时，不宜放入微波炉里加热，以免破坏牛奶的营养成分，应将牛奶放在热水里隔水温热。

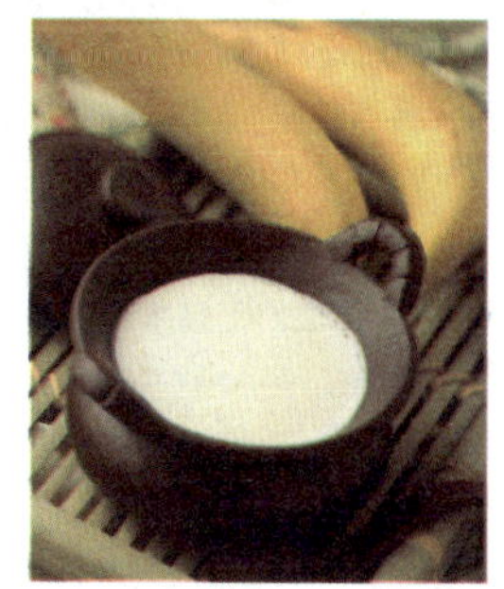

香蕉牛奶饮

◎花生粳米羹：取花生米、粳米各40克，嫩花生叶50克，将其共研为末，加水600毫升煮至400毫升，最后加醋调匀。每晚睡前服用1次。此羹适用于患有神经官能症、心悸、失眠者。

◎桂圆酒：取桂圆300克、白酒400毫升。先将桂圆去壳、切果肉，将果肉块与白酒一同放入敞口的瓶子里，密封保存20天即可。每次可饮10～20毫升酒及适量吃些果肉，每日两次。桂圆酒可缓解疲劳，适用于有失眠、健忘、心悸等症状者。另外，在浸泡期间要经常摇晃瓶子，让桂圆肉更充分地被浸泡。

按摩

1.按摩者用掌心分别按揉被按摩者前额、头维、百会等穴，每穴每次各2分钟（图①）。

2.双眼微闭，双手食指屈曲，拇指置于太阳穴处，以食指内侧屈曲面，由正中印堂穴沿眉毛两侧分抹，力度要适中，反复操作30次，每日两次（图②）。

3.双手拇指指腹分别按揉两侧太阳穴2分钟，再沿两侧颞部由前向后进行推摩（图③）。

4.按摩者拇指与其余四指相对用力，拿捏被按摩者颈部与肩头连线的正中央以及周围大筋处，每次10分钟（图④）。

5.一手五指并拢，手掌根部轻轻拍击头顶百会穴（图⑤）。

6.被按摩者盘腿端坐，全身放松，双手自然放于膝盖上，按摩者双手握拳，用拇指关节沿其脊柱旁两横指处，自上而下进行推按，反复操作10次（图⑥）。

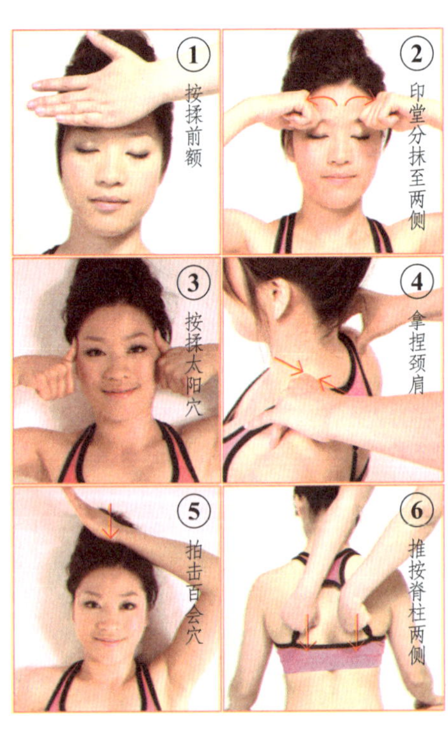

颈椎病：困扰“电脑一族”的常见病

症状自诊

【自疗】颈部出现发僵、发硬、疼痛等症状。

【询医】肩背部感觉沉重，并伴有肌肉变硬、上肢无力、手指麻木等严重症状。

【询医】除了具有以上的症状，还伴有头痛、头晕、视力减退、耳鸣、恶心等异常感觉。

居家自疗

按摩

1.用中指指腹按压大椎穴2分钟，力度要适中（图①）。

2.按摩者用双手小鱼际轻轻击打被按摩者的肩颈部，然后甩动被按摩者的双手臂。

3.用双手拇指指腹按压风池穴，按压时力度要适中，每次2分钟，至产生酸胀、麻木感为宜。

4.把双手置于耳部下方以固定颈后部，然后向上提拿头部，头部随着双手的用力，也逐渐向后抬，随后恢复到起始姿态。反复操作5次（图②、图③）。

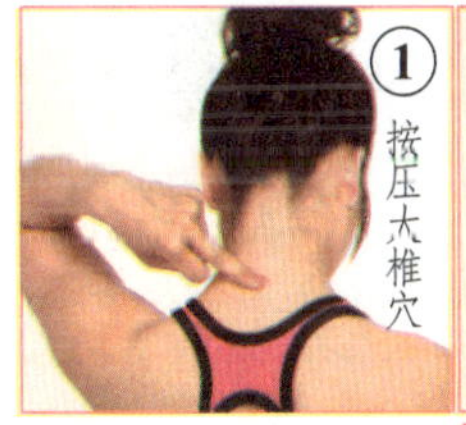
① 按压大椎穴

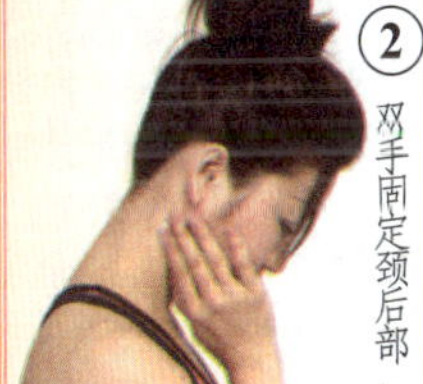
② 双手固定颈后部

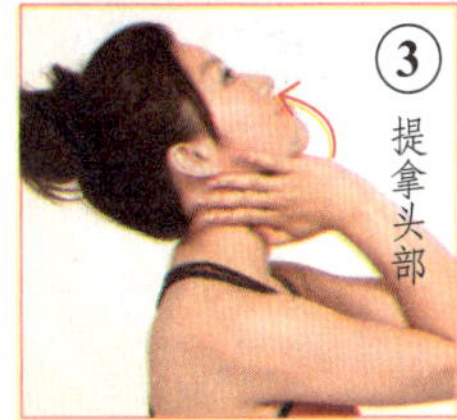
③ 提拿头部

5.双手拇指与食指、中指指腹相对用力，拿捏两侧颈部，每次2分钟，动作要缓慢、柔和。

6.用双手中指指腹按揉颈椎旁线，边按揉边移动，上下反复操作5次。

7.按摩者双手拇指、食指指腹相对用力，拿捏被按摩者的肩井穴，反复操作30次，再用食指、中指、无名指沿其颈部正中的颈椎棘突及其两侧颈部肌肉，由上自下进行按压、刮擦，反复操作20次。

8.端坐低头，持按摩板自上而下摩擦颈部，至产生温热感为宜（图④）。

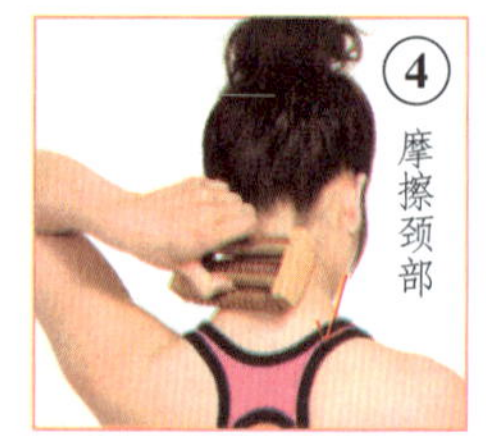

小动作自愈操

◎**左右摆动头部：**盘腿端坐，上身挺直，双手自然放于膝盖上，身心放松，目视前方（图⑤），先将头部下垂，下巴尽可能贴向胸口部位（图⑥），接着恢复至起始动作，先后把头转向右方（图⑦）、左方（图⑧），可反复进行操作。

◎**推头部：**双手交叉，置于脑后部，用力往前推头部，而头部则相对用力向后顶，持续4～5秒，恢复至起始姿势，放松1～2秒，再重复进行。反复操作30次。

◎**旋转头部：**盘腿端坐，上身挺直，双手自然放于膝盖上，颈部沿逆时针旋转一圈（图⑨），恢复到起始姿势，再沿顺时针旋转一圈（图⑩），反复进行，可以预防颈椎功能障碍。

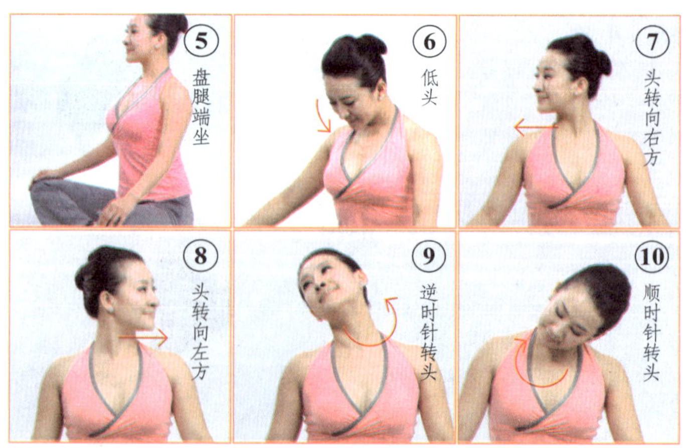

第二章　循环系统疾病及不适

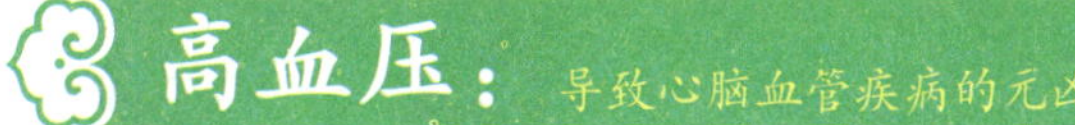

高血压：导致心脑血管疾病的元凶

症状自诊

【自疗】出现头昏、头痛、心慌、手足乏力等症状。

【急诊】高血压患者如出现剧烈头痛、眩晕、严重头痛、烦躁、呕吐，并伴有眼前发黑、口齿不清、视力及意识模糊，甚至出现抽搐等症时，则疑为高血压引起的脑部疾病。

【急诊】出现剧烈的头痛，并伴有恶心、视力模糊、意识模糊或记忆力丧失等症状。

居家自疗

美味食疗

◎芹菜汁：取芹菜250克，连根叶一起洗净、切碎，加适量温开水一起放入榨汁机中榨成浆汁，去渣取汁，可根据个人口味加入适量蜂蜜，分两次服用，当日服完。此方可以平肝、清热、调节血压、软化血管。

◎醋浸花生米：取花生米100克、醋200毫升。将带红皮的花生米放入醋中浸泡7天即可。每晚睡前嚼服10粒花生米，症状有所好转后，可隔数日服用1次。本方可以降压、清热、活血、保

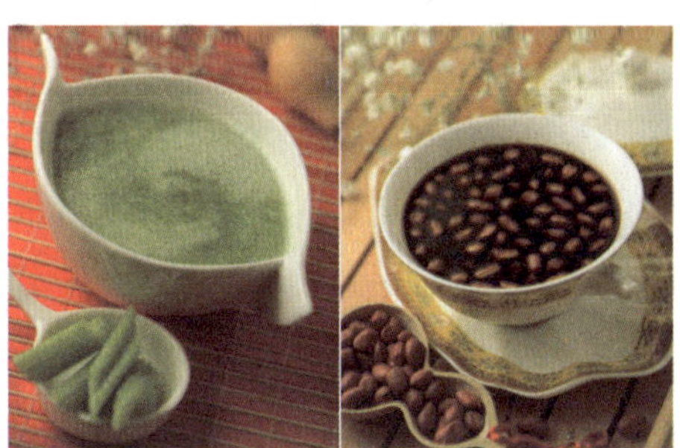

芹菜汁　　醋浸花生米

护血管壁、预防血栓形成。

◎**鲜萝卜汁：**取萝卜1个，榨汁饮用，每日两次。值得注意的是，经常有胃灼热症状者忌饮。

◎**苹果汁：**取苹果1个，放入榨汁机中榨汁，每日宜饮100毫升。

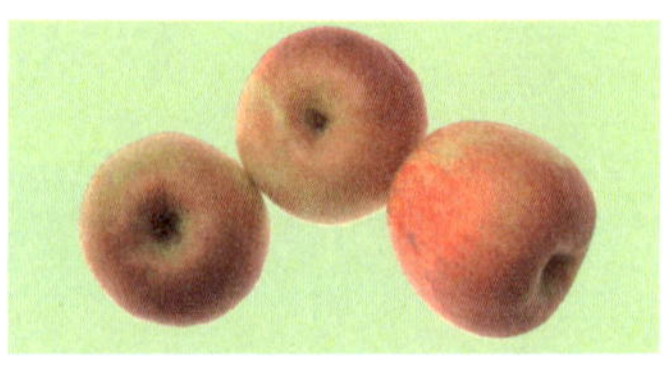

苹果

推荐营养素

◎**芸香素：**芸香素是一种黄酮类化合物，可以和维生素C一起溶解在血液中，使微血管更坚固。其广泛存在于植物的叶子、花和皮中，例如荞麦种皮中的芸香素含量就非常高。

◎**钾：**钾能促使钠从人体细胞中分离出来，并能改变体液，从而使血压恢复正常、保持心血管健康。此外，钾还能影响血管的坚韧性或抗耐性。含钾的食物有杏干、烤土豆、洋李干、哈密瓜、香蕉、菠菜等。

按摩

1.用双手拇指指腹按揉印堂穴，反复操作2分钟，力度稍重。

2.拇指和食指相对用力，由上而下拿捏按揉耳郭，左右各50次（图①）。

3.用双手拇指指腹分别按揉太阳、攒竹、百会各穴2分钟，力度适中，以有热胀感为宜（图②）。

4.双手五指分开呈爪形，由前发际向后发际抹动，如十指梳头状，反复操作30次，也可用木梳代替手指（图③）。

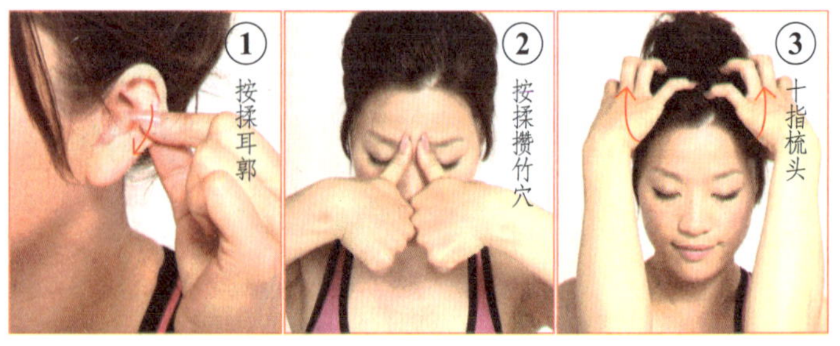

5.双手拇指指腹由眉头推至两侧眉梢后的太阳穴，反复操作2分钟。

6.用按摩棒分别按压曲池、内关穴各2分钟（图④）。

7.按摩者一手扶住被按摩者的额头以助力，另一手的拇指、食指相对用力，拿捏被按摩者头部两侧的风池穴，反复操作2分钟，力度适中，以有热胀感为宜（图⑤）。

8.按摩者单手食指、中指、无名指并拢，用三指指腹摩擦被按摩者的涌泉穴，至脚心发热为宜（图⑥）。

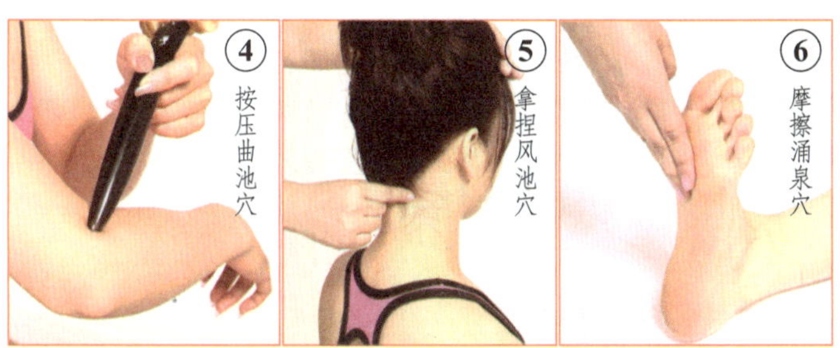

小动作自愈操

◎**金鸡独立：**取站姿，双脚并拢，全身放松，双手自然垂直于身体两侧，然后慢慢地将一只脚抬起，保持2分钟后换另一只脚进行。值得注意的是，整个过程中，身体要保持平直。

其他妙招

◎**温泉浴疗法：**进行温泉浴可放松精神，改善大脑皮层和心血管功能，使毛细血管扩张，从而调节血压。

◎**桑叶浴：**取桑叶100克，加水共煮10～15分钟，将煎煮的汁液倒入浴池中，接着再倒入温水兑匀即可洗浴。桑叶具有清热散风、降压明目的功效，可以降压保健。

◎**杭白菊枕：**取杭白菊、冬桑叶、夏枯草各适量，将其制成枕头使用，可调节气血。

◎**环境疗法：**高血压患者宜选择冷色调的工作环境和居住房间。因为冷色调能使人情绪稳定、不易冲动，可调节血压。

◎**菊花浴：**取菊花250克、玫瑰花150克、麦饭石500克，先将麦饭石加水煎半小时，倒入浴池中，再放入菊花、玫瑰花，待水温降至40℃左右即可入浴。水量以浸没身体为宜。

◎**吴茱萸凡士林敷法：**取吴茱萸适量，研末，加入适量凡士林，搅拌均匀，每晚临睡前敷于双脚涌泉穴，以纱布固定，次日早晨除去。也可以用醋替代凡士林。

◎**音乐疗法：**经常倾听、欣赏旋律优美、清淡典雅、节奏平稳的音乐，可有效缓解高血压。听音乐时要心神专注，全身放松，每次听音乐时间应控制在1小时左右，每日2～3次。音量应控制在40分贝左右。音乐曲目可选民族乐曲，如《渔舟唱晚》《平湖秋月》《二泉映月》《春江花月夜》等，还可选勃拉姆斯的《摇篮曲》、德彪西的《月光》、圣桑的《天鹅》等。

国医小课堂

如何正确测量血压

◎**正确的姿势：**测量血压时，手臂应彻底放松，手指不要攥拳，上臂应平置，将血压计尽量与上臂、心脏放于同一水平线上。

◎**选择恰当的时间：**不宜在刚刚运动后、吃饭后测量血压。这是因为在心情激动或刚运动完、吃饭后、洗澡后，测量的血压值会偏高，大量吸烟、饮酒及受寒发抖等因素也会影响血压的测量结果；另外，每次量血压前应静坐休息5～10分钟。

◎**测量的次数：**量血压时，最好在同一部位测量2～3次，每次间隔2～3分钟，记录差值小于5毫米汞柱的两次，再取平均值。例如，第一次血压为126／82毫米汞柱，第二次血压122／80毫米汞柱，最终血压应为124／81毫米汞柱。

◎**测量的时间段：**尽量在每天的同一时间段测量，因为人的血压在一天之内的变化相对是较大的，严格来说，人的血压每时每刻都是不一样的。因此，要比较血压变化情况或评估降压药物的效果，尽量将测量时间选在每一天相对固定的时刻，以减小误差。

动脉粥样硬化：危害极大的全身性疾病

症状自诊

【询医】出现心绞痛，并伴有胸部紧缩感和压迫感，此乃冠状动脉粥样硬化的征兆。

【急诊】初发心绞痛或稳定型心绞痛发展至不稳定心绞痛。

【急诊】皮肤苍白并出现溃疡，休息时腿脚突发剧烈疼痛，此乃冠状动脉粥样硬化的严重现象。

【急诊】突发性局部偏瘫，一侧肢体刺痛或是麻木，并出现失语现象。

居家自疗

美味食疗

◎大蒜：大蒜富含挥发性生物素，可消除积存在血管中的脂肪，具有明显的降脂作用，是预防高血脂和动脉粥样硬化的食疗佳品。

◎醋：每天喝醋少许，可以减少血液疏通的阻塞，预防动脉粥样硬化。

◎黑芝麻：黑芝麻中的维生素E能够维持血管壁的弹性。但是由于黑芝麻的很多营养成分藏在种子里，所以必须破壳食用效果才最佳。建议先炒一下，使其爆开或是将黑芝麻打磨成粉后再食用。

◎红薯：红薯可为人体提供大量的胶原和黏多糖类，令动脉血管保持原有弹性。

◎玉米油：玉米油富含不饱和脂肪酸和亚油酸，有助于人体脂肪及胆固醇的正常代谢，减少胆固醇在血管中的沉积，软化动脉血管，预防动脉粥样硬化。

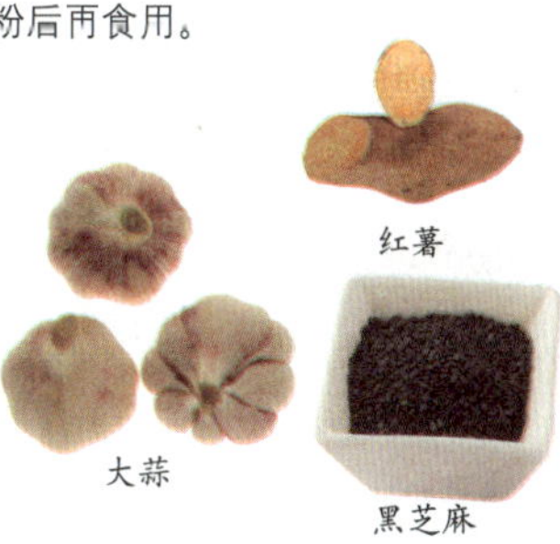

红薯

大蒜

黑芝麻

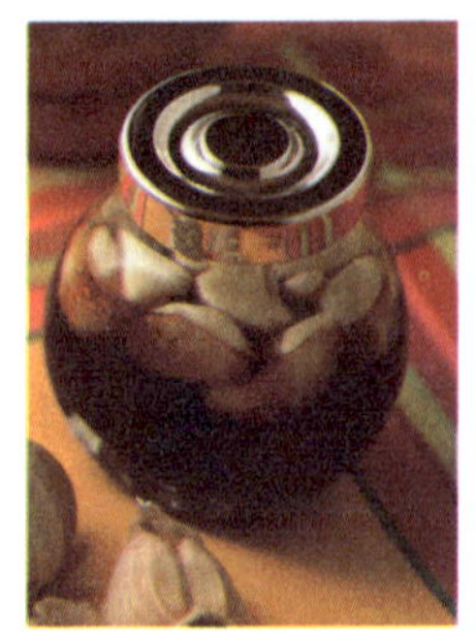
黑醋泡大蒜

◎**海鱼：**海鱼的鱼油富含不饱和脂肪酸，有降血脂的功效。临床研究表明，多食鱼者，其血浆脂质可明显降低。

◎**苹果：**苹果富含多糖果酸、类黄酮、钾、维生素E和维生素C等营养成分，可更快地分解积蓄在体内的脂肪。

◎**黑醋泡大蒜：**取大蒜500克、黑醋800毫升。大蒜剥皮、洗净、擦干水，然后和黑醋一起放入瓶子或可以密封的坛子里，盖上盖子，放置1个月即可。每天食用1～2瓣大蒜，并适量食用黑醋。值得注意的是，在阴凉处存放期间，需要每天摇一摇瓶子，以使大蒜腌匀。

◎**冰糖醋饮：**取醋100毫升、冰糖500克，将冰糖倒入醋中溶化。饭后服用，每日3次，每次10毫升。

◎**红枣燕麦粥：**取红枣50克、燕麦片100克。先将红枣去核，加约500毫升水煮沸，放入燕麦片搅匀，再煮3～5分钟即成。

◎**燕麦薏米银杏粥：**取燕麦、薏米各半杯，银杏1大匙，豆浆3杯。将燕麦、薏米分别洗净，用水浸泡约1小时，再用大火将豆浆、燕麦和薏米煮开，加入银杏，改为小火，炖煮至粥稠即可。此粥可作为晚餐食用。燕麦、薏米都含有丰富的膳食纤维，适量多食可以促进低密度脂蛋白胆固醇的排出。

◎**鸡蛋桑寄生饮：**取生鸡蛋2个、桑寄生5～30克，加水同煮，蛋熟后去壳再煨片刻。本方适用于原发性高血压或动脉粥样硬化性高血压者饮用。

推荐营养素

◎**多酚类化合物：**血液中的胆固醇增高，容易引起动脉粥样硬化。而多酚类化合物可以抑制活性氧的作用，预防胆固醇的变性。其一般存在于植物的叶子、花、果实、种子、皮和茎中，具有十分强效的抗氧化作用。

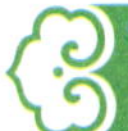

低血压：血压太低也是病，及时缓解控病情

症状自诊

【自疗】精神倦怠、四肢无力并伴有失眠健忘、头晕头痛等症。

【自疗】出现心慌、胸闷的症状，并且食欲差，经常恶心呕吐，体重迅速下降。

【自疗】身体瘦弱，时常感觉口渴，女性会出现便秘、月经不调等症。

【询医】症状会突然加重，甚至出现昏厥。

居家自疗

美味食疗

◎桂圆：桂圆富含多种对人体健康有益的营养元素，如葡萄糖、蔗糖、维生素A、B族维生素、蛋白质、脂肪和多种矿物质等。

◎红枣：红枣富含人体必需的多种维生素和氨基酸、矿物质，能使血液中的含氧量增强，具有益气养血、滋养全身细胞、增强机体免疫力的作用。

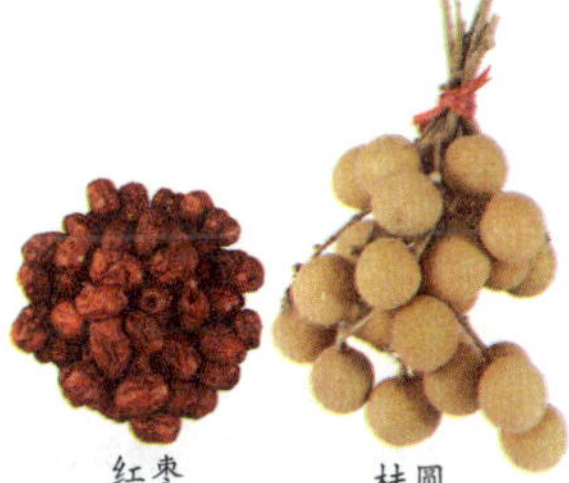

红枣　桂圆

◎乌鸡黄芪汤：取乌鸡1只，黄芪、当归各60克，红糖150克。将乌鸡洗净，在鸡腹中放入黄芪、当归、红糖，将其隔水蒸熟。每半个月食用1次，两个月为一疗程。此方适用于由多种原因引起的低血压。值得注意的是，气滞湿阻、食积停滞以及阴虚阳亢者均禁服黄芪；大便泄者、风寒未消、恶寒发热者慎用当归。

◎红枣沙参汤：取红枣10颗，沙参15克，生地黄、熟地黄各10克，蜂蜜适量。将红枣、沙参、生地黄、熟地黄放入炖盅中，加适量清水隔水炖3小时，食用时可根据个人口味添加适量蜂蜜。每日1剂，分两次服用。此方可益气补虚、养血补血、促进血液循环，有效缓解低血压。值得注意的是，虚寒证者忌用沙参；脾虚泄泻、胃虚食少、胸膈多痰者慎用生地黄与熟地黄；糖尿病患者应减少红枣的用量。

◎**乌鸡粳米粥：**取乌鸡1只、粳米50克。先将乌鸡洗净、切块，炖1小时，取适量鸡汤与粳米共煮成粥，早晚服食。

◎**白参鹿茸酒：**取白酒500克、白参50克、鹿茸5克。将白参、鹿茸浸泡在白酒中，一个月后饮用。每次服25克，每日1～2次。

◎**当归黄芪饮：**取鸡蛋3个，当归、黄芪、红枣各30克。将所有材料加水同煮。每次吃1个鸡蛋，饮用适量汤。本方可缓解低血压引起的食欲不振、易倦、健忘及月经不调等症。

按摩

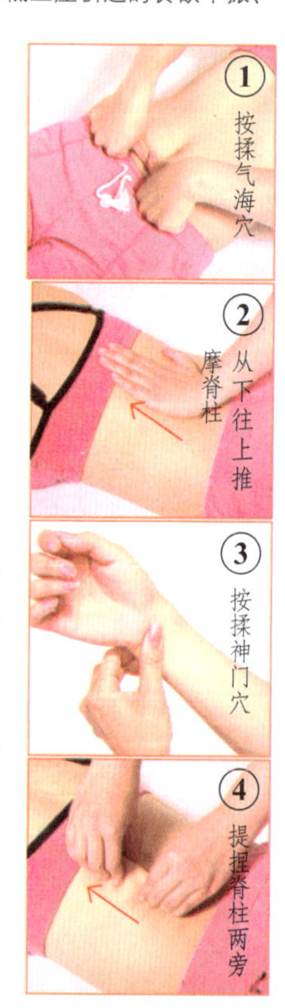

1.用拇指指腹分别按揉气海、关元各穴10分钟（图①）。

2.被按摩者俯卧，按摩者用手掌沿其背部脊柱从下往上进行推摩，反复操作3次（图②）。

3.按摩者将掌心放在被按摩者的肚脐上方，沿顺时针方向或逆时针方向按摩2分钟。

4.用拇指指腹分别按揉神门、内关、足三里各穴2分钟（图③）。

5.按摩者用拇指指腹分别按揉被按摩者的中脘、天枢、三阴交、涌泉各穴2分钟。

6.按摩者拇指和食指、中指相对用力，由下向上提捏被按摩者的脊柱两旁，反复操作10次（图④）。

7.如突然发病，可速用拇指尖重掐人中穴2分钟。

8.用拇指指腹按揉头顶百会穴，沿顺时针及逆时针方向各按揉50圈。每天2～3次，10天为一个疗程。

9.用橡皮锤或拳头轻轻敲打足底15～20分钟，接着旋转脚踝15～20分钟，每天2次。

10.无法起床的低血压者，家人可用木棒用力按压其脚跟。

第三章　呼吸系统疾病及不适

咳嗽：润肺止咳，让肺部自由扩张

症状自诊

【自疗】感冒引起的轻微咳嗽。

【询医】咳嗽持续1周以上。

【询医】咳出黄绿色痰、粉红色痰或铁锈色痰，此乃较为严重症状。

【询医】长时间持续咳嗽，并伴有声嘶、咽痛、气短、喘息、胸痛、胸闷、发烧等症，此为严重症状。

居家自疗

美味食疗

◎橘子：橘子富含维生素C。维生素C能防止氧化损伤、提高免疫力、止咳化痰。

◎芹菜：芹菜的特殊气味和成分不仅具有放松喉咙肌肉的功效，还具有强力抗氧化的作用。有很多止咳的中药的成分中都有芹菜。

◎白萝卜：白萝卜不仅具有抗菌及帮助消化的功能，还具有消炎止咳的作用。

◎糖煮花梨：取雪花梨400～600克、砂糖200克。将雪花梨洗净，去皮，切成小块，放进锅里，倒入水、砂糖，用大火煮滚后转为小火慢煮，煮到水分是原来的一半即可。此法可化痰止咳。

◎柴朴汤：取柴胡、独活、前胡、黄芩、苍术、厚朴、陈皮、半夏曲、白茯苓、藿香各3克，甘草0.9克，生姜适量。将所有材料一起放入砂锅，加入400毫升水共煮，大火煮沸后改为小火熬煮，当熬煮剩200毫升水时即可。此汤能够健脾补气、润肺止咳。

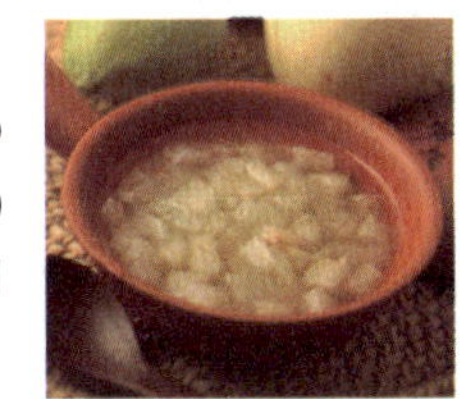
糖煮雪花梨

◎玉米须陈皮饮：取玉米须30克、陈皮10克。

将两者放入锅中，加入适量水共煎。此方有助于缓解咳嗽所带来的不适。

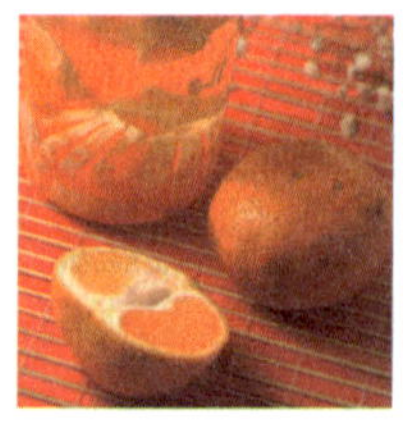
橘子酒

◎**橘子酒：**取橘子1000克、冰糖300～500克、白酒（55%vol以上）1800毫升。先将橘子连皮泡在水里，然后洗净，去蒂后从中间切开，将冰糖、橘子、白酒依次放入宽口径的瓶子里密封，放置1个月即可。此酒可润肺止咳。

按摩

1.用手指按压天突穴上方，能产生较强烈的咳嗽反应，促使痰液咳出。

2.手掌向上，手肘弯曲时，在肘内关节会浮现硬筋，尺泽穴就位于这条硬筋的拇指侧凹陷处。当咳嗽导致背部肌肉收缩，甚至引起痉挛时，可按压尺泽穴以缓解疼痛。

3.耳垂后方有一块突起的骨骼，翳风穴就位于此骨骼前方的小凹陷中，左右各一个。当咳嗽严重时，可按掐翳风穴，每日数次，每次1～3分钟，有暂时止咳的作用。

小动作自愈操

◎**咽喉运动法：**紧闭嘴巴，将舌头在口内平行往前伸展，且脖子两边淋巴结鼓起。此动作有助于强化气管与肺部，能有效改善肺病及咽喉炎症等。

◎**绕舌头法：**用舌尖沿着上下排牙齿的外侧绕圈（右图）。

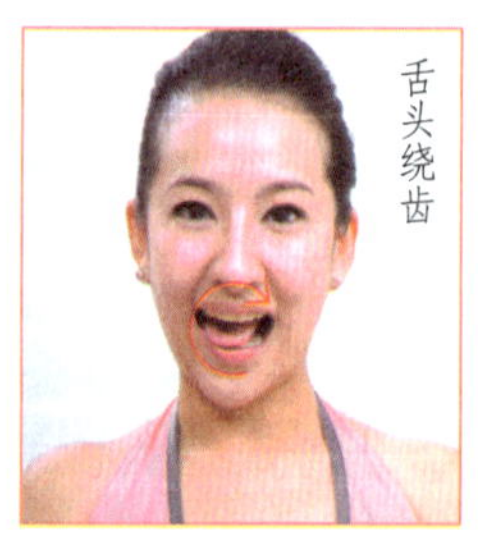
舌头绕齿

其他妙招

◎**芳香精油疗法：**在咽部、胸部涂抹桉树精油，可改善呼吸困难，并能够减轻咳嗽、提高睡眠质量。

◎**蒜泥敷涌泉：**取大蒜数瓣，捣烂成泥，敷于足底中线前1/3中间凹陷处的涌泉穴，外贴麝香解痛膏，每晚更换。

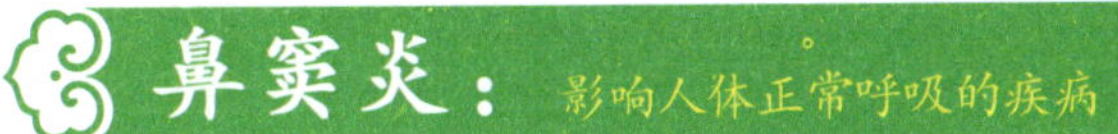

鼻窦炎：影响人体正常呼吸的疾病

症状自诊

【自疗】眼球后出现受压感。

【自疗】面部出现胀感。

【自疗】出现发热、牙痛症状。

【自疗】鼻塞，鼻腔呼吸困难，通常要通过嘴巴进行呼吸，并且鼻腔中有难闻气味。

【询医】病情于 1 周内未见好转。

【询医】鼻窦炎两次发作时间间隔越来越短，症状越来越严重。

【询医】鼻窦炎蔓延至眼眶（眼眶蜂窝组织炎）。

【询医】1 年内复发 3 次以上。

居家自疗

美味食疗

◎白扁豆：白扁豆具有消暑除湿、止渴止泻、解毒的作用。

◎柴胡桂枝汤：取杜枝（去皮）、黄芩、人参、芍药、生姜各4.5克，炙甘草3克，半夏7.5克，红枣6颗，柴胡12克。将所有材料放入锅里，加入700毫升水，先用大火煮沸，然后再改用小火煮，最后煮至剩下300毫升时关火，然后除去渣饮汁即可。

◎辛夷花汁：取辛夷花15克，放入砂锅内，加2碗清水，煎至剩1碗水即可。

◎姜水：取姜适量，切片，加1杯水共煮，先用大火煮，水沸后，小火继续煮10～15分钟，去渣取汁即可。

按摩

1.被按摩者俯卧，按摩者用手掌自上而下抓捏被按摩者的颈后以及背部后正中线两侧，反复5次，再从被按摩者的颈部向两侧肩部做提拿动作，反复5次。

2.拇指与食指相对用力，自上而下摩擦鼻翼两侧（图①）。

3.按摩者双手中指指腹由被按摩者的鼻部两侧自上而下反复进行对揉、对捏，每次5分钟（图②）。

4.被按摩者取仰卧位，按摩者用双手拇指指腹从被按摩者的印堂向两侧太阳穴推按，推按时用力要稍重，反复10次（图③）。

5.用左手拇指和食指按住鼻梁两侧靠近眼睛的地方，同时用右手的手指和手掌根部抓住颈椎两侧的肌肉，双手同时进行按压约1分钟。

6.两手拇指微屈，其他四指轻握拳，用拇指背互相擦热后，沿鼻梁两侧上下往返摩擦24次。

7.用手指刮鼻梁，从上向下反复刮10次。

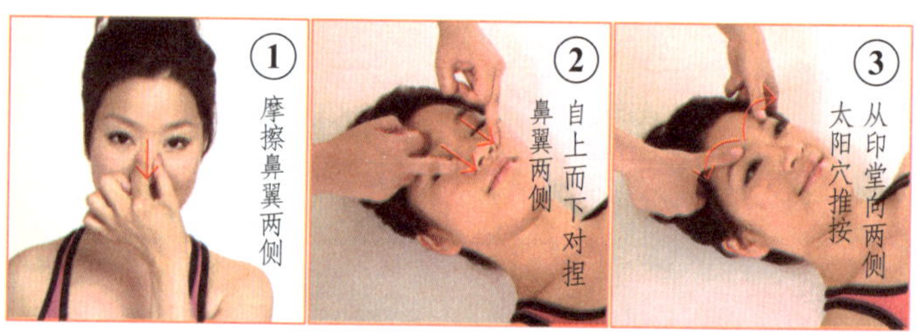

其他妙招

◎**蛋黄冰片汁滴鼻：** 取鸡蛋1个，先将鸡蛋洗净，取蛋黄，然后再取少许冰片和鸡蛋黄放在一起搅匀，最后用此药汁进行滴鼻。每日1～2次，每次1～2滴。

◎**薄荷包敷法：** 把薄荷包或桉树植物包敷于鼻窦处即可。

◎**精油疗法：** 吸入桉树属植物或麝香草等精油可使堵塞的鼻孔通畅。

◎**柑橘油抹法：** 直接用柑橘油轻轻试抹于鼻道即可。

◎**薰衣草油抹法：** 将薰衣草混于植物油中，轻轻擦抹于鼻道。

◎**混合油抹法：** 将茶树、桉树和薄荷3种植物香制成的混合油抹于鼻道，可以清除鼻腔里的黏液并起到消炎的作用。

扁桃体炎：远离扁桃体炎，轻松进食

症状自诊

【自疗】感觉咽喉痛，出现低热、头痛等症状。

【自疗】扁桃体出现红肿或出现白色分泌物和斑点。

【自疗】颈颏下淋巴结肿大，一触即痛。

【询医】少儿出现扁桃体炎，并开始流涎、伴有呼吸困难。

【询医】少儿夜间呼吸困难，呼吸时有异样声音或者夜间睡眠时呼吸出现暂停现象，此乃腺瘤疾病或扁桃体过度生长的征兆。

【询医】如果少儿的扁桃体炎经常复发，应进行外科切除手术。

居家自疗

美味食疗

◎**橙子**：橙子能有效缓解咽喉不适，对于扁桃体炎有很好的辅助疗效。

◎**金橘**：金橘能抑制咽喉痛，是缓解咽喉痛的代表性水果之一。

◎**黑豆**：黑豆是豆类中的极品，有很高的药用价值，对于扁桃体炎及感冒引起的咳嗽、声音沙哑、咽部肿痛有很好的疗效。

◎**蜂蜜**：蜂蜜能缓解咽喉的疼痛，但一定要买纯蜂蜜。

◎**橙子冰糖酒**：取橙子3个、冰糖150～200克、白酒（35%vol左右）900毫升。先将橙皮连同里面的白筋一同剥掉，将果肉切成厚圆片，然后把果肉和其他材料一起放入宽口径的瓶子里，1个月后去掉果肉饮用即可。此方能有效缓解咽喉不适。

◎**黑豆糖饮**：取黑豆20克、红糖少量。先将黑豆用中火煸炒，接着加入300毫升水，将水熬至剩一半时加入红糖。此方能有效缓解扁桃体炎所带来的不适。

◎**甘草虎耳茶**：取虎耳草10克、甘草2克。先把虎耳草的叶子清洗干净，然后切成2厘米大小的片，在太阳下晾晒2天，之后慢慢阴干。把晾干的虎耳草叶子和甘草混在一起，加入360毫升水，用小火慢慢地熬，熬至水剩下一半时即可。分3次饮完，在饭前空腹饮用。

按摩

1.将双手拇指指腹放于喉结两旁，左手按压右侧喉结，右手按压左侧喉结，然后双手由下而上向锁骨上窝推揉，反复操作20次（图①）。

2.拇指和食指、中指相对用力，对捏后颈大椎穴及其周围，一张一弛，反复30次（图②）。

3.按摩者用双手拇指指腹按压被按摩者的风池、天鼎、人迎穴，按压时力度要适中，每穴3分钟（图③）。

4.取坐位，用中指指腹按压水突、天突，按压时力度要适中，每穴3分钟，至感觉酸胀为宜（图④）。

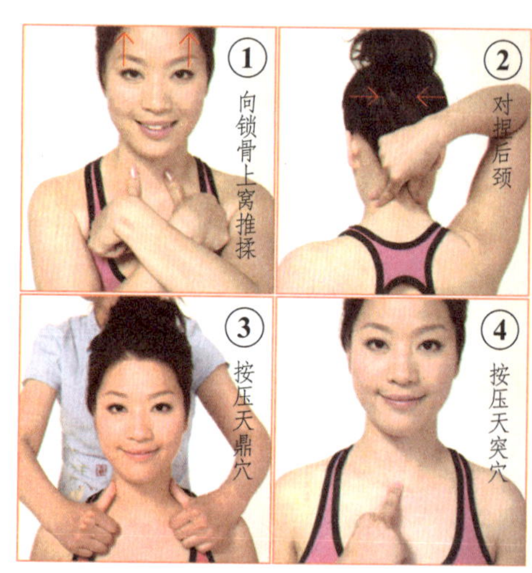

其他妙招

◎**蒸汽疗法：** 水蒸气可以帮助咽喉恢复湿润，促进扁桃体炎的痊愈。具体做法：准备一碗热水，将脸靠近热水，吸入蒸汽5分钟，每天可进行2～4次。

◎**茶叶敷法：** 将浸过毛蕊花茶、鼠尾草茶、百里香茶或牛膝草茶的敷布放在咽喉部即可。

◎**中药含漱法：** 取玄参、大青叶各10克，黄芩5克，薄荷（后下）3克，水煎含漱即可。

第四章　内分泌系统疾病及不适

糖尿病：平衡血糖，预防糖尿病

症状自诊

【询医】出现恶心、乏力、口渴、尿频等症状。

【询医】腹痛、呼吸急促。

【询医】心跳加速、体寒、汗多。

【询医】嗜睡、烦躁不安、易激惹。

居家自疗

美味食疗

◎**煮南瓜：**取南瓜适量，加水煮熟，代主食食用，每日500克以上。

◎**炒洋葱：**取洋葱1个，剥皮、切片，放置15分钟以上，再将其倒入平底锅中用小火或中火微炒15分钟，直至洋葱变为褐色。

◎**乌梅五味子茶：**取乌梅、五味子、枸杞子、茺蔚子各适量，将所有材料水煎即可。可代茶常饮。

◎**生地黄粥：**取鲜生地黄150克、粳米100克。先将鲜生地黄洗净，放入榨汁机中搅碎，然后用纱布包裹挤汁；粳米加水煮成粥，粥熟后倒入生地黄汁，再用小火煮，煮沸即可，每日服用1～2次。此方具有利尿、降血糖的作用，适用于易渴易饥、尿频的患者。

◎**苦瓜汁：**取苦瓜半根，切开去瓤，将其用擦丝器擦成丝，再用滤茶网或纱布挤出苦瓜汁，最后加入100毫升水拌匀即可。也可加入柠檬汁或苹果泥，使其更加美味。此饮品能够促进糖的分解，将体内过剩的糖分转换为能量，从而起到降血糖的作用。

◎**淮山三七粥：**取淮山药、粳米各60克，三七5克，酥油适量。先将粳米、三七加水煮成粥备用，然后将淮山药去皮后用酥油炒制，再用勺碾碎，最后将其倒入粥内搅拌即可。此方适用于口干乏力、心悸盗汗、肢体麻痛的患者。

◎米醋汁：取米醋1杯、乳酸菌饮料4/5杯。将乳酸菌饮料加入米醋中充分搅拌即可，饭后饮用。米醋中含有醋酸，能够增强胰脏活力、促进胰岛素分泌，对糖尿病患者有一定疗效。

◎米酒腌洋葱：取洋葱1个、米酒300克、料酒1/3杯、盐适量。将料酒和盐倒入米酒中，加热，再将米酒中的米捣碎，搅拌成糊状。洋葱洗净、去皮、切块，煮1～2分钟用水冲凉，放入宽口径瓶子中，用拌好的米酒腌渍，腌1周即可。米酒和洋葱一起服食有预防糖尿病、预防感冒双重的药效。

◎田螺汁：取田螺500克，加1500毫升水共煮即可。

◎苦瓜茶：取苦瓜1个，切开去瓤，装入5克茶叶后合上，放在通风处风干即可。食用时，取6～9克进行水煎或开水泡，当茶饮用。

按摩

1.双手手指相贴，手掌掌根朝下分别按在腹部两侧的大横穴上，双手小拇指按压在关元穴处，双手拇指按压在中脘穴处，按压时间为5分钟（图①）。

2.仰卧，用手掌掌根由胸骨下至中极穴推擦按摩2分钟，力度要适中。

3.将右手掌心朝下放至右边腰部，反复往左推擦至左边腰部（图②）。

4.取仰卧位，将左手放在右腰部，然后用五指的指腹勾擦回左腰部，力度稍重（图③）。

5.用拇指分别点揉中脘、气海、天枢穴各2分钟。

6.每餐饭后，双手重叠，用掌心按揉脐腹部，呈环状按摩。左右方向各旋转4～5分钟，手法轻重适度。

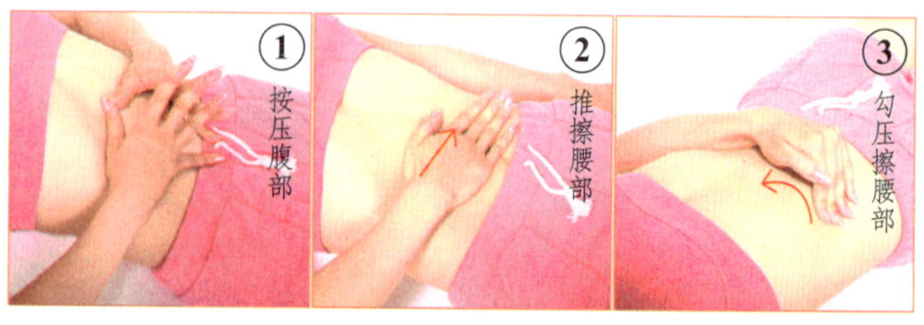

7.按摩者用拇指按压、揉搓被按摩者的脾俞穴，力度稍重，按摩者稍感酸胀即可（图④）。

8.按摩者用拇指分别按压被按摩者的胃俞、肾俞穴各2分钟，力度稍重，被按摩者稍感酸胀即可。

9.用双手拇指擦揉两侧内踝和跟腱处5分钟。

10.被按摩者俯卧，按摩者用双手小鱼际沿其脊柱两旁自上而下进行揉擦，反复5次，直至被按摩者感到温热（图⑤）。

11.被按摩者仰卧，按摩者用双手拇指分别按揉被按摩者的中脘、气海、关元、足三里、三阴交、合谷、内关等穴位各3分钟。

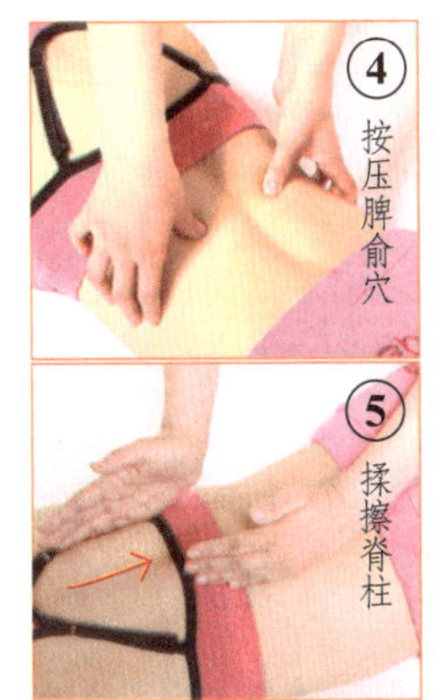
④ 按压脾俞穴
⑤ 揉擦脊柱

小动作自愈操

◎**拉嘴角：**使劲把嘴角往下拉（图⑥）。通过此动作可以拉动颈部、前胸，促进腺体运动，保持尿糖稳定。

◎**移动下牙床：**稳坐，保持肩膀不动，先将下牙床向左移动（图⑦），再将下牙床向右移动（图⑧）。通过此动作可以拉动后脑和颈部之间的脊椎和脑下垂体，促进胰岛素分泌。

◎**搓脚趾：**坐在高椅上，双脚离地，用脚拇趾和其他四趾相互搓擦，以带动脚趾运动。

◎**伸手指运动：**当左手握拳跷起大拇指时，右手同时缩下拇指伸出四

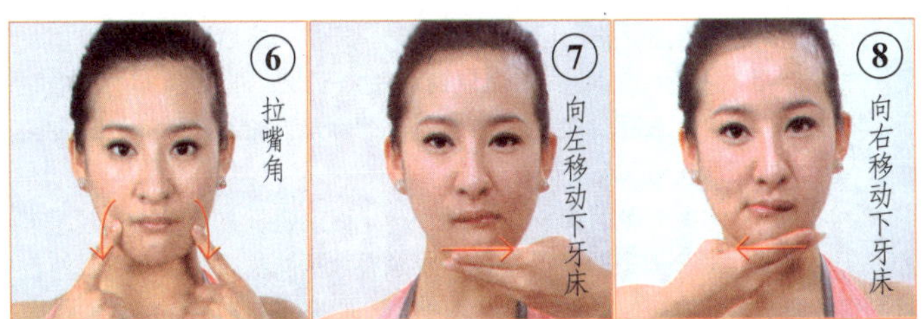
⑥ 拉嘴角
⑦ 向左移动下牙床
⑧ 向右移动下牙床

指，做出“四”的手语（图⑨），接着双手互换动作，右手跷起大拇指，左手伸出四指（图⑩）。此动作能够拉动手指、手掌虎口等部位，锻炼全身的协调性。

◎**深长呼吸法：**先深吸气，再缓缓吐出又长又细的气（图⑪）。

◎**拉上唇：**使劲将上唇往下拉（图⑫），此动作可以锻炼脑部肌肉，使脑血管顺畅。

◎**伸下腭：**稳坐，保持肩膀不动，下腭使劲往前伸（图⑬）。通过此动作可以拉动后脑和颈部之间的脊椎和脑下垂体。

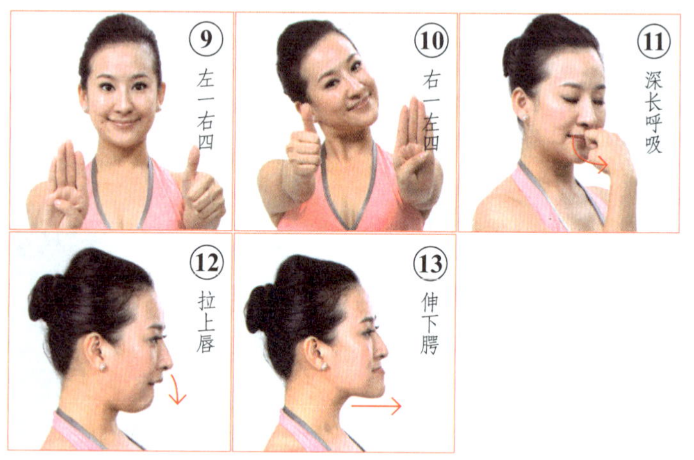

其他妙招

◎**煎敷法：**选用活血化瘀的中药，如红花、丹参、鸡血藤、泽兰、益母草、生艾叶等，将其包煎后，用来浸泡双手、双足，同时用左手擦右足心、右手擦左足心，使手上的劳宫穴与足部的涌泉穴相互按摩，以达到交通心肾、水火相济的效果。

◎**控制体重：**体重和糖尿病息息相关，甚至可以说是成正比的。越肥胖的人，患糖尿病的概率就越高。所以，要想有效预防糖尿病，就要保持健康的生活方式，合理控制自己的体重。

更年期综合征：困扰年长者的顽症

症状自诊

【自疗】精神和自主神经功能紊乱，常感到头颈部一阵阵的潮红，有时候会出现潮热出汗、头晕目眩、头痛耳鸣、腰痛、口干等症状。

【自疗】喉部有烧灼感，思想不易集中，而且易紧张激动，情绪复杂多变，性情急躁，失眠健忘，皮肤发麻发痒，有时有蚂蚁在身上爬动的感觉，甚至歇斯底里样发作等。

【自疗】月经逐渐减少，周期的间隔时间延长，经期出血时间缩短，以致逐渐停经。但也有月经量增多并伴有大量血块等情况，然后慢慢停止，生殖能力丧失，生殖器官萎缩。

【自疗】出现心悸、血压增高、肥胖、下肢浮肿、关节疼痛、骨质疏松等症。凡 45 ~ 50 岁的女性，如有上述症状，经医生检查排除了其他疾病后，便可诊断为更年期综合征。

居家自疗

美味食疗

◎天竺葵：天竺葵含有香叶单醇、芳樟醇和柑橘油等成分，不仅能调节激素分泌，而且具有强身功能。

◎鼠尾草：食用鼠尾草能缓解燥热、盗汗、晕眩、头痛、抑郁和焦躁不安等更年期综合征所体现的症状。

◎海带汁：取水发海带适量。将海带切条或块，洗净后放入杯中，再倒入100毫升水，充分搅拌后，将其放置在阴凉处1个晚上即可，

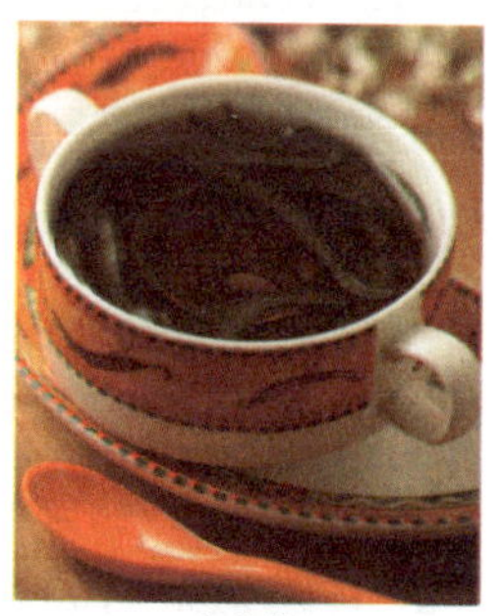

海带汁

早饭前饮用。饮用海带汁能让人体更易吸收海带中的矿物质及其他营养成分，有效缓解更年期综合征带来的诸多不适。

◎**黑豆石榴汁：** 取黑豆200克、石榴膏1大匙。黑豆洗净，用中火干炒5～10分钟，至黑豆皮绽开即可，再用研钵将其捣碎；将适量的黑豆渣放至茶壶中，倒入热水，闷10秒，最后加入石榴膏进行调味即可。每日饮用3杯。黑豆中的异黄酮具有类似于雌激素的功效，石榴又能有效缓解不规则出血及月经不调等症状，两者结合，功效更佳。

按摩

1.用双手手掌推摩两侧腋下，反复10次（图①）。

2.被按摩者俯卧，按摩者用掌根按揉被按摩者的腰部（图②）。

3.用右手的食指指腹按压左侧的肩井穴3分钟（图③）。

4.按摩者用手掌根部由上而下按揉被按摩者的大腿内侧至膝内侧，每侧反复3次（图④）。

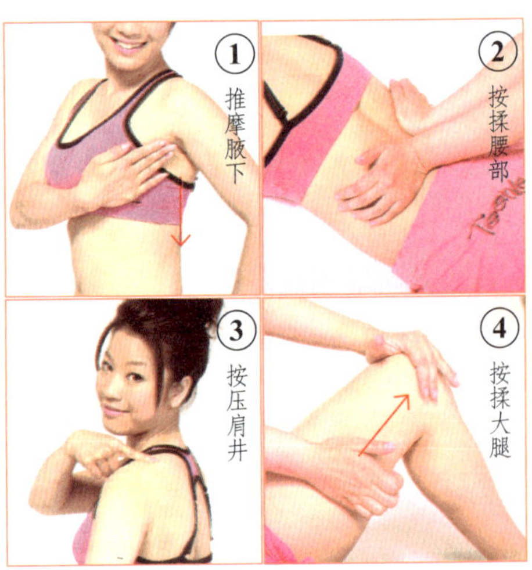

小动作自愈操

◎**吸气法：** 缓缓地连续吸气两次，再缓缓地连续呼气两次。此动作可通过促进心脏血液循环来改善更年期期间由心律不齐而引起的头痛、头晕和心悸等症。

◎**缩小腹：** 使劲往内缩小腹。此动作可促进下半身内分泌，强化肠胃、子宫与膀胱，以此改善因气血不足或血液滞留所带来的不适。

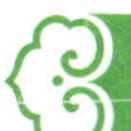
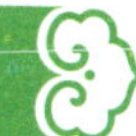

肥胖：杜绝肥胖，苗条并健康着

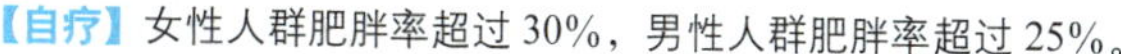

症状自诊

【自疗】女性人群肥胖率超过30%，男性人群肥胖率超过25%。

【询医】多次减肥，但总是反弹回来。

【询医】所患肥胖是由疾病引起的，比如患有激素本身的疾病或隐秘的激素分泌腺体的肿瘤等。

居家自疗

美味食疗

◎柠檬：柠檬中含有的柠檬酸能够高效地分解、消耗体内脂肪，可有效防止脂肪积累。

◎大豆：大豆不仅可以给人体提供足够的营养，更重要的是，其含有的胆碱还能有效地“燃烧”脂肪。

◎辣椒：辣椒能够促进脂肪“燃烧”，从而达到减肥的效果。但是如果食用过量辣椒，会加重肠胃负担。

◎黑豆奶：取黑芝麻、黑豆各1杯，牛奶适量。将黑豆炒15分钟后放入搅拌器粉碎，接着再放入研钵中捣碎，即为黑豆面；将黑芝麻炒10分钟后放入搅拌器粉碎，接着再放入研钵中捣碎，即为黑芝麻粉；将黑豆面、黑芝麻粉和牛奶一起搅拌均匀即可。应在早饭前饮用，每日1次，每次200毫升。黑豆中的皂苷能够有效预防肥胖。

◎五谷牛奶：取小米、薏米、黑米、小麦、大豆各10克，牛奶200毫升。将五种谷物用研钵研碎，再将其用小火边干炒边用铲子搅拌，待五谷粉末变为黄褐色即可关火，待其放凉后倒入牛奶中，搅拌均匀即可。每日1次，最好在晚饭前饮用。五谷中的膳食纤维具有通便的作用，并且容易使人产生饱腹感。此外，五谷中的烟酸还能够提高糖类和脂肪代谢，从而起到减肥的作用。

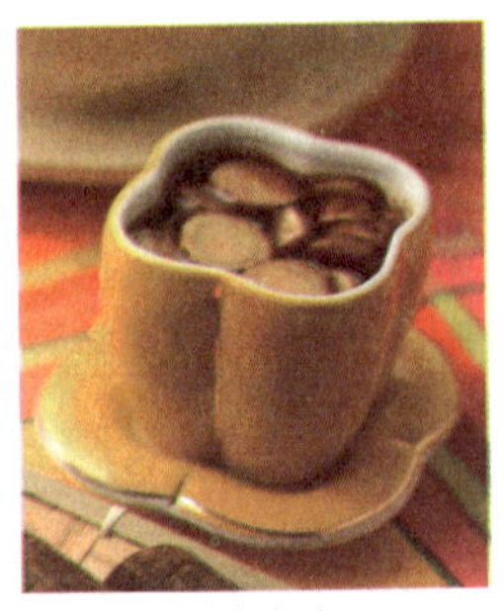
醋泡牛蒡

◎**醋泡牛蒡：**取牛蒡适量，洗净、去皮、削片，放入密封容器中，倒入适量醋（醋要没过牛蒡），放置两周后即可食用。食用时要将牛蒡同醋一起倒出来，然后食用牛蒡片，1天2次，1次10～20片，分早、晚食用。牛蒡含有丰富的膳食纤维，容易使人产生饱腹感，有利于减肥。值得注意的是，牛蒡削片的时候不能削得太厚。另外，如要将吃剩的牛蒡进行重新炮制要使用新醋。

◎**山楂枣豆汁：**取红枣5颗，红小豆、生山楂各10克。加水共煎即可。

◎**苍术汁：**取白术、茯苓、苍术、泽泻各10克，将所有材料加水共煎即可。1天服用2次。

◎**生大黄汁：**取生大黄3～5克、厚朴9克。将生大黄和厚朴放入水中共煎10分钟即可。此方不但有助于减肥，还具有通便的作用。

◎**生蔬浓汤：**取白萝卜、胡萝卜、生菜等5种以上蔬菜。蔬菜洗净，切碎叶子菜，用擦丝器把白萝卜和胡萝卜擦碎，再将所有蔬菜放入研钵中用研磨棒捣碎成糊状即可。每日食用100～300克，最好在吃饭时食用。生蔬浓汤能够防止人体摄取过量盐分，又容易产生饱腹感，是减肥的良方。值得注意的是，做好的生蔬浓汤必须尽快喝完，不宜久放。

◎**冬瓜粥：**取冬瓜150克、粳米50克，加水共煮成粥即可。此粥有减肥美体的功效。

◎**鱼腥草饭：**取干鱼腥草叶（约20克）1把，粳米400克，油炸豆腐1片，白糖、酱油、盐各适量。先用小火炒干鱼腥草叶2～3分钟，加入600毫升水，再煮3分钟，冷却后捞出叶子留汁。将粳米洗净，放入电饭煲，倒入鱼腥草叶汤汁共煮；将挤出水分的鱼腥草叶切碎；将油炸豆腐切丝；用油煸炒鱼腥草末和豆腐丝，加入酱油和白糖；将鱼腥草、豆腐丝倒入米饭中，加入盐进行调味，充分搅拌即可。每周食用一次。鱼腥草叶中的不溶性膳食纤维能够促进身体新陈代谢，及时清除体内积攒的粪便，预防肥胖。

◎**绿豆海带汤：**取海带、绿豆各100克。将海带、绿豆加水共煮成汤即可。

◎**冬瓜糯米粥：**取糯米50克、冬瓜150克，加水共同煮粥食用。

◎**泽泻茶：**取荷叶、决明子、泽泻、绿茶各6克，共研成粉，用开水冲泡，代茶饮用。

按摩

1.经常手握空拳或用按摩棒敲击丰隆穴能起到消脂减肥的作用。

2.按摩者双手握住被按摩者的腕部，自下而上反复搓揉至肩部，每次搓揉10次，力度适中（图①）。

3.经常用指腹按摩阴陵泉穴，能够提高新陈代谢，有助于减肥。

4.经常对肾俞穴进行按摩，能够提高肾功能，有助于津液的排出。

5.按摩者用拇指的指腹分别点按被按摩者的脾俞、肝俞、大肠俞等穴位，每穴按摩1分钟，力度要适中。

6.被按摩者俯卧，按摩者用手掌掌面沿被按摩者腰背部的足太阳膀胱经按摩，每回反复进行10次，力度要适中，以被按摩者的皮肤发红、发热为宜。

7.按摩者用手掌反复横擦被按摩者的腰骶部，每回横擦10次，力度适中，以被按摩者的皮肤发红、发热为宜（图②）。

8.被按摩者端坐，按摩者用右手掌心反复摩擦被按摩者颈部脂肪堆积处，以被按摩者皮肤发红、发热为宜（图③）。

9.按摩者用拇指分别按揉被按摩者的期门、章门、梁门、涌泉、风市、丘墟等穴位各1分钟，力度适中。

10.被按摩者俯卧，按摩者自下而上反复拿捏其足跟至大腿之间的肌肉，每回拿捏20次，力度要适中（图④）。

11.被按摩者仰卧，按摩者从被按摩者的踝部搓摩至其大腿根部10次，再

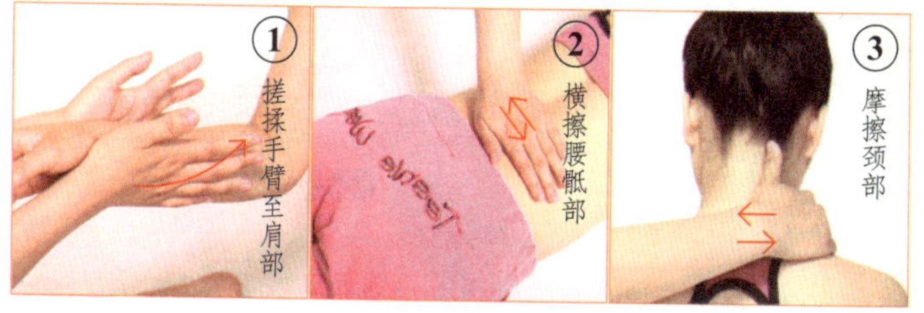

从大腿根部搓摩至腹股沟部10次（图⑤）。

12.按摩者用双手手掌分别置于被按摩者身体的前正中线两侧，然后慢慢地向两侧推摩至腋下。

13.按摩者双手手掌相叠放在被按摩者的臀部最高处，然后反复对臀部的四周进行放射状推搓5～10分钟（图⑥）。

14.按摩者用拇指指尖点压被按摩者的劳宫、内关、天泉等穴位，每穴每回30次，力度由轻到重，以被按摩者感到舒适为宜。

15.按摩者双手重叠放在被按摩者的肚脐上，沿顺时针或逆时针方向推摩脐周，随着推摩范围的扩大，力度也随之加大，以被按摩者稍感腹部松动、有肠鸣或排气感即可（图⑦）。

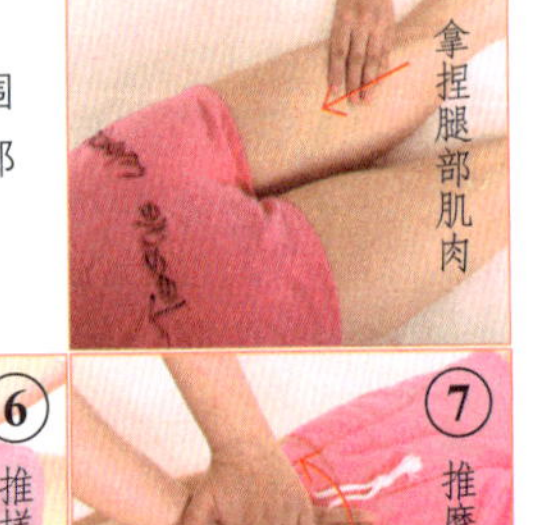
④ 拿捏腿部肌肉

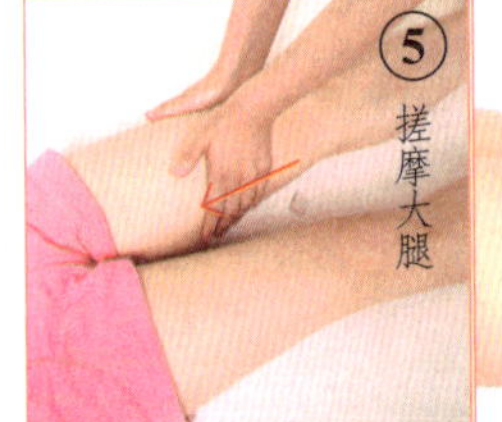
⑤ 搓摩大腿

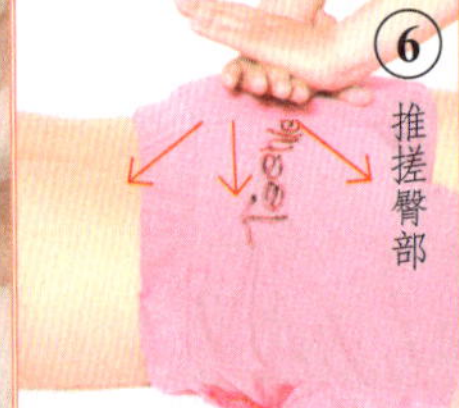
⑥ 推搓臀部

⑦ 推摩脐周

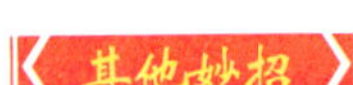
其他妙招

◎**日光浴：**进行全身日光浴，每次40分钟。此法不宜在空腹时进行，有其他疾病的人应慎重进行。

◎**苏打沐浴：**把25～100克小苏打放在澡盆中溶解，水温控制在36℃左右。每次洗8～10分钟，20次为一个疗程。

色斑：消除色斑，重现白皙水嫩的肌肤

症状自诊

【自疗】前额、颧骨、两颊部等曝光部位出现淡褐色或淡黑色的色素斑，色斑呈蝶翼状，边缘清楚或呈弥漫性，局部无炎症及鳞屑，也无其他症状，一般不累及眼睑、口腔周围。

【自疗】随着季节、日晒的变化而引起的色斑变化。

【自疗】作息时间不规律、心情不好时加重。

居家自疗

美味食疗

◎柠檬：柠檬中的维生素C、磷、铁和钙都能够使黑色素沉淀。

◎番茄：番茄富含的谷胱甘肽有抑制黑色素的作用，对于祛斑有着很好的功效。

◎薏米汁：取薏米适量，倒入沸水煮开即可。薏米能够吸收紫外线，故此汁具有防晒和抗斑的作用。

◎玫瑰百合茶：取牡丹皮、玫瑰各7克，百合10克。先用沸水将所有材料一起冲泡，接着再闷泡约20分钟即可。2～3天喝1次。玫瑰茶能够疏肝理气，长期坚持饮用能够起到淡化

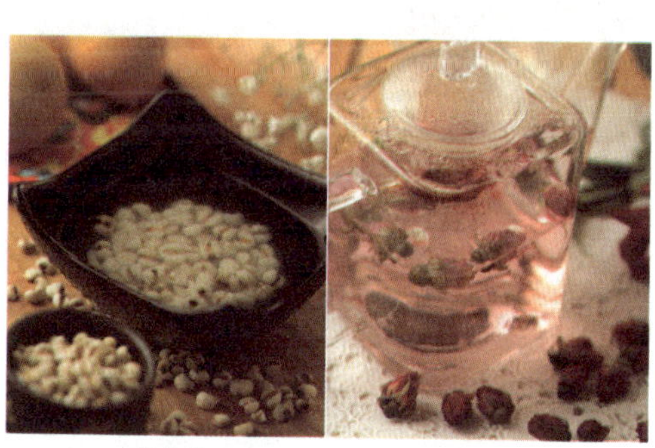

薏米汁　　玫瑰百合茶

斑点的作用。

◎**枸杞子菊花茶：**取菊花17克、枸杞子10克。先用沸水将菊花和枸杞子一起冲泡，接着再闷泡约20分钟即可。2～3天喝1次。此茶具有疏肝理气的作用，可以减少由肝气郁结所形成的肝斑。

◎**防风羌活丸：**取升麻、羌活、防风各30克，水牛角60克，生甘草6克，白附子、白芷、川芎、红花、黄芩各15克。将所有材料共研磨成细末，然后将其蒸熟制成小丸即可。温水送服，每晚服10克。由于白附子中含有小毒，所以服用前应咨询医生。

◎**牡丹皮白芷茶：**取白芷14克，牡丹皮、枸杞子各7克。先用沸水将所有材料一起冲泡，接着再闷泡约20分钟即可。2～3天喝1次。

◎**蔷薇果茶：**取干燥的蔷薇果粉2小匙，加入适量开水进行充分搅拌，放置1分钟后取水去沉淀物。蔷薇果中维生素C的含量是柠檬的18倍，不仅能抑制黑色素的产生，还能保持皮肤的弹性。

◎**枣仁桂圆粥：**取红枣仁、桂圆肉各30克，粳米120克，红糖适量。将桂圆肉切碎，然后和红枣仁、粳米共煮成粥，最后加入红糖进行调味即可。此粥能够养血安神，具有淡化色斑的作用。

◎**人参红枣粥：**取人参10克、红枣10颗、瘦肉50克、淮山60克、小米100克。瘦肉切片，和红枣、淮山、小米共煮成粥，将人参煎取汁液倒入粥中即可。早餐前服用，每天1剂。此粥能够益气养血、有效淡化色斑。

推荐营养素

◎**食醋：**食醋能够抑制黑色素，如果在洗脸水中加入少许的食醋，对于祛斑有着良好的疗效。

按摩

1.被按摩者仰卧，按摩者用拇指指腹分别沿顺时针或逆时针方向按揉其血海、三阴交穴各2分钟，力度要适中（图①）。

2.被按摩者取俯卧位，按摩者五指并拢，用手掌自上而下沿着被按摩者的脊背中线及脊背两侧进行推擦，反复操作10次，力度适中至被按摩者稍感温热即可。

3.按摩者食指、中指、无名指并拢，用三指指腹沿被按摩者的颊车、地仓、迎香、眼球、太阳、耳前等穴位的顺序反复按揉（图②）。

4.被按摩者俯卧，按摩者用拇指指腹分别按揉被按摩者的大椎、肝俞、心俞、肾俞、脾俞、三焦俞等穴位各2分钟，力度适中（图③、图④）。

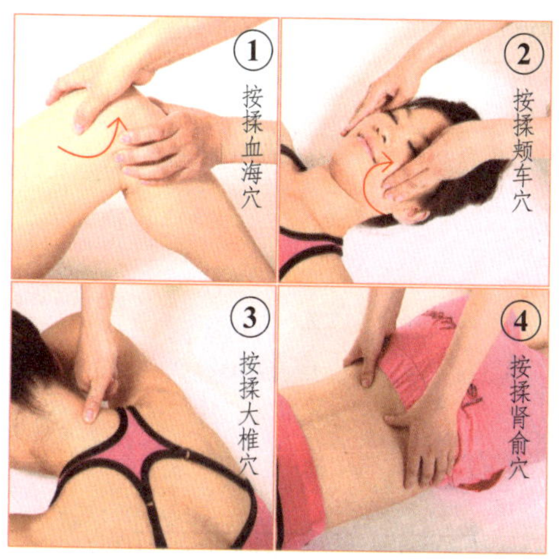
① 按揉血海穴
② 按揉颊车穴
③ 按揉大椎穴
④ 按揉肾俞穴

小动作自愈操

◎**屈腿转身运动：**仰卧，双脚分开与肩同宽（图⑤），右膝盖逐渐屈曲（图⑥），身体继续保持平躺。右膝盖弯曲并向左边压去，与此同时，左手臂使劲伸向右边（图⑦）。整个过程中，右边的肩膀要保持不动，然后回复到起始姿势。

◎**手握脚踝转身运动：**右手握住右脚脚踝，使右腿脚底贴着地面向臀部移动，尽可能贴近臀部，与此同时，左手臂转向右侧（图⑧），接着右手将右脚踝抬起，左手继续伸向右边（图⑨），坚持几秒后回到起始动作。整个过程中，右边的肩膀要保持不动。

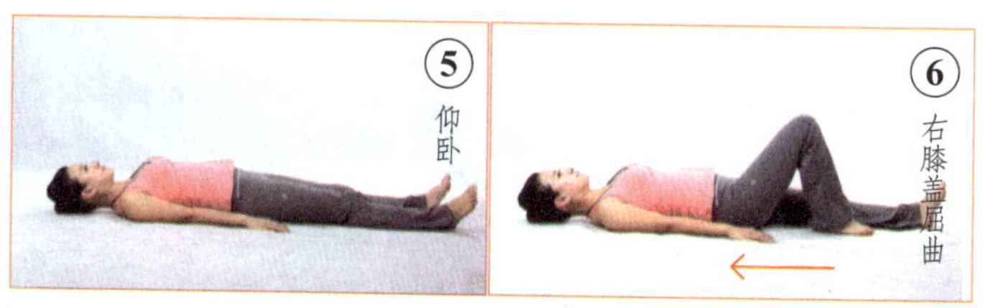
⑤ 仰卧
⑥ 右膝盖屈曲

7
左手臂向右边伸
9
右手抬起右脚踝

8
右手握脚踝左手向右伸

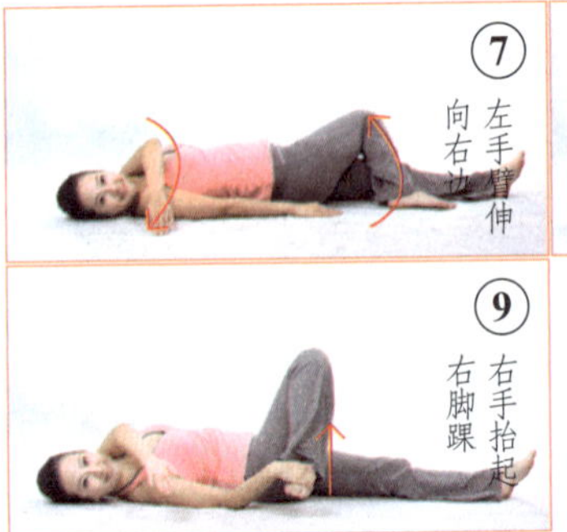

其他妙招

◎**瓜子面膜敷贴法：**将瓜子磨成粉和蜂蜜搅拌成糊状，直接敷在脸上，15分钟后洗净即可。此瓜子面膜具有祛斑的效果，尤其适合皮肤偏油性而雀斑又多者。

◎**番茄面膜敷贴法：**将番茄削皮捣成泥，洗脸后将其敷面，20分钟后洗净即可。番茄中含有丰富的维生素C，能够抑制黑色素的形成，有效淡化色斑。

◎**当归洗敷法：**先用冷水将当归浸泡20～30分钟，将当归与水一起倒入锅中，大火煮沸后，用小火继续煮15～20分钟，沥出汁液，继续加水煎至沸腾后再沥出汁液。然后将两次沥出的汁液混合调匀后，用脱脂棉蘸少许当归液涂至色素沉着处即可。

◎**米糠面膜敷贴法：**将淘米水放置一段时间，即会出现沉淀物，沉淀物即为米糠。将米糠涂于面部，15分钟后将其搓揉掉或用温水冲洗掉即可。

◎**橄榄油面膜敷贴法：**将橄榄油倒入耐热器中，再将耐热器放在40℃左右的温水中隔水加热，将橄榄油和蜂蜜调匀，然后用纱布浸满橄榄油汁直接敷在脸上，20分钟后取下即可。

◎**菊花粉面膜敷贴法：**将菊花粉和鸡蛋清混合搅拌，然后敷在脸上，20分钟后洗净即可。此面膜适用于皮肤干燥而黄褐斑又多者。

◎**白檀香浆水洗敷法：**先将小米用冷水浸泡5～6天，直至生成白色泡沫，滤出即为浆水。晚上睡前用温浆水洗脸，擦干脸后再将捣磨成汁的白檀香涂至雀斑处，第二天晨起洗去檀香汁即可。

第五章　消化系统疾病及不适

口腔溃疡：想吃就吃，不让口腔溃疡“挡道”

症状自诊

【自疗】口腔中有灼烧或刺痛感，此乃口腔溃疡即将出现的征兆，一般在溃疡产生前6～24小时出现。

【询医】溃疡部位很痛或是溃疡持续时间超过两周。

【询医】疑似由口腔癌或淋巴瘤引起的溃疡。

居家自疗

美味食疗

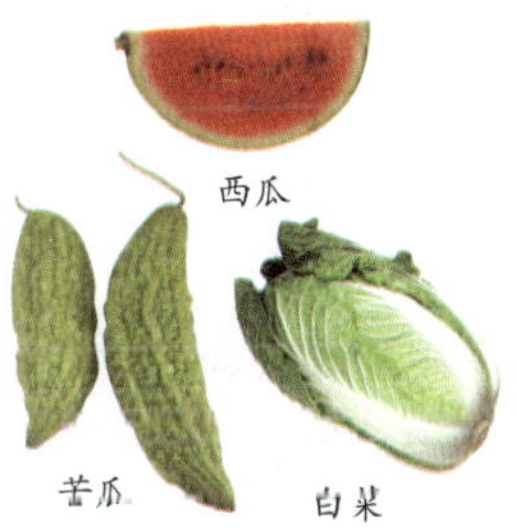

◎苦瓜：苦瓜性寒，能清心、去火。

◎白菜：白菜中含有丰富的维生素，能起到润肠排毒的作用。

◎西瓜：西瓜堪称“瓜中之王”，含有大量的葡萄糖、苹果酸、果糖、氨基酸、番茄红素及丰富的维生素C等物质，有清凉下火的作用。

◎莲子萝卜汤：取莲子30克、萝卜250克，加水共煮成汤，每日服用两次。

◎绿豆生地黄汤：取生地黄30克、绿豆60克，加水共煮成汤，最后拣去生地黄，喝汤食豆，每日1剂。

◎莲子冰糖饮：取莲子30克、栀子15克、冰糖适量。将莲子（不去芯）、栀子（用纱布包裹）放入锅里，然后加适量的水，煎至沸，放凉后饮汁即可。每日服用两次。

◎白术茯苓汤：取人参、白术、茯苓各9克，炙甘草6克，陈皮3克，半夏4.5克。将所有材料用纱布包好，加入适量的水煎服。初次饮用者应遵照医嘱服用。

◎**黄芩干姜汤：**取半夏9克，黄芩、干姜、人参、炙干草各6克，黄连3克，红枣4颗。将所有材料用纱布包好，水煎即可。值得注意的是，本方主治虚实互见之证而引起的口腔溃疡，因气滞或食积所致的口腔溃疡者不宜食用。

◎**萝卜木耳炒白菜：**取大白菜350克，胡萝卜100克，油菜、黑木耳各20克，葱花、花椒、盐、酱油、味精各适量。先将大白菜去叶留帮，切成小片；胡萝卜洗净切片；黑木耳用温水泡发后洗净，撕成片；油菜洗净，备用。将油锅烧热，放入花椒、葱花煸炒出香味，放入白菜片、胡萝卜片快炒，炒至七分熟时放入黑木耳、油菜，加酱油、盐、味精炒匀即可。

◎**菜根蒜苗枣汁：**取白菜根6克、蒜苗15克、红枣10颗。将所有材料加水共煎即可。每日1～2次。

◎**苦瓜粳米粥：**取苦瓜100克、粳米50克，冰糖、盐各适量。先将苦瓜去瓤，切丁。粳米淘洗干净，再用冷水浸泡半小时，捞出。将浸泡好的粳米放入锅内，加入适量清水，大火煮沸，放入切好的苦瓜丁，改用小火熬煮成粥，加入冰糖、盐调味即可食用。此粥具有清热去火、排出体内毒素的作用。

◎**土豆萝卜汤：**取苦瓜1根、番茄2个、土豆1个、胡萝卜半根，洋葱片、味精各少许，盐适量。苦瓜洗净，去瓤，切片；番茄洗净切块；土豆去皮，切块；胡萝卜洗净，去皮，切片。将油锅烧热，倒入洋葱片、胡萝卜片、土豆块一起炒，炒至半熟后，放入番茄炒软，再倒入适量清水煮沸，最后放入苦瓜、盐、味精，煮至入味即可。此汤可清热去火，缓解口腔溃

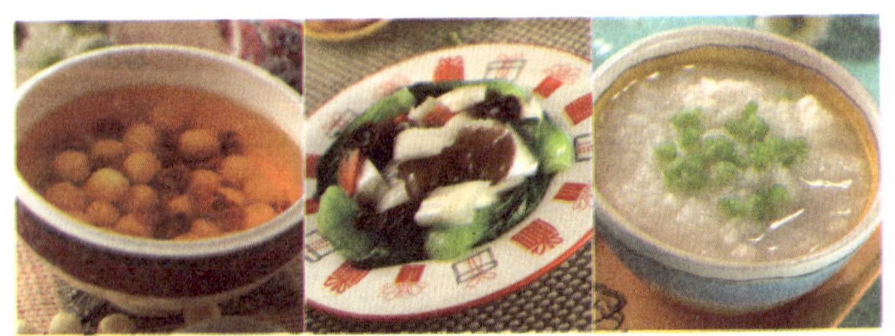

莲子冰糖饮　　萝卜木耳炒白菜　　苦瓜粳米粥

疡症状。

◎**五倍子蜜汁**：取五倍子10克、绿茶1小匙、蜂蜜25克。将五倍子加水煮沸后，再加入绿茶、蜂蜜，冲泡5分钟后即可饮用。

◎**双耳山楂汁**：取银耳、黑木耳、山楂各10克，将其与适量清水一起放入锅里，水煎即可。每日1～2次。

◎**蒲公英糖饮**：取绿豆50克、蒲公英15克、冰糖适量。将绿豆加水煮至熟烂，蒲公英用水煎取汁，然后将蒲公英汁放入绿豆汁内，再加冰糖适量即可。初次饮用者应遵照医嘱食用。

◎**苦瓜瘦肉汤**：取鲜苦瓜150克、猪瘦肉100克，咸菜适量。先将苦瓜去瓤，切块，待用；猪瘦肉洗净，切片，放入沸水中汆烫去血污，捞出备用。将苦瓜块与猪肉片放进煲内，放足量清水，用小火煲，1小时后倒入咸菜，再用中火煮30分钟即可。

按摩

1.按摩者用中指或食指指腹按揉被按摩者的地仓穴，并做环状运动，每次3分钟（图①）。

2.被按摩者仰卧，按摩者用拇指指腹按压其廉泉穴，力度适中，每次2分钟。

3.按摩者用双手拇指指腹按压被按摩者承浆、下关、大迎等穴位，按压时用力要适中，每穴每次各1分钟，以被按摩者感觉酸胀为宜（图②）。

4.按摩者用拇指指腹沿顺时针或逆时针按揉被按摩者的曲池、合谷、手三里等穴位，用力稍重，每穴每次各3分钟，至被按摩者感觉酸胀为宜（图③、图④）。

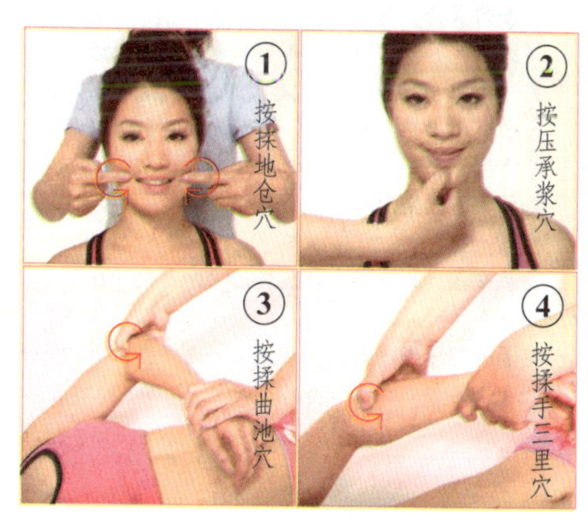

5.被按摩者取俯卧位，按摩者用拇指指腹按压被按摩者的胃俞、肝俞、脾俞等穴位，按压时用力要稍重，每穴每次各2分钟。

其他妙招

◎**绿茶含漱法：**用开水冲泡绿茶，将浓茶在口腔内含漱即可。

◎**中药贴敷法：**锡类散、青黛散、冰硼散、珠黄散四药中任取一种敷于患处，每日4～5次。

◎**消毒棉擦拭法：**用消毒棉签蘸浓茶涂擦患处，每日3次。

◎**鸡蛋膜贴敷法：**将1个生鸡蛋磕开，把蛋液倒在碗里，随即轻轻撕下鸡蛋壳里面的薄膜，撕得越大越好，然后把此薄膜贴在口腔的溃疡处。一般情况下，敷贴2～3次后溃疡面就能愈合。如果不小心把薄膜随唾液一起咽掉了，还可以再换1次。

◎**明矾含漱法：**取明矾5克，加水100毫升，进行充分搅拌后含漱1～2分钟。

国医小课堂

口腔溃疡者的饮食注意事项

◎**多吃新鲜蔬菜、瓜果。**多吃新鲜蔬菜、瓜果可预防和缓解溃疡症状。尤其要多吃富含维生素C的食物，如橙子等。

◎**定时进餐。**对于口腔溃疡患者来说，及时进餐极其重要，尤其是早餐一定要吃，并要以七八成饱为宜。饭菜也应以软为宜，并且食物不宜过烫，否则会刺激溃疡处。在溃疡发作期还要注意少食多餐，千万不要因为怕痛而少吃甚至不吃。如果溃疡处感觉较疼时应吃粥、馒头、面条等易消化的食物，最好不要吃黏性较大的食物，如汤圆、糯米等。

◎**忌大量饮用酒等刺激性饮品。**在溃疡发作期应尽量少饮酒，尤其是烈性酒。对于一些咖啡等饮料，也最好暂停饮用。

◎**忌辛辣、刺激性食物。**在溃疡发作期间应尽量避免食用刺激性食物，如辣椒、烧烤等。

◎**喝一些冷流质饮品。**溃疡处如果小量出血，宜多次、少量饮用冷流质饮食，如冷牛奶、冷稀粥，每次宜饮100～150毫升。

口臭：将口臭挥之而去，享受清爽生活

症状自诊

【自疗】从嘴中呼出不新鲜的气味。

【询医】怀疑口臭是由牙齿腐烂或牙床疾患引起的。

【询医】如在清洁牙齿、牙床、舌头之后，口臭仍没有明显的改善，可能存在内脏疾患。

居家自疗

美味食疗

◎**酸奶**：酸奶中的有益菌可以抑制口腔中腐烂菌的活动，使舌苔数量减少，臭味自然也就减轻了。

◎**香菜**：香菜被称为天然的口气清香剂，可放在口中慢慢咀嚼，反复1～2次可暂时缓解口臭。

◎**生花生**：生花生中含有140多种天然芳香物质，因此吃生花生对改善口腔异味有很好的效果。

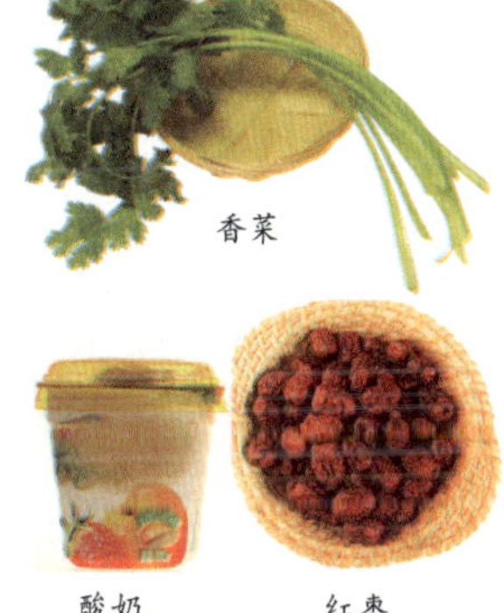

香菜

酸奶　　红枣

◎**红枣**：红枣可消除因食用葱、蒜等食物引起的短暂口臭，饭后咀嚼1～2颗即可。

◎**橘子皮**：橘子皮中含有大量的维生素C和香精油，对于改善单纯性口臭有很好的效果。

◎**桂皮丁香饮**：取丁香4枝、桂皮2小匙。将丁香和桂皮研碎，加1000毫升水在火上煮开，盖上盖子，用小火煮5分钟后关火，再闷20分钟，然后滤掉丁香和桂皮，晾凉即可。此方具有消毒防腐功效，可以减轻口臭症状。

◎**鲜石榴汁：**取鲜石榴2个，去籽、榨汁，兑入适量凉开水饮用即可。

◎**鸡蛋壳饮：**取鸡蛋壳3克，研末，用沸水冲泡，每日饮用3次。

◎**薄荷叶粳米粥：**取鲜薄荷叶30克、粳米50克。粳米洗净，加入鲜薄荷叶一起熬粥即可。

小动作自愈操

◎**肝脏运动除口臭：**紧闭双唇，用鼻子吸进一口气（吸气时肋骨要用力扩张），坚持3秒后吐气，同时用力收缩肋骨。如此重复10次，利用肋骨的缩张来按摩肝脏，以此缓解口臭。

其他妙招

◎**借用口腔清洁器：**使用口腔冲洗器或者洁牙线清洁牙缝深处的食物残渣、软垢等，可防止细菌的滋生。

◎**浸泡假牙：**由于假牙会吸收异味，因此晚上睡觉之前最好把假牙放在消毒液里浸泡一个晚上，以免引起口臭。

◎**精油漱口法：**薄荷、柠檬精油有助于改善由消化不良等问题引起的口臭；茶树、百里香精油有助于改善由牙龈问题引起的口臭；薰衣草精油有助于改善由一般问题引起的口臭。取4滴上述的任一精油，放在漱口杯中的温水里，用来漱口即可。

◎**桂花漱口法：**每天含漱新鲜桂花或糖桂花数次，也可取桂花适量，加水煎制，然后用桂花水漱口。

◎**小苏打漱口液：**可用小苏打和过氧化氢制作过氧化氢漱口液，这种混合液所产生的泡沫有很强的氧化作用，能杀死口腔中的细菌，防止异味的产生。具体做法：将1小匙小苏打与1杯浓度为2%～3%的溶液混合即可。

◎**盐水漱口法：**应养成饭后清洁口腔的习惯，如果不方便刷牙，每次饭后可用温淡盐水漱口。

◎**茶叶嚼法：**取茶叶数片，每日早晚进行含嚼，慢慢咀嚼，便可暂时消除口臭。

脂肪肝：消除过多脂肪，还肝脏健康

症状自诊

【自疗】常感到疲乏无力。

【自疗】右上腹有沉重感，饭后感到腹胀。

【自疗】经常便秘，体重逐渐增加。

【自疗】出现黄疸、恶心、呕吐、疼痛和腹部紧胀等症状。

【询医】有上述不适并伴有糖尿病等其他疾病者。

居家自疗

美味食疗

◎**山楂：**山楂含有山萜类及黄酮类成分，能有效降低血脂及低密度脂蛋白胆固醇的含量。

◎**洋葱：**洋葱含有可降低低密度脂蛋白胆固醇的含硫化合物的混合物，有降血脂的作用。

◎**香菇：**香菇是世界上第二大食用菌，富含多种营养成分，多食用能起到降血压、降低密度脂蛋白胆固醇的作用。

◎**黑木耳：**黑木耳是一种营养丰富的食用菌，内含的最主要营养物质——多糖，能明显降低血脂，有效预防脂肪肝。

◎**玉竹桂圆汤：**取玉竹3克、炙甘草2克、桂圆肉5克、红薯50克。红薯不用去皮，洗干净切块，用500毫升的水加所有材料一起煮沸后，再用小火炖煮2分钟即可。

◎**山楂泽泻汤：**取生山楂30克、泽泻15

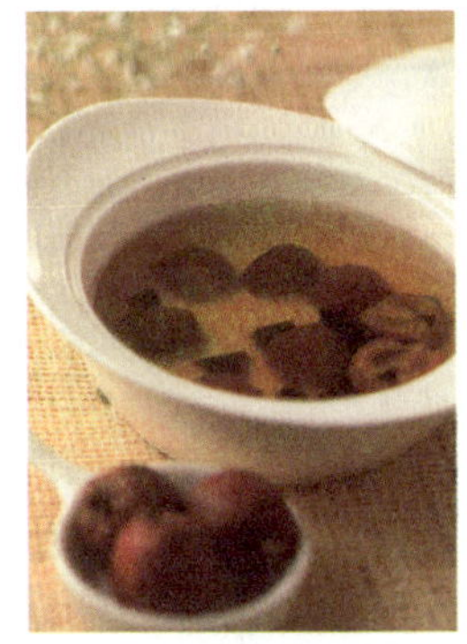

山楂泽泻汤

克，将其一起放入水中煎煮即可。每日1剂，分两次煎服。

◎**红花白芍汤：**取柴胡5克、白芍2克、红花1克、大燕麦适量。先将柴胡、白芍、红花加150毫升沸水闷泡5分钟，取汁液，往汁液中倒入大燕麦充分搅拌即可。可当早餐食用。

◎**枸杞子红枣羹：**取枸杞子15～30克、红枣15颗、花生米30克，加水共煮成羹即可。

◎**薏米茯苓麦芽粥：**取薏米50克，茯苓、麦芽各30克，粳米适量，加水共煮成粥即可。

◎**南瓜炒洋葱：**取洋葱350克，南瓜200克，蒜末适量，白糖半小匙，胡椒粉少许，盐、醋各1小匙。先将南瓜去皮，洗净，切块待用；洋葱去皮，洗净，切细圈待用。炒锅加油烧热后，炒香蒜末，放入南瓜和洋葱翻炒，接着放入盐、醋、白糖、胡椒粉，最后加适量水做熟即可。

◎**洋葱虾皮汤：**取虾皮50克，香菇5个，鸡蛋3个，洋葱2个，盐、味精、高汤各适量。将鸡蛋打散，加入盐、味精、适量高汤上笼蒸熟；洋葱切粒，香菇切片，与虾皮一起用沸水氽烫至熟，放在蒸好的蛋羹上；将锅烧热，倒入剩余高汤，加盐、味精煮沸，浇在海鲜蛋羹上即可。

按摩

1.经常用按摩棒按摩足三里穴可以降低血脂，预防脂肪肝。

2.用拇指指腹分别按压中脘、三阴交、足三里，每穴沿顺时针、逆时针各按压3～5分钟。

3.曲池穴是主肝的大穴，常用拇指按摩对侧的曲池穴可预防脂肪肝。

小动作自愈操

◎**摩腹揉肝：**早晨醒后、晚上睡前按摩腹部5～10分钟，然后移手掌至右肋骨下肝脏部位轻揉3～5分钟。

◎**掌心推腋窝：**取站位或坐位，上身挺直，身心放松，自然呼吸，接着将两只手手掌平放于肚脐上方，手腕平直，在掌心相贴的同时进行上下左右轻推，推至腋窝的时候再用力（图①），这样手掌心很快就会感觉到温热。值得注意的是，在整个运动的过程中，手腕必须保持平直。这个动作能加速血液循环，有效改善血液不畅。

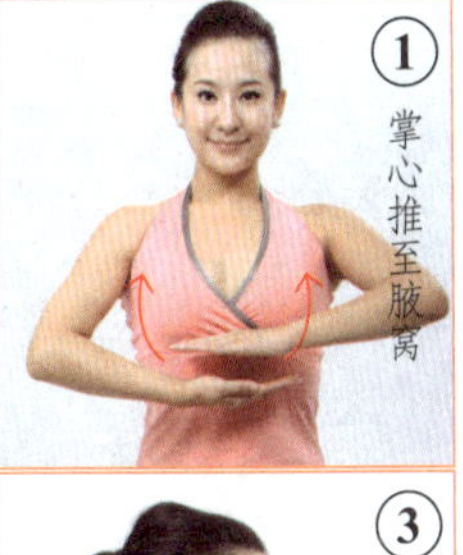

◎**单孔呼吸法：**单孔呼吸可改善肝病。具体做法：把嘴巴闭上，用食指关节把一边的鼻孔堵住，用另一边鼻孔吸气，吸满后再由另一鼻孔呼气（图②）。

◎**呼吸动肋法：**这个小动作能够通过对肺脏与肝（胆）脏进行按摩，改善肝病。具体做法：把嘴巴闭上，先用鼻子吸气，吸气时肋骨一定要用力扩张。当气到肋骨后再由嘴吐出（图③）。值得注意的是，吐气时，一定要用力收缩肋骨。

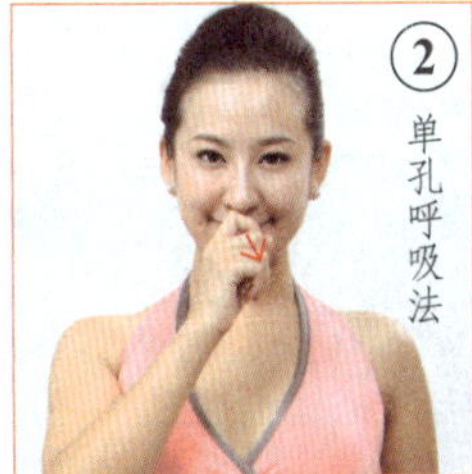

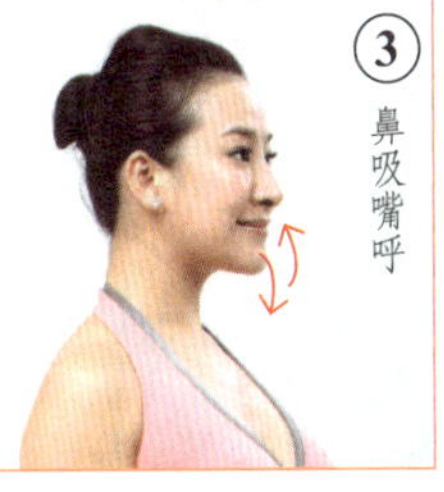

其他妙招

◎**灸关元穴：**关元穴位于下腹部，前正中线上，脐下4横指处。受术者仰卧，施术者将艾条的一端点燃后，对准关元穴进行熏灸。艾条应放在距离皮肤2～3厘米处，局部以有温热感但不灼痛为宜。也可用艾炷隔姜片、蒜片进行熏灸，每日1次（图④）。

◎**灸足三里穴：**足三里穴位于膝盖骨外侧下方凹陷往下约4指宽处。受术者取仰卧位或坐位，施术者将艾条的一端点燃后，对准其足三里穴熏灸10～15分钟。艾条应距离皮肤2～3厘米，局部以有温热感但不灼痛为宜。也可用艾炷隔姜

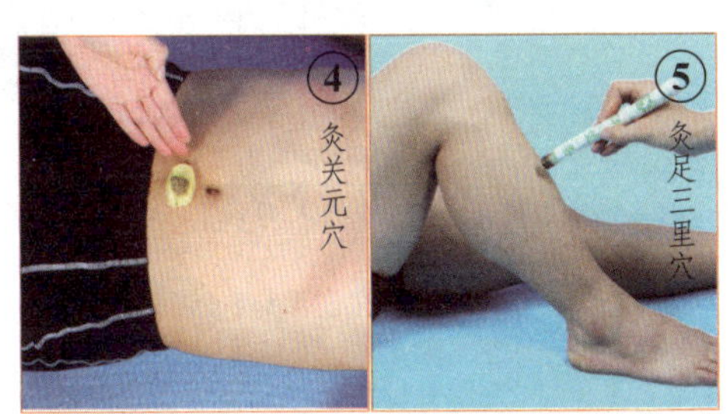

片、蒜片进行熏灸，每日1次。灸完将艾条拿开即可（图⑤）。

国医小课堂

易患脂肪肝的人群

◎**患糖尿病人群**。约有半数的糖尿病（非胰岛素依赖型糖尿病）患者伴有脂肪肝，因为糖尿病患者体内的葡萄糖和脂肪酸不能被很好地利用，脂蛋白的合成出现障碍，大多数葡萄糖和脂肪酸在肝脏内转变成脂肪，最终使脂肪在肝内存积下来，引发脂肪肝。

◎**酗酒者**。一般来说，轻度脂肪肝患者只要在禁酒4～6周以后，病症就会有所缓解。所以，对于酗酒的脂肪肝患者来说，要想防治脂肪肝，首先需要做的就是戒酒。

◎**营养不良人群**。长期饥饿或消化吸收障碍者也易患上脂肪肝，因为机体缺乏蛋白质，形成载脂蛋白的原料枯竭，致甘油三酯积存而发生脂肪肝。

◎**营养过剩人群**。长期高脂饮食或长期大量摄取淀粉等糖类，会使肝脏脂肪合成过多，造成脂肪肝。所以，有效地预防脂肪肝应从改善饮食开始。健康的饮食习惯应当多摄取高蛋白质、高维生素、低糖、低脂肪食物。另外，脂肪肝患者还应当禁食大蒜，因为大蒜中某些成分会影响食物的消化吸收。并且，蒜中的挥发油还可使血液中的红细胞、血红蛋白减少，对于脂肪肝患者的治疗不利。

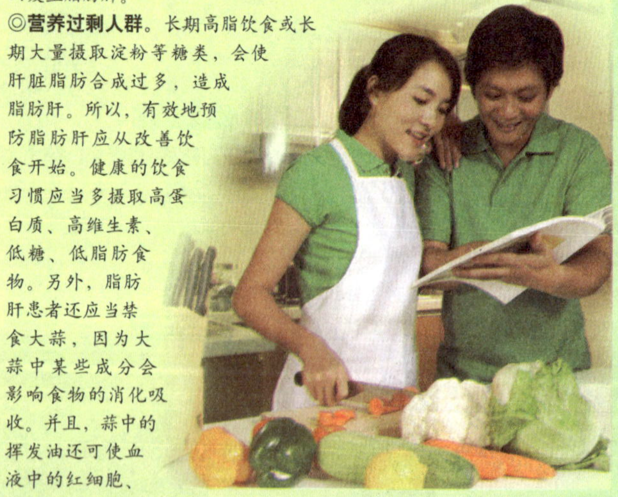

多吃果蔬，避免营养过剩，可以远离脂肪肝

便秘：不受便秘困扰，舒畅、惬意地生活

症状自诊

【自疗】排便困难、疼痛，大便硬结。

【自疗】成人 3 天未解大便，儿童 4 天未解大便。

【询医】便秘的同时，伴有发热、下腹痛等症状，且大便稀薄。

【询医】老年人、活动不便的人持续 1 周以上的便秘。

【询医】如果便中带血，可能伴有其他疾病。

居家自疗

美味食疗

◎苹果：苹果（尤其是果皮的部分）含有水溶性膳食纤维——果胶，能让粪便变柔软，从而保护肠壁。

◎魔芋：魔芋含有丰富的葡甘露聚糖膳食纤维，但值得注意的是，在食用魔芋的同时要均衡搭配谷类、蔬菜、海藻、菇类等食品，以摄取充足的水分。

◎五仁粳米粥：取芝麻、松子仁、柏子仁、胡桃仁、甜杏仁各10克，粳米100克，白糖少许。将芝麻、松子仁、柏子仁、胡桃仁、甜杏仁碾碎，放入粳米，加适量的水，共煮成粥。服用时加少许白糖，每日分早、晚服用。此粥对于气血两虚引起的便秘有很好的疗效。

◎芝麻杏仁粥：取黑芝麻30克、杏仁50克、冰糖或蜂蜜适量、粳米200克。将黑芝麻磨成粉状，杏仁捣碎，再将其与粳米同煮成粥，依个人喜好加入冰糖或蜂蜜即可。黑芝麻与杏仁皆含有油脂，可以润肠通便；蜂蜜也有润肠作用。燥热体质者不适合吃，以免导致口干舌燥。

◎决明子苁蓉粥：取决明子15克、肉苁蓉10克、粳米200克。将决明子、肉苁蓉放入锅中并加入500毫升水，先用中火煮滚，再转小火，煮10～15分钟取汁，再与粳米同煮成粥即可。肉苁蓉可滋润肠道，帮助肠胃蠕动，决明子有泻下及滋阴补虚的作用。因此，此粥对于由气虚引起的便秘有很好的疗效。

◎**鱼腥草蒸猪大肠**：取鲜鱼腥草150克、猪大肠200克、盐适量。将鱼腥草塞入猪大肠内，用线系紧，加盐调味，隔水蒸熟即可。此方可以缓解肠燥引起的便秘。

◎**番泻叶蜂蜜茶**：取番泻叶、蜂蜜各适量。先将番泻叶用沸水冲泡，加入蜂蜜调匀即可。此茶可改善肠燥便秘。

◎**黄芪苏麻粥**：取火麻仁、苏子各50克，黄芪10克，粳米适量。将火麻仁、苏子、黄芪烘干研末，加适量水搅匀，待粗粒下沉后，取药汁，倒入粳米中煮成粥。此粥可缓解气虚引起的便秘。

◎**白薯小米粥**：取白薯300克、小米100克、白糖少许。白薯洗净去皮，切成小块，与小米一同煮粥，待粥熟后加入白糖调匀即可服用。此粥适用于肠燥导致的便秘者。

◎**凉拌魔芋丝**：取魔芋150克、小黄瓜1根、金针菇50克，酱油、香油、白醋各1大匙。魔芋切细丝、金针菇洗净，分别放入滚水中汆烫，捞起、沥干备用；小黄瓜洗净、切丝，放在碗中加白醋拌一下、捞出，以冷开水冲净、沥干备用；将所有材料全部放入碗中，加入酱油、白醋和香油搅拌均匀即可。

按摩

1.双手重叠，掌心朝下，按于脐部，以肚脐为中心，先沿顺时针方向推摩腹部，再沿逆时针方向进行推摩，推摩的范围可以逐渐扩大，注意推摩时力度要适中，推摩完后再轻拍腹部15次（图①）。

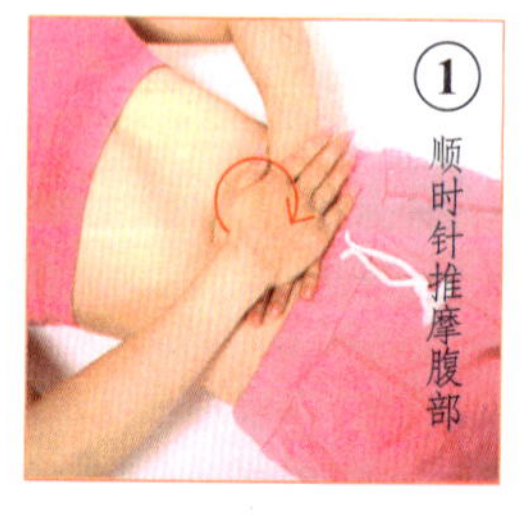

2.从位于手掌面手腕处、靠近小指尾端的神门穴摩擦至小指的指端，此按摩方法对顽固性便秘的疗效显著。

3.用按摩棒按压承山穴，每次1分钟，再拿捏承山穴周围的腓肠肌，每次拿捏30次。口臭者加按足三里穴1分钟，腹冷痛者加按三阴交穴1分钟（图②、图③）。

4.用拇指指腹按揉中脘、关元、天枢、大巨、巨阙等穴位，注意按揉时力度要适中，每穴每次各2分钟（图④）。

5.按摩者用拇指指腹按揉被按摩者的手三里、三阴交、足三里等穴位，注意按揉时用力要稍重，每穴每次5各分钟，以被按摩者感觉酸胀为宜（图⑤）。

6.按摩者在被按摩者的腰骶部做上下快速摩擦动作，以被按摩者感觉温热为宜（图⑥）。

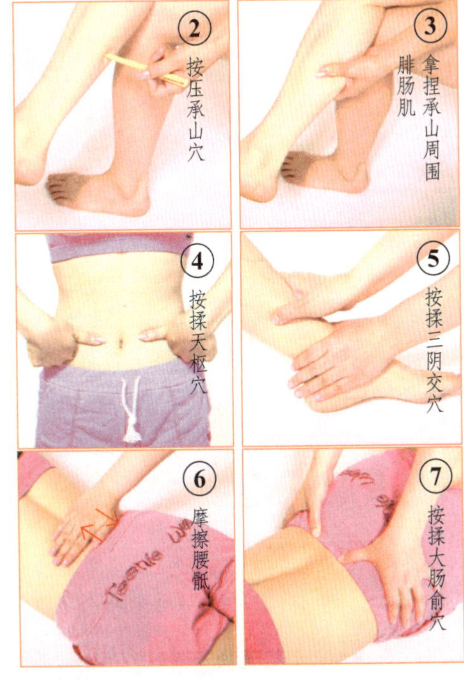

7 被按摩者俯卧，按摩者用拇指指腹按揉被按摩者的脾俞、胃俞、肝俞、大肠俞、肾俞等穴位，每穴每次各5分钟，以被按摩者感觉酸胀为宜（图⑦）。

小动作自愈操

◎**运动辅疗：**单脚跳跃、跳绳或经常跑步和走路都可以促进肠胃蠕动。

◎**晃动臀部：**大便时将臀部轻轻地上下晃动，经过一段时间大便就会顺着肠壁往下滑落，最后排出肛门，不需要用力屏气。

◎**两脚下蹬：**仰卧，上肢不动，两腿向上伸直，两脚交替下蹬，每秒蹬1次，每次两脚各蹬100～200次，体能好的可增加下蹬的次数。

◎**转腰：**取站位，两手叉腰，将腰腹部从直立位置分别向左、向前、向右、向后进行扭腰，即沿顺时针方向扭转，再按相反方向扭转。反复进行5~10分钟。

◎**收腹鼓腹：**平时要形成吸气时收腹、呼气时鼓腹的习惯，因为吸气时，气经脐孔时可进入胸腑；呼气时鼓腹，气就可由胸腹经脐孔而出。只要坚持一段时间，就会感觉腹部发热、肠鸣音增强，从而呼吸平顺、食欲增强，大便转为正常。

其他妙招

◎**切忌用力排便：**排便切不可过分用力，否则可能会导致痔疮或肛裂，造成肛门变窄，不仅令人痛苦，而且还会使便秘更严重。

◎**切忌忍便：**绝对不要忽视便意，有便意应立即去排解，长期忍便是诱发便秘的因素之一。

国医小课堂

关于灌肠

灌肠就是把一根塑料管从肛门插入肠道，通过水反复注入和排出，将肠内的废物溶化、稀释，再将稀释的粪便排出来。其实，灌肠并不能真正排毒，现有灌肠方式只能起到通便、排宿便的作用。说到底，灌肠类似开塞露的作用，不能防治便秘。至于治病，灌肠的确能缓和一些糖尿病、肝病患者的并发症，但是治标不治本。从这点上说，灌肠适宜于长期便秘的患者，新陈代谢正常的人群没必要灌肠。接下来，让我们了解一下灌肠的注意事项。

◎**灌肠水量有讲究。**灌肠水量的多少很有讲究，因为每个人的耐受性各不相同，特别是患有其他疾病者，包括肠粘连、肠扭转、溃疡性结肠炎甚至肿瘤等。如果水量控制不好，就会导致肠穿孔。

◎**要预测灌肠后会出现的后果。**用液体灌入肠道时是不能出现分毫差错的。如果有的人肛门括约肌比较松弛，灌入100毫升水，可能要流出5毫升。特别是女性，肛门离尿道、阴道口很近，灌洗液中的大便流出时很容易使尿道和阴道受到感染。

◎**灌肠的次数不宜过多。**如果经常灌肠，外来导管在肛门处进进出出，会使肛门括约肌更为松弛，导致便意的敏感性变差。

第六章　生殖系统疾病及不适

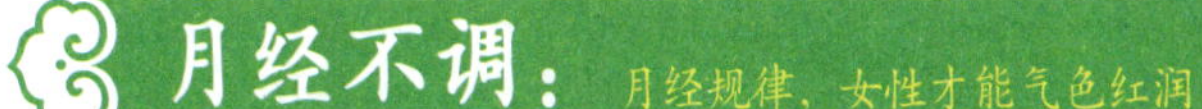

月经不调：月经规律，女性才能气色红润

症状自诊

【自疗】出现周期性、阵发性小腹疼痛，并且疼痛感放射至会阴及腰骶部，即为痛经发作的症状。

【自疗】出现断经现象（怀孕除外），此现象大多由运动过度或厌食引起。

【自疗】月经流量大，可能是由压力引起的。

【询医】痛经并伴有恶心、呕吐、尿频、腹泻，严重的可出现面色苍白、手足发冷、昏厥等症状。

【询医】由子宫内膜异位或其他一些骨盆损伤、骨盆感染等病症引起的月经不调。

【询医】月经问题久治无效者不宜坚持自疗，应到医院进行妇科检查，以排除生殖器炎症及其他器质性疾病。

居家自疗

美味食疗

◎红枣：红枣能够补血补气，尤为适用于身体虚弱、气血不足的月经不调者。

◎荠菜：荠菜中的荠菜酸具有止血的作用，能够理气活血，有效缓解女性的月经不调症状。

◎姜艾薏米粥：取薏米30克，艾叶、干姜各9克。将干姜和艾叶水煎后过滤留汁，倒入薏米煮成粥即可。应趁热食用，每日两次。此粥可缓解寒湿凝滞型痛经。

◎生姜花椒饮：取红枣10颗、生姜25克、花椒10克，一起放入锅里，加水共煎即可。腹痛时服下或经前两天预服，每日1剂，分早、晚两次分服。

◎益母草汁：取益母草15克，加水煎制，水沸后加入适量红糖即可。腹痛时服下。

◎**生姜糖水：**取生姜25克，加适量清水煎制，待水沸后加入适量红糖即可。腹痛时服下。

◎**丹参月季酒：**取当归30克，红花20克，丹参、月季各15克，将其一起研末，再用纱布包好，然后浸入1500毫升米酒中，封口，待7日后即可饮用。将酒温热，空腹服下，每日分两次服用，每次15～30毫升。此酒的主要功效为调经养血、理气活血。

按摩

1.将双手放置于小腹侧面，朝着外生殖器方向由后向前斜擦（切记不是往返擦动），每次5分钟，力度稍重，稍感温热即可（图①）。

2.双手食指、中指合拢并缓缓地点揉子宫，每次5分钟，力度稍重，微感酸胀即可（图②）。

3.被按摩者仰卧，按摩者先将手心搓热，再用手掌掌心按揉其小腹部，力度稍重，至被按摩者稍感温热即可（图③）。

4.被按摩者取俯卧位，按摩者用手掌掌心横擦被按摩者的腰骶部，至被按摩者稍感温热即可。如被按摩者的经血色暗且伴有瘀块，可击打其腰骶部50次。

5.先用按摩棒揉捻右脚上的太冲，用时5分钟，至稍感酸胀即可，再揉捻左脚上的太冲，用时也为5分钟（图④）。

6.按摩者分别按揉被按摩者的命门穴、肾俞穴各2分钟，至被按摩者感觉温热即可。

7.用拇指指腹按揉三阴交穴，每次1分钟，稍感酸胀即可（图⑤）。

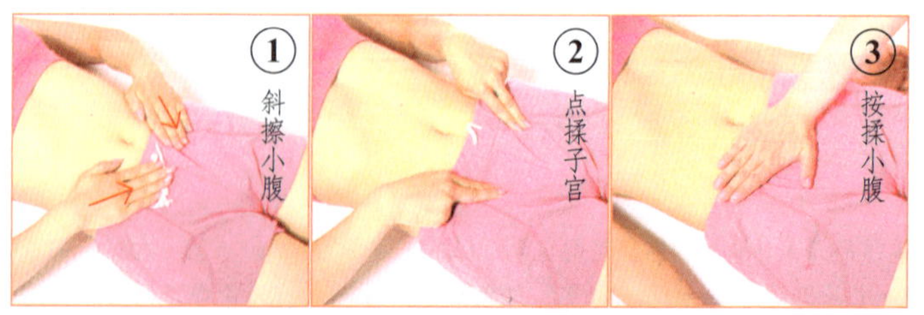

8.被按摩者取坐位，按摩者用手掌从被按摩者和肩胛下缘平齐的脊椎棘突下向两侧分推，并沿肋间向胸部推摩，反复推摩30次，被按摩者稍感温热即可（图⑥）。

9.将拇指重叠按揉气海、关元、中极等穴位，力度要适中，每穴每次各1分钟（图⑦）。

10.按摩者用拇指指腹按揉被按摩者的足三里、阴陵泉、血海等穴位，每穴每次各2分钟（图⑧）。

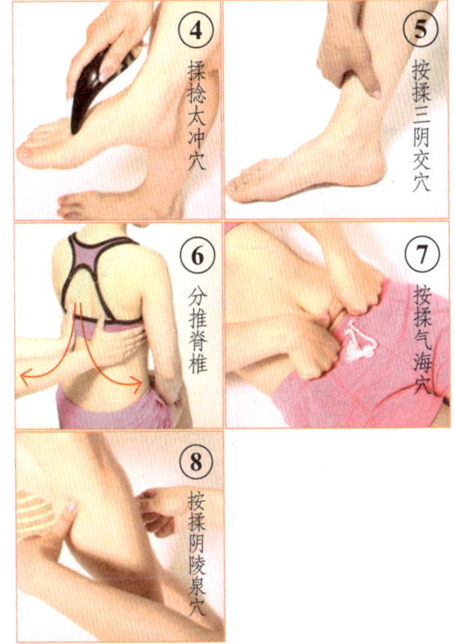

小动作自愈操

◎转肩：自然站立，全身放松，双手自然垂放于身体两侧，双脚分开与肩同宽，先调整呼吸，然后双肩按向上、向后、向下、向前的顺序进行转动（图⑨），连续转10次。随后，肩膀再按照向前、向上、向后、向下的顺序转动360度，连续转10次。两个动作做完之后，再深呼吸一下，抖动转肩。此动作有助于舒肝通络、活血顺气，能缓解由月经不调引起的痛经和闭经等症。

◎抖动：自然站立，全身放松，双手自然垂放于身体两侧，双脚分开与肩同宽（图⑩）。先做几次深呼吸，接着双膝微屈，呈稍微下蹲状（图⑪），然后自然轻松地抖动双腿，抖动的时间为1～2分钟。其间，抖动的频率为每分钟约150次，且抖动要有弹性和节律。待快停止时，动作要逐渐地减慢，直至完全停止，不宜忽然停下。

◎转圈：先在腰骨最突出的部分用力缠上宽皮筋和长筒袜，然后自然站立，双手叉腰，双脚分开与肩同宽，慢慢转圈以扭动腰部，自左向右和自右

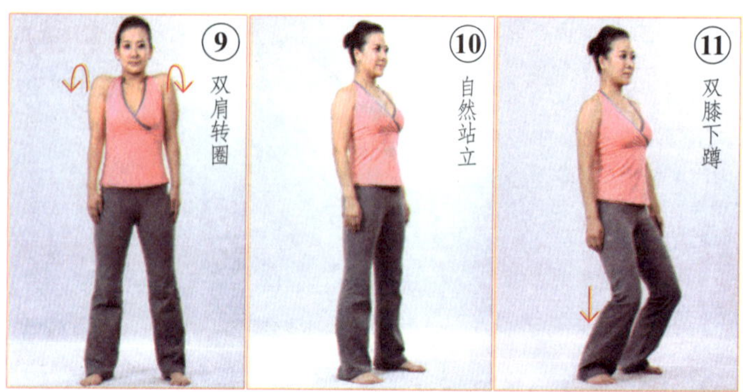

向左各转20圈。此动作能够促进下半身的血液循环，减轻痛经，调理月经。

◎**转腿：**平躺在床上，四肢张开成“大”字形，然后保持腰部不动，转动下半身，先将右腿举起放在左边，再换脚重复一样的动作，反复做4次。运动时，如感到吃力，可暂停歇息。

其他妙招

◎**青盐白芷敷法：**将白芷10克、青盐100克、五灵脂6克共炒热后，用布将其包好敷于小腹部即可。一日可敷两次。

◎**葱白生姜敷法：**将葱白100克、生姜50克、食盐250克共捣烂后一起炒热，用净布包好敷于气海穴。一日两次。

◎**益母草敷法：**将益母草和苎麻根各100克，分别洗净、切碎，再加黄酒一起炒热，敷于小腹部即可。一日可敷两次。

◎**吴茱萸敷法：**取肉桂、吴茱萸各10克，小茴香20克，一起共研磨成细末，再倒入适量白酒一起炒热，用布将所有材料包好敷于脐部，冷却后可再炒再敷。此法适用于寒湿凝滞型月经不调。

◎**热毛巾敷法：**用热毛巾敷下腹部可缓解因月经不调而引起的痛经。

◎**洗热水澡：**洗热水澡同样能够缓解月经不调。如果在洗热水澡时，在水中加入天竺葵香油或洋甘菊精油效果更佳。

◎**泡脚：**用热水泡脚能够缓解月经不调带来的不适。在泡脚时，如果水凉了要及时添加热水，否则会适得其反。泡脚的时间以15分钟为宜。

前列腺炎：将难言之痛一网打尽

症状自诊

【询医】有发热、寒战、全身乏力、尿频、尿急、腰骶部或会阴部疼痛、前列腺肿大并有明显触痛等症状，此乃急性前列腺炎。急性前列腺炎发病急，应用抗生素控制感染，如出现脓肿，应切开引流。

【询医】腹下区、会阴部、阴囊或尿道口出现烧灼样疼痛；清晨或大便后，尿道口有白色黏液样物质；有遗精、早泄及阳痿的现象。此乃慢性前列腺炎。慢性前列腺炎治疗比较困难，疗程较长，需多种抗生素交替使用。

居家自疗

美味食疗

◎南瓜子：取南瓜子30克，去壳生食即可。

◎白兰花瘦肉粥：取瘦猪肉150克、鲜白兰花30克。先将瘦猪肉洗净、切块，再与白兰花加水共煮即可。

◎紫茉莉花根饮：取紫茉莉花根60克，去皮、切碎，再加水煮沸，用小火煎片刻即可。每日1剂。

◎槐花汁：取小槐花10克，加水共煎即可。

◎绿豆大肠汤：取绿豆60克、去油猪大肠120克，两者洗净后加水共煮即可。此汤适用于湿热型急性前列腺炎。

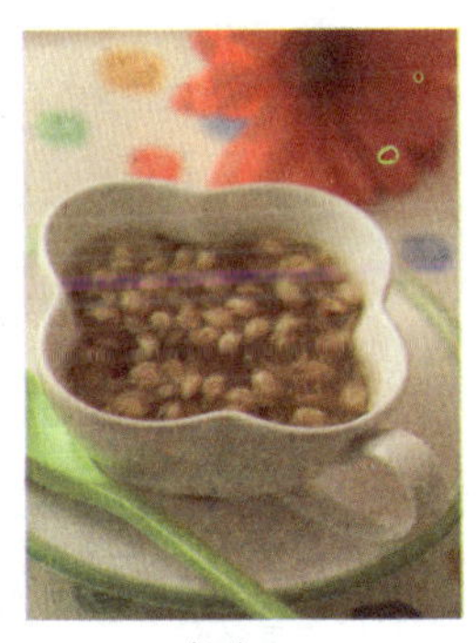

槐花汁

◎二鲜饮：取鲜藕、鲜茅根各适量，将两者切碎，加入适量水共煮，煮熟去渣取汁即可。此饮品适用于血热型急性前列腺炎。

◎丝瓜粥：取丝瓜1根、大米50克、白糖适量。丝瓜洗净、切段，大米煮粥，半熟时倒入丝瓜，全熟后拿掉丝瓜，再往粥里添加适量的白糖调味即可。此粥可当早餐食用，尤为适用于湿热型急性前列腺炎。

◎**红小豆鱼汤：**取红小豆50克、鲤鱼或鲫鱼1条。先煮鱼，待熟后去鱼留汤；另取水将红小豆熬成粥，待熟时倒入鱼汤调匀即可。此汤尤为适用于湿热下注型急性前列腺炎。

按摩

1.按摩者用手掌掌心沿逆时针方向按摩被按摩者的小腹部位，以被按摩者稍感温热即可，此动作每次5分钟。

2.用双手拇指和食指掐按中极、阴陵泉、三阴交穴各2分钟。

3.食指、中指、无名指并拢，用三指摩擦外关穴50次，至脚心稍感发热即可。

4.仰卧，双手重叠放在脐下3寸丹田处，分别沿顺时针、逆时针方向各旋转按揉30次，力度要轻柔（图①）。

5.左手的食指、中指、无名指并拢，用三指的指腹自左向右轻轻按压小腹1～2秒，反复20次（图②）。

6.按摩者用食指指腹轻轻地按揉被按摩者的会阴穴，每次2分钟。

7.被按摩者取俯卧位，按摩者双手互搓至热，用手掌横擦被按摩者的腰骶部，至被按摩者稍感温热即可（图③）。

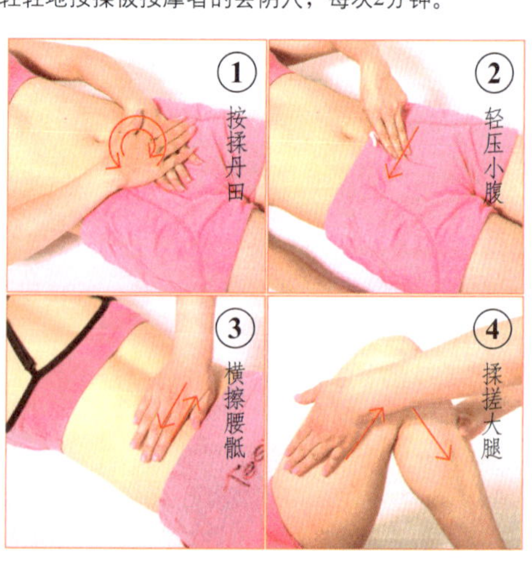

8.被按摩者取仰卧位，屈膝，按摩者用手掌自上而下揉搓被按摩者的大腿内侧，力度适中，反复30次（图④）。

9.按摩者用双手的

拇指指腹按压被按摩者的关元、五枢、神门、内关、间使、合谷、太溪等穴位，力度适中，每穴每次各2分钟。

小动作自愈操

◎**弯腰：** 自然站立，身心放松，两脚叉开与肩同宽，然后头部慢慢向后仰，抬起肩膀，身体继续向后仰，达到最大限度时停止向后仰，保持此动作7～10秒。长期坚持，能够有效减轻前列腺炎症状。

◎**提臀操：** 身心放松，仰卧于床，双腿并拢，双手自然垂放于身体两侧（图⑤）；双腿逐渐屈曲（图⑥）；用双手和双脚支撑着身体，逐渐抬高臀部至离床面15厘米，同时深吸气和提肛（图⑦），保持3～6秒，缓缓地放下臀部，回到起始动作，全身放松，进行深呼吸。此动作反复进行9～36次。

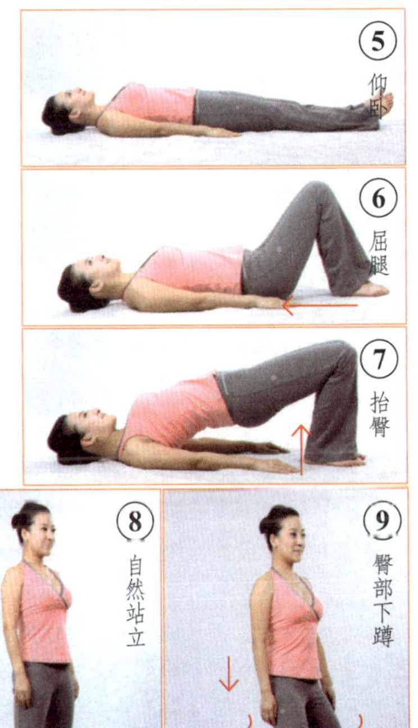

◎**抖膝部：** 先站立，双手自然下垂，身心放松，两脚分开与肩同宽（图⑧），臀部逐渐下蹲，并以每秒2～3次的频率抖动膝部（图⑨），抖动时长为1～2分钟，抖动时会感觉到浑身肌肉连同睾丸处都在震颤。这个动作能够引起睾丸的震颤，从而保证睾丸气血畅通，有效缓解前列腺炎。

◎**叉腿：**坐在地板或床面上，双腿先向前伸直，接着慢慢地分别向两边张开双腿。在整个过程中，双腿都要保持伸直，不要弯曲，并且大腿的背面与小腿的腿肚都要平贴地面。这个动作可以通过扩张双腿来拉动会阴部的肌肉，锻炼会阴部器官，有效减轻前列腺炎。

◎**压腿：**先坐在床上，身心放松，双腿和双手同时向前缓缓伸直，然后上半身慢慢地尽力向前往下压，最好能做到手指摸到脚趾。在整个过程中，双脚都要保持伸直。保持这个动作数秒后，再慢慢恢复到坐姿，可反复进行。这个动作主要通过对腹部和阴部器官的锻炼来改善性功能、加强性器官的控制能力，以此改善和缓解前列腺炎。

其他妙招

◎**小茴香熏洗：**取小茴香、防风、荆芥各适量，加水一起煎，煎后将药水倒入水温42℃左右的浴池里，进行洗浴即可。洗浴的过程中，要注意水的温度不宜过热或过凉。可以每天照此方法洗浴1次，长期坚持可有效缓解前列腺炎。

◎**蜗牛肉敷法：**取蚯蚓2条、蜗牛2只、车前子末2克，先将蚯蚓和蜗牛肉捣烂，再将其和车前子末混合调匀，将其敷在脐部，外用纱布固定，早晚各1次。

◎**药带敷法：**取金钱草、败酱草各20克，刘寄奴、白花蛇舌草各30克，桃仁、红花、乌药、萆薢各15克，车前子12克，制香附8克，一起研磨成细末，然后用纱布将其包好敷于小腹部即可。

◎**田螺车前子敷法：**取连须大葱3棵、鲜车前子30克、田螺7个、淡豆豉10颗、食盐1克，将所有材料放在一起捣成泥后敷于脐部即可。早晚各换药1次。

◎**注意性生活：**频繁的性生活会使男性的前列腺充血，如果再加上性生活不洁，更能使男性的会阴部受到感染或加深感染。因此，男性应当注意性生活不要过于频繁，并且要避免不洁的性生活，尤其是已患有前列腺炎的男性更应注意。

◎**放松心情：**前列腺炎的产生有生理方面的原因，也有心理方面的原因。因此，前列腺炎患者应当多听轻松的音乐，多参加一些唱歌、跳舞等娱乐活动，以此来缓解心情，减轻病情。

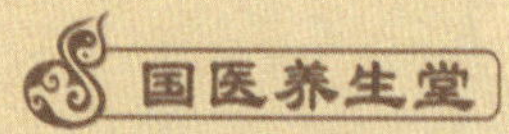

图解 耳穴按摩祛百病

本书编委会◎主编

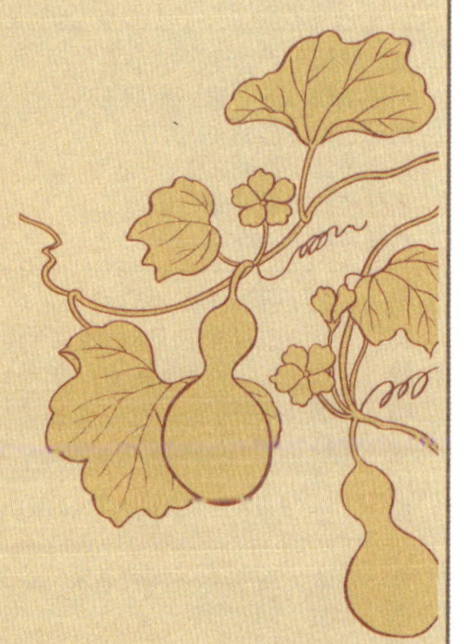

科学普及出版社

·北 京·

图书在版编目（CIP）数据

图解耳穴按摩祛百病 / 本书编委会主编. — 北京：科学普及出版社, 2025. 5. —（国医养生堂）. —
ISBN 978-7-110-10953-3
Ⅰ. R245.9-64

中国国家版本馆CIP数据核字第2025CX3858号

策划编辑 卢紫晔 崔小荣
责任编辑 齐 放 曹小雅
封面设计 博悦文化
正文设计 博悦文化
责任校对 邓雪梅
责任印制 李晓霖

出　　版 科学普及出版社
发　　行 中国科学技术出版社有限公司
地　　址 北京市海淀区中关村南大街16号
邮　　编 100081
发行电话 010-62173865
传　　真 010-62173081
网　　址 http：//www.cspbooks.com.cn

开　　本 787毫米×1092毫米 1/32
字　　数 1400千字
印　　张 40
版　　次 2025年5月第1版
印　　次 2025年5月第1次印刷
印　　刷 小森印刷（天津）有限公司
书　　号 ISBN 978-7-110-10953-3 / R · 941
定　　价 300.00元（全20册）

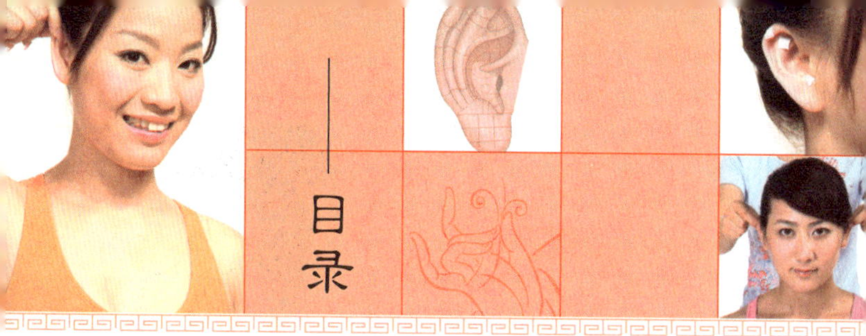

目录

第一章 耳部保健，全身保健

按摩耳穴的功效与程序…… 2
认识耳朵…… 3
认识耳穴…… 5
观耳查健康…… 7
耳部按摩方法…… 15
耳部按摩养生操…… 19
耳部日常保健…… 21
按摩禁忌与注意事项…… 25
哪些食物保养耳朵…… 27

第二章 耳穴按摩治百病

□呼吸系统疾病及不适…… 29
慢性支气管炎…… 29
支气管哮喘…… 30
慢性咽炎…… 31
感冒…… 32
咳嗽…… 33
□消化系统疾病及不适…… 34
慢性胃炎…… 34
消化不良…… 35
食欲不振…… 36
胃酸过多…… 37
慢性胆囊炎…… 38
脂肪肝…… 39
慢性腹泻…… 40
便秘…… 41
胃动力不足…… 42
□神经系统疾病及不适…… 43
神经性头痛…… 43
坐骨神经痛…… 44
失眠…… 45
偏瘫…… 46
面瘫…… 47

胃肠神经官能症…………… 48
神经衰弱…………………… 49
眩晕………………………… 50
□感觉系统疾病及不适…… 51
耳鸣………………………… 51
眼睛干涩…………………… 52
□运动系统疾病及不适…… 53
关节炎……………………… 53

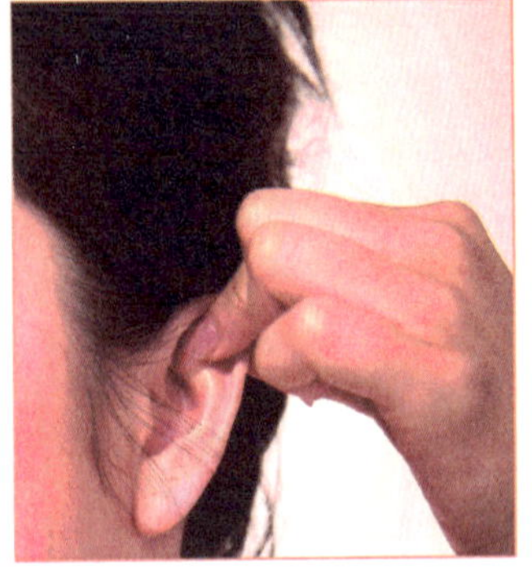

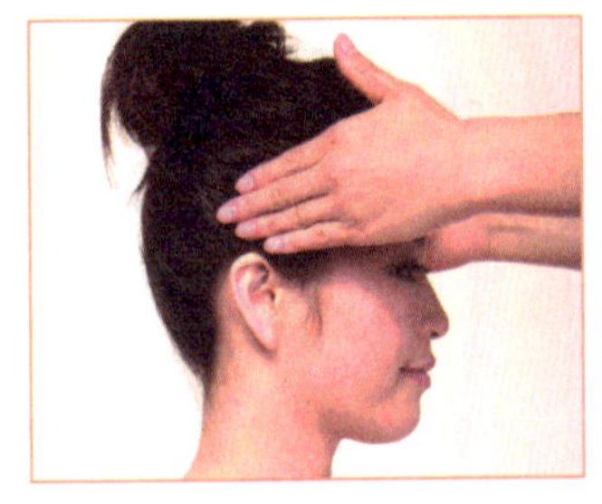

腰肌劳损…………………… 54
下肢静脉曲张……………… 55
颈椎病……………………… 56
肩周炎……………………… 57
骨质疏松症………………… 58
小腿抽筋…………………… 59
落枕………………………… 60

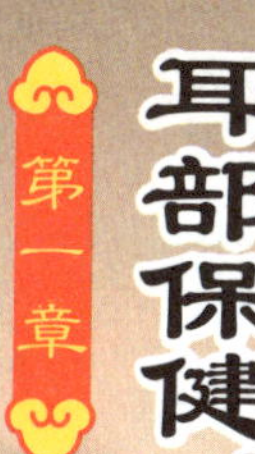

第一章

耳部保健，全身保健

耳朵是人体重要的听觉器官，上面分布着比较丰富的神经、血管和淋巴等组织，并通过经络和神经与人体脏腑器官相联系。如果我们了解了耳朵的结构，掌握了耳部穴位和日常保健知识，同时坚持每天按摩耳部，便可达到通经活络、调理脏腑的功效。

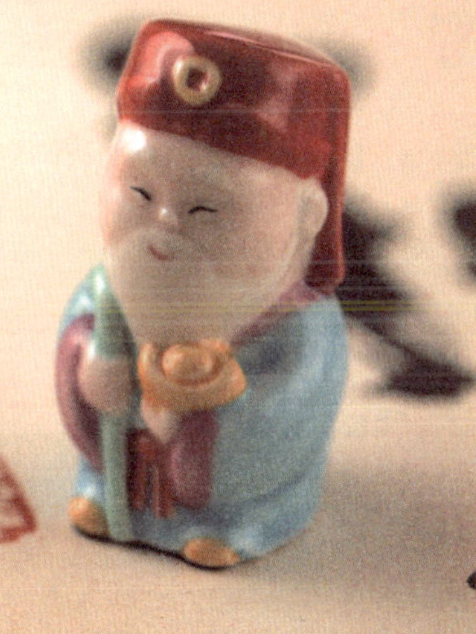

按摩耳穴的功效与程序

独特的耳部按摩功效

耳朵上分布着掌管五脏六腑的穴位，耳穴在耳郭上的分布有一定的规律。耳朵上不同的穴位对脏腑器官的保健和治疗作用各不相同。通过耳穴调理疾病具有操作简单、经济安全、副作用少、疗效好等特点，所以，我们要经常按摩耳部，以达到通经活络、保护脏腑的功效。

按摩耳部的程序

耳部按摩要遵循一定的程序，一般按摩要先左耳后右耳。操作前先将双手掌心搓热，然后双手握空拳，食指在前，拇指在后，沿耳郭从前向后，自上而下进行按摩。

通常的按摩顺序为：耳轮→耳舟→三角窝→对耳轮→耳甲艇→耳甲腔→耳轮脚及周围→对耳屏内外侧→耳屏内外侧→耳垂→耳背。

针对按摩者的不同需要，可以在耳朵适当的部位停留，反复进行按摩，以达到所需要的力度和功效。

最后，可反复搓揉耳郭数次，至耳郭发热。按摩后要适当补充水分，并用温水清洗耳郭。

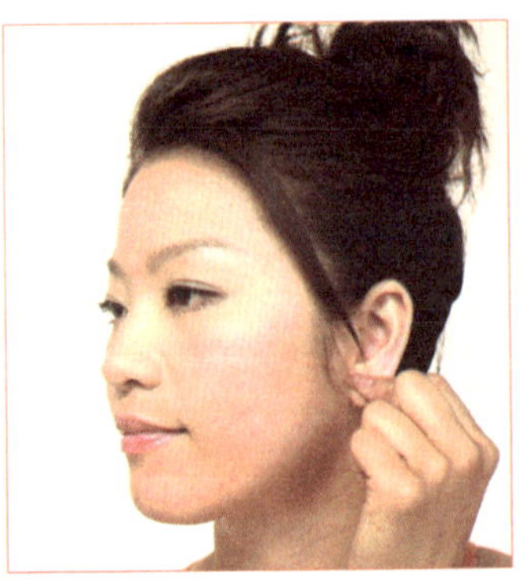

按摩耳朵，要先左耳后右耳，并且要食指在前，拇指在后

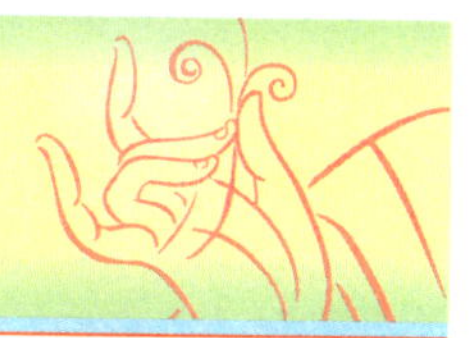

认识耳朵

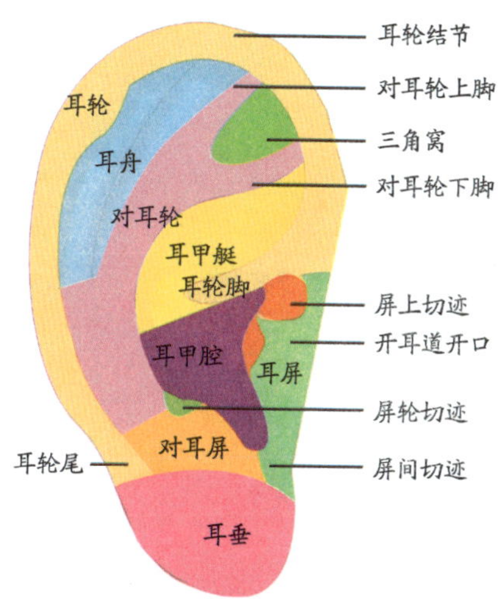

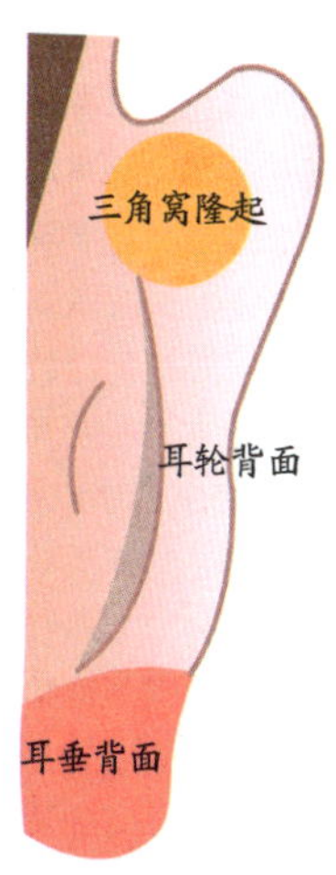

耳朵位于眼睛后面，它能将振动发出的声音转换成神经信号，然后传给大脑。在我们的大脑中，这些信号又被处理翻译成我们日常可以理解的词语、音乐和其他声音。

耳由外耳、中耳、内耳三部分构成，外耳包括耳郭和外耳道。我们通常讲的“耳朵”，其实只是耳郭这一部分，有收集声音的作用。我们要想了解按摩耳朵的功效，首先要认识耳朵上具体部位的名称及其位置。

◎**耳轮结节**：位于耳轮后上方稍肥厚的结节状突起部分。

◎**耳轮**：耳郭边缘向前卷曲的部分。

◎**耳舟**：耳轮和对耳轮之间凹陷的部分。

◎**对耳轮**：与耳垂相对，呈“γ”字形的隆起部分，由对耳轮体部、对耳轮上脚与对耳轮下脚三部分组成。

◎**对耳轮体部**：对耳轮下部呈上下走向的主体部分。

◎**耳轮尾**：耳轮下与耳垂相接无软骨的部分。

◎**对耳轮上脚**：对耳轮向上分支的部分。

◎**三角窝**：对耳轮上、下脚和耳轮包围起来的呈三角形的部分。

◎**对耳轮下脚**：对耳轮向前分支的部分。

◎**耳甲艇**：耳轮脚以上的耳甲部。

◎**耳轮脚**：耳轮伸入耳腔内的部分。

◎**屏上切迹**：耳屏与耳轮脚之间的凹陷处。

◎**耳甲腔**：耳轮脚以下的耳甲部。

◎**耳屏**：在外耳门前方呈瓣状的软骨隆起部分。

◎**外耳道开口**：在耳甲腔内，被耳屏遮盖着的孔窍处。

◎**屏轮切迹**：对耳轮与对耳屏之间的凹陷处。

◎**对耳屏**：位于耳垂上方，与耳屏相对的瓣状隆起。

◎**屏间切迹**：耳屏和对耳屏之间的凹陷处。

◎**耳垂**：耳郭下部柔软无骨的部分。

◎**三角窝隆起**：三角窝的背面隆起处。

◎**耳轮背面**：耳轮背面的部分。

◎**耳垂背面**：耳垂背面的部分。

国医小课堂

敷贴耳穴的好处

◎对减肥有一定作用，通过贴耳穴，能减少人的饥饿感和进食量。

◎可以调整内分泌，增强脾肾代谢功能。

◎对治疗失眠很有效。敷贴耳穴有镇静的作用，能平复人的亢奋情绪。

◎有利于人体毒素的顺利排出，增强发汗功能并利尿通便。

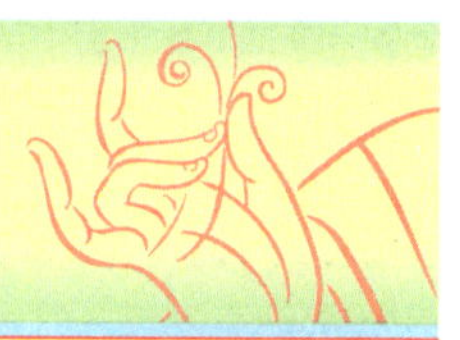

认识耳穴

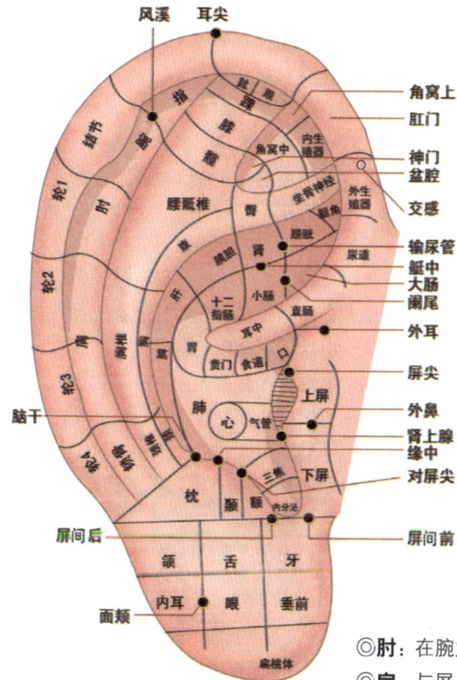

耳朵正面穴位

上耳根
耳背心
耳背沟
耳背肝
耳背脾
耳背肺
耳背肾
下耳根

耳朵背面穴位

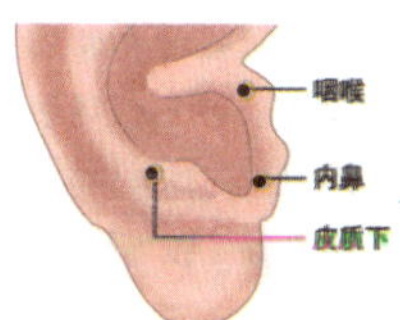

耳朵内侧穴位

◎**指**：耳舟的顶部、耳轮结节上方。

◎**腕**：在耳舟部，与耳轮结节突起处平齐。

◎**肘**：在腕穴与肩穴之间。

◎**肩**：与屏上切迹同水平。

◎**锁骨**：与轮屏切迹同水平线处。

◎**跟**：在对耳轮上脚的前上部。

◎**趾**：耳尖下方对耳轮上的后脚上部。

◎**踝**：在趾跟区下方，对耳轮上脚的内上角。

◎**膝**：在对耳轮上脚中1/3处。

◎**髋**：在对耳轮上脚的下1/3处。

◎**坐骨神经**：在对耳轮下脚前2/3处。

◎**交感**：在对耳轮下脚前端与耳轮内缘相交处。

◎**臀**：在对耳轮下脚的后1/3处。

◎**腹**：在对耳轮体前部上2/5处。

◎**腰骶椎**：在腹区的后方。

◎**胸**：在对耳轮体前部中2/5处，与屏上切迹同水平。

◎**胸椎**：在对耳轮体后部中2/5处。

◎**颈**：在对耳轮体前部下1/5处。

◎**颈椎**：在颈区后方。

◎**角窝上**：在三角窝前1/3的上部。

◎**内生殖器**：在三角窝前1/3的中下部。

◎**角窝中**：在三角窝中1/3处。

◎**神门**：在三角窝后1/3的上部。

◎**盆腔**：在三角窝后1/3的下部。

◎**外鼻**：在耳屏外侧面正中稍前方。

◎**肾上腺**：在耳屏游离缘下部尖端。

◎**内鼻**：在耳屏内侧面下1/2处。

◎**咽喉**：在耳屏内侧面上1/2处。

◎**外耳**：在屏上切迹前方近耳轮部。

◎**额**：在对耳屏外侧面的前部。

◎**颞**：在对耳屏外侧面的中部。

◎**枕**：在对耳屏外侧面的后部。

◎**脑干**：在轮屏切迹处。

◎**口**：在耳轮脚下方前1/3处。

◎**食道**：在耳轮脚下方中1/3处。

◎**贲门**：在耳轮脚下方后1/3处。

◎**胃**：在耳轮脚消失处。

◎**十二指肠**：耳轮脚上方外1/3处。

◎**小肠**：耳轮脚上方中1/3处。

◎**大肠**：耳轮脚上方内1/3处。

◎**阑尾**：在小肠区和大肠区之间。

◎**膀胱**：在对耳轮下脚下方中部，大肠穴直上方。

◎**肾**：在对耳轮下脚下方后部，小肠穴直上方。

◎**输尿管**：在肾区与膀胱区之间。

◎**胰胆**：在耳甲艇的后上部，肝肾穴之间。左耳为胰，右耳为胆。

◎**肝**：在耳甲艇的后下部。

◎**艇中**：在小肠区与肾区之间的中点。

◎**脾**：在耳甲腔的后上部。

◎**心**：在耳甲腔正中凹陷处。

◎**气管**：在外耳孔与心穴之间。

◎**肺**：心穴的上、下、外三面。

◎**三焦**：在外耳孔下，肺与内分泌穴之间。

◎**内分泌**：在屏间切迹内，耳甲腔的前下部。

◎**眼**：位于耳垂部位。眼穴位于九等份中间处。

◎**扁桃体**：在耳垂正面下部。

◎**牙**：在耳垂正面前上部。

◎**面颊**：位于耳垂部位，眼穴偏外处。

◎**舌**：在耳垂正面中上部。

◎**颌**：在耳垂正面后上部。

◎**内耳**：在耳垂正面后中部。

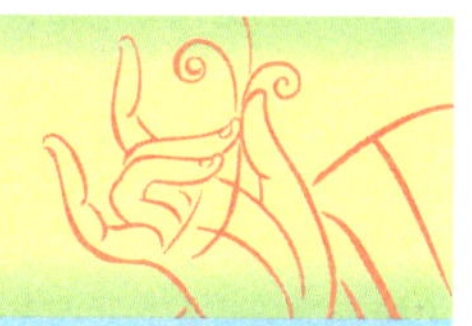

观耳查健康

耳部特征看健康

耳是人体重要的位听器官，由位觉器官和听觉器官两部分组成。健康的耳朵按照部位来分，包括外耳、中耳、内耳三部分，外耳和中耳是声波传导装置，内耳是位置觉感受器。健康的耳朵耳郭位于头部两侧，肉厚而润泽，无隆起物，耳郭血管隐而不见，耳轮光滑平整，上缘齐眉，下缘达鼻翼高度，其长轴与鼻梁平行，与头部侧壁约呈30°角。

中医认为，耳郭较长，耳垂丰满，是肾气充沛的象征。肾气充足者多健康长寿。

耳部望诊的要求

耳穴望诊时要求室内采光充足，室温适宜，环境安静，并充分暴露检查部位。望诊前注意不要用力擦洗耳郭，以免因血管扩张而变色，或把阳性反应物（隆起、结节等）擦掉。耳郭不洁时，可用棉球轻轻擦净，同时，还要注意性别、季节、气候的差异。必要时还可借助放大镜，以便更好地观察耳郭上耳穴皮肤的细微变化。

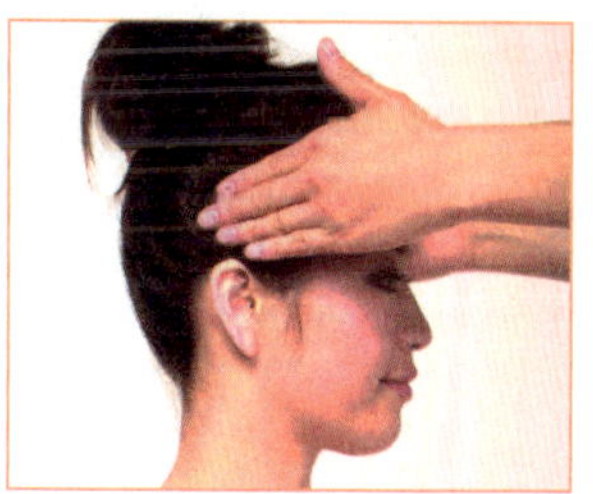

耳部望诊前，要求室内采光充足，环境安静，充分暴露检查部位

耳部望诊的方法

望诊时两眼平视，以一手之拇指和食指轻轻牵拉耳郭，对着光线，由

上而下，由外而内地按解剖部位顺序仔细观察。

当发现有隆起、结节等阳性反应物时，用中指由耳背向前顶起，将皮肤绷紧，以观察阳性反应物的大小、形态、色泽等。若一次不易确诊，可将绷紧的皮肤慢慢放松，再慢慢绷紧，进行反复观察。并注意与对侧耳郭对照，以鉴别阳性反应物的真伪和性质。

望诊中如发现阳性反应物，应以手指或探棒触试结节的大小、硬度、移动性，以及边缘是否整齐、有无压痛感等。如有血管变化，应注意血管的正常分布和异常扩张及充盈血管的走向。

触诊耳穴的方法

◎**划动法**：利用探笔或牙签后端在耳郭各区进行划动，以寻找阳性反应的一种方法。划动法中常见的阳性反应有凹陷、水肿、隆起等。

◎**点压法**：用一个直径约1.5毫米的金属探棒或非金属探棒均匀按压耳穴，通过寻找压痛点来诊断疾病的一种方法。也可用火柴头、牙签后端等在耳郭相应部位上逐一压迫检查。本法主要适用于急性炎症病变、痛证的鉴别诊断，并为治疗确定刺激部位。

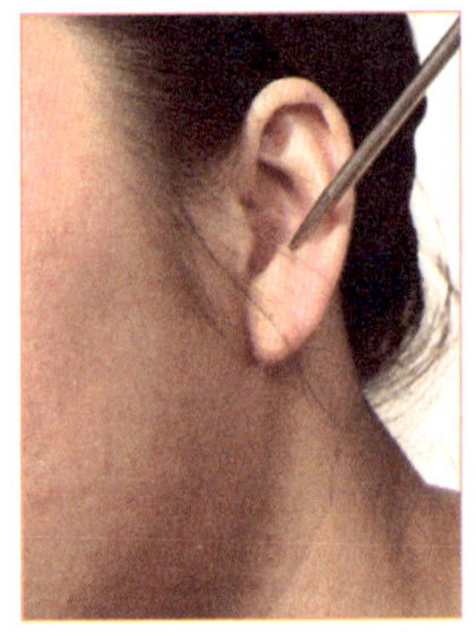

用金属棒均匀按压，找压痛点诊断疾病

◎**电测法**：根据实验，耳郭皮肤电阻在非阳性反应点为1～4兆欧（1兆欧＝1000千欧），而在阳性反应点仅为50～300千欧。这样，当我们探测到阳性反应点时，由于皮肤电阻降低，电流增大，耳穴探测仪会有发出声和光、微安表针移动、数字显示器显示数据等信号。

电测法方便、实用、省时，具有一定的辅助诊断价值。耳穴电测法是依据以下原理进行的：生物电是在生命活动中因人体新陈代谢而产生的，如心电、脑电、肌电等。当组织器官发生病变时，人体器官所产生的异常生物电可沿经络通道反映到耳郭的相应穴位，表现为耳穴皮肤阻抗明显降低，电流增加。

用电测法探测时，耳郭皮肤要保持干燥清洁，检查前不要用力揉擦，以防血管扩张，影响测试结果。

◎**耳穴压痕法**：通过耳穴电测仪探压后在耳上所遗留下的痕迹称为压痕。耳穴压痕法通过观察压痕的深浅、颜色及压痕恢复平坦的时间，分辨病变的部位及严重程度。

耳穴压痕法是观察耳穴病理形态变化的主要方法之一，是诊断慢性器

国医小课堂

家庭按摩的优点

家庭按摩是一种简单易行的方法，其还可以促进家人、朋友之间的交流和沟通。家庭按摩的优点包括以下几点。

◎**操作简单，学习容易**

虽然按摩需要掌握的知识较多，如取穴方法、常用穴位、按摩方法等，但是只需要按照图表说明，照书操作，按压相应的身体穴位，就可以缓解或治愈一些病症。

◎**经济实惠，及时方便**

按摩不需要任何专业仪器和设备，也不需要专门的地点，更不需要打针吃药，只需要一双手就可以了。

◎**安全实用**

按摩一般只需要选择合适的穴位，并注意手法的轻重及患者的反应，一般不会出现不良反应和副作用，十分安全。

◎**治疗效果好**

对大部分患者来说，很难做到经常上医院按摩，所以虽然临床按摩效果明显，但不容易坚持，如果在家庭成员之间进行按摩，既方便又能持之以恒，这样就能充分发挥中医按摩治疗疾病的效果。

质性病变（如糖尿病、冠心病、血液循环系统障碍、水代谢失调）的重要诊断方法。

因此，诊断耳部疾病时，不能仅用电测法，更要观察探触穴位后的压痕反应。有压痕反应说明机体组织器官有缺血缺氧、血液循环障碍和水盐代谢失调等问题。

观察耳部变化辨疾病

观察耳郭形态辨疾病

◎耳郭相应部位产生形态改变，有结节状隆起、点状凹陷、圆圈形凹陷、索条样隆起及纵横交错的线条等形状，常见于肝病、胆石症、肺结核、心脏病、肿瘤等疾病患者。如肝硬化的患者，在耳郭肝区处大多会呈现隆起和结节，边缘清楚。

◎耳郭相应部位出现高于周围皮肤的点状隆起，伴有水泡样丘疹，颜色可红可白，常见于急慢性气管炎、急慢性肠炎、急慢性阑尾炎、急慢性肾炎、膀胱炎等疾病患者。

◎耳轮出现粗糙不平的棘突状结构，常见于腰椎、颈椎骨质增生等疾病患者。

◎耳垂上有一条自前上至后下的明显皱褶，也叫斜线纹（可以单耳，也可以双耳同时发生），常见于冠状动脉粥样硬化性心脏病（冠心病）患者，也可见于低血压、心律不齐、耳鸣、听力下降等患者。

◎耳面皮肤血管充盈易见，常见于支气管扩张、冠心病、心肌梗死、高血压等疾病患者。

◎耳垂肉薄呈咖啡色，常见于肾脏病和糖尿病患者。

◎耳垂肉厚而宽，呈红色，常见于身体肥胖容易患脑出血者。

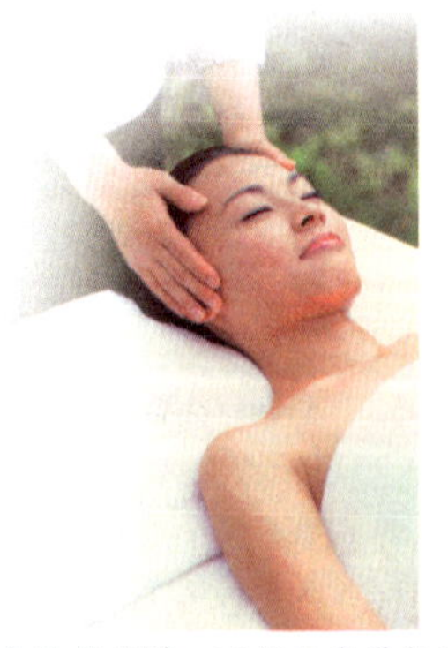

当出现各种病症时，可以适当进行耳部的按摩保健，以缓解病情

◎耳薄而色白的，多为肾功能衰竭，见于垂危病人。

◎耳垂肉薄，血管网清晰可见，常见于患呼吸系统疾病和毒性弥漫性甲状腺肿患者。

◎耳郭上产生白色的糠皮样皮肤脱屑，擦之不易除去，常见于各种皮肤病患者。

◎用手摩搓耳朵，如果不见泛红，可能患有贫血。

◎耳郭萎缩、无力，是心脏衰弱的症状。

◎耳郭处出现片状隆起，多为慢性器质性病变等。

◎耳郭处出现片状凹陷，多诊断为炎症或牙齿缺失等。

◎耳郭处有放射状的血管充盈，多见于血管病、痛证、急性病、外伤等患者。

◎耳部的乙状结肠、大肠区出现白色片状隆起，多见于便秘患者。

◎耳部的肝区出现肿大隆起，但是色泽正常，触之质软，常见于脂肪肝患者。

◎耳部的口区皮肤不光泽，有数目不等的丘疹，提示可能患有消化不良等消化系统疾病。

◎耳部的颞区出现片状隆起，健侧形态正常，多见于偏头痛。

◎耳部的颈椎区出现双结节状白色隆起，或分叉状双结节隆起，或呈弧形变形，或呈锥形增生，都提示可能患有颈椎病。

观察耳郭色泽辨疾病

◎正常耳郭色泽微黄而红润。

◎如全耳色白，常见于突然感受风寒或寒邪直中患者，也见于贫血症患者。

◎全耳色青而黑，常见于剧痛患者。

◎全耳呈现青白色，多见于虚寒患者。

◎耳垂呈青色，为房事过多的表现，也可能是风湿性关节炎的征兆。

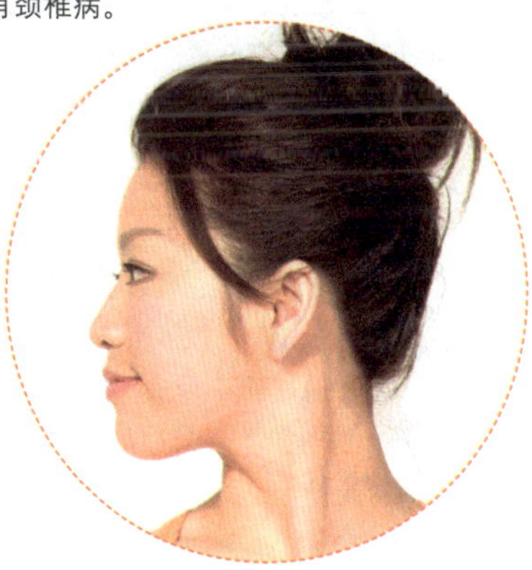

正常的耳郭色泽微黄而红润

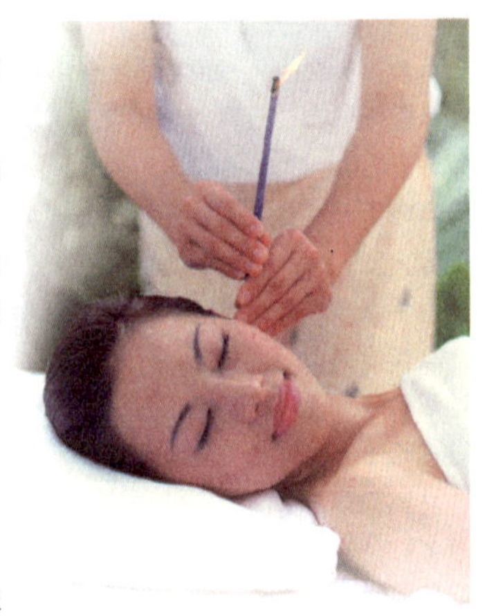

耳烛疗法可以促进耳部血液循环，从而缓解各种病症

◎耳轮焦黑、干枯，是肾精亏损的征兆。

◎耳郭鲜红表明有热证，常见于发热患者。

◎耳朵红肿，为少阳相火上攻，或为肝胆湿热火毒上蒸，也可能是中耳炎或疖肿、冻疮所致。

◎耳背上见到红色脉络，并伴耳根发凉，多为麻疹先兆。

◎耳垂经常潮红，为多血质体质者。受寒后耳垂变为紫红色，且发生肿胀，继而发展为溃疡，还容易生痂皮，这是体内糖过剩的表现，易患糖尿病。

◎耳朵色泽不正常，应留意血液循环障碍。

◎耳郭变褐色，多见于患有久治不愈的慢性疾病患者。

◎耳朵变灰色，提示可能会有肿瘤、内脏器官中毒等病症。

◎耳朵变暗红色，提示处于疾病恢复期、月经后期等。

◎耳部的肺区、支气管区呈暗红色或褐色，多见于吸毒患者。

通过耳部阳性反应辨疾病

当脏腑或躯体发生病变时，耳郭的相应部位会出现各种阳性反应。

◎**变色**：耳穴部位呈点状或片状红晕，或呈暗红、暗灰、苍白、中央苍白边缘红晕等，多见于消化系统疾病，如胃炎、胃及十二指肠溃疡、肝炎、肠炎、肺炎、肾炎、关节炎、高血压及一些妇科疾病等。

◎**变形**：常见的变形有结节状隆起、点状凹陷、圆圈形凹陷、条索状隆起或凹陷、线状等。多见于肝硬化、肝大、胆结石、结核病、肿瘤、心脏病、胃下垂等。

◎**丘疹**：有水泡样丘疹（似鸡皮疙瘩），或红或白，多见于妇科疾病、肠道疾病、肾炎、慢性气管炎等。

◎**血管充盈**：耳穴部血管过于充盈或扩张，可呈顺血管走向充盈、局部充盈或呈圆圈状、条段状等形态。多见于冠心病、心肌梗死、高血压、哮喘等。

◎**脱屑**：多为糠皮样皮屑，不易擦去，常见于肺区。多见于皮肤病、更年期综合征、便秘等。

耳穴异常辨疾病

◎慢性支气管炎于耳部气管、支气管穴处常呈点状、片状白色，边缘红晕、无或有光泽。

◎肺结核病于耳部肺区常可见个别大小不等的点状灰白色钙化点或呈索型，皮肤光亮。

◎高血压患者常可在耳部肾上腺、脑点、脑干、皮质下等穴位处观察到点状或片状红晕等。

◎冠心病患者多在耳垂部出现斜行皱纹，其还可能出现在心区。

◎心肌梗死患者中有1/4于耳部心区可见充血性片状红润或微血管扩张。

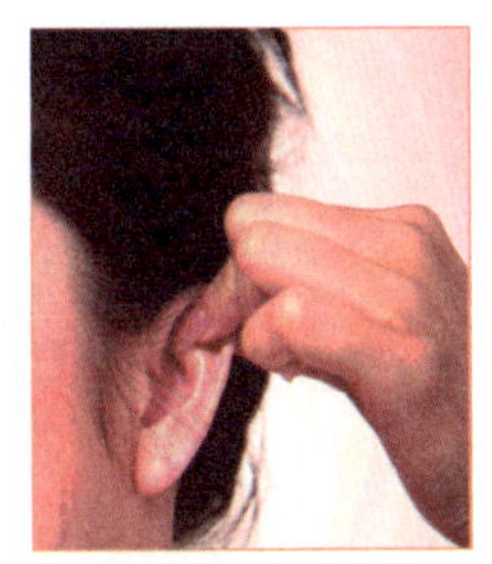

高血压患者要经常按摩耳尖反射区，以缓解病情

◎慢性胃炎患者在耳部胃反射区常可见到片状白色物，部分患者有皮肤增厚现象。

◎慢性肠炎患者在耳部大、小肠区可观察到片状或丘疹充血，并有脂溢。

◎胰腺炎患者可于耳部胰胆区观察到皮肤红肿及大小不等的出血点。

◎慢性胆囊炎患者在耳部胰胆区可见点状白色物、边缘有红晕。

◎胆结石患者在耳部胆区有小结节，如颗粒状，或呈点状白色斑点，边缘清楚，急性发作时边缘有红晕。

◎肾结石患者于耳部肾区呈点状或片状白色物，边缘红晕，或呈沙样白点。

◎盆腔炎、附件炎患者在耳部子宫穴区可见点状、片状或丘疹样红晕，有油脂。

◎痛经患者常在耳部子宫穴区有点片状白色物或红晕，有的呈点状丘疹，边缘有红晕、有光泽。

◎肾功能减退患者，耳部肾区常呈黑灰色。

◎尿路感染患者，耳部尿道区常出现毛细血管扩张或脱屑，或有条状增生。

◎前列腺增生患者，常出现耳部前列腺区增宽、有肿块等病理表现。

◎头痛患者对耳屏外侧常出现片状隆起。
◎胸椎病变患者的耳部胸椎区常呈环状突出或结节状变形。
◎坐骨神经痛患者，耳部腰骶区常出现毛细血管呈树枝状扩张，或在耳部腰、髋、膝区出现毛细血管呈波浪状扩张的现象。
◎膝关节炎患者，耳部膝关节区常出现毛细血管扩张的现象。
◎肩周炎患者，耳部锁骨、肩关节区常出现肿胀变形的现象。
◎痔疮患者，耳部肛门区常出现丘疹样改变，或数目不等的暗灰结节，或水肿，或褐色结节。
◎痛风患者，耳轮处及耳郭内常出现白色结节。

国医小课堂

耳朵大就会长寿吗

民间流传一种说法，耳朵大、耳垂厚是有福气和健康长寿的象征。这有科学根据吗？

其实耳朵和寿命有一定的联系，耳朵厚而大的人，肾气充足；耳朵薄而小的人，多为肾气亏虚。

许多医学研究发现耳朵和肾气有着重要联系，肾开窍于耳。因此，耳大是肾气足的征象，肾气足则寿长，所以想要长寿健康，护肾很重要。

而现代研究发现，人同哺乳动物生长规律类似，虽然成年以后全身大部分器官和内脏发育停止，但耳朵却是例外。耳朵一辈子都在不断地长大，平均每10年长1～2.5毫米。耳郭的长度随着年龄的增长越来越长，因此老年人的耳朵确实比青年人的要大。由此看来，长寿者并非是因耳朵大寿命才长，而是因寿命长耳朵才长得大。

耳部按摩方法

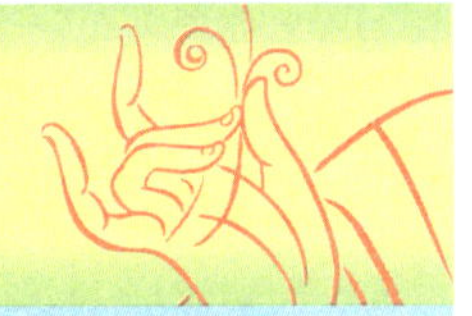

刺激耳穴的常用手法

按摩法

按摩法是指在耳郭不同部位用手进行按摩、提捏、点掐以防治疾病的方法，常用的方法有自身耳郭按摩法和耳郭穴位按摩法。

自身耳郭按摩法包括全耳按摩、手摩耳轮和提捏耳垂。全耳按摩是指用两手掌心依次按耳郭腹背两侧至耳郭充血发热为止；手摩耳轮是指两手握空拳，以拇、食两指沿着外耳轮上下来回按摩至耳轮充血发热为止；提捏耳垂是指用两手由轻到重提捏耳垂3～5分钟。以上方法可用于多种疾病的辅助治疗和养生保健。

耳郭穴位按摩法是指医生用压力棒点压或揉按耳穴，也可将拇指对准耳穴，食指对准与耳穴相对应的耳背侧，拇、食两指同时掐按。此法可用于耳针疗法的各种适应证。

耳穴贴压法

选用质硬而光滑的小粒药物、种子或药丸等贴压耳穴以防治疾病，也称压豆法、压丸法，其是在耳针治病的基础上产生的一种简易方法。此法安全、无创伤、无痛感，且能起到持续刺激的作用，易被患者接受。适用于耳针治疗的各种病症，特别适宜老年人、儿童、惧痛的患者和需长期进行耳穴刺激的患者。

操作材料多用表面光滑、质硬、无副作用、适合贴压穴位面积大小的植物种子、药物种子、药丸等，如王不留行籽、油菜籽、六神丸、喉症丸、绿豆、米粒等。

首先将耳郭局部消毒，将材料黏附在0.5厘米×0.5厘米大小的胶布中央，然后贴敷于耳穴上，并给予适当按压，使耳郭有发热、胀痛感（即“得

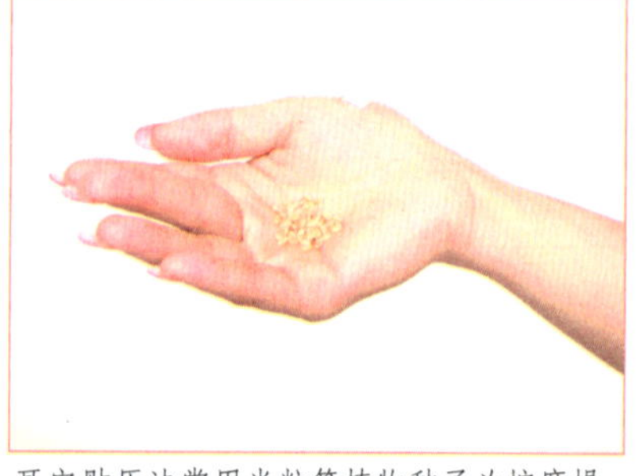
耳穴贴压法常用米粒等植物种子为按摩操作材料

气”）。一般每次贴压一侧耳穴，两耳轮流，3日更换1次。也可两耳同时贴压。

在耳穴贴压期间，应每日按压数次，每次每穴1～2分钟。使用此法时，应防止胶布潮湿或污染；耳郭局部有炎症、冻疮时不宜贴压；对胶布过敏者，可缩短贴压时间并加压肾上腺穴；按压时，切勿揉搓，以免搓破皮肤，造成感染。临床应用中，也可根据病情需要选用一些药液将王不留行籽或其他压耳的种子浸泡，以起到压耳与药物的共同治疗的作用。

刺血法

刺血法是指用三棱针在耳郭皮肤上刺出血的治疗方法，其有镇静开窍、泄热解毒、消肿止痛、祛瘀生新等作用，用于实热、阳闭、瘀血、热毒等多种病症。

事先按摩耳郭使其充血，常规消毒后，手持针具用点刺法在耳穴处放血3～5滴，然后用消毒干棉球擦拭、按压止血。一般隔日1次，急性病可每天2次。孕妇、出血性疾病和凝血功能障碍者忌用，体质虚弱者慎用。

磁疗法

磁疗法是一种将磁场作用于耳穴治疗疾病的方法，具有镇痛、止痒、催眠、止喘和调节自主神经功能等作用，适用于各类痛证、哮喘、皮肤病、神经衰弱、高血压等。

◎**直接贴敷法**：把磁珠放置在胶布中央直接贴于耳穴上（类似压豆法），也可用磁珠或磁片异名极在耳郭前后相对贴住，使磁力线集中穿透穴位，更好地发挥作用。

◎**间接贴敷法**：用纱布或薄脱脂棉把磁珠或磁片包起来，再固定在耳穴上，这样可减少磁珠或磁片直接接触皮肤而产生的某些副作用。

磁疗时，采用的磁体不宜过多过大，磁场强度不宜过强，有5%～10%的患者在进行磁疗时出现头晕、恶心、乏力、局部灼热或刺痒等不良反应，若持续数分钟不消失，可将磁体取下，症状即刻消失。

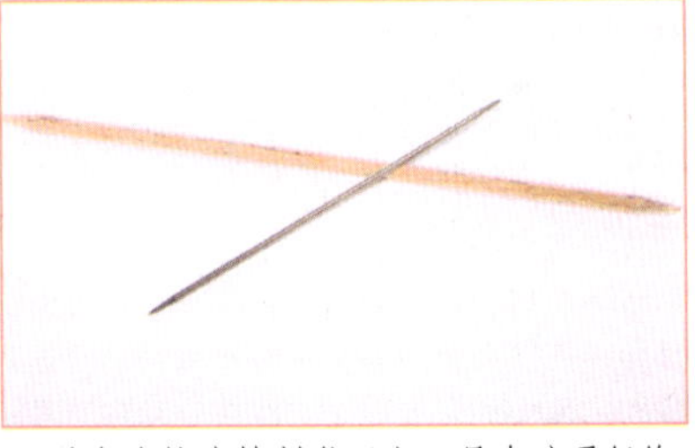
用艾条或按摩棒刺激耳穴，具有疏通经络的功效

温灸法

温灸法是指用温热作用刺激耳郭以治疗疾病的方法，有温经散寒、疏通经络的功效，多用于虚证、寒证、痹证等。

操作材料主要用艾条、艾绒、线香、按摩棒等。艾条可温灸整个耳郭或较集中的部分耳穴。艾炷灸时，先将大蒜汁涂在选好的耳穴上，然后将麦粒大小的艾炷黏附其上，用线香点燃施灸，当皮肤感到灼热即换炷再灸，一般每次灸 1 ～ 3 个穴位，每穴灸 3 ～ 9 分钟，此法适用于面瘫、腰腿痛、痹证等。若需对单个耳穴施灸，可将线香点燃后，对准选好的耳穴施灸，香火距皮肤约 1 厘米，以局部有温热感为度，每穴灸 3 ～ 5 分钟，适用于腰腿痛、落枕、肩周炎等。温灸耳穴，应注意不要烧到头发和烫伤皮肤。

耳部取穴的技巧

按病变相应部位选穴

如胃病选胃穴；肩关节周围炎选肩关节、肩穴；阑尾炎选阑尾穴。这样以相应部位为主取穴，再以其他穴位协同，提高耳部刺激效果。

按中医理论选穴

如耳鸣选肾穴，因“肾开窍于耳”；目疾选肝穴，因“肝开窍于目”；失眠选心穴，因“心主神”，失眠多与心神不宁有关；皮肤病选肺穴，因“肺主皮毛”。

按现代医学知识选穴

如高血压选降压沟；心律失常选心穴；月经不调选子宫穴；消化道溃疡选皮质下、交感两穴，因该病的发生与精神因素有关。

按穴位功能取穴

各穴都有其主治功能，故可根据穴位功能取穴。如神门是止痛要穴，疼痛疾患除取相应部位外，可取神门穴；枕穴是止晕要穴，头昏头晕可取枕穴；耳尖放血有退热、降压、镇静、抗过敏、清脑明目的作用，故头昏健忘、发热、高血压、过敏性疾患可用耳尖放血法。

根据临床经验取穴

在耳部按摩的临床实践中，中医发现了许多经验效穴，可适当应用，以提高耳部按摩的治疗效果。如神门穴具有镇静、镇痛、安眠的作用，其主要是抑制作用。故在治疗肝炎、肝炎后综合征、胃肠功能紊乱等疾病时，勿用神门穴，以免对胃肠功能活动起到抑制作用，从而造成腹胀、胁肋胀满等症状加重。这时，应选择疏肝健脾、理气消胀的穴位，如肝、脾、三焦、艇中、皮质下等。当肝胃不和，又伴失眠多梦时，应以疏肝和胃为主，因中医认为“胃不和则卧不安”。

国医小课堂

耳朵健康关系到脏器

耳朵虽小，但它不仅关乎听力，还关系到人体其他脏器的健康。耳朵的形态就像是胚胎里倒立的婴儿，穴位分布甚至多过足部。所以，我们每天都要按摩自己的耳朵，循序渐进，长久积累，就可以提高身体免疫力，达到美容、保健、耳聪目明的作用。

耳朵所包含的穴位对应着人体的五脏六腑和组织器官。贴耳穴能起到相应相通的作用，即通过对耳穴点的刺激，调整相对应的组织器官和脏腑经络功能，以达到防病祛病的作用。

耳部按摩养生操

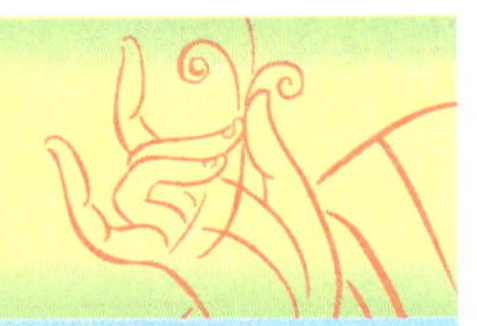

耳尖提拉法

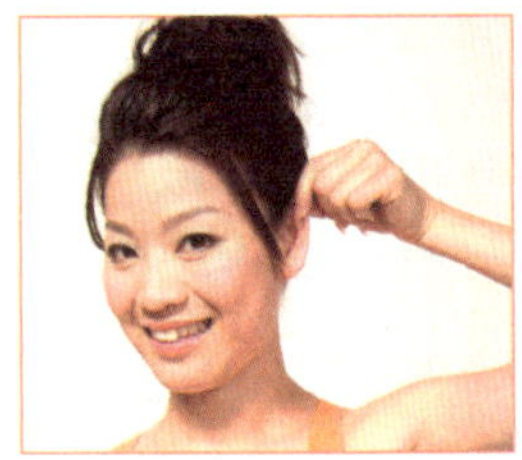
耳尖提拉法

【做法】用双手的拇指和食指捏住耳尖（耳郭的最上端），向上提拉并进行揉捏，可做15～20次，要做到使局部发热发红。

【作用】经常提拉耳尖有养肾、镇静、止痛、清脑、退热、抗过敏等功效，此法适合有高血压、失眠、咽喉炎和皮肤病等病症的患者使用。

叩鸣天鼓法

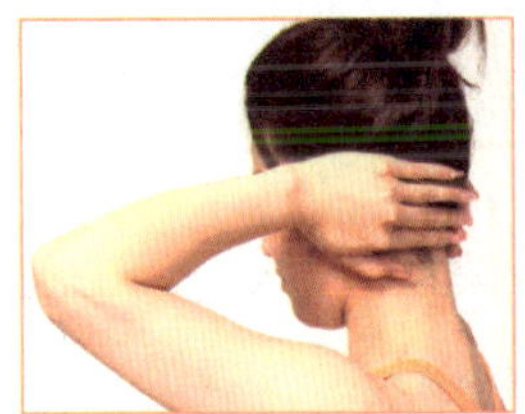
叩鸣天鼓法

【做法】用双手的手掌掩住耳郭，让双手的手指自然托在脑后，用一只手的食指叩击另一只手的中指，可听到“隆隆”的声音，可连续叩击20下。

【作用】坚持使用此法具有健脑、明目、强肾的功效。

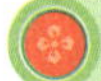

耳轮按摩法

【做法】将双手握成空拳，用拇指的指腹和食指第1、2指节的外侧沿着耳轮上下来回地进行摩擦，直至摩擦到耳轮有充血发热感为止。

【作用】经常摩擦耳轮具有健脑、强肾、聪耳、明目的功效，此法也适合有阳痿、尿频、便秘、腰腿痛、颈椎病、心慌、胸闷、头痛、头昏等病症的患者使用。

耳垂下拉法

【做法】用双手的食指和拇指捏住耳垂进行揉搓使其发红发热，然后将耳垂向下牵拉，再松开手指让耳垂弹回去。每日可按此法做 2 ~ 3 次，每次做 20 下。

【作用】经常搓弹耳垂具有促进耳朵血液循环、健肾壮腰的功效。

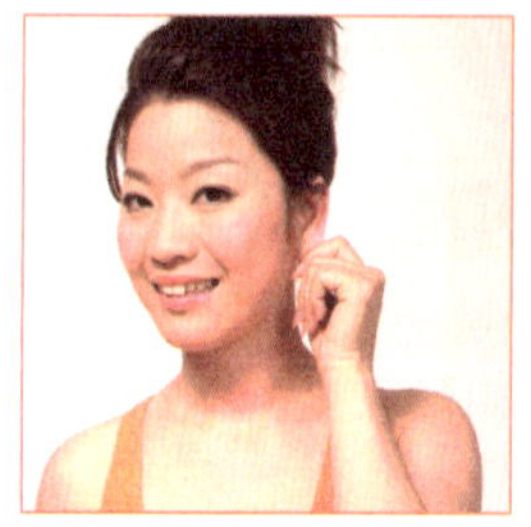
耳垂下拉法

耳根夹推法

【做法】中指放在耳前，食指放在耳后，双指同时向上压推 20 ~ 40 次，至耳部、面部和头部都有发热感为止。按摩的速度不宜过快，也不宜忽快忽慢，要均匀、持久。按摩力度不宜过重，以皮肤不起皱褶为佳。按摩时，可单向操作，也可以上下交替进行。

【作用】坚持按摩对健脑，治疗头痛、头昏、神经衰弱、耳鸣等都有非常好的疗效。

国医小课堂

耳部按摩促循环

耳部按摩以有发热感为最佳，这样可以促进头面部的血液循环，给面部带来充足的营养，改善相应脏腑的功能，起到治病和保健的作用。同时可以增强代谢产物的排出。经常按摩耳部，会使面部更加富有光泽和弹性。

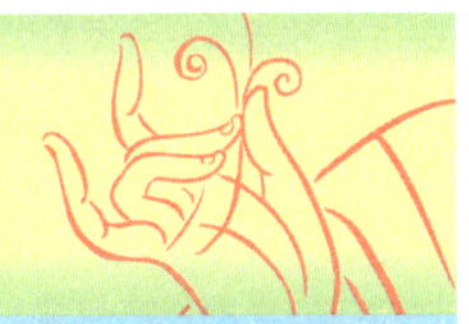

耳部日常保健

耳部保健靠自己

◎自己不要乱挖耵聍（俗称耳屎）。耵聍一般会在人活动时自然掉落，如果要清洁，最好用棉签，轻轻在外耳道转动，然后耳朵朝下，使耵聍自行出来；尽量做到不用指甲、铁签等尖锐物掏耳。当耵聍堆积成团堵塞耳道时应请医生取出，以防损伤耳道。

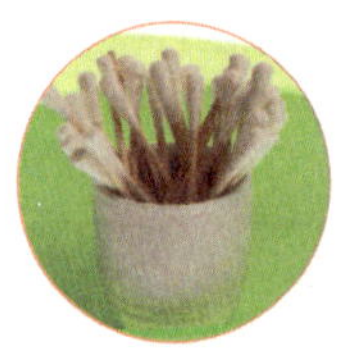

用棉签清洁耳道，以防损伤耳道

◎感冒时不要捂住鼻子用劲擤鼻涕，以防因气流从鼻咽部通过咽鼓管直冲进中耳腔而带入细菌，引起急性中耳炎。

◎要预防药物性耳聋，特别是儿童在使用庆大霉素、卡那霉素、链霉素等药物时要特别谨慎，要随时注意患儿有无耳鸣及其听力变化。因为一旦发生药物性耳聋，康复是很困难的。

◎已有慢性中耳炎的患者，流脓时要及时清洁患耳、滴药，以防并发症的发生。

◎不要频繁挖耵聍，一般应一周左右一次。但在灰尘较多的地方或有“油耳”的人可适当缩短时间，根据自己的情况灵活掌握。

◎游泳时，应戴上保护耳朵的耳塞，防止进水。一旦进水，应把头侧向进水的耳部，使水自行流出，然后用干净的干棉球轻轻擦拭耳朵。

日常科学的耳部保养

◎保持良好的精神状态。当情绪激动或着急之后，人的肾上腺素分泌会增加，导致内耳小动脉血管发生痉挛，小血管内血流缓慢，造成内耳供氧不足，有可能造成突发性耳聋。

◎养成科学的饮食习惯。多补充含锌、铁、钙丰富的食物，以增加微量元素的摄入，这有助于扩张微血管，改善内耳的血液供应，防止听力减退。

◎养成科学的用药习惯，慎用或禁用对听神经有害的药物。如氨基糖苷类抗生素是引发耳蜗损害最多的一种耳毒性药物，因此，避免滥用这类抗生素是降低药物性耳聋的一项重要措施。家族中有耳毒性药物过敏史者更应慎用此类药物。

◎积极治疗高血压、高血脂、脑动脉硬化及糖尿病等疾病。这些疾病可能会引起耳部病变。

耳部保健的注意事项

◎避免长时间接触高分贝噪声。长时间接触高分贝噪声会损害听毛细胞，损伤内耳，从而导致噪声性耳聋。

◎工厂的噪声会导致职业性的噪声性耳聋。如果长时间在噪声环境中工作，应戴上防噪声耳塞。尽量少去噪声很大的娱乐场所，另外还应避免长时间戴耳机，以免引发听力减退。

◎经常按摩耳朵。按摩可促进内耳血液循环，如按摩耳郭、捏耳垂、按摩颈后发际两侧凹陷处的风池穴。也可闭目静坐，将两手食指分别插入两耳孔中，然后迅速抽出，如此连续做10次。

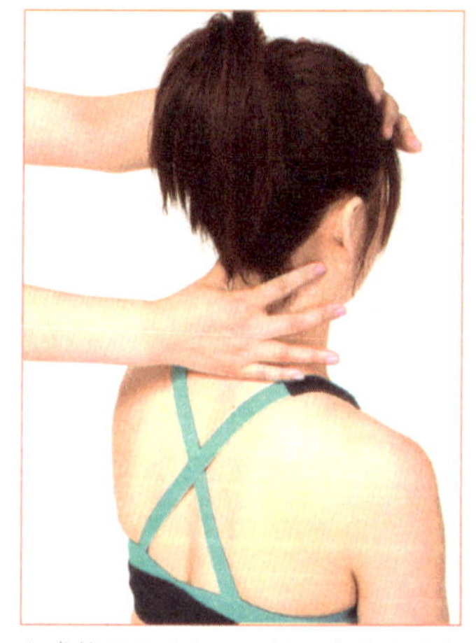

经常按摩颈后发际两侧凹陷处的风池穴，可以促进内耳血液循环

◎注意不要用力掏耳朵。掏耳朵时如果用力不当容易引起外耳道损伤、感

染，导致外耳道疖肿、发炎、溃烂。掏耳朵时，稍不注意，掏耳勺还会伤及鼓膜或听小骨，造成鼓膜穿孔，影响听力。

慎用耳机，保护听力

研究表明，目前青少年噪声性听力损伤正呈逐渐上升趋势。原因之一就是青少年热衷使用耳机，这也是一种噪声来源。

青少年使用耳机往往是为了追求听觉享受和快感，有的人会刻意把声音开得很大，不知不觉就会给听力带来损害。而噪声对听力的损害与声音的强度大小和接触时间成正比。如果要使用耳机，最好每次使用时间不超过20分钟，声音不超过60分贝，这样对听力的影响才不会很大。否则，随着时间的延长、声音的增大，听力会产生无形的损伤，这种损伤不是突发性的，是逐渐演变的，很可能过5年、10年、20年，才会有所显现。例如，无噪声接触史的正常人，一般在70岁前后听力下降；有噪声接触史的人，则可能四五十岁时，听力就开始下降，渐渐听不清楚。

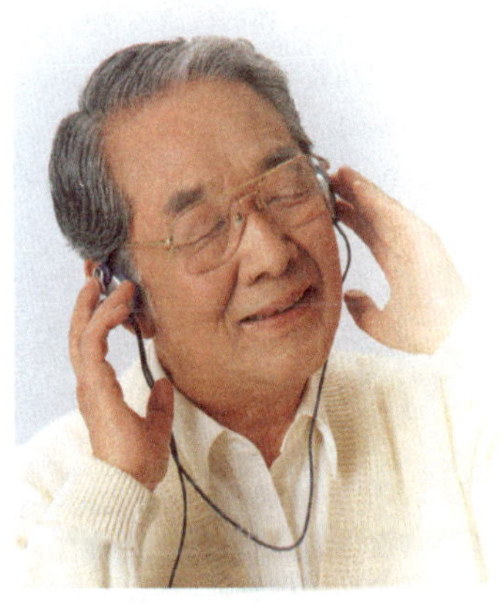

老年人随年龄的增长，听力会下降，因此应慎用耳机，以保护听力

耳机的音量通过外耳道直接传送到内耳道，因此入耳式耳机对听力的影响最大，而耳罩式耳机相对好一些。相同分贝的音量，通过电子设备外放，则危害更小一些。

老年性耳聋的预防

老年性耳聋是在没有其他耳部疾病的情况下，随年龄增长，对外界声音敏感性降低的现象，它的发生受到各种生活因素的影响。如何才能推迟老年性耳聋的发生呢？其中最重要的是要以预防为主。

◎经常参加适合老年人的体育活动，如郊游、散步、打太极拳和练气功等，促进全身血液循环，加强内耳器官的血液供应，改善内耳器官的代谢。

◎老年人可以经常按摩外耳及鼓膜。用手按摩耳郭并轻轻地用掌心向内耳挤压和放松，或用手指不停地挤压耳屏，以对鼓膜起到按摩作用。

◎劳逸结合，适当参加一些力所能及的劳动，避免精神紧张和情绪激动，控制自己的情绪。

◎合理均衡饮食，戒烟戒酒，以免尼古丁、酒精等成分对内耳造成损害。

◎防止噪声损害，遇到巨响，或燃放鞭炮时，用手捂耳，保护鼓膜。

◎一旦出现耳聋，应尽早配戴助听器，这样才能减缓听力下降，同时防止大脑功能退化。

◎重视高血压、糖尿病等慢性疾病的治疗。

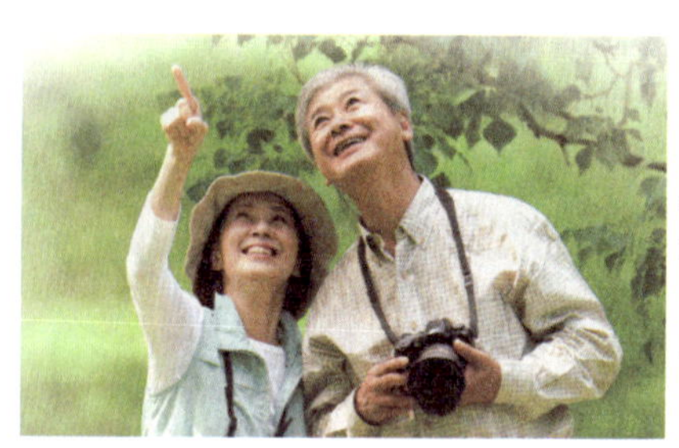

老年人应该经常郊游、散步，以加强内耳器官的血液供应，改善内耳器官的代谢

国医小课堂

感冒注意防耳炎

感冒时耳内突然疼痛是常见症状，但此时也要及时进行抗感染治疗，防止因炎症加重，引起鼓膜穿孔、流脓、听力受到损伤等严重后果。

按摩禁忌与注意事项

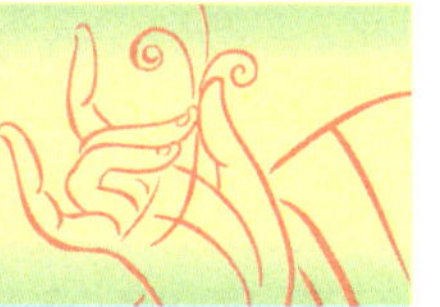

耳部按摩禁忌

◎严重心脏病患者不宜进行耳部按摩，更不宜采用强刺激法。

◎患有严重器质性疾病及伴有高度贫血者不宜进行耳部强刺激。

◎外耳有明显炎症时，不宜进行耳部按摩。

◎有习惯性流产史或身体虚弱的孕妇，忌耳部按摩。

◎年老体弱、有严重器质性疾病及高血压患者，治疗前应适当休息，治疗时手法要轻柔，刺激量不宜过大，以防发生意外。

◎对于经常服用激素和极度疲劳者，不宜进行按摩。

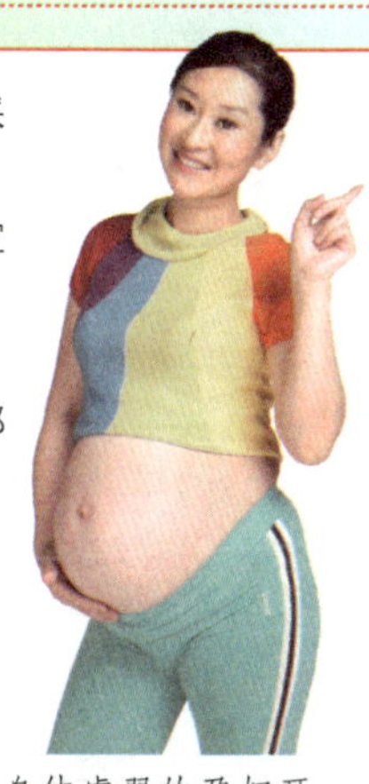

身体虚弱的孕妇耳部按摩要谨慎

耳部按摩的注意事项

正确的按摩能令人身心得到放松，错误的按摩手法则会使肌肤受损，所以我们要牢记按摩注意事项，以使按摩达到保健的功效。耳部按摩的注意事项如下。

◎室内要保持清静、整洁、避风，避免噪声刺激，保持空气清新。

◎按摩者的手、指甲要保持清洁。按摩者在按摩前要对手部进行清洁，皮肤病患者不能给他人按摩，最好也不要让他人为自己按摩，以免感染。

◎按摩者在按摩每个穴位和反射区前，都应测试一下针刺样的反射痛点，以便有的放矢，在此着力按摩。

◎按摩的时间长短，要根据患者的体质和要求，如果患者身心放松可适当延长按摩时间。特别是手、耳部的按摩，只要是在身心放松、心情愉快的时候都可以。

◎耳朵上的穴位一般是左右对称的，按摩时两边都刺激，效果会更加显著。

对称按摩耳穴，效果才会更好

◎按摩手法通常是先轻后重，由浅而深，由慢到快，并在结束前作局部放松按摩。

◎按摩的手法要以达到酸胀、串麻等“得气”感为度。手法动作要有节奏，压力平稳，用力不生硬或不用蛮力，动作变换要自然。力度不宜过重，以被按摩者能耐受和有舒适感为度。

◎耳穴贴压时，对胶布过敏者，可缩短贴压时间并加压肾上腺穴。耳穴贴压按压时，切勿揉搓，以免搓破皮肤，造成感染。

◎温灸耳穴时，应注意避免烧伤头发和烫伤皮肤。

◎按摩完半小时后，要补充水分，一般要喝温开水500毫升以上，但肾病患者不能超过150毫升。

国医小课堂

按摩后常出现的反应

按摩后常常会出现一系列反应，如困倦、打哈欠、发热、流鼻涕、倦怠、尿量增多、脚肿、脚底和掌心出汗、静脉明显浮现并变粗等一系列的症状。这时候不必惊慌，这些症状是痊愈之前的预兆，因为按摩之后，身体的经络和血液要经历调整和排毒的过程。身体恢复后，这些症状就会消失。

哪些食物保养耳朵

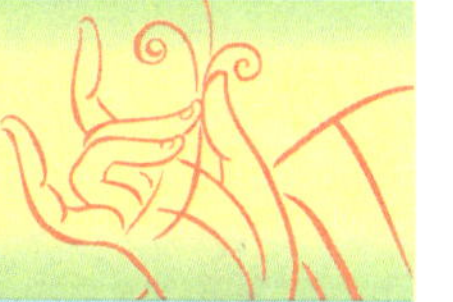

富含锌的食物

研究发现，耳蜗内锌的含量大大高于其他器官，而60岁以上的老年人耳蜗内锌的含量则明显降低。锌含量的降低会影响耳蜗功能并导致听力减退，所以含锌食物对保持耳部的功能非常重要。含锌丰富的食物有鱼、牛肉、猪肝、鸡肝、鸡蛋、各种海产品、苹果、橘子、核桃、黄瓜、西红柿等。

富含铁的食物

缺铁易使红细胞变硬，使红细胞运输氧的能力降低，耳部养分供给不足，听觉细胞功能受损，导致听力下降。补充铁元素可以保证耳部的血液供应，有效防止听力减退。含铁丰富的食物有瘦肉、豆制品、动物肝脏、黑木耳、银耳、豆类、菠菜、紫菜、虾皮、黑芝麻、黄花菜、香菜等。

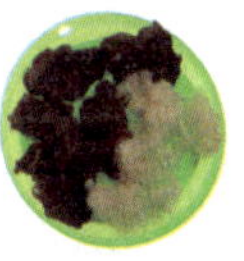

富含蛋白质与维生素的食物

有关研究发现，噪声会使人体中的一些氨基酸和维生素（如B族维生素）消耗量增加，人体缺乏维生素，特别是缺乏维生素D时，其代谢衍生物钙化醇就会减少，导致内耳听觉细胞发生退行性病变。含丰富蛋白质和维生素类的食物首推牛奶，牛奶中几乎包含所有已知的维生素，如维生素A、维生素D、维生素B_1、维生素B_2、维生素E和胡萝卜素等。另外，瘦肉、豆类、黑木耳、蘑菇、各种绿叶蔬菜、萝卜等也应多吃一些。

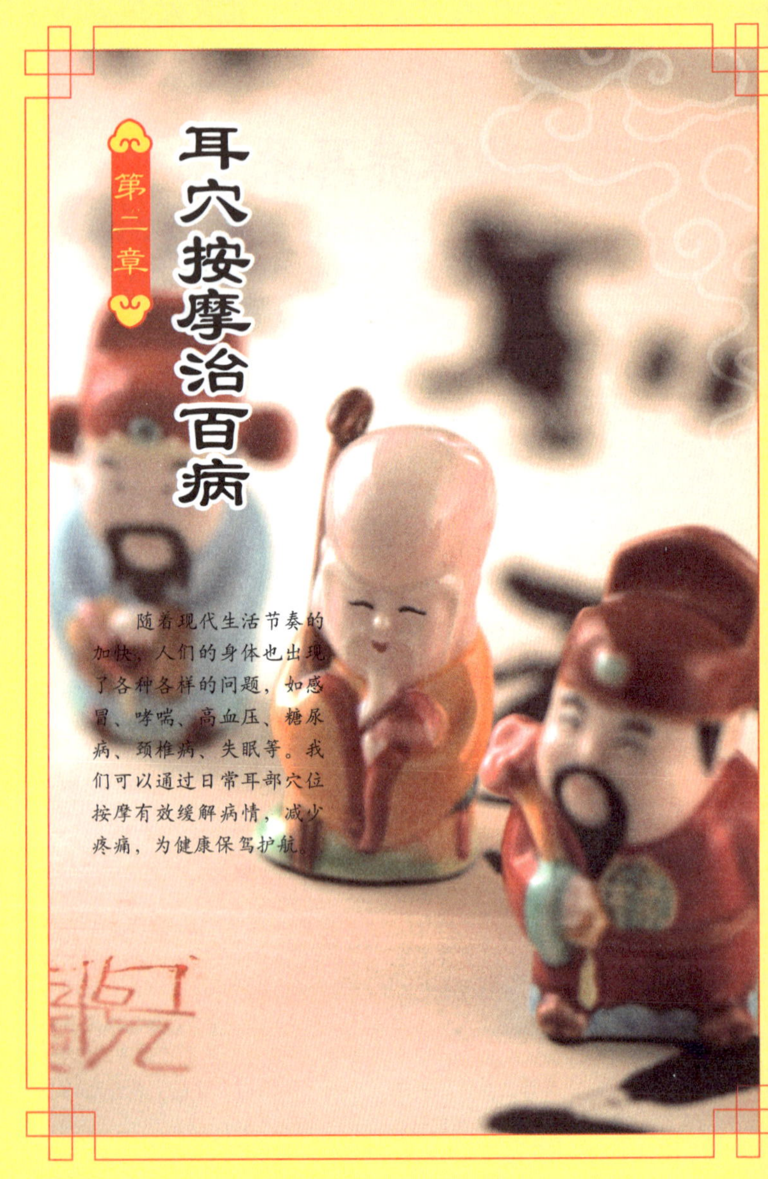

第二章 耳穴按摩治百病

随着现代生活节奏的加快，人们的身体也出现了各种各样的问题，如感冒、哮喘、高血压、糖尿病、颈椎病、失眠等。我们可以通过日常耳部穴位按摩有效缓解病情，减少疼痛，为健康保驾护航。

□呼吸系统疾病及不适

慢性支气管炎

慢性支气管炎是指由感染或非感染因素引起的气管、支气管黏膜及其周围组织的慢性非特异性炎症。多在冬季发作，春暖后缓解。

慢性支气管炎最突出的症状是咳嗽、咳痰。一般晨起时咳嗽、咳痰较多，白天咳嗽相对较少，夜间临睡前有阵咳或咳痰。痰液一般为白色黏液或浆液性泡沫，偶尔带血。

视诊

注释：指通过眼睛直观观察耳郭上耳穴的各种变化，如变色、丘疹、脱屑、血管充盈等阳性特征，从而诊断疾病。

气管区、支气管区呈白色隆起，少数有白色丘疹，无光泽。

触诊

注释：指用探笔、手指指腹等对耳部进行探测，以此来观察耳穴的形态改变和压痛敏感程度，将其作为疾病诊断和治疗的依据。

气管区、支气管区有片状隆起及条索状变形，触痛不明显。

电测

注释：电测是根据电阻值的差异来诊断疾病的方法。

气管穴、支气管穴呈阳性反应。

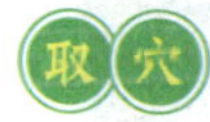

肺、内鼻、外鼻、交感、脾、咽喉、气管、支气管、肾上腺等反射区。

按摩手法

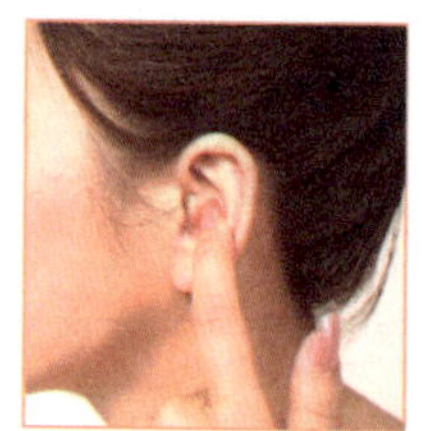

点压肺、气管反射区

1.患者取坐位，将莱菔子（即萝卜籽）或王不留行籽置于0.5厘米见方的胶布中间，将放置有莱菔子的胶布对准相应穴位贴压，每次取3～4个穴位，两耳交替进行，每天按压5～8次，每次按摩以局部有酸胀痛感为宜。隔两天贴1次，10次为一个疗程。

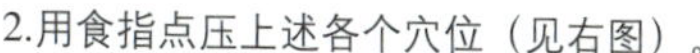

2.用食指点压上述各个穴位（见右图）。

支气管哮喘

支气管哮喘是因支气管痉挛、黏膜水肿、分泌物增多而引起支气管阻塞的过敏性疾病。支气管哮喘可见于各个年龄段，且致病原因很多，如气候、粉尘、花粉、冷空气、油烟、化学性气味、饮食不宜等。

支气管哮喘的主要症状为阵发性气急、胸闷、呼吸困难、咳嗽、咯痰等。

电测

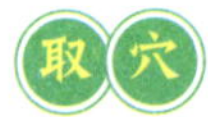

肺穴、支气管穴、内分泌穴、平喘穴、过敏区出现阳性反应。

取穴

肺、肾上腺、支气管、脾、内分泌、神门、肾、皮质下、咽喉、交感等反射区。

按摩手法

1.清洁耳部，由下至上轻轻按揉耳郭5～10次，以局部有轻痛感为宜。

2.点按支气管、肾上腺、肺、肾反射区10～15次，在支气管、肺反射区可逐渐用力，以局部有热胀感为宜，双耳交替进行按摩。

3.用牙签在咽喉、皮质下、神门、内分泌、脾、交感反射区点按各20次，至局部红润、有热胀感为宜，力度要由轻到重（见右图）。

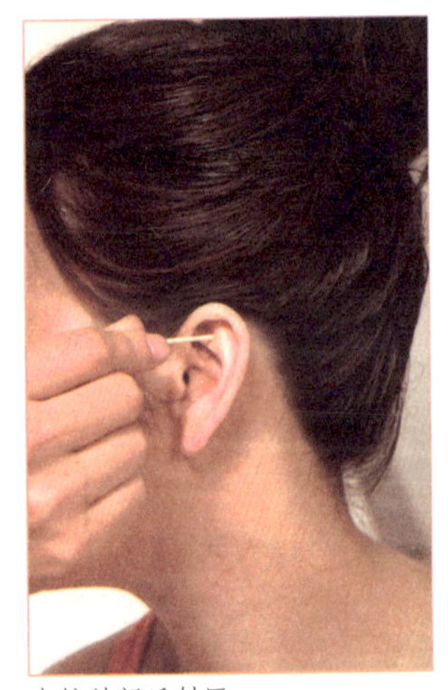

点按神门反射区

慢性咽炎

慢性咽炎是常见的咽部疾病，大部分继发于上呼吸道感染性病变，好发于经常吸烟酗酒者及经常接触有害粉尘或气体的人群。

慢性咽炎患者的咽部常有瘙痒感及各种不适感觉，如灼热、干燥、微痛、发痒、有异物感等，习惯以咳嗽清除分泌物，常在晨起用力清除分泌物时有作呕不适感，通过咳嗽清除出稠厚的分泌物后，症状才得以缓解。

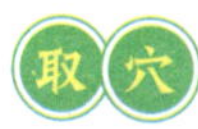

咽喉、肺、脾、大肠、脑、肾、肾上腺、神门等反射区。

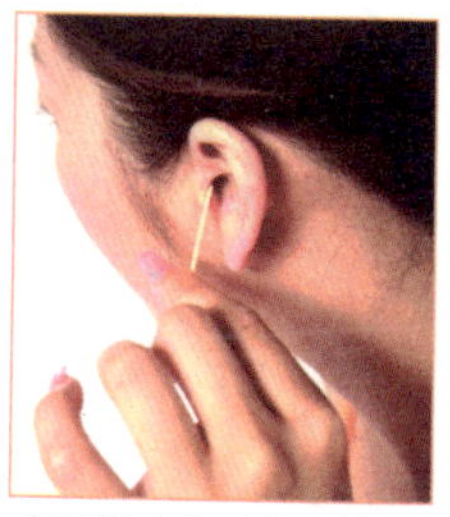

用牙签点按咽喉反射区

按摩手法

选取咽喉、肺为主穴，再选取1～2个穴位为配穴。常规消毒耳郭，皮肤干燥后，将1粒王不留行籽或莱菔子置于0.5厘米见方的麝香止痛膏上，贴于穴位，并在药粒处按压，每天按压6～8次，以产生胀痛感为宜。隔日贴1次，10次为一个疗程。用牙签点按上述反射区也可起到相应作用（见上图）。

国医小课堂

配合慢性咽炎治疗的药物

慢性咽炎常配合适当的药物治疗（如草珊瑚含片、西瓜霜含片等）以提高疗效。患者平时应起居有规律，经常锻炼身体，提高免疫力，同时预防感冒，忌食辛辣，戒除烟酒，保持大便通畅。

感冒

感冒是由多种病毒引起的一种呼吸道常见病。本病全年皆可发病，冬春为多发季节。感冒可通过含有病毒的飞沫或被污染的用具传播，多数为散发性。预防感冒最有效的方法是依靠人体免疫力调节保养。感冒的主要症状是全身酸痛、乏力、头痛、眼痛、头昏欲睡、咽干咽痛、咳嗽、鼻塞、流鼻涕、打喷嚏、恶寒发热等。

电测

肺穴、咽喉穴、内鼻穴、气管穴、口穴均呈阳性反应。

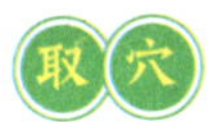

取穴

肺、外鼻、内鼻、耳尖、咽喉、肾上腺等反射区。

按摩手法

1.首先清洁耳部，揉捏耳郭部3～6次，先在耳尖部用重提轻放的手法反复按摩10次左右，以患者能承受为度，双耳交替进行。

2. 用指端或牙签点按肺、肾上腺反射区，手一直不离开皮肤，持续 2 ～ 3 分钟，以局部有胀热痛感为宜。

3. 用指端点按内鼻、外鼻、耳尖、咽喉反射区 2 ～ 3 分钟，力度要以患者能承受为宜,至局部红润为止(见右图)。

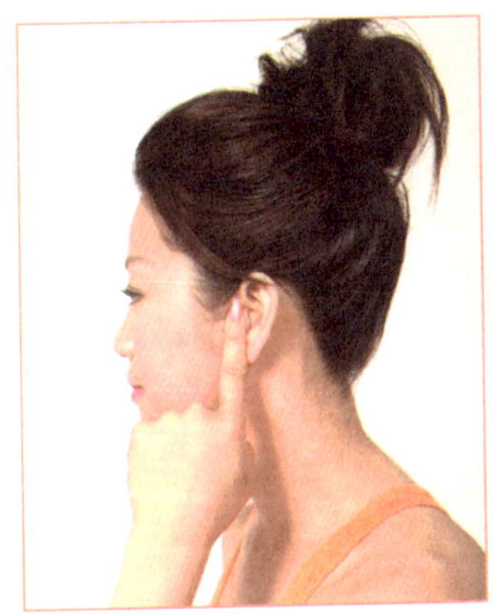

按摩内鼻、外鼻反射区

4.用食指和拇指指腹反复夹揉以上反射区5～10次，缓慢放松，双耳交替进行。

咳嗽

咳嗽是呼吸系统疾病的主要症状，常见于上呼吸道感染、咽喉炎、急慢性支气管炎、支气管扩张、肺炎、肺结核等疾病。

由于致病原因不同，咳嗽表现出来的症状也有所不同。如因风热引起的咳嗽主要表现为痰厚且黄，鼻涕也带黄；因风寒引起的咳嗽，患者的痰多为白色且稀薄，鼻涕为清水样。

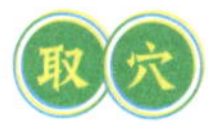

取穴

肺、支气管、气管、肾上腺、咽喉、交感、皮质下、脾、神门等反射区。

按摩手法

1.耳郭局部消毒，将莱菔子或王不留行籽置于0.5厘米见方的胶布中间，找准穴位，将放置有莱菔子的胶布对准穴位贴压，每次3～4个穴位，两耳交替进行（见右图）。

2.每天每穴按压5～8次，使局部产生痛热胀感，隔2天贴1次，10次为一个疗程。

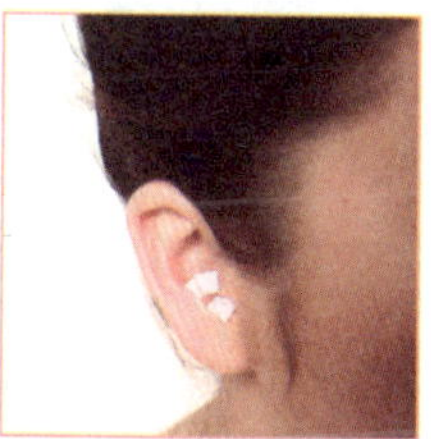

贴压脾、肺、支气管反射区

国医小课堂

缓解咳嗽的小妙方

◎**缓解咳嗽**：核桃仁90克、柿饼30克，蒸熟，每日分为3次服用。

◎**润肺止咳**：新鲜百合40克、蜂蜜15克，拌匀，蒸透，每次取数片嚼食，每日数次。适用于燥热咳嗽、咽喉干痛等。服用期间宜辅食枇杷、香蕉、柿饼等润肺止咳食品，忌食辛辣食品。

□消化系统疾病及不适

慢性胃炎

慢性胃炎是指由不同病因所致的胃黏膜慢性炎症，最常见的是慢性浅表性胃炎和慢性萎缩性胃炎。导致慢性胃炎的因素很多，其中大部分慢性胃炎是由食用刺激性食物导致的，如长期喝浓茶、烈酒或用餐时不充分咀嚼等。

视诊

胃区呈现点状或片状红润，有光泽。

触诊

注释：触诊压痛程度表示方法通常为皱眉（+），眨眼（++），躲闪（+++），疼痛难忍、拒绝按压（++++）。

胃区压痛（+）。

电测

胃区呈现阳性反应。

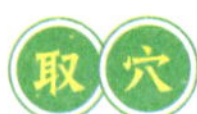

取穴

脾、胃、神门、皮质下、贲门、食道、小肠、肝等反射区。

按摩手法

将胶布剪成2厘米×0.5厘米的长方形和0.5厘米见方的正方形。前者等距离粘4粒绿豆或小米粒，贴于贲门、食道、胃和小肠反射区；后者粘4粒，贴于肝、脾、神门、皮质下反射区。每天不定时按压，以局部有热胀痛感为度，隔日1次，10次为一个疗程（见右图）。

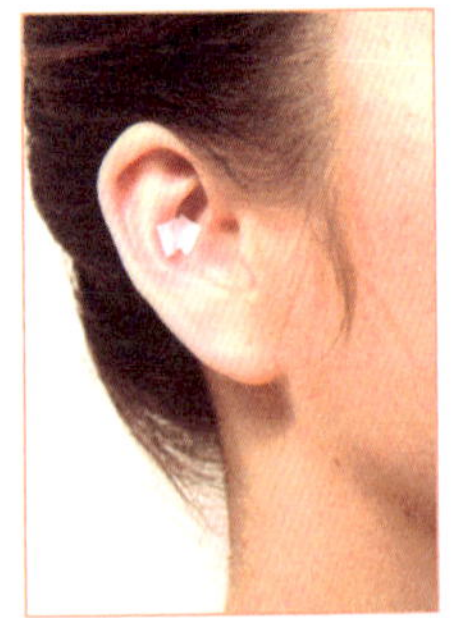

贴压脾反射区

消化不良

消化不良是消化系统的常见病之一，是一种由胃动力障碍所引起的疾病，包括蠕动不好的胃轻瘫和食道反流。消化不良可影响人体对营养物质的摄取，日久会使机体免疫力减弱，易于患病。心情不好、工作过于紧张、天寒受凉、暴饮暴食都易引起消化不良。

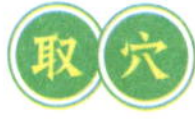

取穴

小肠、脾、胃、十二指肠、皮质下、贲门、肝、胆等反射区。

按摩手法

耳郭局部消毒，将莱菔子或王不留行籽置于0.5厘米见方的胶布中间，选准穴位，将放置有莱菔子的胶布对准穴位贴压，每次选3～4个穴位，两耳交替进行。每天每穴按压5～8次，使局部产生痛热胀感。每次贴敷2天，隔2天贴1次，10次为一个疗程（见右图）。

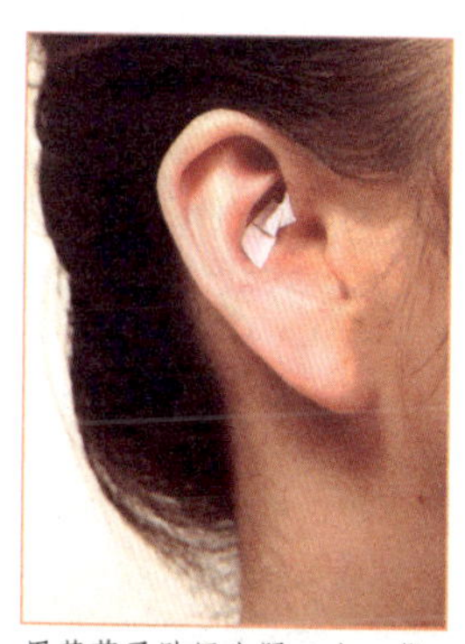

用莱菔子贴压小肠、十二指肠、胃反射区

国医小课堂

治疗消化不良的小妙方

◎**山楂消食片**：去核山楂、山药，放入蒸屉蒸熟后，压泥，加入白糖适量，揉条切厚片。

◎**神曲粥**：神曲15克，研成细末，用水浸泡5～10分钟，水煎，过滤留汁，加入粳米100克，煮稀粥，每日分早晚2次服用。

食欲不振

在当今快节奏和竞争激烈的社会环境中，人们很容易产生失眠、焦虑等紧张情绪，导致胃酸分泌功能失调，引起食欲下降、食欲不振等，时间长了会出现精神疲惫、体重减轻、记忆力下降、抗病力减弱等问题。食欲不振可以按病因治疗，宣健脾胃，消食和中。

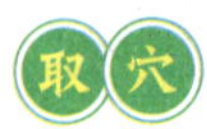

脾、胃、神门、皮质下、内分泌、小肠、肝、胆等反射区。

按摩手法

每次取2～4穴，将1粒王不留行籽或莱菔子、绿豆、小磁珠，置于0.5厘米见方的小胶布上，贴敷于耳穴上，用食、拇指捻压至酸沉麻木或疼痛为佳，每日按压4～6次。每次贴一侧耳，两耳交替，每次贴敷2天，10次为一个疗程（见右图）。

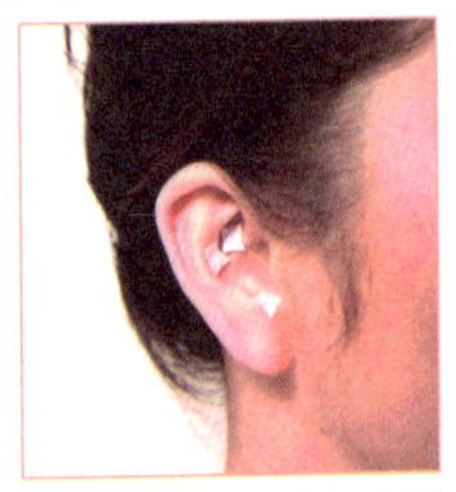

贴压内分泌、脾、小肠反射区

国医小课堂

治疗食欲不振的小妙方

◎**葡萄蜂蜜膏**：鲜葡萄500克，绞汁用小火熬至膏状，加入适量蜂蜜，每次服一汤匙，可除烦止渴。适用于食欲不振等症。

◎**梨粥**：鸭梨3个，切碎，水煎半小时后取汁与大米适量煮粥，趁热食用。

胃酸过多

胃酸过多是指酸水由胃中上泛而引起的疾病，常因肝火内郁、胃气不和、脾胃虚寒等原因所致。胃酸可以帮助消化，但如果胃酸过多反而会伤及胃、十二指肠，甚至将黏膜、肌肉“烧破”，造成胃溃疡或十二指肠溃疡等疾病。

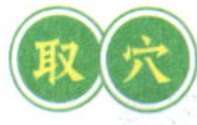

贲门、食道、胃、肝、脾、胰、皮质下、交感、口等反射区。

按摩手法

每次选3～4个穴位，用医用酒精对所选穴位处进行消毒，然后用0.5厘米见方的医用胶布，将1粒王不留行籽或莱菔子置于胶布中央，选准穴位，将王不留行籽压贴于穴位上。每天按压4～6次，直至耳部有热痛感为宜，每次贴敷2～3天，夏季可缩短为1天（见右图）。

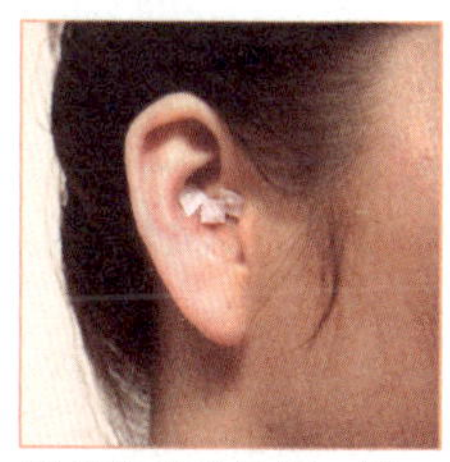

用莱菔子贴压肝、胃、食道反射区

国医小课堂

缓解胃酸过多的食疗妙方

胃酸过多的患者应在日常饮食中多吃碱性食物。如苏打饼干、面包，多饮红茶。严重的胃酸过多患者，可将生姜和普洱茶一起煮后喝汤。胡萝卜也可治疗胃酸过多，胡萝卜为碱性食物，汁多味甘，有中和作用。吃胡萝卜时需注意表面细菌，应洗净后表面擦盐，用冷开水冲洗后再食用。

慢性胆囊炎

慢性胆囊炎是一种胆囊慢性炎症的病变。一部分为急性胆囊炎演变而成，但大部分既往并无急性发作史。约70%的慢性胆囊炎患者伴有胆结石，由于胆结石刺激，加上长期慢性炎症，往往会导致反复多次急性发作。少数长期慢性胆囊炎及合并胆道结石阻塞的患者，可能会发生急性胰腺炎或胆汁性肝硬化。

视诊

胆区呈白色片状隆起，边缘清楚。

触诊

胆区片状隆起发硬，触及条索，压痛不明显。

电测

呈弱阳性反应。

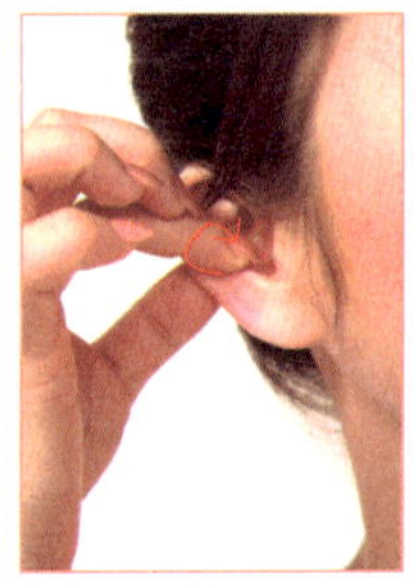

按揉肝反射区

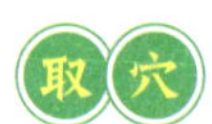

取穴

肝、胆、胰、耳尖、内分泌、皮质下等反射区。

按摩手法

1.清洁耳部后，轻揉耳郭，用食指指端点按肝、胆、胰反射区各3～5分钟，可在点按的同时轻揉反射区，用力先由轻到重，再由重到轻，均匀有渗透力地按摩，缓慢放松（见上图）。

2.在胰、胆反射区用重捏快松的手法，反复10次，以能耐受为度，双耳交替进行按摩。

3.点压耳尖、内分泌、皮质下反射区2～3分钟，至局部皮肤红润为佳。

4.以上各穴用拇指和食指指腹反复轻揉5～10次，双耳交替进行。

脂肪肝

脂肪肝是由各种原因引起的肝内脂肪沉积过多的疾病，发病原因多为肥胖、酗酒、营养不良等。其主要临床表现为疲乏、食欲不振、腹胀、嗳气、肝区胀满、疲倦乏力、恶心、呕吐、体重减轻、肝区或右上腹隐痛等。

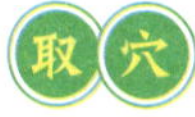

取穴

肾、胃、肺、肝、脾、内分泌等反射区。

按摩手法

1.清洁耳部，再轻揉耳郭，由上至下5～6次，至局部红润为止。

2.点掐肾、胃、脾、肺、肝反射区各10次，以可耐受为度，双耳交替进行或用莱菔子等贴压，效果更佳（见右图）。

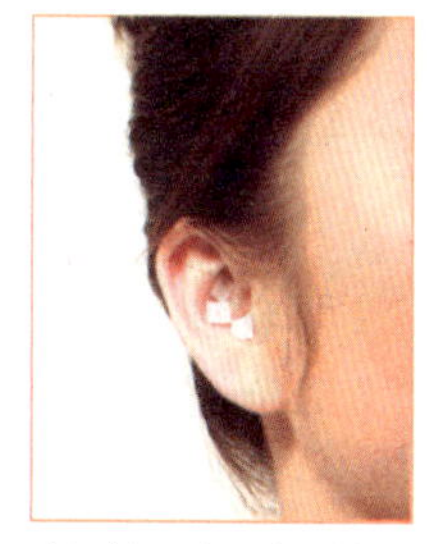

贴压肾、胃、肺反射区

3.提捏交感部1～2分钟，在可耐受范围内逐渐加力，重复按摩3～6次；点按内分泌反射区10次，至耳部有热感即止。

4.反复轻揉上述各反射区3～6次，力度由轻至重，双耳交替进行按摩。

国医小课堂

脂肪肝的食疗方案

补充对治疗肝病有益的各种维生素和矿物质，特别是富含叶酸、胆碱、维生素E、维生素C、维生素B_{12}、钾、锌、镁等的食物，可以促进和维持身体正常代谢，纠正或防止营养缺乏。主食应粗细杂粮搭配，多吃蔬菜、水果和藻类。

慢性腹泻

慢性腹泻是消化系统疾病中的常见疾病。病程在两个月以上的腹泻或间歇期在2～4周内的复发性腹泻，称为慢性腹泻。

慢性腹泻的主要症状是排便次数明显超过平日习惯的频率，粪质稀薄，每日排粪量超过200克，或含未消化食物和脓血。

引发慢性腹泻的原因主要有肠腔内渗透压增加且超过血浆渗透压、吸收功能出现障碍、肠分泌增多、肠功能失调或蠕动亢进等。

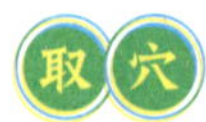

直肠、脾、胃、肝、胰、十二指肠、小肠、升结肠、横结肠、降结肠、乙状结肠、神门等反射区。

按摩手法

1.清洁耳部后，轻揉耳郭部，由下至上5～6次。

2.用发卡点按小肠、直肠反射区，反复10次，以能耐受为度，双耳交替进行按摩（见右图）。

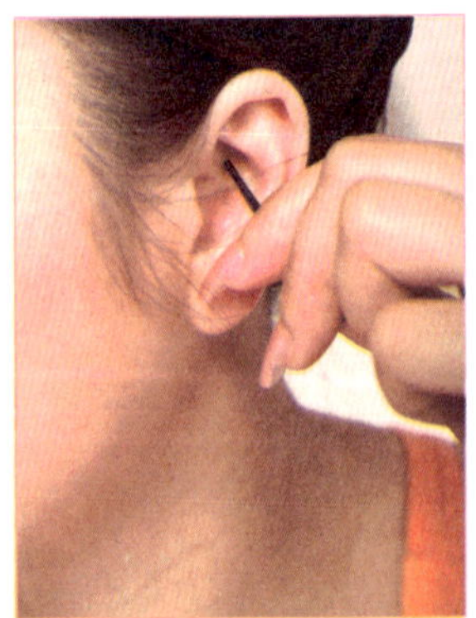
用发卡点按小肠反射区

3.用食指指端或发卡后端点按胃、脾、肝、胰、十二指肠、升结肠、横结肠、降结肠、乙状结肠反射区2～3分钟。

4.用发卡后端点按神门反射区1～2分钟，缓慢用力，至局部皮肤红润。

5.用拇指和食指指腹反复轻揉上述反射区3～6次，按摩力度先由轻到重，再由重到轻，均匀有渗透力地按摩，双耳交替进行。

便秘

便秘是指大便干燥，排出困难，或者排便间隔时间较长，虽有便意，但艰涩难下，常数日一行，甚至需用泻药或灌肠才能排出大便的病症。长期便秘会带来许多不良后果，如肛裂、痔疮、脱肛等继发症。

视诊

大肠区呈片状或条索状隆起，可见有糠皮样脱屑。

触诊

大肠区呈片状或条索状隆起发硬，亦可触及条索。

电测

大肠区可呈阳性反应。

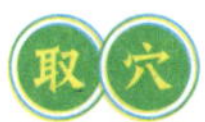

肺、大肠、直肠、胃、脾、小肠、十二指肠、肛门、肝、心、肾等反射区。

按摩手法

1.常规消毒耳部，选3～4个穴位，用0.5厘米×0.5厘米的小块胶布，中间粘1粒王不留行籽或莱菔子，对准穴位，将放置有莱菔子的胶布对准穴位贴压，两耳交替进行。每天每穴按压5～8次，以耳部有酸沉麻木或疼痛烧灼感为佳。可留置2日，至下次治疗时更换莱菔子，再选用其他穴位治疗。

2.按压大肠、胃、脾、小肠、肛门等反射区，至局部有酸胀感为宜（见右图）。

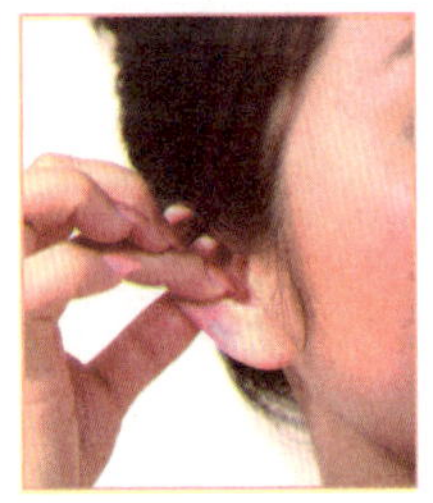

按压胃反射区

胃动力不足

“胃动力”是指胃排空的能力，胃出现了问题就会影响人体的消化功能，其主要症状有腹部胀满、口中异味、呕吐、便秘等。胃动力不足的患者大部分是食物停留在胃中，积聚不消化，导致胃气停滞，而长期胃动力不足会引起多种胃肠疾病。

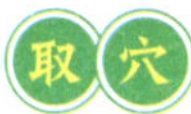

取穴

小肠、脾、胃、肾、心、十二指肠、皮质下、贲门、肝、胆等反射区。

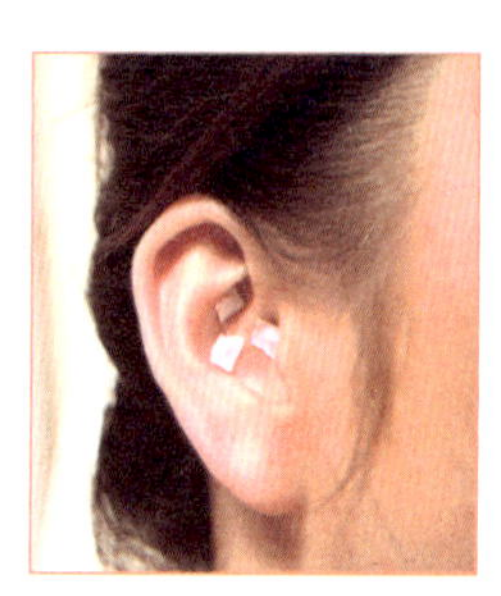

贴压胃、肾、贲门反射区

按摩手法

耳郭局部消毒后，选3～4个穴位，取莱菔子或王不留行籽1粒，置于0.5厘米×0.5厘米的胶布中间，选准穴位，将放置有药粒的胶布对准穴位贴压，两耳交替进行。每天每穴按压5～8次，使局部产生痛热胀感。每次贴敷2天，隔2天贴1次，10次为一个疗程。如果症状较重，每天可适度增加按摩次数（见上图）。

国医小课堂

增强胃动力的方法

◎要想增强胃动力，在平日的饮食上要注意少量多餐，减少每餐的分量，尤其不能忽略早餐。

◎避免吃太油腻的食物，避免烟、酒、辣椒等刺激性食物。

◎用餐后不要立即躺下，并避免睡前吃东西。

□神经系统疾病及不适

神经性头痛

神经性头痛多是由精神紧张、生气引起的疾病，激动、生气、失眠、焦虑或忧郁等因素常使头痛加剧。

神经性头痛的主要症状为持续性的头部闷痛、压迫感、沉重感，有的患者自诉为头部有“紧箍”感。患者多伴有头晕、烦躁易怒、焦虑不安、心慌气短、恐惧、耳鸣、失眠多梦等症状。

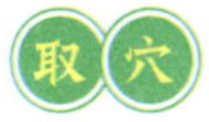

脑、颞、额、枕、肾上腺、扁桃体、内分泌、肝、神门等反射区。

按摩手法

1.每次取2~4穴，取王不留行籽或莱菔子1粒，置于0.5厘米×0.5厘米的方形胶布上，找准穴位，贴敷于耳穴上，用食指、拇指捻压至酸沉麻木或疼痛为佳，每日按压4~6次（见右图）。

2.每次贴一侧耳，两耳交替，每次贴敷2天，夏季1天更换1次，10次为一个疗程。

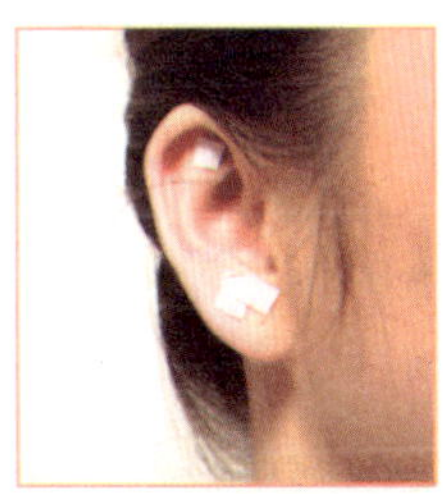

贴压神门、枕、颞反射区

国医小课堂

缓解神经性头痛的妙方

早晨或晚上入睡前洗个温水澡；在新鲜空气中散散步或小跑步；热敷颈部和背部；对头皮、颈部肌肉进行轻柔按摩；用手指压迫穴位等。这些方法可以减轻局部肌肉痉挛、收缩，从而减少头痛发生的频率。

坐骨神经痛

坐骨神经痛是指沿坐骨神经分布区域以臀部、大腿后侧、小腿后外侧、足背外侧为主的放射性疼痛。

坐骨神经痛多见于中老年男子，以单侧较多。患者首先感到下背部酸痛和腰部僵直，或者在发病前，走路和运动时下肢有短暂疼痛，后逐步加重发展为剧烈疼痛。疼痛一般由腰部、臀部或髋部开始，向下沿大腿后侧、腘窝、小腿外侧和足背扩散，可伴烧灼样或针刺样疼痛，夜间会加重。

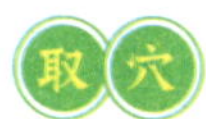

电测

臀穴、髋穴、坐骨穴、膝关节穴、腓肠肌点、踝穴、跟穴、趾穴均呈良导反应。

取穴

心、皮质下、神门、臀、下腹、胸、肾上腺等反射区。

按摩手法

1.清洁耳部后，轻揉耳郭，由下至上3～6次。

2.点揉臀、下肢、心、皮质下反射区，反复10次，双耳交替进行按摩（见右图）。

3.在胸、肾上腺反射区用向上重提向外轻拉的手法，按摩2～3分钟。

4.点按神门反射区2～3分钟，至局部皮肤红润。

5.拇指和食指指腹反复轻揉上述反射区5～10次，按摩力度先由轻到重，再由重到轻，手法要均匀、柔和、有渗透力，双耳交替进行。

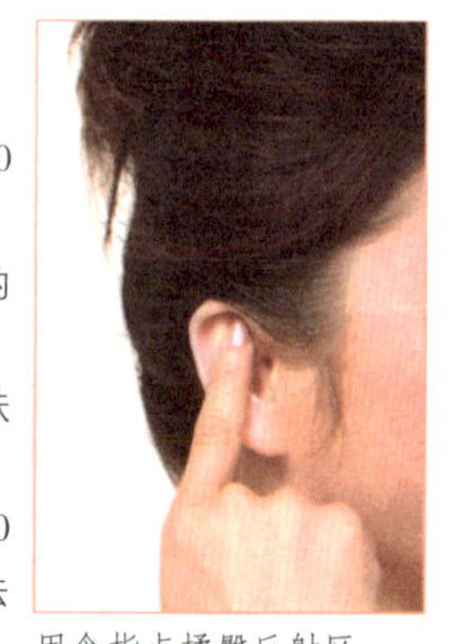

用食指点揉臀反射区

失眠

失眠是指由各种原因导致的经常不能正常入睡或睡眠质量不佳的疾病。失眠的症状表现多种多样：或思虑纷杂，不易入睡；或睡眠程度不深，醒后反觉疲倦；或时睡时醒，醒后难再入睡，甚至整夜不能入睡。

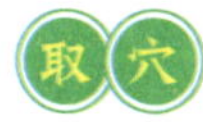

神门、心、肾、肝、脾、胃、内分泌等反射区。

按摩手法

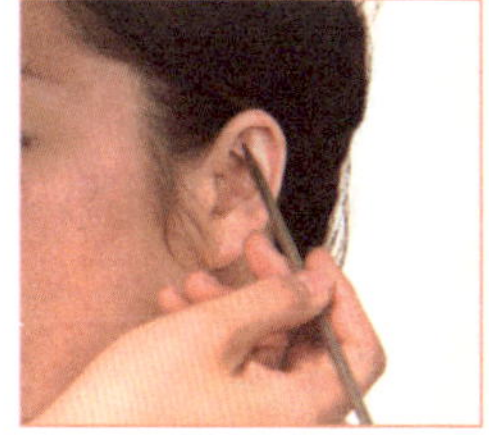
点按神门

1.清洁耳部后，轻揉耳郭，用食指和拇指指腹反复摩擦5～10次。

2. 用食指指端或尖状物点按神门、心、肝、肾反射区，各2～3分钟，双耳交替进行按摩（见右图）。

3.点按脾、胃、内分泌反射区，各1分钟，以被按摩者可耐受为度，双耳交替进行按摩。

4.在每个穴位用食指和拇指指腹反复摩擦，力度适中，重复3次。

国医小课堂

创造良好的睡眠环境

无论是南方的床还是北方的炕，在安放或修造时都应南北顺向，入睡时头北脚南可使机体不受地磁的干扰。硬度宜适中，过硬的床会使人因受其刺激而不得不时常翻身难以安睡，睡后周身酸痛；枕高一般以睡者的一肩（约10厘米）为宜。

偏瘫

偏瘫又叫半身不遂，是指一侧上下肢、面肌和舌肌下部的运动障碍，它是急性脑血管疾病的一个常见症状。偏瘫患者一般都伴有肢体肿胀、肩周炎及营养代谢障碍，如果不及时治疗，情况可能会越来越严重。

轻度偏瘫患者虽然尚能活动，但走起路来，往往上肢屈曲，下肢伸直，单侧肢体活动不利，严重者常卧床不起，丧失生活能力。

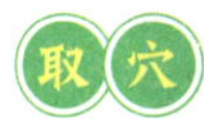

脾、神门、内分泌、皮质下、肾、胃、膝关节、踝关节、肘关节等反射区。

按摩手法

1.清洗耳部后，轻揉耳郭部，由下至上约5次。

2.在脾、神门、内分泌、皮质下反射区适当地加重手法，缓慢放松，共3～5分钟。

3.点按膝关节、踝关节、肘关节反射区5～8分钟，力度以能耐受为度，双耳交替进行按摩（见右图）。

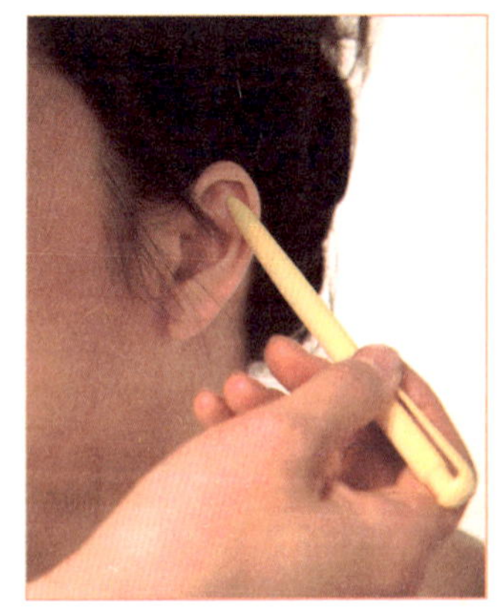

点按膝关节反射区

4.点按内分泌、皮质下、肾、胃反射区，共2～3分钟，至皮肤红润、有热胀感为宜。

5.轻揉以上反射区各2～5次。力度先由轻到重，再由重到轻，用力和缓，手法要均匀、柔和、有渗透力，双耳交替进行按摩。

面瘫

面瘫即面神经麻痹，俗称口眼㖞斜，是一种常见疾病，以周围性面瘫较为常见。据调查显示，心理因素是导致面瘫的因素之一，有相当一部分患者发病前存在身体疲劳、精神紧张、睡眠不足或身体不舒服等情况。

本病起病急，无明显诱因，多在晨起时发现口角偏向一侧。一侧面部呆滞、麻木、瘫痪，出现不能皱眉、鼓腮漏气、眼睑不能闭合、额纹消失等症状。

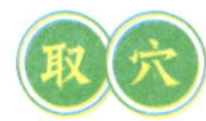

取穴

面颊、皮质下、口、眼、内分泌、额、神门等反射区。

按摩手法

1.清洁耳部后，轻揉耳郭部，由下至上5～6次，至皮肤红润。

2.在面颊、皮质下用重度点掐的手法，反复10次，以患者耐受为度，双耳交替进行按摩。

3.点按口、眼、额反射区各2分钟，力度适中即可（见右图）。

4.提捏神门、内分泌反射区各2分钟，力度适中，在患者耐受范围内逐渐加力，至局部皮肤红润为宜。

5.轻揉上述反射区各5～6次，持续3～5分钟，力度先由轻到重，再由重到轻，缓慢结束。

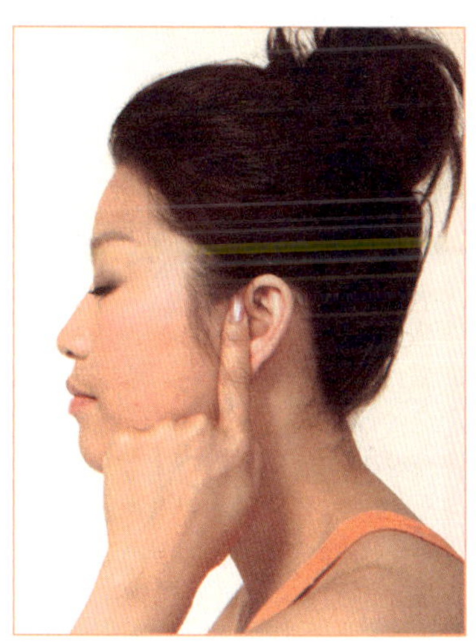

点按口反射区

胃肠神经官能症

胃肠神经官能症是由于高级神经功能紊乱所引起的胃肠功能障碍，主要表现为胃肠分泌与运动功能紊乱，患此病者并无器质性病变。

此病的主要症状为呕吐、恶心、厌食、反酸、嗳气、食后饱胀、上腹不适或疼痛，肠道症状多有腹痛不适及肠鸣、腹泻或便秘，并常伴有失眠、焦虑、精神涣散、头痛等症状。

胃肠神经官能症的致病因素很多，常见的有情绪紧张、精神压抑等。另外，该病多见于青壮年，且女性高于男性。

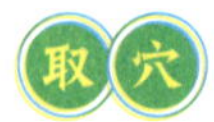

直肠、大肠、小肠、脾、胃、肝、胰胆、神门等反射区。

按摩手法

1.清洁耳部后，轻揉耳郭部，由下至上5～6次，至皮肤红润为宜。

2.在大肠、直肠反射区用重度点掐的手法按摩，反复10次，以患者可耐受为度，双耳交替进行。

3.点按脾、胃、小肠、肝、胰胆反射区各2分钟，手不离开皮肤，以局部有轻胀痛感为宜（见右图）。

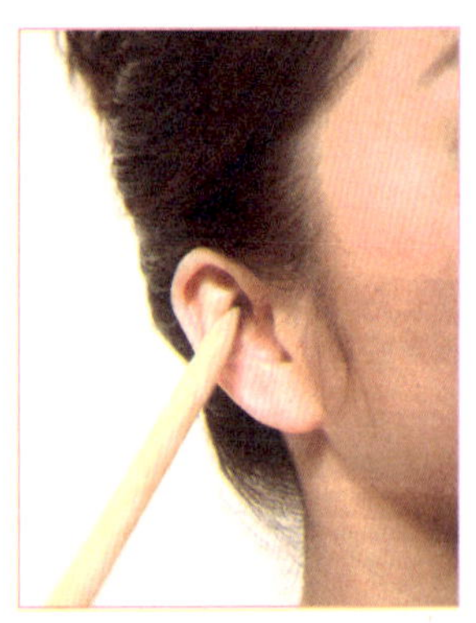

点按胰胆反射区

4.提捏神门2分钟，力度适中，在被按摩者耐受范围内逐渐加力，至局部皮肤红润为佳。

5.在耳尖部以中度手法点掐数次，至局部有热胀感为佳。按摩力度先由轻到重，再由重到轻，均匀有渗透力地按摩，双耳交替进行。

神经衰弱

神经衰弱是指由于某些长期存在的精神因素引起脑功能活动过度紧张，从而产生精神活动能力减弱的症状。神经衰弱患者往往存在持续性的紧张或内心矛盾。当这些紧张和矛盾超过承受限度时，就会导致神经衰弱。

神经衰弱的主要临床表现是易于兴奋又易于疲劳，常伴有各种不适感和睡眠障碍，但无器质性病变发生。

视诊

神经衰弱区呈不规则的隆起。

触诊

神经衰弱区呈条片状软骨增厚。

电测

神经衰弱区、心区、神经系统皮质下，均呈阳性反应。若神经衰弱点呈阳性反应，则提示睡眠轻、易醒，且醒后仍难以入睡。

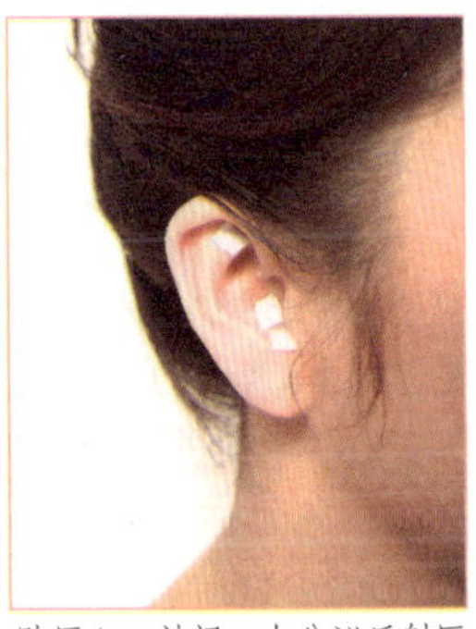

贴压心、神门、内分泌反射区

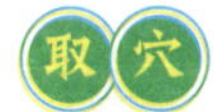

心、神门、内分泌、脾、胃、肝、胆等反射区。

按摩手法

1.每次取2～4个穴位，将1粒王不留行籽或莱菔子置于0.5厘米×0.5厘米的方形胶布上，找准穴位，贴敷于耳穴上，用食、拇指捻压至酸沉麻木或疼痛为佳，每日按压4～6次（见上图）。

2. 每次贴一侧耳，两耳交替，每次贴敷 2 天，10 次为一个疗程。

眩晕

眩晕是一种自身或外界物体的运动性幻觉，是对自身平衡和空间位象的自我感知错误。眩晕往往是动脉硬化、脑血栓等心脑血管疾病的征兆之一，一旦发生，就需要提高警惕。

其主要临床表现为患者睁眼时，感觉周围景物在旋转，闭眼又觉得自己在转动，同时常伴有耳聋、耳鸣、恶心、呕吐、面色苍白、眼球震颤等症状。

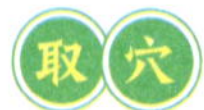

取穴

心、脑、耳、内分泌、肾、神门、交感等反射区。

按摩手法

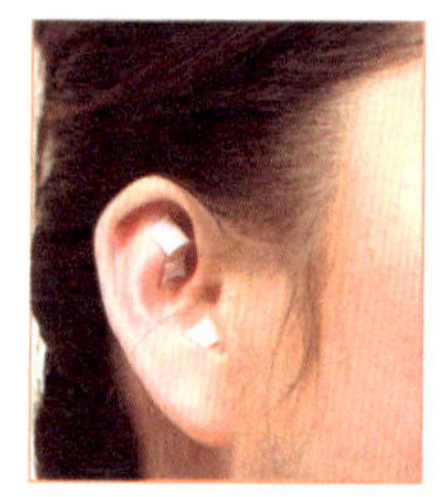

贴压神门、心、肾反射区

1.每次选2～3个穴位，将六神丸或王不留行籽等颗粒状物置于0.5厘米见方的胶布上，选准穴位，贴于所选耳穴处（见右图）。

2.拇指和食指相对用力按压贴敷的穴位处，每天按压6～8次，手法由轻到重，以有热胀痛感为宜。2天更换1次，两耳交替。夏季或皮肤敏感者，可缩短贴压时间；若症状较重，可增加按揉次数。

国医小课堂

诊断眩晕，及时就医

引起眩晕的原因复杂繁多，患者必须向医生详细叙述病史及发作的具体经过，还必须接受一系列检查，以明确引起眩晕的原因。在未找出病因前，不能随意购药服用，以免贻误病情。

□感觉系统疾病及不适

耳鸣

耳鸣主要是由肾精亏虚、脾气虚弱、情志失调、饮食所伤等因素引起的疾病。耳鸣是耳病的一种症状，也往往是耳聋的前兆，当出现耳鸣时，一定不要轻视，要抓紧时间进行诊断治疗。

视诊

内耳穴呈点状、片状、线状的红润、暗紫或褐色，皮肤皱褶、凹陷。

触诊

内耳穴凹陷。

电测

内耳穴呈阳性反应。

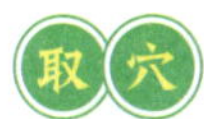

翳风、听宫、听会、耳门等穴位。

按摩手法

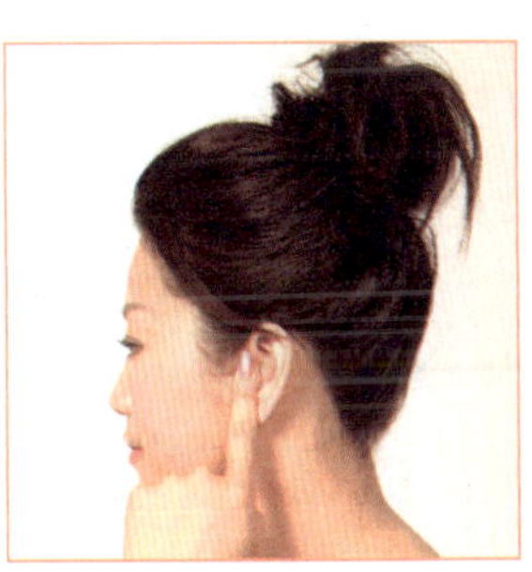

按揉听宫穴

1.两食指按揉两侧翳风、听宫、听会、耳门诸穴，顺逆时针各20圈（见右图）。

2.两拇指指腹紧贴耳后，两中指指腹紧贴耳屏前，两手同时用力上下来回摩擦，计为1次，反复操作10次。

3.双手十指屈曲成耙形，从前额向后枕部梳理，经枕骨向下五指并拢，两手横掌分别紧贴两耳，用掌心摩耳，反复进行20次。

4.用两手食指分别塞入两耳道，转几圈骤然拔出，呼气，反复进行20次。

5.用两手横掌分别捂两耳，两手食指并拢按压后脑枕骨下，按住不动，吸气；两掌心骤然离开，呼气。两掌再次捂耳，一吸一呼，反复进行20下。

眼睛干涩

眼睛干涩指两眼干燥少津、干涩不适、易感疲劳，它不仅使人感到难受，时间长了还会影响人的视力。用眼较多的人，尤其是老年人常有眼睛干涩的情况。一般情况下，眼睛干涩多与用眼过度、长时间看电视或电脑屏幕等有关。还可能是长期营养不良、偏食，导致维生素A、维生素D、维生素B_2等多种营养素缺乏所造成的。

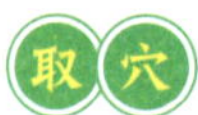

取穴

眼、心、神门、肝、内分泌、脾、胃、肝、胆等反射区。

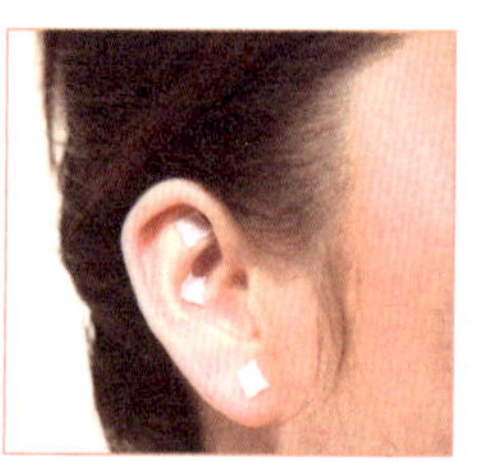

贴压肝、眼、神门反射区

按摩手法

每次取2～4个穴位，将1粒王不留行籽或莱菔子置于0.5厘米见方的胶布上，找准穴位，贴敷于耳穴上，用食、拇指捻压至酸麻胀痛为佳，每日按压4～6次。每次贴一侧耳，两耳交替，每次贴敷2天，10次为一个疗程（见上图）。

国医小课堂

补充维生素，预防眼睛干涩

素有“护眼必需营养”之称的维生素A，是预防眼睛干涩、夜盲症的首选，以胡萝卜及绿色、黄色蔬菜和红枣含量最多。B族维生素也是视觉神经的营养来源之一，如果B族维生素不足，眼睛就容易疲劳，导致角膜炎等。

□运动系统疾病及不适

关节炎

关节炎是一种常见的慢性疾病，指由炎症、感染、创伤或其他因素引起的关节炎性病变。很多因素都可引发关节炎，如活动时间过长导致的关节过度疲劳、饮食不当造成的酸性体质、钙质的大量流失等。关节炎常伴有并发症，如病理性骨折、肢体生长障碍、肢体畸形等。

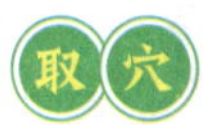

膝关节、踝关节、肘关节、腕关节、指关节、肾、脾等反射区。

按摩手法

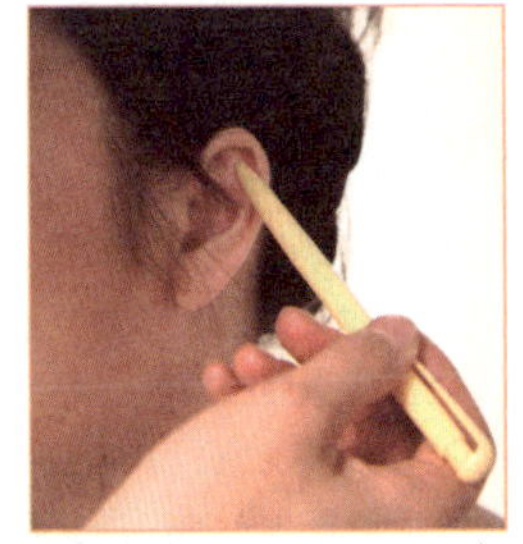

点按膝关节反射区

1.清洁耳部后，由上至下轻揉耳郭5～6次，至耳部皮肤有热胀感为宜。

2.用圆珠笔点按膝关节、踝关节、肘关节、腕关节、指关节、肾、脾反射区，反复按摩5分钟，逐渐用力，以局部有胀热感为度，双耳交替进行按摩（见上图）。

3.搓摩相应的关节反射区2～3分钟，力度适中，至局部皮肤红润为宜。力度先由轻到重，再由重到轻，双耳交替进行按摩。

国医小课堂

治疗关节的小妙方

虎骨木瓜酒：川芎、当归各30克，续断、天麻、红花各30克，玉竹60克，桑枝12克，浸泡于10升的白酒中，7日后服用。

腰肌劳损

腰肌劳损为临床常见病。患有腰肌劳损的人腰部外形及活动多无异常，也无明显腰肌痉挛，少数患者腰部活动稍受限。主要症状为腰部酸痛或胀痛，部分为刺痛或灼痛。劳累时增加休息时间可减轻症状，适当活动和经常改变体位时也可减轻。

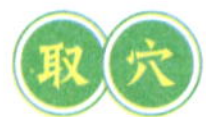

神门、腰骶椎、皮质下、肾、膀胱等反射区。

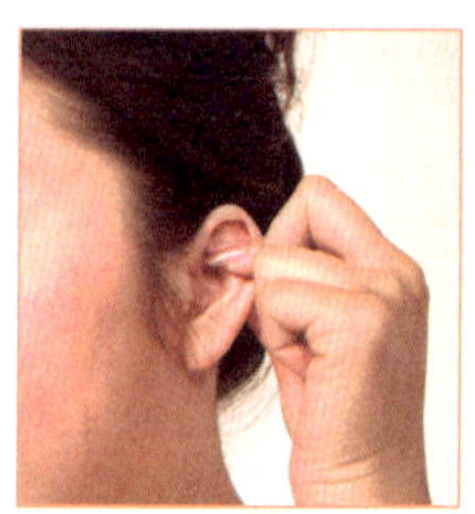

捏揉腰骶椎反射区

按摩手法

1.清洁耳部后，找准穴位，逐渐用力按压以上穴位至发热，若能放射至腰部最好。

2.用食指指腹按摩上述穴位，每穴2分钟，至局部有酸胀感为宜。

3.捏揉腰骶椎、神门、皮质下反射区，各区持续约2分钟，以可耐受为度，双耳交替进行按摩（见上图）。

4.中等力度点按肾、膀胱反射区各2分钟，至局部皮肤红润为宜。

国医小课堂

加强锻炼，预防腰肌劳损

腰肌劳损是可以预防的，平时要加强锻炼，特别是常年伏案工作的人，应有目的地加强腰背肌肉的锻炼。避免弯腰加重负担，拿重物时，身体尽可能靠近物体，够不着不宜勉强。睡觉时应保持脊柱的弯曲，避免潮湿环境和受寒。

下肢静脉曲张

下肢静脉曲张是四肢血管疾患中最常见的疾病之一，发病时下肢浅表静脉发生扩张、延长、弯曲成团状。本病多见于从事站立工作或体力劳动的人。临床检查可见患肢浅静脉隆起、扩张、迂曲等，站立时症状更明显。

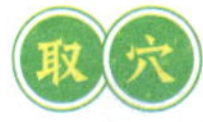

脾、交感、心、下肢、神门、内分泌、皮质下、肾等反射区。

按摩手法

1. 清洗耳部后，轻揉耳郭部，由下至上按摩6次。
2. 在脾、交感、心、下肢、皮质下反射区适当加重手法按揉，缓慢放松，共3～5分钟。
3. 点按内分泌、皮质下、肾、神门反射区2～3分钟，至皮肤红润、有热胀感为宜（见右图）。
4. 轻揉上述各反射区2～5次。力度先由轻到重，再由重到轻，双耳交替进行。

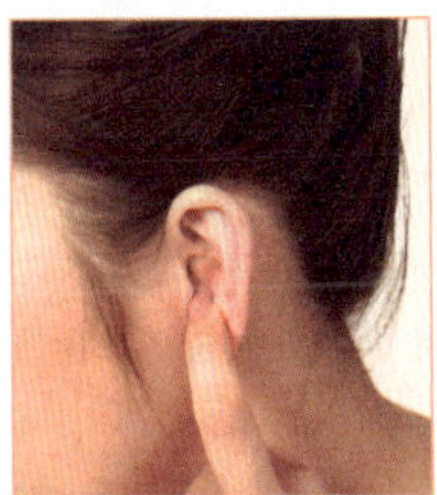

点按内分泌反射区

国医小课堂

缓解下肢静脉曲张的妙方

穿着减压弹力袜可以有效缓解下肢静脉曲张。每天早上起床下地前穿上，晚上睡觉时脱下来，每天坚持穿8小时以上，下肢不会像平时那样容易酸胀、乏力、麻木、肿痛，对于下肢长期肿胀的患者，穿用一个多月后，腿部肿胀症状会逐渐消失。

颈椎病

颈椎病又称颈椎综合征，主要由颈椎长期劳损、骨质增生、椎间盘突出、韧带增厚等原因使颈椎脊髓、神经根或椎动脉受压而出现一系列功能障碍的临床综合征。该病多发于中老年人，且男性发病率比女性高。其主要表现为颈项僵硬、活动受限、一侧或两侧颈肩臂放射痛，并伴有手指麻木、肢体沉重、感觉迟钝等症状。

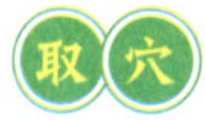

颈项、颈椎、肝、肾、神门、肩等反射区。

按摩手法

1.耳郭用酒精或碘附消毒，用0.5厘米×0.5厘米大小的方形胶布将王不留行籽贴压固定于所取穴位上，每次选3～4个穴位（见右图）。

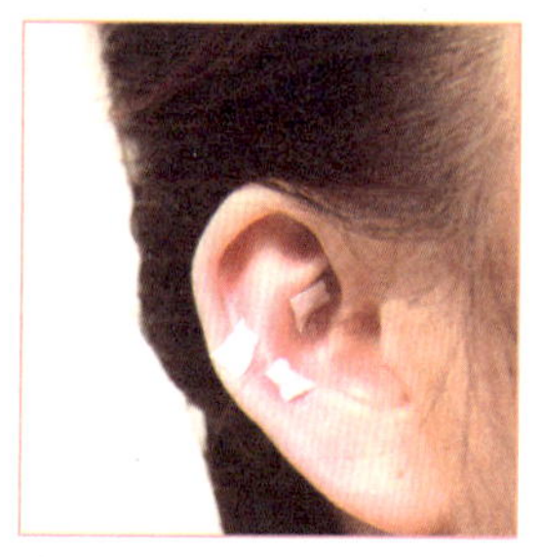

贴压颈椎、肾、肩反射区

2.拇指、食指对捏，并揉压耳穴贴压物，以自感耳压部有疼痛为宜，揉压至耳郭部感到潮红发热为度。

国医小课堂

预防颈椎病的措施

颈椎病患者睡觉时不可俯睡，枕头不可过高、过硬或过平；避免和减少急性损伤；防风寒、潮湿；避免午夜、凌晨洗澡或受风寒吹袭；改正不良姿势，减少劳损，每低头或仰头1～2小时，需要做颈部活动，以减轻肌肉紧张度。

肩周炎

肩周炎是肩关节周围发炎的简称，多发于50岁左右，有“五十肩”之称，也称“漏肩风”，是以肩部酸痛和运动功能障碍为主要特征的常见病之一。

肩周炎主要症状为疼痛和功能活动受限。早期呈阵发性疼痛，逐渐发展为持续性疼痛，昼轻夜重，不能向患侧侧卧。严重者出现肩关节活动障碍，梳头、穿衣服等动作受限，屈肘时手不能摸对侧肩。日久可能发生肩部肌肉萎缩，上肢活动无力等症状。

视诊

肩穴部呈点状、片状白色或褐色隆起变形。

触诊

肩穴部凹凸不平，并可触及条索。

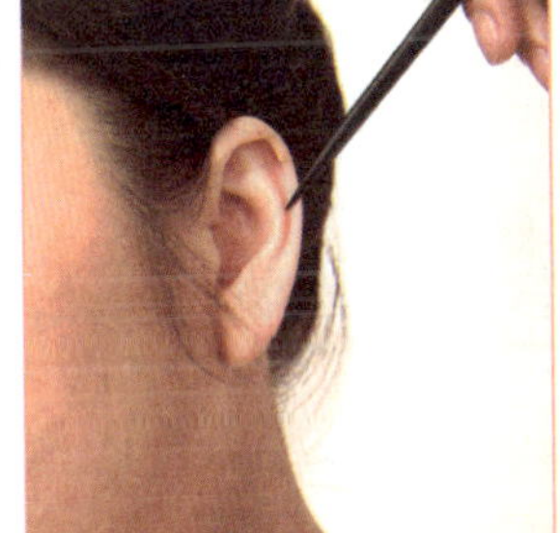

点按肩反射区

电测

肩穴部呈阳性反应。

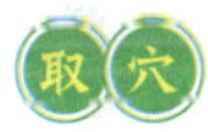

取穴

肩、神门、锁骨、肝、肘等反射区。

按摩手法

1.清洁耳部后，轻揉耳郭部，均匀按摩，至局部皮肤红润为宜。

2.用按摩棒点压肩、锁骨、肘反射区，各3～5分钟，力度由轻到重（见上图）。

3.在肩、锁骨反射区，用捏揉的手法按摩，重复10次，双耳交替进行。

4.点压神门、肝反射区，各1～2分钟，力度适中，不可过重。

5.反复摩擦上述重点穴位，各2～3次，至局部皮肤红润、有热感为佳。

骨质疏松症

骨质疏松症是一种中老年常见疾病，病情较轻时常无症状。直到发生了疼痛性脊椎骨折或出现髋部及腕部的骨折症状才被明确，因此被看作是“寂静的杀手”。

骨质疏松症的主要表现是疼痛，以腰背疼痛多见，占疼痛患者的70%～80%。疼痛可沿脊柱向两侧扩散，仰卧或坐位时疼痛减轻，直立、久立或久坐时疼痛加剧。日间疼痛轻，夜间和晨起时弯腰、肌肉运动、咳嗽、大便用力时会使疼痛加重。严重者可出现骨折或呼吸系统功能下降，这是本病最常见和最严重的并发症。

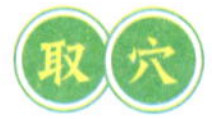

内分泌、脑、垂体、肾、脾、膝关节、踝关节、肘关节、腕关节、指关节等反射区。

按摩手法

1.清洁耳部后，由上至下轻揉耳郭5～6次，至耳部有热胀感为宜。

2. 用食指指端或圆珠笔笔端点揉内分泌、脑、垂体、肾、脾反射区各2分钟，以局部有酸胀感为佳（见右图）。

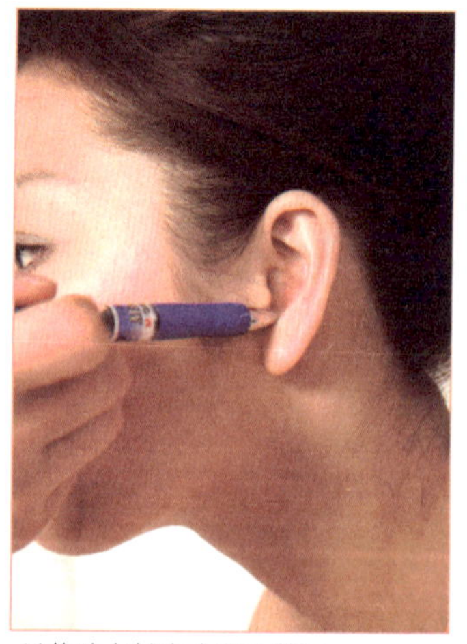

用笔端点揉内分泌反射区

3.指端点压肘关节、指关节、腕关节、膝关节、踝关节反射区，反复按摩5分钟，逐渐用力，以局部有热感为宜，双耳交替进行按摩。

4.搓摩相应的关节反射区2～3分钟，力度适中，至局部皮肤红润为宜。力度先由轻到重，再由重到轻，双耳交替进行按摩。

小腿抽筋

外界环境的寒冷刺激、疲劳、睡眠、休息不足、女性雌激素下降、骨质疏松、钙水平过低、睡眠姿势不当等都可能引起小腿抽筋。

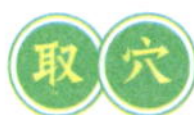

取穴

臀、髋、膝、踝、跟、皮质下、神门、肾上腺等反射区。

按摩手法

1.清洁耳部后，轻揉耳郭，由下至上3~6次。

2.在臀、髋、膝、踝、跟反射区用重提轻放的手法提拉，反复10次，以可耐受为度，双耳交替进行（见右图）。

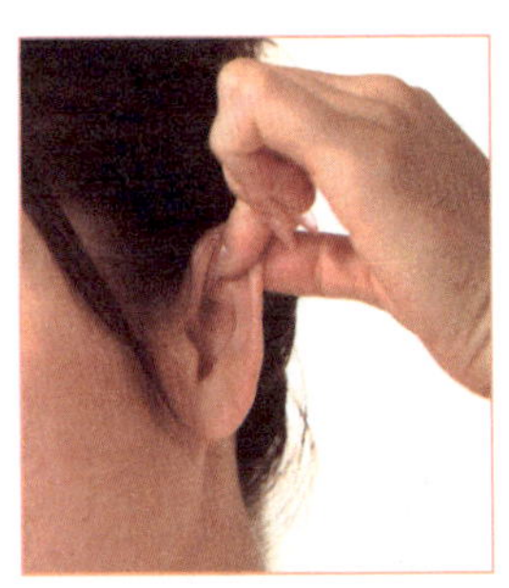

提拉膝、踝反射区

3.在肾上腺、皮质下反射区用向上重提向外轻拉的手法，按摩2~3分钟。

4.点按神门2~3分钟，至局部皮肤红润为宜。

5.用拇指和食指指腹反复轻揉上述穴位5~10次，按摩力度先由轻到重，再由重到轻，手法要均匀、柔和、有渗透力，双耳交替进行。

国医小课堂

快速缓解小腿抽筋的方法

取坐位，伸直抽筋的腿，用手紧握前脚掌，脚掌向上翘到最大限度。向外侧旋转抽筋那条腿的踝关节。旋转时动作要连贯，中间不能停顿，以缓解小腿抽筋。

落枕

落枕也称失枕，是一种常见病，好发于青壮年，以春冬季多见。落枕的常见原因有肌肉扭伤、受风寒等。落枕的常见发病经过是入睡前并无任何症状，晨起后却感到一侧颈项部明显酸痛、强直，颈部活动受限。

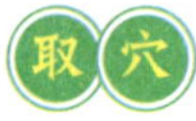

颈项、神门、颈椎、胸椎、肾等反射区。

按摩手法

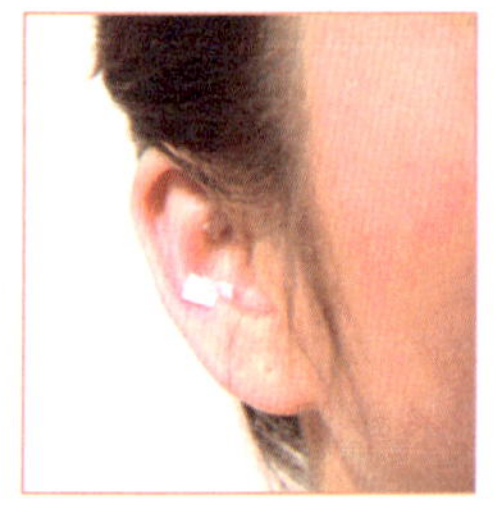

贴压颈椎、颈项、肾反射区

1.每次选2～3个反射区，将绿豆、莱菔子或王不留行籽用0.5厘米见方的伤湿止痛膏贴于耳部相关穴位处（见右图）。

2.每次按压0.5～1分钟，每天按压6～8次，手法由轻到重，以有热胀痛感且能忍受为度，患者同时转动头颈。此间，大多数患者症状缓解或消失，宜常按压以巩固疗效。

国医小课堂

改善落枕的方法

◎用热水袋、电热手炉、热毛巾热敷或用红外线灯泡照射均可起到止痛效果。

◎选用正红花油、甘村山风湿油、云香精等，在痛处擦揉。

◎伤湿止痛膏、麝香止痛膏外贴颈部痛处，每天更换1次。孕妇忌用。

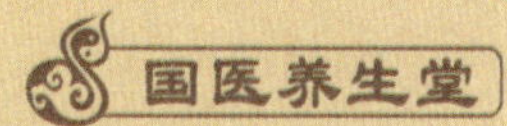

图解 黄帝内经一本通

本书编委会◎主编

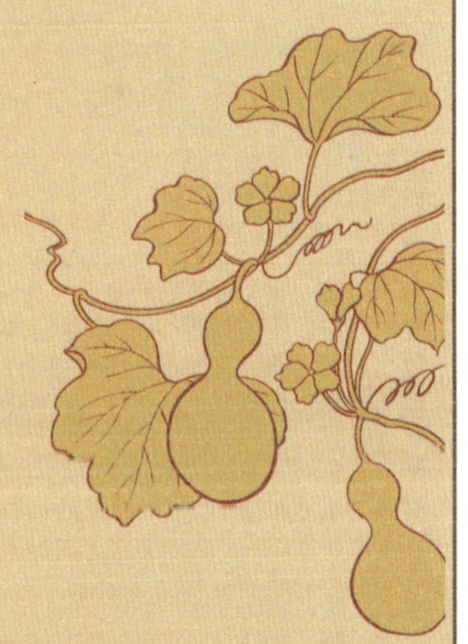

科学普及出版社

·北 京·

图书在版编目（CIP）数据

图解黄帝内经一本通 / 本书编委会主编. -- 北京：科学普及出版社, 2025. 5. --（国医养生堂）. --
ISBN 978-7-110-10953-3
Ⅰ. R221-64

中国国家版本馆CIP数据核字第2025N1V695号

策划编辑　卢紫晔　崔小荣
责任编辑　齐　放　曹小雅
封面设计　博悦文化
正文设计　博悦文化
责任校对　邓雪梅
责任印制　李晓霖

出　　版　科学普及出版社
发　　行　中国科学技术出版社有限公司
地　　址　北京市海淀区中关村南大街16号
邮　　编　100081
发行电话　010-62173865
传　　真　010-62173081
网　　址　http://www.cspbooks.com.cn

开　　本　787毫米×1092毫米　1/32
字　　数　1400千字
印　　张　40
版　　次　2025年5月第1版
印　　次　2025年5月第1次印刷
印　　刷　小森印刷（天津）有限公司
书　　号　ISBN 978-7-110-10953-3 / R · 941
定　　价　300.00元（全20册）

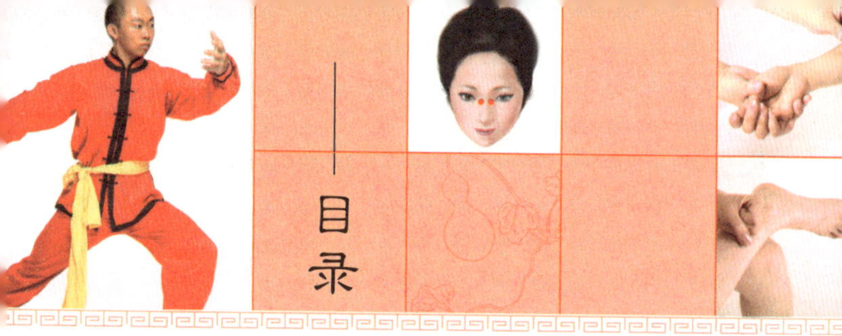

第一章 认识《黄帝内经》，科学调养身体

了解《黄帝内经》的养生观... 1
生命过程的基本规律——生长壮老已... 3
认识五脏、六腑及奇恒之腑... 5
经络是人体气血的通道........... 8
认识中医诊断疾病的“四诊”... 11

第二章 十二时辰养生法

子时——胆经当令................ 13
丑时——肝经当令................ 14
寅时——肺经当令................ 15
卯时——大肠经当令............. 16
辰时——胃经当令................ 17
巳时——脾经当令................ 18
午时——心经当令................ 19
未时——小肠经当令............. 20
申时——膀胱经当令............. 21
酉时——肾经当令................ 22
戌时——心包经当令............. 23
亥时——三焦经当令............. 24

第三章 四季养生及二十四节气养生

顺应气候变化养生................ 25
春季养生................................ 27
夏季养生................................ 29
秋季养生................................ 31
冬季养生................................ 33

第四章 享受生活从饮食养生开始

认识食物的“五味四性”..... 35
不同年龄段人群的饮食调养 .. 38
掌握饮食养生的精髓............ 41
饮食养生的禁忌.................... 44

第五章 中药养生法

了解中药的有关常识............ 47
常用养生保健中药................ 50
常用养生药膳方.................... 55

第六章 情志、起居的养生法

情志养生法............................ 57
起居养生法............................ 58

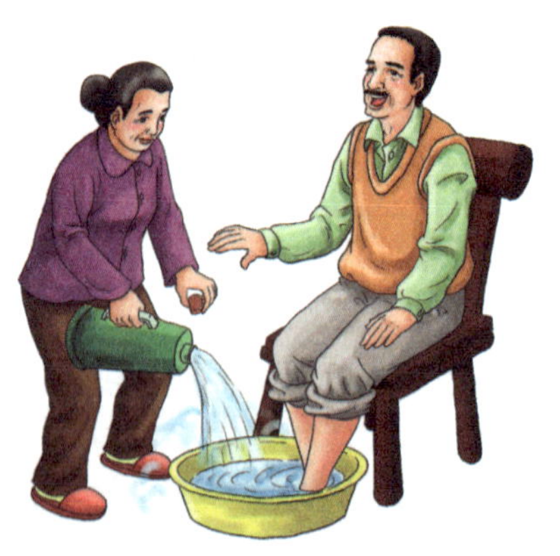

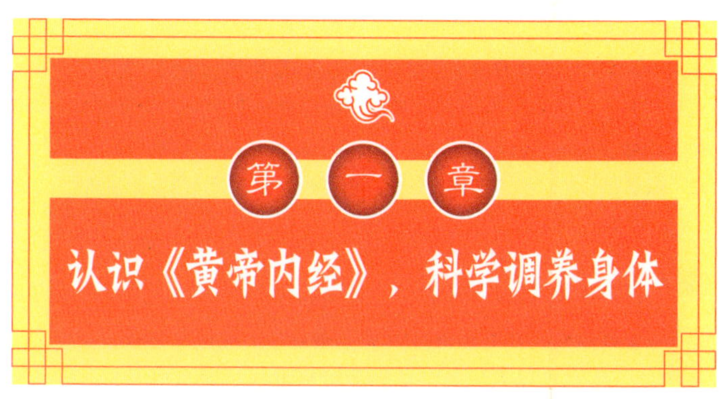

第一章 认识《黄帝内经》，科学调养身体

了解《黄帝内经》的养生观

养生，实际上就是要人们把观念从看重“人的病”转变为看重“病的人”，也就是要求人们学会管理自己的身体和健康。得了病不可怕，但要在它变得严重以前就将其扼杀于摇篮之中。

不要临渴穿井——治未病

“不治已病治未病”是《黄帝内经》提出来的防病养生法。“治未病”这种医学思想，在经历了数千年的发展和完善后，现已成为中医理论体系中不可或缺的组成部分。“治未病”涵盖未病先防、既病防变、病后防复三个层面，强调人们应该注重保养身体，提高机体的抗病能力，达到未生病前预防疾病的发生，生病之后防止进一步发展，以及疾病痊愈以后防止复发的目的。这样才能掌握防治疾病的主动权，达到“治病十全”的

“上工之术”。

“治未病”还含有养生应从儿时抓起这层意思。例如，对于一个有家族高血压、冠心病史的人，如果从小就注意饮食调养，少食肥肉，吃低盐、少糖食物等，到老年时冠心病发病的概率自然会降低。否则，到了老年，身体的血管已经逐渐粥样硬化，再去控制饮食，往往收效甚微。

“天人合一”的养生观

《黄帝内经》的养生观是“天人合一”，具体的养生原则如下：人类生活在自然界中，时刻受到自然环境的影响，人类只有适应环境的变化，保持机体内环境的稳定，才能延缓衰老和避免疾病的发生；还要顺应四时气象调养五脏之气，即顺应春夏秋冬的季节变化，与天地阴阳保持协调平衡，达到人和自然统一；远离各种致病因素，避免受外界致病因素的侵袭，调节情志，避免被情志所伤，起居有常，房事有度，饮食有节，是减少疾病的重要途径，也是延缓衰老的重要环节；精、气、神为人身三宝，精是气形神的物质基础，阴精阳气是健康长寿之根本，精生于先天，养于后天而藏于五脏，所以先天、后天并重，精、气、神兼养，才能达到颐养天年、防病抗衰、养生益寿的目的。

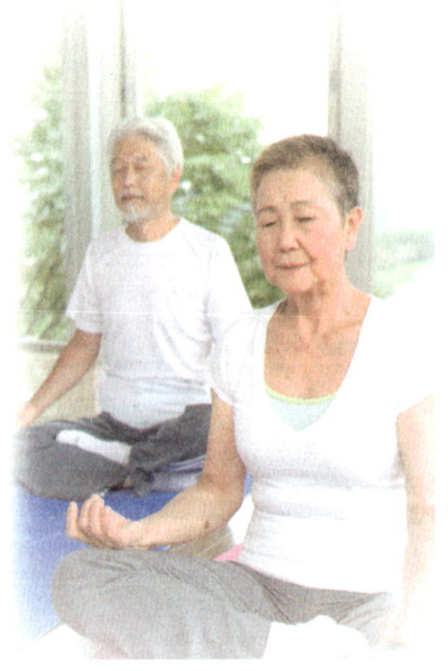

通过冥想可以达到“天人合一”的境界

生命过程的基本规律——生长壮老已

生、长、壮、老、已的影响因素

生命一般都要经历出生（生）、成长（长）、壮盛（壮）、衰老（老）和死亡（已）5个时期。但这种生命历程不同的人有长、短、寿、夭的不同，这种不同主要取决于3个方面：性别、体质和后天养生。性别对生命过程的影响，就像我们所说的“男八女七”，因为男女的性成熟期不同，男性与女性成长的生命过程有很大差异，一般女性衰老来临的时间较男性早。而《黄帝内经》对黄帝传奇一生“生而神灵，弱而能言，幼而徇齐，长而敦敏，成而登天”的描述，恰是一个完美生命过程的写照。

传说黄帝一出生就跟一般人不一样，很神奇。在他刚生下来的时候就能够说话，在他年幼的时候做事情就非常迅速、果断，“徇齐”就是“迅疾”。等他长大之后，又非常敦实、非常敏捷，这样的体质和素质使黄帝登上了天子之位，达到了人生的最高境界。其实，不必去做天子，不管做什么，能够达到行事的一个最高的境界，登上人生的最美境界，却是我们每个人所追求的理想人生过程。黄帝的一生告诉了我们体质和素质对人的生命过程的影响。而后天是否善于养生则与人的衰老密切相关。正如《素问·上古天真论》篇所言，善养生者，“年半百而动作不衰”，甚至还能“年老而有子”，延缓衰老的进程。传说，黄帝正是由于注重养生，并且长期坚持修养，因此，他才能得以保全“天真之气”，活到120岁的高龄。

生、长、壮、老、已的决定因素

《素问·上古天真论》明确指出了肾中经气盛衰是人的生、长、壮、老、已的决定因素；人的齿、骨、发的生长状态是观察人的生长发育状况和衰老程度的客观标志。《灵枢·天年》也指出，人生十岁，五脏始定，血气已通，其气在下，故好跑；二十岁，血气始盛，肌肉方长，故好快步走；三十岁五脏大定，肌肉坚固，故好慢步；四十岁，五脏六腑皆大盛已平定，故好坐；五十岁，肝气始衰，目始不明；六十岁，心气始衰，善忧悲，血气懈惰，故好卧；七十岁，脾气虚，皮肤枯；八十岁，肺气衰，故言善误；九十岁，脏腑经脉空虚；百岁，五脏皆虚，神气皆去，形骸独居而终。

由此进一步可知人体的生长与衰老，与脏腑精气旺盛虚衰密切相关。而调养元气，保持人体精气的旺盛，是维持脏腑功能正常，祛病延年的关键。

由于人体元气之衰，始于肝经，年过五十，肝气始衰，所以易出现眩晕、肢体麻木，甚至跌仆等症。这时调肝即可助精气的生成。有眩晕、肢体麻木等肝阴不足症状者，日常可以选用首乌菊花茶，做法为：取制首乌、桑椹各10克，山楂、菊花各6克，开水冲泡之后饮用。年过六十，心气始衰。心主血脉，为五脏六腑之主。心气不足则可见心神不宁，心悸、失眠，形体懈惰等不适症状。有心悸、乏力或失眠等心气不足症状者可服用柏子养心丸或麦冬、五味子、人参、黄芪等药物。年过七十以后，脾气渐衰。脾是人体元气升降出入的枢纽，又是气血津液生化的源泉。有身体开始虚胖，气短乏力，咳喘多痰的老年人可用白术10克，半夏、陈皮、生姜各6克，加水煎煮之后取药汁。在药汁中放入洗净的大米煮成健脾粥食用。

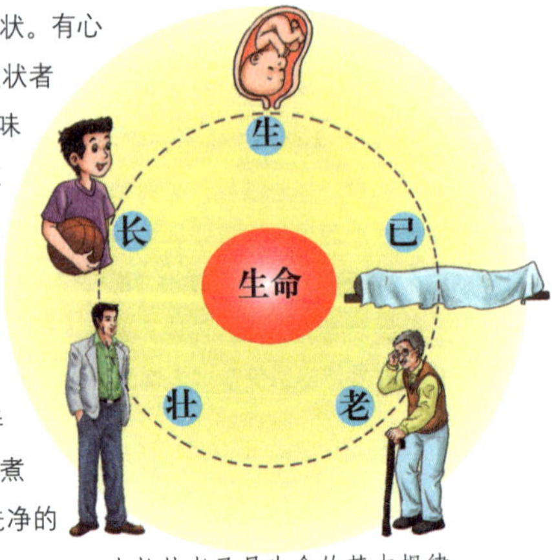

生长壮老已是生命的基本规律

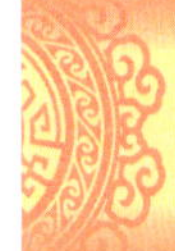

认识五脏、六腑及奇恒之腑

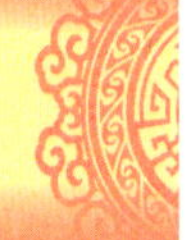

五脏、六腑、奇恒之腑相辅相成

脏腑，是内脏的总称。根据脏腑的生理特点和形态特征，可将脏腑分为脏、腑和奇恒之腑三类。《黄帝内经》中藏象学说的特点是以五脏为中心的整体观。这一整体观体现在以下几个方面。

脏腑相合

脏为阴，腑为阳，一阴一阳相为表里，并经过经脉相互络属联系，密切配合，构成整体。如心合小肠，肺合大肠，脾合胃，肝合胆，肾合膀胱，心包合三焦。此外，脏与脏之间、腑与腑之间也在生理功能上紧密相连。

五脏与形体诸窍联结成一个整体

五脏各有外候，五脏与形体诸窍有着特定的联系。心其华在面，其充在血脉，开窍于舌；肺其华在毛，其充在皮，开窍于鼻；脾其华在唇四白，其充在肉，开窍于口；肝其华在爪，其充在筋，开窍于目；肾其华在发，其充在骨，开窍于耳和二阴。

五脏应五时

以五脏为中心的5个功能系统在生理功能和病理变化方面受到四时阴阳的影响，肝、心、脾、肺、肾五脏分别与春、夏、长夏、秋、冬相应，体现了人体与自然环境的统一。

五脏、六腑、奇恒之腑					
内脏	内容	属性	形态特征	生理功能	临床
五脏	肝、心、脾、肺、肾	阴	实体(非空腔)	化生贮藏精气，满而不实	精气易损，多虚多补
六腑	胆、胃、小肠、大肠、膀胱、三焦	阳	空腔	受盛传化水谷，实而不满	水谷易停，多实多泻
奇恒之腑	脑、髓、骨、脉、胆、女子胞(子宫)	阴	空腔	藏精气	精气易损，多虚多补

统治身体的中央——五脏

藏象学说以五脏为中心，那么五脏在我们身体中就像一个小朝廷的中央。例如：心居胸中，位膈上，属上焦，外护心包，上罩两

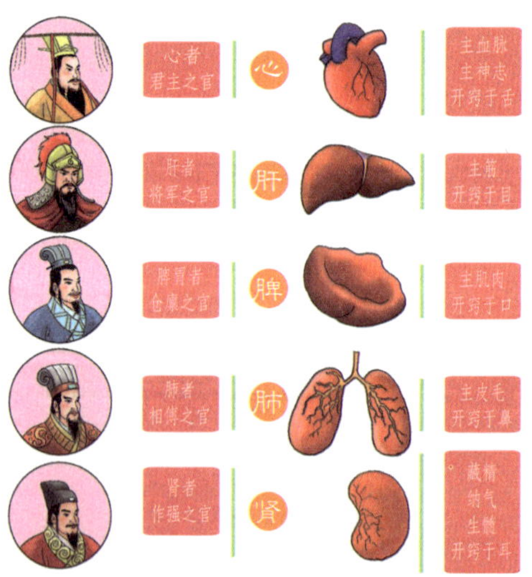

五脏像小朝廷一样管理着身体的各项机能

肺，下邻胃腑，联通血脉。心为君主之官，是五脏六腑的“统治者”，精神的居所。心脏主管人体中所有的血液，包括主生血和主行血两大方面的主血脉和主神志的功能。

统治身体的地方政府——六腑

六腑在身体中就像隶属于一个小朝廷的下属机构或地方机关。例如，三焦为一腔之大腑，孤腑，有名而无形。三焦者，决渎之官，是负责水道通行的“漕运总督”，其功能为通行诸气，为气运行的通道。气化的场所，即通行水液，为水液运行的通道。

辅助治理的特派员——奇恒之腑

奇恒之腑，即脑、髓、骨、脉、胆、女子胞（子宫），具有类似于五脏贮藏精气的作用，即似脏非脏。

◎脑、髓：脑居颅内。髓汇而成，上联目系，下通脊髓。髓的生成与先天之精、后天之精都有关系，其功能有养脑、充骨和化血三个方面。

◎骨：骨有贮藏骨髓和支持形体的作用。肾主骨生髓，若精髓亏损，骨失所养，则不能久立、行则振掉之症。

◎脉：脉的生理功能可概括为两个方面，一是气血运行的通道，即血脉对血的运行有一定的约束力，使之循着一定方向、一定路径而循环贯注，流行不止；二是运载水谷精微，以布散周身，滋养脏腑组织器官。心主血脉，肺朝百脉。

◎胆：胆附于肝，与肝直接相连。胆与肝又互为表里。胆的生理功能是贮藏和排泄胆汁。胆汁直接有助于食物的消化，为六腑之首。但是，由于胆本身并无传化食物的生理功能，且贮藏精汁，故又属奇恒之腑。

◎女子胞（子宫）：女子胞，即子宫，为女性的生殖器官。居小腹中央，位膀胱之后，下通前阴，督脉、任脉、冲脉均起于胞中，肝脏的经脉抵小腹过胞宫。女子胞主要功能为主持月经和孕育胎儿。

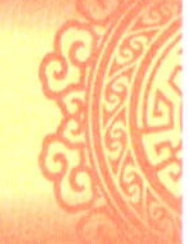

经络是人体气血的通道

人体除了脏腑、气血津液，还需要有一个联络通路——经络。经络是经脉和络脉的总称，其中经脉包括十二经脉、奇经八脉，以及附属于十二经脉的十二经别、十二经筋、十二皮部；络脉包括十五络脉和难以计数的浮络、孙络等。其中十二经脉和任、督二脉是经络的主体部分。

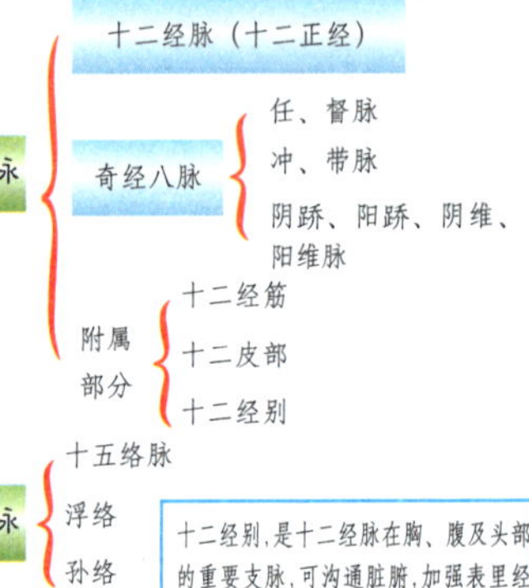

十二经别，是十二经脉在胸、腹及头部的重要支脉，可沟通脏腑，加强表里经的联系。十五络脉，是十二经脉在四肢部以及躯干前、后、侧三部的重要支脉，起沟通表里和渗灌气血的作用。

经络是我们随身的医生

对于经络的作用，《黄帝内经》记载，经络是人生下来、活下去、生病、治病的根本，并指出经络可以“决死生，治百病”，这是对经络地位和功能的经典概括。经络将人体脏腑、组织、器官连成为一个有机的整体，并借以行气血、营阴阳，使人体各部分的功能活动得以保持协调和相对平衡。如果我们掌握了经络的循行分布特点，充分利用经络、穴位对生理、病理、诊断、治疗等方面的作用来自我保健和防治疾病，那么也就等于拥有了随身的医生。

奇经八脉是各行政和功能科室主任

奇经八脉是别道奇行的经脉，包括督脉、任脉、冲脉、带脉、阴维脉、阳维脉、阴跻脉、阳跻脉，共8条。这8条经脉与脑、髓、骨、脉、胆、子宫有密切联系。奇经八脉中的冲脉是十二经脉之海，可调节十二经脉气血；带脉约束纵行诸脉；阴跻脉、阳跻脉分主“一身之阴阳”，具有濡养眼目、司眼睑开合和下肢运动之功；阴维脉和阳维脉“维络诸阴阳”，主一身之表里；冲、带、跻、维脉与人体十二经脉之间有着广泛而密切的联系。奇经八脉沟通了十二经脉之间的联系，将部位相近、功能相似的经脉联系起来，起到统摄有关经脉气血、协调阴阳的作用，对十二经脉气血有着蓄积和渗灌的调节作用。

奇经八脉的共同特点

①有一定的循行路线

②不直属脏腑

③无表里关系

④无逐经相接的关系

⑤除任、督脉外无腧穴分布

任、督二脉是主任医师，十二经脉是各科主治医生

十二经脉和任、督二脉是经络的主体，在自我保健和防治疾病中起主要作用。任、督二脉属于奇经八脉，因具有明确穴位，医家将其与十二正经脉合称十四经脉。任脉主血，为阴脉之海；督脉主气，为阳脉之海。也就是说，任、督二脉分别对十二正经脉中的手足六阴经与六阳经脉起着主导作用。而十二经脉各有所属络的脏腑和循行分布部位，其防治疾病也有所侧重。当十二经脉气血充盈，就会流溢于任、督二脉；相反，若任、督二脉气机旺盛，同样也会循环作用于十二正经脉。任、督二脉与十二经脉相互调节、相互配合，才能保证人体的健康，保证身体的每个部分都能正常工作。

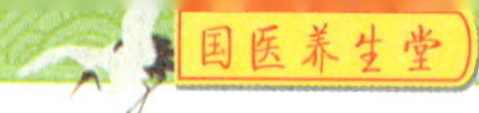

十二经脉的气血流注始于手太阴肺经，依次逐经传注直到足厥阴肝经，足厥阴肝经从足走胸中，专注至手太阴肺经，再由手太阴肺经逐经相传，从而形成了一个周而复始、循环无端的传注系统，将气血周流全身，保证了全身各部组织和器官的营养和功能，以及人体生命活动的正常进行。

络脉是随身的各级医护人员

络脉是人体内经脉的分支，纵横交错，网络周身，无处不至。络脉包括别络、浮络、孙络3类。别络是较大的分支，十二经脉和任、督二脉各自别出一络，加上脾之大络，共计15条，故又称为十五络脉。

十五络脉具有沟通表里经脉之间的联系，统率浮络、孙络，灌渗气血以濡养全身，补充十二经脉循行不足的作用，它们各有自己的主治病候及联络穴位。浮络是络脉中浮行于浅表部位的分支，孙络则是络脉中最细小的分支，它们没有固定的循行路线和主治病候，是人体内没有处方权的“医护人员”。络脉是维系健康的纽带，只有保持络脉的通畅才能保障人体健康。

十二皮部和经筋是接诊医生

十二皮部和经筋就像接诊医生，永远站在人体最前线。十二经筋的主要作用是约束骨骼，使关节活动。十二皮部则是经脉的气血在皮肤的分布。皮肤是人体系统的第一道防火墙，可以保护机体，抵抗病魔入侵。经络除了向内联系脏腑，向外还要连接经筋和皮部，这样才能了解气血输送、关节活动及皮肤情况以诊断和治疗疾病。

认识中医诊断疾病的“四诊”

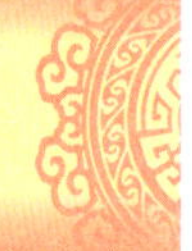

中医临床的诊断方法包括望诊、闻诊、问诊、切诊四种方法，称为“四诊”。望诊是对病体的神色形态、舌质、舌苔、排泄物、分泌物进行观察，以了解疾病的变化；闻诊是听患者语声大小、呼吸粗细、咳嗽的轻重及闻某些气味，以了解病情；问诊是询问患者的自觉症状、病因、病情变化、诊治经过及既往史等情况，以了解病情；切诊是通过切脉，按肌肤、四肢手足、胸腹、腧穴等，以了解疾病的变化。“四诊”各有其独特作用，不能相互取代，在临床上必须综合运用，才能对病症做出正确的判断。运用“四诊”时，要把“四诊”有机地结合起来，切不可偏废。这是中医诊断的一个重要原则，下面具体介绍一下这四种诊疗方式。

望诊

望舌是望诊的重要内容之一。中医认为，心、肝、脾、胃、肾的经脉皆通于舌，即舌尖属心肺，舌中属脾、胃；舌两侧属肝胆；舌根属肾。

舌上相对这些部位的变化，可以反映脏腑的病变。舌诊的主要内容包括观察舌质和舌苔，舌质反映脏腑虚实，舌苔反映病邪的性质和深浅，二

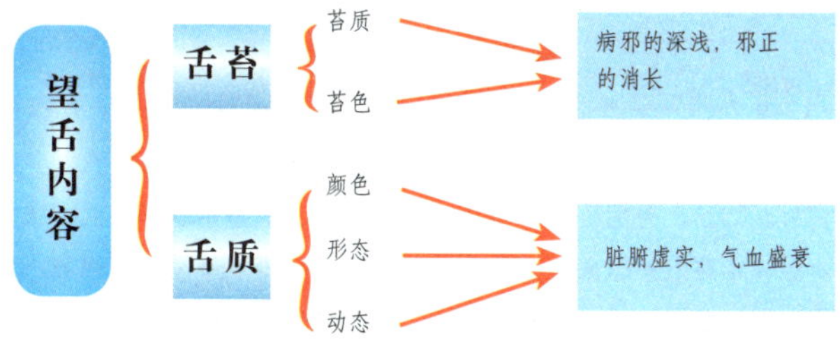

者是相互联系的。在正常情况下，人体的舌质呈淡红色，舌苔薄白，不滑不燥，干湿适中，为无病之舌。一旦舌象上出现异常颜色和状态，则是人体有病的信号。

闻诊

闻诊包括听声音和嗅气味两方面。

听声音包括语言和呼吸两部分。患者沉静而不愿多说话，说话时声音细小低沉，断续无力的，多属虚症、寒症；患者烦躁而喜多讲话，讲话时发音洪亮，或谵语的，多属实症、热症。

嗅气味包括口气、大小便两个方面。口气臭秽的，多为肺胃有热，或消化不良，或牙疳、龋齿等。大便酸臭的，多为大肠积热或消化不良。大便腥臊而不太臭，同时便质稀薄的，多属虚寒。小便臭秽，同时色黄量少的，多是内热、湿热。

问诊

问诊是询问患者就诊时所感受到的痛苦和不适，以及与病情相关的全身情况，用以诊断疾病的方法。症状是患者在疾病状态下的异常感觉，只有通过问诊才能察知。症是疾病现阶段病理变化的客观反映，是医生诊病辨证的主要依据，是问诊的主要内容。问诊中问疼痛部位是经络诊断的重要方法。例如：通过问头痛的部位可以得知得病的经络。

切诊

中医看病，免不了要先摸摸患者手腕部的脉搏，俗称切脉，亦称脉诊、切诊。切诊，是医生诊察疾病的重要手段，更是中医辨证的“拿手好戏”。经验丰富的中医大夫，通过诊脉，常能相当准确地判断患者患病的部位和性质，推测疾病的进展和预后，窥察体内邪正盛衰等情况。

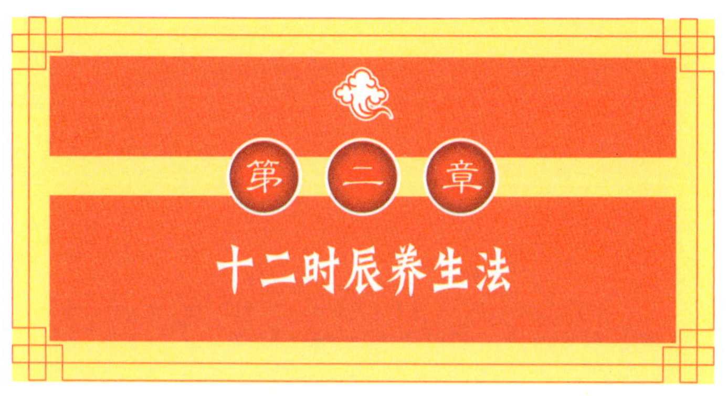

第二章 十二时辰养生法

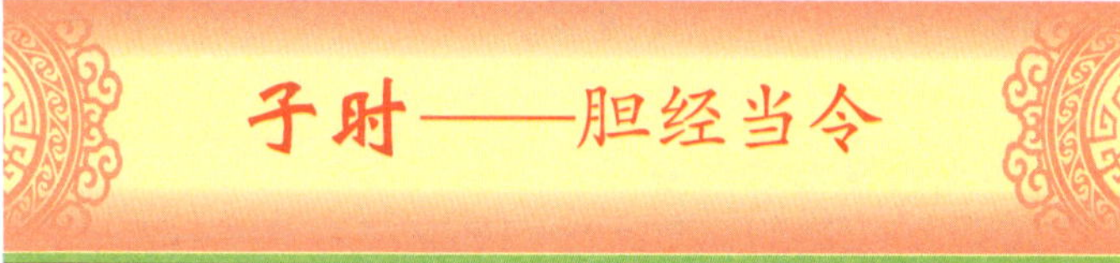

子时——胆经当令

相关文献

胆足少阳之脉，起于目锐眦，上抵头角，下耳后……入缺盆，其支者，从耳后入耳中，出走耳前，至目锐眦后……

——《灵枢·经脉》

子时睡眠是对胆经最好的进补方式

子时（23：00～1：00）气血进入胆经，胆经旺。胆的生理功能是内藏胆汁，帮助食物消化代谢。不注意按时睡眠，就会影响气血回流胆经。胆经气血异常，就容易出现头晕目眩、耳鸣、皮肤粗糙、胸胁疼痛、失眠多梦、易惊、忧愁、神经官能症等。所以成年人最好养成每天子时前就寝的习惯，若长期子时不睡觉，就更容易衰老。

丑时——肝经当令

— 相关文献 —

肝足厥阴之脉，起于大趾丛毛之际，上循足跗上廉，去内踝一寸，上踝八寸，交出太阴之后，上腘内廉，循股阴，入毛中，过阴器，抵小腹，挟胃，属肝，络胆，上贯膈，布胁肋，循喉咙之后，上入颃颡，连目系，上出额，与督脉会于巅；其支者，从目系下颊里，环唇内；其支者，复从肝，别贯膈，上注肺。

——《灵枢·经脉》

丑时最需要养肝血

丑时（1：00～3：00）是足厥阴肝经气血最旺的时刻。从经络循行上可知肝经属肝络胆。肝藏血，肝脏能贮藏、分配和调节全身的血液及疏导全身功能活动，使气血调和。另外，肝经“从目系下颊里”，肝开窍于目，肝经气血和眼睛关系密切。如果肝经气血出问题就会有两胁肋胀痛、胸闷、胃口不佳、口苦、腹胀腹痛等症，出现黑斑、眼袋、黑眼圈等。

丑时养肝血最好的办法是静卧

人躺下休息时血归于肝脏，眼睛得到血的滋养就能看到东西，脚得到血的滋养就能行走，手掌得到血的滋养就能把握，手指得到血的滋养就能抓取，所以养肝血至关重要。人只有休息时，肝脏血流才充分，才能养好肝。人在睡眠时血可养肝，休息不足，肝失所养，会导致肝气不舒、肝郁气滞，所以睡眠不好的人会时常发脾气。

寅时——肺经当令

— 相关文献 —

肺手太阴之脉，起于中焦，下络大肠，还循胃口，上膈属肺。从肺系横出腋下，下循臑内，行少阴、心主之前，下肘中，循臂内上骨下廉，入寸口，上鱼，循鱼际，出大指之端。其支者，从腕后直出次指内廉，出其端。

——《灵枢·经脉》

寅时深睡滋养肺

寅时（3：00～5：00）肺经旺。这时气血由阴转阳，肺经将肝贮藏的新鲜血液输送百脉，迎接新的一天到来。就是从这个时间段开始，人体的气血根据需要开始重新分配。这个时间是人从静变为动的开始，是转化的过程，这就需要有一个深度的睡眠。熬过夜的人知道，凌晨三四点钟最难熬，那是因为身体不让你熬，这个时候气机是“肃降”的，如果坚持熬下去，就是在往外、往上调自己的阳气，对人体的伤害非常大。

寅时睡浅常练气

寅时肺经最旺，肺有病的人经常会在寅时醒来。肾属水，肺属金，按照五行理论，金生水，虚则补其母，补肾也可采用补金的方法，即“金水相生”法。不论肺病还是肾病，寅时醒来后要是觉得睡不着的话，不妨披好衣服练习面南盘腿静坐。寅时乃肺经当令，肺主一身之气，肺朝百脉，是练气的最好时机。

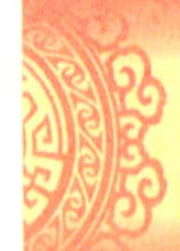

卯时——大肠经当令

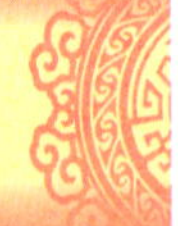

— 相关文献 —

大肠手阳明之脉，起于大指次指之端，循指上廉，出合谷两骨之间，上入两筋之中，循臂上廉，入肘外廉，上臑外前廉，上肩，出髃骨之前廉，上出于柱骨之会上，下入缺盆，络肺，下膈，属大肠。其支者，从缺盆上颈，贯颊，入下齿中，还出挟口，交人中，左之右，右之左，上挟鼻孔。

——《灵枢·经脉》

卯时可刺激大肠经

卯时（5：00～7：00）气血流注于大肠经，大肠经旺，有利于排泄。清晨起床后最好排大便之后，锻炼身体，做一下养生操，大肠经与肺经分别循行于手拇指一侧的内外侧，可以用一手搓摩另一手臂，着重按摩手臂的前缘以及颜面和颈部，以促进经脉气血循环，或打太极拳以舒张经络。

排便有问题不只是大肠的过错

在中医的问诊里，中医问二便很多是在了解心肺的功能。肺与大肠相表里，功能上互相影响，有时大便变稀或者是便秘，实际上是肺气出问题了。便秘可能因肺气过实，津往外渗透，把里面的液都渗透出来了，或者是因气虚排便无力都会形成便秘。但如果经常早起腹泻，那可不仅是肺与大肠的毛病了。每天早晨天未亮之前即肠鸣泄泻，这叫五更泄，也叫晨泄。致病原因主要是肾阳虚，命火不足，不能温养脾胃。

辰时——胃经当令

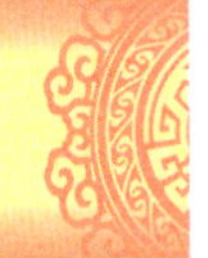

— 相关文献 —

胃足阳明之脉，起于鼻之頞交中……下循鼻外，入上齿中，还出挟口环唇……出大迎，循颊车，上耳前，过客主人，循发际，至额颅；其支者，从大迎前下人迎，循喉咙，入缺盆，下膈，属胃，络脾；其直者，从缺盆下乳内廉，下挟脐，入气冲中……抵伏兔，下膝膑中，下循胫外廉，下足跗，入中指内间……

——《灵枢·经脉》

辰时一定要吃好早餐

辰时（7：00~9：00）气血流注胃经。胃主受纳，腐熟水谷。将脾胃的受纳运功能比作仓廪，可以摄入食物，并输出精微营养物质以供全身。以水谷为本，胃经旺，有利于消化。上午是阳气最足的时候，人体也是阳气气机最旺盛的时候，此时进食早餐最易被消化、吸收、代谢、利用，提供一天所需热量。现在很多人喜欢在清晨醒来后喝冰粥或冰奶茶，但是晨起时吃、喝冷的食物，会使气血流通不畅，此时气血流注于胃经，很容易伤了脾胃。

辰时最宜调理胃经气血

肠胃受到伤害会出现胀满疼痛、呕吐反胃、口臭、消化不良等。辰时，脾胃经循行于腿的两侧和胸腹部，所以揉搓或敲打两腿或推摩胸腹都是滋养脾胃的好方法。老年人消化不好，宜常按摩腹部，可仰卧于床，以脐为中心，沿顺时针方向用手掌旋转按摩20次。

巳时——脾经当令

相关文献

脾足太阴之脉，起于大趾之端，循趾内侧白肉际，过核骨后，上内踝前廉，上踹内，循胫骨后，交出厥阴之前，上膝股内前廉，入腹，属脾，络胃，上膈，挟咽，连舌本，散舌下；其支者，复从胃，别上膈、注心中。

——《灵枢·经脉》

工作之余不要忘了养脾

巳时（9：00～11：00）气血流注于脾经。脾主运化，主肌肉四肢，脾主要是把胃消化腐熟了的精微物质输送到肌肉腠理当中。脾经旺，有利于吸收营养、生血。吃过早餐后，需要依靠脾胃的运化，脾的功能好，消化吸收好，血气充足，所以白天工作干劲十足。如果脾脏虚弱就易出现胃口不佳、四肢倦怠、头晕、面色萎黄、腹胀易打嗝等症状。

《黄帝内经》有言“久坐伤肉”。脾主肌肉，长时间久坐不动，周身气血运行缓慢，四肢肌肉缺乏血液的濡养，会导致四肢的酸胀疼痛。脾经起于大趾之端，对足部进行按压或用脚趾做抓地动作可以促进脾经的气血循环。也可踩按大脚趾，能有效刺激肝脾经的井穴隐白和大都，调和肝脾。还可以采用坐位，搭“4”字腿式，用对侧的手逐个按揉或敲打脾经上的隐白、大都、太白、公孙、三阴交穴。

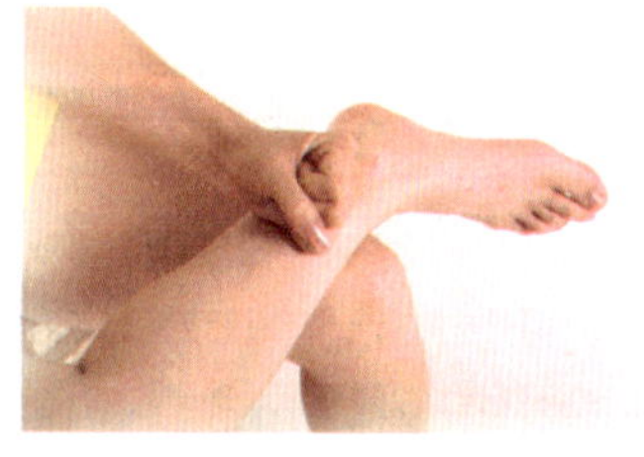

敲三阴交

午时——心经当令

— 相关文献 —

互心手少阴之脉，起于心中，出属心系，下膈，络小肠；其支者，从心系，上挟咽，系目系；其直者，复从心系却上肺，下出腋下，下循臑内后廉，行太阴心主之后，下肘内，循臂内后廉，抵掌后锐骨之端，入掌内后廉，循小指之内，出其端……

——《灵枢·经脉》

午时要养心

午时（11：00～13：00）心经气血充盈。心主血脉，心经旺有利于周身血液循环，心火生胃土有利于消化。同时心主血脉和神志，应该调养休息。如果血脉运行有障碍，会引起急躁失眠、口舌糜烂等问题。

我们可以在吃过午饭之后，用一手摩擦另一手臂内侧，至有热感。按摩手臂之后，小憩一下，“心主神明，开窍于舌，其华在面”，心气推动血液运行，安神养精气；人在午时能睡片刻，对于养心大有好处，可使人在下午至晚上都精力充沛。

午时要小睡片刻

《灵枢·营卫生会》曰：“日中而阳陇为重阳”，日中即午时，阳陇指阳气极盛，午时阳气最盛。午时是阴阳之气互相交接的时刻，过了午时阳气逐渐转衰，此时应该休息一下，以养护身体的阳气。古代非常重视子午这两个时辰的养生。午睡能消除疲劳，养心养目，有益健康。

未时——小肠经当令

— 相关文献 —

小肠手太阳之脉，起于小指之端，循手外侧，上腕，出踝中，直上循臂骨下廉，出肘内侧两筋之间，上循臑外后廉，出肩解，绕肩胛，交肩上，入缺盆，络心，循咽，下膈，抵胃，属小肠；其支者，从缺盆循颈上颊，至目锐眦，却入耳中……至目内眦，斜络于颧。

——《灵枢·经脉》

未时是消化吸收的好时机

未时（13：00～15：00）气血流至小肠经。《素问·灵兰秘典论》曰："小肠者，受盛之官，化物出焉。"小肠的生理功能是受盛化物和泌别清浊。小肠经旺，有利于吸收营养。小肠具有分辨清、浊及吸收的功能。小肠虚弱时容易出现心烦口渴、腹部胀痛、拉肚子、营养紊乱、体重减轻、食欲不振、肠炎等症状。养护小肠一定要吃好午餐。小肠是负责吸收的，其所当令的未时，是吸收营养的最佳时刻。所以午餐最好在午时——人的气血最旺，身体状态最亢奋时吃。

未时是按摩颈肩的最佳时刻

小肠手太阳经的经脉循行经过颈肩部，根据"经脉所过，主治所及"的原理，按摩小肠手太阳经的穴位都能治疗颈肩部的病症。又根据"腧穴所在，主治所在"，小肠经颈肩部的穴位更擅长治疗颈肩部疾患。有肩周炎或颈椎病的人最好在未时做治疗，能起到事半功倍的效果。

申时——膀胱经当令

相关文献

膀胱足太阳之脉，起于目内眦，上额，交巅；其支者，从巅至耳上角；其直者，从巅入络脑，还出别下项，循肩髆内，挟脊，抵腰中，入循膂，络肾，属膀胱；其支者，从腰中下挟脊，贯臀，入腘中以下贯腨内，出外踝之后，循京骨，至小趾外侧。

——《灵枢·经脉》

申时是学习的好时机

申时（15：00～17：00）气血流注膀胱经。膀胱经旺，膀胱经循行“从巅入络脑”。此时大脑气血充盛，人体记忆力和判断力都很强，正是学习记忆的好时机。

上午我们学到知识，此时来复习，会收到很好的效果。所以我们千万不要浪费这段时间。

申时多按摩

肾与膀胱互为表里，肾中精气有助于膀胱尿液的蒸腾汽化，因为膀胱经是人体中阳气最盛的一条经，肾经与膀胱经经气在足部相接，所以可于申时同时按摩膀胱经和肾经，一阴一阳相互补充。可缓缓地左右转动身体5～6次，然后双脚自然地前后摆动数十次，然后将手掌搓热，置于背后膀胱经背俞穴上，上下摩擦，直至腰部感觉发热，这一方法可以保养我们的五脏六腑。

酉时——肾经当令

相关文献

肾足少阴之脉，起于小趾之下，邪走足心，出于然谷之下，循内踝之后，别入跟中，以上踹（腨）内，出腘内廉，上股内后廉，贯脊，属肾，络膀胱；其直者，从肾上贯肝膈，入肺中，循喉咙，挟舌本；其支者，从肺出络心，注胸中。

——《灵枢·经脉》

酉时要补肾

酉时（17：00～19：00）气血流注肾脏。肾经旺，肾主藏精，有利于贮藏一日的脏腑之精华。肾为先天之本，和心、肝、脾、肺四脏的联系都很密切。如果肾弱则会出现四肢冰冷、精神萎靡、腰膝酸软、头晕耳鸣、失眠健忘、女性更年期等症状。人过中年就会出现夜尿频多、精力不济、腰酸腿软、失眠多梦、胸闷气短、耳鸣耳聋、发落齿摇、易患感冒、四肢畏寒怕冷等肾虚之症，这时我们需要锻炼经络来修复身体器官的损伤。我们要做一些对肾脏有帮助的运动，下班时骑自行车、散步回家都可锻炼这条经络。

酉时多休息

足少阴肾经在酉时经气最旺。“肾藏生殖之精和五脏六腑之精。肾为先天之根。”人体经过申时泻火排毒，肾在酉时进入贮藏精华的阶段。此时不适宜太大的运动量，也不适宜大量喝水，以免增加肾脏的负担。此时，一天的工作已经完成，也是适当休息的时候了。

戌时——心包经当令

— 相关文献 —

心主手厥阴心包络之脉，起于胸中，出属心包络，下膈，历络三焦；其支者，循胸出胁，下腋三寸，上抵腋下，循臑内，行太阴、少阴之间，入肘中，下臂，行两筋之间，入掌中，循中指，出其端；其支者，别掌中，循小指次指，出其端……

——《灵枢·经脉》

戌时要调心包经

戌时（19：00～21：00）心包经气血充沛。心包经旺，再一次增强心的力量，心火生胃经旺有利于消化。膻中即心包络，心包是心的保护组织，可清除心脏周围外邪，使心脏处于完好状态。此时要保持心情愉快，可以与家人或朋友一起聊聊天，或一起吃晚餐，但晚餐不宜过腻过多。如果此时在家里，可拍拍手张开双臂调理一下心包经，并给家人一个拥抱。

戌时调养心包经的方法

戌时心包经气血旺，为心包经与脑神经系统活跃的时间。此时可做一些甩手运动，对心脏会有帮助。还可在看电视时，采取两手用力握拳。吸气时放松，呼气时紧握，可连续做6次来调节手三阴经气血，随呼吸而用力，对于调气息及血液循环有好处。而且当用力握拳时，可以起到按摩掌心劳宫穴的作用，因劳宫穴为手厥阴心包经荥火穴，所以具有清心火的功效。如在练习时手握健身环，则效果更佳。

亥时——三焦经当令

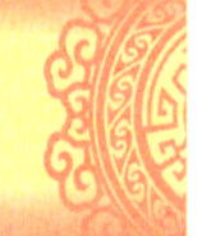

— 相关文献 —

三焦手少阳之脉，起于小指次指之端，上出两指之间，循手表腕，出臂外两骨之间，上贯肘，循臑外，上肩，而交出足少阳之后，入缺盆，布膻中，散落心包，下膈，循属三焦……其支者，从耳后入耳中，出走耳前，过客主人前，交颊，至目锐眦。

——《灵枢·经脉》

亥时的养生关键

亥时（21：00～23：00）阴气更重，阳气更弱，气机下降，此时的养生关键：对于有心肾疾病、低血压、低血糖、阳气虚者，应在此时及时服药，以防夜半病发；此时是入睡的最佳时期。

亥时要及时入睡

亥时三焦经值班。三焦经掌管人体诸气，气血流注于三焦经。人如果在亥时睡眠，百脉可休养生息，对身体十分有益。

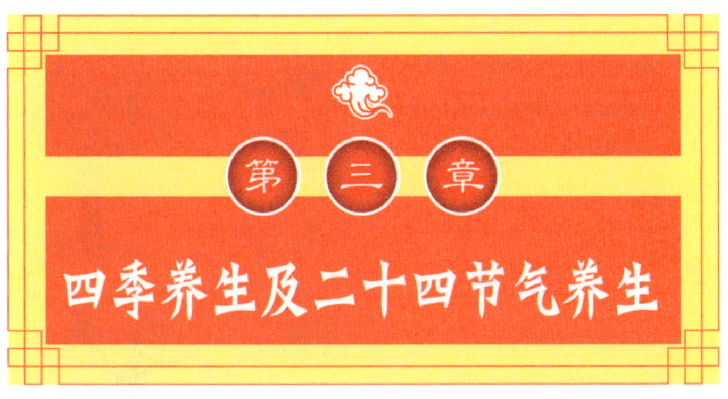

顺应气候变化养生

— 相关文献 —

万物之外，六合之内，天地之变，阴阳之应，彼春之暖，为夏之暑，彼秋之忿，为冬之怒，四变之动脉与之上下，以春应中规，夏应中矩，秋应中衡，冬应中权。

——《素问·脉要精微论》

古文今议

《黄帝内经》的四时养生说认为，养生要以四季变化为基础，在养生过程中，必须注意与四时相协调，符合自然规律。一年四季，寒暑燥湿是随着季节变化的，如春天的暖和气候，到了夏天就发展为暑热气候，秋天时变为干燥，冬天渐渐寒冷。因为这种自然界的变化，人的生理、病理机能也同步发生改变。所以要依据四时等变化来进行调养。

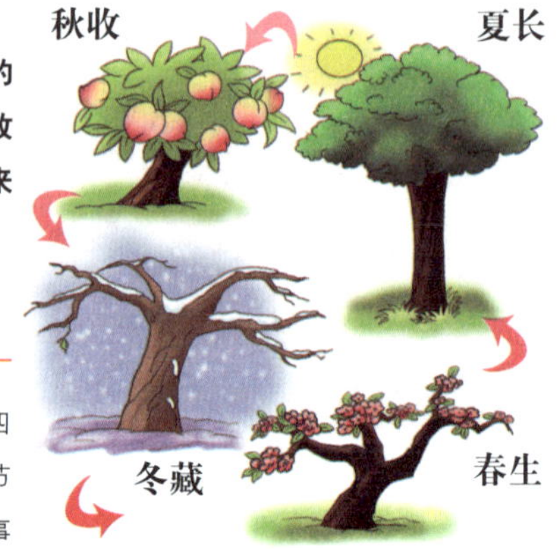

要根据四季的变换养生

名家归纳

人们将四季划分为二十四个节气，不仅能够反映出季节的变化，还能指导农民的农事活动，影响着千家万户的衣食住行，是我国劳动人民创造的独特文化。二十四节气是根据太阳在黄道（即地球绕太阳公转的轨道）上的位置来划分的。视太阳从春分点（黄经零度，此刻太阳垂直照射赤道）出发，每前进15度为一个节气；运行一周又回到春分点，为一回归年，合360度，因此分为二十四个节气。节气的日期在阳历中是相对固定的。但在农历中，节气的日期却不大确定。

国医小课堂

四季与二十四节气

一年四季根据太阳直射位置的不同，每个季节又可以分成六个节气。

◎春季：立春、雨水、惊蛰、春分、清明、谷雨

◎夏季：立夏、小满、芒种、夏至、小暑、大暑

◎秋季：立秋、处暑、白露、秋分、寒露、霜降

◎冬季：立冬、小雪、大雪、冬至、小寒、大寒

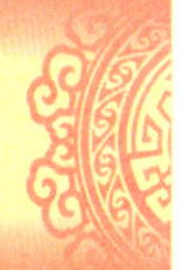

春季养生

— 相关文献 —

春三月，此为发陈。天地俱生，万物以荣，夜卧早起，广步于庭，被发缓形，以使志生，生而勿杀，予而勿夺，赏而勿罚，此春气之应，养生之道也；逆之则伤肝，夏为实寒变，奉长者少。

——《素问·四气调神大论》

古文今议

《黄帝内经》认为，春天三个月是生发的季节，万物都有发展的现象。人们要适应这一环境，早睡早起，在庭院里散散步，同时把头发散开，衣着宽松，让身心感到舒畅，还要保持愉快的心情，不要发脾气或过分劳累，这是调养生息的法则。违反这一法则，对肝脏是不利的。中医认为，春季肝气旺盛而升发，如果肝气升发太过或者肝气郁结，都容易损伤肝脏，到了夏天就会发生寒性病变。

名家归纳

春季是从立春到立夏前三个月，包括立春、雨水、惊蛰、春分、清明、谷雨6个节气，是四季之首。春季养生在精神、饮食、起居方面，都必须顺应春天阳气升发、万物始生的特点，注意保护好阳气。春季的养生之道在于吸收春阳和暖之气，以助生发，但要注意春季虽暖，却有春寒。所以，春三月，须避春寒，适应自然气候。春季还要保持思想的清静，尽量避免激动。

立春时节的养生法

◎要避风。春风大，通于肝，引动内风，会促使肝气亢盛，使血压经常出现大幅波动。

◎要调养精神，避免过分紧张，少生气，忌暴怒。

◎要锻炼身体，增强体质，由室内逐渐走向户外。少熬夜，不要过度疲劳，预防感冒。

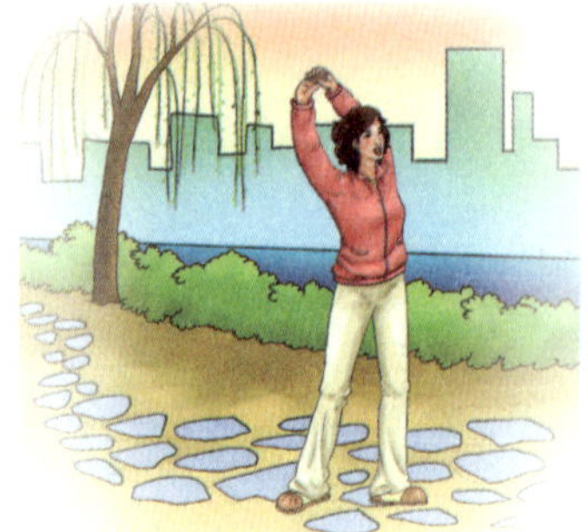

春季应常到户外锻炼身体，此时养生对一年来说都意义重大

雨水时节的养生法

◎应多到户外呼吸新鲜空气，多到户外练习深呼吸。

◎常到户外晒太阳。

◎体弱者、平时易感冒者，可适当服用玉屏风散。

惊蛰时节的养生法

◎少吃鱼、虾、辣椒、酒等动风上火之品，多吃蔬菜、水果。

◎注意保暖，惊蛰时节容易引起游走性的关节肌肉酸痛。

◎要讲卫生，因为惊蛰时节病毒性疾病易传染。

春分时节的养生法

◎脾虚者，在日常做菜时要用干姜，因为干姜能温中。

◎每天适量摄入胡萝卜，以预防腹泻。

清明时节的养生法

◎可适当服用维生素C和钙片，两者合用有预防过敏的作用。

◎要预防肝炎，朋友聚餐时注意要用公筷，不到卫生条件差的饭馆吃饭。

◎肿瘤患者，应减少摄入生发性食物，如香椿等。

谷雨时节的养生法

◎多开窗，多锻炼身体。

◎要多饮春茶，春茶含茶多酚，可以去油腻、降血脂、降胆固醇，保护血管壁，预防冠心病。

夏季养生

— 相关文献 —

夏三月，此为蕃秀。天地气交，万物华实，夜卧早起，无厌于日，使志勿怒，使华英成秀，使气得泄，若所爱在外，此夏气之应，养长之道也；逆之则伤心，秋为痎疟，奉收者少，冬至重病。

——《素问·四气调神大论》

古文今议

《黄帝内经》认为，夏天三个月是万物茂盛的季节，人们应该晚些睡，早些起，不要厌恶日长，并使心上没有郁怒，毛孔能够宣通，这是调养夏天“长”气的方法。违反这种方法，会内伤于“心”，秋天易生疮疡，承受“收”气也就减少，甚至冬天还要生病。

名家归纳

夏季是从立夏到立秋前三个月，包括立夏、小满、芒种、夏至、小暑、大暑6个节气。夏季养生要顺应夏季阳盛于外的特点，注意养护阳气。夏属火，与心对应，所以在炎热的夏季，要重视心神的调养。夏季要神清气和，精神饱满，这也是夏季“心静自然凉”的养生法。夏天也要进行适当的运动，如慢跑、游泳、散步、做广播体操等。

□立夏时节的养生法

◎要会静养，注意调养心脏。

◎要注意肠胃疾病的发生，如肠炎等。肠胃功能不佳的人少吃生冷食物。

◎睡眠要充足，早睡早起，顺其自然。

◎易出现血液黏稠，应多喝水，多吃养阴生津之品，如各种瓜果蔬菜。

◎营养要全面，饮食种类要丰富，以适应夏天消耗大的特点。

小满时节的养生法

◎从小满节气起，要开始注意预防湿热性疾病。

◎避免住在潮湿之地，如房间潮湿，可在床上铺垫羊皮等防潮用品。

◎保持小便通利，大便通畅，多喝水。

◎饮食宜清淡，多食黄瓜、苦瓜、莜麦菜、绿豆、豆浆等。

◎要多注意个人卫生，尤其是女性。

芒种时节的养生法

◎要注意调养心神，生活要有节奏，可以吃一些保养心脏的药食。

◎应该少吃辛热之品，如白酒、羊肉等，多吃黄瓜、青菜。

◎女性易白带增多且发黄，多吃清热利湿和健脾利湿之品。

夏至时节的养生法

◎避免暴怒生气、过劳，中午要睡午觉或静养。

◎房屋要通风，不穿紧身衣，外出要纳凉，避免阳光直晒，预防中暑。

小暑时节的养生法

◎要早睡早起，避免熬夜，注意休息。

◎预防中暑，可多喝绿豆汤，出汗多时及时补充温淡盐水。

大暑时节的养生法

◎预防中暑，注意采取降温散热的措施，避免在阳光下暴晒。

◎要灭蝇，注意饮食卫生。

◎大暑天，湿热交蒸，皮肤病发病也增多，如湿疹、痒疹、真菌感染等。

◎预防苦夏，应适当服用藿香正气丸以养脾胃。

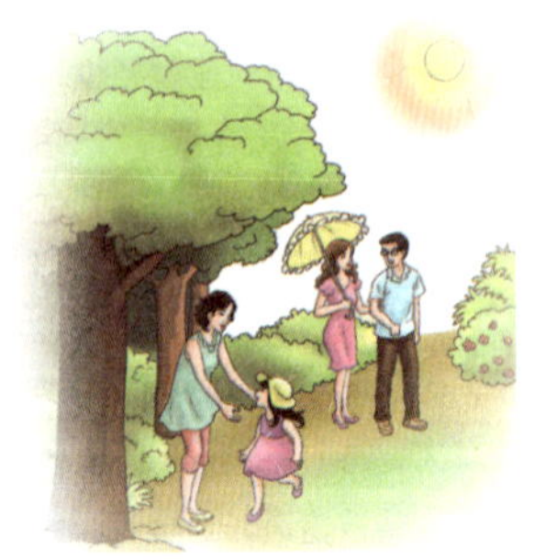

夏季要注意避暑，外出时采取相关措施，如打伞或在树荫下嬉戏

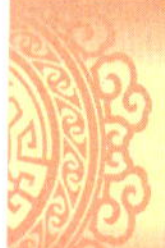

秋季养生

— 相关文献 —

秋三月，此谓容平。天气以急，地气以明，早卧早起，与鸡俱兴，使志安宁，以缓秋刑，收敛神气，使秋气平，无外其志，使肺气清，此秋气之应，养收之道也；逆之则伤肺，冬为飧泄，奉藏者少。

——《素问·四气调神大论》

古文今议

秋天三个月是从容平定的季节，人们应该早睡早起。精神必须安静，这样才能适应秋天气候，调养好"收"气。不然，会内伤于"肺"，到冬天生消化不良的飧泄病，因而承受"藏"气也少了。秋天的气候渐渐转为干燥冷寒，养生宜收敛神气，使气自平，和缓秋凉。肺属金，于季节为秋，在形体为气。肃秋宜收敛神气，润养肺气。

名家归纳

秋季是从立秋到立冬前的三个月，包括立秋、处暑、白露、秋分、寒露、霜降6个节气。养生时要注意顺应阳和之气渐退、阴寒之气渐生，而养益气机。

立秋时节的养生法

◎多吃润肺生津之品，秋天的主气是燥，燥气通于肺。

◎立秋之后，雨水渐少，气候渐燥，要多喝水。

◎秋后燥热易伤肺络而出现鼻干出血，要少吃辛辣燥热之品，如酒、辣椒等。

◎立秋之后，燥热耗阴，所以立秋后会感觉秋困、乏力，因此应早睡早起，保证睡眠。

处暑时节的养生法

◎患有气管炎的人，进入处暑后易出现痰少干咳，此时要注意保养。

◎如果燥热伤于大肠肛管，会引起痔疮发作，应多吃清热润燥的蔬菜水果。

白露时节的养生法

◎患有消渴病者，尤其要注意白露时节的养生。

◎注重养阴生津、收敛肺气，预防感冒、肺燥、咳嗽。

◎多喝水，多吃水果等，保养皮肤，预防皮肤干裂起皱。

秋分时节的养生法

◎多吃水生蔬菜，如秋藕、荸荠、芹菜，多吃秋天的蔬果。

◎多喝菊花茶，可明目、清肺、治燥咳。

寒露时节的养生法

◎防抑郁症，要克服消极心理，多到户外进行深呼吸，或出游，或登高望远以宽阔胸怀。

◎深秋气温下降，可吃羊肉炖萝卜，养肺益气，预防感冒。

◎寒露凉燥，早晚较凉，老年慢性支气管炎易在此阶段发作，要注意保暖，尤其要穿背心，防肺受寒。

◎多做运动，增强体质。

霜降时节的养生法

◎要避开公共场所，注意预防流感。

◎肺气虚型慢性支气管炎症状会加重，要防止受凉，可服用燕窝银耳冰糖羹或燕窝猪肺汤。

◎深秋哮喘主要是对冷空气过敏，因此属于寒哮者，应注意保暖防寒。

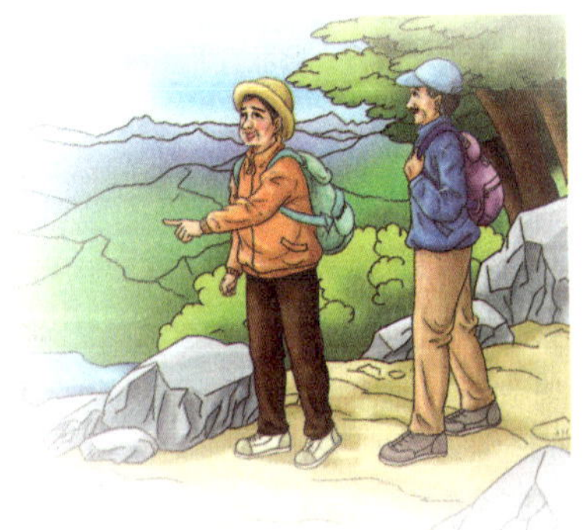

秋季是登高远望的最佳季节，这对纾解不良情绪非常有益

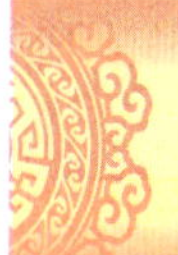

冬季养生

— 相关文献 —

冬三月，此为闭藏。水冰地坼，勿扰乎阳，早卧晚起，必待日光，使志若伏若匿，若有私意，若已有得，去寒就温，无泄皮肤，使气极夺。此冬气之应，养藏之道也；逆之则伤肾，春为痿厥，奉生者少。

——《素问·四气调神大论》

古文今议

冬天三个月是闭藏的季节，人们要早些睡、晚些起，避寒就暖。精神方面须镇静起来，但内心还是要有一种满足感，这是保养冬天“藏”气的方法。冬主肾骨，而冬令闭藏，宜于肾气密固，所以，冬勿伤筋骨，活动躯体肢节，以益于内脏，以养阴理营血。

名家归纳

冬季是从立冬到立春前的三个月，包括立冬、小雪、大雪、冬至、小寒、大寒6个节气，是一年中最寒冷的季节。冬天人体的阴阳代谢处于相对缓慢的水平，养精蓄锐，为下一个春季做好准备，因此，冬季养生首先要精神安宁，控制好情绪活动，养精蓄锐。

立冬时节的养生法

◎冬要进补。冬天是养精蓄锐的日子，可选择温阳性的食物，如羊肉、牛肉、鳝鱼等。

◎立冬之后，阴虚的人要敛阴养阴，阳虚的人要养阳藏阳。

◎预防感冒。冬天是感冒的高发期，不要过度疲劳，需加强营养。

◎保护后背。立冬后多穿一件背心，“背不寒则全身不寒”。

小雪时节的养生法

◎要注意保暖防寒，预防风寒骨病、骨节冷痛，每晚必用热水泡脚。

◎可食用骨头汤。

◎除了要保暖防寒，饮食也要温热，忌酸冷。

大雪时节的养生法

◎有高血压、冠心病、动脉粥样硬化的人，冬天应该坚持锻炼，注意保暖防寒。

◎预防关节炎，多吃温阳散寒、养血补肾的食物。

◎无论男女老少，饮食多吃温热之品，如羊肉、生姜、胡椒等。

冬至时节的养生法

◎冬至勿妄泄精，节欲保精，忌过分疲劳。

◎冬至应加大进补力度，补气、补血、补阳。

◎有心脑动脉粥样硬化者，要预防心绞痛、心梗、脑梗的发生。

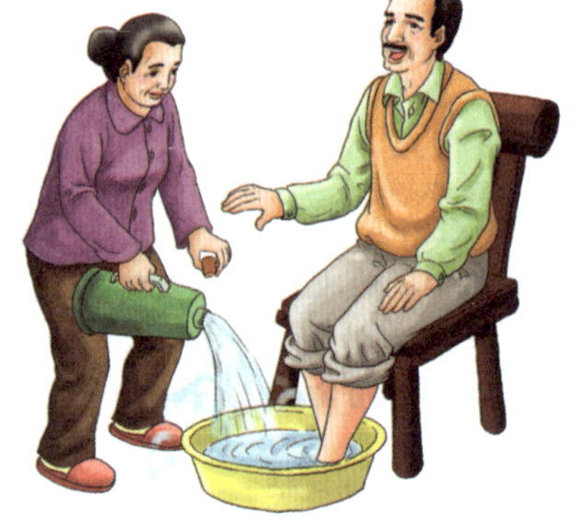

冬季常用热水泡脚是养生的有效方法

小寒时节的养生法

◎注意保暖，防寒补肾，敛藏精气，固本扶元。

◎小寒多吃山楂益处多，但是注意不要空腹吃山楂。

大寒时节的养生法

◎大寒时节要注意防风保暖，补气养肾。

◎女性要注意重点养护脾肾，调养肝血，可以通过药膳来调养。

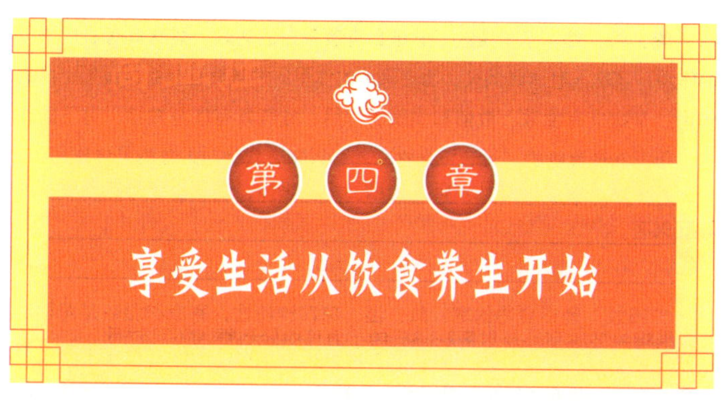

第四章

享受生活从饮食养生开始

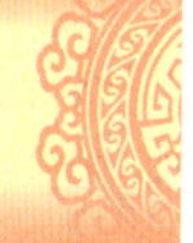

认识食物的“五味四性”

— 相关文献 —

黄帝曰：谷之五味，可得闻乎？伯高曰：请尽言之。五谷：糠米甘，麻酸，大豆咸，麦苦，黄黍辛。五果：枣甘，李酸，栗咸，杏苦，桃辛。五畜：牛甘，犬酸，猪咸，羊苦，鸡辛。五菜：葵甘，韭酸，藿咸，薤苦，葱辛。

——《灵枢·五味》

认识食物的“五味”

在《黄帝内经》中，对食物的“五味”及“五味”的功效有着较为全面的阐述。“五味”的本义是指药物和食物的真实滋味，是人们通过口尝而获得的自然之味，即酸、苦、甘（甜）、辛（辣）、咸五种滋味。

酸、苦、甘、辛、咸这五味各自有着各自的功效，酸味具有收敛固涩的作用；苦味具有清热泻火、固守阴液的作用；甘味具有补益、缓急止痛的作用；辛味具有发散、散郁和润燥的作用；咸味具有软坚散结、泻下的作用。所以知道食物的“五味”之性，就可以知道食物对人体的具体作用。

认识食物的“四性”

“四性”是指食物的寒、热、温、凉四种特性，寒凉和温热是两种对立的关系，而寒与凉、热与温之间只是程度的不同。另外，还有平性，即平和之意。一般寒凉的食物具有清热、解毒、泻火、凉血、滋阴等作用。温热的食物具有温中、散寒、助阳、补火等作用。

平性类食物

平性类食物，既不寒凉也不温热，可经常食用，具有营养和滋补作用，能够维持机体的健康，增强体质、预防疾病。

平性类食物	
特性	食物
平	大米、玉米、青稞、米糠、红薯、芝麻、黄豆、苹果、李子、沙果、菠萝、葡萄、橄榄、葵花子、香榧子、南瓜子、芡实、莲子、柏子仁、花生、榛子、山楂、山药、萝卜、胡萝卜、香菇、平菇、喉头菇、葫芦、白糖、冰糖、豆浆、鸡蛋、猪肉、鲫鱼、鸽蛋、枸杞子、灵芝、银耳、玉米须、茯苓、酸枣仁

寒凉类食物

寒凉类食物具有清热泻火、清热解毒、清热通便、清热燥湿等功效，适用于阴虚阳盛、体质偏热的人，或患有热性疾病及偏于阴虚的患者。

寒凉类食物

特性	食物
寒	猕猴桃、西瓜、香蕉、柿子、柿饼、柚子、桑椹、阳桃、无花果、甘蔗、甜瓜、苦瓜、荸荠、慈姑、马齿苋、空心菜、木耳菜、莼菜、蕺菜、竹笋、瓠子、海带、紫菜、海藻、草菇、苦瓜、酱油、酱、盐、金银花、苦丁茶、芦荟
凉	小米、小麦、大麦、荞麦、薏米、绿豆、梨、芦柑、橙子、草莓、杧果、茄子、油菜、菠菜、黄花菜、莴笋、菜花、芦蒿、豆腐、豆腐皮、豆腐干、豆腐乳、面筋、藕、冬瓜、红薯、地瓜、丝瓜、黄瓜、海芹菜、蘑菇、金针菇、绿茶、蜂王浆、槐花、菊花、牛奶、兔肉

□温热类食物

温热类食物主要具有温中散寒、补火助阳、健脾补肾、益气补中等功效，适用于阳虚阴盛、体质偏寒的人食用，或患有寒性疾病及偏于气虚、阳虚的患者。性温的食物夏季适当少食。

温热类食物

特性	食物
温	糯米、西米、高粱、燕麦、谷芽、刀豆、桃子、橘子、椰子、杏、红枣、荔枝、桂圆肉、佛手柑、柠檬、杨梅、石榴、木瓜、槟榔、松子仁、生姜、砂仁、花椒、紫苏、小茴香、丁香、八角、茴香、酒、醋、红茶、咖啡、菜油、香油、花生油、豆油、虾、海参、鸡肉
热	辣椒、胡椒、肉桂、芥末、白酒、牛肉、羊肉

不同年龄段人群的饮食调养

— 相关文献 —

故东方之域，天地之所始生也。鱼盐之地，海滨傍水，其民食鱼而嗜咸，皆安其处，美其食……西方者，金玉之域，沙石之处，天地之所收引也。其民陵居而多风，水土刚强，其民不衣而褐荐，其民华食而脂肥，故邪不能伤其形体……北方者，天地所闭藏之域也。其地高陵居，风寒冰冽，其民乐野处而乳食……南方者，天地所长养，阳之所盛处也。其地下，水土弱，雾露之所聚也。其民嗜酸而食……中央者，其地平以湿，天地所以生万物也众。其民食杂而不劳。

——《素问·异法方宜论》

《黄帝内经》中非常注重因时、因地、因人制宜的思想，因此在饮食养生方面也要根据不同的季节、不同的地域、不同的年龄来选择不同的饮食方案。

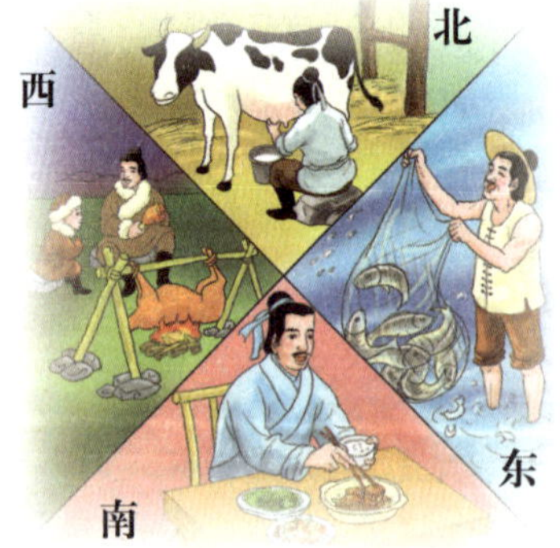

不同地域的人有不同的饮食习惯，也有不同的食物养生法

不同年龄的人，气血盛衰也是不同的。老年人易因饮食而伤六腑，故治病多求之于腑；青年易因汗出而风邪中于经脉，故求之于经；青壮年易因房劳而耗伤五脏之精，故求之于脏。饮食养生时也要充分考虑到老、少、壮不同年龄的不同特点。

老年人的饮食调养法

◎要杂。为均衡吸收营养，保持身体健康，各种食物都要吃一点，每天的主副食品应保持10种左右。尤其是新鲜蔬菜、水果，不仅含有丰富的微量元素和维生素，还含有较多的膳食纤维，对保护心血管、预防癌症和便秘均有重要作用。

◎要少。老年人每餐应以八分饱为宜，尤其是晚餐。

◎要细。老年人的食物要细，要易于消化。吃饭的时候应细嚼慢咽，以减轻胃肠负担促进消化。

◎要烂。饭菜要做得软一些、烂一些。

◎要淡。盐吃多了也会给心脏、肾脏增加负担，易引起血压升高。

◎要补。老年人每日要补充各种无机盐和微量元素，如钙、铁、硒、铬等。

中年人的饮食调养法

营养学家建议中年人适量补充以下几类食物。

◎鱼类：鱼肉中含有丰富的氨基酸，可促进人体蛋白质、酶、激素的合成，增强人体各组织器官的功能。

◎豆类。豆类含丰富的优质蛋白，有多种人体必需的氨基酸，以精氨酸及赖氨酸为主，二者是人体合成蛋白质的重要原料。

国医小课堂

哺乳期女性的饮食调养

哺乳期女性身体各个系统都发生了巨大的变化，各种营养元素的需要量都要增加，特别是蛋白质、钙、铁、锌、维生素等。

◎坚果。坚果含有丰富的蛋白质及不饱和脂肪酸等，有益于中年人增强体质及预防动脉粥样硬化，长期服食可延年益寿。

◎菌类。香菇、蘑菇、黑木耳、银耳等菌类含有多种氨基酸、维生素等，能够提高机体抗病毒、抗血栓的形成、防止动脉粥样硬化和抗癌的能力，菌类食物还有助于消化。

青年人的饮食调养法

◎补充各种营养物质。保证蛋白质的摄入量和增加钙、铁及维生素A、B族维生素、维生素C的摄入量。

◎增加一次课间餐。专家建议在上午10：00增加一次课间餐，约占一日总热量的10%，有利于青年人每日对能量的需求。

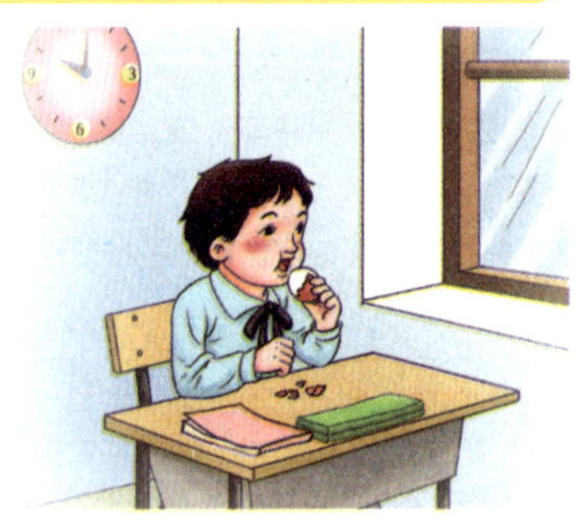

增加一次课间餐对生长发育大有裨益

儿童的饮食调养法

◎3个月以内的宝宝不应吃盐。因为婴儿肾脏功能差，吃咸食会增加肾脏负担。

◎半岁以内的宝宝不要多喝果汁。果汁内没有婴儿需要的蛋白质和脂肪。

◎1周岁以内的宝宝忌食果冻。由于果冻易破碎，不易溶化，误入气管后易堵塞气道而致窒息，危及生命。

◎3岁以内的宝宝不宜饮茶。茶中含有大量鞣酸，可干扰人体对蛋白质及钙、锌、铁等矿物元素的吸收。

◎5岁以内的儿童勿服补品。补品中含有激素或激素样物质，会干扰儿童生长。

◎10岁以内的儿童不要吃咸鱼。咸鱼含有大量的二甲基亚硝酸盐，进入人体后会转化成致癌性物质。

掌握饮食养生的精髓

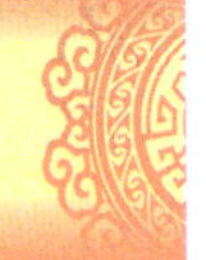

相关文献

阴之所生，本在五味；阴之五宫，伤在五味。是故味过于酸，肝气以津，脾气乃绝。味过于咸，大骨气劳，短肌，心气抑。味过于甘，心气喘满，色黑，肾气不衡。味过于苦，脾气不濡，胃气乃厚。味过于辛，筋脉沮弛，精神乃央。是故谨和五味，骨正筋柔，气血以流，腠理以密，如是则骨气以精。谨道如法，长有天命。

——《素问·生气通天论》

多食咸，则脉凝泣而变色；多食苦，则皮槁而毛拔；多食辛，则筋急而爪枯；多食酸，则肉胝皱而唇揭；多食甘，则骨痛而发落。此五味之所伤也。

——《素问·四气调神大论》

谷肉果菜，食养尽之，无使过之，伤其正也。

——《素问·五常政大论》

五谷为养，五果为助，五畜为益，五菜为充。气味合而服之，以补精益气。

岐伯曰：草生五色，五色之变，不可胜视，草生五味，五味之美不可胜极，嗜欲不同，各有所通。天食人以五气，地食人以五味。五气入鼻，藏于心肺，上使五色修明，音声能彰；五味入口，藏于肠胃，味有所藏，以养五气，气和而生，津液相成，神乃自生。

——《素问·六节藏象论》

《黄帝内经》的饮食主张——五味调和

《黄帝内经》中指出注意饮食的五味调和，就能使骨髓正直、筋脉柔和、气血流通、毛孔固密，这样人体的健康才能得到保证，体格才能强壮，也能活得长寿。如果长期的偏食，会破坏营养的平衡，造成营养缺乏，引起疾病。《素问·四气调神大论》中说的就是如果多吃咸味，会使流行在血脉中的血液凝涩不畅而使肤色发生变化；多吃苦味，会使皮肤干枯无光泽，毛发脱落；多吃辣味，会使筋脉拘急，指甲干枯无光；多吃酸味，会使肌肉变厚皱缩，嘴唇外翻；多吃甘味，会使骨骼疼痛，头发脱落。这些都是偏嗜五味对人体造成的伤害。

日常饮食要合理搭配，根据个人的营养需求和生理特点科学地进行多样化饮食，谷肉果菜，不可缺少。如果偏食偏嗜，导致饮食失调，会使人发病，如《素问·奇病论》云：“夫五味入口，藏于胃，脾为之行其精气，津液在脾，故令人口甘也；此肥美之所发也；此人必数食甘美而多肥也，肥者令人内热，甘者令人中满，故其气上溢，转为消渴。”消渴，即为糖尿病。因此，古人讲究膳食平衡，饮食丰富，才能保证营养成分的均衡摄入，促进人体的健康长寿。避免偏食偏嗜，才能够防止某些食物食用过多而产生体内堆积，营养过剩，或某些物质缺乏。

五味调和的具体内容

“和”是中国哲学思想的精髓，具有和谐、和平的意思，在饮食上，五味要经过调和，才能取长补短，相互作用。古时提出的五味调和，是指日常饮食五谷、五果、五畜、五菜调和均衡，五谷包括黍、秫、菽、麦、稻，五果包括枣、李、杏、栗、桃，

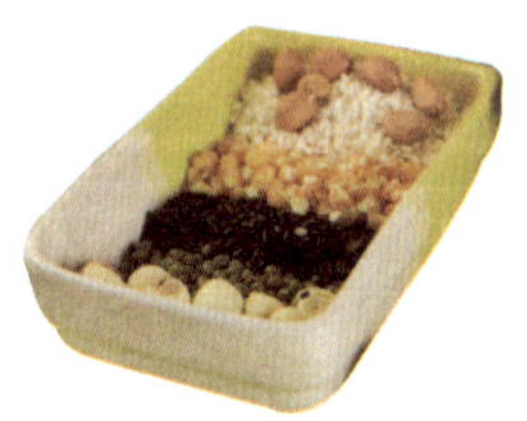

在饮食上只有五味调和才能取长补短

五畜包括牛、狗、羊、猪、鸡，五菜包括葵、韭、薤、藿、葱，可见我们的祖先教给我们以谷物、豆类为主食，各种肉类、蔬菜为副食，同时补充瓜果类食品。这是一个低热量、低动物性、多蔬菜、多水果，以植物淀粉为主的饮食结构，符合低脂、低盐、高钾、高纤维、营养成分均衡的特点，是人体营养需求的基本模式。

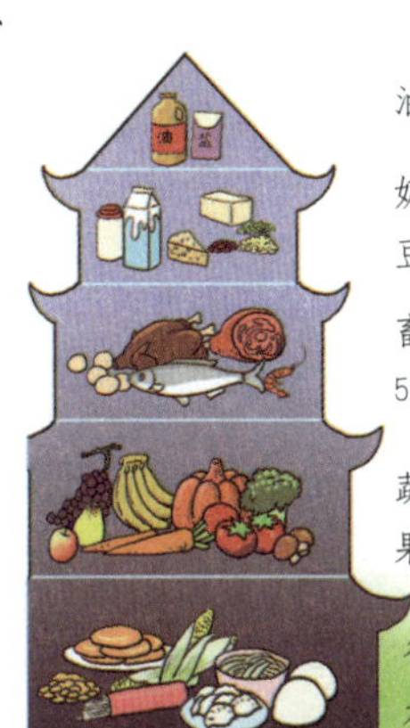

国医小课堂

中国居民平衡膳食宝塔（2022）

有学者研究发现“中国居民平衡膳食宝塔（2022）”共分五层，包含每天应摄入的主要食物种类。“膳食宝塔”各层位置和面积的不同，反映了各类食物在膳食中的地位和应占的比重。宝塔塔基为谷类薯类及杂豆250～400克、水1300毫升；第四层为蔬菜类300～500克、水果类200～400克；第三层为畜禽肉类50～75克、鱼虾类50～100克、蛋类25～50克；第二层为奶类及奶制品300克、大豆类及坚果30～50克；塔尖为油25～30克、盐6克。“膳食宝塔”建议的各类食物摄入量只是一个平均值。每日膳食中应尽量包含“膳食宝塔”中的各类食物，但无须每日都严格按照其推荐量。而在一段时间内，比如一周，各类食物摄入量的平均值应当符合建议量。

饮食养生的禁忌

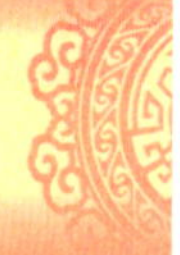

— 相关文献 —

五禁：肝病禁辛，心病禁咸，脾病禁酸，肾病禁甘，肺病禁苦。

脾病者，宜食糠米饭，牛肉枣葵；心病者，宜食麦羊肉杏薤；肾病者，宜食大豆黄卷猪肉栗藿；肝病者，宜食麻犬肉李韭；肺病者，宜食黄黍鸡肉桃葱。

——《灵枢·五味》

常见食物搭配禁忌

饮食养生需要注意一些搭配禁忌，即对机体不利的饮食或不合理的饮食搭配要禁止食用。

常见食物搭配的禁忌

食物	相克食物
柑橘	蛤、螃蟹
酱	鲤鱼
醋	海参、牛奶、羊肉、猪骨汤、青菜、胡萝卜
虾	含维生素C的水果
海鲜	啤酒

常见病饮食禁忌

□高血压饮食禁忌

◎忌食盐和过咸食品。吃盐过多是引起高血压的重要原因。

◎忌吃高脂肪、高胆固醇食品。

◎忌喝烈性白酒。白酒中的酒精成分在肝脏内会影响内源性胆固醇的合成，使血浆胆固醇及甘油三酯的浓度升高，造成动脉粥样硬化。

◎其他禁忌食物。刺激性的蔬菜、纤维多的蔬菜、腌渍食品等。

□糖尿病饮食禁忌

◎忌食白糖、红糖、葡萄糖及糖制甜食，以免导致血糖上升，加重病情。

◎忌辛辣食物，如辣椒、生姜、芥末、胡椒等。辛辣食品性质温热，易耗伤阴液，加重燥热。

◎远离烟、酒。酒性辛热，会干扰能量代谢，加重病情。

◎少吃酸性食品。糖尿病患者的体液多呈酸性。

◎少食土豆、山药、芋头、藕、洋葱、胡萝卜、蛋黄、动物肝脏、肾等。

□痛风病饮食禁忌

◎禁食酒精、酵母、动物内脏、蛋黄以及荤腥浓汤汁等。这些食物会增加体内的血尿酸浓度。

◎忌食肉类，如猪、海鲜，这些食物每天摄入量控制在200～300克。

◎少食五谷杂粮，如全麦面包、糙米、饼干等。

□泌尿系统结石饮食禁忌

◎忌吃动物内脏，如猪肾、猪肝、羊肝、鸡肝、牛心等。

◎忌吃橘子、茭白、菠菜、竹笋、胡椒、肉桂等。

◎忌喝白酒、浓茶、浓咖啡等。

◎尿酸结石者不宜多吃扁豆、豆腐、巧克力、咖啡、可可、红茶等含嘌呤较多的食物。

◎草酸盐结石者不宜多吃毛豆、土豆等含草酸较多的食物。

◎磷酸钙结石者忌食牛奶、奶酪、豆腐、豆类等含钙量高的食物。

□尿路感染饮食禁忌

◎忌发物，发物会加重炎症发热。

◎忌胀气之物，如大豆。尿路感染常出现小腹胀痛之感，而腹部胀满往往又会加重病情，使排尿更加困难。

◎忌助长湿热之品，包括酒类、甜品和高脂肪食物。

◎忌辛辣刺激之物，会使尿路刺激症状加重，排尿困难，有的甚至引起尿道口红肿。

◎忌酸性食物，使尿液呈碱性环境，增强抗生素等药物的作用能力。

◎忌甜品，因糖类在体内可提高酸度，利于细菌的生长。

◎急性期忌温补之品。

□肾炎饮食禁忌

◎忌烟、酒。

◎忌盐与鸡蛋。

◎忌茶、咖啡。

◎忌辛辣调味品，如葱、姜、蒜、芥末、辣椒等。

◎忌各种香料，如茴香、咖喱、胡椒。

◎忌各种含挥发油多的蔬菜，如韭菜、芹菜等。

◎忌食菠菜、苋菜、竹笋。

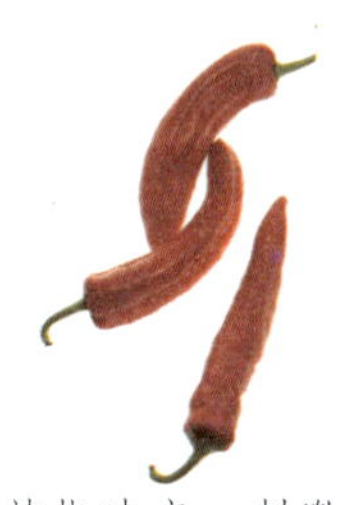

辣椒味辛，刺激性强，肾炎患者忌食

□肝炎饮食禁忌

◎禁饮酒。酒的主要成分是乙醇，它主要经肝脏代谢。对于肝病患者而言，饮酒更会加重肝脏负担。

◎禁食辛辣的食物。肝炎患者应忌食辣椒。

◎禁食放置时间过久的食物。放置时间过久的食物中会出现黄曲霉素，黄曲霉素有非常强的致癌作用，可引发肝癌。

◎少吃油炸及油腻的食物，可以防止血脂增高和脂肪肝的发生。

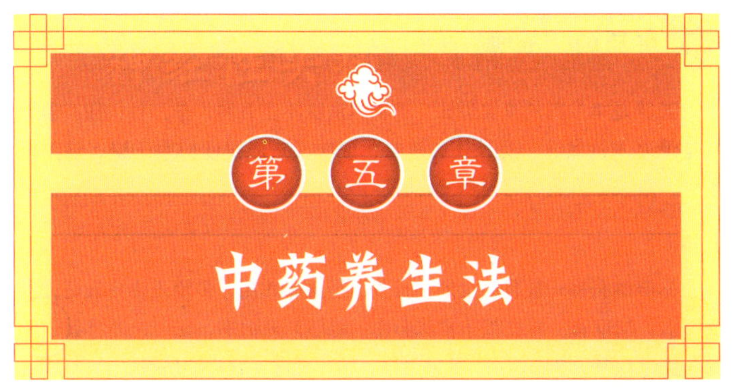

第五章 中药养生法

了解中药的有关常识

中药的“四性”

中药具有寒、热、温、凉四种药性，也称之为“四气”。除此之外，还有一些中药药性平和，作用和缓，温热寒凉不明显，被称为“平性”。“四性”中温热与寒凉属于不同的性质，温次于热，凉次于寒。

寒性、凉性药物能够减轻热证，如板蓝根、黄芩属于寒凉性药物，对发热、口渴、咽痛等热证具有清热解毒作用。

温性、热性药物能够减轻或消除寒证，如附子、干姜属于温热性药物，对腹部冷痛、四肢冰凉等寒证具有温中散寒作用。

一般来说，能够清热泻火、凉血解毒，治疗热证的药物，属于寒性或者凉性；能够温中散寒、补火助阳，治疗寒证的药物，属于温性或热性。

中药的“五味”

药味是指中药的真实滋味。药物的滋味不止五种，辛、甘、酸、苦、咸是最基本的滋味，另外还有淡味、涩味。一般讲涩归附于酸，淡归附于甘，所以中药的药味习称“五味”。

辛

辛味的药物一般具有发散、行气、行血等作用，多用于治疗表证、气血阻滞。如麻黄、桂枝属于辛味药物，能够解表散寒，治疗风寒感冒；红花、益母草属于辛味药物，能够活血，治疗痛经、跌打损伤等。

甘

甘味的药物一般具有补益、缓和药性、缓急止痛等作用，多用于治疗虚证、调和药物。如人参味甘，大补之药，是治疗气虚的首选药物；熟地黄味甘，能滋补精血，是治疗肾阴亏虚的主要药物；甘草味甘，能调和药物；饴糖味甘，能缓急止痛，用于治疗脾胃虚寒所致的腹痛。

酸

酸味的药物一般具有收敛固涩的作用，多用于体虚多汗、久泻久痢、肺虚久咳、尿频遗尿、遗精滑精等。如五味子味酸，能够涩精、敛汗，用于治疗遗精、多汗；五倍子味酸，能涩肠止泻，用于治疗久泻久痢；乌梅味酸，能敛肺止咳、涩肠止泻，用于治疗肺虚久咳、久泻久痢。

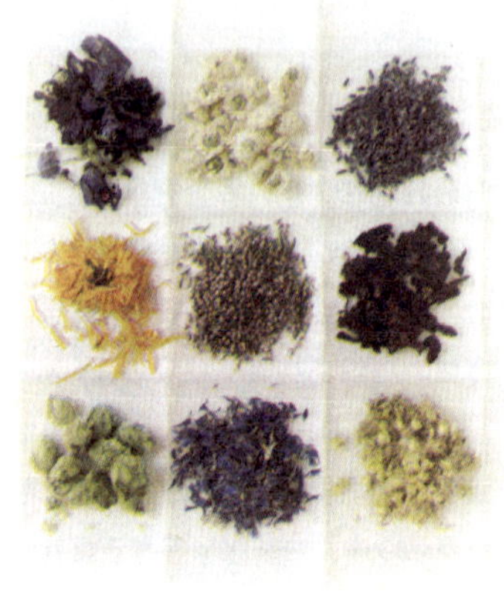

中药性、味、归经、功效各有不同，宜在医生指导下应用

□苦

苦味的药物一般具有泻下、降逆止咳、泻火、燥湿等作用。用于治疗大便不通、咳喘、火热病、湿热病、寒湿病。如大黄味苦，能泻下通便，用于治疗热结便秘；苏子、杏仁味苦，能降泄肺气，用于治疗肺气上逆导致的咳喘；栀子、黄芩味苦，能清热泻火，用于心烦、目赤、口苦、咽干等症；苍术、厚朴味苦，能燥湿，用于治疗腹部胀满、憋闷、疼痛。

□咸

咸味的药物一般具有软坚散结、泻下作用，用于痰咳、瘰疬、瘿瘤等病症。如海藻味咸，能消痰软坚，用于治疗瘰疬；芒硝味咸，能泻下通便，用于治疗大便秘结。

中药的配伍

□配伍的目的

人们所患的各种疾病都是由多种病邪及病因所致的，而且在患病以后的表现也各不相同，常常是许多病症综合在一起，中医注重“整体观”，辨证论治，综合诊治。因此，在治疗疾病时，不仅要治疗主要症状，也要照顾到次要症状；不仅要治标，还需要治本。将不同的药物配合在一起使用可以起到良好效果。

另外，每种中药都有其特有的性味和归经，它们的药效、作用也不相一致。即使是同一类药物它们作用的脏腑归经也是不相同的。

□配伍的意义

◎增进疗效。两种药物配伍使用，可以增加药物的药性。

◎降低毒副作用。两种药物配伍使用，以达到消除其中一味药物的毒副作用的效果。

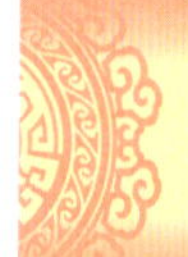

常用养生保健中药

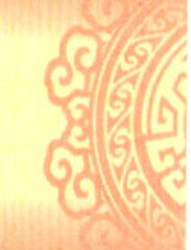

当归

【性味归经】 **性温、味甘、辛，归肝、心、脾经。**

【当归小档案】

当归的入药部位是植物当归的根，一般在秋季采收后去须根，稍蒸发水分再用烟火熏干，当归身、当归尾分别切薄片。当归身的补血作用强于当归尾，当归尾的活血作用强于当归身。

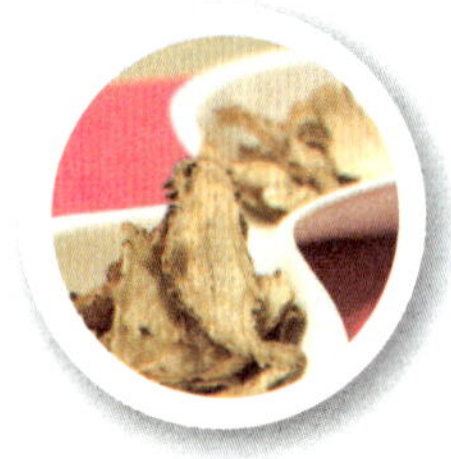

【功效主治】

◎补血活血、调经止痛、润肠通便。

◎用于治疗血虚引起的面色发黄、头晕眼花、心慌失眠等症。

◎用于治疗血虚或血虚兼血瘀引起的女性月经不调、痛经、闭经等症。

◎用于治疗血虚便秘。

注意事项

◎大便稀薄或腹泻者、女性崩漏者慎用。

◎身体燥热、感冒发烧的人不宜服用。

何首乌

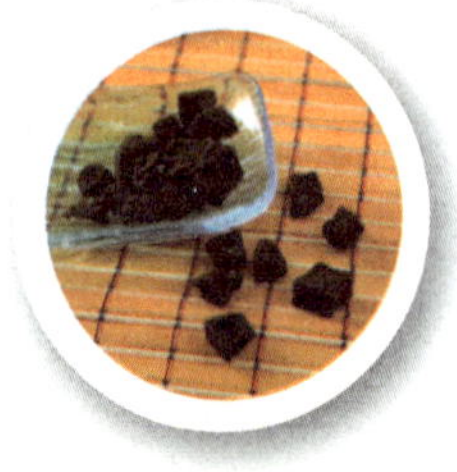

【性味归经】 **生首乌性平、味甘、苦，归心、肝、大肠经；制首乌性微温、味甘、涩，归肝、肾经。**

【何首乌小档案】

入药部位是植物何首乌的块根，立秋之后采挖，切厚片，干燥；或用黑豆煮汁拌何首乌，再蒸至内外均呈棕黄色，晒干。前者称为生首乌，后者称为制首乌。

【功效主治】

◎生首乌解毒消痈、润肠通便；制首乌益精血、补肝肾、乌须发。

◎用于治疗血虚引起的头晕眼花、健忘失眠、疲倦乏力等症。

◎用于治疗肝肾精血亏虚引起的耳鸣、须发早白、腰酸遗精等症。

◎用于治疗血虚便秘。

◎用于治疗皮肤瘙痒、痈疽（皮肤浅表脓肿）等症。

! 注意事项

◎服用生何首乌过量会出现恶心、呕吐、腹痛、腹泻等，重者可出现抽搐、躁动不安，甚至发生呼吸麻痹等。

◎在服用何首乌的同时，应注意忌食猪羊肉、铁剂、萝卜、葱、蒜等食物，以免和药性相冲。

◎大便稀薄或腹泻者不宜服用。

◎煎煮何首乌不宜用铁器。

阿胶

【性味归经】 **性平、味甘，归肺、肝、肾经。**

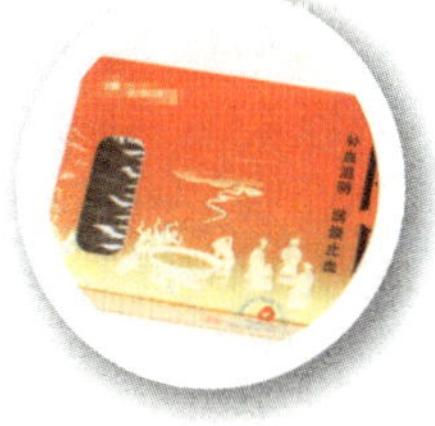

【阿胶小档案】

制作阿胶的原料是马科动物驴的皮，制作过程是将驴皮去毛，煎煮，再将汁液浓缩，熬制成胶块。

在服用阿胶时切记不可煎煮，而应该用开水、中药汤剂或黄酒融化后服用。现代研究阿胶的主要成分是明胶蛋白、甘氨酸、赖氨酸、精氨酸及铁、铜、镁、锌、钙等。

【功效主治】

◎补血止血、滋阴润燥、安胎。

◎用于治疗血虚引起的面色发黄、头晕眼花、心慌等症。

◎用于治疗吐血、便血、咳血、崩漏、妊娠尿血等多种出血症。

◎用于治疗干咳无痰或痰少而黏等症。

◎用于治疗妊娠期胎动不安、先兆流产、习惯性流产等症。

注意事项

◎本品滋腻，消化不良者慎用。大便稀薄者慎用。

龙眼肉

【性味归经】 **性温，味甘，归心、脾经。**

【龙眼肉小档案】

在夏末秋初之季采摘成熟的果实（桂圆），晒干或烘干后，去壳去核，将肉晒至干爽不黏，即成龙眼肉。现代研究表明，龙眼肉中含葡萄糖、蛋白质、脂肪、腺嘌呤、维生素B_1、维生素B_2、维生素C、钙、铁、磷等营养物质。

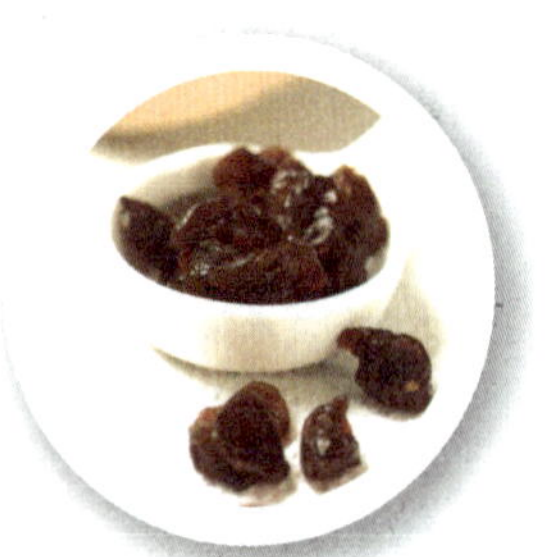

【功效主治】

◎补益心脾，养血安神。

◎用于治疗心脾两虚、气血不足引起的心慌、失眠、健忘、乏力等症。

◎用于治疗久病体衰或老弱气血不足者。

注意事项

◎龙眼肉虽然营养丰富，但孕妇不宜服用。女性受孕后，大多阴血偏虚，滋生内热，服用龙眼肉后会助热引起胎热，不仅不能保胎，反而会引起流产或早产。

◎心虚火旺、风热感冒、消化不良、腹胀、痰湿偏盛者忌用。

蜂蜜

【性味归经】 **性平，味甘，归肺、脾、大肠经。**

【蜂蜜小档案】

正品蜂蜜呈半透明带光泽浓稠的液体，白色至淡黄色或橘黄色至黄褐色，放久遇冷会有白色颗粒状结晶析出。蜂蜜中含有能够使人体直接吸收的葡萄糖、果糖、有机酸、挥发油、酵母及丰富的维生素、微量元素等。

【功效主治】

◎补中缓急，润肺止咳，解毒，通便。

◎用于治疗脾胃虚寒引起的腹痛、食少等症。

◎用于治疗肺虚燥咳或咽干口燥等症。

◎用于治疗肠燥便秘。

◎外敷用于疮疡不敛、水火烫伤等症。

◎能解乌头类药物之毒，又能调和药性。

[!] 注意事项

◎蜂蜜宜密闭冷藏，忌潮湿。不宜用铁器盛装。

◎蜂蜜滋腻，易助湿滞气，属湿阻中满，湿热痰滞者不宜用。大便稀薄或腹泻者应慎用。

淮山

【性味归经】 **性平，味甘，归脾、肺、肾经。**

【淮山小档案】

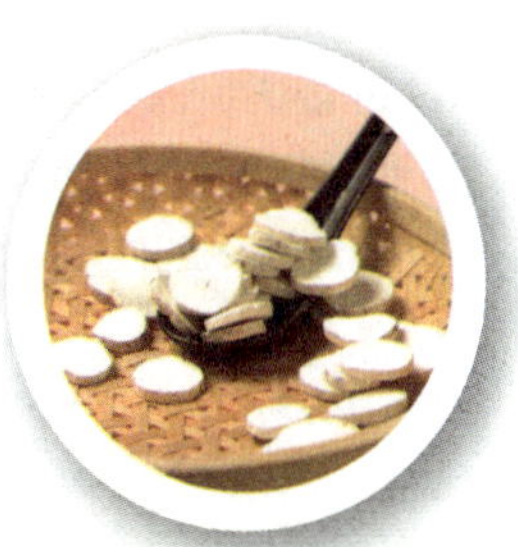

药用部位为草本植物薯蓣的根茎，须霜降后采挖，切去根头，除去外皮及须根，泡透切厚片，干燥，即得生淮山，或用麸皮拌炒干燥的山药片至淡黄色，再筛去麸皮，即为

炒淮山。补阴生津用生淮山为宜，健脾止泻则宜用炒淮山。

【功效主治】

◎益气养阴，补脾肺肾。

◎用于治疗脾胃虚弱引起的食少、乏力、大便稀薄、女性带下等症。

◎用于治疗肺肾虚弱引起的咳喘少气、无痰或痰少而黏、男子遗精、女子带下清稀等。

◎用于治疗消渴（糖尿病）属阴虚内热或气阴两虚者。

◎用于治疗肾阴虚腰膝酸软、头晕盗汗等症。

! 注意事项

◎本品易助湿，内有积滞或湿盛者不宜单独服用，应酌情配伍理气药或燥湿药。

红枣

【性味归经】 **性温**，**味甘**，**归脾**、**胃经**。

【红枣小档案】

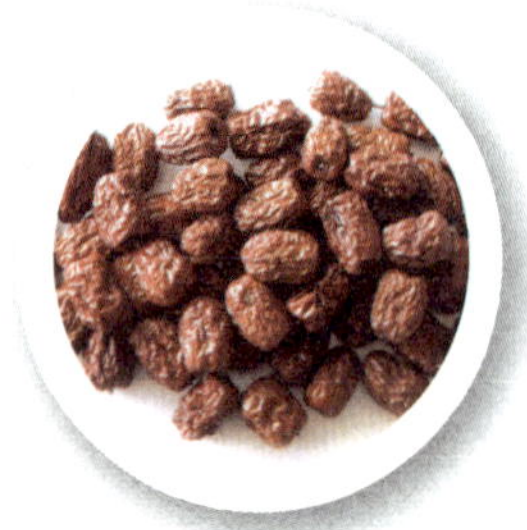

红枣以色红、肉厚、饱满、核小或无核、味甜者为佳。煎煮时，需将红枣撕开，有利于有效成分煎出。红枣中含有丰富的蛋白质、维生素C等有效成分。

【功效主治】

◎补气健脾，养血安神，缓和药性。

◎用于治疗中气不足，脾胃虚弱引起的体倦、乏力、食少等症。

◎用于治疗血虚引起的面黄、头晕、眼花、女性月经量少色淡等症。

◎用于治疗心虚肝郁引起的精神恍惚、睡眠不佳、神志失常等症。

! 注意事项

◎红枣易助湿滞气，生痰蕴热，故有实热、痰热、湿盛、滞气等症状者不宜用。

常用养生药膳方

抗衰药膳

◎乌须发，补虚损，抗衰老——**二冬养颜丸**

天冬、麦冬、熟地黄、黄精、山萸肉、茯苓、人参各60克，菟丝子、肉苁蓉、枸杞子各120克，研极细末，炼蜜为丸，如绿豆粒大，每早以淡盐水送服60丸，可久服。适用于肺燥干咳、虚痨、咳嗽、心烦失眠等症。

◎补气抗衰，美容养颜——**人参黄芪粥**

人参4克，黄芪18克，白术8克，红枣2个，加适量水煎，过滤，早晚取药汁煮糯米或小米100克，白糖适量，热服。

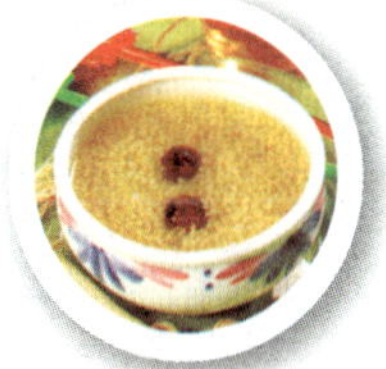
人参黄芪粥

养心药膳

◎养心安神——**酸枣仁粥**

炒酸枣仁30克，加适量水煎，过滤留汁，加入粳米50～100克，煮粥，熟后加入适量盐即可，7～10天为1个疗程，连续3～5个疗程。适用于心慌失眠等。

◎养心安神，润肠通便——**柏子仁粥**

柏子仁（去皮、壳、杂质，捣烂）10～15克、粳米50～100克，煮粥，粥熟后，加入蜂蜜，稍煮，即可，每日2次，2～3天为1个疗程。适用于心悸、失眠健忘、长期便秘或老年性便秘等。

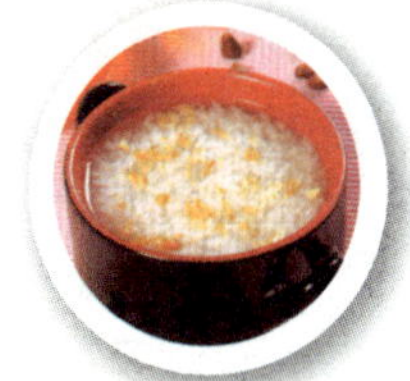
柏子仁粥

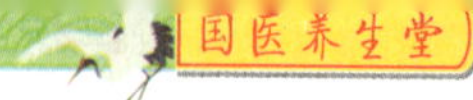

◎养心安神，增强记忆力——**远志蜜膏**

远志100克，水煎3次，将药汁混合浓缩，再加入炼蜜，制膏，每日早、晚各服1汤匙，温水送服。也可用远志6克，红枣10枚，水煎，每晚服1剂。

补气药膳

◎补气安神——**人参猪心汤**

人参5克，玉竹15克，五味子10克，装入猪心中煮熟，去食材，饮汤。适用于心气虚损、惊悸怔忡、自汗失眠。

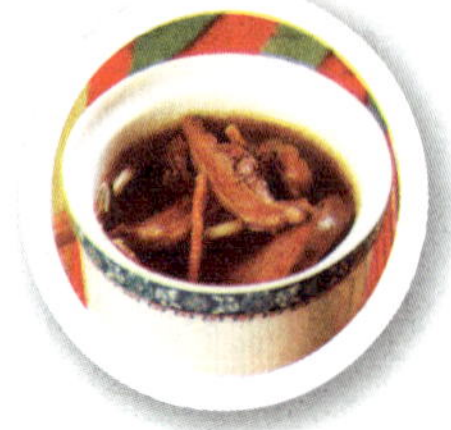
人参猪心汤

◎补气养血——**牛蹄筋补血汤**

牛蹄筋100克，先加水煮20～30分钟至熟，再将补骨脂10克、鸡血藤30克，用纱布包好，与牛蹄筋同煮，适量服用。适用于白细胞减少等。

补血药膳

◎温中补血，调经止痛——**当归羊肉汤**

当归15克，羊肉200克，生姜适量，熟后喝汤食肉。适用于血虚寒凝引起的月经不调、四肢不温、产后腹痛及习惯性流产等。

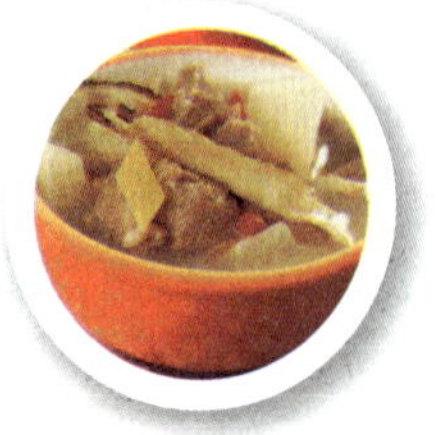
当归羊肉汤

◎补血——**阿胶蒸鸡**

阿胶20克，鸡肉块150克，龙眼肉15克，去核红枣5个，黄酒、姜、盐各适量，蒸熟后滴加少许麻油，适量服用。适用于血虚眩晕。

滋阴药膳

◎滋阴补肾——**熟地猪脚**

熟地黄50克，枸杞子、杜仲、怀牛膝各30克，猪脚1只，炖熟服用。适用于肝肾亏虚腰膝酸软无力、头晕眼花、耳鸣耳聋等。

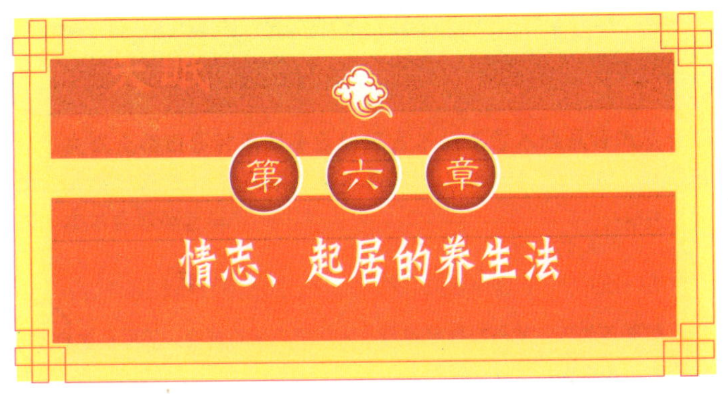

情志养生法

人的精神内有“五神”，即神、意、魄、志、魂，分别内藏于心、脾、肺、肾、肝五脏。五种情志的外在表现，即体现人的精神面貌。具体的情志养生方法可以归纳为心神养生法、节制情志法、转移情绪法、疏泄情志法。

心神养生法即是讲以清静为本，无忧无虑，静神而不用。如果在精神紧张或身心疲劳的时候可以到户外静坐，闭目养神，深呼吸几次，使自己思绪冷静，精神内守，心情舒畅。节制情志法即是节制、调和情感，防止七情过激，如少怒、少愁等。只有善于避免忧郁、悲伤等不愉快的消极情绪，使心理处于怡然自得的乐观状态，才会对人体的生理起到良好的作用。转移情绪法是把隐藏在心里的不良情绪投射到某物或某人身上。转移情绪的方法多种多样，如旅游转移法、阅读转移法、唱歌转移法。疏泄情志法有很多种，每个人可以根据自己的情况，选择合适自己的疏泄情志方法，如流泪痛哭、与人聊天、自言自语等。

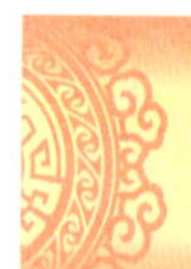

起居养生法

睡眠养生

睡眠养生法，就是根据宇宙与人体阴阳变化的规律，采取科学合理的睡眠方法和措施，以保证睡眠质量，调整机体功能，从而消除疲劳、恢复体力、养精蓄锐，从而达到防病治病、强身益寿的目的。合理的睡眠养生法应该做到：

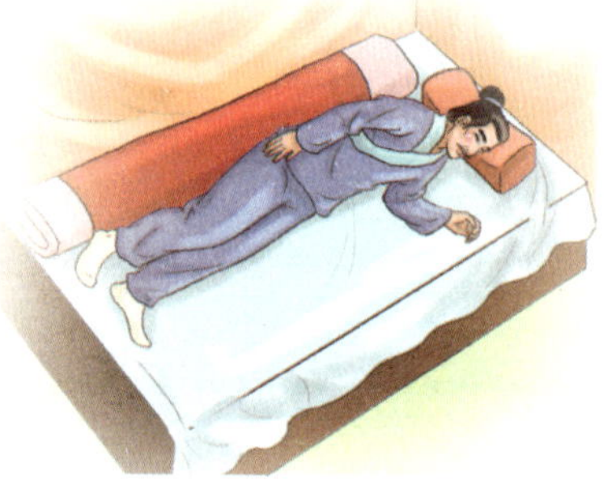

正确的睡眠姿势

◎保证足够的睡眠时间。

◎要注意卧床适宜，床宜高低适度。

◎枕头高度一般以5～9厘米为宜。

◎采取正确的睡眠姿势，一般都主张身体向右侧卧，微曲双腿，全身自然放松，一手屈肘放松，另一手自然放在大腿上。

◎要养成良好的睡前习惯，晚饭不宜吃得过饱，睡前2小时不宜进餐，也不宜吃刺激性和兴奋性食物。

劳逸适度

劳逸结合能够促进血液循环，增强消化、呼吸功能，提高机体免疫能力，消除疲劳，恢复体力，调节身心。劳逸结合体现了中医养生的动静结合思想。劳逸适度要遵循下列原则：

◎劳要量力而行，逸要适可而止。

◎劳要有条不紊，逸要丰富多彩。

◎劳逸结合，交错配合。

居室养生

◎居室朝向。就我国的地理位置而言，房屋的朝向一般以坐北朝南为佳。

◎居室环境。在茶几案头摆放一些鲜花嫩草，养些观赏鱼，不但可以美化居室环境，更能使得居室内生机盎然，充满情趣。

◎居室温度、湿度：最佳的室温以22～25℃为宜，相对湿度以40%～60%为宜。

◎居室采光。居室内要保证良好的采光环境。

◎居室布置。居室的布置应以实用为主，尽量简洁大方、朴实典雅，切忌豪华而不实用。

休闲养生

休闲养生是将养生与休闲相结合的一种形式，养、乐结合，休闲的形式多种多样，各种休闲养生的方式分别有各自不同的作用。

◎旅游。是指到郊外或异域他乡游览的活动，是一种有益于身心的综合性运动。但旅游只有做到因人、因地、因时而异，努力提高文化和鉴赏水平，才能达到赏心悦目的效果。同时，旅游应以步行为主，不计时速，只求消遣，缓缓而行，时辍时行。也可缓行兼慢跑，对增进健康则更有益。

◎舞蹈。是一种愉快而有节奏的形体活动。自古以来，医家就将舞蹈作为一种健身祛病的方法，因为舞蹈可舒筋活络，通畅气血。舞蹈种类很多，有古今之分、中西之别，可根据各人的性别、年龄、性格、爱好的不同任意选择。

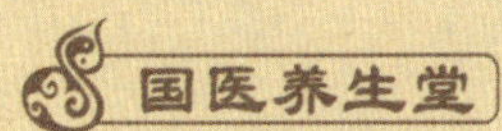

图解 手足按摩祛百病

本书编委会◎主编

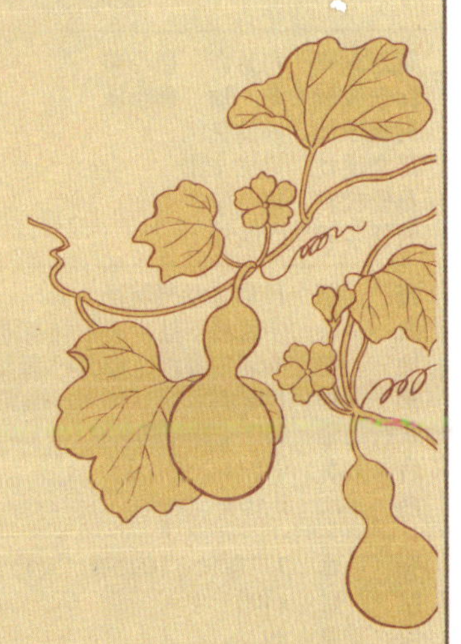

科学普及出版社

·北 京·

图书在版编目（CIP）数据

图解手足按摩祛百病 / 本书编委会主编. -- 北京：科学普及出版社, 2025. 5. --（国医养生堂）. --
ISBN 978-7-110-10953-3
Ⅰ. R244.1-64

中国国家版本馆CIP数据核字第2025UF0616号

策划编辑　卢紫晔　崔小荣
责任编辑　齐　放　曹小雅
封面设计　博悦文化
正文设计　博悦文化
责任校对　焦　宁
责任印制　李晓霖

出　　版　科学普及出版社
发　　行　中国科学技术出版社有限公司
地　　址　北京市海淀区中关村南大街16号
邮　　编　100081
发行电话　010-62173865
传　　真　010-62173081
网　　址　http://www.cspbooks.com.cn

开　　本　787毫米×1092毫米　1/32
字　　数　1400千字
印　　张　40
版　　次　2025年5月第1版
印　　次　2025年5月第1次印刷
印　　刷　小森印刷（天津）有限公司
书　　号　ISBN 978-7-110-10953-3 / R · 941
定　　价　300.00元（全20册）

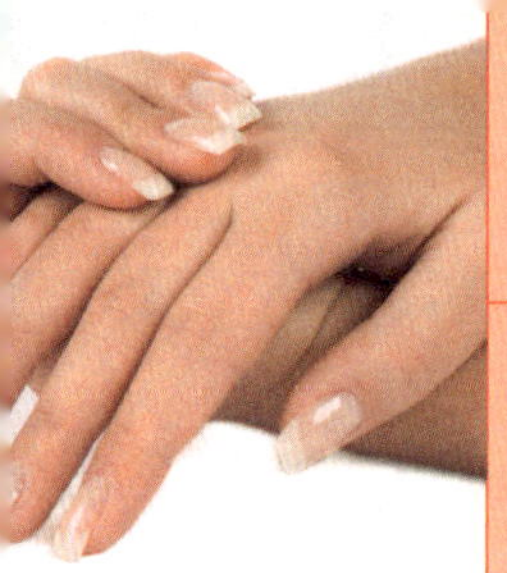
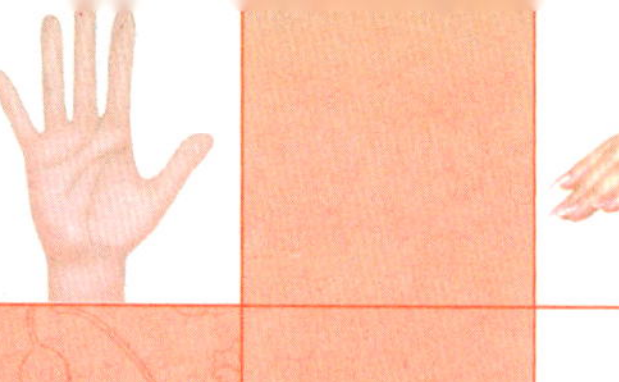
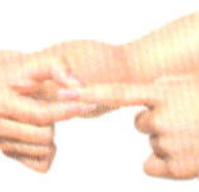

目录

第一章 百试百灵的手足按摩祛病养生法

认识手疗、足疗……2
双手掌反射区……3
双手背反射区……4
第2掌骨桡侧、第5掌骨尺侧穴位……5
手部经穴……6
手掌部针穴……7
手背部针穴……8
双足底反射区……9
双足背反射区……10
足内侧反射区……11
足外侧反射区……11

第二章 手足按摩基本常识

手部按摩手法……13
手部按摩工具……17
足部按摩手法……21
足部按摩工具……25

手足按摩的禁忌与注意事项......27

第三章 手足按摩治百病

慢性胃炎......31
糖尿病......33
高血压......35
高血脂......37
便秘......39

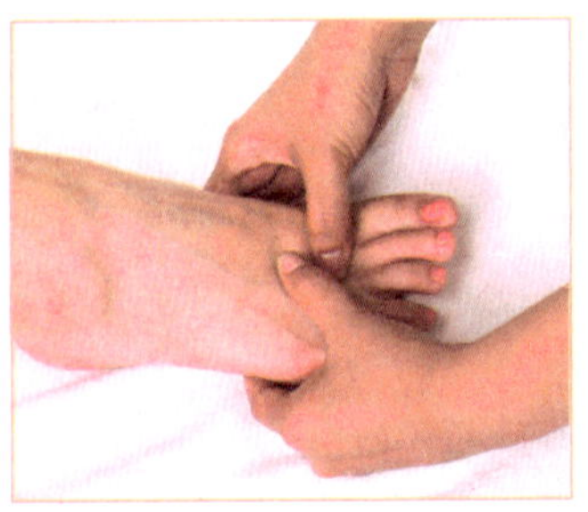

颈椎病......41
胸闷......43
感冒......45
神经性头痛......47
偏瘫......49
面瘫......51
神经衰弱......53
眩晕......55
失眠......57
肥胖症......59

第一章

百试百灵的手足按摩祛病养生法

手足是内脏的晴雨表，足是脏腑的连接器，人的一只手有79个穴位，整个足部有66个穴位，这些穴位与人体经络相通，对身心健康有举足轻重的作用。想要保持自己的健康吗？那就从认识手足开始吧！

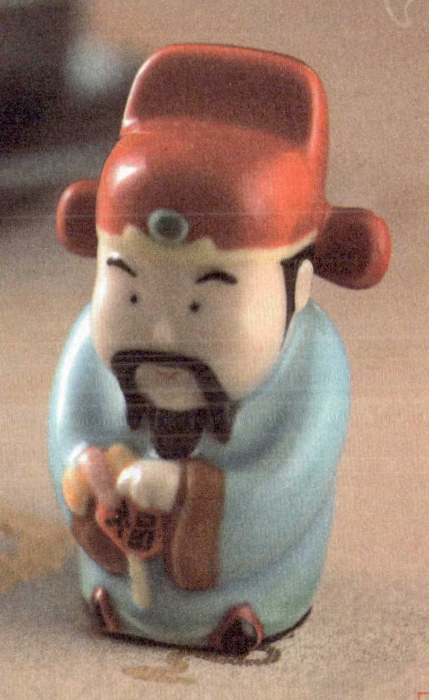

认识手疗、足疗

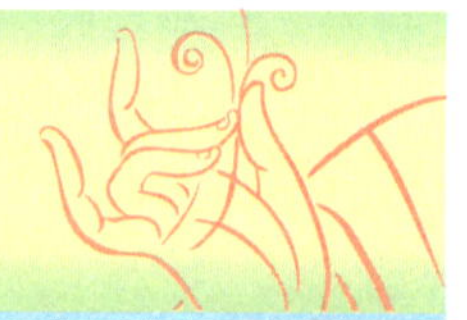

何谓手疗

手疗是中医学的重要组成部分，是一种传统医学疗法，深受广大群众喜爱。它通过手部的经穴、经外奇穴、手部全息反应区等部位，利用按摩、手浴等不同形式的刺激，实现疏通经络、益气活血，达到养生保健、防治疾病的目的。

手是内脏的晴雨表，手部穴位病理反射区是神经的聚集点。一只手正反面有79个病理反射区和治疗穴位，非常适合手部穴位病理按摩。在这79个穴点中，手心部位有39个穴点，手背部位有40个穴点，双手穴点相同。因此，只要准确、不断地按摩手部穴位病理反射点，就会使内脏不断受到良性刺激，逐渐强化其功能，达到防病治病的功效，这也是手部穴位病理按摩的原理。

何谓足疗

所谓足疗，是借由足部病理反射区所反映的病理现象，对某些穴位加以刺激，通过经络、神经、体液的传达，使内脏产生普遍性或全身性的自动调节，以达到阴阳平衡、气血顺畅、生理机能恢复常态的健康状况。

人体重要经络或是起源于足底，或是终止于足底，其与特定脏腑相连，主管特定功能，通过按摩足部，可使循行于足部的经络得以疏通，气血流畅，促进机体发挥正常功能。

整个足部有66个穴位，这些穴位与人体经络相通，我们对穴位施以刺激，通过经络将刺激传递到各器官，就能起到补益、疗疾、强身、健体等多方面的作用。

【双手掌反射区】

左手掌
17 心脏
27 脾脏
29 腹腔神经丛
32 输尿管
47 降结肠
48 乙状结肠
30 肾上腺
2 额窦
1 头(脑)
18 肺和支气管
4 脑下垂体
15 斜方肌
31 肾脏
9 鼻
64 胃脾大肠区
63 胸腔呼吸器官区
49 肛管、肛门
23 甲状腺
50 直肠、肛门
右手掌
37 食管、气管
38 胃
39 胰脏
40 十二指肠
41 小肠
36 腹股沟
30 肾上腺
20 肝脏
21 胆囊
46 横结肠
42 大肠
45 升结肠
33 膀胱
43 盲肠(阑尾)
44 回盲瓣
35 前列腺、子宫、阴道、尿道
34 生殖腺(卵巢、睾丸)

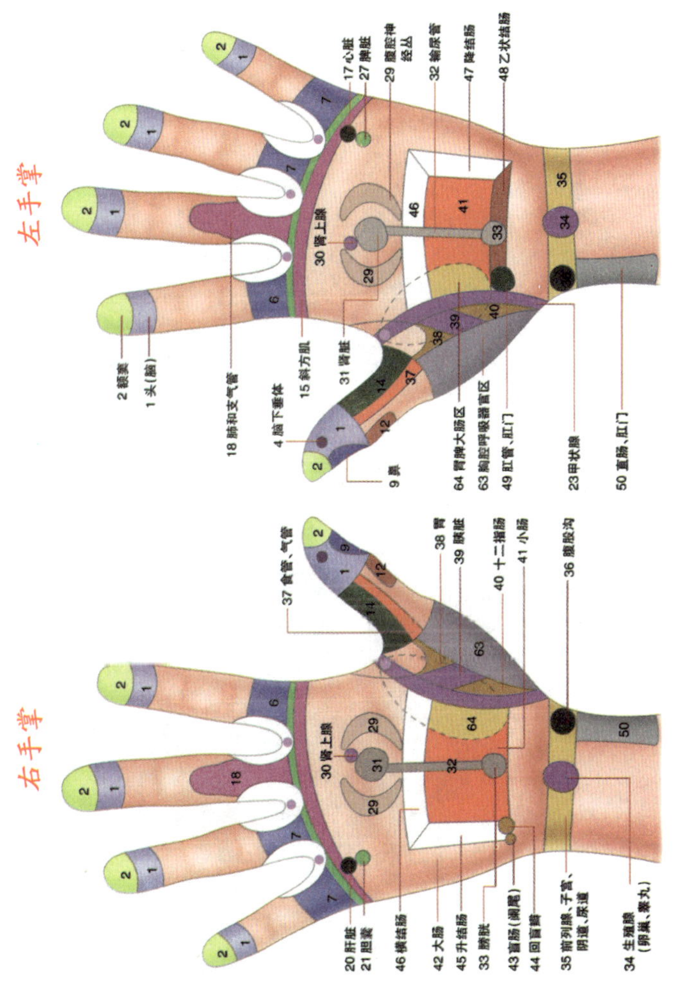

【双手背反射区】

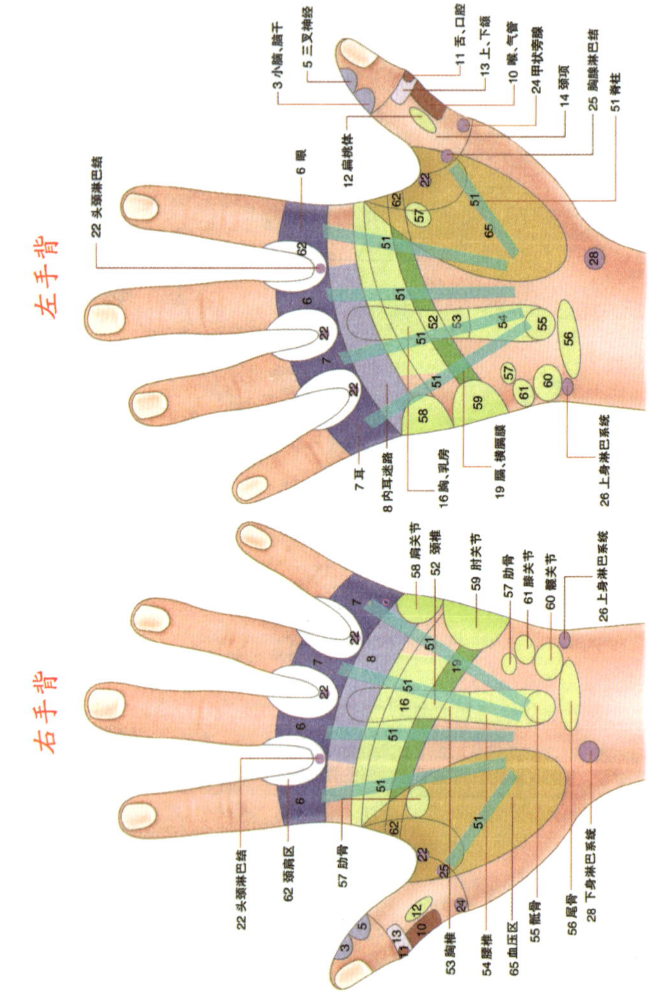

左手背

3 小脑、脑干
5 三叉神经
11 舌、口腔
13 上、下颌
10 喉、气管
24 甲状旁腺
14 颈项
25 胸腺淋巴结
51 脊柱
12 扁桃体
6 眼
22 头颈淋巴结
7 耳
8 内耳迷路
16 胸、乳房
19 膈、横膈膜
26 上身淋巴系统

右手背

58 肩关节
52 颈椎
59 肘关节
57 肋骨
61 膝关节
60 髋关节
26 上身淋巴系统
22 头颈淋巴结
62 颈肩区
57 肋骨
53 胸椎
54 腰椎
65 血压区
55 骶骨
56 尾骨
28 下身淋巴系统

【第2掌骨桡侧、第5掌骨尺侧穴位】

第2掌骨桡侧穴位

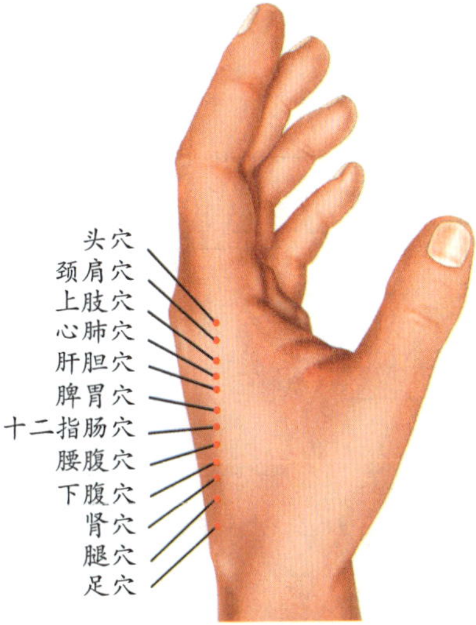

头穴
颈肩穴
上肢穴
心肺穴
肝胆穴
脾胃穴
十二指肠穴
腰腹穴
下腹穴
肾穴
腿穴
足穴

第5掌骨尺侧穴位

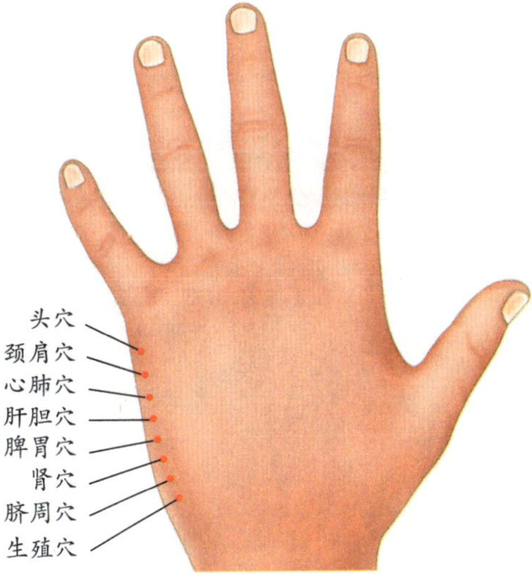

头穴
颈肩穴
心肺穴
肝胆穴
脾胃穴
肾穴
脐周穴
生殖穴

【手部经穴】

手掌部穴位

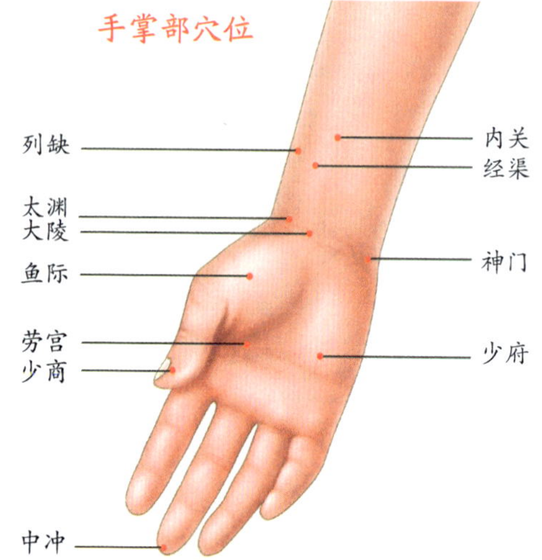

手背部穴位

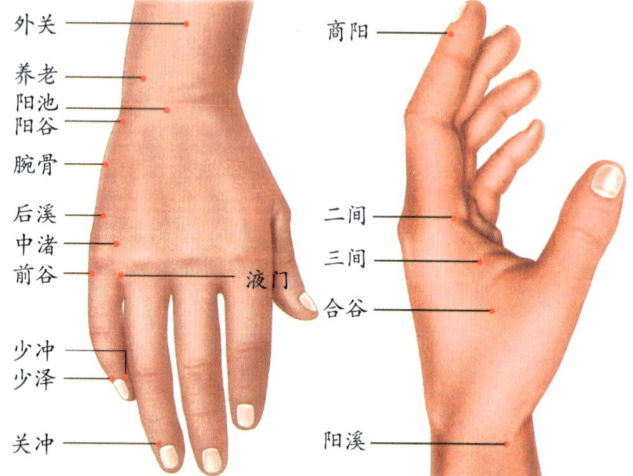

【手掌部针穴】

急救点
心点
三焦点
肺点
大肠点
肝点
肾点（夜尿点）
小肠点
腓肠点
命门点
喘点(咳嗽点)
哮喘新穴
脾点
（拇指指关节横纹中间处）
咽喉点
扁桃体点
（鱼际穴）
胃肠点
足跟痛点
疟疾点
定惊点

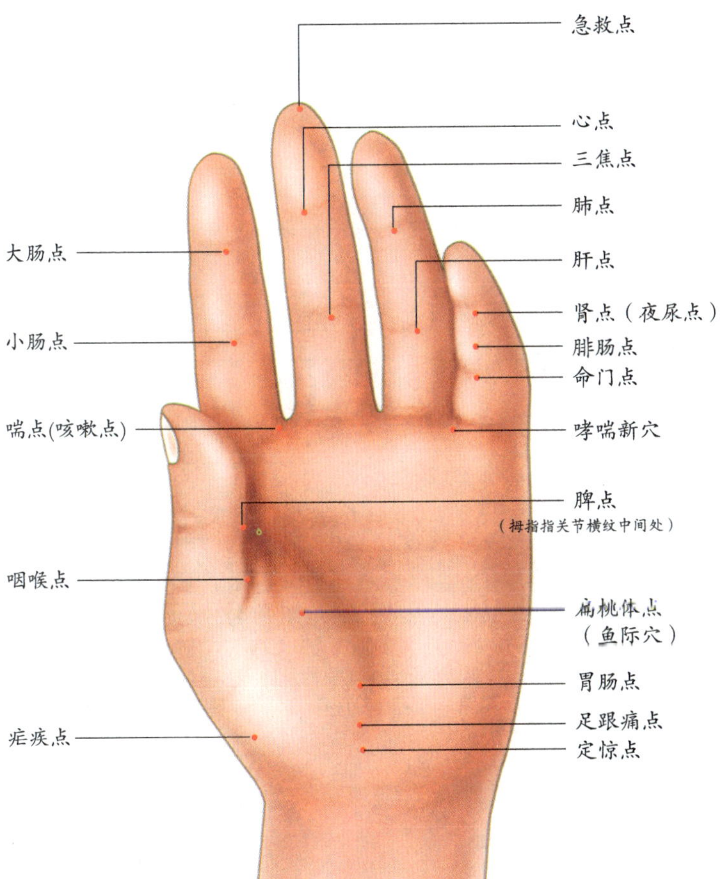

【手背部针穴】

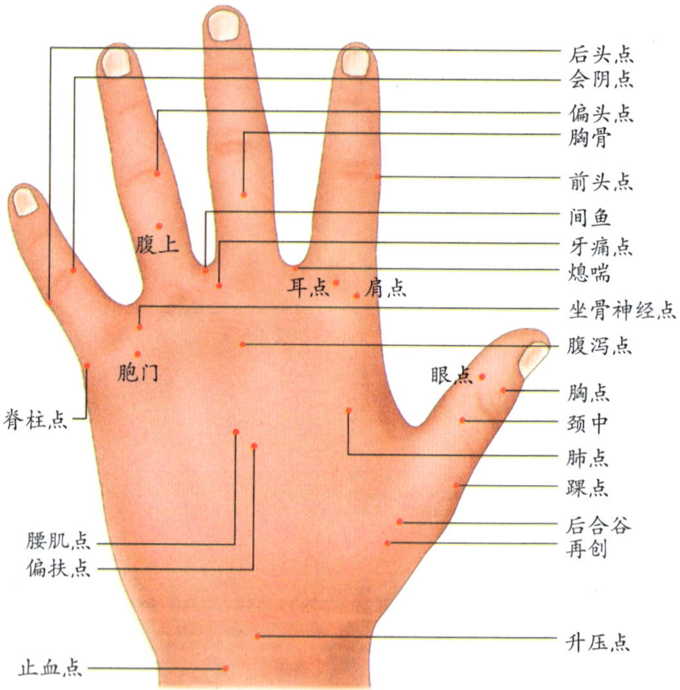

【双足底反射区】

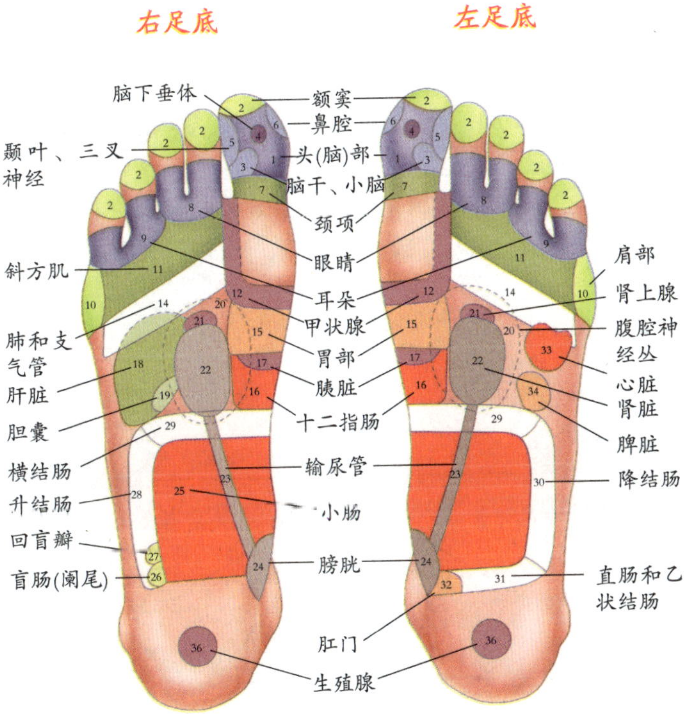

右足底　　左足底

【双足背反射区】

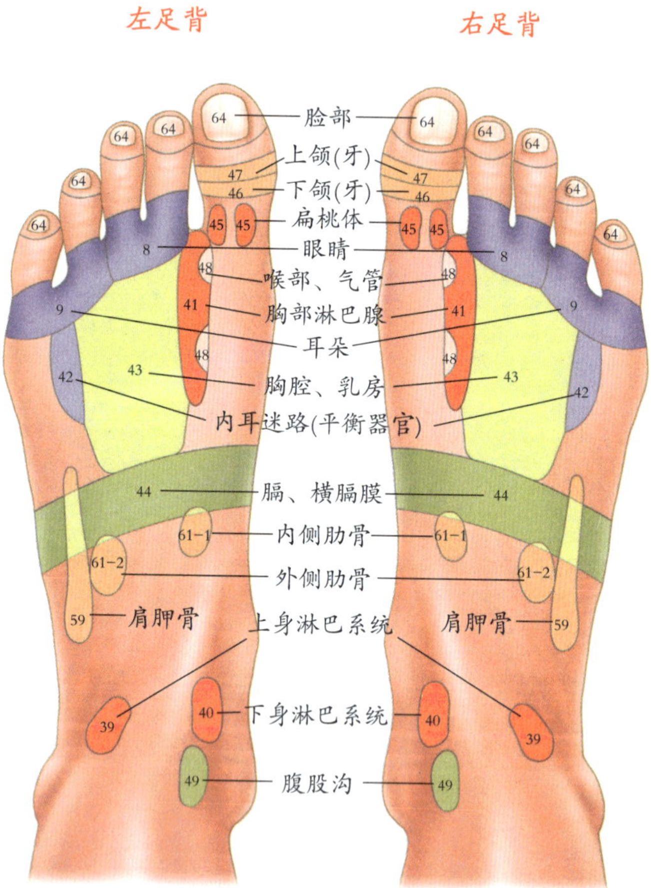

左足背　右足背

64 脸部 64
47 上颌(牙) 47
46 下颌(牙) 46
45 45 扁桃体 45 45
8 眼睛 8
48 喉部、气管 48
41 胸部淋巴腺 41
9 耳朵 9
43 胸腔、乳房 43
42 内耳迷路(平衡器官) 42
44 膈、横膈膜 44
61-1 内侧肋骨 61-1
61-2 外侧肋骨 61-2
59 肩胛骨　肩胛骨 59
39 上身淋巴系统 39
40 下身淋巴系统 40
49 腹股沟 49

【足内侧反射区】

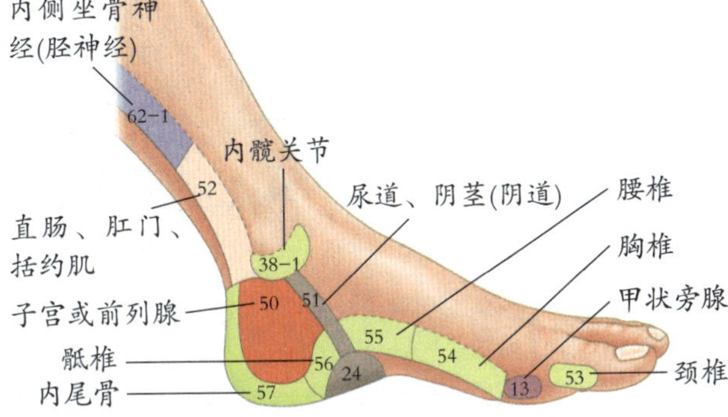

【足外侧反射区】

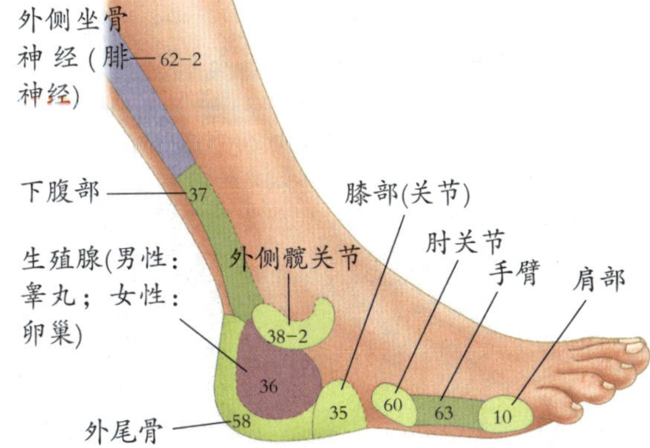

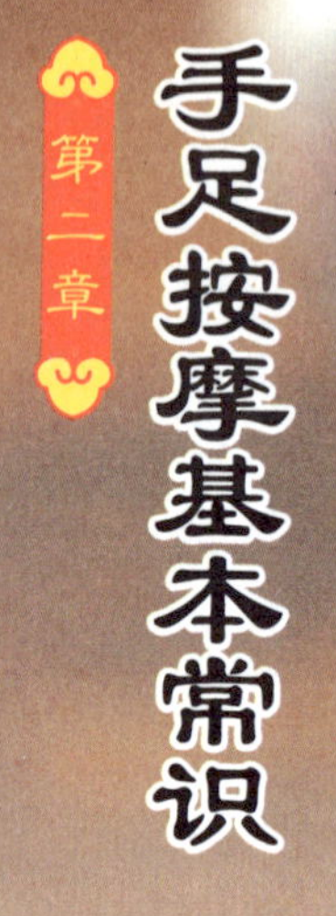

第二章 手足按摩基本常识

如果说点、线、面是数学家的好朋友，那么手足穴位、按摩工具和按摩手法则是按摩者的亲密伙伴。当按摩者能够清晰地分辨手足穴位，正确地挑选多样的按摩工具，并娴熟地运用适宜的按摩技巧时，防病治病、强身健体，便不在话下！

手部按摩手法

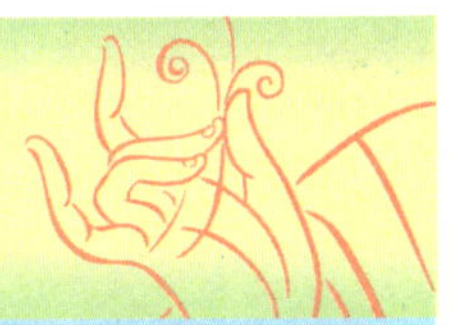

点法

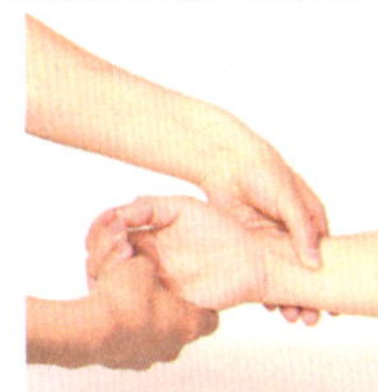

【定义】用指端、肘尖或屈曲指关节突起部位按压手部穴位的方法称为点法，常与按法、揉法配合应用。

【操作要领】点压准确、不可滑动，操作持久有力，力度由轻到重，逐渐渗透至肌肉深层，以有酸麻胀痛感为宜。

【应用部位】要求力度大而区域较小的穴位。

【作用】通经活络，消积破结，解除痉挛。

按法

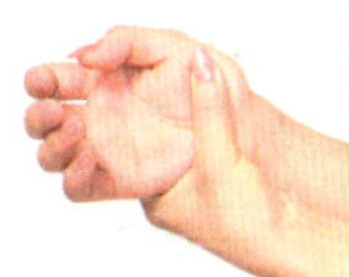

【定义】以手指尖端或指腹平压于手部穴位上，逐渐用力加压的手法叫按法。常与点法、揉法配合应用。

【操作要领】垂直按压，固定不移，由轻到重，稳而持续，忌用暴力。

【应用部位】手部较平坦的穴位。

【作用】疏经通络，散寒止痛。多用于慢性疾病的治疗。

推法

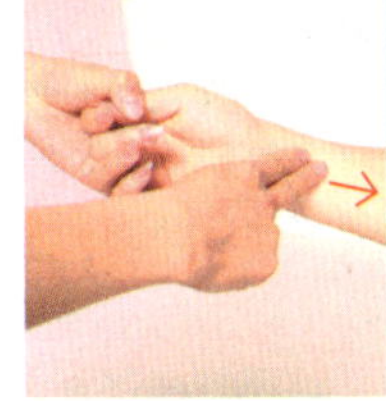

【定义】用指掌、手掌或掌根、大鱼际、小鱼际、单指、多指置于一定部位，进行单向直线推移称为推法。

【操作要领】指掌或鱼际紧贴体表，平稳、持续、缓慢地进行单向直线移动。

【应用部位】手部纵向长线穴位或沿手指各侧推动。

【作用】疏经活络，祛瘀消滞，健脾和胃，舒筋理肌。多用于慢性劳损性疾病。

摩法

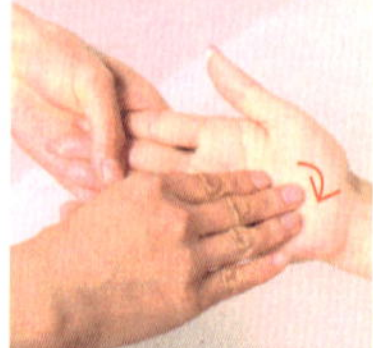

【定义】以指腹或掌贴于手部穴位，有节律地做环行摩擦的手法称摩法。

【操作要领】摩动时用力均匀，动作轻柔。指摩宜轻快，掌摩稍重缓。

【应用部位】多用于手部较开阔的部位及其他手法的结束放松调整。

【作用】多用于老年病、慢性病、虚症等病。

擦法

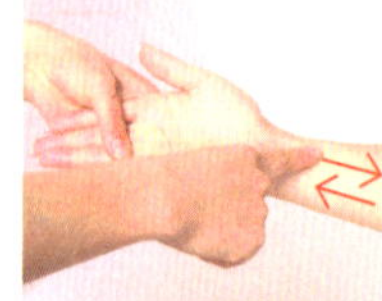

【定义】以指腹、掌根或大小鱼际，紧贴皮肤做快速往返的直线运动，使之产生一定热量的方法称擦法。

【操作要领】操作时要做到轻而不浮、重而不滞，力度适中平稳，以不使皮肤起皱为宜。

【应用部位】顺手部骨骼分布的穴位。

【作用】温经通脉，行气活血。多用于慢性寒症。

理法

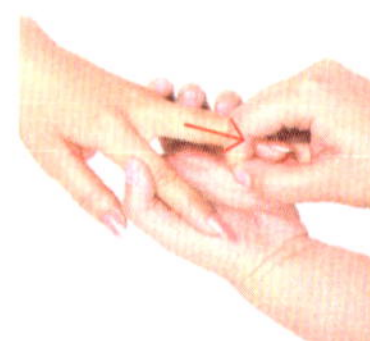

【定义】用双手拇指或单手拇指、中指、食指沿经络循行部位或指腱等处施以夹持捋理的方法。操作时按摩者将食指、中指屈曲如钩状，双手夹住被按摩者一指，从指根部向指尖方向捋顺。

【操作要领】按摩者动作要敏捷灵活，均匀对称用力，速度宜快；且一松一紧，循序移动，松紧适中。

【应用部位】双手十个手指从指根部到指尖。

【作用】疏风散寒，通络止痛，行气活血，理顺筋脉等。

抖法

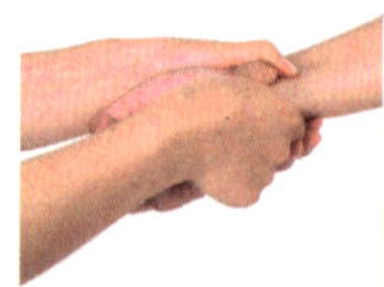

【定义】用双手握住被按摩者的腕部做上下左右的小幅度摆动，使波动感上传至肩肘部。

【操作要领】操作时，按摩者本人腰部要稍稍向前弯曲，被按摩者上肢或下肢要放松，并将肢体向外伸展。抖动大约10秒为1次，反复做6～7次即可。

【应用部位】此法多用于上肢疾病。

【作用】通利关节，放松肌肉，增强人体身体机能。

捻法

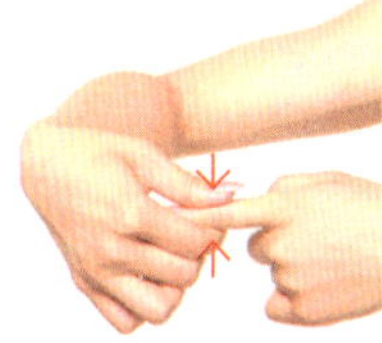

【定义】用两个手指对捏施治部位，相对用力做搓揉动作的手法称捻法。

【操作要领】操作时频率要快，力度适中，要做到轻而不浮、重而不滞。

【应用部位】应用于小关节处。

【作用】疏经通络，活血止痛。多用于关节病症。

拔伸法

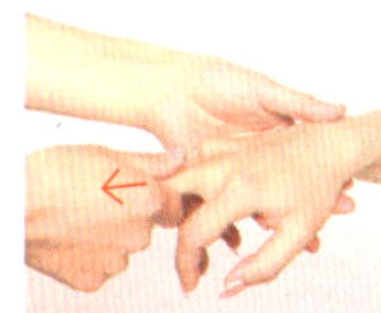

【定义】沿肢体纵轴方向，在关节两端用力做相反方向的牵拉、牵引动作，使关节间隙增大的手法称拔伸法。

【操作要领】操作时两手协调用力，沿关节纵轴方向牵拉，切忌强拉硬牵，强求关节弹响声，以免损伤关节及韧带。

【应用部位】手部各关节处。

【作用】行气活血，疏经通气，放松关节。

掐法

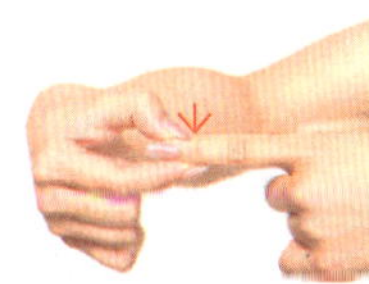

【定义】以指端甲缘重按穴位，而不刺破皮肤的方法称掐法，又称切法、爪法，是手部按摩手法中刺激最强的一种方法。

【操作要领】为强刺激法，手指垂直用力掐手部穴位，用力由轻到重，时间要短，避免掐破皮肤。

【应用部位】多用于关节处和指端穴位。

【作用】开窍醒神，回阳救逆，温通经络，兴奋神经。

摇转法

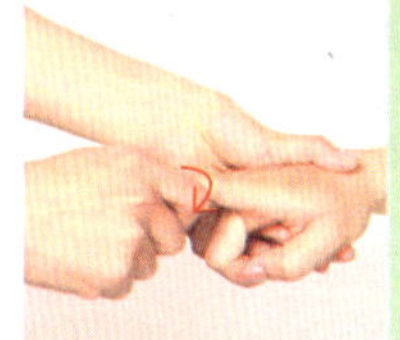

【定义】使手部指关节、腕关节被动做均匀的环形运动的手法，称为摇转法。

【操作要领】一手固定关节，一手进行环形操作，切忌单方向用力，以免损伤关节。可先用拔伸法、捻法放松关节。

【应用部位】手部各关节。

【作用】滑利关节，解痉放松，消除疲劳。

搓揉法

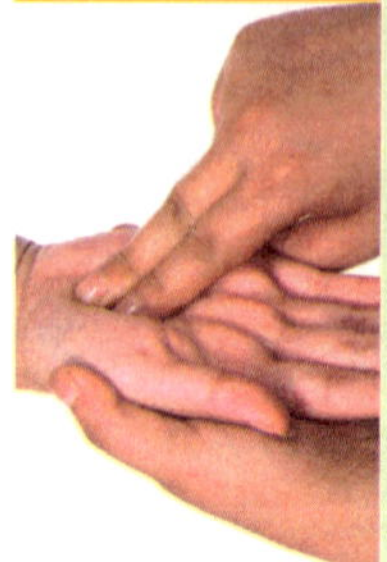

【定义】搓揉法包括指搓揉法和掌搓揉法。指搓揉法是将手指腹和手掌贴附在施治部位，轻柔缓和地旋转搓揉的方法；掌搓揉法是将手掌大鱼际或掌根部，附着于治疗的部位，做环旋揉动的方法。

【操作要领】操作时要求指掌紧贴体表，用力稳健，速度缓慢均匀，保持在同一层次上推动。推行方向沿手部的骨骼方向施行。

【应用部位】一般用于手部纵向长线实施，或沿指向各侧施行。

【作用】通经活络，祛风散寒，调和气血，行滞化瘀。多用于慢性病、劳损性疼痛治疗。

压法

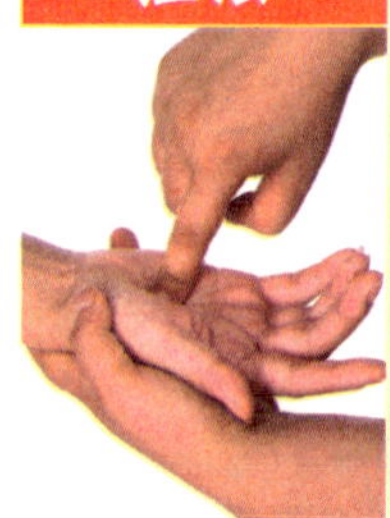

【定义】压法是普遍使用的穴位刺激法，即利用容易施力的大拇指或食指、中指长时间按压穴位。

【操作要领】注意指压时要配合独特的呼吸法，即指压时呼气，停压时吸气。

【应用部位】用于手部平坦区域，多用于慢性病的治疗。

【作用】补充能量，促进器官恢复至正常，也能抑制亢奋和过度兴奋的情绪。

揉法

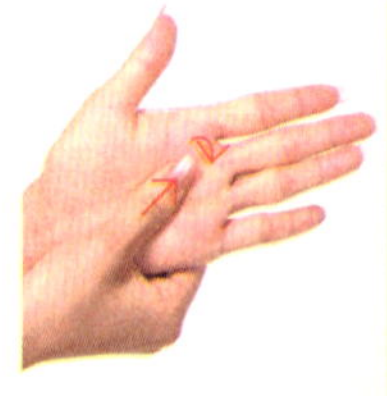

【定义】以拇指或中指指腹按于手部穴位上，腕关节放松，用前臂的运动带动腕关节和手指，做轻柔缓和的旋转揉动的手法叫揉法。常与按法、点法配合应用。

【操作要领】指、掌皮肤与穴位处的皮肤相对位置不变，做有节律、速度均匀的环形运动，用力轻柔、和缓，由轻到重。

【应用部位】应用范围广泛，适用于多数穴位。

【作用】温经散寒、消肿止痛、宽胸理气、消食导滞。多用于慢性、劳损性疾病和虚证。

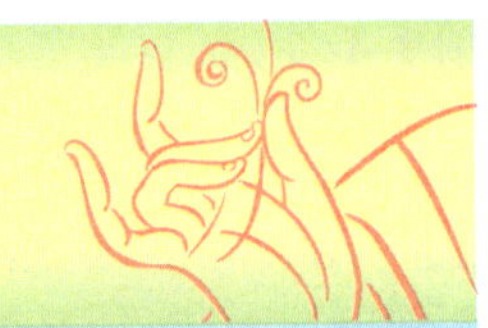

手部按摩工具

□圆珠笔

可用圆珠笔略尖的一端以适度的力点压穴位，日常工作中使用比较方便。

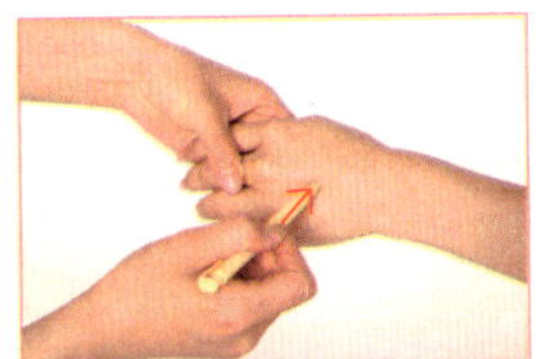

用圆珠笔点压穴位

□木槌

手部或肩背部、大腿等区域较大的部位，用木槌击打，可以缓解疲劳，疏通筋骨。力度应由轻到重，不可用暴力。

□梳子

用梳子进行按摩，可同时刺激多个穴位，可作快速敲打，以促进血液循环，缓解疲劳。也可用梳子手柄部尖端按住不动，停留1～2分钟，持续刺激穴位，以适度的力点压穴位，用于关节附近穴位，能够增强刺激力度，加快疗效。

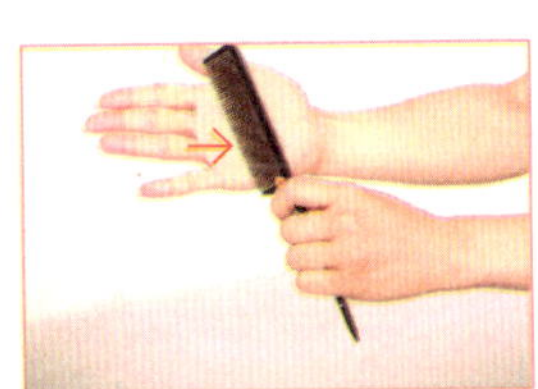

用梳子齿刺激多个穴位

□夹子

用夹子夹住穴位或疼痛部位，可达到同捏法一样的治疗效果。应避免在同一部位夹过长时间。

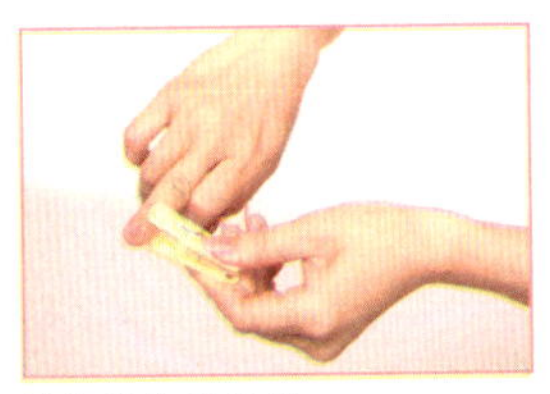

用夹子夹住穴位

□冰块

手部因扭挫伤或擦伤导致发热时，或者严重的肩部疼痛时，冷敷比热敷效果更好，用冰袋、冷毛巾皆可。

□牙签

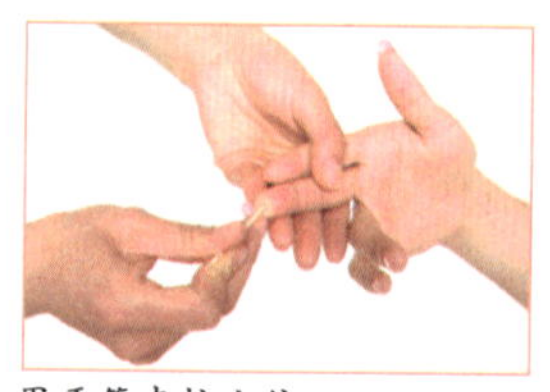
用牙签点按穴位

可单用一支牙签的圆钝端点按穴位，以增强其渗透力。也可将牙签绑成一束，对穴位进行按摩，增强按摩效果。可以将牙签尖端和圆头端分开应用，刺激不同的部位。

□浴刷

同梳子效果一样，能增强血液循环，可代替摩法、擦法等按摩手法。但要保持力度适中，避免划破皮肤。

□电吹风

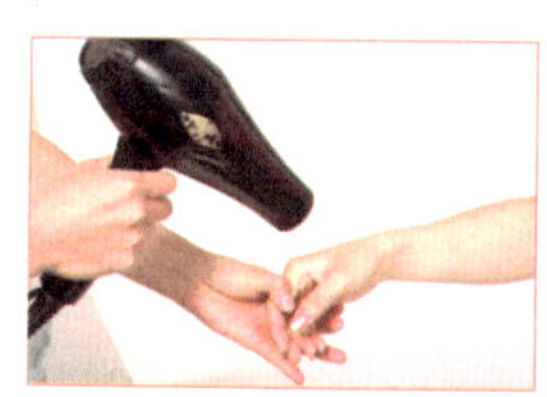
用电吹风吹热穴位

电吹风吹出的热风可以代替热敷和艾灸。但一定要距离皮肤15厘米左右，以免烫伤，可沿经脉走向吹。

□套环

将套环套在拇指或食指上，然后手指之间相互按压。这样，指尖可以受到套环的刺激，从而促进血液循环，尤其适用于手凉的人。

国医小课堂

手部日常养护

女性的双手，可以说是爱美人士的第二张“脸”，也是最容易暴露年龄的部位。要想拥有完美无瑕的纤纤玉手，你需要做如下功课。

◎深层洁净手部肌肤，可以嫩白肌肤，清除老皮及促进新陈代谢。

◎如要改善“煮妇手”问题，则应使用滋润性手膜，使手部肌肤吸收更多营养成分，令双手恢复柔滑润泽。

◎坚持每天早晚使用护手霜，特别是含有维生素A、B族维生素、维生素E等成分的护手霜。它们是手部保养的好东西，在滋润手部皮肤的同时，还可以为皮肤补充营养。

□木棍

选一根表面光滑的木棍，将木棍放在墙上，手放在木棍上来回滚动，可以刺激手掌穴位，达到按摩的效果。

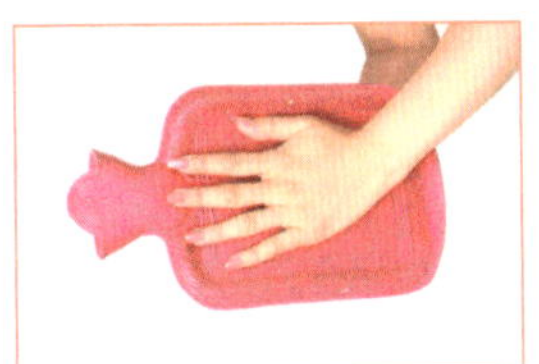
用热水袋热敷穴位

□热水袋

与电吹风相比，热水袋安全方便，但是移动性较弱。把热水袋用毛巾包好，放于疼痛部位可缓解疼痛。

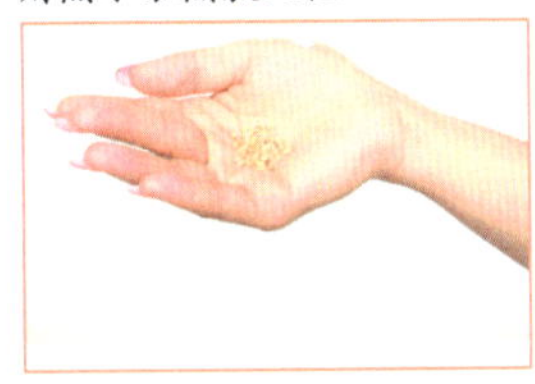
米粒

□米粒

将米粒用胶布固定在疼痛部位，可以随时随地做按摩。用王不留行籽代替米粒效果会更好。

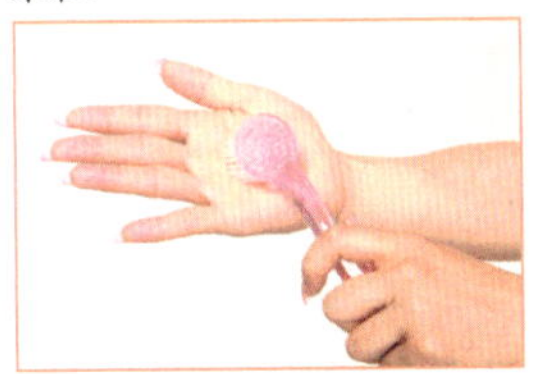
用软毛刷刺激反射区

□网球

用手掌夹住网球，在掌心来回运动，可以达到刺激穴位的目的。也可选用其他适合的球类代替。

□软毛刷

用软毛刷对手掌进行按摩，可刺激大面积反射区。

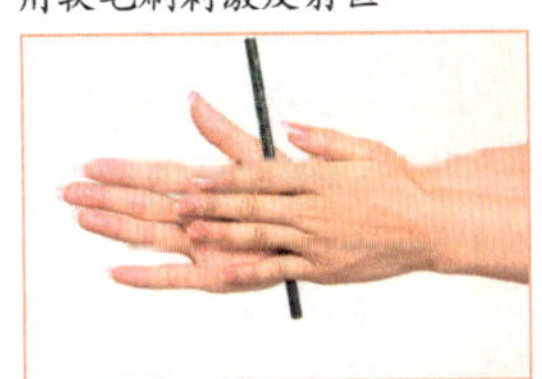
用铅笔按摩反射区

□铅笔

选一只较长的铅笔，两手掌夹紧铅笔来回搓动，可以对手掌多个反射区同时按摩，且随时都可应用，可用圆珠笔、钢笔、筷子等代替铅笔。

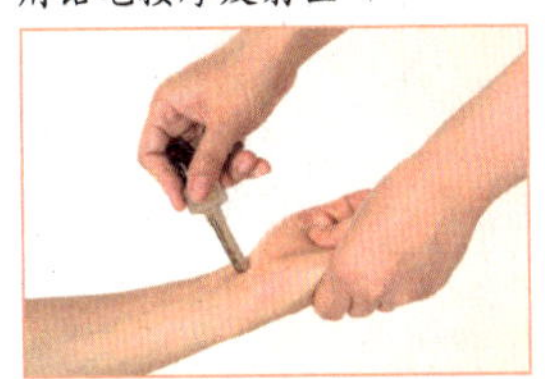
用钥匙刺激穴位

□梅花针

取梅花针轻叩手背皮肤，由指尖沿着手指直线向手腕处叩击，每日一次，手法不宜过重，每次叩击以手背皮肤达到温热即可。此法可活络行血，保持手部健美。

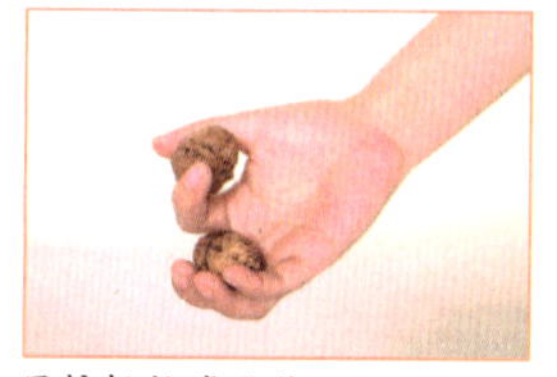
用核桃按摩穴位

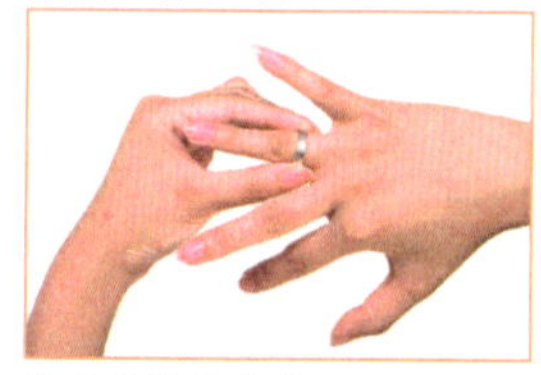
用戒指按压穴位

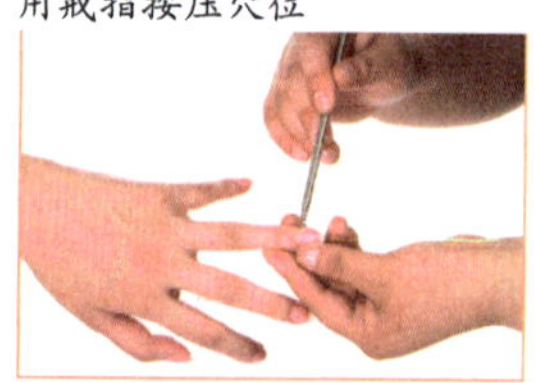
细铁棍点按关冲穴

□钥匙

以手指做指压时，不好使力者，可以利用钥匙来刺激穴道。一般来说，钥匙压住穴道部分的面积较广，刺激力度较大，效果较明显。

□核桃

用手握住两个核桃，用手指的运动带动核桃相互摩擦转动，达到锻炼手指灵活性的按摩效果。经常运动手指还有健脑益智的作用。

□戒指或指环

可用戒指、项链及手链的坚硬突起部分按压手腕及手指周围的穴位。

□香烟或艾卷

用点燃的香烟或艾卷直接灼熏手部需要施治的部位，以达到治疗效果。这种方法通常被称为烟灼熏法。

□细铁棍

用细铁棍较尖的一头，按压手部穴位，加大对穴位的刺激力度，达到更好的按摩保健治病功效。

国医小课堂

手部保健操

1.直立，一只手从背后向上，另一只手过肩向下，使两手在背后握住，深呼吸。

2.握拳，再放开，并尽力分开五指，连续做15次。

3.坐于桌前，双肘支于桌上，右手握左手腕。左手放松并伸开五指，向左、右各做5次转腕。换手，重复上述动作。

4.两臂向前平伸，五指并拢。然后，先张开小手指，再依次张开无名指以及其他三指。

5.双肘支于桌上，伸开五指，转动双手腕，向内向外各转45圈。

足部按摩手法

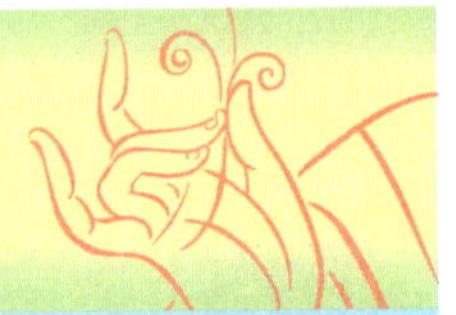

单食指压刮法

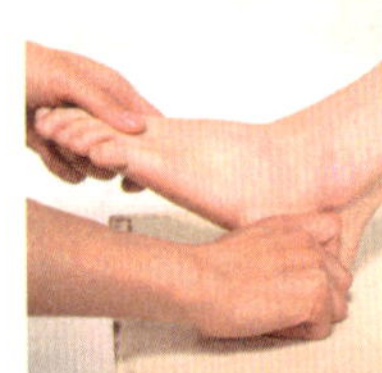

【按摩手法】以伸直或屈曲的食指桡侧缘压刮反射区。

【操作要领】腕关节带动食指、中指、无名指、小指施加压力，以食指桡侧缘着力。

【应用部位】胸部淋巴、内耳迷路、内外踝下方的生殖腺反射区。

单食指扣拳法

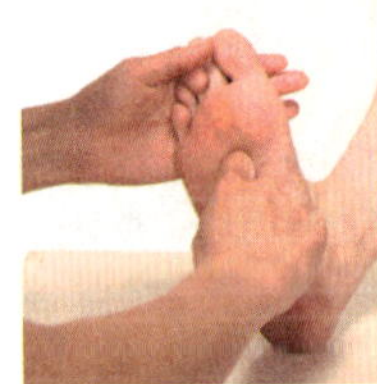

【按摩手法】一手握住被按摩者足部，另一手食指第1、2节指关节屈曲扣紧，其余四指握拳，用食指中节近第1指间关节背侧按压。

【操作要领】本法为足部按摩常用手法，主要为腕关节施力，将拇指固定在中指上顶住弯曲的食指，以防止食指滑动影响疗效。

【应用部位】广泛应用于多个反射区，如胃、胰、十二指肠、肝、胆、肾上腺、肾、心脏等。

拇指扣拳法

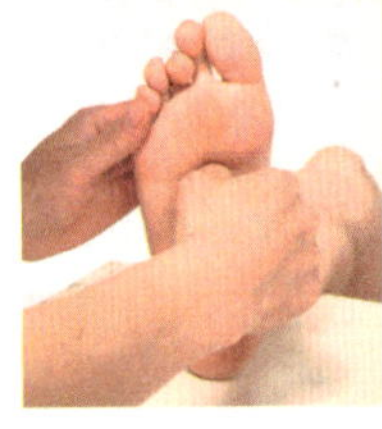

【按摩手法】以屈曲的拇指指间关节为着力点对反射区进行刺激。

【操作要领】以指掌关节施力为主，本法力度容易把握，易于操作。

【应用部位】广泛应用于多个反射区，如大脑、额窦、肾上腺、肾、胃、脾、心脏、肝胆等。

握足扣指法

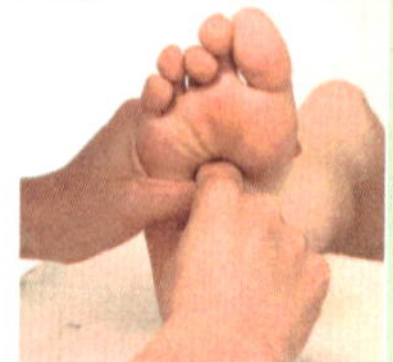

【按摩手法】食指第1、2节指关节屈曲，其余四指握拳，另一手拇指深入屈曲的食指中，以食指第1节指关节为着力点。

【操作要领】以握拳的手腕为施力点，另一手拇指辅助以增加力度，其余四指固定足部。

【应用部位】肾上腺、肾、垂体、足跟部生殖腺等。

双指扣拳法

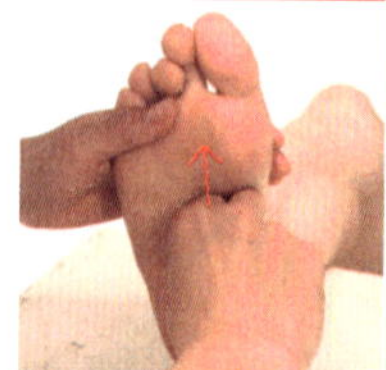

【按摩手法】手握拳，食、中二指屈曲，均使第1指关节突出，其余指握空拳。以食、中二指第1指间关节为着力点。

【操作要领】腕关节施力点，将拇指固定在无名指上顶住弯曲的食、中二指，以防因滑动而影响疗效。

【应用部位】胃、小肠、腹腔神经丛、肝等反射区。

拇指扣指法

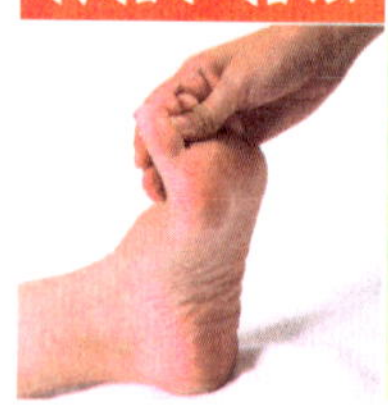

【按摩手法】拇指屈曲与其余4指分开成圆弧状，以4指为固定点，用拇指顶端进行按揉或推刮。着力点为拇指指尖，施力部位在大鱼际及拇指掌指关节，其余4指固定加力。

【操作要领】力量应适中，以能忍受为度，并勿按揉或推刮出皮肤皱褶。

【应用部位】小脑、三叉神经、鼻、颈项、扁桃体、上下颌等。

单食指勾拳法

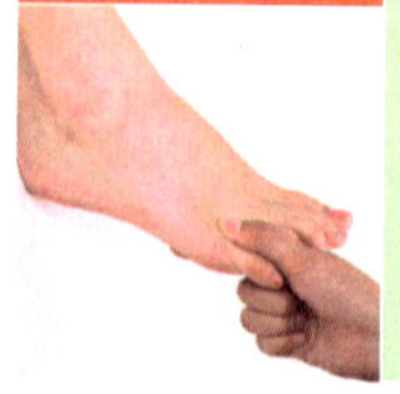

【按摩手法】操作手的食指、拇指略张开，其余3指握成拳状，以拇指支撑固定于体表，用食指桡侧缘为着力点进行压刮。

【操作要领】拇指与食指相对用力，以增加压力。

【应用部位】甲状腺、内耳迷路、胸部淋巴结、喉头（气管）、内尾骨、外尾骨等。

双拇指推掌法

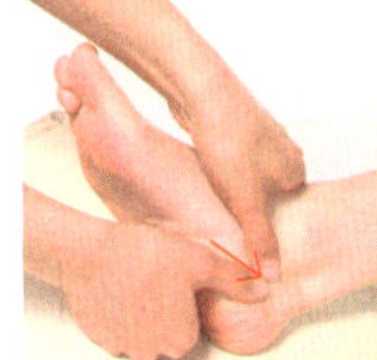

【按摩手法】双手拇指与其余四指分开，四指贴附于体表起支撑作用，以拇指指腹着力于反射区，稍用力单向压推。

【操作要领】压推时不可用力过重，以腕关节活动带动拇指操作。

【应用部位】肩胛骨、横膈膜，也可用于按摩前后的足部放松。

多指扣拳法

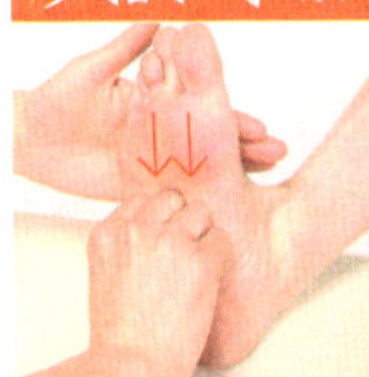

【按摩手法】以食指、中指、无名指、小指屈曲的近端指关节来刺激穴位。

【操作要领】一手要固定足部，另一手操作宜稳，避免滑动。

【应用部位】小肠反射区。

双指钳法

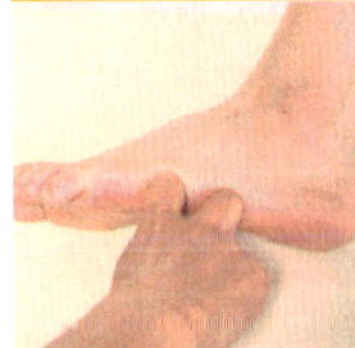

【按摩手法】一手固定足部，另一手食指、中指弯曲成钳状钳住脚部穴位，挤压穴位。

【操作要领】操作时以食指为着力点，中指起固定作用，根据不同部位调整力度。

【应用部位】颈椎、甲状旁腺、肩关节等反射区。

推掌加压法

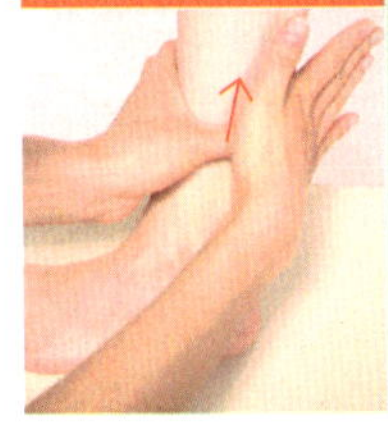

【按摩手法】一手拇指与其余四指分开，以拇指指腹进行推按，另一手掌按压于拇指上，协助用力。

【操作要领】操作的拇指与辅助的四指应协调配合，同时用力，推动时不可左右偏歪。

【应用部位】足内侧反射区，如胸椎、腰椎、坐骨神经等。

双手食指压刮法

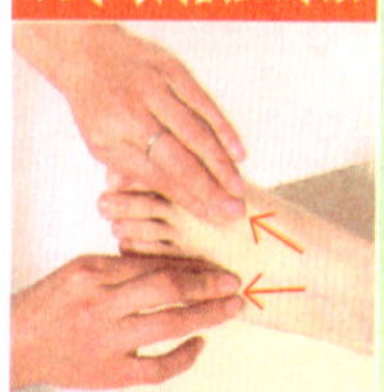

【按摩手法】双手伸直，或用屈曲的食指桡侧缘来压刮反射区。

【操作要领】腕关节带动食指、中指、无名指、小指施加压力，以食指桡侧缘着力。

【应用部位】胸部淋巴、内耳迷路、内外踝下方的生殖腺反射区。

双拇指扣掌法

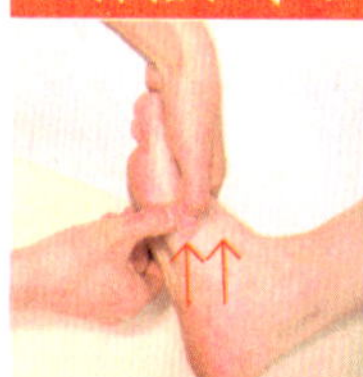

【按摩手法】双手的拇指和其余四指张开，两拇指重叠，以拇指指腹进行压推。

【操作要领】以腕关节为施力点，动作应保持缓慢柔和。

【应用部位】生殖腺、甲状旁腺、肩关节、肘关节、肩胛骨等反射区。

拇、食指扣拳法

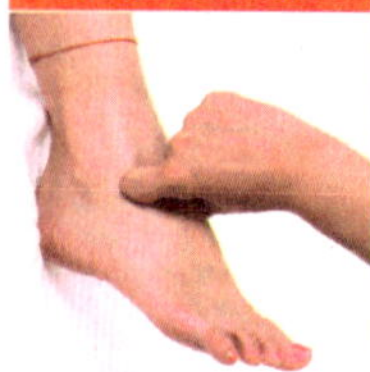

【按摩手法】双手拇、食指张开，拇指关节微曲，指腹朝前，食指第1指间关节弯曲呈90°直角，其余3指握拳，以双食指第1指间关节桡侧为着力点进行点揉。

【操作要领】操作时拇指、食指及腕关节同时施力。本法刺激作用较强，力度应适当，频率要稍放慢。

【应用部位】上、下身淋巴结等。

单手拳击法

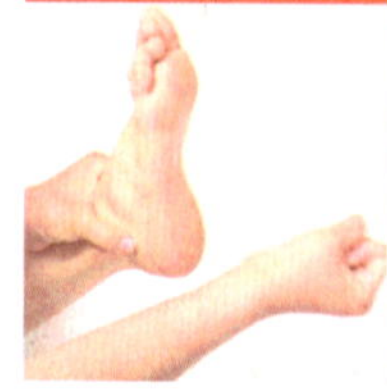

【按摩手法】操作手五指弯曲成拳，手指自然松开，手腕伸直，用掌根叩击脚底或其他部位。

【操作要领】按摩者腕关节放松，用力要快速而短暂，垂直叩打脚底，速度要均匀而有节律。

【应用部位】脚掌、脚跟等。

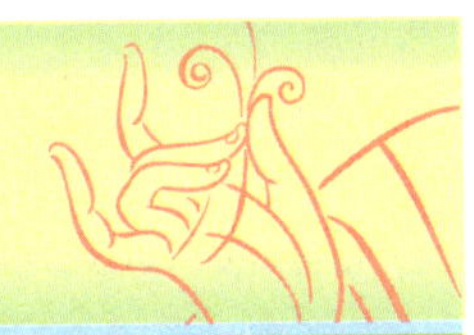

足部按摩工具

□牙签、圆珠笔尖端、发夹、针具

为了增强按摩效果，单纯或配合使用牙签、圆珠笔尖端、发夹等尖锐物品刺激穴位不失为一种简便有效的方法。尖锐物刺激时间虽短但刺激强度较大，起效快，当遇到危及生命的急症时，必要的情况下可以使用针具。

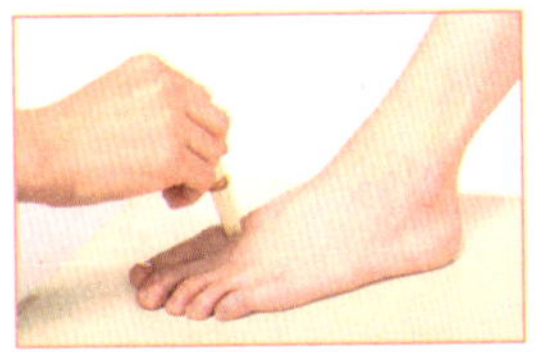

牙签束尖端刺激足部穴位

□核桃

闲暇时间，取两个核桃，一个放在脚的大拇指下面，另一个放在小指下面，然后将这两个核桃不断向一个方向聚合，再往两个方向分开，这样不断转动核桃，直至脚部发热为止。此种方法可以刺激足底反射区，调节脏腑功能，增强抗病能力。

□高尔夫球、乒乓球

取一高尔夫球或乒乓球，置于脚掌下踩踏，来回滚动，至脚掌发热为止。此方法能刺激足底神经、血管、反射区等组织，从而起到舒经活络、行气活血的作用。

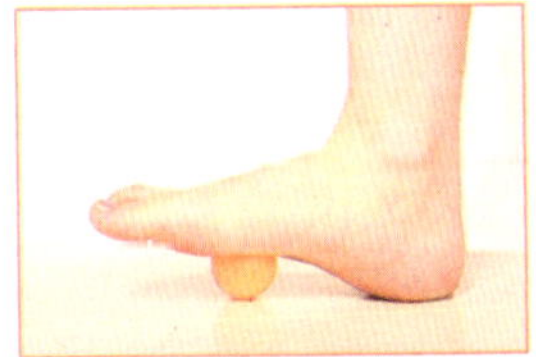

脚掌踩踏乒乓球

□木棍、搓衣板、按摩踏板

选一根表面光滑的木棍，将木棍放在地上，脚放于木棍上来回滚动；或将搓衣板、按摩踏板放于地上，脚放在上面来回搓动。此法可以刺激足底穴位，调节人体器官的功能，达到防病治病、强身健体的按摩效果。

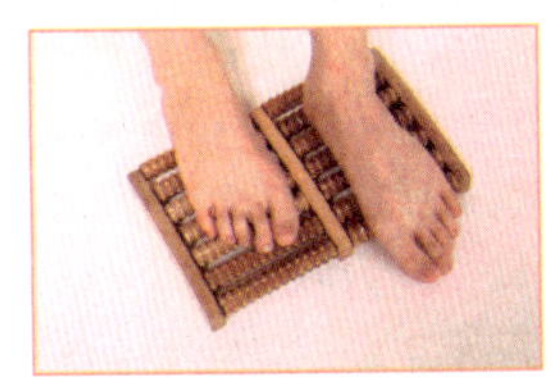

按摩踏板刺激足底穴位

□木槌

用木槌击打足部足底反射区较大的部位，可以缓解疲劳，疏通筋骨。力度由轻到重，以可耐受力为度，不可用暴力。

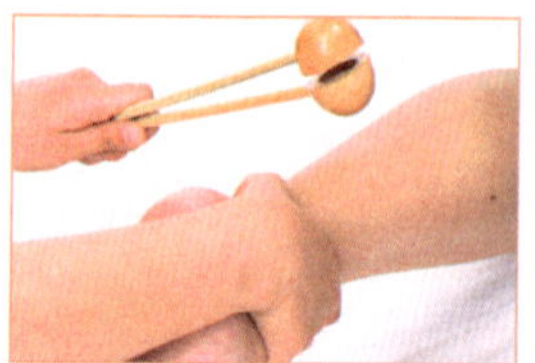
木槌击打足部穴位

□电吹风、艾条

用电吹风吹出的热风，或用点燃后的艾条，对足部不适区或反射区进行熏烤，可以温经通络、缓解疲劳。但一定要与皮肤保持适当距离，以有温热感为度，以免烫伤。

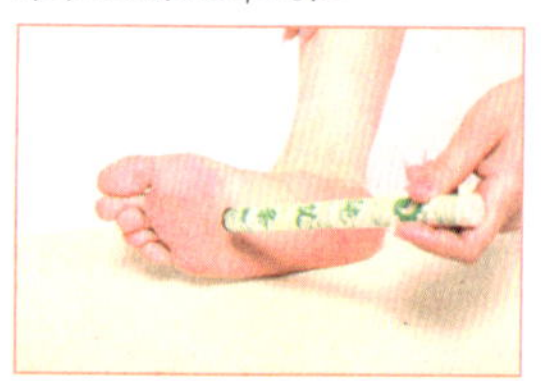
艾条灸足部反射区

□夹趾器、按摩环

夹趾器和按摩环可锻炼脚趾的灵活性并按摩足部，可用夹趾器夹住脚趾来进行穴位按摩，或将脚伸入按摩环内，上下移动，刺激小腿部穴位。

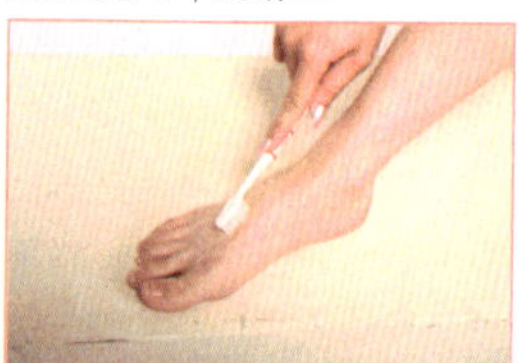
软毛刷反复刷足部穴位

□软毛刷

用软毛刷对足底进行反复刷动按摩，适用于刺激面积较大的反射区，此法刺激强度较弱，适合耐受力较差的人采用。

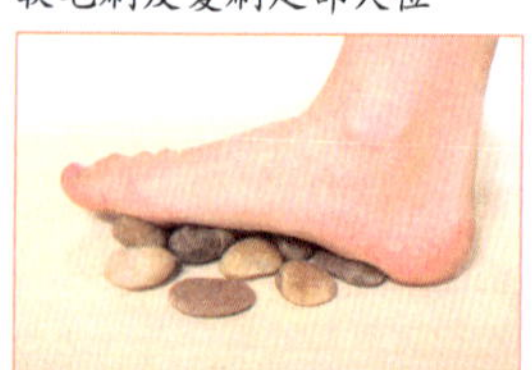
鹅卵石刺激足底穴位

□鹅卵石

被按摩者可以脱掉鞋袜，赤脚走在公园或广场的鹅卵石路上，以达到按摩足部穴位的作用。此法时间不宜过长，控制在足底感到酸胀痛感最佳。

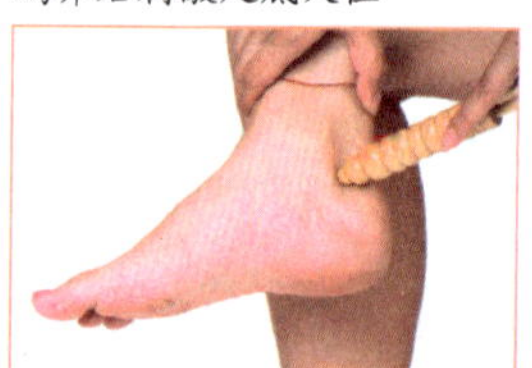
按摩棒点按足部穴位

□按摩棒

找一根适合的按摩棒，用其凸起的一端点按足部足底穴位，以更好地刺激穴位，从而增强按摩的功效。力度以可承受力度为限，时间控制在按摩者感受到酸胀痛感为宜。

手足按摩的禁忌与注意事项

手部按摩的禁忌与注意事项

按摩禁忌

◎手部皮肤损伤及患皮肤疾病的人，不可进行按摩，如湿疹、烫伤及一些开放性伤口。

◎患有传染性疾病的患者（如肝炎、结核病等）不宜按摩。

◎急性软组织损伤导致的局部组织肿胀，如踝关节扭伤、韧带拉伤急性期24小时内等不可按摩。

◎各种骨折和关节脱位等不宜按摩。

◎各种容易引起出血的疾病，如血友病、白血病等不宜按摩。

◎有严重精神病，高血压，心、肝、脾、肺、肾功能不全的患者不宜按摩。

◎各种急症患者，如急性阑尾炎、胃穿孔、急性中毒等不宜按摩。

◎女性月经期及妊娠期均不宜按摩。

注意事项

◎按摩前要用热水洗手；常修剪指甲；将有碍操作的物品，如手表、戒指等预先摘掉。

◎应避免在过饥、过饱或过度疲劳时做保健按摩，饭前饭后1小时内不做按摩。

◎按摩时可选用润滑剂，如滑石粉、按摩乳、精油等以加强疗效，防止皮肤破损。

◎治疗关节、软组织损伤病症时，应边做手法，边嘱咐患者活动病变部位。

◎穴位较小时，可选用一些工具代替手指按摩。

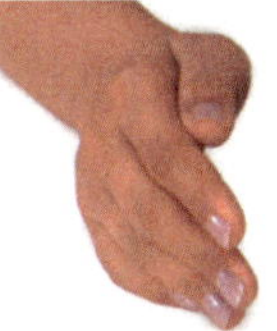

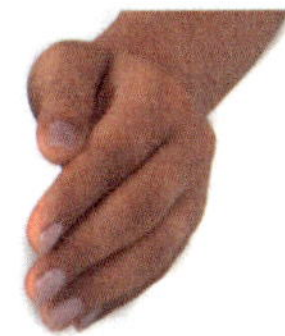

呵护健康，从手做起

◎腰部肾区不宜用重手法按摩，以免损伤肾脏。

◎对久病、慢性病患者进行按摩治疗时，手法要柔和。

◎自我保健按摩每日1～2次，每次20～30分钟，可在晨起前或晚上临睡前进行。

◎按摩时，一定要选择对双方都合适的姿势，同时要根据年龄和体质区别对待。老年人、体质较弱者多选择卧位或坐位，如果进行头部按摩、颈部按摩，还可以选择有靠背的坐位；婴幼儿可采取家长抱坐的姿势进行操作。

◎按摩时，要根据被按摩者的年龄、体质、性别选择不同的按摩手法和力度。老年人、儿童、女性用力要轻，青壮年用力要重，体格瘦弱者用力要轻，体格强壮者用力要大一些。

◎对于急性的扭挫伤，并伴有出血的，至少观察24～48小时，待情况稳定后再进行按摩。

◎被按摩者在大怒、大喜、大悲、大恐的情况下，不能立即进行。

足部按摩的禁忌与注意事项

按摩禁忌

◎急性心肌梗死，严重的心、肝、脾、肾功能衰竭等患者不宜按摩。

◎一些外科疾病，如急性阑尾炎、腹膜炎、肠穿孔、骨折、关节脱位等患者不宜按摩。

◎各种中毒，如煤气、药物、食物中毒，毒蛇、狂犬咬伤等患者不宜按摩。

◎传染性疾病，如肝炎、结核等患者不宜按摩。

◎各种严重出血性疾病，如脑出血、消化道出血、内脏出血、血友病等患者不宜按摩。

◎严重的精神病患者不宜按摩。

◎如果女性经期和妊娠期身体虚弱，均不宜按摩。

注意事项

◎足部按摩前后，施受双方须饮300～500毫升温开水。

◎饭前30分钟、饭后1小时内不宜做足部按摩。

◎对月经不调、痛经者按摩要慎重，力度要轻。
◎被按摩者在服药治疗期间接受足部按摩不应停药。
◎有严重心脏病、肾病的人按摩前后饮水不要超过150毫升。
◎按摩环境要保持安静、整洁、温度适宜，并保持空气流通，不要使被按摩者受凉、受寒。
◎按摩者的手要保持温暖。天气寒冷时，先将两手搓热或将手泡在热水中温暖。
◎避免压迫骨骼部位，防止骨膜发炎或出血肿胀。
◎老年人骨骼变脆、关节僵硬，小儿皮肤柔嫩、骨骼柔细，按摩时均不可用力过度，只可用指腹轻揉足部反射区。
◎按摩者在操作前一定要修剪指甲，保持手的清洁卫生，拿下戒指、手链、手表等硬物，以免划伤被按摩者。
◎按摩前，最好先用热水或中药泡脚20～30分钟，以增强敏感度，提高疗效。
◎按摩时，可配合使用按摩介质或按摩膏，不仅可以保护按摩者的手和被按摩者的足，还可以通过选择适当的药物介质以加强治疗，但不能涂抹过多。
◎按摩时，双足不要直对电风扇或过堂风；按摩后，双足不要立刻接触冷水。
◎按摩者在按摩每个反射区前，都应测试一下疼痛敏感点，以便有的放矢。
◎长时间服用激素类药物和极度疲劳者，不宜进行按摩。

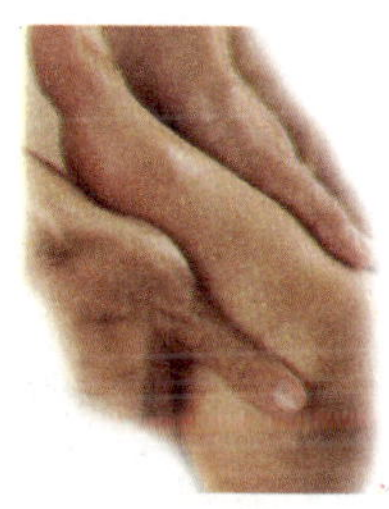
足部按摩

国医小课堂

按摩前的热身运动

对搓双手1～2分钟，至有温热感；顺时针和逆时针方向旋转腕关节1～2分钟；搓擦十指，每指各10次；五指展开，然后握拳交替进行5～10次。

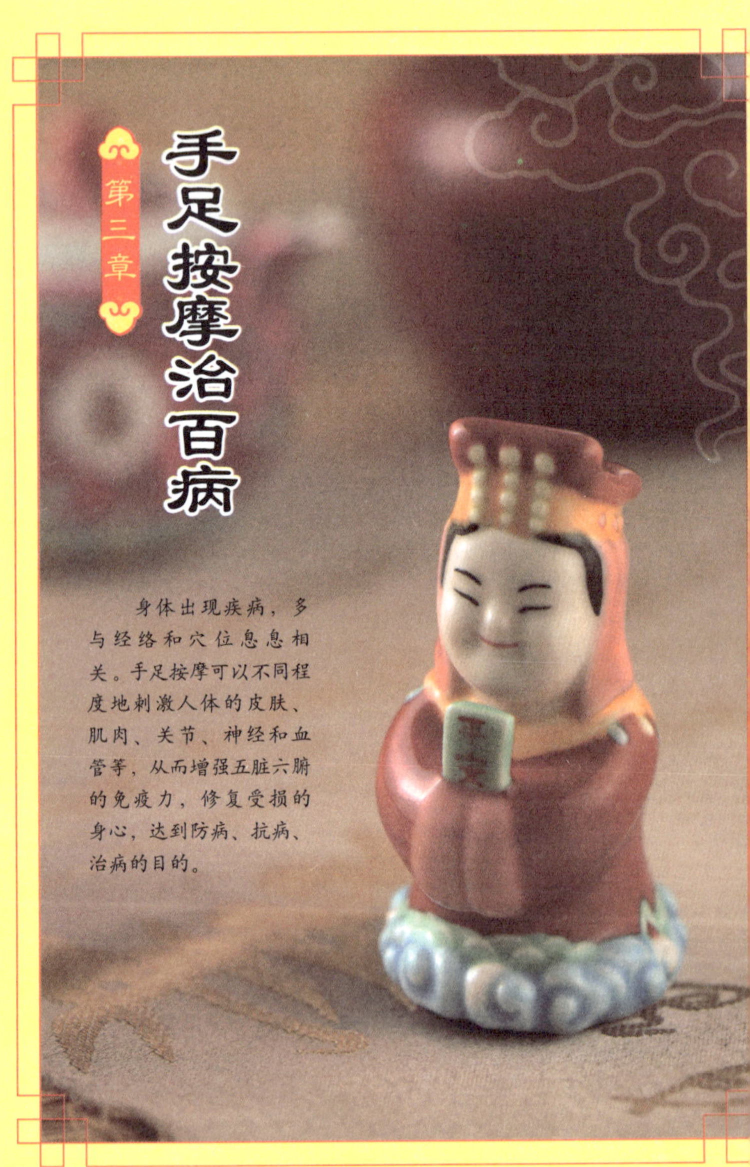

第三章

手足按摩治百病

身体出现疾病，多与经络和穴位息息相关。手足按摩可以不同程度地刺激人体的皮肤、肌肉、关节、神经和血管等，从而增强五脏六腑的免疫力，修复受损的身心，达到防病、抗病、治病的目的。

慢性胃炎

慢性胃炎是指由不同病因所致的胃黏膜慢性炎症，最常见的是慢性浅表性胃炎和慢性萎缩性胃炎。此病病程缓慢，反复发作难愈，多表现为食欲减退、上腹部不适和隐痛、嗳气、泛酸、恶心、呕吐等。

手部按摩

【特效穴位】

内关、合谷、劳宫、胃肠点、三焦点、脾点、大肠点、小肠点、脾胃、十二指肠等穴位，胃、十二指肠、肾、输尿管、膀胱、肺、脾、腹腔神经丛、小肠、大肠等反射区。

【按摩手法】

1.用力点按内关、合谷、劳宫各穴，按摩2～3分钟，以局部有胀痛感为宜（见图①②）。

2.揉掐胃肠点、三焦点、脾点、大肠点、小肠点，各点揉掐约1～2分钟，以局部有热胀感最佳。

3.胃、十二指肠、肾、输尿管、膀胱、肺、脾、腹腔神经丛、小肠、大肠等反射区，每次可选4～5个穴位，以中等力度按揉或推按30～50次，以局部有酸

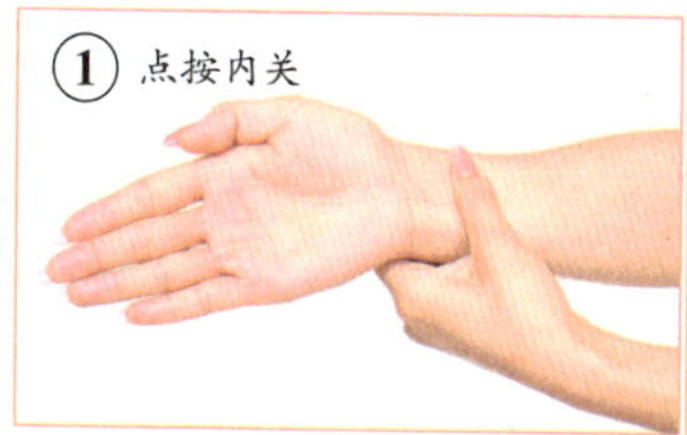
① 点按内关

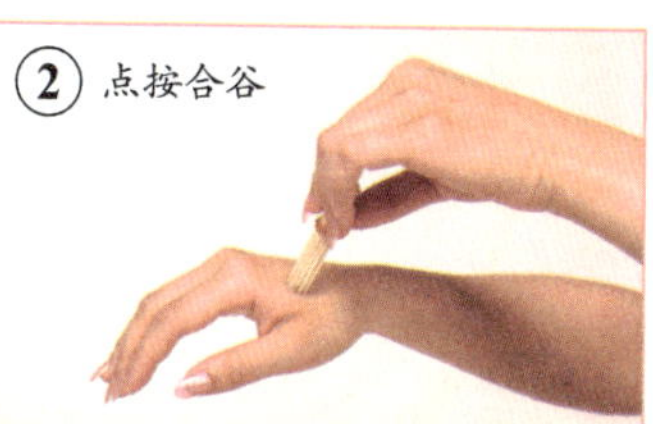
② 点按合谷

胀感最佳。

4.在脾胃穴、十二指肠穴各按揉2分钟，缓慢放松。

足部按摩

【特效穴位】

胃、腹腔神经丛、胰、副甲状腺、食管、胸椎、上下身淋巴、脾、肝、胆、十二指肠、大小肠等反射区。

【按摩手法】

1.单食指扣拳法重压腹腔神经丛、胃、十二指肠、大小肠反射区各50次（见图③④）。

2.单食指扣拳法按揉胰、副甲状腺、脾、肝、胆反射区各50次（见图⑤）。

3.拇指指腹推压食管、胸椎、上身及下身淋巴反射区各30次（见图⑥）。

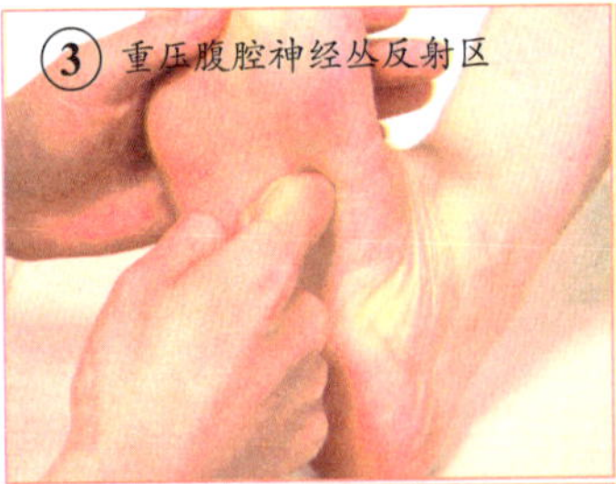

③ 重压腹腔神经丛反射区

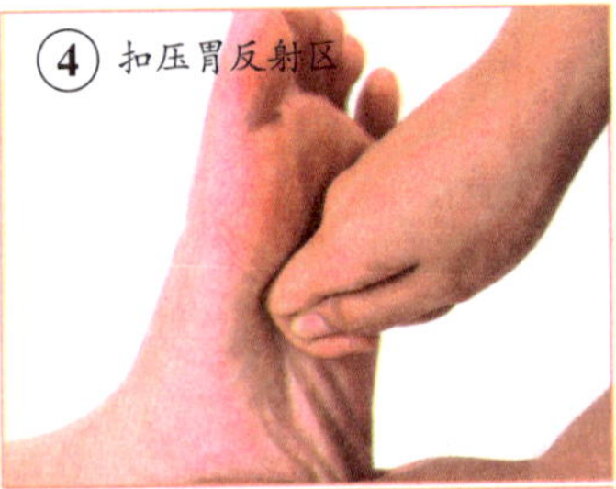

④ 扣压胃反射区

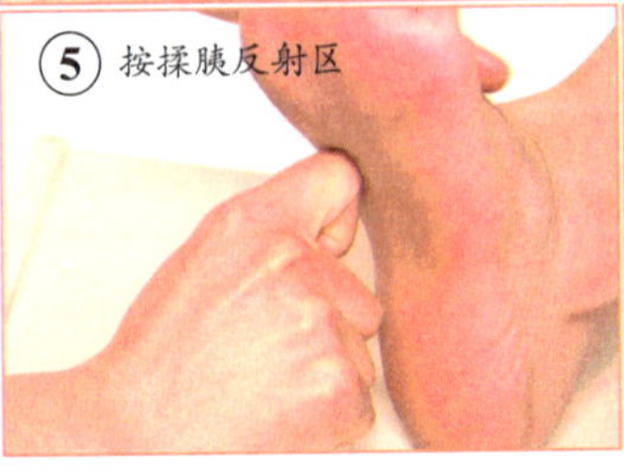

⑤ 按揉胰反射区

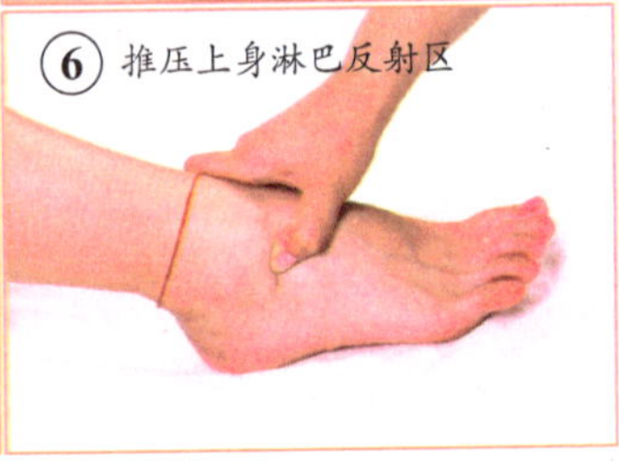

⑥ 推压上身淋巴反射区

糖尿病

糖尿病是由遗传和环境因素相互作用而引起的常见病。一般来说，糖尿病患者的静脉血糖≥11.1毫摩尔/升或空腹血糖≥7.0毫摩尔/升，并伴有口渴、多饮、多尿、多食、消瘦等不良症状。

手部按摩

【特效穴位】

合谷、内关、少商、大鱼际、太渊、阳池、肺点、脾点、心点等穴位，以及胰腺、胃、小肠、垂体、腹腔神经丛、肾、膀胱、输尿管等反射区。

【按摩手法】

1.按压合谷、内关、少商、大鱼际、太渊、阳池等穴，每穴按压1～3分钟，以局部有酸痛感为宜（见图①）。

2.按揉肺点、脾点、肾点、三焦点、心点等穴，每穴按揉1～3分钟，逐渐用力，以局部有酸胀感为最佳。

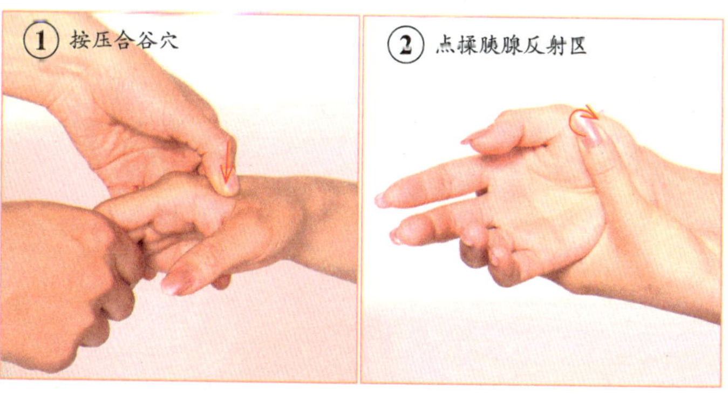

① 按压合谷穴

② 点揉胰腺反射区

3.按揉心肺、脾胃、肾等反射区，每个部位按揉3～5分钟，至局部有热胀感为佳。

4.点揉或推按胰腺、胃、小肠、垂体、肾、输尿管、膀胱、腹腔神经丛等反射区，每处各按摩1分钟，以局部有热胀感为宜。按摩时，不可突然发力，要逐渐用力，力度由轻到重（见图②）。

足 足部按摩

【特效穴位】

胃、肾上腺、膀胱、心、额窦、脑垂体、眼、脾、肝、胆、肾等反射区。

【按摩手法】

1.推按腹腔神经丛、肾上腺、肾、输尿管、膀胱反射区各2分钟。

2.拇指推压脾、胰、肝、胆反射区各1～2分钟。

3.点按或按揉额窦、脑垂体、眼、胃、心反射区各1分钟（见图③）。

4.循序渐进按摩足拇趾内侧从趾根到趾尖处的硬块或条索状物，使硬块逐渐变软至散开。

5.依次推按肾上腺、腹腔神经丛、肾、输尿管、膀胱、尿道反射区2分钟。用艾条灸以上反射区同样有效（见图④）。

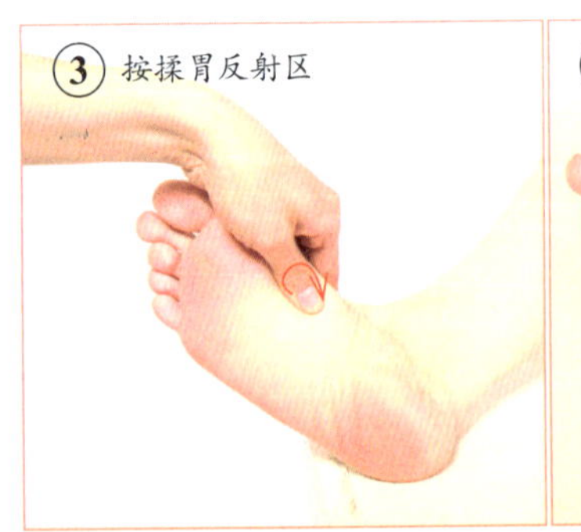
③ 按揉胃反射区

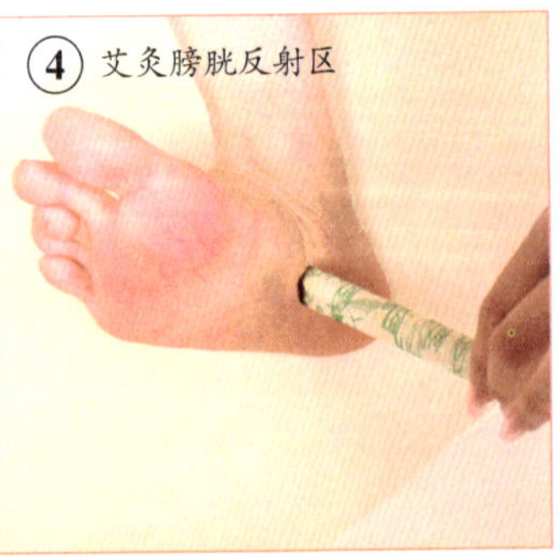
④ 艾灸膀胱反射区

高血压

高血压是一种以体循环动脉血压持续性增高为主要表现的心血管疾病，分为原发性和继发性两大类。其最初症状多表现为易疲劳、头晕、记忆力减退；血压明显升高时，出现头晕加重、头痛，甚至恶心、呕吐。尤其在劳累或情绪激动等引起血压迅速升高时，症状明显。

手部按摩

【特效穴位】

内关、合谷、神门、头顶点、命门点、肝点、心点等穴位。

【按摩手法】

1.用拇指或按摩棒按揉内关、合谷、神门各2～3分钟，力度由轻到重（见图①②）。

2.点按头顶点、命门点、肝点、心点各1～2分钟，以局部有酸胀痛感为佳。

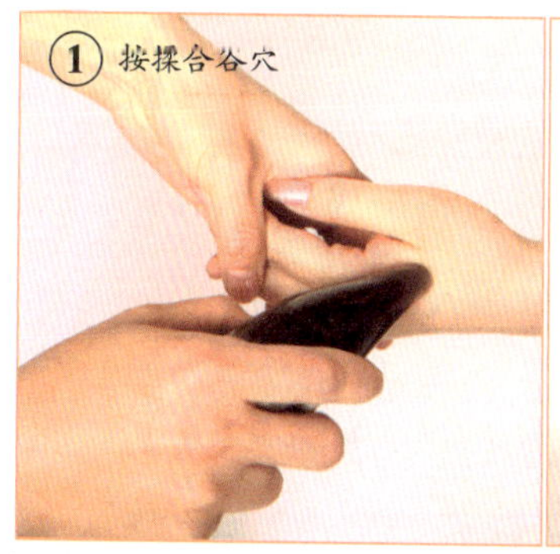
①按揉合谷穴

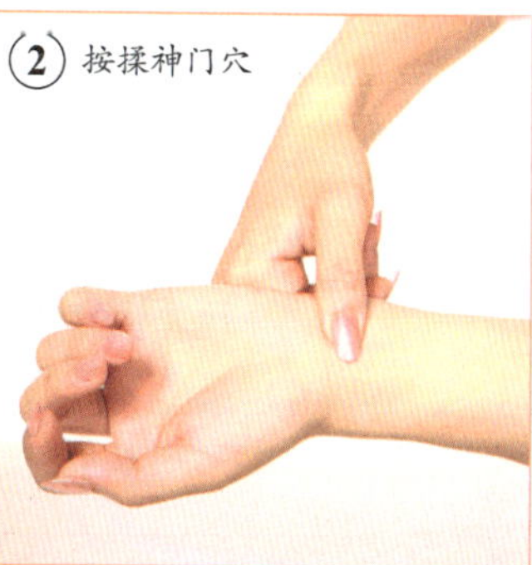
②按揉神门穴

足部按摩

【特效穴位】

心、肾上腺、腹腔神经丛、肾、大脑、肝、垂体、颈项、颈椎、副甲状腺等反射区。

【按摩手法】

1.食指指关节压刮心反射区2～3分钟，力度由轻到重，不可过重。
2.食指指关节点按肾上腺、腹腔神经丛、肾反射区各3～5分钟（见图③）。
3.拇指指腹按揉大脑、肝、垂体反射区各2～3分钟（见图④）。
4.拇指、食指捏揉颈项、颈椎、副甲状腺反射区各30次。

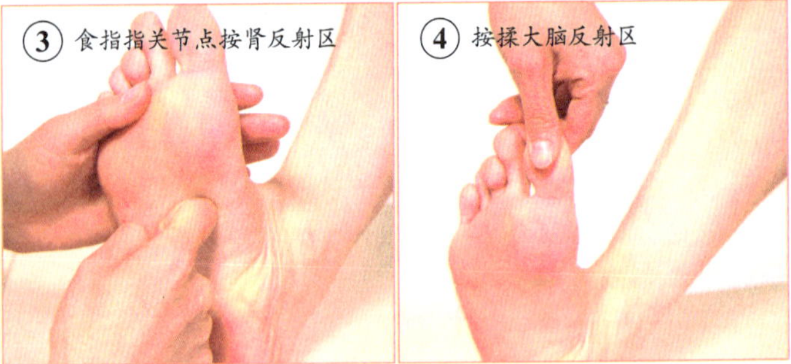
③ 食指指关节点按肾反射区
④ 按揉大脑反射区

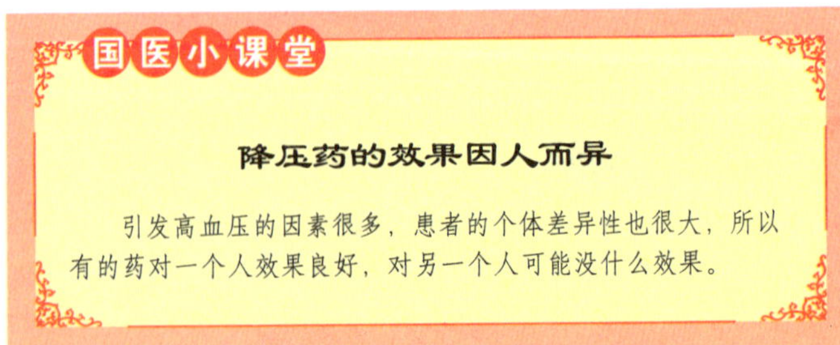

国医小课堂

降压药的效果因人而异

引发高血压的因素很多，患者的个体差异性也很大，所以有的药对一个人效果良好，对另一个人可能没什么效果。

高血脂

胆固醇含量增高或甘油三酯含量增高，或是两者都增高，统称为高血脂。临床上多以头晕、胸闷、心悸、神疲乏力、失眠健忘、肢体麻木等为主要表现，部分高血脂患者眼皮处会出现黄色小脂肪瘤。

手部按摩

【特效穴位】

心肺、肝胆、肾、内关、合谷、中诸、脾点、肾点、三焦点、肝点、小肠点等穴位。

【按摩手法】

1.指端点按或用牙签后端点按合谷、中渚、液门、关冲、阳池、内关等穴位，每穴点按2～3分钟，以局部有胀痛感为宜（见图①）。

2.用按摩棒点按脾点、肾点、三焦点、肝点、小肠点等处，每处点按2～3分钟，以局部有热胀感为宜（见图②）。

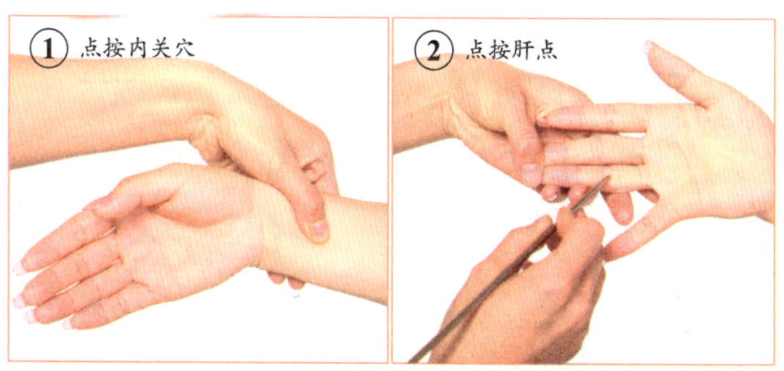

① 点按内关穴

② 点按肝点

3.选择性点按或推按肾、输尿管、膀胱、肺、垂体、脾、胃、十二指肠、小肠、上下身淋巴结等反射区，各处点按或推按1～2分钟，推按速度为每分钟30～60次，至局部有明显酸胀感为佳。

4.按揉心肺穴、脾胃穴、肝胆穴、肾穴等，各2分钟，缓慢放松。

足部按摩

【特效穴位】

大脑、小肠、肝、胆、脾、肾、肾上腺、腹腔神经丛、甲状腺、肝、胆、脾、垂体等反射区。

【按摩手法】

1.单食指扣拳法推压头部、胰、小肠、甲状腺等反射区，每个反射区各20～30次，逐渐用力，以局部有酸痛感为宜。

2.拇指指腹推揉肝、胆、脾、肾等反射区，每区各推揉30次（见图③）。

3.扣指法按揉大脑、垂体，按揉约50次，逐渐用力，以局部有胀痛感最佳。也可用艾条灸这些反射区（见图④）。

4.最后依次推按肾上腺、腹腔神经丛、肾、输尿管、膀胱、尿道反射区，每穴推按2分钟。

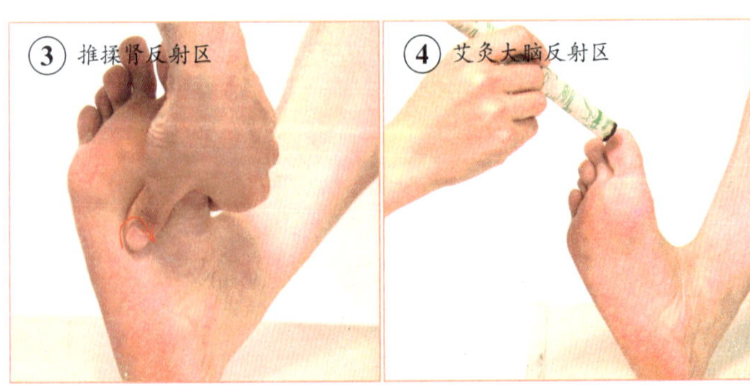

③ 推揉肾反射区

④ 艾灸大脑反射区

便秘

便秘是指大便干燥，排出困难，或排便间隔时间较长，或虽有便意，但艰涩难下，常数日一行，甚至需用泻药或灌肠才能排出大便。长期便秘会带来许多不良后果，如肛裂、痔疮、脱肛等，同时还会影响患者的情绪。

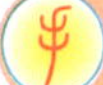

手部按摩

【特效穴位】

胃、肝、脾反射区及大肠点、内关、合谷、商阳等穴位。

【按摩手法】

1.点按或按揉胃反射区3～5分钟，手法由轻到重，逐渐用力，至局部出现酸、胀、痛的感觉为度，按摩速度每分钟50～100次为宜。

2.拇指按揉肝、脾反射区3～5分钟，至局部有酸痛感为宜。手法要均匀、柔和、有渗透力。

3.拇指指端掐揉或用牙签后端点按大肠点，手法稍重，持续3～5分钟，力度适中，避免损伤皮肤（见图①）。

4.点按内关、合谷、商阳穴各1分钟，逐渐用力，以局部有酸胀感为宜（见图②）。

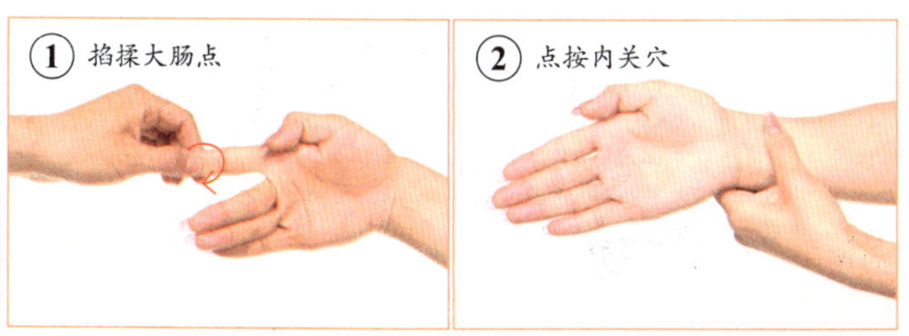

① 掐揉大肠点　　② 点按内关穴

足部按摩

【特效穴位】

腹腔神经丛、肾、肾上腺、输尿管、膀胱、肝、胆、脾、胃、胰、十二指肠、盲肠（阑尾）、回盲瓣、降结肠、腰椎、小肠、骶骨等反射区。

【按摩手法】

1.单食指指关节压刮腹腔神经丛、肾、肾上腺、输尿管、膀胱、肝、胆、脾反射区1～2分钟。
2.食指指关节点按大脑、小脑、脑干、心、甲状旁腺反射区各1分钟。
3.食指指关节压刮胃、胰、十二指肠、盲肠（阑尾）、回盲瓣反射区各2分钟（见图③）。
4.用食指指关节或按摩工具压刮小肠反射区2分钟（见图④）。
5.以梳子背压推升结肠、横结肠、降结肠、肛门反射区各2分钟（见图⑤）。
6.拇指压推颈椎、胸椎、腰椎、骶骨反射区各2分钟（见图⑥）。

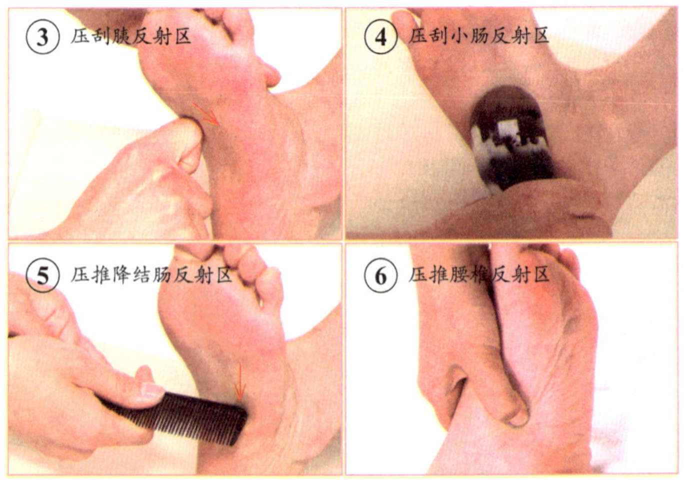

③ 压刮胰反射区

④ 压刮小肠反射区

⑤ 压推降结肠反射区

⑥ 压推腰椎反射区

颈椎病

颈椎病是指主要由颈椎长期劳损、骨质增生，或椎间盘脱出、韧带增厚，致使颈椎脊髓、神经根或椎动脉受压，出现一系列功能障碍的临床综合征。其主要表现为颈项僵硬、活动受限、颈肩臂放射痛，并伴有手指麻木、肢体沉重、感觉迟钝等症状。

手部按摩

【特效穴位】

合谷、外关、养老、后溪、列缺、外劳宫、颈肩、头、四肢等穴位，以及颈椎、颈项、颈肩、头颈淋巴系统、大脑、肾、斜方肌、胸椎等反射区。

【按摩手法】

1.点按合谷、外关、养老、后溪、列缺、外劳宫等穴位，每穴点按1～3分钟，以局部有胀热痛感为宜（见图①）。
2.颈中、后头点、脊柱点各按揉3～5分钟，以局部有酸痛感为宜。
3.点按或推按颈椎、颈项、大脑、肾、斜方肌、头颈淋巴系统、胸椎反射区，各反射区点按或推揉20～40次，以局部有胀热痛感为宜。
4.按揉颈肩穴、头穴、四肢穴各3～5分钟，以局部有胀痛感为宜（见图②）。

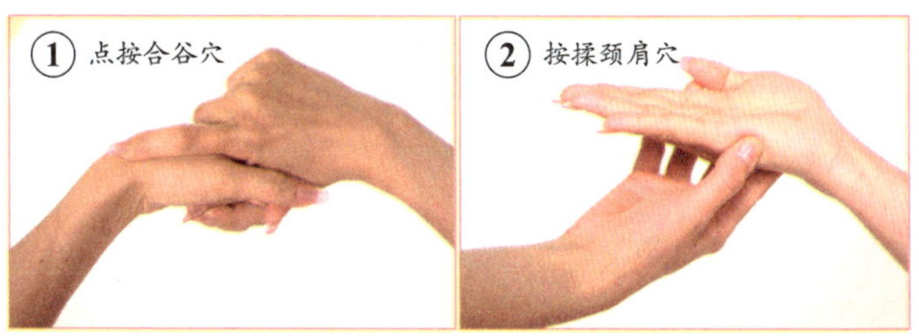
① 点按合谷穴
② 按揉颈肩穴

足 足部按摩

【特效穴位】

腹腔神经丛、肾、输尿管、膀胱、尿道、颈椎、胸椎、腰椎、颈项、大脑、斜方肌、膝、眼、耳、肺、三叉神经等反射区。

【按摩手法】

1.食指压刮或拇指压推三叉神经、腹腔神经丛、肾、输尿管、膀胱、尿道反射区，反复操作3～5次（见图③）。

2.点按颈椎、颈项、大脑、斜方肌等反射区各5～10次，按摩力度以局部胀痛为宜（见图④）。

3.食指压推或以双指钳法按摩肩、肘、膝关节、髋关节反射区10～20次（见图⑤）。

4.用铅笔向足跟方向推按颈椎、胸椎、腰椎、骶椎、尾骨反射区，反复操作5～10次（见图⑥）。

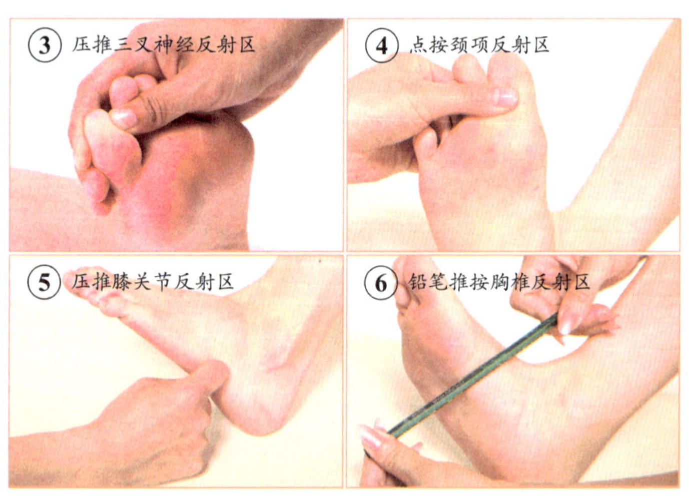

③ 压推三叉神经反射区

④ 点按颈项反射区

⑤ 压推膝关节反射区

⑥ 铅笔推按胸椎反射区

胸闷

胸闷是一种主观感觉，即呼吸费力或气不够用。它可能是身体器官的功能性表现，也可能是人体发生疾病的早期症状之一，如心脏病。其症状有轻有重，轻者可能没有影响，重者则觉得难受，甚至呼吸困难。

手部按摩

【特效穴位】

中冲、神门、内关、心肺、脾胃、肾、心点、胸点等穴位。

【按摩手法】

1.用指端掐中冲穴，或用圆珠笔笔端或牙签粗端点按刺激此穴10～20次，力度以局部有刺痛感为宜，不宜刺破皮肤（见图①）。

2.拇指指端点按神门、内关穴10～20次，也可用牙签点按此穴。按摩的力度依患者的耐受力而定，每日可以按摩2～3次（见图②）。

3.点揉心点、胸点、胸骨等各1～2分钟。

4.点按心肺穴、脾胃穴、肾穴各2～3分钟。

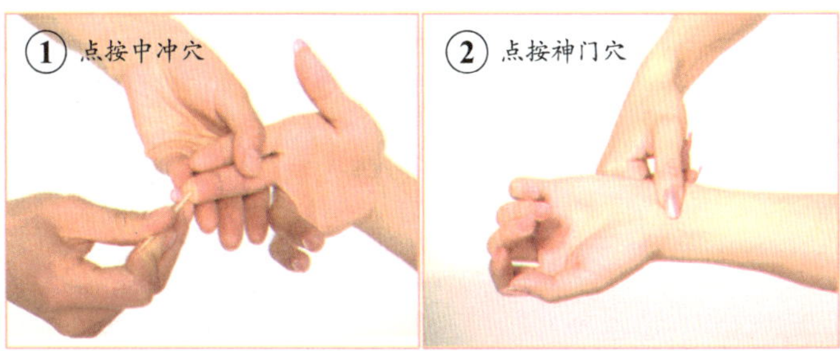

① 点按中冲穴

② 点按神门穴

足部按摩

【特效穴位】

肾上腺、腹腔神经丛、肾、输尿管、膀胱、尿道、肝、脑、垂体、心、上下身淋巴、内耳迷路、胃、脾等反射区。

【按摩手法】

1.食指指关节压刮肾上腺、腹腔神经丛、肾、输尿管、膀胱、尿道反射区，反复3~5次（见图③）。

2.拇指按揉肾上腺、肝、脑、垂体、肾、心反射区各20次，按揉心反射区时手法应轻柔，速度应缓慢（见图④⑤）。

3.用食指指关节或按摩器点按上身淋巴、下身淋巴、内耳迷路等反射区各10次，至局部有热胀感为宜（见图⑥）。

4.食指指关节轻刮胃、肝、脾、肾上腺、肾反射区各20次。

5.双手手掌搓摩足背、足掌，放松足部，缓慢结束。

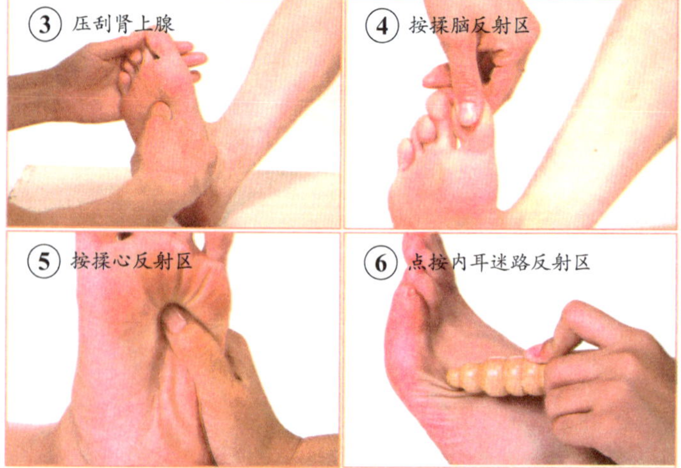

③ 压刮肾上腺

④ 按揉脑反射区

⑤ 按揉心反射区

⑥ 点按内耳迷路反射区

感冒

感冒是由多种病毒引起的一种呼吸道常见病。本病通过含有病毒的飞沫或被污染的用具传播，冬春为多发季节。患者一般全身酸痛、乏力、头痛、眼痛、头昏欲睡、咽干咽痛、咳嗽、鼻塞、流鼻涕、打喷嚏、恶寒发热等。

手部按摩

【特效穴位】

合谷、外关、列缺、商阳、鱼际、头、心肺、肺点、咽喉点、扁桃体点等穴位及肾、输尿管、膀胱和肺等反射区。

【按摩手法】

1.用拇指指端或牙签点按合谷、外关、列缺、商阳、鱼际各穴位，每穴按摩1～2分钟，以局部有轻痛感为宜；咽喉肿痛较严重者，可在商阳穴，用无菌针刺破皮肤放出数滴血液，疼痛症状可明显缓解（见图①）。

2.揉掐肺点、咽喉点、扁桃体点，每点2～3分钟，以患者的承受力为度，至局部有热胀感最佳（见图②）。

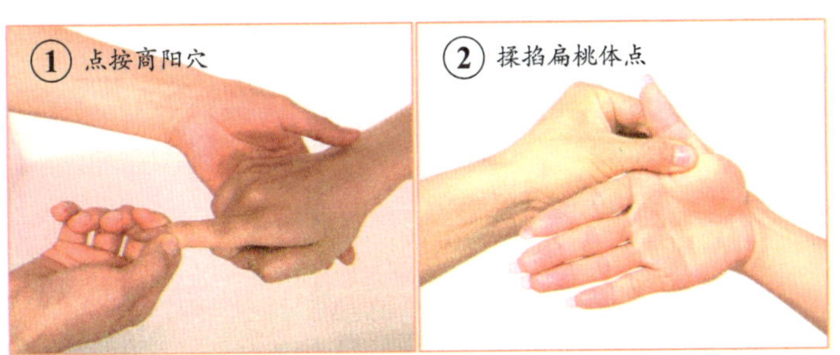

① 点按商阳穴

② 揉掐扁桃体点

3.推按肾、输尿管、膀胱和肺反射区各50次，以患者感觉身体微热最佳。
4.按揉头穴、心肺穴、颈肩穴，每个穴位3~5分钟，缓慢放松。
5.每日可按摩2次，按摩后补充适量温开水。

足部按摩

【特效穴位】

肾上腺、腹腔神经丛、肾、输尿管、膀胱、尿道、支气管、肺、鼻、气管、咽喉、扁桃体、胸部淋巴、甲状腺等反射区。

【按摩手法】

1.食指指关节压刮肾上腺、腹腔神经丛、肾、输尿管、膀胱、尿道反射区，反复3~5次。
2.以单食指扣拳法推压支气管、肺、鼻反射区，各30次。
3.压刮气管、咽喉、扁桃体反射区，各20次（见图③）。
4.双拇指捏指法按揉胸部淋巴、上身淋巴、下身淋巴反射区，各20次。
5.单食指扣拳法推压甲状腺、脑、垂体反射区，各10次，逐渐用力，以局部有热麻胀感为宜。
6.烟灸肺反射区8~10次，可增加患者精力（见图④）。
7.再次按摩肾、输尿管、膀胱反射区，反复3~5次，以促进代谢，排出体内废物。

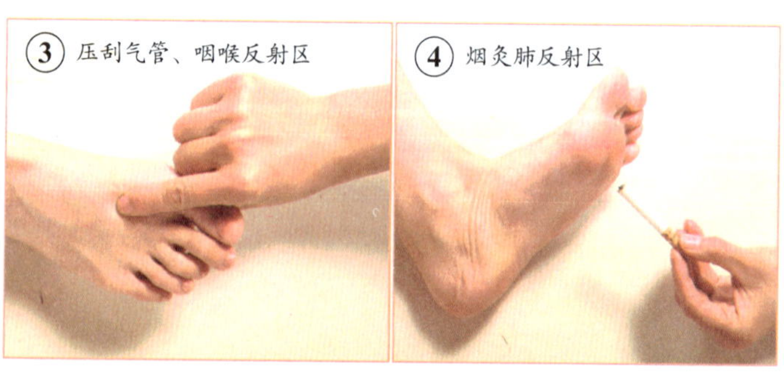
③ 压刮气管、咽喉反射区
④ 烟灸肺反射区

神经性头痛

神经性头痛是由精神紧张、生气等引起的头部疾病，激动、生气、失眠、焦虑或忧郁等因素常使头痛加剧。其主要症状为持续性的头部闷痛、压迫感、沉重感。

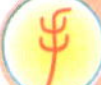

手部按摩

【特效穴位】

合谷、神门、大陵、内关、头穴、顶点、心点、颈中、肾点等穴位，及垂体等反射区。

【按摩手法】

1.点按合谷、神门、大陵、内关各穴位，以中等力度点按，每穴点按2～3分钟，以局部有轻痛感为宜。

2.用衣夹夹顶点、心点、颈中、肾点反射区，各2～3分钟，力度适中即可（见图①）。

3.点按头穴、肝胆穴、心肺穴、肾穴、脾胃穴，力度以被按摩者的承受力为准，至局部有轻胀痛感为宜，缓慢放松（见图②）。

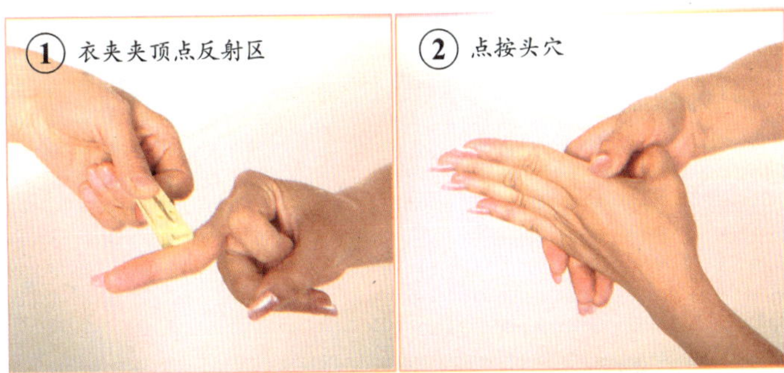

① 衣夹夹顶点反射区

② 点按头穴

4.按揉或推按肾、膀胱、输尿管、腹腔神经丛、心、肝、肺、垂体、脾反射区各20～30次，至局部有热胀感为宜。

足部按摩

【特效穴位】

脑、额窦、腹腔神经丛、垂体、肾、心、颈项、颈椎、肩胛骨、斜方肌、眼、内耳迷路、生殖腺、上下身淋巴系统等反射区。

【按摩手法】

1.单食指扣拳法推压脑、额窦、腹腔神经丛反射区各10次，至局部有酸胀感最佳（见图③）。

2.食指指关节按揉垂体、肾、心反射区各20次，以被按摩者能耐受为度。

3.扣指法推压颈项、颈椎、肩胛骨、斜方肌、眼反射区，各10次，推压速度以每分钟20～40次为宜。

4.食指压刮生殖腺、内耳迷路反射区各10次，至局部有热胀感为宜（见图④）。

5.食指指关节压刮胃、肝、脾、肾上腺、肾反射区各20次。

6.按揉上、下身淋巴系统反射区10次，此反射区比较敏感，以轻手法为主。

7.按摩肾上腺、腹腔神经丛、肾、输尿管、膀胱、尿道反射区各2分钟。

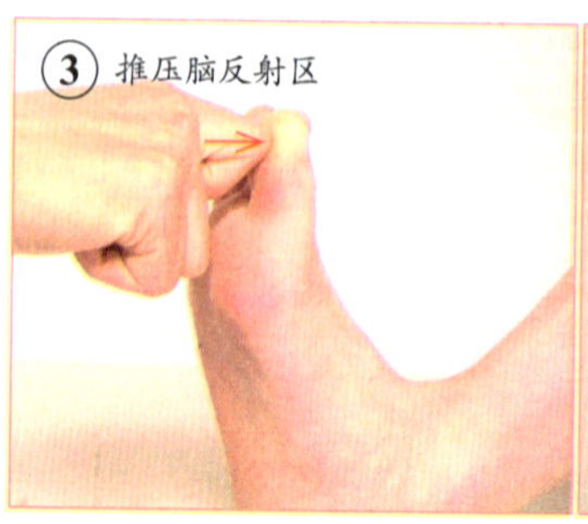
③ 推压脑反射区

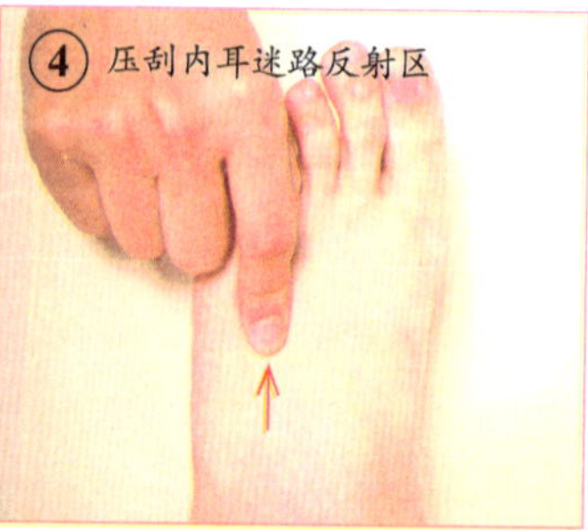
④ 压刮内耳迷路反射区

偏瘫

偏瘫又叫半身不遂，是指一侧上下肢、面肌和舌肌下部的运动障碍，它是急性脑血管病的一个常见症状。轻度偏瘫患者尚能活动，但走起路来，往往上肢屈曲，下肢伸直，单侧肢体活动不利，严重者常卧床不起，丧失生活能力。

手部按摩

【特效穴位】

外关、合谷、后溪、劳宫、阳池、肝点等穴位，以及肾、垂体、输尿管、膀胱、大脑等反射区。

【按摩手法】

1.用力点按或揉掐外关、合谷、后溪、劳宫、阳池各穴位，每穴约1～3分钟。点压肝点、肾点、偏头点、颈中、脊柱点、坐骨神经点、再创、后合谷等穴位，每穴点压6～10次（见图①②）。

2.推按或点按肾、输尿管、膀胱、大脑、垂体、平衡器官、脾胃各手部反射区，以及肩关节、肘关节、髋关节、膝关节、脊柱各穴，每处推按

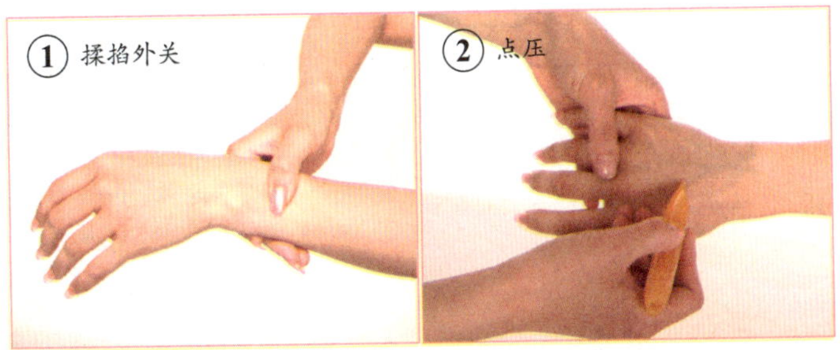

① 揉掐外关　② 点压

50～100次。

3.点按头穴、颈肩穴、上肢穴、腿穴、足穴、肝胆穴、腰腹穴、肾穴，每穴用力点揉1～3分钟，至局部有微痛感最佳。

4.以上各组选穴，要依据被按摩者偏瘫的部位有选择性地按摩，每日选1～3组即可，先按健侧后按患侧，根据被按摩者的实际情况，每日按摩1～3次。

足部按摩

【特效穴位】

肾、肾上腺、输尿管、膀胱、肺、大脑、垂体、脾、胃、上下身淋巴系统、小脑、脑干、内耳迷路、颈椎、腰椎等反射区。

【按摩手法】

1.依次点按肾、肾上腺、输尿管、膀胱反射区各10次。

2.推按肺反射区20次左右，推按速度以每分钟30～50次为宜。

3.点按大脑、垂体、脾、胃、上下身淋巴系统反射区5～10次，以局部有胀痛感为宜。

4.食指关节点按小脑、脑干反射区50次（见图③）。

5.艾灸内耳迷路反射区50次（见图④）。

6.依次点按肩、肘、膝、髋反射区各10～20次，以局部有酸痛感为宜。

7.推按颈椎、胸椎、腰椎、骶椎、尾骨反射区，反复操作20次。

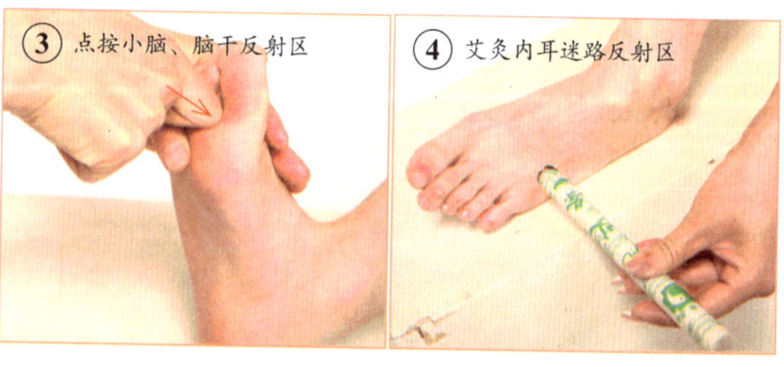
③ 点按小脑、脑干反射区
④ 艾灸内耳迷路反射区

面瘫

面瘫即面神经麻痹，俗称口眼㖞斜，是一种常见疾病，以周围性面瘫较为常见。本病起病急，无明显诱因，表现出不能皱眉、鼓腮漏气、眼睑不能闭合、额纹消失等症状。

手部按摩

【特效穴位】

合谷、内关、外关、列缺、神门、偏头点、再创、后合谷等穴位，以及肾、输尿管、膀胱、肺、大脑、颈项、上下颌、耳、鼻、眼、头颈部淋巴等反射区。

【按摩手法】

1.用牙签束点按合谷、内关、外关、列缺、神门各穴1～2分钟。

2.掐揉偏头点、再创、后合谷各1～2分钟（见图①）。

3.捏揉肾、输尿管、膀胱、肺、大脑、颈项、上下颌、耳、鼻、眼、头颈部淋巴反射区，每次选择3～5个穴位进行按摩，每穴按摩1分钟（见图②）。

4.点按脾胃、头反射区，每处点按2分钟，以局部有热胀感为宜。

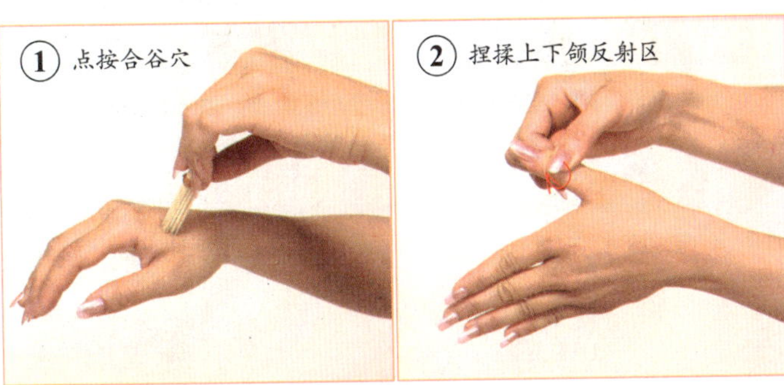

① 点按合谷穴

② 捏揉上下颌反射区

足部按摩

【特效穴位】

肾、输尿管、膀胱、垂体、肾上腺、甲状腺、上下身淋巴系统、脾、小脑及脑干、大脑、三叉神经、上下颌、眼、肝、鼻等反射区。

【按摩手法】

1.用拇指压推法刺激肾、输尿管、膀胱反射区各5次。

2.食指指关节点按脑垂体、肾上腺、甲状腺、上下身淋巴系统、脾、前列腺或子宫、生殖腺、尿道反射区各5～10次（见图③）。

3.食指指关节点按大脑、小脑及脑干、额窦、三叉神经、耳、颈椎反射区各10次，以有酸痛麻胀感为宜。

4.拇指压推眼、肝、鼻、上下颌反射区各30次，以局部产生热胀感、微痛为佳（见图④⑤）。

5.按摩肾上腺、甲状腺、腹腔神经丛、肾、输尿管、膀胱、尿道反射区，反复3～5次（见图⑥）。

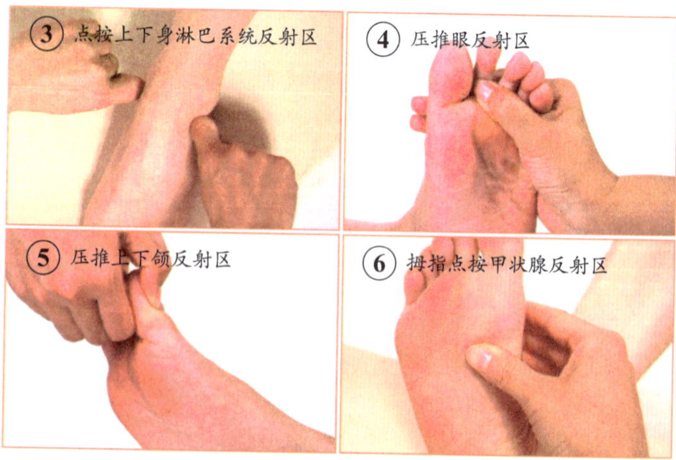

③ 点按上下身淋巴系统反射区

④ 压推眼反射区

⑤ 压推上下颌反射区

⑥ 拇指点按甲状腺反射区

神经衰弱

神经衰弱是指由于某些长期存在的精神因素引起脑功能活动过度紧张，从而产生精神活动能力减弱的症状。其主要临床特点是易于兴奋，同时又易于疲劳。

手部按摩

【特效穴位】

神门、大陵、内关、合谷、劳宫、心点、头顶点、颈中、肝点等穴位，以及头、心肺、脾胃、肝、胆、肾、大肠、小肠、腹腔神经丛等反射区。

【按摩手法】

1.按揉神门、大陵、内关、合谷、劳宫、肝点各穴2～3分钟（见图①）。
2.用衣夹夹心点、头顶点、肾点、颈中各2～3分钟（见图②）。
3.按揉或推按肾、腹腔神经丛、心、脾、胃、肝、大肠、小肠反射区各20～30次，推按速度为每分钟20～40次（见图②）。
4.点按头、心肺、脾胃、肝、胆、肾反射区各2～3分钟。

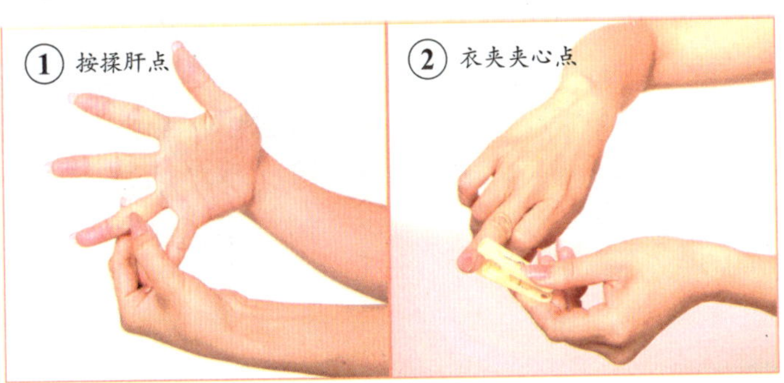
① 按揉肝点
② 衣夹夹心点

足部按摩

【特效穴位】

甲状腺、额窦、腹腔神经丛、胃、脑、垂体、心、肾、上下身淋巴系统、小脑及脑干、颈椎、颈项、脾、尿道等反射区。

【按摩手法】

1.单食指扣拳法推压甲状腺、额窦、腹腔神经丛、胃反射区各10次。
2.用衣夹夹脑、心反射区各20次，以患者可耐受为度（见图③）。
3.扣指法推压小脑及脑干、垂体、颈椎、眼、耳、颈项反射区各10次，推压速度以每分钟20～40次为宜（见图④⑤）。
4.食指压刮生殖腺、子宫或前列腺、内耳迷路反射区各10次。
5.食指指关节压刮胃、肝、脾、肾上腺、肾反射区各20次。
6.按揉肾、上下身淋巴系统反射区10次，以轻手法为主（见图⑥）。
7.按摩肾上腺、腹腔神经丛、肾、输尿管、膀胱、尿道反射区各2分钟。

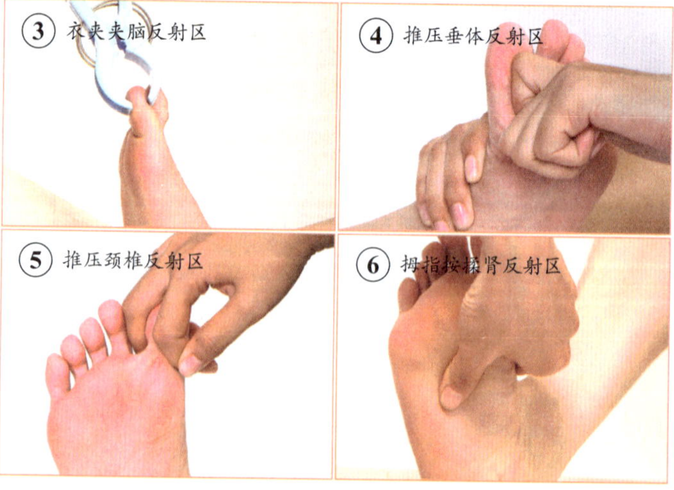
③ 衣夹夹脑反射区
④ 推压垂体反射区
⑤ 推压颈椎反射区
⑥ 拇指按揉肾反射区

眩晕

眩晕是一种针对自身或外界物体的运动性幻觉，是对自身平衡和空间位象的自我感知错误，常伴有耳聋、耳鸣、恶心、呕吐、面色苍白、眼球震颤等。

手部按摩

【特效穴位】

合谷、内关、神门、关冲、阳谷、脾点、肝点、心点等穴位，垂体、小脑、脑干、内耳迷路、胃、颈项、耳、眼、肾、肾上腺等反射区。

【按摩手法】

1.揉掐合谷、内关、神门、关冲、阳谷，每穴揉掐1～3分钟（见图①）。
2.掐揉脾点、肾点、肝点、心点等穴位，每穴按揉约1～3分钟。
3.按揉头、脾、胃、肾、肝、胆反射区，每穴按揉3～5分钟。
4.点揉或推按垂体、小脑、脑干、内耳迷路、胃、颈项、耳、眼、肾、肾上腺反射区，各1分钟（见图②）。

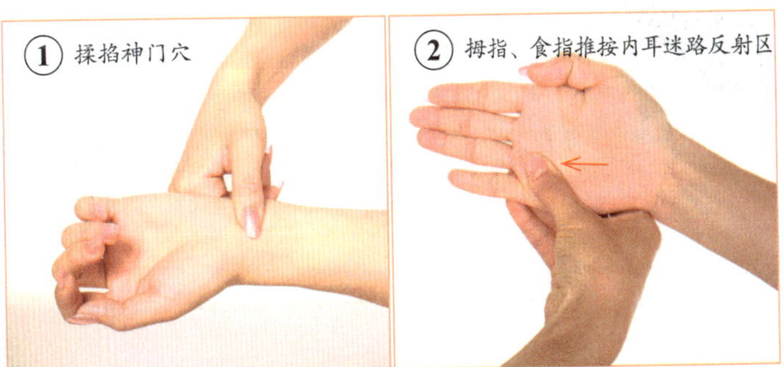

① 揉掐神门穴

② 拇指、食指推按内耳迷路反射区

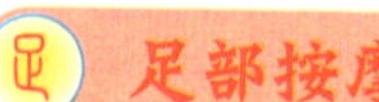

足部按摩

【特效穴位】

腹腔神经丛、肾上腺、肾脏、输尿管、膀胱、小脑及脑干、垂体、额窦、眼、耳、心脏、颈椎、腰椎、胃、脾、胰、肝等反射区。

【按摩手法】

1.拇指推按腹腔神经丛、肾上腺、肾脏、输尿管、膀胱反射区2分钟。用电吹风吹腹腔神经丛反射区也可以起到相同的作用（见图③）。

2.点按胃、脾、胰、肝、胆反射区各1～2分钟。

3.用圆珠笔点按小脑及脑干、垂体反射区各5分钟（见图④）。

4.食指指关节压刮额窦、眼、耳、心脏反射区各1分钟（见图⑤⑥）。

5.拇指压推颈椎、胸椎、腰椎反射区，反复3～5次。

6.拇指压推内耳迷路反射区5分钟。

7.推摩足背及足底部，放松足部，缓慢结束。

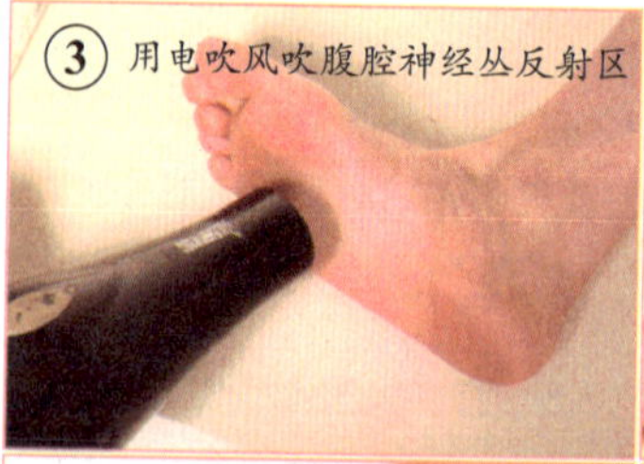

③ 用电吹风吹腹腔神经丛反射区

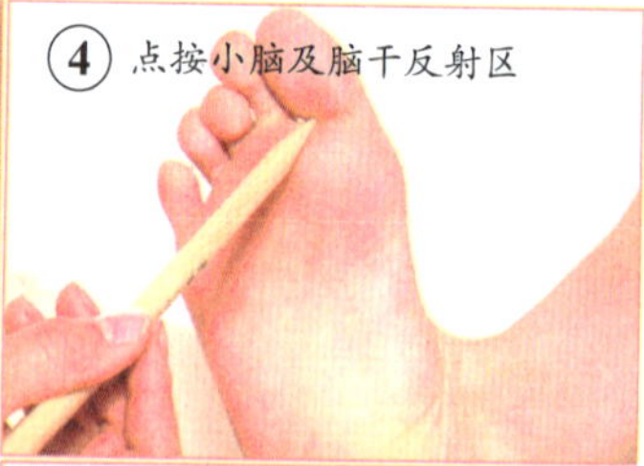

④ 点按小脑及脑干反射区

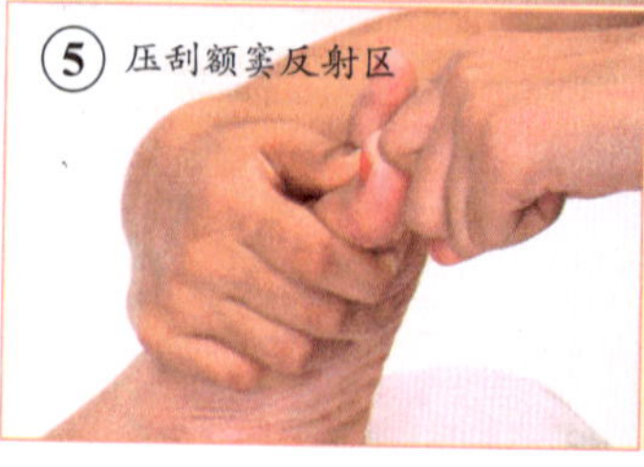

⑤ 压刮额窦反射区

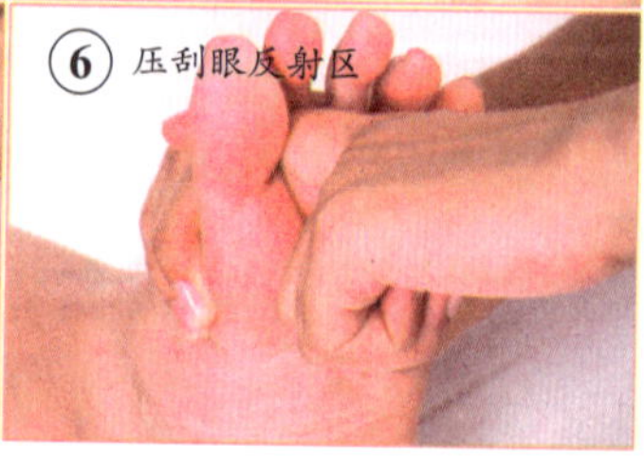

⑥ 压刮眼反射区

失眠

失眠是指因各种原因导致的经常不能正常入睡或睡眠质量不佳。其症状表现多种多样，有不易入睡、睡眠程度不深、时睡时醒、夜不能寐等。

手部按摩

【特效穴位】

合谷、神门、大陵、内关、劳宫、心点、肾点、头顶点、颈中等穴位，以及头、心、肺、脾、胃、肝、胆、肾、垂体、肝、胃等反射区。

【按摩手法】

1.以中等力度点按或按揉合谷、神门、大陵、内关、劳宫各穴，每穴按摩2～3分钟（见图①）。

2.揉掐心点、肾点、头顶点、颈中，每处1～2分钟，力度适中即可（见图②）。

3.按揉或推按肾、膀胱、输尿管、肺、垂体、腹腔神经丛、心、胃、肝、脾、大肠、小肠反射区20～30次，至局部有热胀感为宜。

4.点按头、心、肺、脾、胃、肝、胆、肾反射区，力度以被按摩者的承受力为准，至局部有轻胀痛感为宜，缓慢放松。

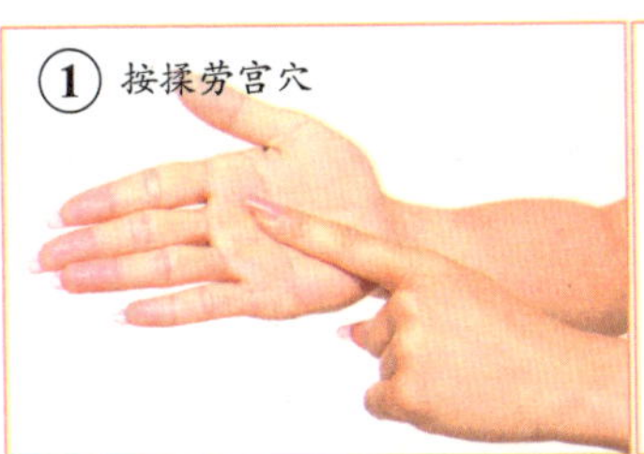
① 按揉劳宫穴

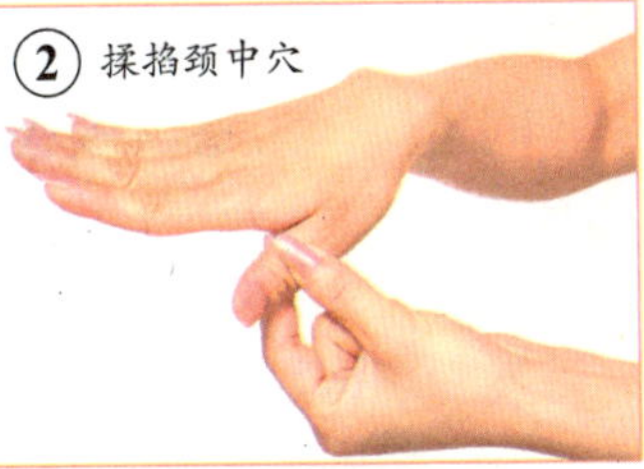
② 揉掐颈中穴

足部按摩

【特效穴位】

额窦、心、肝、胃、肾、脾、大脑、腹腔神经丛、甲状腺、小脑、三叉神经等反射区。

【按摩手法】

1.按摩前，先用热水泡脚15～20分钟。

2.用艾灸或单食指压刮法以中等力度压刮额窦、心、肝、胃、肾、脾反射区各30次，以局部有胀痛感为宜（见图③）。可用双食指压刮法，也可艾灸或以食指指关节压刮（见图④）。

3.单食指扣拳法推压大脑、腹腔神经丛、甲状腺反射区各20次，至局部有轻痛感。

4.扣指法推压小脑、三叉神经反射区各20次，至局部产生酸胀感最佳。

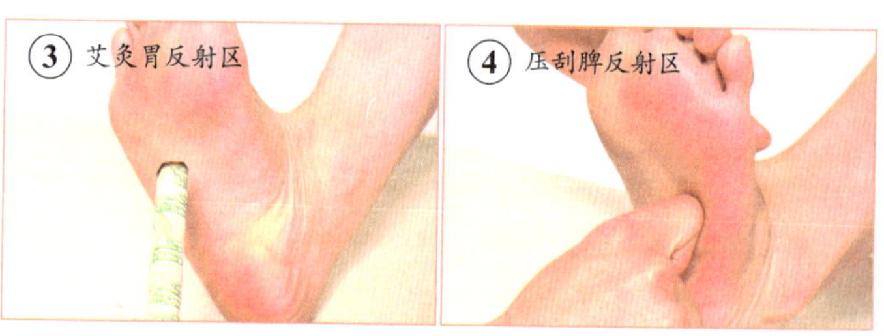
③ 艾灸胃反射区
④ 压刮脾反射区

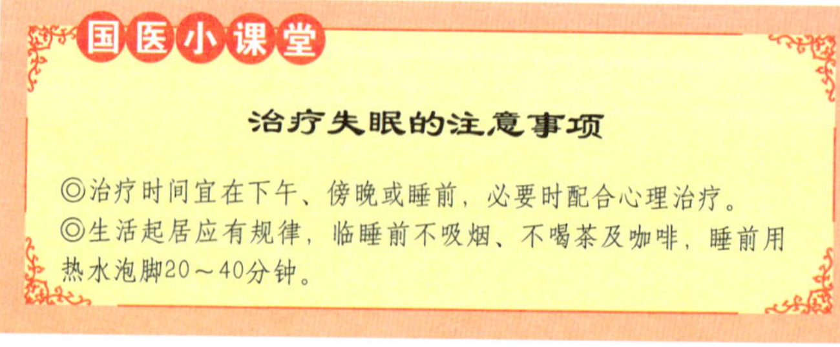

肥胖症

肥胖症是因过量的脂肪储存，使体重超过正常标准20%以上的营养过剩性疾病。其主要表现为体重超常和脂肪堆积，可引发高血脂、高血压、冠心病、脑血栓、糖尿病等疾病。

手部按摩

【特效穴位】

合谷、太渊、内关、外关、神门、阳池、肺点、脾点、肾点、三焦点、肝点、大肠点、小肠点等穴位，心肺、脾胃、肝胆、肾等反射区。

【按摩手法】

1.按揉弹拨合谷、太渊、内关、外关、神门、阳池各穴，每穴2～3分钟，以局部有轻痛感为宜（见图①）。

2.按揉或揉掐肺点、脾点、肾点、三焦点、肝点、大肠点、小肠点，以局部有热胀感为宜，每点约2～3分钟（见图②）。

3.选择性点按或推按肾、输尿管、膀胱、肺、垂体、脾、胃、十二指肠、小肠、上下身淋巴系统等反射区，点按或推按2～3分钟。

4.按揉心肺、脾胃、肝胆、肾反射区各2～3分钟，缓慢放松。

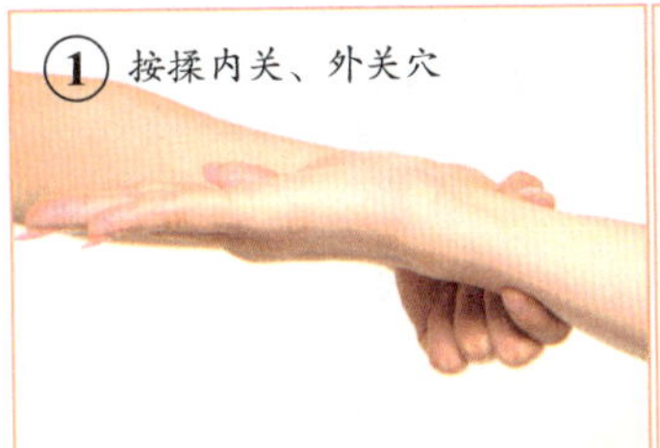

① 按揉内关、外关穴

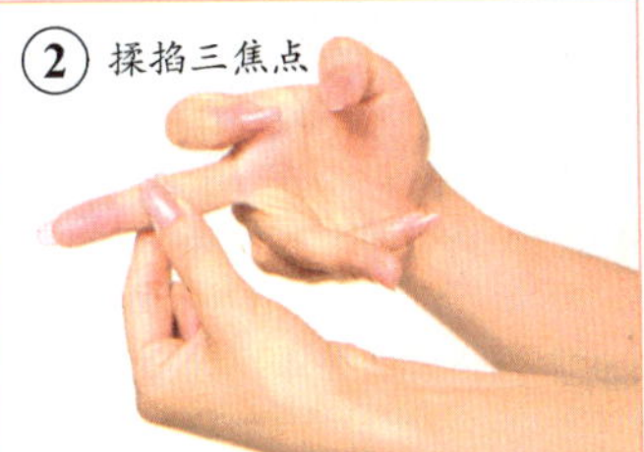

② 揉掐三焦点

足部按摩

【特效穴位】

脑垂体、肾上腺、心、肝、胆、脾、肾、膀胱、尿道、胃、大小肠、输尿管、直肠、甲状腺、腹腔神经丛等反射区。

【按摩手法】

1.以握足扣指法按揉脑垂体反射区30～50次，以局部有酸胀感为宜。

2.中等力度单食指扣拳法按揉肾上腺、心、肝、胆、脾、肾、膀胱反射区各20～30次。这些反射区也可用按摩棒点按（见图③④）。

3.扣拳法推压甲状腺、胃、腹腔神经丛、大肠、小肠、输尿管、直肠等反射区各10～20次，推压的速度一般以每分钟30～60次为宜（见图⑤）。

4.按摩肾上腺、腹腔神经丛、肾、输尿管、膀胱、尿道反射区各2分钟（见图⑥）。

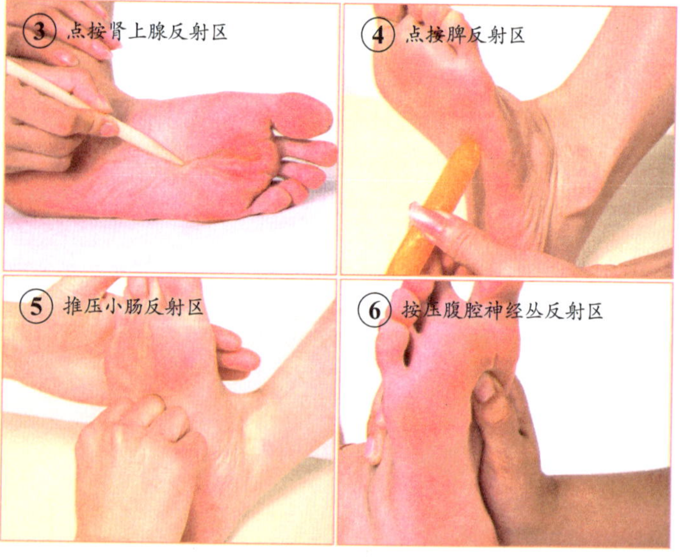

③ 点按肾上腺反射区

④ 点按脾反射区

⑤ 推压小肠反射区

⑥ 按压腹腔神经丛反射区

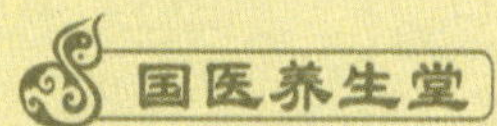

图解 二十四节气养生法

本书编委会◎主编

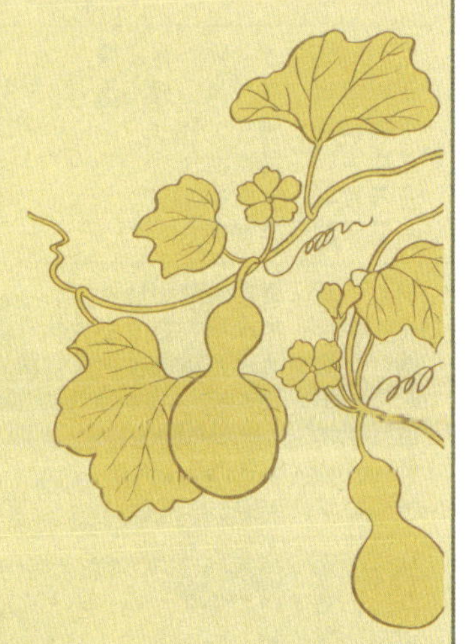

科学普及出版社
·北　京·

图书在版编目（CIP）数据

图解二十四节气养生法 / 本书编委会主编. -- 北京：科学普及出版社, 2025. 5. --（国医养生堂）. --
ISBN 978-7-110-10953-3
Ⅰ. R212-64

中国国家版本馆CIP数据核字第2025NE6625号

策划编辑　卢紫晔　崔小荣
责任编辑　齐　放　曹小雅
封面设计　博悦文化
正文设计　博悦文化
责任校对　邓雪梅
责任印制　李晓霖

出　　版　科学普及出版社
发　　行　中国科学技术出版社有限公司
地　　址　北京市海淀区中关村南大街16号
邮　　编　100081
发行电话　010-62173865
传　　真　010-62173081
网　　址　http://www.cspbooks.com.cn

开　　本　787毫米×1092毫米　1/32
字　　数　1400千字
印　　张　40
版　　次　2025年5月第1版
印　　次　2025年5月第1次印刷
印　　刷　小森印刷（天津）有限公司
书　　号　ISBN 978-7-110-10953-3 / R·941
定　　价　300.00元（全20册）

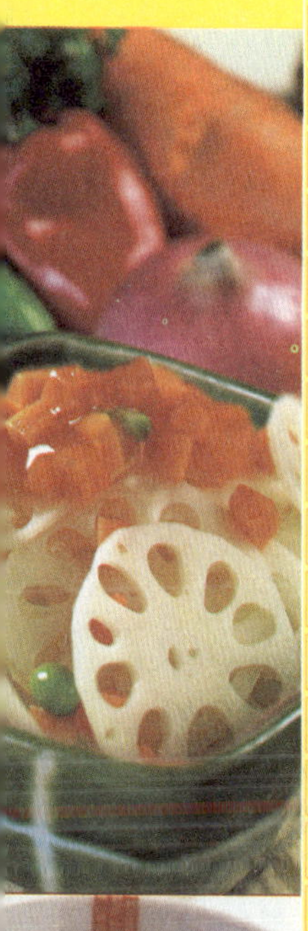
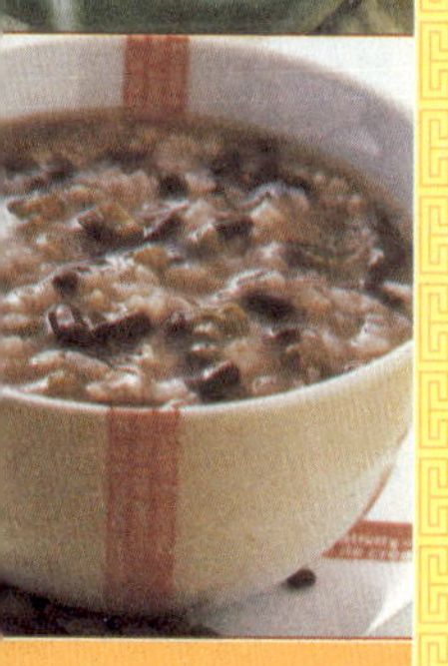

【目录】

第一章 二十四节气与养生

二十四节气与物候……1
二十四节气与《黄帝内经》……1
二十四节气与养生……2

第二章 春季

立春……3
健康提示……3
饮食原则……3
节令美食……4
节令起居……4
节令养生术——散步……4
雨水……6
健康提示……6
饮食原则……6
节令美食……6
节令养生术——健身球操……7
惊蛰……9
健康提示……9
饮食原则……9
节令美食……10
节令养生术——伸懒腰……10
春分……11
健康提示……11
饮食原则……11
节令美食……11

节令养生术——放风筝……12

清明……13
健康提示……13
饮食原则……13
节令美食……13
节令养生术——踏青……14

谷雨……15
健康提示……15
饮食原则……15
节令美食……16
节令起居……16
节令养生术——荡秋千……16

第三章 夏季

立夏……17
健康提示……17
饮食原则……17
节令美食……18
节令起居……18

小满……19
健康提示……19
饮食原则……19
节令美食……20
节令起居……20
节令养生术——游泳……21

芒种……22
健康提示……22
饮食原则……22
节令美食……23
节令起居……23

夏至……24
健康提示……24
饮食原则……24
节令美食……25
节令起居……25

小暑……26
健康提示……26
饮食原则……26
节令美食……26
节令养生术——摇扇子……27

大暑……28
健康提示……28
饮食原则……28
节令美食……29
节令起居……29

第四章 秋季

立秋……30
健康提示……30
饮食原则……30
节令美食……31
节令起居……31
节令养生术——秋季吐纳健身法……31

处暑……32
健康提示……32
饮食原则……32
节令美食……33
节令起居……33

白露……34
健康提示……34
饮食原则……34
节令美食……34
节令起居……35
节令养生术——慢跑……35

秋分……36
健康提示……36
饮食原则……36
节令美食……36

节令养生术——登山......37

寒露......38
健康提示......38
饮食原则......38
节令美食......38
节令起居......39
节令养生术——冷水浴......39

霜降......40
健康提示......40
饮食原则......40
节令美食......40
节令起居......41
节令养生术——倒走......41

第五章

冬季

立冬......42
健康提示......42
饮食原则......42
节令美食......43
节令起居......43
节令养生术——泡脚......44

小雪......45
健康提示......45
饮食原则......45
节令美食......45
节令起居......46
节令养生术——楼梯运动法......46

大雪......48
健康提示......48
饮食原则......48
节令美食......49
节令起居......49
节令养生术——茶疗......50

冬至......51
健康提示......51
饮食原则......51
节令美食......52
节令起居......52

小寒......53
健康提示......53
饮食原则......53
节令美食......54
节令起居......54
节令养生术——滑冰......55

大寒......56
健康提示......56
饮食原则......56
节令美食......57
节令起居......57
节令养生术——滑雪......58

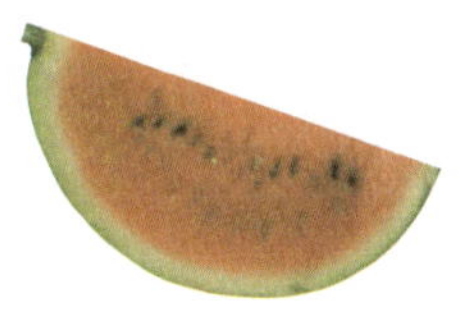

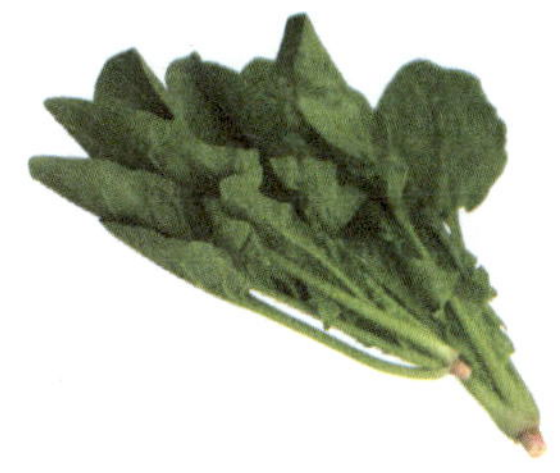

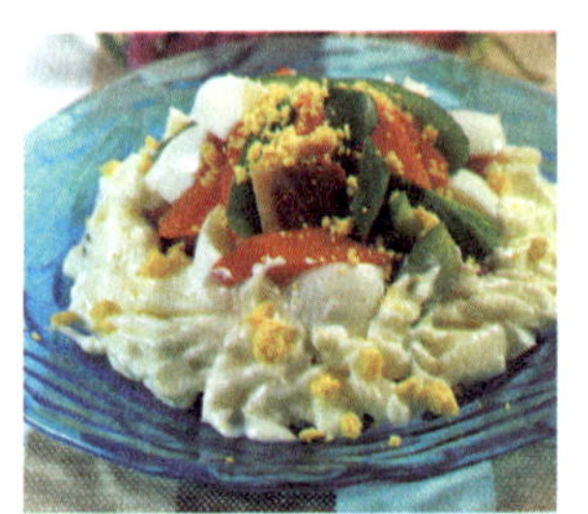

第一章　二十四节气与养生

春雨惊春清谷天，夏满芒夏暑相连，

秋处露秋寒霜降，冬雪雪冬小大寒。

这是我国古代劳动人民在长期的生产和生活实践中总结出来的二十四节气歌诀。我国在战国后期就有了立春、春分、立夏、夏至、立秋、秋分、立冬、冬至八个节令名称。

二十四节气与物候

长久以来，我国劳动人民将二十四节气的名称与气候变化、物候特点及农时活动联系到一起，用来指导农业生产。

二十四节气客观地反映了季节更替和气候变化情况，不但对农事活动有很大影响，也提醒我们在各个节气交替时的气候变化中，要根据自身体质状况，采取相应的调摄方法，做到“饮食有节，脾土不泄。调息寡言，肺金自全。动静以敬，心火自定。宠辱不惊，肝木以宁。恬然无欲，肾水自足”。

二十四节气与《黄帝内经》

二十四节气养生中首先强调的是“天人相应”的思想。人生在天地之间、宇宙之中，所有的生命活动都与大自然息息相关，紧密相连，自然界的种种变化都会影响人体的生命活动。《黄帝内经》的各种论述都把人与自然看成一个整体，即“天有所变，人有所应”。

在养生的各个门类中，有人认为养生的最高境界是“生物钟”养生。将人比作浓缩了的大自然，随着昼夜交替四季变化，人的生理活动也进行着周期性的变化。这种周期节律早在《黄帝内经》中就有明确的阐述，《素问·六节藏象论》曰："五日谓之候，三候谓之气，六气谓之时，四时谓之岁。"从中我们可以看到年周期的确立是基于四时的。经文所说的"三候谓之气"，正好是我们说的一个季节，以此类推出一年四时（即二十四节气）。

《黄帝内经》认为生命与自然界息息相关，提出："天地合气，命之曰人"。意思是说自然界的阴阳精气是生命之源。《灵枢·本神》强调"顺四时而适寒暑"。《素问·四气调神大论》提出"春夏养阳，秋冬养阴"的四时顺养原则。《素问·上古天真论》提出"虚邪贼风，避之有时"，并明确提出抗老防衰的养生方法："法于阴阳，和于术数，饮食有节，起居有常，不妄作劳，故能形与神俱，而尽终其天年，度百岁乃去。"

二十四节气与养生

二十四节气虽然是节令气候的标志，但它提示给我们的不光是用来指导农业生产的方法，更重要的是在每一节气的变化进程中对人体的影响，这种影响与每个人的一生相始终。如何根据二十四节气的变化，观察机体、调养自身，是保证身体健康的基础。

人与自然是一个动态变化统一的整体，人体的脏腑功能活动、气血运行与二十四节气的变化都息息相关。所以在日常饮食和起居时一定要顺四时而适寒暑，充分利用四时之二十四节气变化的有利因素，抵抗自然变化中的不利因素，达到防病强身的目的。

人要很好地进行养生保健，就必须要顺从自然界的变化，遵循"天人合一"的传统养生理念，随着二十四节气的变化而相应地调整养生思维。

人生自胚胎之始，每个年龄阶段都存在着养生的内容。无论是未病之时、患病之际，还是病愈之后，养生都是不可或缺的手段。尤其在生活水平提高的今天，人们追求的是高品质的生活。这种高品质首先体现在身体的健康上，因为健康的体质是延长生命的保证。而二十四节气养生法，遵循自然规律，因时调理，方便经济，能收到事半功倍的效果。

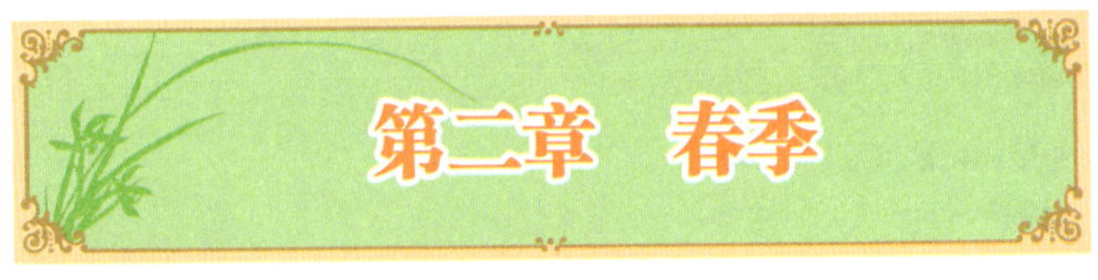

第二章　春季

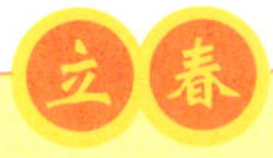

立春

节令特点

立春是春季开始的节气。每年2月4日或5日太阳到达黄经315度时为立春节气。“立”是开始之意，立春揭开了春天的序幕，表示万物复苏的春季的开始。随着立春的到来，人们明显地感觉到白天渐长，太阳也暖和多了，气温、日照、降水也趋于上升和增多。

健康提示

春季养生，就是要防病保健。特别是初春，天气由寒转暖，各种致病的细菌、病毒随之生长繁殖。温热毒邪开始活动，现代医学所说的流感、流脑、麻疹、猩红热、肺炎也多有发生和流行。为避免春季疾病的发生，在预防措施中，一要消灭传染源；二要常开窗，使室内空气流通，保持空气清新；三要加强锻炼，提高机体的防御能力。

饮食原则

饮食调养方面要考虑春季阳气初生，宜食辛甘发散之品，不宜食酸收之味。要选择一些柔肝养肝、疏肝理气的草药和食品，草药如枸杞、郁金、丹参、元胡等，食品选择辛温发散的大枣、豆豉、葱、香菜、花生等。

忌食食物：正月忌食羊肉，不得生食葱蒜，花生宜煮不宜炒。

节令美食

[香韭枸杞炒鸡蛋]

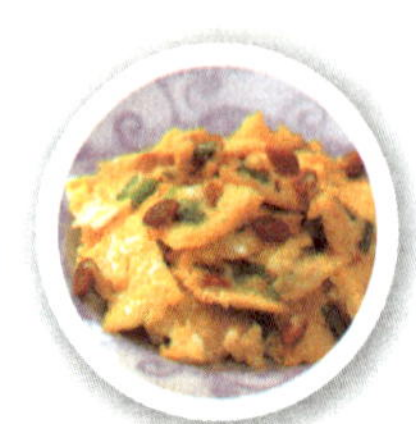

【材料】枸杞10克，鸡蛋2个，韭菜适量。

【调料】醪糟、盐各适量。

【做法】1. 韭菜洗净切段。2. 枸杞、鸡蛋、韭菜、醪糟及盐打匀，放入锅中炒熟即可。

[百合莲子红枣粥]

【材料】新鲜百合1头，莲子200克，大枣8颗，大米2杯。

【调料】冰糖1大匙。

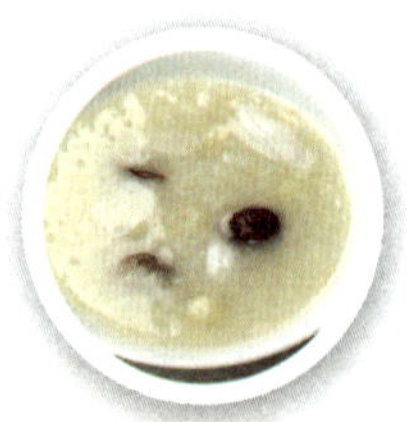

【做法】1. 大米淘净，加8杯水及大枣、莲子，以大火煮沸，煮沸后转小火至米粒熟软。2. 百合剥瓣，剔去老边，挑去杂质，洗净加入，转中火再煮沸一次，加冰糖继续煮3分钟即成。

节令起居

春季气温变化较大，天气乍寒乍暖，由于人体腠理开始变得疏松，对寒邪的抵抗能力有所减弱，所以初春时节特别是生活在北方地区的人不宜脱去棉服，年老体弱者换装尤宜审慎，不可骤减。《千金要方》主张春时衣着宜“下厚上薄”。《老老恒言》亦云：“春冻半泮，下体宁过于暖，上体无妨略减，所以养阳之生气。”

另外，要夜卧早起，注意室外活动，克服倦懒思眠状态，使自己的精神情趣与大自然相适应，力求身心和谐，精力充沛。

节令养生术——散步

立春时分不要进行高强度的剧烈运动，以避免由于过度活动和损耗而对人体养阳和生长产生不利影响。若运动量过大，则会损伤元气；且因出

汗过多，毛孔张开，易受风寒而诱发感冒。

春天的运动和其他季节不同，需要走进大自然，从舒缓的运动开始，重在养护。散步的时候最好选在日出之后或日落之时，不拘于形式，不要太快，顺其自然，不疲劳就好。边散步边做深呼吸，能振奋精神、兴奋大脑，使下肢矫健有力，特别适合体质比较好的中老年人和年轻人。散步是春天最普遍而实用的运动，对于改善心肺功能、降低血脂、提高身体代谢能力和增强机体免疫力、延缓衰老都有良好的作用。

散步在轻松简便中也有讲究：

◎**脚为先**。你每天给你的脚施加很大压力，因此一定要让你的双脚得到充分地休息，更要好好保护它们。散步时要穿一双纯棉运动短袜，以便更好地吸汗。然后为双脚选择一双富有弹性的运动鞋，挑选时要好好看看鞋底弹性和鞋弓强度，这样就能避免长期步行对足底组织可能造成伤害。

◎**抬头挺胸**。如果你走路的姿势过于拘束，或是相反，动作特别夸张（像竞走运动员那样使劲摆肘疾走），那愉快的散步就会变成痛苦的旅程了。正确的姿势是——抬头，向前看，不要盯着地面；脖子、肩膀和背部要放松，不要像参加阅兵式的军人似的肩背板直；臂肘微微有点弯曲，双臂自由摆动。

◎**走自己的路**。只有自由自在、不必照顾他人的行走才能更好地掌握步伐快慢。不要一开始就走得特别快，而应当在前5分钟里，由慢至快逐渐加快步伐，以便热身。然后在最后5分钟由快到慢放慢步伐。

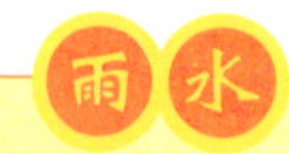

雨水

节令特点

每年2月19日前后，太阳到达黄经330度，为雨水节气。“斗指壬为雨水，东风解冻，冰雪皆散而为水，化而为雨，故名雨水。”雨水不仅代表降雨的开始，也表明雨量开始增多。《月令七十二候集解》中说：“正月中，天一生水。春始属木，然生木者必水也，故立春后继之雨水。且东风既解冻，则散而为雨矣。”

健康提示

雨水节气到来后，气温变化幅度较大，是全年寒潮过程出现较多的时节。忽冷忽热乍暖还寒的天气对人们的健康危害很大。因此，人们要注意预防感冒等早春流行疾病的发生，同时也要注意个人的保健。

饮食原则

雨水时节，饮食应以祛除风湿和调养脾胃为主，经常食用大枣、山药、蜂蜜、银耳、沙参等食物，如食用银耳核桃粥，可滋润脾胃；食用大枣羹，可补中益气、健脾生津等。雨水期间肝旺脾弱，故应少吃酸味的食品，多吃甘味食品，以养脾脏之气，因此要多吃韭菜、荠菜、茼蒿、山药、春笋、香椿、芋头、荸荠、萝卜、藕、豌豆苗、百合等食物。

雨水时节多风，常常出现口干舌燥、嘴唇干裂现象，所以在饮食上应多吃一些新鲜蔬菜和多汁的水果，如菠菜、芹菜、油菜、茭白、苋菜、车前草等蔬菜，苹果、香蕉、雪梨、菠萝、橘子等水果，补充维生素、矿物质和微量元素。

节令美食

[八宝豆沙芋泥]

【材料】芋头900克，豆沙110克，八宝料（葡萄干、桂圆肉、莲子、红枣、红豆、薏仁、花生仁各50克，橘饼2个)，年糕纸1张。

【调料】玉米淀粉1大匙，猪油3大匙，白糖适量，清水半杯，水淀粉2大匙。

【做法】1. 莲子、红枣、红豆放入热水中浸泡1小时，捞出沥干；橘饼切碎备用；芋头洗净切片，入锅蒸熟，取出，压成泥状，加入玉米淀粉1大匙，猪油3大匙，白糖50克搅拌均匀备用。2. 大碗中垫上年糕纸，放上全部八宝料，加入一半芋泥抹平，再加入豆沙，抹平，最后加入另一半的芋泥抹平，入锅蒸20分钟，取出扣在盘中。3. 锅中倒入白糖2大匙，清水半杯煮开，加入水淀粉2大匙勾芡，淋在八宝芋泥上即可。

[**冬瓜枸杞粥**]

【材料】冬瓜1块，枸杞1大匙，糙米半杯。

【调料】无。

【做法】1. 冬瓜连皮洗净后切成小块状；米洗净泡水1小时备用。2. 深锅内加入冬瓜块、糙米及3杯水，用大火煮开后，改小火慢煮至粥黏稠、冬瓜皮酥软，最后加入枸杞再煮5分钟。

节令养生术——健身球操

雨水时节降水开始增多，气温极易变化，出现“倒春寒”。因此在雨水时节前后，可减少室外活动，遇上雨或刮风等恶劣天气时，应采取室内活动的方式进行锻炼。健身球不为场地所限，是一种非常好的室内健身方式。

健身球作为一项新兴、有趣、特殊的体育健身运动，用途和优点很多：适合所有的人锻炼；健身效果良好，有很好的损伤恢复和康复功能；在锻炼时比较安全，不容易出现损伤；可以提高人体的柔韧、力量、平衡、姿态、心肺功能。

球操的适用群体很广泛。很多力量训练都不适合一些年龄较大、体质较弱的人，特别是那些心脏病、高血压患者，而做球操时运动者的心率保持在每分钟115～135次，人不会感到气喘，但消耗的热量达到每45分钟3000～6000卡路里。

对于初学者来说，球操有一定难度。但一边玩球，一边健身，可以让你更快摸清健身球的特性，掌握球操的技巧。当然，要把健身球练好非一日之功，需要好好练习才行。

>>球操——腿部及平衡能力训练

仰卧健身球上，并保持身体平衡，最好还是把双手分放两侧，当然熟练的人可以双手抱胸，而且最好是以上背部接触健身球然后慢慢抬起左腿，放下，抬右腿。慢慢地抬起可以锻炼腿部肌肉和平衡能力。

>>球操——手臂及肩部力量训练

将双腿放在健身球上，双手支撑，成俯卧撑形，并保持身体是一条直线。然后用双手移动，还原、重复。另外可以变形做俯卧撑练习，这个练习可以锻炼手臂及肩部力量。

>>球操——背部扩展训练1

动作过程：在开始训练之前应使膝部处于柔软位置以免受伤。腹部位于健身球上，把双手放在颈部，但不要把双手交叉结合，以免因为初次接触球未掌握好平衡感而滑倒。弓背挺起，上体尽量向上挺，到最高点时，静止1秒。然后慢慢回复。

呼吸方法：上体挺起时吸气，前屈时呼气。

注意要点：向上挺伸时应尽力收缩骶棘肌，动作不要过快。

>>球操——背部扩展训练2

在开始训练之前应使膝部处于柔软位置以免受伤。胸部放在球上，并将双手分别放在球两侧，慢慢移动球至腹部并双手及腿部伸直，使背部拉伸尽量成一个L形，还原、重复。这个动作可以有效锻炼背部肌肉。

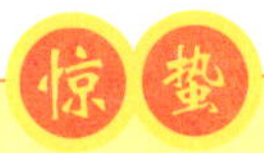

惊蛰

节令特点

每年3月5日或6日，太阳到达黄经345度时为惊蛰节气。惊蛰的意思是天气回暖，春雷始鸣，惊醒蛰伏于地下冬眠的昆虫。《月令七十二候集解》中说："二月节，万物出乎震，震为雷，故曰惊蛰。是蛰虫惊而出走矣。"

健康提示

中医学认为，春属木，入味为酸，对应五脏为肝，顺应自然界生长生发之规律，春季容易肝风、肝火妄动，易引起心脑血管病及高血压病。惊蛰处于冬春交替时期，气温变化幅度加大。要时刻注意气象台对强冷空气活动的预报，当心冷暖变化，预防感冒、流感和心脑血管疾病的发生。

饮食原则

春回大地，乍暖还寒，气候比较干燥，很容易使人口干舌燥、外感咳嗽。生梨性寒味甘，有润肺止咳、滋阴清热的功效。民间素有惊蛰吃梨的习俗，所以，梨特别适合在这个季节食用。

梨的吃法很多，比如生食、蒸、榨汁、烤或者煮水，特别是冰糖蒸梨对咳嗽具有很好的疗效，而且制作简单方便，平时不妨把其当作甜点食用。另外，咳嗽患者还可食用莲子、枇杷、罗汉果等食物缓解病痛，饮食宜清淡，油腻的食物最好不吃，刺激性的食物如辣椒、葱蒜、胡椒也应少吃。

春天肝气旺，易伤脾，故惊蛰季节要少吃酸，多吃枇杷、百合、银耳、莲藕、大枣、山药等食物以养脾。

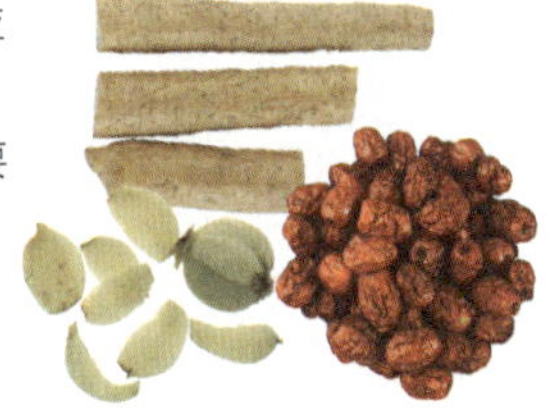

节令美食

[银耳糙米粥]

【材料】银耳18克，枸杞12克，青木瓜150克，糙米1杯。

【调料】盐适量。

【做法】1.银耳以水浸泡至软，去蒂，以手摘成小朵；青木瓜去皮及籽，切小丁备用。2.糙米洗净，放入锅内，加入8杯水煮沸后改小火，煮约10分钟后加入银耳及枸杞，再煮约5分钟后，加入青木瓜丁，继续以小火煮约15分钟，加盐调味后加盖闷约10分钟再食用。

[芦荟紫甘蓝炒百合]

【材料】食用芦荟100克，紫甘蓝200克，鲜百合100克，玉米笋1罐，葱姜末少许。

【调料】盐、味精、水淀粉、高汤、香油各适量。

【做法】1.将玉米笋倒出，沥净水分，然后用清水冲洗干净。2.芦荟去皮洗净，切成长条，倒入开水锅中煮熟，捞出沥干；鲜百合洗净，分成片状；紫甘蓝洗净，切丝。3.油锅烧热，下入葱姜末爆锅，加少许汤，放入芦荟、百合、紫甘蓝、玉米笋、盐炒匀，用水淀粉勾芡，调入味精，淋上香油即可。

节令养生术——伸懒腰

春天暖洋洋的阳光让人特别想睡觉，特别是下午，工作学习时间长了，人会感到疲乏。这时候伸个懒腰，就会觉得全身舒展。即使在不疲劳时，有意识地伸几个懒腰，也会觉得舒适。

为什么这样一个简单的动作有如此神奇的作用呢？伸懒腰时可使人体的胸腔器官对心、肺挤压，利于心脏的充分运动，使更多的氧气能供给各个组织器官。同时，由于上肢、上体的活动，能使更多含氧的血液供给大脑，使人顿时感到清醒舒适。

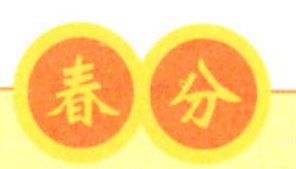

节令特点

春分，古时又称为“日中”“日夜分”，在每年的3月20日或21日，这时太阳到达黄经0度。据《月令七十二候集解》载：“二月中，分者半也，此当九十日之半，故谓之分。”另《春秋繁露·阴阳出入上下篇》载：“春分者，阴阳相半也，故昼夜均而寒暑平。”所以，春分的意思，一是指一天时间白天黑夜平分，各为12小时；二是古时以立春至立夏为春季，春分正当春季三个月之中，平分了春季。

健康提示

人在生命活动过程中，由于新陈代谢的不协调，可导致体内某些元素不平衡状态的出现，即有些元素的积累超量，有些元素的含量不足，致使早衰和疾病的发生。由于春分节气平分了昼夜、寒暑，人们在保健养生时，应注意保持人体的阴阳平衡状态。春分时节要保持轻松愉快、乐观向上的精神状态，还要坚持适当锻炼，定时睡眠，有目的地进行调养。

饮食原则

春分前后，应当根据自己的实际情况选择能够保持机体功能协调平衡的膳食，禁忌偏热、偏寒、偏升、偏降的饮食误区，如在烹调鱼、虾、蟹等寒性食物时，则必佐以葱、姜、酒、醋类温性调料，以防菜肴性寒偏凉，食后有损脾胃而引起脘腹不舒之弊；又如在食用韭菜、大蒜、木瓜等助阳类菜肴时常配以蛋类滋阴之品，以达到阴阳互补之目的。

节令美食

[木瓜猪骨花生煲]

【材料】木瓜500克，花生仁100克，排骨250克，红枣、姜片适量。

【调料】盐适量。

【做法】1. 木瓜去皮、籽，洗净切块；排骨洗净，切大块；花生仁洗净备用；红枣洗净去核洗净。2. 锅内放水，放入排骨、花生仁、红枣、姜片，用大火烧开，撇去浮沫，用小火煲1个小时。3. 加入切好的木瓜块，用小火煲20分钟，放盐即可。

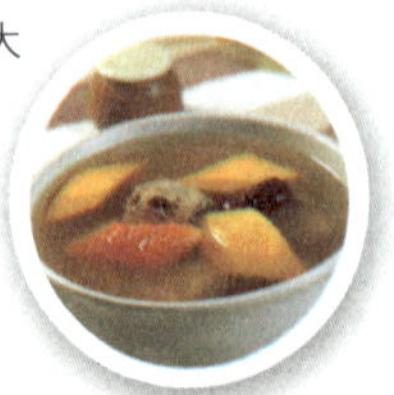

［**韭黄腰花**］

【材料】韭黄150克，猪腰1个，蒜蓉、葱花、姜丝各适量。

【调料】水淀粉、盐、味精、白糖、香油、胡椒粉各适量。

【做法】1. 韭黄洗净切段；猪腰剖开，去除白色腰臊，洗净，切十字花刀后横切成条，放入沸水中汆烫一下，去除血水，捞出控干水分。2. 将盐、味精、白糖、胡椒粉、水淀粉和香油放进碗里，再加少量鲜汤兑成芡汁备用。3. 锅内放油烧热，放入猪腰片，滑油至五成熟，捞出沥油。锅中留少许余油，放蒜蓉、葱花、姜丝、腰花、韭黄翻炒几下，调入芡汁炒匀即可。

节令养生术——放风筝

春分前后清气上升，微风飘荡，正是放风筝的好时节。中国有句古话叫“鸢者长寿”，意思就是说，经常放风筝的人寿命长。制作一只绚丽多彩、新颖别致的风筝也是一种创造，当人们眺望自己的作品摇曳万里晴空时，神态专注、欣慰、恬静，这种精神状态强化了高级神经活动的调节功能，促进了机体组织、脏器生理功能的调整和健全。双目凝视于蓝天白云之上的飞鸢，荣辱皆忘、杂念俱无，与保健气功的作用异曲同工，其效也符合中医学的修身养性之道。

在风和日丽的大自然中放风筝也是非常好的日光浴、空气浴。跑跑停停的肢体运动可增强心肺功能，增强新陈代谢，改善体质。此外，放风筝的群体性很强。筝友相聚，妙语连珠，破闷解难，精神愉快。“笑一笑，十年少”也是鸢者长寿的重要因素。

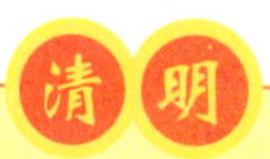

清明

节令特点

公历4月5日前后为清明节，视太阳到达黄经15度。在二十四个节气中，既是节气又是节日的只有清明和冬至，且清明影响相对更大更广。清明的原意是大自然已经到了转暖的时候，万物开始复苏，可以春耕播种了。

健康提示

古人说："食酸咸甜苦，即不得过分食。春不食肝，夏不食心，秋不食肺，冬不食肾，四季不食脾，如能不食，此五脏万顺天理。"清明节气时，一定要注意肝和肺的保养，对呼吸系统疾病尤其是花粉过敏症状也要重视。中医认为"久视伤血，久卧伤气，久立伤骨，久行伤筋，久坐伤肉"。这就要求我们平时保持乐观的心态，早睡早起，经常散步，多呼吸新鲜的空气。

饮食原则

清明节又称寒食节，即清明之日不动烟火，只吃凉的食品。

饮食调摄方面，须定时定量，不暴饮暴食，对形体肥胖者，须减少甜食，多食瓜果蔬菜。在降低摄入盐的同时，还应增加钾的摄入量，如多食用蔬菜、水果类食品。

节令美食

[美味拌白菜]

【材料】大白菜200克，黄豆干4块，辣椒2个，葱3根，蒜5瓣，香菜少许，去皮花生1大匙。

【调料】红油1大匙，味精、盐、白醋、糖各1小匙，香油1小匙。

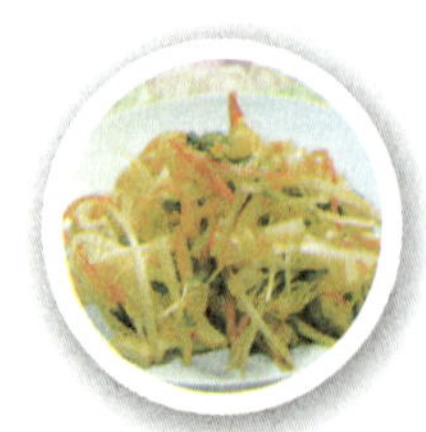

【做法】1. 大白菜切除叶部，只留梗部，切丝，加半小匙盐，抓腌 5 分钟，待白菜变软，冲去盐分，沥干水分。2. 豆干切丝，锅中入适量水烧开，将豆干丝汆烫 30 秒，捞出，待凉。3. 辣椒洗净，去子，切丝；葱洗净，切丝；蒜切末；香菜洗净，切末；花生压碎。将全部材料加调料略拌一下，即可食用。

[**什锦沙拉**]

【材料】胡萝卜 120 克，土豆 150 克，小黄瓜 100 克，火腿 40 克，鸡蛋 1 个。

【调料】胡椒粉、白糖、盐、沙拉酱各适量。

【做法】1. 将胡萝卜洗净煮熟后切小块状；土豆洗净去皮切片，煮 10 分钟后捞出压成泥状。鸡蛋煮熟，蛋白切粒，蛋黄压碎。2. 将黄瓜洗净切小块，用少许盐腌渍 10 分钟；将火腿切成小块。3. 将土豆泥拌入胡萝卜块、黄瓜块、火腿块及蛋白块。最后，放入胡椒粉、白糖、沙拉酱拌匀，撒上碎蛋黄即可。

节令养生术——踏青

春暖花开的清明时分，外出踏青对人体是有诸多益处的。如穿林过涧呼吸新鲜空气，可清肺健脾，增强心肺功能；攀山越岭，可舒筋活络，防止关节老化；疾步快走，可促进血液循环，预防动脉硬化；举目远眺，可以开阔视野，延缓视力退化；通过消耗身体热量，可以促进胃肠蠕动，改善消化功能，增进食欲等。

在气候适宜的春季，空气中的“长寿素”——负氧离子较多。据测定，在大城市的房间里，每立方厘米空气中只有40～50个负氧离子，郊野却有700～1000个，海滨和山谷则超过2000个。负氧离子对增进人体健康大有裨益，它不仅能杀死空气中的多种细菌，还可以调节大脑功能、促进血液循环和新陈代谢、提高人体抵抗力，还可以消除疲劳、振奋精神，并具有镇痛、镇静、镇咳平喘、降血压等功效，对于高血压、气喘病、神经衰弱、关节炎都有治疗作用。因此，也被称为“空气维生素”。

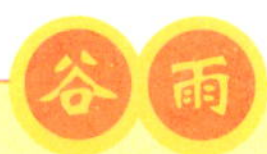

谷雨

节令特点

每年的4月20日前后，太阳到达黄经30度为谷雨节气。谷雨，有“雨水生百谷”的意思，是二十四个节气中的第六个节气，也是春季的最后一个节气。常言道“清明断雪，谷雨断霜”，我国大部分地区的平均气温都在12℃以上。谷雨后的气温回升速度加快，从这一天起，雨量开始增多。

健康提示

谷雨节气的气温虽以晴暖为主，但早晚仍有时冷时热之时，因此早出晚归的人更应加倍小心地呵护自己。

饮食原则

谷雨是春季的尾声，从中医养生来说，仍以养肝为主。此节气中人体的消化功能正处于旺盛时期，正是身体受补益的大好时机。但不能像冬天一样进补，而应适当食用一些具有补血益气功效的食物，这样不但可以提高身体素质，还能为安度盛夏打下基础。

暮春季节，应多吃时令蔬菜，如香椿、菠菜、黄豆芽、韭菜等。

香椿的叶、芽能健胃、理气、止泻、润肤、减肥，能提高机体免疫力。

菠菜有补血止血、利五脏、通血脉、止渴润肠、滋阴平肝、助消化、清理肠胃热毒的功效。注意，菠菜中草酸含量较高，最好用开水焯一下再食用。

吃黄豆芽可提高蛋白质的利用率，能增强人体抵抗病毒的能力。

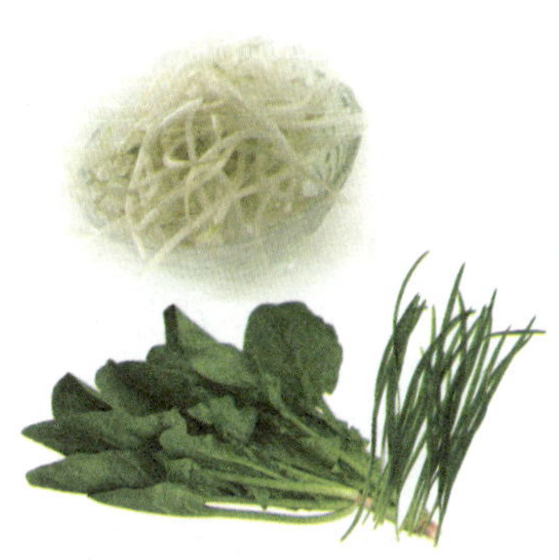

韭菜也是暮春时令食物，可补阳气，做黄豆芽时，就可以放些韭菜。

节令美食

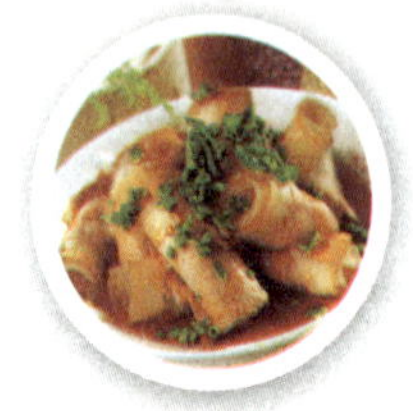

[**椿芽白肉**]

【材料】猪肉（后腿二刀肉）400克，香椿芽150克，莴笋1根。

【调料】甜酱油、辣椒油各1大匙，蒜泥3大匙，盐、味精各适量。

【做法】1. 猪肉刮洗干净，煮至八成熟，关火，再泡一下，使汤汁浸入肉内，捞出，斜刀片成长薄片。2. 香椿芽氽烫，去根，横切成粒；莴笋洗净，去皮，切成长薄片，加少许盐拌匀，沥去水分，铺在盘底，再将肉片码放在笋片上。3. 甜酱油、盐、味精、蒜泥、辣椒油拌匀，淋在肉片上，撒上香椿芽即成。

节令起居

谷雨后降雨增多，空气中的湿度逐渐加大，此时要通过人体内部的调节使内环境与外环境的变化相适应，保持正常的生理功能。早晚温差较大，外出应注意增减衣服。

谷雨为春季六节气之尾，随着气温升高，气候逐渐变暖，人的皮肤松弛，毛孔放大，皮肤末梢血管的供血量增加，这些导致中枢神经系统发生镇静、催眠作用，使身体困乏。民间所称的“春困”，就是由于季节变化所引发的一种生理现象。此时，调整好睡眠，对春季养生极为重要。

节令养生术——荡秋千

关于秋千，古人说“打个秋千不腰疼”。常做倒退运动，能使平时很少活动的腰部活动开，可以用于预防、治疗腰椎间盘突出。而荡秋千时，身体正是随着秋千前后摆动，处在前进和后退急速变化的状态之间，这样可以协调身体的平衡性，在快速变化中使腰部受到反复刺激，腹部肌肉有节律地收缩、放松，不知不觉中就增加了腰腹部力量。

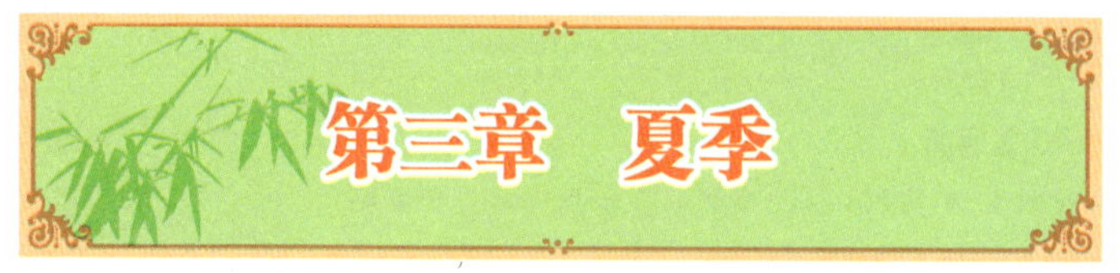

第三章 夏季

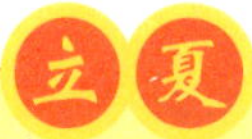

立夏

节令特点

每年5月5日或6日，太阳到达黄经45度为立夏节气。在天文学上，立夏表示即将告别春天，是夏天的开始。人们习惯上都把立夏当作是温度明显升高、炎暑将临、雷雨增多、农作物进入旺季生长的一个重要节气。

健康提示

立夏节气时人们常常衣单被薄，即使体健之人也要谨防外感，一旦患病，不可轻易运用发汗之剂，以免汗多伤心。老年人更要注意避免气血瘀滞，以防心脏病发作。故立夏之季，情宜开怀，安闲自乐，切忌暴喜伤心。

饮食原则

立夏之后，天气逐渐转热，饮食宜清淡。应以易消化、富含维生素的食物为主，大鱼大肉和油腻辛辣的食物要少吃，以免上火出现痤疮、口腔溃疡、便秘等病症。清晨可食葱头少许，晚饭宜饮红酒少量，以畅通气血。具体到膳食调养上，应以低脂、低盐、多维生素、清淡为主。立夏以后的饮食原则是“春夏养阳”，而养阳重在“养心”。养心可以多喝牛奶，多吃豆制品、鸡肉、瘦肉等，既能补充营养，又可达到强心的作用。平时多吃蔬菜、水果及粗粮，可增加纤维素、维生素C和B族维生素的供给，起到预防动脉硬化的作用。

节令美食

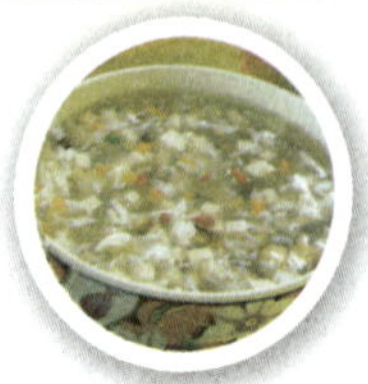

[**珍珠豆腐羹**]

【材料】豆腐 250 克，鸡胸肉、水发海参、黄蛋糕、水发玉兰片、菠菜各 20 克，鸡蛋清 1 个。

【调料】盐少许，水淀粉 50 克，酱油 10 克，味精、香油各少许，高汤 1 碗。

【做法】1. 鸡胸肉洗净切成 0.5 厘米见方的丁，加入鸡蛋清、盐、水淀粉拌匀；水发海参、黄蛋糕、玉兰片切成 0.8 厘米见方的丁；菠菜梗洗净切成丁，入沸水中略焯，捞出沥水。2. 炒锅内油烧至五成热，放入鸡胸肉丁滑油捞出。3. 锅内放入高汤，加入酱油、盐、味精，倒入鸡胸肉、海参、豆腐、黄蛋糕、水发玉兰片，沸后撇去浮沫，用水淀粉勾薄芡，淋香油出锅。

[**肉末苦瓜条**]

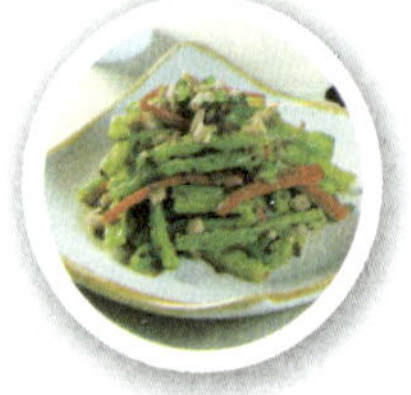

【材料】苦瓜 300 克，猪肉 200 克，青红椒 100 克，芽菜 50 克，姜末、葱末少许。

【调料】盐、料酒、香油、鸡精、豆瓣酱、白糖、酱油各适量。

【做法】1. 将苦瓜洗净、去籽和蒂，切成条，加入盐腌 30 分钟；猪肉剁成肉末；红椒切成丝；芽菜切碎。2. 锅内倒油烧至四成热，放入肉末，加料酒、豆瓣酱、葱末、姜末翻炒均匀，放入苦瓜条、芽菜末、青红椒丝，加入白糖、酱油、鸡精，淋上香油翻炒均匀。

节令起居

夏季日长夜短，气温高，人体新陈代谢旺盛，消耗也大，容易疲劳。因此，夏季保持充足的睡眠对于促进身体健康，提高工作、学习效率具有重要的意义。为了保证充足的睡眠，一是应做到起居有律；二是应注意卧室通风、凉爽；三是要保持平静的心境，力求“心静自然凉”；四是要有适当的午睡时间，夏季午睡可使大脑和身体各系统都得到放松，有利于下午的工作和学习，也是预防中暑的有效措施。

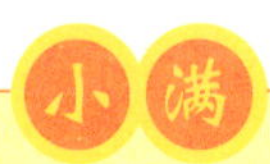

小满

节令特点

小满，其含义是夏熟作物的籽粒开始灌浆饱满，但还未成熟。每年5月21日或22日，视太阳到达黄经60度时为小满节气。从小满开始，北方大麦、冬小麦等夏收作物已经结果，籽粒渐见饱满，约相当乳熟后期，因此命名。

健康提示

小满节气正值五月下旬，气温明显增高，如若贪凉卧睡，必将引发风湿症、湿性皮肤病等疾病。小满节气是收获的前奏，也是炎热夏季的开始，更是皮肤病尤其是风疹的高发期。因此，在这个时节应多加注意天气变化，不要着凉受湿引发疾病。

饮食原则

小满时节，饮食调养上宜以清爽清淡的素食为主，常吃具有清利湿热作用的食物，如红小豆、薏苡仁、绿豆、冬瓜、丝瓜、黄瓜、黄花菜、水芹、荸荠、黑木耳、藕、胡萝卜、西红柿、西瓜、山药、鲫鱼、草鱼、鸭肉等；忌食甘肥滋腻，生湿助湿的食物，即动物脂肪、海腥鱼类、酸涩辛辣、性属温热助火之品及油煎熏烤之物，如生葱、生蒜、生姜、芥末、胡椒、辣椒、茴香、桂皮、韭菜、茄子、蘑菇、海鱼、虾、蟹各种海鲜发物、牛、羊、狗、鹅肉类等。

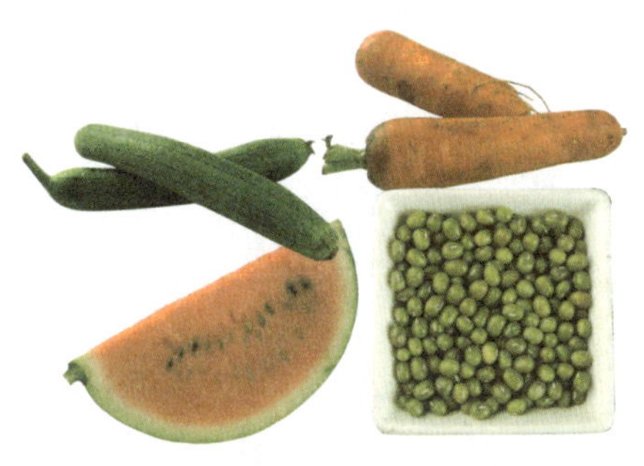

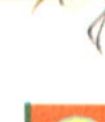

节令美食

[**带丝拌银芽**]

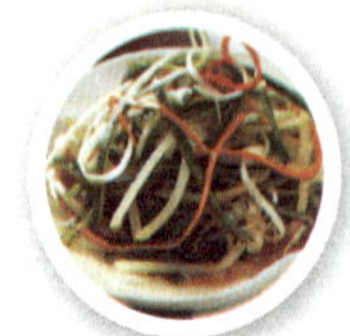

【材料】绿豆芽、海带丝各100克，胡萝卜30克，葱丝、红椒丝各少许。

【调料】盐适量，蚝油2大匙，香油1大匙，味精、花椒油、醋各少许。

【做法】1.海带丝加盐揉搓后，洗去黏液，汆烫后捞出沥干，晾凉，切成长段；绿豆芽去根部，汆烫，捞出晾凉；胡萝卜去皮洗净，切丝。2.将处理好的海带丝、绿豆芽、胡萝卜丝装入盘中，加入所有调料拌匀，最后撒葱丝、红椒丝点缀即可。

[**红小豆粥**]

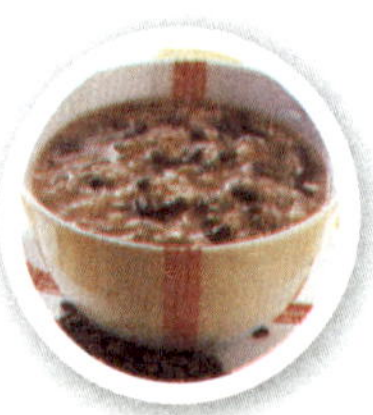

【材料】大米、红小豆各半杯，绿豆1/3杯。

【调料】冰糖适量。

【做法】1.红小豆、绿豆分别洗净，事先浸水半天；大米洗净沥干。2.煮滚12杯水，放入红小豆煮20分钟后，加入绿豆、大米继续煮30分钟，最后加入冰糖调味即可。

节令起居

由于夏天日长夜短、天气炎热，早上鸟鸣蝉噪，夜间蚊叮蝇爬，加之暑热袭人，人们往往夜间入睡迟、早上醒得早，不仅睡眠时间短，而且睡眠质量也不高。这就更需要通过午睡来补充夜间睡眠的不足。况且，由于中午是一天中最热的时候，人们中暑大多发生在中午前后，此时若能来个午睡，放松静养一下，会降低中暑的病发率。

午睡虽然时间短暂，但它所产生的效应却不容忽视。午睡不但可以补足必需的睡眠时间，使身体得到充分地休息，而且对改善脑部血供系统的功能、增强体力、消除疲劳、提高午后的工作效率具有良好的作用，同时午睡还具有增强机体防护功能的作用。此外，有资料显示，午睡还可大大降低脑出血的发病率。

节令养生术——游泳

随着人们健身意识的提高，游泳健身已成为当今时尚。但游泳不像其他运动那样单调，是一种凭借人体自身力量在水中运动的过程，并根据个人体能可快可慢、可紧可松。游泳是一项有氧运动，也是一项从头至脚都能得到锻炼的运动。游泳不仅深受年轻人的喜爱，也非常适合老年人锻炼，还可作为医疗康复的辅助治疗。

长期游泳，不仅能有效地防治颈椎、肩肘、关节、呼吸道及心肺疾病，并能使心脏体积呈现明显的运动性增大，收缩更加有力，血管壁增厚、弹性加大，而且在调节人体功能、增强人体免疫力、促进新陈代谢、强壮筋骨等方面都胜过药物作用。

长期坚持游泳锻炼有助于治疗老年心血管病。游泳使老年人恢复呼吸肌的力量，提高呼吸深度，增加肺活量，有助于预防呼吸系统疾病；游泳可提高体温调节的功能，增强对气候变化的适应能力；游泳可改善血液循环，提高代谢功能，增强肌肉力量和关节的灵活性。心脏病学专家指出，游泳能减少心脏病发病概率，因为游泳有加强心肺功能的效果。成年人的心跳数可通过持续游泳减少，缺乏运动的成年人心率每分钟70～75次，经常游泳者可减至每分钟40～50次。建议每周游泳3～4次，每次半小时，但患有心脏病的人不宜游泳。

由于游泳消耗体力较大，对于游泳的老年人来说，动作的幅度和频率也是应该注意的。一般老年人的动作较年轻人迟钝，所以在游泳时动作以缓慢为好，然后逐渐延长游泳的时间和距离。

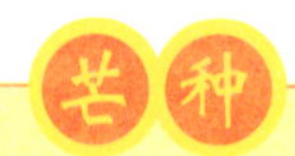

芒种

节令特点

每年的6月5日左右为芒种节气，此时太阳到达黄经75度。芒种，即麦类等有芒作物成熟的时期，抢收十分急迫，也正是夏播作物播种最忙的季节。

健康提示

在我国的江西省有谚语："芒种夏至天，走路要人牵；牵的要人拉，拉的要人推。"短短几句话，反映了夏天人们的通病——懒散。其原因是夏季气温升高，空气中的湿度增加，体内的汗液无法通畅地发散出来，即热蒸湿动，湿热弥漫，人身之所及，呼吸之所受，均不离湿热之气。所以，暑令湿胜，使人感到四肢困倦，萎靡不振。因此，在芒种节气里，人们要注意增强体质，避免季节性疾病和传染病的发生，如中暑、腮腺炎、水痘等。

饮食原则

芒种的饮食调养应以清补为原则，此时要多食蔬菜、豆类、水果，如菠萝、苦瓜、西瓜、荔枝、杧果、绿豆、红小豆等。这些食物含有丰富的维生素、蛋白质、脂肪、糖等，不但供给人体所必需的营养物质，还可提高机体的抗病能力。

当人体大量出汗后，不要马上喝过量的白开水或糖水，可喝些果汁或糖盐水。要防止血钾过分降低，适当补充钾元素还有利于改善体内钾、钠平衡。粮食以荞麦、玉米、红薯、大豆等含钾较高；水果以香蕉含钾最高；蔬菜以菠菜、苋菜、香菜、油菜、甘蓝、芹菜、大葱、青蒜、莴苣、土豆、山药、鲜豌豆、毛豆等含钾较高。

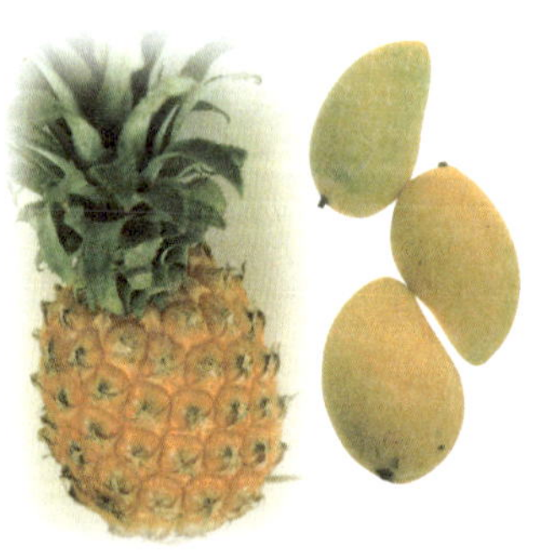

节令美食

[**凉拌菠菜蛋皮**]

【材料】菠菜 300 克，鸡蛋 2 个，葱丝、姜丝各适量。

【调料】盐、味精、水淀粉、花椒、香油各适量。

【做法】1. 菠菜择去老叶，劈开，洗去泥沙，捞出控水。2. 鸡蛋磕碗中，加盐、水淀粉搅匀，摊成蛋皮，切丝。3. 菠菜氽烫软，捞出，放冷水中过凉，挤净水分，加盐、味精、葱丝、蛋皮丝、姜丝拌匀。少许香油小火烧热，加花椒煸炒出香味，捞出花椒，将花椒油淋浇在菠菜上即成。

[**蟹柳拌紫甘蓝**]

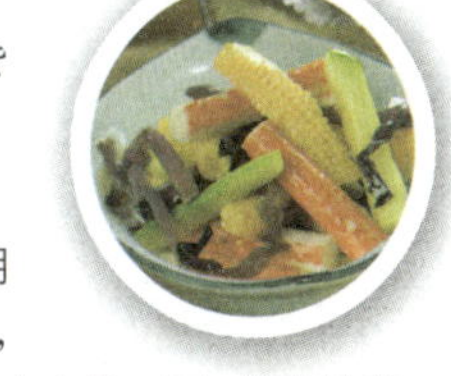

【材料】玉米笋 1 罐，黄瓜 50 克，蟹棒 50 克，紫甘蓝 50 克，红椒块少许。

【调料】盐半小匙，味精半小匙，葱油 1 小匙。

【做法】1. 将罐装玉米笋倒出，沥净水分，然后用清水冲洗干净。2. 黄瓜、紫甘蓝用清水冲洗干净，黄瓜切条，紫甘蓝切丝。3. 把玉米笋、蟹棒放入沸水中氽烫一下，捞出冲凉，备用。将玉米笋、紫甘蓝丝、黄瓜条、红椒块和蟹棒加入调料拌匀即可。

节令起居

起居方面，要晚睡早起，适当地接受阳光照射（避开太阳直射，注意防暑），以顺应阳气的充盛，利于气血的运行，振奋精神。夏日昼长夜短，中午小憩可助缓解疲劳，有利于健康。芒种过后，午时天热，人易出汗，衣衫要勤洗勤换。为避免中暑，芒种后要常洗澡，这样可使皮肤疏松，“阳热”易于发泄。但须注意一点，在出汗时不要立即洗澡。中国有句老话，“汗出不见湿”，若“汗出见湿，乃生痤疮”。

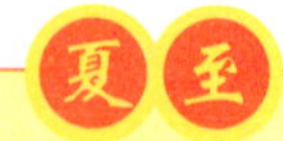

夏至

节令特点

每年的6月21日或22日为夏至日，太阳到达黄经90度。此时太阳直射北回归线，是北半球一年中白昼最长的一天，南方各地从日出到日落大多为14小时左右。夏至这天虽然白昼最长，太阳角度最高，但并不是一年中天气最热的时候。

健康提示

夏季要神清气和、心胸宽阔、精神饱满，对外界事物要有浓厚的兴趣，培养乐观外向的性格，以利于气机的通泄，即“心静自然凉”。每日温水洗澡，睡眠时不宜开电扇送风，有空调的房间，室内外温差不宜过大，更不宜夜晚露宿。

夏季运动最好选择在清晨或傍晚天气较凉爽时进行，场地选择在空气新鲜的地方，锻炼的项目以散步、慢跑、太极拳、广播操为好，不宜做过分剧烈的运动。出汗过多时，可适当饮用淡盐开水或绿豆盐水汤，切不可饮用大量凉白开；更不能立即用冷水冲头、淋浴，否则会引起寒湿痹证、黄汗等多种疾病。

饮食原则

夏季饮食宜清淡不宜肥甘厚味，要多食杂粮以寒其体，不可过食热性食物，以免助热；冷食瓜果当适可而止，不可过食，以免损伤脾胃；厚味肥腻之品宜少勿多，以免化热生风，激发疔疮之疾。中医认为夏至宜多食酸味，以固表，多食咸味以补心，味苦之物能助心气而制肺气。

夏令饮食有三鲜：地上三鲜为苋菜、蚕豆和杏仁，树上三鲜为樱桃、梅子和香椿。

家庭常见夏季时令菜有：凉拌莴笋、奶油冬瓜球、兔肉健脾汤、西红柿炒鸡蛋等。有清热解毒、生津除烦、健脾益气的功效。

有些地区吃红枣烧鸡蛋和黄芪炖鸡，以滋补身体，为投入紧张的秋季农业劳动做准备。还有些地区在夏令饮食中有吃大葱、大蒜的习俗，防治痢疾等肠道疾病。

西瓜、绿豆汤、乌梅小豆汤等虽为解渴消暑之佳品，但不宜冰镇食之。

节令美食

[银耳拌冬瓜]

【材料】冬瓜 250 克，银耳 20 克。

【调料】香油、盐、味精各适量。

【做法】1. 冬瓜去皮洗净，切片，入沸水中汆烫熟，捞出沥水。2. 银耳用水泡后，用开水略烫后撕开。3. 将冬瓜片和银耳一同放入大碗。加入香油、盐、味精拌匀即成。

[杏仁拌三丁]

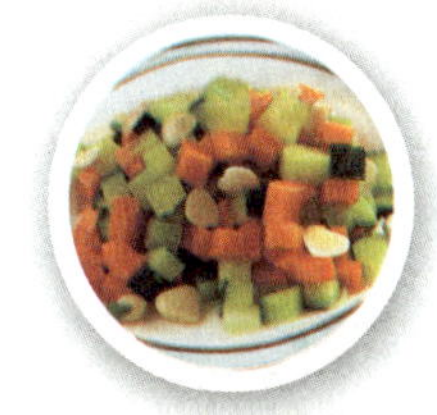

【材料】杏仁 100 克，西芹 200 克，黄瓜 1 根，胡萝卜适量。

【调料】盐、味精、香油各适量。

【做法】1. 杏仁洗净；黄瓜、西芹、胡萝卜均洗净切成丁。2. 水烧开，放杏仁、西芹、胡萝卜丁汆烫，捞出冲凉。3. 再加入黄瓜丁、盐、味精、香油拌匀即可。

节令起居

气温逐渐升高，不少人换上了夏装，专家提醒，放置了近一年的夏装一定要洗过、晒过再穿。阳光是天然的消毒剂，紫外线可以杀灭螨虫、细菌和病毒等多种有害物质。除贴身衣物外，不管是长期存放还是正在使用的床上用品都很容易滋生螨虫。即使是干净的被子，三个月以上没有晒过里面也会有螨虫。所以，被子、床垫以及沙发靠垫等都需要经常晾晒。

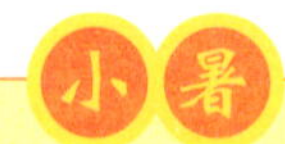

小暑

节令特点

每年7月7日或8日视太阳到达黄经105度时为小暑。暑，表示炎热的意思，小暑为小热，还不太热，全国大部分地区基本符合。

健康提示

小暑节气是人体阳气最旺盛的时候。“春夏养阳”，所以人们要注意劳逸结合，保护人体的阳气。“热在三伏”，因此，小暑时节人们应当减少外出以避暑气。

饮食原则

民间度过伏天的办法，就是吃清凉消暑的食品。俗话说：“头伏饺子二伏面，三伏烙饼摊鸡蛋。”这种吃法便是为了使身体多出汗，排出体内的各种毒素。天气热的时候要喝粥，用荷叶、土茯苓、扁豆、薏米、猪茯苓、泽泻等材料煲成的消暑汤或粥，或甜或咸，非常适合此节气食用。多吃水果也有益防暑，但是不要食用过量，以免增加肠胃负担。

节令美食

[**薏仁绿豆粥**]

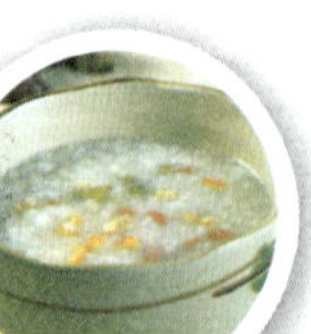

【材料】大米 150 克，绿豆 30 克，薏仁 20 克。

【调料】山楂、陈皮各 5 克，蜂蜜适量。

【做法】1.薏仁淘洗干净，放入水中泡一夜备用。2.绿豆、大米洗净用水泡 30 分钟；山楂、陈皮洗净装入纱布袋内备用。3.薏仁放入锅中加水煮 20 分钟，再放入绿豆、大米、纱布袋（内有山楂、陈皮），加水继续煮至成粥。最后加入蜂蜜调好味道即可。

[**腐皮银杏粥**]

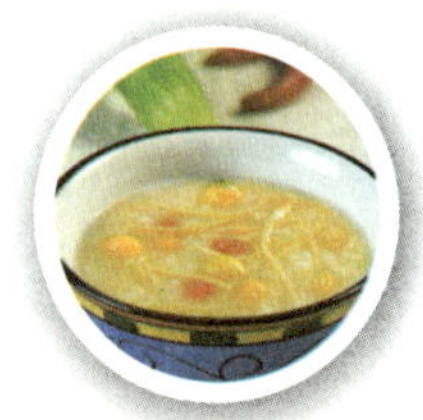

【材料】大米100克，腐皮100克，银杏50克，枸杞少许。

【调料】无。

【做法】1. 大米淘洗干净，浸泡30分钟。2. 腐皮用温水清洗后切成丝状；银杏去壳、去芯备用。3. 将上述材料一同入锅，大火煮沸后转小火熬成稠粥，加入枸杞即可。

节令养生术——摇扇子

在炎热的夏天，老年人若经常手摇扇子，不仅可以消暑，还能起到健身防病的作用。

>>摇掉肩周炎

摇扇子是一种需要手指、腕和局部关节肌肉协调配合的上肢运动。在天热的时候经常摇扇子，正是对上肢关节肌肉的锻炼，可以促进肌肉的血液循环，增强肌肉力量和各关节协调配合的灵活性。

>>远离热中风

热中风是盛夏季节的一种常见病，与使用空调不当的关系很大。若装有空调的房间温度调得太低，与外界气温相差悬殊，频繁出入房间，忽冷忽热，会使中老年人尤其是患有高血压、动脉硬化的中老年人脑部血液循环障碍而发生脑中风。而摇扇子可以减少使用空调时间，且对脑血管也是一种锻炼。

摇扇子是一种单侧肢体运动，不仅可锻炼肢体的关节肌肉，还可锻炼大脑血管的收缩与舒张功能。有学者研究发现，中风患者中，大部分是在右脑半球微血管破裂出血，而多数中老年人的脑萎缩却发生在左半脑。这是由于一般人长期习惯使用右手，左手运动较少，造成左脑半球锻炼有余而右脑半球锻炼不足造成的。

因此，老年人在热天应有意识地用左手摇扇，通过加强左手运动，活化右脑，改善左侧肢体的灵活性和肌体萎缩，还可以增强右脑半球血管的弹性，减少脑血管疾病的发生。

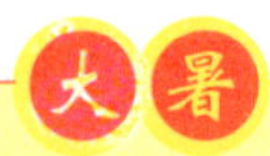

大暑

节令特点

每年的7月23日或24日，太阳到达黄经120度，时至大暑。大暑是一年里最热的时候，要注意防中暑。大暑是农历二十四节气中的第十二个节气。《月令七十二候集解》上说："暑，热也，就热之中分为大小，月初为小，月中为大，今则热气犹大也。"

健康提示

"稻在田里热了笑，人在屋里热了跳。"盛夏高温对农作物生长十分有利，但对人们的工作、生产、学习、生活却有着明显的不良影响，防暑降温尤其重要。大暑是阴暑的多发节气，阴暑多是因为贪凉、露宿太过、久卧空调房、通宵开电风扇、汗后冷水淋浴、大量饮用生冷甜腻食品引起的。

饮食原则

暑天，运用饮食的营养作用养生益寿，是减少疾病、防止衰老的有效保证。夏季的饮食调养以暑天的气候特点为基础，由于夏令气候炎热，易伤津耗气，因此常可选用药粥滋补身体。著名医家李时珍尤其推崇药粥养生，他说："每日起食粥一大碗，空腹虚，谷气便作，所补不细，又极柔腻，与肠胃相得，最为饮食之妙也。"药粥对老年人、儿童、脾胃功能虚弱者都是适宜的。所以，古人称"世间第一补人之物乃粥也""日食二合米，胜似参芪一大包"。可见药粥养生对人的重要性。药粥虽说对人体有益，但也不可通用，要根据每人的体质、疾病，选用适当的药物，配制成粥方可达到满意的效果。

大暑时节，脾脏旺盛，肝肾处于衰弱状态，饮食上要继续益肝补肾，养肺滋心。宜食苦瓜、莲藕等清热消暑的食物，忌食太多生冷凉食和辛辣香燥的食品，忌酒、葱、蒜等刺激性食物。

节令美食

[**秀菊苦瓜**]

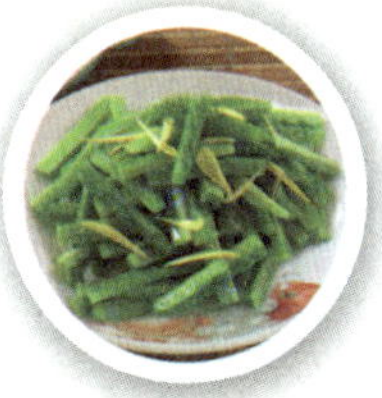

【材料】苦瓜300克，食用菊花1朵。

【调料】盐1小匙，味精、鸡精各半小匙。

【做法】1. 苦瓜去蒂、去籽，洗净切条，入沸水中汆烫，捞出晾凉，沥干水分。2. 油锅烧热，将苦瓜条滑炒至熟，加调料调好味，装盘，撒菊花花瓣即可。

[**荷叶莲藕炒豆芽**]

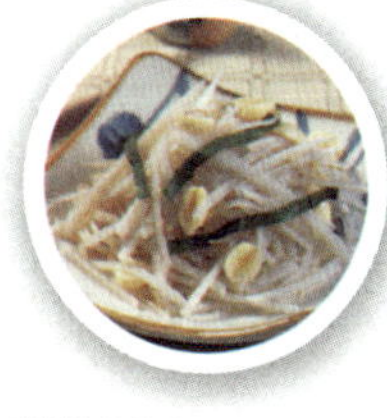

【材料】鲜荷叶200克，水发莲子50克，鲜藕100克，绿豆芽150克。

【调料】盐、水淀粉、味精各适量。

【做法】1. 将藕去皮洗净切成丝；水发莲子与荷叶加水煮汤备用，绿豆芽淘洗干净。2. 锅内放油烧热，放藕丝煸炒至七成熟，再加入莲子、绿豆芽稍翻炒。3. 放入荷叶莲子汤适量，煮开后加盐、味精调味。水淀粉勾薄芡即可。

节令起居

此节气中，炎热的程度到达高峰。中暑人数明显增多，当出现持续6天以上最高气温大于37℃时，中暑人数会急剧增加。天气太热，人们要以预防为主，常收听当地天气预报是十分必要的。在家也好，外出活动也好，应巧妙地避开最高气温时间段。中暑的诱发因素很复杂，但主要原因还是气温高。此节气是心血管疾病、肾脏及泌尿系统疾病患者的一大危险关头，所以患有这些疾病的患者，在此节气中要格外小心。

第四章 秋季

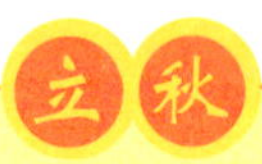

立秋

节令特点

每年8月7日或8日，视太阳到达黄经135度时为立秋节气，又称交秋。秋是肃杀的季节，预示着秋天的到来。历书曰：“斗指西南维为立秋，阴意出地始杀万物，按秋训示，谷熟也。”从这一天开始，天高气爽，月明风清，气温由热逐渐下降。有谚语说：“立秋之日凉风至。”即立秋是凉爽季节的开始。

健康提示

由于盛夏余热未消，立秋素有“秋老虎”之称。这种炎热的气候，往往要延续到九月的中下旬。因此，在这个节气中仍要注意防暑降温。

饮食原则

中医认为，酸味收敛肺气，辛味发散泻肺，而秋天宜收不宜散，所以此时要尽量少吃葱、姜等辛味之品，适当多食酸味果蔬。

《饮膳正要》记载：“秋气燥，宜食麻以润其燥，禁寒饮。”更有主张入秋宜食生地粥，以滋阴润燥者。总之，秋季时节，可适当食用芝麻、糯米、粳米、蜂蜜、枇杷、菠萝、乳品等柔润食物，以益胃生津。

节令美食

[白玉豌豆粳米粥]

【材料】粳米100克，豆腐200克，豌豆50克，胡萝卜半根。

【调料】盐1小匙。

【做法】1. 粳米洗净，清水浸泡1个小时；豆腐切小块；豌豆洗净。2. 胡萝卜洗净，入锅煮熟，捞出切丁。3. 锅内放入清水烧开，将粳米、豌豆、胡萝卜丁、豆腐块一起下锅，待再沸后，转小火煮成粥，加盐调味即可。

节令起居

立秋是凉爽季节的开始。经过一个炎炎夏日，抗暑消耗的体力需增加营养补充，人体必须要休息。传统医学认为：人体的生理活动要适应季节的变化。因此，秋季必须注意保养内守之阴气，凡起居、精神、运动等方面调摄皆要注意“养收”。应开始“早卧早起，与鸡俱兴”，早卧以顺应阳气之收敛，早起为使肺气得以舒展，且防收敛之太过。

同时，秋天是寒暑交替的季节，气候干燥、冷暖多变，人体一时难以适应，极易发生疾病或引起旧病复发。因此，入秋后必须注意保健防病。在多风的日子，注意多喝水。

节令养生术——秋季吐纳健身法

进入秋季，是开展各种运动锻炼的大好时机，每人可根据自己的具体情况选择不同的锻炼项目，这里给大家介绍一种秋季养生功，即《道藏·玉轴经》所载“秋季吐纳健身法”。

具体做法：清晨洗漱后，于室内闭目静坐，先叩齿36次，再用舌在口中搅动，待口里液满，漱练几遍，分三次咽下，并意送至丹田，稍停片刻，缓缓做腹式深呼吸。吸气时，舌舔上腭，用鼻吸气，用意送至丹田。再将气慢慢从口中呼出，呼气时要默念“哂”字，但不要出声。如此反复30次。秋季坚持此功，有保肺健身之功效。

处暑

节令特点

每年8月23日前后，视太阳到达黄经150度时为处暑节气，又称暑退。“处”含有躲藏、终止的意思，“处暑”表示炎热暑天结束了，它是反映气温变化的一个节气。

健康提示

处暑时节，“一场秋雨一场寒”的气候特征明显。昼热夜凉的气候，对人体阳气的收敛形成了良好的条件。处暑之时，人们的养生应注意以下几个方面。

◎不宜急于增加衣服。“春捂秋冻”，但夜里外出要增加衣服，以保护阳气。

◎夜晚睡觉应关好门窗，腹部盖薄被，防止秋风流通使脾胃受凉。

◎白天只要室温不高不宜开空调，可开窗使空气流动。

◎在秋分之前，雨前气温偏热，雨后气温偏凉，易引发人的风寒或风热感冒。

饮食原则

秋季正是各类瓜果蔬菜大量成熟上市的时候，瓜类蔬菜营养丰富，还具备一定的药用价值，在各类秋季蔬菜中含水量最高。瓜中糖含量少，而且几乎没有脂肪，不会让人发胖。这段时间尽量不吃萝卜（胡萝卜除外），萝卜主下气，此时人的中气不足，吃萝卜易伤中气。可吃温补食物，栗子味美质佳，是非常好的保健食品。脸无痘、面不红者若有吃辣味的习惯，可适当吃些辣椒、胡椒之类食物；主食以吃精白面补气为好；早晨可吃几颗红枣、桂圆；可适量吃些酸味食品，主收敛。

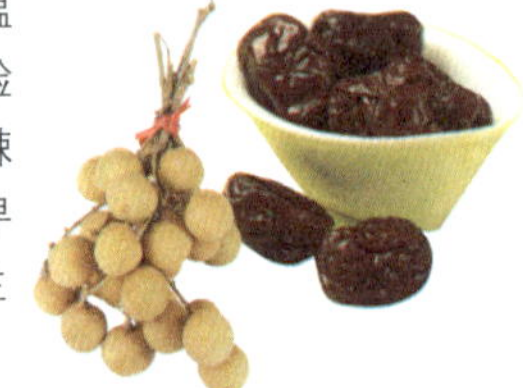

节令美食

[南瓜浓汤]

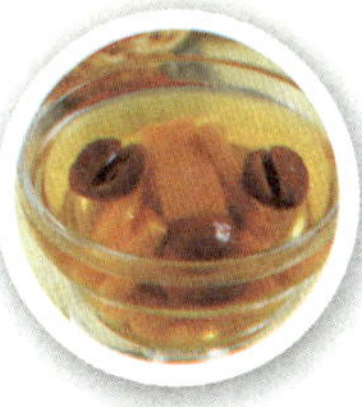

【材料】南瓜500克，红枣50克。

【调料】红糖少许。

【做法】1. 南瓜去皮，洗净，切成块状；红枣去核后洗净，备用。2. 将南瓜块与红枣放入锅中，加水煮烂，加红糖调味即可。

[栗子双菇]

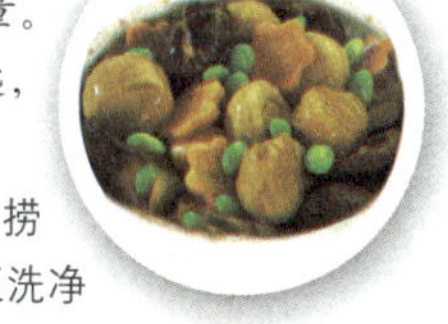

【材料】鲜栗子150克，香菇、蘑菇、笋片、青豆各适量。

【调料】蚝油1大匙，盐、糖各少许，淀粉1小匙，香油少许。

【做法】1. 栗子汆烫后去衣洗净，再入滚水煮熟，捞出沥干；香菇泡软去蒂蒸10分钟；蘑菇洗净；青豆洗净汆烫至熟。2. 热油锅放入蚝油、盐、糖及适量水煮滚，放入香菇及蘑菇改小火焖煮至入味。3. 加入栗子、笋片及青豆翻炒片刻，下淀粉勾芡，淋香油即可。

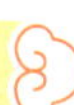

节令起居

处暑节气正是处在由热转凉的交替时期，自然界的阳气由疏泄趋向收敛，人体内阴阳之气的盛衰也随之转换。此时，起居作息也要相应调整，要早睡早起，注意改变夏季晚睡的习惯，尽量争取每天多睡一个小时，晚上10点前入睡最好，以提前进入防秋乏的“备战”状态。此外，还要适当午睡，利于化解困顿情绪。

处暑期间的气候特点是白天热，早晚凉，昼夜温差大，降水少，空气湿度低。在这样的环境下，人容易出现口鼻干燥、咽干唇焦的燥症。因而，衣服不要加得太多，忌捂，但也不能过凉。

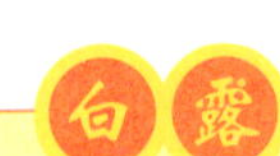

节令特点

每年公历的9月7日前后，视太阳到达黄经165度时为白露节气。阳气在夏至达到顶点，到了白露，阴气逐渐加重，清晨的露水随之日益加厚，凝结成一层白白的水滴，所以就称为白露。

健康提示

白露是八月的第一个节气，昼夜温差超过10℃，人们明显地感觉到炎热的夏天已过，凉爽的秋天到来了，可见白露实际上是天气转凉的象征。俗语云："处暑十八盆，白露勿露身。"这两句话的意思是说，处暑仍热，每天须用一盆水洗澡，过了十八天，到了白露，就不要赤膊裸体了，以免着凉。

饮食原则

白露时节秋高气爽，在饮食方面应该以润燥益气、健脾清肺为主，平时要注意多饮水，多吃蔬菜、水果，如橘子、香蕉等，但不宜食用西瓜等寒凉水果。

凡是因过敏引发的支气管哮喘的患者，此时应少吃或不吃海鲜、生冷炙烩腌菜、辛辣酸咸甘肥的食物，最常见的有带鱼、螃蟹、虾类、韭菜花、胡椒等，宜多食清淡、易消化且富含维生素的食物。哮喘患者不宜吃得过咸。

节令美食

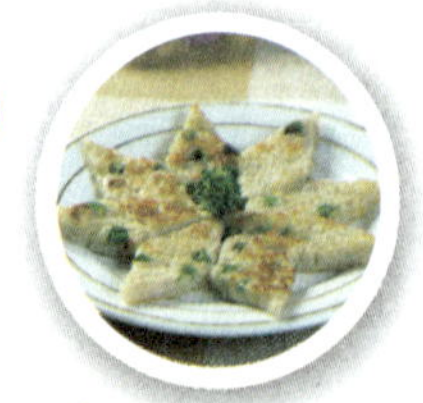

[香蕉薄饼]

【材料】香蕉1根，鸡蛋1个，面粉适量。

【调料】葱花、盐、味精各适量。

【做法】1. 把鸡蛋打匀，放入捣成泥的香蕉，加水和面粉调成面糊。2. 放些葱花、盐、味精，搅匀。3. 油锅烧热，放入少许油，将面糊倒入锅内摊成薄饼，煎至两面金黄就可以了。

[**水果藕粉**]

【材料】藕粉、桃、梨罐头各适量。

【调料】无。

【做法】1. 将藕粉用清水调匀成稀糊状。2. 水果切成极细的碎末待用。3. 锅内放水煮沸，放入藕粉糊用微火慢慢熬煮，边熬边搅拌，直到熬至透明为止。最后加入切碎的水果稍煮即成。

节令起居

白露时节，肺气清肃，此时勿使情绪波动太大，要保持情绪稳定，宁神定志，以免影响肺气。

此时虽然白天的气温仍可能超过30℃，但夜晚仍会较凉，日夜气温差较大，若下雨则气温下降更为明显。因此，要注意早晚添加衣被，不能袒胸露背，睡卧不可贪凉。所谓“白露勿露身，早晚要叮咛”，正是说的这个道理。

节令养生术——慢跑

白露后，运动量及运动强度可较夏天适当加大，可选择慢跑，以汁出但不疲倦为度，这样有助于机体内气血通畅。慢跑不仅能增强血液循环，改善心肺功能，还能改善脑部血氧供应。对于老年人来说，慢跑还有助于减慢心肺功能衰老，降低胆固醇，预防动脉硬化，有助于延年益寿。

慢跑要选择平坦的路面，不要穿皮鞋或塑料底鞋，如果在柏油或水泥路面上，最好穿厚底胶鞋。

慢跑时，全身肌肉要放松，呼吸要深长，缓慢而有节奏，可两步一呼、两步一吸，亦可三步一呼、三步一吸，宜用腹部深呼吸，吸气时鼓腹，呼气时收腹。慢跑时步伐要轻快，双臂自然摆动。慢跑的运动量以每天跑20～30分钟为宜，但必须长期坚持方能奏效。

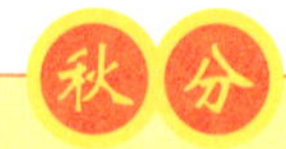

秋分

节令特点

秋分一般为每年的9月22日至24日。秋分之“分”为“半”之意，秋分的意思有：一是太阳在这一天到达黄经180度，直射地球赤道，因此这一天24小时昼夜均分，各12小时；全球无极昼极夜现象。

健康提示

因为秋分节气已经真正进入到秋季，作为昼夜时间相等的节气，人们在养生中也应本着阴阳平衡的规律，使机体保持“阴平阳秘”的原则。

因此，精神调养最主要的是培养乐观情绪，保持神志安宁，避肃杀之气，收敛神气，适应秋天平容之气。体质调养可选择我国古代民间九九重阳（阴历重阳节）登高观景之习俗，登高远眺，可使人心旷神怡，所有的忧郁、惆怅等不良情绪顿然消散。这是养生中的养收法之一，也是调节精神的一剂良方。

饮食原则

要尽量少食葱、姜等辛味之品，适当多食酸味甘润的果蔬。同时宜多选用百合、银耳、淮山药、秋梨、藕、柿子、芝麻、鸭肉等，以润肺生津、养阴清燥。

节令美食

[无花果雪梨银耳汤]

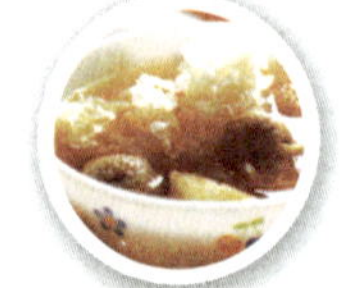

【材料】 无花果 50 克，梨 1 个，银耳 15 克，北沙参 10 克。

【调料】 冰糖 60 克。

【做法】 1. 梨洗净外皮去籽切块；银耳泡水至软，撕小朵汆烫一下，备用。2. 将无花果、梨块、北沙参、银耳放入锅内加水炖 30 分钟，加冰糖调味即可。

[银耳川鸭]

【材料】银耳 40 克，鸭肉 300 克，姜、葱末各 2 大匙。

【调料】料酒、盐、糖、酱油各适量，水淀粉 1 大匙，香油 1 小匙。

【做法】1. 银耳泡发，去蒂剪成小朵；鸭肉剁成小块，以 1 大匙料酒拌匀腌片刻。2. 锅内烧滚水，放入姜、葱末及银耳煮 5 分钟盛起。3. 鸭肉放入姜葱水内氽烫一下盛起，沥干水分放于银耳上，加入适量水，隔水蒸 30 分钟。4. 下少许油将料酒、盐、糖、酱油、水淀粉炒成芡汁料，煮滚后淋在鸭肉及银耳上，滴少许香油即成。

节令养生术——登山

入秋以后，气温有所下降，在经历了炎夏的酷暑和闷热后，人们备感秋日的凉爽和舒适。宜人的秋季也是锻炼身体的黄金季节，登山不仅可以调心养肺，提高内脏器官的功能，而且有利于增强各组织器官的免疫功能和身体对外界寒冷刺激的抵御能力。

根据个人自身的身体状况，选择登山地点。登山时间尽量避开气温较低的早晨和傍晚，登山速度要缓慢，上下山时可通过增减衣服来适应气温。

体质较弱或病后初愈，以及患有心血管病，如血压较高、心脏病患者、冠状动脉有供血障碍或供血功能较差者，头晕、胸闷、心悸的老年人都不宜进行登山运动。

登山时，上身向前倾，弯腰屈腹，稳步踏地前进。途中如果出现气喘、缺氧等症状时，不要勉强前进，可以在原地停歇，做10～15次深呼吸来缓解不适，直到呼吸恢复均匀后，再慢速前进。登山时不宜马上脱得太多，应待身体发热后，再脱下过多的衣服。

下山时，上身微微凸腹屈膝，重心稍向后移，步速宜缓慢，步幅小而稳妥。尽量避免在山中的冷风口逗留过长时间，以防身体着凉。

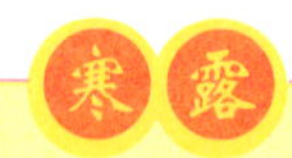

寒露

节令特点

每年10月8日或9日，视太阳到达黄经195度时为寒露节气。《月令七十二候集解》说："九月节，露气寒冷，将凝结也。"寒露的意思是气温比白露时更低，地面的露水更冷，快要凝结成霜了。

健康提示

寒露节气气候最大的特点是"燥"邪当令，而燥邪最容易伤肺伤胃。因此，常出现皮肤干燥，皱纹增多，口干咽燥，干咳少痰，甚至毛发脱落和大便秘结等症状。所以此节气养生的重点是养阴防燥、润肺益胃，同时要避免过度耗散精气津液。

饮食原则

饮食养生应在平衡饮食五味的基础上，适当多食甘、淡滋润的食品，既可补脾胃、养肺润肠，又可防治咽干口燥等症。水果有梨、柿、香蕉等；蔬菜有胡萝卜、冬瓜、藕、银耳等及豆类、菌类、海带、紫菜等。早餐应吃温食，最好喝热药粥，因为粳米、糯米均有极好的健脾胃、补中气的作用，像甘蔗粥、玉竹粥、沙参粥、生地粥、黄精粥等。中老年人和慢性病患者应多吃些红枣、莲子、山药、鸭、鱼、肉等食品。少吃辛辣刺激、熏烤等类食品，因为过食辛辣易伤阴精。

节令美食

[**木瓜脆藕**]

【材料】鲜藕 300 克，木瓜 50 克，青豆少许。

【调料】白糖 3 大匙，浓缩橙汁适量。

【做法】1. 将白糖加入适量清水放小锅内，用小火熬浓稠，加入浓缩橙汁

图书在版编目（CIP）数据

图解手足按摩祛百病 / 本书编委会主编. -- 北京 : 科学普及出版社, 2025. 5. --（国医养生堂）. --
ISBN 978-7-110-10953-3
Ⅰ. R244.1-64

中国国家版本馆CIP数据核字第2025UF0616号

策划编辑	卢紫晔　崔小荣
责任编辑	齐　放　曹小雅
封面设计	博悦文化
正文设计	博悦文化
责任校对	焦　宁
责任印制	李晓霖

出　　版	科学普及出版社
发　　行	中国科学技术出版社有限公司
地　　址	北京市海淀区中关村南大街16号
邮　　编	100081
发行电话	010-62173865
传　　真	010-62173081
网　　址	http://www.cspbooks.com.cn

开　　本	787毫米×1092毫米　1/32
字　　数	1400千字
印　　张	40
版　　次	2025年5月第1版
印　　次	2025年5月第1次印刷
印　　刷	小森印刷（天津）有限公司
书　　号	ISBN 978-7-110-10953-3 / R · 941
定　　价	300.00元（全20册）

切成圆片，与青豆均放沸水锅中汆水，捞出，
籽，洗净，切小方丁。3. 将藕片、青豆捞出，
上木瓜丁即可。

200 克，木耳 50 克，

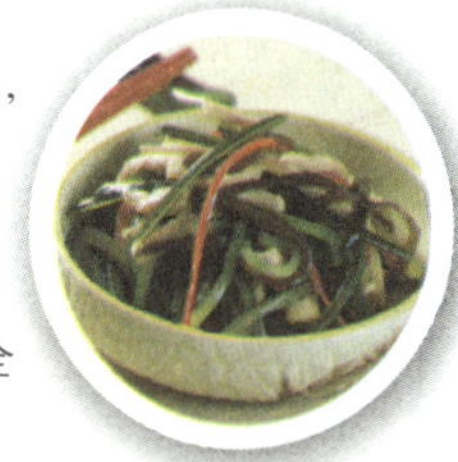

量。
焯熟。2. 海带、莴笋、
水稍焯一下。3. 将全
F香油即可。

大，要调整作息时间，早睡早起，注意添加衣
加强体育锻炼，做好防寒准备，预防感冒。

水浴

的是在初春时乍暖还寒，不要急于减少衣
天不必急于增加衣服，不妨冻一冻。“秋
过渡到秋凉，提高人体对气候变化的适应

留在穿衣上，更要适当地进行冷水浴锻
增强抗寒能力的同时，减少感冒等疾病

20℃左右开始，逐渐降到5℃左右。
不可太猛，时间不宜太长，适可而止。
渐渐降到用自来水洗浴。
每个人都适合。

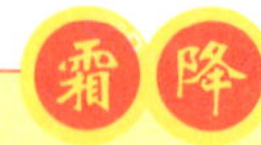

霜降

节令特点

一般每年公历的10月23日，太阳到达黄经210度时为霜降节气。霜降表示天气更冷了，露水凝结成霜。据《月令七十二候集解》：“九月中，气肃而凝，露结为霜矣。”

健康提示

秋凉之后，昼夜温差变化大，是脾胃病高发季节，特别是溃疡患者更易复发，因此这个时节应格外注意调停脾胃。尤其是患有慢性胃炎或十二指肠溃疡的人，要特别注意胃部的保暖，适时增添衣服，夜晚睡觉盖好被褥，以防腹部着凉而引发胃痛或加重旧病。

饮食原则

霜降是秋季的最后一个节气，也是秋季到冬季的过渡时节，此时阴气更甚于前，植物开始凋零。霜降之后，气温降低，饮食调理上应强调平补，也就是“不凉不热”，具体来说就是要多吃些“性较和平、补而不燥、健脾养血”的食物。

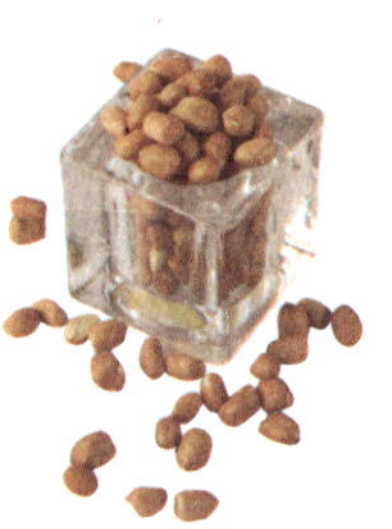

霜降养生饮食：全麦面、小麦仁、豆芽、豆浆、花生、芝麻、红薯、山药、南瓜、萝卜、白菜、洋葱、莲菜、百合、木耳、梨、苹果、葡萄、枸杞、大枣、橄榄、甜杏仁、甘蔗、蜂蜜、鸭蛋、蒸鸡蛋羹等。

节令美食

[**素炒什锦**]

【材料】芹菜1根，胡萝卜1/4根，豆腐干2块，菠菜3根，黄瓜1根。

医养生堂

摩祛百病

编委会◎主编

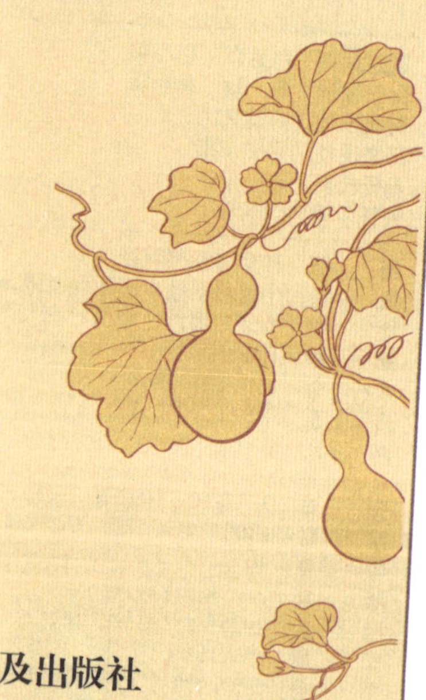

及出版社

京·

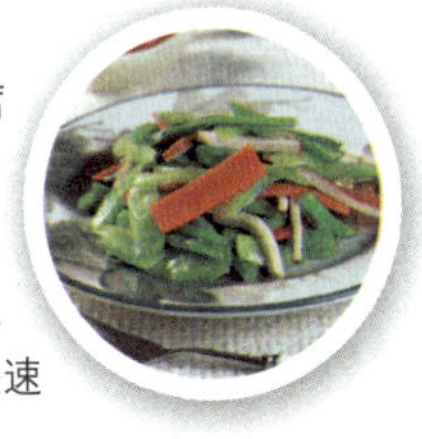

【调料】盐、味精各适量。

【做法】1. 芹菜洗净，切成段，胡萝洗净切片，豆腐干洗净切条，菠菜切段，黄瓜切片。2. 将切好的芹菜、豆腐干、菠菜分别投入沸水锅中焯后备用。3. 上锅放油烧热，先投入胡萝卜片多炒几下，再放入黄瓜、芹菜、豆腐干、菠菜，加入盐和少许清水，用旺火快速翻炒，加入味精出锅即可。

节令起居

为了增强身体各组织器官的免疫功能和抗寒能力，很多人都习惯在秋季进行户外锻炼，并根据“春捂秋冻”的原则，在秋季尽量少添衣物。然而，“秋冻”自有一番道理，但人们切不可过于贪凉，秋天的早晚气温较低，应根据户外的气温变化来增减衣服。锻炼时应在身体发热后，才能脱下过多的衣服；锻炼后切忌穿着汗湿的衣服在冷风中逗留，以防身体着凉。

节令养生术——倒走

人走路都是向前行的，在特定的情况下，“倒行”俗称“退着走”，与“倒立”“爬行”“赤脚”“饥饿”“长啸”“冷水浴”等一样，都属反常态行为。这些行为不仅能起到一般的健身作用，同时对人体的不同器官或部位还能起到独特的医疗保健作用，医家称为“反常态疗法”。

倒行与向前行方向相反，走动时动用的筋骨、肌肉群也不相同。倒行能加强腰脊肌、踝膝关节周围的肌肉韧带和股四头肌以及颈椎关节等部位的血液循环，起到舒筋活络、强身健骨的作用。如能持之以恒坚持锻炼，就能使颈椎病、腰酸腿疼、肌肉萎缩、关节风湿等病症得到不同程度的缓解，取得良好的防治效果。

倒行比正常行走的心率加快15%，氧气消耗量高出31%，血液中的乳酸含量也更高。因为倒行改变了人生理行走的常态，由于本能的害怕和紧张，大脑兴奋度和肌肉紧张程度都会大幅增加，不知不觉消耗了更多的能量。

倒行应选择车少人少的宽阔地，在倒行中，脖子还可轻轻左右扭转，步履大小快慢适度，两手自然摆动，全身放松。运动应循序渐进，量力而行。

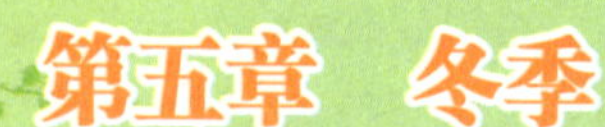

第五章　冬季

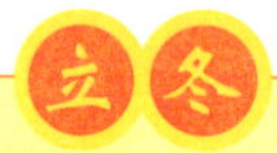

立冬

节令特点

立冬节气在每年的11月7日或8日，太阳已到达黄经225度。我国古时民间习惯以立冬为冬季的开始，《月令七十二候集解》说“立，建始也”，又说“冬，终也，万物收藏也”。

健康提示

按我国传统民间习惯，立冬节气时自然界阴盛阳衰，各物都潜藏阳气，以待来春。“寒”是冬季气候变化的主要特点，冬季除了要注意防寒保暖，营养也应以增加热能为主。

饮食原则

冬令进补，是国人数千年的习俗，立冬是一个十分重要的节气，又是人们进补的最佳时期。每逢这天，南北方人都以不同的方式进补山珍海味，说是只有这样，到了寒冷的冬天，才能抵御严寒的侵袭。立冬养生要注意一个“藏”字，达到敛阴护阳、养精蓄锐的目的。冬季需要“先天之本”——肾脏来保证生命活动的正常运转，此节气必须防寒养肾。

古人认为天转寒冷，要补充身体营养。食人参、鹿茸、羊肉及鸡鸭炖八珍等是较流行的补冬方式。也有的中药店推出十全大补汤，即用十种滋补的中药炖鸡或其他肉类做成的补品。

节令美食

[蜜烧红薯]

【材料】 红心红薯500克，红枣、蜂蜜各100克。

【调料】 冰糖50克。

【做法】 1. 红薯洗净，去皮，切块，再削成鸽蛋形；红枣洗净去核，切末。2. 炒锅上火，放油烧热，下红薯炸熟，捞出沥油。3. 炒锅去油置大火上，加入清水300克，放冰糖熬化，放入过油的红薯，煮至汁黏，加入蜂蜜，撒入红枣末拌匀，再煮5分钟，盛入盘内即成。

[板栗红枣烧羊肉]

【材料】 羊肉200克，红枣100克，板栗100克，葱末少许。

【调料】 盐1小匙，白糖、番茄酱各半大匙，淀粉适量，醋2小匙。

【做法】 1. 羊肉、红枣洗净，羊肉切块，红枣去核；把红枣和板栗同放入滚水中汆烫过，备用。2. 油锅烧至五成热，将羊肉块裹上淀粉放入锅中炸熟。3. 锅内留余油，放入羊肉块、红枣、板栗翻炒，再加入盐、白糖、醋、番茄酱烧至入味，淋上明油，撒上葱末即可。

节令起居

冬季起居养生应注意以下几点。一是穿衣要讲“衣服气候”，指衣服里层与皮肤间的温度应始终保持在32～33℃。这种理想的“衣服气候”，可缓冲外界寒冷气候对人体的侵袭。二是要注重双脚的保暖。由于脚离心脏最远，血液供应少且慢，因此脚的皮温最低。中医认为，足部受寒，势必影响内脏，可引致腹泻、月经不调、阳痿、腰腿痛等病症。三是冬季定时开窗换气有利于身体健康。四是蒙头睡觉不可取。冬天蒙头睡觉极易造成缺氧而致胸闷气短。五是夜间忌憋尿。由于冬夜较长，长时间憋尿，会使有毒物质积存而引起膀胱炎、尿道炎等。

节令养生术——泡脚

现在人们的居住条件改善了，很多人家里都有淋浴设施，可以随时洗澡，也顺便把脚一起洗了，因此很多人不明白，为什么要强调泡脚呢?

>>第一，促进血液循环

脚自古就有人体的第二心脏之说。从养生理论看，脚离人体的心脏最远，而负担最重，因此，这个地方最容易血液循环不好，医学典籍记载："人之有脚，犹似树之有根，树枯根先竭，人老脚先衰。"尤其是对那些经常感觉手脚冰凉的人，泡脚是一个极好的方法。

>>第二，刺激足部的穴位、反射区和经络

很多人都做过足疗，按摩师点压我们的脚时，我们会感觉疼痛、酸胀，这种情况基本上可以说明我们相应的反射区脏腑有问题。所以，当我们做完足底按摩后，会感觉浑身轻松。同时，我们脚上有6条主要的经络，包括3条阳经（膀胱经、胃经、胆经）的终止点和3条阴经（脾经、肝经、肾经）的起始点，都在脚上，因此，泡脚也等于刺激了这6条最主要的经络。

>>第三，对很多疾病的治疗，有很好的辅助作用

人们常说一句话："富人吃补药，穷人泡泡脚。"可见泡脚的作用很大。尤其是现代社会，空调的大量使用，再加上人们普遍爱吃凉的食物，导致体内多寒湿，通过泡脚，可以加速体内排寒。

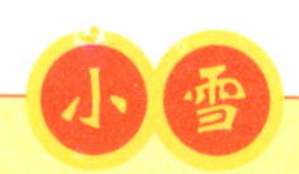

小雪

节令特点

每年11月23日或24日，视太阳到达黄经240度时为小雪节气。《月令七十二候集解》：“10月中，雨下而为寒气所薄，故凝而为雪。小者未盛之辞。”这个时期天气逐渐变冷，黄河中下游平均初雪期，基本与小雪节令一致，虽然开始下雪，一般雪量较小，并且夜冻昼化。

健康提示

寒冷会诱发心肌梗死、中风的发生，使溃疡病、风湿病、青光眼等症状加剧。小雪时节患者应注意防寒保暖，特别是预防大风降温天气对机体的不良刺激，备好急救药品。

饮食原则

小雪节气的前后，天气时常是阴冷晦暗光照较少，此时容易引发或加重抑郁症。这个季节宜吃的温补食品有羊肉、牛肉、鸡肉等。这个季节宜吃的益肾食品有腰果、芡实、山药、栗子、白果、核桃等。还应该多吃一些富含维生素C的新鲜蔬菜和水果，以及富含B族维生素的豆类、乳类、花生和动物内脏等，以增强身体抗寒能力，增强大脑功能，稳定情绪。

节令美食

[栗子烧鳗鱼]

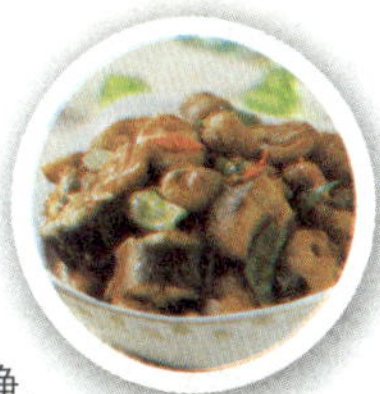

【材料】鳗鱼400克，栗子200克，葱2根，姜1片，红辣椒半个，豌豆荚40克。

【调料】白胡椒粉1小匙，糖1大匙，米酒2大匙，酱油2大匙。

【做法】1. 葱洗净，去根部，切段；红辣椒去蒂及籽，洗净、切片；姜洗净；豌豆荚撕去老筋，洗净、氽烫备用。2. 栗子洗净泡水 30 分钟，以牙签挑除褐色皮膜，入锅蒸 30 分钟取出。3. 鳗鱼洗净切小段，擦干水，放入热油锅中略炸至表面紧缩，捞出，沥干油分。4. 油锅烧热，放入葱、姜及红辣椒爆香，加入调料和适量水煮开，放入鳗鱼及栗子以中小火煮至汤汁收干，放入豌豆荚即可盛出。

[**小炒羊肉**]

【材料】羊肉 300 克，莴笋 100 克，木耳 30 克，泡椒 1 个，泡姜 1 小块，葱 1 根，蒜半头。

【调料】盐、水淀粉适量，料酒、酱油各 1 大匙，味精 1 小匙。

【做法】1. 莴笋去皮洗净，切菱形片，稍加点盐腌一下，沥干水分；木耳用温水泡发，淘洗干净，用手撕成小块；羊肉洗净切片，加盐、水淀粉适量，料酒、酱油各 1 大匙拌匀略腌。2. 葱择洗干净，切段；蒜去皮，切片；泡椒、泡姜分别切片。3. 锅内放油烧至七成热，放入羊肉片滑散，再下入姜、蒜、泡椒、葱段炒香。4. 最后放入木耳、莴笋片炒断生，加入适量盐和味精 1 小匙炒匀，装盘即可。

节令起居

冬日阳气肃杀，夜间尤甚，要“早卧迟起”。早睡以养阳气，迟起以固阴精。更需注意的是，冬季室内空气污染程度比室外严重数十倍，应注意常开门窗通风换气，以保持空气清新，健脑提神。

节令养生术——楼梯运动法

冬天遇上风雪天气，户外活动难以进行，这时不妨采取室内体育锻炼，其中楼梯运动不失为一项很好的选择。

俗话说：“人老先从腿上起”“人老先老足”，这些话有理有据。爬楼梯比起在平地上走或跑的运动量大好几倍。

爬楼梯不仅可使髋关节的活动幅度增大，而且能使下肢肌肉的韧带、肌腱的弹性得到锻炼，以达到强筋壮骨的效果。据测定，一个人在静坐时消耗能量为100千卡/小时，散步为200千卡/小时，游泳为550千卡/

小时，而跑蹬楼梯为1000千卡/小时，这样大的能量消耗，不失为减肥健身的灵丹妙药。

爬楼梯时要弯腰屈膝，抬高脚步，两臂自然摆动，尽可能不要抓扶手。每秒钟爬一级，连续爬4～5层，每次练习往返2～3趟。每趟之间可稍作休息。开始阶段每次练习5分钟左右为宜。待身体适应后，可逐渐加快速度，每秒钟两级，并增加往返次数，时间为10分钟左右。

爬楼梯的好处有以下几点。

◎增强心肺功能，使血液循环畅通，保持心血管系统健康，防止高血压的发生。

◎消耗热量多，预防肥胖。据测算，在相同时间内爬楼梯消耗的热量比打羽毛球多2倍，比打乒乓球多4倍，比步行多3倍，基本与登山消耗热的量相同。

◎有助于保持骨关节的灵活，避免僵化现象出现，增强韧带和肌肉的力量。

◎爬楼梯消耗体力大，人容易饥饿，食欲变好了，这样能增强消化系统功能。此外，由于腹部反复用力，使得肠蠕动加剧，能够有效防止便秘发生。

◎使神经系统处于最佳休息状态，有利于睡眠，避免焦虑。

当然，在参加这项运动时，要讲科学，量力而行，循序渐进，不可鲁莽蛮干，尤其是那些膝关节、韧带、软组织损伤、有炎症者不适合这一项目。关节炎及心肺功能不佳者，爬楼梯应量力而为。尤其膝关节炎患者，爬楼梯最好只上楼不下楼，以减少对膝关节的伤害；而心肺疾病患者爬楼梯时，则应注意保持呼吸顺畅，若有任何不适，应暂停爬楼梯，休息后再走，采取渐进式爬楼梯以减少运动引起的不良反应。

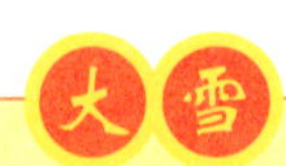

大雪

节令特点

大雪节气在每年的12月7日或8日，其时视太阳到达黄经255度。大雪的意思是天气更冷，降雪的可能性比小雪时更大了，并不指降雪量一定很大。

健康提示

大雪节气后，我国北方开始出现大幅降温降雪天气，有些疾病的发生与不注意保暖有很大关系，中医认为，人体的头、胸、脚这三个部位最容易受寒邪侵袭。俗话说“寒从脚下起”，脚离心脏最远，血液供应慢而少，皮下脂肪较薄，保暖性较差，一旦受寒，会反射性地引起呼吸道黏膜毛细血管收缩，使抗病能力下降，导致上呼吸道感染，因此，数九严寒脚部的保暖尤应加强。老年人在雪天应减少户外活动，谨防摔伤。

饮食原则

我国有“冬天进补，开春打虎”的说法。冬令进补能提高人体免疫力，改善畏寒的现象，还能调节物质代谢，贮存能量，有助于体内阳气的升发，俗话说“三九补一冬，来年无病痛”。此时宜温补助阳、补肾壮骨、养阴益精。冬季食补应供给富含蛋白质、维生素和易于消化的食物，吃火锅是个不错的选择。冬季时，西北地区天气寒冷，进补宜大温大热之品，如牛肉、羊肉等；而长江以南地区虽已入冬，但气温较西北地区要温和得多，进补应以清补甘温之味，如鸡、鸭、鱼类；地处高原山区，雨量较少且气候偏燥的地带，则应以甘润生津之品的果蔬、冰糖为宜。

红薯扣酱骨、枸杞肉丝、火腿烧海参、蒜泥白肉、木耳冬瓜三鲜汤等是此时节不错的选择，不仅滋补强身，而且简单易做。

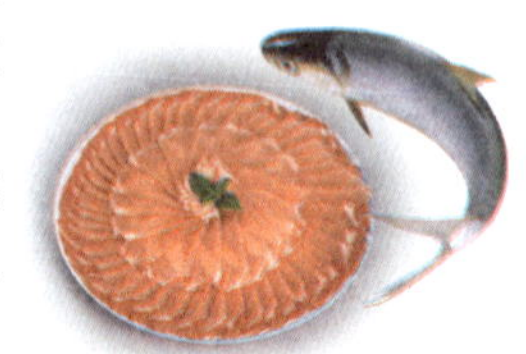

节令美食

[红薯扣酱骨]

【材料】红薯 200 克，排骨 300 克，香菇 1 朵，葱段、姜片各适量。

【调料】海鲜酱、生抽、老抽、白糖、料酒各适量。

【做法】1. 将红薯切成块，香菇洗净去蒂，排骨剁成 3 厘米长的段，用葱段、姜片、海鲜酱、生抽、老抽、白糖、料酒腌制入味后，再捡出葱段、姜片。2. 将香菇铺在较深的大碗底部，排骨贴着碗边围一圈，再将红薯块码放在中间。 3. 将腌排骨的调味汁倒入大碗内，再加入少量清水，盖上盖子，放进微波炉用中高火加热 20 分钟，倒出汤汁，将菜扣在盘子上，再淋上少许汤汁即可。

[蒜泥白肉]

【材料】带皮猪五花肉 500 克，蒜末 2 大匙，葱段适量，姜数片，莴笋、葱花各少许。

【调料】辣椒油、料酒各 2 大匙，盐半大匙，味精、白糖、酱油、美极鲜味汁、白醋、葱油各 1 小匙，香油少许，八角 2 粒。

【做法】1. 带皮猪五花肉洗净；锅中水烧开， 加葱段、姜片、料酒，将猪肉汆烫，捞出漂净血水、浮沫；重入净水锅中，加葱段、姜片、料酒、八角煮熟，取出晾凉，均匀切薄片；莴笋切片，垫入盘底，将五花肉片用碟压法摆在莴笋片上。2. 将剩余调料加蒜末以及少许煮肉原汤晾凉后拌匀成味汁，淋在肉片上，撒上葱花即成。

节令起居

有些老年人冬天睡觉时爱多穿衣服，其实这样做很不利于健康。其一脱衣而眠，更易消除疲劳，使身体的各器官得到很好的休息。其二穿厚衣服睡觉，会妨碍皮肤的正常呼吸和汗液的蒸发，影响血液的循环，造成体表热量减少，即使盖上较厚的被子，也会感到寒冷。

节令养生术——茶疗

>>萝卜茶

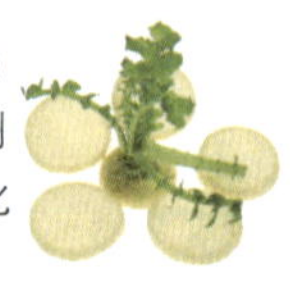

白萝卜100克，茶叶5克，食盐适量。先将白萝卜洗净切片煮烂，加少许食盐，再将茶叶用开水泡5分钟后倒入萝卜汁内服用，每日2次，不拘时限。白萝卜清热化痰，茶清肺热。久服有理气开胃，止咳化痰之功。

>>银耳茶

银耳20克，茶叶5克，冰糖20克。先将银耳洗净加水与冰糖炖熟，再将茶叶泡5分钟，取汁兑入银耳汤中，拌匀服用。有滋养润肺、止咳化痰之功。

>>橘红茶

取橘红3～6克，先用开水冲泡，再放锅内隔水蒸20分钟后服用。每日1剂，随时食用，有润肺消炎、理气止咳之功。适合咳嗽多痰，黏痰多者。

>>姜苏茶

生姜、苏叶各3克。先将生姜切丝，苏叶洗净，用开水冲泡10分钟代茶饮用。每日2剂，上下午各服1剂。具有疏风散寒、理气和胃之功效。适用于胃肠性感冒。

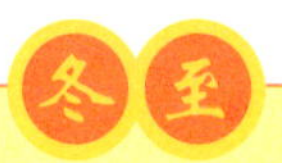

冬至

节令特点

冬至节气在每年的阳历12月21日至23日之间，是北半球全年中白天最短、黑夜最长的一天。过了冬至，白天就会一天天变长。古人对冬至的说法是：阴极之至，阳气始生，日南至，日短之至，日影长之至，故曰“冬至”。冬至过后，各地气候都进入一个最寒冷的阶段，也就是人们常说的“进九”，我国民间有“冷在三九，热在三伏”的说法。

健康提示

冬至时分，更应当科学地运用养生之道，调理自身。因为从冬至开始，生命活动由盛转衰，由动转静。此时务必要根据自身状况，调整生活规律，建立合理的生活作息，利用各种机会进行适当运动。

饮食原则

冬季吃萝卜赛过小人参。萝卜营养丰富且味甘辛、性凉，有止咳化痰、消食除胀、利大小便、清热解毒和抗癌的功效。

冬季进补有忌讳：一忌虚实不分；二忌慕名进补；三忌无病进补。例如服用鱼肝油过量可引起中毒，长期服用葡萄糖会引起发胖，胆囊炎、胆结石、胃溃疡、胃酸过多或胃出血的患者，肾功能不全者一般不宜多喝鸡汤。

在冬季这个进补的最佳时期，进行食补，可为抵御冬天的严寒补充元气。在冬季应少食生冷，尤其不宜过量进补。饮食上要以温补为主，还要多吃新鲜蔬菜、水果补充维生素，重点在吃滋阴潜阳、热量高的膳食，切忌过于燥热。一般人可以适当食用一些热量较高的食品，特别是北方，可以吃些牛肉、羊肉，但同时也要多吃新鲜蔬菜、水果等富含维生素和易于消化的食物。

冬季首选水果：梨和甘蔗。

节令美食

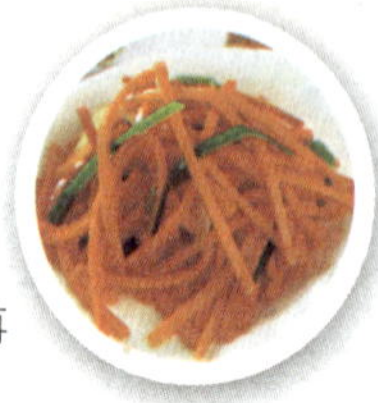

[素炒野鸡红]

【材料】胡萝卜 300 克，韭菜 50 克。

【调料】盐适量，料酒 1 大匙，味精少许。

【做法】1. 胡萝卜去皮洗净切粗丝；韭菜择洗干净，切段。2. 锅内放油烧热，放入胡萝卜丝炒断生。3. 再加入韭菜及其余调料炒匀即可。

[胡萝卜炒猪肝]

【材料】猪肝 400 克，胡萝卜 150 克，青蒜 2 根，蛋清 1 个。

【调料】盐、水淀粉、料酒、酱油、味精、高汤各适量。

【做法】1. 胡萝卜切薄片；猪肝洗净切片；青蒜洗净，切段。2. 油锅烧热，猪肝加蛋清、水淀粉、盐、料酒、酱油拌匀后放热油中炸约 3 分钟，捞出。3. 锅留底油，煸炒青蒜后加少许高汤，放盐、味精，用水淀粉勾芡，将猪肝、胡萝卜放入，炒匀即可。

节令起居

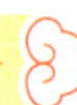

冬季，人在睡眠期间因人体抵抗能力和对寒冷环境的适应能力降低，很容易患感冒及引起中风等症，穿睡衣入睡则能预防疾病、保护身体健康。穿睡衣以无拘无束、宽柔自如为宜，而且睡衣直接与肌肤接触，因此不宜穿化纤制品。

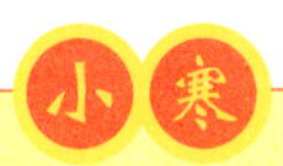

小寒

节令特点

每年1月5日或6日，太阳到达黄经285度时为小寒节气，它与大寒、小暑、大暑及处暑一样，都是表示气温冷暖变化的节气。小寒的意思是天气已经很冷，我国大部分地区小寒和大寒期间一般都是最冷的时期，“小寒”一过，就进入“出门冰上走”的三九天了。

健康提示

在小寒到来之际，开始进入一年中最冷的时期，在保暖的同时，人们要特别注意预防冷辐射综合征。具体措施是在屋内要远离过冷的墙壁和其他物体；睡觉时至少要离开外墙50厘米以上。如果墙壁与室内温度相差超过5℃，墙壁常会出现潮湿甚至有小水珠形成。此时可在墙壁前放置木板、草垫或泡沫塑料，以阻断和减轻冷辐射，从而保护身体免受冷辐射的损害。

饮食原则

自古就有“三九补一冬，来年无病痛”的说法。小寒时节，应在日常饮食中多食用一些温热食物以补益身体，防御寒冷气候对人体的侵袭。日常食物中属于热性的食物主要有鳟鱼、辣椒、肉桂、花椒等，属于温性的食物有糯米、高粱米、韭菜、茴香、香菜、荠菜、芦笋、芥菜、南瓜、生姜、葱、大蒜、杏子、桃子、大枣、桂圆、荔枝、木瓜、樱桃、羊肉、猪肝、猪肚、火腿、鸡肉、羊乳、鲢鱼、虾、海参、酒等。

小寒时节已属九寒天，人们进补无可厚非，但不可乱无章法，应本着“因人施膳”的原则，饮食上也应有所禁忌。此时节正是吃红焖羊肉的好时节，注意不要因过食肥甘厚味、辛辣之品而长痤疮。

节令美食

[笋丝蟹肉汤]

【材料】蟹肉100克，豆腐50克，芦笋、蛋清、香菇、虾仁、姜丝各适量。

【调料】醋、胡椒粉、料酒、盐、味精、水淀粉各少许，鲜汤适量。

【做法】1. 芦笋去皮洗净，切丝；香菇浸软，择洗干净；豆腐切丝；蛋清打匀。2. 将油锅烧热，放入蟹肉、虾仁、料酒，翻炒片刻后倒入鲜汤，大火煮沸后，放入芦笋丝、香菇、豆腐丝，再次煮沸后放入盐、味精、胡椒粉、姜丝，搅拌均匀后，倒入水淀粉勾芡，最后淋入蛋清，加入醋，搅匀后即可食用。

[柠檬火腿炖猪手]

【材料】猪蹄500克，香菇50克，火腿20克，柠檬半个，姜片、葱段各适量。

【调料】高汤2大碗，料酒2大匙，盐适量，味精1小匙，胡椒粉2小匙。

【做法】1. 猪蹄去净毛洗净，砍成块；香菇处理干净，火腿切片；柠檬洗净切成圆片。2. 锅内放水煮沸，放入猪蹄汆烫至血水尽时，捞出，冲洗干净。3. 取瓦罐一个，加入猪蹄、香菇、火腿、柠檬片、姜片、葱段，加入高汤2大碗，料酒2大匙，用小火炖一个半小时，去除姜、葱，加入适量的盐，味精1小匙，胡椒粉2小匙，再煲20分钟，关火。撒上葱花即可。

节令起居

小寒几乎是一年中最冷季节的开始。民间有“冬天戴棉帽，如同穿棉袄”的说法。在寒冷条件下，体温会迅速从头部散去，寒冷会使血管紧缩，全身肌肉紧张，引发头痛、偏头痛、伤风感冒、肠胃不适、失眠等症状。因此，如果冬季在室外多戴一顶帽子，即使是一顶比较单薄的帽子，也会起到显著的保温防寒作用。

节令养生术——滑冰

滑冰运动所锻炼的肌肉，主要分布在整个大腿后半部与臀部以及下背部。若是滑冰者加强手臂摆动，亦会刺激前臂与胸部的肌肉。滑冰对改善身体功能的具体好处体现在以下五个方面。

◎**提高心血管功能**：一般人的心率为60～100次。经常滑冰的人安静时心率仅为40～60次，运动时则为180～200次。

◎**增强平衡能力**：燕式平衡和各种旋转动作对各年龄段的人的平衡感都是良好的训练，对正处于前庭和半规管发育期的孩子尤其有利。

◎**增加力量**：滑行中的蹬冰、燕式平衡对经常开车的人来说，是锻炼下肢力量的极好方式，跳跃和旋转是对全身控制能力的考验和提高。

◎**柔韧和弹跳能力**：跳跃、旋转、步法和自由滑组合对身体的柔韧性和弹跳能力有较好的影响。

◎**控制体重**：花样滑冰是标准的有氧运动——运动后消耗掉的是脂肪，而不是水或糖；体重60千克的人以自感不累的强度连续滑行半小时，将会消耗约150千卡，相当于消耗两个奶油蛋卷的热量。

>>滑冰时的着装

滑冰时的着装应具有弹性以便运动，初学滑冰的人最好穿长袖衣裤以免摔倒时擦伤皮肤。儿童可以戴上护膝、护肘、头盔等护具。由于怕冷或怕摔痛，初学者往往穿得过多过厚，这样往往妨碍了运动。其实，滑冰也是一项比较消耗体力的运动，所以根本不用担心站在冰面上会冷。此外，滑冰的时候身上不要带硬器，如钥匙、小刀、手机等，以免摔倒时硌伤自己。

>>正确的站立姿势

两脚略分开约与肩同宽，两脚尖稍向外转形成小“八”字，两腿稍弯曲，上体稍向前倾，两臂伸向侧前方与腰同高，目视前方。身体重心要通过两脚平稳地压到刀刃上。注意踝关节不应向内或向外倒。

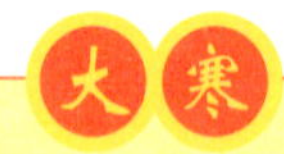

大寒

节令特点

每年1月20日前后，太阳到达黄经300度时为大寒节气。此时寒潮南下频繁，是我国大部分地区一年中的最冷时期，风大、低温、地面积雪不化，呈现出冰天雪地、天寒地冻的严寒景象。

健康提示

大寒要预防心脑血管病、肺气肿和慢性支气管炎，早晨和傍晚要尽量少出门。冬季一般都比较干燥，要多喝白开水，补充体内水分。

饮食原则

此时节是感冒等呼吸道传染性疾病高发期，应适当多吃一些温散风寒的食物以防御风寒邪气侵扰。日常饮食中常用的具有辛温解表、发散风寒的食物有紫苏叶、生姜、当归、大葱、辣椒、花椒、桂皮等。因外感风寒而致轻度感冒时，用生姜加红糖水来治疗，有较好的疗效。

大寒时节进补要注意两方面：一方面冬三月的进补量应逐渐减少，以顺应季节的变化；另一方面应适当增添一些具有升散性质的食物为适应春天升发特性做准备。

进入冬季以后，人们往往会感到不同程度的鼻干咽燥、皮肤干涩或有口渴欲饮、干咳少痰、大便秘结等症状。因而冬季进补，重在“防燥”。蜂蜜中含有与人体血清浓度相近的多种无机盐，还含有丰富的果糖、葡萄糖、维生素C等，多种有机酸和有益人体健康的微量元素，如铁、钙等，尤其是果糖、葡萄糖都可以不经过消化作用直接被人体吸收利用，是理想的滋补佳品。神经衰弱者在睡前食用蜂蜜，可以改善睡眠，使人尽快入睡。熬夜、强体力劳动或运动后，喝一杯蜂蜜水，可迅速提高血糖浓度，增强活力，缓解疲劳。

食用蜂蜜时，一般是每天早、晚空腹服蜂蜜25克，以不超过60℃温开水冲服。饭前1～1.5小时或饭后2小时后食用蜂蜜，可促使胃酸正常分泌，还有增强肠蠕动的作用，防止便秘。如果想要换换口味，蜂蜜红茶是一个不错的选择。将茶叶泡开，凉了以后加蜂蜜搅拌喝下，别有风味。

节令美食

[当归养血汤]

【材料】当归5克，冬瓜100克，胡萝卜60克，草虾2只，蛤蜊5个，豆苗20克。

【调料】米酒15克，盐5克。

【做法】1. 当归洗净，加米酒、350克水泡着备用；冬瓜洗净去皮、瓤，切片；胡萝卜洗净，切片；蛤蜊洗净，用加盐的清水让其吐沙后再洗净。2. 草虾去须脚、肠泥，豆苗洗净。3. 将做法1全部材料放入锅中，以中火煮开。4. 放入草虾、豆苗，继续煮。5. 等煮开后，加入盐调味即可。

[香辣五丝]

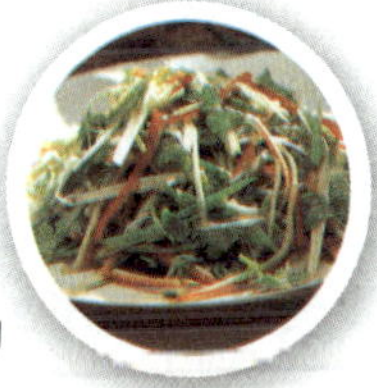

【材料】葱丝1碗，嫩姜丝1碗，青蒜丝1碗，辣椒丝1/2碗，香菜段1碗。

【调料】盐1小匙，香油5大匙，糖1大匙，白醋1大匙。

【做法】将调味料先搅拌均匀，再与各材料混合拌匀即可。

节令起居

大寒虽是一年中的最后一个节气，但却是一年“运”“气”循环变化的开始，因而做好大寒的养生保健是非常重要的。

在起居方面，仍要顺应冬季闭藏的特性，做到早睡晚起，早睡是为了养人体的阳气，晚起是为了养阴气。另外，古语有云“大寒大寒，防风御寒”，大寒时节除了注意防寒，还须防风，衣着要随着气温变化而增减，手脚易冻，尤其应注意保暖。

节令养生术——滑雪

冬季滑雪不仅是为了休闲娱乐，掌握了正确的方法，每周一至两次练习，循序渐进、持之以恒，会起到很好的健身效果。

>>柔韧你的身体

滑雪是一项全身的运动，能够对神经系统进行全方位的锻炼和提高。在带来速度享受的同时，也锻炼了平衡能力、协调能力和柔韧性。滑雪的实质就是掌握平衡的过程，在重心的不断切换中找到平衡点，这样才能做出漂亮的动作。这种平衡能力的增强是无法从跑步、有氧操中得到的。与平衡能力密切相关的就是协调能力，只有充分协调好全身的每个部位，才能在滑行中取得较好的平衡效果。在滑雪的过程中，需要身体各个关节的配合才能达到平衡。因此，滑雪对于人体的头、颈、手、腕、肘、臂、肩、腰、腿、膝、踝等部位，都能起到比较好的锻炼效果，以激活僵硬的身体，使得身体的柔韧性增强。

>>减掉增多的脂肪

滑雪和跑步、游泳一样属于有氧运动，能够增强心肺功能。特别是在快速甚至是疾速的运动中，对于心肺功能的锻炼更是显而易见的。面对那些以千米来计算的滑道，只有强大的肺活量和良好的心血管系统的支持，才能保持较长时间的滑雪运动状态。此外，在滑雪场的冷空气中运动，也是对身体氧气运输系统的考验，这也在无形中锻炼了心血管的功能。